Dallas Rinoplastia

Cirurgia do Nariz pelos Mestres

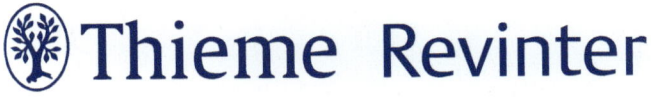

Dallas Rinoplastia

Cirurgia do Nariz pelos Mestres

Quarta Edição

Rod J. Rohrich, MD, FACS
Founding Chair/Distinguished Teaching Professor
Plastic Surgery-UTSW;
Founding Partner
Dallas Plastic Surgery Institute;
Clinical Professor of Plastic Surgery
Baylor College of Medicine
Dallas, Texas, USA

Jamil Ahmad, MD, FRCSC
Director of Research and Education
The Plastic Surgery Clinic;
Assistant Professor
Division of Plastic, Reconstructive, and Aesthetic Surgery
University of Toronto
Toronto, Ontario, Canada

William P. Adams, Jr., MD
Associate Professor
Department of Plastic Surgery;
Aesthetic Fellowship Program Director
UT Southwestern Medical Center
Dallas, Texas, USA

1623 ilustrações

Thieme
Rio de Janeiro • Stuttgart • New York • Delhi

Dados Internacionais de Catalogação na Publicação (CIP)
(eDOC BRASIL, Belo Horizonte/MG)

R739d
    Rohrich, Rod J.
        Dallas rinoplastia: cirurgia do nariz pelos mestres/Rod J. Rohrich, Jamil Ahmad, William P. Adams Jr. – Rio de Janeiro, RJ: Thieme Revinter, 2025.

        21 x 28 cm
        Inclui bibliografia
        Título original: *Dallas rhinoplasty: nasal surgery by the masters*
        ISBN 978-65-5572-313-7
        eISBN 978-65-5572-314-4

    1. Rinoplastia. 2. Nariz – Cirurgia plástica. 3. Otorrinolaringologia. I. Ahmad, Jamil. II. Adams Jr., William P. III. Título.

                                                                              CDD 617.523

Elaborado por Maurício Amormino Júnior – CRB6/2422

Revisão Técnica:

ANTONIO JULIANO TRUFINO (Partes 1, 4, 5, 7 e 9)
Membro Titular da Sociedade Brasileira de Cirurgia Plástica (SBCP)
Membro da American Society of Plastic Surgeons (ASPS)
Mestre em Medicina pela Universidade do Porto, Portugal
Graduado em Medicina pela Universidade Estadual de Londrina (UEL)
Residência Médica em Cirurgia Geral pela Universidade Estadual de Londrina (UEL)
Residência Médica em Cirurgia Plástica pelo Hospital Fluminense – Serviço do Prof. Ronaldo Pontes (MEC e SBCP)
Diretor da Clínica Trufino, SP
Cirurgião Plástico do Hospital Fluminense – Serviço do Prof. Ronaldo Pontes, RJ

NÁDIA DE ROSSO GIULIANI (Partes 2, 3, 6, 8 e 10)
Membro Titular da Sociedade Brasileira de Cirurgia Plástica (SBCP)
Especialista em Contorno Corporal - HCFMUSP
Cirurgiã de Reconstrução de Mamas do Instituto Brasileiro de Controle do Câncer (IBCC -SP)

CAROLINA JUNQUEIRA BARROS (Partes 11 e 12)
Chefe do Centro de Queimados do Hospital Municipal Pedro II, RJ
Pós-Graduação em Cirurgia Plástica pela Policlínica Geral do Rio de Janeiro
Especialização pela Sociedade Brasileira de Cirurgia Plástica
Graduação em Medicina pela Faculdade Souza Marques

Copyright © 2024 da edição original em inglês de Thieme.
All rights reserved.
Título Original: Dallas Rhinoplasty: Nasal Surgery by the Masters

© 2025 Thieme. All rights reserved.
Thieme Revinter Publicações Ltda.
Rua do Matoso, 170
Rio de Janeiro, RJ
CEP 20270-135, Brasil
http://www.ThiemeRevinter.com.br

Thieme USA
http://www.thieme.com

Impresso no Brasil por Forma Certa Gráfica Digital Ltda.
5 4 3 2 1
ISBN 978-65-5572-313-7

Também disponível como eBook:
eISBN 978-65-5572-314-4

Nota: O conhecimento médico está em constante evolução. À medida que a pesquisa e a experiência clínica ampliam o nosso saber, pode ser necessário alterar os métodos de tratamento e medicação. Os autores e editores deste material consultaram fontes tidas como confiáveis, a fim de fornecer informações completas e de acordo com os padrões aceitos no momento da publicação. No entanto, em vista da possibilidade de erro humano por parte dos autores, dos editores ou da casa editorial que traz à luz este trabalho, ou ainda de alterações no conhecimento médico, nem os autores, nem os editores, nem a casa editorial, nem qualquer outra parte que se tenha envolvido na elaboração deste material garantem que as informações aqui contidas sejam totalmente precisas ou completas; tampouco se responsabilizam por quaisquer erros ou omissões ou pelos resultados obtidos em consequência do uso de tais informações. É aconselhável que os leitores confirmem em outras fontes as informações aqui contidas. Sugere-se, por exemplo, que verifiquem a bula de cada medicamento que pretendam administrar, a fim de certificar-se de que as informações contidas nesta publicação são precisas e de que não houve mudanças na dose recomendada ou nas contraindicações. Esta recomendação é especialmente importante no caso de medicamentos novos ou pouco utilizados. Alguns dos nomes de produtos, patentes e design a que nos referimos neste livro são, na verdade, marcas registradas ou nomes protegidos pela legislação referente à propriedade intelectual, ainda que nem sempre o texto faça menção específica a esse fato. Portanto, a ocorrência de um nome sem a designação de sua propriedade não deve ser interpretada como uma indicação, por parte da editora, de que ele se encontra em domínio público.

Todos os direitos reservados. Nenhuma parte desta publicação poderá ser reproduzida ou transmitida por nenhum meio, impresso, eletrônico ou mecânico, incluindo fotocópia, gravação ou qualquer outro tipo de sistema de armazenamento e transmissão de informação, sem prévia autorização por escrito.

Aos meus incríveis pais, Katherine e Claude Rohrich, por sacrificarem tudo para tornar a vida de seus filhos melhor e por incutirem minha ética de trabalho e foco desde cedo.

À minha esposa, por sempre estar ao meu lado e me apoiar em todos os meus empreendimentos acadêmicos ao longo da vida.

Aos meus ótimos filhos, Taylor e Rachel, que sempre me trazem alegria e reforçam a razão de estarmos aqui na Terra – retribuir e deixar este mundo um lugar melhor.

Aos meus coeditores, Jamil, por sempre estar presente para terminar o trabalho e por fazê-lo com excelência, e Bill, que é um amigo e colega de longa data desde a primeira edição desse livro incrível.

E ao falecido Jack P. Gunter, por sempre nos orientar a fazer as coisas certas, tanto na rinoplastia quanto na vida, e por ser um modelo inigualável. Ele fez de todos nós melhores cirurgiões de rinoplastia, sempre buscando ser melhor a cada dia.

Rod J. Rohrich, MD, FACS

Para minha linda esposa, Agnete: Obrigado por seu amor, amizade e incentivo, que tornam essa jornada significativa.

Aos nossos maravilhosos filhos, Thomas, Christopher e Jules: Vocês trazem muita alegria e risadas para nossas vidas, todos os dias.

Aos meus pais, Rosita e Nasir: Obrigado por me mostrarem o valor do trabalho árduo e da dedicação.

Aos meus coeditores, Rod e Bill: Obrigado por me darem a oportunidade de fazer parte desta grande especialidade e por sua amizade inabalável.

Jamil Ahmad, MD, FRCSC

À Jennifer, ao Luke, à Brooke e a todos aqueles que mantêm o Full Throttle!

William P. Adams, Jr., MD

Sumário

Vídeos xxvii

Prefácio xxxi

Agradecimentos xxxii

Colaboradores xxxiii

Interpretação dos Diagramas de Rinoplastia de Gunter xxxvii

Parte I: Conceitos Perioperatórios Básicos

1. Termos Anatômicos Preferidos em Rinoplastia 3
Rod J. Rohrich ▪ Matthew Novak ▪ Jamil Ahmad

1.1	Introdução 3	1.3	Conclusão 8
1.2	Termos Anatômicos 3		

2. Anatomia Avançada de Rinoplastia 9
Rod J. Rohrich ▪ Roger W. Cason ▪ Jack P. Gunter† ▪ Jamil Ahmad

2.1	Introdução 9	2.4.1	Arterial 11
		2.4.2	Venoso 12
2.2	Pele 9	2.4.3	Drenagem Linfática 12
		2.4.4	Aplicações Clínicas 12
2.2.1	Aplicações Clínicas 9	2.5	**Cavidades Nasais** 12
2.3	**Músculos** 9		
		2.5.1	Abóbada Óssea 13
2.3.1	Grupo Intrínseco 10	2.5.2	Abóbada Cartilaginosa Superior 14
2.3.2	Grupo Extrínseco 10	2.5.3	Abóbada Cartilaginosa Inferior 15
2.3.3	Aplicações Clínicas 10	2.5.4	Anatomia Nasal Interna: Septo e Cornetos 16
2.4	**Suprimento de Sangue** 11	2.6	**Conclusão** 18

3. Fisiologia Nasal 20
Zoe Fullerton ▪ Kyle S. Kimura ▪ Sam P. Most

3.1	Introdução 20	3.3.2	Válvula Nasal Interna 23
		3.3.3	Septo 23
3.2	**Componentes da Função Nasal** 20	3.3.4	Cornetos 23
3.2.1	Olfato 20	3.4	**Avaliação Clínica das Vias Aéreas Nasais** 24
3.2.2	Umidificação 21	3.5	**Medição das Vias Aéreas Nasais** ... 25
3.2.3	Proteção 21		
3.2.4	Fluxo de Ar Nasal 21	3.5.1	Medição Quantitativa do Fluxo de Ar Nasal 25
3.3	**Anatomia Nasal e Fluxo de Ar** 22	3.5.2	Medição Qualitativa das Vias Aéreas Nasais 25
3.3.1	Válvula Nasal Externa 22	**3.6**	**Conclusão** **26**

4. Gerenciamento Médico de Distúrbios Rinológicos em Pacientes com Rinoplastia 27
C. Spencer Cochran ▪ Paul N. Afrooz

4.1	Introdução 27		4.5	Agentes Farmacológicos............29
4.2	Distúrbios Inflamatórios do Nariz e dos Seios Paranasais............27		4.5.1	Anti-Histamínicos............29
			4.5.2	Descongestionantes............30
			4.5.3	Solução Salina Nasal............30
4.2.1	Rinite Alérgica............27		4.5.4	Anticolinérgicos............30
			4.5.5	Antagonistas dos Receptores de Leucotrienos......30
4.3	Rinossinusite Aguda............28		4.5.6	Estabilizadores de Mastócitos............31
			4.5.7	Corticosteroides............31
4.3.1	Rinossinusite Crônica............28		4.5.8	Corticosteroides Intranasais Tópicos............31
4.3.2	Rinossinusite Fúngica Alérgica............29		4.5.9	Corticosteroides Sistêmicos............32
4.3.3	Polipose Nasal............29		4.5.10	Antibióticos............32
4.4	Distúrbios Rinológicos Não Inflamatórios......29		4.6	Estratégias de Tratamento............32
4.4.1	Rinite Medicamentosa............29		4.7	Conclusão............33
4.4.2	Rinite Pós-Rinoplastia............29			
4.4.3	Rinite Atrófica............29			

5. Conceitos Pré-Operatórios em Rinoplastia............34
Rod J. Rohrich ▪ Matthew Novak ▪ Jamil Ahmad

5.1	Introdução............34		5.8	Análise Estética............36
5.2	Consulta Inicial............34		5.9	Preparação Pré-Operatória do Paciente......39
5.3	Histórico............34		5.10	Aspectos Financeiros............39
5.4	Exame Físico............35		5.11	Segunda Consulta............39
5.5	Seleção de Pacientes............36		5.12	Manhã da Cirurgia............39
5.6	Análise Fotográfica do Paciente............36		5.13	Conclusão............39
5.7	Imagens de Computador............36			

6. Proporções Nasofaciais e Análise Nasal Sistemática............40
Rod J. Rohrich ▪ Roger W. Cason ▪ Yash J. Avashia

6.1	Introdução............40		6.4	Vista Lateral............46
6.2	Proporções Nasofaciais............40		6.4.1	Ângulo Nasofrontal............46
			6.4.2	Projeção da Ponta............46
6.2.1	Proporções do Rosto............40		6.4.3	Comprimento Nasal, Dorso, Supraponta......49
6.2.2	Proporções do Nariz............44		6.4.4	Rotação da Ponta............50
6.3	Vista Frontal............44		6.5	Visão Basal............51
6.3.1	Tipo/Qualidade da Pele............44		6.6	Análise Nasal Sistemática: O Método 10-7-5............51
6.3.2	Simetria/Desvio............44			
6.3.3	Largura............44			
6.3.4	Ponta............45		6.7	Análise de Caso............52
6.3.5	Bases Alar............45			
6.3.6	Borda de Columela/Alar............46		6.8	Conclusão............52

7. Imagens Digitais e Fotografia Padronizada em Rinoplastia 54
Bardia Amirlak ▪ Shyon Parsa

7.1	Introdução 54	7.4.1	Foco 59
7.2	Noções Básicas de Fotografia 54	7.4.2	Ponto Focal 60
		7.4.3	Anatomia Fotográfica 60
7.2.1	Câmeras e Lentes 54	7.4.4	Vistas-Padrão para Fotografia de Rinoplastia 60
7.2.2	*Flash* e Iluminação 55	7.5	Aquisição de Imagens Tridimensionais 63
7.2.3	Sala Fotográfica em Fomato Quadrado 57	7.6	Aquisição de Imagens Intraoperatórias 64
7.3	Configuração de Fotografia Digital e Geração de Imagens Digitais 57	7.7	Imagem e Transformação Digital 65
7.3.1	Espaço e Histórico 58	7.8	Armazenamento na Nuvem e Questões Legais ..66
7.3.2	Cartão de Memória 59		
7.3.3	Câmeras 59	7.8.1	Percepções dos Pacientes 66
7.3.4	*Software* de Geração de Imagens Digitais 59	7.9	Conclusão 66
7.4	Padrões Fotográficos em Rinoplastia 59		

8. Tratamento Pós-Operatório do Paciente de Rinoplastia 68
Rod J. Rohrich ▪ Jamil Ahmad ▪ Ira Savetsky ▪ Joshua M. Cohen

8.1	Introdução 68	8.5.1	Hemorragia/Hematoma 72
8.2	Curativos 70	8.5.2	Infecção 72
		8.5.3	Edema Persistente 72
8.2.1	Talas Nasais Internas e Tamponamento 70	8.5.4	Irregularidade/Desvio Dorsal 73
8.2.2	Talas Externas 71	8.5.5	Obstrução das Vias Aéreas Nasais 73
8.3	Suturas 71	8.6	Acompanhamento Pós-Operatório 73
8.4	Medicamentos 71	8.7	Conclusão 74
8.5	Problemas Pós-Operatórios 72		

9. Codificação de Procedimentos de Rinoplastia 75
Nishant Ganesh Kumar ▪ Jeffrey H. Kozlow

9.1	Introdução 75	9.5	Enxertia Tecidual em Rinoplastia 77
9.2	Documentação 75	9.6	Cirurgia do Corneto, Vestibular e Septal 77
9.2.1	Rinoplastia Primária 76	9.7	Análise de Caso 78
9.3	Rinoplastia Secundária 76	9.8	Conclusão 78
9.4	Rinoplastia com Fissura 77		

Parte II: Conceitos Cirúrgicos Básicos

10. Como Fazer Certo da Primeira Vez – Planejamento e Execução de Rinoplastia de Precisão 83
Rod J. Rohrich ▪ Jamil Ahmad ▪ Ira Savetsky ▪ Joshua M. Cohen

10.1	Introdução 83	10.2	Use a Abordagem Aberta 83

Sumário

10.3	**Reduzir o Dorso de Forma Incremental** 83	
10.3.1	Liberação das Cartilagens Laterais Superiores do Septo Dorsal 85	
10.3.2	Ressecção do Septo Dorsal de Forma Incremental .. 85	
10.3.3	Raspagem do Dorso Ósseo 86	
10.3.4	Restauração das Linhas Estéticas Dorsais 86	
10.4	**Osteotomias** 86	
10.5	**Uso Adequado de Enxertos de Cartilagem** 88	

- 10.5.1 Enxerto de Extensão Septal 89
- 10.5.2 Enxerto de Contorno Alar......................... 90

10.6 A Melhor Chance de Obter o Resultado Ideal é durante a Rinoplastia Primária 90

10.7 Acompanhar os Pacientes em Longo Prazo ... 91

10.8 Conclusão 92

---

11. Enxertos Usados com Frequência em Rinoplastia: Nomenclatura e Análise 93
Jack P. Gunter† ▪ C. Spencer Cochran ▪ Roger W. Cason ▪ Jamil Ahmad

11.1 Introdução 93

- 11.1.1 Sistema do Diagrama Gunter..................... 93

11.2 Enxertos do Dorso Nasal 94

- 11.2.1 Retalhos Expansores............................. 94
- 11.2.2 Enxerto de Sobreposição Dorsal 94
- 11.2.3 Enxerto de Sobreposição da Parede Lateral Dorsal (Enxerto de Parede Nasal Lateral) 94
- 11.2.4 Enxerto de *Radix* 95
- 11.2.5 Enxertos Expansores............................. 95
- 11.2.6 Enxertos de Extensão Septal 96

11.3 Enxertos da Ponta Nasal...................... 96

- 11.3.1 Enxerto em Âncora 96
- 11.3.2 Enxerto em Capuz 97
- 11.3.3 Enxerto de Suporte Columelar.................... 97
- 11.3.4 Enxerto Columelar Estendido do Tipo Ponta-Estaca (Enxerto de Escudo Estendido) 98
- 11.3.5 Enxerto de Sobreposição de Ponta 99
- 11.3.6 Enxerto de Escudo (Enxerto de Lóbulo de Sheen ou Infraponta) 100
- 11.3.7 Enxerto Subdomal 100
- 11.3.8 Enxerto em Guarda-Chuva...................... 100

11.4 Enxertos da Região Alar 100

- 11.4.1 Enxertos Alares do Tipo *Batten* 100
- 11.4.2 Enxertos de Contorno Alar (Enxertos de Borda Alar). .100
- 11.4.3 Enxerto Expansor Alar (Enxerto de Extensão Crural Lateral)....................... 102
- 11.4.4 Enxerto Composto de Borda Alar 103
- 11.4.5 Enxertos de Sobreposição Crural Lateral 103
- 11.4.6 Enxerto de Suporte Crural Lateral 104
- 11.4.7 Retalho de Rotação Crural Lateral 104
- 11.4.8 Enxerto em Borboleta no Lóbulo Infravertebral ... 105
- 11.4.9 Enxerto em Chifre 105

11.5 Enxertos da Base Alar 106

- 11.5.1 Enxerto de Base Alar........................... 106
- 11.5.2 Enxertos de Preenchimento Columelar........... 106
- 11.5.3 Enxerto Pré-Maxilar............................ 107

11.6 Conclusão 107

---

12. Colheita de Enxertos Autólogos para Rinoplastia 109
Matthew J. Urban ▪ Dean M. Toriumi ▪ Kathryn Landers

12.1 Introdução 109

12.2 Etapas e Avaliação Pré-Operatórias 109

12.3 Etapas Operacionais – Colheita Autóloga de Costela.................................... 110

12.4 Escultura e Preparação do Enxerto 111

12.5 Problemas e Soluções com a Cartilagem da Costela 112

12.6 Alternativas à Cartilagem de Costela Autóloga .. 113

12.7 Análise de Caso 113

12.8 Conclusão 113

---

13. Princípios da Rinoplastia de Preservação 117
Aaron M. Kosins

13.1 Introdução 117

13.2 Classificação 117

- 13.2.1 Manga de Pele 117
- 13.2.2 Dorsal 117
- 13.2.3 Cartilagens Laterais Inferiores 118

13.3	**Técnicas Operatórias**............ 118	13.4.1	Caso 1 122
		13.4.2	Caso 2 124
13.3.1	Elevação do SSTE 118	13.4.3	Caso 3 124
13.3.2	Preservação do Dorso 119		
13.3.3	Preservação das Cartilagens Laterais Inferiores 121	13.5	**Conclusão** 124
13.4	**Análises de Casos**............. 122		

14. Abordagem Fechada na Rinoplastia Primária 130
Abraham Pathak ▪ Sherrell J. Aston

14.1	**Introdução** 130	14.3.5	Abordagem Septal 133
		14.3.6	Osteotomias.................... 133
14.2	**Etapas Pré-Operatórias – Análise** 130	14.3.7	Enxertos 134
		14.3.8	Fechamento 134
14.3	**Abordagem Cirúrgica** 130		
		14.4	**Cuidados Pós-Operatórios** 134
14.3.1	Abertura do Nariz................130		
14.3.2	Redução e Contorno da Ponta Nasal.............131	14.5	**Análise de Caso** 135
14.3.3	Abordagem do Dorso 131		
14.3.4	Encurtamento Nasal..............133	14.6	**Conclusão** 136

Parte III: Dorso

15. Avaliação e Abordagem Cirúrgica do Dorso Nasal: A Abordagem por Componentes 139
Rod J. Rohrich ▪ Jamil Ahmad ▪ Jason Roostaeian ▪ Sean Patrick McCleary

15.1	**Introdução** 139	15.4.5	Redução Incremental das Cartilagens Laterais Superiores 145
15.2	**Considerações Anatômicas** 139	15.4.6	Teste de Palpação Dorsal de Três Pontos 145
		15.4.7	Osteotomias Medial/Lateral.....................146
15.3	**Estética do Dorso Nasal** 140	15.4.8	Reconstituição do Dorso 147
15.4	**Técnica Operatória** 142	15.5	**Análises de Casos**............. 150
15.4.1	Raspagem Dorsal 143	15.5.1	Caso 1: O Dorso Assimétrico após Trauma.........150
15.4.2	Separação das Cartilagens Laterais Superiores do Septo..............143	15.5.2	Caso 2: A Protuberância Dorsal com Dorso e Ponta Fracos 150
15.4.3	Redução Incremental do Septo Dorsal 144		
15.4.4	Redução Óssea Dorsal Incremental............144	15.6	**Conclusão** 150

16. O Papel dos Retalhos Expansores, dos Enxertos Expansores e das Suturas de Tensão 155
Rod J. Rohrich ▪ Jamil Ahmad ▪ Paul D. Durand

16.1	**Introdução** 155	16.2.4	Técnica Operatória 157
16.2	**Suturas de Tensão da Cartilagem Lateral Superior** 155	16.3	**Enxertos Expansores**......... 158
		16.3.1	Técnica Operatória 159
16.2.1	Tipo 1: Restauração da Abóbada Média Usando a Sutura de Tensão da Cartilagem Lateral Superior ...155	16.4	**Análise de Caso: A Técnica de Enxerto Expansor em Quatro Etapas** 159
16.2.2	Tipo 2: Restauração da Abóbada Média sem o Uso da Sutura de Tensão da Cartilagem Lateral Superior ...155	16.5	**Conclusão** 160
16.2.3	Tipo 3: Restauração da Abóbada Média com Modificação do Retalho Expansor 156		

Sumário

17. Osteotomias Nasais – Preservação Estrutural 162
Rod J. Rohrich ▪ William P. Adams ▪ Jr., Jamil Ahmad ▪ Roger W. Cason

17.1	Introdução 162	**17.4.3**	Abordagem 166
17.2	Anatomia 162	**17.5**	Cuidados Pós-Operatórios 170
17.3	Contraindicações 163	**17.6**	Complicações 171
17.4	Classificação 163	**17.7**	Análise de Caso 171
17.4.1	Tipo 164	**17.8**	Conclusão 171
17.4.2	Nível 165		

18. Aumento Dorsal: Papel dos Enxertos de Cartilagem de Costela 174
Dean M. Toriumi ▪ Anmol Chattha ▪ Kathryn Landers

18.1	Introdução 174	**18.6**	Minimização de Complicações 177
18.2	Etapas e Avaliação Pré-Operatórias 174	**18.7**	Análises de Casos 177
18.3	Técnica Operatória – Colheita de Costela Doadora 174	18.7.1	Caso 1 177
		18.7.2	Caso 2 177
18.4	Técnica Operatória – Enxerto Dorsal Sólido Único 175	**18.8**	Conclusão 181
18.5	Técnica Operatória – Enxerto *Cantilever* Subdorsal 176		

19. Aumento Dorsal: Cartilagem-Fáscia em Cubos 183
David M. Stepien ▪ Ashkan Ghavami

19.1	Introdução 183	**19.4**	Gerenciamento Pós-Operatório 188
19.2	Análise e Seleção de Pacientes 183	**19.5**	Análises de Casos 189
19.3	Técnica Operatória 184	19.5.1	Caso 1: DCFG Usando a Fáscia Temporal 189
19.3.1	Colheita Fascial 184	19.5.2	Caso 2: Combinação de DCFG 191
19.3.2	Colheita de Cartilagem 185	**19.6**	Conclusão 191
19.3.3	Cartilagem em Cubos 186		
19.3.4	Envolvimento Fascial 187		
19.3.5	Colocação do DCFG 187		

Parte IV: Ponta Nasal

20. Refinamento da Cirurgia da Ponta Nasal: Anatomia e Técnica 195
Rod J. Rohrich ▪ Roger W. Cason ▪ Elie P. Ramly

20.1	Introdução 195	20.2.1	Pontos de Fixação das *Crura* Laterais às Cartilagens Laterais Superiores 195
20.2	Anatomia das Estruturas de Suporte da Ponta Nasal 195	20.2.2	Fixações das *Crura* Laterais à Abertura Piriforme 196

20.2.3	Fixações das *Crura* Mediais ao Septo Caudal 196	20.5.5	Considerações Adicionais sobre o Refinamento da Ponta 210	
20.2.4	Ligamento Suspensor da Ponta Nasal............197	20.5.6	Criação de uma Quebra na Supraponta 211	
20.3	**O Conceito de Tripé........................ 197**	**20.6**	**Abordagem Sistemática para Modelagem de Pontas................................. 212**	
20.4	**Abordagens Cirúrgicas para a Ponta 198**			
20.4.1	Técnica de Divisão de Cartilagem................198	20.6.1	Colocação do Enxerto de Extensão Septal............213	
20.4.2	Técnica de *Delivery* de Cartilagem................198	20.6.2	Tensionamento Crural Lateral 213	
20.4.3	A Abordagem Aberta..........................200	20.6.3	Unificação do Complexo de Pontas................213	
20.5	Fundamentos da Cirurgia Moderna da Ponta.......201	20.6.4	Manobras Adicionais, se Necessário...............213	
20.5.1	Suporte.....................................201	**20.7**	**A ponta Nasal Ideal 213**	
20.5.2	Modificação da Cartilagem 201			
20.5.3	Alteração da Projeção da Ponta..................206	**20.8**	**Conclusão 214**	
20.5.4	Alteração da Rotação da Ponta 209			

21. O Tripé da Ponta Nasal: Controle da Projeção e Rotação da Ponta 215
Sam P. Most

21.1	**Introdução 215**	21.8.1	Enxertos de Extensão Septal 222	
21.2	**Teoria do Complexo do Tripé Nasal e Mecanismos de Suporte da Ponta 215**	21.8.2	O Conceito de Tetrápode......................222	
		21.9	**Análises de Casos........................ 223**	
21.3	**Análise da Ponta Nasal 216**	21.9.1	Caso 1: Dorso Excessivamente Ressecado, Ponta Caída com Tripé Mal Apoiado.............223	
21.4	**Técnicas Operatórias Usadas para Alterar a Projeção e a Rotação da Ponta 216**	21.9.2	Caso 2: *Crura* Laterais Excessivamente Ressecadas com Retração do Tripé e da Ponta 223	
21.5	**As Pernas Laterais do Tripé 217**	21.9.3	Caso 3: Ponta com Excesso de Ressecção e Rotação com Assimetria Grave 223	
21.6	**A Perna Medial do Tripé 220**			
21.7	**Estabilização do Tripé 220**	**21.10**	**Conclusão 223**	
21.8	**Técnica de Sutura *Tongue-in-Groove* 221**			

22. Enxerto de Ponta Nasal: Técnicas Tradicionais e Refinamentos Modernos......................230
Nazim Cerkes

22.1	**Introdução 230**	**22.8**	**Alongamento de Cartilagens Laterais Inferiores Curtas (Conceito de Roubo das *Crura* Laterais e Enxerto Crural Lateral)...... 236**	
22.2	**Enxertos de Cartilagem Autóloga........... 231**			
22.3	**Aumento da Projeção da Ponta e Estabilização da Base Columelar........... 231**	22.8.1	Análise de Caso 1.............................237	
		22.8.2	Análise de Caso 2 237	
22.4	**Enxerto de Suporte Columelar 231**	**22.9**	**Fortalecimento das *Crura* Laterais 237**	
22.4.1	Análise de Caso..............................231	**22.10**	**Deformidades de Curvatura das *Crura* Laterais . 237**	
22.5	**Roubo das *Crura* Laterais 232**	22.10.1	*Crura* Laterais Côncavas 237	
22.5.1	Análise de Caso..............................232	22.10.2	*Crura* Laterais Convexas 238	
22.6	**Enxerto de Extensão Septal Caudal 232**	22.10.3	Deformidades Incomuns e Assimétricas da Curvatura das *Crura* Laterais 238	
22.7	**Enxertos de Ponta........................ 234**	**22.11**	**Mal Posicionamento Cefálico das *Crura* Laterais 238**	

22.11.1	Análise de Caso...239	22.12.2	Estabelecendo a Projeção da Ponta...244
22.12	**Deformidades Secundárias das Cartilagens Laterais Inferiores... 239**	22.12.3	Reconstrução do Domo e das *Crura* Laterais...246
		22.13	**Conclusão... 248**
22.12.1	Colheita da Cartilagem da Costela...241		

23. Correção das Deformidades Bulbosas e Quadradas da Ponta Nasal Usando a Abordagem Aberta...254
Rod J. Rohrich ▪ Yash J. Avashia ▪ Roger W. Cason

23.1	**Introdução... 254**	**23.6**	**Sutura de Cartilagem... 256**
23.2	**Classificação da Morfologia da Ponta... 254**	**23.7**	**Gerenciamento do Envelope de Tecido Mole . 257**
23.3	**Evolução das Técnicas... 255**	**23.8**	**Avaliação Pré-Operatória... 258**
23.4	**Tratamento do Excesso Cefálico... 255**	**23.9**	**Algoritmo de Gerenciamento... 258**
23.4.1	Ressecção Cefálica...255	**23.10**	**Análise de Caso... 262**
23.4.2	Retalhos de Rotação para Cima e para Baixo das *Crura* Laterais Inferiores (*Turnover* e *Turnunder Flaps*)...256	**23.11**	**Conclusão... 262**
23.5	**Retalho Alar Deslizante... 256**		

24. Função do Enxerto de Suporte Columelar (*Strut Columelar*)...265
Russell S. Frautschi ▪ Ali Totonchi ▪ Bahman Guyuron

24.1	**Introdução... 265**	**24.4**	**Análise de Caso... 268**
24.2	**Considerações e Indicações... 265**	**24.5**	**Conclusão... 270**
24.3	**Técnica Operatória... 266**		

25. Controle Previsível da Projeção e Rotação da Ponta: Enxertos de Extensão Septal...271
Rod J. Rohrich, Jamil Ahmad e Justin Bellamy

25.1	**Introdução... 271**	25.4.2	Enxerto de Suporte Columelar...274
25.2	**Avaliação da Projeção e Rotação da Ponta... 271**	**25.5**	**Enxertos de Extensão Septal... 274**
25.3	**Fatores que Diminuem a Projeção e/ou Rotação da Ponta... 271**	25.5.1	Tipo I: Enxertos Expansores Estendidos e Pareados...275
		25.5.2	Tipo II: Enxertos Septais do Tipo *Batten* Pareados...275
25.4	**Técnica Operatória – Desprojetando a Ponta. 273**	25.5.3	Tipo III: Enxertos de Extensão Septal Direta...275
25.4.1	Técnicas para Aumentar a Projeção e/ou Rotação da Ponta...273	**25.6**	**Análise de Caso... 278**
		25.7	**Conclusão... 278**

26. Diminuição da Projeção da Ponta Nasal: Uma Abordagem Incremental...281
Rod J. Rohrich ▪ Roger W. Cason

26.1	**Introdução... 281**	26.2.1	Além do Conceito de Tripé – Tensionamento *Crural* Lateral...282
26.2	**Conceito de Tripé... 282**	26.2.2	Indicações e Contraindicações...283
		26.2.3	Avaliação e Planejamento Pré-Operatórios...283

26.2.4	Abordagem Incremental para Diminuir a Projecção da Ponta Nasal..........284	26.3.2	Técnica Operatória – Tensionamento Crural Lateral .286
26.3	**Técnica Operatória – Desprojetando a Ponta** . 284	**26.4**	**Análise de Caso** 286
26.3.1	Técnica Operacional – O Conceito de Tripé 285	**26.5**	**Conclusão** 288

27. Ajuste da Rotação da Ponta Nasal 289
Rod J. Rohrich ▪ Edward Chamata ▪ Justin Bellamy

27.1	**Introdução** 289	27.5.11	Enxerto de Suporte Columelar 294
27.2	**Análise Clínica** 289	27.5.12	Sutura de Rotação da Ponta....................294
27.3	**Exame Físico**........................... 289	**27.6**	**Diminuindo a Rotação da Ponta** 294
27.4	**Anatomia Relevante** 289	27.6.1	Liberação de LLCs 295
27.5	**Aumento da Rotação da Ponta** 290	27.6.2	Ressecção Septal 295
		27.6.3	Suturas entre o Septo e as *Crura* Mediais 295
27.5.1	Divisão do Ligamento de *Scroll*/Pitanguy 290	27.6.4	Enxerto de Suporte Crural Lateral 295
27.5.2	Ressecção Cefálica 291	27.6.5	Sobreposição Crural Medial....................295
27.5.3	Ressecção Caudal da ULC......................291	27.6.6	Enxerto de Extensão Septal 295
27.5.4	Ajuste do Ângulo do Septo Anterior..............291	27.6.7	Enxerto de Suporte Columelar 296
27.5.5	Ressecção do Septo Caudal 291	27.6.8	Enxerto de Substituição do Septo Caudal..........296
27.5.6	Suturas entre o Septo e as *Crura* Mediais 292	**27.7**	**Algoritmo para Ajustar a Rotação da Ponta** .. 296
27.5.7	Encurtamento Crural Lateral 292		
27.5.8	Enxerto de Suporte Crural Lateral 292	**27.8**	**Análise de Caso** 296
27.5.9	Reposicionamento Lateral dos Domos............292	**27.9**	**Conclusão** 296
27.5.10	Enxerto de Extensão Septal 294		

Parte V: Bordas Alares

28. Importância da Relação Alar-Columelar 301
Rod J. Rohrich ▪ Jamil Ahmad ▪ Paul N. Afrooz ▪ Matthew Novak

28.1	**Introdução** 301	28.3.2	Relações de Classe IV a VI: Diminuição da Exibição Columelar..........................305
28.2	**Relações Alar-Columelares**................ 301		
28.3	**Classificação e Tratamento** 302	**28.4**	**Análise de Caso: Correção de uma Relação Alar-Columelar do Tipo II**.................. 307
28.3.1	Relações de Classe I a III: Aumento da Exibição Columelar..........................302	**28.5**	**Conclusão** 308

29. Refinamento em Enxertos de Contorno Alar: Quatro Subtipos 309
Rod J. Rohrich ▪ Paul D. Durand

29.1	**Introdução** 309	**29.5**	**Abordagem Cirúrgica** 310
29.2	**Avaliação e Planejamento Pré-Operatórios** .. 309	29.5.1	Tipos de Enxertos de Contorno Alar 311
29.3	**Suporte Estrutural da Borda Alar** 310	**29.6**	**Análise de caso: Enxertos de Contorno Alar Estendidos Bilaterais**...................... 313
29.4	**Técnicas Operatórias para Tratar as Deformidades da Borda Alar** 310	**29.7**	**Conclusão** 314

Sumário

30. Enxertos de Suporte Crural Lateral 315
Dean M. Toriumi ■ Anmol Chattha ■ Kathryn Landers

30.1	Introdução 315	30.5	Etapas Cirúrgicas – Reposicionamento e Substituição 319
30.2	A ponta Nasal Ideal e a Tomada de Decisões Pré-Operatórias 315	30.6	Análises de Casos 322
30.3	Indicações e Contraindicações 316	30.6.1	Caso 1 322
		30.6.2	Caso 2 322
30.4	Etapas da Operação – Enxerto de Suporte Crural Lateral 316	30.7	Conclusão 322

31. Enxertos Retrógrados de Contorno Alar 329
Rod J. Rohrich ■ Rami D. Sherif ■ Roger W. Cason

31.1	Introdução 329	31.5.2	Etapa 2: Desenvolvimento do Compartimento Subcutâneo 331
31.2	Anatomia 329	31.5.3	Etapa 3: Escultura do Enxerto de Contorno Alar 331
31.3	Análise Pré-Operatória 329	31.5.4	Etapa 4: Colocação do Enxerto 332
31.4	Indicações 330	31.5.5	Etapa 5: Fechamento do Local do Enxerto 332
31.5	Técnica Operatória 331	31.6	Análise de caso 332
31.5.1	Etapa 1: Criação do Ponto de Entrada do Enxerto ...331	31.7	Conclusão 332

Parte VI: Base Alar

32. Estética e Refinamento Cirúrgico da Base Nasal 337
Jamil Ahmad ■ Rod J. Rohrich ■ Paul D. Durand ■ Matthew Novak

32.1	Introdução 337	32.4	Classificação e Tratamento das Deformidades da Base Nasal 339
32.2	Anatomia da Base Nasal 337	32.4.1	Correção do Desvio do Septo Caudal 340
32.2.1	Base Columelar 337	32.4.2	Unificando o Complexo da Ponta e da Columela 340
32.2.2	Lóbulos Alares e Margem Inferior das Narinas 337	32.4.3	Fortalecimento das Bordas Alares 340
32.3	Análise e Ideais Estéticos 338	32.4.4	Cirurgia da Base Columelar 341
		32.4.5	Cirurgia da Base Alar 343
32.3.1	Base Nasal 338	32.5	Análise de Caso: Redução da Base Alar 345
32.3.2	Columela e Narina Medial 339	32.6	Conclusão 345
32.3.3	Asas e Narina Lateral 339		

33. Cirurgia da Base Alar: Diagnóstico e Análise 350
Bahman Guyuron

33.1	Introdução 350	33.4.1	Deformidades Horizontais 352
33.2	Anatomia e Patologia 350	33.4.2	Deformidades Verticais 353
33.3	Variações nas Deformidades da Base Alar 351	33.5	Dinâmica da Base Alar 354
33.4	Técnicas Operatórias 351	33.5	Conclusão 354

34. Refinamento na Cirurgia de Base Alar 356
Rod J. Rohrich ▪ Matthew Novak ▪ Ira Savetsky

34.1	Introdução 356	34.4.1	Identificação de Deformidades da Base Nasal 358
34.2	Uma Abordagem Unificada 356	34.4.2	Classificação e Tratamento do Alargamento Alar ...359
34.3	Análise e Estética da Base Alar 357	34.5	Análises de Casos........... 361
34.3.1	Vista Frontal 357	34.5.1	Caso 1: Alargamento Alar Tipo 2...........361
34.3.2	Vista Lateral 358	34.5.2	Caso 2: Alargamento Alar Tipo 3...........361
34.3.3	Visão Basal 358	34.5.3	Caso 3: Alargamento Alar Tipo 4...........362
34.4	Contorno da Base Alar e da Borda – Abordagem Sistemática 358	34.6	Conclusão 362

Parte VII: O Queixo

35. O Papel Importante da Perfiloplastia na Rinoplastia 367
Derek Steinbacher ▪ Jinesh Shah

35.1	Introdução 368	35.5.4	Caso 4: Perfil Côncavo – Face Média Hipoplásica, Nariz Proeminente 373
35.2	Importância da Perfiloplastia 368	35.5.5	Caso 5: Perfil Côncavo – Queixo Proeminente, Face Média Hipoplásica, Nariz Proeminente...........373
35.3	Análise do Perfil Facial 369	35.5.6	Caso 6: Perfil Côncavo – Face Média Hipoplásica, Nariz Subprojetado (com Pseudocorpo)...........376
35.4	Recomendações Cirúrgicas 370	35.5.7	Caso 7: Perfil Côncavo – Face Média Hipoplásica, Nariz Subprojetado (com Pseudogiba), Hipoplasia Nasomaxilar do Tipo *Binder*, Mandíbula Prognática Assimétrica...........376
35.5	Análises de Casos........... 371		
35.5.1	Caso 1: Nariz/Dorsal Proeminente 371		
35.5.2	Caso 2: Perfil Facial Convexo – Nariz Proeminente, Queixo Rebaixado...........372	35.6	Conclusão 378
35.5.3	Caso 3: Perfil Convexo – Nariz Proeminente, Queixo Longo e Recuado...........372		

36. Gerenciamento do Queixo no Paciente de Rinoplastia...........379
Steven R. Cohen ▪ Matthew Novak ▪ Rod J. Rohrich

36.1	Introdução 379	36.7	Cuidados Pós-Operatórios 381
36.2	Avaliação do Paciente........... 379	36.8	Complicações........... 381
36.3	Opções de Aumento do Queixo 380	36.9	Análises de Casos........... 382
36.4	Considerações Pré-Operatórias: Genioplastia Óssea........... 380	36.9.1	Caso 1 382
		36.9.2	Caso 2 382
36.5	Abordagem Cirúrgica: Genioplastia Óssea ... 380	36.10	Conclusão 382
36.6	Variações da Genioplastia Óssea........... 381		

37. Aumento do Queixo em Sete Etapas e em 7 Minutos 384
Stav Brown ▪ Justin Bellamy ▪ Rod J. Rohrich

37.1	Introdução 384	37.4	Complicações 387
37.2	Avaliação Pré-Operatória 384	37.4.1	Infecção........................387
		37.4.2	Dormência 387
37.2.1	Análise Facial e Avaliação do Queixo......384	37.4.3	Migração e Mau Posicionamento do Implante......387
37.2.2	Seleção de Pacientes 384	37.4.4	Sulco Mental Aprofundado e Sobreprojeção do Implante 387
37.2.3	Seleção de Implantes 384		
37.3	Abordagem Cirúrgica 385	37.5	Análises de Casos............. 387
37.3.1	Etapa 1: Marcações 385	37.5.1	Caso 1 387
37.3.2	Etapa 2: Incisão......................386	37.5.2	Caso 2 387
37.3.3	Etapa 3: Dissecção da Bolsa............386		
37.3.4	Etapa 4: Dimensionamento do Implante 386	37.6	Conclusão 388
37.3.5	Etapa 5: Hemostasia e Inserção do Implante.......386		
37.3.6	Etapa 6: Avaliação e Palpação..........386		
37.3.7	Etapa 7: Estabilização e Fechamento 386		

Parte VIII: Rinoplastia Secundária

38. Por que a Rinoplastia Primária Falha 391
Rod J. Rohrich ▪ Ira Savetsky ▪ Joshua M. Cohen ▪ Jamil Ahmad

38.1	Introdução 391	38.5	Falta de Suporte Estrutural 393
38.2	Má Seleção de Pacientes 391	38.6	Controle de Espaço Morto 394
38.3	Análise Nasofacial Pré-Operatória Inadequada.................. 391	38.7	Conclusão 395
38.4	Criação de um Problema Funcional 392		

39. Enxerto Estrutural em Rinoplastia Secundária..................397
Dean M. Toriumi ▪ Kathryn Landers

39.1	Introdução 397	39.6.1	Enxertos Expansores....................402
39.2	Avaliação e Planejamento Pré-Operatório ... 397	39.7	Correção da Estenose Vestibular........... 402
39.3	Considerações Intraoperatórias 397	39.7.1	Enxerto Composto 402
39.4	Fontes de Cartilagem para Enxerto 398	39.8	Cuidados Pós-Operatórios e Acompanhamento................ 402
39.5	Enxerto Estrutural na Ponta 398	39.9	Análise de Caso 403
39.5.1	Projeção da Ponta......................399	39.10	Conclusão 403
39.5.2	Definição da Ponta......................400		
39.6	Enxerto Estrutural na Abóbada Média....... 401		

40. Obtenção de Resultados Consistentes na Rinoplastia Secundária ...407
Rod J. Rohrich ■ Jeffrey Lisiecki

40.1	Introdução ... 407	40.7	Análises de Casos ... 414
40.2	Avaliação Pré-Operatória ... 407	40.7.1	Caso 1: Rinoplastia de Revisão com Refinamento Dorsal, Correção da Fraqueza da Borda Alar e Aumento Periapical ... 414
40.3	Elementos de uma Rinoplastia Secundária Bem-Sucedida ... 408	40.7.2	Caso 2: Rinoplastia de Revisão com Refinamento da Ponta e Aumento do Queixo ... 415
40.4	Análise Nasofacial Sistemática ... 408	40.8	Conclusão ... 415
40.5	Abordagem Cirúrgica ... 409		
40.6	Cuidados Pós-Operatórios ... 413		

41. Avanços na Rinoplastia Secundária: Perspectiva Pessoal ...418
Rod J. Rohrich ■ Luke Grome ■ Matthew Novak

41.1	Introdução ... 418	41.7	Estudos de Imagem Pré-Operatórios ... 420
41.2	Definição de Rinoplastia Secundária ... 418	41.8	Histórico e Exame Físico ... 420
41.3	Por que a Rinoplastia Primária Falha ... 418	41.9	Técnica Operatória para Rinoplastia Secundária ... 420
41.4	Abordagem Aberta *Versus* Fechada para Rinoplastia Secundária ... 419	41.10	Análise de Caso ... 421
41.5	Locais Doadores de Cartilagem ... 419	41.11	Conclusão ... 421
41.6	Seleção de Pacientes ... 420		

42. Papel da Costela Fresca Congelada na Rinoplastia Secundária ...425
Rod J. Rohrich, Nishant Ganesh Kumar, Roger W. Cason e Brendan Alleyne

42.1	Introdução ... 425	42.5	Desvantagens e Considerações Técnicas ... 427
42.2	Enxertos de Cartilagem ... 425	42.6	Análise de Caso ... 427
42.3	Costela Fresca Congelada ... 426	42.7	Conclusão ... 427
42.4	Indicações e Resultados Clínicos ... 426		

Parte IX: Manejo da Disfunção das Vias Aéreas

43. Tratamento Cirúrgico das Vias Aéreas Nasais ...435
Tyler S. Okland ■ Priyesh N. Patel ■ Sam P. Most

43.1	Introdução ... 435	43.3.3	Válvulas Nasais ... 436
43.2	Causas da Obstrução das Vias Aéreas Nasais ... 435	43.3.4	Cornetos Nasais Inferiores ... 437
43.3	Anatomia ... 435	43.4	Avaliação Clínica ... 438
43.3.1	Fluxo de Ar Nasal ... 435	43.4.1	História Clínica ... 438
43.3.2	Septo Nasal ... 436	43.4.2	Exame Físico ... 438

43.5	**Tratamento Cirúrgico** 439	43.5.4	Conchas Nasais Inferiores .444
43.5.1	Septoplastia 439	**43.6**	**Complicações** 444
43.5.2	Válvula Nasal Externa (Zona 2) 443		
43.5.3	Válvula Nasal Interna (Zona 1) 444	**43.7**	**Conclusão** 445

44. Classificação do Desvio de Septo Nasal e Técnica de Reconstrução 446
Ali Totonchi ▪ Bahman Guyuron

44.1	**Introdução** 446	**44.4**	**Técnica Operatória** 448
44.2	**Classificação** 446	44.4.1	Abordagem Aberta 448
44.3	**Considerações Pré-Operatórias** 447	**44.5**	**Conclusão** 452

45. Tratamento da Fratura Nasal Aguda: Redução de Deformidades Nasais Secundárias 453
Rod J. Rohrich ▪ Jesse I. Payton ▪ Matthew Novak

45.1	**Introdução** 453	**45.4**	**Cuidados Pós-Operatórios** 456
45.2	**Avaliação Pré-Operatória** 453	**45.5**	**Algoritmo Clínico** 457
45.3	**Manejo e Técnica Operatória** 454	**45.6**	**Conclusão** 457

46. Tratamento Integral do Nariz com Desvio 460
Rod J. Rohrich ▪ Jamil Ahmad ▪ Roger W. Cason

46.1	**Introdução** 460	46.5.5	Microfratura do Corneto Inferior 464
46.2	**Anatomia** 460	46.5.6	Criação de um Suporte (*Strut*) em L com Remoção de Septo 465
46.3	**Avaliação Clínica** 460	46.5.7	Correção do Desvio de Septo Caudal 465
		46.5.8	Osteotomias 467
46.4	**Causas dos Desvios Nasais** 462	46.5.9	Ressecção da Cartilagem e Imobilização com Enxertos Expansores, se Necessário 469
46.5	**Princípios de Tratamento** 462	46.5.10	Restauração do Suporte Septal 471
46.5.1	Ampla Exposição de Estruturas com Desvio 462	**46.6**	**Técnica Operatória** 471
46.5.2	Ampla Liberação de Fixações Mucopericondriais . . .462		
46.5.3	Liberação das Cartilagens Laterais Superiores 463	**46.7**	**Análise de Caso** 474
46.5.4	Liberação da Junção Osteocartilaginosa Posterior . . .463	**46.8**	**Conclusão** 474

Parte X: Rinoplastia Étnica

47. O Nariz do Paciente Negro 479
Jamil Ahmad ▪ Matthew Novak ▪ Rod J. Rohrich

47.1	**Introdução** 479	**47.3**	**Técnica Operatória** 482
47.2	**Anatomia e Estética Nasal no Paciente Negro** 479	47.3.1	Aumento da Projeção da Ponta 482
		47.3.2	Aumento da Definição da Ponta 482
		47.3.3	Aumento/Refinamento Dorsal 482

47.3.4	Cirurgia da Base Alar 482	47.6.1	Edema Prolongado........................483
		47.6.2	Excesso de Cicatrizes Externas e Formação de Queloides 485
47.4	**Rinoplastia Não Cirúrgica.............. 482**	47.6.3	Assimetria...............................485
47.5	**Análises de Casos...................... 483**	47.6.4	Necrose da Ponta Nasal 486
47.5.1	Caso 1..................................483	47.6.5	Incongruência Racial 486
47.5.2	Caso 2..................................483	**47.7**	**Conclusão 486**
47.6	**Complicações 483**		

48. O Nariz do Paciente Hispânico 488
Aaron M. Kosins

48.1	**Introdução 488**	**48.5**	**Análises de Casos...................... 490**
48.2	**Classificação 488**	48.5.1	Caso 1..................................490
		48.5.2	Caso 2..................................490
48.3	**Análise e Consentimento Informado 488**	48.5.3	Caso 3..................................490
48.4	**Técnicas Operatórias................... 489**	**48.6**	**Conclusão 496**
48.4.1	Técnicas Operatórias Gerais..............489		
48.4.2	Técnicas Operatórias Específicas 489		

49. O Nariz do Paciente do Oriente Médio 498
Ashkan Ghavami ▪ Neil M. Vranis ▪ Rod J. Rohrich

49.1	**Introdução 498**	49.4.2	Pirâmide Óssea e Dorso Nasal 502
49.2	**Características do Nariz do Paciente do Oriente Médio 499**	49.4.3	Ponta Nasal.............................504
		49.4.4	Base Alar 506
		49.4.5	Narinas, Triângulo de Tecido Mole e Borda Alar....507
49.3	**Características Incomuns do Nariz do Paciente do Oriente Médio 499**	**49.5**	**Objetivos Comuns na Rinoplastia de Pacientes do Oriente Médio................ 510**
49.3.1	Análise Nasofacial.......................500	49.5.1	Objetivos da Cirurgia....................510
49.4	**Avaliação do Componente Anatômico....... 500**	**49.6**	**Conclusão 511**
49.4.1	Envelope de Pele e Tecidos Moles 500		

50. O Nariz do Paciente Asiático 514
Dean M. Toriumi ▪ Kathryn Landers

50.1	**Introdução 514**	50.3.5	Técnica Operatória: Enxerto Dorsal *Onlay*..........518
		50.3.6	Técnica Operatória: Enxerto Cantilever Subdorsal...519
50.2	**Avaliação e Planejamento Pré-Operatórios .. 514**	50.3.7	Técnica Operatória: Fechamento do Nariz 520
50.3	**Técnica Operatória 515**	**50.4**	**Curso Pós-Operatório.................... 520**
50.3.1	Técnica Operatória: Coleta da Cartilagem da Costela.. 515	**50.5**	**Análise de Caso 521**
50.3.2	Técnica Operatória: Escultura da Cartilagem da Costela..................................516	**50.6**	**Conclusão 522**
50.3.3	Técnica Operatória: Estabilização da Base Nasal 517		
50.3.4	Técnica Operatória: Gerenciando o Lóbulo da Ponta Nasal..............................518		

Sumário

Parte XI: Tópicos Especiais

51. O Importante Papel do Fechamento de Espaços Mortos na Rinoplastia 527
Rod J. Rohrich ▪ Ira Savetsky ▪ Joshua M. Cohen ▪ Jamil Ahmad

51.1	Introdução 527	51.4	Fechamento do Septo Membranoso 528
51.2	Enxerto do Tipo Borboleta no Lóbulo da Infraponta 527	51.5	Colocação de Talas 529
51.2.1	Técnica Operatória 527	51.6	Gerenciamento do Triângulo de Tecidos Moles 530
51.3	Sutura de Extensão Supratip 528	51.7	Conclusão 530
51.3.1	Técnica Operatória 528		

52. Correção do Nariz Longo 531
Rod J. Rohrich ▪ Jordan Kaplan ▪ Matthew Novak

52.1 Introdução 531
52.2 Análise Clínica Pré-Operatória 531
52.3 Comprimento Nasal Percebido *Versus* Real ... 531
52.4 Causas de um Nariz Longo 532
52.4.1 Crescimento Excessivo do Septo Cartilaginoso 532
52.4.2 Suporte Inadequado da Ponta 533
52.4.3 Crescimento Excessivo da Cartilagem Lateral Inferior 533
52.4.4 Crescimento Excessivo da Cartilagem Lateral Superior 533
52.4.5 *Radix* Alto 533
52.4.6 Face Média Curta ou Projeção Inadequada do Queixo 533
52.5 Técnicas Cirúrgicas para o Manejo do Nariz Longo 534
52.5.1 Crescimento Excessivo do Septo Cartilaginoso 534
52.5.2 Suporte Inadequado da Ponta 534
52.5.3 Sutura de Cartilagem 535
52.5.4 Uso de um Enxerto de Extensão Septal "Fixo-Móvel" 536
52.5.5 Crescimento Excessivo da Cartilagem Lateral Inferior 536
52.5.6 Ressecção Cefálica 536
52.5.7 Transecção e Sobreposição das *Crura* Laterais Inferiores 537
52.5.8 Retalho Expansor da Cartilagem Lateral Superior 537
52.5.9 *Radix* Alto 537
52.5.10 Aumento Subnasal ou Periapical 537
52.5.11 Correção da Face Média/Queixo 537
52.5.12 Procedimentos Complementares 537
52.6 Como Lidar com o Nariz de Tensão 538
52.7 Análise de Caso 538
52.8 Conclusão 539

53. Alongamento do Nariz Curto 541
Ali Totonchi ▪ Bahman Guyuron

53.1	Introdução 541	53.4	Possíveis Deficiências e Armadilhas 546
53.2	Avaliação do Paciente 541	53.5	Análise de Caso 547
53.3	Técnica Operatória 542	53.6	Conclusão 548
53.3.1	Técnica *Tongue-and-Groove* 544		

54. A Importância do Músculo Depressor do Septo Nasal na Rinoplastia 549
Rod J. Rohrich ▪ William P. Adams, Jr. ▪ Jamil Ahmad ▪ Roger W. Cason

54.1	Introdução 549	54.3	Estudos Anatômicos e Clínicos 550
54.2	Anatomia do Músculo Depressor do Septo Nasal 549	54.4	O Músculo Depressor do Septo Nasal 550

54.5	Avaliação e Planejamento Pré-Operatórios .. 551	54.6.2	Dissecção e Transposição...................552
54.6	Técnica Operatória 551	54.7	Análise de Caso 553
54.6.1	Liberação Transnasal 552	54.8	Conclusão 554

55. O Nariz Envelhecido 556
Rod J. Rohrich ■ Jamil Ahmad ■ Yash J. Avashia

55.1	Introdução 556	55.3	Indicações e Contraindicações 559
55.2	Anatomia do Nariz Envelhecido 556	55.4	Avaliação e Planejamento Pré-Operatórios .. 560
55.2.1	Alterações na Proporção Facial Estética 556	55.5	Técnica Operatória 560
55.2.2	Qualidade da Pele...............................557	55.6	Análise de Caso 561
55.2.3	O Complexo da Ponta Nasal 557	55.7	Conclusão 562
55.2.4	A Via Aérea Nasal 558		
55.2.5	A Abóbada Óssea 559		
55.2.6	O Dorso..559		

56. O Nariz Masculino..564
Rod J. Rohrich ■ Raja Mohan

56.1	Introdução 564	56.5	A Via Aérea Nasal......................... 567
56.2	Consulta Pré-Operatória 564	56.6	Cuidados com a Pele 567
56.2.1	Seleção de Pacientes 564	56.7	Análises de Casos......................... 568
56.2.2	Características Físicas Exclusivas 564	56.7.1	Caso 1: Rinoplastia Masculina – Correção de Nariz Desviado e Ponta Bulbosa........568
56.3	Análise Nasal Sistemática................. 565	56.7.2	Caso 2: Rinoplastia Masculina – Correção da Protuberância Dorsal e da Deformidade da Ponta...568
56.4	Técnicas Operatórias..................... 565		
56.4.1	Redução da Protuberância Dorsal 566	56.8	Conclusão 568
56.4.2	Refinamento da Ponta 567		
56.4.3	Osteotomias 567		

57. Rinoplastia com Fissura 572
Rohit K. Khosla ■ Ruth Tevlin ■ Charlotte Elizabeth Berry

57.1	Introdução 572	57.6.1	Colheita da Cartilagem da Costela 577
57.2	Anatomia da Anomalia da Fenda Nasal 572	57.6.2	Estrutura Óssea da Base Nasal...................578
57.3	Momento da Correção 573	57.6.3	Desvio Septal e Vias Aéreas 578
57.4	Metas Cirúrgicas 574	57.6.4	Dorso..579
57.4.1	Rinoplastia Definitiva de Fissuras em Adolescentes/Adultos 574	57.6.5	Ossos Nasais 579
		57.6.6	Asa e *Crus* Lateral 579
		57.6.7	Ponta Nasal 581
		57.6.8	Base Alar e Tamanho da Narina..................581
57.5	Avaliação Pré-Operatória.................. 575	57.7	Análises de Casos......................... 582
57.5.1	Considerações Sobre o Material de Enxerto de Cartilagem 576	57.7.1	Caso 1 582
		57.7.2	Caso 2 582
		57.7.3	Caso 3 583
57.6	Técnicas Operatórias: Rinoplastia com Fissura Definitiva 577	57.8	Conclusão 583

58. Tratamento do Nariz de Usuário de Cocaína 588
Bahman Guyuron ▪ Paul N. Afrooz

58.1 Introdução 588

58.2 Patogênese 588

58.3 Avaliação e Planejamento Pré-Operatórios .. 589

58.4 Técnica Operatória 589

58.5 Complicações 591

58.6 Análises de Casos 591

58.6.1 Caso 1 591
58.6.2 Caso 2 591

58.7 Conclusão 594

59. O Papel dos Preenchedores de Tecidos Moles na Rinoplastia 595
Rod J. Rohrich ▪ T. Jonathan Kurkjian ▪ Jamil Ahmad

59.1 Introdução 595

59.2 Anatomia Nasal 595

59.3 Seleção de Preenchedores de Tecidos Moles Apropriados 596

59.4 Anestesia 596

59.5 Técnica de Injeção 597

59.5.1 Dorso Nasal 597
59.5.2 Parede Lateral Nasal 598
59.5.3 Ponta Nasal e Asa 598

59.6 Preenchimento de Tecidos Moles após Rinoplastia 598

59.7 Análises de Casos 599

59.7.1 Caso 1: Preenchimento de Tecido Mole para Deformidade Nasal Dorsal 599
59.7.2 Caso 2: Preenchimento de Tecido Mole para Deformidade Pós-Rinoplastia e Rinoplastia Secundária Subsequente 599

59.8 Conclusão 601

60. Prevenção e Gerenciamento de Complicações de Rinoplastia 602
Rod J. Rohrich ▪ Elie P. Ramly ▪ Matthew Novak ▪ Jamil Ahmad

60.1 Introdução 602

60.2 Complicações Hemorrágicas 602

60.2.1 Epistaxe 602
60.2.2 Hematoma Septal 604
60.2.3 Hemorragia Orbital 604

60.3 Complicações Infecciosas 604

60.3.1 Celulite e Abscessos 604
60.3.2 Síndrome do Choque Tóxico 604
60.3.3 Antibióticos Perioperatórios 605
60.3.4 Organismos Resistentes a Antibióticos 605

60.4 Complicações Traumáticas 605

60.4.1 Fraturas da Estrutura em L 605
60.4.2 Lesão Intracraniana e Vazamento de Líquido Cefalorraquidiano 606
60.4.3 Anosmia 606
60.4.4 Fratura da Maxila após Fratura do Corneto Inferior ... 606
60.4.5 Cegueira 606
60.4.6 Traumatismo Dentário 607
60.4.7 Epífora 607

60.5 Complicações Funcionais 607

60.5.1 Disfunção da Válvula Nasal Interna 607
60.5.2 Disfunção da Válvula Nasal Externa 607
60.5.3 Perfuração Septal 608
60.5.4 Aderências Intranasais e Desvio Septal Persistente .. 608
60.5.5 Obstrução do Seio 609
60.5.6 Rinite 609

60.6 Complicações Estéticas 609

60.6.1 Deformidades Dorsais 609
60.6.2 Deformidade da Supraponta (Bico de Papagaio) 610
60.6.3 Deformidades da Ponta 611
60.6.4 Cicatrizes Inestéticas 611
60.6.5 Necrose da Pele 612

60.7 Complicações Diversas 613

60.7.1 Cistos Nasais Pós-Rinoplastia 613

60.7.2	Dermatite de Contato 613	60.7.5	Transtornos Psiquiátricos.......................613
60.7.3	Telangiectasias 613	**60.8**	**Conclusão** 614
60.7.4	Aspiração do Tampão Nasal....................613		

61. Educação do Paciente...615
Rod J. Rohrich ▪ Matthew Novak

61.1	**Introdução** 615	**61.3**	**Educação Pós-Operatória**................... 617
61.1.1	Agendamento de uma Consulta 615	**61.4**	**Conclusão** 624
61.2	**Educação Pré-Operatória**.................. 615		

62. Gerenciamento do Paciente Insatisfeito 625
Rod J. Rohrich ▪ Elie P. Ramly ▪ Roger W. Cason ▪ Jamil Ahmad

62.1	**Introdução** 625	62.1.5	Gerenciamento de Complicações e Insatisfação do Paciente 630
62.1.1	Os Desafios da Rinoplastia: O Que e Por Que 625	62.1.6	Gerenciando o Paciente Insatisfeito no Pós-Operatório...............................630
62.1.2	A Importância da Comunicação 626		
62.1.3	Quando não Operar 628	**62.2**	**Conclusão** 631
62.1.4	*Nuances* no Planejamento e na Execução............628		

Parte XII: Abordagens Pessoais

63. Abordagem de Rohrich: Rinoplastia Estruturada Primária 635
Rod J. Rohrich ▪ Roger W. Cason

63.1	**Análise Pré-Operatória**................... 635	63.3.2	Componente Dorsal...........................635
		63.3.3	Modelagem de Pontas........................635
63.2	**Metas Operacionais**...................... 635	63.3.4	Gerenciamento da Base Alar 635
		63.3.5	Encerramento do Espaço Morto 635
63.3	**Plano Cirúrgico** 635		
		63.4	**Análise Pós-Operatória**.................... 636
63.3.1	Exposição 635		

64. Abordagem de Ahmad: Rinoplastia Estruturada Primária 638
Jamil Ahmad ▪ John Milkovich

64.1	**Introdução** 638	64.2.1	Caso 1......................................638
		64.2.2	Caso 2 640
64.2	**Análises de Casos**........................ 638		

65. Abordagem de Rohrich: Rinoplastia de Preservação 643
Rod J. Rohrich ▪ Roger W. Cason

65.1	**Introdução** 643	**65.4**	**Plano Cirúrgico** 643
65.2	**Análise Pré-Operatória**................... 643	65.4.1	Exposição 643
		65.4.2	Redução Dorsal (Preservação)..................643
65.3	**Metas Operacionais**...................... 643	65.4.3	Colheita Septal..............................643
		65.4.4	Osteotomias 643

Sumário

65.4.5	Fixação de Sutura do Dorso 643	65.4.8	Encerramento do Espaço Morto ... 645
65.4.6	Modelagem de Pontas ... 643	**65.5**	**Análise Pós-Operatória** ... 645
65.4.7	Gerenciamento Alar ... 643		

66. Abordagem de Kosins: Rinoplastia de Preservação ... 646
Aaron M. Kosins

66.1 Introdução ... 646

66.2 Análise de Caso ... 646

66.2.1 Análise Pré-Operatória ... 646

66.2.2 Metas Operacionais ... 646
66.2.3 Plano Cirúrgico ... 646

66.3 Análise Pós-Operatória ... 646

67. Abordagem da Most: Rinoplastia de Preservação ... 649
Priyesh N. Patel ■ Sam P. Most

67.1 Introdução ... 649

67.2 Anatomia Pertinente ... 649

67.2.1 Tratamento dos Ossos Nasais ... 650
67.2.2 Tratamento do Septo Nasal ... 650
67.2.3 Abordagens para DPR ... 650

67.2.4 Método da Tira Subdorsal Modificada ... 651

67.3 Indicações e Resultados ... 652

67.4 Conclusão ... 656

68. Abordagem de Rohrich: Rinoplastia Secundária ... 657
Rod J. Rohrich ■ Matthew Novak

68.1 Introdução ... 657

68.2 Análise Pré-Operatória ... 657

68.3 Metas Operacionais ... 657

68.4 Plano Cirúrgico ... 657

68.4.1 Exposição ... 657

68.4.2 Componente Dorsal ... 657
68.4.3 Modelagem de Pontas ... 657
68.4.4 Gerenciamento da Base Alar ... 657
68.4.5 Encerramento do Espaço Morto ... 659

68.5 Análise Pós-Operatória ... 660

Índice Remissivo ... 661

Vídeos

Vídeo 6.1: Análise nasal sistemática: O método 10-7-5.

Vídeo 7.1: Face Sculptor do *software* Vectra XT 3D (interface do usuário) revelando proporções e medidas faciais, seleção de pontos de referência, análise vetorial e modelagem pós-operatória de rinoplastia.

Vídeo 7.2: *Software* de simulação e reconstrução facial em RV 4D da Crisalix (Lausanne, Suíça) (interface do usuário) revelando imagens tridimensionais antes e depois, e ferramenta de análise de proporções e ângulos faciais.

Vídeo 8.1: Sutura septal.

Vídeo 8.2: Talas de Doyle.

Vídeo 8.3: Surgicel.

Vídeo 8.4: Não são necessárias suturas para manter a posição dos segmentos osteotomizados.

Vídeo 10.1: Reconstrução da linha estética dorsal.

Vídeo 10.2: Enxerto de extensão septal (SEG): Etapas 1 a 4.

Vídeo 10.3: Enxerto de contorno alar estendido.

Vídeo 10.4: Enxerto de contorno alar retrógrado.

Vídeo 10.5: Enxerto em borboleta do lóbulo infravertebral.

Vídeo 10.6: Sutura de extensão da suraponta.

Vídeo 10.7: Suturas septais.

Vídeo 10.8: Enxerto de extensão septal (SEG): Fechamento do espaço morto.

Vídeo 10.9: Talas de Doyle.

Vídeo 10.10: Talas laterais.

Vídeo 10.11: Surgicel.

Vídeo 12.1: Coleta da cartilagem da costela.

Vídeo 12.2: Esculpindo a cartilagem da costela com pericôndrio anexado.

Vídeo 13.1: Rinoplastia de preservação: Preservação dorsal.

Vídeo 14.1: Introdução.

Vídeo 14.2: Incisões intercartilaginosas e de transfixação.

Vídeo 14.3a: Corte cefálico por meio de incisão intracartilaginosa.

Vídeo 14.3b: Entrega e contorno da cartilagem lateral inferior.

Vídeo 14.4: Redução dorsal.

Vídeo 14.5: Encurtamento nasal.

Vídeo 14.6: Exame interno e ressecção submucosa septal.

Vídeo 14.7: Osteotomias laterais.

Vídeo 14.8a: Enxertos expansores.

Vídeo 14.8b: Enxerto de suporte columelar.

Vídeos

Vídeo 14.9: Fechamento e colocação de tala.

Vídeo 15.1: Abordagem do dorso nasal.

Vídeo 16.1: A técnica de quatro etapas do retalho espalhador para um método reprodutível de modelagem do terço médio dorsal, preservando a função da válvula nasal interna.

Vídeo 17.1: Osteotomias mediais são realizadas para corrigir uma pirâmide óssea larga usando um osteótomo de 4 mm.

Vídeo 17.2: Osteotomias percutâneas laterais são realizadas para estreitar ainda mais uma abóbada óssea larga e fechar uma deformidade de teto aberto.

Vídeo 17.3: Não são necessárias suturas para manter a posição dos segmentos osteotomizados.

Vídeo 18.1: Coleta da cartilagem da costela.

Vídeo 18.2: Enxerto *onlay* dorsal.

Vídeo 18.3: Enxerto *cantilever* subdorsal.

Vídeo 19.1: Enxerto de fáscia de cartilagem em cubos no rádio/dorsal: Envolvimento completo clássico.

Vídeo 20.1: Colocação de um enxerto de extensão septal.

Vídeo 20.2: Tensionamento crural lateral e colocação das suturas transdomal e hemitransdomal.

Vídeo 20.3: Transecção da crural medial, sutura interdomal e sutura intracrural alta.

Vídeo 20.4: Análise da ponta final.

Vídeo 22.1: Cirurgia da ponta nasal.

Vídeo 22.2: Alongamento das cartilagens laterais inferiores curtas com o método de roubo crural lateral e enxerto crural lateral.

Vídeo 22.3: Colheita parcial da cartilagem da 7ª costela.

Vídeo 22.4: Reconstrução da cartilagem do septo e do tripé da ponta nasal em um caso secundário em que a cartilagem do septo e as cartilagens laterais inferiores foram ressecadas em excesso na cirurgia primária.

Vídeo 23.1: Refinamento na modelagem de pontas.

Vídeo 24.1: Preparação do enxerto de suporte columelar.

Vídeo 24.2: Colocação do enxerto de suporte columelar.

Vídeo 25.1: Colocação do enxerto de extensão septal fixo-flutuante (tipo batente unilateral).

Vídeo 26.1: Abordagem aberta para diminuir a projeção da ponta nasal utilizando uma combinação de enxerto de extensão septal e tensionamento crural lateral para restabelecer a projeção adequada.

Vídeo 27.1: Corte cefálico.

Vídeo 27.2: Avanço crural lateral e tensionamento.

Vídeo 27.3: Colocação e sutura do enxerto de extensão septal.

Vídeo 28.1: Relação alar-columelar.

Vídeo 29.1: Enxerto de contorno alar tradicional.

Vídeo 29.2: Enxerto de contorno alar retrógrado duplo.

Vídeo 30.1: Desprojeção da ponta nasal.

Vídeo 30.2: Reconstrução da ponta nasal.

Vídeo 31.1: Principais etapas na colocação de um enxerto de contorno alar retrógrado com cirurgia concomitante da base alar.

Vídeo 31.2: Principais etapas na colocação de um enxerto de contorno alar retrógrado por meio de uma incisão de facada na ausência de cirurgia da base alar.

Vídeo 31.3: Entalhe de enxertos de contorno alar e outros enxertos de cartilagem importantes na rinoplastia.

Vídeo 32.1: Demonstração de uma mulher de 23 anos que se apresentou para rinoplastia primária.

Vídeo33.1: Excisão da base alar.

Vídeo 34.1: Demonstração da ressecção da base alar do tipo 2 e enxerto do contorno alar.

Vídeo 34.2: Demonstração da ressecção da base alar do tipo 3 e enxerto do contorno alar.

Vídeo 34.3: Demonstração da ressecção da base alar do tipo 4 e enxerto do contorno alar.

Vídeo 35.1: Perfiloplastia na rinoplastia.

Vídeo 36.1: Escore ósseo da linha média.

Vídeo 36.2: Osteotomia horizontal monocortical.

Vídeo 36.3: Conclusão da osteotomia horizontal.

Vídeo 36.4: Avanço e revestimento.

Vídeo 37.1: Aumento do queixo em 7 etapas e em 7 minutos.

Vídeo 38.1: Reconstrução da linha estética dorsal.

Vídeo 38.2: Enxerto de extensão septal (SEG): Etapas 1 a 4.

Vídeo 38.3: Enxerto de contorno alar estendido.

Vídeo 38.4: Enxertos retrógrados de contorno alar.

Vídeo 38.5: Enxerto de borboleta no lóbulo infravertebral.

Vídeo 38.6: Sutura de extensão supratipal.

Vídeo 38.7: Suturas septais.

Vídeo 38.8: Fechamento do espaço morto do enxerto de extensão septal.

Vídeo 38.9: Talas de Doyle.

Vídeo 38.10: Talas laterais.

Vídeo 38.11: Surgicel.

Vídeo 38.12: Rinoplastia de revisão: Parte 1.

Vídeo 38.13: Rinoplastia de revisão: Parte 2.

Vídeo 39.1: Rinoplastia secundária usando cartilagem de costela.

Vídeo 40.1: Rinoplastia de revisão com injeção periapical de Radiesse e aumento do queixo.

Vídeo 41.1: Rinoplastia secundária.

Vídeo 42.1: O uso de costela fresca congelada em um caso de rinoplastia secundária.

Vídeo 44.1: Septoplastia.

Vídeo 44.2: Sutura de rotação septal.

Vídeo 46.1: Rinoplastia primária em um paciente com desvio grave e deformidade do nariz de tensão.

Vídeos

Vídeo 47.1: Demonstração de uma rinoplastia negra com avaliação pré-operatória, sequência intraoperatória e acompanhamento pós-operatório.

Vídeo 48.1: Uma amostra de uma rinoplastia hispânica, com *pushdown* de cartilagem, preservação dorsal, enxerto de extensão septal e enxerto de *radix*.

Vídeo 49.1: Rinoplastia no Oriente Médio: *nuances* técnicas modernas.

Vídeo 50.1: Enxerto *cantilever* subdorsal.

Vídeo 51.1: Enxerto em borboleta no lóbulo infravertebral.

Vídeo 51.2: Sutura de extensão supratipal.

Vídeo 51.3: Fechamento do septo membranoso.

Vídeo 51.4: Fechamento de espaço morto.

Vídeo 51.5: Talas nasais internas Doyle lubrificadas com mupirocina.

Vídeo 51.6: Talas laterais.

Vídeo 51.7: Triângulo de tecido mole surgicel.

Vídeo 52.1: Correção do nariz comprido.

Vídeo 53.1: Alongamento do nariz curto.

Vídeo 54.1: Demonstração da abordagem intranasal para a transecção do músculo depressor do septo nasal.

Vídeo 55.1: O uso de cartilagem de costela fresca congelada para criar um enxerto de extensão septal para suporte da ponta.

Vídeo 56.1: Rinoplastia secundária em homens.

Vídeo 57.1: Liberação crural lateral.

Vídeo 57.2: Enxerto de suporte crural lateral estendido.

Vídeo 57.3: Enxerto de extensão septal.

Vídeo 57.4: Reunificação de pontas, gerenciamento de alarmes e encerramento.

Vídeo 59.1: Tratamento de preenchimento de tecido mole do nariz.

Vídeo 60.1: Correção da deformidade em bico de papagaio.

Vídeo 61.1: Rinoplastia de recuperação rápida.

Vídeo 63.1: Abordagem de Rohrich para rinoplastia estrutural primária.

Vídeo 64.1: Caso 1: Abordagem de Ahmad para rinoplastia estrutural primária.

Vídeo 64.2: Caso 2: Abordagem de Ahmad para rinoplastia estrutural primária.

Vídeo 65.1: Abordagem de Rohrich para rinoplastia de preservação.

Vídeo 66.1: Rinoplastia de preservação: Preservação dorsal.

Vídeo 67.1: Rinoplastia combinada estrutural/preservação dorsal (DPR). Método da faixa subdorsal modificada (MSSM).

Vídeo 68.1: Abordagem de Rohrich para rinoplastia secundária.

Prefácio

O primeiro Simpósio de Rinoplastia de Dallas foi realizado em 1984. Tendo se formado em otorrinolaringologia e cirurgia plástica, o Dr. Jack P. Gunter reconheceu astutamente a necessidade de uma verdadeira educação em rinoplastia e de uma troca de ideias para aprofundar o conhecimento sobre essa cirurgia complexa. Ele foi um dos primeiros a defender a abordagem aberta e a ensinar os princípios e a arte da rinoplastia a estagiários de cirurgia plástica e otorrinolaringologia, bem como a cirurgiões em exercício. O Dr. Gunter organizou o primeiro simpósio e tem sido parte integrante de seu crescimento e evolução em um dos mais populares encontros de cirurgia plástica estética. O Simpósio de Rinoplastia de Dallas evoluiu e passou a incluir palestras didáticas, painéis de discussão, apresentações de casos, demonstrações de vídeos cirúrgicos e o laboratório de dissecação anatômica.

Embora o número de participantes tenha aumentado drasticamente ao longo de 40 anos, o Dallas Rhinoplasty continua a oferecer uma atmosfera íntima e interativa, em que os participantes e os especialistas em rinoplastia têm a chance de interagir e discutir estratégias e abordagens para a cirurgia de rinoplastia. Agora, em seu 41º ano, o Dallas Rhinoplasty já recebeu todos os cirurgiões de rinoplastia mais proeminentes do mundo e serviu como um catalisador para expandir, inovar e inspirar o interesse de jovens cirurgiões plásticos e otorrinolaringologistas com aspirações de desenvolver o conhecimento e as habilidades necessárias para realizar essa cirurgia complexa, porém, fascinante, de maneira mais consistente e com excelentes resultados. Sei que o Dr. Gunter ficaria muito orgulhoso de sua incrível visão e do que ele fez para realmente avançar a arte e a ciência da rinoplastia hoje.

Em 2002, a primeira edição do *Dallas Rhinoplasty: Nasal Surgery by the Masters* foi publicada para compilar o conhecimento e os conceitos que haviam sido, em grande parte, utilizados para a realização de cirurgias nasais, desenvolvido pelo corpo docente que participou do *Dallas Rhinoplasty Symposium*. Uma segunda edição foi lançada em 2007, com atualizações dos capítulos existentes e novos capítulos que abrangem os últimos avanços em rinoplastia. A segunda e a terceira edições incluíram conteúdo de vídeo muito aprimorado, demonstrando dissecações de anatomia e técnicas cirúrgicas para enriquecer a experiência multimídia do usuário. Nesta quarta edição, 9 anos depois, atualizamos completamente todo o livro com conceitos e pontos--chave mais concisos e ricos em vídeo para facilitar a leitura e a compreensão dos conceitos essenciais. Excluímos o conteúdo antigo e adicionamos vários capítulos novos que oferecem abordagens práticas, novas e inovadoras para os principais conceitos de rinoplastia. Concentramo-nos em ideias e inovações que foram introduzidas nos últimos anos e que rapidamente se tornaram aceitas e praticadas, incluindo a rinoplastia de preservação.

Melhoramos significativamente a experiência multimídia com um conteúdo de vídeo bastante expandido e acesso *on-line* a esses materiais. Em todo o livro, apresentamos as informações de forma clara e concisa para que tanto os cirurgiões de rinoplastia iniciantes quanto os experientes considerem este livro um recurso eficiente e fácil de usar.

Embora este livro tenha crescido à medida que o conhecimento em nosso campo se expandiu, nossos objetivos permanecem os mesmos: auxiliar o cirurgião nasal a obter resultados consistentes por meio de análise pré-operatória cuidadosa, planejamento operacional preciso, execução intraoperatória meticulosa e acompanhamento de longo prazo com avaliação crítica dos resultados.

Esperamos sinceramente que esta incrível quarta edição do *Dallas Rhinoplasty: Nasal Surgery by the Masters* continue a ser um recurso fundamental para todos os cirurgiões de rinoplastia do mundo inteiro que tenham interesse em se tornar especialistas, professores e mestres em rinoplastia.

Rod J. Rohrich, MD, FACS
Jamil Ahmad, MD, FRCSC
William P. Adams, Jr., MD

Agradecimentos

A quarta edição do *Dallas Rhinoplasty: Nasal Surgery by the Masters* é realmente uma obra de arte e um incrível esforço cooperativo de muitos focados na excelência com um objetivo comum – entregar o melhor livro sobre rinoplastia moderna em todo o mundo. Agradecemos a todos os nossos incríveis autores e aos excelentes Aesthetic Fellows do Dr. Rohrich, Drs. Matthew Novak e Roger Cason, por todo o seu árduo trabalho e esforço para tornar este livro o melhor dos melhores. Agradecemos também à equipe da Thieme, que esteve ao nosso lado para concluir este livro de maneira oportuna e eficiente. É claro que nossa incrível mestre de tarefas e excelente editora de desenvolvimento, Judith Tomat, é simplesmente a melhor das melhores no que faz dia e noite para nos manter no caminho certo e sempre avançando. Judith é simplesmente notável e totalmente indispensável em tudo o que fez por nós. Sua dedicação incansável e atenção aos detalhes são o que faz a diferença entre um livro médico e uma obra de arte que pode ser apreciada pelo leitor.

Somos gratos aos autores colaboradores que, de bom grado, doaram seu tempo, talento e conhecimento para tornar esta edição a melhor de todas. Gostaríamos de agradecer a toda a equipe; a Angela Martinez, gerente do escritório do Dr. Rohrich; e um agradecimento especial a Patricia Aitson, cuja experiência em fotografia, vídeo e *design* gráfico é vista em muitas de nossas publicações. Agradecemos a Diane Sinn, administradora sênior da Dra. Rohrich por mais de 34 anos, cujos esforços incansáveis e dedicação tornaram todos nós mais focados e eficientes para que pudéssemos produzir este livro notável.

Somos gratos a todos os cirurgiões visitantes que participaram como professores dos Simpósios de Rinoplastia de Dallas nos últimos 40 anos; suas ideias e inovações influenciaram muito a evolução da rinoplastia de Dallas: cirurgia nasal pelos mestres.

Temos uma enorme dívida de gratidão com o falecido Dr. Jack P. Gunter, editor emérito da Dallas Rhinoplasty e fundador do nosso grande encontro global, o *Dallas Rhinoplasty Symposium*.

O Dr. Gunter foi fundamental para a evolução das técnicas de rinoplastia e para a disseminação do conhecimento sobre essa cirurgia complexa. Ele foi a força motriz por trás do Simpósio Anual de Rinoplastia de Dallas. Nos últimos 40 anos, o Simpósio se tornou um dos mais populares encontros de cirurgia plástica estética. A presença onipotente e o grande senso de humor do Dr. Gunter são uma parte fundamental do que torna o Simpósio uma excelente experiência educacional e tão agradável de assistir. O Dr. Gunter deu um impulso fundamental para a criação deste livro-texto e trouxe a primeira edição à luz em 2002. Desde então, *Dallas Rhinoplasty: Nasal Surgery by the Masters*, tornou-se um marco educacional global em rinoplastia e tem desfrutado de grande popularidade entre cirurgiões de todos os níveis interessados em aprender mais sobre rinoplastia. As infinitas contribuições do Dr. Gunter para a cirurgia nasal elevaram o padrão dessa cirurgia a uma nova estratosfera, beneficiando tanto os pacientes quanto os cirurgiões.

Rod J. Rohrich, MD, FACS
Jamil Ahmad, MD, FRCSC
William P. Adams, Jr., MD

Colaboradores

William P. Adams, Jr., MD
Associate Professor Department of Plastic Surgery;
Aesthetic Fellowship Program Director
UT Southwestern Medical Center
Dallas, Texas, USA

Paul N. Afrooz, MD
Plastic Surgeon Private Practice
Miami Beach, Florida, USA

Jamil Ahmad, MD, FRCSC
Director of Research and Education
The Plastic Surgery Clinic
Assistant Professor
Division of Plastic, Reconstructive, and Aesthetic Surgery
University of Toronto
Toronto, Ontario, Canada

Brendan Alleyne, MD, FACS
Plastic Surgeon
Renaissance Plastic Surgery
St. Peters, Missouri, USA

Bardia Amirlak MD, FACS
Professor
Medical Director Plastic Surgery Clinic
Director
Resident Cosmetic Program
Department of Plastic and Reconstructive Surgery
University of Texas Southwestern Medical Center
Dallas, Texas, USA

Sherrell J. Aston, MD, FACS
Professor of Plastic Surgery
New York University School of Medicine
Associate Chairman
Department of Plastic Surgery
Manhattan Eye, Ear, and Throat Hospital
Northwell Health
New York, New York, USA

Yash J. Avashia, MD
Plastic Surgeon
Dallas Plastic Surgery Institute
Dallas, Texas, USA

Justin Bellamy, MD
Founder
Department of Plastic Surgery
Bellamy Plastic Surgery
West Palm Beach, Florida, USA

Charlotte Elizabeth Berry, BA
Research Fellow
Department of Plastic and Reconstructive Surgery
Stanford University
Stanford, California, USA

Stav Brown, MD
Plastic and Reconstructive Surgery Service
Department of Surgery
Memorial Sloan Kettering Cancer Center
New York, New York, USA

Roger W. Cason, MD
Plastic Surgeon
Private Practice
2301 Plastic Surgery
Grapevine, Texas, USA

Nazim Cerkes, MD, PhD
Immediate Past President
International Society of Aesthetic
Plastic Surgery; Past President
The Rhinoplasty Society of Europe
Aesthetic Plastic & Reconstructive Surgeon
Cosmed Clinic
Fulya Besiktas, Istanbul, Turkey

Edward Chamata, MD
Plastic Surgeon
Premiere Surgical Arts
Houston, Texas, USA

Anmol Chattha, MD
Plastic and Reconstructive Surgery Resident
Section of Plastic and Reconstructive Surgery
University of Chicago Medicine
Chicago, Illinois, USA

C. Spencer Cochran, MD
Assistant Professor
Department of Plastic Surgery
Clinical Assistant Professor
Department of Otolaryngology—Head & Neck Surgery
University of Texas Southwestern Medical Center
Private Practice
Founder
Dallas Rhinoplasty Center
Dallas, Texas, USA

Colaboradores

Joshua M. Cohen, MD
Resident
Hansjorg Wyss Department of Plastic Surgery
NYU School of Medicine
New York, New York, USA

Steven R. Cohen, MD, FACES
Plastic Surgery, Skin and Laser
Clinical Professor
Department of Plastic Surgery
University of California
San Diego, California, USA

Paul D. Durand, MD
Plastic and Reconstructive Surgeon
Private Practice
Miami, Florida, USA

Zoe Fullerton, MD, MBE
Resident
Department of Otolaryngology
Stanford University
Palo Alto, California, USA

Russell S. Frautschi, MD
Resident
Department of Plastic Surgery Cleveland Clinic
Cleveland, Ohio, USA

Ashkan Ghavami, MD
Attending Surgeon Department of Surgery
Division of Plastic and Reconstructive Surgery David Geffen
School of Medicine at UCLA
Los Angeles, California, USA

Luke Grome, MD
Fellow
Department of Plastic Surgery
University of Texas, Southwestern
Dallas, Texas, USA

Jack P. Gunter, MD†
Dallas, Texas, USA

Bahman Guyuron, MD, FACS
Professor Emeritus
Department of Plastic Surgery
Case Western Reserve University School of Medicine
Zeeba Clinic
Lyndhurst, Ohio, USA

Jordan Kaplan, MD
Alexander Cosmetic Surgery
San Diego, California, USA

Rohit K. Khosla, MD, FACS
Clinical Professor
Division of Plastic and Reconstructive Surgery
Stanford University School of Medicine
Palo Alto, California, USA

Kyle S. Kimura, MD
Clinical Instructor, Fellow
Division of Facial Plastic and Reconstructive Surgery
Department of Otolaryngology — Head and Neck Surgery
Stanford University
Stanford, California, USA

Aaron M. Kosins, MD, MBA
Private Practice
Newport Beach, California, USA

Jeffrey H. Kozlow, MD
Clinical Associate Professor Section of Plastic Surgery
Department of Surgery
University of Michigan
Ann Arbor, Michigan, USA

Nishant Ganesh Kumar, MD
Resident
Section of Plastic Surgery
Department of Surgery
University of Michigan
Ann Arbor, Michigan, USA

T. Jonathan Kurkjian, MD
Clinical Assistant Professor
Department of Plastic Surgery
University of Texas — Southwestern Medical Center
Fort Worth, Texas, USA

Kathryn Landers, MD
Clinical Instructor
Department of Surgery
Division of Otolaryngology
Cooper University Healthcare
Camden, New Jersey, USA

Jeffrey Lisiecki, MD
Private Practice
New York, New York, USA

---

†Falecido.

Colaboradores

Sean Patrick McCleary, MD, MS, BS
Post Doctoral Fellow
Department of Plastic and Reconstructive Surgery
UCLA
Los Angeles, California, USA

John Milkovich, MD(cand), BHSc
Medical Student
Department of Temerty Faculty of Medicine
University of Toronto
Toronto, Ontario, Canada

Raja Mohan, MD
Plastic Surgeon
Private Practice
Dallas, Texas, USA

Sam P. Most, MD, FACS
Professor
Departments of Otolaryngology — Head & Neck Surgery and
 Surgery (Plastic Surgery)
Director
Fellowship in Facial Plastic & Reconstructive Surgery
Chief
Division of Facial Plastic & Reconstructive Surgery
Stanford University School of Medicine
Stanford, California, USA

Matthew Novak, MD
Southlake Plastic Surgery
Southlake, Texas, USA

Tyler S. Okland, MD
Okland Facial Plastic Surgery
Denver, Colorado, USA

Shyon Parsa, MD, BS
Resident
Department of Medicine
Stanford University Hospital
Stanford, California, USA
Research Associate
Department of Plastic Surgery
UT Southwestern
Dallas, Texas, USA

Priyesh N. Patel, MD
Assistant Professor
Residency Program Director
Departments of Facial Plastic & Reconstructive Surgery
 and Otolaryngology — Head & Neck Surgery
Vanderbilt University Medical Center
Nashville, Tennessee, USA

Abraham Pathak, MD
Plastic Surgeon
Private Practice
New York, New York, USA

Jesse I. Payton, MD
Resident
Department of Surgery
Division of Plastic Surgery
Baylor Scott & White
Temple, Texas, USA

Elie P. Ramly, MD
Resident
Department of Plastic Surgery
Harvard Plastic and Reconstructive Surgery
Harvard Medical School;
Massachusetts General Hospital
Brigham and Women's Hospital
Boston, Massachusetts, USA

Rod J. Rohrich, MD, FACS
Founding Chair/Distinguished Teaching Professor
Plastic Surgery-UTSW
Founding Partner
Dallas Plastic Surgery Institute
Clinical Professor of Plastic Surgery
Baylor College of Medicine
Dallas, Texas, USA

Jason Roostaeian, MD
Clinical Professor
Division of Plastic Surgery
UCLA David Geffen School of Medicine
Los Angeles, California, USA

Ira Savetsky, MD
Board-Certified Plastic Surgeon
Private Practice
New York, New York, USA

Jinesh Shah, MD
Plastic Surgeon
Department of Plastic, Aesthetic, and
 Craniomaxillofacial Surgery
Private Practice
Scottsdale, Arizona, USA

Rami D. Sherif, MD
Resident
Division of Plastic and Reconstructive Surgery
University of Michigan
Ann Arbor, Michigan, USA

Colaboradores

David M. Stepien, MD, PhD
Assistant Professor of Surgery
Division of Plastic, Oral, and Maxillofacial Surgery
Duke University
Durham, North Carolina, USA

Derek Steinbacher, MD, DMD, FACS, FRCS (Ed.)
Private Practice
Plastic, Aesthetic, and Craniomaxillofacial Surgery
Director
West River Surgery Center
Guilford, Connecticut, USA

Ruth Tevlin, MB, BAO, BCh, MRCSI, MD
Resident
Division of Plastic and Reconstructive Surgery
Stanford University School of Medicine
Stanford, California, USA

Dean M. Toriumi, MD
Physician and Surgeon
Department of Otolaryngology Head and Neck Surgery
Rush University Medical Center
Chicago, Illinois, USA

Ali Totonchi, MD
Professor
Department of Surgery
Case Western Reserve University School of Medicine
Cleveland, Ohio, USA
Private Practice
Zeeba Clinic
Lyndhurst, Ohio, USA

Matthew J. Urban, MD
Resident Physician
Department of Otolaryngology
Head and Neck Surgery
Rush University Medical Center
Chicago, Illinois, USA

Neil M. Vranis, MD
Attending Surgeon
Department of Surgery
Division of Plastic and Reconstructive Surgery
Cedars-Sinai
Los Angeles, California, USA

Interpretação dos Diagramas de Rinoplastia de Gunter

Os diagramas de Gunter para rinoplastia foram introduzidos em 1989[1] para documentar pictoricamente as manobras intraoperatórias na rinoplastia. Em uma olhada rápida, é possível ver e entender as diferentes técnicas usadas em cada paciente. Sabendo exatamente o que foi feito, o cirurgião pode relacionar o efeito que as diferentes técnicas cirúrgicas têm no pós-operatório.

Os diagramas também são úteis para ensinar a outros cirurgiões as etapas técnicas realizadas em uma rinoplastia. Os diagramas também são úteis para ensinar a outros cirurgiões as etapas técnicas realizadas em uma rinoplastia.

A seguir, a chave de cores para a leitura dos diagramas:

- Vermelho = incisões e excisões
- Preto = suturas e contorno de estruturas anatômicas
- Verde = enxertos autólogos
- Azul = implantes
- Laranja = incisões ou excisões anteriores
- Rosa = homoenxerto/aloenxerto (cartilagem irradiada, homoenxerto dérmico ou aloenxerto fresco congelado)
- Verde com periferia vermelha = pele de cartilagem composta enxertos

Os diagramas básicos usados neste livro foram feitos a partir de um aplicativo de *software* desenvolvido pela Canfield Scientific, Inc. Esses diagramas são genéricos, ou seja, há apenas um tamanho de redução dorsal. Portanto, se uma redução dorsal for documentada, ela apenas informa ao leitor que foi realizada e pode não representar o tamanho real da redução. O mesmo se aplica à ressecção das margens cefálicas das *crura* laterais – há apenas um tamanho de ressecção. No entanto, em alguns dos casos mais incomuns, os diagramas foram personalizados para esclarecer a técnica do autor.

Os diagramas ilustram apenas o que o autor descreveu no texto. Por exemplo, em alguns dos gráficos de fotos clínicas, pode parecer que uma corcova foi removida, mas isso não está incluído nos diagramas porque nos sentimos desconfortáveis ao tentar interpretar o que foi feito observando as fotos pós-operatórias e optamos por ilustrar apenas o que o autor descreveu especificamente.

---

[1] Gunter JP. Um registro gráfico das manobras intraoperatórias em rinoplastia: o elo que faltava para avaliar os resultados da rinoplastia. Plast Reconstr Surg 1989;84(2):204-212.

Parte I

Conceitos Perioperatórios Básicos

1	Termos Anatômicos Preferidos em Rinoplastia	3
2	Anatomia Avançada em Rinoplastia	9
3	Fisiologia Nasal	20
4	Manejo Médico de Distúrbios Rinológicos em Pacientes com Rinoplastia	27
5	Conceitos Pré-Operatórios em Rinoplastia	34
6	Proporções Nasofaciais e Análise Nasal Sistemática	40
7	Imagens Digitais e Fotografia Padronizada em Rinoplastia	54
8	Tratamento Pós-Operatório do Paciente de Rinoplastia	68
9	Codificação de Procedimentos de Rinoplastia	75

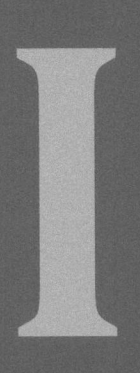

1 Termos Anatômicos Preferidos em Rinoplastia

Rod J. Rohrich ▪ Matthew Novak ▪ Jamil Ahmad

Resumo

Uma terminologia precisa e universalmente compreendida é essencial para uma comunicação clara em qualquer área. Os cirurgiões de rinoplastia desenvolveram e definiram individualmente uma variedade de termos para usar na análise nasal, e para descrever seus achados anatômicos. À medida que o campo da rinoplastia evolui e avança, novas terminologias são introduzidas e alguns termos caem em desuso. Foi fornecida uma lista abrangente de termos anatômicos e definições derivadas e usadas pelos principais educadores da atual geração de cirurgiões de rinoplastia. Esperamos que a terminologia forneça um vocabulário padronizado e universal para os cirurgiões de rinoplastia.

Palavras-chave: Rinoplastia, terminologia, anatomia

Pontos principais

- À medida que as técnicas de rinoplastia evoluem e avançam, o mesmo acontece com a terminologia.
- A terminologia padronizada é fundamental para uma comunicação clara e eficiente entre os cirurgiões de rinoplastia.

1.1 Introdução

Nos últimos 40 anos, o Dallas Rhinoplasty Symposium recebeu os principais cirurgiões de rinoplastia, proporcionando um fórum para a troca regular de ideias e inovações. A seguir, apresentamos uma lista abrangente de termos anatômicos e definições derivadas e usadas pelos principais educadores da atual geração de cirurgiões de rinoplastia. Esperamos que a terminologia a seguir forneça um vocabulário padronizado e universal para os cirurgiões de rinoplastia.

1.2 Termos Anatômicos

- *Abertura piriforme*: A abertura óssea externa em forma de pera da cavidade nasal.
- *Abóbada cartilaginosa inferior*: O terço inferior do nariz, composto pelas cartilagens laterais inferiores emparelhadas.
- *Abóbada cartilaginosa superior (média)*: O terço médio do nariz é composto pelo septo dorsal e pelas cartilagens laterais superiores.
- *Abóbada óssea*: O terço superior do nariz que compreende os ossos nasais, os processos frontais da maxila e os processos nasais do osso frontal.
- *Ângulo columelolobular*: O ângulo formado pela junção da columela com o lóbulo da infraponta (veja ▶ Fig. 1.1).

- *Ângulo nasofrontal*: Ângulo de demarcação entre a fronte e o dorso nasal; mais bem visualizado na vista lateral.
- *Ângulo nasolabial*: Ângulo visto na vista lateral formado por uma linha traçada através dos pontos mais anteriores e mais posteriores da narina que cruzam o plano facial vertical. O ângulo desejado é de 90 a 95 graus em homens e de 95 a 110 graus em mulheres (▶ Fig. 1.2).

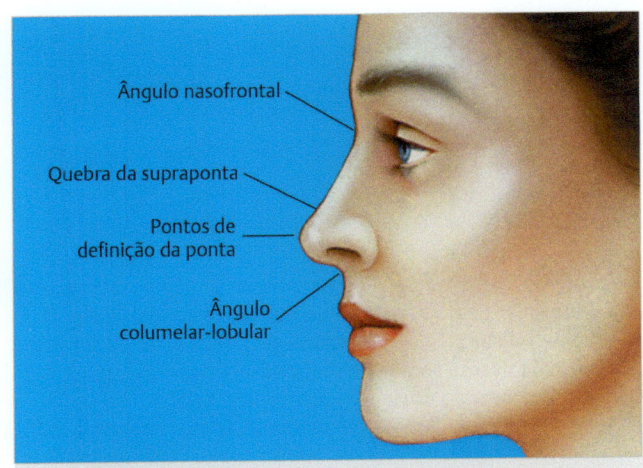

Fig. 1.1 Ângulo columelar-lobular. O ângulo columelolobular é formado pela junção da columela com o lóbulo da infraponta.

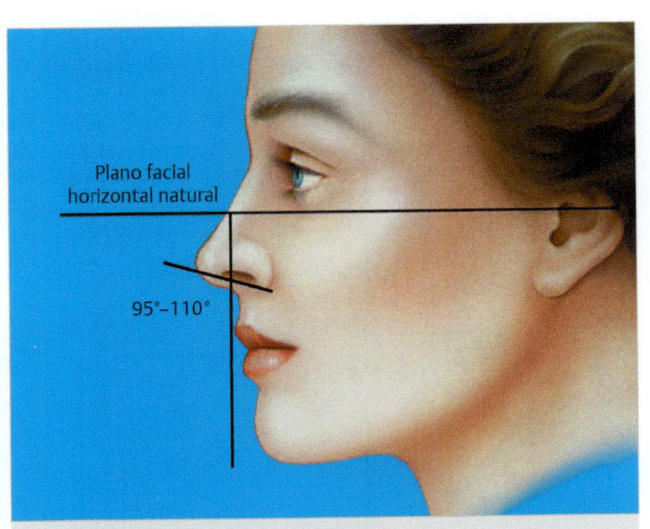

Fig. 1.2 Ângulo nasolabial. Ângulo nasolabial em vista lateral. Ele é formado por uma linha traçada por meio dos pontos mais anterior e posterior da narina que também cruza o plano facial vertical. O ângulo desejado em homens é de 90 a 95 graus; em mulheres, é de 95 a 110 graus.

Termos Anatômicos Preferidos em Rinoplastia

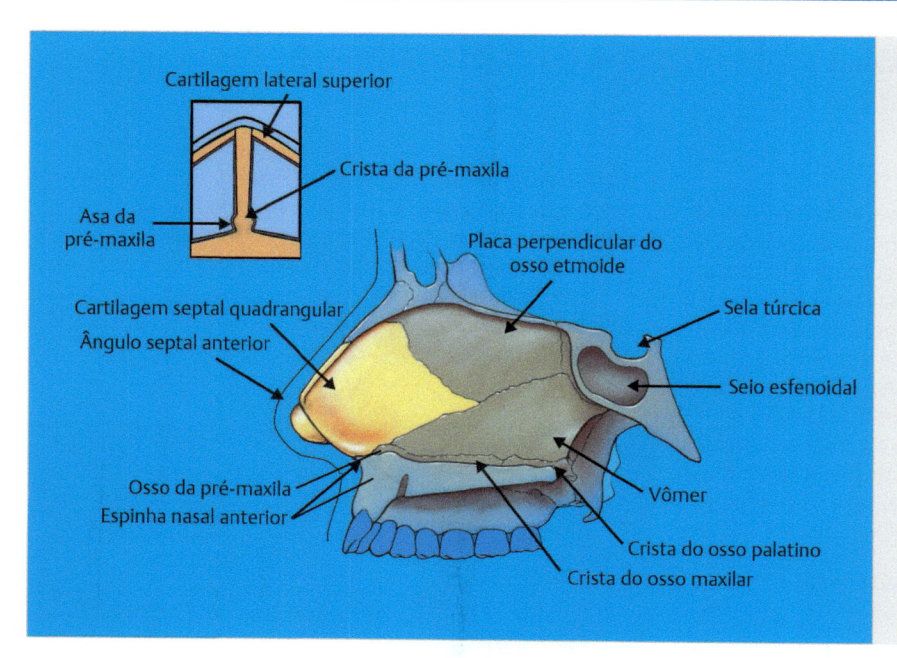

Fig. 1.3 Ângulo septal anterior. A borda anterior do septo cartilaginoso está localizada na junção do septo cartilaginoso dorsal e caudal.

- ***Ângulo septal anterior***: A borda anterior do septo cartilaginoso na junção do septo cartilaginoso dorsal e o caudal (▶ Fig. 1.3).
- ***Área keystone***: Junção da placa perpendicular do etmoide com a cartilagem septal, os ossos nasais e as cartilagens laterais superiores no dorso do nariz (▶ Fig. 1.4).
- ***Área de rolagem***: Área de recorrência da *crus* lateral da cartilagem lateral inferior em sua junção com a cartilagem lateral superior.
- ***Área da supraponta***: A área imediatamente superior à ponta nasal no aspecto inferior do dorso nasal.
- ***Asas***: As asas laterais. A eminência arredondada que forma a parede lateral da narina que se estende da ponta medialmente até o sulco nasolabial lateralmente e da parede lateral nasal superiormente até a borda alar inferiormente.
- ***Base alar***: O ponto em que a asa encontra a bochecha.
- ***Borda alar***: A borda livre inferior da asa que se estende da ponta medialmente até o sulco nasolabial lateralmente.
- ***Cartilagens acessórias***: Cartilagens que conectam as extremidades laterais das *crura* laterais à borda da abertura piriforme (▶ Fig. 1.5a, b).

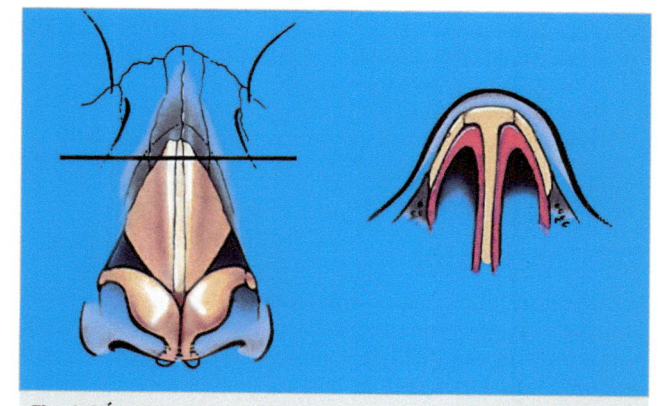

Fig. 1.4 Área Keystone. A área keystone é encontrada na junção da placa perpendicular do etmoide com a cartilagem septal, os ossos nasais e as cartilagens laterais superiores no dorso do nariz.

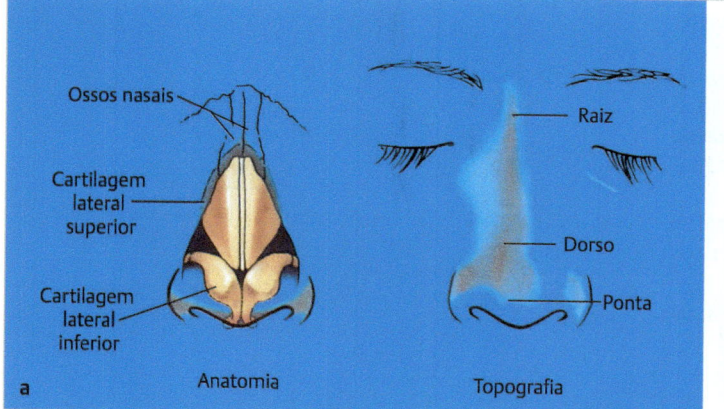

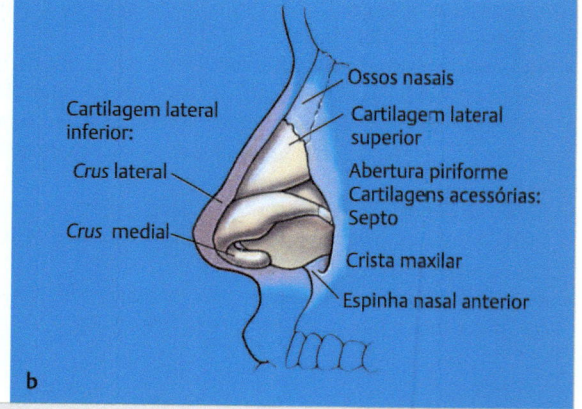

Fig. 1.5 (a, b) Cartilagens acessórias. As cartilagens acessórias do nariz conectam as extremidades laterais das *crura* laterais à borda da abertura piriforme.

1.2 Termos Anatômicos

- **Cartilagens laterais inferiores**: As cartilagens nasais inferiores emparelhadas que consistem nas *crura* medial, média e lateral.
- **Cartilagens laterais superiores**: As cartilagens nasais superiores em forma de triângulo, emparelhadas, que se estendem lateralmente a partir do septo dorsal e formam as paredes laterais do terço médio do nariz.
- **Cartilagens sesamoides**: Pequenas cartilagens encontradas no espaço lateral entre as cartilagens laterais superior e inferior.
- **Caudal**: Significa o mesmo que inferior quando se refere ao nariz.
- **Cefálico**: Significa o mesmo que superior quando se refere ao nariz.
- **Columela**: A coluna na base do nariz que separa as narinas e conecta a ponta ao lábio superior.
- **Crus *lateral***: A parte da cartilagem lateral inferior, estendendo-se do domo anatômico medialmente até as cartilagens acessórias lateralmente.
- **Crus *média***: A porção da cartilagem lateral inferior que forma o domo anatômico que se estende da *crus* medial até a *crus* lateral.
- **Crus *medial***: A porção da cartilagem lateral inferior que se estende do lábio superior, posteriormente, até o domo anatômico, anteriormente.
- **Domo anatômico**: Junção das *crura* medial e lateral, também conhecida como *crus* média.
- **Domo clínico**: A porção mais projetada anteriormente da cartilagem lateral inferior. A projeção externa do domo é o ponto de definição da ponta (▶ Fig. 1.6).
- **Dorsal**: Significa anterossuperior, na direção do dorso nasal, quando se refere ao nariz.
- **Dorso do nariz**: A parte em que as superfícies laterais dos dois terços superiores do nariz se unem na linha média; localizado entre o *radix* superiormente, a ponta inferiormente e as paredes laterais nasais bilaterais lateralmente.
- **Espinha nasal anterior**: Protrusão da maxila na base do nariz.
- **Flare *alar***: Distância transversal entre a base alar (ponto em que a asa encontra a bochecha) e o ponto mais lateral da borda alar.
- **Hipoplasia periapical**: Deficiência do osso maxilar ou do tecido mole na abertura piriforme inferior, mais evidente nas vistas frontal e basal do nariz.
- **Incisão da borda**: Uma incisão colocada exatamente dentro da borda vestibular da borda da narina.
- **Incisão de hemitransfixação**: Uma incisão através da pele vestibular em um lado do septo membranoso.
- **Incisão de transfixação**: Uma incisão no septo membranoso entre a borda caudal da cartilagem septal e a columela.
- **Incisão infracartilaginosa (marginal)**: Uma incisão de comprimento variável ao longo da borda caudal da *crus* medial, média e lateral (▶ Fig. 1.7a-d).
- **Incisão intercartilaginosa**: Uma incisão colocada exatamente no lado da cartilagem lateral inferior na junção da cartilagem lateral superior com a crista lateral na cartilagem lateral inferior.
- **Incisão intracartilaginosa (divisão da cartilagem)**: Uma incisão que se estende de medial a lateral através da *crus* lateral, separando a *crus* lateral em uma porção superior e uma inferior.
- **Incisão transcolumelar**: Uma incisão usada para a abordagem de rinoplastia aberta através da pele fina da columela, conectando as terminações mediais das incisões infracartilaginosas.
- **Junção da base da soleira**: O ponto em que a base alar se une à soleira da narina no mesmo plano sagital que a extensão lateral do *naris*.

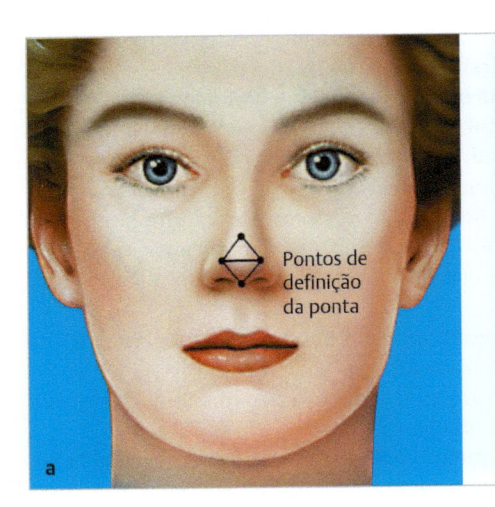

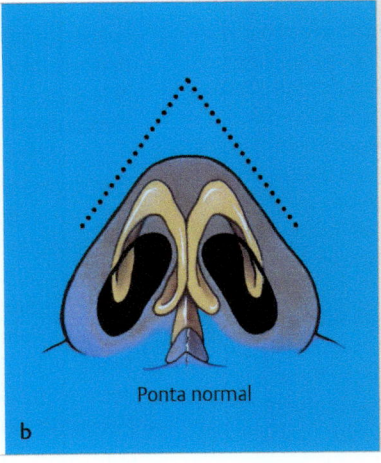

Fig. 1.6 (a, b) Domo clínico. O domo clínico é a porção mais projetada anteriormente da cartilagem lateral inferior do nariz. A projeção externa do domo é o ponto de definição da ponta.

Termos Anatômicos Preferidos em Rinoplastia

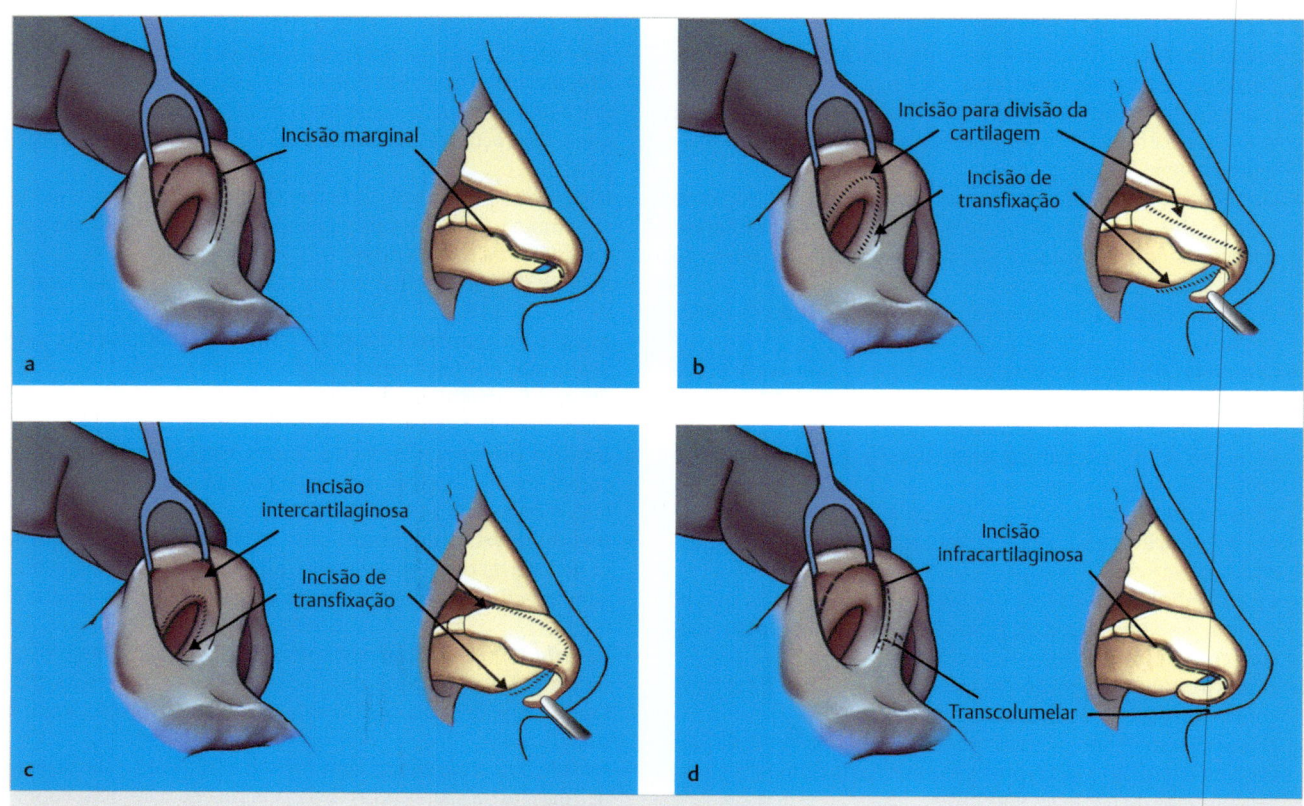

Fig. 1.7 (a-d) Incisão infracartilaginosa (marginal). A incisão infracartilaginosa é feita ao longo da borda caudal da *crus* medial, média e lateral. Ela pode ser de comprimento variável.

- **Ligamento da linha média de Pitanguy**: Parte do sistema musculoaponeurótico superficial (SMAS) da linha média que se origina na superfície inferior da derme na supraponta e divide-se em porções "superficial" e "profunda" em relação ao ligamento interdomal. A porção superficial torna-se contínua com o orbicular nasal da boca superficial e a "porção profunda" torna-se contínua com o depressor do septo nasal (▶ Fig. 1.8).
- **Ligamento de rolagem**: Fixação fibrosa longitudinal na área de rolagem entre a borda cefálica da cartilagem lateral inferior e a borda caudal da cartilagem lateral superior.
- **Ligamento intercrural**: Conecta a borda cefálica de todas as cartilagens laterais inferiores, incluindo as *crura* lateral, média e medial.
- **Ligamento interdomal**: Conecta as duas *crura* médias das cartilagens laterais inferiores.
- **Limite do vestíbulo**: Linha do vestíbulo; junção da pele vestibular com a mucosa nasal; linha de junção da margem cefálica da crista lateral da cartilagem lateral inferior com a borda caudal da cartilagem lateral superior.
- **Linhas estéticas dorsais**: Reflexos de luz bilaterais aos aspectos mediais da sobrancelha que seguem ao longo do dorso até a ponta.
- **Lóbulo da infraponta**: A parte do lóbulo entre os pontos de definição da ponta e o ângulo columelolobular.
- **Lóbulo nasal**: A parte inferior do nariz delimitada pela borda anterior da narina em sentido posteroinferior, a área da supraponta em sentido superior e os sulcos alares em sentido lateral.

- **Naris**: Narinas.
- **Parede lateral nasal**: As superfícies laterais dos dois terços superiores do nariz localizadas entre o dorso medialmente, a bochecha lateralmente e a asa inferiormente.
- **Peitoril da narina**: Tecido mole delimitado superiormente pela narina e inferiormente pelo lábio superior cutâneo.
- **Pirâmide nasal**: A porção óssea do nariz composta pelo osso nasal bilateralmente e pelo processo frontal da maxila.
- **Plano facial horizontal natural**: Uma linha horizontal que se estende pelo perfil facial lateral com a cabeça em uma posição normal e relaxada, com os olhos olhando para frente.
- **Plano facial vertical**: Uma linha perpendicular ao plano facial horizontal natural.
- **Ponta**: Ápice do lóbulo; também usado com frequência quando se refere ao lóbulo.
- **Ponto de bloqueio**: Pontos anatômicos de resistência encontrados na rinoplastia com preservação dorsal.
- **Ponto W**: O ponto em que as cartilagens laterais superiores caudais se prendem ao septo dorsal.
- **Pontos de definição da ponta**: A área mais saliente em cada lado da ponta, que produz um reflexo de luz externa.
- **Projeção da ponta**: Distância da ponta do nariz até o ponto mais posterior da junção entre o nariz e a bochecha nas vistas lateral e basal (a distância que o nariz se projeta da face) (▶ Fig. 1.9).

1.2 Termos Anatômicos

- **Radix**: Junção entre o osso frontal e o dorso do nariz.
- **Rotação da ponta**: Movimento da ponta em direção cefálica ou caudal em relação à base alar fixa.
- **Segmento W-ASA**: A área intermediária entre o ponto W e o ângulo septal anterior.
- **Septo caudal**: Borda inferior livre do septo.
- **Septo nasal**: Divide a passagem nasal em duas cavidades. Consiste em porções ósseas (placa perpendicular do etmoide, vômer e crista pré-maxilar), cartilaginosas (quadrangular) e membranosas.
- **Sistema musculoaponeurótico superficial (SMAS)**: Uma camada fibromuscular confluente com o ligamento da linha média de Pitanguy e contínua com homólogos no couro cabeludo, na testa, na bochecha e no pescoço.
- **Sulco alar**: A depressão oblíqua externa da pele que segue a margem caudal da *crus* lateral à medida que deixa a borda alar para seguir em uma direção mais cefálica. Ela separa a ponta superomedialmente da porção espessa da asa inferolateralmente e junta-se à face na junção superior da bochecha com o lábio.
- **Triângulo de tecido mole**: Dobra fina da pele entre a borda alar e a borda caudal curva da junção das *crura* medial e lateral. Quando é bem definida, é chamada de faceta.
- **Triângulo de Webster**: Uma projeção óssea triangular ao longo da abertura piriforme diretamente lateral ao aspecto anterior do corneto inferior que é preservada durante as osteotomias laterais para evitar a obstrução da válvula nasal interna.
- **Triângulo fraco (converse)**: Área superior aos domos emparelhados onde as margens cefálicas das cartilagens laterais inferiores se separam para seguirem em uma direção superolateral.

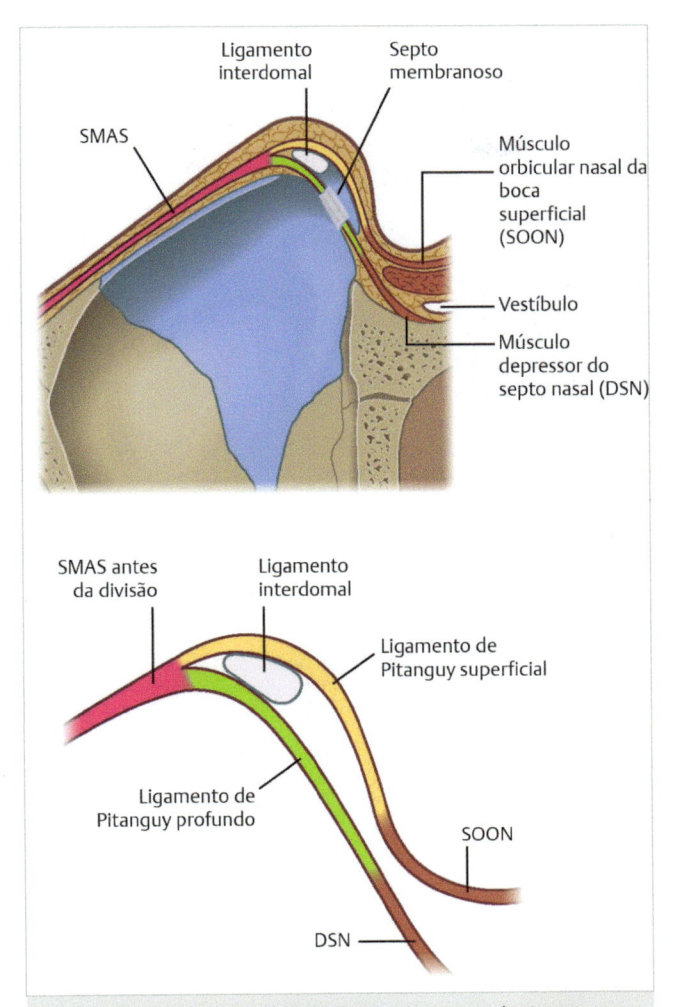

Fig. 1.8 Ligamento da linha média de Pitanguy. Parte do sistema musculoaponeurótico superficial (SMAS) da linha média que se origina na superfície inferior da derme na supraponta e divide-se em porções "superficial" e "profunda" em relação ao ligamento interdomal. A porção superficial torna-se contínua com o orbicular nasal da boca superficial e a "porção profunda" torna-se contínua com o depressor do septo nasal.

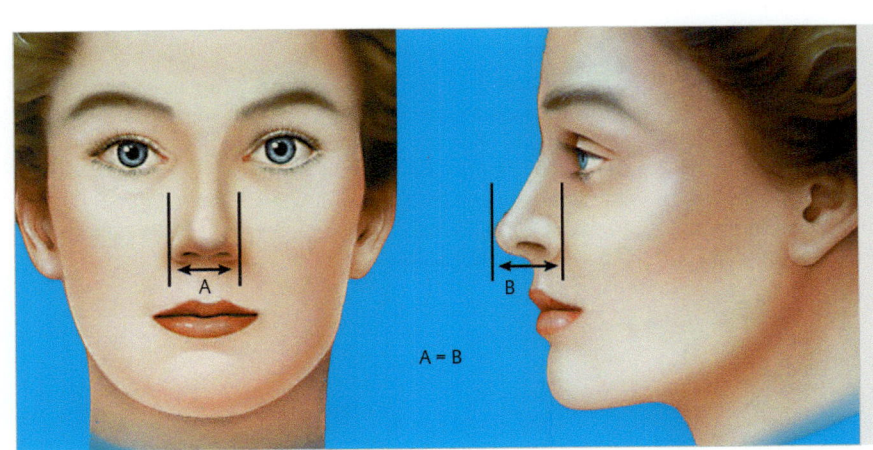

Fig. 1.9 Projeção da ponta. A projeção da ponta é a distância da ponta do nariz até o ponto mais posterior da junção entre o nariz e a bochecha, conforme visto nas vistas lateral e basal; é a distância que o nariz se projeta da face.

Termos Anatômicos Preferidos em Rinoplastia

- **Cornetos**: Três rolos de osso (superior, médio e inferior) que se projetam da parede nasal lateral. São ambém chamados de conchas nasais. (▶ Fig. 1.10).
- **Válvula nasal externa**: Abertura externa da narina delimitada pela columela medialmente, pelo triângulo mole anteriormente, pela borda alar lateralmente e pelo lábio superior posteriormente (▶ Fig. 1.11a, b).
- **Válvula nasal interna**: A área da junção da borda caudal da cartilagem lateral superior com o septo nasal.

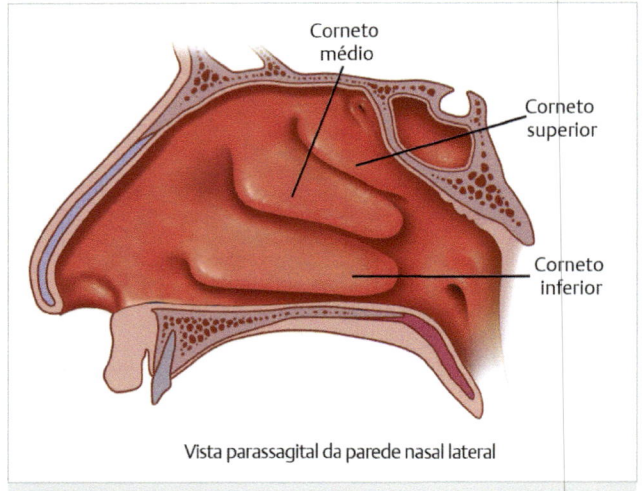

Fig. 1.10 Cornetos. Os cornetos são três rolos de osso (superior, médio e inferior) que se projetam da parede nasal lateral.

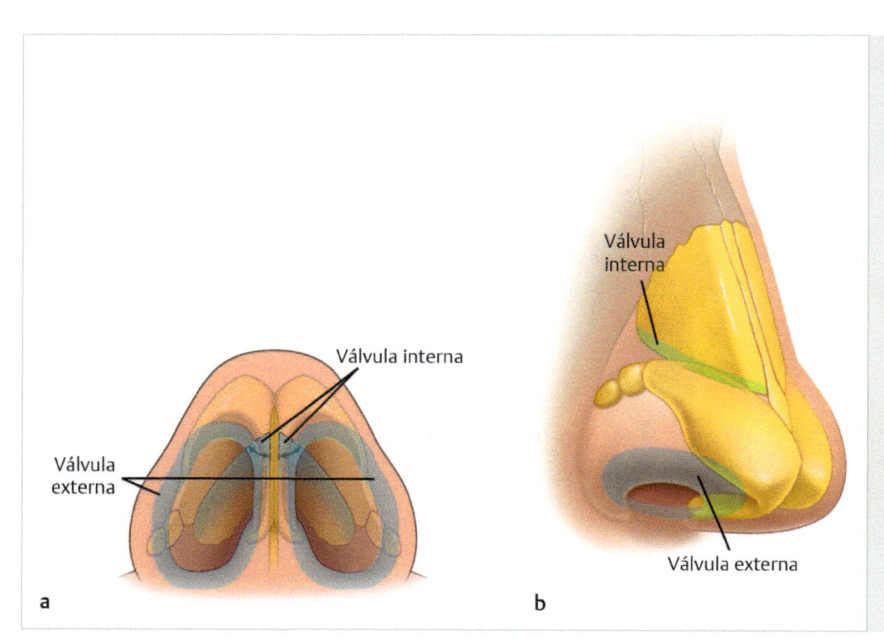

Fig. 1.11 (a, b) Válvula nasal externa. A abertura externa da narina é delimitada pela columela medialmente, o triângulo mole anteriormente, a borda alar lateralmente e o lábio superior posteriormente.

1.3 Conclusão

Um vocabulário padronizado e universal para a rinoplastia permite uma comunicação clara e precisa entre os cirurgiões de rinoplastia, especialmente com relação ao processo de educação e treinamento cirúrgico. Nossa longa experiência com o Dallas Rhinoplasty Symposium permitiu-nos reunir este glossário de termos anatômicos que foram usados pelos mais respeitados educadores cirúrgicos em rinoplastia e refiná-los em um vocabulário que pode ser usado e compreendido por todos os estudantes de rinoplastia. Como a rinoplastia continua a evoluir, o mesmo acontece com a terminologia. Este capítulo reflete os termos anatômicos mais atuais e universalmente aceitos no momento desta publicação.

2 Anatomia Avançada em Rinoplastia

Rod J. Rohrich ■ *Roger W. Cason* ■ *Jack P. Gunter†* ■ *Jamil Ahmad*

Resumo

A rinoplastia é uma cirurgia de precisão em que a margem de erro é medida em milímetros. Portanto, excelentes resultados só podem ser obtidos se o cirurgião tiver um conhecimento profundo da anatomia nasal, de suas variações e da relevância cirúrgica da alteração de suas estruturas. A falta desse conhecimento pode resultar em diagnósticos imprecisos e intervenções cirúrgicas inadequadas, levando a resultados estéticos desfavoráveis e, às vezes, a sérios problemas funcionais.

Palavras-chave: Rinoplastia, anatomia, cartilagem lateral superior, cartilagem lateral inferior, complexo crural lateral, fisiologia nasal, anatomia nasal

> **Pontos Principais**
>
> - O tipo, a textura e o conteúdo sebáceo da pele devem ser analisados cuidadosamente, pois isso influenciará a abordagem para modificar a estrutura e, portanto, o resultado.
> - Um músculo depressor ativo do septo nasal pode ser identificado na análise clínica pré-operatória, e sua modificação intraoperatória pode melhorar a relação ponta-lábio.
> - Quando a abordagem aberta é usada, devem ser evitadas as excisões da base alar que se estendem por mais de 2 mm acima do sulco alar e o desengorduramento da ponta nasal para evitar o comprometimento vascular da ponta nasal.
> - As fixações fibrosas das cartilagens laterais inferiores ao ângulo septal, às cartilagens laterais superiores, à abertura piriforme, ao septo caudal e à pré-maxila fornecem suporte e determinam a posição da ponta.

2.1 Introdução

O nariz inclui uma estrutura, um sistema de suporte, uma cobertura externa e um revestimento interno. A estrutura consiste em cartilagem e osso, apoiados e mantidos juntos por tecido conjuntivo e ligamentos.[1,2,3,4,5,6] A pele e o tecido mole fornecem a cobertura externa do nariz. Esses componentes estão intrinsecamente relacionados e devem ser visualizados anatomicamente em cada etapa da sequência da rinoplastia. Os princípios básicos dessa sequência incluem o seguinte:

- Definição precisa dos objetivos anatômicos no pré-operatório.
- Exposição anatômica adequada da deformidade nasal.
- Preservação/restauração da anatomia normal.
- Correção da deformidade específica usando controle incremental.
- Manutenção/restauração da via aérea nasal.

Neste capítulo, revisamos as estruturas anatômicas clinicamente relevantes encontradas na rinoplastia, bem como suas aplicações clínicas.

> **Dica de Especialista**
>
> *Resultados excelentes de rinoplastia só podem ser obtidos se o cirurgião tiver um conhecimento profundo da anatomia nasal e uma compreensão da relevância cirúrgica da alteração das estruturas anatômicas.*

2.2 Pele

- Estudos anatômicos anteriores demonstraram que o nariz possui camadas de tecido distintas.
- Partindo dos tecidos superficiais para os profundos, as camadas encontradas são epiderme, derme, gordura subcutânea, músculo e fáscia (camada musculoaponeurótica), tecido areolar e pericôndrio ou periósteo sobre cartilagem ou osso, respectivamente.[7,8]
- De fato, três planos naturais de dissecção foram descritos (subcutâneo, planos de tecido areolar profundo e subpericondral),[9] separando o nariz em envelope de pele, camada musculoaponeurótica vascular e estrutura osteocartilaginosa.
- A pele é mais fina e mais móvel nos dois terços superiores do nariz. No terço inferior e especialmente no lóbulo nasal, a pele torna-se mais espessa, mais sebácea e mais aderente às estruturas subjacentes (▶ Fig. 2.1).

2.2.1 Aplicações Clínicas

- O tipo, a textura e o conteúdo sebáceo da pele devem ser cuidadosamente analisados, pois isso influenciará a abordagem para modificar a estrutura e, portanto, o resultado.
- Por exemplo, em pacientes com pele fina, a alteração excessivamente cuidadosa da estrutura subjacente pode ter efeitos adversos a longo prazo. Isso ocorre porque a pele nasal fina tem uma alta capacidade de se contrair e reestruturar-se sobre a estrutura esculpida. Além disso, pequenas imperfeições de contorno, simetria e bordas do enxerto têm maior probabilidade de ser visíveis e/ou palpáveis no pós-operatório.
- Por outro lado, a pele espessa e sebácea tende a sofrer menos contração no pós-operatório, o que justifica alterações mais agressivas da estrutura subjacente para obter uma definição significativa.

> **Dica de Especialista**
>
> *O tipo, a textura e o conteúdo sebáceo da pele devem ser analisados cuidadosamente, pois isso influenciará a abordagem para modificar a estrutura e, portanto, o resultado.*

2.3 Músculos

- Os músculos do nariz são divididos em um grupo intrínseco de sete músculos emparelhados (que se originam e inserem-se dentro da área perinasal) e um grupo extrínseco contendo três músculos emparelhados (▶ Fig. 2.2a-c).

2.3.1 Grupo Intrínseco
- O prócero eleva o dorso e abaixa as cartilagens laterais.
- Sua aponeurose distal se mistura com a *pars transversa* do músculo nasal para formar o sistema musculoaponeurótico superficial (SMAS) do nariz.
- A *pars transversa* proporciona rigidez à parede lateral e pode até ser um músculo dilatador.
- Em contraste, a *pars alaris* é o principal músculo dilatador da asa e é responsável pela abertura da asa.
- Os músculos intrínsecos nasais remanescentes são de importância duvidosa para a permeabilidade das vias aéreas nasais.

2.3.2 Grupo Extrínseco
- O levator dos lábios superiores e das asas do nariz é o dilatador mais importante dos músculos extrínsecos.
- O zigomático menor e o orbicular da boca proporcionam secundariamente a estabilidade da parede lateral.
- Quando clinicamente significativo, o músculo depressor do septo nasal pode desempenhar um papel na acentuação da inclinação da ponta nasal e no encurtamento do lábio superior na animação.
- Anteriormente, realizamos um estudo em cadáveres para identificar as três variações anatômicas do músculo depressor do septo nasal (▶ Fig. 2.3):[10]
  - Os músculos do tipo I (62%) são visíveis e identificáveis e podem ser rastreados até a interdigitação completa com o orbicular da boca a partir de sua origem na base crural medial.
  - Os músculos do tipo II (22%) são visíveis e identificáveis, mas, diferentemente do primeiro grupo, eles se inserem no periósteo e demonstram pouca ou nenhuma interdigitação com o músculo orbicular.
  - Os músculos do tipo III (16%) não têm músculos depressores do septo nasal visíveis, ou têm apenas músculos rudimentares.
- Estudos anatômicos mais recentes demonstraram uma relação complexa e dinâmica entre os músculos que se estendem entre a base nasal e o lábio superior e a bochecha.[11] Assim, sua contribuição exata para as mudanças dinâmicas do nariz, observadas com a expressão facial e os efeitos funcionais na válvula nasal externa, ainda não foi elucidada.

2.3.3 Aplicações Clínicas
- O exame pré-operatório de rotina do paciente de rinoplastia deve identificar facilmente os pacientes que demonstram uma ponta nasal caída e um lábio superior encurtado na animação, especialmente ao sorrir.
- Nesses pacientes (com músculos depressores do septo nasal dos tipos I e II), as fixações dos músculos depressores do septo

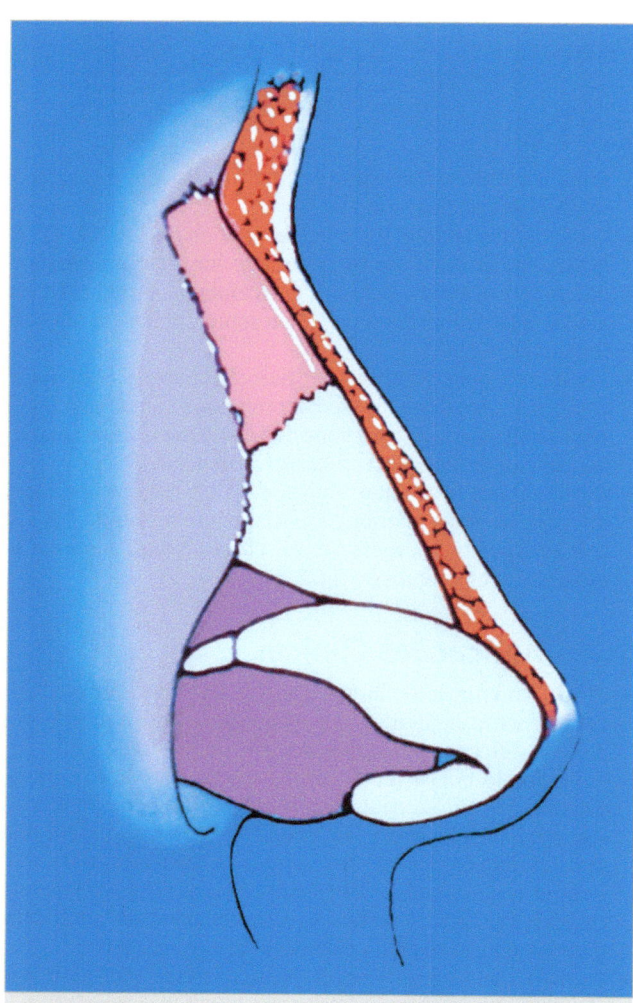

Fig. 2.1 Camadas do tecido nasal. A pele é mais fina e mais móvel nos dois terços superiores do nariz.

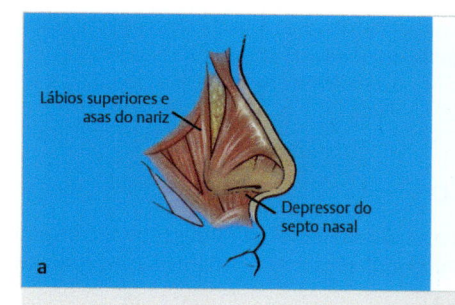

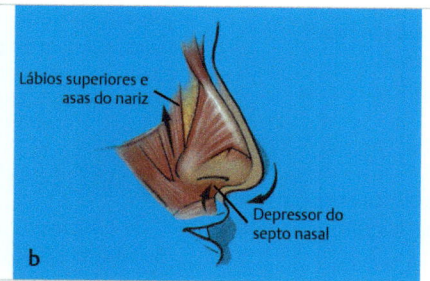

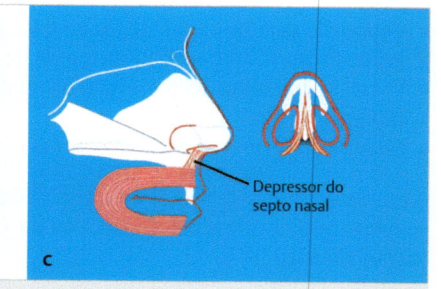

Fig. 2.2 Músculos do nariz. (**a-c**) Os músculos do nariz são divididos em um grupo intrínseco de sete músculos emparelhados (originados e inseridos na área perinasal) e um grupo extrínseco de três músculos emparelhados.

nasal podem ser desinseridas das placas de apoio crural medial e do septo caudal por meio de incisões nasais.
- Se for desejado um maior alongamento do lábio superior, por meio de uma incisão no sulco gengivobucal superior, podem ser realizadas a dissecção e a transposição dos músculos depressores distais do septo nasal, e a sutura das extremidades cortadas, corrigindo de forma confiável e eficaz essa deformidade facial dinâmica.

> **Dica de Especialista**
>
> *Um músculo depressor ativo do septo nasal pode ser identificado na análise clínica pré-operatória, e sua modificação intraoperatória pode melhorar o complexo ponta-lábio.*

2.4 Suprimento de Sangue
2.4.1 Arterial
- O suprimento arterial para o nariz deriva de dois sistemas arteriais principais: a artéria oftálmica e a artéria facial (▶ Fig. 2.4a, b).

Contribuições da Artéria Oftálmica
- A principal artéria do sistema oftálmico é a artéria nasal dorsal (também conhecida como etmoidal anterior ou ramo terminal da artéria oftálmica), que emerge da órbita medial e percorre a superfície anterior dos ossos nasais em direção à ponta nasal.
- A artéria nasal dorsal supre a porção cranial do nariz e contribui para o plexo subdérmico da ponta nasal.

Contribuições da Artéria Facial
- A área da ponta nasal é suprida principalmente pelas artérias angular e labial superior (▶ Fig. 2.5a, b).
- Em geral, a artéria angular fornece a artéria nasal lateral, que passa medialmente ao longo da margem cefálica das *crura* laterais e dá origem a outros ramos caudais em direção à borda da narina.
- A artéria labial superior dá origem à artéria columelar, que sobe pela columela até a região entre os domos.
- As artérias nasais laterais e columelares então se encontram sobre a região dorsal, formando uma arcada alar que corre ao longo da margem cefálica das *crura* laterais. Essa arcada corre superficialmente à camada musculoaponeurótica.[7,12]

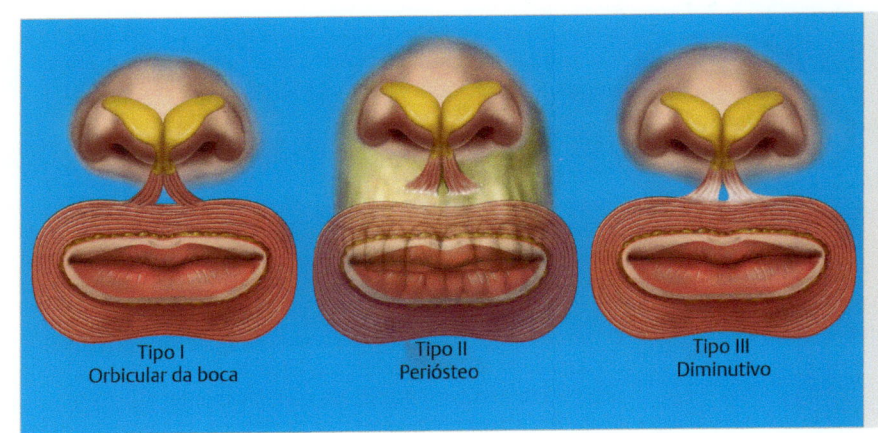

Fig. 2.3 Os três tipos de músculos depressores do septo nasal. Os músculos do tipo I são visíveis e identificáveis e podem ser rastreados até a interdigitação total com o orbicular da boca a partir de sua origem na platina crural medial. Os músculos do tipo II também são visíveis e identificáveis; entretanto, eles se inserem no periósteo e demonstram pouca ou nenhuma interdigitação com o orbicular da boca. Nos músculos do tipo III, nenhum músculo depressor do septo nasal, ou apenas um rudimentar, é visível.

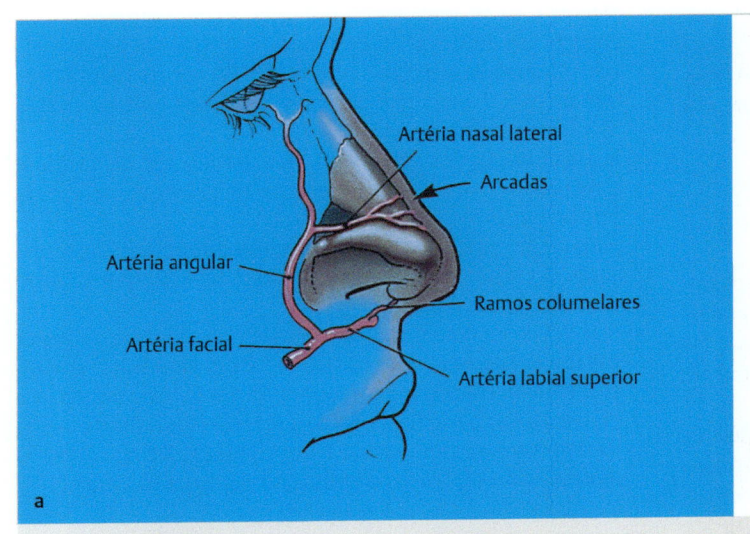

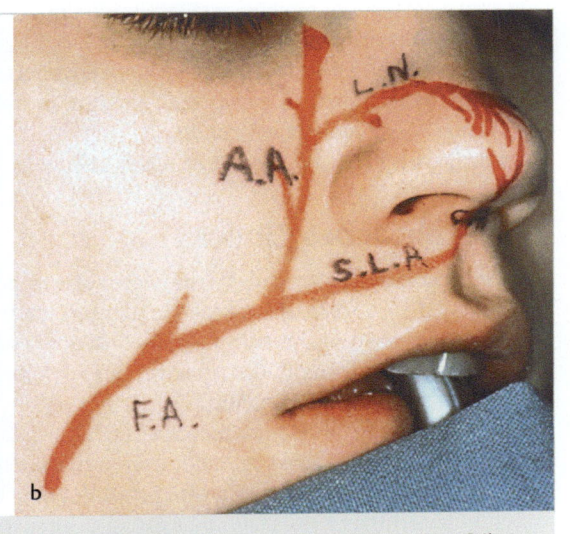

Tipo I — Orbicular da boca
Tipo II — Periósteo
Tipo III — Diminutivo

Fig. 2.4 Suprimento de sangue arterial nasal. (**a, b**) O suprimento arterial para o nariz é derivado de dois sistemas arteriais principais: a artéria oftálmica e a artéria facial. A principal artéria do sistema oftálmico é a artéria nasal dorsal, que emerge da órbita medial e percorre a superfície anterior dos ossos nasais em direção à ponta nasal. A artéria nasal dorsal supre a porção cranial do nariz e contribui para o plexo subdérmico da ponta nasal.

Anatomia Avançada em Rinoplastia

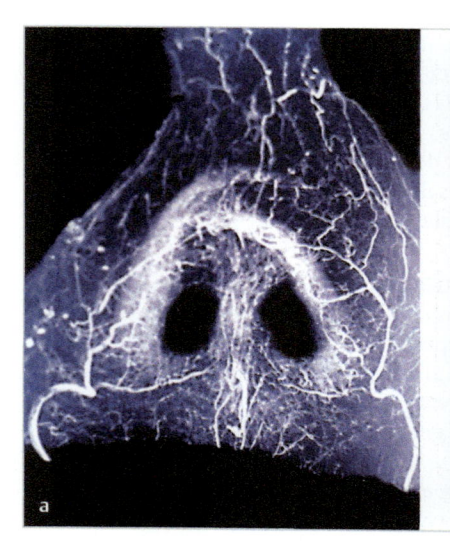

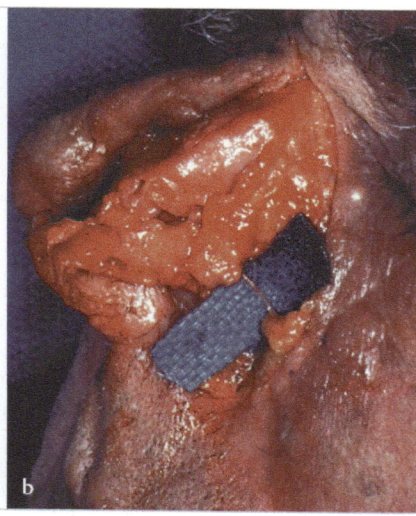

Fig. 2.5 Suprimento sanguíneo arterial nasal. (**a, b**) A área da ponta nasal é suprida principalmente pelas artérias angular e labial superior, que são derivadas da artéria facial.

- Superficialmente à arcada alar está o plexo subdérmico da pele da ponta nasal, que é suprido por ramos dos sistemas das artérias oftálmica e facial.

2.4.2 Venoso

- O sistema de drenagem venosa também corre superficialmente à camada musculoaponeurótica ao longo da parede lateral, dorso e regiões da suraponta do nariz.
- Embora a anatomia dessas veias seja variável, a maioria dos vasos drena para a veia facial inferiormente e/ou para a veia angular à medida que se dirige para a órbita medial.
- Uma das veias mais importantes do nariz é a veia nasal lateral, que corre sobre o pericôndrio da abóbada nasal média.
- Não há veias significativas na região columelar.

2.4.3 Drenagem Linfática

- Estudos anatômicos anteriores demonstraram que o sistema de drenagem linfática também está localizado superficialmente à camada musculoaponeurótica.
- A drenagem ocorre dinamicamente ao longo do aspecto lateral do nariz, cefalicamente à *crus* lateral, em direção à abertura piriforme e aos linfonodos parotídeos.
- A drenagem linfática não ocorre na região columelar.[7]

2.4.4 Aplicações Clínicas

- Com a crescente popularidade da rinoplastia aberta, no passado havia a preocupação de que a incisão transcolumelar pudesse comprometer o suprimento sanguíneo da ponta nasal. No entanto, os estudos anatômicos mais recentes demonstraram a segurança desse procedimento.[8]
- Antes da elevação do retalho, apenas as artérias columelares são divididas pela incisão transcolumelar; o suprimento sanguíneo adequado para a ponta será proveniente principalmente das artérias nasais laterais e estará disponível desde que sejam preservadas durante o procedimento.
- Deve-se ter cuidado quando a base alar tiver sido excisada anteriormente. Se as incisões na base alar se estenderem por mais de 2 mm acima do sulco alar, as artérias nasais laterais podem estar danificadas bilateralmente.
- Esses estudos também demonstraram que o desengorduramento pode comprometer o suprimento da ponta nasal. Nos procedimentos da ponta nasal, o cirurgião deve reconstruir a estrutura subjacente primeiro para redefinir a ponta antes de empregar as técnicas de remoção do SMAS.

> **Dica de Especialista**
>
> *Quando a abordagem aberta é usada, devem ser evitadas as excisões da base alar que se estendem por mais de 2 mm acima do sulco alar e o desengorduramento da ponta nasal para evitar o comprometimento vascular da ponta nasal.*

- O rompimento cirúrgico dos vasos venosos e linfáticos que correm acima da camada musculoaponeurótica da ponta nasal resulta em aumento do edema na suraponta.
- Portanto, a dissecção do retalho de pele nasal, durante a rinoplastia, deve preservar a camada musculoaponeurótica sobrejacente e, se ela for submetida à redução de volume, os vasos superficiais devem ser preservados.
- Isso preserva os principais vasos arteriais, venosos e linfáticos que irrigam o nariz, que correm superficialmente ou dentro da camada musculoaponeurótica.
- A preservação dos vasos garante a viabilidade do tecido e a resolução mais rápida do edema tecidual que ocorre no pós-operatório.
- A dissecção no plano areolar profundo não garantirá a preservação das veias nasais laterais que passam sobre o pericôndrio da abóbada nasal média.
- Embora normalmente existam várias veias drenando a ponta nasal, a divisão das veias nasais laterais pode resultar em um aumento do edema na suraponta. Portanto, recomenda-se a dissecção romba do tecido mole que recobre a abóbada média para preservar esses vasos, em uma tentativa de maximizar o retorno venoso e ajudar a minimizar o edema da ponta.

2.5 Cavidades Nasais

- O nariz possui três abóbadas: óssea, cartilaginosa superior e cartilaginosa inferior (▶ Fig. 2.6).[13]

2.5 Cavidades Nasais

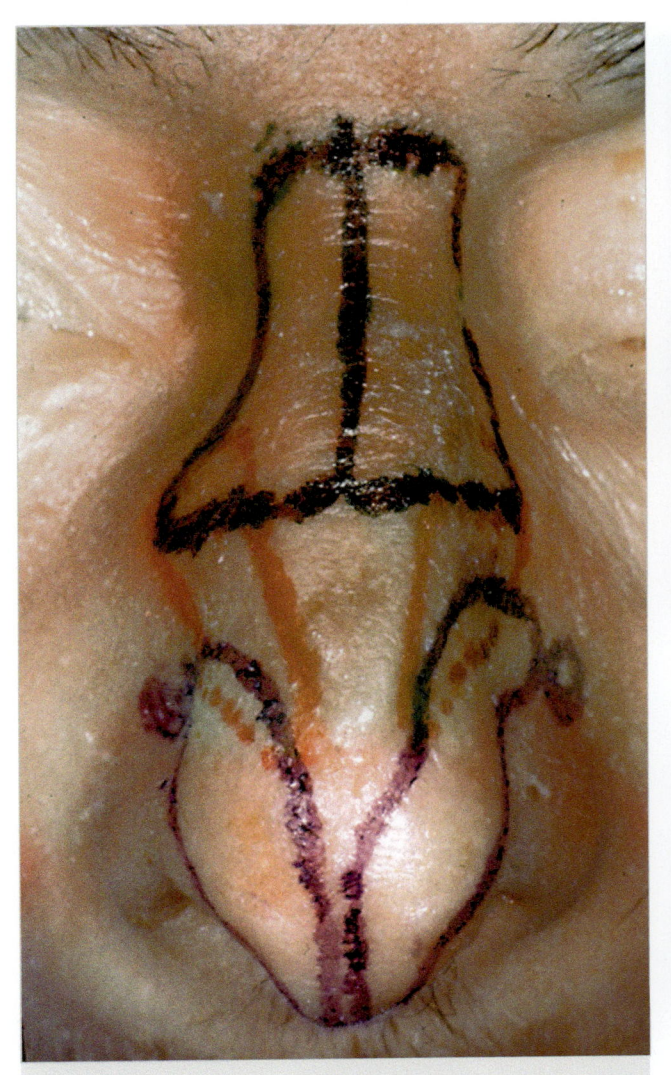

Fig. 2.6 As abóbadas nasais. O nariz possui três abóbadas: a abóbada óssea, a abóbada cartilaginosa superior e a abóbada cartilaginosa inferior.

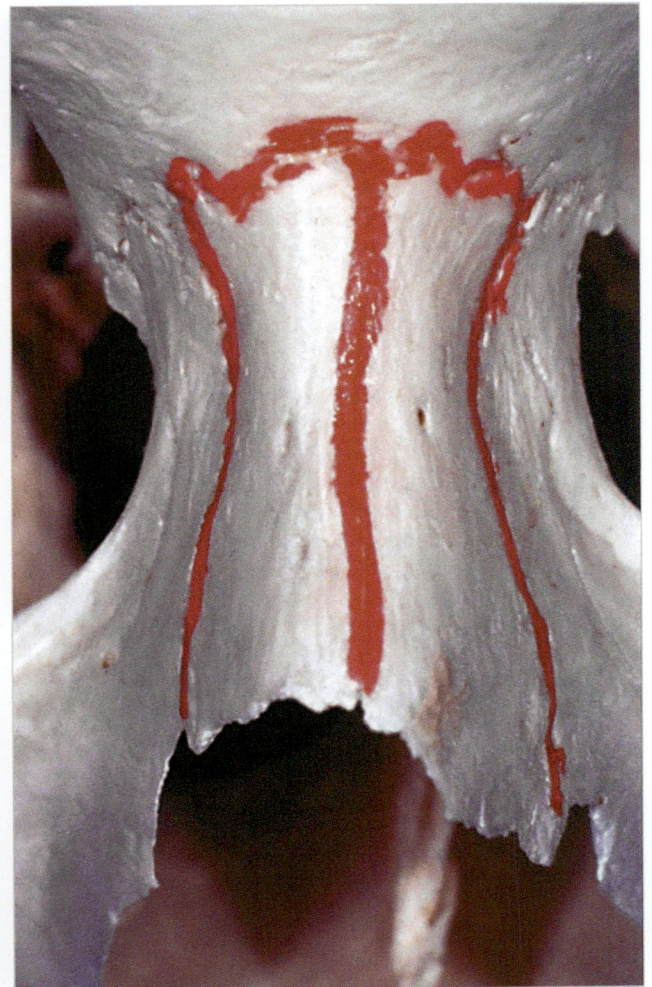

Fig. 2.7 A abóbada óssea. A abóbada óssea é a principal base estrutural do nariz. A abóbada consiste nos ossos nasais emparelhados e no processo frontal ascendente da maxila. Ela atua como um cantiléver, apoiando a parte superior do nariz e as cartilagens laterais superiores.

2.5.1 Abóbada Óssea

- A abóbada óssea é a principal base estrutural do nariz (▶ Fig. 2.7).
- Geralmente tem formato piramidal e constitui um terço do nariz externo.
- Composta pelos ossos nasais emparelhados e pelo processo frontal ascendente da maxila, a abóbada atua como um cantiléver, sustentando a parte superior do nariz e as cartilagens laterais superiores.
- Os processos maxilares estendem-se em uma direção cefálica da abertura piriforme até a crista lacrimal, unindo-se aos ossos frontal e nasal.
- Os ossos nasais articulam-se entre si medialmente, o osso frontal superiormente, a maxila lateralmente, a placa perpendicular do etmoide posteriormente e as cartilagens laterais superiores inferiormente.
- O comprimento médio dos ossos nasais é de 2,5 cm, e eles são muito mais espessos e densos acima do nível do canto medial na raiz, e progressivamente mais finos em direção à ponta.
- Existe uma zona de transição de espessura óssea ao longo dos processos frontais da maxila, desde a abertura piriforme até o *radix*, ao longo da parede nasal lateral. O osso nessa região tem menos de 2,5 mm de espessura.
- São mais largas na sutura nasofrontal, mais estreitas no ângulo nasofrontal e tendem a se alargar novamente abaixo do *radix* antes de se estreitarem perto de sua margem inferior.

Aplicações Clínicas

- As osteotomias podem ser realizadas para estreitar ou alargar a base nasal, reparar uma deformidade de teto aberto após a ressecção da giba dorsal e corrigir deformidades ósseas simétricas ou assimétricas.
- Osteotomias confiáveis e previsíveis podem ser executadas na zona de transição de osso relativamente fino ao longo dos processos frontais da maxila, desde a abertura piriforme até o *radix* ao longo da parede nasal lateral. As osteotomias raramente são indicadas acima do nível do canto medial porque essa área é bastante estreita e tem osso espesso.[14,15,16]

Anatomia Avançada em Rinoplastia

- As osteotomias podem ser contraindicadas em alguns pacientes com ossos nasais curtos (borda distal 1 cm abaixo da linha intercantal) e em certas raças não brancas com narizes extremamente baixos e largos, devido ao risco de colapso da abóbada média e ao comprometimento funcional das vias aéreas associado.
- Em pacientes idosos com ossos nasais excessivamente finos, pacientes com óculos pesados e pacientes com pele grossa sobre o dorso, deve-se ter cuidado ao considerar uma osteotomia.

2.5.2 Abóbada Cartilaginosa Superior

- Um componente importante da abóbada cartilaginosa superior é a válvula nasal interna, que é delimitada medialmente pelo septo, inferiormente pelo assoalho nasal, lateralmente pelo corneto inferior e superiormente pela borda caudal da cartilagem lateral superior (▶ Fig. 2.8a, b).
- A área *keystone* está localizada na junção da parte superior das cartilagens laterais com os ossos nasais e o septo (▶ Fig. 2.9a, b).
- A borda dorsal do septo tem um contorno em forma de T nessa região.
- Os ossos nasais, na verdade, sobrepõem a borda cefálica das cartilagens laterais superiores na área *keystone* em 6 a 8 mm, produzindo assim uma aderência firme entre as duas estruturas, melhorando o suporte.
- O ângulo entre o septo e a cartilagem lateral superior é normalmente de 10 a 15 graus.
- Caudalmente, a junção das cartilagens laterais superiores com a borda cefálica da *crus* lateral define a área de rolagem. A maioria dos pacientes tem alguma sobreposição das *crura* laterais sobre a borda caudal das cartilagens laterais superiores, o que pode melhorar o suporte nesse nível.

Aplicações Clínicas

- Estudos anteriores indicaram que as válvulas nasais contribuem muito mais para a obstrução do que se imaginava anteriormente e que o septo pode ter um papel geral muito menor.[17,18]
- Lesões e/ou desestabilização da área *keystone* durante a rinoplastia devem ser evitadas a todo custo, porque a deformação

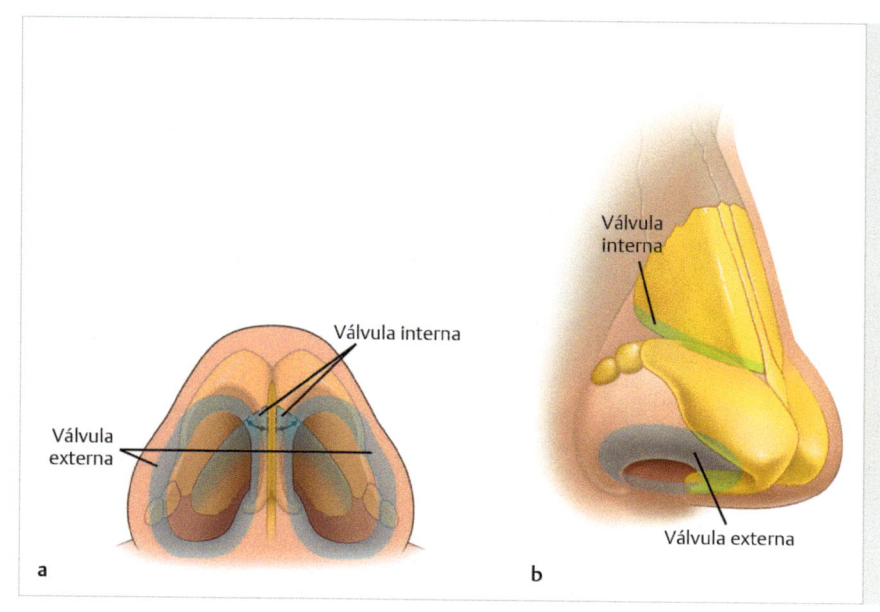

Fig. 2.8 A abóbada cartilaginosa superior: anatomia. (**a**, **b**) Um componente importante da abóbada cartilaginosa superior é a válvula nasal interna, que é delimitada pelo septo medialmente, pelo assoalho nasal inferiormente, pelo corneto inferior lateralmente e pela borda caudal da cartilagem lateral superior superiormente.

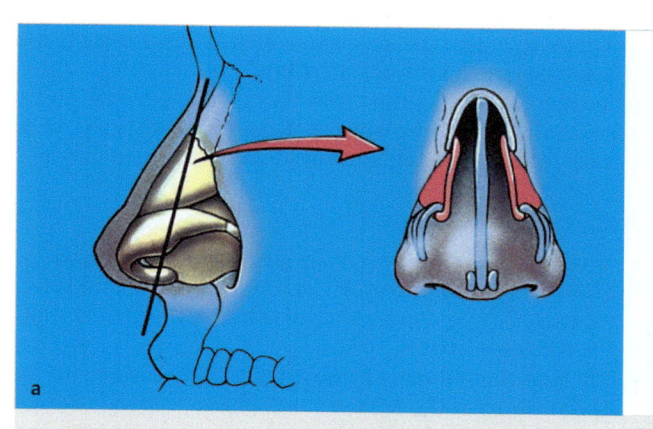

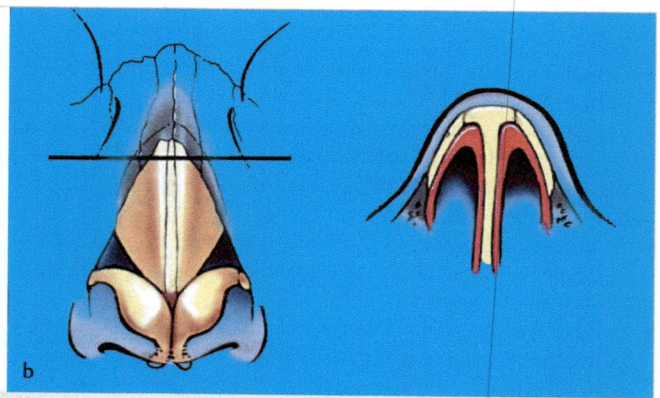

Fig. 2.9 A abóbada cartilaginosa superior: anatomia. (**a**, **b**) A junção das cartilagens laterais superiores com os ossos nasais e o septo define a área *keystone*. A borda dorsal do septo tem um contorno em forma de T nessa região. Os ossos nasais se sobrepõem à borda cefálica das cartilagens laterais superiores em 6 a 8 mm, produzindo assim uma aderência firme entre as duas estruturas, o que aumenta o suporte.

do ângulo normal de 10 a 15 graus entre as cartilagens laterais superiores e o septo resultará em fluxo de ar prejudicado através da válvula nasal interna (▶ Fig. 2.10).[19]
- Por exemplo, a formação de cicatrizes na região da válvula nasal interna resultante da violação do revestimento da mucosa durante a redução da giba dorsal ou da extensão de uma incisão intercartilaginosa para uma incisão transfixante levarão à obstrução do fluxo de ar por essa área crítica.
- As reduções dorsais devem ser realizadas usando uma técnica de redução da giba dorsal com componentes incrementais, o que permite a preservação das cartilagens laterais superiores.

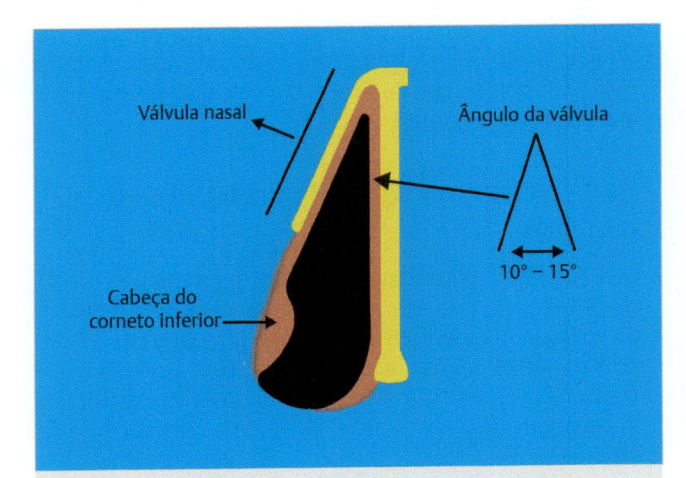

Fig. 2.10 A abóbada cartilaginosa superior: aplicações clínicas. O ângulo entre o septo e a cartilagem lateral superior é normalmente de 10 a 15 graus. Caudalmente, a junção das cartilagens laterais superiores com a borda cefálica da *crus* lateral define a área de rolagem. A maioria dos pacientes tem alguma sobreposição da *crus* lateral sobre a borda caudal das cartilagens laterais superiores, o que pode melhorar o suporte nesse nível.

As cartilagens laterais superiores podem então ser manipuladas independentemente do septo dorsal, permitindo maior controle e diminuindo o risco de ressecção excessiva. Isso tenderá a preservar a válvula nasal interna, evitando o rompimento das linhas estéticas dorsais, uma deformidade em V invertido e o comprometimento das vias aéreas.
- Em pacientes de rinoplastia secundária com essas deformidades, técnicas de enxerto, osteotomia e sutura podem ser usadas para aumentar a área da seção transversal da válvula nasal interna, melhorando o estado funcional e estético do nariz.

2.5.3 Abóbada Cartilaginosa Inferior

- A válvula nasal externa existe no nível da narina interna. Ela é formada pela borda caudal da *crus* lateral da cartilagem lateral inferior, pelas asas de tecido mole, pelo septo membranoso e pela soleira da narina (▶ Fig. 2.11a).
- A estrutura da ponta nasal é formada pela parte medial, *crura* média e lateral das cartilagens laterais inferiores. Além disso, as cartilagens acessórias conectam cada *crus* lateral à abertura piriforme.
- Todas essas cartilagens são unidas por um pericôndrio contínuo, que dá estabilidade às cartilagens e faz com que elas atuem como uma única unidade estrutural e funcional.
- Essa unidade é chamada de complexo crural lateral. A forma e a posição dessa unidade, a espessura da pele sobrejacente e as fixações fibrosas às estruturas anatômicas adjacentes estão inter-relacionadas e determinam a aparência da ponta (▶ Fig. 2.11b).[2,5,20,21,22,23]
- Os complexos crurais laterais são sustentados pelo ligamento suspensório da ponta, pela conexão ligamentar entre as margens cefálicas das *crura* laterais inferiores à medida que divergem uma da outra na área da suraponta e repousam sobre o ângulo septal, bem como pelas conexões fibrosas com as cartilagens laterais superiores e pelo pilar com a abertura piriforme (▶ Fig. 2.12).

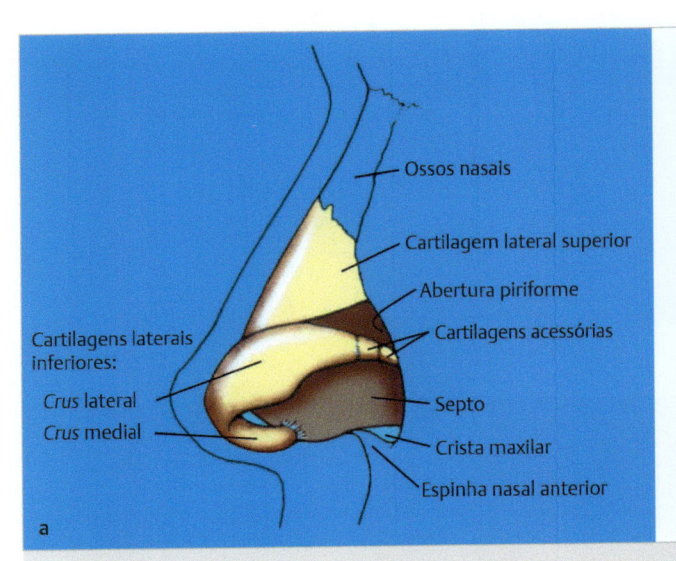

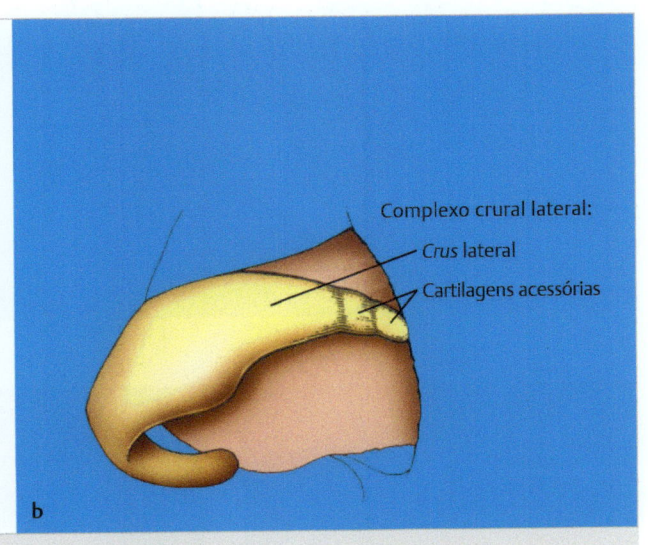

Fig. 2.11 A abóbada cartilaginosa inferior: anatomia. (**a, b**) A válvula nasal externa existe no nível da narina interna. Ela é formada pela borda caudal da *crus* lateral da cartilagem lateral inferior, pela asa de tecido mole, pelo septo membranoso e pela soleira da narina. A estrutura da ponta nasal é formada pelas *crura* medial, média e lateral das cartilagens laterais inferiores. Além disso, as cartilagens acessórias conectam cada *crus* lateral à abertura piriforme. Todas essas cartilagens são unidas por um pericôndrio contínuo, que dá estabilidade às cartilagens e faz com que elas atuem como uma única unidade estrutural e funcional. Essa unidade é chamada de complexo crural lateral.

Anatomia Avançada em Rinoplastia

- As *crura* mediais são sustentadas por suas fixações fibrosas elásticas ao septo caudal, pelo tecido mole interposto entre seus pés e pela área pré-maxilar.

> **Dica de Especialista**
>
> As fixações fibrosas das cartilagens laterais inferiores ao ângulo septal, às cartilagens laterais superiores, à abertura piriforme, ao septo caudal e à pré-maxila fornecem suporte e determinam a posição da ponta.

- Estudos recentes da anatomia columelar mostram a complexa anatomia dessa área, que provavelmente influencia o suporte da ponta nasal.[11,24] Nosso estudo histológico do tecido mole dessa área revelou a presença de vários tipos de tecido, incluindo colágeno, elastina, músculo e adipócitos entre as *crura* mediais, o septo e a pele (▶ Fig. 2.13a, b).
- A presença desses diferentes tipos de tecido pode ter implicações clínicas significativas, incluindo a compreensão de como determinadas manobras cirúrgicas afetam a projeção da ponta, a função da válvula nasal externa, o desenvolvimento de alterações no nariz observadas com a idade e a estética columelar.

Aplicações Clínicas

- A válvula nasal externa é um local ocasional de obstrução em pacientes de rinoplastia, particularmente em pacientes secundários com uma deformidade de pinçamento das asas. Essa deformidade pode ser causada pelo colapso das *crura* laterais, que geralmente é causado por ressecção excessiva da cartilagem e lesão de suas estruturas de suporte, paralisia do nervo facial, cartilagens laterais inferiores instáveis e estenose vestibular.
- Na rinoplastia, várias técnicas cirúrgicas foram propostas para moldar as cartilagens da ponta. Os motivos comuns para modificar essas estruturas são: alterar a projeção da ponta, alterar a rotação da ponta, diminuir a distância entre os pontos que definem a ponta, reduzir a plenitude da ponta, criar uma quebra na supraponta e ajustar a relação entre a columela e as bordas alares.
- A estrutura cartilaginosa da ponta foi descrita como um tripé, com a perna inferior representada pelo par de *crura* mediais e cada perna superior consistindo em um complexo de *crura* laterais baseado bilateralmente na abertura piriforme (▶ Fig. 2.14). Consulte o Capítulo 40 para obter uma descrição mais detalhada do conceito de tripé e técnicas para alterar o formato da ponta e a posição.

2.5.4 Anatomia Nasal Interna: Septo e Cornetos

- O sistema de suporte central do nariz é a cartilagem septal, que se articula posteriormente com a placa perpendicular do etmoide superiormente e o vômer inferiormente.[17,25,26] O próprio vômer repousa sobre as cristas maxilar e palatina. A articulação em forma de língua e ranhura entre a cartilagem quadrangular e as cristas maxilar e palatina merece menção especial (▶ Fig. 2.15).

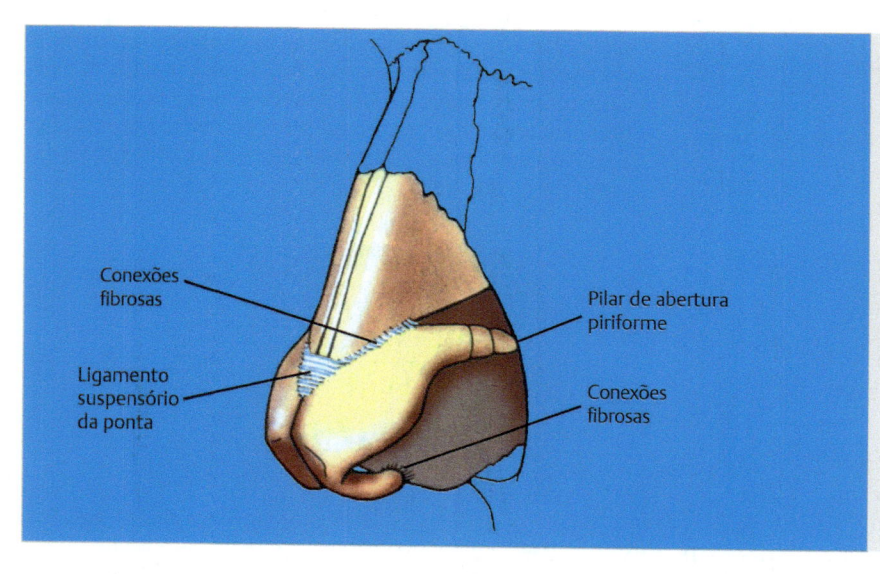

Fig. 2.12 A abóbada cartilaginosa inferior: anatomia. Os complexos das *crura* laterais são sustentados pelo ligamento suspensor da ponta; pela conexão ligamentar entre as margens cefálicas das *crura* laterais inferiores, à medida que divergem uma da outra na área da supraponta e repousam sobre o ângulo septal, bem como pelas conexões fibrosas com as cartilagens laterais superiores; e pelo pilar com a abertura piriforme. As *crura* mediais são sustentadas por suas fixações fibrosas elásticas no septo caudal, no tecido mole interposto entre seus pés e na área pré-maxilar.

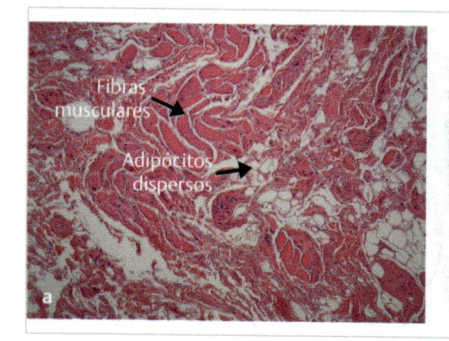

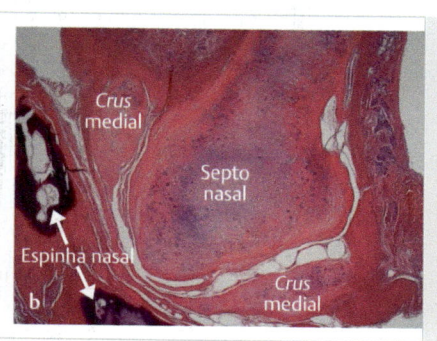

Fig. 2.13 A abóbada cartilaginosa inferior: histologia. (a, b) O tecido mole dessa área mostra a presença de vários tipos de tecido, incluindo colágeno, elastina, músculo e adipócitos entre as *crura* mediais, o septo e a pele. A presença desses diferentes tipos de tecido pode ter implicações clínicas significativas, incluindo a compreensão de como determinadas manobras cirúrgicas afetam a projeção da ponta, a função da válvula externa, o desenvolvimento de alterações no nariz observadas com a idade e a estética columelar.

2.5 Cavidades Nasais

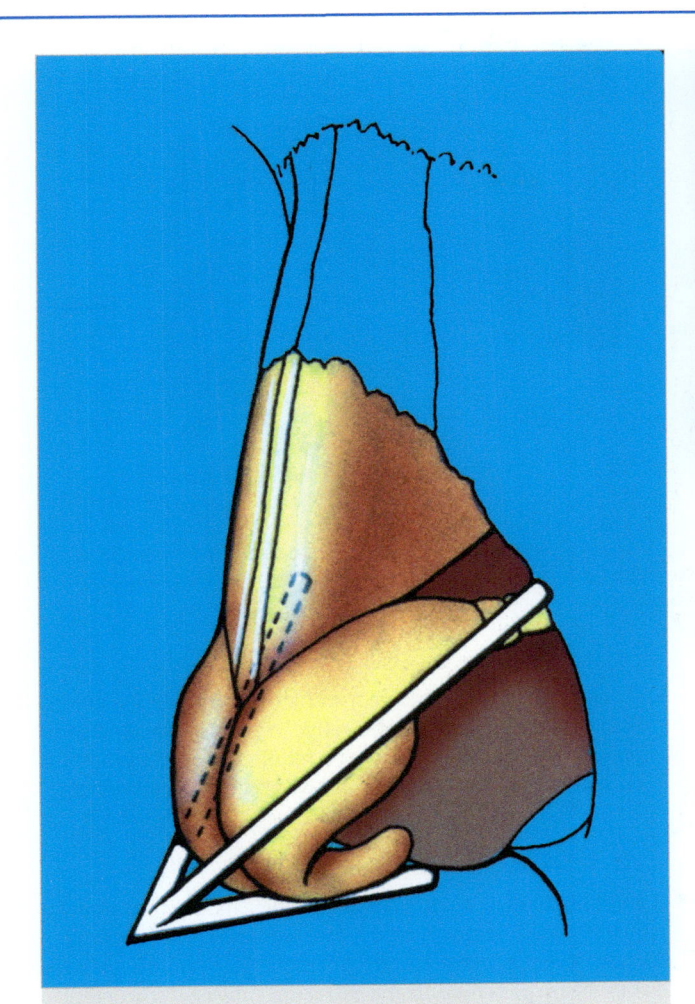

Fig. 2.14 A abóbada cartilaginosa inferior: aplicações clínicas. A estrutura cartilaginosa da ponta foi descrita como um tripé. Com o paciente em pé, o tripé fica de lado com uma perna caudal e duas pernas cefálicas. A perna caudal é representada pelas *crura* mediais, enquanto cada perna cefálica consiste em um complexo crural lateral com base bilateralmente na abertura piriforme. Em teoria, se a base do tripé for fixa, a redução (por ressecção e fechamento do espaço morto) ou o aumento (por meio de enxertos ou suportes) do comprimento das pernas deve alterar variáveis como projeção e rotação da ponta.

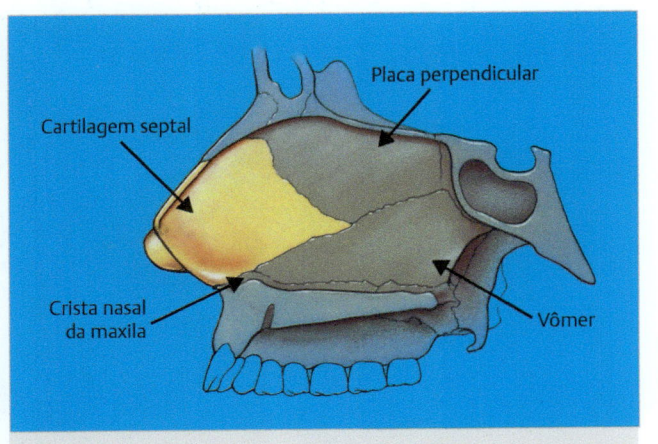

Fig. 2.15 Anatomia nasal interna: septo e cornetos. O sistema de suporte central do nariz é a cartilagem septal, que se articula posteriormente com a placa perpendicular do etmoide superiormente e o vômer inferiormente. O vômer repousa sobre as cristas maxilar-palatinas. Há uma articulação em forma de língua e ranhura entre a cartilagem quadrangular e as cristas maxilar e palatina.

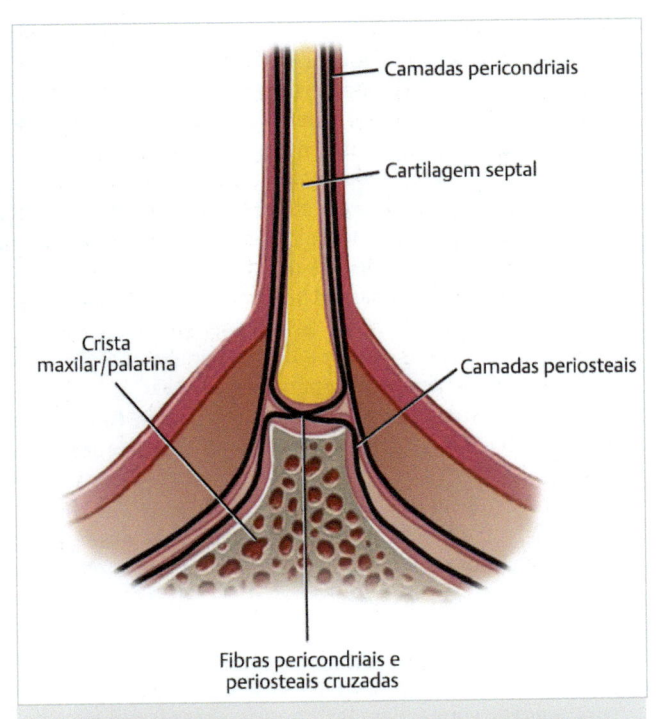

Fig. 2.16 Anatomia nasal interna: septo e cornetos. O pericôndrio da cartilagem é apenas parcialmente contíguo ao periósteo das cristas. Outras fibras passam pela articulação para se juntar ao pericôndrio contralateral. Essa configuração cruzada dificulta uma dissecção submucopericondral contígua nas junções osteocartilaginosas.

- O pericôndrio da cartilagem é apenas parcialmente contíguo com o periósteo das cristas.[27] Outras fibras passam pela articulação para se juntar ao pericôndrio contralateral. Essa configuração cruzada torna difícil uma dissecção submucopericondral contígua nas junções osteocartilaginosas (▶ Fig. 2.16).
- Essa mesma configuração anatômica também permite alguns movimentos entre a crista e o septo, e é essa instabilidade que explica os frequentes achados pós-traumáticos de uma cartilagem septal quadrangular deslocada do sulco da crista.
- O septo anterior articula-se caudalmente com a espinha nasal anterior.
- Os cornetos (também chamados de turbinas inferiores) são um componente funcional fundamental na respiração das vias aéreas nasais porque suas cabeças anteriores ocupam uma porção significativa da passagem nasal (▶ Fig. 2.17a, b).
- Eles são compostos de osso lamelar denso originário da maxila medial e são cobertos por tecido mucoso erétil.
- Esse tecido está sob controle autonômico, e a inflamação crônica pode levar à deposição fibrosa e à hipertrofia crônica dos tecidos moles e/ou do osso do corneto.

Anatomia Avançada em Rinoplastia

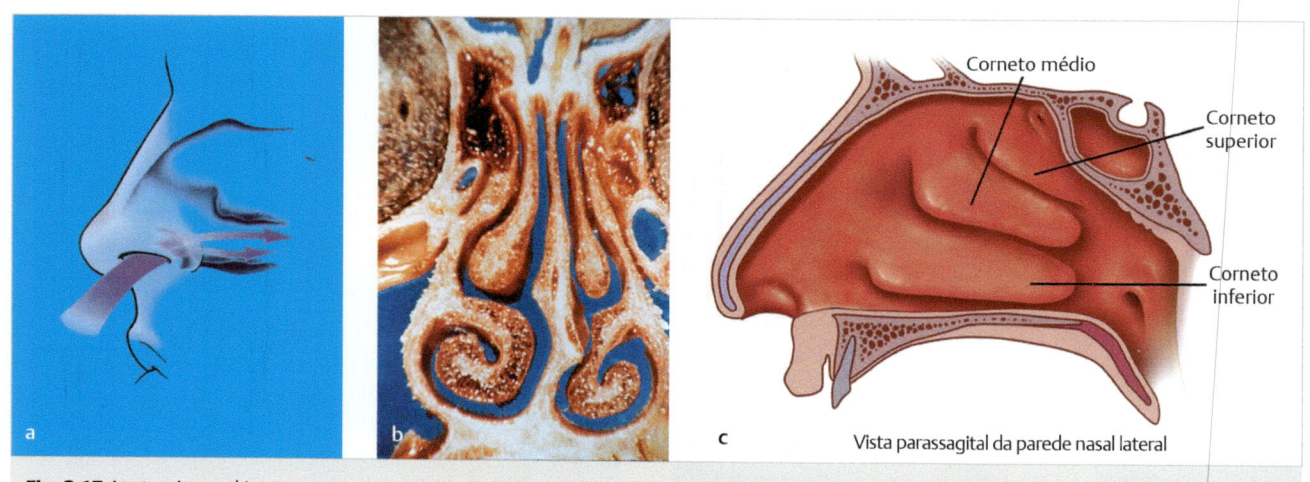

Fig. 2.17 Anatomia nasal interna: septo e cornetos. (**a**, **b**) Os cornetos inferiores são um componente funcional importante na respiração das vias aéreas nasais porque suas cabeças anteriores ocupam uma porção significativa da passagem nasal. Eles são compostos de osso lamelar denso originário da maxila medial e são cobertos por tecido mucoso erétil. (**c**) Esse tecido está sob controle autonômico, e a inflamação crônica pode levar à deposição fibrosa e à hipertrofia crônica dos tecidos moles e/ou do osso do corneto.

Aplicações Clínicas

- A cartilagem septal autóloga é o material preferido para vários enxertos na rinoplastia moderna. Ao colher esses enxertos, uma estrutura em L intacta deve ser mantida para suporte. A largura dos aspectos dorsal e caudal da estrutura em L dependerá da qualidade da cartilagem septal, mas, na maioria dos casos, deve ter aproximadamente 15 mm de largura.
- A modelagem estética do septo pode ser realizada para esculpir o dorso nasal, ajudar a ajustar a projeção e a rotação da ponta nasal e melhorar a relação alar-columelar.
- O septo pode desempenhar um papel menos importante como causa primária da obstrução das vias aéreas nasais. De fato, nem todos os desvios de septo precisam de correção, pois é comum ter um desvio de septo assintomático.
- Quando o desvio ocorre anterior e inferiormente (ou seja, na área da válvula nasal interna), é mais provável que seja uma fonte de obstrução devido à menor área de seção transversal da via aérea nessa região. As partes do septo que causam obstrução das vias aéreas devem ser reposicionadas na linha média ou removidas. Entretanto, a preservação da cartilagem deve ser sempre priorizada.
- Ao colher a cartilagem septal e/ou corrigir desvios posteriores do septo, é importante realizar uma fratura lateral suave da parte óssea da placa perpendicular do etmoide, que está em continuidade com a placa cribriforme. Esses fragmentos ósseos fraturados devem ser fáceis de remover. Caso contrário, todos os anexos ósseos ou de tecido mole restantes devem ser completamente destacados. Isso evita lesões na placa cribriforme e a consequente rinorreia do líquido cefalorraquidiano.
- Os cornetos nasais aumentados podem causar e/ou contribuir para o comprometimento das vias aéreas em alguns pacientes. Várias opções de tratamento foram propostas na literatura para reduzir a massa dos cornetos nasais e, portanto, melhorar a passagem de ar pela válvula nasal interna. Em geral, abordagens mais limitadas para a turbinoplastia devem ser realizadas, porque a turbinectomia completa pode aumentar o risco de o paciente desenvolver rinite atrófica no pós-operatório.
- O septo dorsal tem uma geometria em forma de T na seção transversal. Técnicas, como a redução da giba dorsal do componente, enxertos expansores e retalhos, visam a preservar ou recriar essa anatomia por motivos funcionais e estéticos.

2.6 Conclusão

O entendimento da anatomia e da fisiologia nasal é fundamental para o cirurgião de rinoplastia. A espessura e o conteúdo sebáceo da pele devem ser levados em consideração, pois influenciarão a abordagem para modificar a estrutura subjacente. O entendimento das camadas do nariz e a preservação dos vasos arteriais, venosos e linfáticos superficiais à camada musculoaponeurótica evitarão o comprometimento vascular e o edema prolongado. As válvulas nasais internas e externas, o septo e os cornetos podem contribuir para a obstrução das vias aéreas nasais. O conhecimento da anatomia da abóbada óssea e das abóbadas cartilaginosas superior e inferior permite a manipulação cirúrgica para alcançar os resultados estéticos desejados e, ao mesmo tempo, manter a via aérea nasal funcional.

Referências

[1] Hewell TS, Tardy ME. Nasal tip refinement: reliable approaches and sculpture techniques. Facial Plast Surg. 1984; 1(2):87-124
[2] McCollough EG, Mangat D. Systematic approach to correction of the nasal tip in rhinoplasty. Arch Otolaryngol. 1981; 107(1):12-16
[3] Bernstein L. A basic technique for surgery of the nasal lobule. Otolaryngol Clin North Am. 1975; 8(3):599-613
[4] Dingman RO, Natvig P. The infracartilaginous incision for rhinoplasty. Plast Reconstr Surg. 1982; 69(1):134-135
[5] Janeke JB, Wright WK. Studies on the support of the nasal tip. Arch Otolaryngol. 1971; 93(5):458-464
[6] Beekhuis GJ. Nasal septoplasty. Otolaryngol Clin North Am. 1973; 6(3): 693-710
[7] Toriumi DM, Mueller RA, Grosch T, Bhattacharyya TK, Larrabee WF, Jr. Vascular anatomy of the nose and the external rhinoplasty approach. Arch Otolaryngol Head Neck Surg. 1996; 122(1):24-34
[8] Wu WT. The Oriental nose: an anatomical basis for surgery. Ann Acad Med Singap. 1992; 21(2):176-189
[9] Cakir B, Oreroğlu AR, Doğan T, Akan M. A complete subperichondrial dissection technique for rhinoplasty with management of the nasal ligaments. Aesthet Surg J. 2012; 32(5):564-574

[10] Rohrich RJ, Huynh B, Muzaffar AR, Adams WP, Jr, Robinson JB, Jr. Importance of the depressor septi nasi muscle in rhinoplasty: anatomic study and clinical application. Plast Reconstr Surg. 2000; 105(1):376-383, discussion 384-388

[11] Daniel RK, Glasz T, Molnar G, Palhazi P, Saban Y, Journel B. The lower nasal base: an anatomical study. Aesthet Surg J. 2013; 33(2):222-232

[12] Rohrich RJ, Gunter JP, Friedman RM. Nasal tip blood supply: an anatomic study validating the safety of the transcolumellar incision in rhinoplasty. Plast Reconstr Surg. 1995; 95(5):795-799, discussion 800-801

[13] Sheen JH, Sheen AP. 1998

[14] Ford CN, Battaglia DG, Gentry LR. Preservation of periosteal attachment in lateral osteotomy. Ann Plast Surg. 1984; 13(2):107-111

[15] Tardy ME, Denneny JC. Micro-osteotomies in rhinoplasty: a technical refinement. Facial Plast Surg. 1984; 1(2):137-145

[16] Hilger JA. The internal lateral osteotomy in rhinoplasty. Arch Otolaryngol. 1968; 88(2):211-212

[17] Constantian MB. The incompetent external nasal valve: pathophysiology and treatment in primary and secondary rhinoplasty. Plast Reconstr Surg. 1994; 93(5):919-931, discussion 932-933

[18] Constantian MB, Clardy RB. The relative importance of septal and nasal valvular surgery in correcting airway obstruction in primary and secondary rhinoplasty. Plast Reconstr Surg. 1996; 98(1):38-54, discussion 55-58

[19] Sheen JH. Spreader graft: a method of reconstructing the roof of the middle nasal vault following rhinoplasty. Plast Reconstr Surg. 1984; 73(2):230-239

[20] Gunter JP, Rohrich RJ. External approach for secondary rhinoplasty. Plast Reconstr Surg. 1987; 80(2):161-174

[21] Peck GC. The onlay graft for nasal tip projection. Plast Reconstr Surg. 1983; 71(1):27-39

[22] Horton CE. Achieving more nasal tip projection by the use of a small autogenous vomer or septal cartilage graft. Plast Reconstr Surg. 1975; 56(2):211

[23] Adams WP, Jr, Rohrich RJ, Hollier LH, Minoli J, Thornton LK, Gyimesi I. Anatomic basis and clinical implications for nasal tip support in open versus closed rhinoplasty. Plast Reconstr Surg. 1999; 103(1):255-261, discussion 262-264

[24] Lee MR, Malafa M, Roostaeian J, Unger JG, Geissler P, Rohrich RJ. Soft tissue composition of the columella and clinical relevancy in rhinoplasty. Plast Reconstr Surg. In press

[25] Pollock RA, Rohrich RJ. Inferior turbinate surgery: an adjunct to successful treatment of nasal obstruction in 408 patients. Plast Reconstr Surg. 1984; 74 (2):227-236

[26] Gunter JP, Rohrich RJ. Management of the deviated nose. The importance of septal reconstruction. Clin Plast Surg. 1988; 15(1):43-55

[27] Howard BK, Rohrich RJ. Understanding the nasal airway: principles and practice. Plast Reconstr Surg. 2002; 109(3):1128-1146, quiz 1145-1146

3 Fisiologia Nasal

Zoe Fullerton ▪ Kyle S. Kimura ▪ Sam P. Most

Resumo

A rinoplastia é uma prática delicada que exige equilíbrio constante entre a modificação da estrutura nasal e a preservação cuidadosa ou o aprimoramento das múltiplas funções das vias aéreas nasais. O nariz é responsável por um sentido essencial, ou seja, o olfato, além de desempenhar uma função importante como a primeira e a última estrutura encontrada na via respiratória. Compreender a mecânica do fluxo de ar nasal, bem como as relações mais importantes (anatômicas e fisiológicas), é essencial para a prática da rinoplastia e pode ajudar os clínicos a garantirem resultados positivos e fornecerem orientação abrangente aos pacientes. Conhecer as várias técnicas de avaliação clínica, bem como os desenvolvimentos recentes na avaliação quantitativa e qualitativa do fluxo de ar nasal, pode ajudar na seleção cuidadosa dos pacientes e na avaliação dos resultados.

Palavras-chave: Respiração, olfato, obstrução nasal, fluxo de ar nasal, colapso da válvula nasal, lei de Ohm, princípio de Bernoulli, desvio de septo

Pontos Principais

- O nariz tem muitas funções, incluindo respiração, filtragem de partículas, umidificação e olfato.
- Compreender a anatomia e a fisiologia nasais é essencial para o diagnóstico e o tratamento da obstrução nasal.
- Várias leis da física, incluindo a lei de Ohm e o princípio de Bernoulli, podem ser úteis para entender a dinâmica do fluxo de ar nasal, bem como as condições que causam obstrução nasal.
- As válvulas nasais internas e externas são as áreas mais comuns em que ocorre obstrução; o diagnóstico cuidadoso e o manuseio cirúrgico dessas estruturas são essenciais para preservar a função nasal durante a rinoplastia.
- Pode ser necessário tratamento médico para tratar completamente as fontes mucosas da doença.

3.1 Introdução

Embora a melhoria da função nasal nem sempre seja o objetivo principal da rinoplastia estética e da cirurgia nasal, o conhecimento da fisiologia nasal e de seus principais componentes é essencial para evitar resultados e complicações imprevistos, bem como para maximizar a satisfação do paciente. A estrutura do nariz é complexa, e a navegação habilidosa de seus principais componentes é essencial para preservar e melhorar a função nasal.

O formato do nariz humano é característico de nossa espécie, e sua estrutura evoluiu para desempenhar várias funções importantes. Os seres humanos são únicos em nosso grau de projeção nasal, convexidade nasal, ângulos nasais agudos e estrutura cartilaginosa da ponta nasal. Acredita-se que essas características tenham se desenvolvido devido à migração humana para climas mais quentes e áridos e à necessidade de uma estrutura que permitisse o fluxo de ar e, ao mesmo tempo, limitasse a perda de umidade por meio da expiração.

A via aérea nasal atua como o conduto inicial do fluxo de ar e da subsequente oxigenação para o corpo. Ela serve para filtrar, umidificar e conduzir o ar para o trato respiratório inferior. O nariz atua como um órgão sensorial e contém os receptores olfativos responsáveis pelo olfato e pela percepção do paladar.[1]

A manipulação cirúrgica do nariz pode resultar em uma alteração no fluxo nasal e em uma nova obstrução. Por outro lado, o tratamento cirúrgico das estruturas ósseas e da forma não pode reverter ou curar a doença da mucosa do nariz. Uma compreensão abrangente das principais estruturas anatômicas, bem como da fisiologia nasal e dos comportamentos da mucosa, é essencial para garantir o diagnóstico preciso e o tratamento ideal das vias aéreas nasais.[2]

Dica de Especialista

O entendimento da anatomia e da fisiologia das vias aéreas nasais é essencial para obter resultados positivos na rinoplastia.

3.2 Componentes da Função Nasal

- O nariz atua como o ponto de contato inicial para a transmissão de ar do ambiente externo para fins de oxigenação e respiração. A unidade nasal também atua como centro do olfato e como estrutura de filtragem e umidificação das partículas de ar para ajudar a proteger contra a inalação de substâncias tóxicas e doenças.
- As funções do nariz e da cavidade nasal incluem:
  - Olfato.
  - Umidificação.
  - Filtragem de partículas.
  - Manutenção do fluxo de ar nasal.

3.2.1 Olfato

- A olfação é uma função essencial e importante da cavidade nasal. O sentido do olfato tem implicações para a segurança, a qualidade de vida e a manutenção das relações sociais e interpessoais.[3,4] O olfato nos permite identificar odores preocupantes, como vazamentos de gás, fumaça, alimentos estragados ou exposições a produtos químicos. Até 45% dos pacientes com anosmia relataram eventos perigosos relacionados com a perda do olfato.[5] A presença de Membros do Potencial Receptor Transitório (TRPM) no nariz também aumenta a percepção sensorial nasal, permitindo a sensação de frio e de agentes refrescantes, como o mentol.
- O olfato pode ser afetado por vários insultos, como traumas, medicamentos, infecções virais, obstrução mecânica, disfunção ciliar e distúrbios congênitos, como a síndrome de Kallmann.[6]
- O olfato é produzido por sensores no neuroepitélio que reveste a fenda olfatória, incluindo a placa cribriforme, as lamelas mediais dos cornetos superiores e o septo nasal superior. Embora o epitélio olfativo geralmente não seja diretamente

afetado pela cirurgia nasal externa, a criação de obstrução nasal por meio da alteração da anatomia pode resultar na perda do olfato.[7]

> **Dica de Especialista**
>
> O olfato é um importante mecanismo sensorial que pode afetar a qualidade de vida e a segurança. Até 45% dos pacientes com anosmia relataram um evento perigoso relacionado com a perda do olfato.

3.2.2 Umidificação

- As passagens nasais também são responsáveis pela umidificação e pela regulação da temperatura do ar quando ele entra nas vias aéreas.
- A umidificação e a regulação da temperatura evitam a desidratação e a expiração excessiva de água. O nariz é o principal órgão responsável por isso, com pesquisas mostrando sua capacidade superior de aquecer e umedecer o ar em comparação com a inspiração pela boca.[8]
- O nariz também é responsável pela regulação da temperatura; o ar inspirado é elevado a 70% da temperatura corporal central e à saturação total de água dentro da unidade nasal sem exigir um aumento no calor da mucosa nasal circundante.
- Durante a expiração, o nariz é responsável pelo resfriamento rápido do ar, resultando na condensação e recuperação da água. Como resultado desse processo, uma pessoa que respira ar ambiente perderá apenas cerca de 250 a 400 mL de água por dia.[9]

3.2.3 Proteção

- As vias aéreas nasais também são um mecanismo importante para a filtragem de partículas do ar inspirado. Há vários componentes da anatomia nasal que, tanto de forma independente quanto em conjunto, permitem a filtragem de mais de 90% do material particulado maior que 5 mícrons.[10] A filtragem ocorre principalmente durante a inspiração e ocorre apenas no nariz. O ar inspirado pela boca não passa por filtragem.
- A filtragem de partículas do ar inspirado ocorre principalmente por causa da colisão direta com as várias estruturas do nariz (cornetos, válvula nasal interna, vibrissas nasais). A rápida mudança na resistência devido ao pequeno diâmetro das vias aéreas, em combinação com as forças da gravidade, permite o aprisionamento das partículas inspiradas. As vias aéreas nasais contêm uma superfície mucosa de duas camadas, a saber, uma camada basal de menor viscosidade e uma camada mucinosa superior, o que permite que as partículas presas na camada mucinosa sejam impulsionadas pelos cílios da camada basal para a nasofaringe.[11]
- O nariz também abriga o órgão vomeronasal (órgão de Jacobson), que é um par de fossas bilaterais de 2 a 8 mm revestidas de microvilosidades e que se acredita ser o quimiorreceptor humano para feromônios.[12]

3.2.4 Fluxo de Ar Nasal

- A respiração é, de longe, a função mais importante do nariz quando se considera a cirurgia nasal estética ou funcional. O nariz é o principal órgão para a respiração (proporcionando umidificação e filtragem superiores quando comparado à cavidade oral), e a preservação e a maximização de sua função são essenciais para os resultados.
- A respiração começa com a abertura das narinas, que, juntamente com a pressão negativa gerada pela inspiração pulmonar, permite que o ar flua para a entrada nasal. A partir daí, as partículas de ar continuam pela cavidade nasal em uma curva parabólica, conduzidas por diferenciais de pressão que estão sujeitos a várias leis da física. A maior parte do ar passa pelo corneto inferior, pelo meato médio e entra na nasofaringe.
- O grau de mudança de pressão também determina a formação do fluxo de ar. A via aérea nasal oferece 50% da resistência total do trato respiratório, apesar de ser apenas um pequeno segmento de seu comprimento.
- O fluxo de ar no nariz pode ser caracterizado como laminar ou turbulento. O fluxo de ar laminar é altamente eficiente, com partículas em movimento compreendendo o centro do fluxo e partículas mais estagnadas organizadas na periferia. O fluxo laminar é produzido pela respiração silenciosa e assemelha-se muito ao padrão normal do fluxo de ar fora do nariz. Já o fluxo turbulento envolve uma distribuição de partículas mais dispersa e não uniforme e ocorre com a inspiração trabalhosa ou com esforço (▶ Fig. 3.1).

> **Dica de Especialista**
>
> O fluxo de ar nasal ocorre em formações laminares (aerodinâmicas) ou turbulentas. O fluxo turbulento é desorganizado e ocorre com uma inspiração mais vigorosa (por exemplo, fungada).

Lei de Ohm

- A lei de Ohm afirma que o fluxo é proporcional à diferença de pressão (dP) e inversamente proporcional à resistência (Fluxo = dP/Resistência). Quando aplicado à fisiologia nasal, isso se refere principalmente à relação entre a diferença de pressão entre o exterior e o interior da cavidade nasal e a resistência fornecida pelas vias aéreas nasais.

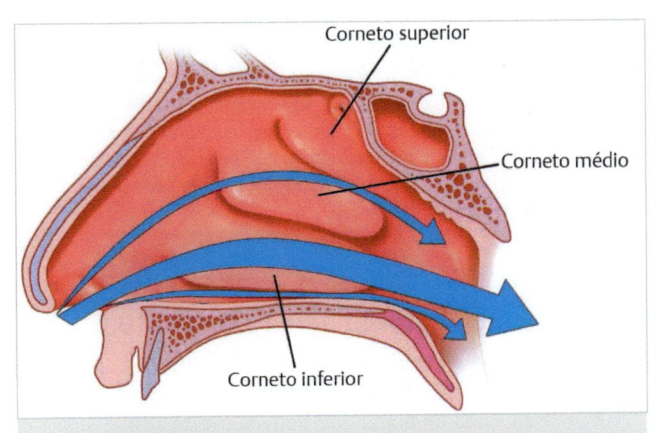

Fig. 3.1 A maior parte do fluxo de ar nasal através da cavidade nasal envolve a passagem de ar sobre o corneto inferior e através do meato médio para a nasofaringe. O bloqueio ou estreitamento dessa via devido à hipertrofia do corneto inferior, corneto bolhoso ou colapso da válvula nasal pode levar à obstrução nasal.

Fisiologia Nasal

- Pode ser usada para entender a importância da integridade estrutural do nariz; uma estrutura nasal incapaz de suportar a pressão negativa gerada pela inspiração entrará em colapso e, assim, aumentará a resistência (obstrução) e diminuirá o fluxo de ar. Portanto, um aumento na resistência (devido à obstrução ou mudança na anatomia) resultará na necessidade de gerar mais pressão negativa (por meio de inalação forçada) para obter o mesmo fluxo.
- A lei de Ohm também pode ser aplicada para entender a resistência criada na cavidade nasal como uma unidade e em cada narina. Em condições normais, a unidade nasal funciona como um circuito paralelo, e a resistência no nível da válvula nasal externa pode ser expressa pela equação a seguir:

$$1/\text{Resistência total} = 1/\text{Resistência da narina esquerda} + 1/\text{Resistência da narina direita}$$

> **Dica de Especialista**
>
> O nariz é responsável por 50% da resistência total do trato respiratório. As duas narinas trabalham em paralelo para criar cumulativamente essa resistência.

- É importante lembrar essa equação ao considerar o ciclo nasal. O ciclo nasal é um processo no qual as superfícies mucosas do revestimento do nariz e dos cornetos nasais alternam entre constrição e dilatação de forma cíclica. Foi demonstrado que um ciclo dura entre 30 minutos e 5 horas, com uma cavidade nasal se contraindo enquanto a outra se dilata. Entretanto, como essas alterações são proporcionais e a resistência nasal é uma soma dos dois lados, não foi demonstrado que o ciclo nasal resulte em uma alteração na resistência total ou no fluxo de ar total.
- Clinicamente, também é importante considerar esse fato em casos de perfuração septal, nos quais a perfuração cria um sistema aberto no qual o ar pode passar livremente para uma área de menor resistência, o que serve para diminuir a resistência nasal total, bem como para explicar o som de assobio frequentemente ouvido nesses pacientes.[13]

> **Dica de Especialista**
>
> A resistência das vias aéreas nasais é determinada pela soma da resistência nas duas narinas. Como resultado disso, a alteração na quantidade de resistência causada por um único lado não cria uma alteração na resistência total, desde que os dois lados sejam morfologicamente semelhantes.

Princípio de Bernoulli e o Efeito Venturi

- O princípio de Bernoulli afirma que uma diminuição no diâmetro levará a um aumento na velocidade e a uma diminuição na pressão. Uma analogia que pode ser feita aqui é a de um túnel de vento. No nariz, o fluxo de ar no ponto mais estreito, a válvula nasal interna, terá maior velocidade e mais pressão negativa devido à diminuição do diâmetro. Se a estrutura cartilaginosa não for capaz de suportar isso, pode ocorrer o colapso da válvula nasal.[14]
- O efeito Venturi foi originalmente aplicado à dinâmica de fluidos, mas também descreve um fenômeno semelhante no qual uma área restrita resulta em uma redução na pressão e um aumento na taxa de fluxo.

Lei de Poiseuille

- A lei de Poiseuille permite a medição e a quantificação do princípio de Bernoulli. Ela afirma que o fluxo através de um tubo é diretamente proporcional à diferença de pressão (dP) multiplicada pelo raio à quarta potência e inversamente proporcional ao comprimento do tubo:

$$\text{Fluxo} = K \text{ (constante)} \times dP \times r^4/\text{Comprimento}$$

- Aplicado à via aérea nasal, isso destaca a importância da área da seção transversal da via aérea para determinar a taxa de fluxo e a quantidade de resistência. A área da seção transversal da via aérea nasal é menor no nível da válvula nasal interna, o que a torna o contribuinte mais significativo para a resistência da via aérea nasal e o local mais comum de obstrução da via aérea nasal.[15]

> **Dica de Especialista**
>
> A lei de Poiseuille e o princípio de Bernoulli afirmam que o fluxo é proporcional ao raio, o que significa que o ponto mais estreito da via aérea, a válvula nasal interna, é o mais suscetível ao colapso.

3.3 Anatomia Nasal e Fluxo de Ar

- Dentro do nariz, há várias áreas que se mostraram particularmente influentes na determinação do fluxo de ar nasal (▶ Fig. 3.2).

> **Dica de Especialista**
>
> As anormalidades na válvula nasal externa, na válvula nasal interna, no septo nasal, nos cornetos e na integridade da parede nasal lateral são fontes comuns de obstrução das vias aéreas nasais.

3.3.1 Válvula Nasal Externa

- A válvula nasal externa oferece um terço da resistência total das vias aéreas. Ela é formada pela cartilagem lateral inferior, pela soleira nasal, pelo septo caudal e pela *crus* medial.[16]
- A obstrução das vias aéreas na válvula nasal externa pode ocorrer devido ao estreitamento da entrada nasal ou ao colapso das estruturas externas com a inspiração. Se a estrutura cartilaginosa não for capaz de suportar a diminuição da pressão causada pela inspiração, ela pode colapsar para dentro e, assim, aumentar a resistência das vias aéreas e diminuir o fluxo de ar nasal. As possíveis fontes iatrogênicas de fraqueza da cartilagem das *crura* laterais são a ressecção excessiva das cartilagens e o mau posicionamento cefálico das *crura* laterais.[17]
- Um desvio grave do septo caudal pode resultar em obstrução devido à diminuição da seção transversal da via aérea. Lembre-se de que, na lei de Poiseuille, o raio da área da seção

3.3 Anatomia Nasal e Fluxo de Ar

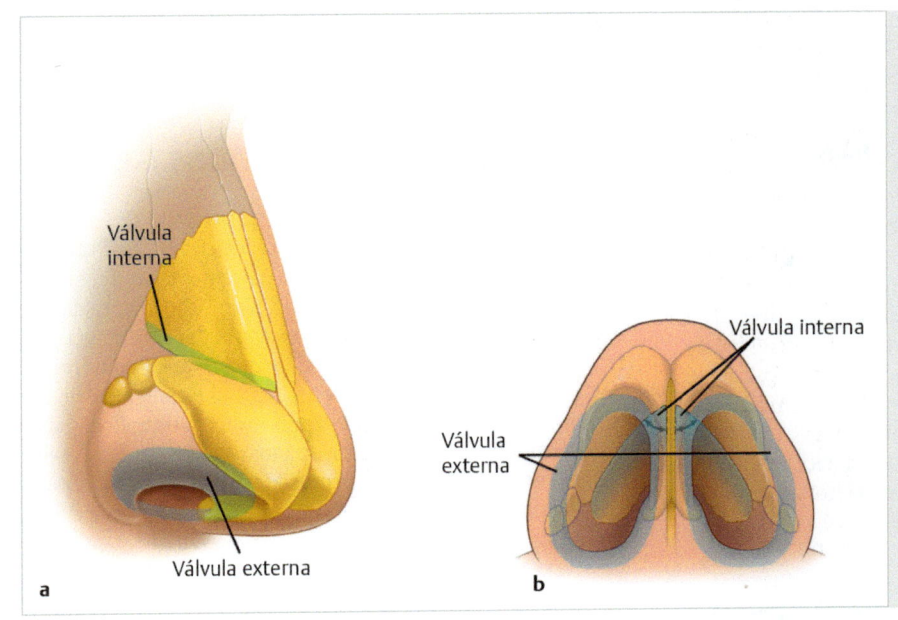

Fig. 3.2 (a, b) As válvulas nasais interna e externa são dois dos locais mais comuns em que a variação anatômica pode levar à obstrução do fluxo aéreo nasal. A válvula nasal interna é criada pela junção da cartilagem lateral superior e do septo. A válvula nasal externa é formada pela cartilagem alar, pela soleira nasal, pelo septo caudal e pela *crus* medial.

transversal está relacionado com mudança na pressão do fluxo de ar nessa área. Portanto, um desvio grave do septo caudal, que diminui a área da seção transversal, contribuirá para aumentar a resistência das vias aéreas e a obstrução nasal. Da mesma forma, *crura* mediais encurtadas podem resultar no alargamento da columela e no estreitamento da narina, produzindo o mesmo efeito.

3.3.2 Válvula Nasal Interna

- A válvula nasal interna é a parte mais estreita das passagens nasais. A válvula é formada pela junção da cartilagem lateral superior (ULC) com o septo dorsal e o corneto inferior posteriormente. Diz-se que a obstrução interna da válvula nasal é causada quando o ângulo entre o septo e a ULC é menor que 10 a 15 graus (▶ Fig. 3.3).[18]
- Há muitas causas para o colapso da válvula nasal interna, incluindo uma parede lateral nasal fraca, envelhecimento e fraqueza dos músculos alares e trauma. As causas iatrogênicas incluem a ressecção excessiva de uma giba dorsal e a falha em recolocar as ULCs no septo. A cicatrização também pode ser uma possível fonte de obstrução da válvula nasal interna.
- A obstrução das vias aéreas no nível da válvula nasal interna pode ocorrer devido ao desvio do septo, à hipertrofia do corneto inferior ou ao colapso das ULCs ou da parede nasal lateral.
- Os enxertos expansores são um dos métodos mais comuns para tratar o colapso da válvula nasal interna.[19]

3.3.3 Septo

- O septo é composto por um componente cartilaginoso anteriormente e um componente ósseo posteriormente. Inferiormente, o septo articula-se com a espinha nasal da maxila e compreende uma parte das válvulas nasais interna e externa. O desvio de septo é extremamente comum e o desvio de septo grave pode levar à obstrução das vias aéreas. O septo também atua como uma estrutura de suporte para o nariz, e danos ao septo, como perfuração, podem causar complicações, por

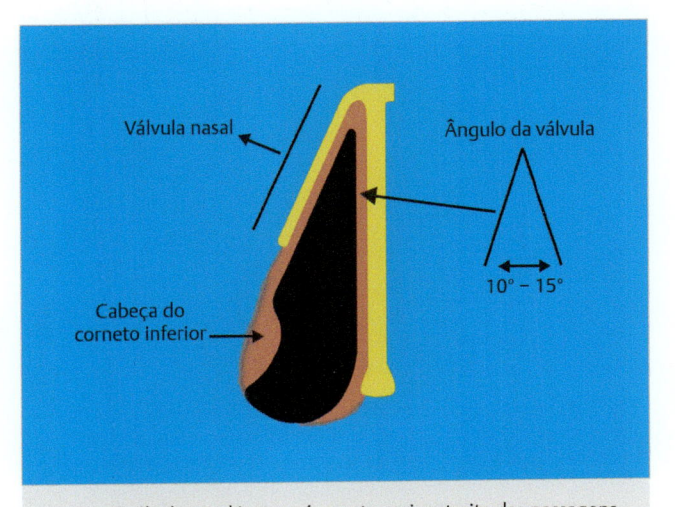

Fig. 3.3 A válvula nasal interna é a parte mais estreita das passagens nasais, com um ângulo de 10 a 15 graus. Qualquer diminuição nesse ângulo, seja permanente ou transitória, pode levar à obstrução nasal. A natureza estreita dessa válvula nasal a torna propensa ao colapso.

exemplo sangramento, formação de crostas e deformidades externas, como nariz em sela (▶ Fig. 3.4).
- A correção cirúrgica do septo pode ser abordada tanto por métodos abertos quanto endoscópicos e, mais comumente, envolve o reposicionamento do septo na linha média e a ressecção de desvios ou esporões. Embora seja verdade que a maioria dos pacientes tenha algum componente de desvio de septo, nem todos esses pacientes apresentarão obstrução nasal. Portanto, é essencial avaliar os sintomas antes de realizar a correção de um desvio de septo.[20]

3.3.4 Cornetos

- Os cornetos, também chamados de turbinas ou conchas nasais, são estruturas mucosas e ósseas que se estendem medialmente

Fisiologia Nasal

a partir da parede nasal lateral. Os cornetos contêm o neuroepitélio responsável pelo olfato e servem como mecanismo de umidificação das vias aéreas, filtragem, regulação e sensação do fluxo de ar.[4]

- A fonte mais comum de obstrução causada pelos cornetos é a hipertrofia do corneto inferior, que pode estreitar o ângulo da válvula nasal interna. Entretanto, o corneto bolhoso do corneto médio também pode resultar em obstrução da via aérea nasal.[21]
- Como mencionado anteriormente, a mucosa da cavidade nasal se expande e contrai-se intermitentemente em um padrão conhecido como ciclo nasal. Essas alterações são devidas a diferentes distribuições de sangue através do tecido erétil da mucosa. Estímulos como estresse, emoção ou mudanças de temperatura no ar inspirado podem resultar em mudanças no fluxo sanguíneo nasal e no ciclo nasal.[19]
- Ao abordar a contribuição do corneto para a obstrução, deve-se considerar a hipertrofia óssea e da mucosa. O tratamento médico pode ser útil para a hipertrofia da mucosa e a inflamação, especialmente no caso de alergia. A hipertrofia óssea deve ser tratada com manobras cirúrgicas, como fratura externa e ressecção.

3.4 Avaliação Clínica das Vias Aéreas Nasais

- A primeira etapa da avaliação das vias aéreas nasais é um histórico e um exame físico focados. Os pacientes devem ser questionados sobre o início, o momento, a duração, a gravidade e quaisquer fatores que aliviem ou exacerbem os sintomas obstrutivos. Trauma anterior, cirurgia e presença de comorbidades, como apneia do sono, doença sinusal e asma, devem ser explorados. Os pacientes que apresentarem obstrução nasal unilateral, epistaxe recorrente ou piora subaguda progressiva devem ser avaliados quanto à presença de neoplasia. Todos os tratamentos atuais, inclusive o uso de *sprays* nasais e medicamentos para alergia, bem como o histórico de tabagismo e possíveis inalações tóxicas, devem ser avaliados. Deve-se obter um resumo das comorbidades e outros históricos médicos anteriores para avaliar quaisquer condições contribuintes.
- O exame físico começa externamente. O paciente deve-se sentar na cadeira de exame e ser solicitado a respirar normalmente. O colapso da parede nasal lateral (insuficiência) pode ser classificado como ocorrendo em duas zonas: a Zona 1 ocorre no nível da ULC e da rolagem, e a Zona 2 ocorre no nível da asa, semelhante ao que é tradicionalmente conhecido como colapso da válvula externa.
- O colapso das paredes nasais laterais com fluxo de ar laminar (inspiração silenciosa) pode ser classificado de 0 a 3, dependendo do grau de colapso em direção ao septo da parede nasal lateral.[22,23] O nariz externo também deve ser examinado quanto a evidências de desvio ou deformidades (como uma deformidade em V invertido) que possam apontar para uma fonte anatômica de obstrução (▶ Fig. 3.5).
- O examinador deve então prosseguir com o exame interno do nariz. A iluminação e o uso adequado de um espéculo nasal são essenciais para a realização de um exame completo. Deve-se observar a presença e a localização dos desvios septais, bem

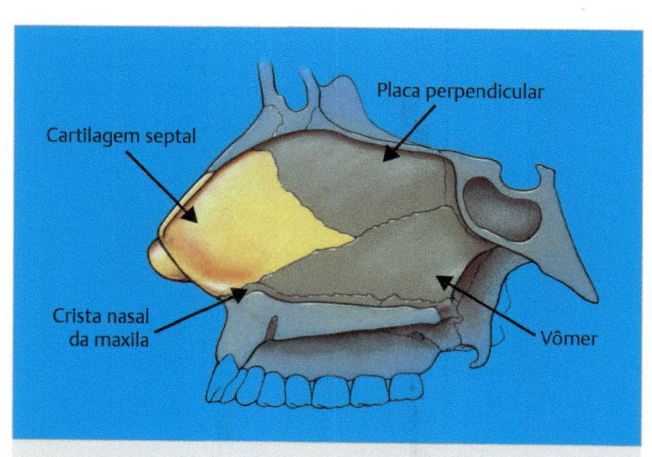

Fig. 3.4 O septo nasal é composto pela cartilagem e pelos componentes ósseos do vômer e da placa perpendicular. O septo articula-se com a crista nasal da maxila, e o desvio de qualquer um desses componentes pode ser uma fonte de obstrução nasal.

Sistema de classificação para colapso da parede nasal lateral	
Grau	Colapso
0	Sem movimento significativo da parede lateral
1	A parede lateral se move <33% da distância até o septo
2	A parede lateral se move de 33 a 66% da distância até o septo
3	A parede lateral se move >66% da distância até o septo

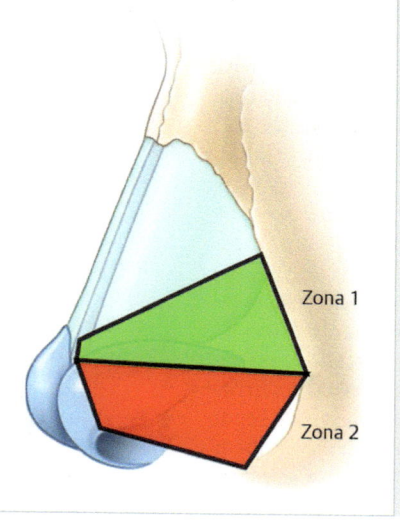

Fig. 3.5 O colapso da parede nasal lateral pode ser classificado em duas zonas diferentes da parede nasal lateral. A gravidade do colapso deve ser classificada em uma escala de quatro pontos (0-3), dependendo do grau de movimento em direção ao septo com inspiração tranquila.

como qualquer evidência de perfuração do septo ou esporão significativo. Os cornetos devem ser examinados; qualquer hipertrofia, crostas, tons azulados ou evidência de cirurgia anterior devem ser registrados. Descongestionantes tópicos podem ser aplicados para avaliar o grau de inchaço da mucosa. Os cornetos nasais que diminuem para o tamanho normal após a medicação podem exigir tratamento médico adicional para a resolução completa dos sintomas.

- Uma visão interna da estrutura nasal durante a respiração também é importante. Isso pode ser obtido com uma iluminação forte ou com um endoscópio. As cavidades nasais devem ser observadas quanto ao colapso interno, especificamente na área da válvula nasal interna.

- As manobras de *Cottle* e *Cottle* modificada são técnicas para verificar o colapso da válvula nasal externa e interna. A manobra de *Cottle* é realizada puxando a bochecha para cima e lateralmente, o que serve para reproduzir as ações pretendidas dos músculos alares que evitam o colapso da parede lateral e da válvula nasal interna durante a inspiração. A manobra de *Cottle* modificada é realizada colocando-se um aplicador com ponta de algodão no nariz e apoiando seletivamente a válvula nasal externa ou interna. A melhora com esse teste pode ajudar a prever a origem da obstrução, bem como indicar resultados mais favoráveis da cirurgia nasal.[24]

> **Dica de Especialista**
>
> Ferramentas e testes clínicos, como a medição da insuficiência da parede nasal lateral e o uso das manobras de Cottle e Cottle modificada, podem ajudar o clínico a distinguir entre diferentes fontes anatômicas de obstrução.

3.5 Medição das Vias Aéreas Nasais

3.5.1 Medição Quantitativa do Fluxo de Ar Nasal

- Existem várias técnicas para a medição quantitativa do fluxo de ar nasal, incluindo rinometria acústica, rinomanometria, pico de fluxo inspiratório nasal e imagem nasossinusal. Embora nenhum desses métodos seja considerado o padrão ouro para a avaliação do fluxo aéreo nasal, a compreensão de seus processos e resultados pode ser importante quando se consideram as diferenças entre a percepção do paciente e a função fisiológica do nariz. Além disso, a compreensão dos objetivos de cada método de medição pode ajudar a orientar as aplicações clínicas.

- A rinomanometria é uma medição da resistência das vias aéreas nasais.[15,25] Há dois métodos de medição, ativo e passivo, e as medições podem ser obtidas nas partes anterior e posterior da cavidade nasal. Cada uma dessas medições fornece um "instantâneo" do fluxo de ar nasal e da resistência em um determinado ponto do ciclo respiratório. Ela pode ser medida por meio de um método ativo ou passivo. A rinomanometria ativa envolve a medição do fluxo de ar nasal criado pela respiração do paciente. A rinomanometria passiva envolve a medição do fluxo de ar com o uso de um dispositivo externo para "bombear" o ar pelo nariz.

- As medições do fluxo de ar nasal anterior são obtidas com a colocação de um tubo sensor de pressão na válvula nasal externa ou na abertura da narina. Nesse método, cada passagem nasal é medida individualmente. As medições posteriores são obtidas colocando-se o tubo sensor de pressão na boca. Ele mede o fluxo de ar obtido com o relaxamento e o fluxo através da nasofaringe para a orofaringe e mede ambas as passagens nasais simultaneamente.

- Mais recentemente, a rinomanometria de quatro fases foi introduzida para combinar essas diferentes medições. As medições de quatro fases utilizam esses dois métodos para obter medições que mostram as alterações na resistência das vias aéreas nasais e no fluxo de ar durante o ciclo respiratório. Os resultados dessa medição se assemelham aos *loops* de fluxo-volume obtidos na espirometria e contêm informações sobre o fluxo de ar durante a aceleração e a desaceleração das fases inspiratória e expiratória do fluxo de ar nasal.

- A rinometria acústica (RA) é uma medida da anatomia da via aérea nasal.[1] Esse método usa ondas sonoras para determinar a área da seção transversal da via aérea em um ponto específico. Da mesma forma que um submarino pode "soar" para avaliar a distância até o fundo do mar, a RA usa a reflexão das ondas sonoras para determinar a área da seção transversal das passagens nasais.[26] Isso é então usado para calcular o volume da passagem nasal e a área da seção transversal do ponto mais estreito da passagem nasal. A rinometria acústica pode ser usada para determinar quais estruturas anatômicas do nariz, em particular, estão contribuindo mais para o estreitamento da via aérea nasal, e pode ser usada para examinar os efeitos da descongestão nas passagens nasais.

3.5.2 Medição Qualitativa das Vias Aéreas Nasais

- As medidas de resultados relatados pelo paciente (PROMs) são outra ferramenta que pode ajudar o médico a entender melhor a qualidade e a gravidade da obstrução nasal de um paciente. O uso de resultados relatados pelo paciente também pode ser útil para avaliar os resultados de tratamentos e intervenções com base na experiência dos sintomas, além de ajudar o médico a entender melhor o impacto que diferentes sintomas têm na qualidade de vida geral.[27] Entender os métodos de desenvolvimento e os usos pretendidos de um escore de resultados é essencial para garantir sua validade em um ambiente clínico.

- Há muitas medidas de resultados que foram projetadas, testadas e validadas para uso em pacientes com obstrução nasal. Algumas das medidas de resultados mais populares são a Nasal Obstructive Symptoms Evaluation Scale (NOSE), o Sino-Nasal Outcomes Test (SNOT-22) e a Standardized Cosmesis and Health Nasal Outcomes Survey (SCHNOS).

- O NOSE é uma avaliação com cinco perguntas, pontuadas em uma escala de 0 a 100, que avalia os sintomas de obstrução nasal.[28,29] Foi validado em pacientes submetidos a septoplastia e rinoplastia funcional. O SNOT-22 é uma avaliação com 20 perguntas, pontuada em uma escala de 0 a 110, que avalia os sintomas de inflamação nasossinusal, doença nasal e qualidade de vida geral.[30,31] Esse questionário avalia os sintomas de obstrução e doença nasal e da mucosa, bem como os resultados relacionados com a qualidade de vida. O escore SCHNOS avalia as preocupações estruturais e cosméticas e pode ser valioso na análise dos resultados da rinoplastia.[32] Essa pesquisa é particularmente útil para entender a gravidade e a extensão das preocupações estruturais e cosméticas de um paciente e como elas afetam a qualidade de vida geral. Isso pode ser útil para a seleção do paciente, bem como para o planejamento cirúrgico e a tomada de decisão compartilhada.[33]

3.6 Conclusão

Uma compreensão abrangente das principais estruturas anatômicas, bem como da fisiologia nasal e dos comportamentos da mucosa, é essencial para garantir um diagnóstico preciso e o tratamento ideal das vias aéreas nasais. A válvula nasal interna é o local mais comum de obstrução nasal, e o colapso nesse local geralmente é causado por anormalidades na estrutura nasal. A cirurgia é necessária para tratar a maioria das fontes anatômicas de obstrução da válvula nasal interna. A hipertrofia do corneto inferior é outra fonte comum de obstrução nasal devido à sua relação com a válvula nasal interna. A obstrução no nível da válvula nasal externa geralmente é causada por uma estrutura cartilaginosa fraca ou por um desvio caudal do septo. O exame das vias aéreas nasais deve incluir a avaliação da zona e do grau de colapso da parede nasal lateral para melhor caracterizar o local e a gravidade da obstrução.

Referências

[1] Deems DA, Doty RL, Settle RG, et al. Smell and taste disorders, a study of 750 patients from the University of Pennsylvania Smell and Taste Center. Arch Otolaryngol Head Neck Surg. 1991; 117(5):519-528
[2] Franciscus RG, Trinkaus E. Nasal morphology and the emergence of Homo erectus. Am J Phys Anthropol. 1988; 75(4):517-527
[3] Pinto JM, Wroblewski KE, Kern DW, Schumm LP, McClintock MK. Olfactory dysfunction predicts 5-year mortality in older adults. PLoS One. 2014; 9(10): e107541
[4] Patel ZM, Holbrook EH, Turner JH, et al. International consensus statement on allergy and rhinology: olfaction. Int Forum Allergy Rhinol. 2022; 12(4):327-680
[5] Prevalence and risk factors of taste and smell impairment in a nationwide representative sample of the US population: a cross-sectional study. Accessed January 21, 2023. https://pubmed-ncbi-nlm-nih-gov.laneproxy.stanford.edu/28157672/
[6] Hadley K, Orlandi RR, Fong KJ. Basic anatomy and physiology of olfaction and taste. Otolaryngol Clin North Am. 2004; 37(6):1115-1126
[7] Sicard RM, Shah R, Frank-Ito DO. Analyses on the influence of normal nasal morphological variations on odorant transport to the olfactory cleft. Inhal Toxicol. 2022; 34(11–12):350-358
[8] Ingelstedt S. Humidifying capacity of the nose. Ann Otol Rhinol Laryngol. 1970; 79(3):475-480
[9] Hanna LM, Scherer PW. A theoretical model of localized heat and water vapor transport in the human respiratory tract. J Biomech Eng. 1986; 108(1):19-27
[10] Schwab JA, Zenkel M. Filtration of particulates in the human nose. Laryngoscope. 1998; 108(1 Pt 1):120-124
[11] Keeler JA, Patki A, Woodard CR, Frank-Ito DO. A computational study of nasal spray deposition pattern in four ethnic groups. J Aerosol Med Pulm Drug Deliv. 2016; 29(2):153-166
[12] Moran DT, Jafek BW, Rowley JC, III. The vomeronasal (Jacobson's) organ in man: ultrastructure and frequency of occurrence. J Steroid Biochem Mol Biol. 1991; 39 4B:545-552
[13] Howard BK, Rohrich RJ. Understanding the nasal airway: principles and practice. Plast Reconstr Surg. 2002; 109(3):1128–1146, quiz 1145-1146
[14] Keeler J, Most SP. Measuring nasal obstruction. Facial Plast Surg Clin North Am. 2016; 24(3):315-322
[15] O'Neill G, Tolley NS. Theoretical considerations of nasal airflow mechanics and surgical implications. Clin Otolaryngol Allied Sci. 1988; 13(4):273-277
[16] Constantian MB. The incompetent external nasal valve: pathophysiology and treatment in primary and secondary rhinoplasty. Plast Reconstr Surg. 1994; 93(5):919–931, discussion 932-933
[17] Hamilton GS, III. The external nasal valve. Facial Plast Surg Clin North Am. 2017; 25(2):179-194
[18] Goode RL. Surgery of the incompetent nasal valve. Laryngoscope. 1985; 95 (5):546-555
[19] Friedman O, Cekic E, Gunel C. Functional rhinoplasty. Facial Plast Surg Clin North Am. 2017; 25(2):195-199
[20] Most SP, Rudy SF. Septoplasty: basic and advanced techniques. Facial Plast Surg Clin North Am. 2017; 25(2):161-169
[21] Blaugrund SM. Nasal obstruction. The nasal septum and concha bullosa. Otolaryngol Clin North Am. 1989; 22(2):291-306
[22] Most SP. Trends in functional rhinoplasty. Arch Facial Plast Surg. 2008; 10(6): 410-413
[23] Tsao GJ, Fijalkowski N, Most SP. Validation of a grading system for lateral nasal wall insufficiency. Allergy Rhinol (Providence). 2013; 4(2):e66-e68
[24] Fung E, Hong P, Moore C, Taylor SM. The effectiveness of modified Cottle maneuver in predicting outcomes in functional rhinoplasty. Plast Surg Int. 2014; 2014:618313
[25] Clement PA, Gordts F, Standardisation Committee on Objective Assessment of the Nasal Airway, IRS, and ERS. Consensus report on acoustic rhinometry and rhinomanometry. Rhinology. 2005; 43(3):169-179
[26] Hilberg O, Jackson AC, Swift DL, Pedersen OF. Acoustic rhinometry: evaluation of nasal cavity geometry by acoustic reflection. J Appl Physiol. 1989; 66(1):295-303
[27] Mokkink LB, Terwee CB, Patrick DL, et al. The COSMIN checklist for assessing the methodological quality of studies on measurement properties of health status measurement instruments: an international Delphi study. Qual Life Res. 2010; 19(4):539-549
[28] Stewart MG, Witsell DL, Smith TL, Weaver EM, Yueh B, Hannley MT. Development and validation of the Nasal Obstruction Symptom Evaluation (NOSE) scale. Otolaryngol Head Neck Surg. 2004; 130(2):157-163
[29] Most SP. Analysis of outcomes after functional rhinoplasty using a disease- specific quality-of-life instrument. Arch Facial Plast Surg. 2006; 8(5):306-309
[30] Khan AH, Reaney M, Guillemin I, et al. Development of Sinonasal Outcome Test (SNOT-22) domains in chronic rhinosinusitis with nasal polyps. Laryngoscope. 2022; 132(5):933-941
[31] Psychometric validity of the 22-item Sinonasal Outcome Test. Accessed January 21, 2023. https://pubmed-ncbi-nlm-nih-gov.laneproxy.stanford.edu/19793277/
[32] Moubayed SP, Ioannidis JPA, Saltychev M, Most SP. The 10-item Standardized Cosmesis and Health Nasal Outcomes Survey (SCHNOS) for functional and cosmetic rhinoplasty. JAMA Facial Plast Surg. 2018; 20(1):37-42
[33] Okland TS, Patel P, Liu GS, Most SP. Using nasal self-esteem to predict revision in cosmetic rhinoplasty. Aesthet Surg J. 2021; 41(6):652-656

4 Manejo Médico de Distúrbios Rinológicos em Pacientes com Rinoplastia

C. Spencer Cochran ▪ Paul N. Afrooz

Resumo

Embora muitos pacientes busquem a rinoplastia por questões puramente estéticas, muitos deles também apresentam comprometimento da função nasal devido a condições rinológicas, processos de doenças e anormalidades estruturais. Qualquer uma das funções nasais pode ser alterada ou prejudicada por anormalidades estruturais ou funcionais decorrentes de processos de doenças nasossinusais, e as funções que são afetadas por doenças da mucosa são particularmente importantes para o cirurgião de rinoplastia. Uma compreensão completa da função nasal e do impacto dos processos de doenças rinológicas, juntamente com o controle farmacológico, é fundamental para o sucesso geral do cirurgião de rinoplastia.

Palavras-chave: Rinoplastia, rinite, alergia, rinossinusite, distúrbio rinológico, anti-histamínicos, esteroides

Pontos Principais

- A rinite alérgica pode-se apresentar como uma única doença rinológica, ou pode coexistir ou contribuir para outros processos de doenças rinológicas.
- A rinite alérgica não impede que o paciente seja submetido à rinoplastia; no entanto, o controle adequado dos sintomas alérgicos deve preceder a intervenção cirúrgica.
- Outros processos de doenças rinológicas podem justificar uma avaliação otorrinolaringológica antes de prosseguir com a cirurgia.
- A otimização dos sintomas nasais do paciente antes da cirurgia melhorará a satisfação do paciente no período pós-operatório.

Dica de Especialista

Uma compreensão completa da função nasal e do impacto dos processos de doenças rinológicas é fundamental para o sucesso geral do cirurgião de rinoplastia.

Distúrbios nasais

Distúrbios inflamatórios
- Rinite alérgica.
- Rinossinusite aguda.
- Rinossinusite crônica.
- Rinossinusite fúngica alérgica.
- Polipose nasal.

Anormalidades estruturais
- Desvio de septo.
- Colapso da válvula nasal interna/externa.
- Hipertrofia do corneto.
- Hipertrofia adenoideana.

Distúrbios não inflamatórios
- Rinite não alérgica.
- Rinite vasomotora.
- Rinite medicamentosa.
- Rinite atrófica.

Outros distúrbios ou distúrbios do sistema
- Granulomatose de Wegener.
- Sarcoidose.
- Lesões destrutivas induzidas pela cocaína.

4.1 Introdução

Embora alguns pacientes se submetam à rinoplastia por motivos estéticos, muitos deles buscam a avaliação cirúrgica inicial para a correção de problemas funcionais no nariz, como obstrução ou congestão nasal.

O nariz desempenha as seguintes funções principais[1] das vias aéreas superiores:
- Respiração.
- Olfato.
- Umidificação.
- Modificação de temperatura.
- Filtragem de partículas.
- Fonação.

Qualquer uma dessas funções nasais pode ser alterada ou prejudicada por anormalidades estruturais ou funcionais decorrentes de processos de doenças nasossinusais, e as funções que são afetadas por doenças da mucosa são particularmente importantes para o cirurgião de rinoplastia.

4.2 Distúrbios Inflamatórios do Nariz e dos Seios Paranasais

- A mucosa nasal e seu manto mucociliar atuam como a barreira inicial contra infecções e insultos ambientais. Assim, a mucosa intranasal e os seios paranasais são locais frequentes de inflamação alérgica e não alérgica. A compreensão da fisiopatologia subjacente dos distúrbios inflamatórios pode melhorar a seleção dos tratamentos dessas condições e seu impacto nos resultados funcionais dos pacientes de rinoplastia.

4.2.1 Rinite Alérgica

- A rinite alérgica é uma reação alérgica do tipo I na qual a imunoglobulina E (IgE) específica do alérgeno ligada aos mastócitos nasais interage com um alérgeno inalante para produzir os

seguintes sintomas de rinite alérgica: espirros, prurido, congestão, rinorreia e secreção nasal.
- A sensibilização refere-se ao processo no qual o sistema imunológico é acionado para reconhecer um alérgeno, levando ao desenvolvimento de linfócitos T, linfócitos B e IgE específica para alérgenos. Em exposições subsequentes, o mesmo alérgeno pode-se ligar simultaneamente a duas moléculas de IgE específicas para alérgenos adjacentes na superfície do mastócito, desencadeando a degranulação da célula e a liberação de histamina e outros mediadores inflamatórios.[2]
- Essa reação é chamada de resposta de fase inicial e leva ao início imediato de sintomas como espirros, rinorreia e congestão. Esse processo, por sua vez, leva ao recrutamento adicional de neutrófilos, linfócitos e eosinófilos. Uma vez no local da degranulação inicial do mastócito, essas células inflamatórias dão origem a uma reação inflamatória autossustentável conhecida como resposta de fase tardia, que é menos grave, mas mais prolongada do que a resposta da fase inicial.

Agentes farmacológicos para rinite alérgica

Terapia-alvo
- Anti-histamínicos.
- Descongestionantes.
- Anticolinérgicos.
- Antileucotrienos.
- Estabilizadores de mastócitos.
- Mucolíticos.

Imunomodulação
- Corticosteroides intranasais.
- Corticosteroides sistêmicos.
- Imunoterapia.

- O tratamento da rinite alérgica começa com a evitação, que impede a formação de IgE específica para o antígeno e elimina o ponto de início da cascata alérgica. Na realidade, é difícil evitar, e os pacientes precisam contar com o controle médico para tratar os sintomas da alergia.
- O tratamento médico da rinite alérgica envolve tanto a terapia-alvo quanto a imunomodulação. Formas direcionadas de terapia (anti-histamínicos, descongestionantes, mucolíticos, anticolinérgicos, antileucotrienos e estabilizadores de mastócitos) abordam os efeitos mediadores da alergia, enquanto a imunomodulação (esteroides tópicos ou sistêmicos, imunoterapia e, potencialmente, anticorpos monoclonais) evita o início e reduz a resposta alérgica.
- A alergia pode-se apresentar como uma única doença rinológica, ou pode coexistir ou contribuir para outros processos de doenças rinológicas. Por exemplo, a alergia produz edema da mucosa, que pode levar à sinusite por meio de obstrução dos óstios e preparar o terreno para uma infecção bacteriana secundária.[3,]

4.3 Rinossinusite Aguda

Rinossinusite aguda: Critérios de diagnóstico

Critérios principais
- Dor/pressão facial.
- Obstrução nasal.
- Corrimento nasal.
- Hiposmia/anosmia.
- Purulência na cavidade nasal.
- Febre.

Critérios menores
- Dor de cabeça.
- Febre.
- Halitose.
- Fadiga.
- Dor dentária.
- Otalgia/pressão/plenitude.

- A rinossinusite aguda (ARS) é um estado inflamatório que envolve os seios paranasais e a mucosa intranasal. Ela é definida como um processo infeccioso discreto que dura menos de 4 semanas.[4] O diagnóstico de ARS é estabelecido por uma forte história de dois ou mais fatores principais, um fator principal mais dois fatores secundários ou purulência nasal ao exame.[5] Alergia, anormalidades estruturais, fibrose cística, defeitos nos cílios, infecções virais ou bacterianas e imunossupressão podem contribuir para o desenvolvimento da ARS.
- Antibióticos e descongestionantes são os pilares do tratamento da ARS bacteriana.

Dica de Especialista

A rinoplastia é geralmente contraindicada na presença de infecção ativa.

4.3.1 Rinossinusite Crônica

- A rinossinusite crônica (CRS), um estado inflamatório que difere em duração da ARS, foi formalmente definida em 2002 pela Task Force for Defining Chronic Rhinosinusitis como um "grupo de distúrbios caracterizados por inflamação da mucosa do nariz e dos seios paranasais com pelo menos 12 semanas de duração".[5]
- Embora a infecção certamente possa representar um componente da CRS, está ficando cada vez mais claro que há uma causa multifatorial e uma inter-relação entre muitos d o s distúrbios inflamatórios do nariz e dos seios paranasais.[6]
- O tratamento da CRS é clínico, com a cirurgia endoscópica funcional dos seios paranasais (FESS) reservada para os casos de insucesso do tratamento. Vários estudos indicam que a cirurgia sinusal no momento da rinoplastia pode ser uma opção viável na ausência de sinais de infecção.[7]

4.3.2 Rinossinusite Fúngica Alérgica

- A rinossinusite fúngica alérgica (AFS) representa um processo de doença nasossinusal mediado imunologicamente, e não um processo infeccioso. A inflamação associada à AFS provavelmente está relacionada com a quimiotaxia e a degranulação de eosinófilos. O diagnóstico de AFS é estabelecido pelas características de hipersensibilidade mediada por IgE, polipose nasal, achados característicos de tomografia computadorizada (CT) ou ressonância magnética (MRI), mucina fúngica alérgica e coloração fúngica positiva do conteúdo nasossinusal.
- O controle de longo prazo da sinusite fúngica alérgica requer a eliminação do antígeno fúngico (geralmente exigindo cirurgia) e o controle de sua recorrência por meio de imunomodulação (imunoterapia ou corticosteroides) ou antimicrobianos fungistáticos.[8]

4.3.3 Polipose Nasal

- A polipose nasal é o resultado da inflamação intranasal e pode-se apresentar como um fenômeno isolado, denominado polipose nasal idiopática, ou como um componente de outras doenças rinológicas, como a sinusite fúngica alérgica.
- A tríade de Samter refere-se à polipose nasal, além de asma e alergia ou sensibilidade à aspirina. A polipose nasal inflamatória é geralmente uma doença bilateral e, quando unilateral, pode significar um processo neoplásico.
- O tratamento da polipose nasal envolve a administração de antileucotrienos, corticosteroides tópicos, corticosteroides sistêmicos e, muitas vezes, a redução de volume no contexto da cirurgia endoscópica funcional dos seios paranasais. Embora os *sprays* nasais de corticosteroides sejam eficazes no tratamento de pólipos nasais pequenos e na prevenção do recrescimento dos pólipos após a cirurgia nasal e sinusal, as grandes massas de pólipos que bloqueiam essencialmente a passagem nasal geralmente não cedem à terapia tópica.

4.4 Distúrbios Rinológicos Não Inflamatórios

4.4.1 Rinite Medicamentosa

- A rinite medicamentosa refere-se à rinite de rebote e à congestão da mucosa nasal resultantes da interrupção repentina do uso de descongestionantes tópicos após uso prolongado.
- O tratamento é de suporte e implica a abstinência absoluta de outros descongestionantes tópicos. *Sprays* de esteroides tópicos e até mesmo esteroides sistêmicos podem ser benéficos para atenuar a hiperemia e o edema da mucosa.

4.4.2 Rinite Pós-Rinoplastia

- Após a rinoplastia, alguns pacientes se queixam de obstrução nasal. Beekhuis[9] relatou uma incidência de 10% de obstrução nasal sintomática em sua série de pacientes com rinoplastia.
- O tratamento geralmente é expectante, mas descongestionantes orais, *sprays* tópicos de esteroides nasais e irrigação nasal com soro fisiológico podem ser úteis.

4.4.3 Rinite Atrófica

- A ressecção excessiva de estruturas intranasais, como o corneto médio ou inferior, pode levar à atrofia da mucosa nasal com sintomas subsequentes de ressecamento, formação de crostas e obstrução nasal.
- A solução salina nasal pode proporcionar alívio sintomático.

4.5 Agentes Farmacológicos

4.5.1 Anti-Histamínicos

- A histamina que é liberada pelos mastócitos na resposta alérgica causa vasodilatação e aumento da permeabilidade vascular. As reações de fase inicial à histamina produzem sintomas como espirros, rinorreia e congestão. As reações de fase tardia incluem o recrutamento de eosinófilos, a adesão celular e os efeitos dos leucotrienos.

Anti-histamínicos orais

Primeira geração
- Clorfeniramina.
- Clemastina.
- Difenidramina.
- Hidroxizina.
- Prometazina.

Segunda e terceira gerações
- Cetirizina.
- Fexofenadina.
- Loratadina.
- Desloratadina.
- Norastemizol.

- Os anti-histamínicos são agentes desenvolvidos para bloquear a histamina que é liberada em resposta à exposição a um alérgeno. Os anti-histamínicos de primeira geração ligam-se de forma competitiva aos receptores H1 e atenuam efetivamente os efeitos locais da histamina. Infelizmente, sua natureza lipofílica permite que eles atravessem a barreira hematoencefálica e tenham efeitos colaterais no sistema nervoso central, como sedação, diminuição do desempenho cognitivo, diminuição da coordenação motora e comprometimento da interpretação central da entrada vestibular.[10] Além disso, os anti-histamínicos de primeira geração têm efeitos anticolinérgicos, como xerostomia e retenção urinária. A estimulação paradoxal por anti-histamínicos pode ser observada em bebês e pacientes idosos.
- Os anti-histamínicos de segunda e terceira geração mais recentes se ligam aos receptores H1 de forma não competitiva, são lipofóbicos e têm atividade anticolinérgica mínima. Como resultado, eles estão associados a menos efeitos colaterais, incluindo menos sedação, menos depressão psicomotora e menos efeitos anticolinérgicos.[11] Eles não demonstram o fenômeno de tolerância aos anti-histamínicos, ou "taquifilaxia", que foi observado nos compostos de primeira geração. Além disso, os anti-histamínicos mais novos também atuam diretamente nos mediadores inflamatórios, diminuindo sua produção ou anulando seus efeitos. Os perfis de eficácia dos anti-histamínicos de última geração são semelhantes aos dos anti-histamínicos sedativos no que diz respeito à atenuação

dos sintomas irritativos da rinite alérgica, que incluem espirros, prurido e rinorreia; no entanto, nenhum deles é eficaz no alívio da congestão.[12,13] Por esse motivo, os anti-histamínicos e os descongestionantes, como a pseudoefedrina, são frequentemente combinados.

- Um movimento em direção às preparações tópicas no tratamento da rinite alérgica incluiu o desenvolvimento de vários anti-histamínicos administrados dessa forma. O primeiro anti-histamínico intranasal introduzido nos Estados Unidos foi a azelastina, que parece ser equivalente a outros anti-histamínicos em termos de potência.
- Como a eficácia é semelhante entre os anti-histamínicos de gerações mais antigas e mais recentes, a seleção deve-se basear na segurança, no custo, na experiência do médico e na preferência individual.

> **Dica de Especialista**
>
> *Os pacientes de rinoplastia que têm rinite alérgica sintomática e que tomam anti-histamínicos devem continuar com seu regime de medicação no período perioperatório.*

4.5.2 Descongestionantes

- Os descongestionantes exercem um efeito simpaticomimético ao deslocar a norepinefrina dos receptores simpáticos pré-sinápticos e ao bloquear a recaptação da norepinefrina, resultando em contração do músculo liso e vasoconstrição. Os descongestionantes estão disponíveis como agentes tópicos ou sistêmicos.
- As formulações sistêmicas (pseudoefedrina e fenilpropanolamina) atingem níveis máximos em 1 a 3 horas e têm meia-vida de 3 a 4 horas. Elas são administradas isoladamente ou como componente de muitas preparações para resfriados e alergias de venda livre.
- Além disso, os descongestionantes podem ser formulados com anti-histamínicos de prescrição médica (p. ex., Allegra-D) para aliviar a congestão nasal, o complexo de sintomas alérgicos que não é tratado pelos anti-histamínicos isoladamente. Como é o caso das combinações de venda livre, o descongestionante mais comumente combinado com um anti-histamínico é a pseudoefedrina, em uma dose diária total de 180 a 240 mg.

> **Dica de Especialista**
>
> *A congestão nasal não é tratada apenas com anti-histamínicos, e muitos anti-histamínicos são formulados com um descongestionante adicional.*

- Os descongestionantes têm seus efeitos colaterais. O efeito colateral mais comum dos descongestionantes administrados por via sistêmica é a estimulação cardiovascular. Outros efeitos estimulantes cardiovasculares desses medicamentos incluem taquicardia, palpitações e até arritmias. A estimulação do sistema nervoso central produzida pelos descongestionantes geralmente se manifesta como ansiedade e insônia.
- Além disso, os efeitos colaterais estimulantes dos descongestionantes sistêmicos são potencializados por antidepressivos tricíclicos e inibidores da monoamina oxidase (MAO). A potencialização pelos inibidores da MAO pode persistir por até duas semanas após a interrupção desses medicamentos. Portanto, os descongestionantes sistêmicos devem ser administrados com cautela e em doses reduzidas em pacientes com hipertensão, doença arterial coronariana aterosclerótica e/ou hipertireoidismo, em pacientes que tomam inibidores da MAO e em pacientes com retenção urinária.
- Os descongestionantes tópicos (oximetazolina e fenilefrina) têm um início de ação de 5 minutos e uma duração de mais de 6 horas. Eles têm uma potência local maior e menos efeitos sistêmicos em comparação com os descongestionantes sistêmicos.
- Um problema frequentemente encontrado associado ao uso prolongado de descongestionantes tópicos é a rinite medicamentosa; no entanto, o risco de rinite medicamentosa pode ser minimizado ao limitar o uso de descongestionantes tópicos a apenas 3 a 5 dias.
- Descongestionantes tópicos e sistêmicos podem ser uma modalidade de tratamento sintomático benéfica para pacientes após a septorrinoplastia para ajudar a reduzir a congestão pós-operatória e a obstrução nasal.

4.5.3 Solução Salina Nasal

- A solução salina tópica nasal tem sido usada como adjuvante no tratamento de vários distúrbios rinológicos, bem como no cuidado pós-operatório de pacientes submetidos a rinoplastia ou cirurgia endoscópica dos seios paranasais. A solução salina facilita a remoção de coágulos sanguíneos e secreções, especialmente quando os *splints* nasais estão instalados.

4.5.4 Anticolinérgicos

- As preparações anticolinérgicas tópicas (brometo de ipratrópio) diminuem o tônus parassimpático localmente para diminuir a rinorreia aquosa, uma queixa comum em pacientes com rinite alérgica. Entretanto, não reduzem a congestão, a irritação, a coceira ou os espirros. O brometo de ipratrópio está disponível nas dosagens de 0,03 e 0,06% em um *spray* com bomba dosadora para uso intranasal. A dosagem de 0,06% é usada principalmente para aliviar a rinorreia inicial do resfriado comum, enquanto a concentração de 0,03% é usada para controlar a rinorreia causada por rinite vasomotora, rinite perene não alérgica, rinite perene alérgica e rinite gustativa.[14,15]
- O fator mais importante é uma dose suficiente no início do dia para controlar os sintomas, com doses adicionais conforme necessário. O regime de dosagem recomendado é de dois *sprays* em cada narina pela manhã, ao acordar, com doses subsequentes de dois *sprays* no meio da tarde e à noite, se necessário. Muitas vezes, apenas a dose matinal é suficiente. Nessas circunstâncias, o uso do anticolinérgico tópico não é curativo, mas, muitas vezes, controla os sintomas que são extremamente incômodos para o paciente. Os efeitos colaterais do ipratrópio tópico nasal são mínimos, e seu uso em longo prazo não parece apresentar problemas até o momento.

4.5.5 Antagonistas dos Receptores de Leucotrienos

- Embora a histamina desempenhe um papel importante como principal responsável pela reação alérgica, os leucotrienos são um grupo de mediadores inflamatórios que desempenham um papel de apoio na inflamação nasossinusal. Os efeitos biológicos dos leucotrienos cisteínicos (LTC4, LTD4, LTE4) podem agir para desencadear vários processos importantes para a inflamação da mucosa respiratória, incluindo quimiotaxia de células inflamatórias (p. ex., neutrófilos, linfócitos, eosinófilos), aumento da permeabilidade dos vasos e vasodilatação.[16,17]

- A identificação dos leucotrienos como importantes mediadores da inflamação alérgica despertou o interesse no potencial que o bloqueio de seu efeito poderia ter sobre a resposta alérgica.
- Os agentes modificadores de leucotrienos, como o montelucaste, tiveram primeiro um efeito positivo no controle da asma e depois uma aplicação rinológica benéfica no tratamento da rinite alérgica, da sensibilidade à aspirina (tríade de Samter) e da polipose nasal idiopática. Vários estudos comprovaram sua eficácia no alívio dos sintomas congestivos da rinite alérgica, bem como dos espirros e da rinorreia.[18] Como eles melhoram a produção de muco e a congestão, o efeito do tratamento de um inibidor de leucotrieno com um antagonista H1 pode ser aditivo.

4.5.6 Estabilizadores de Mastócitos

- O cromoglicato de sódio (Nasalcrom, Intal) e o nedocromil (Tilade) exercem efeitos diretos sobre os mastócitos, inibindo sua degranulação dependente de cálcio em resposta à exposição ao alérgeno, embora o mecanismo exato de sua ação continue sendo uma questão de conjectura. O resultado é a prevenção de uma reação alérgica quando usado antes da exposição a um antígeno.[19] Esses agentes também podem exercer uma inibição de fase tardia de eosinófilos e neutrófilos.
- Embora sejam ineficazes se administrados imediatamente após a exposição ao alérgeno, eles são bons para a alergia situacional antecipada se usados de 3 a 7 dias antes da exposição ao antígeno incitante.

4.5.7 Corticosteroides

- Os corticosteroides, tanto sistêmicos quanto tópicos, são potentes agentes anti-inflamatórios com aplicações gerais no tratamento da inflamação tecidual, seja ela relacionada com edema cirúrgico, fenômenos alérgicos ou infecção.
- A rinologia também adotou a eficácia dos corticosteroides, conforme evidenciado pela ampla aceitação dos esteroides tópicos nasais como agentes de primeira linha no tratamento da rinite alérgica e seu uso crescente no tratamento da inflamação sinonasal crônica.
- Embora as formas direcionadas de terapia abordem os efeitos mediadores da inflamação, os corticosteroides exercem um efeito imunomodulador para evitar o início e reduzir a regulação das respostas inflamatórias. Os corticosteroides reduzem o influxo de células inflamatórias, atenuam a disponibilidade de mediadores inflamatórios e reduzem o desenvolvimento da hiper-responsividade. Os corticosteroides, em virtude de sua natureza lipofílica, entram diretamente na célula-alvo e ligam-se a um receptor de esteroides. O receptor ligado ao esteroide altera a transcrição do mRNA e, por fim, a tradução da proteína para alterar a expressão dos mediadores inflamatórios. Os corticosteroides apresentam um profundo efeito inibitório na produção de citocinas pró-inflamatórias, como interleucina-1 (IL-1), IL-2, IL-2 R, interferon-alfa e fator de necrose tumoral.

Na rinite alérgica, a eficácia dos corticosteroides na atenuação das reações da fase inicial e das reações da fase final foi bem estabelecida.

4.5.8 Corticosteroides Intranasais Tópicos

- Ao contrário dos corticosteroides sistêmicos, que afetam quase exclusivamente a reação alérgica de fase tardia, o pré-tratamento com corticosteroides tópicos nasais por até uma semana tem um efeito benéfico nas reações alérgicas de fase aguda e tardia. Os esteroides tópicos diminuem o recrutamento e a migração de eosinófilos, além de aumentar a apoptose. Além disso, eles atenuam o efeito dos basófilos e mastócitos ao diminuir a quantidade de histamina. No entanto, vale a pena enfatizar que esses compostos não impedem a reação alérgica, mas simplesmente atenuam os efeitos dos mediadores assim liberados.

> **Dica de Especialista**
>
> Os esteroides nasais tópicos agem localmente na mucosa nasal e, como sua ação anti-inflamatória é inespecífica, são úteis no tratamento de rinite alérgica e não alérgica.

- A dosagem eficaz requer o uso regular de esteroides tópicos nasais. É possível obter alguma eficácia após a administração de uma única dose, mas o benefício completo requer o uso regular. O uso eficaz de corticosteroides nasais (como com qualquer preparação nasal) começa com a capacidade do medicamento de penetrar na cavidade nasal e entrar em contato com a mucosa-alvo. Por esse motivo, os pacientes com desvio septal grave e/ou cornetos inferiores acentuadamente hipertróficos se beneficiarão consideravelmente menos do uso de corticosteroides nasais em comparação com os pacientes sem essa obstrução.
- Um descongestionante sistêmico ou um breve curso de descongestionante tópico pode ser necessário em conjunto com corticosteroides nasais (especialmente no início da terapia) para garantir a penetração adequada nas áreas congestionadas.
- Com o aumento do uso de esteroides intranasais para o tratamento de rinite alérgica e doenças crônicas, tem havido muito debate sobre sua segurança e o potencial de efeitos colaterais locais ou sistêmicos.
- Os corticosteroides intranasais têm sido associados a vários efeitos colaterais locais, incluindo epistaxe, ressecamento e queimação. Os efeitos colaterais locais podem ocorrer com qualquer preparação de corticosteroide nasal. Além do desconforto local causado pelos conservantes e veículos, os efeitos colaterais frequentemente envolvem crostas e ressecamento nasal, epistaxe, dor de cabeça e dor de garganta. A escoriação ou ulceração do septo nasal pode ocorrer após a terapia com corticosteroides nasais, mas o fator contribuinte mais provável é o trauma no septo. Isso pode ser evitado instruindo cuidadosamente os pacientes a direcionar a ponta dos *sprays* de corticosteroides nasais para longe do septo (apontando-a para o canto do olho), evitando assim o contato com o septo.
- Embora tenha havido relatos de perfurações septais, vários estudos não demonstraram evidências de atrofia da mucosa, metaplasia da mucosa ou comprometimento da função mucociliar.[20] A disponibilidade sistêmica dos corticosteroides tópicos é variável. Wilson *et al*[21] mostraram que os níveis médios de

cortisol plasmático em 24 horas são semelhantes em todos os grupos. Benninger et al[22] revisaram recentemente a segurança dos esteroides intranasais e concluíram que eles não estão associados a efeitos colaterais sistêmicos, como a supressão do eixo hipotálamo-hipófise-adrenal (HPA), o crescimento linear e os efeitos colaterais locais.

4.5.9 Corticosteroides Sistêmicos

- Os corticosteroides são um meio importante de tratar vários tipos de inflamação nasal e são frequentemente usados no perioperatório para o tratamento cirúrgico da AFS e da CRS. No entanto, quando administrados sistemicamente, eles têm o potencial de produzir efeitos adversos significativos.
- Doses farmacológicas de corticosteroides sistêmicos podem suprimir a produção endógena de cortisol. Após a administração de 20 a 30 mg de prednisona ou o equivalente por uma semana, é necessária mais uma semana para a recuperação adrenal; após terapia prolongada com altas doses, pode ser necessário um ano para a recuperação da função.[23]

4.5.10 Antibióticos

- O papel dos antibióticos foi firmemente estabelecido para o tratamento da rinossinusite. Embora os antibióticos tópicos e sistêmicos sejam usados com frequência na rinoplastia, a prática de prescrever antibióticos orais pós-operatórios para profilaxia continua sendo um ponto de controvérsia. As justificativas frequentemente citadas para a profilaxia com antibióticos na rinoplastia são o uso de *splints* intranasais e o medo decorrente de relatos de síndrome do choque tóxico, a natureza limpa e contaminada da ferida cirúrgica e o uso de enxertos.
- Em uma pesquisa com cirurgiões plásticos, Perrotti et al[24] descobriram que 72% dos entrevistados usaram antibióticos durante ou após a rinoplastia, e houve um aumento de 200% no uso de antibióticos perioperatórios em rinoplastias entre 1985 e 2000.[25] Foi demonstrado que a pomada antibiótica tópica reduziu significativamente o crescimento da flora nasal potencialmente infecciosa e do *Staphylococcus aureus* em pacientes com tamponamento nasal.[25] Apesar de seu uso generalizado e de sua aparente eficácia, não existem diretrizes claras na literatura sobre o uso de antibióticos em cirurgia estética. Mais recentemente, Nuyen et al[26] realizaram uma revisão sistemática, e uma metanálise da profilaxia antibiótica em rinoplastia não encontrou diferenças significativas nos resultados.

4.6 Estratégias de Tratamento

- Devido à prevalência da rinite alérgica e ao seu efeito contributivo em outros processos de doenças inflamatórias nasossinusais, o controle adequado dos sintomas deve preceder a intervenção cirúrgica.

> **Dica de Especialista**
>
> A otimização dos sintomas alérgicos do paciente antes da cirurgia melhorará a satisfação dele no período pós-operatório.

- Os pacientes com rinite alérgica não são um grupo homogêneo; portanto, cada paciente requer consideração individual ao escolher um regime de tratamento farmacoterapêutico para maximizar o alívio sintomático. A combinação dos atributos individuais de cada classe de medicamento e a adequação desses atributos ao paciente individual ajudarão a atingir esse objetivo.
- As características que ajudam a diferenciar os pacientes incluem a qualidade dos sintomas (sintomas irritativos *versus* congestão), a previsibilidade da exposição ao alérgeno (p. ex., intermitente previsível, intermitente não previsível, sazonal prolongado ou perene prolongado) e o grau de inflamação (talvez o mais importante no caso de exposição prolongada a um antígeno). A adesão a essa estratégia reduzirá a tendência de usar medicamentos para tratar sintomas inadequados, bem como a duplicação de medicamentos em uma classe.
- Em geral, o paciente com rinite alérgica não obtém alívio de todos os sintomas com o uso de um único medicamento. Os anti-histamínicos aliviam os sintomas irritativos (coceira, espirros e rinorreia) que caracterizam esse distúrbio e têm o benefício adicional de serem relativamente rápidos em seu início de ação. Como resultado, essa classe de medicamentos pode ser usada para tratamento profilático ou como medicação de "resgate" para aliviar os sintomas após seu início. Dessa forma, um anti-histamínico de segunda ou terceira geração pode ser administrado profilaticamente ou para aliviar os sintomas conforme necessário. É importante reconhecer que os anti-histamínicos não tratam a congestão de forma eficaz. Os descongestionantes são necessários para aliviar a congestão nasal.
- Os corticosteroides nasais tornaram-se a base do tratamento para pacientes com sintomas alérgicos nasais mais graves ou crônicos. Em comparações da eficácia de anti-histamínicos *versus* corticosteroides nasais *versus* ambos os medicamentos em combinação, os corticosteroides nasais foram mais eficazes no alívio da maioria dos sintomas de alergia, e a terapia combinada foi ainda mais eficaz. Quando os pacientes apresentam sintomas graves e/ou crônicos que necessitam de medicação diária, é apropriado mudar para o uso de um corticosteroide nasal. Esse corticosteroide deve ser usado diariamente durante toda a estação esperada de exposição ao alérgeno, com anti-histamínicos e/ou descongestionantes relegados a uma função de aumento, como medicação "conforme necessário". Além disso, a eficácia dos corticosteroides nasais é otimizada pelo uso regular em um período de até várias semanas. Por outro lado, os corticosteroides nasais, quando comparados aos anti-histamínicos, são uma opção de "resgate" menos apropriada para interromper os sintomas após seu início.
- Em situações em que a rinorreia não responde aos corticosteroides nasais ou ao ipratrópio tópico, uma combinação dos dois pode ser eficaz. O paciente deve ser mantido com um corticosteroide nasal na dosagem usual, adicionando ipratrópio diariamente com a dose matinal usual e doses suplementares de ipratrópio uma ou duas vezes ao final do dia, conforme necessário. Essa mesma abordagem pode ser usada em pacientes cuja rinorreia é aliviada apenas parcialmente com anti-histamínicos e que (por qualquer motivo) não são candidatos à terapia com esteroides nasais.

> **Dica de Especialista**
>
> Os pacientes que sofrem de rinite alérgica não são impedidos de se submeter à rinoplastia, mas outros processos de doenças nasais podem exigir uma avaliação otorrinolaringológica antes de prosseguir com a cirurgia.

4.7 Conclusão

Os cirurgiões de rinoplastia inevitavelmente levam em conta considerações terapêuticas ao lidar com seus pacientes, e um entendimento completo da função nasal, bem como dos distúrbios do nariz e dos seios paranasais, é necessário para obter resultados clínicos positivos. Um histórico médico e um exame minuciosos podem elucidar condições de doenças nasossinusais que podem não melhorar após a septorrinoplastia, mas que podem responder à terapia farmacológica.

Referências

[1] Howard BK, Rohrich RJ. Understanding the nasal airway: principles and practice. Plast Reconstr Surg. 2002; 109(3):1128–1146, quiz 1145-1146
[2] Mabry RL. Allergy for rhinologists. Otolaryngol Clin North Am. 1998; 31(1): 175-187
[3] Krause HF. Allergy and chronic rhinosinusitis. Otolaryngol Head Neck Surg. 2003; 128(1):14-16
[4] Lanza DC, Kennedy DW. Adult rhinosinusitis defined. Otolaryngol Head Neck Surg. 1997; 117(3 Pt 2):S1-S7
[5] Benninger MS, Ferguson BJ, Hadley JA, et al. Adult chronic rhinosinusitis: definitions, diagnosis, epidemiology, and pathophysiology. Otolaryngol Head Neck Surg. 2003; 129(3) Suppl:S1-S32
[6] Marple BF. Allergy and the contemporary rhinologist. Otolaryngol Clin North Am. 2003; 36(5):941-955
[7] Millman B, Smith R. The potential pitfalls of concurrent rhinoplasty and endoscopic sinus surgery. Laryngoscope. 2002; 112(7 Pt 1):1193-1196
[8] Marple BF. Allergic fungal rhinosinusitis: current theories and management strategies. Laryngoscope. 2001; 111(6):1006-1019
[9] Beekhuis GJ. Nasal obstruction after rhinoplasty: etiology, and techniques for correction. Laryngoscope. 1976; 86(4):540-548
[10] Weiler JM, Woodworth G, Watson G. Drug effects on driving performance. Ann Intern Med. 2000; 133(8):657-658
[11] Meltzer EO, Welch MJ. Adverse effects of H1-receptor antagonists in the central nervous system. In: Simons FER, ed. Histamine and H1-Receptor Antagonists in Allergic Disease. New York: Marcel Dekker; 1996:357-381
[12] Simons FE, Simons KJ. The pharmacology and use of H1-receptor-antagonist drugs. N Engl J Med. 1994; 330(23):1663-1670
[13] Meltzer EO. An overview of current pharmacotherapy in perennial rhinitis. J Allergy Clin Immunol. 1995; 95(5 Pt 2):1097-1110
[14] Krause HF. Pharmacology of upper respiratory allergy. Otolaryngol Clin North Am. 1992; 25(1):135-150
[15] Ferguson BJ. Cost-effective pharmacotherapy for allergic rhinitis. Otolaryngol Clin North Am. 1998; 31(1):91-110
[16] Bisgaard H, Olsson P, Bende M. Effect of leukotriene D4 on nasal mucosal blood flow, nasal airway resistance and nasal secretion in humans. Clin Allergy. 1986; 16(4):289-297
[17] Okuda M, Watase T, Mezawa A, Liu CM. The role of leukotriene D4 in allergic rhinitis. Ann Allergy. 1988; 60(6):537-540
[18] Knapp HR. Reduced allergen-induced nasal congestion and leukotriene synthesis with an orally active 5-lipoxygenase inhibitor. N Engl J Med. 1990; 323(25):1745-1748
[19] Mabry RL. Intranasal corticosteroids and cromolyn. Am J Otolaryngol. 1993; 14(5):295-300
[20] Cervin A, Andersson M. Intranasal steroids and septum perforation— an overlooked complication? A description of the course of events and a discussion of the causes. Rhinology. 1998; 36(3):128-132
[21] Wilson AM, Sims EJ, McFarlane LC, Lipworth BJ. Effects of intranasal corticosteroids on adrenal, bone, and blood markers of systemic activity in allergic rhinitis. J Allergy Clin Immunol. 1998; 102(4 Pt 1):598-604
[22] Benninger MS, Ahmad N, Marple BF. The safety of intranasal steroids. Otolaryngol Head Neck Surg. 2003; 129(6):739-750
[23] Drug USP. Information for the Health Care Professional. 17th ed. Rockville, MD: United States Pharmacopeial Convention; 1997:958-983
[24] Perrotti JA, Castor SA, Perez PC, Zins JE. Antibiotic use in aesthetic surgery: a national survey and literature review. Plast Reconstr Surg. 2002; 109(5): 1685–1693, discussion 1694-1695
[25] Lyle WG, Outlaw K, Krizek TJ, Koss N, Payne WG, Robson MC. Prophylactic antibiotics in plastic surgery: trends of use over 25 years of an evolving specialty. Aesthet Surg J. 2003; 23(3):177-183
[26] Nuyen B, Kandathil CK, Laimi K, Rudy SF, Most SP, Saltychev M. Evaluation of antibiotic prophylaxis in rhinoplasty: a systematic review and meta-analysis. JAMA Facial Plast Surg. 2019; 21(1):12–17

5 Conceitos Pré-Operatórios em Rinoplastia

Rod J. Rohrich ■ *Matthew Novak* ■ *Jamil Ahmad*

Resumo

O preparo pré-operatório minucioso é um componente fundamental da rinoplastia bem-sucedida e a base para resultados consistentes e reproduzíveis. O processo pré-operatório inclui um histórico nasal abrangente, exame anatômico preciso das estruturas nasais externas e internas, documentação das deformidades do paciente, estabelecimento das metas e expectativas cirúrgicas do paciente e reconciliação das expectativas do paciente com a deformidade definida. Estratégias úteis para uma preparação pré-operatória completa são apresentadas neste capítulo.

Palavras-chave: Planejamento pré-operatório, seleção de pacientes, histórico, exame físico, análise fotográfica, imagens de computador, finanças

Pontos Principais

- Uma rinoplastia bem-sucedida começa com preparação e planejamento pré-operatórios cuidadosos.
- A congruência entre os objetivos e as expectativas do paciente e do cirurgião é fundamental para obter resultados bem-sucedidos e satisfatórios após a cirurgia estética.
- As fotografias obtidas por meio de técnicas padronizadas incluem vistas frontal, lateral, oblíqua, basal e superior. Elas são essenciais para uma análise estética detalhada e um planejamento pré-operatório preciso.
- A imagem computadorizada é útil para mostrar ao paciente quais mudanças podem ser possíveis após a rinoplastia.
- O planejamento pré-operatório é concluído com uma revisão do procedimento cirúrgico e dos objetivos propostos, uma avaliação precisa dos custos cirúrgicos e uma revisão detalhada das instruções pré- e pós-operatórias.
- O objetivo do gerenciamento de pacientes é planejar tudo com antecedência, discutir cada etapa com o paciente e dar a ele a oportunidade de explorar todas as opções.

5.1 Introdução

A preparação pré-operatória minuciosa é um componente fundamental da rinoplastia bem-sucedida e a base para resultados consistentes e reproduzíveis.[1] O processo pré-operatório inclui um histórico nasal abrangente, exame anatômico preciso das estruturas nasais externas e internas, documentação das deformidades do paciente, estabelecimento das metas e expectativas cirúrgicas do paciente e reconciliação das expectativas do paciente com a deformidade definida. A atenção cuidadosa a cada um desses detalhes é essencial para a seleção adequada do paciente e fundamental para a realização de uma rinoplastia bem-sucedida com um paciente satisfeito. Auxílios importantes para ajudar o cirurgião nesse processo incluem fotografia padronizada e sistemas de imagens computadorizadas para documentação e explicação visual da deformidade e das metas operacionais para corrigi-la, um pacote de informações impressas detalhadas descrevendo todo o curso perioperatório e instruções pré e pós-operatórias. Por fim, uma equipe altamente treinada que possa discutir com precisão o processo operatório e tranquilizar o paciente ao longo do processo ajuda a garantir que o paciente esteja bem-informado. Estratégias úteis para uma preparação pré-operatória completa são apresentadas neste capítulo.

5.2 Consulta Inicial

- O objetivo da consulta inicial é duplo:
  - Fornecer ao cirurgião a oportunidade de compilar dados do histórico completo e do exame físico do paciente, o que é essencial antes de qualquer procedimento cirúrgico.
  - Desenvolva um relacionamento com o paciente e estabeleça uma linha de comunicação entre o paciente e o cirurgião para determinar se ele é um candidato apropriado para a rinoplastia.
- O cirurgião não deve ter receio de se recusar a operar qualquer paciente de rinoplastia em potencial que ele considere inadequado.
- Acima de tudo, o cirurgião deve ser honesto e objetivo com esses pacientes sobre o que é possível alcançar e o que não é.

Dica de Especialista

A rinoplastia bem-sucedida começa com a preparação e o planejamento pré-operatórios cuidadosos.

5.3 Histórico

O histórico do paciente deve determinar se ele está preparado do ponto de vista médico, físico e emocional para se submeter à rinoplastia. Um histórico completo e preciso deve se concentrar nos seguintes aspectos:

- Preocupações estéticas (queixa principal):
  - Os pacientes geralmente fazem uso incorreto da terminologia médica ou não estão familiarizados com a terminologia usada para descrever estruturas anatômicas, deformidades e manobras cirúrgicas na rinoplastia. É importante esclarecer esses termos com o paciente e apresentar as informações de maneira que seja fácil para ele entender.
- Histórico médico anterior.
- Histórico cirúrgico anterior (nasal e outros):
  - A revisão cuidadosa de cirurgias nasais anteriores fornece informações valiosas para avaliar a candidatura do paciente à rinoplastia. Deve-se prestar atenção ao número de rinoplastias anteriores, se foi usada uma abordagem aberta ou fechada e as datas em que esses procedimentos foram realizados.
- Sintomatologia nasal e/ou respiratória superior:
  - Todos os sintomas ou queixas nasais e respiratórias superiores devem ser investigados minuciosamente; esses problemas geralmente estão relacionados com alguma estrutura anatômica ou deformidade associada.

- O histórico de rinite alérgica e o uso de anti-histamínicos, descongestionantes locais e/ou cursos curtos de corticosteroides devem ser esclarecidos.
- Histórico de trauma nasal.
- Revisão dos sistemas.
- Medicamentos atuais:
  - Concentre-se nos medicamentos que podem prolongar a cicatrização, causar hipertensão e sangramento.

> **Dica de Especialista**
>
> Os elementos essenciais do histórico nasal incluem problemas nas vias aéreas nasais, alergias, medicamentos, trauma nasal anterior e cirurgia nasal anterior.

5.4 Exame Físico

- O exame físico identifica as deformidades nasais corrigíveis e é usado para determinar se os objetivos e as expectativas do paciente são realistas.
- A anatomia da superfície do nariz reflete diretamente a estrutura subjacente.
- Um exame sistemático e detalhado fornece ao cirurgião uma lista de problemas a partir da qual é possível formular o plano cirúrgico.
- O exame inclui uma análise facial e nasal completa (consulte o Capítulo 6):
  - Avaliar o equilíbrio facial e o benefício potencial de procedimentos adjuvantes.[2]
  - Exame nasal interno:
    - Inclui exame do espéculo e manobras dinâmicas (▶ Fig. 5.1).
    - O teste de Cottle é realizado com a aplicação de tração lateral na bochecha medial, no nível da válvula nasal interna. A melhora subjetiva do fluxo de ar nasal no lado testado pode indicar obstrução nasal da válvula nasal interna (▶ Fig. 5.2).[3]
    - Identificação de sinéquias preexistentes, deformidades septais ou perfurações devem ser relatadas ao paciente no pré-operatório para evitar culpa equivocada posteriormente.
    - Os possíveis locais doadores de cartilagem (especialmente em pacientes de rinoplastia secundária) são avaliados, quando necessário, para permitir a discussão pré-operatória e a justificativa de locais de enxerto distantes.

> **Dica de Especialista**
>
> A obstrução nasal é comum entre os pacientes que se apresentam para rinoplastia. Entretanto, muitos pacientes não sabem que têm esse problema e podem ficar mais conscientes dos sintomas no pós-operatório se eles não forem tratados.

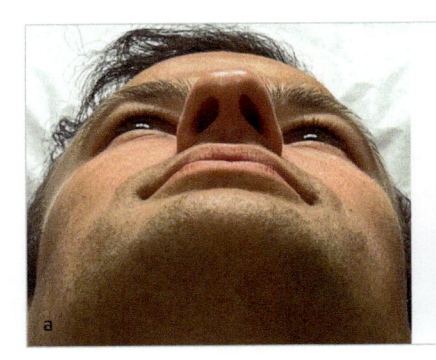

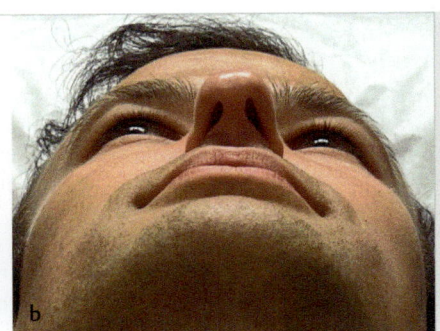

Fig. 5.1 Rinoplastia: Colapso da válvula nasal externa. (**a**) Com a respiração normal, o colapso da válvula nasal externa pode não estar presente. (**b**) Entretanto, o colapso dinâmico da válvula nasal externa pode ser provocado quando o paciente inspira com força.

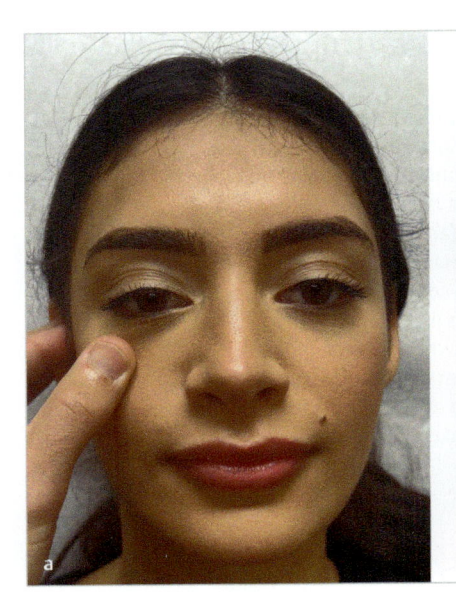

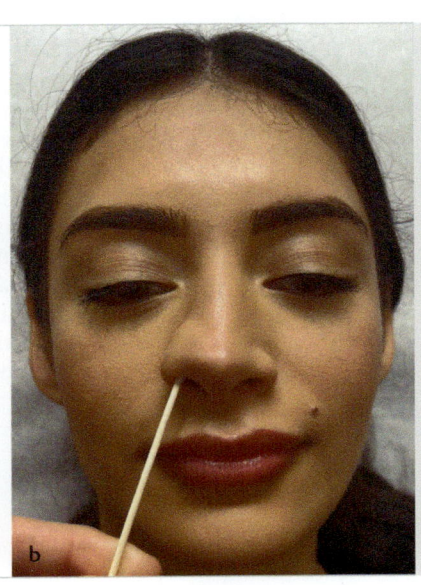

Fig. 5.2 Rinoplastia: O teste de Cottle. (**a**, **b**) O teste de Cottle é realizado aplicando-se tração lateral na bochecha medial no nível da válvula nasal interna. A melhora subjetiva do fluxo de ar nasal no lado testado pode indicar obstrução nasal da válvula nasal interna. Como alternativa, um aplicador com ponta de algodão pode ser usado para abrir a válvula nasal interna ou externa para avaliar a obstrução nasal nesses locais.

Conceitos Pré-Operatórios em Rinoplastia

5.5 Seleção de Pacientes

- A congruência entre os objetivos e as expectativas do paciente e do cirurgião é fundamental para que os resultados da cirurgia estética sejam bem-sucedidos e satisfatórios.
- As pacientes ideais são seguras, emocionalmente estáveis, bem-informadas, entendem as limitações da rinoplastia e são realistas em suas expectativas. O acrônimo SYLVIA descreve a paciente feminina adequada para a rinoplastia, que é segura, jovem, ouve e é verbal, inteligente e atraente.[4,5]

Dica de Especialista

A congruência entre os objetivos e as expectativas do paciente e do cirurgião é fundamental para que os resultados da cirurgia estética sejam bem-sucedidos e satisfatórios.

Sinais de Alerta ao Avaliar a Adequação dos Pacientes para Rinoplastia

- Desfiguração mínima.
- Distorção ilusória da imagem corporal.
- Um problema de identidade ou ambivalência sexual.
- Motivos confusos ou vagos para querer a cirurgia.
- Expectativas irrealistas de mudanças nas situações da vida como resultado da cirurgia.
- Um histórico de relacionamentos sociais e emocionais mal estabelecidos.
- Luto não resolvido ou uma situação de crise.
- Infortúnios atuais atribuídos à aparência física.
- Homem idoso neurótico excessivamente preocupado com o envelhecimento.
- Uma aversão anatômica súbita, especialmente em homens mais velhos.
- Atitude hostil e culpabilizante em relação à autoridade.
- Um histórico de consultas com médicos e insatisfação com eles.
- Indicação de pensamentos paranoicos.

- Por outro lado, os pacientes que têm expectativas irreais, inseguranças e/ou preocupações excessivas com deformidades mínimas provavelmente ficarão desapontados, independentemente da melhora estética pós-operatória.
- A lista anterior contém alguns sinais de alerta que podem indicar que um paciente tem problemas psicológicos subjacentes.[6,7] Esses pacientes são caracterizados pelo acrônimo SIMON, que se refere a um indivíduo solteiro, imaturo, do sexo masculino, excessivamente expectante e com traços narcisistas.[4,5]

Dica de Especialista

Pacientes que expressam raiva de cirurgiões anteriores ou que têm personalidades conflituosas ou controladoras não devem ser operados.

5.6 Análise Fotográfica do Paciente

- A fotografia padronizada deve ser obtida para todos os pacientes no pré-operatório (consulte o Capítulo 7). As seguintes visualizações padronizadas são obtidas e analisadas em todos os pacientes:
  - Frontal.
  - Lateral (direita e esquerda).
  - Oblíqua (direita e esquerda).
  - Basal (alto e baixo).
- O cirurgião também pode usar fotografias para demonstrar características que o paciente não consegue apreciar, como assimetrias e desproporções observadas nas vistas lateral, basal e panorâmica (▶ Fig. 5.3).

Dica de Especialista

As fotografias obtidas por meio de técnicas padronizadas incluem vistas frontal, lateral, oblíqua, basal e superior. Elas são essenciais para uma análise estética detalhada e um planejamento pré-operatório preciso.

5.7 Imagens de Computador

- Tanto os pacientes quanto os cirurgiões querem ter uma referência visual do resultado da cirurgia.
- Isso pode ser fornecido ao paciente por meio de traçados ou imagens de computador.
- A geração de imagens ou outras ferramentas preditivas podem demonstrar as limitações do procedimento e ajudar a estabelecer expectativas realistas.
- É importante revisar a finalidade desses meios de comunicação com o paciente a fim de evitar qualquer interpretação errônea ou garantia implícita.

Dica de Especialista

As imagens computadorizadas são úteis para mostrar ao paciente quais mudanças podem ser possíveis com a rinoplastia.

5.8 Análise Estética

- As proporções faciais equilibradas ou harmoniosas são consistentes com uma forma facial geral esteticamente agradável.
- As proporções faciais completas e sua relação com o nariz devem ser sempre consideradas, pois o nariz ocupa uma posição central na estética facial geral.[8]
- A análise estética facial e nasal do paciente de rinoplastia deve ser realizada de maneira sistemática.[1,8] (Para uma discussão mais aprofundada sobre a análise facial, consulte o Capítulo 6).
- Após determinar as metas operatórias para o paciente, um plano operatório é desenvolvido e uma planilha gráfica é preenchida e adicionada ao prontuário do paciente. A planilha mostrada na ▶ Fig. 5.4 detalha a abordagem e a sequência cirúrgicas pretendidas, a fonte de enxertos autólogos e as osteotomias planejadas.

5.8 Análise Estética

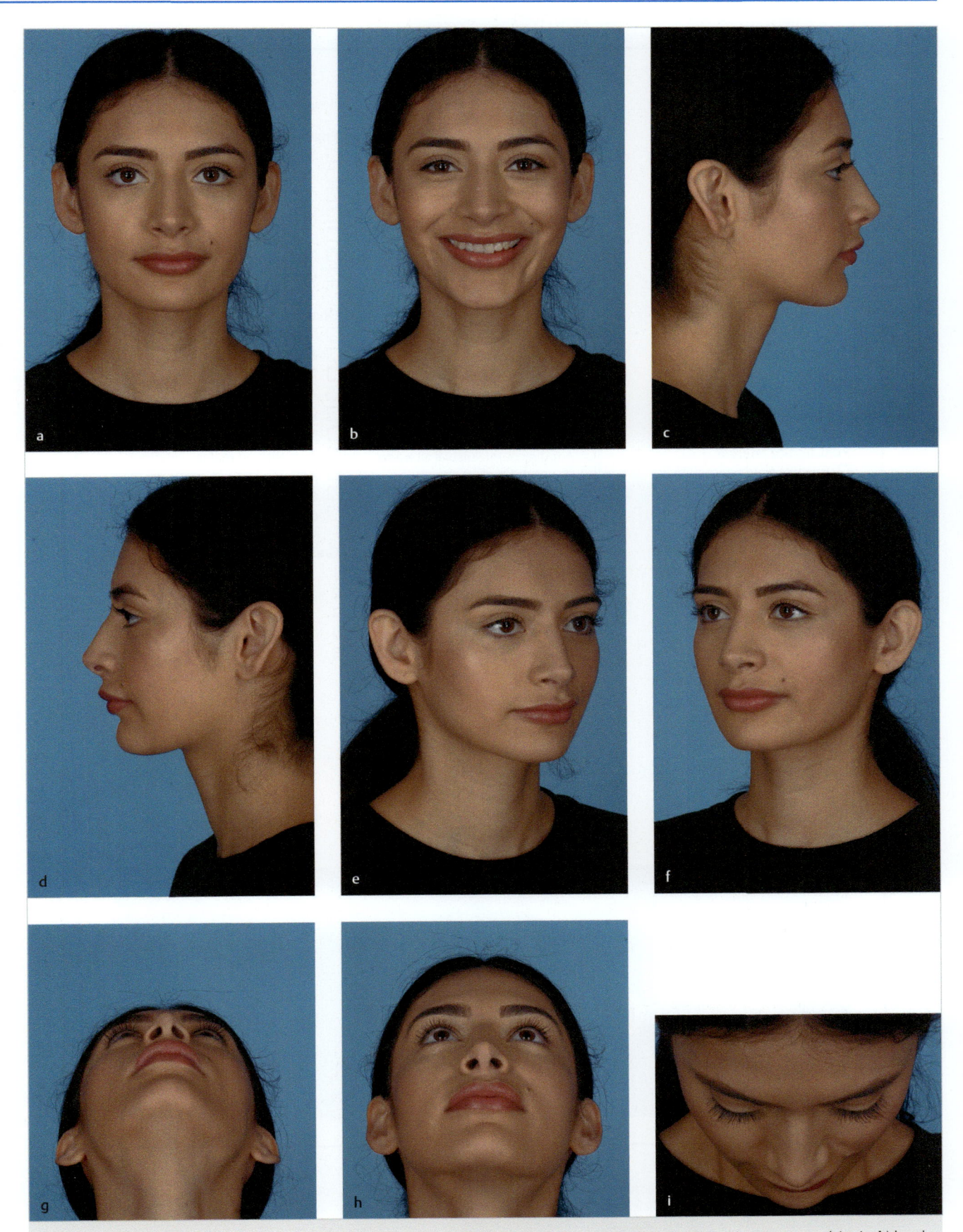

Fig. 5.3 Rinoplastia: Análise fotográfica digital. (**a, b**) Vistas frontal, (**c, d**) lateral (direita e esquerda), (**e, f**) oblíqua (direita e esquerda) e (**g, h**) basal (alta e baixa) são obtidas e analisadas para todos os pacientes. (**i**) O cirurgião também pode usar fotografias para demonstrar características que o paciente não consegue apreciar, como assimetrias e desproporções observadas nas vistas lateral, basal e panorâmica.

Conceitos Pré-Operatórios em Rinoplastia

PLANO OPERATÓRIO

Tipo
- ☐ Primário
- ☐ Secundário
- ☐ Parcial
- ☐ Desviado
- ☐ Fissura lábio-nariz
- ☐ Étnico
- ☐ Outros

Abordagem
- ☐ Divisão da cartilagem
- ☐ *Delivery* de cartilagem
- ☐ Endonasal (fechado)
- ☐ Externo (aberto)
- ☐ Outros

Ponta/*crura lateralis*
- ☐ Faixa da borda completa
- ☐ Contorno alar
- ☐ Suporte crural lateral
- ☐ Atenuado
- ☐ Morselizado
- ☐ Transeccionado/Ressecado
- ☐ Anterior
- ☐ Posterior
- ☐ Outros

Ponta/*crura medialis*
- ☐ Domos suturados
- ☐ Suturado ao *strut*
- ☐ Ressecado
- ☐ Margem caudal
- ☐ Segmento vertical
- ☐ Outros

Dica/diversos
- ☐ Suporte columelar
- ☐ Enxerto de ponta
- ☐ Enxerto alar expansor
- ☐ Sutura incomum
- ☐ Septo caudal ressecado
- ☐ Reposicionamento do septo caudal
- ☐ Ressecção da base alar
- ☐ Outros

Efeito na ponta
- ☐ Maior projeção da ponta
- ☐ Diminuição da projeção da ponta
- ☐ Maior rotação da ponta
- ☐ Nariz alongado
- ☐ Relação columelar-alar alterada
- ☐ Ângulo columelolabial alterado
- ☐ Outros

Dorsal
- ☐ Redução
- ☐ Aumento
- ☐ Ângulo N-F alterado
- ☐ Alargado
- ☐ Enxertos expansores
- ☐ Retalho autoexpansor
- ☐ Outros

Ossos nasais
- ☐ Osteotomias mediais
- ☐ Osteotomias laterais
- ☐ Completa
- ☐ Galho verde
- ☐ Múltiplos
- ☐ Outros

Enxertos (autólogos)
- ☐ Septal
- ☐ Auricular
- ☐ Costela
- ☐ Fáscia temporal
- ☐ Implantes
- ☐ Cartilagem homóloga
- ☐ Outros

Diversos
- ☐ Ressecção do septo nasal
- ☐ Ressecção dos cornetos
- ☐ Mentoplastia
- ☐ Aumento
- ☐ Redução
- ☐ Frenuloplastia
- ☐ Aumento do malar
- ☐ Reparo da perfuração do septo
- ☐ Cartilagem armazenada
- ☐ Outros

Grau de dificuldade

1	6
2	7
3	8
4	9
5	10

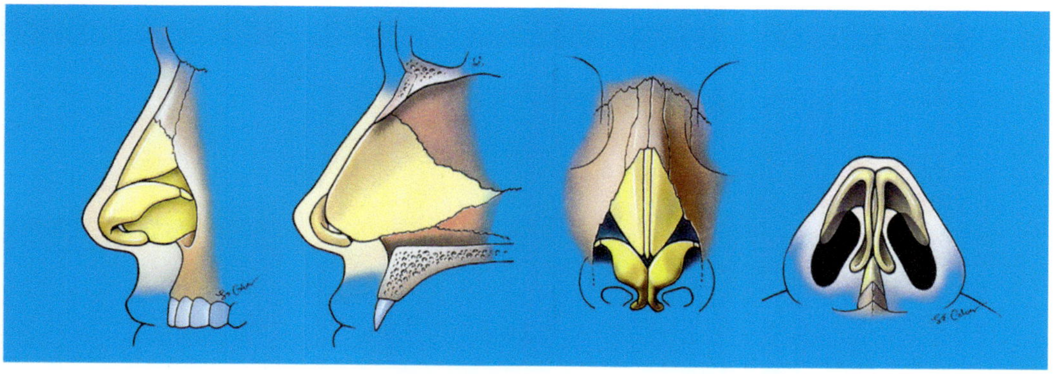

Fig. 5.4 Rinoplastia: Plano cirúrgico. Após determinar as metas operatórias do paciente, um plano operatório é desenvolvido e uma planilha gráfica é preenchida e adicionada ao prontuário do paciente. A planilha mostrada detalha a abordagem e a sequência cirúrgicas pretendidas, a fonte de enxertos autólogos e as osteotomias planejadas.

5.9 Preparação Pré-Operatória do Paciente

- Ao final da consulta inicial, o paciente é entrevistado por um coordenador de pacientes que fornece um pacote abrangente de informações pré-operatórias. Esse pacote inclui:
  - Formulários relevantes de consentimento informado.
  - Nomes e números de telefone dos membros apropriados da equipe.
  - Requisitos financeiros/faturamento.
  - Direções para instalações cirúrgicas locais.
  - Instruções pré- e pós-operatórias.
  - Uma lista de medicamentos a serem evitados.
  - Convalescença pós-operatória esperada.
- Durante essa entrevista, o coordenador de pacientes discute mais detalhadamente as expectativas do paciente, a duração prevista da cirurgia e o *status* de internação/externação do paciente.
- As possíveis complicações são totalmente descritas e divulgadas antes da obtenção do consentimento informado para a rinoplastia e qualquer outro procedimento indicado.
- Os pacientes são instruídos de que, se for necessária uma cirurgia de revisão, ela geralmente é realizada após 1 ano, e eles são informados das taxas pelas quais podem ser financeiramente responsáveis.

> **Dica de Especialista**
>
> *O planejamento pré-operatório é concluído com uma revisão do procedimento cirúrgico e dos objetivos propostos, uma avaliação precisa dos custos cirúrgicos e uma revisão detalhada das instruções pré- e pós-operatórias.*

5.10 Aspectos Financeiros

- Os acordos financeiros pertinentes geralmente são tratados pelo coordenador do paciente ou por outros membros da equipe.
- Os pacientes devem receber o valor exato dos honorários do cirurgião e uma estimativa dos honorários do centro cirúrgico.
- Para garantir a conformidade do paciente, os depósitos ou pagamentos cirúrgicos devem ser feitos 2 semanas antes do procedimento.

5.11 Segunda Consulta

- Alguns pacientes, especialmente os pacientes de rinoplastia secundária, podem se beneficiar de uma segunda consulta que ofereça a oportunidade de fazer perguntas, revisar os resultados da imagem computadorizada, ler os formulários de consentimento, discutir o procedimento cirúrgico e suas possíveis complicações, e reconsiderar a decisão de se submeter à cirurgia.
- Essa visita também oferece ao cirurgião a oportunidade de reavaliar o paciente e o plano cirúrgico.
- Além disso, o *status* psicossocial do paciente é novamente analisado para determinar sua adequação à cirurgia. Isso é especialmente importante para um paciente com rinoplastia secundária ou para um paciente cuja capacidade de entender os objetivos e as limitações da rinoplastia esteja em questão.

5.12 Manhã da Cirurgia

- A manhã da cirurgia é a oportunidade final para o cirurgião esclarecer as últimas dúvidas do paciente.
- As instruções pós-operatórias são novamente explicadas ao paciente e a quaisquer cuidadores que possam estar prestando cuidados pós-operatórios.
- O paciente e o cuidador recebem um conjunto adicional de instruções pós-operatórias na manhã da cirurgia.
- A primeira consulta pós-operatória é agendada para 5 a 7 dias após a cirurgia.

5.13 Conclusão

O curso pré-operatório que precede a rinoplastia começa com a consulta inicial e termina na manhã da cirurgia. Os elementos importantes incluem: (1) histórico obtido do paciente, (2) exame físico e (3) seleção do paciente. O uso de fotografias padronizadas e imagens digitais ajuda o cirurgião a formular um plano cirúrgico congruente com os desejos do paciente.

Referências

[1] Rohrich RJ, Ahmad J. Rhinoplasty. Plast Reconstr Surg. 2011; 128(2):49e-73e
[2] Waite PD, Matukas VJ. Indications for simultaneous orthognathic and septorhinoplastic surgery. J Oral Maxillofac Surg. 1991; 49(2):133-140
[3] Das A, Spiegel JH. Evaluation of validity and specificity of the Cottle maneuver in diagnosis of nasal valve collapse. Plast Reconstr Surg. 2020; 146 (2):277-280
[4] Gorney M, Martello J. Patient selection criteria. Clin Plast Surg. 1999; 26(1): 37-40, vi
[5] Rohrich RJ. Streamlining cosmetic surgery patient selection–just say no! Plast Reconstr Surg. 1999; 104(1):220-221
[6] Rohrich RJ, Janis JE, Kenkel JM. Male rhinoplasty. Plast Reconstr Surg. 2003; 112(4):1071-1085, quiz 1086
[7] Rohrich RJ, Mohan R. Male rhinoplasty: update. Plast Reconstr Surg. 2020; 145(4):744e-753e
[8] Brito ÍM, Avashia Y, Rohrich RJ. Evidence-based nasal analysis for rhinoplasty: the 10-7-5 method. Plast Reconstr Surg Glob Open. 2020; 8(2):e2632

6 Proporções Nasofaciais e Análise Nasal Sistemática

Rod J. Rohrich • Roger W. Cason • Yash J. Avashia

Resumo

Os rostos atraentes têm certas proporções e relações em comum. Para fazer um diagnóstico preciso e estabelecer o melhor plano de tratamento para um paciente de rinoplastia, essas proporções e relações devem ser analisadas minuciosamente. Além disso, a forma, as proporções e a relação das diferentes partes do nariz devem ser estudadas com muito cuidado. Neste capítulo, ilustraremos as proporções e relações nasofaciais consideradas úteis na avaliação de um paciente para rinoplastia. Além disso, apresentamos nossa abordagem de avaliação nasal, que permite uma análise nasal sistemática e abrangente para identificar desproporções e desequilíbrios nasofaciais e ajudar a definir as metas para a cirurgia de rinoplastia.

Palavras-chave: Análise nasal, análise facial, método 10-7-5, medidas faciais, proporções nasofaciais, análise nasofacial

Pontos Principais

- O esqueleto facial deve ser avaliado quanto a deformidades, como hiperplasia e hipoplasia maxilar ou mandibular, hipoplasia periapical e proeminência ou recessão malar. Procedimentos complementares, como cirurgia ortognática, aumento da abertura piriforme ou aumento malar podem ser considerados.
- A análise nasal sistemática permite uma análise nasal abrangente para identificar desproporções e desequilíbrios nasofaciais e ajudará a estabelecer os objetivos da cirurgia de rinoplastia.
- A espessura da pele deve ser avaliada, pois a pele grossa não se sobreporá à estrutura osteocartilaginosa reconstruída de forma tão eficaz quanto à pele mais fina e ficará edemaciada por um período mais longo. Quando a pele fina se retrai sobre a estrutura osteocartilaginosa, é mais provável que apresente deformidades do que a pele grossa.
- Se o desvio estiver presente, a causa deve ser determinada. Alguns desvios exigirão cirurgia septal para correção, enquanto outros podem ser corrigidos com osteotomias ou camuflagem.
- Após a determinação da projeção desejada da ponta, o dorso nasal é avaliado para verificar se é indicada a redução ou o aumento.

6.1 Introdução

Os rostos atraentes têm certas proporções e relações em comum.[1-14] Para fazer um diagnóstico preciso e estabelecer o melhor plano de tratamento para um paciente de rinoplastia, essas proporções e relações devem ser analisadas minuciosamente. Quando há desproporções e relações ruins, a correção pode ser possível somente com procedimentos ortognáticos maiores ou até mesmo craniofaciais. Entretanto, essas discrepâncias devem ser discutidas com o paciente e a opinião dele deve ser levada em consideração ao determinar o procedimento cirúrgico mais adequado para aquele paciente em particular.

Além disso, a forma, as proporções e a relação das diferentes partes do nariz devem ser cuidadosamente estudadas. Um exame mais minucioso dessas áreas nos ensinou que, em vez de realizar uma rinoplastia de redução de rotina, é possível obter melhores resultados em alguns casos se aumentarmos determinadas áreas do nariz. Por exemplo, o equilíbrio nasofacial aprimorado pode ser obtido com o aumento da projeção da ponta, o aumento dorsal, a redução das bordas alares retraídas ou o alongamento de um nariz curto.

Neste capítulo ilustraremos as proporções e relações nasofaciais consideradas úteis na avaliação de um paciente para rinoplastia. O objetivo não é fazer uma compilação completa das medidas e proporções faciais, mas fornecer uma estrutura para o cirurgião de rinoplastia usar como referência. As relações e proporções detalhadas aqui podem servir como base para analisar um rosto e ajudar a entender o que dá a ele sua aparência individual. Os cirurgiões de rinoplastia devem ter em mente que essas relações não são absolutas; muitos rostos atraentes têm relações nasofaciais harmoniosas, apesar de terem proporções inferiores às ideais. Os ideais e as proporções estéticas específicas para cada sexo e etnia, bem como as considerações sobre o envelhecimento da população, são discutidos nos respectivos capítulos. Além disso, apresentamos nossa abordagem de avaliação nasal, que permite uma análise nasal sistemática e abrangente para identificar desproporções e desequilíbrios nasofaciais e ajuda a estabelecer os objetivos da cirurgia de rinoplastia.[1]

6.2 Proporções Nasofaciais

6.2.1 Proporções do Rosto

- A simetria facial deve ser sempre avaliada. A maioria dos rostos dos pacientes não é simétrica. Como os pacientes podem não estar cientes das assimetrias faciais preexistentes, pode ser importante apontá-las no pré-operatório.
- É muito comum que os pacientes tenham um lado longo/estreito e um lado curto/largo. Isso pode fornecer informações importantes sobre a análise nasal, pois o nariz geralmente se desvia do lado mais curto.[15]
- A face é dividida em quintos verticais por linhas traçadas adjacentes à projeção mais lateral da cabeça, aos cantos laterais e aos cantos mediais (▶ Fig. 6.1a, b).
- A largura da boca se aproxima da distância entre os limbos mediais das córneas. O terço inferior é dividido igualmente por uma linha horizontal adjacente ao ponto mais baixo do vermelhão do lábio inferior (▶ Fig. 6.2a, b).
- Uma linha horizontal que passa pelo sulco labial-mental divide a distância do estômio até o mento (ponto mais baixo do queixo) em uma proporção de 1:2. A largura da boca e a distância do estômio até o mento são iguais (▶ Fig. 6.3a, b).
- A distância das sobrancelhas até o mento (B) é igual à largura da face no nível malar. A distância da borda infraorbital até a base do nariz é igual à largura da base nasal e à metade da distância do terço médio da face (▶ Fig. 6.4a, b).

6.2 Proporções Nasofaciais

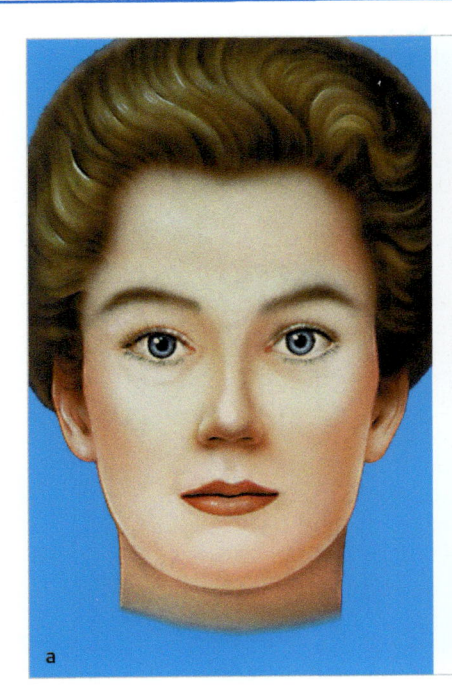

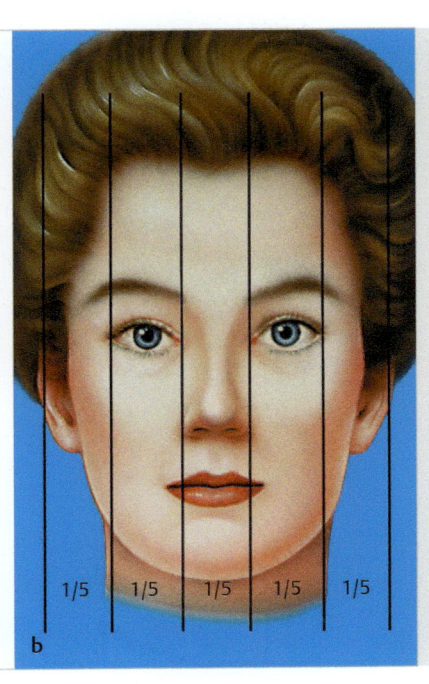

Fig. 6.1 Proporções do rosto: Proporções estéticas. (**a**) Vista frontal de um rosto desenhado com proporções estéticas. (**b**) A face é dividida em quintos verticais por linhas traçadas adjacentes à projeção mais lateral da cabeça, aos cantos laterais e aos cantos mediais.

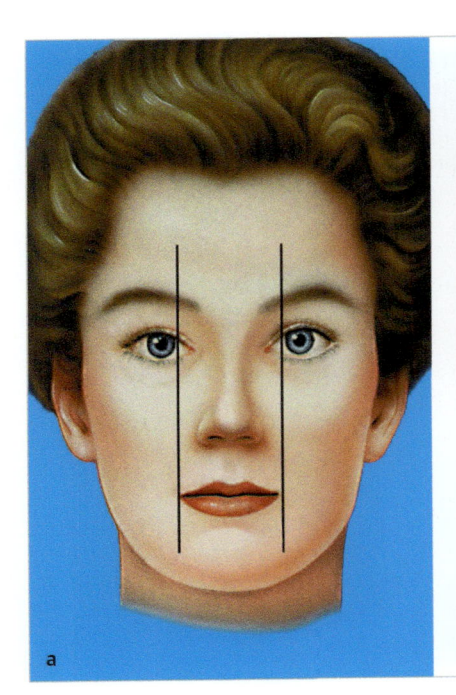

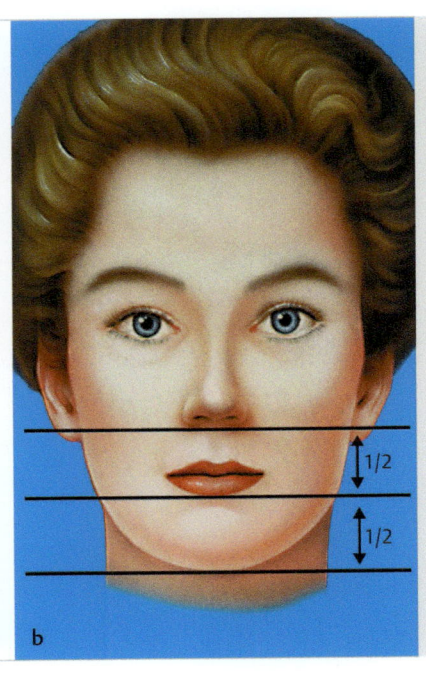

Fig. 6.2 Proporções da face: A boca. (**a**) A largura da boca se aproxima da distância entre os limbos mediais das córneas. (**b**) O terço inferior é dividido igualmente por uma linha horizontal adjacente ao ponto mais baixo do vermelhão do lábio inferior.

> **Dica de Especialista**
>
> *O esqueleto facial deve ser avaliado quanto a deformidades, como hiperplasia e hipoplasia maxilar ou mandibular, hipoplasia periapical e proeminência ou recessão malar. Procedimentos complementares, como cirurgia ortognática, aumento da abertura piriforme ou aumento malar, podem ser considerados.*

- As relações entre a mandíbula e a maxila são de extrema importância e são determinadas a seguir. A face é dividida em terços por linhas horizontais traçadas adjacentes ao mento, à base nasal, às sobrancelhas (nível do entalhe supraorbital) e à linha do cabelo (a linha superior varia de acordo com o penteado, portanto, esse ponto de referência é menos importante). O terço inferior é dividido em um terço superior e dois terços inferiores por uma linha traçada através das comissuras orais (▶ Fig. 6.5a, b).
- Podem ser necessários procedimentos ortodônticos ou ortognáticos complementares quando essas proporções estiverem fora das faixas normais.
- Além disso, deve ser observada a proeminência das diferentes áreas da maxila:
  ○ A hipoplasia periapical pode dar ao lábio superior uma aparência proeminente, que pode ser melhorada com o aumento

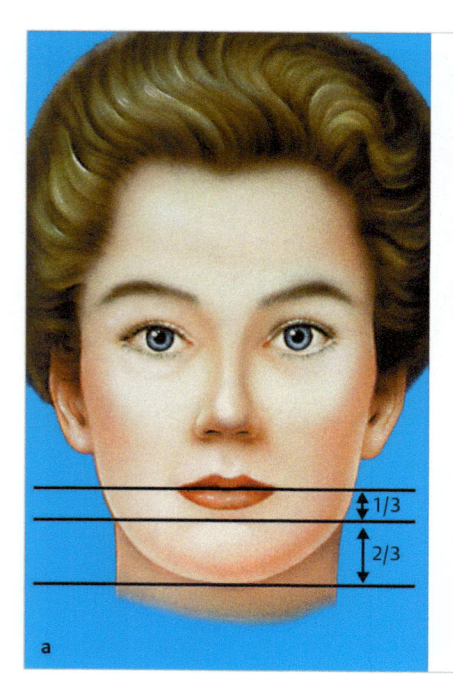

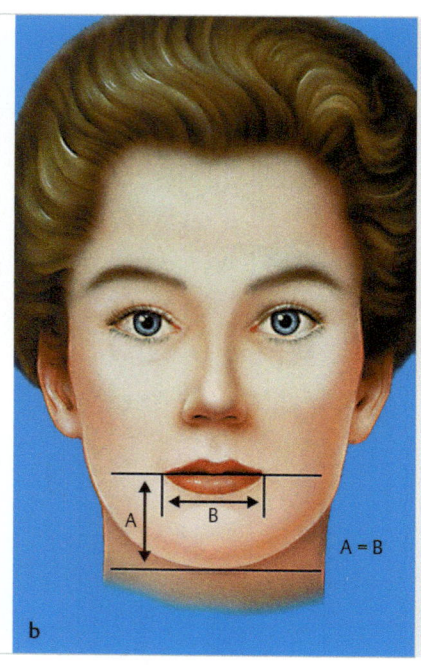

Proporções Nasofaciais e Análise Nasal Sistemática

Fig. 6.3 Proporções da face: A face inferior. (**a**) Uma *linha horizontal* através do sulco labial-mental divide a distância do estômio até o mento (ponto mais baixo do queixo) em uma proporção de 1:2. (**b**) A largura da boca e a distância do estômio até o mento são iguais.

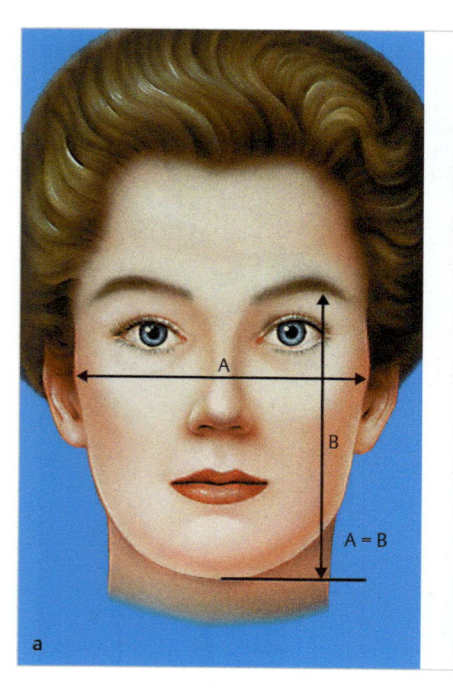

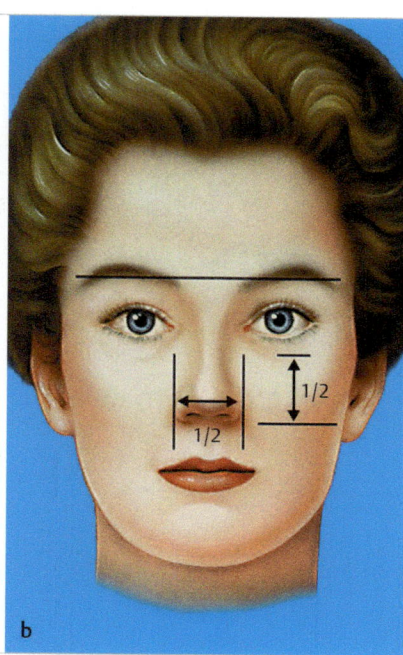

Fig. 6.4 Proporções da face: A face média. (**a**) A distância das sobrancelhas até o mento é igual à largura do rosto no nível malar. (**b**) A distância da borda infraorbital até a base do nariz é igual à largura da base nasal e à metade da distância do terço médio da face.

- adjunto da abertura piriforme com enxerto de gordura ou preenchimentos de ácido hialurônico.
  - Eminências malares fracas prejudicam a aparência facial e, portanto, pode ser necessário considerar o aumento.
- A ▶ Fig. 6.6a-c mostra a vista lateral de um rosto desenhado com proporções estéticas que mostram o rosto dividido em terços horizontais no perfil.
- A distância do ângulo mandibular até o mento é a metade da distância do mento até a linha natural do cabelo.

- Uma análise nasal abrangente deve sempre incluir uma avaliação da relação lábio-queixo.
- A microgenia pode exagerar a aparência de um nariz aumentado ou superprojetado.
- Se presente, o aumento concomitante do queixo deve ser considerado no momento da rinoplastia para um resultado ideal.
- A relação lábio-queixo desejada é um lábio superior que se projeta aproximadamente 2 mm a mais do que o lábio inferior. Nas mulheres, o queixo fica ligeiramente posterior ao lábio inferior. Nos homens, ele é ligeiramente anterior (▶ Fig. 6.7).

6.2 Proporções Nasofaciais

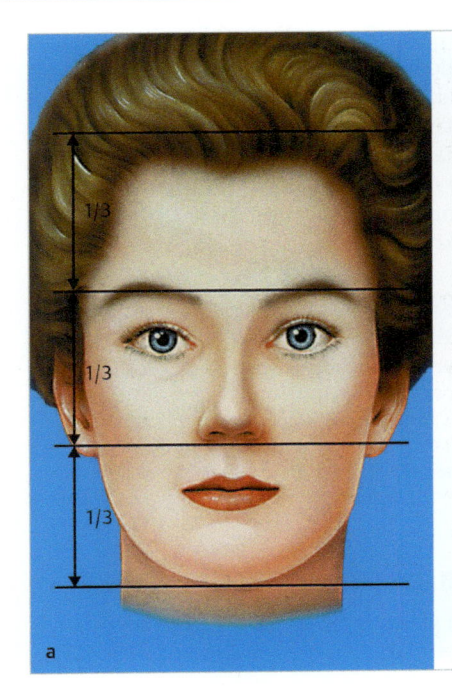

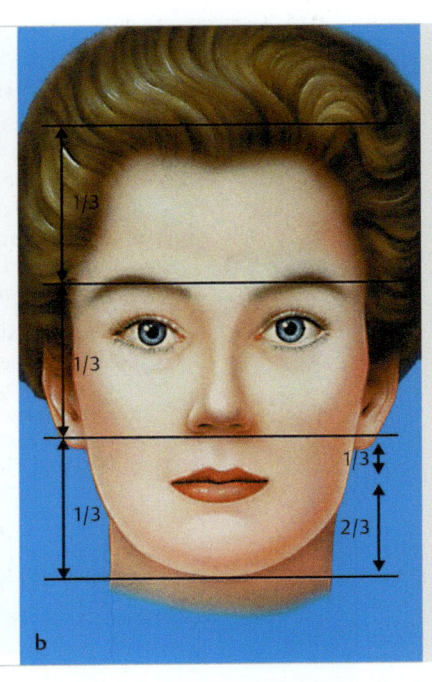

Fig. 6.5 Proporções da face: Mandíbula e maxila. (**a**) As relações entre a mandíbula e a maxila são de extrema importância. A face é dividida em terços por linhas horizontais traçadas adjacentes ao mento, à base nasal, às sobrancelhas (nível do entalhe supraorbital) e à linha do cabelo (a linha superior varia de acordo com o penteado, portanto, esse ponto de referência é menos importante). (**b**) O terço inferior é dividido em um terço superior e dois terços inferiores por uma linha traçada através das comissuras orais.

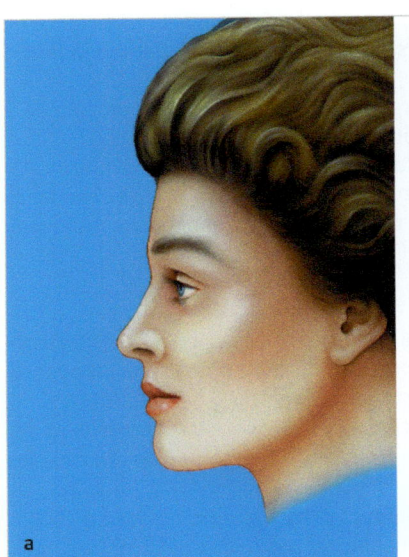

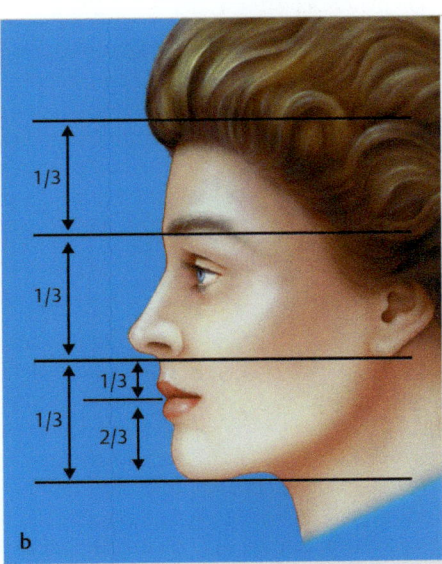

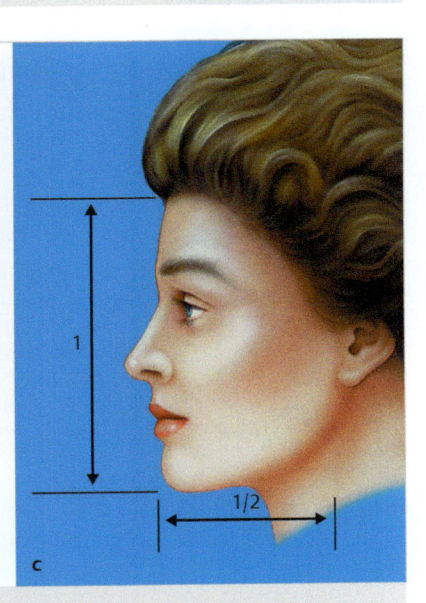

Fig. 6.6 Proporções da face: Proporções estéticas laterais. (**a**) Vista lateral do rosto desenhado com proporções estéticas. (**b**) A face é dividida em terços horizontais no perfil. (**c**) A distância do ângulo mandibular até o mento é a metade da distância do mento até a linha natural do cabelo.

- Alguns pacientes têm um "lábio de tensão", que se caracteriza pela plenitude no ângulo columelolabial e uma superfície fina do lábio e do vermelhão que parece ligeiramente retraída.
- Isso é visto com mais frequência em pacientes com narizes superprojetados e pode ser aliviado ajustando a ponta nasal para mais perto do rosto.

Dica de Especialista

O lábio superior deve ser avaliado quanto à posição e ao contorno; especificamente, um lábio tenso pode estar associado a um nariz com projeção excessiva ou a um nariz com projeção insuficiente. O procedimento de rinoplastia pode ser planejado para ajudar a diminuir a aparência do lábio de tensão.

- Um septo caudal posterior proeminente também pode criar plenitude na junção columelolabial, dando a aparência de pseudorrotação do nariz.
- Isso é corrigido pela ressecção de uma porção do septo caudal posterior. A espinha nasal anterior geralmente não está envolvida nessa deformidade e raramente é necessário ressecar qualquer parte da espinha nasal anterior.

Dica de Especialista

A pseudorrotação é observada quando há uma proeminência do septo caudal posterior, que proporciona plenitude na junção columelolabial.

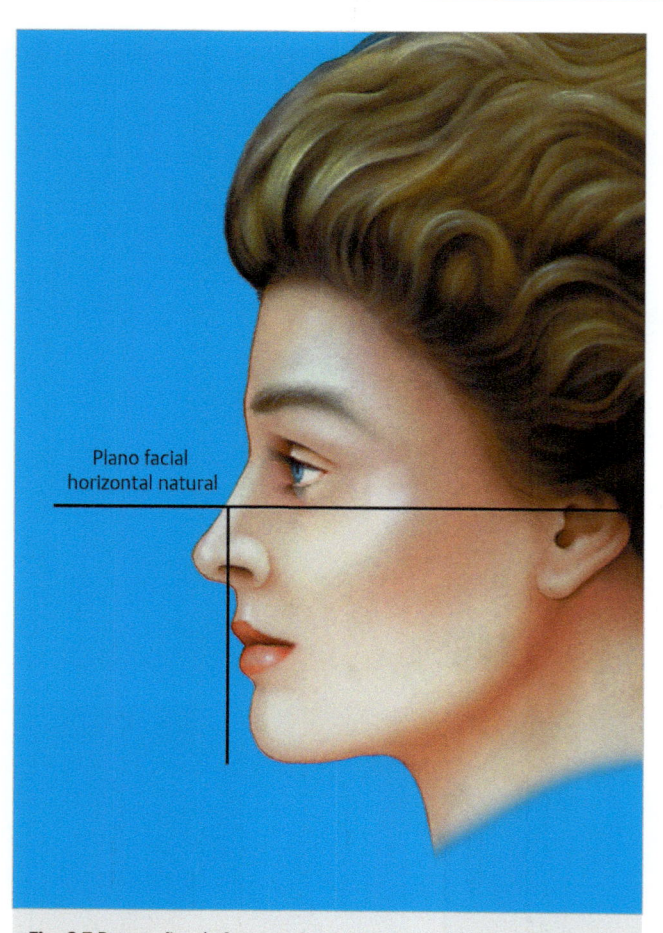

Proporções Nasofaciais e Análise Nasal Sistemática

Plano facial horizontal natural

Fig. 6.7 Proporções da face: A relação lábio-queixo. Dada a importância da posição e do contorno do lábio na avaliação da projeção e rotação da ponta nasal, a relação lábio-queixo deve ser avaliada antes de prosseguir com a análise nasal. A relação lábio-queixo desejada é um lábio superior que se projeta aproximadamente 2 mm a mais do que o lábio inferior. Nas mulheres, o queixo fica ligeiramente posterior ao lábio inferior. Nos homens, ele é um pouco mais forte.

- A projeção aumentada do lábio superior também pode ser causada por incisivos centrais proeminentes ou com inclinação inadequada. Esse fato deve ser informado aos pacientes antes da cirurgia, pois a correção exigirá ortodontia ou cirurgia ortognática.

6.2.2 Proporções do Nariz

- A análise clínica e o diagnóstico de deformidades nasais externas são realizados usando as medidas e proporções descritas neste documento como referências padrão.

6.3 Vista Frontal

6.3.1 Tipo/Qualidade da Pele

- O tipo e a textura da pele devem ser avaliados primeiro.
- A pele espessa e sebácea não se acomoda de forma eficaz e pode levar mais tempo para que o edema diminua.
- A pele espessa também pode ter menos capacidade de se retrair após reduções significativas na estrutura osteocartilaginosa.
- Embora a pele fina possa ter menos problemas com a retração e o reencape, ela pode ser mais implacável na revelação de pequenas deformidades ou irregularidades, principalmente no dorso e na ponta.
- Embora a maioria da pele sebácea seja espessa, ocasionalmente o paciente pode ter uma pele sebácea e oleosa que é fina. A espessura da pele é mais importante do que seu caráter sebáceo para prever a forma como ela se acomodará.

> **Dica de Especialista**
>
> *A espessura da pele deve ser avaliada, pois a pele grossa não se sobreporá à estrutura osteocartilaginosa reconstruída com a mesma eficácia que a pele mais fina e ficará edemaciada por um período mais longo. Quando a pele fina se acomoda sobre a estrutura osteocartilaginosa, é mais provável que apresente deformidades.*

6.3.2 Simetria/Desvio

- Uma linha da área glabelar média até o mento deve dividir a ponte nasal, a ponta nasal e o arco de Cupido (▶ Fig. 6.8).
- Há três tipos básicos de desvios:[16]
  - Septal caudal (inclinação septal, em forma de C, em forma de S).
  - Deformidades dorsais côncavas (em forma de C, em forma de C invertido).
  - Deformidades dorsais convexo-côncavas (em forma de S com desvio da abóbada óssea).
- Se o desvio estiver presente, a causa deve ser determinada. Alguns desvios exigirão cirurgia septal para correção, enquanto outros podem ser corrigidos com osteotomias ou camuflagem.

6.3.3 Largura

- A largura da abóbada óssea deve se aproximar de 80% da largura da base alar, o que é equivalente à distância intercantal se a largura das bases alares for normal (▶ Fig. 6.9).
- Abóbadas ósseas largas ou assimétricas, ou teto aberto. As deformidades que ocorrem após a raspagem óssea são tratadas com osteotomias.
- As discrepâncias de largura entre a abóbada óssea e a abóbada média podem se manifestar como uma deformidade em V invertido, que reflete o contorno da borda caudal dos ossos nasais.[15]
- Dependendo da etiologia, as deformidades em V invertido são tratadas com o estreitamento da pirâmide óssea por meio de osteotomias ou com o alargamento da abóbada média por meio de enxertos ou retalhos expansores.
- O dorso nasal ideal deve ser delineado por duas linhas divergentes ligeiramente curvas que se estendem das cristas supraciliares mediais até os pontos que definem a ponta (▶ Fig. 6.11b).

> **Dica de Especialista**
>
> *A largura da abóbada óssea do nariz deve ser 80% da largura do nariz nas bases alares, supondo que a largura nas bases alares seja normal.*
>
> *As linhas estéticas dorsais ideais devem seguir duas linhas divergentes levemente curvadas que se estendem das cristas supraciliares mediais até os pontos de definição das pontas.*

6.3 Vista Frontal

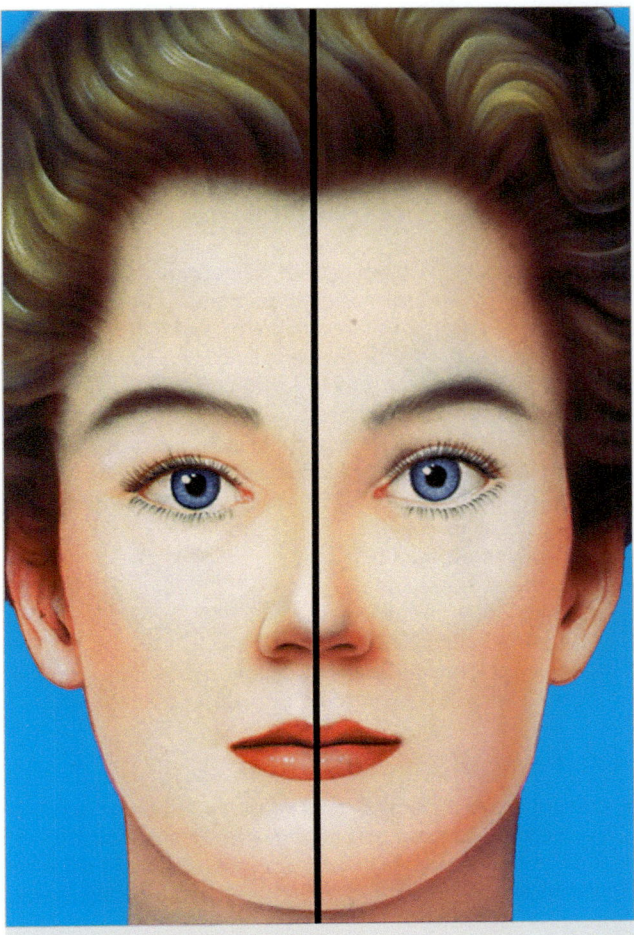

Fig. 6.8 Proporções do nariz: Desvio. Depois que a pele é analisada, o nariz é avaliado quanto a possíveis desvios. Uma linha da área glabelar média até o mento deve dividir a ponte nasal, a ponta nasal e o arco de cupido. Se o desvio estiver presente, a causa deve ser determinada. Alguns desvios exigirão cirurgia septal para correção, enquanto outros podem ser corrigidos com osteotomias ou camuflagem.

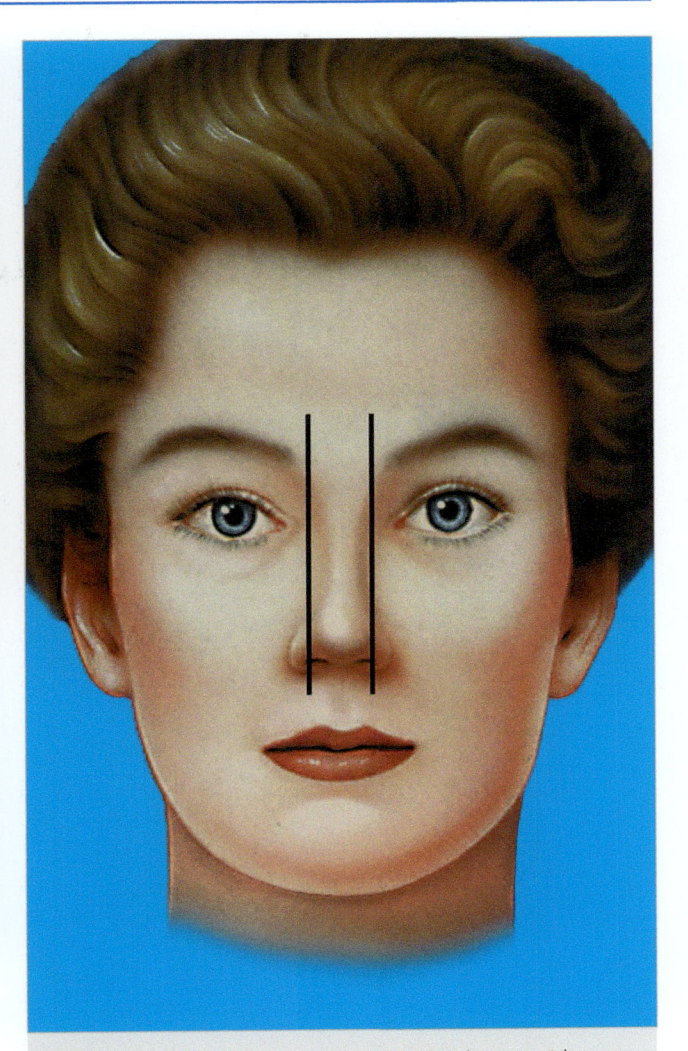

Fig. 6.9 Proporções do nariz: Largura do corpo e da ponta. A largura do corpo e a ponta do nariz são avaliadas. Se a distância entre a junção alar e a bochecha for superior a 80% da largura normal da base alar, a base óssea deverá ser reduzida no momento da osteotomia. Se a largura da base óssea estiver dentro da faixa normal, mas o dorso ósseo for largo, será necessária a mobilização dos ossos nasais para estreitar a porção dorsal dos ossos, mantendo a mesma largura da base óssea.

6.3.4 Ponta

- A ponta deve ter quatro pontos de referência definidores:
  - Um ponto de definição de ponta em cada lado.
  - A quebra da supraponta.
  - O ângulo columelolobular.
- As linhas que conectam os pontos que definem a ponta com a quebra da supraponta e o ângulo columelolobular devem formar dois triângulos equiláteros (▶ Fig. 6.11c).

> **Dica de Especialista**
>
> A ponta é avaliada localizando-se os pontos que definem a ponta em cada lado, o ponto da quebra da supraponta acima e o ângulo columelolobular abaixo. Qualquer discrepância nos dois triângulos equiláteros formados por esses pontos deve ser avaliada para determinar a causa.

- A bulbosidade da ponta também deve ser observada, com o tratamento adequado voltado para a etiologia específica.

6.3.5 Base Alar

- A largura da base alar deve ser aproximadamente a mesma da distância intercantal, que deve ser igual à largura de um olho (▶ Fig. 6.10).
- Se a distância intercantal for menor do que a largura do olho, é melhor manter o nariz um pouco mais largo do que a distância intercantal.
- Se o nariz for mais largo do que a largura do olho, deve-se considerar a ressecção da base alar para estreitamento.

> **Dica de Especialista**
>
> A largura da base alar deve se aproximar da distância intercantal e da largura da fissura palpebral.

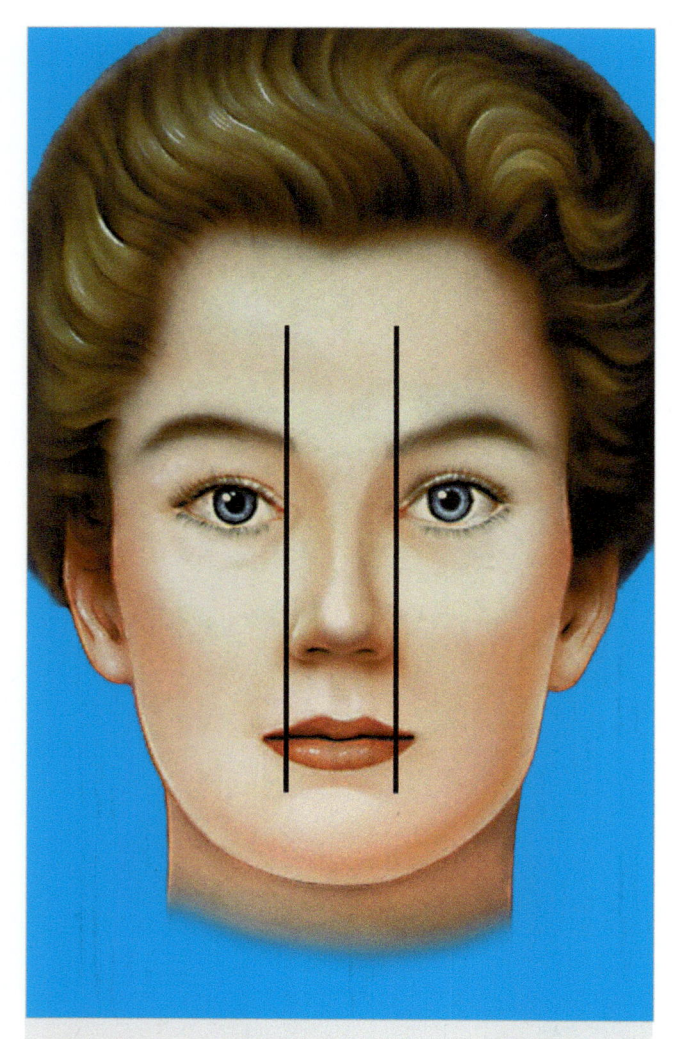

Proporções Nasofaciais e Análise Nasal Sistemática

Fig. 6.10 Proporções do nariz: Base alar. A largura da base alar deve ser aproximadamente igual à distância intercantal, que deve ser igual à largura de um olho. Se a distância intercantal for menor do que a largura do olho, é melhor manter o nariz um pouco mais largo do que a distância intercantal. Se o nariz for mais largo do que a largura do olho, deve-se considerar a ressecção da base alar para estreitamento.

6.3.6 Borda de Columela/Alar

- As bordas alares devem ter uma leve inclinação para fora em uma direção inferior (▶ Fig. 6.11a).
- A columela deve ficar pendurada logo abaixo das bordas alares, de modo que uma linha delineando as bordas e a parte mais baixa da columela dará uma aparência suave de asa de gaivota (▶ Fig. 6.12).
- O excesso de curvatura dessa linha indica um aumento na altura do lóbulo da infraponta, o que exigirá redução.
- Uma linha reta significa diminuição da exibição columelar, o que exigirá aumento columelar e/ou movimento superior das bordas das asas.

6.4 Vista Lateral

- Todas as visualizações de perfil devem ser feitas com a cabeça na posição horizontal natural.
- Nessa posição, a área do pescoço e do queixo deve estar relaxada com os olhos focados em um ponto distante na altura dos olhos.
- Com a cabeça nessa posição, qualquer linha que atravesse o rosto em um plano horizontal estará no plano facial horizontal natural.
- O plano facial horizontal natural é determinado traçando-se uma linha perpendicular a um fio de prumo sobreposto à cabeça em repouso com os olhos voltados para a frente (▶ Fig. 6.13).
- Esse plano pode estar no mesmo plano que a linha de Frankfort, mas pode variar devido à posição variável do canal auditivo externo em cada paciente.
- Todos os ângulos faciais devem ser medidos a partir do plano facial horizontal natural quando se afastam da linha de Frankfort.
- Os principais pontos de referência na vista lateral são (▶ Fig. 6.14):
  - Ângulo nasofrontal.
  - Quebra da supraponta.
  - Pontos de definição da ponta.
  - Ângulo columelolabial.
  - Ângulo columelolobular (ângulo entre os pontos de definição da ponta e o ângulo columelolabial).

6.4.1 Ângulo Nasofrontal

- O ângulo deve começar na área *infrabrow* e ser uma curva suave e côncava que conecta a sobrancelha com o dorso.
- A parte mais profunda deve ficar entre a linha dos cílios superiores e a dobra supratarsal com os olhos voltados para a frente (▶ Fig. 6.15).
- Um ângulo de 130 graus é considerado aceitável em homens e 134 graus em mulheres, embora possa haver uma variabilidade étnica significativa.[15,17]
- Não há parâmetros-padrão para determinar a profundidade correta do ângulo; portanto, o cirurgião deve usar seu julgamento estético.

> **Dica de Especialista**
>
> *Na vista de perfil, a parte mais profunda do ângulo nasofrontal deve estar entre a linha dos cílios superiores e a dobra supratarsal com os olhos voltados para a frente. Uma posição anormal pode dar a aparência de um nariz longo ou encurtado.*

6.4.2 Projeção da Ponta

- Foram descritos vários métodos diferentes de avaliação da projeção da ponta.
- Um método consiste em desenhar uma linha da junção entre a asa e a bochecha até a ponta do nariz (▶ Fig. 6.16):
  - Se a projeção do lábio superior for normal, uma linha vertical é desenhada adjacente à parte mais saliente do lábio superior.
  - A projeção da ponta é ideal quando 50 a 60% da linha horizontal ficam anterior à linha vertical (A = 50-60% de AB).

6.4 Vista Lateral

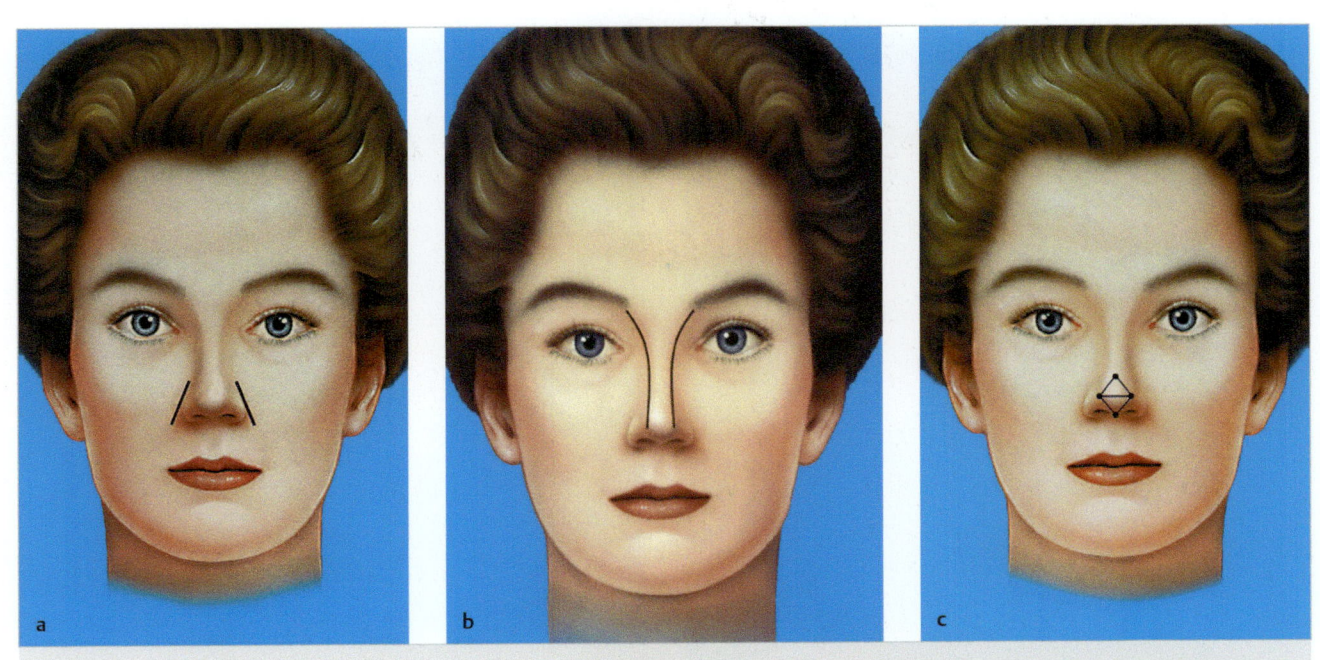

Fig. 6.11 Proporções do nariz: Bordas alares e ponta. (**a**) As bordas alares devem ter um leve alargamento para fora em uma direção inferior. (**b**) O dorso nasal deve ser delineado por duas linhas divergentes ligeiramente curvas que se estendem das cristas supraciliares mediais até os pontos que definem a ponta. (**c**) Na vista frontal, a ponta deve ter quatro pontos de referência definidores: Um ponto definidor da ponta de cada lado, a quebra da suraponta e o ângulo columelar-lobular.

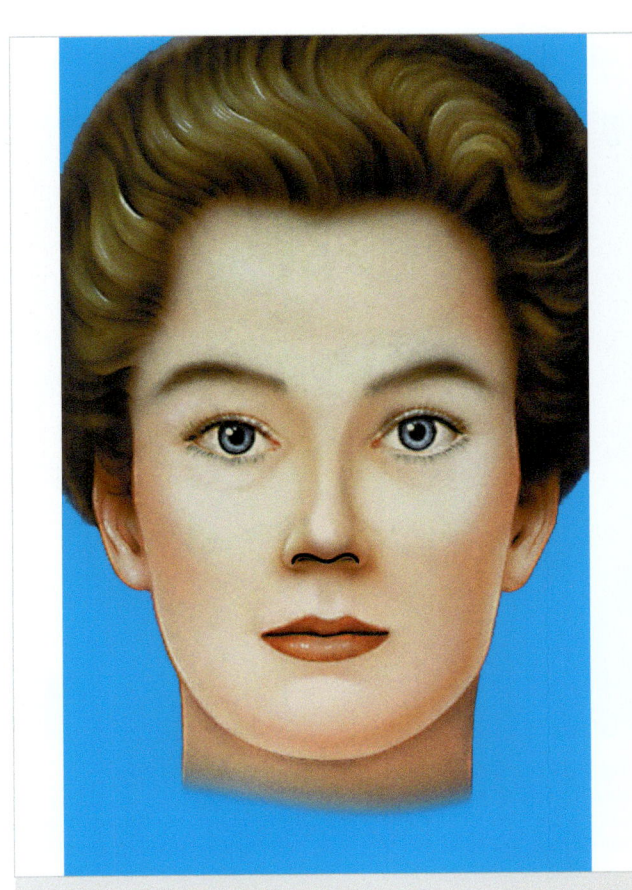

Fig. 6.12 Proporções do nariz: Columela. A columela é inspecionada na vista frontal. Ela deve estar pendurada logo abaixo das bordas alares, de modo que uma linha delineando as bordas e a parte mais baixa da columela dê uma aparência suave de asa de gaivota.

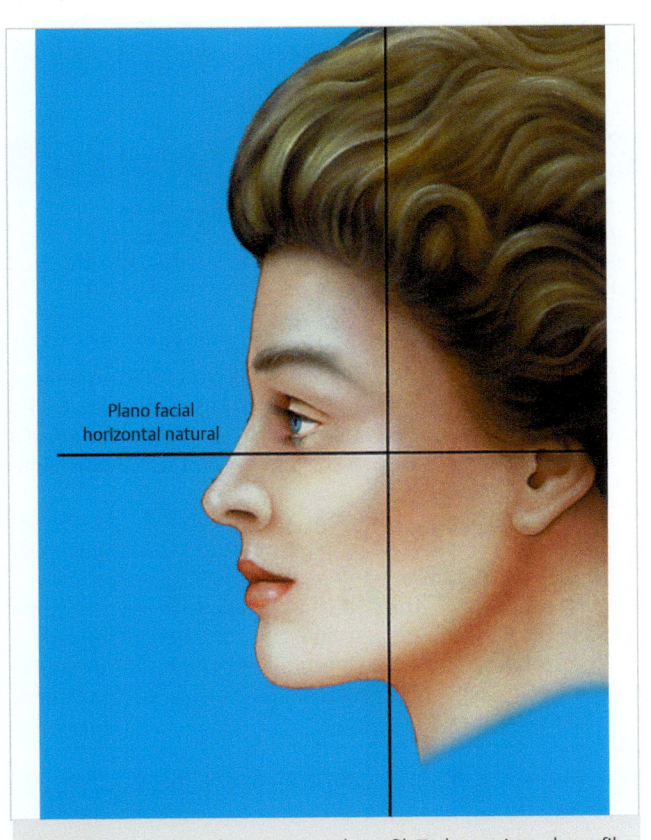

Fig. 6.13 Proporções do nariz: Vista de perfil. Todas as vistas de perfil devem ser feitas com a cabeça na posição horizontal natural. Nessa posição, a área do pescoço e do queixo deve estar relaxada, com os olhos focados em um ponto distante no nível dos olhos. Com a cabeça nessa posição, qualquer linha que atravesse o rosto em um plano horizontal estará no plano facial horizontal natural.

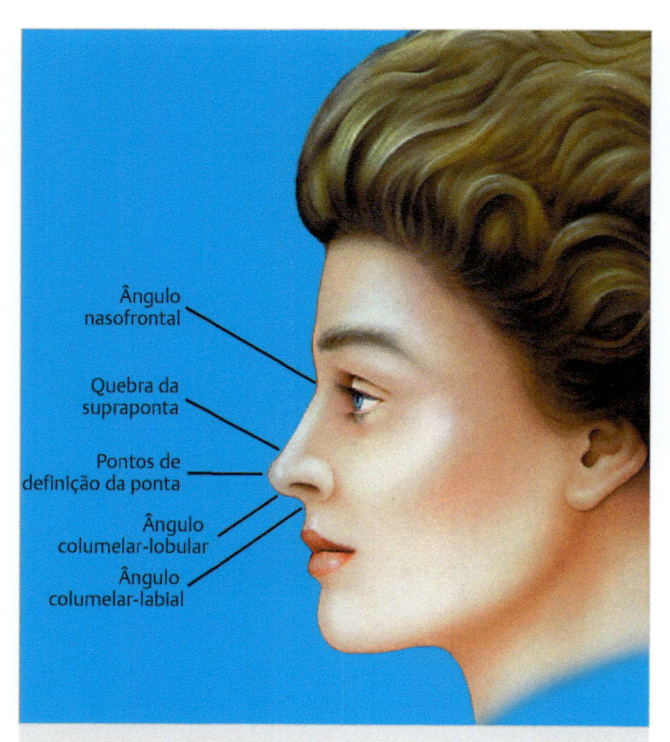

Proporções Nasofaciais e Análise Nasal Sistemática

Fig. 6.14 Proporções do nariz: Vista lateral. Na vista lateral devem ser avaliados o ângulo nasofrontal, a quebra da supraponta, os pontos de definição da ponta e o ângulo columelolabial. O ângulo entre os pontos de definição da ponta e o ângulo columelolabial é o ângulo columelolobular.

Labels na figura: Ângulo nasofrontal; Quebra da supraponta; Pontos de definição da ponta; Ângulo columelar-lobular; Ângulo columelar-labial.

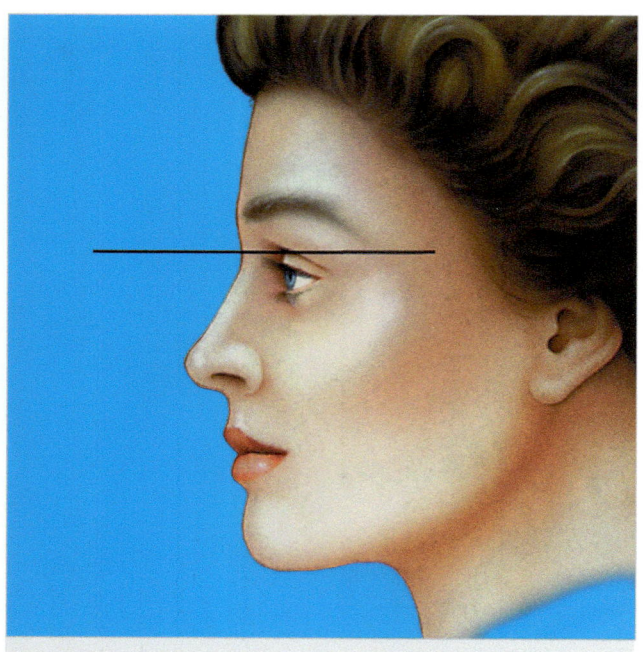

Fig. 6.15 Proporções do nariz: Ângulo nasofrontal. A posição do ângulo nasofrontal é avaliada primeiramente na vista de perfil. O ângulo deve começar na área *infrabrow* e ser uma curva suave e côncava que conecta a sobrancelha com o dorso. A parte mais profunda do ângulo nasofrontal deve estar entre a linha dos cílios superiores e a dobra supratarsal com os olhos voltados para a frente.

Dica de Especialista

Para avaliar a projeção da ponta, uma linha vertical deve ser desenhada adjacente à parte mais projetada do lábio superior, e pelo menos 50 a 60% da ponta deve estar anterior a essa linha. Isso pressupõe que o lábio superior tenha projeção normal. A relação comprimento/projeção deve ser de 1:0,67.

- Outro método para avaliar a projeção da ponta é determinar se a projeção da ponta é igual à largura da base alar (▶ Fig. 6.17):
  - Se o comprimento nasal estiver correto, a proporção entre o comprimento nasal e a ponta deve ser de aproximadamente 1:0,67 (▶ Fig. 6.18).
  - A projeção da ponta também pode ser determinada em relação ao comprimento nasal ideal; projeção da ponta ideal (AT) = 0,67 × comprimento nasal ideal (RT) (▶ Fig. 6.19).
- A projeção excessiva da ponta nasal pode se manifestar como uma "deformidade em tensão da ponta". Isso geralmente é dependente do septo e se apresenta com plenitude da supraponta, embotamento do ângulo columelolabial e encurtamento do lábio superior.

Dica de Especialista

A projeção excessiva da ponta nasal pode-se manifestar como uma deformidade em "tensão da ponta".

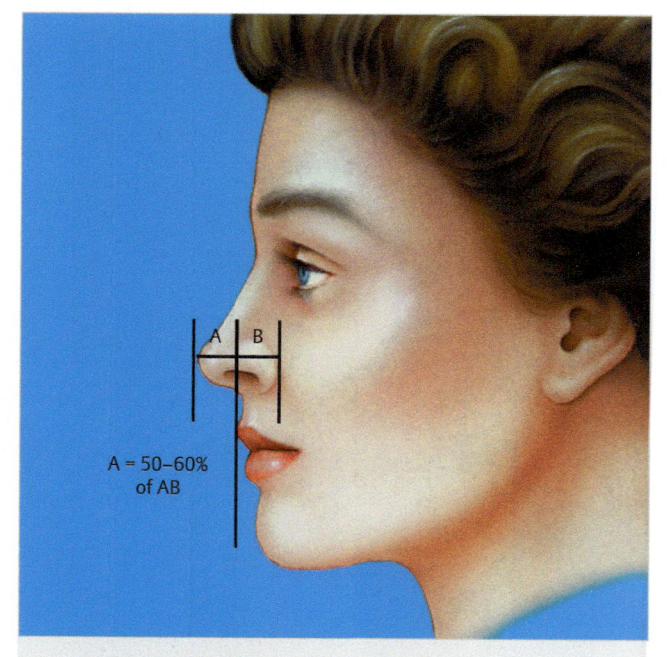

Fig. 6.16 Proporções do nariz: Projeção da ponta nasal. A projeção da ponta pode ser avaliada traçando-se uma linha da junção entre a asa e a bochecha até a ponta do nariz. Se a projeção do lábio superior for normal, uma linha vertical é desenhada adjacente à parte mais projetada do lábio superior.

A = 50–60% of AB

6.4 Vista Lateral

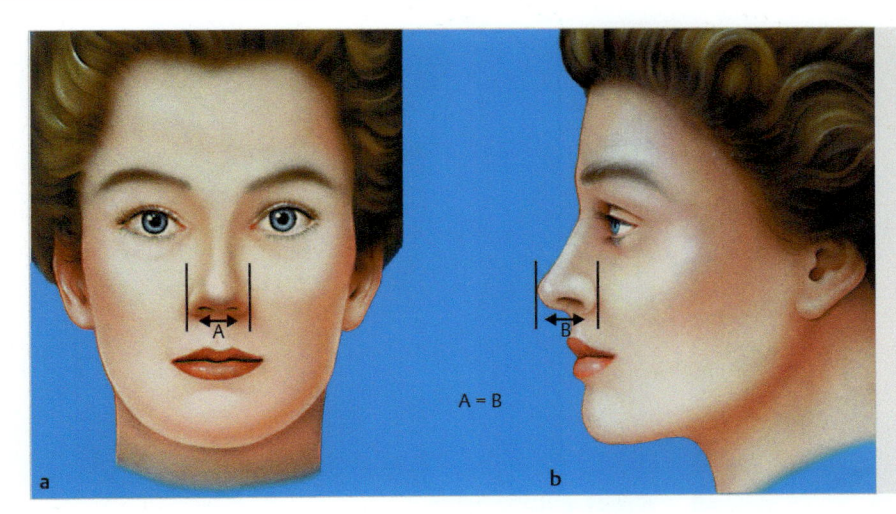

Fig. 6.17 Proporções do nariz: Projeção da ponta. (**a, b**) Outro método para avaliar a projeção da ponta é determinar se a projeção da ponta é igual à largura da base alar.

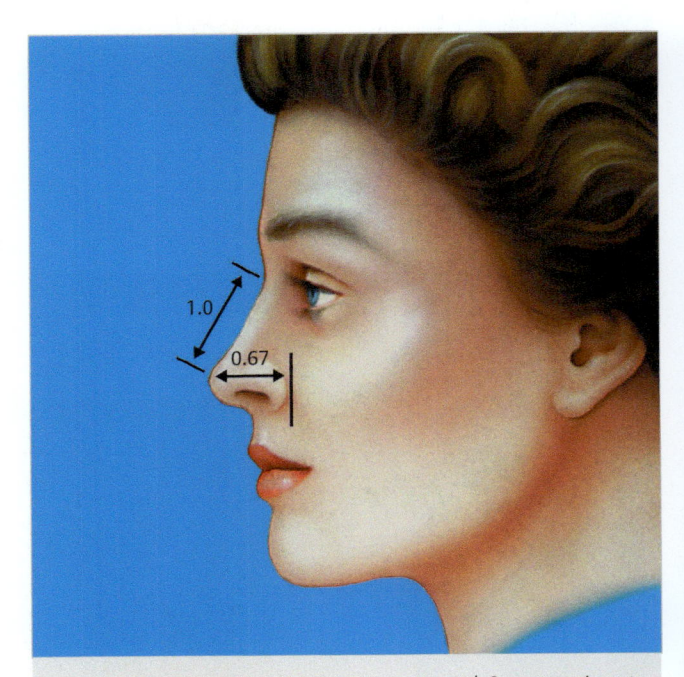

A = B

Fig. 6.18 Proporções do nariz: Comprimento nasal. Se o comprimento nasal estiver correto, a proporção entre o comprimento nasal e a projeção da ponta deve ser de aproximadamente 1:0,67.

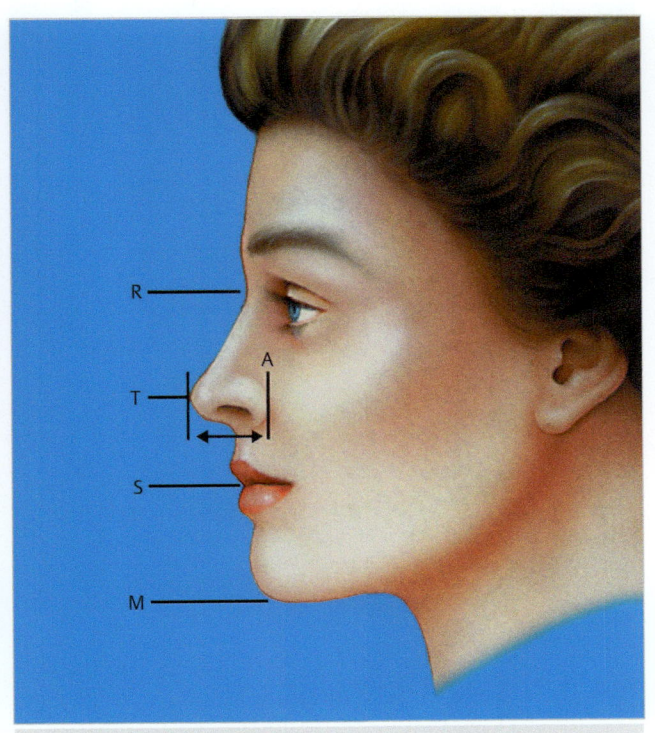

Fig. 6.19 Proporções do nariz: Projeção da ponta. A projeção da ponta também pode ser determinada em relação ao comprimento nasal ideal; projeção da ponta ideal (AT) = 0,67 × comprimento nasal ideal (RT).

6.4.3 Comprimento Nasal, Dorso, Supraponta

- O comprimento nasal ideal (RT) deve ser igual à distância do estômio ao mento (SM), que é igual a 1,67 × TS (▶ Fig. 6.20).
- Nas mulheres, o dorso nasal ideal deve ser liso e estar aproximadamente 2 mm posterior e paralelo a uma linha que conecte o ângulo nasofrontal com a projeção desejada da ponta. Nos homens, o dorso deve se aproximar mais da linha (▶ Fig. 6.21).
- Um dorso muito posterior a essa linha pode exigir aumento.
- Por outro lado, um dorso na linha ou anterior a ela, que pode ser o caso de uma giba dorsal, requer redução.
- Nas mulheres, é preferível uma leve quebra da supraponta 2 a 3 mm acima dos pontos que definem a ponta. Isso dá mais definição ao nariz e ajuda a demarcar o dorso da ponta.

Dica de Especialista

Após a determinação da projeção desejada da ponta, o dorso nasal é avaliado para verificar se é indicada a redução ou o aumento.

Proporções Nasofaciais e Análise Nasal Sistemática

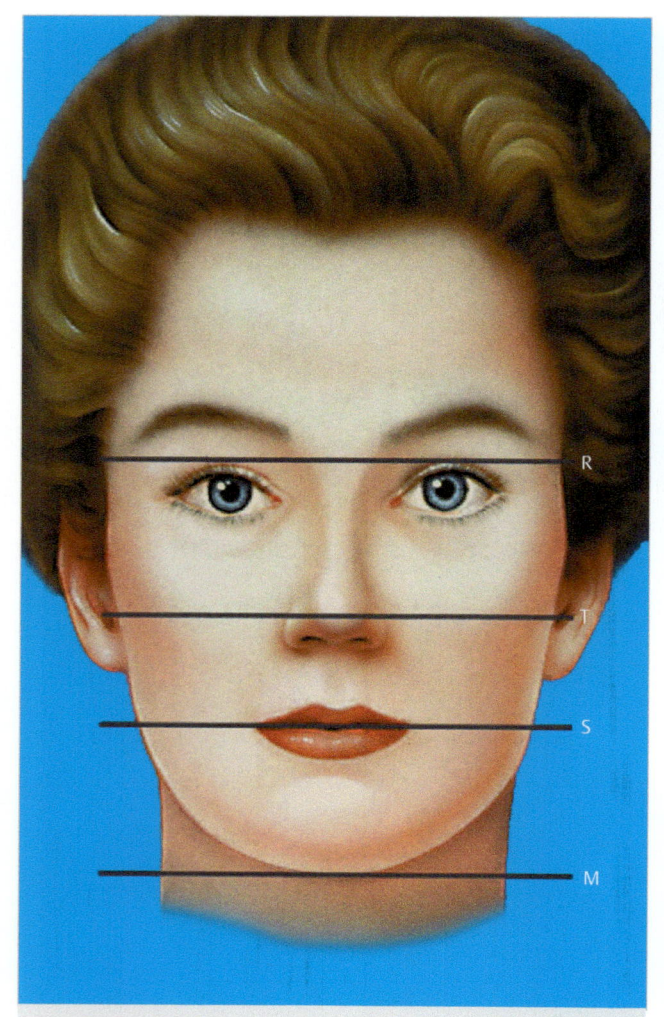

Fig. 6.20 Proporções do nariz: Comprimento nasal. O comprimento do nariz também deve ser considerado ao determinar a projeção e a rotação da ponta. O comprimento nasal ideal (RT) deve ser igual à distância do estômio ao mento (SM), que é igual a 1,67 × TS.

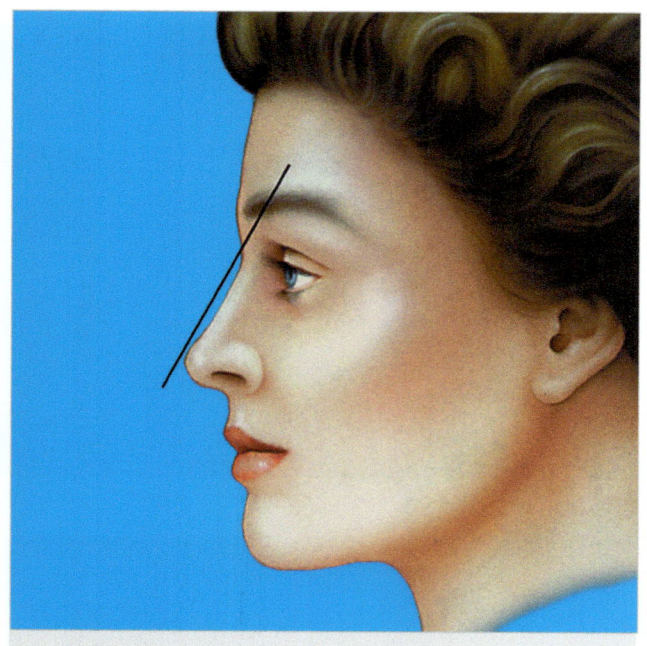

Fig. 6.21 Proporções do nariz: Dorso nasal. Depois que a projeção da ponta desejada é determinada, o dorso nasal é avaliado.

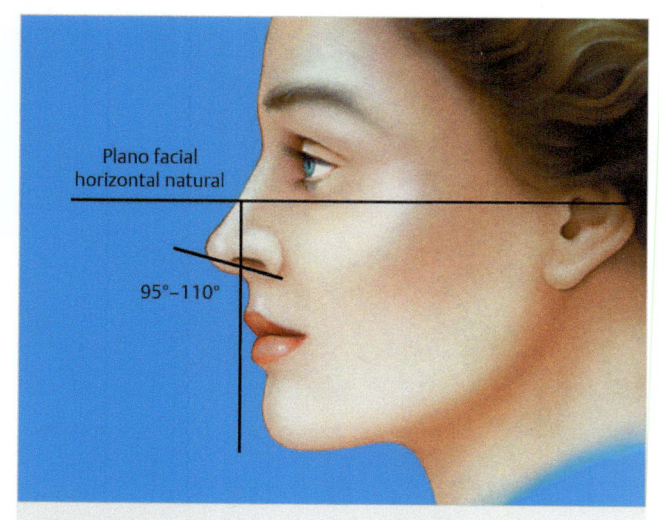

Fig. 6.22 Proporções do nariz: Rotação da ponta. A rotação é determinada pelo grau do ângulo nasolabial (ângulo de rotação), que não é o mesmo que o ângulo columelolabial.

6.4.4 Rotação da Ponta

- A rotação é determinada pelo grau do ângulo nasolabial (ângulo de rotação), que não é o mesmo que o ângulo columelolabial.
- O ângulo nasolabial é medido traçando-se uma linha reta através dos pontos mais anteriores e posteriores das narinas, conforme visto na vista lateral (▶ Fig. 6.22).
- O ângulo que essa linha forma com uma linha perpendicular ao plano facial horizontal natural é o ângulo nasolabial.
- O ângulo nasolabial deve ser de 95 a 110 graus nas mulheres e de 90 a 95 graus nos homens.
- O cirurgião deve estar ciente de que um nariz com dorso alto sem quebra da supraponta parecerá menos rotacionado do que um com dorso baixo e quebra da supraponta, mesmo que o grau de rotação seja o mesmo. Por esse motivo, a quantidade de rotação desejada não deve ser decidida até que a linha de perfil dorsal proposta seja determinada.
- Em uma pessoa baixa, o nariz pode estar ligeiramente mais rotacionado do que em uma pessoa alta.
- O ângulo columelar-lobular é formado pela junção da columela com o lóbulo da infraponta e tem aproximadamente 30 a 45 graus (▶ Fig. 6.23).
- Aumento da plenitude nessa área, geralmente causada por um septo caudal, dará a aparência de rotação aumentada, mesmo que o ângulo nasolabial esteja dentro dos limites normais.

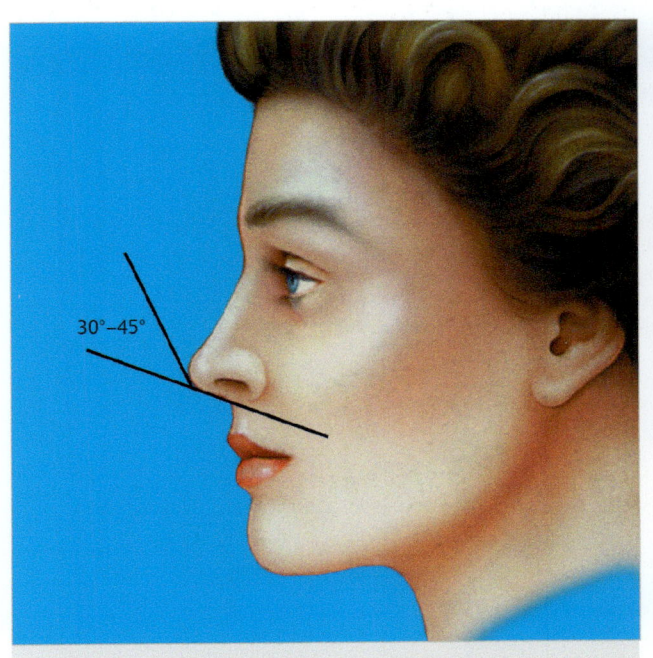

Fig. 6.23 Proporções do nariz: O ângulo columelolobular. O ângulo columelolobular é formado pela junção da columela com o lóbulo da infraponta e tem aproximadamente 30 a 45 graus.

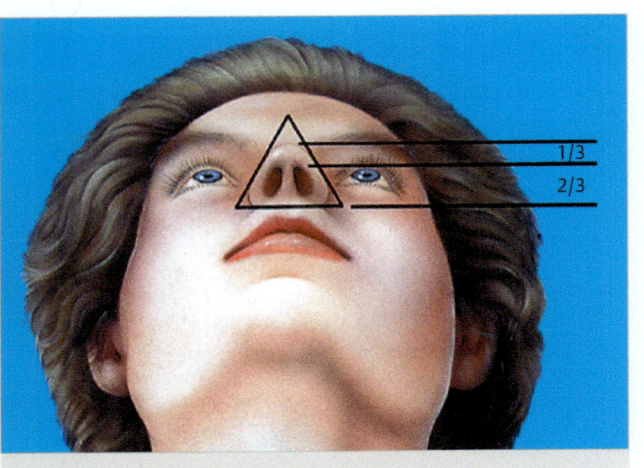

Fig. 6.24 Proporções do nariz: vista basal. Na inspeção da vista basal, um triângulo equilátero deve ser visualizado. A proporção entre a columela e a porção lobular do nariz deve ser de 2:1, e as narinas devem ser em forma de lágrima com o eixo longo da base ao ápice orientado em uma direção ligeiramente medial.

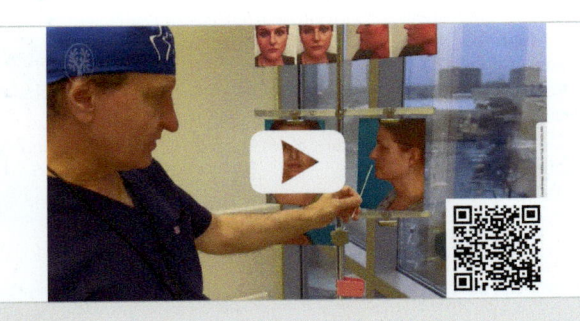

Vídeo 6.1 Análise nasal sistemática: O método 10-7-5.

Dica de Especialista

O grau de rotação da ponta é avaliado com base no grau do ângulo nasolabial. Um ângulo nasolabial reduzido indica a necessidade de aumentar a rotação da ponta.

6.5 Visão Basal

- Na inspeção da vista basal, um triângulo equilátero deve ser visualizado (▶ Fig. 6.24).
- A proporção entre a columela e o lóbulo do nariz deve ser 2:1, e as narinas devem ser em forma de lágrima com o eixo longo da base ao ápice orientado em uma direção ligeiramente medial.
- A partir da junção da columela com o lóbulo, os lados da columela devem estar razoavelmente retos até o ponto em que as *crura* mediais começam a se alargar.
- Se as *crura* mediais se alargarem muito cedo, a columela pode parecer curta e diminuir o formato de lágrima da narina.
- Quando isso acontece, pode ser indicada a remoção de parte do tecido mole entre os pés das *crura* mediais, a redução de sua abertura por meio da incisão da cartilagem onde eles começam a se abrir e a sutura unindo os pés.

Dica de Especialista

Na vista basal, o nariz deve formar um triângulo equilátero. A proporção entre a columela e o lóbulo do nariz deve ser de 2:1, e as narinas devem ter formato de lágrima.

6.6 Análise Nasal Sistemática: O Método 10-7-5

- A análise nasal sistemática desempenha um papel fundamental na obtenção da harmonia nasofacial após a rinoplastia. O método 10-7-5 é uma ferramenta útil que permite a análise nasal sistemática e abrangente para identificar desproporções e desequilíbrios nasofaciais e ajudará a estabelecer os objetivos da cirurgia de rinoplastia (▶ Vídeo 6.1).[1,15]

Proporções Nasofaciais e Análise Nasal Sistemática

Análise nasal sistemática: O método 10-7-5 (adaptado de Brito et al[15])

Vista frontal (10)
1. Proporções faciais – altura (terços), largura (quintos), simetria.
2. Tipo/qualidade da pele – tipo Fitzpatrick, fina ou grossa, sebácea.
3. Simetria e desvio nasal – desvio da linha média, em forma de C, em forma de C invertido ou em forma de S.
4. Linhas estéticas dorsais – retas, simétricas/assimétricas, bem/mal definidas, estreitas/largas.
5. Abóbada óssea – ossos nasais estreitos ou largos, assimétricos, curtos ou longos.
6. Abóbada média – estreita ou larga, colapso, deformidade em V invertido.
7. Ponta nasal – ideal/bulbosa/quadrada/pinçada, supraponta, pontos de definição da ponta, lóbulo da infraponta.
8. Bordas alares – em forma de gaivota, facetas, entalhes, retração.
9. Largura da da base alar.
10. Lábio superior – longo ou curto, depressor do septo nasal dinâmico, sulco do lábio superior.

Vista lateral (7)
1. Ângulo nasofrontal e *radix* – agudo ou obtuso, *radix* alto ou baixo.
2. Comprimento nasal, dorso e comprimento da supraponta: longo ou curto; dorso: liso, giba, escavado; supraponta: quebrado, cheio, "bico de papagaio".
3. Projeção da ponta – superprojetada ou subprojetada.
4. Rotação da ponta – sobre ou sub-rotada.
5. Relação alar-columelar – asas suspensas ou retraídas, columela suspensa ou retraída.
6. Hipoplasia periapical – deficiência maxilar ou de tecido mole.
7. Relação lábio-queixo – normal, deficiente.

Visão Basal (5)
1. Projeção nasal – sobre ou subprojetada, relação columelo-lobular.
2. Narinas – simétricas ou assimétricas, longas ou curtas.
3. Desvio septal columelo-caudal, inclinação septal, rebaixamento das *crura* mediais.
4. Largura da base alar.
5. Alargamento alar.

Dica de Especialista

A análise nasal sistemática permite uma análise nasal abrangente para identificar desproporções e desequilíbrios nasofaciais e ajudará a estabelecer os objetivos da cirurgia de rinoplastia.

- Fotografias padronizadas, incluindo vistas frontal, lateral, oblíqua e basal, devem ser obtidas para cada paciente. Essas fotos são um componente essencial para o planejamento pré-operatório e a avaliação dos resultados pós-operatórios. Além disso, essas fotos são um elemento essencial do registro médico. A fotografia padronizada é discutida em detalhes no Capítulo 7.
- A análise nasal sistemática começa com o exame das proporções faciais e das características da pele. Em seguida, a análise nasal é realizada sequencialmente, avaliando as vistas frontal, lateral e basal. Por fim, o exame durante o sorriso pode revelar a descentralização da ponta nasal, o encurtamento do lábio superior ou um sulco transversal na área do meio do filtro, que pode se beneficiar da liberação ou dissecção e transposição do músculo depressor do septo nasal.

6.7 Análise de Caso

Para análise de caso, consulte ▶ Fig. 6.25a-c.

6.8 Conclusão

Uma análise facial e nasal abrangente é fundamental para garantir resultados ideais na rinoplastia. Recomendamos uma abordagem sistemática da análise nasal para permitir a consistência. O método 10-7-5 oferece um sistema conveniente, mas abrangente, para a análise nasal que garante que todos os pontos de referência críticos sejam analisados adequadamente.

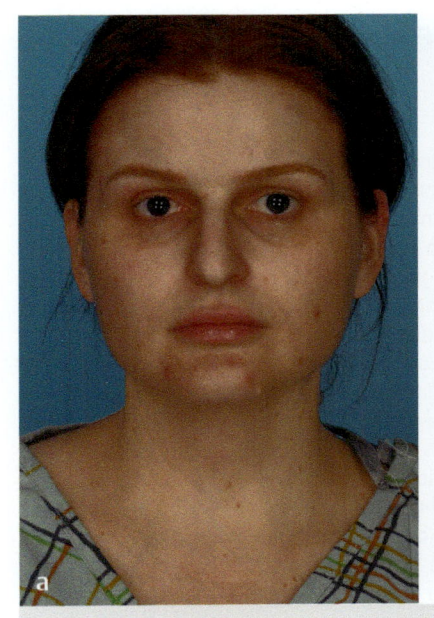

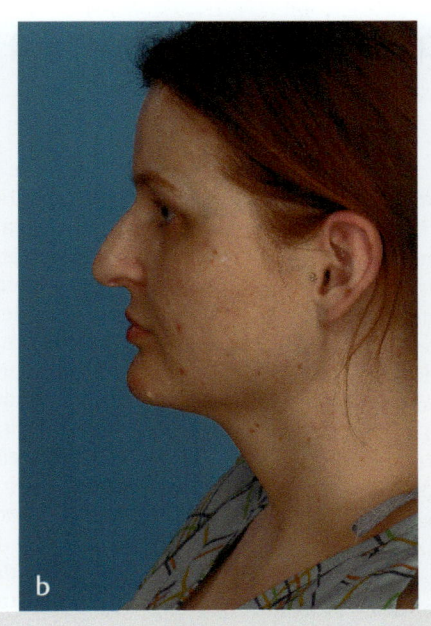

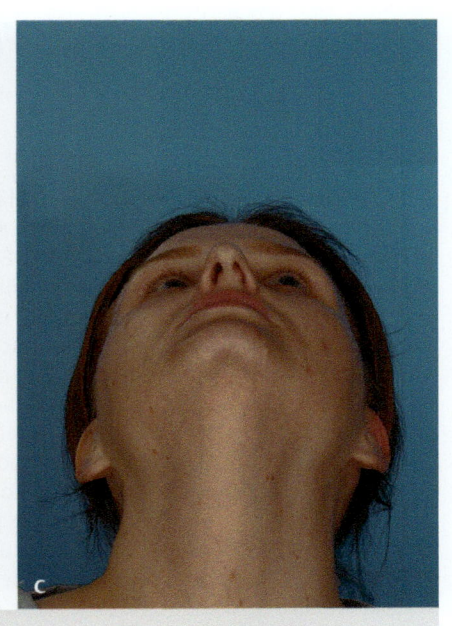

Fig. 6.25 Exemplo de caso. (**a**) Na vista frontal, a paciente tem assimetria facial moderada com pele fina e oleosa tipo II de Fitzpatrick. Ela tem uma deformidade septal em forma de C com desvio da ponta para a esquerda. Ela tem ossos nasais largos com linhas estéticas dorsais estreitas, assimétricas e mal definidas. Ela tem uma abóbada média estreita com uma deformidade em V invertido. Tem uma ponta bífida com plenitude da supraponta. Apresenta asa assimétrica com retração bilateral e lábio superior longo. (**b**) Em vista lateral, apresenta ângulo nasofrontal obtuso, nariz longo com convexidade dorsal proeminente e plenitude da supraponta. Sua ponta nasal é superprojetada e sub-rotada, com um ângulo nasolabial de 90 graus. Ela tem uma asa retraída, hipoplasia periapical e microgenia. (**c**) Na vista basal, ela é superprojetada com uma proporção columelolobular de 3:1. Ela tem asa assimétrica com retração bilateral, que é pior à esquerda. Há uma inclinação do septo caudal para a esquerda.

Referências

[1] Rohrich RJ, Ahmad J. Rhinoplasty. Plast Reconstr Surg. 2011; 128(2):49e-73e
[2] Bernstein L. Esthetics in rhinoplasty. Otolaryngol Clin North Am. 1975; 8(3):705-715
[3] Byrd HS, Hobar PC. Rhinoplasty: a practical guide for surgical planning. Plast Reconstr Surg. 1993; 91(4):642-654, discussion 655-656
[4] Daniel RK, Farkas LG. Rhinoplasty: image and reality. Clin Plast Surg. 1988; 15 (1):1-10
[5] Farkas LG, Sohm P, Kolar JC, Katic MJ, Munro IR. Inclinations of the facial profile: art versus reality. Plast Reconstr Surg. 1985; 75(4):509-519
[6] Farkas LG, Kolar JC, Munro IR. Geography of the nose: a morphometric study. Aesthetic Plast Surg. 1986; 10(4):191-223
[7] Leong SC, White PS. A comparison of aesthetic proportions between the healthy Caucasian nose and the aesthetic ideal. J Plast Reconstr Aesthet Surg. 2006; 59(3):248-252
[8] Guyuron B. Precision rhinoplasty. Part I: The role of life-size photographs and soft-tissue cephalometric analysis. Plast Reconstr Surg. 1988; 81(4):489-499
[9] Greer SE, Matarasso A, Wallach SG, Simon G, Longaker MT. Importance of the nasal-to-cervical relationship to the profile in rhinoplasty surgery. Plast Reconstr Surg. 2001; 108(2):522-531, discussion 532-535
[10] Peck GA. Techniques in Aesthetic Rhinoplasty. 2nd ed. Philadelphia: JB Lippincott; 1990
[11] Ricketts RM. Divine proportion in facial esthetics. Clin Plast Surg. 1982; 9(4): 401-422
[12] Sheen JH. Aesthetic Rhinoplasty. 2nd ed. St Louis: Quality Medical Publishing; 1997
[13] Rohrich RJ, Liu JH. Defining the infratip lobule in rhinoplasty: anatomy, pathogenesis of abnormalities, and correction using an algorithmic approach. Plast Reconstr Surg. 2012; 130(5):1148-1158
[14] Ghavami A, Janis JE, Acikel C, Rohrich RJ. Tip shaping in primary rhinoplasty: an algorithmic approach. Plast Reconstr Surg. 2008; 122(4):1229-1241
[15] Brito IM, Avashia Y, Rohrich RJ. Evidence-based nasal analysis for rhinoplasty: the 10-7-5 method. Plast Reconstr Surg Glob Open. 2020; 8(2):e2632
[16] Rohrich RJ, Gunter JP, Deuber MA, Adams WP, Jr. The deviated nose: optimizing results using a simplified classification and algorithmic approach. Plast Reconstr Surg. 2002; 110(6):1509-1523, discussion 1524-1525
[17] Rohrich RJ, Muzaffar AR, Janis JE. Component dorsal hump reduction: the importance of maintaining dorsal aesthetic lines in rhinoplasty. Plast Reconstr Surg. 2004; 114(5):1298-1308, discussion 1309-1312

7 Imagens Digitais e Fotografia Padronizada em Rinoplastia

Bardia Amirlak ▪ Shyon Parsa

Resumo

A fotografia clínica desempenha um papel importante no procedimento de rinoplastia, desde a consulta pré-procedimento até os resultados intra e pós-operatórios. É necessária uma fotografia altamente padronizada para garantir um procedimento simplificado, resultados consistentes e uma experiência informada para o paciente. Este capítulo descreve a configuração adequada do estúdio para rinoplastia, incluindo lentes de retrato, intensidade adequada do *flash* e posicionamento anterior, fundo azul-claro ou médio e o uso de uma câmera *digital single-lens reflex* (DSLR) com armazenamento de memória adequado. Além disso, fatores específicos durante o processo de fotografia, como ponto focal consistente e seis visualizações padrão do paciente, permitem resultados independentes do usuário nas imagens. O rápido avanço dos dispositivos e *softwares* de geração de imagens tridimensionais permitiu a modelagem aprimorada dos resultados, com a ressalva de que as precauções e limitações devem ser discutidas com o paciente ao descrever a utilidade do modelo e dos resultados. A geração de imagens mais abrangentes exigiu o armazenamento em nuvem, que apresenta um conjunto exclusivo de vantagens e desvantagens.

Palavras-chave: Imagens digitais, fotografia de rinoplastia, vistas de fotografia padrão, imagens tridimensionais, armazenamento e segurança de imagens, fotografia de *smartphone*

> **Pontos Principais**
>
> - Lentes de retrato, um *flash* de fonte anterior, o sistema de quarto de luz e um fundo de tom azul médio ou claro são recomendados para a fotografia de rinoplastia.
> - As vistas frontais, lateral (esquerda e direita), oblíqua (esquerda e direita) e basal permitem uma avaliação abrangente da anatomia nasal e da estrutura nasal subjacente.
> - O paciente deve ser informado de que as imagens do *smartphone* podem não estar sujeitas à distorção, especificamente nas imagens de "*selfie*" ou de frente. Além disso, o paciente deve ser orientado sobre o fato de que as imagens digitais criadas por meio do *software* de morfologia são apenas uma simulação para evitar a criação de expectativas irreais.
> - A comunicação facilitada por imagens digitais pode alertar os cirurgiões sobre os pacientes que têm expectativas irreais e pode ajudar a desencorajar esses pacientes a se submeterem à cirurgia.

7.1 Introdução

Imagens padronizadas e de alta qualidade são parte integrante do planejamento, da comunicação, da execução e do domínio da rinoplastia. As imagens padronizadas servem para identificar a anatomia e, ao mesmo tempo, oferecem a oportunidade de incentivar a comunicação aberta entre o paciente e o cirurgião. Além disso, a rinoplastia é um procedimento tecnicamente desafiador, cujos resultados geralmente são medidos em milímetros. Dessa forma, a geração de imagens padronizadas e de alta qualidade facilita a análise crítica dos resultados pós-operatórios, promovendo, assim, um maior domínio dessa operação desafiadora. Os cirurgiões começaram a incorporar técnicas de fotografia digitalizada em sua prática já em 1986.[1] Desde então, a imagem digital evoluiu rapidamente e hoje tem um impacto significativo na cirurgia plástica. Um dos muitos benefícios da fotografia digital é que ela permite que os cirurgiões obtenham *feedback* imediato de uma imagem gerada rapidamente. Esse imediatismo facilita a educação e a consulta dos pacientes, bem como a educação dos residentes. As imagens podem ser inspecionadas para identificar aquelas que não são ideais, e o processo pode ser repetido até que a imagem desejada seja obtida. Isso promove a padronização e elimina os custos e o tempo associados à revelação do filme. A capacidade fácil de armazenar, organizar, copiar, compartilhar, editar e importar imagens para programas reduz os custos consideráveis de armazenamento e manutenção associados às fotografias físicas. Além de muitas aplicações educacionais, de pesquisa e de *marketing*, a documentação fotográfica também tem função médico-legal.[2-4]

7.2 Noções Básicas de Fotografia

7.2.1 Câmeras e Lentes

- Para capturar uma imagem, uma quantidade adequada de luz atinge o meio no qual a imagem está sendo gravada. Esse meio pode ser um *chip* de sensor digital ou o filme mais tradicional à base de prata. Na fotografia digital, o sensor mais amplamente usado é o *dispositivo de carga acoplada* (CCD). O CCD é composto de eletrodos individuais sensíveis à luz que representam um pixel na imagem final.[5] A luz passa pela lente e atinge os eletrodos para gerar um sinal elétrico. A intensidade desse sinal é proporcional à quantidade de luz que atinge cada eletrodo. Um conversor digital converte o sinal em formato digital, que é, então, processado pelo microprocessador da câmera e exibido como uma imagem colorida. O CCD em si não é sensível a cores; portanto, é criada apenas uma imagem em preto e branco. Os filtros coloridos individuais sobre cada eletrodo permitem que o processador produza uma imagem colorida.[5-8]
- Quando a luz entra pela lente da câmera, ela passa por um *diafragma*. Em uma câmera digital, o diafragma funciona tanto como um *obturador* quanto como um *regulador de abertura*. A *velocidade do obturador* controla a quantidade de tempo que a luz atinge o meio de gravação. O *diâmetro da abertura* (D) refere-se ao diâmetro do diafragma ajustável da lente, que determina a quantidade de luz que incide sobre o meio, de forma semelhante à íris do olho. Juntos, o diâmetro da abertura e a velocidade do obturador controlam a quantidade de luz que atinge o meio de gravação, determinando assim a *exposição*.
- A velocidade do obturador é geralmente medida em frações de segundo (1/250 s, 1/500 s ou 1/1.000 s). A distância *focal* (f) é a distância em milímetros do centro óptico da lente até o ponto focal localizado no filme ou no sensor digital.

7.2 Noções Básicas de Fotografia

A relação focal, número f ou *f-stop* (N) é a relação entre a distância focal da lente e o diâmetro da abertura (N = f/D). Como os números f são frações da distância focal, números f maiores indicam diâmetros de abertura menores. A profundidade de campo refere-se à distância entre os objetos mais próximos e os mais distantes que aparecem em foco na fotografia. Em outras palavras, os objetos dentro de um determinado intervalo de distância atrás ou na frente do plano focal da lente aparecem nítidos de acordo com a profundidade de campo. A profundidade de campo é afetada pela abertura, pela distância do objeto e pela distância focal da lente. A abertura pode ser ajustada para aumentar ou diminuir a profundidade de campo; quanto menor a abertura, maior a profundidade de campo. Em contraste, uma abertura grande tem uma profundidade de campo rasa, fazendo com que os objetos atrás ou na frente do plano focal fiquem desfocados.

- As lentes da câmera são categorizadas como *normal/padrão*, *telefoto* e *grande angular*. Uma lente padrão não amplia nem diminui o tamanho de uma imagem e tem uma distância focal aproximadamente igual ao comprimento da medida diagonal do meio de gravação. Por exemplo, 43 mm é o comprimento da diagonal do filme de 35 mm (35 × 24 mm), e a distância focal equivalente mais próxima é uma lente de 50 mm, que é considerada a lente padrão aceita. Atualmente, existem discrepâncias entre o filme de 35 mm e o tamanho dos chips do sensor digital, mas estão sendo desenvolvidos sensores digitais que permitirão o uso de lentes intercambiáveis com mais liberdade, sem preocupação com a conversão da distância focal.[8,9] As lentes com distância focal menor que a diagonal do sensor são consideradas *grande-angulares*, enquanto as lentes com distância focal maior que a diagonal do sensor são consideradas *telefoto*. Em contraste com as lentes *prime*, que têm uma distância focal fixa, *as lentes de zoom* são projetadas para ter uma distância focal ajustável. Entretanto, as lentes de *zoom* criam variabilidade quando se tenta padronizar as fotografias clínicas.[8]
- A *distorção de barril* é um efeito de lente que faz com que as imagens sejam esferizadas ou infladas. A imagem na ▶ Fig. 7.1a foi tirada com uma lente de 105 mm. A imagem na ▶ Fig. 7.1b foi tirada com uma lente de 18 mm, e o rosto tem uma aparência centralmente cheia.
- A distorção de barril está associada a lentes grande-angulares e geralmente ocorre na extremidade larga de uma lente zoom. Em um cenário clínico, essa distorção pode criar uma aparência arredondada e centralmente protuberante.
- O efeito oposto é a *distorção pincushion*, que é um efeito de lente que faz com que as imagens sejam estreitadas em seu centro. A imagem na ▶ Fig. 7.2a foi tirada com uma lente de 105 mm. A imagem da ▶ Fig. 7.2b foi tirada com uma lente de 200 mm, e o rosto tem uma aparência centralmente comprimida. A distorção *pincushion* está associada a lentes longas ou teleobjetivas, ou à extremidade teleobjetiva das lentes de *zoom*.[9]
- Para pacientes de rinoplastia, é importante usar uma lente que ofereça a menor quantidade de distorção com a maior profundidade de campo para garantir que todo o rosto esteja em foco.[10] As lentes recomendadas para rinoplastia são conhecidas como *lentes de retrato*. Elas têm distância focal entre 90 e 105 mm e evitam a distorção em barril que geralmente ocorre com lentes focais mais curtas. ▶ A Fig. 7.3 mostra uma foto tirada com uma lente de retrato de 105 mm.[8,10,11]

> **Dica de Especialista**
>
> *As lentes de retrato são recomendadas para rinoplastia. Elas têm uma faixa de distância focal de 90 a 105 mm e evitam a distorção de barril que geralmente ocorre com lentes focais mais curtas.*

7.2.2 *Flash* e Iluminação

- A iluminação é fundamental para a produção de fotografias padronizadas e de alta qualidade em rinoplastia. O brilho do *flash* determina o f-*stop*, que pode afetar a profundidade de campo. O uso adequado do *flash* permite a melhor profundidade de campo possível, enquanto o excesso de *flash* pode levar a configurações de abertura inadequadas que podem resultar em baixa qualidade de cor e imagens com aparência desbotada.
- As variações nos arranjos de iluminação, nas fontes de luz e nas posições da luz podem ter um efeito dramático nos resultados fotográficos.

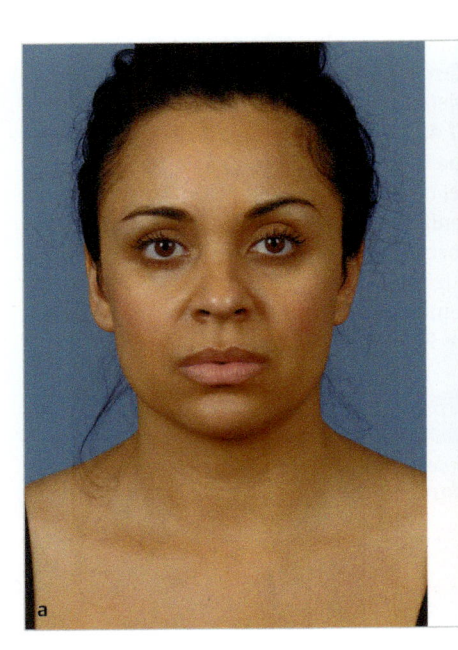

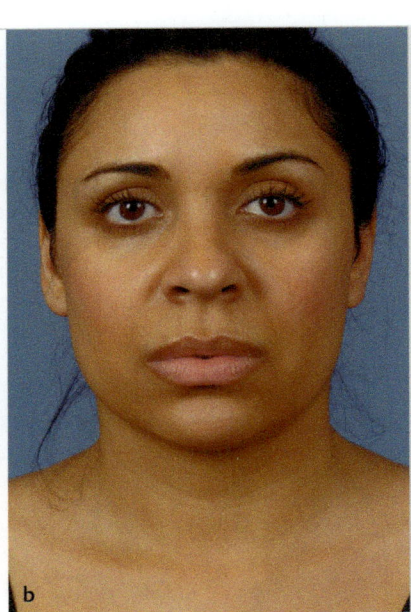

Fig. 7.1 Câmeras e lentes: distorção em barril. A distorção de barril é um efeito de lente que faz com que as imagens sejam esferizadas ou infladas. (**a**) A imagem foi tirada com uma lente de 105 mm. (**b**) A imagem foi tirada com uma lente de 18 mm e o rosto tem uma aparência centralmente cheia.

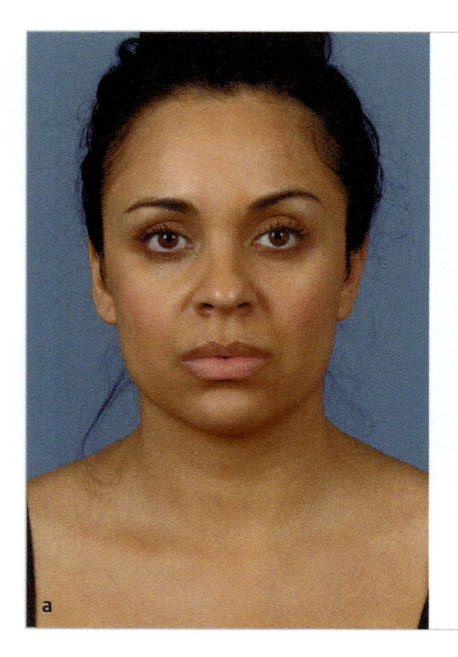

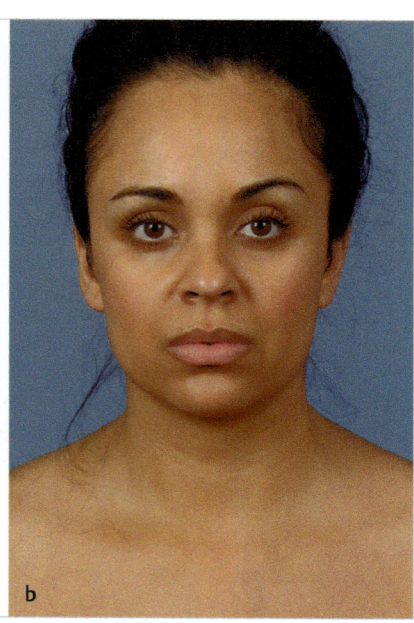

Fig. 7.2 Câmeras e lentes: distorção *pincushion*. A distorção *pincushion* é um efeito de lente que faz com que as imagens sejam estreitadas em seu centro. (**a**) A imagem foi tirada com uma lente de 105 mm. (**b**) A imagem foi tirada com uma lente de 200 mm, e o rosto tem uma aparência centralmente comprimida.

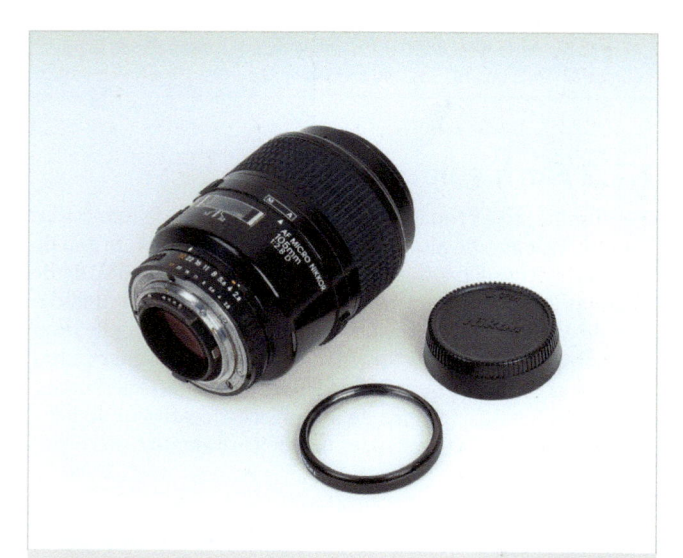

Fig. 7.3 Câmeras e lentes: lentes de retrato. As lentes recomendadas para rinoplastia são conhecidas como lentes de retrato. Elas estão na faixa de 90 a 105 mm de distância focal e evitam a distorção de barril que geralmente ocorre com lentes focais mais curtas. Esta foto foi tirada com uma lente de retrato de 105 mm.

Dica de Especialista

A iluminação é fundamental para a produção de fotografias padronizadas e de alta qualidade na rinoplastia.

- Para demonstrar a anatomia externa sutil, incluindo defeitos de superfície, contornos da ponta e pontos que definem a ponta, forma e simetria do dorso e a aparência e posição das cartilagens alares, a iluminação fotográfica deve fornecer detalhes de alto contraste da anatomia e destacar a textura e as linhas nítidas de demarcação. Uma ou mais fontes de luz intensa, como iluminação estroboscópica de estúdio, *flash* na câmera, *flash* de anel ou *flash* duplo sem fusão, são usadas para obter essa definição. Isso contrasta com a iluminação suave, uniforme e com difusão desejada para a cirurgia de rejuvenescimento facial.[11]
- Embora os *flashes* na câmera tenham a tendência de criar sombras fortes e iluminação irregular, nem sempre é possível ter um estúdio fotográfico dedicado com iluminação separada. Para aperfeiçoar os resultados com um *flash* na câmera, é importante considerar a posição do *flash* em relação à câmera para eliminar as sombras. Isso é particularmente importante na rinoplastia, pois as vistas laterais e oblíquas são essenciais à análise.
- Para evitar uma sombra projetada, o *flash* deve estar do mesmo lado que a parte anterior do paciente, projetando efetivamente a sombra atrás do paciente. A imagem na ▶ Fig. 7.4a foi tirada com o *flash* da câmera no mesmo lado da parte anterior do paciente para projetar a sombra atrás do paciente, enquanto a imagem na ▶ Fig. 7.4b não tem a orientação adequada do *flash*, resultando em uma sombra significativa no perfil do paciente.
- Os *flashes* em anel tendem a criar uma iluminação uniforme e plana que não enfatiza a anatomia nasal. Os *flashes* duplos na câmera são portáteis e simulam um sistema de *flash* de estúdio, mas têm uma distância de *flash* estreita (▶ Fig. 7.5).
- O sistema mais comum para fotografia médica é o sistema de *flash* de estúdio (▶ Fig. 7.6).[11]

Dica de Especialista

Para evitar a projeção de sombra, o flash deve estar do mesmo lado que a parte anterior do paciente, projetando, efetivamente, a sombra atrás do paciente.

7.3 Configuração de Fotografia Digital e Geração de Imagens Digitais

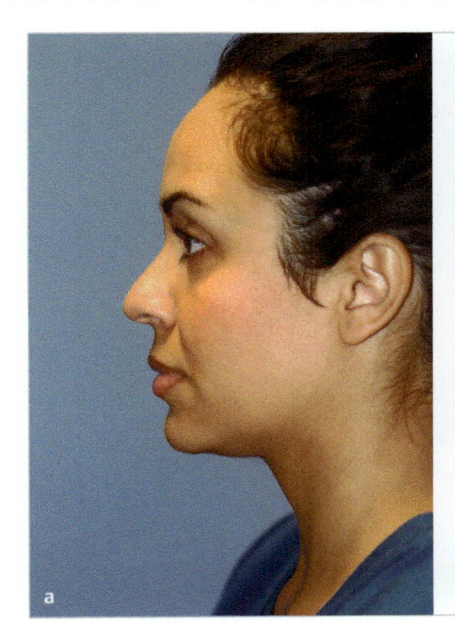

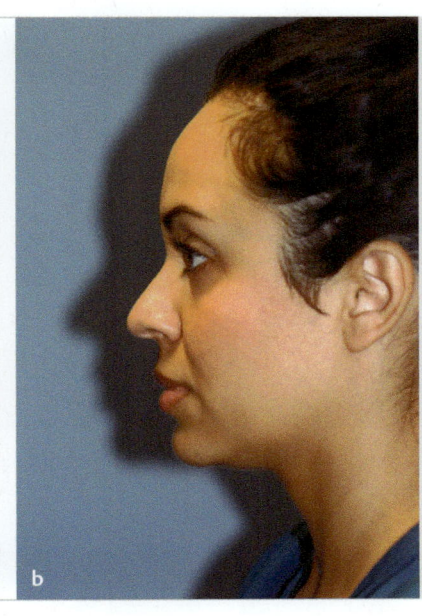

Fig. 7.4 *Flash* e iluminação: sombras. (**a**) A imagem à esquerda foi tirada com o *flash* da câmera no mesmo lado da parte anterior do paciente para projetar a sombra atrás do paciente. (**b**) A imagem à direita não tem a orientação apropriada do *flash*, resultando em uma sombra significativa no perfil do paciente.

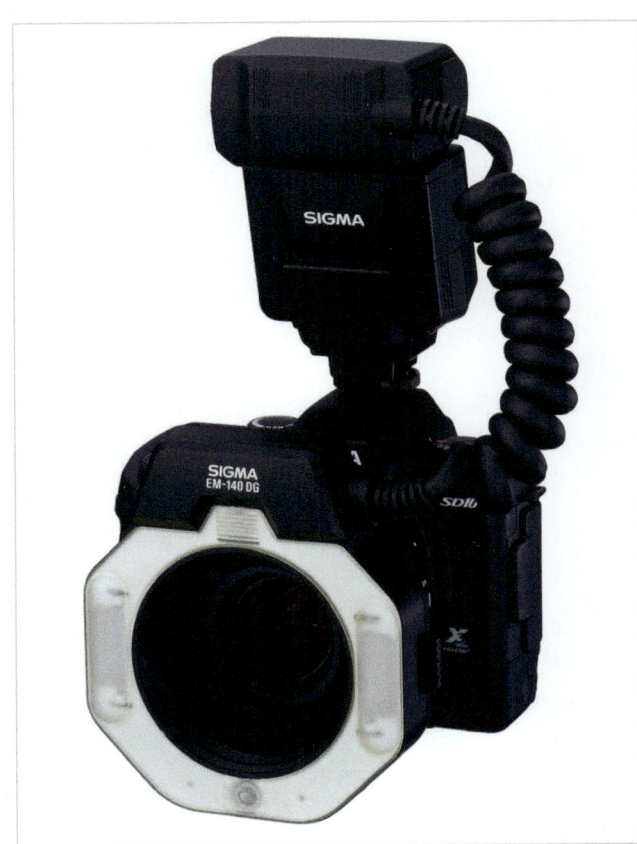

Fig. 7.5 *Flash* e iluminação: *flashes* em anel. Os *flashes* em anel tendem a criar uma iluminação uniforme e plana que não enfatiza a anatomia nasal.

7.2.3 Sala Fotográfica em Fomato Quadrado

- Para obter alta qualidade e consistência na fotografia de rinoplastia, defendemos o sistema de luz quaternário como um dos principais sistemas de estúdio.[10,11] O sistema de luz quaternário consiste em duas luzes de tamanho simétrico colocadas em ângulos de 45 graus em relação ao eixo paciente-câmera, com o paciente a uma distância de 18 a 48 polegadas do pano de fundo, dependendo do uso da luz de fundo (▶ Fig. 7.7). Recomenda-se o uso de uma ou mais luzes de fundo para proporcionar um contraste nítido com o fundo e para definir melhor a anatomia nasal e facial.[11]
- O *ângulo horizontal de incidência* é o ângulo entre o eixo paciente-câmera e o *flash*. O ideal é que esse ângulo seja de 45 graus.[10] A manipulação desse ângulo pode ter um impacto profundo na aparência da anatomia da ponta nasal e nos pontos que definem a ponta. Portanto, é fundamental manter um posicionamento consistente da luz.[12]

> **Dica de Especialista**
>
> *Para obter alta qualidade e consistência na fotografia de rinoplastia, defendemos o sistema de luz quaternário como o principal sistema de estúdio.*

- A iluminação ideal consiste em uma fonte de luz pura que produz resultados previsíveis. Quando uma fonte de luz pura é usada, a temperatura da cor da fonte de luz é conhecida, e a correção pode ser feita com filtros e configurações de equilíbrio de branco. É essencial minimizar o número de fontes de luz e compensar sua projeção com o equilíbrio de branco para obter cores precisas e reproduzíveis.[11]

7.3 Configuração de Fotografia Digital e Geração de Imagens Digitais

- A qualidade, a resolução e a conveniência da fotografia digital a tornaram o padrão na maioria dos consultórios de cirurgiões de rinoplastia atualmente.
- A capacidade de eliminar o custo de revelação de filmes e o espaço físico de armazenamento de impressões e *slides* tem sido um fator importante no movimento em direção à tecnologia digital.

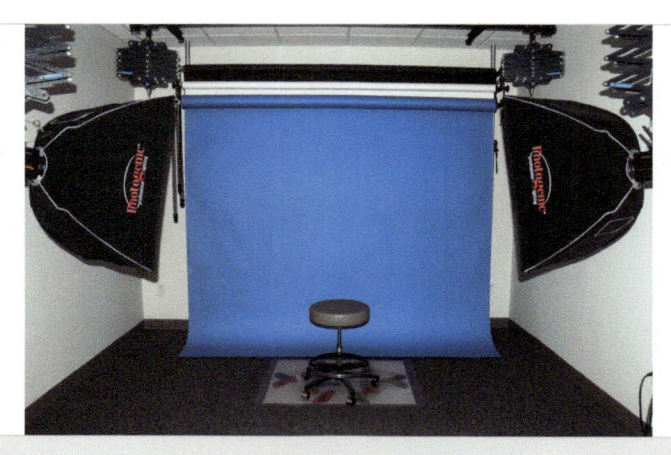

Imagens Digitais e Fotografia Padronizada em Rinoplastia

Fig. 7.6 *Flash* e iluminação: o sistema de *flash* de estúdio. O sistema mais comum para fotografia médica é o sistema de *flash* de estúdio.

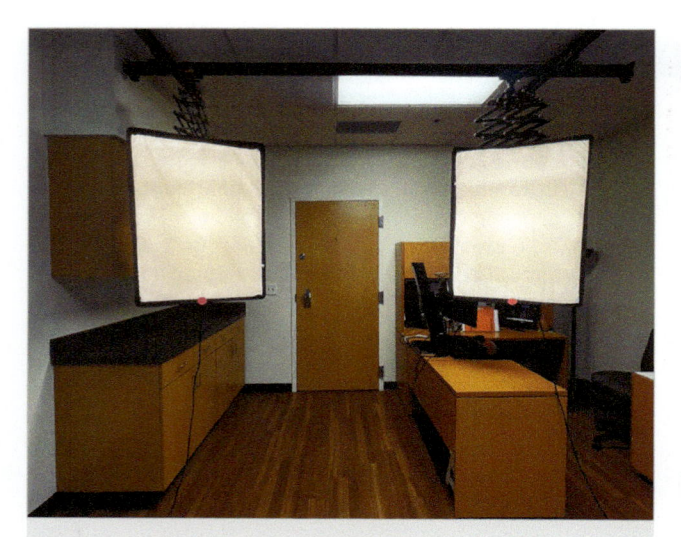

Fig. 7.7 Fundo de tom azul claro na configuração de estúdio.

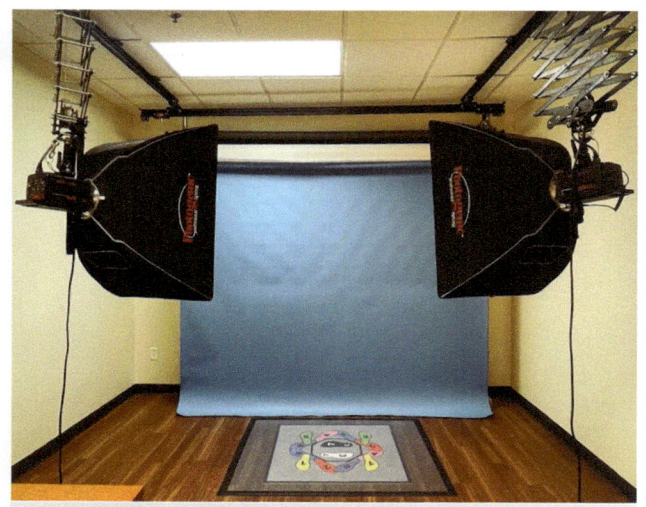

Fig. 7.8 Sistema de quarto de luz na configuração de estúdio do ponto de vista do paciente.

7.3.1 Espaço e Histórico

- Embora nem sempre seja possível, ter um espaço de estúdio dedicado melhora a eficiência, a consistência e a privacidade do paciente.
- O ideal é que esse espaço tenha pelo menos 2,5 × 2,5 metros e que as paredes tenham uma cor neutra, como branco suave. A luz externa das janelas deve ser bloqueada. A maioria dos especialistas concorda que um tom de azul médio ou claro é ideal para o plano de fundo, pois essas cores não chamam a atenção e geralmente complementam todos os tons de pele (▶ Fig. 7.8).
- Além disso, o azul facilita a separação do fundo para pacientes com cabelos e pele escuros.[13]

Dica de Especialista

A maioria dos especialistas concorda que um tom de azul médio ou claro é ideal para o plano de fundo, pois essas cores não chamam a atenção e geralmente complementam todos os tons de pele.

7.3.2 Cartão de Memória

- Os cartões de memória funcionam como filmes digitais que podem ser reutilizados milhares de vezes antes de serem substituídos. Os rápidos avanços na tecnologia tornaram as imagens digitais fáceis de armazenar, transferir e copiar com custos cada vez menores. Essas imagens podem ser impressas e usadas na sala de cirurgia como referência para o plano cirúrgico e os objetivos estéticos desejados.
- Além disso, as imagens podem ser prontamente acessadas para a formação de residentes, apresentações e consultas com colegas. Com um *software* de imagem adequado, é possível criar simulações pós-operatórias para facilitar a consulta do paciente e definir os objetivos estéticos.

7.3.3 Câmeras

- As câmeras digitais *point-and-shoot* e as câmeras digitais *single-lens reflex* (DSLR) são os dois principais tipos de câmeras digitais disponíveis no mercado atualmente. As câmeras DSLR usam lentes intercambiáveis e podem acomodar *flashes* montados na parte superior.
- Além disso, com uma câmera DSLR, os fotógrafos podem usar controles manuais e lentes de distância focal fixa, o que torna a câmera DSLR ideal para a produção de fotografias padronizadas.[8,9]
- As câmeras digitais são classificadas por sua quantidade de *megapixels*. Um número maior de *megapixels* se traduz em maior resolução, que é a quantidade de detalhes em uma imagem.
- Mais *megapixels* resultam em maior resolução e melhor qualidade de imagem, e o tamanho dos *pixels* contribui para a resolução. Embora as câmeras digitais *point-and-shoot* e as câmeras DSLR possam ter o mesmo número de *megapixels*, as câmeras DSLR geralmente têm pixels maiores. Esses *pixels* maiores captam mais luz, criando uma imagem com maior alcance tonal e resolução.[8,9]

7.3.4 *Software* de Geração de Imagens Digitais

- Atualmente, a maioria dos sistemas operacionais vem com *software* para atender às necessidades básicas de armazenamento, visualização e edição de imagens. Entretanto, vários aplicativos adicionais oferecem recursos avançados para visualização, arquivamento e recuperação de imagens. Além disso, há um *software* especial disponível que permite que os cirurgiões transformem imagens para simular alterações operatórias.
- A organização é essencial para o armazenamento de imagens digitais. Deve-se manter um arquivo individual para cada paciente. Há vários programas avançados disponíveis que permitem que palavras-chave pesquisáveis sejam anexadas às imagens, incluindo diagnóstico, procedimento e dados demográficos.
- Exemplos incluem o Mirror da Canfield Scientific, Inc. (Fairfield, NJ), o Portfolio da Extensis (Portland, OR), o Apple iPhoto (Cupertino, CA) e o ACDSee (ACD Systems, Seattle, WA).[9]

7.4 Padrões Fotográficos em Rinoplastia

- Fotografias padronizadas e de alta qualidade do nariz são essenciais para o planejamento pré-operatório, a comparação pós-operatória e a demonstração dos resultados cirúrgicos.
- Isso exige iluminação padronizada, posicionamento e visualizações adequadas do paciente, prevenção da distorção da lente e distâncias consistentes entre a câmera e o objeto.[11]

7.4.1 Foco

- Para obter fotografias reproduzíveis e padronizadas, recomenda-se o uso de uma distância definida em vez do foco automático. A posição da câmera pode ser ajustada manualmente para obter um foco nítido (▶ Fig. 7.9).

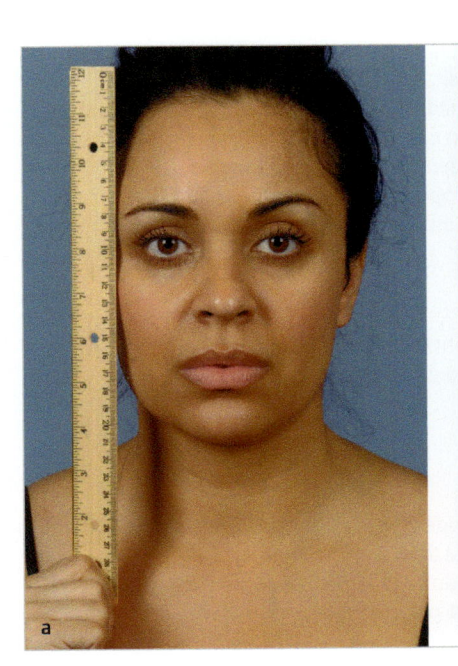

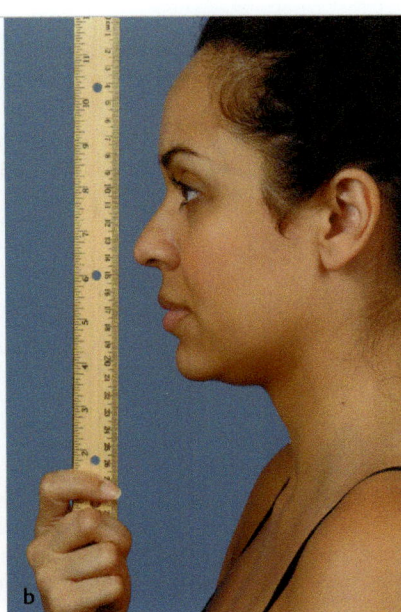

Fig. 7.9 Padrões fotográficos: foco. (**a, b**) Alguns autores enfatizam a colocação de uma régua na lateral do rosto como um índice de ampliação para obter fotografias em tamanho real para a definição precisa dos objetivos estéticos e do planejamento cirúrgico.

- A *taxa de reprodução*, que é a escala na qual a fotografia renderiza o objeto, também pode ser usada para obter resultados consistentes. Os pacientes tendem a variar em tamanho; portanto, o uso de uma distância padrão entre o objeto e a câmera não fornecerá imagens anatômicas consistentes.
- O enquadramento anatômico pode ser usado para superar esse problema e obter consistência. Isso é feito enquadrando o indivíduo, usando a linha do cabelo superiormente e o entalhe esternal ou a proeminência da cartilagem tireoide inferiormente.
- Alguns autores enfatizam a colocação de uma régua na lateral do rosto como um índice de ampliação para obter fotografias em tamanho real para a definição precisa dos objetivos estéticos e do planejamento cirúrgico.[14]

7.4.2 Ponto Focal

- Ao determinar o ponto focal, geralmente é mais fácil usar estruturas definitivas com linhas nítidas, como o olho. Recomenda-se o uso de uma configuração de abertura alta para criar uma grande profundidade de campo com foco no olho. O objeto é então ajustado no quadro após a conclusão do foco. Se o foco automático for empregado, o ponto focal do círculo central será travado no olho e o objeto poderá ser reenquadrado no visor.[11]

7.4.3 Anatomia Fotográfica

- Os objetivos da documentação fotográfica para pacientes de rinoplastia são definir a anatomia nasal existente, os objetivos estéticos e o plano cirúrgico. A documentação fotográfica deve ser completa e incluir o seguinte:[11]
  - Dorso nasal: Desvios, altura e largura do osso nasal e transição para a ponta nasal
  - Ponta nasal: Formato da ponta, pontos que definem a ponta, altura do lóbulo da infraponta, relação alar-columelar e largura da base nasal
  - Perfil: *Radix*, altura dorsal, irregularidades dorsais, ponto de quebra da supraponta, projeção da ponta, comprimento nasal, ângulo columelar-labial, ângulo columelar-lobular, relação alar-columelar e posição das *crura* laterais
  - Base nasal: Tamanho e simetria das narinas, relação narina-lóbulo, largura nasal, largura columelar, largura alar, posição alar, triângulo de tecido mole e cicatrizes de rinoplastias abertas anteriores
  - Visão facial completa: Relação do nariz com outras características faciais

7.4.4 Vistas-Padrão para Fotografia de Rinoplastia

- As seis vistas padrão necessárias para avaliar criticamente a anatomia nasal e a estrutura nasal subjacente são as vistas frontal, lateral (esquerda e direita), oblíqua (esquerda e direita) e basal.
- Embora algumas variações no posicionamento sejam preferidas para as visualizações oblíqua e basal, é importante manter a consistência ao obter essas imagens.
- Para análise adicional, podem ser obtidas vistas dinâmicas para avaliar a dinâmica da ponta nasal e da base alar durante o sorriso, e a vista cefálica para destacar ainda mais os desvios existentes.

> **Dica de Especialista**
>
> As seis vistas-padrão necessárias para avaliar criticamente a anatomia nasal e a estrutura nasal subjacente são as vistas frontal, lateral (esquerda e direita), oblíqua (esquerda e direita) e basal.

Posição da Cabeça

- Para padronizar as vistas, deve-se prestar muita atenção à posição da cabeça, pois as alterações podem afetar a aparência do nariz.[15] Todas as joias e maquiagens devem ser removidas.[16,17] O paciente deve estar relaxado, sem expressões faciais, exceto nas vistas de sorriso.
- O paciente precisa olhar para frente com a cabeça posicionada no plano facial horizontal natural. O olhar é direcionado a um objeto fixo na sala, localizado no nível dos olhos, para manter a consistência. A posição dos lóbulos das orelhas em relação à base do nariz deve ser observada. Isso pode ajudar a determinar a inclinação ou rotação da cabeça ao comparar fotografias. Mudanças sutis na rotação e inclinação da cabeça podem mascarar as assimetrias se não forem reconhecidas.[11,18]
- Alguns autores defendem o uso do plano horizontal de Frankfort para padronizar a posição da cabeça. Entretanto, em pacientes com orelhas baixas, esse plano de referência pode fazer com que o queixo pareça fraco e criar a ilusão de um ângulo nasolabial mais agudo. Ao usar o plano horizontal de Frankfort para determinar a posição da cabeça, um ponto de referência adicional pode ser obtido colocando-se um adesivo ou marcador facilmente removível no nível da borda infraorbital (ponto vermelho) para definir o verdadeiro plano horizontal de Frankfort (► Fig. 7.10).[14]

Vista Frontal

- Para a visão frontal, o paciente deve olhar diretamente para a lente (► Fig. 7.11).
- A cabeça está no plano facial horizontal natural com a câmera no nível dos olhos.
- O paciente é enquadrado anatomicamente usando a parte superior da linha do cabelo como a borda superior e a proeminência da cartilagem tireoide como a borda inferior.
- Recomenda-se proporções de reprodução de 1:10 para visualizações de rosto inteiro ou 1:4 para *close-ups*.[11]

Vista Lateral

- A vista lateral é obtida com o paciente olhando para frente e com a cabeça posicionada no plano facial horizontal natural (► Fig. 7.12).

Vista Oblíqua

- A vista oblíqua pode ajudar a caracterizar melhor as assimetrias do dorso e da área da supraponta.
- O paciente é virado para alinhar a ponta do nariz com a bochecha lateral ou para alinhar o dorso com o olho medial (► Fig. 7.13).

7.4 Padrões Fotográficos em Rinoplastia

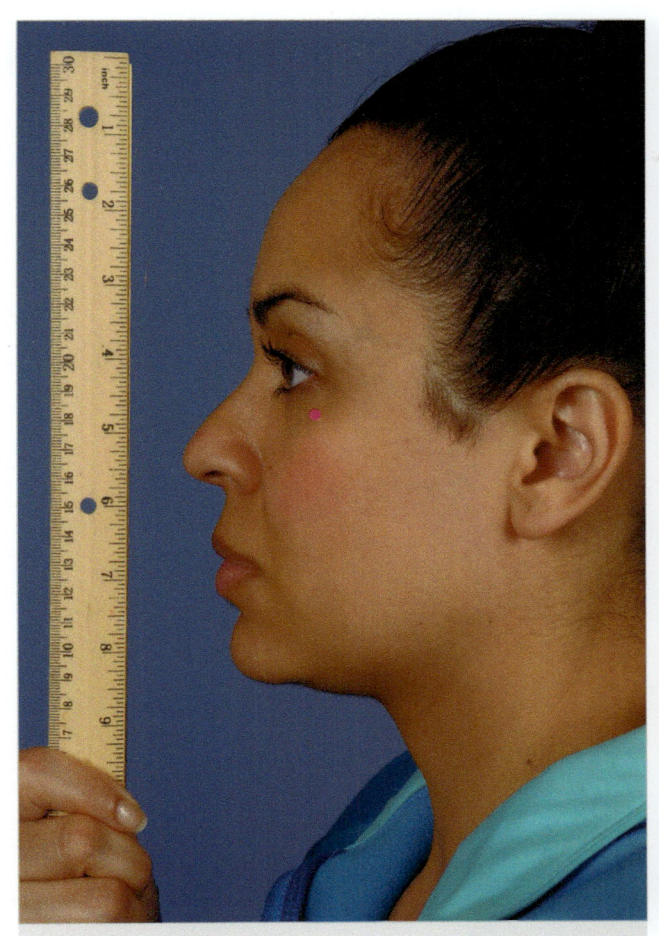

Fig. 7.10 Vistas-padrão para fotografias de rinoplastia: posição da cabeça. Ao usar o plano horizontal de Frankfort para determinar a posição da cabeça, um ponto de referência adicional pode ser obtido colocando-se um adesivo ou marcador facilmente removível no nível da borda infraorbital (*ponto vermelho*) para definir o verdadeiro plano horizontal de Frankfort.

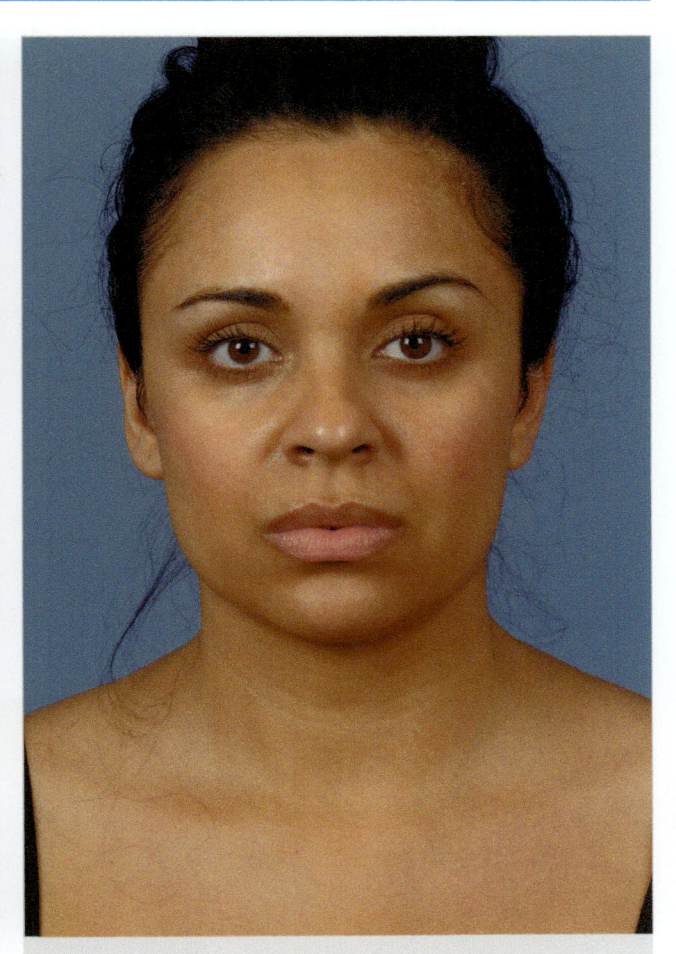

Fig. 7.11 Vistas-padrão para fotografias de rinoplastia: vista frontal. Para a vista frontal o paciente deve olhar diretamente para a lente.

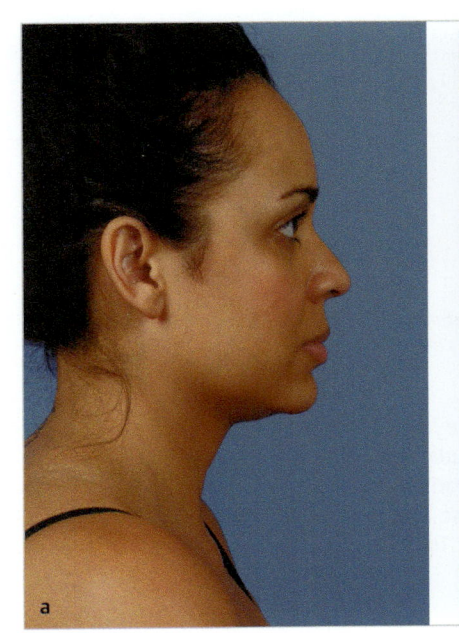

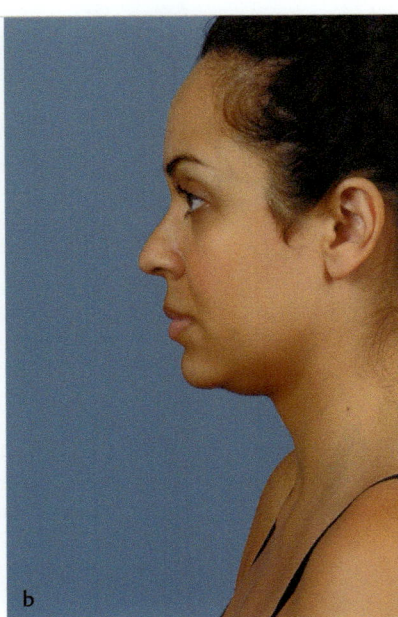

Fig. 7.12 Vistas-padrão para gráficos fotográficos de rinoplastia: vistas laterais. (**a, b**) As vistas laterais são obtidas com o paciente olhando para frente e com a cabeça posicionada no plano facial horizontal natural.

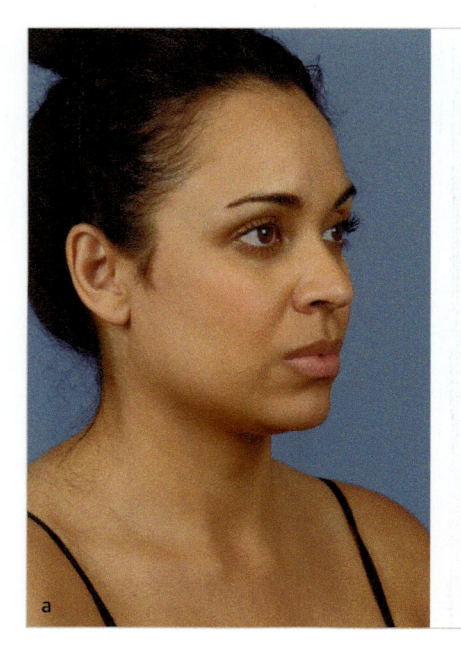

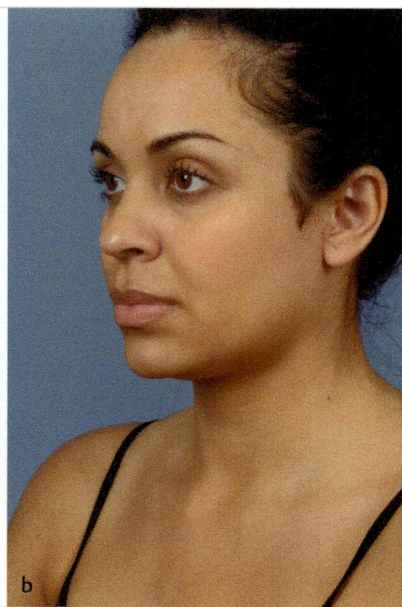

Fig. 7.13 Vistas-padrão para gráficos fotográficos de rinoplastia: vistas oblíquas. (**a, b**) O paciente é virado para alinhar a ponta do nariz com a bochecha lateral ou para alinhar o dorso com o olho medial.

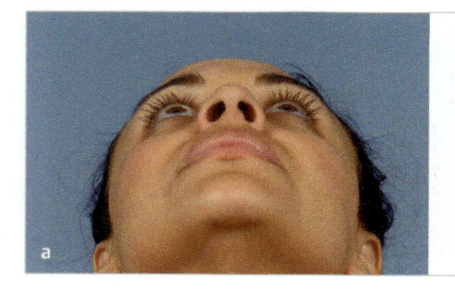

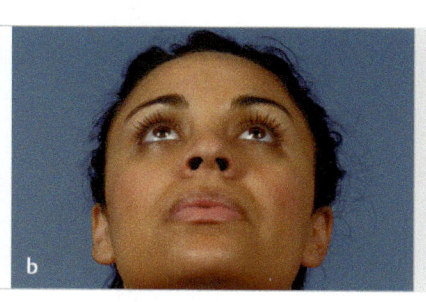

Fig. 7.14 Vistas-padrão para gráficos fotográficos de rinoplastia: vista basal. (**a, b**) A cabeça está inclinada para trás, e a cabeça e o queixo compõem a estrutura anatômica superior e inferiormente, respectivamente.

Visão Basal

- A visualização basal pode ser obtida usando a visualização basal completa ou a metade da visualização basal.
- A cabeça é inclinada para trás, e a cabeça e o queixo compõem a estrutura anatômica superior e inferiormente, respectivamente.
- Em uma visão basal completa, a ponta está alinhada entre as sobrancelhas. Na vista meio basal, a ponta nasal está alinhada com o canto medial. Essas vistas fornecem informações sobre a largura e a simetria da base nasal, o tamanho das narinas e a largura da ponta. As características do dorso também podem ser destacadas na vista meio basal (▶ Fig. 7.14).

Vista Cefálica

- A vista cefálica ou superior pode destacar deformidades nasais externas sutis e revelar desvios que não são óbvios na vista frontal. Nessa vista, as sobrancelhas são usadas para alinhar o paciente horizontalmente (▶ Fig. 7.15).[19]

Vistas Frontal e Lateral do Sorriso

- A dinâmica do sorriso produz várias alterações nas relações anatômicas do nariz, especialmente a relação da ponta e da base alar.

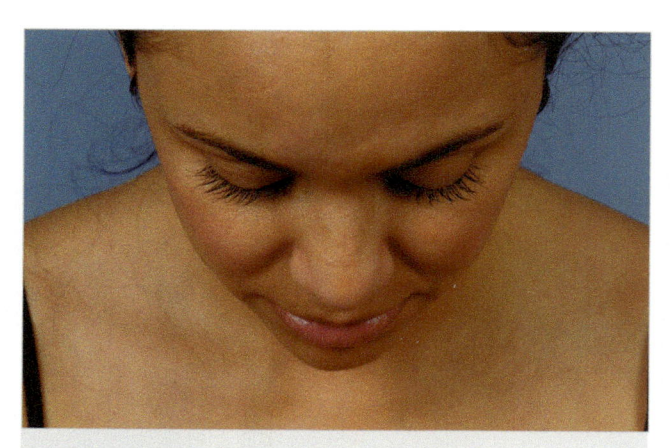

Fig. 7.15 Vistas padrão para fotografias de rinoplastia: vista cefálica. A vista cefálica ou superior pode destacar deformidades nasais externas sutis e revelar desvios que não são óbvios na vista frontal.

- As vistas frontal e lateral sorridentes destacam essas alterações e podem ajudar a identificar um músculo depressor do septo nasal hiperativo, que pode causar movimento excessivo da ponta e da base alar, resultando em uma aparência desagradável (▶ Fig. 7.16).

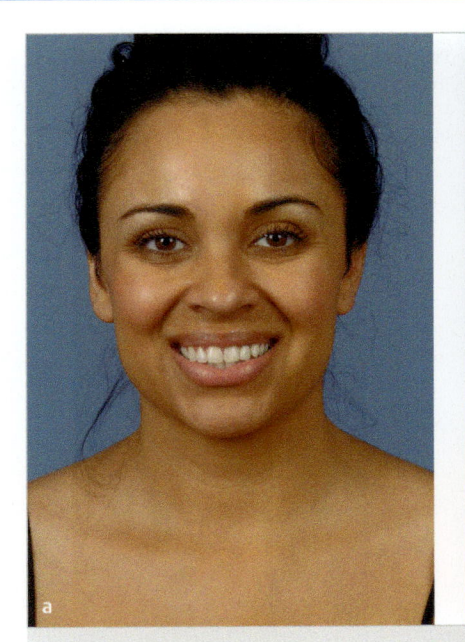

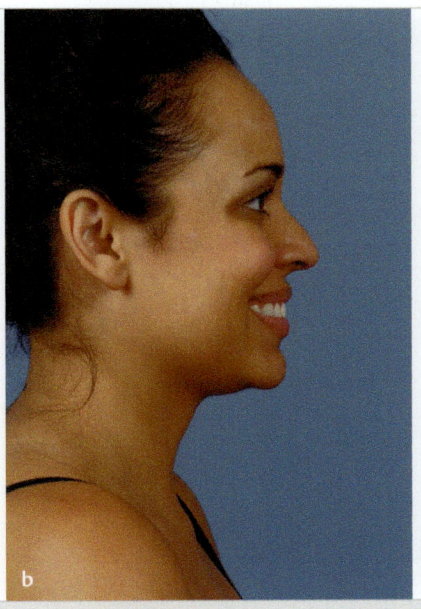

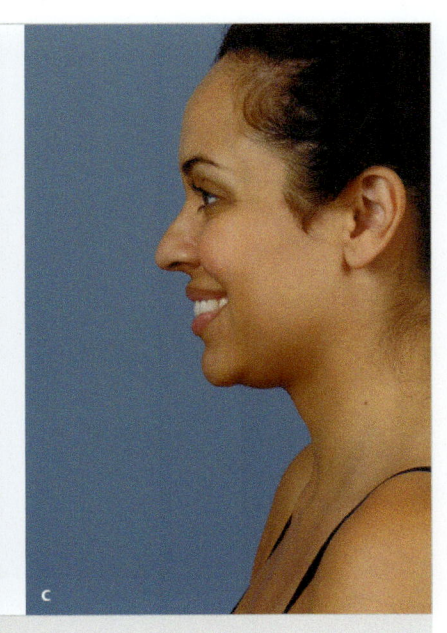

Fig. 7.16 Vistas padrão para fotografias de rinoplastia: vistas frontal e lateral sorridentes. **(a-c)** A dinâmica do sorriso produz várias alterações nas relações anatômicas do nariz, especialmente a relação da ponta e da base alar.

7.5 Aquisição de Imagens Tridimensionais

- Atualmente, a maior parte da análise da rinoplastia é realizada usando medições diretas de fotografias bidimensionais nas vistas frontal, lateral, oblíqua e basal. Entretanto, o nariz é uma estrutura tridimensional, e irregularidades sutis podem ser difíceis de visualizar em duas dimensões, especialmente na vista frontal.[20]
- Variações na iluminação e no posicionamento com imagens bidimensionais podem levar a inconsistências, incluindo mudanças na aparência dos pontos de definição das pontas.[12] Apesar da implementação de protocolos padronizados, uma mudança de fotógrafo pode causar variações significativas na aquisição e interpretação da imagem. Além disso, as lentes normalmente usadas para imagens de rinoplastia (90 e 105 mm) fornecem profundidade máxima de campo para garantir que todo o rosto esteja em foco, mas essas lentes podem distorcer a imagem.[9,20]
- Para obter medições absolutas com imagens bidimensionais, as fotografias podem exigir a recalibração para o tamanho real com o uso de ferramentas de medição manual, como réguas ou paquímetros, e medições de distâncias conhecidas na imagem. Muitos desses obstáculos podem ser superados com imagens tridimensionais que empregam parâmetros lineares e espaciais de maneira precisa para delinear o formato do nariz. Essas imagens são reproduzíveis e mantêm as proporções do rosto independentemente da técnica, do fotógrafo, da câmera e da iluminação.
- Em geral, os sistemas tridimensionais consistem em um sistema óptico, um computador e um *software* analítico. Várias formas de modalidades de imagens tridimensionais foram desenvolvidas para o estudo anatômico. A tomografia computadorizada (TC), a ultrassonografia tridimensional, a topografia de Moiré, a varredura a laser e a estereofotogrametria são algumas dessas técnicas.[20] De longe, a estereofotogrametria é a modalidade de imagem tridimensional mais segura e mais comumente usada que não requer feixes de *laser* e radiação. Isso envolve tirar várias fotografias sincronizadas com câmeras em vários ângulos. Essas imagens são então mescladas digitalmente para gerar uma imagem tridimensional (▶ Fig. 7.17).
- Exemplos de modalidades comerciais de geração de imagens disponíveis atualmente incluem o Vectra 3D (Canfield Scientific, Inc., Parsippany-Troy Hills, Nova Jersey) e o 3dMD System (3dMD Inc., Atlanta, GA) (▶ Vídeo 7.1). Essas máquinas são facilmente colocadas em uma pequena sala no consuório e não requerem iluminação especial.
- Depois que as imagens são capturadas e carregadas, os principais pontos de referência são selecionados em um modelo tridimensional automática ou manualmente. As imagens carregadas são analisadas com um *software* especial, e a morfologia e a manipulação da imagem podem ser realizadas imediatamente com o paciente. Vários parâmetros nasais, como ângulo nasolabial, formato da ponta, altura dorsal, comprimento nasal, quebra da supraponta, formato da asa, proporções verticais e horizontais e simetria nasal e facial podem ser avaliados e manipulados com o paciente presente ou posteriormente, usando as imagens salvas (▶ Vídeo 7.2).
- Diferentemente das ferramentas de *software* de geração de imagens bidimensionais, a imagem pode ser girada e o grau de alteração visualizado em vários planos em tempo real. As imagens pré- e pós-operatórias simuladas podem ser salvas e impressas para o paciente ou para uso intraoperatório.
- Para verificar o alinhamento e conceituar totalmente as alterações cirúrgicas, o *software* pode alterar a transparência das imagens pré-operatórias ou pós-operatórias. A sobreposição dessas imagens permite uma avaliação precisa das alterações cirúrgicas (▶ Fig. 7.18).
- O *software* também pode calcular as alterações de volume. Isso é feito por meio de codificação de cores, que demonstra áreas de alteração de volume por meio de um gradiente de cores (▶ Fig. 7.19).
- Além disso, em vez de medir distâncias retas de ponto a ponto, o que é possível com fotografias bidimensionais, as distâncias

Imagens Digitais e Fotografia Padronizada em Rinoplastia

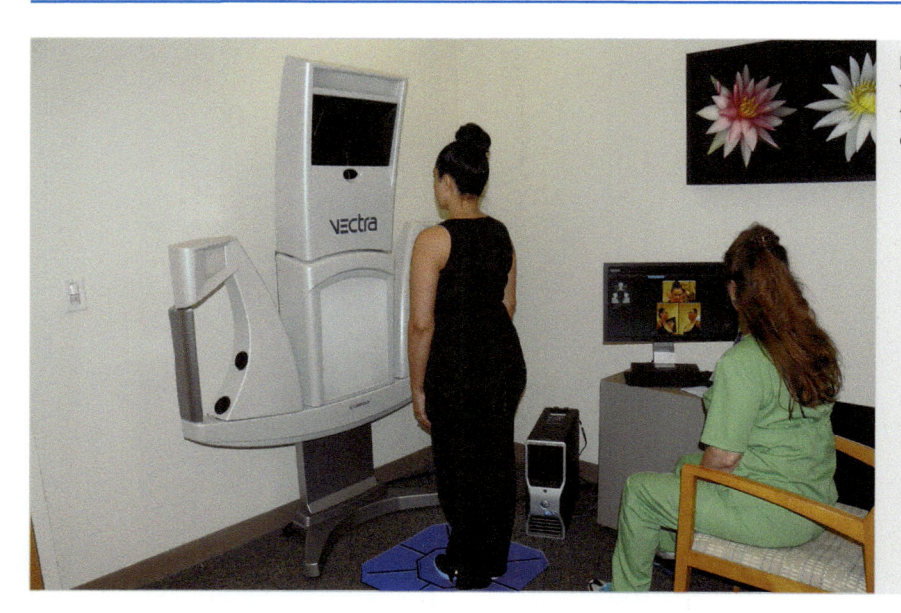

Fig. 7.17 Sistemas de geração de imagens tridimensionais. Em geral, os sistemas tridimensionais consistem em um sistema óptico, um computador e um *software* analítico.

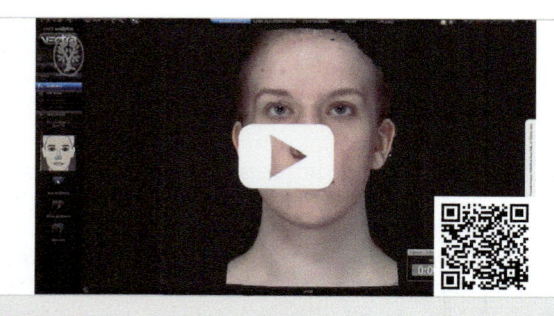

Vídeo 7.1 Vectra XT 3D *software* Face Sculptor (interface do usuário) revelando proporções e medidas faciais, seleção de pontos de referência, análise vetorial e modelagem pós-operatória de rinoplastia.

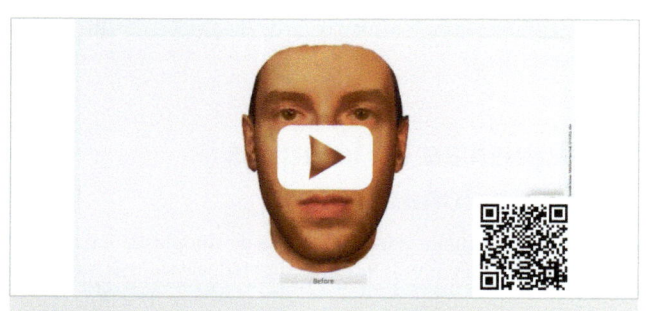

Vídeo 7.2 *Software* de simulação e reconstrução facial em RV 4D Crisalix (Lausanne, Suíça) (interface do usuário) revelando imagens tridimensionais antes e depois e ferramenta de análise de proporções e ângulos faciais.

de ponto a ponto podem ser medidas ao longo do contorno do nariz com um *software* de imagens tridimensionais. Por exemplo, as alterações pós-operatórias na largura dorsal realizadas por meio de osteotomias mediais ou enxertos dorsais em uma base nasal estável e larga não produzirão alterações visíveis em uma imagem frontal bidimensional. Entretanto, com a imagem tridimensional, a alteração topográfica na distância pode ser medida. Portanto, o escaneamento tridimensional pode ajudar no planejamento pré-operatório, fornecendo informações sobre o grau previsto de ressecção necessário para obter as alterações pós-operatórias desejadas (▶ Fig. 7.20).

- A análise facial usando imagens tridimensionais em conjunto com imagens bidimensionais pode oferecer um novo potencial para compreender e padronizar as proporções estéticas da face e do nariz. A tecnologia avançada de geração de imagens está evoluindo rapidamente e permitiu o uso de sistemas quadridimensionais para criar animações faciais realistas e sem precedentes (DI4D; Dimensional Imaging, Glasgow, Escócia). Com essa tecnologia, os ângulos e as animações podem ser manipulados e medidos após a captura para ajudar na análise da ponta dinâmica e da dinâmica do movimento da narina antes e depois da rinoplastia. Atualmente essas imagens levam muito tempo para serem geradas após a captura, e uma documentação mais prática desses movimentos pode ser obtida com a videografia.

7.6 Aquisição de Imagens Intraoperatórias

- As imagens intraoperatórias são essenciais para a preparação de apresentações revisadas por pares, educação de residentes e autoavaliação. Embora a portabilidade de uma câmera *point-and-shoot* ofereça conveniência para uso intraoperatório, uma câmera DSLR é preferível e produzirá as imagens mais consistentes. As vantagens da câmera DSLR são a compatibilidade com lentes intercambiáveis e *flashes* externos de alta potência para imagens em *close-up* e iluminação ideal.[21]
- As macrolentes de distância focal fixa/primária são preferíveis às lentes de zoom para fotografia intraoperatória. Isso permite que todas as configurações permaneçam constantes, exceto o foco fino, quando as imagens precisam ser obtidas rapidamente durante o procedimento. É preferível uma lente prime com distância focal entre 60 e 110 mm.[21]
- Um *macroflash* montado externamente, como um *flash* de anel, pode proporcionar a portabilidade, a iluminação uniforme e

7.7 Imagem e Transformação Digital

a potência necessárias para a fotografia intraoperatória. Os *flashes* de anel são potentes o suficiente para facilitar o uso de uma pequena abertura, aumentando assim a profundidade de campo e produzindo imagens nítidas em *close-up*.[21] Pode ser necessário fazer pequenos ajustes na velocidade do obturador e na abertura da lente durante uma sessão de fotografia intraoperatória, especialmente se estiver fotografando de várias distâncias. *O bracketing,* que é a prática de tirar duas ou três fotos em diferentes configurações de f-*stop* adjacentes, é uma técnica útil para garantir a exposição adequada.

- As imagens intraoperatórias ideais são tiradas de perto e emolduradas com campos cirúrgicos limpos para proporcionar um fundo limpo. Deve-se tomar cuidado para manter o campo livre de sangue, que absorve uma grande quantidade de luz e pode afetar a exposição. O uso de ganchos e afastadores ajuda a fornecer um fundo limpo e é altamente incentivado.[21]

7.7 Imagem e Transformação Digital

- O *software* de transformação (Morphing) pode ser uma excelente ferramenta para a comunicação e educação do paciente. Alguns exemplos de *software* de transformação digital incluem o Adobe Photoshop (Adobe Systems, Inc., San Jose, CA) e o Aperture (Apple, Inc., Cupertino, CA).
- Isso permite que o paciente aponte as áreas de preocupação e comunique as metas estéticas desejadas. Ao mesmo tempo,

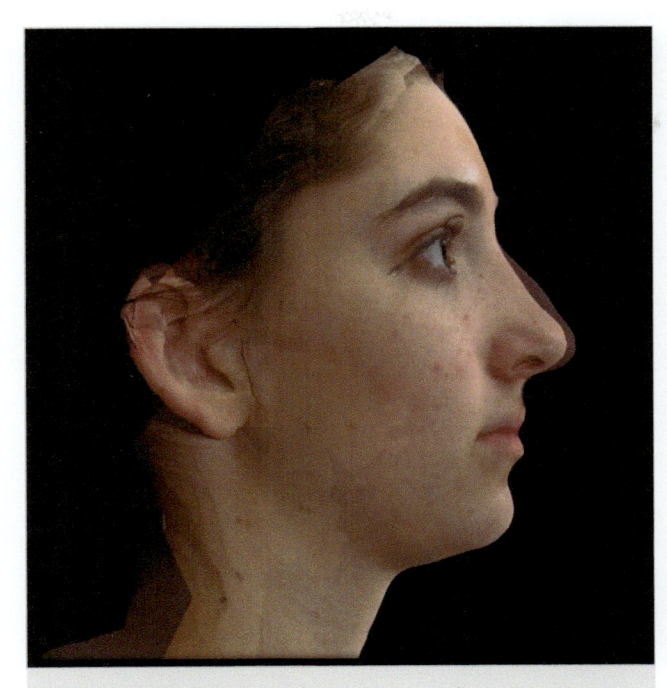

Fig. 7.18 Aquisição de imagens tridimensionais: sobreposição. Para verificar o alinhamento e conceituar totalmente as alterações cirúrgicas, o *software* de geração de imagens pode alterar a transparência das imagens pré ou pós-operatórias. A sobreposição dessas imagens permite uma avaliação precisa das alterações cirúrgicas.

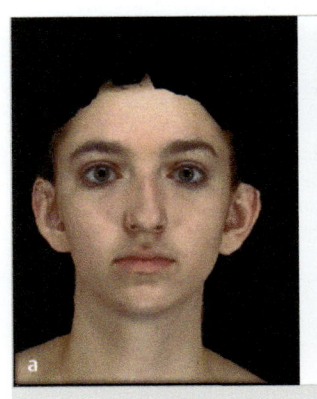

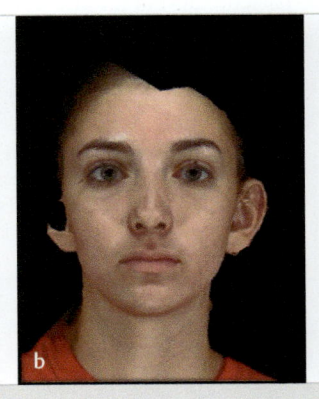

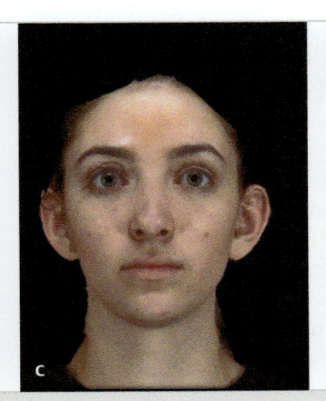

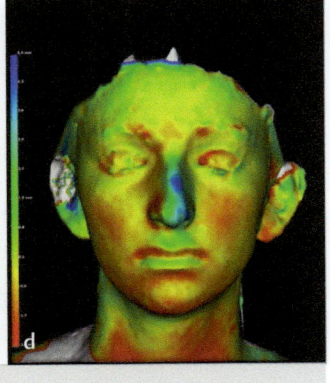

Fig. 7.19 Aquisição de imagens tridimensionais: alterações de volume. (**a-d**) O *software* de geração de imagens também pode calcular as alterações de volume. Isso é feito por meio de codificação de cores, que demonstra áreas de alteração de volume por meio de um gradiente de cores.

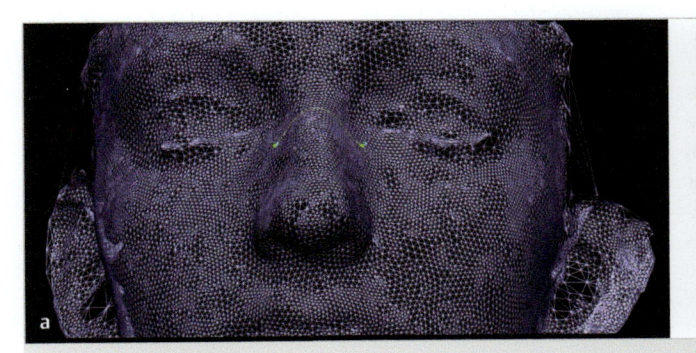

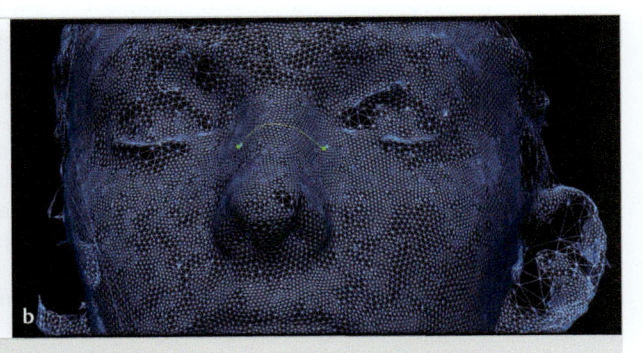

Fig. 7.20 Aquisição de imagens tridimensionais: topografia. (**a, b**) Em vez de medir distâncias retas de ponto a ponto (como nas fotografias bidimensionais), as distâncias de ponto a ponto podem ser medidas ao longo do contorno do nariz com o *software* de imagens tridimensionais.

o cirurgião pode instruir o paciente sobre metas e limitações realistas. É extremamente importante ser cauteloso e criterioso ao usar o *software* de transformação para evitar a criação de expectativas irreais. Os pacientes precisam ser informados de que as imagens transformadas são apenas uma simulação e não garantem um resultado.[22] Além disso, os cirurgiões não devem gerar representações imprudentes ou excessivamente zelosas dos resultados pós-operatórios.

- Como é dito com frequência: "O cirurgião deve prometer menos e entregar mais". A comunicação facilitada pela imagem digital pode alertar os cirurgiões sobre os pacientes que têm expectativas irreais e pode ajudar a desencorajar esses pacientes a se submeterem à cirurgia.

> **Dica de Especialista**
>
> É extremamente importante ser cauteloso e criterioso ao usar o software de transformação para evitar criar expectativas irreais. Os pacientes precisam ser informados de que as imagens transformadas são apenas uma simulação e não garantem um resultado.

> **Dica de Especialista**
>
> A comunicação facilitada pela imagem digital pode alertar os cirurgiões sobre os pacientes que têm expectativas irreais e pode ajudar a desencorajar esses pacientes a se submeterem à cirurgia.

7.8 Armazenamento na Nuvem e Questões Legais

- As fotografias clínicas têm o potencial de violar a privacidade do paciente. Elas são consideradas parte do registro médico e são protegidas por leis federais, como a HIPAA (*Health Insurance Portability and Accountability Act*) e leis estaduais de privacidade.
- É fundamental compreender as questões legais e éticas envolvidas antes de realizar fotografias clínicas. O consentimento deve ser obtido para todas as fotografias e deve incluir o consentimento para publicação e exibição.[23] Para publicação em um periódico, livro-texto ou *site*, o consentimento expresso específico para a publicação em questão deve ser obtido além do formulário de consentimento padrão. As imagens publicadas nesses fóruns devem ser desprovidas de todas as informações do paciente.
- Como parte do prontuário médico, as fotografias dos pacientes não devem ser destruídas até que o período legal de retenção do prontuário médico tenha passado.[24] Essas imagens devem ser armazenadas em um servidor seguro com proteção por senha compatível com as diretrizes institucionais. O armazenamento de imagens sem criptografia em computadores pessoais é altamente desaconselhado.
- Com o crescimento do banco de dados de imagens de pacientes, surgiu a necessidade de um meio de armazenamento rapidamente acessível e econômico. O armazenamento baseado em nuvem permite um repositório de dados praticamente ilimitado, acesso simplificado e remoto e serviço fácil quando surgem problemas. No entanto, os problemas de segurança do paciente são agravados quando se usa o armazenamento na nuvem. Os dados devem ser criptografados e o acesso deve ser concedido apenas àqueles com acesso aprovado à documentação clínica. Entretanto, com as crescentes medidas de segurança, o armazenamento na nuvem continua sendo uma opção viável para o armazenamento de fotografias e vídeos de pacientes.[25]

7.8.1 Percepções dos Pacientes

- O rápido avanço em imagens e *softwares* de dispositivos móveis aumentou drasticamente o uso de smartphones e outros dispositivos portáteis em discussões de objetivos com cirurgiões estéticos. Além das diferenças entre vários dispositivos móveis em relação à qualidade da câmera, capacidade do *software* e resolução, há diferenças comprovadas no comprimento nasal, especialmente com câmeras frontais.[26]
- Os pacientes que apresentarem imagens de *smartphones* durante a consulta devem ser informados sobre a possível distorção e devem receber uma fotografia clínica para uma representação mais precisa.
- Se a consulta do paciente incluir imagens digitais e *morphing*, é imperativo aconselhar os pacientes para garantir que eles entendam que as imagens são uma simulação e não garantem de forma alguma o resultado cirúrgico real. Essa informação precisa ser incluída em todas as imagens transformadas fornecidas ao paciente. Para garantir a legitimidade da imagem e minimizar a adulteração, todas as imagens fornecidas ao paciente devem ser autenticadas com um carimbo de data e hora ou assinatura.[9,24]

> **Dica de Especialista**
>
> É imperativo aconselhar os pacientes para garantir que eles entendam que as imagens digitais são simulações e não garantem de forma alguma o resultado cirúrgico real. Essa informação precisa ser claramente declarada em todas as imagens transformadas fornecidas ao paciente.

7.9 Conclusão

A geração de imagens consistentes e de alta qualidade é uma ferramenta essencial para os cirurgiões de rinoplastia. A geração de imagens padronizadas estimula a comunicação, a educação, a documentação, o planejamento e o domínio, promovendo, assim, a satisfação do paciente e do cirurgião. A padronização da experiência fotográfica começa com o equipamento de estúdio adequado e abrange a configuração consistente do estúdio, o posicionamento do paciente e o *software*. Com os rápidos avanços tecnológicos, os pacientes devem ser informados sobre as possíveis armadilhas dos dispositivos móveis como referências para a cirurgia cosmética, bem como evitar expectativas irreais devido a imagens de resultados simulados e transformados.

Agradecimentos

Gostaríamos de agradecer às fotógrafas médicas do UT Southwestern Department of Plastic Surgery, Patricia D. Aitson, Kara (Kate) M. Mackley e à esteticista médica certificada Brandi Session, por seu tempo e experiência na preparação deste capítulo.

Referências

[1] Gorman A. Malpractice carriers urge caution in use of imaging. Plastic Surgery Newsletter 4-5, 1996
[2] Galdino GM, Swier P, Manson PN, Vander Kolk CA. Converting to digital photography: a model for a large group or academic practice. Plast Reconstr Surg. 2000; 106(1):119-124
[3] Stal SM, Klebuc M. Advances in computer imaging for rhinoplasty. In: Gunter JP, Rohrich RJ, Adams WP Jr, eds. Dallas Rhinoplasty: Nasal Surgery by the Masters. 2nd ed. St Louis: Quality Medical Publishing; 2007:81-104
[4] DiSaia JP, Ptak JJ, Achauer BM. Digital photography for the plastic surgeon. Plast Reconstr Surg. 1998; 102(2):569-573
[5] McClelland D, Eismann K. Real World Digital Photography. Berkeley: Peachpit Press; 1999
[6] Galdino GM, Manson PN, Vander Kolk CA. The digital darkroom, part 2: digital photography basics. Aesthet Surg J. 2000; 20(6):482-487
[7] Adams J, Parulski K, Spaulding K. Color processing in digital cameras. IEEE Micro. 1998; 18(6):20-30
[8] Peck JJ, Roofe SB, Kawasaki DK. Camera and lens selection for the facial plastic surgeon. Facial Plast Surg Clin North Am. 2010; 18(2):223-230
[9] Nahai F, Hoffman WY. Photographic essentials in aesthetic surgery. In: Nahai F, ed. The Art of Aesthetic Surgery: Principles & Techniques. 2nd ed. St Louis: Quality Medical Publishing; 2011
[10] Swamy RS, Sykes JM, Most SP. Principles of photography in rhinoplasty for the digital photographer. Clin Plast Surg. 2010; 37(2):213-221
[11] Galdino GM, DaSilva D, Gunter JP. Digital photography for rhinoplasty. Plast Reconstr Surg. 2002; 109(4):1421-1434
[12] Daniel RK, Hodgson J, Lambros VS. Rhinoplasty: the light reflexes. Plast Reconstr Surg. 1990; 85(6):859-866, discussion 867-868
[13] Neff LL, Humphrey CD, Kriet JD. Setting up a medical portrait studio. Facial Plast Surg Clin North Am. 2010; 18(2):231-236
[14] Guyuron B. Precision rhinoplasty. Part I: The role of life-size photographs and soft-tissue cephalometric analysis. Plast Reconstr Surg. 1988; 81(4): 489-499
[15] Davidson TM, Hoffman HT, Webster RC. Photographic interpretation of facial plastic and reconstructive surgery. J Biol Photogr. 1980; 48(2):87-92
[16] Henderson JL, Larrabee WF, Jr, Krieger BD. Photographic standards for facial plastic surgery. Arch Facial Plast Surg. 2005; 7(5):331-333
[17] DiBernardo BE, Adams RL, Krause J, Fiorillo MA, Gheradini G. Photographic standards in plastic surgery. Plast Reconstr Surg. 1998; 102(2):559-568
[18] Schwartz MS, Tardy ME, Jr. Standardized photodocumentation in facial plastic surgery. Facial Plast Surg. 1990; 7(1):1-12
[19] LaNasa JJ, Jr, Smith O, Johnson CM, Jr. The cephalic view in nasal photography. J Otolaryngol. 1991; 20(6):443-445
[20] Toriumi DM, Dixon TK. Assessment of rhinoplasty techniques by overlay of before-and-after 3D images. Facial Plast Surg Clin North Am. 2011; 19(4): 711-723, ix
[21] Humphrey CD, Kriet JD. Intraoperative photography. Facial Plast Surg Clin North Am. 2010; 18(2):329-334
[22] Mühlbauer W, Holm C. Computer imaging and surgical reality in aesthetic rhinoplasty. Plast Reconstr Surg. 2005; 115(7):2098-2104
[23] Segal J, Sacopulos MJ. Photography consent and related legal issues. Facial Plast Surg Clin North Am. 2010; 18(2):237-244
[24] Chávez AE, Dagum P, Koch RJ, Newman JP. Legal issues of computer imaging in plastic surgery: a primer. Plast Reconstr Surg. 1997; 100(6):1601-1608
[25] Parsa S, Basagaoglu B, Mackley K, Aitson P, Kenkel J, Amirlak B. Current and future photography techniques in aesthetic surgery. Aesthet Surg J Open Forum. 2021; 4:ojab050
[26] Pressler MP, Kislevitz ML, Davis JJ, Amirlak B. Size and perception of facial features with selfie photographs, and their implication in rhinoplasty and facial plastic surgery. Plast Reconstr Surg. 2022; 149(4):859-867

8 Tratamento Pós-Operatório do Paciente de Rinoplastia

Rod J. Rohrich ▪ Jamil Ahmad ▪ Ira Savetsky ▪ Joshua M. Cohen

Resumo

O gerenciamento pós-operatório do paciente de rinoplastia é um componente essencial da rinoplastia e uma extensão do que foi realizado na sala de cirurgia. O cuidado pós-operatório bem-sucedido começa no período pré-operatório com uma revisão completa do que esperar durante a recuperação. Instruções pós-operatórias, curativos, medicamentos e controle de complicações são os principais elementos do período pós-operatório. Nossos protocolos preferidos de gerenciamento pós-operatório estão descritos neste capítulo.

Palavras-chave: Gerenciamento pós-operatório, recuperação, curativos, complicações, restrições, medicamentos

Pontos Principais

- Os pacientes devem receber instruções pós-operatórias detalhadas antes da cirurgia. A revisão dessas instruções prepara os pacientes para o que é esperado, esclarece e reforça os detalhes do procedimento, minimiza a ansiedade e ajuda a envolver os pacientes em seus próprios cuidados.
- Os pacientes devem ser instruídos a manter a cabeça elevada e a aplicar compressas frias nos olhos e nas bochechas com frequência nas primeiras 48 horas após a cirurgia. Essas medidas são úteis para diminuir o inchaço pós-operatório, que é normal e pode não atingir seu pico até 48 a 72 horas após a cirurgia.
- Normalmente é necessário um mínimo de medicação para dor no pós-operatório após a rinoplastia. Agentes antibióticos e esteroides são usados rotineiramente no perioperatório.
- A aplicação de fita adesiva para controlar o edema do tecido mole é particularmente útil na primeira ou segunda semana após a remoção da tala dorsal.
- As instruções pós-operatórias devem incluir informações sobre quando e como entrar em contato com o cirurgião e quando procurar tratamento médico de emergência.
- Os sinais de alerta de possíveis emergências devem ser analisados (ou seja, febre, náusea, vômito, tontura, falta de ar, erupção cutânea, batimento cardíaco acelerado, dificuldade para respirar e problemas específicos relacionados à rinoplastia, incluindo dor excessiva nas incisões cirúrgicas e sangramento).

8.1 Introdução

O manejo pós-operatório do paciente de rinoplastia é um componente crítico da rinoplastia e uma extensão do que foi realizado na sala de cirurgia.[1-8] O cuidado pós-operatório bem-sucedido começa no período pré-operatório com uma revisão completa do que esperar durante a recuperação. Os pacientes devem receber instruções pós-operatórias detalhadas, por escrito e oralmente, e devem ter tempo para fazer perguntas antes do procedimento. A revisão dessas instruções prepara os pacientes para o que é esperado, esclarece e reforça os detalhes, minimiza a ansiedade e ajuda a envolvê-los em seus próprios cuidados. Uma compreensão clara das atividades permitidas e das restrições que devem ser seguidas no período pós-operatório pode ajudar os pacientes a planejarem sua recuperação e pode ser a chave para reduzir determinadas complicações. Curativos, medicamentos e controle de complicações são os principais elementos do período pós-operatório.

É particularmente importante instruir os pacientes a manter a cabeça elevada e a aplicar, frequentemente, compressas frias nos olhos e nas bochechas nas primeiras 48 horas após a cirurgia para diminuir o inchaço pós-operatório.

Dica de Especialista

Os pacientes devem ser instruídos a manter a cabeça elevada e a aplicar compressas frias nos olhos e nas bochechas com frequência nas primeiras 48 horas após a cirurgia. Essas medidas são úteis para diminuir o inchaço e a dor pós-operatória, que são normais e podem não atingir seu pico até 48 a 72 horas após a cirurgia.

Os pacientes devem ser informados de que o inchaço pós-operatório é normal e pode não atingir seu pico até 48 a 72 horas após a cirurgia. A maior parte do edema pós-operatório desaparecerá em 4 semanas; entretanto, a resolução completa do edema geralmente ocorre de seis meses a um ano após a cirurgia. Os pacientes podem notar um aumento do edema em temperaturas mais quentes, com alto consumo de sal ou após o consumo de álcool.

Dica de Especialista

O edema pode durar até um ano. Para evitar ansiedade desnecessária e avaliação prematura dos resultados, os pacientes devem ser informados – inicialmente durante a consulta pré-operatória e novamente como um lembrete, no pós-operatório – sobre o tempo necessário para a resolução completa do edema.

Os pacientes devem ser informados sobre as restrições de atividades no pré-operatório para que possam determinar quando poderão retornar ao trabalho e realizar suas atividades diárias. Atividades e exercícios extenuantes devem ser evitados por pelo menos duas semanas após a cirurgia e podem precisar ser adiados por até seis semanas. A atividade normal deve ser retomada gradualmente, a partir de 48 horas após a cirurgia; no entanto, os pacientes devem começar a deambular na noite da cirurgia. Não deve haver trauma ou pressão sobre o nariz por pelo menos 6 semanas no pós-operatório.

8.1 Introdução

Instruções de Cuidados Posteriores
- Ao dormir, mantenha a cabeça elevada sobre dois travesseiros nos primeiros sete dias após a cirurgia.
- Durante o dia, nas primeiras 72 horas após a cirurgia, aplique gelo picado em uma bolsa de gelo ou protetores oculares suíços (obtidos no hospital) para minimizar o inchaço e os hematomas. Não exerça pressão sobre a tala nasal.
- É normal continuar a inchar após as primeiras 48 horas. O inchaço atinge seu pico em 48 a 72 horas.
- Se você sentir dor, tome o medicamento para dor a cada 4 a 6 horas. É melhor tomá-lo com bolachas, gelatina etc. Se você não tiver dor, não tome o medicamento. Não se deve usar álcool enquanto estiver tomando um medicamento para dor.
- Se você se sentir ansioso, tome o medicamento para ansiedade (Xanax) a cada 8 horas nas primeiras 24 a 48 horas. NÃO TOME A PÍLULA PARA DORMIR SE ESTIVER TOMANDO XANAX.
- Após a cirurgia você pode ter uma dieta leve, apenas com líquidos. No dia seguinte, você pode começar uma dieta regular.
- Você provavelmente terá secreção nasal com sangue por 3 a 4 dias após o procedimento e poderá trocar a almofada de gotejamento sob o nariz sempre que necessário. Não esfregue ou enxugue o nariz, pois isso tende a irritá-lo. Você pode descartar a compressa de gotejamento e remover a fita adesiva das bochechas quando a drenagem tiver cessado.
- Para evitar sangramento, não assoe o nariz nas duas primeiras semanas após a cirurgia. Tente não espirrar, mas, se o fizer, espirre pela boca.
- Enquanto a tala nasal estiver colocada, você pode lavar o cabelo no estilo do salão de beleza. Tome cuidado para evitar que a tala nasal se molhe.
- Mantenha as bordas internas das narinas e quaisquer pontos limpos usando um cotonete saturado com peróxido de hidrogênio seguido de uma fina camada de pomada Polysporin. Isso ajudará a evitar a formação de crosta. Você pode introduzir o cotonete no nariz até o algodão do cotonete, mas não mais do que isso. Você não machucará nada dentro do nariz, desde que seja gentil em suas ações.

Instruções Gerais Pós-Operatórias
- Evite atividades extenuantes (ações que aumentem sua frequência cardíaca acima de 100 batimentos por minuto [ou seja, aeróbica, levantamento de peso e curvar-se]) nas primeiras 3 semanas após a cirurgia. Após 2 semanas, você deve aumentar lentamente suas atividades para que volte ao normal no final da terceira semana.
- Evite bater o nariz por pelo menos quatro semanas após a cirurgia.
- Depois que a tala for removida, não use óculos nem permita que qualquer outra coisa fique sobre o nariz por quatro semanas. Os óculos devem ser colados na testa com fita adesiva. As lentes de contato podem ser usadas assim que o inchaço diminuir o suficiente para que possam ser colocadas.
- A pele do nariz fica sensível à luz solar após a cirurgia. Proteja seu nariz da exposição excessiva por 6 meses. Use um chapéu de abas largas e/ou aplique um bom protetor solar (SPF 20 ou superior) com proteção UVA e UVB se tiver que ficar exposto ao sol por períodos prolongados.
- A *splint* nasal será removida 6 a 7 dias após a cirurgia.
- Depois que a *splint* nasal for removida, o nariz pode ser lavado suavemente com um sabonete neutro e a maquiagem pode ser aplicada. Cremes hidratantes podem ser usados se o nariz estiver seco.
- Às vezes, a ponta do nariz fica dormente após a rinoplastia e, ocasionalmente, os dentes da frente ficam "estranhos". Essas sensações desaparecerão gradualmente.
- Grande parte do inchaço desaparecerá 3 a 4 semanas após a cirurgia. Geralmente, leva aproximadamente um ano para que os últimos 10% do inchaço desapareçam. Seu nariz pode parecer duro quando você sorri e não tão flexível quanto antes da cirurgia. Isso não é perceptível para os outros, e as coisas voltarão ao normal gradualmente.
- Tome seus medicamentos com cuidado e somente conforme indicado.
- Se tiver náusea, vômito, erupção cutânea, falta de ar ou diarreia depois de tomar os medicamentos, ou se tiver febre (temperatura oral superior a 38,5 °C), vermelhidão ou aumento da dor no local das incisões cirúrgicas, LIGUE IMEDIATAMENTE PARA O ESCRITÓRIO.
- Depois que as suturas e as talas internas/externas forem removidas, é recomendável usar uma solução salina (água salgada) (*spray* nasal Ocean ou Ayr) para remover suavemente a crosta de dentro do nariz, especialmente se você tiver feito uma cirurgia nasal interna, como reconstrução septal ou ressecção do corneto inferior.
- Você pode usar *spray* nasal (Afrin) intermitentemente SOMENTE na primeira e segunda semanas de pós-operatório para melhorar a respiração nasal. Se for viajar de avião, borrife cada narina 30 minutos antes da decolagem e 30 minutos antes da aterrissagem para ajudar a evitar que as orelhas/nariz tenham alteração de pressão.
- Se você apresentar aumento do sangramento nasal com sangue vermelho vivo (com necessidade de trocar o absorvente nasal a cada 30 a 40 minutos), avise o médico imediatamente. Você deve se sentar e aplicar pressão na extremidade do nariz por 15 minutos, e pode usar o *spray* Afrin para interromper o sangramento nesse intervalo. O sangramento geralmente cessa com essas manobras.

8.2 Curativos

8.2.1 *Splints* Nasais Internas e Tamponamento

- Preferimos usar *splints* septais Doyle (Micromedics Inc., St. Paul, MN) em todos os pacientes submetidos à reconstrução septal e/ou cirurgia de cornetos (▶ Fig. 8.1, ▶ Vídeo 8.1, ▶ Vídeo 8.2, ▶ Vídeo 8.3).
- Os objetivos são evitar hematomas entre os retalhos mucopericondriais, apoiar e estabilizar as estruturas septais na linha média, proteger a mucosa e evitar a formação de sinéquias entre as superfícies mucosas adjacentes.
- *Splints* são lubrificadas com pomada antibiótica antiestafilocócica e são inseridas no final da operação.
- Elas são fixadas com uma única sutura horizontal de náilon 3-0, amarrada frouxamente para evitar a necrose por pressão do septo à medida que os tecidos incham no período pós-operatório.

> **Dica de Especialista**
>
> *As splints nasais internas devem ser colocadas com um espéculo sob visualização direta para evitar danos e possível perfuração do mucopericôndrio.*

- As *splints* são removidas na sala de cirurgia, geralmente 7 dias após a cirurgia. Em pacientes que passaram por extensa reconstrução septal ou reparo de perfurações septais, as *splints* podem precisar ser deixadas no local por períodos mais longos (aproximadamente 10 a 21 dias).
- É importante remover as *splints* nasais internas antes de remover a tala nasal externa para evitar o possível deslocamento das osteotomias e/ou o rompimento das suturas quando as talas forem extraídas. A remoção é facilitada cortando-se a sutura de náilon, agarrando-se a borda dianteira da tala com uma pinça hemostática ou dentada e pedindo ao paciente que expire pelo nariz enquanto o cirurgião puxa a tala com cuidado.

> **Dica de Especialista**
>
> *É importante remover as splints nasais internas antes de remover a externa para evitar o possível deslocamento das osteotomias e/ou a ruptura das suturas quando as splints forem extraídas.*

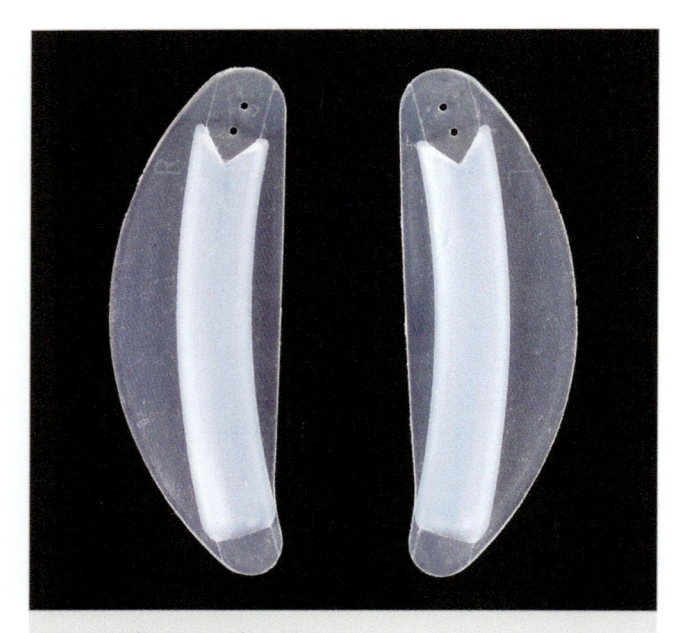

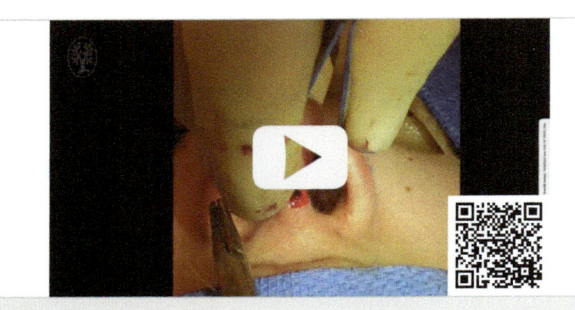

Fig. 8.1 *Splints* septais de Doyle.

Vídeo 8.1 Sutura septal.

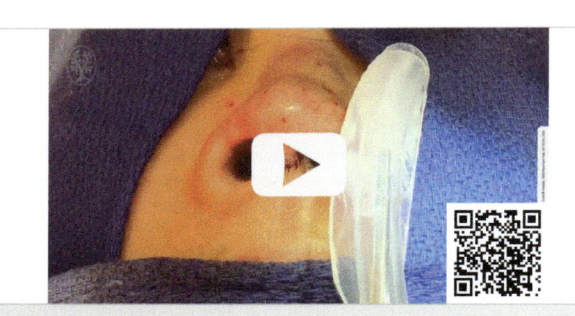

Vídeo 8.2 *Splint* Doyle.

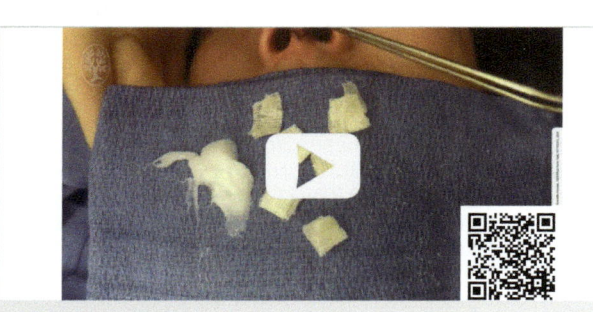

Vídeo 8.3 Surgicel.

- O tamponamento nasal geralmente não é necessário e é desconfortável para o paciente. No entanto, ele pode ser necessário em casos raros, como para apoiar um retalho ou enxerto ou para sangramento descontrolado no final de um procedimento. O tamponamento deve ser removido dentro de 24 horas nas raras ocasiões em que for usado.

> **Dica de Especialista**
>
> *O tamponamento nasal geralmente não é necessário e é desconfortável para opaciente. As splints septais Doyle são usadas com frequência após a reconstrução septal e/ou cirurgia de cornetos para ajudar a evitar hematoma, estabilizar as estruturas septais na linha média, proteger a mucosa e evitar sinéquias da mucosa.*

8.2.2 *Splints* Externas

- Os curativos externos consistem na aplicação de fita adesiva nos tecidos moles e de uma tala nasal externa. Após a conclusão do procedimento, o edema é comprimido dos tecidos moles do lóbulo e a pele é limpa e preparada com álcool e adesivo para pele.
- Os tecidos moles são presos com fita de papel de 1/4 de polegada ou fitas esterilizadas. A aplicação da fita começa na quebra da supraponta para cobrir o tecido mole nesse local com precisão ao esqueleto nasal subjacente. Tiras de comprimentos diferentes são então cuidadosamente aplicadas transversalmente sobre o nariz, sem aplicar pressão excessiva sobre a estrutura esculpida. Uma peça adicional pode ser aplicada ao longo do aspecto caudal do lóbulo da ponta nasal para dar suporte à nova ponta.
- Uma *splint* dorsal de Denver (Shippert Medical Technologies Corp., Denver, CO) é moldada sobre um objeto cilíndrico cujo diâmetro é semelhante à largura do dorso e da base óssea do nariz.
- Conforme mostrado no ▶ Vídeo 8.4, a *splint* nasal externa é, então, cuidadosamente aplicada sobre os dois terços superiores do dorso, e suas bordas são suavemente comprimidas medialmente para manter os ossos nasais osteotomizados em posição.

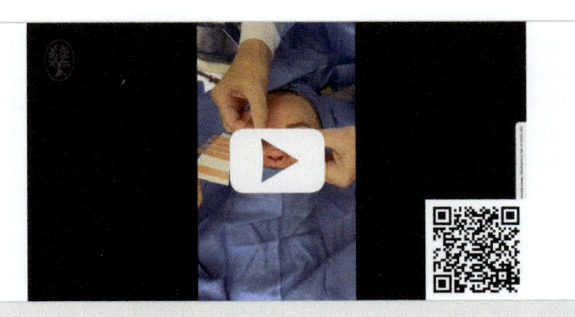

Vídeo 8.4 Não são necessárias suturas para manter a posição dos segmentos osteotomizados. A pele nasal é limpa com álcool e o adesivo é aplicado, seguido de Steri-Strips. Em seguida são colocadas tiras de espuma estrategicamente posicionadas para ajudar a minimizar o espaço morto. Uma *splint* de compressão dorsal maleável (*splint* Doyle) é contornada e aplicada no dorso nasal por 7 dias para minimizar o edema pós-operatório.

- Deve-se evitar a compressão excessiva das estruturas nasais com a tala, pois isso pode levar ao deslocamento medial dos segmentos osteotomizados do osso. É essencial manter a extremidade distal da tala cefalicamente à área da supraponta; quando estendida sobre essa área, a tala pode distanciar a pele da supraponta da estrutura osteocartilaginosa, criando um espaço morto que será preenchido por tecido cicatricial.
- Um coxim de gotejamento é posicionado sob o nariz e fixado às bochechas com fita adesiva cor da pele.

> **Dica de Especialista**
>
> *Deve-se evitar a compressão excessiva das estruturas nasais com a splint, pois isso pode levar ao deslocamento medial dos segmentos osteotomizados do osso. É essencial manter a extremidade distal da tala em posição cefálica em relação ao ponto de quebra da supraponta. Quando estendida sobre essa área, a splint pode distanciar a pele da supraponta da estrutura osteocartilaginosa, criando um espaço morto que será preenchido por tecido cicatricial.*

- A *splint* e a fita são removidos no consultório após 5 a 7 dias com um estilete fino. O estilete é inserido entre a fita e a pele sobre o dorso.
- Movimentos suaves de varredura de um lado para o outro elevam a fita da pele, permitindo que a tala seja removida sem elevar a pele da estrutura osteocartilaginosa subjacente.

8.3 Suturas

- As linhas de incisão são limpas suavemente três vezes ao dia com peróxido de hidrogênio a 3% de meia força em um aplicador com ponta de algodão. Isso facilitará a remoção fácil das suturas. Uma pomada antibiótica antiestafilocócica é aplicada às incisões e às narinas por 2 a 3 dias.
- As suturas columelares (náilon preto 6-0) são removidas no consultório após 5 a 7 dias. Algumas ou todas as suturas da base alar, se a ressecção da base alar tiver sido realizada, podem ser deixadas no local por até 10 dias. Uma tesoura de sutura de ponta fina ou uma lâmina no. 11 pode ser usada para remover com precisão essas suturas sem puxar significativamente a pele. As suturas nasais internas devem ser reabsorvíveis e não precisam ser removidas.

8.4 Medicamentos

- Uma dose intravenosa de cefazolina à base de peso é administrada antes da incisão e a cefalexina oral é administrada como profilaxia antibiótica pós-operatória por 24 horas.
- As vitaminas e os suplementos são mantidos se não causarem sangramento excessivo. Pedimos aos pacientes que interrompam o uso de qualquer anticoagulante/antiplaqueta, inclusive aspirina, óleo de peixe e óleo de linhaça por duas semanas no pré-operatório e duas semanas no pós-operatório.[9]
- Medicamentos para dor são prescritos conforme necessário. O desconforto do paciente com a rinoplastia é extremamente variável e pode ser atribuído ao grau de manipulação do esqueleto. Os pacientes mais comumente se queixam de congestão nasal.
- Os narcóticos e o acetaminofeno são usados nos primeiros dias e os anti-inflamatórios não esteroides (AINEs) são frequentemente suficientes depois disso. A profilaxia da constipação

é importante quando os narcóticos estão sendo usados para evitar o esforço, que pode causar sangramento pós-operatório.
- A náusea não é incomum no pós-operatório devido ao efeito emético do sangue engolido. Para diminuir a quantidade de sangue ingerido antes da extubação, uma compressa umedecida é colocada no início da cirurgia e a oronasofaringe é aspirada após a remoção da compressa. O ondansetron intravenoso é administrado no intraoperatório e continuado por 24 horas no pós-operatório, enquanto a dexametasona intravenosa é administrada no pré-operatório para ajudar a reduzir a náusea pós-operatória.
- Um curso curto de metilprednisolona oral (Medrol Dose-Pak) pode ser administrado para ajudar a reduzir o edema pós-operatório, embora não existam dados conclusivos que demonstrem sua efeicácia.

> **Dica de Especialista**
>
> Normalmente, é necessário o mínimo de medicação para dor no pós-operatório após a rinoplastia. Se forem administrados, os laxantes também devem ser administrados para evitar a constipação e o esforço subsequente. Agentes antibióticos e esteroides são usados rotineiramente no pré-operatório.

8.5 Problemas Pós-Operatórios

8.5.1 Hemorragia/Hematoma

- Um leve sangramento pós-operatório não é incomum nas primeiras 48 horas após a rinoplastia.[1,2,10,11] Os pacientes podem controlar qualquer sangramento contínuo elevando a cabeça a 60 graus (para diminuir a pressão venosa) e borrifando solução de oximetazolina na narina afetada e aplicando pressão suave nas narinas por 15 minutos. Esse processo pode ser repetido duas vezes, mas se o sangramento persistir, o cirurgião deve consultar o paciente imediatamente para controlar o problema. Inicialmente, o cirurgião pode colocar um tampão nasal anterior feito de tiras de gaze umedecidas em solução salina ou Surgicel lubrificado com pomada antibiótica.
- Se essas medidas falharem, o cirurgião deve remover as *splints* nasais internas e irrigar e aspirar a cavidade nasal para remover coágulos de sangue e crostas. A cauterização com nitrato de prata é então usada em todas as áreas cruentas.
- Se o sangramento continuar, considera-se a hospitalização e/ou o tamponamento posterior. O sangramento grave ocorre em menos de 1% dos pacientes e deve ser tratado com exploração cirúrgica e cauterização. Quando isso ocorre, geralmente é após a ressecção do corneto inferior. O sangramento que é refratário a todas as medidas anteriores é mais bem tratado com embolização angiográfica.[1,2,10,11]
- Os hematomas pós-operatórios requerem drenagem, independentemente da localização. Os hematomas septais podem levar a perfurações septais se não forem tratados, e os hematomas subjacentes ao retalho cutâneo podem levar à fibrose e à deformidade nasal. Os hematomas podem ser drenados no consultório usando uma fonte de luz de fibra óptica, conforme necessário. O cirurgião deve colocar cuidadosamente uma tira de gaze de 1/4 de polegada no local da drenagem para evitar recorrência. Ela deve ser cuidadosamente removida no dia seguinte.

> **Dica de Especialista**
>
> Em geral, o sangramento pós-operatório será leve e pode ser controlado elevando a cabeça a 60 graus e aplicando uma leve pressão nas narinas por 15 minutos. Em seguida, deve-se borrifar cada narina com oximetazolina. Se essas medidas falharem, o paciente deve ser visto pelo cirurgião. Pode ser necessária a cauterização com nitrato de prata, tamponamento nasal anterior/posterior, exploração cirúrgica e cauterização e embolização angiográfica (raro).

8.5.2 Infecção

- A infecção após a rinoplastia é muito rara. Ela geralmente está associada a implantes de silicone. Os primeiros sinais de infecção incluem sensibilidade, eritema e calor. A celulite inicial geralmente responde a antibióticos cefalosporínicos, mas talvez seja necessário remover todas as talas internas nesse momento. A infecção refratária a esse tratamento pode exigir o tratamento com um antibiótico que ofereça cobertura para *Pseudomonas*. Qualquer material purulento ou exsudato deve ser cultivado para orientar a terapia antibiótica. Coleções purulentas requerem drenagem e irrigação.
- A síndrome do choque tóxico é extremamente rara após a rinoplastia, mas foi relatada tanto com o tamponamento nasal quanto com as *splints* nasais internas.[1] O tamponamento nasal e/ou as *splints* nasais internas devem ser removidas imediatamente, deve-se iniciar o tratamento antibiótico adequado e o tratamento de suporte, e a internação hospitalar é frequentemente necessária.

8.5.3 Edema Persistente

- O edema pós-operatório deve ser considerado em duas fases distintas: precoce e tardia.
- O edema inicial ocorre nas primeiras quatro semanas. A melhor forma de minimizar o edema inicial é a prevenção com compressas frias, elevação da cabeça, aplicação de fita adesiva e evitar alimentos com muito sal.
- O edema tardio é aquele que se apresenta ao longo dos meses seguintes até o primeiro ano pós-operatório (ou mais tempo após a rinoplastia secundária) e representa o remodelamento da cicatriz. Portanto, o edema persistente se resolverá por si só. Em determinadas situações, as injeções de esteroides podem ser úteis para reduzir a inflamação e a produção de tecido cicatricial excessivo. A indicação mais comum em nossa prática tem sido a atenuação ou perda da quebra da supraponta, que é causada pela proliferação de tecido cicatricial no espaço morto entre a pele e a estrutura osteocartilaginosa subjacente, como observado em pacientes de rinoplastia secundária e em homens com pele espessa.[12,13]
- O acetato de triancinolona (10 mg/mL) misturado com lidocaína a 2% em uma proporção de 1:1 pode ser injetado na área da supraponta, superficialmente ao pericôndrio, com uma agulha de calibre 27. As injeções subdérmicas de esteroides devem ser evitadas porque podem causar hipopigmentação, atrofia do tecido e ulceração. Normalmente, até 5 mg de triancinolona são aplicados na área afetada por tratamento. Esse tratamento pode ser realizado em até uma semana após a cirurgia. O tratamento pode ser repetido em intervalos de 4 a 6 semanas, dependendo do quadro clínico. A dose, o volume e a frequência

das injeções devem ser limitados para evitar o tratamento excessivo, que pode levar à atrofia subdérmica.

> **Dica de Especialista**
>
> *Injeções de esteroides podem ser necessárias para tratar o edema persistente e devem ser aplicadas apenas superficialmente ao pericôndrio. As injeções subdérmicas de esteroides devem ser evitadas porque podem causar hipopigmentação, atrofia do tecido e ulceração.*

- A aplicação de fita adesiva nos tecidos moles é um tratamento eficaz para edema precoce e tardio. Após a remoção do curativo inicial, os pacientes são instruídos a aplicar a fita cirúrgica Blenderm (3 M, St. Paul, MN) na área da supraponta por várias horas durante a noite. Isso evita o acúmulo de edema quando o paciente está deitado à noite e ajuda a moldar os tecidos moles na área da supraponta quando necessário.
- A bandagem é particularmente útil na primeira ou segunda semana após a remoção da tala dorsal.
- Como alternativa, o dorso nasal pode ser fixado com fitas adesivas Steri-Strips da supraponta até o *radix* imediatamente após a remoção da tala externa, e essa fita pode ser deixada no local por mais uma semana. Se a fita causar irritação na pele, seu uso deve ser interrompido e o paciente deve aplicar creme de hidrocortisona três vezes ao dia até que a irritação se resolva.

> **Dica de Especialista**
>
> *A aplicação de fita adesiva para controlar o edema do tecido mole é particularmente útil na primeira ou segunda semana após a remoção da tala dorsal.*

8.5.4 Irregularidade/Desvio Dorsal

- Ocasionalmente, irregularidades ou desvios dorsais ocorrerão no período pós-operatório. O paciente é examinado para determinar a causa e a gravidade. A palpação da irregularidade dorsal pode revelar o deslocamento da cartilagem, do osso ou dos enxertos, e pode ser possível corrigir isso no período pós-operatório imediato com o reposicionamento manual.
- Pode ocorrer uma pequena plenitude na área *keystone* nas primeiras semanas após a rinoplastia e isso pode ser devido a uma reação inflamatória periosteal. Nesse caso, o paciente é instruído a massagear a área de maneira muito controlada para ajudar a evitar a formação de tecido cicatricial e o espessamento periosteal na área *keystone*.
- Irregularidades leves são observadas no primeiro ano. Aquelas que persistem e permanecem desagradáveis são corrigidas cirurgicamente. Irregularidades significativas no início do pós-operatório devem ser corrigidas imediatamente, pois não melhorarão. Essa intervenção precoce ajudará a evitar o sofrimento e a insatisfação desnecessários do paciente.[14]
- Os desvios dorsais são tratados de forma semelhante. Desvios significativos no período pós-operatório inicial podem exigir intervenção cirúrgica precoce. Os desvios de apresentação tardia exigirão intervenção cirúrgica após um ano de resolução do edema e maturação da cicatriz.

> **Dica de Especialista**
>
> *Irregularidades pós-operatórias significativas e precoces devem ser corrigidas imediatamente, pois não melhorarão. Essa intervenção precoce ajudará a evitar a angústia e a insatisfação desnecessárias do paciente.*

8.5.5 Obstrução das Vias Aéreas Nasais

- A obstrução das vias aéreas nasais no período pós-operatório é secundária ao edema ou a um bloqueio anatômico que foi abordado ou criado durante a operação.[10,11] A maioria dos pacientes apresenta algum grau de obstrução transitória das vias aéreas, que se resolve em 2 a 3 semanas.
- Quando a obstrução persistir, o cirurgião deve examinar o paciente com e sem vasoconstritores tópicos para determinar a causa da obstrução. A obstrução secundária ao edema é monitorada.
- Em muitos casos, o paciente notará melhora dos sintomas, secundários ao edema e à hiper-reatividade da mucosa, após o uso de *spray* nasal salino 2 ou 3 vezes por dia.
- Descongestionantes nasais podem ser usados se os sintomas forem significativos, mas os agentes tópicos não devem ser usados por mais de 5 a 7 dias devido aos efeitos de rebote da medicação.
- A recuperação máxima do fluxo de ar nasal deve ocorrer entre 3 e 4 meses após a rinoplastia. A obstrução anatômica requer intervenção cirúrgica, mas ela deve ser adiada por pelo menos um ano para permitir a maturação do tecido cicatricial. A causa anatômica mais comum é o colapso da válvula nasal interna ou a cicatrização na área da válvula nasal interna.[15]

8.6 Acompanhamento Pós-Operatório

- Os pacientes retornam para consultas de acompanhamento em 1 semana, 3 semanas, 6 semanas, 6 meses (fotografias pós-operatórias são tiradas nesse momento), 1 ano e, depois, a cada 1 a 2 anos para avaliação dos resultados de longo prazo.
- É particularmente importante reconhecer as preocupações e a ansiedade dos pacientes no início do período pós-operatório. Muitos pacientes que solicitam a rinoplastia têm expectativas de como ficarão após a cirurgia, mas, devido ao inchaço e aos hematomas, pode levar várias semanas após a cirurgia para que os pacientes realmente comecem a apreciar as mudanças em sua aparência. É essencial fornecer apoio durante esse intervalo e assegurar aos pacientes que o que eles estão vendo é uma parte normal do processo de recuperação.

> **Dica de Especialista**
>
> *Pode levar algum tempo até que os pacientes possam realmente começar a apreciar as mudanças após a rinoplastia. Durante esse período, os pacientes precisam de apoio e de garantias de que o que estão vendo é uma parte normal do processo de recuperação.*

8.7 Conclusão

Os pacientes devem receber instruções pós-operatórias detalhadas antes da cirurgia. A revisão dessas instruções prepara os pacientes para o que é esperado, esclarece e reforça os detalhes do procedimento, minimiza a ansiedade e ajuda a envolver os pacientes em seus próprios cuidados. Preparar os pacientes para o que esperar é parte de uma recuperação normal, incluindo o inchaço e o prazo para sua resolução, de modo que os resultados possam ser apreciados, a ansiedade possa ser aliviada e a experiência possa ser melhorada para os pacientes. Embora as complicações sejam incomuns, o reconhecimento precoce e o gerenciamento adequado podem evitar o desenvolvimento de problemas pós-operatórios mais significativos.

Referências

[1] Rohrich RJ, Ahmad J. Rhinoplasty. Plast Reconstr Surg. 2011; 128(2):49e-73e
[2] Rohrich RJ, Ahmad J. A practical approach to rhinoplasty. Plast Reconstr Surg. 2016; 137(4):725e-746e
[3] Rohrich RJ, Byrd HS, Oneal RM, et al. Management of the rhinoplasty patient. Perspect Plast Surg. 1995; 9:43
[4] Rohrich RJ, Mohan R. Male rhinoplasty: update. Plast Reconstr Surg. 2020; 145(4):744e-753e
[5] Rohrich RJ. Streamlining cosmetic surgery patient selection–just say no! Plast Reconstr Surg. 1999; 104(1):220-221
[6] Wright MR. The psychology of rhinoplasty. Facial Plast Surg. 1988; 5(2):109-113
[7] Goin MK, Rees TD. A prospective study of patients' psychological reactions to rhinoplasty. Ann Plast Surg. 1991; 27(3):210-215
[8] Khansa I, Khansa L, Pearson GD. Patient satisfaction after rhinoplasty: a social media analysis. Aesthet Surg J. 2016; 36(1):NP1-NP5
[9] Broughton G, II, Crosby MA, Coleman J, Rohrich RJ. Use of herbal supplements and vitamins in plastic surgery: a practical review. Plast Reconstr Surg. 2007; 119(3):48e-66e
[10] Cochran CS, Landecker A. Prevention and management of rhinoplasty complications. Plast Reconstr Surg. 2008; 122(2):60e-67e
[11] Sharif-Askary B, Carlson AR, Van Noord MG, Marcus JR. Incidence of postoperative adverse events after rhinoplasty: a systematic review. Plast Reconstr Surg. 2020; 145(3):669-684
[12] Guyuron B, DeLuca L, Lash R. Supratip deformity: a closer look. Plast Reconstr Surg. 2000; 105(3):1140-1151, discussion 1152-1153
[13] Rohrich RJ, Shanmugakrishnan RR, Mohan R. Rhinoplasty refinements: addressing the pollybeak deformity. Plast Reconstr Surg. 2020; 145(3):696-699
[14] Gruber RP. Early surgical intervention after rhinoplasty. Aesthet Surg J. 2001; 21(6):549-551
[15] Howard BK, Rohrich RJ. Understanding the nasal airway: principles and practice. Plast Reconstr Surg. 2002; 109(3):1128-1146, quiz 1145-1146

9 Codificação de Procedimentos de Rinoplastia

Nishant Ganesh Kumar ■ Jeffrey H. Kozlow

Resumo

O uso da codificação da Current Procedural Terminology (CPT®) na rinoplastia apresenta desafios únicos. O relato adequado dos procedimentos por meio dos códigos CPT é importante em muitas situações. Embora a rinoplastia possa atender a necessidades estéticas e/ou funcionais, os códigos CPT usados não distinguem explicitamente entre alterações funcionais ou estéticas no nariz. Portanto, nem todos os casos de rinoplastia podem ser reembolsados pelo seguro, especialmente as rinoplastias realizadas por motivos estéticos. Em casos funcionais, a documentação e o uso da codificação da Classificação Internacional de Doenças, Décima Revisão (CID-10) em conjunto com a codificação CPT são fundamentais para o sucesso do reembolso. Por exemplo, em procedimentos realizados para tratar de anomalias congênitas, é importante saber quais códigos CPT devem ser usados para aumentar a possibilidade de reembolso. No entanto, é importante buscar a autorização prévia para obter cobertura do seguro para rinoplastias antes da cirurgia. Este capítulo resume os conceitos de codificação CPT em rinoplastias.

Palavras-chave: codificação CPT, codificação CID, rinoplastia, seguro, reembolso, rinoplastia funcional, rinoplastia estética, autorização prévia

Pontos Principais

- A codificação CPT em rinoplastia não faz distinção explícita entre procedimentos estéticos e reconstrutivos. Portanto, o uso de códigos da CID e a documentação clínica são fundamentais.
- A seleção cuidadosa dos códigos CPT para rinoplastia primária e secundária é importante para evitar a desagregação.
- O trabalho septal não está incluído nos códigos CPT para rinoplastia secundária e pode ser relatado separadamente.
- A rinoplastia com fenda inclui o uso de códigos CPT separados que são distintos daqueles usados para rinoplastia primária e secundária.
- Embora a aplicação de enxertos em rinoplastias primárias, secundárias e fissuras esteja incluída no código CPT para rinoplastias, a coleta desses enxertos é relatada separadamente quando eles são coletados fora do nariz (por exemplo, orelha ou costela).
- Existem códigos exclusivos quando procedimentos de estenose vestibular, cornetos ou septos são realizados em um procedimento isolado.

9.1 Introdução

A codificação da CPT (Current Procedural Terminology, Terminologia de Procedimentos Atual) em rinoplastia pode ser um desafio, devido ao número limitado de códigos disponíveis, apesar das múltiplas combinações e variações de manobras cirúrgicas que são frequentemente realizadas em rinoplastias. A American Society of Plastic Surgeons (ASPS) define a rinoplastia como um procedimento cirúrgico cosmético se o procedimento for realizado para mudar a aparência do nariz e como um procedimento cirúrgico funcional se o procedimento for realizado para melhorar uma anormalidade funcional, como a obstrução das vias aéreas nasais.[1] Embora os mesmos códigos CPT sejam usados para rinoplastias cosméticas e funcionais, muitas vezes as rinoplastias cosméticas não são reembolsadas pelo seguro.[2,3] Como as preocupações funcionais e estéticas podem ser abordadas durante a mesma rinoplastia, é importante que o cirurgião de rinoplastia faça a distinção entre as duas e delineie claramente qual porcentagem de um procedimento é reconstrutiva em relação à estética.[4] Este capítulo serve para esclarecer a codificação CPT na rinoplastia e sugerir as melhores práticas na seleção dos códigos CPT apropriados para rinoplastia e cirurgia nasal.

Dica de Especialista

Embora os mesmos códigos CPT sejam usados para rinoplastias estéticas e funcionais, as rinoplastias estéticas não são reembolsáveis pelo seguro.

9.2 Documentação

- Uma etapa essencial para o reembolso do seguro para rinoplastia é a documentação completa durante a visita pré-operatória:
  - Para demonstrar que uma rinoplastia é funcionalmente necessária, é preciso uma documentação clara dos sintomas do paciente, dos achados do exame físico e da condição médica que exige a rinoplastia, fotografias e o fracasso do tratamento médico relevante.[3]
  - Também é uma prática recomendada obter autorização prévia para qualquer cirurgia nasal.[4] Por exemplo, se o paciente indicar sintomas de dificuldade para respirar devido à obstrução das vias aéreas nasais, é importante documentar a duração e a gravidade dos sintomas, descrever os achados nasais externos e internos, a falha de medicamentos ou dispositivos que possam ter sido usados para aliviar os sintomas e obter fotos que reflitam o problema clínico que está sendo tratado.
  - Além disso, deve ser utilizado o código relevante da Classificação Internacional de Doenças, Décima Revisão (CID-10). Por exemplo, em casos de obstrução funcional das vias aéreas, o CID-10, J34.89 Obstrução das vias aéreas nasais deve ser relatada como um dos diagnósticos.

Dica de Especialista

Também é uma prática recomendada obter autorização prévia para qualquer cirurgia nasal que esteja sendo coberta pelo seguro.

- No relatório cirúrgico, é novamente importante documentar os sintomas pré-operatórios e indicar quais elementos da operação foram realizados para tratar das preocupações funcionais. A descrição detalhada de todas as manobras cirúrgicas realizadas aumentará a compreensão do procedimento realizado durante qualquer revisão:
  - Isso é importante porque, se uma cirurgia adicional for realizada durante a rinoplastia para tratar de questões estéticas do nariz que não tenham relação funcional (p. ex., modificações na ponta em uma cirurgia em que a septoplastia foi feita para aliviar a obstrução das vias aéreas nasais), os códigos CPT

Codificação de Procedimentos de Rinoplastia

Tabela 9.1 Códigos da CID que destacam diagnósticos comuns associados a rinoplastias

Código da CID	Diagnóstico
J30.89	Rinite alérgica – outros distúrbios especificados do nariz e dos seios nasais
J34.2	Desvio do septo nasal (adquirido)
J34.3	Hipertrofia dos cornetos nasais
J34.89	Obstrução das vias aéreas nasais
M95.0	Deformidade do osso nasal, adquirida
S02.2xxK	Problema na consolidação de fratura nasal/septal
Q30.8	Deformidade nasal congênita
Q30.3	Deformidade nasal/septal congênita
Q67.4	Desvio septal nasal congênito
Z41.1	Cirurgia plástica para uma aparência cosmética inaceitável

Abreviações: CID, Classificação Internacional de Doenças.

Tabela 9.2 Códigos CPT de rinoplastia primária

Código CPT	Descrição
30400	Rinoplastia, primária; cartilagens laterais e alares e/ou elevação da ponta nasal
30410	Rinoplastia, completa, partes externas, incluindo pirâmide óssea, cartilagens laterais e alares e/ou elevação da ponta nasal
30420	Rinoplastia, incluindo reparo septal maior

Abreviações: CPT, *Current Procedural Terminology* (Terminologia de Procedimentos Atual).

Tabela 9.3 Códigos CPT de rinoplastia secundária

Código CPT	Descrição
30430	Rinoplastia, secundária; revisão menor (pequena quantidade de trabalho de ponta nasal)
30435	Rinoplastia, secundária; revisão intermediária (trabalho ósseo) com osteotomias
30450	Rinoplastia, secundária; revisão maior (trabalho da ponta nasal e osteotomias)

Abreviações: CPT, *Current Procedural Terminology* (Terminologia de Procedimentos Atual).

relevantes devem ser selecionados com o código CID Z41.1 Cirurgia plástica para aparência cosmética inaceitável.
  ○ É o uso desses códigos CID com cada código CPT que ajuda a distinguir entre as partes reconstrutivas e cosméticas de um caso para orientar o reembolso do seguro.

A ▶ Tabela 9.1 destaca alguns exemplos de códigos da CID com os quais o cirurgião de rinoplastia deve estar familiarizado ao enviar procedimentos para reembolso de seguro.[1,5]

9.2.1 Rinoplastia Primária

- Há três códigos CPT para rinoplastia primária (▶ Tabela 9.2), que aumentam com base na complexidade cirúrgica.[4,5] Esses códigos são independentes da abordagem, seja ela aberta ou fechada, ou híbrido. Os códigos descrevem o trabalho bilateral, já que o nariz é uma estrutura de linha média. A coleta de cartilagem, osso ou outro tecido mole é relatada separadamente, a menos que se use tecido descartado do próprio nariz.
  ○ O código 30400 é usado para rinoplastia da ponta e inclui manobras realizadas para modificar as cartilagens laterais e alares (p. ex., ressecção cefálica). Isso inclui sutura, corte, reposicionamento ou quaisquer outras manobras semelhantes nas estruturas nasais. As alterações na estrutura óssea não estão incluídas em 30400 e, em vez disso, devem ser registradas em 30410.
  ○ Se o trabalho for feito na pirâmide óssea, além do trabalho na ponta, o código 30410 será usado em seu lugar. Um exemplo seria um procedimento de redução da giba dorsal. O código 30410 inclui tanto procedimentos com trabalho ósseo *quanto* casos com trabalho ósseo e de cartilagem, apesar das possíveis diferenças na complexidade desses procedimentos. Se o aumento dorsal ósseo for realizado com um enxerto, será necessário um código adicional para a colheita do enxerto (consulte a seção abaixo sobre a codificação CPT de enxertos).
  ○ Por fim, se o trabalho for feito no septo, além do trabalho feito na ponta ou na pirâmide óssea, será usado o código 30420. Se apenas o trabalho no septo for realizado, há códigos separados discutidos abaixo que melhor descrevem esse trabalho. Se o excesso de cartilagem for removido do septo como parte da correção do septo, mas depois for usado como enxerto, não seria apropriado informar também o código 20912, a menos que a cartilagem adicional seja colhida especificamente para a reconstrução da ponta e não esteja relacionada com a correção do septo.

> **Dica de Especialista**
>
> O código 30400 é agrupado no código 30410, e o código 30410 é agrupado no código 30420.[4]

9.3 Rinoplastia Secundária

- Há três códigos CPT usados para rinoplastia secundária (▶ Tabela 9.3):[4,5]
  ○ Diferentemente dos códigos para rinoplastia primária, esses códigos são amplamente classificados em trabalho apenas na ponta (30430), trabalho no osso (30435) e trabalho na ponta e no osso (30450).

> **Dica de Especialista**
>
> O código 30430 é agrupado no código 30435 e o código 30435 é agrupado no código 30450.[4]

- Em contraste com a rinoplastia primária, em que a adição de trabalho septal é específica para o descritor do código 30420, o trabalho septal na rinoplastia secundária é relatado separadamente usando o código CPT 30520.
  ○ Portanto, uma rinoplastia secundária que inclui trabalho na ponta e no osso, além de revisões septais, seria codificada usando 30450 e 30520.
  ○ Semelhante à rinoplastia primária, se uma costela ou enxerto ósseo for usado durante o procedimento de revisão, isso precisa ser codificado separadamente (consulte a seção abaixo para a codificação CPT de enxertos).

9.4 Rinoplastia com Fissura

- A rinoplastia com fenda inclui dois códigos CPT (▶ Tabela 9.4) que são diferentes dos códigos usados para rinoplastias primárias ou secundárias.[4,5]
  - Se forem realizados apenas trabalhos na ponta e na columela, será usado o código 30460; entretanto, se também forem realizados trabalhos no septo ou nos ossos, será usado o código 30462.

> **Dica de Especialista**
>
> *O código 30460 está agrupado no código 30462.[4]*

- O relatório do 30460 inclui a dissecção da cartilagem lateral inferior do lado da fenda, a liberação da placa medial do pé e do piriforme, a incisão infracartilaginosa do lado da fenda, suturas de elevação interdomal ou transdomal ou qualquer reposicionamento da cartilagem lateral inferior. No entanto, se apenas suturas percutâneas de acolchoamento ou colocação de *stent* nasal forem realizadas, não seria apropriado relatar 30460 e seria necessário o uso do código não listado 30999.
- Assim como em outros códigos CPT de rinoplastia, a colheita dos enxertos usados pode ser codificada separadamente.

9.5 Enxertia Tecidual em Rinoplastia

- A coleta de enxertos de cartilagem ou enxertos ósseos frequentemente é relatada de modo separado do código de procedimento de rinoplastia usado (▶ Tabela 9.5).[4,5]
  - Uma exceção a essa regra é se o septo for operado como parte da operação original. Portanto, se os códigos 30420 e 30520 forem usados, seria considerada desagregação usar o código 20912, a menos que uma cartilagem adicional específica seja removida para enxerto.
  - A colocação do enxerto é incluída nos códigos de procedimento de rinoplastia ou de enxerto.
  - Se um procedimento for realizado apenas para colocar um enxerto de cartilagem (p. ex., cartilagem de costela ou cartilagem de orelha no dorso nasal) sem nenhuma outra cirurgia nasal, então o código CPT 21230 ou 21235 deve ser usado sozinho, sem nenhum outro código CPT adicional.

> **Dica de Especialista**
>
> *Os códigos 21230 e 21235 incluem a coleta do enxerto e o fechamento direto do local doador.[4]*

Tabela 9.4 Códigos CPT da rinoplastia com fissura

Código CPT	Descrição
30460	Rinoplastia para deformidade nasal secundária à fissura congênita de lábio e/ou palato, incluindo alongamento columelar; somente a ponta
30462	Rinoplastia para deformidade nasal secundária a doença congênita fissura de lábio e/ou palato, inclusive alongamento columelar; ponta, septo, osteotomias

Abreviações: CPT, *Current Procedural Terminology* (Terminologia de Procedimentos Atual).

9.6 Cirurgia do Corneto, Vestibular e Septal

- Uma série de códigos CPT é usada para procedimentos nos cornetos, vestibulares e septos (▶ Tabela 9.6).[4,5] Esses procedimentos são, frequentemente, procedimentos funcionais relacionados com a correção de vias aéreas estreitas ou colapsadas que causam obstruções à respiração. Documentação clara e precisa de modalidades não operatórias para mitigação desses sintomas antes da cirurgia é normalmente exigido para a cobertura do seguro.
- Há várias técnicas para o controle dos cornetos quando indicado em uma cirurgia funcional. Quando realizadas de forma independente, e não como parte de uma rinoplastia, há códigos específicos que abordam as técnicas mais frequentes.
  - Os procedimentos ablativos são divididos em superficiais, relatados com o código 30801 (p. ex., cautério de superfície), e intramurais, relatados com o código 30802 (p. ex., cautério unipolar ou bipolar, dispositivos de radiofrequência). Embora esses códigos possam ser tecnicamente relatados separadamente com os códigos de rinoplastia primária, secundária e de fenda, e os códigos sejam agrupados com outros procedimentos de cornetos e seios paranasais, esteja ciente de que os pagadores individuais podem ter políticas de pagamento diferentes.
  - Quando a fratura externa do corneto é realizada, o código 30930 é usado, e isso é considerado um procedimento separado dos procedimentos ablativos do corneto.[5]
  - Por outro lado, quando os códigos 30130 e 30140 são usados para excisão do corneto ou ressecção submucosa, os códigos 30930, 30801 e 30802 não podem ser informados separadamente.[5]
  - A excisão ou ressecção do corneto está incluída no trabalho associado aos códigos de rinoplastia primária, secundária e de fenda, que também incluem trabalho além da ponta nasal e, portanto, não podem ser relatados separadamente.
  - Os procedimentos ablativos de cornetos são bilaterais e, portanto, não devem ser codificados com um modificador -50.[5]

> **Dica de Especialista**
>
> *Os códigos 30930, 30130 e 30140 são considerados unilaterais; portanto, se forem realizados bilateralmente, deve ser usado o modificador 50.[5]*

- O reparo do colapso da válvula nasal como um procedimento isolado passou por vários desenvolvimentos de técnicas ao longo do tempo. Isso resultou em códigos mais novos para relatar melhor esses procedimentos quando realizados independentemente de um procedimento de rinoplastia.

Tabela 9.5 Códigos CPT de enxerto ósseo e de cartilagem

Código CPT	Descrição
21230	Enxerto; cartilagem de costela, autógeno, para face, queixo, nariz ou orelha (inclui obtenção de enxerto)
21235	Cartilagem auricular, autógena, para nariz ou orelha (inclui obtenção de enxerto)
21210	Enxerto ósseo no nariz (inclui obtenção de enxerto)
20912	Enxerto de cartilagem; septo nasal

Abreviações: CPT, *Current Procedural Terminology* (Terminologia de Procedimentos Atual).

Codificação de Procedimentos de Rinoplastia

Tabela 9.6 Códigos CPT dos cornetos, vestibular e septal

Código CPT	Descrição
30465	Reparo de estenose vestibular nasal (por exemplo, enxerto expansor, reconstrução da parede nasal lateral)
30468	Reparo de colapso da válvula nasal com implantes subcutâneos/submucosos na parede lateral
30469	Reparo do colapso da válvula nasal com remodelamento subcutâneo/submucoso de baixa energia e temperatura controlada (ou seja, radiofrequência)
30520	Septoplastia ou ressecção submucosa, com ou sem raspagem de cartilagem, contorno ou substituição por enxerto
30801	Ablação, tecido mole dos cornetos inferiores, unilateral ou bilateral, qualquer método (como eletrocauterização, ablação por radiofrequência ou redução do volume do tecido); superficial
30802	Ablação, tecido mole dos cornetos inferiores, unilateral ou bilateral, qualquer método (como eletrocauterização, ablação por radiofrequência ou redução do volume do tecido); intramural (por exemplo, submucosa)
30930	Fratura de corneto(s) inferior(es) nasal(is), terapêutica
30130	Excisão do corneto inferior, parcial ou completa, qualquer método
30140	Ressecção submucosa do corneto inferior, parcial ou completa, qualquer método
30117	Excisão ou destruição (por exemplo, *laser*), lesão intranasal; abordagem interna

Abreviações: CPT, Current Procedural Terminology (Terminologia de Procedimentos Atual).

- ○ A colocação isolada de enxertos expansores para tratar o colapso da válvula nasal é relatada com o código 30465. Esse código não inclui a coleta de um material de enxerto que seria relatado separadamente, normalmente com um modificador -51 para redução de múltiplos procedimentos.
- ○ Quando realizada ao mesmo tempo em que uma rinoplastia, a colocação de enxertos expansores é incluída no trabalho associado aos códigos de rinoplastia primária, secundária e de fenda que incluem trabalho além da ponta nasal (ou seja, 30410, 30420, 30435, 30450, 30462).
- ○ A colocação de implantes de parede nasal lateral no plano subcutâneo ou submucoso deve ser relatada com o código 30468.
- ○ Os procedimentos mais recentes que usam remodelagem por radiofrequência dos tecidos moles na área do colapso da válvula nasal são relatados com o código 30469.
- ○ Os códigos 30465, 30468 e 30469 são todos considerados códigos bilaterais e, portanto, um modificador de serviços reduzidos (-52) deve ser informado para procedimentos unilaterais.
- ○ Outras modalidades para o tratamento do colapso da válvula nasal não especificamente descritas com os códigos atuais devem ser relatadas com o código não listado para o nariz, 30999.

> **Dica de Especialista**
>
> O código 30465 é agrupado em 30410, 30420, 30435, 30450 e 30462.

- O reparo isolado de um desvio de septo pode ser realizado em um ambiente isolado e relatado usando o código 30520.
  - ○ Conforme descrito anteriormente, a cirurgia septal está incluída no código CPT para rinoplastia primária; entretanto, ela deve ser codificada separadamente em cirurgias de rinoplastia secundária.

9.7 Análise de Caso

Um paciente que se submeteu anteriormente a uma rinoplastia apresenta obstrução das vias aéreas nasais e solicita uma septorrinoplastia para corrigir um desvio de septo e abordar a hipertrofia dos cornetos para melhorar os sintomas obstrutivos. O paciente também solicita alterações estéticas na ponta e aumento dorsal usando enxerto de costela.

Como sempre, a autorização prévia deve ser obtida por meio da documentação completa dos sintomas e das fotografias. Como esse caso envolve componentes funcionais e estéticos, devem ser usados os códigos apropriados da CID. Se o plano cirúrgico envolver uma rinoplastia secundária com trabalho ósseo e da ponta para tratar da aparência, coleta de enxertos expansores para aumento estético dorsal, bem como para enxertos de espalhador bilateralmente, septoplastia para correção do septo e ablação submucosa do corneto com cautério, os códigos CID e CPT para esse caso seriam os seguintes:

- Códigos da CID
  - ○ J34.2: Desvio de septo nasal (adquirido).
  - ○ J34.3: Hipertrofia dos cornetos nasais.
  - ○ J34.89: Obstrução das vias aéreas nasais.
  - ○ Z41.1: Cirurgia plástica para aparência cosmética inaceitável.
- Códigos CPT
  - ○ 30450: Rinoplastia secundária; revisão maior (J34.89, Z41.1).
  - ○ 30520: Septoplastia (J34.2, J34.89).
  - ○ 30802: Ablação da submucosa do corneto (J34.3, J34.89).
  - ○ 21230: Colheita de enxerto de costela (J34.89, Z41.1).

Observe que o código CPT 30465 (reparo de estenose vestibular) não é usado separadamente, apesar do uso de enxertos expansores, porque está incluído no código de rinoplastia secundária (30450). Por outro lado, a septoplastia é codificada separadamente (30520), pois não está incluída no código de rinoplastia secundária.

9.8 Conclusão

A codificação da rinoplastia exige documentação cuidadosa. Deve-se buscar autorização prévia para que os pacientes possam tomar decisões informadas. A documentação também é fundamental para diferenciar entre as partes reconstrutivas e estéticas de uma operação que possa influenciar o reembolso do seguro. Os códigos CPT para septoplastia não são agrupados em procedimentos de rinoplastia secundária; portanto, eles precisam ser codificados separadamente. Em contraste, a septoplastia está incluída no código CPT para rinoplastia primária. A rinoplastia com fenda envolve um conjunto separado de códigos e deve ser usada nos casos em que a deformidade nasal com fenda estiver sendo tratada. Embora a colocação de enxertos de cartilagem esteja incluída nos códigos de rinoplastia, quando colhidos, eles podem ser codificados separadamente. A exceção é a colheita da cartilagem septal, que não deve ser codificada separadamente se a cirurgia septal também for realizada. Os códigos CPT para estenose vestibular e cirurgias de corneto precisam ser cuidadosamente selecionados e o modificador apropriado deve ser adicionado se o trabalho for unilateral ou bilateral.

Referências

[1] ASPS Recommended Insurance Coverage Criteria for Third-Party Payers. American Society of Plastic Surgeons. Accessed March 1, 2023 at: https:// www.plasticsurgery.org/documents/Health-Policy/ Reimbursement/ insurance-2021-nasal-surgery.pdf

[2] Billing and Coding: Plastic Surgery. Centers for Medicare & Medicaid Services. Accessed March 1, 2023 at: https://www.cms.gov/ medicare-coverage-database/ view/article.aspx?articleId=57221

[3] Billing and Coding: Cosmetic and Reconstructive Surgery. Centers for Medicare & Medicaid Services. Accessed March 1, 2023 at: https://www.cms.gov/ medicare-coverage-database/view/article.aspx?articleid=56587&ver=37& keyword=&keywordType=starts&areaId=all&docType=6,3,5,1,F,P&contract Option=all&hcpcsOption=code&hcpcsStartCode=15877&hcpcsEnd Code=15 877&sortBy=title&bc=AAAAAAQAAAAA

[4] ASPS Plastic Surgery Coding Workshop 2023 Workbook. American Society of Plastic Surgery; March 2023: 235, 261-264

[5] Payne PE, Krugman M. CPT Corner: a deeper look at the complex coding that surrounds nasal surgery. Plastic Surgery News. 2018(June):10-11

Parte II

Conceitos Cirúrgicos Básicos

10 Como Fazer Certo na Primeira Vez – Planejamento e Execução de Rinoplastia de Precisão *83*

11 Enxertos Usados com Frequência em Rinoplastia: Nomenclatura e Análise *93*

12 Colheita de Enxertos Autólogos para Rinoplastia *109*

13 Princípios da Rinoplastia de Preservação *117*

14 Abordagem Fechada na Rinoplastia Primária *130*

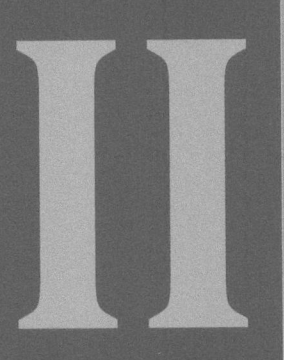

10 Como Fazer Certo da Primeira Vez – Planejamento e Execução de Rinoplastia de Precisão

Rod J. Rohrich ▪ *Jamil Ahmad* ▪ *Ira Savetsky* ▪ *Joshua M. Cohen*

Resumo

A rinoplastia primária oferece ao cirurgião uma oportunidade única de manipular os planos de tecido não perturbados e a anatomia nativa para produzir um resultado que atenda aos objetivos estéticos e funcionais. Os procedimentos subsequentes são tecnicamente mais difíceis e menos previsíveis devido à formação de cicatrizes no envelope de tecido mole nasal e à possibilidade de suporte estrutural inadequado resultante da alteração prévia da estrutura nasal osteocartilaginosa. A avaliação inicial precisa e a execução adequada durante a rinoplastia primária com base na deformidade anatômica são, portanto, fundamentais. Este capítulo concentra-se nas lições aprendidas em uma experiência de 30 anos com rinoplastia primária. São apresentados os principais conceitos e estratégias atuais para o sucesso.

Palavras-chave: Rinoplastia primária, rinoplastia de precisão, planejamento pré-operatório, análise clínica, análise nasofacial, execução operatória

> **Pontos Principais**
>
> - Os princípios básicos para uma rinoplastia primária bem-sucedida incluem uma análise clínica minuciosa e o estabelecimento de metas no pré-operatório, uma preparação pré-operatória cuidadosa, uma execução cirúrgica precisa, um gerenciamento pós-operatório adequado, além de conhecimento e experiência adquiridos com a análise crítica dos próprios resultados.

10.1 Introdução

Nos últimos 30 anos, surgiram os seguintes conceitos e estratégias fundamentais para o sucesso na prática dos autores seniores. Eles desempenham um papel fundamental para que a rinoplastia seja feita corretamente na primeira vez:

- O domínio da estética e da anatomia nasais normais é um pré-requisito essencial para realizar o refinamento da ponta nasal com habilidade durante a rinoplastia aberta.
- Use a abordagem aberta para a identificação precisa de quaisquer deformidades.
- Reduza o dorso de forma incremental por meio de uma abordagem de redução dorsal de componentes.
- A chave para um nariz reto é um septo reto.
- A melhor chance de obter um resultado excelente é durante a rinoplastia primária.
- Acompanhe os pacientes em longo prazo.

    Este capítulo enfoca os principais conceitos e estratégias atuais para o sucesso. A preparação pré-operatória, a análise clínica e o gerenciamento pós-operatório são abordados em detalhes nos Capítulos 5, 6 e 8, respectivamente.

10.2 Use a Abordagem Aberta

- Embora a abordagem fechada forneça acesso às estruturas nasais para a rinoplastia e evite uma cicatriz transcolumelar, em nossa opinião, a abordagem aberta oferece visualização direta da anatomia e capacidade de corrigir deformidades com mais precisão.[1]
- A abordagem fechada é, portanto, reservada para a correção de deformidades isoladas e manipulações simples da ponta nasal. Pacientes que exigem um trabalho extenso da ponta, redução da giba dorsal do componente e qualquer caso que exija um controle preciso são concluídos com a abordagem aberta.
- As características da abordagem aberta que levaram à nossa preferência incluem as seguintes:
  - Exposição anatômica clara da deformidade nasal, permitindo um diagnóstico mais preciso da causa da deformidade externa.
  - Facilita a execução de manobras técnicas, permitindo a manipulação cuidadosa ou a restauração de estruturas específicas usando controle incremental.
  - Oferece ao cirurgião mais opções para alterar a estrutura osteocartilaginosa e melhora a precisão da sutura e da colocação do enxerto, o que é fundamental para uma operação bem executada.

> **Dica de Especialista**
>
> *A técnica de rinoplastia aberta oferece uma exposição inigualável para o diagnóstico anatômico preciso e a execução técnica sistemática.*

10.3 Reduzir o Dorso de Forma Incremental

- Um dos motivos mais comuns pelos quais os pacientes procuram a rinoplastia é a presença de uma giba dorsal.
- No passado, dava-se grande ênfase à obtenção de um perfil lateral esteticamente agradável, mas pouca atenção era dada às consequências da redução da giba dorsal na vista frontal. Como resultado, deformidades como aquela em V invertido e linhas estéticas dorsais irregulares eram comuns. Posteriormente, muitos pacientes solicitaram rinoplastia secundária por questões que incluíam má definição, assimetrias dorsais, linhas estéticas dorsais muito estreitas ou largas e deformidades residuais da abóbada óssea (▶ Fig. 10.1, ▶ Vídeo 10.1).
- O dorso nasal deve ter duas linhas estéticas dorsais simétricas e suaves. Elas devem ser linhas divergentes levemente curvadas que se estendem das cristas superciliares mediais até os pontos que definem a ponta. A largura da abóbada óssea deve ser de cerca de 75 a 80% da largura normal da base alar. A base da abóbada óssea serve como a junção entre o nariz e a bochecha (▶ Fig. 10.2).

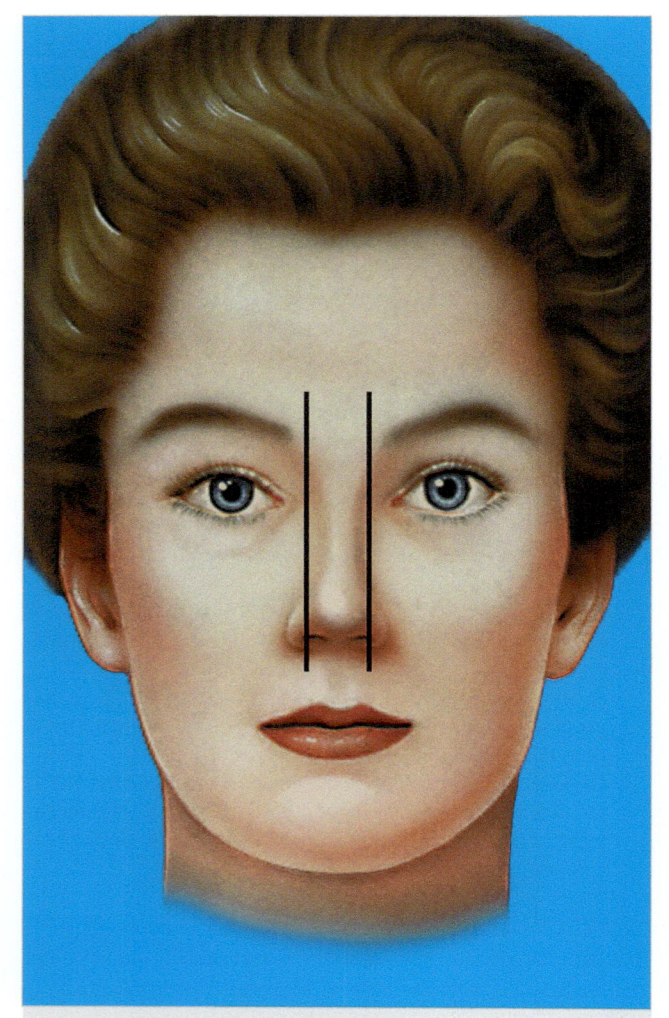

Fig. 10.1 Linhas estéticas dorsais simétricas e largura adequada da base nasal.

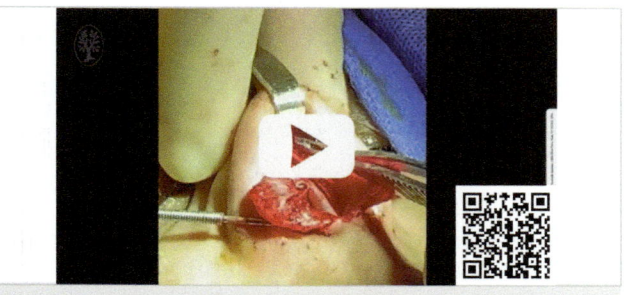

Vídeo 10.1 Reconstrução da linha estética dorsal.

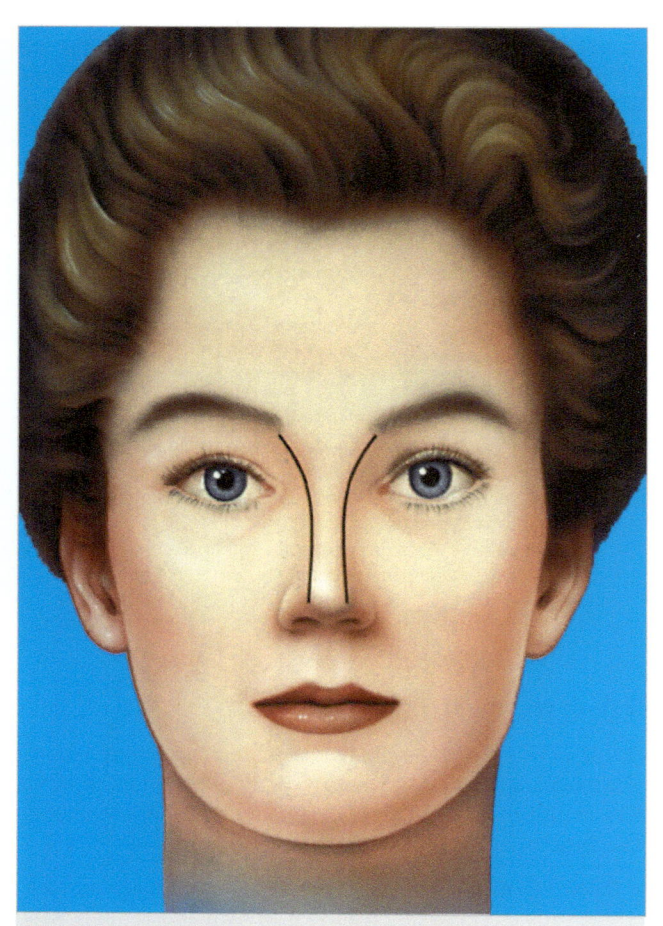

Fig. 10.2 Linhas estéticas dorsais e anatomia subjacente.

- Um olhar mais atento às linhas estéticas dorsais revela a complexidade da anatomia subjacente. Superiormente, as linhas estéticas dorsais são formadas pelos contornos do tecido mole e pelos ossos nasais subjacentes, enquanto, inferiormente, o septo dorsal e as cartilagens laterais superiores sustentam o tecido mole da abóbada média. As linhas estéticas dorsais abrangem a área *keystone* – a junção das cartilagens laterais superiores com os ossos nasais subjacentes (▶ Fig. 10.3).
- No passado, a técnica de redução da giba dorsal composta era provavelmente a fonte de muitos problemas pós-operatórios na abóbada média.[2]
- Essa abordagem levou à remoção excessiva de cartilagem na região da abóbada média, resultando em complicações funcionais e estéticas, como deformidade em V invertido, colapso da válvula nasal interna e linhas estéticas dorsais irregulares.
- Usamos uma abordagem de componente para o dorso para evitar esses problemas indesejáveis. O dorso é reduzido de maneira precisa e sistemática, mantendo todo o comprimento das cartilagens laterais superiores.[3,4,5,6,7] Isso envolve o seguinte:
  ○ Liberação das cartilagens laterais superiores do septo dorsal (▶ Fig. 10.4).
  ○ Ressecção do septo dorsal propriamente dito de forma incremental (▶ Fig. 10.5).
  ○ Raspagem do dorso ósseo (▶ Fig. 10.6).
  ○ Restauração das linhas estéticas dorsais e da abóbada média (▶ Fig. 10.7).

10.3 Reduzir o Dorso de Forma Incremental

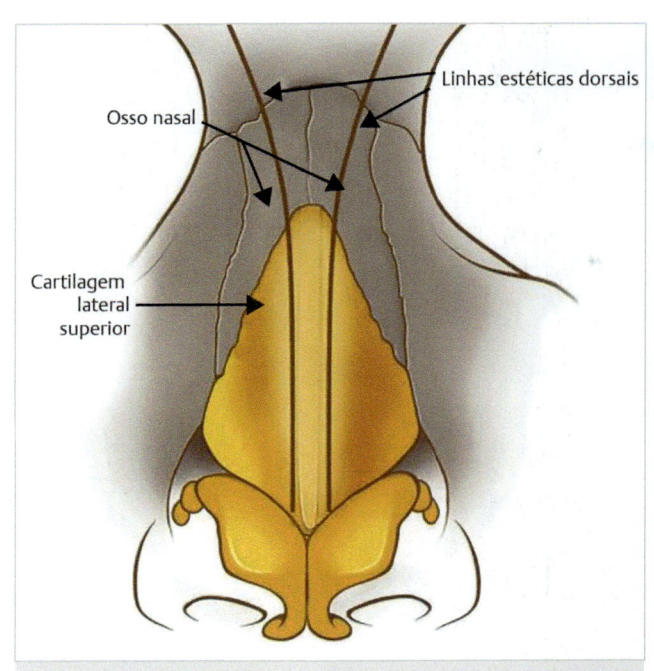

Fig. 10.3 Redução da giba dorsal composta.

> **Dica de Especialista**
>
> Usamos uma abordagem de componente para o dorso que utiliza manipulação precisa para estabelecer linhas estéticas dorsais bem definidas e suaves, evitando deformidades dorsais indesejáveis ou colapso da válvula nasal interna.

10.3.1 Liberação das Cartilagens Laterais Superiores do Septo Dorsal

- A redução do componente da giba dorsal separa a giba dorsal em seus componentes ósseos e cartilaginosos e separa as cartilagens laterais superiores do septo cartilaginoso. O objetivo dessa separação é manter o comprimento das cartilagens laterais superiores durante a ressecção septal e preservar a mucosa das válvulas nasais internas (▶ Fig. 10.8).

10.3.2 Ressecção do Septo Dorsal de Forma Incremental

- O septo dorsal tem uma orientação em forma de T na seção transversal (▶ Fig. 10.9).

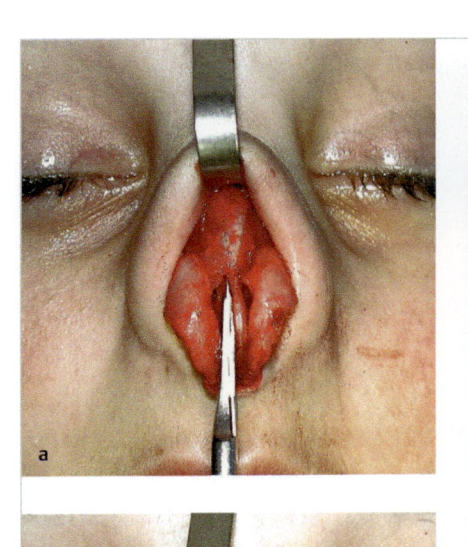

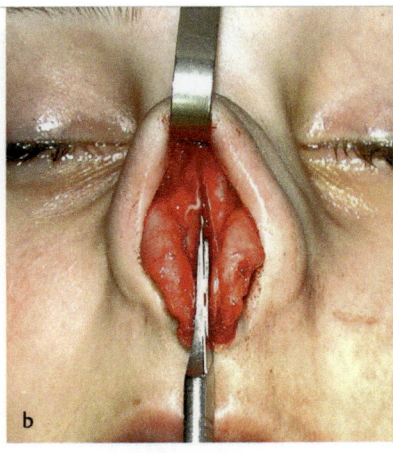

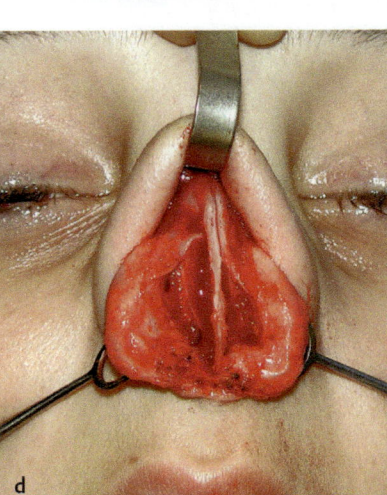

Fig. 10.4 (a-d) Redução da giba dorsal do componente: Liberação das cartilagens laterais superiores do septo dorsal.

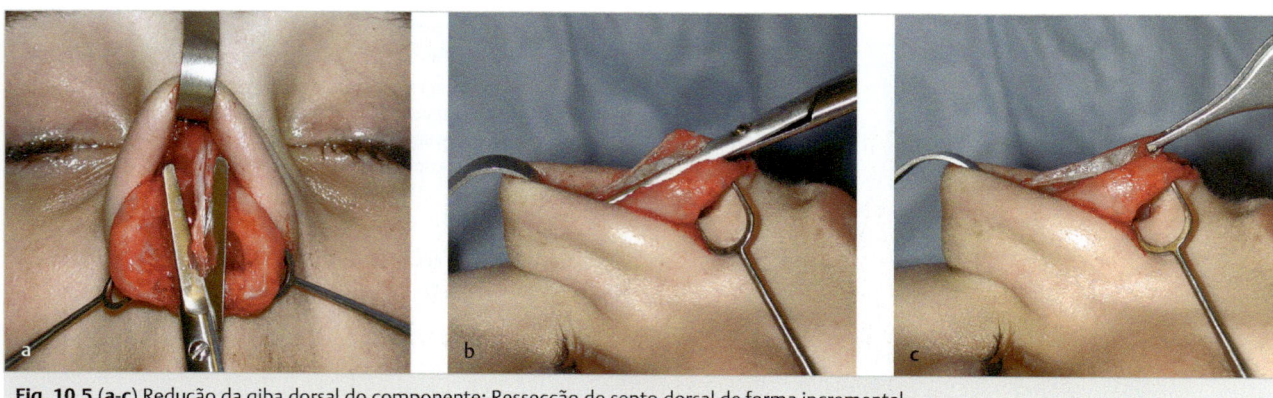

Fig. 10.5 (a-c) Redução da giba dorsal do componente: Ressecção do septo dorsal de forma incremental.

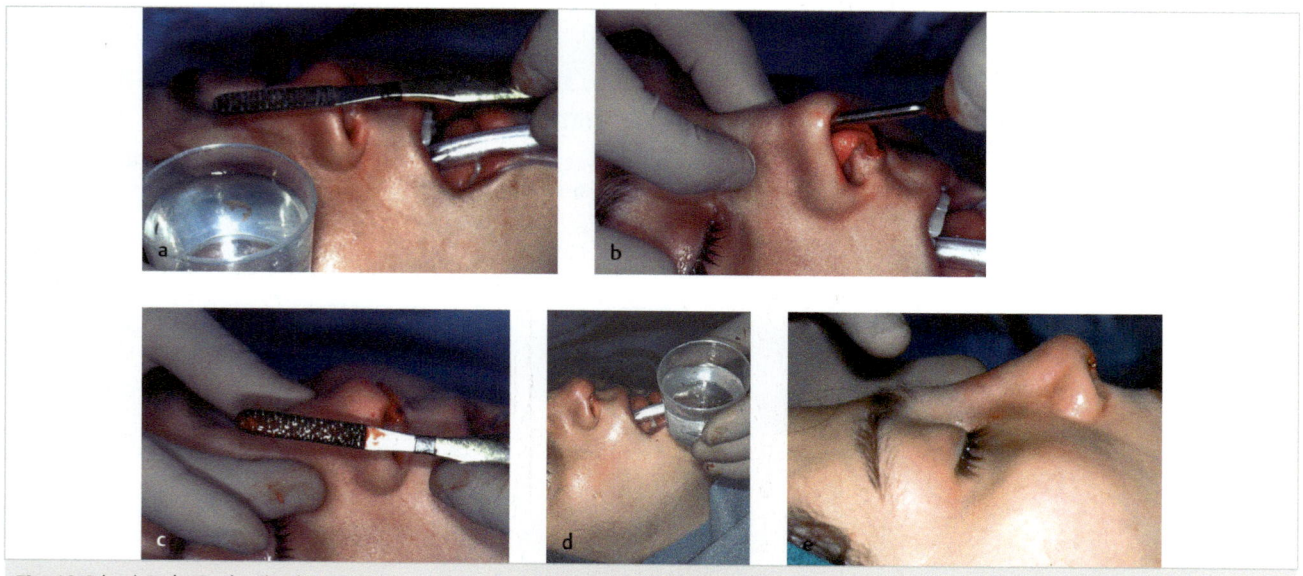

Fig. 10.6 (a-e) Redução da giba dorsal do componente: Raspagem do dorso ósseo.

- A redução da giba dorsal do componente permite a preservação dessa cartilagem em forma de T presa às bordas dorsais das cartilagens laterais superiores enquanto o septo dorsal é reduzido. Essa cartilagem, juntamente com as cartilagens laterais superiores, pode ser ressecada independentemente do septo dorsal, ou as cartilagens laterais superiores podem ser usadas para tensionamento e/ou como retalhos expansores (▶ Fig. 10.10).[8,9,10]

10.3.3 Raspagem do Dorso Ósseo

- Uma vez que a saliência cartilaginosa tenha sido reduzida, a saliência óssea é reduzida gradualmente com uma lima. Golpes oblíquos são usados ao longo das bordas dorsais dos ossos nasais para evitar o rompimento do septo cartilaginoso da placa perpendicular do etmoide. O dorso deve ser constantemente reavaliado para garantir uma redução equilibrada e uma transição suave entre o dorso ósseo e o cartilaginoso.

10.3.4 Restauração das Linhas Estéticas Dorsais

- A preservação das cartilagens laterais superiores permite a reconstituição da válvula média e a restauração das linhas estéticas dorsais e da válvula nasal interna com o uso de retalhos expansores.[8,9,10] Isso também diminuiu a necessidade de enxertos expansores para reconstruir a válvula média (▶ Fig. 10.11).
- Na rinoplastia primária, o uso indiscriminado de enxertos expansores pode levar a uma largura excessiva da abóbada média, visibilidade/palpabilidade e esgotamento da cartilagem que poderia ser armazenada para possível uso futuro ou usada para outros enxertos.

10.4 Osteotomias

- Frequentemente, após a redução de uma giba dorsal, cria-se uma deformidade de teto aberto, com o componente ósseo das linhas estéticas dorsais parecendo excessivamente largo.

10.4 Osteotomias

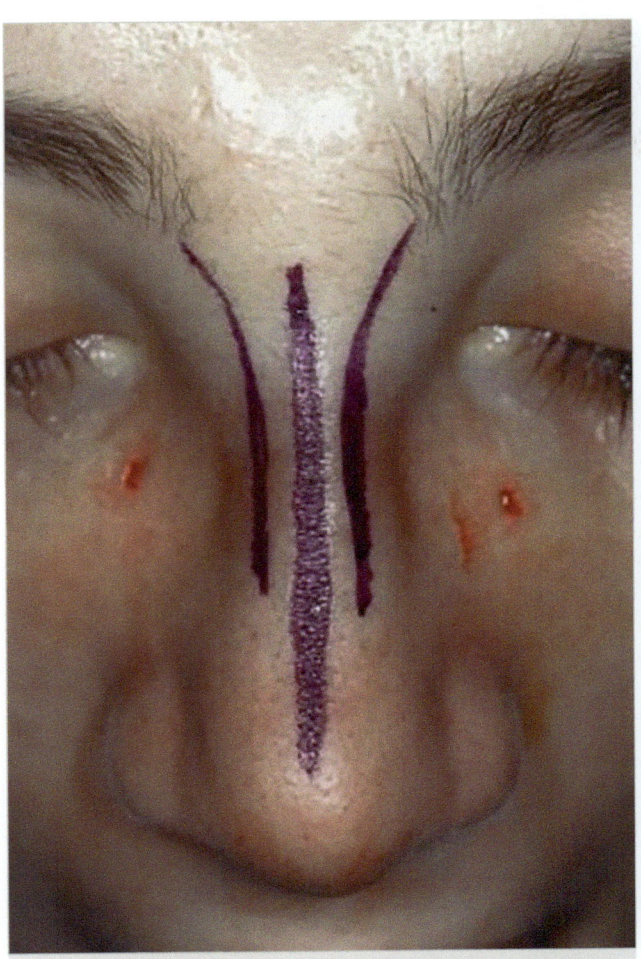

Fig. 10.7 Redução da giba dorsal do componente: Restauração da abóbada média e das linhas estéticas dorsais.

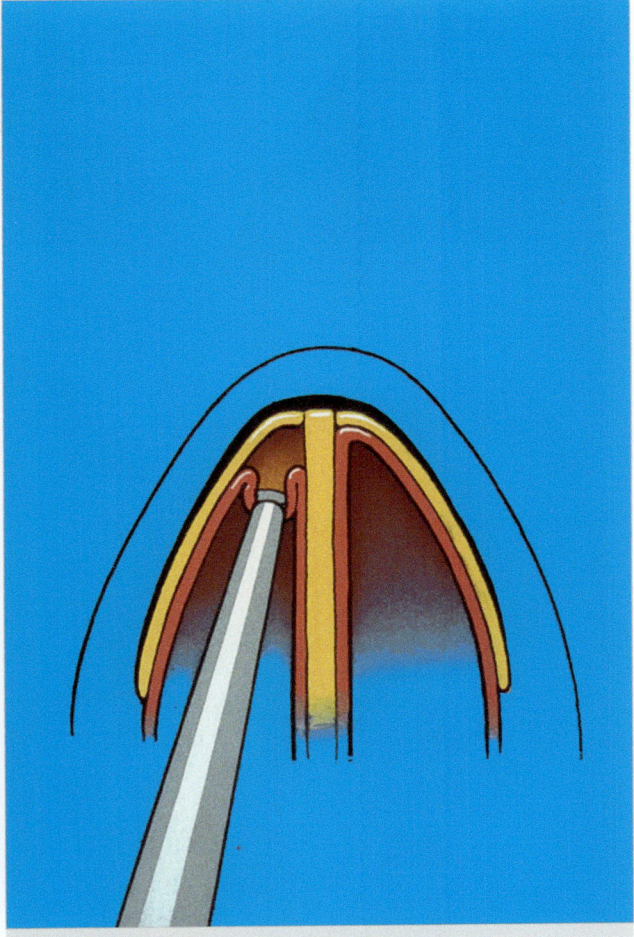

Fig. 10.8 Preservação da mucosa da válvula nasal interna.

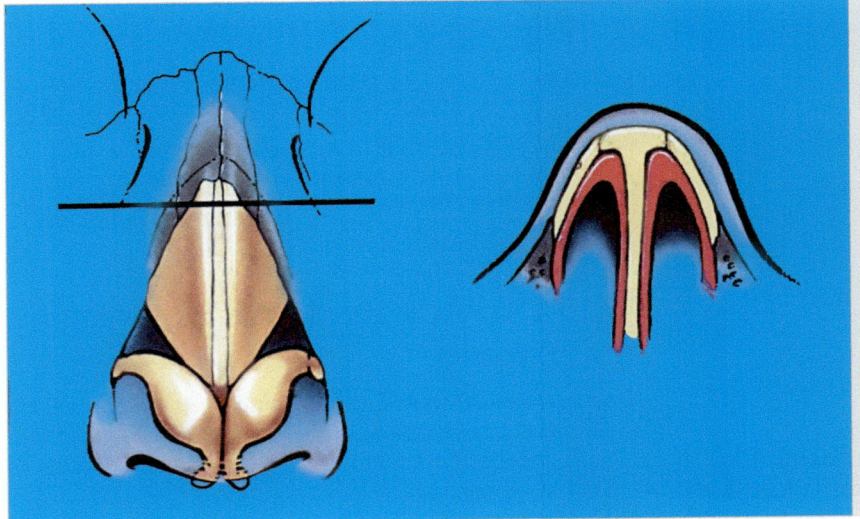

Fig. 10.9 Orientação em forma de T do septo dorsal.

- Além disso, a abóbada óssea pode ser larga ou os ossos nasais podem estar desviados. As osteotomias nasais laterais são então usadas criteriosamente para corrigir essas deformidades.[11,12]

- As osteotomias laterais perfuradas percutâneas de baixo para baixo são nossa técnica preferida, pois se mostraram previsíveis e confiáveis para a correção das deformidades discutidas (▶ Fig. 10.12).[11,12]

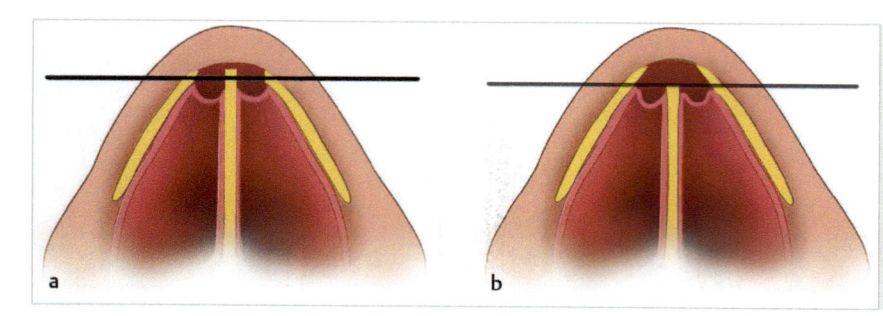

Fig. 10.10 (a,b) Ressecção do septo dorsal sem ressecção da cartilagem lateral superior.

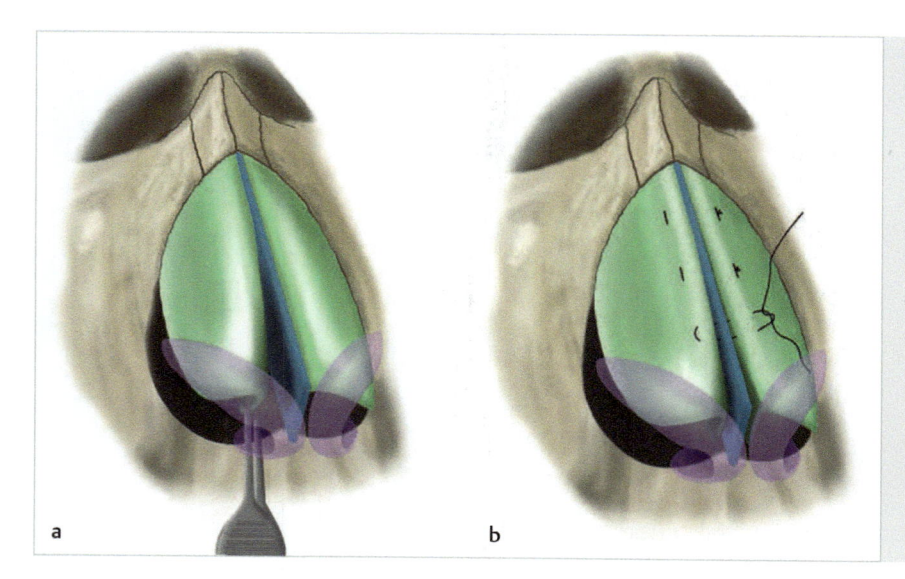

Fig. 10.11 (a,b) Enxertos expansores: A técnica de puxar-torcer-virar.

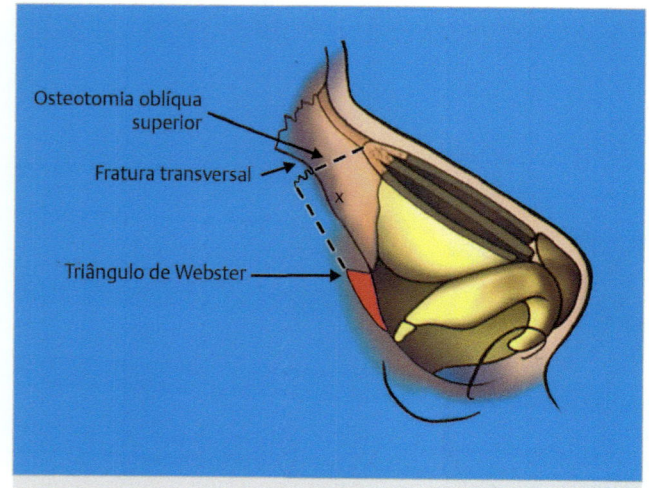

Fig. 10.12 Osteotomia do osso nasal de baixo para baixo.

- Esse procedimento envolve perfurações descontínuas feitas por um osteótomo afiado de 2 mm ao longo do aspecto lateral da pirâmide óssea, seguidas de fraturas em galho verde realizadas com manipulação digital.
- A pele é perfurada no nível da borda infraorbital e da junção nasofacial paralela à superfície horizontal da maxila.
- O osteótomo é varrido para baixo da parede lateral nasal no plano subperiosteal para evitar lesões na artéria angular.
- As osteotomias nasais laterais fecharão o teto aberto e suavizarão as linhas estéticas dorsais dos ossos nasais superiores até a área *keystone*. Além disso, a largura na base da abóbada óssea pode ser ajustada (▶ Fig. 10.13).

> **Dica de Especialista**
>
> *O objetivo da redução da giba dorsal deve ser duplo: (1) obter um perfil lateral esteticamente agradável e (2) criar linhas estéticas dorsais suaves, simétricas e bem equilibradas na vista frontal.*

10.5 Uso Adequado de Enxertos de Cartilagem

- Seja para modelagem da ponta, contorno dorsal ou melhoria funcional, os enxertos de cartilagem são comumente usados na rinoplastia. Entretanto, o uso desses enxertos mudou ao longo do tempo.
- Tradicionalmente, o uso de enxertos visíveis era rotina, mas foram observadas consequências de longo prazo, como deslocamento, deformação, absorção, aumento da visibilidade e alterações no envelope da pele sobreposta.

10.5 Uso Adequado de Enxertos de Cartilagem

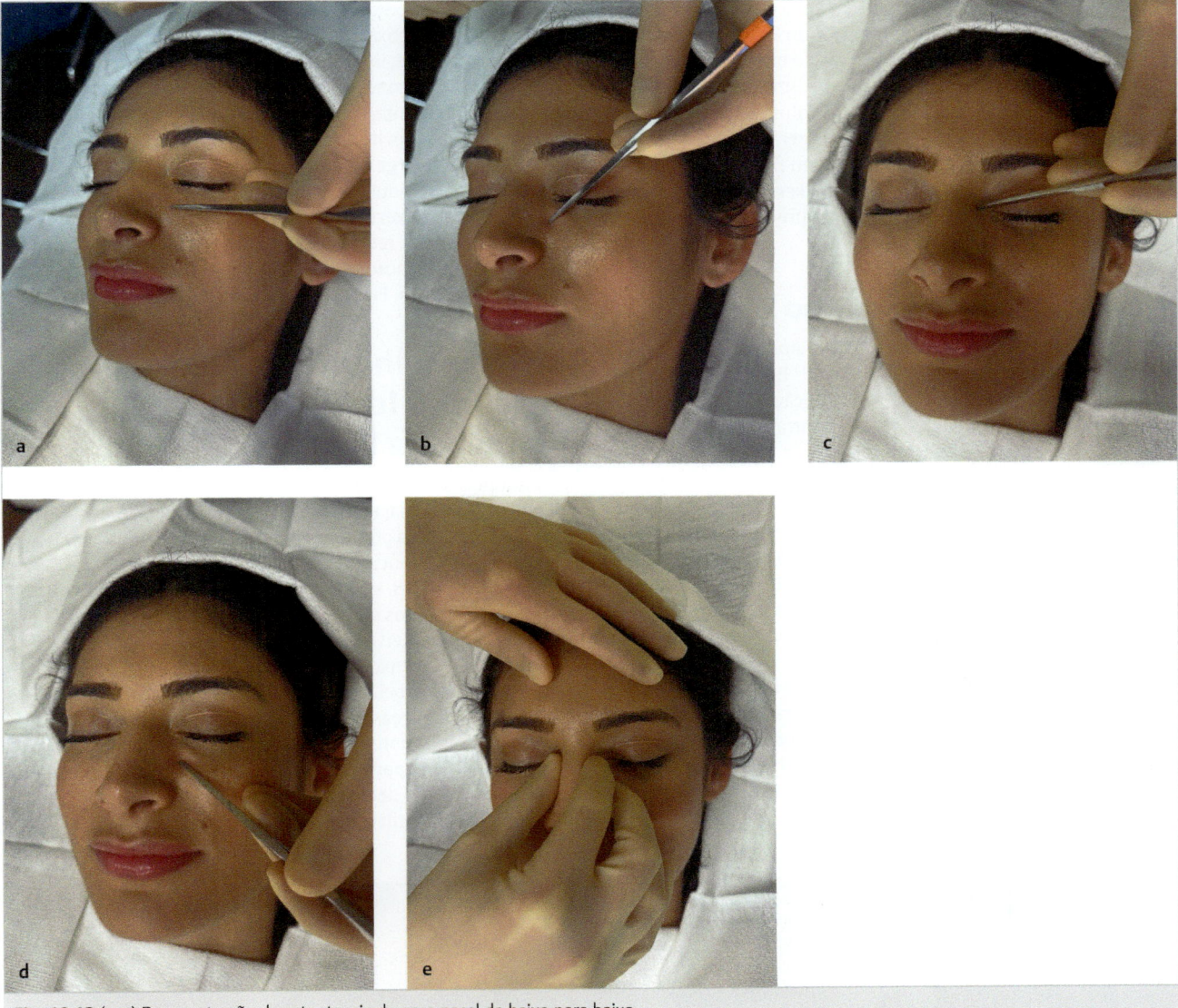

Fig. 10.13 (a-e) Demonstração da osteotomia do osso nasal de baixo para baixo.

- Além disso, as técnicas de sutura substituíram o uso de alguns enxertos visíveis à medida que nossa compreensão da anatomia normal da cartilagem e do ligamento melhorou.
- Em nossa prática, os enxertos de cartilagem colocados com precisão ainda são eficazes para fornecer suporte estrutural e melhorar o contorno.
- Frequentemente, usamos os seguintes enxertos durante a rinoplastia primária:
  - Enxerto de extensão septal.
  - Enxerto de contorno alar.

10.5.1 Enxerto de Extensão Septal

- O enxerto de extensão septal fixo-móvel é um aspecto fundamental de nossa rinoplastia (▶ Fig. 10.14, ▶ Vídeo 10.2).
- Ele proporciona projeção confiável da ponta nasal, suporte e integridade estrutural de longo prazo. Ele também pode ser usado para controlar com precisão a posição da ponta e, ao mesmo tempo, permitir a mobilidade da ponta à medida que o enxerto se estende além do ângulo septal anterior e para dentro do espaço interdomal. Sua robustez impede que a pele e o envelope

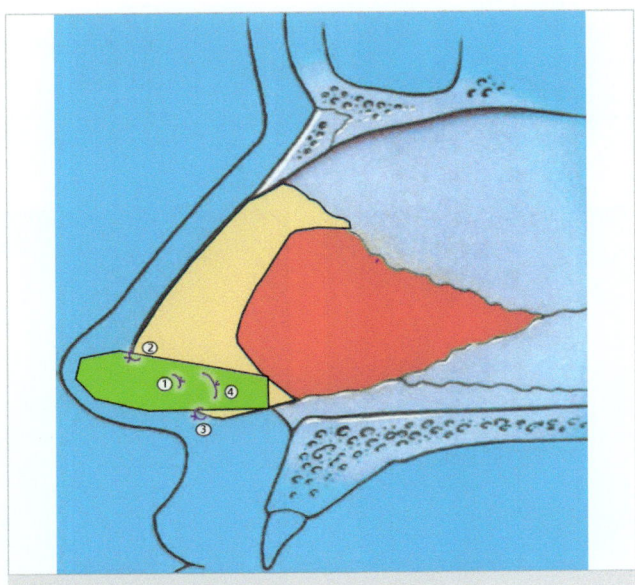

Fig. 10.14 Enxerto de extensão septal fixo-móvel.

de tecido mole alterem o formato da ponta durante a fase inflamatória da cicatrização. A combinação do enxerto de extensão septal fixo-móvel com outras técnicas de modelagem da ponta proporciona mais benefícios estéticos e funcionais.[13,14,15,16]
- No passado, os enxertos de suporte columelar eram usados com mais frequência; no entanto, eles geralmente produziam resultados imprevisíveis, pois não eram fixados ao septo. Os enxertos de suporte columelar podem ser usados com enxertos de extensão septal se houver uma preocupação adicional com a retração columelar.[15,16]

10.5.2 Enxerto de Contorno Alar

- A cartilagem lateral inferior é a pedra angular estrutural da borda alar e do suporte geral da ponta.[17] Entretanto, a força, o posicionamento anatômico e a orientação da *crus* lateral são fundamentais para a localização, o contorno e a estabilidade da asa. O colapso da válvula nasal externa, o entalhe e a retração podem-se tornar aparentes quando a *crus* lateral é incapaz de fornecer o suporte adequado para os tecidos moles nasais, que ficam ainda mais estressados com o esforço inspiratório.
- Em pacientes com colapso ou fraqueza da borda alar, o triângulo mole parece entalhado devido à falta de suporte cartilaginoso subjacente. Essa área também é propensa a retração retardada causada pela contração da ferida e cicatrização dos triângulos moles (▶ Fig. 10.15).
- Usamos os enxertos de contorno alar como um método simples, porém eficaz, de técnica de rinoplastia para melhorar o contorno da borda alar. Isso envolve a inserção não anatômica de um enxerto de cartilagem autóloga em uma bolsa ao longo da borda alar.[17,18] O enxerto de contorno alar fornece uma base para o restabelecimento de uma válvula nasal externa com funcionamento normal e uma ponta nasal e contorno alar esteticamente agradáveis. O uso de enxertos de contorno alar diminui o risco de deformidades alares, incluindo entalhe ou retração alar, bem como concavidade ou convexidade excessiva da borda alar.
- Mais recentemente, o enxerto de contorno alar estendido tem sido usado para evitar o entalhe da borda alar anterior, onde a *crus* lateral diverge da borda alar (▶ Vídeo 10.3).
- Além disso, se houver entalhe ou assimetria residual após a colocação do enxerto de contorno alar estendido, um enxerto de contorno alar retrógrado ou duplo é colocado por meio de uma incisão de facada separada abaixo do enxerto de contorno alar estendido (▶ Fig. 10.16, ▶ Vídeo 10.4).[17,18,19]

10.6 A Melhor Chance de Obter o Resultado Ideal é durante a Rinoplastia Primária

- A rinoplastia primária oferece ao cirurgião uma oportunidade única de manipular os planos de tecido não perturbados e a anatomia nativa para produzir um resultado que atenda aos objetivos estéticos e funcionais (▶ Vídeo 10.5, ▶ Vídeo 10.6, ▶ Vídeo 10.7, ▶ Vídeo 10.8, ▶ Vídeo 10.9, ▶ Vídeo 10.10, ▶ Vídeo 10.11).
- Os procedimentos subsequentes são tecnicamente mais difíceis e menos previsíveis por uma série de razões. As cicatrizes no envelope do tecido mole nasal podem criar irregularidades, pele fibrótica e inelástica e pele mais fina ou mais espessa em determinadas áreas. As alterações no arcabouço ósseo-cartilaginoso subjacente durante a cirurgia anterior levam à possibilidade de suporte estrutural inadequado. A cartilagem é frequentemente necessária durante a rinoplastia secundária; no entanto, a cartilagem adequada para enxerto pode não estar

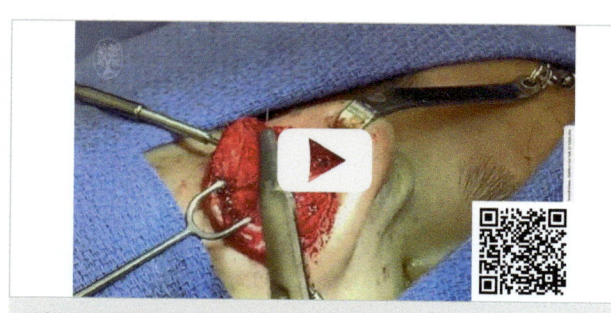

Vídeo 10.2 Enxerto de extensão septal (SEG): Etapas 1 a 4.

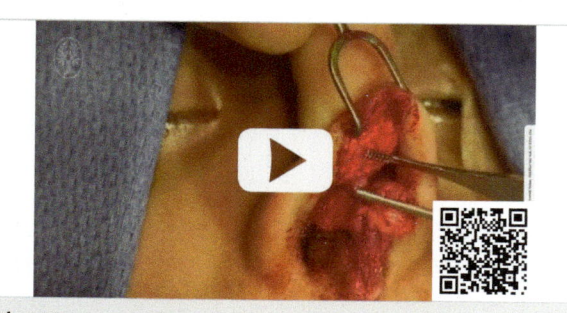

Vídeo 10.3 Enxerto de contorno alar estendido.

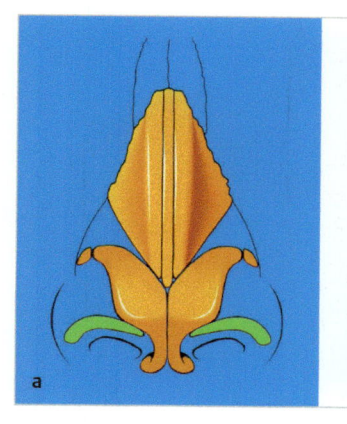

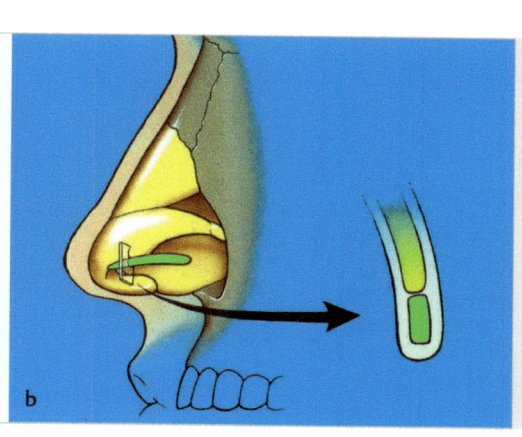

Fig. 10.15 (a, b) Enxerto de contorno alar.

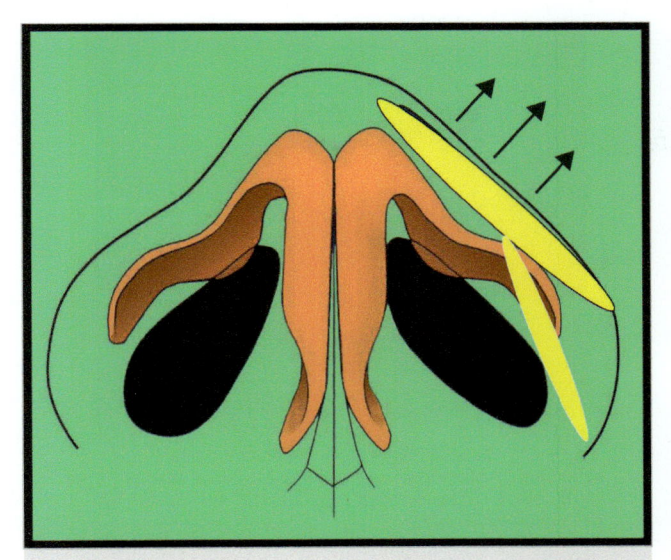

10.7 Acompanhar os Pacientes em Longo Prazo

Fig. 10.16 Enxerto de contorno alar estendido e enxerto de contorno alar duplo.

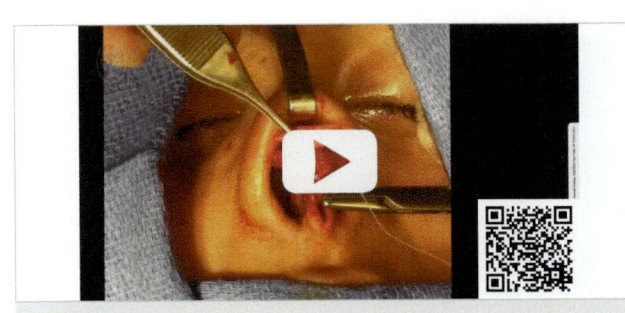

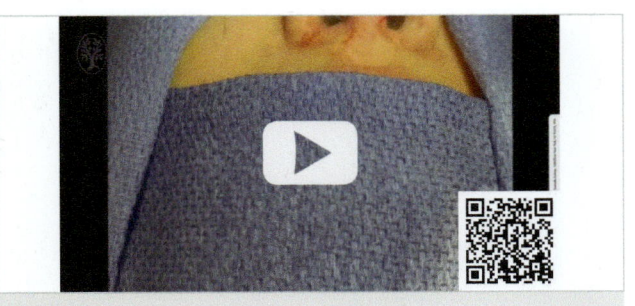

Vídeo 10.4 Enxerto de contorno alar retrógrado.

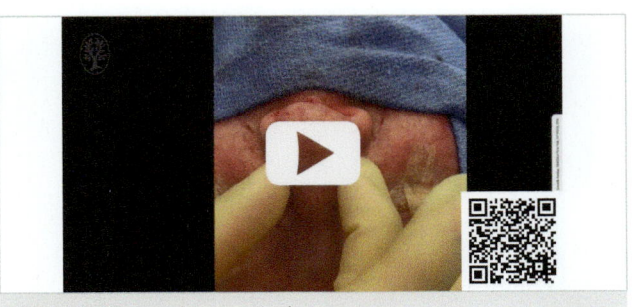

Vídeo 10.5 Enxerto em borboleta do lóbulo infravertebral.

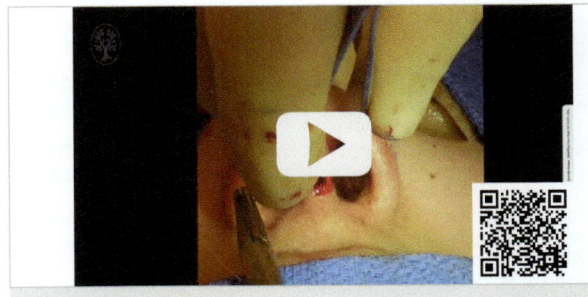

Vídeo 10.6 Sutura de extensão da supraponta.

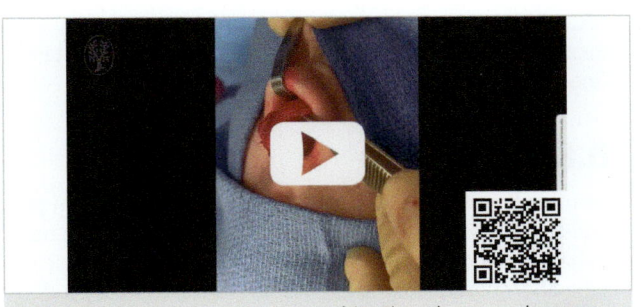

Vídeo 10.7 Suturas septais.

Vídeo 10.8 Enxerto de extensão septal (SEG): Fechamento do espaço morto.

Dica de Especialista

A rinoplastia primária oferece ao cirurgião uma oportunidade única de manipular os planos de tecido não perturbados e a anatomia nativa para produzir um resultado que atenda às metas estéticas e funcionais.

mais disponível no nariz, sendo necessária a coleta em locais remotos ou em cadáveres.
- Por fim, e mais importante, o estado emocional do paciente costuma ser bem diferente quando ele se apresenta para uma rinoplastia primária ou secundária. Em muitos casos, o paciente que precisa de um procedimento secundário está chateado com sua cirurgia anterior, e isso pode resultar em desafios no estabelecimento da confiança, que é fundamental para o relacionamento médico-paciente.

10.7 Acompanhar os Pacientes em Longo Prazo

- O conhecimento e a experiência são obtidos por meio da análise crítica de seus próprios resultados. Aprendemos por meio da análise dos fatores que desempenham um papel importante em uma rinoplastia bem-sucedida. Aprendemos ainda mais com as falhas ou com o fato de não conseguirmos atingir os objetivos desejados da cirurgia. Ao examinar criticamente os

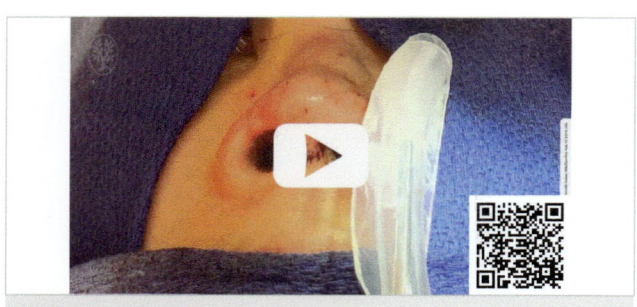

Vídeo 10.9 Splints Doyle.

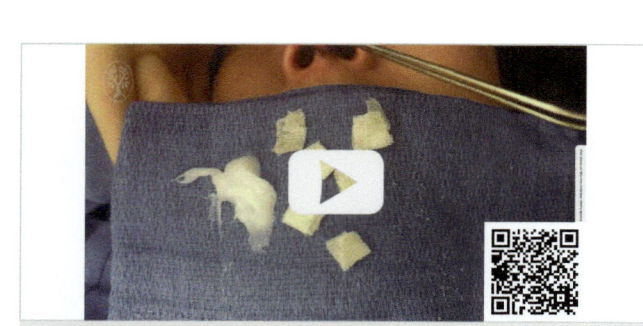

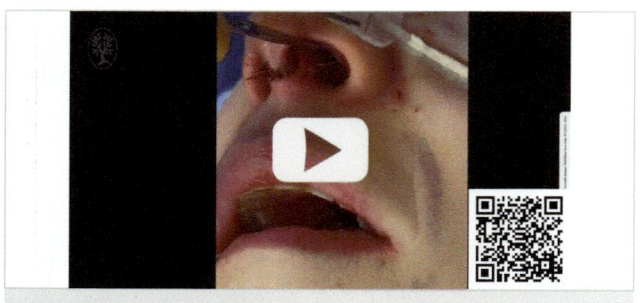

Vídeo 10.10 Splints laterais.

Vídeo 10.11 Surgicel.

resultados de longo prazo, podemos ajustar nosso procedimento primário de rinoplastia para melhorar os resultados, final e de curto prazo, para nossos pacientes.

10.8 Conclusão

O domínio da estética e da anatomia nasais normais é um pré-requisito essencial para realizar o refinamento da ponta nasal com habilidade durante a rinoplastia aberta. A técnica de rinoplastia aberta oferece uma exposição inigualável para o diagnóstico anatômico preciso e a execução técnica sistemática. Use uma abordagem de componente para o dorso com manipulação incremental para estabelecer linhas estéticas dorsais bem definidas e suaves, evitando deformidades dorsais indesejáveis ou colapso da válvula interna. A rinoplastia primária oferece ao cirurgião uma oportunidade única de manipular planos de tecido não perturbados e a anatomia nativa para produzir um resultado que atenda aos objetivos estéticos e funcionais. O conhecimento e a experiência são obtidos a partir da análise crítica dos próprios resultados.

Referências

[1] Rohrich RJ, Afrooz PN. Primary open rhinoplasty. Plast Reconstr Surg. 2019; 144(1):102e-117e
[2] Lee MR, Unger JG, Rohrich RJ. Management of the nasal dorsum in rhinoplasty: a systematic review of the literature regarding technique, outcomes, and complications. Plast Reconstr Surg. 2011; 128(5):538e-550e
[3] Rohrich RJ, Muzaffar AR, Janis JE. Component dorsal hump reduction: the importance of maintaining dorsal aesthetic lines in rhinoplasty. Plast Reconstr Surg. 2004; 114(5):1298-1308, discussion 1309–1312
[4] Roostaeian J, Unger JG, Lee MR, Geissler P, Rohrich RJ. Reconstitution of the nasal dorsum following component dorsal reduction in primary rhinoplasty. Plast Reconstr Surg. 2014; 133(3):509-518
[5] Rudy S, Moubayed SP, Most SP. Midvault reconstruction in primary rhinoplasty. Facial Plast Surg. 2017; 33(2):133-138
[6] Kovacevic M, Riedel F, Göksel A, Wurm J. Options for middle vault and dorsum restoration after hump removal in primary rhinoplasty. Facial Plast Surg. 2016; 32(4):374-383
[7] Avashia YJ, Marshall AP, Allori AC, Rohrich RJ, Marcus JR. Decision-making in middle vault reconstruction following dorsal hump reduction in primary rhinoplasty. Plast Reconstr Surg. 2020; 145(6):1389-1401
[8] Gruber RP, Park E, Newman J, Berkowitz L, Oneal R. The spreader flap in primary rhinoplasty. Plast Reconstr Surg. 2007; 119(6):1903-1910
[9] Byrd HS, Meade RA, Gonyon DL, Jr. Using the autospreader flap in primary rhinoplasty. Plast Reconstr Surg. 2007; 119(6):1897-1902
[10] Rohrich RJ, Durand PD. Four-step spreader flap: the pull-twist-turn technique. Plast Reconstr Surg. 2021; 147(3):608-612
[11] Rohrich RJ, Minoli JJ, Adams WP, Jr, Hollier LH. The lateral nasal osteotomy in rhinoplasty: an anatomic endoscopic comparison of the external versus the internal approach. Plast Reconstr Surg. 1997; 99(5):1309-1312, discussion 1313
[12] Rohrich RJ, Janis JE, Adams WP, Jr, Krueger JK. An update on the lateral nasal osteotomy in rhinoplasty: an anatomic endoscopic comparison of the external versus the internal approach. Plast Reconstr Surg. 2003; 111(7): 2461-2462, discussion 2463
[13] Byrd HS, Andochick S, Copit S, Walton KG. Septal extension grafts: a method of controlling tip projection shape. Plast Reconstr Surg. 1997; 100 (4):999-1010
[14] Rohrich RJ, Kurkjian TJ, Hoxworth RE, Stephan PJ, Mojallal A. The effect of the columellar strut graft on nasal tip position in primary rhinoplasty. Plast Reconstr Surg. 2012; 130(4):926-932
[15] Rohrich RJ, Durand PD, Dayan E. Changing role of septal extension versus columellar grafts in modern rhinoplasty. Plast Reconstr Surg. 2020; 145(5): 927e-931e
[16] Rohrich RJ, Chamata ES, Alleyne B, Bellamy JL. Versatility of the fixed-mobile septal extension graft for nasal tip reshaping. Plast Reconstr Surg. 2022; 149 (6):1350-1356
[17] Rohrich RJ, Raniere J, Jr, Ha RY. The alar contour graft: correction and prevention of alar rim deformities in rhinoplasty. Plast Reconstr Surg. 2002; 109(7):2495-2505, discussion 2506-2508
[18] Rohrich RJ, Bellamy JL, Chamata ES, Alleyne B. Personal evolution in rhinoplasty tip shaping: beyond the tripod concept. Plast Reconstr Surg. 2022; 150(4):789e-799e
[19] Savetsky IL, Avashia YJ, Rohrich RJ. Nasal tip shaping finesse in rhinoplasty. Plast Reconstr Surg. 2021; 148(6):1278-1279

11 Enxertos Usados com Frequência em Rinoplastia: Nomenclatura e Análise

Jack P. Gunter† ▪ C. Spencer Cochran ▪ Roger W. Cason ▪ Jamil Ahmad

Resumo

Nas últimas décadas, várias técnicas de enxerto foram desenvolvidas para esculpir a estrutura nasal na rinoplastia primária e secundária. Essas técnicas se originaram do princípio básico de que a manutenção das principais estruturas de suporte do nariz é fundamental para fins estéticos e funcionais. A falha em manter ou fornecer o suporte necessário sucede em resultados abaixo do ideal com deformidades que são difíceis de corrigir.

Palavras-chave: Rinoplastia, enxertos, rinoplastia estrutural, enxertos de cartilagem, enxertos de ponta, enxerto de sobreposição dorsal dorsal, suporte columelar, enxertos de extensão septal

Pontos Principais

- A manutenção das principais estruturas de suporte do nariz é fundamental para fins estéticos e funcionais.
- A falha em manter ou fornecer o suporte necessário sucede em resultados abaixo do ideal, com deformidades que são difíceis de corrigir.
- As formas, a posição e o uso dos enxertos variam de acordo com a situação e o desejo do cirurgião.

11.1 Introdução

Neste capítulo, analisamos esses aspectos dos enxertos mais comumente usados na rinoplastia moderna para fornecer um guia de enxertos de rinoplastia simples e fácil de consultar para cirurgiões de todos os níveis.[1] Os enxertos descritos neste capítulo (▶ Tabela 11.1) estão listados de acordo com a localização pretendida no nariz e em ordem alfabética dentro de cada grupo. Com a ajuda dos Diagramas de Gunter para Rinoplastia (Canfield Scientific, Inc., Fairfield, Nova Jersey), cada enxerto é didaticamente apresentado e analisado quanto à sua nomenclatura, localização anatômica e indicações clínicas. Esse guia de enxertos foi avaliado por vários cirurgiões especialistas antes de sua conclusão para incluir sua experiência, nomenclatura preferida e modificações técnicas. Eles são reconhecidos no final do capítulo.

A ▶ Tabela 11.1 apresenta uma descrição geral dos enxertos, e, às vezes, a forma, a posição e o uso variam de acordo com a situação e o desejo do cirurgião. Entretanto, esperamos que essas informações melhorem a compreensão e o ensino dessa operação fascinante.

Dica de Especialista

As formas, a posição e o uso dos enxertos variam de acordo com a situação e o desejo do cirurgião.

Tabela 11.1 Visão geral dos enxertos de rinoplastia por região

Região	Enxerto
Dorsal	Retalho expansor
	Enxerto de sobreposição dorsal
	Enxerto de sobreposição da parede lateral dorsal (enxerto da parede nasal lateral)
	Enxerto de *radix*
	Enxerto expansor
	Enxerto de extensão septal
Ponta	Enxerto em âncora
	Enxerto em capuz
	Enxerto em estaca columelar (fixo)
	Enxerto em estaca columelar (flutuante/fixo flutuante)
	Enxerto ponta-estaca columelar estendido (enxerto de escudo estendido)
	Enxerto de sobreposição da ponta
	Enxerto em escudo (Sheen ou enxerto infralobular)
	Enxerto subdomal
	Enxerto em guarda-chuva
Região de Alar	Enxerto de reforço alar
	Enxerto de contorno alar (enxerto de borda alar)
	Enxerto expansor alar (enxerto de extensão crural lateral)
	Enxerto de borda alar composto
	Enxerto de sobreposição crural lateral
	Enxerto de sobreposição crural lateral
	Retalho de rotação crural lateral
	Enxerto em borboleta no lóbulo infravertebral
	Enxerto em chifre
Base	Enxerto de base alar
	Enxertos de preenchimento columelar
	Enxerto pré-maxilar

11.1.1 Sistema do Diagrama Gunter

Os diagramas de Gunter para rinoplastia foram introduzidos em 1989 para documentar graficamente as manobras intraoperatórias na rinoplastia.[2] Eles servem como ferramentas valiosas para a avaliação pós-operatória do paciente e como instrumentos de ensino eficazes para os cirurgiões que estão aprendendo as etapas técnicas realizadas na rinoplastia.

Um diagrama de Gunter individualizado está incluído para representar a posição anatômica de cada enxerto descrito. A chave de cores para a interpretação dos diagramas é a seguinte:
- Verde = enxertos autólogos.
- Preto = suturas e contorno das estruturas anatômicas.
- Vermelho = incisões e excisões.
- Laranja = incisões ou excisões anteriores.
- Azul = implantes.
- Rosa = aloenxertos (p. ex., cartilagem fresca congelada, cartilagem irradiada ou homoenxerto dérmico).
- Centro verde com periferia vermelha = enxerto composto de cartilagem e pele.

Enxertos Usados com Frequência em Rinoplastia: Nomenclatura e Análise

Para obter mais informações sobre os diagramas de Gunter, consulte "Interpretação dos diagramas de Gunter para rinoplastia" no início deste livro.

11.2 Enxertos do Dorso Nasal

11.2.1 Retalhos Expansores

- Um retalho expansor é usado para controlar a largura da abóbada média, mantendo a integridade da válvula nasal interna (▶ Fig. 11.1a, b).[3,4,5]
- Após a separação das cartilagens laterais superiores do septo dorsal, a porção excedente das cartilagens laterais superiores é usada como um retalho expansor.
- Ele é formado pela rotação interna da porção transversal da cartilagem lateral superior, seguida pela fixação com sutura no septo dorsal.
- As suturas podem ser apertadas para ajustar a largura da abóbada média..

11.2.2 Enxerto de Sobreposição Dorsal

- Um enxerto de sobreposição dorsal é um enxerto longitudinal usado para aumentar o dorso nasal (▶ Fig. 11.2).[6]
- O enxerto abrange melhor toda a extensão do dorso a partir do radial ao ângulo septal.
- No entanto, para evitar deformidades visíveis, ele pode ser usado em distâncias mais curtas para corrigir depressões, assimetrias ou irregularidades localizadas.

> **Dica de Especialista**
>
> *A cartilagem septal é a fonte preferida para aumentos mínimos a moderados com um enxerto de sobreposição dorsal, mas a cartilagem da costela geralmente é necessária para grandes aumentos.*

- A cartilagem da orelha é usada ocasionalmente, mas tem a desvantagem de ser difícil de moldar para que tenha uma superfície lisa.

- Para evitar o deslocamento, os enxertos de sobreposição dorsal devem ser fixados à estrutura subjacente com suturas ou com um fio K-*wire* percutâneo temporário.

11.2.3 Enxerto de de Sobreposição da Parede Lateral Dorsal (Enxerto de Parede Nasal Lateral)

- Os enxerto de sobreposição da parede lateral dorsal são colocados ao longo do lado lateral do nariz e têm formas e tamanhos diferentes, dependendo das indicações (▶ Fig. 11.3).[7]
- Eles são usados para corrigir depressões laterais localizadas ou assimetrias do corpo do nariz e, principalmente, para camuflar o colapso das cartilagens laterais superiores.
- O enxerto pode ser esmagado para ajudar a esconder as irregularidades da parede lateral.
- Se for colocado sobre o osso, é mais provável que o enxerto seja palpável ou visível, pois a base óssea não é resistente.

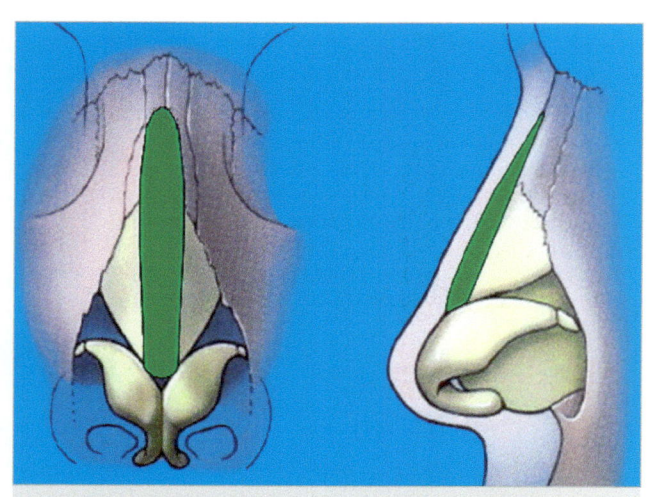

Fig. 11.2 Enxertos do dorso nasal: Enxertos de sobreposição dorsal. Um enxerto de sobreposição dorsal é um enxerto longitudinal usado para aumentar o dorso nasal.

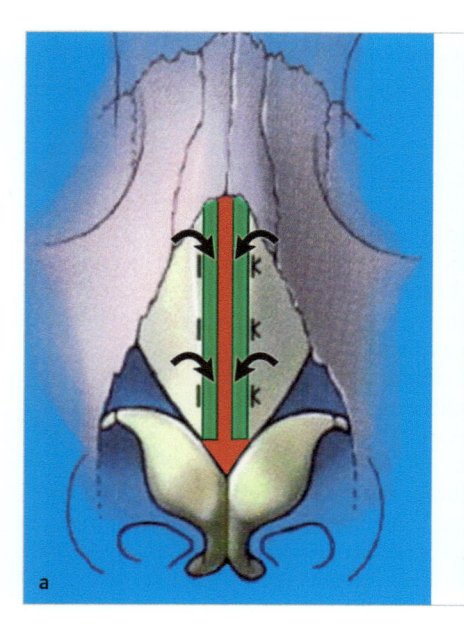

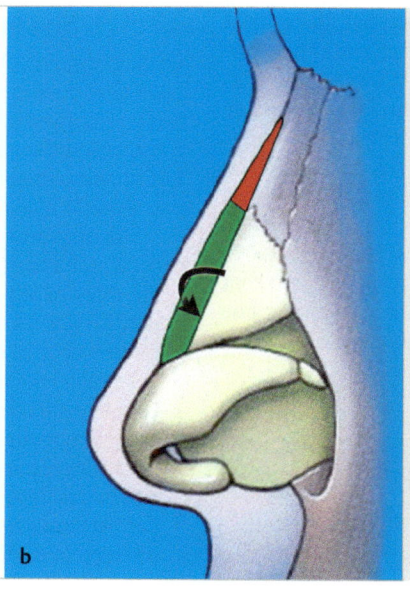

Fig. 11.1 (a,b) Enxertos do dorso nasal: Retalhos expansores. Um retalho expansor é usado para controlar a largura da abóbada média, mantendo a integridade da válvula nasal interna.

11.2 Enxertos do Dorso Nasal

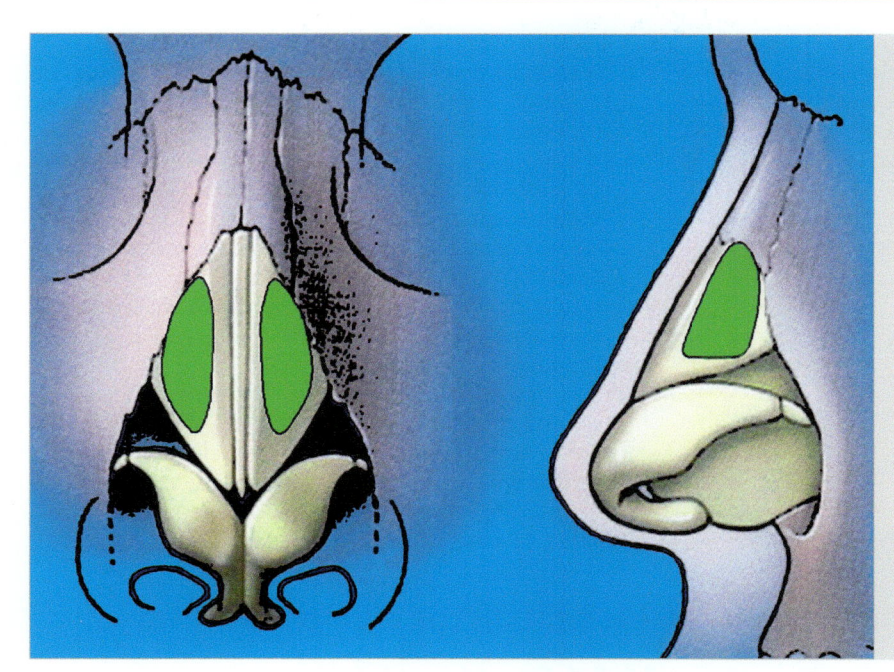

Fig. 11.3 Enxertos do dorso nasal: enxertos de sobreposição da parede lateral dorsal. Os enxertos de sobreposição de parede lateral dorsal são colocados ao longo do lado lateral do nariz e têm diferentes formas e tamanhos, dependendo das indicações.

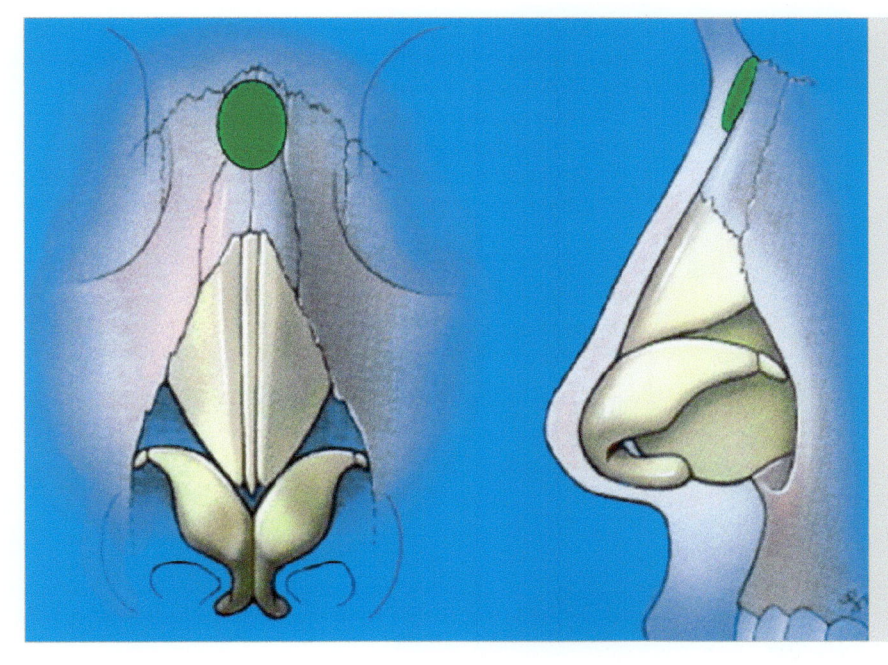

Fig. 11.4 Enxertos do dorso nasal: Enxertos de *radix*. Um enxerto de *radix* é um enxerto dorsal único ou em camadas colocado em uma bolsa apertada que é criada sobre o *radix*.

11.2.4 Enxerto de *Radix*

- Um enxerto *radix* é um enxerto dorsal único ou em camadas colocado em uma bolsa apertada criada sobre o *radix* (▶ Fig. 11.4).[8]
- Os enxertos radicais são usados para aumentar um ângulo nasofrontal ou para redefinir o ponto de ruptura do *radix* mais cefálico, o que causa um aparente alongamento do nariz.
- As bordas de um enxerto de *radix* devem ser esmagadas ou cuidadosamente chanfradas para evitar a visibilidade.

11.2.5 Enxertos Expansores

- Os enxertos expansores (*spread*) são geralmente enxertos longitudinais emparelhados, colocados entre o septo dorsal e as cartilagens laterais superiores em uma bolsa submucopericondral (▶ Fig. 11.5).

Dica de Especialista

A forma e a espessura de um enxerto de radix dependerão da quantidade de aumento desejada.

Dica de Especialista

Os enxertos expansores são usados para restaurar ou manter a válvula nasal interna, endireitar um septo dorsal desviado, melhorar as linhas estéticas dorsais e reconstruir uma deformidade de teto aberto.[9]

- A cartilagem septal é a fonte preferida de enxertos expansores.
- O comprimento e a forma podem variar de acordo com a indicação. Os enxertos podem-se estender acima do nível do septo dorsal para aumentar ligeiramente o dorso (enxertos em pistola) ou caudalmente além do ângulo septal para alongar o nariz ou aumentar a projeção da ponta.
- São fixados com sutura ao septo antes da reaproximação das cartilagens laterais superiores ao complexo de enxerto espalhador de septo.

11.2.6 Enxertos de Extensão Septal

- Os enxertos de extensão septal são usados para controlar a projeção, o suporte, a forma e a rotação da ponta e dependem da presença de um septo caudal estável (▶ Fig. 11.6).[10] Eles também ajudam a criar uma ruptura da supraponta.

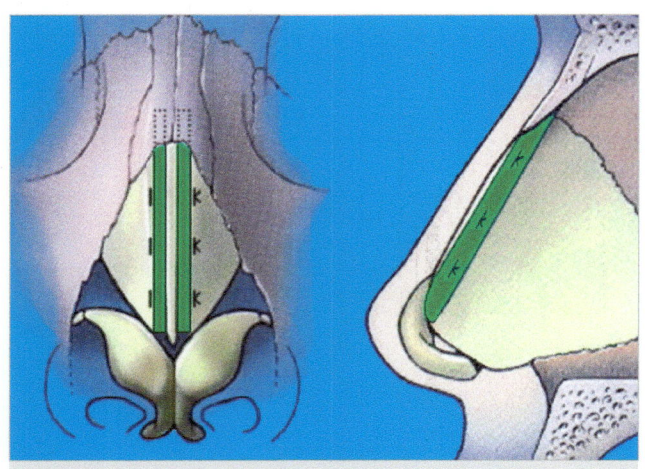

Fig. 11.5 Enxertos do dorso nasal: Enxertos expansores. Os enxertos expansores são geralmente enxertos longitudinais emparelhados, colocados entre o septo dorsal e as cartilagens laterais superiores em uma bolsa submucopericondral.

- A descrição original dividiu os enxertos em três tipos:
  - Os enxertos do tipo I funcionam como enxertos expansores dorsais emparelhados que se estendem além do ângulo septal anterior até o espaço interdomal.
  - Os enxertos do tipo II são enxertos de ripas emparelhadas que se estendem diagonalmente pela junção caudodorsal da estrutura septal em L até o complexo ponta-lóbulo.
  - Os enxertos do tipo III funcionam como enxertos de extensão direta fixados ao ângulo septal anterior.
- Como alternativa, o enxerto pode ser fixado em um lado do septo no ângulo septal anterior de forma fixa e flutuante, estendendo-se até o espaço interdomal.[11,12]
- O enxerto deve ser em forma de quilha, com a porção mais caudal do enxerto alinhada com a margem cefálica da *crus* medial.
- Embora a cartilagem septal seja a fonte preferida, tanto a cartilagem da orelha quanto a da costela têm sido usadas.
- A função do enxerto de extensão septal na alteração do formato da ponta, da rotação e da projeção é detalhada no Capítulo 25.

11.3 Enxertos da Ponta Nasal

11.3.1 Enxerto em Âncora

- Os enxertos em âncora ou de ancoragem podem ser usados para melhorar o suporte e/ou a projeção da ponta e o colapso ou a deformação das *crura* laterais (▶ Fig. 11.7).[13]
- São enxertos em forma de âncora cuja haste é suturada à margem caudal das *crura* mediais.
- Os componentes transversais (asas) podem substituir as *crura* laterais ou ficar sobre seus remanescentes e ser suturados a elas.

> **Dica de Especialista**
>
> *Os enxertos de ancoragem podem ser usados para melhorar o suporte e/ou a projeção da ponta e o colapso ou a deformação das crura laterais.*

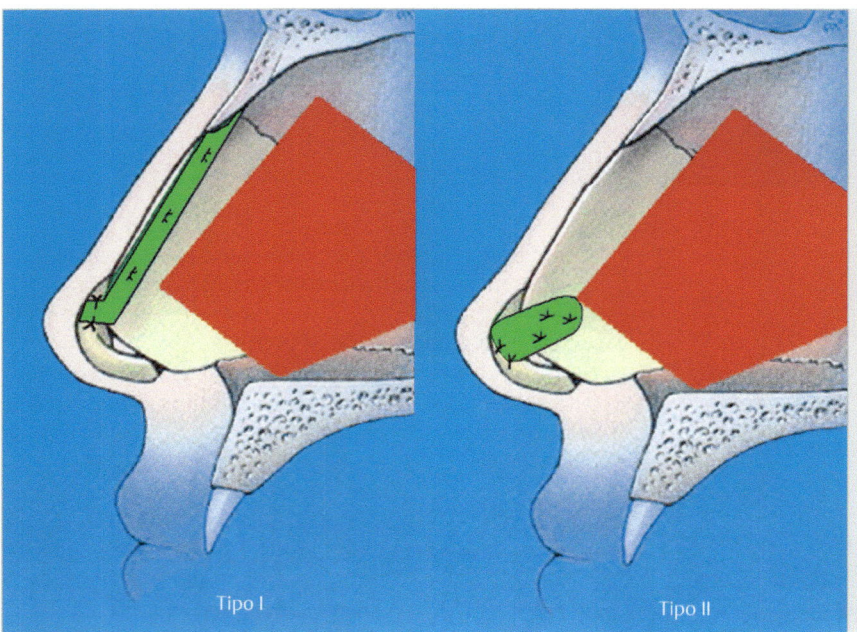

Fig. 11.6 Enxertos do dorso nasal: Enxertos de extensão septal. Os enxertos de extensão septal são divididos em três tipos. (**a**) Os enxertos do tipo I funcionam como enxertos de extensão dorsal emparelhados que se estendem além do ângulo septal anterior até o espaço interdomal. (**b**) Os enxertos do tipo II são enxertos de ripas emparelhadas que se estendem diagonalmente pela junção caudodorsal da estrutura septal em L até o complexo ponta-lóbulo. Os enxertos do tipo III funcionam como enxertos de extensão direta afixados ao ângulo septal anterior.

11.3 Enxertos da Ponta Nasal

- O enxerto é retirado do corneto auricular e, em seguida, é projetado de acordo com as necessidades do paciente.
- O entalhe simétrico das asas pode ser difícil devido às assimetrias da taça conchal.

11.3.2 Enxerto em Capuz

- Um enxerto em capuz é um pequeno enxerto colocado no espaço entre os pontos de definição da ponta e as *crura* mediais (▶ Fig. 11.8).
- O enxerto é usado para refinar, suavizar e preencher as fendas nasais. em pacientes com pele fina para melhorar minimamente a projeção da ponta e, ocasionalmente, refinar a área do lóbulo da infraponta.[14,15]

- A fonte preferida de cartilagem são os remanescentes obtidos da ressecção cefálica das cartilagens laterais inferiores, mas a cartilagem septal ou da orelha também pode ser usada.

11.3.3 Enxerto de Suporte Columelar

- Um suporte columelar flutuante é um enxerto colocado em uma bolsa apertada que é dissecada entre as *crura* mediais por meio de uma pequena incisão caudal aos pés das *crura* mediais (abordagem fechada) (▶ Fig. 11.9).[16]
- Uma haste columelar fixa e flutuante (abordagem aberta) é suturada às *crura* mediais para estabilização.

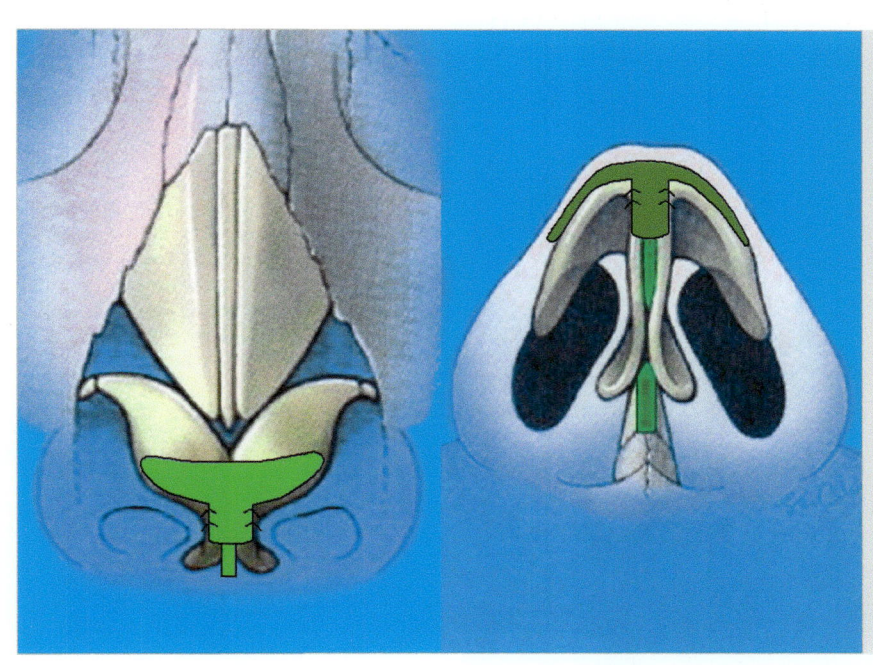

Fig. 11.7 Enxertos da ponta nasal: Enxertos de ancoragem. Os enxertos em âncora podem ser usados para melhorar o suporte e/ou a projeção da ponta e o colapso ou a deformação das *crura* laterais. São enxertos em forma de âncora cuja haste é suturada à margem caudal das *crura* mediais. Os componentes transversais (asas) podem substituir as *crura* laterais ou ficar sobre seus remanescentes e são suturados a elas.

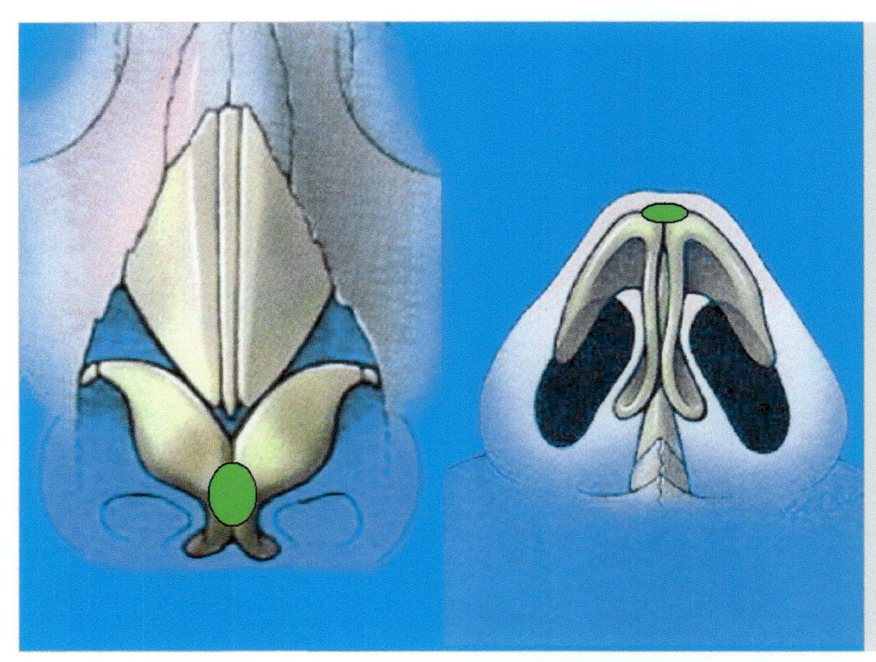

Fig. 11.8 Enxertos da ponta nasal: Enxertos em capuz. O enxerto em capuz é um pequeno enxerto colocado no espaço entre os pontos que definem a ponta e as *crura* mediais. O enxerto é usado para refinar, suavizar e preencher fendas da ponta nasal em pacientes com pele fina para melhorar minimamente a projeção da ponta e, ocasionalmente, refinar a área do lóbulo infrapatelar. A fonte preferida de cartilagem são os remanescentes obtidos da ressecção cefálica das cartilagens laterais inferiores, mas a cartilagem septal ou da orelha também pode ser usada.

Enxertos Usados com Frequência em Rinoplastia: Nomenclatura e Análise

- Geralmente, é mantida um coxim de tecido mole de 2 a 3 mm entre o enxerto e a espinha nasal anterior para evitar o movimento do enxerto para frente e para trás sobre a espinha com os movimentos dos lábios.[17]
- Os enxertos de suporte (*strut*) columelar podem ser fixados na espinha nasal anterior, na pré-maxila e/ou no septo caudal para fornecer um suporte mais estável à ponta nasal (▶ Fig. 11.10).
- Um enxerto de suporte columelar ajuda a manter o suporte da ponta e a aumentar a projeção da ponta, além de auxiliar na formação do ângulo columelolobular.
- A cartilagem septal é a preferida, mas a cartilagem de costela é usada quando se deseja um suporte mais forte e uma projeção mais acentuada.
- A cartilagem da orelha pode ser usada, mas pode ser necessária uma camada dupla para evitar deformações ou se houver necessidade de resistência.
- O papel do enxerto de suporte columelar na alteração da projeção e rotação da ponta e do contorno columelar é detalhado no Capítulo 24.

11.3.4 Enxerto Columelar Estendido do Tipo Ponta-Estaca (Enxerto de Escudo Estendido)

- Um enxerto columelar estendido do tipo ponta-estaca é um enxerto alongado em forma de escudo que se situa caudalmente ou entre as *crura* mediais e estende-se anteriormente para se projetar além dos domos e posteriormente em direção às placas de apoio das *crura* mediais (▶ Fig. 11.11).[18]

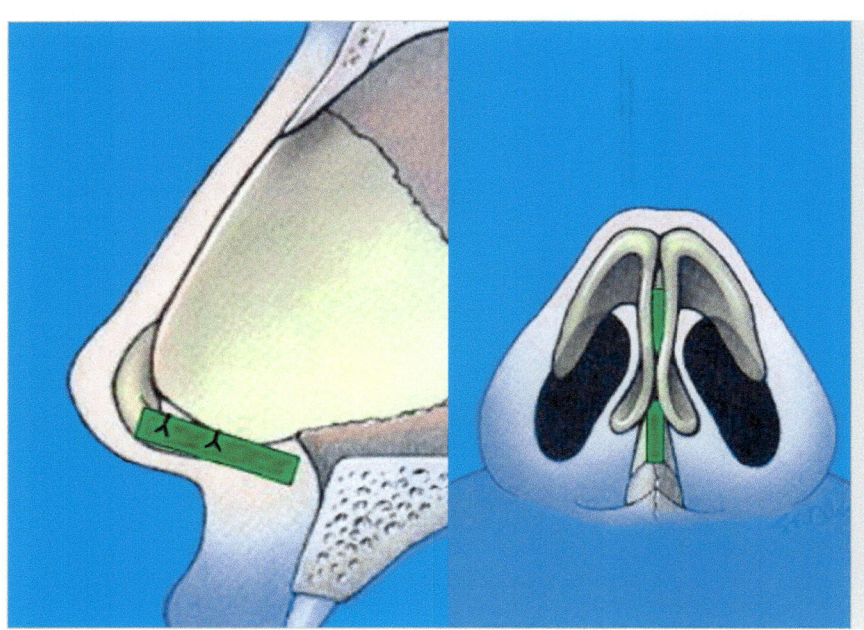

Fig. 11.9 Enxertos da ponta nasal: Enxertos de suporte columelar (flutuante/fixo-flutuante). Um suporte columelar flutuante é um enxerto colocado em uma bolsa apertada que é dissecada entre as *crura* mediais por meio de uma pequena incisão caudal aos pés das *crura* mediais (abordagem fechada). Um suporte columelar fixo-flutuante (abordagem aberta) é suturado às *crura* mediais para estabilização. Geralmente, é mantido um coxim de tecido mole de 2 a 3 mm entre o enxerto e a espinha nasal anterior para evitar o movimento do enxerto para frente e para trás sobre a espinha com os movimentos dos lábios.

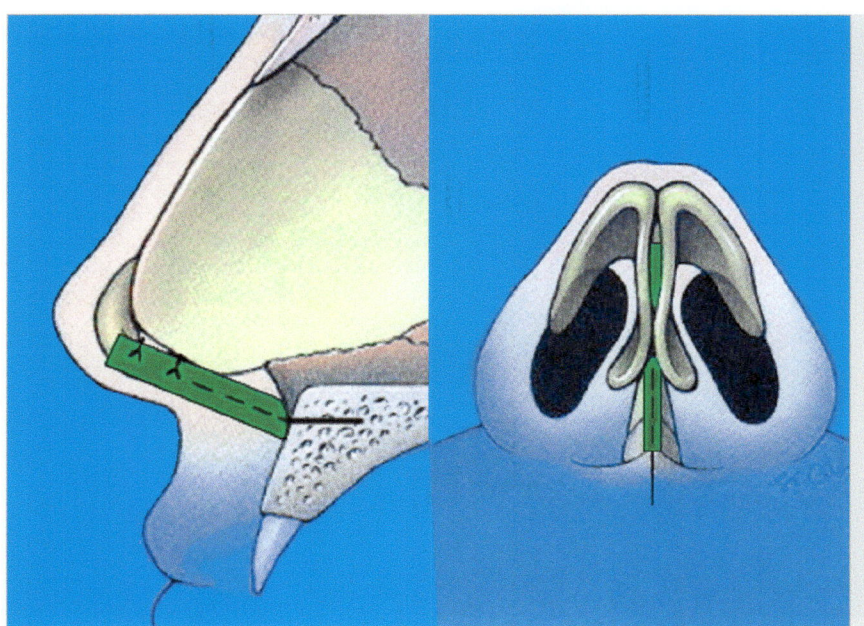

Fig. 11.10 Enxertos da ponta nasal: Enxertos de suporte columelar (fixos). Os enxertos de suporte columelar podem ser fixados na espinha nasal anterior ou na pré-maxila para fornecer um suporte mais estável à ponta nasal. Um enxerto de suporte columelar fixo é a maneira mais eficaz de aumentar a projeção da ponta com um suporte e pode ajudar a alongar o nariz.

11.3 Enxertos da Ponta Nasal

- O enxerto fornece suporte para a ponta, projeção, definição e plenitude caudal às *crura* mediais para ajudar a moldar a columela.
- Ele é estabilizado em uma bolsa apertada no espaço pré-crural (abordagem fechada) ou é colocado caudalmente ou entre as *crura* mediais e suturado no lugar das *crura* (abordagem aberta).
- A extremidade anterior do enxerto é arredondada e raspada extremamente fina para impedir a visibilidade.
- Quanto mais a ponta do enxerto se estender acima dos pontos que definem a ponta, mais ela tenderá a se curvar para trás.
- Se a flexão for maior do que a desejada, um pequeno bloco retangular de cartilagem pode ser suturado aos domos atrás do enxerto.
- Isso resulta em maior estabilidade e em uma barreira contra a flexão para cima, com perda da projeção da ponta e maior exibição do lóbulo da infraponta.

11.3.5 Enxerto de de Sobreposição de Ponta

- Um enxerto de ponta é um enxerto de camada única ou multicamadas colocado horizontalmente sobre os domos (▶ Fig. 11.12).[19]
- Ele é colocado em um bolso apertado se a abordagem fechada for usada ou suturado para estabilização na abordagem aberta.
- Um enxerto de sobreposição de ponta é mais comumente utilizado para camuflar irregularidades na ponta, mas também pode ser usado para aumentar a projeção da ponta.

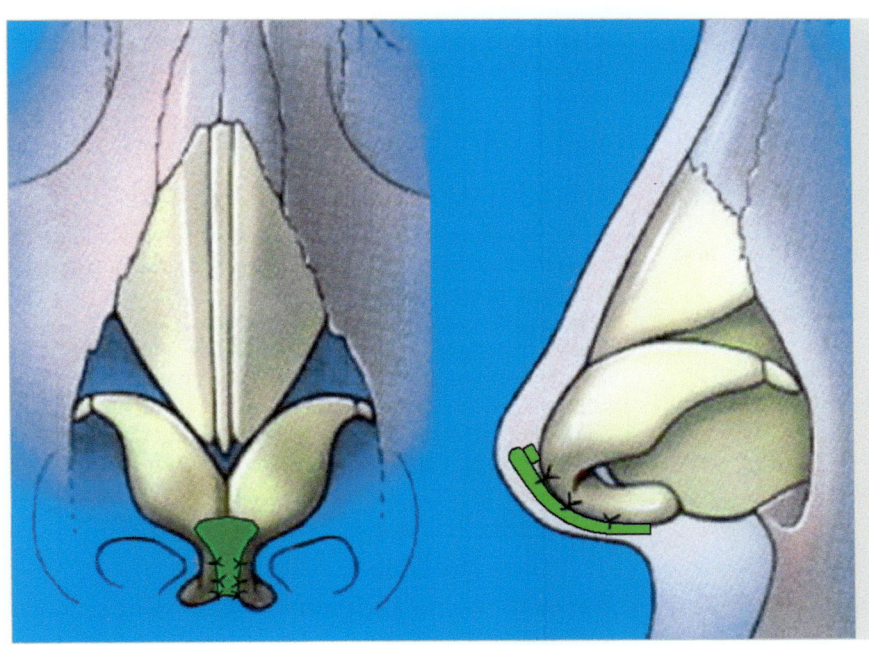

Fig. 11.11 Enxertos da ponta nasal: enxerto columelar estendido do tipo ponta-estaca (enxertos de escudo estendido). Um enxerto columelar estendido do tipo ponta-estaca é um enxerto alongado em forma de escudo que fica caudal ou entre as *crura* mediais e estende-se anteriormente para se projetar além dos domos e posteriormente em direção à base das *crura* mediais.

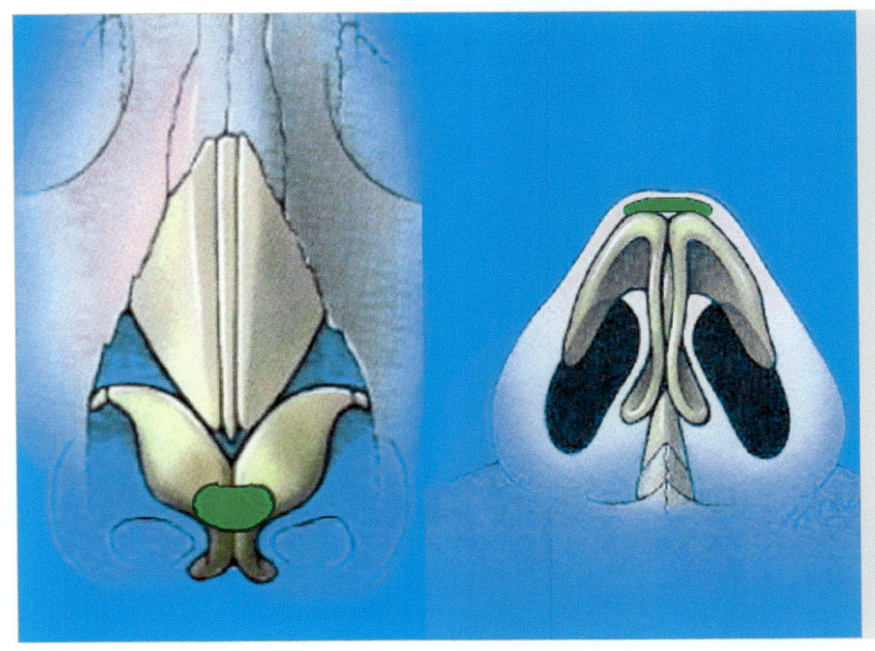

Fig. 11.12 Enxertos da ponta nasal: Enxerto de sobreposição de ponta. É um enxerto de camada única ou multicamadas colocado horizontalmente sobre os domos alares. Ele é colocado em uma bolsa apertada se for usada a abordagem fechada, ou suturado para estabilização na abordagem aberta.

- As bordas do enxerto podem ser chanfradas ou esmagadas para evitar a visibilidade pós-operatória.

> **Dica de Especialista**
>
> Um enxerto de sobreposição de ponta atua como o componente transversal de um enxerto em guarda-chuva.

11.3.6 Enxerto de Escudo (Enxerto de Lóbulo de Sheen ou Infraponta)

- Esse enxerto em forma de escudo é colocado adjacente às bordas caudais das *crura* mediais anteriores, estendendo-se até a ponta (▶ Fig. 11.13).[20]

> **Dica de Especialista**
>
> Um enxerto de proteção é usado para aumentar a projeção da ponta, definir a ponta e melhorar o contorno do lóbulo da infraponta.

- A projeção adicional da ponta é obtida movendo-se o enxerto mais anteriormente acima da ponta.
- Se for usado com a abordagem fechada, ele é colocado em uma bolsa bem escondida para estabilização.
- Se for usada a abordagem aberta, é suturado nas margens caudais da cartilagem.[21]
- Para evitar a inclinação cefálica excessiva do enxerto, um pequeno bloco de enxerto pode ser suturado aos domos alares para aumentar a estabilidade.
- As bordas do enxerto devem ser chanfradas ou levemente morselizadas para torná-las mais macias e menos visíveis.

11.3.7 Enxerto Subdomal

- Um enxerto subdomal é um enxerto em forma de barra colocado em uma bolsa sob o domo (▶ Fig. 11.14).[22]

- Ele corrige a assimetria do domo controlando a orientação horizontal e vertical dos domos.
- Ele também pode ser usado para corrigir uma deformidade da ponta nasal comprimida.
- A cartilagem septal é o material de enxerto preferido.

11.3.8 Enxerto em Guarda-Chuva

- Um enxerto em guarda-chuva é composto por um enxerto de suporte columelar vertical combinado com um enxerto horizontal de sobreposição (▶ Fig. 11.15).[23]
- Esse enxerto é usado em pacientes com projeção e suporte inadequados da ponta.
- As bordas do componente transversal do enxerto devem ser chanfradas ou morselizadas para evitar a visibilidade pós-operatória.
- Geralmente é estabilizado colocando-se o componente transversal em uma bolsa pequena e apertada (abordagem fechada) ou suturando-o aos domos das *crura* laterais (abordagem aberta).

11.4 Enxertos da Região Alar

11.4.1 Enxertos Alares do Tipo *Batten*

- Os enxertos alares do tipo *batten* são enxertos não anatômicos colocados em uma bolsa que se estende da abertura piriforme até uma posição paramediana na parede lateral alar no local do colapso máximo da parede nasal lateral durante a inspiração (▶ Fig. 11.16).[24,25]
- O enxerto pode ser estendido caudalmente até a área da *crus* lateral para corrigir a disfunção da válvula nasal externa causada pela perda de suporte das *crura* laterais ressecadas.
- Como alternativa, ele pode ser colocado na direção cefálica da *crus* lateral para corrigir o colapso da válvula interna.

11.4.2 Enxertos de Contorno Alar (Enxertos de Borda Alar)

- Os enxertos de contorno alar são usados para corrigir ou evitar a retração ou o colapso alar (▶ Fig. 11.17a, b).[26]

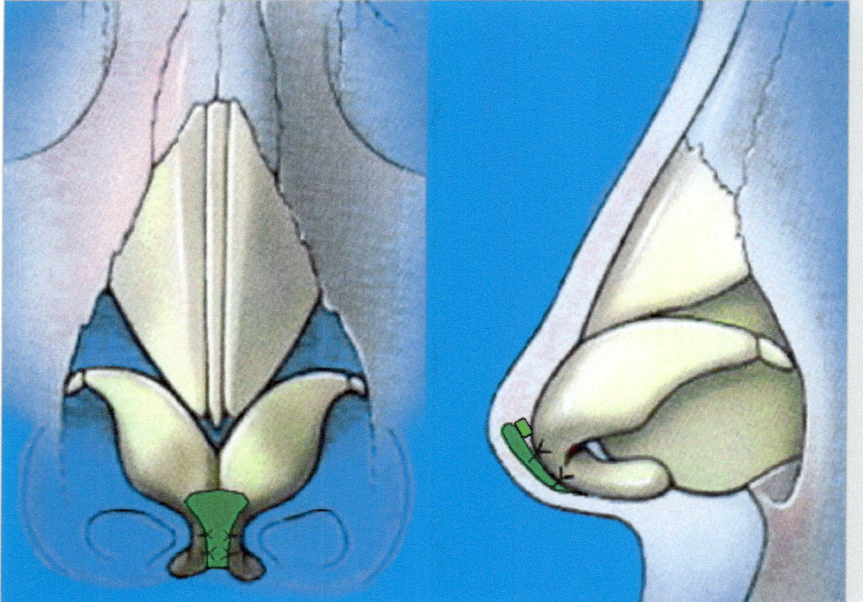

Fig. 11.13 Enxertos da ponta nasal: Enxertos em escudo. Esse enxerto em forma de escudo é colocado adjacente às bordas caudais das *crura* mediais anteriores, estendendo-se até a ponta.

11.4 Enxertos da Região Alar

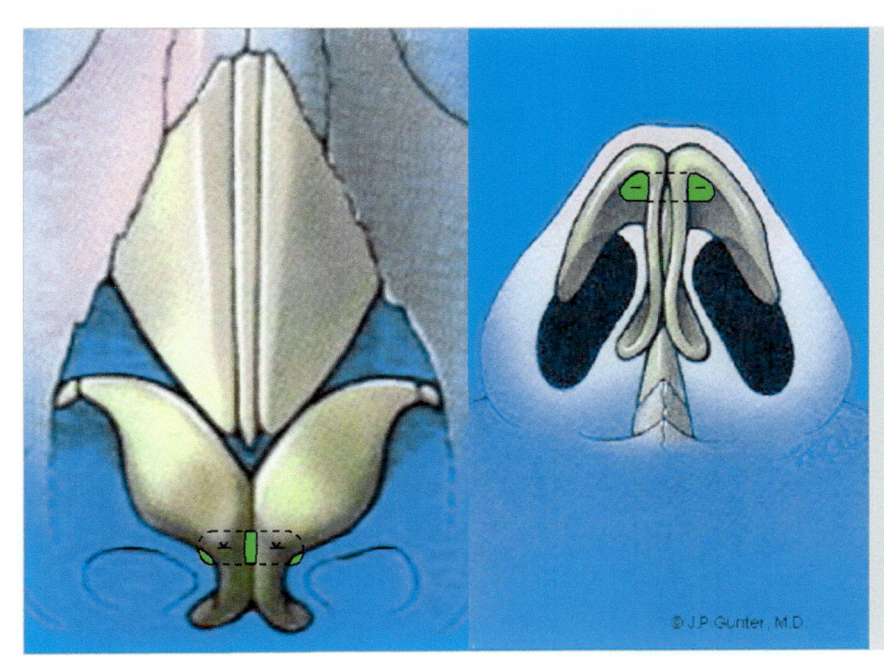

Fig. 11.14 Enxertos da ponta nasal: Enxertos subdomais. Um enxerto subdomal é um enxerto em forma de barra colocado em uma bolsa sob o domo. Ele corrige a assimetria do domo controlando a orientação horizontal e vertical dos domos. Ele também pode ser usado para corrigir uma deformidade de ponta nasal comprimida. A cartilagem septal é o material de enxerto preferido.

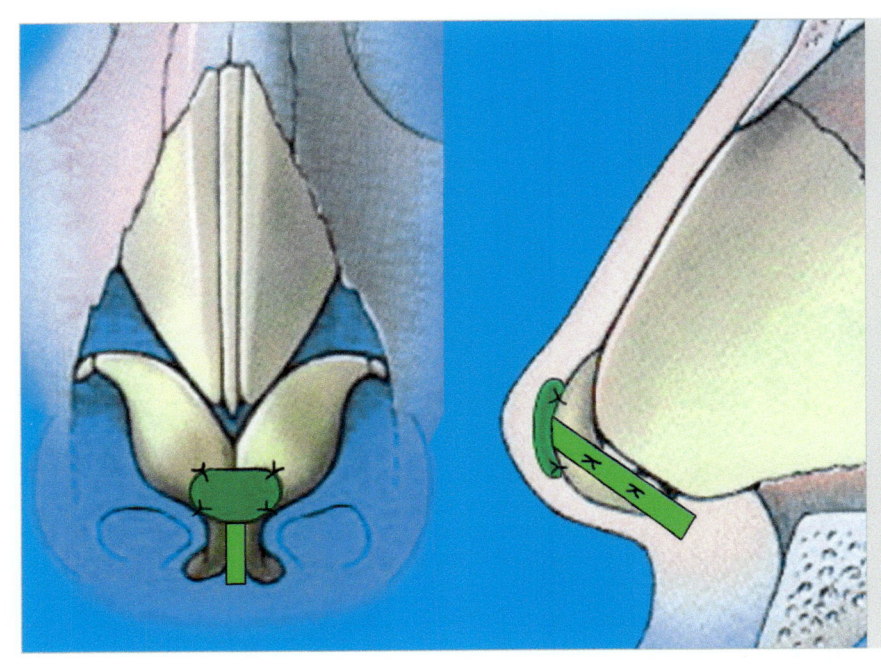

Fig. 11.15 Enxertos da ponta nasal: enxertos em guarda-chuva. Um enxerto em guarda-chuva é composto por um suporte columelar vertical combinado com um enxerto horizontal de sobreposição.

- Eles são colocados em uma bolsa subcutânea imediatamente acima e paralela à borda alar e devem abranger o comprimento da deformidade alar.
- Quanto mais grave for o problema, mais longo e largo deverá ser o enxerto.
- Os enxertos de contorno alar não são tão eficazes quanto os enxertos de suporte crural lateral em pacientes com cicatrizes alares significativas, perda de pele vestibular ou ausência de cartilagens laterais inferiores.
- Os enxertos de contorno alar estendidos são uma modificação dessa técnica, na qual os enxertos são colocados ao longo da borda alar, como um enxerto de contorno alar, mas também são fixados à superfície inferior da *crus* lateral perto do domo, como um enxerto de suporte da *crus* lateral.[27]
- Como os enxertos de contorno alar estendidos são articulados com a crista lateral, eles fornecem suporte crural lateral e podem influenciar a orientação crural lateral.

Dica de Especialista

Os enxertos de contorno alar são usados para corrigir ou evitar a retração ou o colapso alar.

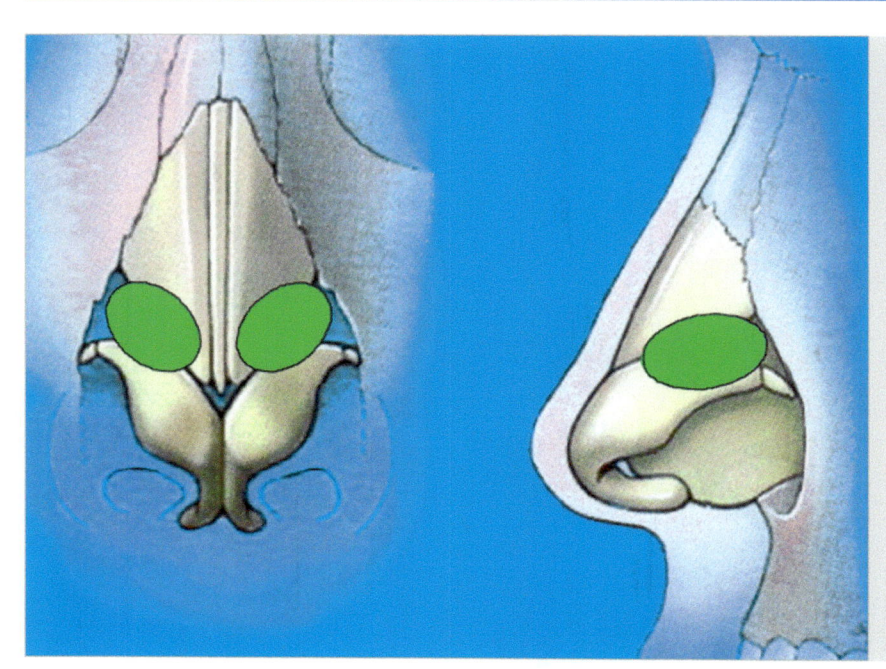

Enxertos Usados com Frequência em Rinoplastia: Nomenclatura e Análise

Fig. 11.16 Enxertos da região alar: Enxertos alares do tipo *batten*. Os enxertos alares do tipo *batten* são enxertos não anatômicos colocados em uma bolsa que se estende da abertura piriforme até uma posição paramediana na parede lateral alar no local do colapso máximo da parede nasal lateral durante a inspiração.

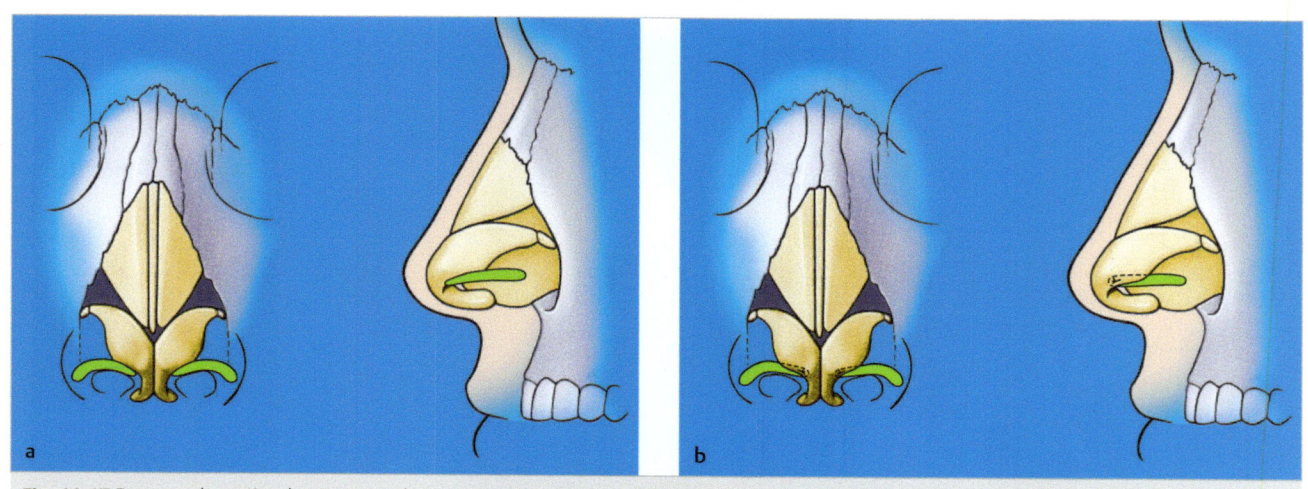

Fig. 11.17 Enxertos da região alar: Enxertos de contorno alar (enxertos de borda alar) e enxertos de contorno alar estendido. **(a)** Os enxertos de contorno alar são usados para corrigir ou evitar a retração ou o colapso alar. Eles são colocados em uma bolsa subcutânea imediatamente acima e paralela à borda alar e devem abranger o comprimento da deformidade alar. **(b)** Os enxertos de contorno alar estendidos são articulados com as *crura* laterais para fornecer suporte crural lateral e podem influenciar a orientação crural lateral.

11.4.3 Enxerto Expansor Alar (Enxerto de Extensão Crural Lateral)

- Um enxerto expansor (*spreader*) alar é um enxerto de barra única que preenche o espaço intercrural, com as extremidades dos enxertos colocadas em uma bolsa submersa entre as *crura* laterais e a pele vestibular (▶ Fig. 11.18).[28]
- O enxerto é suturado às *crura* laterais para estabilização.
- É usado para corrigir ou evitar a deformidade da ponta nasal comprimida, controlando a distância entre as *crura* laterais e fornecendo suporte a elas.

Dica de Especialista

Um enxerto expansor alar melhora a disfunção da válvula nasal externa e interna ao corrigir o colapso crural.

- A forma (triangular ou em forma de barra) e o tamanho do enxerto variam de acordo com a gravidade da deformidade.

11.4 Enxertos da Região Alar

11.4.4 Enxerto Composto de Borda Alar

- Um enxerto composto de borda alar é um enxerto composto de pele e cartilagem conchal que é retirado da *concha cymba* ou da *concha cavum* e colocado ao longo da borda alar intranasal (▶ Fig. 11.19).[29,30]
- É usado para corrigir assimetrias na altura da borda alar e retração ou entalhe alar moderado a grave que não seja passível de outras técnicas, e para combater a estenose nasal ou vestibular.
- A pele do enxerto deve ser suturada às bordas do defeito no vestíbulo.
- As suturas percutâneas são frequentemente empregadas para estabilizar o enxerto.
- Se a área doadora não puder ser fechada primariamente, ela será fechada com um enxerto de pele pós-auricular de espessura total.

11.4.5 Enxertos de Sobreposição Crural Lateral

- Um enxerto de sobreposição crural lateral é colocado sobre a *crus* lateral existente (▶ Fig. 11.20).[31]
- Ele é usado para corrigir irregularidades no contorno alar causadas por uma *crus* lateral deformada e intacta.
- Esses enxertos fortalecem e moldam a asa e podem melhorar a disfunção da válvula nasal externa.
- Observe que a colocação do enxerto superficialmente à *crus* lateral pode ser visível como um "degrau" na extremidade

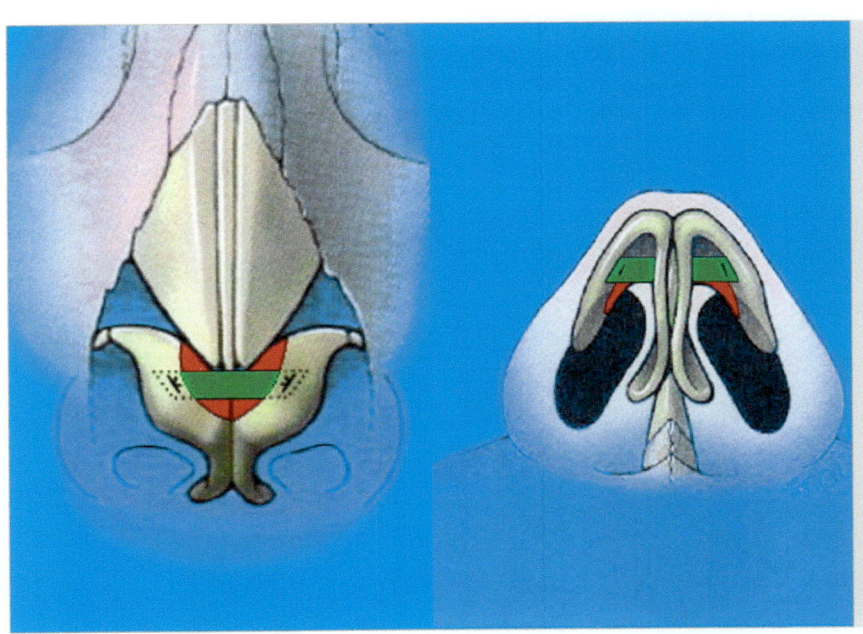

Fig. 11.18 Enxertos da região alar: expansor alar. Um enxerto de espalhador alar é um enxerto de barra única que preenche o espaço intercrural, com as extremidades dos enxertos colocadas em uma bolsa submersa entre as *crura* laterais e a pele vestibular. O enxerto é suturado às *crura* laterais para estabilização. É usado para corrigir ou evitar uma deformidade de ponta nasal comprimida, controlando a distância entre as *crura* laterais e fornecendo suporte a elas.

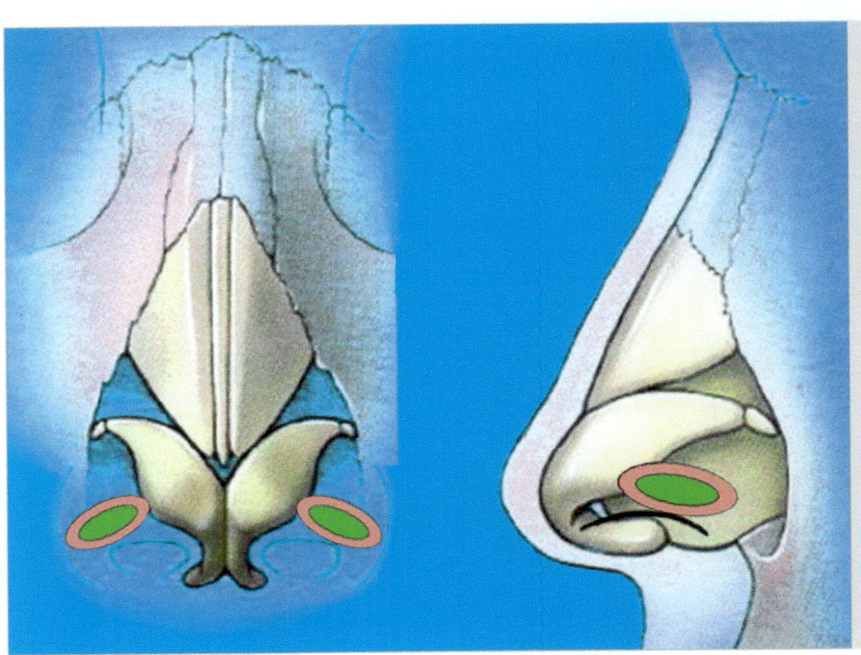

Fig. 11.19 Enxertos da região alar: Enxertos compostos de borda alar. Um enxerto composto de borda alar é um enxerto composto de pele e cartilagem conchal que é retirado da *concha cymba* ou da *concha cavum* e colocado ao longo da borda alar intranasal. É usado para corrigir assimetrias na altura da borda alar e retração ou entalhe alar moderado a grave que não seja passível de outras técnicas; também é usado para combater a estenose da narina ou vestibular.

anterior e na margem cefálica do enxerto. As bordas do enxerto precisam ser cuidadosamente chanfradas.

> **Dica de Especialista**
>
> *A borda de um enxerto de sobreposição crural lateral deve ser cuidadosamente chanfrada para evitar um "step-off" na extremidade anterior da margem cefálica do enxerto.*

11.4.6 Enxerto de Suporte Crural Lateral

- Um enxerto de suporte crural lateral é colocado em uma bolsa escondida entre a superfície inferior da *crus* lateral e a pele vestibular, e estabilizado por sutura à *crus* (▶ Fig. 11.21).[32]
- É usado para corrigir a retração alar, o colapso da borda alar e *crura* laterais côncavas, convexas ou mal posicionadas.
- A extremidade lateral do enxerto geralmente é posicionada superficialmente à borda da abertura piriforme para evitar o deslocamento medial do enxerto.

> **Dica de Especialista**
>
> *A bolsa lateral escondida deve ser inferior ao sulco alar para evitar a visibilidade da extremidade do enxerto.*

- Quanto mais inferiormente a bolsa for colocada, mais baixo será o deslocamento da borda alar.
- A cartilagem septal é a fonte preferida para o material de enxerto, mas a cartilagem da costela pode ser necessária em pacientes com falta de enxerto.

11.4.7 Retalho de Rotação Crural Lateral

- Um retalho de rotação crural lateral é criado a partir da porção cefálica da *crus* lateral após a pele vestibular ter sido descolada de sua superfície inferior (▶ Fig. 11.22).[33]
- Uma incisão de espessura parcial é feita na superfície inferior da *crus* lateral ao longo de seu comprimento, de modo que a *crus* seja dividida pela metade longitudinalmente.

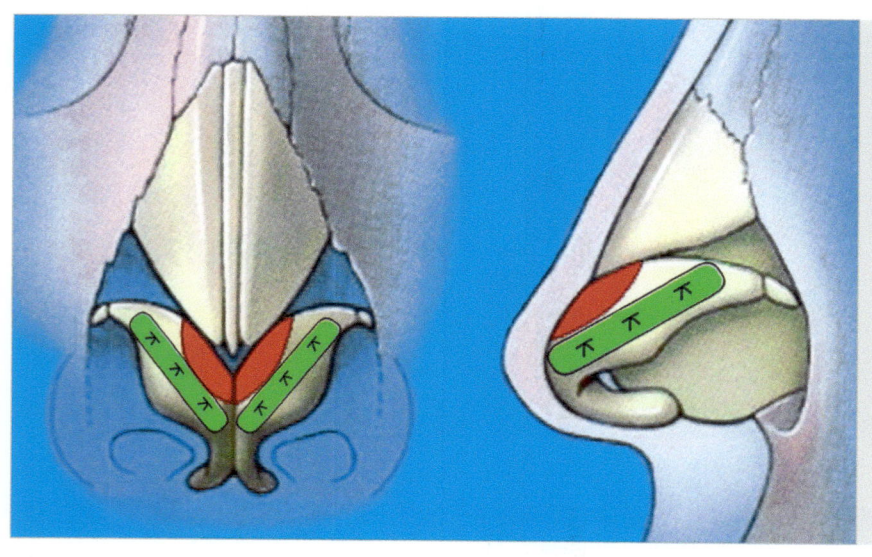

Fig. 11.20 Enxertos da região alar: Enxertos de sobreposição crural lateral. Um enxerto de sobreposição crural lateral é colocado sobre a *crus* lateral existente. Ele é usado para corrigir irregularidades no contorno alar causadas por uma *crus* lateral deformada e intacta. Esses enxertos fortalecem e moldam a asa e podem melhorar a disfunção da válvula nasal externa.

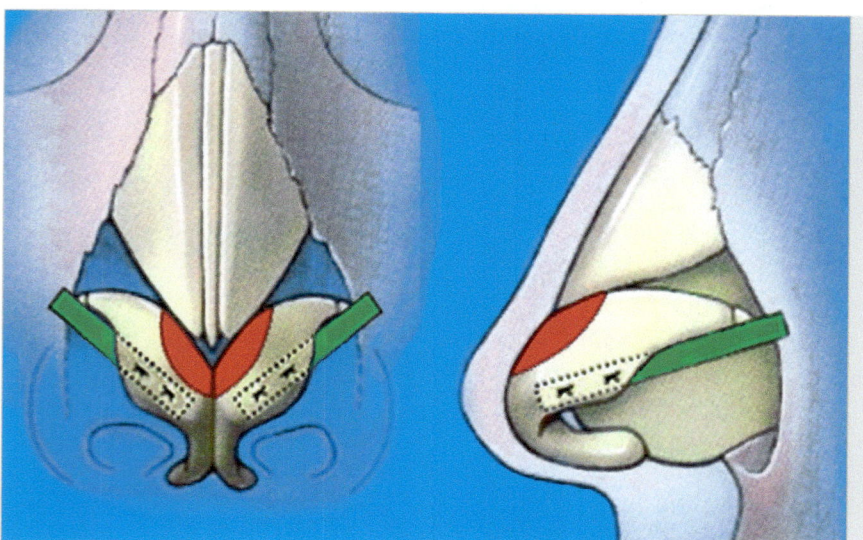

Fig. 11.21 Enxertos da região alar: Enxertos de suporte crural lateral. Um enxerto de suporte crural lateral é colocado em uma bolsa submersa entre a superfície inferior da *crus* lateral e a pele vestibular e estabilizado por sutura à *crus*. Ele é usado para corrigir a retração alar, o colapso da borda alar e as *crura* laterais côncavas, convexas ou mal posicionadas.

11.4 Enxertos da Região Alar

- Isso permite que o enxerto seja virado superficialmente para o segmento caudal, de modo que ele se rompa, mas não se separe.
- A margem cefálica original da *crus* é suturada à margem caudal.
- Os retalhos de rotação da *crus* lateral são usados para aumentar a força da *crus* lateral ou para endireitar a *crus* lateral convexa ou côncava.
- Quanto mais espessa e forte for a *crus* lateral, mais eficaz será o retalho.

11.4.8 Enxerto em Borboleta no Lóbulo Infravertebral

- O enxerto em borboleta do lóbulo infravertebral fornece suporte aos triângulos macios para evitar recessão ou entalhe, mantendo a transição suave entre o lóbulo da ponta e o lóbulo alar (▶ Fig. 11.23).[34]
- O enxerto de formato lenticular normalmente mede 15 × 5 mm e é feito a partir da ressecção cefálica das cartilagens laterais inferiores ou da cartilagem septal morselizada.
- Ele é colocado no lóbulo da infraponta, sobrepondo-se às *crura* mediais.
- As extensões laterais do enxerto devem ficar imediatamente caudais aos domos para garantir a colocação no espaço dos triângulos moles.

11.4.9 Enxerto em Chifre

- O enxerto em chifre fornece suporte aos triângulos macios para evitar recessão ou entalhe, mantendo a transição suave entre o lóbulo da ponta e o lóbulo alar (▶ Fig. 11.24).[35]

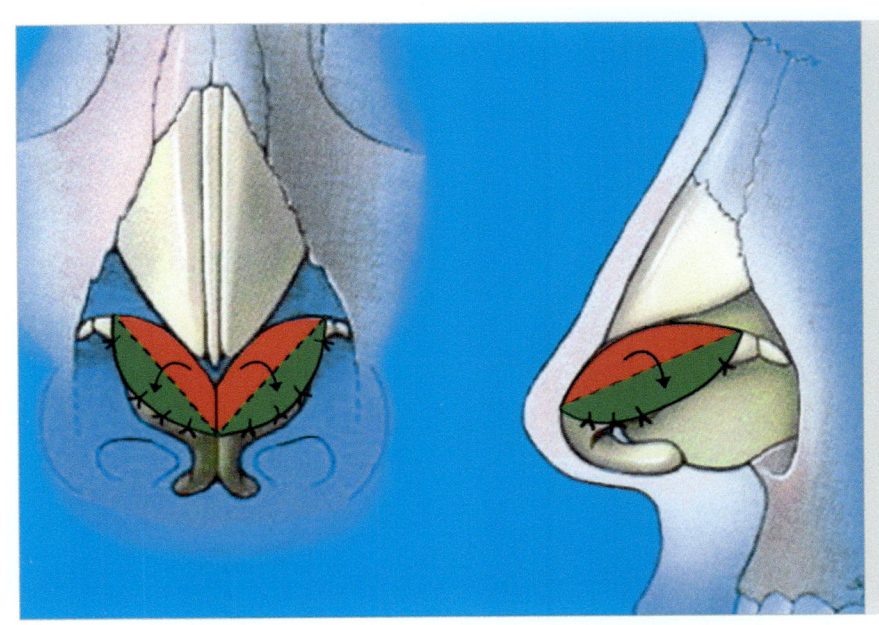

Fig. 11.22 Enxertos da região alar: Retalho de rotação crural lateral. Um retalho de rotação crural lateral é criado a partir da porção cefálica da *crus* lateral após a pele vestibular ter sido retirada de sua superfície inferior. Uma incisão de espessura parcial é feita na superfície inferior da *crus* lateral ao longo de seu comprimento, de modo que a *crus* seja cortada pela metade longitudinalmente. Isso permite que o enxerto seja virado superficialmente para o segmento caudal, de modo que ele se rompa, mas não se separe. A margem cefálica original da *crus* é suturada à margem caudal. Os retalhos de rotação da *crus* lateral são usados para aumentar a força da *crus* lateral ou para endireitar a *crus* lateral convexa ou côncava. Quanto mais espessa e forte for a *crus* lateral, mais eficaz será o retalho.

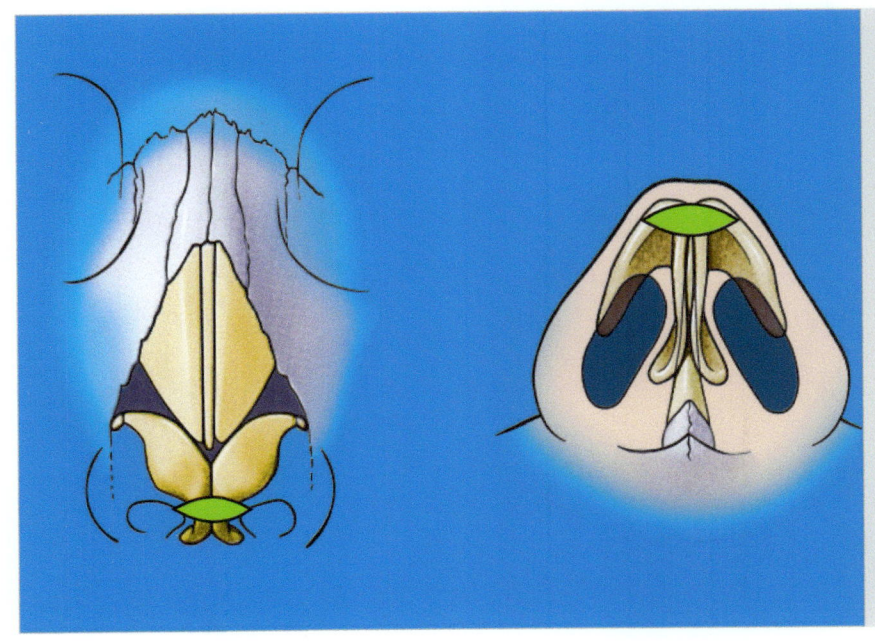

Fig. 11.23 Enxertos da região alar: Enxerto em borboleta do lóbulo infravertebral. O enxerto em borboleta do lóbulo infravertebral é um enxerto de formato lenticular, normalmente formado a partir da borda cefálica da *crus* lateral. Ele é colocado sobre as *crura* mediais, com suas extensões laterais projetando-se imediatamente caudais aos domos.

- Esse enxerto longo e fino geralmente mede 25 × 1 × 1 mm e é feito de cartilagem septal.
- Ele é colocado no lóbulo da infraponta, sobrepondo-se às *crura* mediais com extensões laterais suturadas bilateralmente aos aspectos caudais das crura laterais.

11.5 Enxertos da Base Alar

11.5.1 Enxerto de Base Alar

- Um enxerto de base alar é colocado ao longo da abertura piriforme lateral para aumentar uma junção rebaixada da base do lábio-alar (▶ Fig. 11.25).
- Enxertos de cartilagem esculpidos têm sido usados, mas são difíceis de moldar e estabilizar.
- Embora alguns cirurgiões ainda usem esses enxertos, outros preferem enxertos de cartilagem em cubos, grânulos de hidroxiapatita ou outros implantes aloplásticos.[36]

11.5.2 Enxertos de Preenchimento Columelar

- Os enxertos de preenchimento columelar geralmente consistem em cartilagem cortada em cubos ou morselizada e são colocados no espaço entre as placas de pé crural medial e a espinha nasal (▶ Fig. 11.26).
- Sua finalidade é aumentar um ângulo columelolabial inadequado ou corrigir pequenas deformidades do contorno columelar posterior.

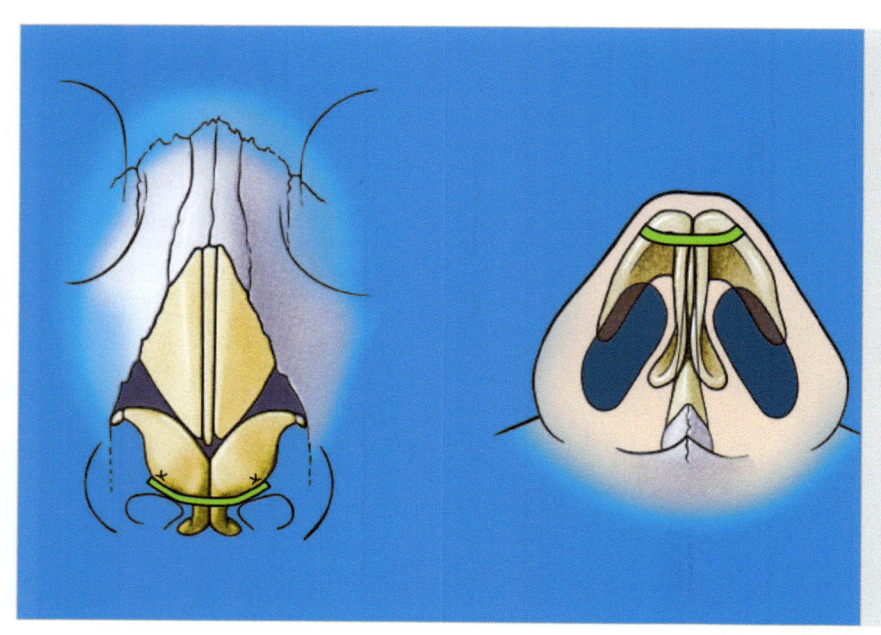

Fig. 11.24 Enxertos da região alar: Enxerto em chifre. O enxerto em chifre é um enxerto longo e fino, normalmente feito de cartilagem septal. Ele é colocado sobre as *crura* mediais, com suas extensões laterais projetando-se para os aspectos caudais das *crura* laterais.

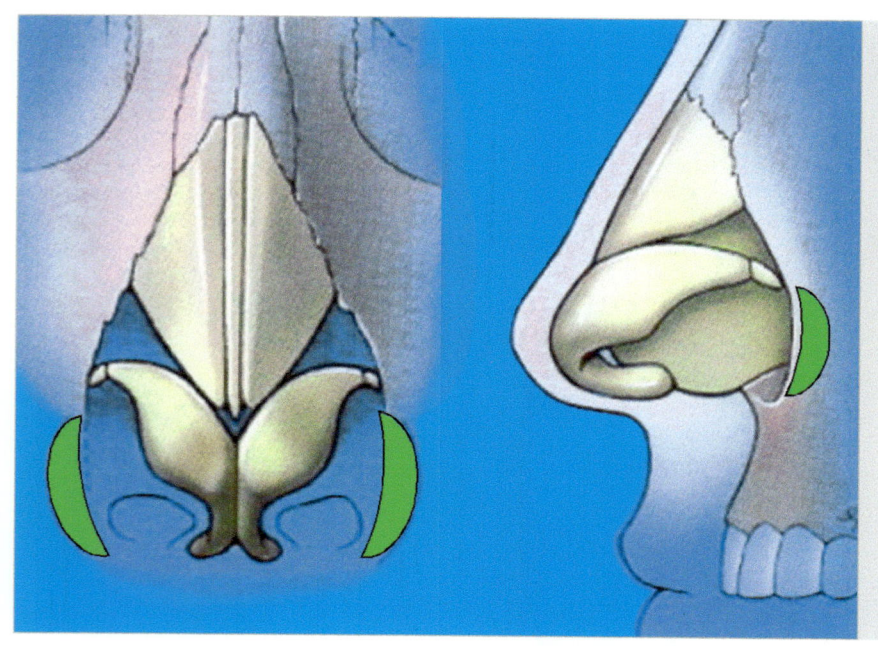

Fig. 11.25 Enxertos da base alar: Enxerto da base alar. Um enxerto de base alar é colocado ao longo da abertura piriforme lateral para aumentar uma junção rebaixada da base do lábio-alar. Os enxertos de cartilagem esculpida têm sido usados, mas são difíceis de moldar e estabilizar. Embora alguns cirurgiões ainda usem esses enxertos, outros preferem grânulos de hidroxiapatita ou outros implantes aloplásticos.

11.6 Conclusão

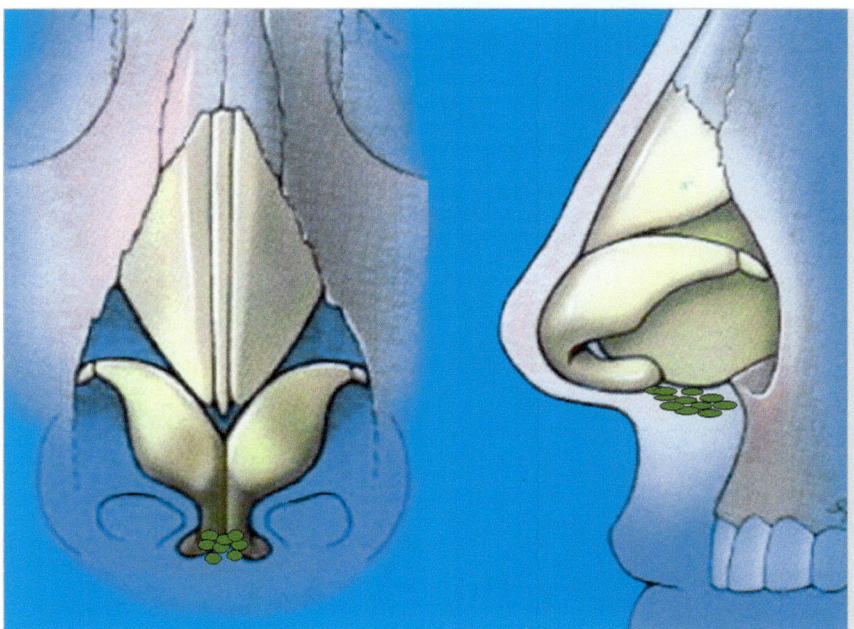

Fig. 11.26 Enxertos da base alar: Enxertos de preenchimento columelar. Os enxertos de preenchimento columelar geralmente consistem em cartilagem cortada em cubos ou morselizada e são colocados no espaço entre as placas de pé crural medial e a espinha nasal. Sua finalidade é aumentar um ângulo columelolabial inadequado ou corrigir pequenas deformidades do contorno columelar posterior.

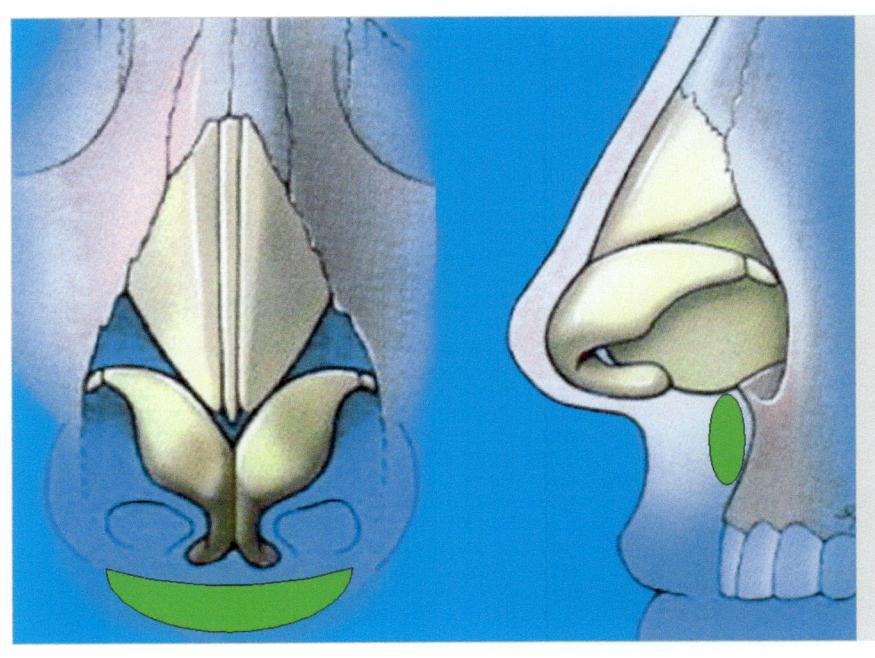

Fig. 11.27 Enxertos da base alar: Enxertos pré-maxilares. Um enxerto pré-maxilar é normalmente colocado ao longo da borda caudal da abertura piriforme. Ele é usado para corrigir a recessão pré-maxilar. Esses enxertos são difíceis de ser esculpidos e estabilizados, e muitos cirurgiões preferem usar material aloplástico.

11.5.3 Enxerto Pré-Maxilar

- Um enxerto pré-maxilar é normalmente colocado ao longo da borda caudal da abertura piriforme (▶ Fig. 11.27).[37]
- É usado para corrigir a recessão pré-maxilar.
- Esses enxertos são difíceis de ser esculpidos e estabilizados, e muitos cirurgiões preferem usar material aloplástico.

11.6 Conclusão

A manutenção das principais estruturas de suporte do nariz é fundamental para fins estéticos e funcionais. A falha em manter ou fornecer o suporte necessário acaba em resultados abaixo do ideal, instabilidade em longo prazo e deformidades que são difíceis de corrigir. As formas, a posição e o uso dos enxertos variam de acordo com a situação e o desejo do cirurgião.

Agradecimentos

Agradecemos a William P. Adams, Jr., MD, Jamil Ahmad, MD, Steve H. Byrd, MD, C. Spencer Cochrane, MD, Mark B. Constantian, MD, Richard Davis, MD, Ronald P. Gruber, MD, MD, Jamil Ahmad, MD, Steve H. Byrd, MD, C. Spencer Cochrane, MD, Mark B. Constantian, MD, Richard Davis, MD, Ronald P. Gruber, MD, Ashkhan Ghavami, MD, Bahman Guyuron, MD, Aaron M. Kosins, MD, Robert M. Oneal, MD, Norman J. Pastorek, MD, Stephen W.

Perkins, MD, Rod J. Rohrich, MD, Samuel Stal, MD, Eugene M. Tardy, MD e Dean M. Toriumi, MD pelas valiosas sugestões que melhoraram o conteúdo deste capítulo.

Referências

[1] Gunter JP, Landecker A, Cochran CS. Frequently used grafts in rhinoplasty: nomenclature and analysis. Plast Reconstr Surg. 2006; 118(1):14e-29e
[2] Gunter JP. A graphic record of intraoperative maneuvers in rhinoplasty: the missing link for evaluating rhinoplasty results. Plast Reconstr Surg. 1989; 84 (2):204-212
[3] Byrd HS, Meade RA, Gonyon DL, Jr. Using the autospreader flap in primary rhinoplasty. Plast Reconstr Surg. 2007; 119(6):1897-1902
[4] Gruber RP, Park E, Newman J, Berkowitz L, Oneal R. The spreader flap in primary rhinoplasty. Plast Reconstr Surg. 2007; 119(6):1903-1910
[5] Neu BR. Use of the upper lateral cartilage sagittal rotation flap in nasal dorsum reduction and augmentation. Plast Reconstr Surg. 2009; 123(3): 1079-1087
[6] Gunter JP, Rohrich RJ. Augmentation rhinoplasty: dorsal onlay grafting using shaped autogenous septal cartilage. Plast Reconstr Surg. 1990; 86(1):39-45
[7] Constantian MB. An algorithm for correcting the asymmetrical nose. Plast Reconstr Surg. 1989; 83(5):801-811
[8] Becker DG, Pastorek NJ. The radix graft in cosmetic rhinoplasty. Arch Facial Plast Surg. 2001; 3(2):115-119
[9] Sheen JH. Spreader graft: a method of reconstructing the roof of the middle nasal vault following rhinoplasty. Plast Reconstr Surg. 1984; 73(2):230-239
[10] Byrd HS, Andochick S, Copit S, Walton KG. Septal extension grafts: a method of controlling tip projection shape. Plast Reconstr Surg. 1997; 100 (4):999-1010
[11] Rohrich RJ, Durand PD, Dayan E. Changing role of septal extension versus columellar grafts in modern rhinoplasty. Plast Reconstr Surg. 2020; 145(5): 927e-931e
[12] Rohrich RJ, Savetsky IL, Avashia YJ. The role of the septal extension graft. Plast Reconstr Surg Glob Open. 2020; 8(5):e2710
[13] Juri J, Juri C, Grilli DA, Zeaiter MC, Vazquez GD. Correction of the secondary nasal tip and of alar and/or columellar collapse. Plast Reconstr Surg. 1988; 82 (1):160-165
[14] Janis JE, Ghavami A, Rohrich RJ. A predictable and algorithmic approach to tip refinement and projection. In: Gunter JP, Rohrich RJ, Adams WP Jr, eds. Dallas Rhinoplasty: Nasal Surgery by the Masters. 2nd ed. St Louis: Quality Medical Publishing; 2007
[15] Rohrich RJ, Deuber MA. Nasal tip refinement in primary rhinoplasty: the cephalic trim cap graft. Aesthet Surg J. 2002; 22(1):39-45
[16] Anderson JR. New approach to rhinoplasty. A five-year reappraisal. Arch Otolaryngol. 1971; 93(3):284-291
[17] Gunter JP. Gunter's approach. In: Gunter JP, Rohrich RJ, Adams WP Jr, eds. Dallas Rhinoplasty: Nasal Surgery by the Masters. 2nd ed. St Louis: Quality Medical Publishing; 2007
[18] Pastorek NJ, Bustillo A, Murphy MR, Becker DG. The extended columellar strut-tip graft. Arch Facial Plast Surg. 2005; 7(3):176-184
[19] Peck GC, Peck GC Jr, Adams WP Jr. Long-term follow-up of the onlay tip graft and umbrella graft. In: Gunter JP, Rohrich RJ, Adams WP Jr, eds. Dallas Rhinoplasty: Nasal Surgery by the Masters. St Louis: Quality Medical Publishing; 2002
[20] Sheen JH. Achieving more nasal tip projection by the use of a small autogenous vomer or septal cartilage graft. A preliminary report. Plast Reconstr Surg. 1975; 56(1):35-40
[21] Johnson CM Jr, Toriumi DM, eds. Open Structure Rhinoplasty. Philadelphia: WB Saunders; 1990
[22] Guyuron B, Poggi JT, Michelow BJ. The subdomal graft. Plast Reconstr Surg. 2004; 113(3):1037-1040, discussion 1041-1043
[23] Peck GC, Jr, Michelson L, Segal J, Peck GC, Sr. An 18-year experience with the umbrella graft in rhinoplasty. Plast Reconstr Surg. 1998; 102(6):2158-2165, discussion 2166-2168
[24] Tardy ME, Garner ET. Inspiratory nasal obstruction secondary to alar and nasal valve collapse: technique for repair using autogenous cartilage. Oper Tech Otolaryngol-Head Neck Surg. 1990; 1(3):215-217
[25] Toriumi DM, Josen J, Weinberger M, Tardy ME, Jr. Use of alar batten grafts for correction of nasal valve collapse. Arch Otolaryngol Head Neck Surg. 1997; 123(8):802-808
[26] Rohrich RJ, Raniere J, Jr, Ha RY. The alar contour graft: correction and prevention of alar rim deformities in rhinoplasty. Plast Reconstr Surg. 2002; 109(7):2495-2505, discussion 2506-2508
[27] Cochran CS, Sieber DA. Extended alar contour grafts: an evolution of the lateral crural strut graft technique in rhinoplasty. Plast Reconstr Surg. 2017; 140(4):559e-567e
[28] Gunter JP, Rohrich RJ. Correction of the pinched nasal tip with alar spreader grafts. Plast Reconstr Surg. 1992; 90(5):821-829
[29] Constantian MB. Indications and use of composite grafts in 100 consecutive secondary and tertiary rhinoplasty patients: introduction of the axial orientation. Plast Reconstr Surg. 2002; 110(4):1116-1133
[30] Perkins SW, Tardy ME. External columellar incision approach to revision of the lower third of the nose. Facial Plast Surg Clin. 1993; 1(1):79-98
[31] DeRosa J, Watson D, Toriumi DM. Structural grafting in secondary rhinoplasty. In: Gunter JP, Rohrich RJ, Adams WP Jr, eds. Dallas Rhinoplasty: Nasal Surgery by the Masters. 2nd ed. St Louis: Quality Medical Publishing; 2007
[32] Gunter JP, Friedman RM. Lateral crural strut graft: technique and clinical applications in rhinoplasty. Plast Reconstr Surg. 1997; 99(4):943-952, discussion 953-955
[33] McCollough EG, Fedok FG. The lateral crural turnover graft: correction of the concave lateral crus. Laryngoscope. 1993; 103(4 Pt 1):463-469
[34] Rohrich RJ, Afrooz PN. The infratip lobule butterfly graft: balancing the transition from the tip lobule to the alar lobule. Plast Reconstr Surg. 2018; 141(3):651-654
[35] Ahmad J. Commentary on: The impact of facial asymmetry on the surgical outcome of crooked nose: a case control study. Aesthet Surg J. 2021; 41(6):NP295-NP299
[36] Pessa JE, Peterson ML, Thompson JW, Cohran CS, Garza JR. Pyriform augmentation as an ancillary procedure in facial rejuvenation surgery. Plast Reconstr Surg. 1999; 103(2):683-686
[37] Sheen JH. Adjunctive techniques: maxillary augmentation. In: Sheen JH, Sheen AP, eds. Aesthetic Rhinoplasty. 2nd ed. St Louis: CV Mosby; 1998

12 Colheita de Enxertos Autólogos para Rinoplastia

Matthew J. Urban ▪ Dean M. Toriumi ▪ Kathryn Landers

Resumo

O enxerto autólogo de cartilagem de costela permite que o cirurgião corrija deformidades nasais graves e obtenha um resultado funcional e esteticamente atraente. A coleta pode ser realizada por meio de uma incisão discreta com morbidade mínima no local doador e baixo risco de complicações. Devido à sua relativa abundância, os cirurgiões que utilizam a coleta da cartilagem da costela têm acesso a uma grande quantidade de material de enxerto e podem produzir enxertos estruturais longos e fortes, ideais para a reconstrução da ponta e da abóbada média ou para o aumento dorsal. A cartilagem da costela é diferente da cartilagem do septo ou da orelha e há uma curva de aprendizado para seu uso.

Palavras-chave: Cartilagem de costela autóloga, aumento nasal dorsal, rinoplastia de revisão

> **Pontos Principais**
>
> - A transição do autor sênior para a cartilagem da costela foi motivada por vários fatores, principalmente a deformidade nasal retardada em nossos próprios pacientes tratados com enxerto de cartilagem auricular.
> - A palpação da cartilagem com uma agulha de calibre 22 permite a identificação de calcificações e da junção osso-cartilagem e a colocação adequada da incisão.
> - A coleta com pericôndrio aderido permite que o cirurgião prepare enxertos que passam por uma vascularização mais rápida e são mais resistentes a deformações ou reabsorções tardias.
> - O pneumotórax é extremamente raro. A abordagem da 7ª costela, que geralmente está localizada abaixo do diafragma, pode reduzir ainda mais o risco dessa grave complicação.[1]

12.1 Introdução

Uma das transições mais significativas na prática do autor sênior foi a mudança da cartilagem da orelha para a cartilagem da costela em casos de septo insuficiente. Essa transição foi motivada por necessidades na prática do autor sênior, incluindo o tratamento de pacientes com deformidade nasal grave e coleta prévia de orelhas bilaterais e o tratamento de pacientes asiáticos que precisavam de aumento dorsal significativo.[2] O motivo da mudança para a cartilagem de costela foi a fonte abundante de cartilagem de boa qualidade que pode ser esculpida mais fina do que a cartilagem de orelha e, ainda assim, demonstrar maior suporte e longevidade. Outro achado importante é a deformidade nasal tardia ou a função nasal comprometida após o início da contratura da cicatriz em nossos pacientes tratados com enxerto estrutural usando cartilagem auricular. Os exemplos incluíram selamento tardio, retração alar, encurtamento nasal tardio e colapso da parede lateral, entre outros (▶ Fig. 12.1a-c). Muitas dessas deformidades não são vistas durante anos e frequentemente não são reconhecidas se os cirurgiões não acompanharem seus pacientes a longo prazo. Há algumas vantagens importantes da cartilagem da costela em relação à cartilagem da orelha, incluindo a disponibilidade abundante de cartilagem total do doador, permitindo enxertos mais longos. A cartilagem da orelha é geralmente limitada a menos de 25 mm. A cartilagem da costela também é muito mais resistente, permitindo que os enxertos sejam esculpidos em peças finas e retas (1 a 1,5 mm de espessura), diminuindo o volume que pode ser visível ou interferir nas vias aéreas nasais. A dor também é menos intensa com a coleta da cartilagem da costela e leva menos tempo do que a coleta da cartilagem bilateral da orelha. Por fim, a deformidade da orelha decorrente da coleta excessiva pode ser inestética, e a cartilagem da orelha é mais bem mantida para uso em enxertos compostos de orelha. Há uma curva de aprendizado associada à coleta da cartilagem da costela. No início da experiência do autor sênior, os problemas mais significativos incluíam dor no local doador, cicatrizes amplas no tórax e deformação desfavorável do enxerto. Outros riscos incomuns do procedimento incluem pneumotórax, hematoma, seroma, infecção e reabsorção do enxerto.

12.2 Etapas e Avaliação Pré-Operatórias

- Conforme discutido no capítulo sobre rinoplastia de aumento, a decisão de colher a cartilagem da costela é complexa e envolve muitos fatores. Embora a maioria dos cirurgiões defenda o enxerto de cartilagem de costela nos casos em que é necessário um enxerto estrutural complexo, como revisões terciárias

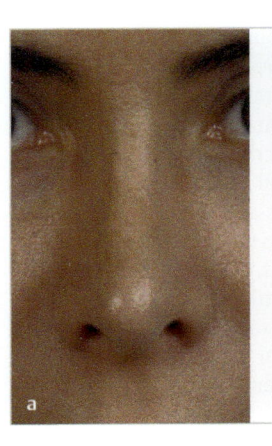

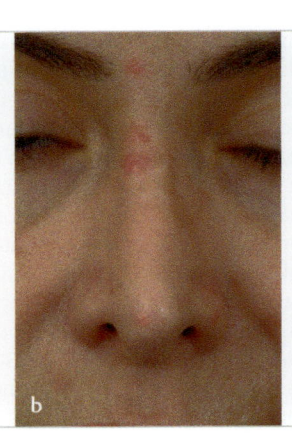

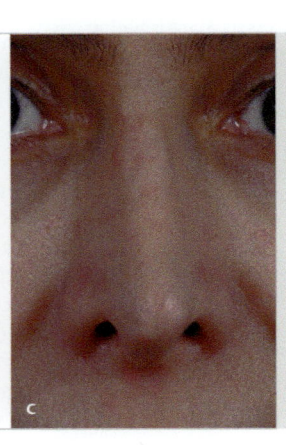

Fig. 12.1 Contratura tardia após rinoplastia secundária com enxerto de cartilagem auricular. (**a**) Resultado inicial após a cirurgia. (**b**) Leve retração alar e entalhe 9 anos após a cirurgia. (**c**) Entalhe grave e irregularidades dorsais devido à contratura ao redor da cartilagem auricular espessa e fraca 17 anos após a cirurgia.

ou deformidades graves de sela, não há uma lista distinta de indicações. Cada cirurgião identificará seu próprio conforto e limiar para utilizar a cartilagem da costela em uma discussão conjunta com o paciente.

- O uso da cartilagem da costela difere do uso da cartilagem do septo ou da orelha, e a abordagem do cirurgião deve mudar para levar em conta as diferenças de materiais. Há menos preocupação com o comprometimento da estética ou da função durante o processo de cicatrização e contratura, mas a desvantagem é que o nariz fica mais curto, o que deve ser discutido com os pacientes no pré-operatório.
- A calcificação da cartilagem da costela pode tornar a cartilagem mais frágil e difícil de ser esculpida, mas geralmente resiste à deformação em comparação com a cartilagem mais macia. É amplamente aceito que a calcificação da cartilagem da costela aumenta com a idade, mas o autor sênior realiza rotineiramente enxertos de cartilagem da costela em pacientes com mais de 60 anos com grande sucesso.

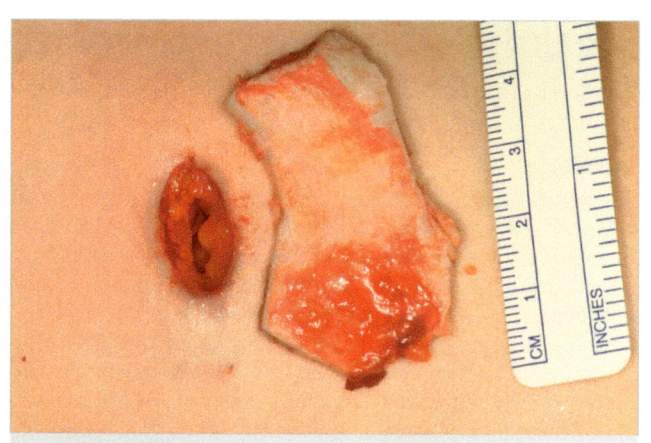

Fig. 12.2 A extração por meio de uma incisão de 10 a 20 mm na margem superior da costela desejada permite a extração de um segmento de 40 a 60 mm na maioria dos pacientes.

> **Dica de Especialista**
>
> A palpação da cartilagem com agulha, conforme descrito nas etapas operacionais a seguir, é a maneira mais definitiva de determinar o grau de calcificação, mas é desconfortável para o paciente acordado. Uma tomografia computadorizada (TC) também pode ser obtida no pré-operatório se o cirurgião estiver preocupado com a possibilidade de a calcificação grave ameaçar a utilidade do enxerto de costela.

- O autor sênior armazena qualquer cartilagem remanescente atrás da orelha do paciente no final da operação. A cartilagem armazenada evita a coleta de um enxerto de costela adicional para uma pequena revisão. Isso é extremamente importante em casos difíceis ou em rinoplastias terciárias, em que a incidência de cirurgia de revisão é maior. A cartilagem é tunelizada profundamente sob o tecido mole pós-auricular na linha do cabelo para diminuir a palpabilidade e evitar perturbar a posição dos óculos de leitura.

12.3 Etapas Operacionais – Coleta Autóloga de Costela

- Sempre que possível, preferimos colher a cartilagem da sétima costela. A sétima costela oferece um segmento de cartilagem grande e reto, e a costela está mais próxima da pele, exigindo menor profundidade de dissecção. A 7ª costela também está normalmente localizada abaixo do diafragma, o que reduz o risco de pneumotórax.[2] A 6ª costela também é aceitável e permite a colocação da incisão no sulco inframamário. No entanto, essa costela tem um joelho próximo à junção do terço lateral e dos dois terços mediais, o que limita o comprimento da cartilagem reta que pode ser colhida. Idealmente, um segmento de 4 a 6 cm deve ser retirado, dependendo da extensão do procedimento planejado.

> **Dica de Especialista**
>
> A coleta da cartilagem da sétima costela proporciona um segmento de cartilagem mais longo e reto para o enxerto e reduz a probabilidade de pneumotórax, já que a sétima costela normalmente está localizada abaixo do nível do diafragma.[3]

- É importante palpar as costelas antes de fazer a incisão. Usando uma agulha de calibre 22 de 1,5 polegada, avance pela pele até a costela e use a agulha para identificar a junção osteocartilaginosa lateral. A palpação com uma agulha também pode ajudar a identificar a calcificação da porção cartilaginosa da costela. Deve-se tomar cuidado especial para evitar empurrar a agulha muito profundamente através ou entre as costelas, pois é possível perfurar o parênquima pulmonar, causando um pneumotórax.
- Para minimizar a morbidade da cicatriz, a costela pode ser retirada por meio de uma incisão de 1 a 2 cm na margem superior da costela desejada na maioria dos pacientes. A incisão pode ser movida sobre a costela desejada usando uma abordagem de "buraco de fechadura" para permitir a retirada de um segmento de 4 a 6 cm de costela por meio dessa pequena incisão (▶ Fig. 12.2).

> **Dica de Especialista**
>
> A 7ª costela pode ser retirada por meio de uma incisão inframamária em uma paciente com implantes mamários baixos, pois a incisão está mais próxima do nível da 7ª costela e pode ser facilmente alcançada.

- É feita uma incisão através do pericôndrio na margem superior da costela, deixando uma fina concha de cartilagem da costela na superfície interna do pericôndrio (▶ Vídeo 12.1). Normalmente, deixamos o pericôndrio nativo na superfície anterior da costela em vez de extrair o pericôndrio separadamente.
- Em alguns casos, extraímos o pericôndrio de toda a sétima costela. Isso deve ser feito com cuidado para evitar danos à pleura.
- As incisões medial e lateral são feitas com um elevador Freer afiado. Para a reconstrução da ponta nasal com substituição do septo caudal e substituição da crural lateral, um segmento de 3 a 4 cm de cartilagem costal geralmente é adequado, enquanto normalmente colhemos um segmento um pouco maior, de 4 a 5 cm, para o aumento dorsal.
- Depois que essas incisões são feitas, um elevador Freer é usado para elevar o segmento de cartilagem para longe do pericôndrio subjacente, tomando cuidado para não fraturar o segmento. Pode ser necessário usar ganchos de pele de dois pinos para ajudar a retirar o segmento de cartilagem através da pequena incisão na pele.

> **Dica de Especialista**
>
> *Após a colheita, é importante preencher o local doador com fluido de irrigação e realizar uma manobra de Valsalva para confirmar que não há vazamento pleural.*

- Normalmente, deixamos a incisão torácica aberta até o final da operação para permitir a coleta de cartilagem de costela ou pericôndrio adicional, se necessário. A ferida é fechada em camadas com sutura absorvível. A suspensão de injeção lipossomal de bupivacaína é excelente para o controle da dor pós-operatória.

> **Dica de Especialista**
>
> *O uso de um elevador Freer para fazer incisões cartilaginosas ao destruir a cartilagem costal reduz a probabilidade de danos ao pericôndrio e à pleura subjacentes.*

12.4 Escultura e Preparação do Enxerto

- Gibson e Davis[4] documentaram as forças equilibradas da matriz da cartilagem da costela entre as camadas externas sob tensão e as camadas internas sob compressão. O entalhe perturba esse equilíbrio, resultando em forças de tração sem oposição em direção ao lado intacto, resultando em flexão. O entalhe concêntrico com "seções transversais equilibradas" pode diminuir a deformação, mas desperdiça grandes quantidades de cartilagem de alta utilidade das camadas externas.

> **Dica de Especialista**
>
> *Os métodos de entalhe oblíquo[5] resultam em peças mais longas de cartilagem, que podem ser úteis para enxertos e para resistir a deformações semelhantes às do entalhe concêntrico.*

- Em vez de tentar criar seções transversais equilibradas, o autor sênior prefere um método de entalhe excêntrico em que o enxerto de costela é entalhado em três segmentos separados ao longo de seu eixo longo (▶ Vídeo 12.2).[6] Cada um desses segmentos se dobrará de forma distinta, permitindo que o cirurgião use essas tendências como uma vantagem no planejamento de enxertos. As peças são esculpidas sequencialmente a cada 20 a 30 minutos e deixadas de molho em solução salina.
- Nos pacientes em que os enxertos de suporte crural lateral[7] são planejados, o autor sênior frequentemente opta por colher a costela com o pericôndrio intacto em uma ou ambas as superfícies. Isso permite que esses enxertos sejam preparados com pericôndrio de costela nativo na parte inferior, o que ajudará a controlar a deformação para garantir a preservação da simetria alar ao longo do tempo, proteger contra infecções e diminuir a chance de reabsorção (▶ Fig. 12.3).

> **Dica de Especialista**
>
> *O pericôndrio deixado preso a uma superfície do enxerto de cartilagem da costela estabilizará o enxerto e evitará o empenamento de um lado para o outro. O pericôndrio também melhora a durabilidade do enxerto em casos de alto risco ou se a cobertura da mucosa não for adequada. O pericôndrio pode ser marcado para liberar a curvatura anteroposterior do enxerto, se indicado (▶ Vídeo 12.2).*

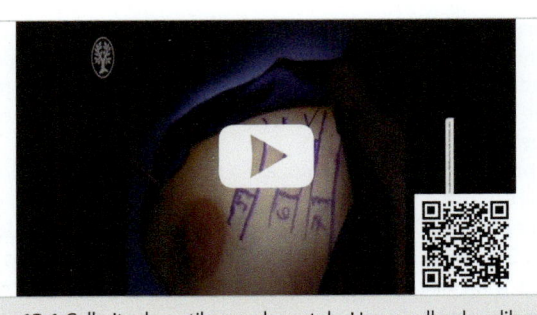

Vídeo 12.1 Colheita da cartilagem da costela. Uma agulha de calibre 22 é usada para palpar a costela a fim de avaliar o grau de calcificação e identificar a junção entre osso e cartilagem (0:00). É feita uma incisão através da pele e levada até o tecido subcutâneo (0:10). Uma incisão cruzada é feita na fáscia do reto abdominal (0:18) e as fibras musculares são dissecadas sem corte para expor a costela (0:28). Uma lâmina nº 15 é usada para fazer uma incisão no pericôndrio na margem superior da costela (0:40) e na margem inferior da costela (0:45). Neste vídeo, o pericôndrio é colhido separadamente da cartilagem da costela, embora normalmente colhamos a cartilagem da costela com o pericôndrio na superfície anterior intacto (0:50). Um elevador Freer é usado para fazer incisões na cartilagem da costela ao longo da margem superior e inferior da costela, deixando uma fina camada de cartilagem no pericôndrio circundante (1:00). As incisões medial e lateral são feitas com o elevador Freer (1:21). Em alguns pacientes, essas incisões são iniciadas com uma lâmina nº 15 e depois estendidas mais profundamente na cartilagem usando um elevador Freer (1:25). Depois que todas as incisões são feitas na cartilagem da costela, um elevador Freer é usado para elevar cuidadosamente o segmento de cartilagem do pericôndrio subjacente (1:35). Fórceps ou ganchos de pele de duas pontas podem ser usados para retirar a cartilagem através da incisão na parede torácica (2:08). O exame do local da coleta mostra a fina camada de cartilagem deixada no pericôndrio da superfície superior e inferior da costela (2:20). Uma manobra de Valsalva é realizada com fluido de irrigação na ferida torácica para garantir que não haja vazamento pleural (2:28).

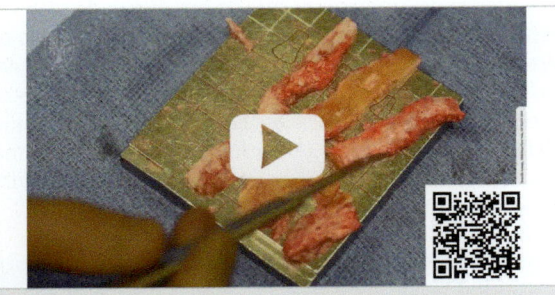

Vídeo 12.2 Esculpindo cartilagem de costela com pericôndrio aderido. Um segmento de cartilagem da sétima costela foi colhido com o pericôndrio intacto e esculpido em três seções (0:00). Este paciente tem calcificação significativa da cartilagem da costela e um histórico de infecções anteriores após a rinoplastia. Deixar o pericôndrio ligado à cartilagem ajuda a aumentar o suprimento de sangue para os enxertos de cartilagem e protege os enxertos contra infecções (0:25).

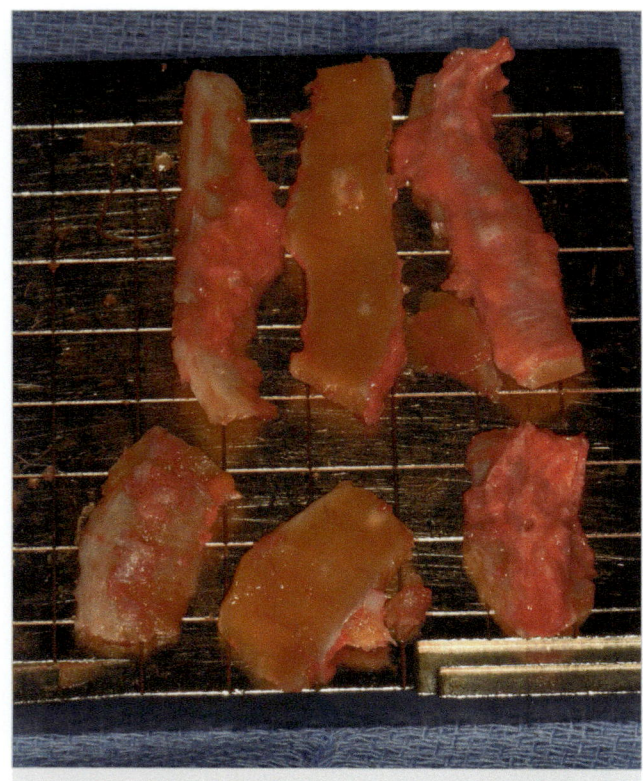

Fig. 12.3 O entalhe da cartilagem de maneira excêntrica com o pericôndrio fixado permite que o pericôndrio fique na superfície inferior dos enxertos, reduzindo o risco de infecção, reabsorção e deformação desfavorável.

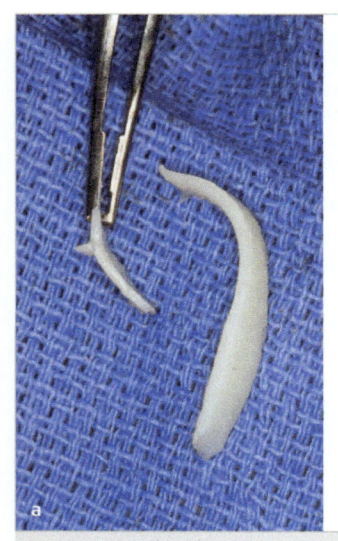

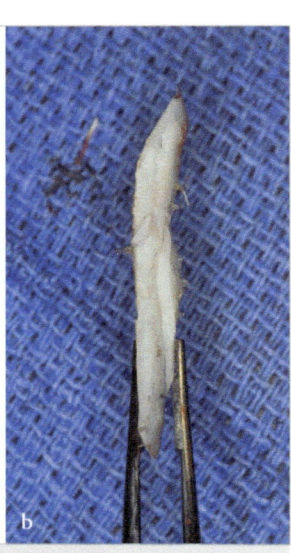

Fig. 12.4 Enxertos de esplintagem de cartilagem de costela. (**a**) Enxerto curvo esculpido na cartilagem da costela com enxerto de esplintagem antes da aplicação. (**b**) Enxerto de cartilagem de costela endireitado, após a aplicação de dois enxertos de esplintagem.

12.5 Problemas e Soluções com a Cartilagem da Costela

- Alguns autores defendem o corte a partir do centro da cartilagem doadora em uma tentativa de resistir ao empenamento e cortar peças perfeitamente retas. Na opinião dos autores, a deformação é inerente ao enxerto de cartilagem de costela, e as tendências de deformação devem ser cuidadosamente observadas e aproveitadas em benefício do cirurgião. Muitos enxertos (enxertos de suporte crural lateral, enxertos expansores) são mais bem projetados com uma leve curvatura. Ao projetar um enxerto que deve ser perfeitamente reto, como um enxerto de substituição do septo caudal, as lascas curvas da cartilagem da costela são extremamente úteis para laminação ou *splint* para reforçar o enxerto e ajudar a evitar deformações indesejáveis (▶ Fig. 12.4a, b).
- O risco de empenamento é muito maior em pacientes mais jovens com menos calcificação. Em pacientes com menos de 22 anos de idade, o autor sênior frequentemente usa o método acima para laminar os enxertos dorsais a fim de evitar o excesso de deformação.

Dica de Especialista

Em pacientes com menos de 25 anos de idade, ocasionalmente há um núcleo macio e granular na cartilagem da costela que tem um alto risco de dobrar/empenar e é extremamente imprevisível. Ao contrário do que é ensinado de forma clássica, o segmento central deve ser evitado para enxertos estruturais nesses casos e, em vez disso, deve ser utilizada uma cartilagem mais forte da periferia.

- Em alguns casos, as irregularidades dorsais devido à deformação tardia dos enxertos dorsais ou dos enxertos expansores são problemáticas. Esses desafios destacam a importância e a utilidade do enxerto cantiléver subdorsal para o aumento dorsal, o que permite que o cirurgião use técnicas de preservação dorsal para manter as linhas estéticas dorsais nativas.[8]
- O pneumotórax é a complicação mais grave do local doador na retirada da cartilagem da costela, embora seja extremamente raro. Uma metanálise recente estimou a incidência em 0,0 a 0,3%.[3] Como mencionado anteriormente, após cada extração, o autor sênior verifica se há lesão pleural com irrigação salina e manobra de Valsalva. As lesões pleurais podem ser tratadas com ligadura de sutura sobre um cateter de borracha vermelha. Uma manobra de Valsalva durante a remoção do cateter e o aperto da sutura força a saída de qualquer ar preso. Uma radiografia de tórax pós-operatória deve ser obtida nos casos em que uma lesão pleural for identificada ou no caso de falta de ar pós-operatória, dor torácica, crepitação ou taquicardia.

Dica de Especialista

A 7ª costela normalmente fica abaixo do diafragma e em cima de uma camada espessa de músculo; portanto, a cavidade pleural corre menos risco durante a coleta em comparação com a 6ª costela.

- Devido à força e à abundância da cartilagem da costela, pode haver uma tendência de fazer enxertos muito grandes ou grossos. O nariz será inerentemente mais rígido no pós-operatório; portanto, para evitar a criação de um nariz muito grande e firme, é fundamental acompanhar as medições intraoperatórias em série.

12.6 Alternativas à Cartilagem de Costela Autóloga

> **Dica de Especialista**
>
> O autor sênior realiza mais de 100 medições durante casos de cartilagem de costela, incluindo rotação, projeção, comprimento e largura, além de medições em três dimensões de cada enxerto. Ao longo de muitos anos, a compreensão da faixa normal dessas medições ajuda o cirurgião a obter resultados consistentes com o enxerto de cartilagem de costela.

- As alternativas à cartilagem de costela autóloga, nos casos em que o septo é deficiente, incluem cartilagem auricular, implantes aloplásticos, cartilagem costal irradiada e cartilagem de costela fresca congelada.
- O autor sênior usa todos os materiais autólogos no nariz.[9] Os implantes aloplásticos têm muitas complicações possíveis, incluindo infecção, extrusão e migração. Os implantes podem apresentar problemas logo após a cirurgia ou anos depois. Muitas vezes, pequenos traumas podem deslocar o implante, resultando em deformidade ou espaço morto e subsequente acúmulo de fluido com infecção. Os cirurgiões devem agir rapidamente no controle dessas infecções ou a extrusão pode resultar em erosão significativa do envelope de pele sobreposto. Há também a possibilidade de formação de biofilme em todos os implantes aloplásticos, especialmente em materiais porosos.[10] Com o aumento da resistência bacteriana aos antibióticos, é provável que esse problema se torne mais significativo.
- A cartilagem de costela homóloga irradiada (IHRC) oferece os benefícios da ausência de morbidade no local doador e da redução do tempo cirúrgico. A principal desvantagem é a possibilidade de reabsorção do enxerto. Os enxertos não estruturais, como os enxertos dorsais, têm menos probabilidade de comprometer a posição da ponta ou a função nasal caso ocorra reabsorção, o que talvez os torne opções mais favoráveis. A CRIC também tem menor probabilidade de resistir a um ambiente desfavorável, como infecção ou campo de rinoplastia terciária com vascularização comprometida. A cartilagem de costela autóloga tem o benefício da durabilidade nesses cenários e, portanto, o autor sênior prefere seu uso.
- A cartilagem de costela fresca congelada também tem a vantagem de não apresentar morbidade no local doador e de reduzir o tempo cirúrgico. Rohrich *et al*[1] descreveram recentemente bons resultados em sua experiência de longo prazo com esse material. A preferência do autor sênior continua sendo o uso de cartilagem autóloga devido ao potencial de revascularização e à sua durabilidade, conforme discutido anteriormente.

12.7 Análise de Caso

Uma paciente de 35 anos de idade apresentou-se após muitos anos de rinoplastia secundária com enxerto de cartilagem de costela devido ao desvio do terço inferior do nariz (▶ Fig. 12.5a-q).

12.8 Conclusão

Há muitas indicações para o enxerto de cartilagem da costela na rinoplastia, principalmente em casos secundários em que é necessário um enxerto estrutural complexo, mas as indicações específicas variam de acordo com o conforto do cirurgião e os objetivos do paciente. A cartilagem da costela é mais vantajosa do que a cartilagem da orelha em termos de resistência, espessura, morbidade do local doador e abundância.

O entalhe cuidadoso e deliberado dos enxertos com lascas de laminação permitirá que o cirurgião controle a deformação e obtenha o resultado desejado. A coleta da cartilagem da costela com pericôndrio nativo em uma superfície da costela coletada permite uma vascularização mais rápida dos enxertos e ajuda a estabilizar o formato do enxerto. Há uma curva de aprendizado significativa associada à incorporação do enxerto de cartilagem de costela, mas os possíveis benefícios são substanciais e justificam o esforço.

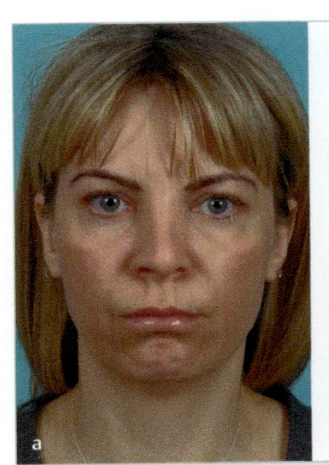

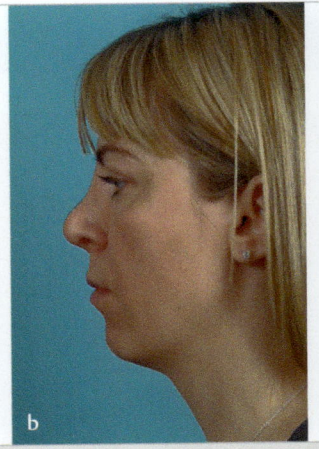

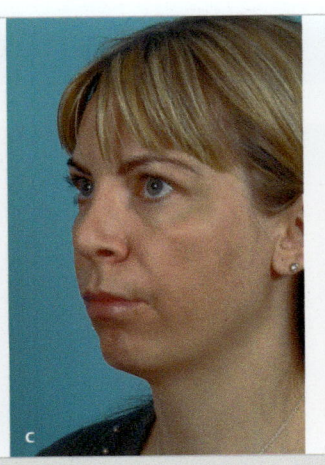

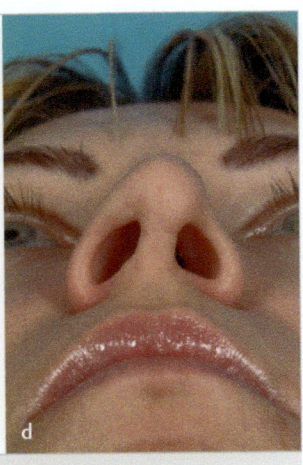

Fig. 12.5 Exemplo de caso. (**a-d**) Paciente do sexo feminino, 35 anos, apresentou-se após muitos anos de rinoplastia secundária com enxerto de cartilagem de costela devido ao desvio do terço inferior do nariz. A paciente estava buscando correção para desvio progressivo da ponta e bulbosidade que se desenvolveram ao longo do tempo, juntamente com uma leve diminuição da altura dorsal. O objetivo cirúrgico era endireitar e refinar a ponta com um enxerto de cartilagem de costela esplintada para evitar futuras deformações do enxerto de cartilagem e, ao mesmo tempo, corrigir a retração alar e a plenitude da suraponta. A paciente foi levada à sala de cirurgia para uma rinoplastia de revisão. *(Continua)*

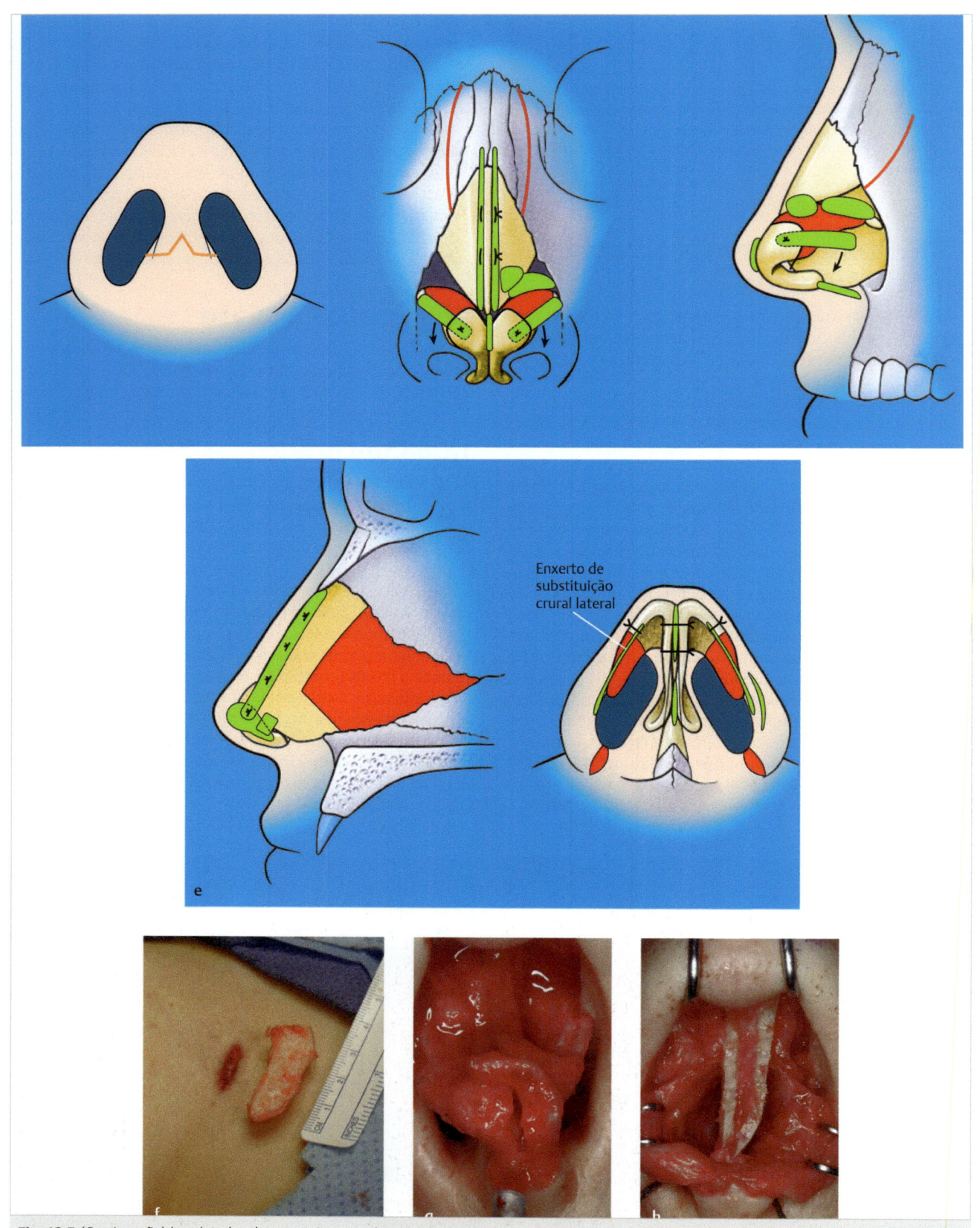

Fig. 12.5 *(Continuação)* (**e-m**) A abordagem cirúrgica incluiu: (1) coleta de um pedaço de 3 a 4 cm da sétima costela por meio de uma abordagem de buraco de fechadura; (2) abertura do nariz com uma abordagem transcolumelar e identificação e deformação do enxerto de extensão septal anterior e das cartilagens da ponta; (3) reconstrução do dorso com enxertos expansores altos e estendidos (a fixação transóssea permitiu a colocação segura do enxerto); (4) reconstrução do septo caudal com um enxerto de substituição do septo caudal com lascas de cartilagem da costela para garantir uma ponta reta com risco reduzido de deformação desfavorável; (5) ressecção das *crura* laterais deformadas e reconstrução da parede lateral nasal com enxertos de substituição das *crura* laterais a partir da cartilagem da costela visível na vista da base; (6) colocação dos enxertos de substituição das *crura* laterais nas bolsas da parede lateral nasal; (7) fechamento de todas as incisões e aplicação do gesso. *(Continua)*

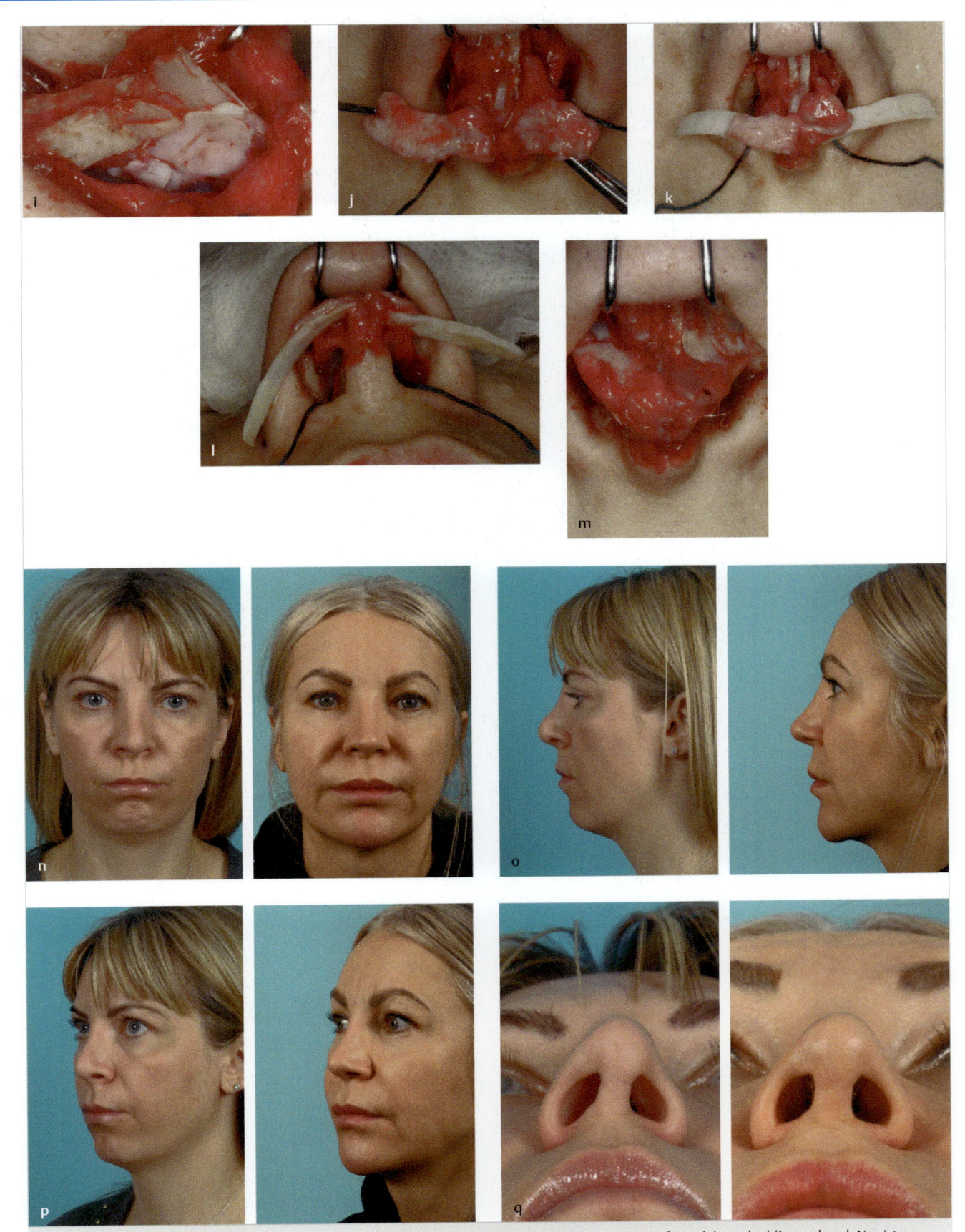

12.6 Alternativas à Cartilagem de Costela Autóloga

Fig. 12.5 *(Continuação)* **(n-q)** O paciente é mostrado com 12 anos e 1 mês de pós-operatório nas vistas frontal, lateral, oblíqua e basal. Na vista frontal, o desvio da ponta para a esquerda é melhorado, resultando em linhas estéticas dorsais simétricas. Nas vistas oblíqua e lateral, a plenitude da supraponta é corrigida e o dorso é elevado no terço médio para criar um perfil reto e natural. A retração alar é corrigida. Na vista basal, o desvio da ponta e a simetria das narinas melhoraram. A incisão cicatrizou favoravelmente sem cicatrizes inestéticas.

Referências

[1] Rohrich RJ, Abraham J, Alleyne B, Bellamy J, Mohan R. Fresh frozen rib cartilage grafts in revision rhinoplasty: a 9-year experience. Plast Reconstr Surg. 2022; 150(1):58-62

[2] Toriumi DM. Structure Rhinoplasty: Lessons Learned in 30 Years. Chicago: DMT Solutions; 2019

[3] Jung D-H, Choi S-H, Moon H-J, Chung I-H, Im JH, Lam SM. A cadaveric analysis of the ideal costal cartilage graft for Asian rhinoplasty. Plast Reconstr Surg. 2004; 114(2):545-550

[4] Gibson T, Davis WB. The distortion of autogenous cartilage grafts: its cause and prevention. Br J Plast Surg. 1957; 10:257-274

[5] Taştan E, Yücel OT, Aydin E, Aydoğan F, Beriat K, Ulusoy MG. The oblique split method: a novel technique for carving costal cartilage grafts. JAMA Facial Plast Surg. 2013; 15(3):198-203

[6] Kim DW, Shah AR, Toriumi DM. Concentric and eccentric carved costal cartilage: a comparison of warping. Arch Facial Plast Surg. 2006; 8(1):42-46

[7] Gunter JP, Landecker A, Cochran CS. Frequently used grafts in rhinoplasty: nomenclature and analysis. Plast Reconstr Surg. 2006; 118(1):14e-29e

[8] Toriumi DM, Kovacevic M. Subdorsal cantilever graft: indications and technique. Facial Plast Surg Clin North Am. 2023; 31(1):119-129

[9] Toriumi DM. Choosing autologous vs irradiated homograft rib costal cartilage for grafting in rhinoplasty. JAMA Facial Plast Surg. 2017; 19(3):188-189

[10] Walker TJ, Toriumi DM. Analysis of facial implants for bacterial biofilm formation using scanning electron microscopy. JAMA Facial Plast Surg. 2016; 18(4):299-304

13 Princípios da Rinoplastia de Preservação

Aaron M. Kosins

Resumo

A rinoplastia de preservação (PR) é um capítulo novo e em evolução na história da rinoplastia. Em muitos casos, o ensino padrão de reduzir e reconstruir pode ser substituído por preservar e remodelar. Se a anatomia for preservada, será necessária menos reconstrução estrutural, e a cicatrização poderá ser mais rápida e previsível. Este capítulo analisa os princípios da PR, bem como as técnicas e a aplicabilidade. Ele também aborda como incorporá-las em sua prática de rinoplastia.

Palavras-chave: Preservação dorsal, rinoplastia de preservação, complexo do ligamento de rolagem (*scroll*), *pushdown, letdown*

Pontos Principais

- A dissecção subpericondral preserva o envelope de tecido mole e os nervos, vasos, músculos e linfáticos subjacentes do nariz, causando, assim, menos perturbações.
- A preservação do complexo do ligamento scroll e do ligamento de Pitanguy mantém a anatomia do nariz, fecha o espaço morto e define a região da supraponta.
- A preservação da cartilagem lateral inferior mantém o complexo do ligamento de rolagem. A cartilagem pode ser remodelada e tensionada para obter definição sem a ressecção tradicional.
- A definição da ponta é obtida quando as cartilagens laterais inferiores são empurradas contra o envelope de tecido mole para criar polígonos estéticos do nariz. Os enxertos de extensão septal são uma maneira confiável de obter maior projeção da ponta, enquanto a preservação e a reconstituição do complexo do ligamento de rolagem fecham o espaço morto e estabilizam a projeção da ponta nasal.
- A preservação dorsal evita a necessidade de enxerto da abóbada média e proporciona um dorso natural e estreito.
- Nem todo paciente será candidato a uma rinoplastia de preservação total (PR). A PR é uma filosofia, não uma técnica específica.

13.1 Introdução

A rinoplastia de preservação (PR) é um capítulo novo e em evolução na história da rinoplastia. O termo foi cunhado por Rollin Daniel em 2018 e representa uma mudança fundamental na filosofia da rinoplastia.[1] Assim como a piezocirurgia transformou a cirurgia de rinoplastia da abóbada óssea, a PR também a transformou, pois os cirurgiões repensaram o dogma tradicional. Em muitos casos, o ensino padrão de reduzir e reconstruir pode ser substituído por preservar e remodelar. A rinoplastia estrutural evoluiu à medida que os cirurgiões perceberam que, quando a anatomia nasal é desmontada, removida e/ou diminuída, ela deve ser reconstruída e fortalecida para resistir às forças do inchaço, do espaço morto e da contratura da cicatriz. Entretanto, se a anatomia for preservada, menos reconstrução estrutural será necessária e a cicatrização poderá ser mais rápida e previsível. Este capítulo analisa os princípios da PR, bem como as técnicas e a aplicabilidade. Ele também abordará como incorporá-los em sua prática de rinoplastia.

13.2 Classificação

- A PR é composta pelas três partes a seguir:
  - Elevação da manga de pele em um plano subpericondral-subperiosteal, preservando ou reconstituindo o ligamento de Pitanguy e o complexo do ligamento *scroll*.
  - Preservação do dorso osteocartilaginoso ou cartilaginoso.
  - Manutenção das cartilagens laterais inferiores com excisão mínima e obtenção da forma desejada usando suturas e tensionamento.
- A PR refere-se a três componentes, um dos quais é a preservação dorsal (DP) – os dois termos não devem ser usados de forma intercambiável.

13.2.1 Manga de Pele

- Durante décadas, os cirurgiões preferiram o plano do sistema musculoaponeurótico subsuperficial (subSMAS) ao elevar a manga da pele, pois ele é relativamente menos vascular e perturbador do que o plano subcutâneo utilizado anteriormente.
- A dissecção subSMAS ainda está associada a inchaço pós-operatório significativo, dormência, remodelação prolongada da cicatriz, criação de espaço morto e endurecimento.
- O afinamento de longo prazo da pele e do envelope de tecido mole (SSTE) é uma grande preocupação, conforme observado por Tardy e demonstrado por Toriumi.[2,3]
- Em contraste, a elevação do envelope de tecido mole (STE) em uma dissecção subpericondrial-subperiosteal (SSD) contínua resulta em inchaço mínimo, sensação quase normal, remodelação mínima da cicatriz e evita o afinamento de longo prazo do SSTE.[4] A elevação do SSTE como uma única folha é fundamental para minimizar os problemas de curto e longo prazo do SSTE.

13.2.2 Dorsal

- Na maioria das rinoplastias realizadas atualmente, a giba dorsal é ressecada, o que leva à criação de um "teto aberto", exigindo osteotomias e reconstrução da abóbada média com suturas de tensionamento da cartilagem lateral superior, enxertos expansores ou retalhos expansores.
- À medida que o dorso cicatriza, especialmente na área da *keystone*, vários problemas podem ocorrer se as osteotomias forem ruins, a reconstrução da abóbada média for ruim, o remanescente septal for fraco ou a tensão permanecer na espinha nasal anterior ou na placa perpendicular do etmoide.
- Nesses desafios técnicos, além do fato de que os enxertos são parcialmente reabsorvidos, a cartilagem enfraquece, os ossos inclinam-se e a cicatrização não é controlada, o que pode resultar em irregularidades dorsais de longo prazo.
- Em contraste, a PD mantém as estruturas dorsais o máximo possível e, ao mesmo tempo, elimina a giba dorsal usando a ressecção septal seguida de osteotomias para reduzir a altura da linha dorsal. Assim, modifica-se o dorso sem destruir parte ou toda a sua anatomia normal.
- Como resultado, não é necessária a reconstrução da abóbada média e as linhas estéticas dorsais são mantidas.

- Quando essa revolução da rinoplastia dorsal começou, há cerca de 6 anos, Saban simplificou o procedimento *pushdown* original de Cottle, ressecando uma faixa septal subdorsal alta, o que permite que a convexidade dorsal se achate.[5,6] Nos últimos 6 anos, os cirurgiões tornaram-se mais familiarizados com a remoção de faixas de diferentes partes do septo – alta, média e baixa.
- A mobilização e o abaixamento de toda a pirâmide óssea nasal são obtidos com um procedimento de *pushdown* ou *letdown* (técnica de impactação).
- Um procedimento de empurrar para baixo (*pushdown*) abaixa a pirâmide óssea na abertura piriforme.
- O procedimento *letdown* também abaixa a pirâmide óssea; entretanto, o osso também é removido lateralmente na junção do nariz com a maxila. Em um procedimento de rebaixamento (*letdown*), a pirâmide óssea pode ficar sobre o processo ascendente da maxila ou descer até a abertura piriforme.
- Além disso, as técnicas de conversão da cartilagem (também conhecidas como técnicas de superfície) são frequentemente utilizadas, nas quais a abóbada da cartilagem é mantida, com ou sem a capa óssea, e as osteotomias tradicionais são usadas para tratar os ossos. Muitas variações foram descritas, muitas delas preservando apenas parcialmente as estruturas, mas a questão é que os cirurgiões descobriram que preservar o máximo de estrutura possível leva a resultados mais previsíveis.

13.2.3 Cartilagens Laterais Inferiores

- Tradicionalmente, os cirurgiões alcançavam o formato de ponta desejado usando uma combinação de excisão, incisão, suturas e enxertos. Embora os resultados tenham sido bons no início, uma porcentagem significativa desses casos se degradou com o tempo.
- Com a adoção da sutura da ponta e do suporte estrutural usando vários enxertos de escora columelar, enxertos de extensão septal e procedimentos de língua no sulco, os resultados intermediários melhoraram drasticamente com a manutenção da projeção e menos deformidades na ponta.
- A cirurgia de ponta com PR avança ainda mais ao preservar virtualmente toda a cartilagem lateral inferior, bem como o complexo ligamentar, o que melhora a função e reduz possíveis problemas.
- Além disso, as revisões são muito mais simples. A combinação da exposição subpericondral, da preservação dos ligamentos e da manutenção da cartilagem lateral inferior representa um novo desenvolvimento dramático na cirurgia de preservação da ponta.
- Devido à grande variedade de anatomia, objetivos estéticos e populações de pacientes, os cirurgiões empregarão muitas técnicas cirúrgicas de preservação.[7]
- Uma rinoplastia de preservação completa (PR-C) consistiria em elevar o SSTE como uma única lâmina subpericondral-subperiosteal, preservando o dorso e mantendo todas as cartilagens e ligamentos laterais inferiores.
- Entretanto, a realidade é que alguns pacientes não precisarão de todas as três modalidades de preservação, resultando em uma rinoplastia com preservação parcial (PR-P).
- Por exemplo, muitos pacientes latinos têm pele grossa e uma ponta subprojetada. A ponta pode ser submetida a uma depilação extensa e a um aumento significativo. Por outro lado, o dorso é preservado e rebaixado, enquanto as cartilagens laterais inferiores são preservadas e apoiadas em um enxerto de extensão septal. Assim, o paciente pode ser classificado como uma rinoplastia de preservação parcial (PR-P(DA)). Isso indica que o dorso e as asas foram preservados, enquanto o SSTE não foi. Um exemplo disso é visto no Capítulo 48.
- Modificações semelhantes levarão a diferentes combinações de preservação, pois, em última análise, a PR é um conjunto de princípios para todos os aspectos da cirurgia de rinoplastia, bem como técnicas cirúrgicas específicas.
- O novo paradigma da PR estrutural descreve classicamente a preservação do dorso com suporte estrutural da ponta nasal.[8]

> **Dica de Especialista**
>
> *Devido à ampla diversidade de deformidades apresentadas, é necessária uma grande variedade de técnicas cirúrgicas para o tratamento do nariz. Às vezes, o cirurgião pode preservar o SSTE, o dorso e a cartilagem alar; entretanto, na maioria das vezes, o nariz só pode ser parcialmente preservado.*

13.3 Técnicas Operatórias

- A cirurgia de rinoplastia é altamente variada, com técnicas praticamente ilimitadas que são selecionadas com base na análise e nos objetivos estéticos. A descrição a seguir reflete as técnicas atuais do autor.

> **Dica de Especialista**
>
> *Cada cirurgião aplicará os princípios de preservação ao seu armamentário, dependendo do conforto do cirurgião e da população de pacientes.*

13.3.1 Elevação do SSTE

- A elevação do SSTE em um plano SSD é um procedimento de três etapas:
- Um SSD contínuo sobre o dorso por meio de uma incisão de hemitransfixação ou divisão da ponta.
- Dissecção subpericondrial da ponta.
- Conectando os dois bolsos no complexo do ligamento de rolagem.
- Deve-se observar que uma abordagem aberta é utilizada em 65% dos pacientes e a exposição é feita da seguinte maneira.
- A abordagem aberta foi usada inicialmente pelo autor porque permitiu a avaliação precisa, a execução e o aprendizado do DP e a utilização de instrumentação piezoelétrica (PEI).
- Com a experiência, o autor sentiu que uma abordagem fechada poderia ser benéfica em determinados pacientes, especialmente naqueles com pele fina, gibas em forma de V e deformidades de ponta menos difíceis.
- A experiência inicial com a abordagem fechada foi favorável e levou a um aumento gradual na porcentagem de casos realizados com uma abordagem fechada.
- Por fim, a seleção de pacientes e a adaptação de várias técnicas de DP e PEI usando uma abordagem fechada tornaram-se um desafio.
- Independentemente de ser usada uma abordagem aberta ou fechada, a dissecção dorsal é feita primeiro por meio de uma incisão de hemitransfixação unilateral, por meio da qual um plano subpericondral é inserido no ângulo septal anterior e dissecado lateralmente até o ligamento piriforme, cranialmente até a porção caudal dos ossos nasais e caudalmente até o ligamento *scroll* vertical.

- Após o término da dissecção dorsal cartilaginosa, são feitas incisões infracartilaginosas bilaterais.
- A dissecção da ponta subpericondral começa no ponto de virada da *crus* lateral e continua medialmente sobre os domos.
- A entrada em um plano subpericondral sobre as cartilagens laterais inferiores é tediosa e requer uma dissecção afiada e pequenos instrumentos para acessar o plano correto.
- Uma vez inserido, o pericôndrio levanta-se facilmente como uma folha e um elevador é usado para varrer o pericôndrio para cima.
- Nenhum sangramento ou tecido SMAS visível deve ser visto.
- Depois que o pericôndrio tiver sido levantado sobre os domos, é feita uma incisão transcolumelar (se for usada uma abordagem aberta) e as bolsas laterais e centrais são conectadas.
- Isso libera o complexo da ponta do SSTE e o ligamento de Pitanguy é encontrado, bem como as extensões laterais do ligamento – os ligamentos de rolagem vertical.
- O ligamento de Pitanguy é marcado e dividido com duas suturas em uma abordagem aberta ou mantido em uma abordagem fechada.
- Nesse ponto, os ligamentos de rolagem verticais são liberados com movimentos de varredura para cima e as dissecções dorsal e da ponta são conectadas no complexo do ligamento de rolagem.
- Por fim, é feita uma dissecção subperiosteal da pirâmide óssea até a raiz nasal e até a maxila, em preparação para a cirurgia piezoelétrica (abordagem aberta estendida).[9]
- O conceito de preservação do envelope de tecido mole pode ser levado ao próximo nível, utilizando técnicas de dissecção limitada do dorso, conforme defendido por Goksel, ou técnicas de não dissecção da pele dorsal, conforme defendido por Gola, Dogan e Finocchi.[10,11,12,13]

> **Dica de Especialista**
>
> *A preservação do envelope de tecido mole envolve um SSD da manga da pele com preservação ou reconstrução dos ligamentos nasais.*

13.3.2 Preservação do Dorso

- Após elevar o SSTE, é realizada uma ampla dissecção submucosa do septo subdorsal, bem como uma dissecção de pelo menos 5 mm sob as cartilagens laterais superiores.
- Três pontos anatômicos devem ser claramente delineados, a saber, o ângulo septal anterior (ASA), o ponto W e o ponto E.
- O ponto W pode ser definido como o ponto de separação das cartilagens laterais superiores do septo dorsal.
- A área intermediária entre o ASA e o ponto W é chamada de segmento W-ASA.
- O ponto E é onde a cartilagem quadrangular encontra a placa perpendicular do etmoide sob o dorso ósseo.
- O DP consiste em duas partes: ressecção da faixa septal para achatar e abaixar a giba dorsal e osteotomias para mobilizar a pirâmide óssea e abaixar a ponte dorsal em uma técnica de impactação (abaixamento osteocartilaginoso) ou para estreitar e/ou esculpir os ossos nasais em uma técnica de superfície (abaixamento cartilaginoso com ou sem a capa óssea).

> **Dica de Especialista**
>
> *A DP é útil e pode ser usada em combinação com o enxerto estrutural da ponta nasal.*

Remoção da Tira Septal

- A remoção da faixa septal é realizada usando uma faixa septal alta com (retalho em Z subdorsal) ou sem retalho, ou uma técnica de faixa septal baixa.
- No pré-operatório, a posição do dorso ideal é marcada no perfil do paciente.
- Isso permite a visualização do tamanho e do formato da(s) tira(s) que será(ão) removida(s).
- Deve-se observar que, na cirurgia de DP, a quantidade de septo removida é diferente e ligeiramente maior do que a redução pretendida, porque o dorso está se abaixando E achatando-se.
- Na técnica de faixa septal alta, a ressecção inicial da faixa começa aproximadamente 10 mm cefálica em relação ao ASA no ponto W.
- O segmento W-ASA será modificado no momento da cirurgia de ponta.[13]
- Inicialmente, 2 a 3 mm do septo são ressecados diretamente sob o dorso.
- Isso é feito para testar como o dorso se moverá.
- As tesouras curvas são usadas para o corte anterior, a fim de ficar imediatamente abaixo do dorso, e as tesouras retas, para o corte posterior, para garantir um corte reto.
- Depois que a tira de cartilagem é removida, uma porção triangular cônica da placa perpendicular do etmoide é ressecada de forma incremental (se necessário e se for escolhida uma técnica de impactação) usando PEI e/ou um *rongeur* estreito e longo.
- Qualquer septo remanescente na superfície inferior da abóbada osteocartilaginosa é marcado com uma tesoura para ajudar a quebrar a tensão da articulação condro-óssea.[14]
- O retalho subdorsal em Z é uma técnica de faixa alta em que um retalho é utilizado para abaixar e flexionar o dorso. Esse procedimento será analisado em outro capítulo.
- Na técnica de faixa septal baixa, a cartilagem quadrangular é completamente liberada da pré-maxila, da espinha nasal anterior, do vômer e da placa perpendicular do etmoide - uma verdadeira septoplastia de porta giratória.
- Um corte posterior é feito caudalmente até o ponto mais alto da giba nasal (do ponto E até o sifão).
- Isso libera o retalho de cartilagem quadrangular com seu ponto de articulação no ápice (sifão) da giba osteocartilaginosa.
- Inicialmente, 2 a 3 mm do septo são ressecados na borda posterior do retalho de cartilagem quadrangular.
- Isso é feito para testar como o dorso se moverá à medida que o retalho de cartilagem quadrangular gira e avança caudalmente.
- Depois que a tira de cartilagem é removida, uma porção triangular cônica da placa perpendicular do etmoide é ressecada de forma incremental (se necessário e se for escolhida uma técnica de impactação) usando PEI e/ou um *rongeur* estreito e longo.

Osteotomias

- Após a remoção da faixa inicial de 2 a 3 mm do septo, são realizadas osteotomias, dependendo da escolha de uma técnica de impactação ou de superfície.

Técnica de Impactação (Abaixamento de Toda a Abóbada Osteocartilaginosa)

- Depois que a tira inicial de 2 a 3 mm do septo é removida, o triângulo de Webster é removido bilateralmente em todos os procedimentos de impactação, pois esse é um ponto de bloqueio para a impactação e pode restringir o fluxo de ar no nível do corneto inferior.

- Uma porção triangular com base caudal do processo frontal da maxila é removida, geralmente medindo de 6 a 8 mm em sua base e de 8 a 10 mm de comprimento.
- Uma vez concluído esse procedimento, é iniciada uma osteotomia de baixo para baixo no osso nasal esquerdo do paciente com uma serra curva a partir da borda da abertura piriforme ao longo da base do nariz.
- O autor prefere a piezotecnologia porque:
  - A exposição é máxima com a abordagem aberta estendida.
  - Os cortes são precisos e podem ser feitos em vários ângulos em relação à face do maxilar.[15]
- A angulação sagital permite o abaixamento da abóbada óssea na abertura piriforme, pois os cortes paralelos à maxila tornam o movimento medial mais difícil.
- Depois que a osteotomia de baixo para baixo é feita, a serra é curvada para iniciar a osteotomia transversal até a linha média.
- Isso é repetido no osso nasal direito, encontrando-se na linha média transversal na "osteotomia radix".
- Se for desejada uma articulação do dorso, o polegar dominante é usado para criar uma fratura em forma de bastão verde no radix.
- Se a redução do radix for desejada, a osteotomia do radix é concluída e conectada à ressecção da placa perpendicular.
- A pirâmide óssea nasal é liberada e o nariz é mobilizado com movimentos laterais para empurrar o piriforme para baixo.
- Às vezes, há áreas de contato ósseo que precisam ser liberadas ainda mais e podem ser verificadas usando-se a abordagem totalmente aberta.
- Depois que a pirâmide óssea é liberada, o cirurgião verifica o movimento do dorso para ver se são necessárias outras ressecções septais.
- Outras ressecções são feitas em incrementos de 1 a 2 mm enquanto se observa o movimento do dorso.
- Os retoques finais no dorso são feitos caudalmente perto do ASA, onde o septo propriamente dito é removido.
- O trabalho septal é feito para colher cartilagem ou para redefinir o septo caudal somente após a descida.
- Se o nariz não estiver impactando adequadamente, vários pontos de bloqueio devem ser verificados, inclusive nas linhas de osteotomia lateral, sob o dorso próximo ao local da osteotomia do radix e ao longo do septo, onde deveria ocorrer o abaixamento.
- Se o achatamento for difícil, geralmente é útil fazer uma liberação lateral da keystone ou remover uma pequena quantidade da capa óssea para liberar a articulação.
- Em uma abordagem fechada, são feitas quatro incisões – duas incisões endonasais e uma incisão de 2,5 mm em cada lado da ponte nasal no nível do canto medial.
- Com base na experiência, o autor executa um procedimento em duas etapas – primeiramente, a marcação dos ossos com um osteótomo de 2 mm e, em seguida, um corte definitivo com uma pequena serra piezoelétrica e água gelada.
- Primeiro, a osteotomia com um osteótomo de 2 mm é realizada através das incisões da ponte, e o periósteo é marcado ao longo das linhas de osteotomia transversal e radial.
- A serra piezoelétrica menor e reta é então introduzida através das incisões da ponte e as osteotomias transversais e radiais são realizadas com água gelada que foi resfriada em um banho de gelo por pelo menos 30 minutos.
- É muito importante que o assistente do cirurgião pingue água gelada na incisão para evitar qualquer dano à pele ou hiperpigmentação.
- Após a conclusão dessas osteotomias, são realizadas osteotomias de baixo para baixo com uma serra piezoelétrica longa e reta através das incisões endonasais.
- Primeiro, são criados túneis subperiosteais nos lados lateral e medial do osso nasal, e uma lima estreita e agressiva é usada para marcar a linha de osteotomia de baixo para baixo e para realizar uma ostectomia (afinamento) do osso nasal lateral.
- Em seguida, a serra piezoelétrica é usada para completar o corte para um pushdown ou um rongeur é usado para remover o osso nasal lateral para um letdown.
- Deve-se observar que, mesmo em uma abordagem fechada, a modificação da capa óssea e o tratamento de pequenas assimetrias são possíveis com as limas piezoelétricas, especialmente na área da quilha lateral.
- Se o envelope da pele estiver apertado, uma incisão intercartilaginosa direita é adicionada à incisão de transfixação unilateral para melhor exposição.

Técnica de Superfície (Rebaixamento da Abóbada Cartilaginosa com ou sem a Capa Óssea)

- Se for escolhida uma técnica de superfície, toda a rinoescultura piezoelétrica, a modificação da capa óssea e as osteotomias mediais são feitas primeiro com facilidade, devido à abordagem aberta estendida.
- Se a capa óssea precisar ser modificada ou removida, isso será feito com uma inserção piezoelétrica.
- Se a capa óssea tiver de ser liberada e incluída no rebaixamento da abóbada cartilaginosa, uma serra piezoelétrica reta é usada para fazer duas osteotomias paramedianas com leve angulação medial para liberar um triângulo de osso.
- Em nenhum momento deve ser introduzida uma lima, pois ela desalojará a capa óssea.
- Depois que o osso é removido, modificado ou preservado, é realizada uma liberação lateral da keystone para separar a abóbada da cartilagem da abóbada óssea, pois isso permite a descida da giba e a flexão da articulação.
- Por fim, todas as bordas salientes do osso medialmente são suavizadas com limas piezoelétricas.
- Depois que a giba foi abaixada e achatada, as osteotomias tradicionais são executadas com as serras piezoelétricas.
- As osteotomias oblíquas mediais são feitas primeiro com uma serra piezoelétrica pequena e reta.
- Em segundo lugar, as osteotomias laterais são realizadas com serras curvas.
- As fraturas completas são preferidas para o estreitamento máximo e os orifícios de perfuração são facilmente colocados em cada osso nasal, caso seja necessário suturá-los.
- Se for usada uma abordagem fechada, toda a rinoescultura piezoelétrica, a modificação da capa óssea e as osteotomias mediais serão feitas por meio das incisões infracartilaginosas.
- Raramente (menos de 10%), um paciente terá uma protuberância aguda ou um envelope de tecido mole apertado, exigindo uma incisão intercartilaginosa unilateral para aumentar a exposição.

Fixação

- A fixação é uma etapa importante para evitar a giba residual no pós-operatório, o que levaria a uma cirurgia de revisão.
- Usando uma técnica de faixa baixa, a fixação é realizada na espinha nasal anterior depois que o retalho de cartilagem quadrangular tiver girado e avançado para sua nova posição.

- Toda a tensão deve ser retirada do retalho para que ele não se retraia cefalicamente com depressão da região da supraponta e retração da columela.
- Com uma técnica de tira alta, a fixação da sutura do dorso pode ser feita em três pontos, conforme descrito anteriormente.[16]
- Depois que o nariz é aberto, furos são colocados nos ossos nasais lateralmente no ponto de projeção máxima da giba (ponto de sifão).
- Depois que o dorso é abaixado até a altura adequada, uma sutura PDS 4-0 é passada do orifício de perfuração esquerdo até o septo remanescente, aproximadamente 7 a 8 mm posterior à borda anterior do septo dorsal, e de volta pelo orifício de perfuração direito.
- A posição do dorso é verificada e a sutura é amarrada, prendendo a parte mais projetada do dorso ao septo remanescente.
- Uma segunda sutura é feita no aspecto mais caudal do dorso, fixando as cartilagens laterais superiores (ULCs) distais ao septo remanescente no ponto W. Essa sutura é muito útil, pois pode ser suturada para um lado ou para o outro se o dorso cartilaginoso estiver desviado. Essa sutura é muito útil, pois o dorso pode ser suturado para um lado ou para o outro se o dorso cartilaginoso estiver desviado.
- Além disso, as ULCs podem ser fixadas acima do dorso para ganhar de 1 a 2 mm de projeção, se necessário.
- A última sutura é colocada entre as duas primeiras suturas, certificando-se de travar todo o dorso conforme necessário. Essa sutura pode ser usada para alargar, estreitar ou corrigir pequenas assimetrias no dorso, dependendo de como for colocada. Por exemplo, uma sutura colocada no sulco da abóbada cartilaginosa (linha média) fará com que a abóbada média se alargue. Como alternativa, uma sutura pode ser colocada como um colchão horizontal para estreitar o dorso. Várias suturas podem ser usadas conforme necessário.
- Em uma abordagem fechada, se for usada uma técnica de faixa alta, um ponto extramucoso de sutura PDS 4-0 em uma agulha reta é usado para travar o dorso no ponto mais alto da saliência inicial, conforme descrito por Teoman Dogan ("teo-stitch").[11]

13.3.3 Preservação das Cartilagens Laterais Inferiores

- A preservação das cartilagens laterais inferiores, e, em particular, da *crus* lateral, é um conceito relativamente recente.
- As etapas essenciais são obter o suporte da ponta com suportes, moldar a cartilagem domal com suturas e controlar a *crus* lateral com técnicas de tensionamento, minimizando a excisão.

Enxerto de *Strut* Columelar *versus* Enxerto de Extensão Septal

- Em todos os casos, é usado um enxerto de suporte columelar ou um enxerto de extensão septal.
- As imagens pré-operatórias, a simulação do resultado pós-operatório e a avaliação da espessura da pele orientam a decisão.
- Uma abordagem aberta e um enxerto de extensão septal são usados nos seguintes casos clínicos:
  - Uma ponta subprojetada.
  - Uma ponta normalmente projetada envolta em um SSTE espesso.
  - Uma ponta projetada normalmente, mas o paciente solicita uma definição máxima da ponta.
  - Uma ponta com grande assimetria crural.
- Uma abordagem fechada com enxerto de suporte columelar e preservação dos ligamentos é preferível nos seguintes casos:
  - Projeção normal.
  - Superprojeção.
  - O desejo de uma ponta elástica e móvel (o paciente rejeita a noção de uma ponta mais rígida no pós-operatório).
- Se for escolhido um enxerto de suporte columelar, a preservação dos ligamentos é crucial para manter o suporte da ponta.[17]
- Em casos com um enxerto de suporte columelar, o septo é exposto por meio de uma incisão de transfixação unilateral direita. Essa incisão é uma incisão transeptal, pois deixa de 1 a 2 mm de septo caudal preso ao septo membranoso. Ao usar essa abordagem, o ligamento de Pitanguy permanece intacto, e esse "suporte posterior" pode ser usado para controlar a projeção da ponta e o contorno da supraponta.[18]
- Após a conclusão do trabalho dorsal, os ligamentos nasais (ligamentos de Pitanguy e *scroll* bilateral) são recolocados e a sutura da ponta é realizada.
- O enxerto de escora columelar é então inserido e fixado ao complexo da ponta de forma flutuante. A haste não aumenta a projeção e apenas ajuda a manter o suporte da ponta.
- Por fim, a haste posterior é recolocada no septo caudal.
- O ligamento de Pitanguy suturado fornece suporte adicional para a ponta e comprime o lóbulo da infraponta.
- Para estabilizar a base do nariz, muitas vezes é adicionada uma sutura columelar adicional de enxerto septal ou língua no sulco das placas de pé crural para o septo caudal posterior. Isso ajuda a manter a projeção e a rotação.
- Se for escolhido um enxerto de extensão septal, a preservação dos ligamentos é crucial para fechar o espaço morto nas regiões da supraponta e de rolagem e para controlar o redesenho do tecido mole.
- O septo é exposto por meio de uma incisão de divisão da ponta, na qual o tecido mole é dividido dos domos até o segmento da platina das *crura* mediais. Esse tecido mole é eventualmente reparado cefalicamente ao enxerto de extensão septal para dar suporte ao tecido mole.
- Ao usar um enxerto de extensão septal, é fundamental garantir que o enxerto esteja na linha média.
- O enxerto em taco é preferido quando a cartilagem septal é laminada ao redor da extremidade do septo caudal. Deve-se tomar cuidado para garantir que a porção posterior do enxerto não "salte" para dentro da via aérea nasal ou cause distorção da platina. A extremidade caudal do enxerto pode ser adaptada para criar uma curva estética do lóbulo da infraponta. Isso ajudará a evitar a necessidade de enxertos de contorno.
- Após a conclusão do trabalho dorsal, o enxerto de extensão septal é fixado e, em seguida, a sutura da ponta é realizada juntamente com a fixação do complexo da ponta acima do enxerto para manter uma ponta macia.
- Quando a ponta é finalizada, os ligamentos nasais são recolocados.

Definição do Domo

- A definição do domo e os destaques estéticos da ponta são obtidos com suturas.
- Com uma dissecção subpericondral, as cartilagens laterais inferiores são significativamente mais maleáveis e mais fáceis de moldar com suturas.

- Uma ou a combinação de duas suturas é usada para a criação do domo com posicionamento lateral (dependendo da quantidade de roubo lateral crural).[19]
- A sutura da ponta do crânio, conforme descrita por Kovacevic, é um ponto triangular ao longo do neodomo.[20] Esse ponto dá definição ao domo e, ao mesmo tempo, endireita e fortalece as *crura* laterais.
- A sutura do domo cefálico, conforme descrita por Cakir, é uma sutura mais agressiva.[18] Ela é usada como uma sutura simples amarrada na borda cranial do neodomo.
- Intrinsecamente, a sutura do domo cefálica faz a mesma coisa que a sutura da ponta do crânio; no entanto, ela proporciona um domo mais nítido, mais concavidade para as *crura* laterais e maior eversão da borda caudal das *crura* laterais.
- Mais de uma sutura pode ser usada em cada domo e/ou ambas as suturas podem ser usadas, dependendo do formato da cartilagem.

Tensionamento Lateral do Crânio

- Quando as cartilagens da ponta são expostas, a ponta nasal é avaliada. Exceto em alguns casos, tenta-se manter toda a *crus* lateral e não violar o ligamento de rolagem longitudinal.
- Na maioria das vezes, um roubo lateral da crista é planejado para criar o ponto ideal do domo, otimizar a projeção/rotação e esticar e endireitar as *crura* laterais enquanto se everte a borda caudal. Essa técnica proporciona projeção, rotação e alongamento do lóbulo da infraponta (ponta intrínseca). Além disso, um roubo crural lateral ajuda a tensionar a *crus* lateral e o complexo da ponta, dando-lhe força e rigidez.
- A sequência a seguir é usada:
  - O neodomo é marcado bilateralmente e verificado para garantir que os novos comprimentos crurais laterais do neodomo até os pontos de giro crurais laterais sejam iguais.
  - Depois que as suturas de criação do domo são inseridas, os domos são novamente verificados para garantir que as distâncias do domo ao ponto de giro sejam iguais nos lados direito e esquerdo com tensionamento igual.
  - Uma sutura de equalização domal, conforme descrito por Daniel, ou uma sutura em forma de oito, é colocada para criar a simetria da ponta.[2]
  - A última etapa é fixar o segmento lobular das *crura* mediais ao enxerto de suporte columelar ou ao enxerto de extensão septal.
  - Em última análise, o tensionamento crural lateral ocorre devido a três fatores:
    - Primeiro, as suturas de criação domal criam tensão formando uma *crus* lateral mais plana e mais forte.
    - Em segundo lugar, o roubo crural lateral cria tensão ao encurtar e endireitar a *crus* lateral.
    - Terceiro, a fixação em um suporte e, especialmente, em um enxerto de extensão septal tensiona a ponta medialmente.
- A combinação dos três fatores cria um complexo de pontas bem estruturado e tensionado em todas as três pernas do tripé.
- Mesmo que sejam necessários enxertos de suporte crurais laterais, tenta-se colocá-los sob as *crura* laterais sem reposicionamento para manter o complexo da ponta e o ligamento de rolagem longitudinal.

> **Dica de Especialista**
>
> *A preservação da cartilagem lateral inferior permite a remodelação da ponta sem técnicas de excisão e sem o uso de vários enxertos.*

13.4 Análises de Casos

13.4.1 Caso 1

Uma mulher caucasiana de 32 anos de idade apresentava uma pequena protuberância dorsal, um cavado médio estreito e uma ponta bulbosa e protuberante ao sorrir (▶ Fig. 13.1a-h).

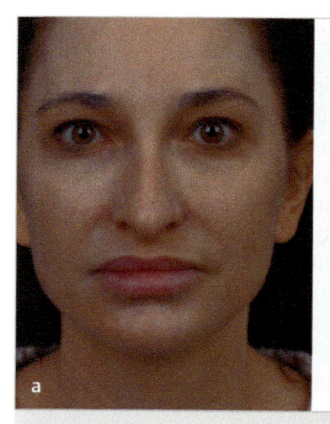

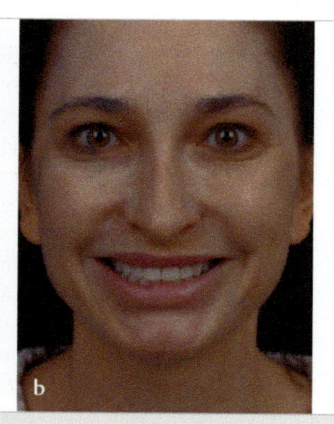

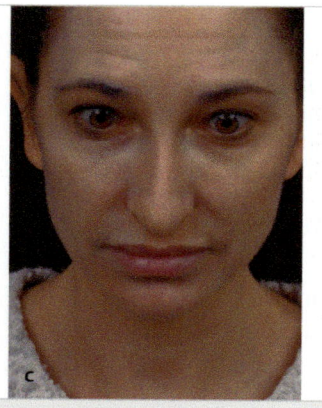

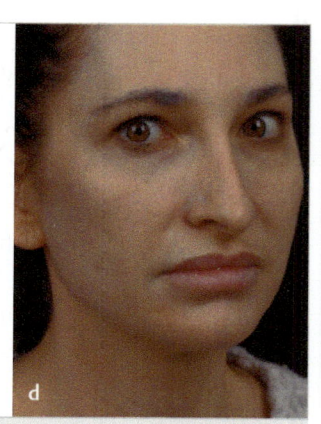

Fig. 13.1 (a-o) Uma mulher caucasiana de 32 anos de idade apresentava uma pequena giba dorsal, uma abóbada média estreita e uma ponta bulbosa e protuberante ao sorrir. Uma abordagem fechada foi usada para fazer um nariz menor com uma dissecção subpericondrial-subperiosteal (SSD) completa do envelope de tecido mole nasal. Foi utilizado um *pushdown* de cartilagem de faixa alta (técnica de superfície), incluindo a capa óssea para abaixar a abóbada da cartilagem, e foram realizadas osteotomias padrão de baixo para baixo e transversais. Todos os cortes ósseos foram feitos com serras piezoelétricas. Permitiu-se que a abóbada cartilaginosa se alargasse com uma liberação limitada da *keystone* lateral para ampliar a abóbada. Um retalho de cartilagem alar deslizante de 3 mm foi usado para diminuir o volume das *crura* laterais, e um roubo crural lateral de 4,5 mm foi realizado bilateralmente. A ponta foi apoiada em um enxerto de suporte columelar. Os ligamentos verticais de rolagem foram recolocados no final do caso. Ela é mostrada em um ano de pós-operatório. *(Continua)*

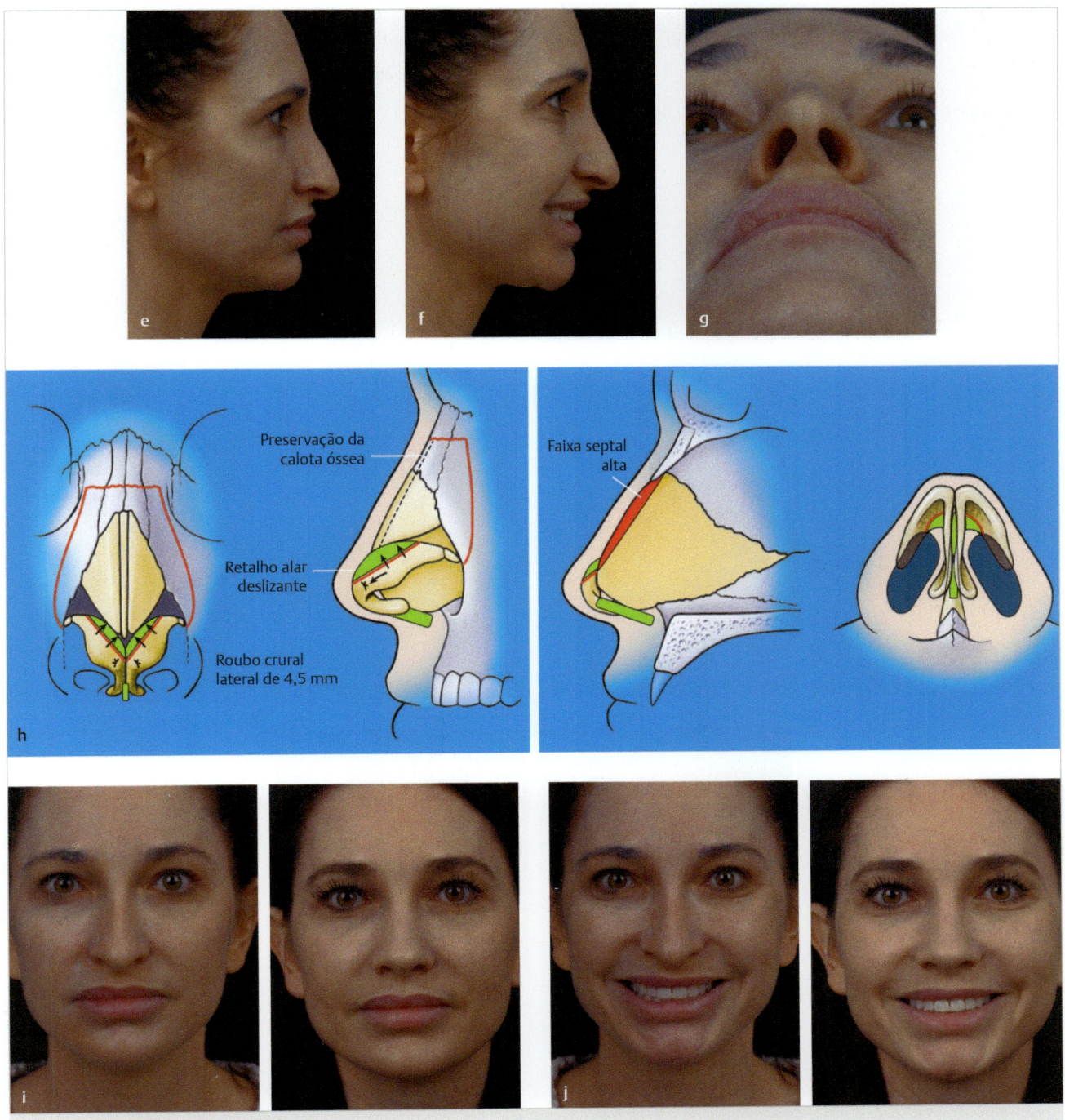

Fig. 13.1 *(Continuação)* (**e-j**). *(Continua)*

Princípios da Rinoplastia de Preservação

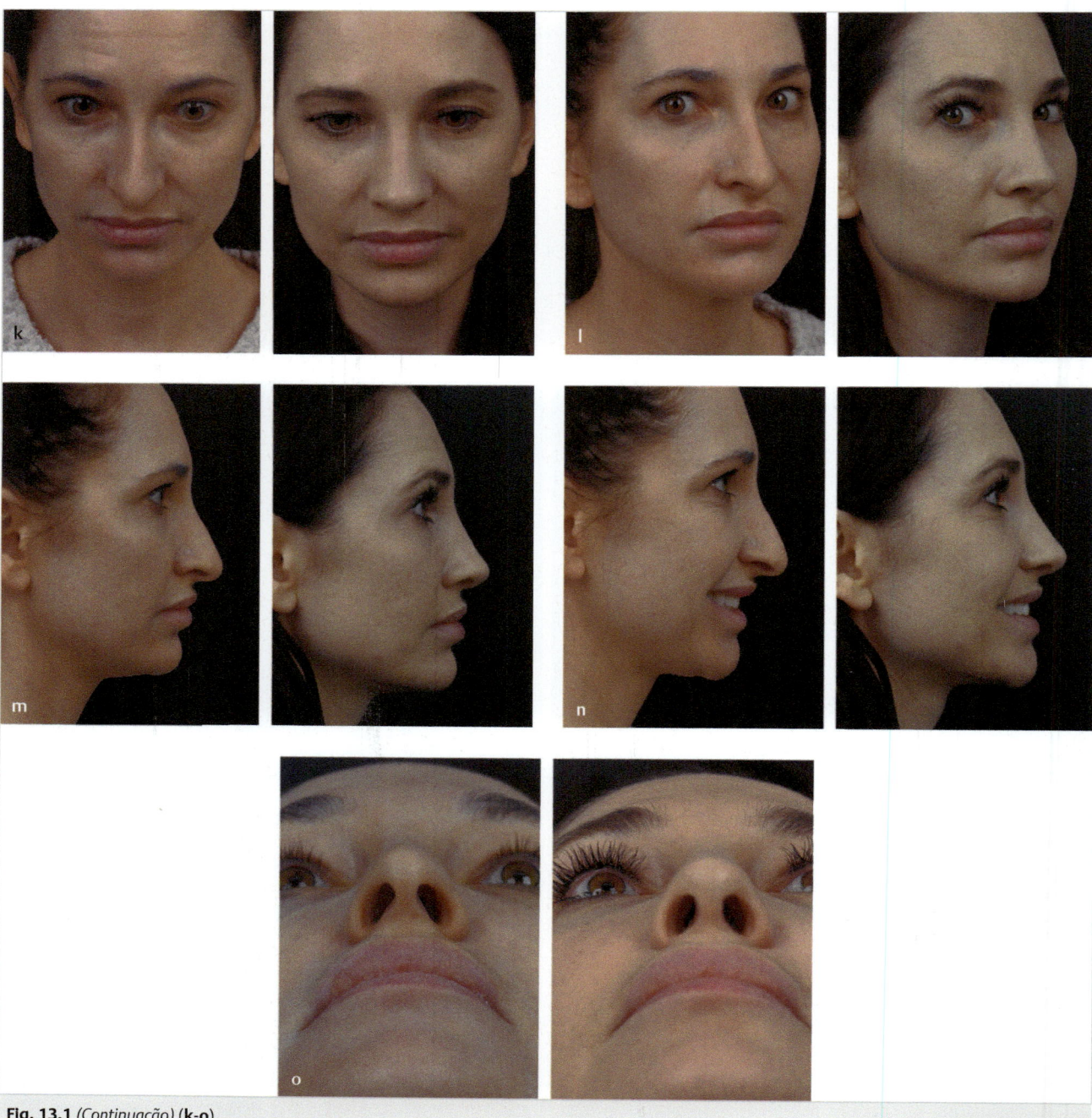

Fig. 13.1 *(Continuação)* **(k-o)**.

13.4.2 Caso 2

Uma mulher hispânica de 29 anos de idade apresentava uma giba dorsal cifótica em forma de S, um nariz desviado e uma ponta bulbosa e subprojetada ao sorrir (▶ Fig. 13.2a-g).

13.4.3 Caso 3

Um homem branco de 42 anos de idade apresentava uma giba dorsal em forma de V, uma ponta inclinada ao sorrir e uma ponta superprojetada/assimétrica (▶ Fig. 13.3a-g).

13.5 Conclusão

Tanto a abordagem aberta quanto a fechada têm indicações e mecânicas diferentes, dependendo da ponta e das deformidades dorsais. A PR fechada é preferida com pele fina, modificação dorsal mínima, preservação osteocartilaginosa (técnicas de impactação), deformidades de ponta menos complexas e narizes superprojetados. A PR aberta é preferida quando é necessária mais modificação dorsal para realizar a PD e com ossos nasais em forma de S, deformidades de ponta mais complexas e necessidade de aumento da ponta. A rinoplastia dorsal estrutural é

13.5 Conclusão

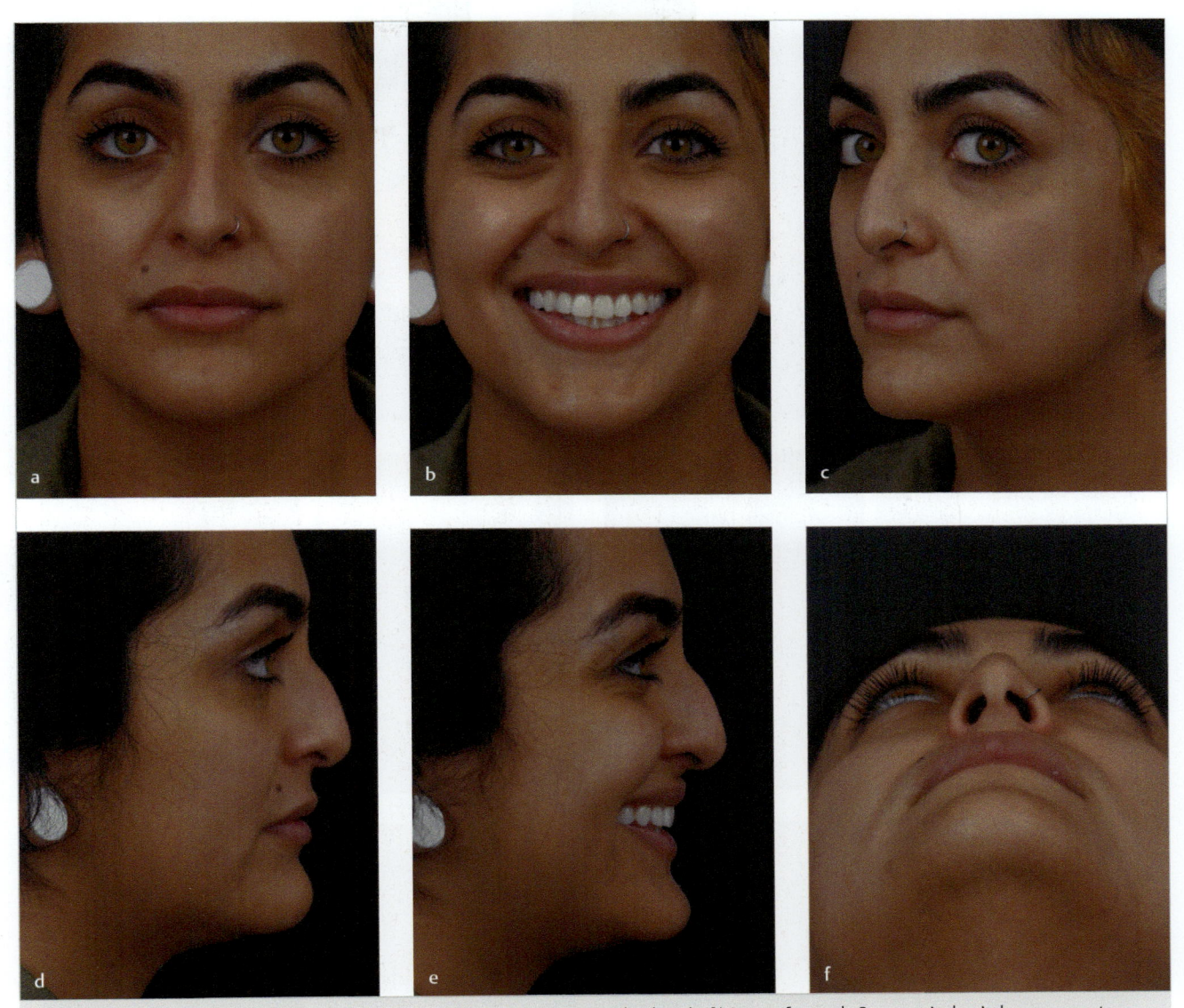

Fig. 13.2 (a-m) Uma mulher hispânica de 29 anos de idade apresentou uma giba dorsal cifótica em forma de S, um nariz desviado e uma ponta bulbosa e subprojetada ao sorrir. Foi utilizada uma abordagem aberta para aumentar a ponta e obter acesso aos ossos nasais cifóticos que exigiriam remodelação significativa. Foi realizada uma dissecção do sistema musculoaponeurótico subsuperficial (subSMAS) da ponta nasal e uma dissecção subperiocondrial-subperiosteal (SSD) do dorso nasal. Foi utilizado um *pushdown* de cartilagem de faixa alta (técnica de superfície), incluindo a capa óssea para abaixar a abóbada da cartilagem. Foram realizadas osteotomias piezoelétricas assimétricas, incluindo a bilateral de baixo para baixo, a oblíqua medial direita e a transversal esquerda para endireitar a pirâmide óssea. Foi realizada uma septoplastia para realocar o desvio de septo. Não foi realizada ressecção cefálica alguma e foi feito um roubo crural lateral de 2,5 mm bilateralmente. A ponta foi apoiada em um enxerto de extensão septal em taco. Os ligamentos de rolagem vertical foram recolocados no final do caso para fechar o espaço morto. A paciente é mostrada em um ano de pós-operatório. *(Continua)*

Princípios da Rinoplastia de Preservação

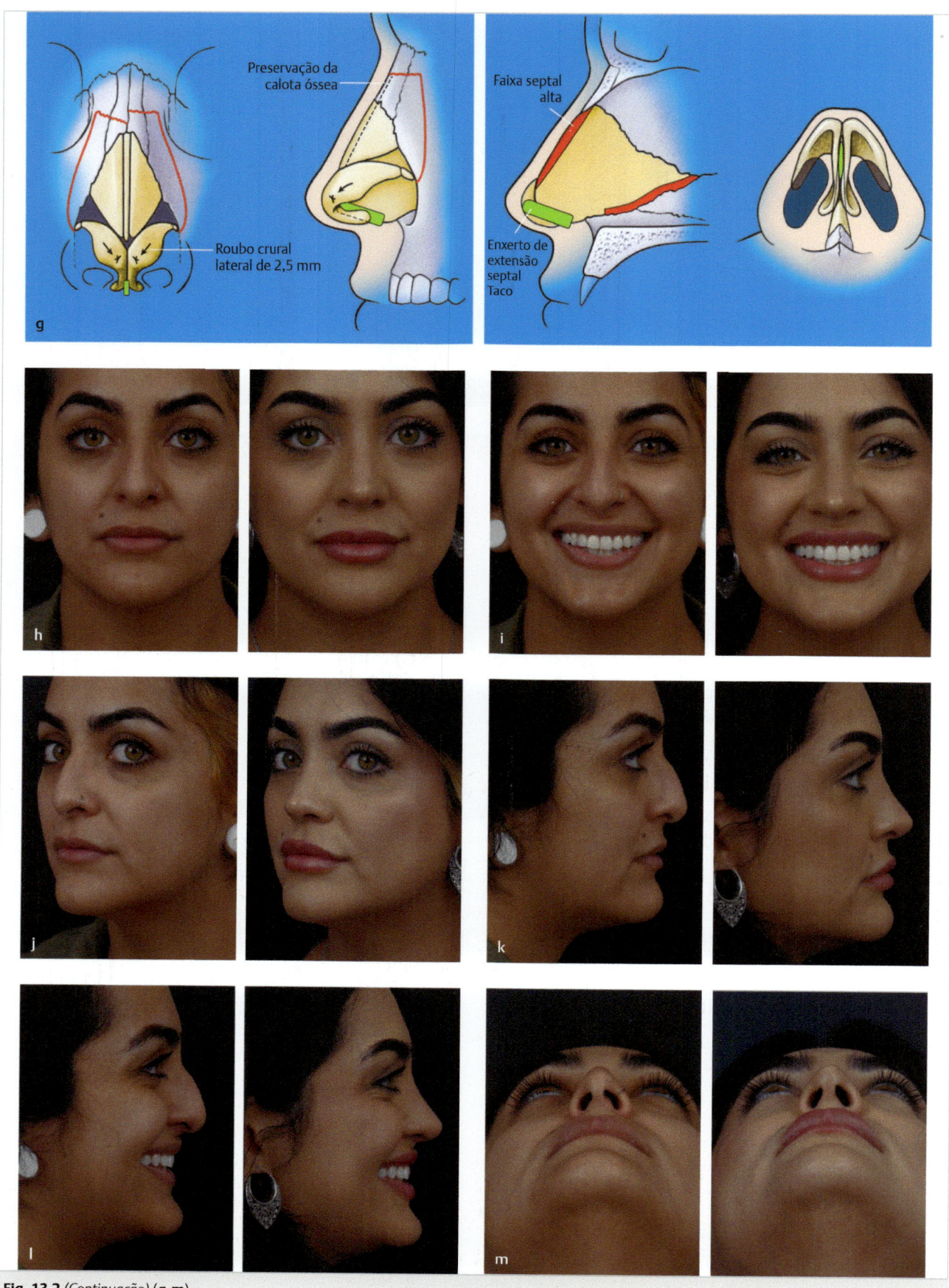

Fig. 13.2 *(Continuação)* (g-m).

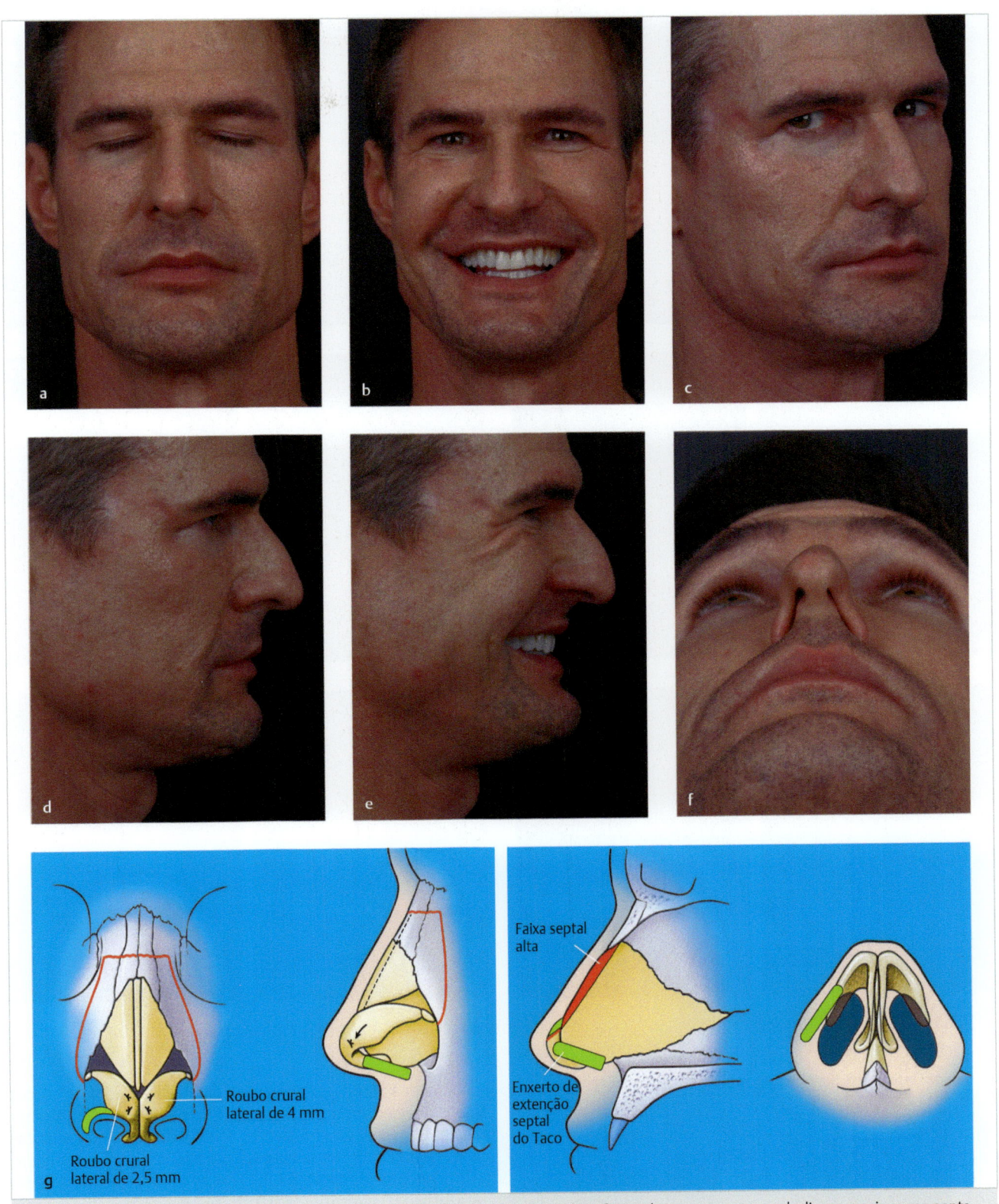

Fig. 13.3 (a-m) Um homem branco de 42 anos de idade apresentava uma giba dorsal em forma de V, uma ponta em declive ao sorrir e uma ponta superprojetada/assimétrica. Uma abordagem aberta foi usada com uma dissecção do sistema musculoaponeurótico subsuperficial (subSMAS) para enxerto estrutural da ponta; no entanto, a pele do dorso não foi levantada. Foi realizado um procedimento de rebaixamento de 6 mm em faixa alta, e todos os cortes ósseos foram feitos com serras piezoelétricas. Um enxerto de extensão septal em taco foi usado para apoiar a ponta com um roubo lateral de 2,5 mm à direita e um roubo crural lateral de 4 mm à esquerda. Um enxerto de borda alar articulada direita também foi usado para corrigir a retração da narina. Os ligamentos verticais de rolagem foram recolocados no final do caso para fechar o espaço morto. Também foi realizada uma elevação direta da sobrancelha. Ele é mostrado em um ano de pós-operatório. *(Continua)*

Princípios da Rinoplastia de Preservação

Fig. 13.3 *(Continuação)* (**h-m**).

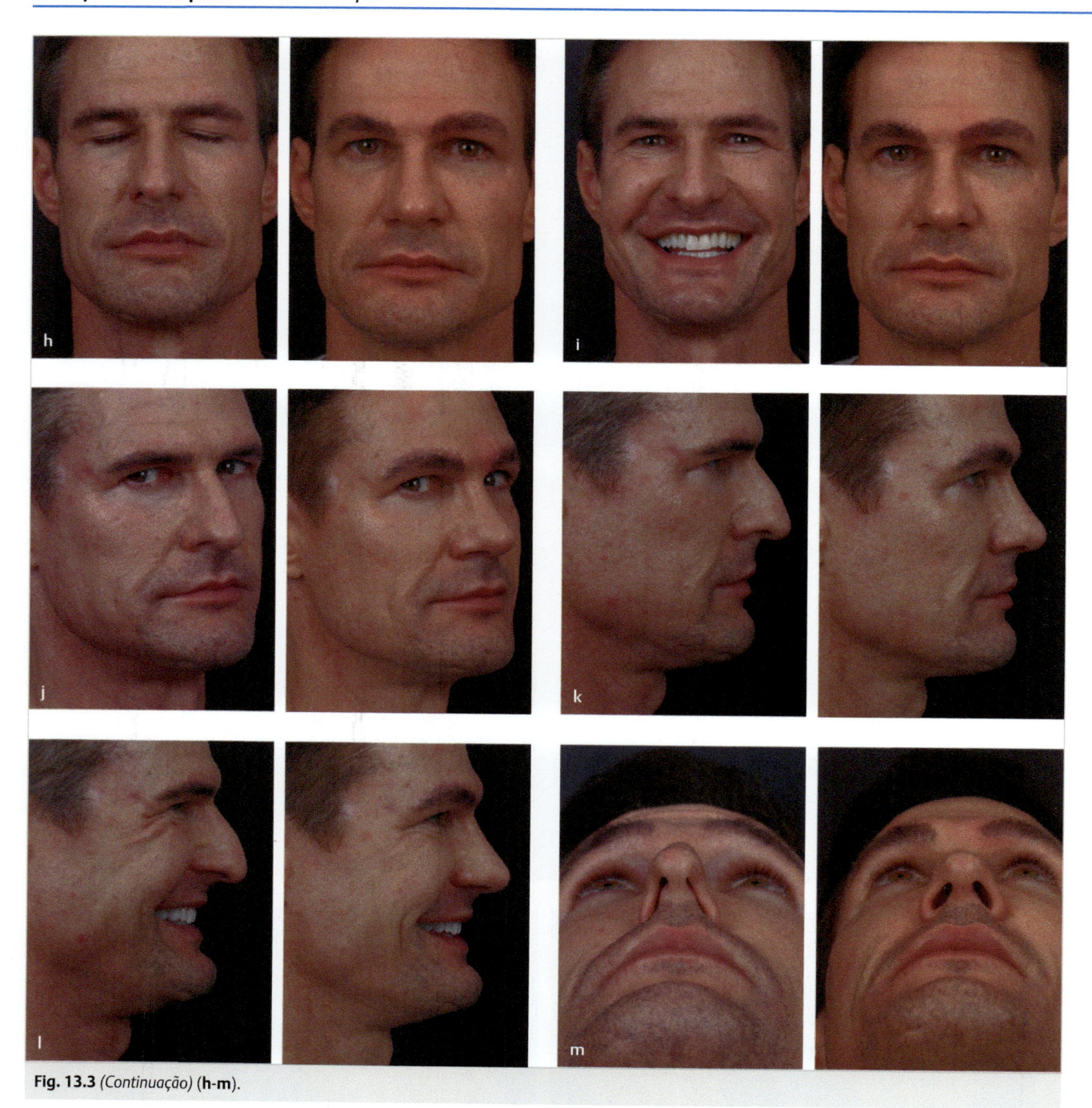

Vídeo 13.1 Rinoplastia de preservação: preservação dorsal.

feita em uma abordagem aberta e é preferida para deformidades dorsais complexas, desvios septais graves e assimetrias da abóbada média (consulte ▶Vídeo 13.1). Os princípios e as técnicas da PR evoluirão, e novas operações estão sendo desenvolvidas para aumentar a adoção do PEI (novas inserções) e da abordagem fechada (enxerto de taco fechado). A adoção do PEI ocorreu porque os resultados foram excelentes e as desvantagens, mínimas. Na próxima década, a PR também revelará suas vantagens e desvantagens à medida que mais dados forem coletados e os resultados forem analisados ao longo do tempo.

Referências

[1] Daniel RK. The preservation rhinoplasty: a new rhinoplasty revolution. Aesthet Surg J. 2018; 38(2):228-229

[2] Daniel RK, ed. Aesthetic Plastic Surgery: Rhinoplasty. Boston: Little, Brown; 1991

[3] Toriumi DM. Dorsal augmentation using autologous costal cartilage or microfat- infused soft tissue augmentation. Facial Plast Surg. 2017; 33(2):162-178

[4] Cakir B, Oreroğlu AR, Doğan T, Akan M. A complete subperichondrial dissection technique for rhinoplasty with management of the nasal ligaments. Aesthet Surg J. 2012; 32(5):564-574

[5] Saban Y, Baraccini F, Polselli R. Morphodynamic anatomy of the nose. In: Saban Y, Braccini F, Polselli R, Micheli-Pellegrini V, eds. Rhinoplasties. The monographs of CCA group, no. 32; Paris: 2002:25-32

[6] Saban Y, Daniel RK, Polselli R, Trapasso M, Palhazi P. Dorsal preservation: the push down technique reassessed. Aesthet Surg J. 2018; 38(2):117-131

[7] Daniel RK. What is preservation rhinoplasty: rationale and overview. In: Cakir B, Saban Y, Daniel RK, Palhazi P, eds. Preservation Rhinoplasty. Septum Publications; 2018

[8] Toriumi DM, Kovacevic M, Kosins AM. Structural preservation rhinoplasty: a hybrid approach. Plast Reconstr Surg. 2022; 149(5):1105-1120

[9] Gerbault O, Daniel RK, Kosins AM. The role of piezoelectric instrumentation in rhinoplasty surgery. Aesthet Surg J. 2016; 36(1):21-34

[10] Göksel A, Patel PN, Most SP. Piezoelectric osteotomies in dorsal preservation rhinoplasty. Facial Plast Surg Clin North Am. 2021; 29(1):77-84

[11] Dogan T. Teorhinoplasty: A minimalist approach. Istanbul: EMA Tip Kitabevi; 2020

[12] Finocchi V, Vellone V, Mattioli RG, Daniel RK. A 3-level impaction technique for dorsal reshaping and reduction without soft tissue envelope dissection. Aesthet Surg J. 2022; 42(2):151-165

[13] Goksel A. Dorsal Preservation. Rhinoplasty Istanbul Workshop. Istanbul, 2017

[14] Daniel RK, Palhazi P. Rhinoplasty: An Anatomical and Clinical Atlas. New York: Springer; 2018

[15] Gerbault O, Daniel RK, Palhazi P, Kosins AM. Reassessing surgical management of the bony vault in rhinoplasty. Aesthet Surg J. 2018; 38(6):590-602

[16] Kosins AM. My first 50 dorsal preservation rhinoplasties. In: Cakir B, Saban Y, Daniel RK, Palhazi P, eds. Preservation Rhinoplasty. 1st ed. Preservation Rhinoplasty. Septum Publications; 2018

[17] Daniel RK, Palhazi P. The nasal ligaments and tip support in rhinoplasty: an anatomical study. Aesthet Surg J. 2018; 38(4):357-368

[18] Cakir B. Aesthetic Septorhinoplasty. St Louis: CV Mosby; 2015

[19] Kosins AM. Preservation Rhinoplasty. ASAPS, New York; 2018

[20] Kovacevic M, Wurm J. Cranial tip suture in nasal tip contouring. Facial Plast Surg. 2014; 30(6):681-687

14 Abordagem Fechada na Rinoplastia Primária

Abraham Pathak ▪ Sherrell J. Aston

Resumo

A abordagem cirúrgica da cirurgia nasal evoluiu para duas técnicas distintas, aberta e fechada. A técnica de rinoplastia fechada, ou endonasal, baseia-se no princípio da preservação da integridade do tecido mole arquitetônico do nariz. A técnica fechada oferece ao cirurgião bem versado em anatomia nasal a capacidade de ver como a superfície da pele responde e remodela-se a cada mudança no suporte esquelético. O objetivo deste capítulo é elucidar a abordagem fechada e como ela pode ser usada na rinoplastia primária para tratar de forma eficiente e eficaz várias deformidades estéticas e funcionais.

Palavras-chave: Fechada, endonasal, rinoplastia, entrega, contorno, fratura

> **Pontos Principais**
> - A rinoplastia fechada evita incisões externas e minimiza o rompimento dos tecidos moles, permitindo que o cirurgião aprecie as mudanças na mesa de operação a partir das manobras cirúrgicas realizadas, uma vez que a anatomia da superfície nasal e a integridade da estrutura dos tecidos moles são amplamente mantidas.
> - A rinoplastia fechada limita a dissecção apenas às áreas que serão diretamente modificadas, com uma dissecção precisa da bolsa para a inserção do enxerto, o que permite a colocação segura de todas as formas de enxertos de cartilagem, seja para fins estéticos, funcionais ou de suporte.
> - Embora existam nuances nas abordagens de incisão intranasal e na extensão da dissecção da cartilagem lateral inferior, o princípio fundamental de manter o suporte adequado da cartilagem para não desestabilizar o nariz é comum.

14.1 Introdução

A técnica de rinoplastia fechada, ou endonasal, foi a preferida no início da rinoplastia, mas agora é menos praticada, pois a popularidade da abordagem aberta cresceu nas últimas décadas devido à percepção de sua visualização superior e às vantagens de acesso. Por meio de várias incisões e uma compreensão firme da anatomia, é possível obter a correção cirúrgica de várias deformidades do nariz por meio da abordagem endonasal. A técnica fechada permite a visualização nítida das modificações estruturais que estão sendo realizadas para alcançar o resultado estético desejado.

14.2 Etapas Pré-Operatórias – Análise

- Faça um histórico médico e cirúrgico completo, com ênfase em trauma nasal, uso de medicamentos e uso de drogas recreativas (p. ex., cocaína).
- Estabelecer e esclarecer as principais preocupações do paciente. Determinar se a cirurgia é solicitada por motivos puramente estéticos ou se há algum problema respiratório presente. E, quando for puramente estética, se suas expectativas são razoáveis, com qualquer preocupação com transtorno dismórfico corporal devidamente documentada, seguida de triagem apropriada.
- Comece com uma análise facial, avaliando o formato, o tamanho, a simetria e a proporção de todo o rosto, incluindo o queixo.
- O escopo de qualquer análise nasal é amplamente com base na preferência do cirurgião. O método sistemático 10-7-5 de Rohrich é um guia útil, com ênfase nas vistas nasais frontal, lateral e basal do paciente para fornecer um contexto para identificar alterações nas proporções estéticas ideais.[1]
- O exame físico deve incluir a palpação do nariz para determinar a largura e o comprimento do osso nasal, o suporte cartilaginoso e a estabilidade, bem como avaliações dinâmicas durante a animação facial e a permeabilidade nasal ao realizar a manobra de Cottle.
- Deve-se realizar um exame cuidadoso do septo, dos cornetos e das válvulas nasais internas e externas com um espéculo intranasal.
- É importante obter fotografias pré-operatórias de alta qualidade em ângulos importantes: vista frontal, três quartos direito e esquerdo (vistas oblíquas), "olho de minhoca" (vista basal) e vistas laterais, tanto em repouso quanto sorrindo.

14.3 Abordagem Cirúrgica

- Consulte ▶ Vídeo 14.1.
  - A anestesia geral é administrada com uma máscara laríngea colocada, e a preparação da pele e o campo de cabeça são aplicados como de costume.
  - O nariz é injetado com 3,5 a 4 mL de xilocaína a 1% com epinefrina 1:100.000 e é permitido um período de 10 minutos para vasoconstrição. Durante esse período, o nariz é preenchido com tampões embebidos em oximetazolina.

> **Dica de Especialista**
>
> *Tenha cuidado com a injeção excessiva de solução hemostática anestésica para não distorcer a anatomia da superfície.*

14.3.1 Abertura do Nariz (▶ Fig. 14.1)

- Consulte ▶ Vídeo 14.2.
  - Uma lâmina de bisturi nº 15 é usada para fazer incisões intercartilaginosas bilaterais. As incisões são colocadas ao

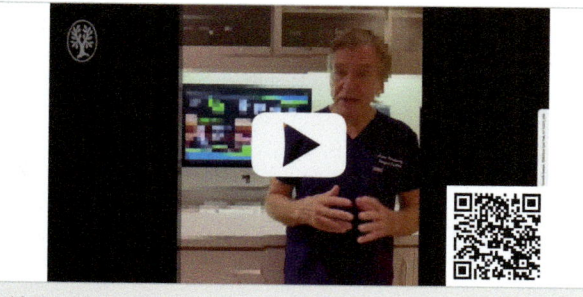

Vídeo 14.1 Introdução.

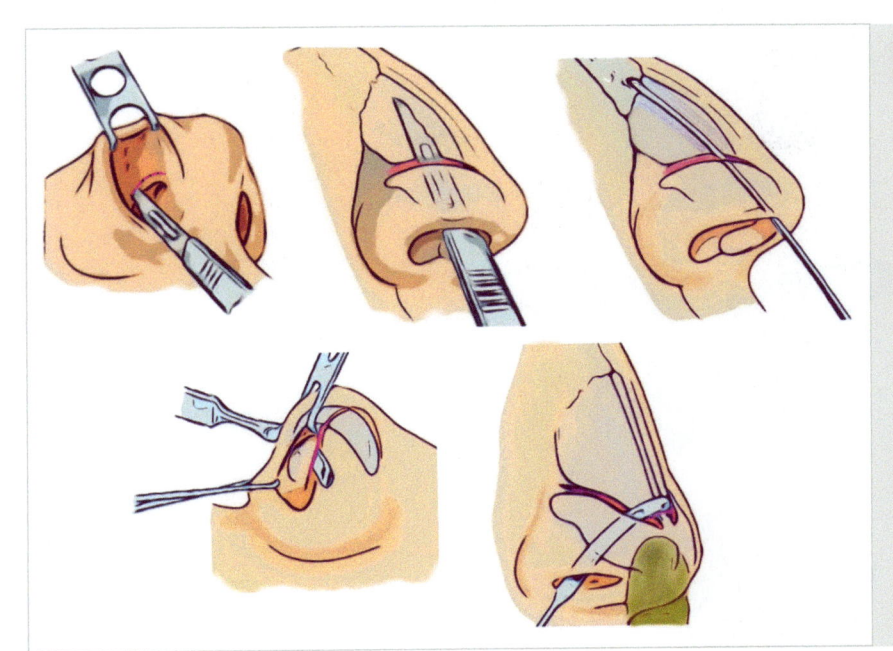

Fig. 14.1 Abordagem fechada na rinoplastia primária: Abertura do nariz.

longo da borda caudal das cartilagens laterais superiores para evitar danos à mucosa valvular da válvula nasal interna.
- O dorso é minado no plano subpericondral/subperiosteal com um elevador periosteal Joseph.
- A incisão de transfixação é feita com um canivete colocado através de cada incisão intercartilaginosa, deslizando para baixo contra a borda caudal do septo para a entrega ideal da ponta. A extensão inferior permite o acesso à espinha nasal anterior e aos músculos depressores do septo nasal, se necessário.

14.3.2 Redução e Contorno da Ponta Nasal (▶ Fig. 14.2)

- Consulte ▶ Vídeo 14.3a.
  - A colocação de um afastador de duas pontas ao longo da borda mais inferior da borda nasal permite a eversão e a visualização direta das *crura* laterais após a aplicação de pressão digital externa.
  - As incisões intracartilaginosas bilaterais são feitas com uma lâmina nº 15 por meio do revestimento vestibular e da *crus* lateral.
  - Uma vez que as *crura* laterais são visualizadas, um pequeno paquímetro é usado para medir pelo menos uma faixa de 4 a 6 mm ao longo da porção caudal para garantir o suporte intrínseco adequado após a ressecção da margem cefálica.[2]
  - Uma tesoura de ponta angular afiada é usada para separar o tecido mole superior e o revestimento vestibular inferiormente.
    - Deve-se tomar cuidado para preservar o retalho bipediculado do revestimento vestibular, com um gancho de pele de ponta única usado para liberar cuidadosamente o revestimento da mucosa da cartilagem que está sendo ressecada.
    - A borda cefálica da *crus* lateral de ambos os lados deve ser comparada quanto à simetria, com a incisão contralateral coincidindo com as medidas transferidas do paquímetro.
  - Uma incisão infracartilaginosa é útil em pacientes com pontas grandes e bulbosas e/ou domos levemente separados ou com outras deformidades que exigem uma ressecção mais extensa para modificar o formato da ponta.[3]
  - Essa incisão infracartilaginosa permite a entrega de todos os domos das *crura* laterais e das *crura* mediais superiores para contorno interdomal e transdomal e enxerto de ponta de vários tipos:
    – Quaisquer enxertos de ponta para suporte ou contorno adicional geralmente são colocados posteriormente no procedimento.

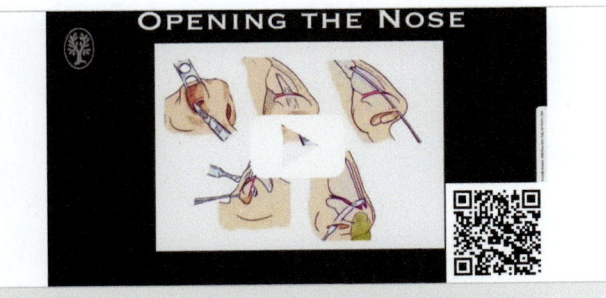

Vídeo 14.2 Incisões intercartilaginosas e de transfixação.

> **Dica de Especialista**
>
> É imperativo que o suporte adequado permaneça na cartilagem da ponta para dar forma e proteger as válvulas nasais internas e externas. A ressecção excessiva, especialmente na junção das crura lateral e medial, causará "pinçamento" no pós-operatório.

- Consulte ▶ Vídeo 14.3b.

14.3.3 Abordagem do Dorso

- Consulte ▶ Vídeo 14.4.
  - O túnel dorsal é então inserido com um retrator de fibra óptica iluminado para permitir uma boa visualização do nariz dorsal, por meio do qual o dorso cartilaginoso distal é abaixado com uma tesoura angulada.

Abordagem Fechada na Rinoplastia Primária

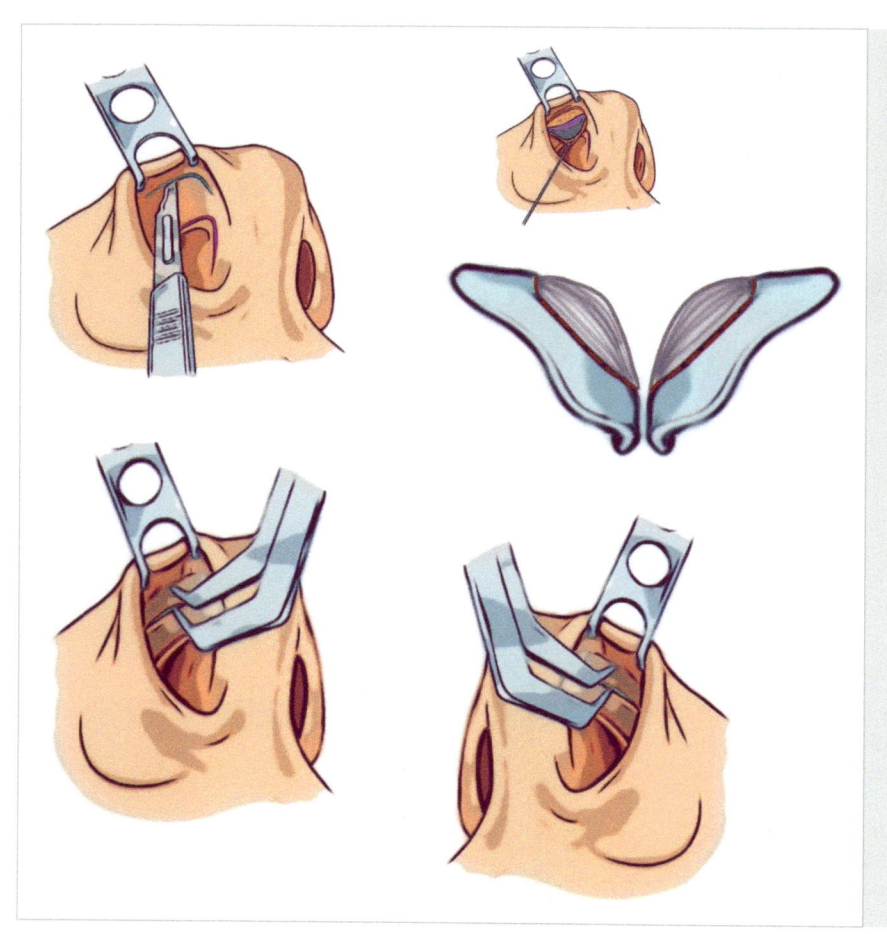

Fig. 14.2 Abordagem fechada na rinoplastia primária: Ressecção cefálica.

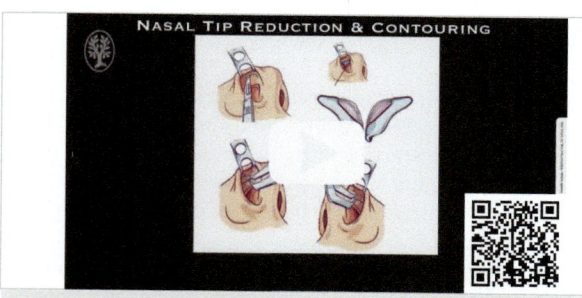

Vídeo 14.3a Ressecção cefálica por meio de incisão intracartilaginosa.

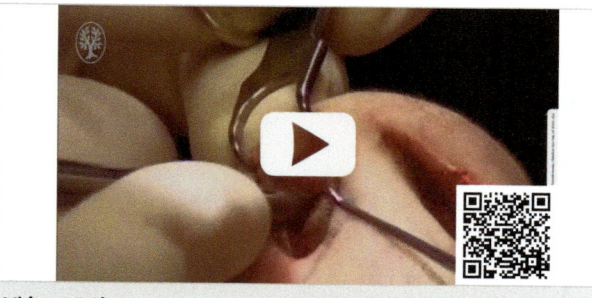

Vídeo 14.3b Entrega e contorno da cartilagem lateral inferior.

- A palpação subsequente permite a avaliação de qualquer protuberância óssea nasal residual. Um osteótomo com proteção dupla pode então ser usado para abaixar o dorso ósseo. Deve-se tomar cuidado com a angulação do osteótomo para a remoção precisa e controlada do osso nasal.
- Todas as pequenas irregularidades ósseas precisam ser raspadas para permitir uma correspondência suave entre as alturas do osso nasal e a interface da cartilagem septal.[4]

Dica de Especialista

A redução dorsal deve preceder a retirada da cartilagem septal para garantir que uma estrutura em L adequada de pelo menos 10 mm seja deixada para trás.

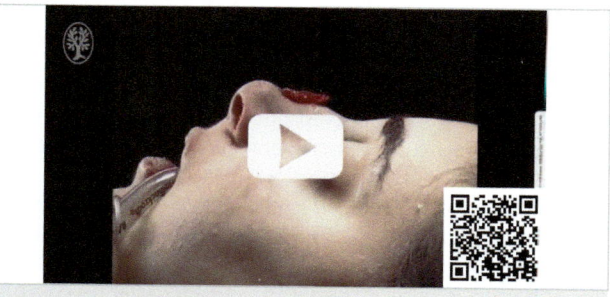

Vídeo 14.4 Redução dorsal.

14.3 Abordagem Cirúrgica

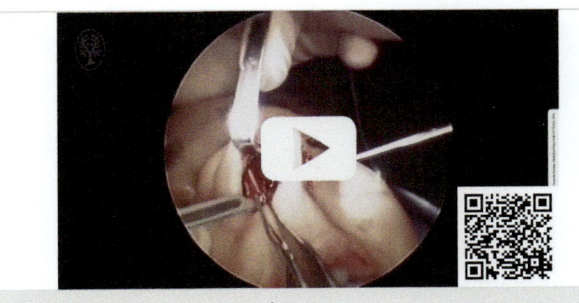

Vídeo 14.5 Encurtamento nasal.

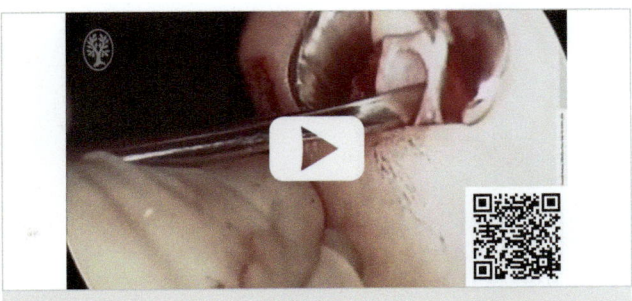

Vídeo 14.6 Exame interno e ressecção submucosa septal.

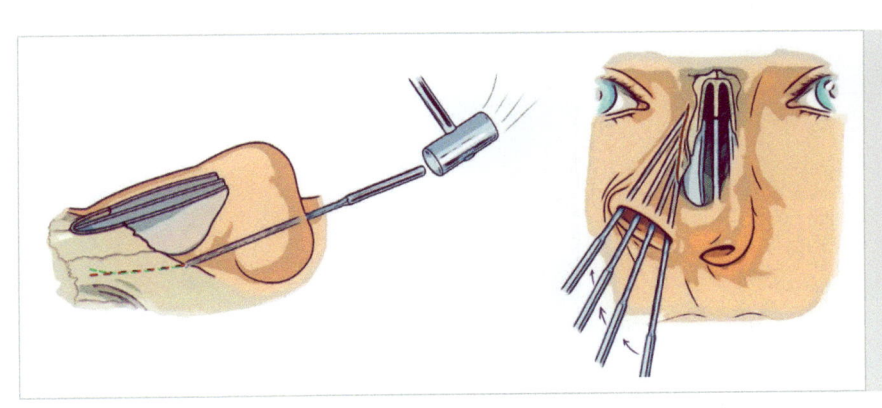

Fig. 14.3 Abordagem fechada na rinoplastia primária: Osteotomias.

Dica de Especialista

É importante realizar a curetagem da bolsa subcutânea após a raspagem ou o corte com tesoura do dorso nasal para remover detritos e garantir um contorno dorsal suave.

14.3.4 Encurtamento Nasal

- Consulte ▶ Vídeo 14.5.
- Ao realizar o encurtamento nasal, a exposição da borda caudal do septo é fundamental, com o tipo de ressecção dependendo das deformidades específicas presentes.
  - É aconselhável tratar a ponta e o dorso primeiro antes de encurtar o nariz e realizar qualquer alteração no ângulo nasolabial com a ressecção da cartilagem caudal.
  - A ressecção é realizada com uma lâmina nº 15 e retração caudal com um afastador de haste única para auxiliar a visualização.
    - A ressecção deve ser feita da espinha nasal anterior até o dorso, e o ângulo septal deve ser arredondado.
    - A ressecção subsequente do excesso de mucosa nasal na extremidade do septo é frequentemente necessária, mas deve ser conservadora.

14.3.5 Abordagem Septal

- Consulte ▶ Vídeo 14.6.
- Após a remoção do tampão nasal, o septo é visualizado por meio de uma incisão transfixante.
- A solução anestésica local é injetada não apenas para proporcionar um efeito hemostático, mas também para realizar a hidrodissecção do plano subpericondral, facilitando a dissecção nítida dos retalhos mucopericondriais da cartilagem septal caudal.
  - A dissecção no plano submucopericondral é obrigatória para evitar sangramento e danos à mucosa nasal. Observar que a cor azul ovo de Robin do septo é um sinal útil de que o plano de dissecção correto foi inserido.
  - Um elevador de Freer é usado para elevar os retalhos mucopericondriais até o septo ósseo. As fixações mucopericondriais do septo dorsal devem permanecer intactas para que as bolsas de enxerto de espalhamento possam ser criadas cuidadosamente para serem dissecadas, se indicado.
  - Quando a dissecção do tecido mole for concluída bilateralmente, o septo poderá ser totalmente visualizado.
    - No caso de um desvio externo, a porção desviada do septo deve ser ressecada bruscamente com uma faca giratória ou tesoura septal, o que pode incluir a remoção da placa perpendicular do etmoide, da crista maxilar ou do vômer para endireitar totalmente o nariz.
    - Se não houver desvio de septo, a ressecção deve ser limitada apenas à quantidade de enxerto de cartilagem necessária.
  - É fundamental que uma estrutura em L de pelo menos 10 mm de largura seja deixada ao longo do septo dorsal e caudal para um suporte residual adequado depois que a cartilagem septal for removida.
  - O espaço morto resultante da coleta da cartilagem é então fechado com sutura de acolchoamento de fio cromado 4-0.

14.3.6 Osteotomias (▶ Fig. 14.3)

- Consulte ▶ Vídeo 14.7.
  - Com um espéculo nasal, a base da abertura piriforme é visualizada e, tendo sido previamente injetada com anestésico local, é feita uma incisão de punhalada na mucosa vestibular.
  - Um túnel subperiosteal é então criado com um elevador Joseph ou um osteótomo.

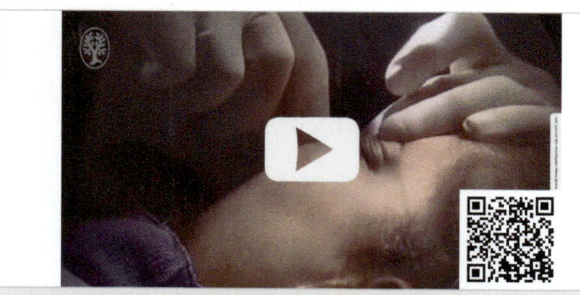

Vídeo 14.7 Osteotomias laterais.

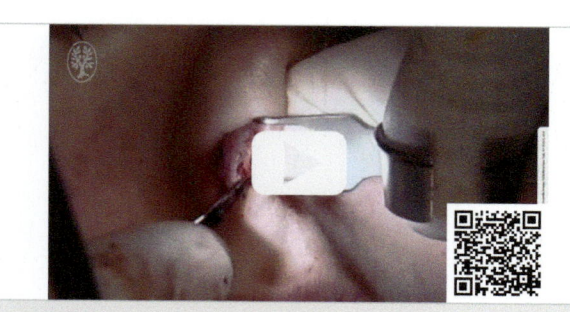

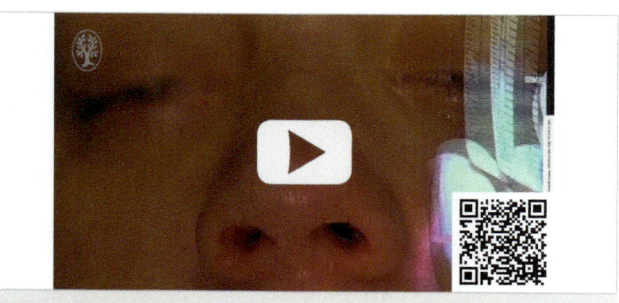

Vídeo 14.8a Enxertos expansores.

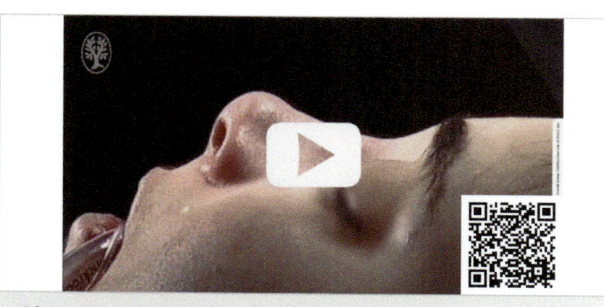

Vídeo 14.8b Enxerto de suporte columelar.

Vídeo 14.9 Fechamento e colocação de *splint*.

- A osteotomia de baixo para baixo é normalmente indicada para uma base nasal larga e teto aberto.
- Uma osteotomia de baixo para cima, começando na abertura piriforme e progredindo até aproximadamente 2 mm acima do canto medial, é menos comumente usada e indicada para narizes com tetos menos abertos.
- A palpação contínua com um osteótomo de 3 mm é usada para orientar a trajetória de perfurações sequenciais ao longo da linha de fratura em direção ao canto medial, enquanto um assistente bate no osteótomo na sequência típica de dois toques com um martelo.
    - Após a conclusão das osteotomias, a pressão digital é aplicada cuidadosamente entre o polegar e o indicador para fraturar os ossos nasais sem cominuição.

14.3.7 Enxertos

- Consulte ▶ Vídeo 14.8a, b.
    - Os enxertos expansores são usados para a correção da obstrução da válvula nasal interna, do desvio de septo e do alongamento nasal, ao mesmo tempo em que estabelecem linhas estéticas dorsais aprimoradas.[5]
        - A medição do comprimento necessário é feita cuidadosamente por meio de uma marcação externa, e o enxerto de cartilagem é moldado de acordo com essa especificação.
        - A colocação é feita entre a cartilagem lateral superior e o septo, com o limite cefálico fixado em uma bolsa submucopericondral acima da junção osteocartilaginosa do septo, de modo a não subir em sua posição pretendida.
        - Como a porção caudal pode migrar, o enxerto pode ser suturado ao septo com Monocryl 5-0 próximo ao ângulo septal.
    - Os enxertos de suporte columelar são usados para dar suporte e estabilidade à ponta.
        - Uma incisão infracartilaginosa é feita ao longo da margem caudal das *crura* mediais, por meio da qual uma tesoura angular pode ser inserida para separar as *crura* mediais.
        - A tesoura reta de Stevens é então passada de cefálico para caudal, estabelecendo uma bolsa entre as *crura* mediais onde o enxerto de suporte será colocado.
        - A colocação é feita como um enxerto flutuante acima da espinha nasal anterior, fixado na posição com suturas de colchão transmucoso de tripa cromada 4-0 através das *crura* mediais e do enxerto de suporte.
        - Uma segunda sutura também é colocada caudalmente na borda do septo e da columela para estabilizar ainda mais a haste.
    - A incisão infracartilaginosa também pode ser usada para obter exposição para colocar enxertos de proteção ou transectar as *crura* mediais, conforme indicado.

14.3.8 Fechamento

- Consulte ▶ Vídeo 14.9.
    - As incisões infracartilaginosas são fechadas com fio de sutura intestinal de absorção rápida 5-0, enquanto o fechamento das incisões intercartilaginosas fica a critério do cirurgião.
    - O curativo nasal é aplicado de maneira sequencial, da seguinte forma: álcool para limpar a pele, seguido de Telfa, que é coberto por fita adesiva, que é então revestida com adesivo líquido antes da aplicação de uma *splint* Aquaplast para minimizar o inchaço.

Dica de Especialista

Antes do fechamento, deve ser realizada uma inspeção intranasal completa para confirmar a hemostasia.

14.4 Cuidados Pós-Operatórios

- Instruções pós-operatórias simples e claras são revisadas com o paciente antecipadamente.

○ Compressa fria nos olhos para minimizar hematomas/inchaço, durante as primeiras 24 a 48 horas de pós-operatório, com a cabeça elevada durante o sono.
○ Não fazer exercícios ou levantar pesos por 3 semanas no pós-operatório, e não voltar a praticar esportes de contato por um período mínimo de 6 semanas.
○ Os pacientes são instruídos a não ingerir bebidas alcoólicas nem aspirina, Aleve ou ibuprofeno no período perioperatório, geralmente na semana da cirurgia.
○ A remoção da *splint*/gesso é realizada 5 dias após a cirurgia.

> **Dica de Especialista**
>
> *Não confie na colocação de fita adesiva ou gesso para corrigir qualquer assimetria ou deformidade residual que você veja no final do caso.*

14.5 Análise de Caso

Uma paciente de 22 anos solicitou uma rinoplastia cosmética fechada (▶ Fig. 14.4).

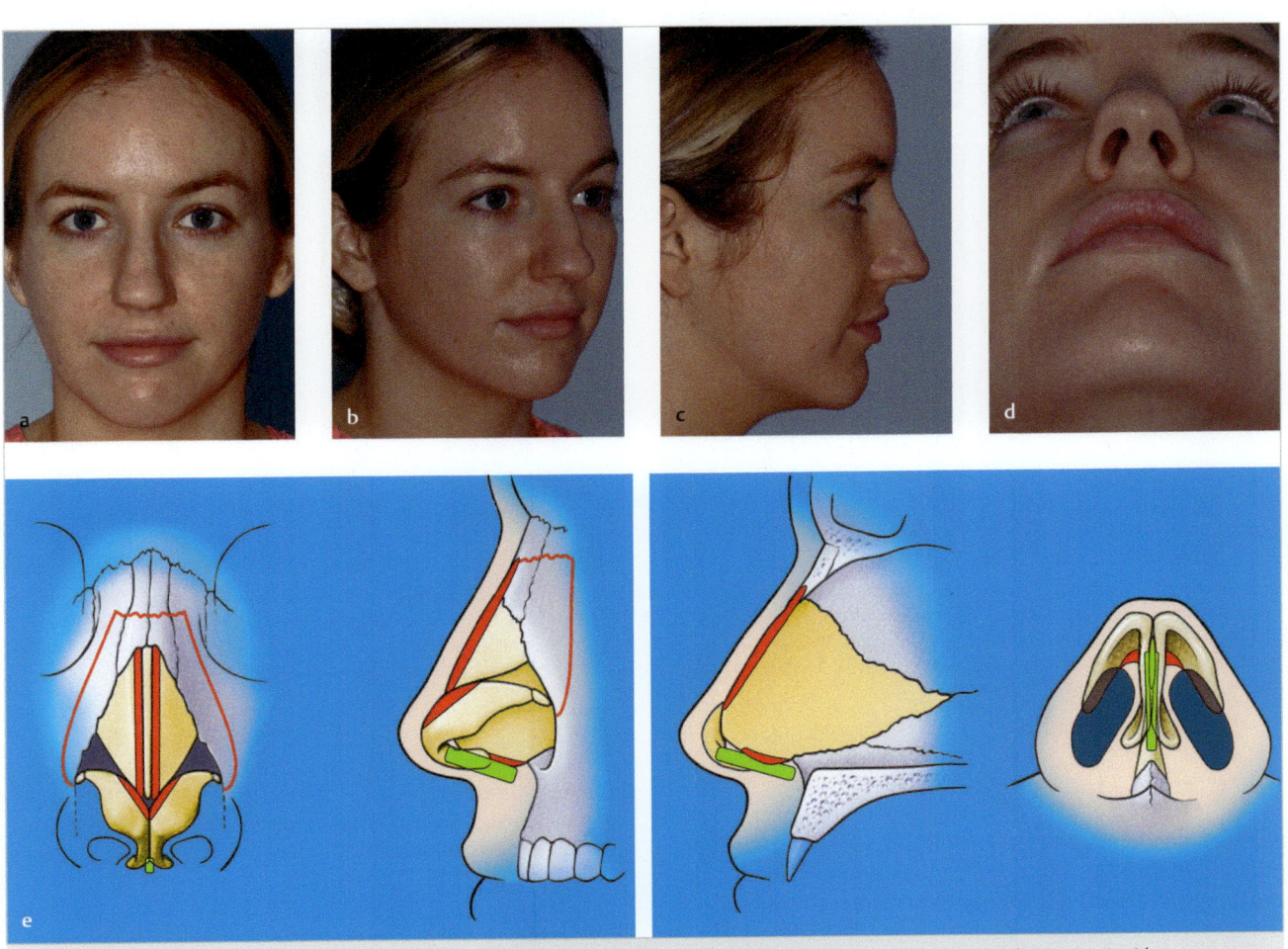

Fig. 14.4 Exemplo de caso. **(a-e)** Esta paciente de 22 anos solicitou uma rinoplastia cosmética fechada. Ela declarou: "Minha respiração é boa, mas meu nariz é muito alto, muito largo e não gosto do formato da ponta". Ao exame, a paciente tinha um rosto atraente, de tamanho normal, com ossos malares proeminentes, mais largos à esquerda do que à direita, testa grande, assimetria da borda orbital, mais alta à esquerda, mandíbula forte e queixo proeminente. Na vista frontal, o nariz era largo, com linhas estéticas dorsais divergentes do *radix* até a ponta. O comprimento do osso nasal era bom, mas a base do osso nasal era ligeiramente mais larga à direita. O lado esquerdo da cartilagem lateral superior era um pouco menos proeminente do que o direito. Na vista lateral, o nariz era alto do *radix* até a ponta e apenas um pouco longo, considerando o tamanho total do rosto. O septo caudal, em sua base na espinha nasal anterior, projetava-se muito levemente (2 mm) para dentro do lábio superior. O ângulo nasolabial era de quase 90 graus. Na vista basal, a ponta era larga, quase em forma de caixa, as *crura* mediais eram curtas e as placas dos pés, divergentes. O exame interno revelou um desvio acentuado do septo à esquerda com uma cavidade profunda no meio do septo no lado direito. Os cornetos inferiores eram grandes. Os objetivos cirúrgicos incluíam: (1) contorno da ponta; (2) abaixamento do dorso; (3) comprimento ligeiramente mais curto; (4) leve rotação da ponta; (5) fratura externa dos cornetos; (6) endireitamento do septo; (7) estreitamento do nariz. **(e)** A abordagem cirúrgica incluiu: (1) incisões intercartilaginosas bilaterais; (2) elevação do tecido mole da estrutura cartilaginosa e óssea; (3) incisão de transfixação; (4) incisão da borda alar e liberação das cartilagens laterais inferiores com liberação completa de todos os anexos; (5) ressecção da margem cefálica; (6) reposicionamento das cartilagens laterais inferiores domo a domo; (7) abaixamento do dorso cartilaginoso e ósseo; (8) ligeiro encurtamento do septo e rotação da ponta; (9) fratura externa do corneto; (10) ressecção submucosa; (11) osteotomias internas de baixo para baixo com osteótomo de 3 mm; (12) incisão na borda da columela para enxerto de suporte columelar; (13) fechamento da incisão com categute 5-0; (14) moldagem. *(Continua)*

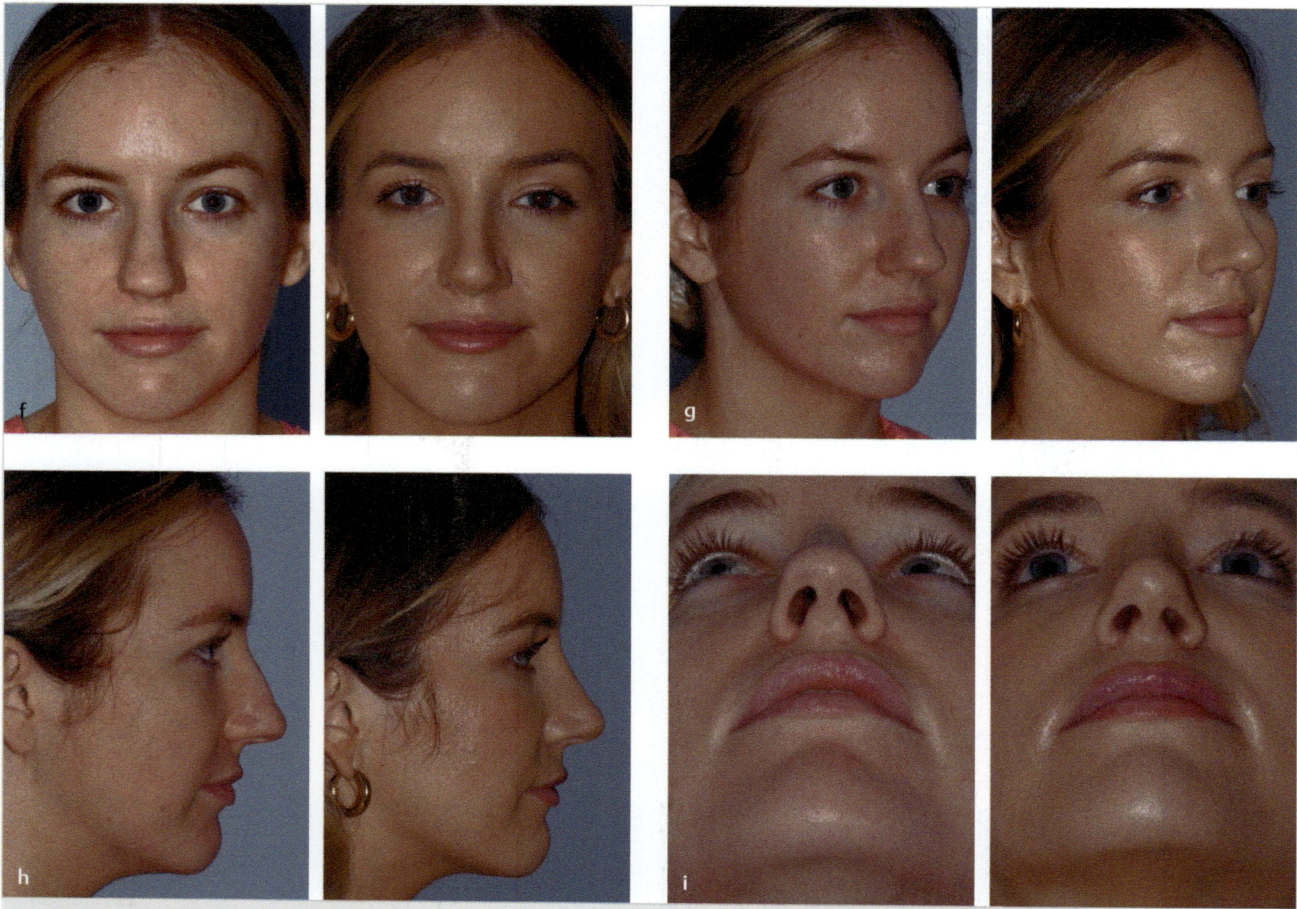

Fig. 14.4 *(Continuação)* **(f-i)** Análise dos resultados: Com 1 ano e 8 meses de pós-operatório, o nariz está mais estreito e simétrico, com linhas estéticas dorsais melhoradas. A ponta é menor, mais definida, e o tamanho é mais proporcional ao rosto. Na vista lateral, há boa altura, comprimento e rotação da ponta, e o comprimento do lábio superior está mais elegante. Na vista oblíqua, o osso nasal, a abóbada média, a relação da ponta e o contorno são bons. Na vista basal, a forma e o tamanho da ponta são bons, as *crura* mediais foram alongadas pelo enxerto de escora e as bases das *crura* mediais alargadas foram corrigidas.

14.6 Conclusão

A interrupção mínima do tecido mole da rinoplastia fechada permite a avaliação em tempo real das manobras cirúrgicas realizadas, possibilitando que o cirurgião visualize e confirme as alterações na anatomia para alcançar os resultados desejados. Os vários tipos de incisões intranasais empregados dependem da anatomia e dos objetivos estéticos do paciente, e a abordagem do cirurgião para corrigir as deformidades da ponta nasal é mais pertinente à sua aplicação. A natureza menos perturbadora da técnica fechada em relação à rinoplastia aberta resulta em um período de recuperação mais curto, caracterizado por um edema significativamente menor. Embora o grau de rompimento dos ligamentos seja minimizado nessa abordagem, o suporte da ponta nasal e o suporte da estrutura permanecem essenciais, com a colocação de enxertos de cartilagem sendo facilitada pelas dissecções precisas da bolsa nessa técnica, pois o rompimento mínimo do tecido circundante diminui a possibilidade de migração.

Referências

[1] Rohrich RJ, Adams WP Jr, Ahmad J, Gunter JP, eds. Dallas Rhinoplasty: Nasal Surgery by the Masters. 3rd ed. Boca Raton, FL: CRC Press; 2014
[2] Aston SJ, Martin J. Primary closed rhinoplasty. In: Aston SJ, Steinbrech DS, Walden JL, eds. Aesthetic Plastic Surgery. London: Saunders Elsevier; 2009; 437-472
[3] Çakır B. Aesthetic Septorhinoplasty. New York, NY: Springer; 2016
[4] Constantian MB. What we have lost by forgetting endonasal rhinoplasty. Facial Plast Surg. 2022; 38(1):66-69
[5] Sheen JH. Spreader graft: a method of reconstructing the roof of the middle nasal vault following rhinoplasty. Plast Reconstr Surg. 1984; 73(2):230-239

Parte III

Dorso

15 Avaliação e Abordagem Cirúrgica do Dorso Nasal: A Abordagem por Componentes — *139*

16 O Papel dos Retalhos Expansores, dos Enxertos Expansores e das Suturas de Tensão — *155*

17 Osteotomias Nasais – Preservação Estrutural — *162*

18 Aumento Dorsal: Papel dos Enxertos de Cartilagem de Costela — *174*

19 Aumento Dorsal: Cartilagem-Fáscia em Cubos — *183*

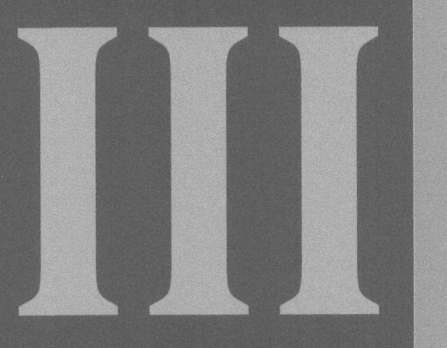

15 Avaliação e Abordagem Cirúrgica do Dorso Nasal: A Abordagem por Componentes

Rod J. Rohrich ▪ *Jamil Ahmad* ▪ *Jason Roostaeian* ▪ *Sean Patrick McCleary*

Resumo

A melhora do perfil nasal dorsal e a redução da giba dorsal são comumente solicitadas durante a rinoplastia. A redução do dorso nasal requer uma compreensão abrangente das relações anatômicas e funcionais do dorso nasal para evitar morbidade significativa. Uma abordagem de componentes para o dorso nasal leva em consideração essas relações anatômicas, estéticas e funcionais. Essa abordagem adaptável e reproduzível enfatiza uma abordagem graduada para a redução da giba nasal e a restauração adequada das linhas estéticas dorsais e do terço médio.

Palavras-chave: Dorsal, linhas estéticas dorsais, giba dorsal, rinoplastia, redução de componentes

Pontos Principais

- Uma abordagem de componente para o dorso, abordando cada estrutura anatômica individualmente, permite a preservação e a reconstituição adequada das cartilagens laterais superiores ao reduzir uma giba dorsal.
- Preservar ou criar linhas estéticas dorsais com um contorno suave, simétrico e contínuo é fundamental na rinoplastia.
- Uma abordagem gradual para a redução da giba dorsal reduz o risco de ressecção excessiva das estruturas dorsais e os problemas estéticos e funcionais resultantes associados à redução excessiva do dorso.
- A criação de túneis submucopericondriais bilaterais antes da redução do componente da giba dorsal evita o estreitamento cicatricial da válvula nasal interna e o esgarçamento do vestíbulo.
- A preservação das cartilagens laterais superiores durante a redução da giba dorsal oferece opções para reconstituir o dorso nasal.

Dica de Especialista

Uma abordagem graduada, com preservação e reconstituição adequada das cartilagens laterais superiores, é fundamental ao reduzir uma giba dorsal.

15.1 Introdução

A manipulação do dorso nasal e, em particular, a redução da giba dorsal, é comumente realizada durante a rinoplastia.[1] A melhora do perfil nasal dorsal e a redução da giba dorsal são comumente solicitadas durante a rinoplastia. No entanto, a realização da redução da giba dorsal sem uma compreensão abrangente das relações anatômicas e funcionais do dorso pode resultar em morbidade significativa, como:

- Irregularidades dorsais a longo prazo, geralmente na zona de transição osteocartilaginosa.
- Ressecção excessiva ou insuficiente da giba osteocartilaginosa.
- Estreitamento ou alargamento excessivo do terço médio secundário à redução agressiva da giba, osteotomias nasais e reconstituição inadequada das cartilagens laterais superiores.[2-5]
- Deformidade em V invertido secundária à ressecção excessiva ou avulsão das cartilagens laterais superiores.[2,3,6,7]
- Assimetrias e irregularidades das linhas estéticas dorsais secundárias a osteotomias nasais e à má reconstituição do dorso nasal.[3,4,8,9]

O cirurgião pode evitar essas possíveis complicações entendendo a anatomia do dorso nasal e sua relação com a estética e a função nasal. Foi desenvolvida uma técnica de redução da giba dorsal que considera as relações anatômicas, estéticas e funcionais.[3,6] Essa técnica adaptável e reprodutível enfatiza uma abordagem gradual para a redução da giba dorsal. Embora a preservação das cartilagens laterais superiores seja uma etapa fundamental na abordagem do dorso, ela deve ser acompanhada pela restauração adequada das linhas estéticas dorsais e da abóbada média. Portanto, o posicionamento correto e a conservação das cartilagens laterais superiores após seu descolamento do septo nasal são essenciais para evitar problemas estéticos e funcionais associados à redução excessiva do dorso.[4,5]

15.2 Considerações Anatômicas

- A espessura da pele do dorso nasal varia; ela é mais fina no dorso e mais espessa nas regiões da supraponta e da ponta.[6] Portanto, um perfil dorsal reto deve levar em conta essa variação na espessura da pele dorsal, criando uma leve convexidade subjacente da estrutura osteocartilaginosa na área cefálica (▶ Fig. 15.1).
- A estrutura nasal osteocartilaginosa subjacente consiste em três abóbadas distintas: óssea, cartilaginosa superior e cartilaginosa inferior.
- A abóbada óssea é criada pelos ossos nasais emparelhados e pelo processo frontal ascendente da maxila, constituindo de um terço a metade do nariz. Os ossos nasais são mais estreitos e mais espessos acima do nível cantal (▶ Fig. 15.2).
- Os ossos nasais se sobrepõem às cartilagens laterais superiores geralmente por uma distância de 4 a 6 mm na área *keystone*, que deve ser a parte mais larga do dorso.[6]
- A relação entre as cartilagens laterais superiores e o septo é crítica do ponto de vista funcional e estético. A manutenção do contorno em forma de T do dorso nasal evita o colapso da válvula interna e as deformidades em V invertido. Esse contorno do dorso nasal, particularmente seu segmento em forma de quilha, deve ser mantido ou reconstruído na rinoplastia ou na reconstrução nasal (▶ Fig. 15.3).

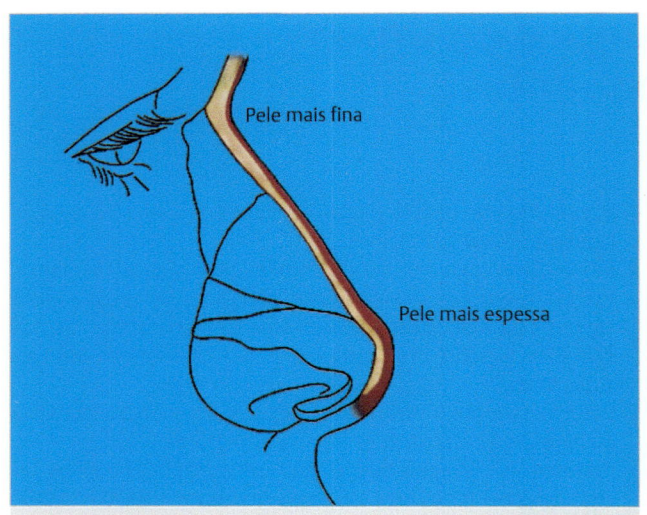

Fig. 15.1 Avaliação do dorso: Considerações anatômicas. A espessura da pele do dorso nasal varia; ela é mais fina no dorso e mais espessa nas regiões da suraponta e da ponta.

15.3 Estética do Dorso Nasal

- Na vista frontal, a característica do dorso nasal é definida, principalmente, pelas linhas estéticas dorsais.[6] Essas linhas devem ser cuidadosamente mantidas ou recriadas ao realizar a redução dorsal.
- As linhas estéticas dorsais se originam nas cristas supraorbitais, passando pelas bordas laterais da glabela, permanecendo apenas medialmente aos ligamentos cantal mediais. Em seguida, elas divergem na área da quilha e seguem a junção entre o dorso nasal e a parede lateral, terminando nos pontos que definem a ponta.
- Idealmente, as linhas estéticas dorsais devem ser simétricas com um contorno suave e contínuo que corresponda à distância interfiltral ou aos pontos de definição da ponta em largura. As cartilagens laterais superiores definem o terço médio das linhas estéticas dorsais, desempenhando assim um papel integral no contorno geral e no resultado estético.[4,10]
- O histórico formato de ampulheta das linhas estéticas dorsais foi refinado para polígonos mais angulares por Çakir et al.[11] É importante observar que um contorno mais natural tem um formato mais fusiforme com o ponto mais largo na junção osteocartilaginosa (ponto K) (▶ Fig. 15.4).

> **Dica de Especialista**
>
> *A preservação ou criação de linhas estéticas dorsais com um contorno suave, simétrico e contínuo é fundamental na rinoplastia.*

- O ângulo nasofrontal determina o formato do *radix*.[6] Esse ângulo é criado pela interseção de uma linha que passa pelo tecido mole do násio tangenciando a glabela abaixo da sobrancelha e uma linha traçada como uma extensão superior do dorso nasal. Normalmente variando de 128 a 140 graus, o ângulo nasofrontal é, idealmente, de 134 graus em mulheres e 130 graus em homens, mas também pode variar de acordo com a etnia. O ápice do ângulo deve estar entre os cílios da pálpebra superior e a dobra supratarsal. O násio deve estar aproximadamente 15 mm anterior ao canto medial ou 11 mm anterior ao plano da córnea, conforme medido em uma vista lateral (▶ Fig. 15.5).
- A posição do *radix* influencia diretamente a percepção do comprimento e da projeção do nariz na vista lateral.[6] Se o *radix* estiver posicionado mais anterior e superiormente do que o normal, o nariz parecerá artificialmente alongado, o ângulo nasofacial será diminuído e a projeção da ponta parecerá reduzida. Por outro lado, se o *radix* estiver posicionado muito posterior e/ou inferiormente, o nariz parecerá mais curto e a ponta mais projetada. O ângulo nasofacial deve medir idealmente de 32 a 37 graus e é definido pela junção do dorso com o plano facial vertical (▶ Fig. 15.6).[12]

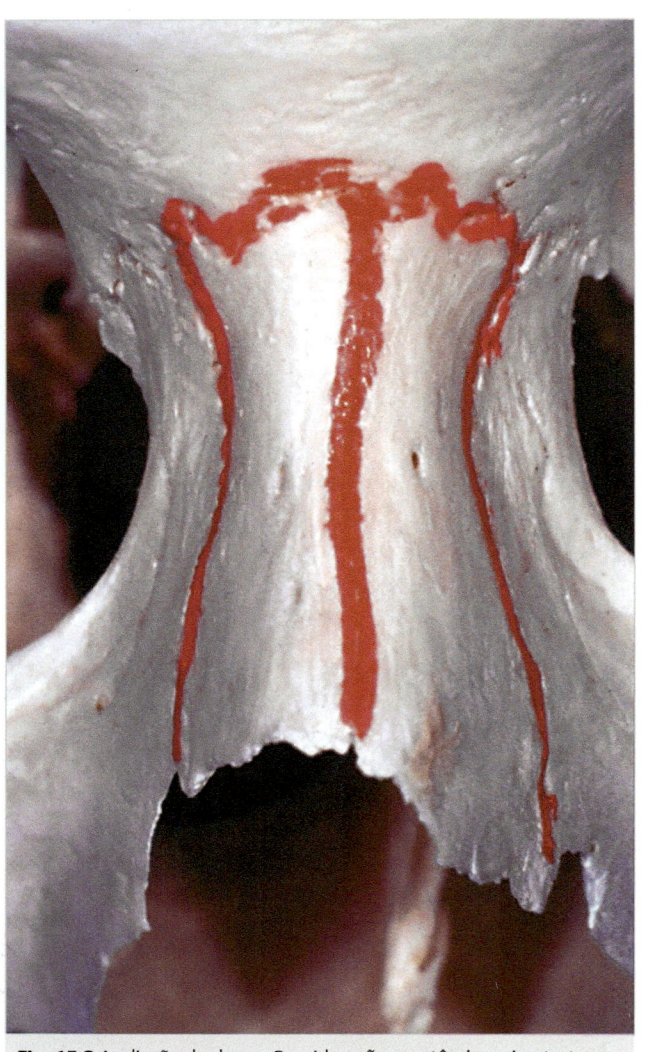

Fig. 15.2 Avaliação do dorso: Considerações anatômicas. A estrutura nasal osteocartilaginosa subjacente consiste em três abóbadas separadas: óssea, cartilaginosa superior e cartilaginosa inferior. A abóbada óssea é criada pelos ossos nasais emparelhados e pelo processo frontal ascendente da maxila, constituindo de um terço a metade proximal do nariz.

15.3 Estética do Dorso Nasal

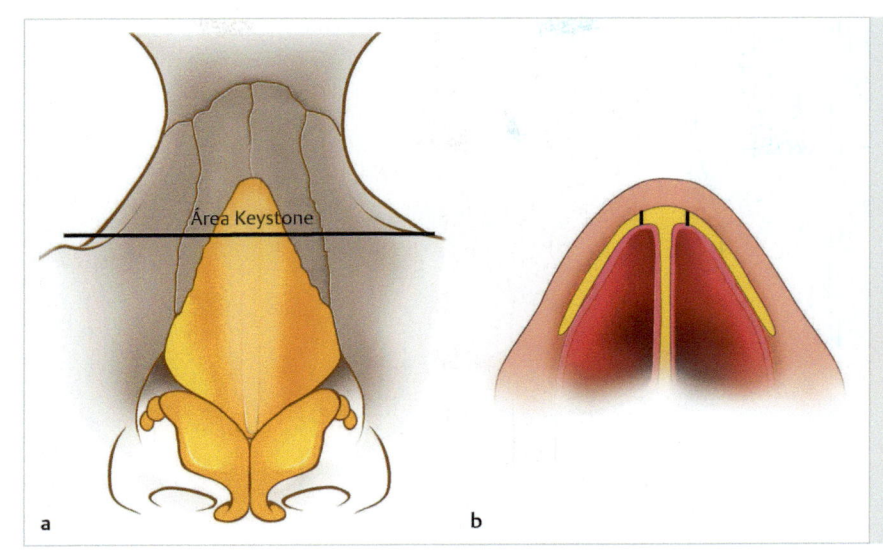

Fig. 15.3 Avaliação do dorso: Considerações anatômicas. (**a**) Os ossos nasais se sobrepõem às cartilagens laterais superiores tipicamente por uma distância de 4 a 6 mm na área *keystone*, que deve ser a parte mais larga do dorso. (**b**) A manutenção do contorno em forma de T do dorso evita o colapso da válvula nasal interna e as deformidades em V invertido.

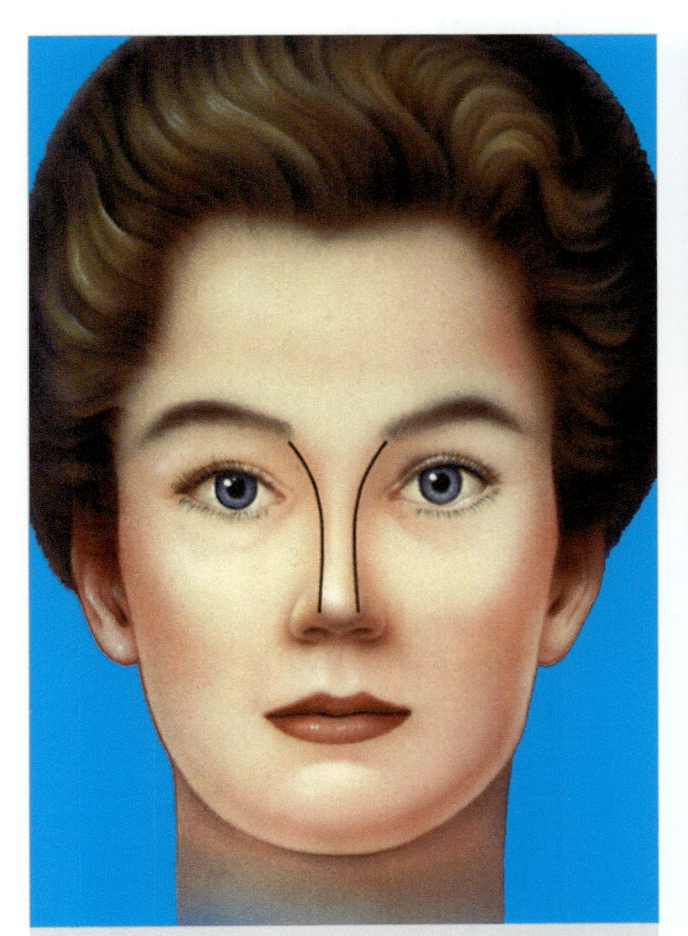

Fig. 15.4 Estética do dorso nasal. Idealmente, as linhas estéticas dorsais devem ser simétricas, com um contorno suave e contínuo que corresponda à distância interfiltral ou aos pontos que definem a ponta em largura.

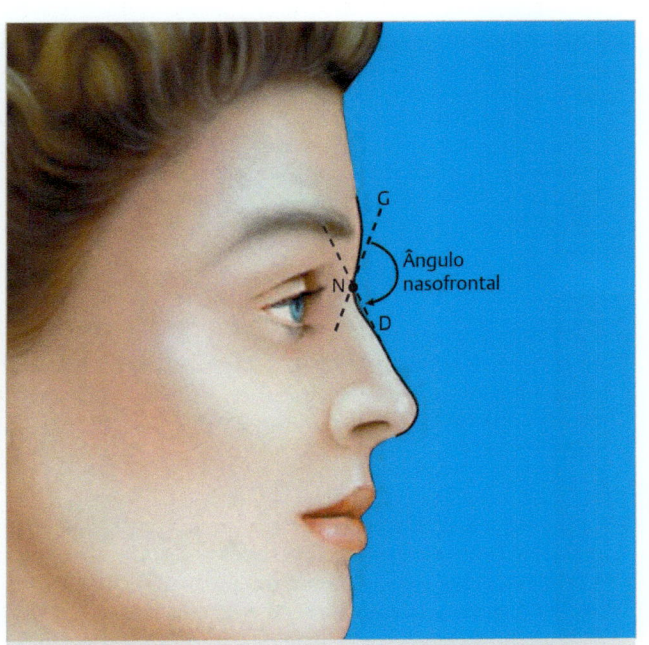

Fig. 15.5 Estética do dorso nasal: O *radix*. O formato do *radix* é determinado pelo ângulo nasofrontal. Esse ângulo é criado pela interseção de uma linha que passa pelo násio de tecido mole (N) tangencial à glabela abaixo da sobrancelha (G) e uma linha desenhada como uma extensão superior do dorso nasal (D). Normalmente variando de 128 a 140 graus, o ângulo nasofrontal é idealmente de 134 graus em mulheres e 130 graus em homens, mas isso também pode variar de acordo com a etnia. O ápice do ângulo deve estar entre os cílios da pálpebra superior e a dobra supratarsal. O násio deve estar aproximadamente 15 mm anterior ao canto medial ou 11 mm anterior ao plano da córnea, conforme medido em uma vista lateral.

Dica de Especialista

O radix está localizado entre a dobra supratarsal e os cílios da pálpebra superior, e sua posição afeta o comprimento aparente e a projeção do nariz na vista lateral.

- A largura da base óssea da abóbada osteocartilaginosa deve ser de 75 a 80% da distância intercantal ou da largura média da base alar.[6] As osteotomias não são indicadas se essa largura for normal; entretanto, quando a base óssea for mais larga do que 80% da distância intercantal, podem ser necessárias osteotomias para estreitar o dorso ósseo (▶ Fig. 15.7).

Avaliação e Abordagem Cirúrgica do Dorso Nasal: A Abordagem por Componentes

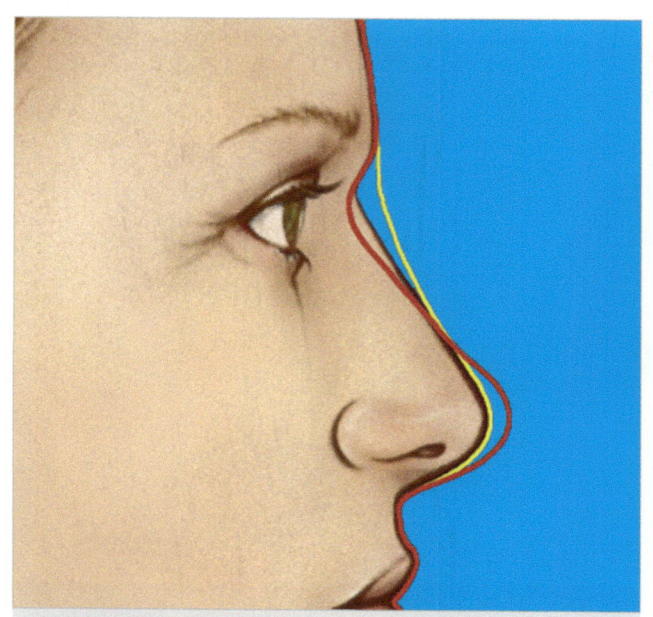

Fig. 15.6 Estética do dorso nasal: Comprimento e projeção. Se o *radix* estiver posicionado mais anterior e superiormente do que o normal, o nariz parecerá artificialmente alongado, o ângulo nasofacial será diminuído e a projeção da ponta parecerá reduzida (linha amarela). Por outro lado, se o *radix* estiver posicionado muito posterior e/ou inferiormente, o nariz parecerá mais curto e a ponta mais projetada (linha vermelha).

> **Dica de Especialista**
>
> A largura do dorso na área keystone deve ser preservada. A largura da base óssea deve ser de 75 a 80% da distância intercantal ou da largura normal da base alar.

- Cada uma dessas relações estéticas deve ser cuidadosamente considerada no planejamento pré-operatório do perfil dorsal. A primeira etapa é decidir a posição preferida do ângulo nasofrontal na vista lateral. Em seguida, a quantidade desejada de projeção da ponta e o grau de rotação da ponta devem ser determinados.
- Nas mulheres, a nova linha dorsal na vista lateral deve se situar ligeiramente posterior a uma linha que conecta o ângulo nasofrontal com os pontos que definem a ponta. Nos homens, o dorso deve ser ligeiramente mais alto para evitar a feminização do nariz (▶ Fig. 15.8a, b).

> **Dica de Especialista**
>
> Nas mulheres, o dorso deve ficar logo abaixo de uma linha que conecta o ângulo nasofrontal com os pontos que definem a ponta, enquanto nos homens o dorso não deve ser mais baixo do que essa linha para evitar a feminização do nariz.

- Qualquer paciente com uma giba dorsal, definida pelo excesso de altura acima de uma linha que vai do *radix* até os pontos que definem a ponta, é um candidato apropriado para a redução da giba dorsal.

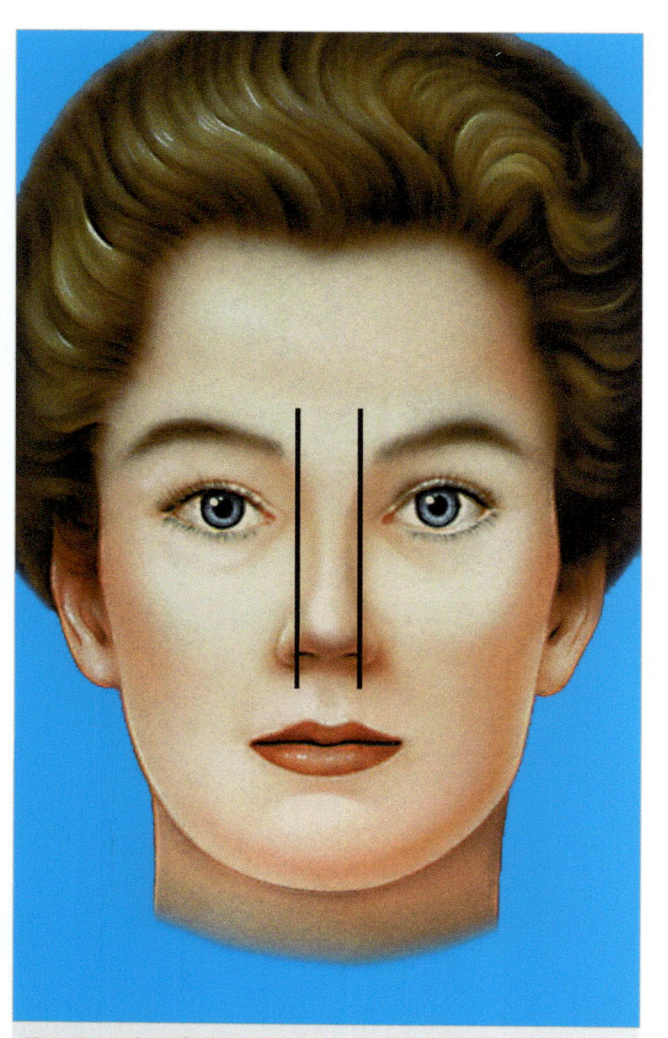

Fig. 15.7 Estética do dorso nasal: A abóbada osteocartilaginosa. A largura da base óssea da abóbada osteocartilaginosa deve ser igual a 75 a 80% da distância intercantal ou da largura normal da base alar.

15.4 Técnica Operatória

- Na rinoplastia primária, a abordagem aberta é a nossa técnica preferida.[13] Uma abordagem fechada é usada ocasionalmente no caso de giba dorsal isolada.
- Orientados por uma análise clínica pré-operatória precisa, realizamos a modificação inicial do dorso antes de abordar a ponta. Essa sequência estabelece o equilíbrio entre a ponta e o dorso, o que é crucial para um resultado estético ideal.
- A redução da giba dorsal do componente seguida pela reconstituição dorsal da giba osteocartilaginosa envolve oito etapas essenciais:

1. Raspagem dorsal.
2. Separação das cartilagens laterais superiores do septo.
3. Redução incremental do septo dorsal.
4. Redução óssea dorsal incremental (usando uma lima).
5. Redução incremental das cartilagens laterais superiores (se indicado).
6. Teste de palpação dorsal de três pontos.
7. Osteotomias medial/lateral (se indicado).

15.4 Técnica Operatória

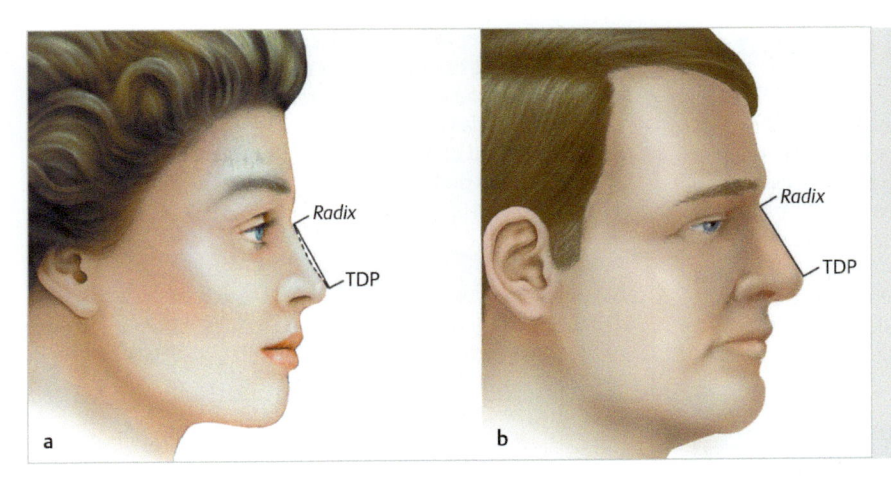

Fig. 15.8 Estética do dorso nasal: A nova linha dorsal. (**a**) Nas mulheres, a nova linha dorsal na vista lateral deve ficar ligeiramente posterior a uma linha que conecta o ângulo nasofrontal com os pontos de definição da ponta (TDP). (**b**) O dorso deve ser ligeiramente mais alto nos homens para evitar a feminização do nariz.

8. Reconstituição do dorso com suturas (mais comum), retalhos expansores e/ou enxertos expansores (se indicado).

15.4.1 Raspagem Dorsal

- A esqueletização meticulosa expõe a estrutura osteocartilaginosa dorsal, mantendo o plano de dissecção o mais próximo possível das superfícies cartilaginosas.
- A dissecção é continuada subperiostealmente sobre a abóbada óssea. A camada periosteal protege contra aderências pós-operatórias de tecidos moles e camufla a abóbada óssea reconstruída; deve-se tomar cuidado para não rasgar excessivamente o periósteo.
- A preservação do tecido mole lateral e das fixações periosteais às paredes laterais ósseas fornece suporte e estabilidade significativos à pirâmide nasal após a realização de osteotomias; portanto, a dissecção lateral deve ser limitada à quantidade necessária para permitir o acesso à redução da giba óssea (▶ Fig. 15.9).

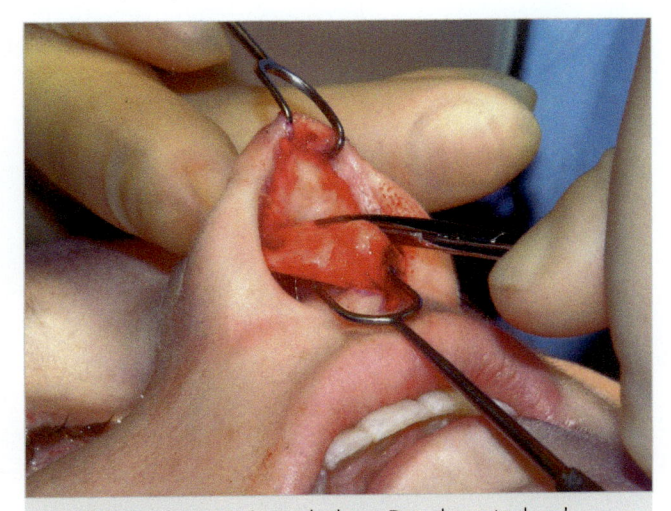

Fig. 15.9 Abordagem cirúrgica do dorso: Descolamento dorsal. A esqueletização meticulosa é usada para expor a estrutura osteocartilaginosa dorsal, mantendo o plano de dissecção o mais próximo possível das superfícies cartilaginosas.

Dica de Especialista

A preservação do tecido mole lateral e das fixações periosteais às paredes laterais ósseas fornece suporte e estabilidade significativos à pirâmide nasal após a realização de osteotomias; portanto, a dissecção lateral deve ser limitada à quantidade necessária para permitir o acesso à redução da giba óssea.

- O descolamento extenso é necessário apenas em pacientes mais velhos, em pacientes com pele espessa e em pacientes com uma protuberância osteocartilaginosa significativa (maior que 5 mm).
- Deve-se tomar cuidado para evitar a dissecção sob os ossos nasais e o descolamento da borda superior das cartilagens laterais superiores. Às vezes, o cirurgião deve empurrar gentilmente as cartilagens laterais superiores para baixo e para fora do caminho para evitar a transecção inadvertida ao reduzir o septo e/ou o dorso ósseo.

15.4.2 Separação das Cartilagens Laterais Superiores do Septo

- A criação de túneis submucopericondriais superiores bilaterais é essencial antes de iniciar a redução do componente da giba dorsal.[6] O mucopericôndrio do septo dorsal é elevado, de caudal para cefálico, até que o elevador alcance os ossos nasais. As cartilagens laterais superiores podem ser nitidamente separadas de sua junção com o septo sem danificar a mucosa. Essa manobra também permite a remoção da giba óssea e cartilaginosa, poupando a mucosa.
- A ressecção extramucosa dos componentes ósseos e cartilaginosos é um conceito fundamental; a preservação da mucosa reduz o potencial de estreitamento cicatricial tardio da válvula nasal interna e da membrana do vestíbulo. Os enxertos expansores devem ser colocados no espaço extramucoso, mantendo a continuidade da mucosa e evitando a exposição na cavidade nasal. A preservação da integridade da mucosa também proporciona maior estabilidade geral após a reconstrução do septo (▶ Fig. 15.10).

Dica de Especialista

A criação de túneis submucopericondriais bilaterais antes da redução do componente da giba dorsal evita o estreitamento cicatricial da válvula nasal interna e o esgarçamento do vestíbulo.

15.4.3 Redução Incremental do Septo Dorsal

- Uma vez que os túneis subpericondriais tenham sido feitos e as porções transversais das cartilagens laterais superiores tenham sido separadas do septo usando um bisturi nº 15, o resultado é uma protuberância cartilaginosa composta por três partes – o septo, centralmente, e as porções transversais das cartilagens laterais superiores lateralmente.[6]
- A redução da giba dorsal começa com o septo central isolado, usando ressecções incrementais em série da cartilagem septal com uma tesoura septal angulada sob visão direta.
- É essencial preservar as cartilagens laterais superiores – a ressecção igual das cartilagens laterais superiores e do septo resulta no arredondamento do dorso, enquanto a ressecção excessiva das bordas dorsais das cartilagens laterais superiores, em comparação com o septo, resulta em uma deformidade em V invertido ou em uma abóbada média excessivamente estreita (▶ Fig. 15.11a, b).

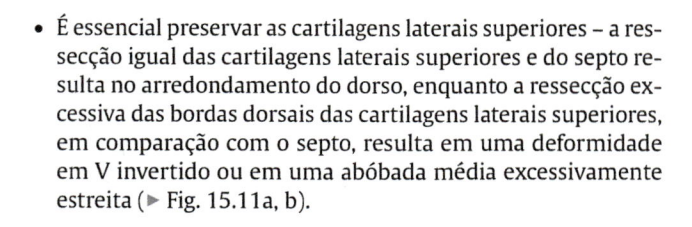

Dica de Especialista

A ressecção excessiva das bordas dorsais das cartilagens laterais superiores pode levar a uma deformidade em V invertido ou a uma abóbada média excessivamente estreita.

15.4.4 Redução Óssea Dorsal Incremental

- Uma lima de diamante afiada e de mordida para baixo é usada para reduzir a saliência óssea. A redução de saliências pequenas e médias (5 mm ou menos) geralmente pode ser realizada com raspagem incremental.
- Deve-se manter uma inclinação ligeiramente oblíqua durante a raspagem para minimizar o risco de avulsão das cartilagens laterais superiores ou do septo da abóbada óssea. A raspagem deve ser feita ao longo das linhas estéticas dorsais esquerda e direita e, em seguida, centralmente, de forma metódica, usando excursões curtas e controladas de raspagem, com o polegar e o indicador da mão não dominante usados para estabilizar a abóbada óssea.
- Raramente, pode ser necessário um osteótomo de 8 mm com proteção para reduzir as saliências ósseas maiores. A osteotomia deve prosseguir da borda caudal dos ossos nasais até o *radix*, no nível do dorso planejado ou ligeiramente acima dele, de forma conservadora. Em seguida, é feita uma raspagem para os ajustes ósseos finais.
- Como alternativa, uma broca oscilante potente com um protetor de pele dorsal pode ser usada sob visualização direta para remover grandes gibas ósseas cranianas (▶ Fig. 15.12).

Dica de Especialista

A redução da protuberância óssea é mais comumente realizada com uma lima de mordida para baixo; protuberâncias grandes podem exigir um osteótomo protegido ou uma broca oscilante elétrica com um protetor de pele dorsal.

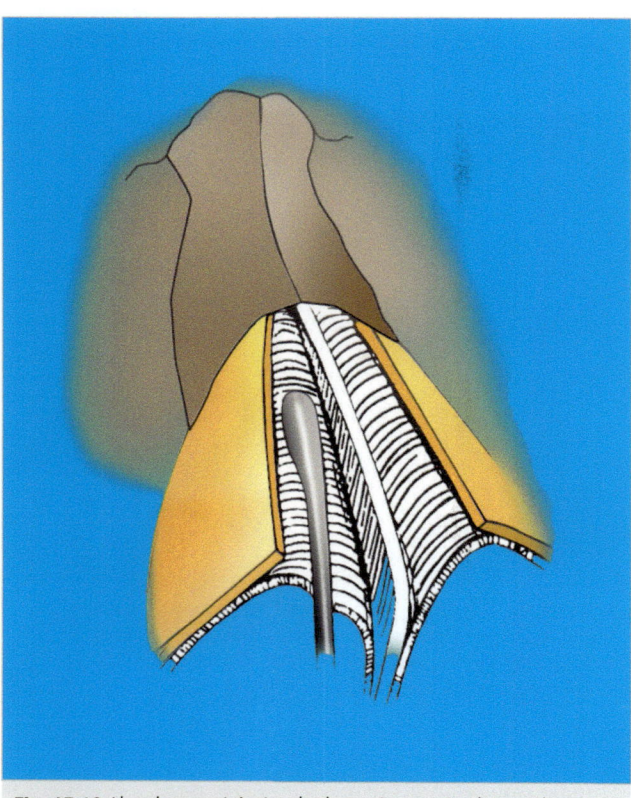

Fig. 15.10 Abordagem cirúrgica do dorso: Separação das cartilagens laterais superiores do septo. O mucopericôndrio do septo dorsal é elevado, de caudal para cefálico, até que o elevador alcance os ossos nasais.

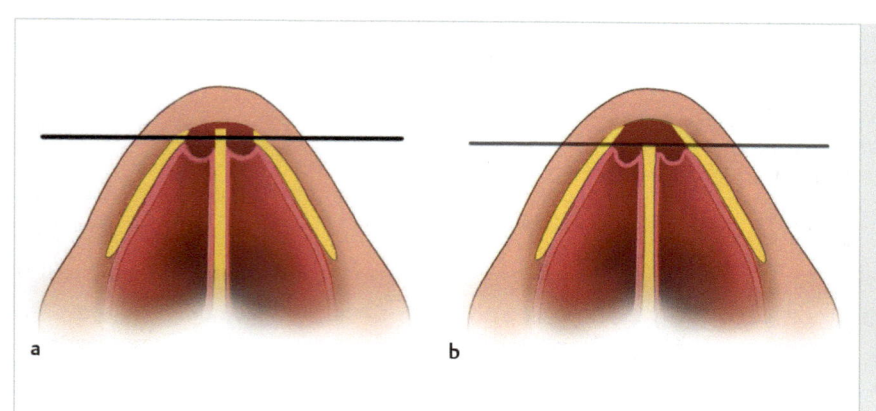

Fig. 15.11 Abordagem cirúrgica do dorso: Redução do septo dorsal com componente incremental. (**a, b**) A redução da giba dorsal começa com o septo central isolado, usando ressecções incrementais em série da cartilagem septal com tesouras septais anguladas sob visão direta. É importante preservar as cartilagens laterais superiores – a ressecção igual das cartilagens laterais superiores e do septo resulta no arredondamento do dorso, ao passo que a ressecção excessiva das bordas dorsais das cartilagens laterais superiores em comparação com o septo resulta em uma deformidade em V invertido ou em uma abóbada média excessivamente estreita.

15.4.5 Redução Incremental das Cartilagens Laterais Superiores

- A redução das cartilagens laterais superiores é considerada somente após a redução dos componentes cartilaginosos septal e ósseo dorsal da giba. No entanto, isso pode ser desnecessário em muitos casos, e evitar a ressecção excessiva das cartilagens laterais superiores é essencial para evitar o colapso da válvula nasal interna e a irregularidade do dorso a longo prazo.[14,15] É ainda mais crítico evitar isso quando ossos nasais curtos e uma estrutura osteocartilaginosa alta e estreita são observados no pré-operatório.[2]

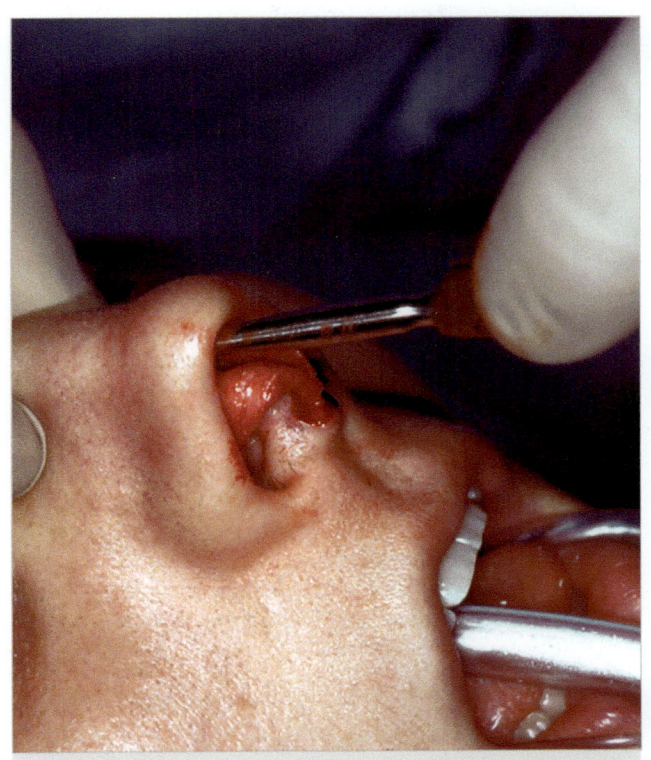

Fig. 15.12 Abordagem cirúrgica do dorso: Redução óssea dorsal incremental. Uma lima de diamante afiada e de mordida para baixo é usada para reduzir a saliência óssea. A redução das gibas pequenas e médias (5 mm ou menos) geralmente pode ser realizada com raspagem incremental.

- A redução incremental das cartilagens laterais superiores é normalmente realizada a partir das bordas dorsais com grandes reduções da giba (mais de 5 mm) ou da borda caudal das cartilagens laterais superiores ao tentar encurtar o nariz e/ou reduzir a plenitude da parede lateral na área de rolagem.

15.4.6 Teste de Palpação Dorsal de Três Pontos

- Durante todo o procedimento de redução dorsal, é fundamental repetir o teste de palpação dorsal de três pontos após cada modificação do dorso.[6] Esse teste é realizado com a ponta do dedo indicador dominante umedecida com solução salina normal. A ponta do dedo palpa suavemente as linhas estéticas dorsais esquerda e direita e, em seguida, palpa centralmente para detectar quaisquer irregularidades dorsais ou depressões de contorno (▶ Fig. 15.13a-c).
- A manutenção da altura adequada das cartilagens laterais superiores também preserva as linhas estéticas dorsais, permitindo qualquer estreitamento ou endireitamento necessário das linhas.
- Depois que o envelope de pele é recoberto, o teste de palpação dorsal de três pontos é realizado para garantir que um dorso reto e suave tenha sido obtido antes da reconstrução do septo ou da realização de osteotomias laterais.

> **Dica de Especialista**
>
> O uso do teste de palpação dorsal de três pontos após cada manobra ajudará a garantir a criação de um dorso liso e reto.

- É essencial garantir que as cartilagens laterais superiores sejam puxadas na direção dorsal para sua posição correta, pois elas tendem a se afastar do dorso, dando a falsa impressão de que foram alinhadas adequadamente em relação ao septo dorsal e à abóbada óssea, quando, na verdade, ainda estão excessivas.

> **Dica de Especialista**
>
> É fundamental certificar-se de que as cartilagens laterais superiores sejam puxadas na direção dorsal para a posição correta, pois elas tendem a se afastar do dorso, dando a falsa impressão de que foram alinhadas adequadamente em relação ao septo dorsal e à abóbada óssea, quando, na verdade, ainda estão excessivas.

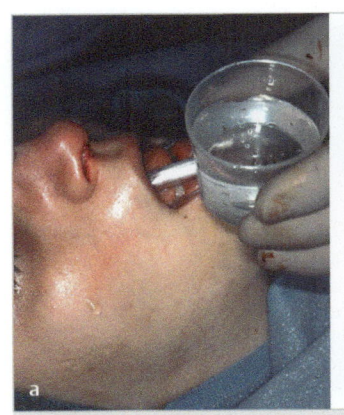

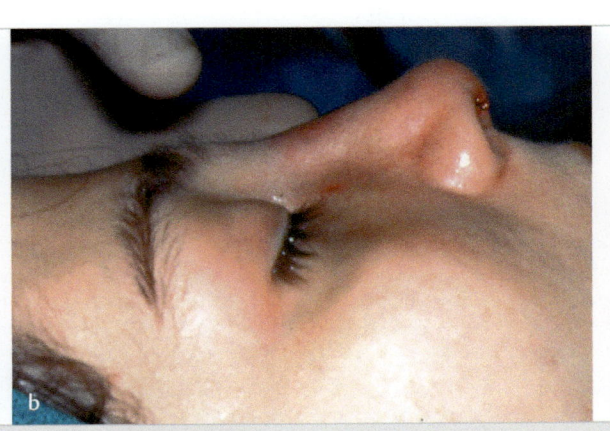

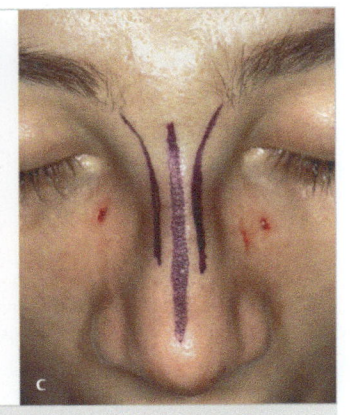

Fig. 15.13 Abordagem cirúrgica do dorso: Teste de palpação dorsal de três pontos. (a-c) Durante todo o procedimento de redução dorsal, é fundamental repetir o teste de palpação dorsal de três pontos após cada modificação do dorso.

15.4.7 Osteotomia Medial/Lateral

- As osteotomias nasais são usadas, principalmente, para corrigir ossos nasais alargados, para reposicionar ossos nasais assimétricos ou para fechar uma deformidade de teto aberto, se presente após a redução dorsal.
- A técnica de osteotomia nasal lateral perfurada percutânea[16,17] oferece excelente controle, resultados estáveis em longo prazo e menor tempo de recuperação pós-operatória do que as osteotomias nasais internas. Foi observada uma redução significativa do trauma na mucosa nasal em estudos com cadáveres usando a técnica percutânea.[17]
- As osteotomias nasais são realizadas antes da reconstituição dorsal porque podem alterar a posição das cartilagens laterais superiores.
- A lidocaína a 1% com epinefrina é injetada ao longo do local proposto para a osteotomia antes da osteotomia. Um osteótomo afiado de 2 mm é usado para perfurar a pele ao longo da junção nasofacial, paralelamente à face da maxila no nível da borda orbital inferior. Uma vez introduzido, o osteótomo é rastreado subperiostealmente até a porção média da pirâmide nasal e, em seguida, varrido lateralmente para baixo até o local proposto para a osteotomia ao longo da junção nasofacial. Essa manobra desloca a artéria angular lateralmente, longe do caminho da osteotomia, para evitar sangramento no local (▶ Fig. 15.14).[18]
- O osteótomo é direcionado ao longo do caminho proposto para a osteotomia. Ao mesmo tempo, um assistente usa um martelo para criar osteotomias de 2 mm, saltando 2 mm de cada vez, desde caudal na abertura piriforme até cefálico no nível do canto medial. O osteótomo é batido suavemente até que uma mudança no som e na sensação do osteótomo indique a perfuração completa do osso em cada local.
- Primeiro, é realizado o aspecto superior da osteotomia lateral de baixo para baixo que continua em uma osteotomia oblíqua superior no nível do canto medial; a junção das osteotomias normalmente cria um ângulo de 70 graus. Em seguida, é realizado o aspecto inferior em direção à abertura piriforme. Deve-se tomar cuidado para preservar o triângulo de Webster para fornecer suporte para a válvula nasal interna (▶ Fig. 15.15).
- Essa técnica resulta em várias osteotomias de 2 mm com 2 mm de osso normal entre cada perfuração. Uma vez que a osteotomia perfurada tenha sido concluída ao longo de todo o comprimento do osso nasal, um procedimento semelhante é realizado no lado contralateral.
- Usando uma leve pressão aplicada com o polegar e o indicador, o cirurgião cria uma fratura em forma de bastão verde ao longo de cada local da osteotomia e posiciona os ossos nasais no local desejado.
- Depois que os segmentos osteotomizados forem posicionados adequadamente, o dorso deve ser reavaliado para garantir que nenhuma irregularidade dorsal tenha sido criada. Isso é particularmente importante na área *keystone*, onde as cartilagens laterais superiores podem ser empurradas posteriormente para a profundidade dos ossos nasais ou se tornar mais proeminentes no dorso devido à compressão dos segmentos ósseos osteotomizados reposicionados.

> **Dica de Especialista**
>
> *Depois que os segmentos osteotomizados tiverem sido posicionados adequadamente, o dorso deve ser reavaliado para garantir que nenhuma irregularidade dorsal tenha sido criada. Isso é particularmente importante na área* keystone.

- O fechamento dos dois locais de osteotomia percutânea não é realizado porque o sangramento é infrequente. No pós-operatório, os locais da osteotomia são cobertos com *Steri-Strips* após a preparação da pele.
- Uma *splint* nasal externa com contornos é aplicada ao dorso nasal. Essa *splint* é removida 7 dias após a cirurgia.

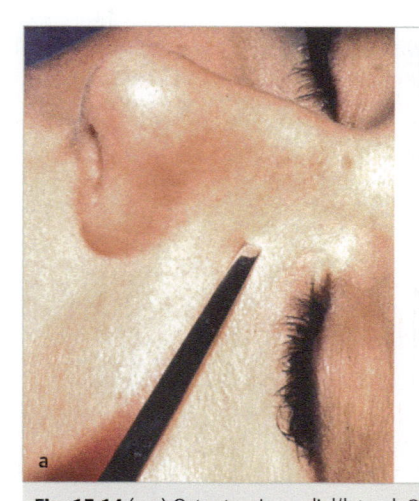

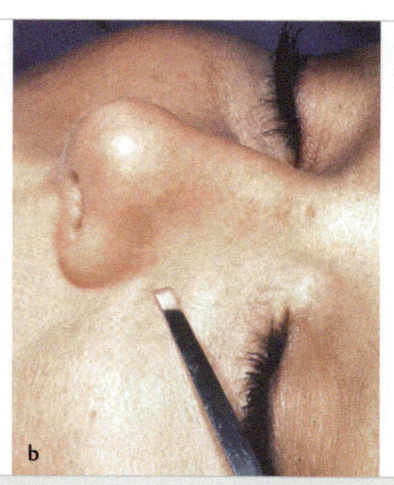

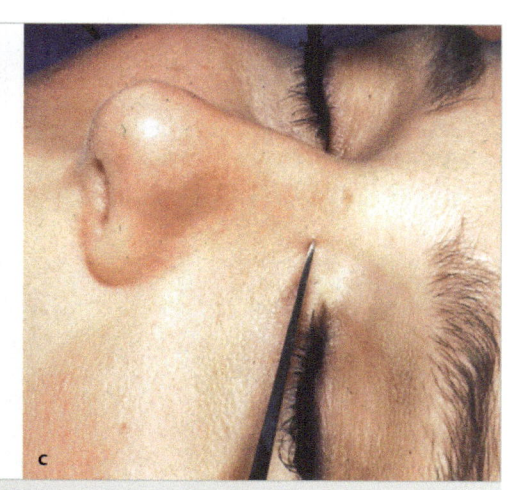

Fig. 15.14 (a-c) Osteotomia medial/lateral: Osteotomias nasais laterais perfuradas percutâneas. Epinefrina com lidocaína a 1% é injetada ao longo do local proposto para a osteotomia pelo menos 7 minutos antes da osteotomia. Um osteótomo afiado de 2 mm é usado para perfurar a pele ao longo da junção nasofacial, paralelamente à face da maxila no nível da borda orbital inferior. Uma vez introduzido, o osteótomo é rastreado subperiostealmente até a porção média da pirâmide nasal e, em seguida, varrido lateralmente para baixo até o local proposto para a osteotomia ao longo da junção nasofacial.

15.4.8 Reconstituição do Dorso

- Quando são adequadamente preservadas, as bordas dorsais das cartilagens laterais superiores atuam como "autodeslizadores", mantendo o contorno em forma de T do dorso, o que é fundamental para o equilíbrio d a s linhas estéticas dorsais e a preservação das válvulas nasais internas.
- Além da preservação das cartilagens laterais superiores, também é essencial a reconstituição adequada das cartilagens laterais superiores com suturas (mais comum), retalhos de espalhamento e/ou enxertos de espalhamento (se indicado).[4,5]
- Normalmente, empregamos três tipos de técnicas de reconstituição dorsal que dependem exclusivamente da colocação adequada da sutura. Essa abordagem eliminou em grande parte a necessidade de enxertos expansores.

Tipo 1: Restauração da Abóbada Média Usando a Sutura de Extensão de Tensão da Cartilagem Lateral Superior

- Uma sutura PDS 5-0 é colocada a partir das bordas dorsais de ambas as cartilagens laterais superiores até o septo distal, avançando ambas as cartilagens laterais superiores 3 mm distalmente ao longo do septo (▶ Fig. 15.16a, b).
- Uma segunda sutura pode ser colocada proximalmente ao longo das cartilagens laterais superiores e do septo, conforme necessário, para dar suporte extra e melhorar o contorno em quaisquer pontos de irregularidade ou abaulamento, se uma posição simétrica da cartilagem lateral superior não tiver sido obtida com a colocação da sutura anterior (▶ Fig. 15.17).
- A sutura de tensão da cartilagem lateral superior estabiliza as cartilagens laterais superiores ao septo com uma leve tensão, proporcionando assim um contorno mais reto e anatômico.

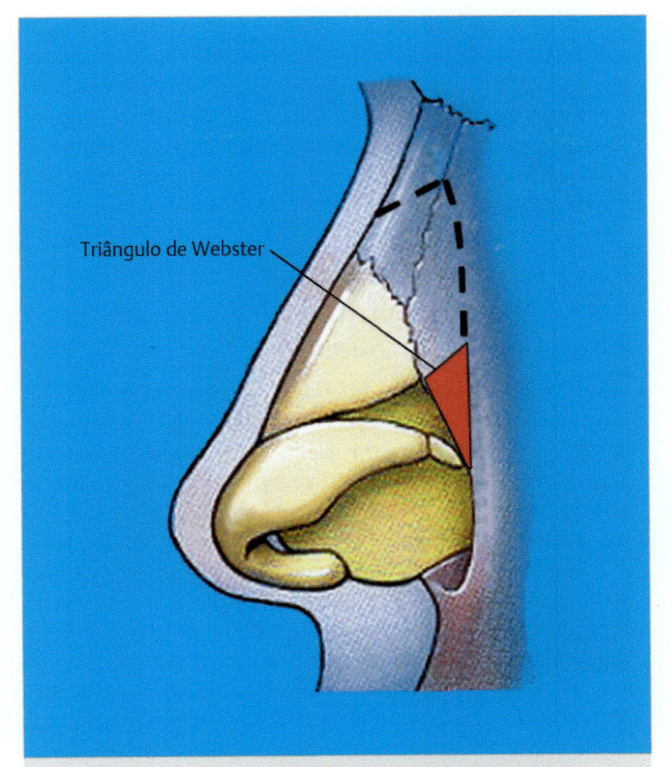

Fig. 15.15 Osteotomia medial/lateral: Estruturas de suporte. O cirurgião direciona cuidadosamente o osteótomo ao longo do caminho proposto para a osteotomia, enquanto um assistente usa um martelo para criar osteotomias de 2 mm, saltando 2 mm a cada vez, desde caudal na abertura piriforme até cefálico no nível do canto medial. Deve-se ter o cuidado de preservar o triângulo de Webster para dar suporte à válvula nasal interna.

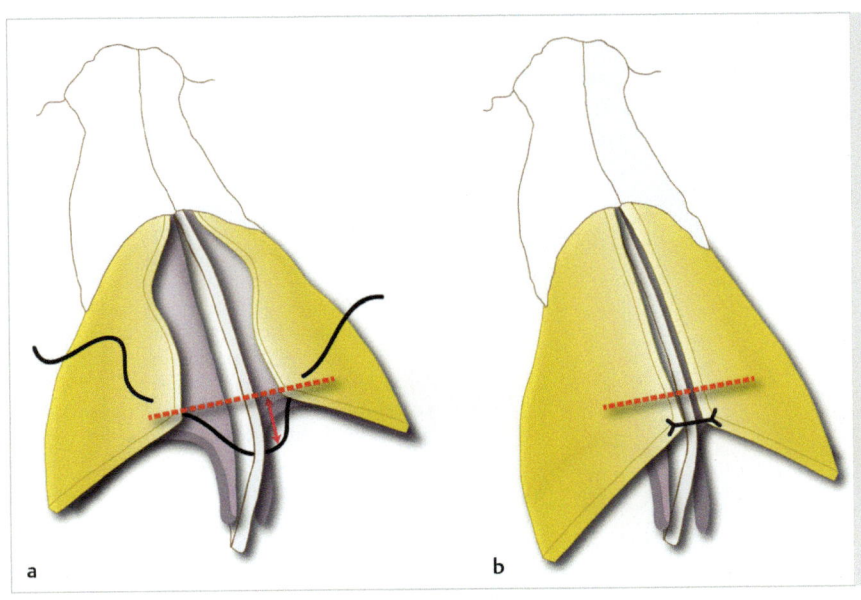

Fig. 15.16 Reconstituição do dorso: Tipo 1: Restauração da abóbada média usando a sutura de extensão de tensão da cartilagem lateral superior. (**a, b**) Uma sutura PDS 5-0 é colocada a partir das bordas dorsais de ambas as cartilagens laterais superiores até o septo distal, avançando ambas as cartilagens laterais superiores 3 mm distalmente ao longo do septo.

Avaliação e Abordagem Cirúrgica do Dorso Nasal: A Abordagem por Componentes

O uso da sutura de tensão da cartilagem lateral superior é particularmente benéfico em pacientes com pele fina, devido à maior visibilidade das irregularidades do contorno, e em pacientes que necessitam de uma redução maior (3 mm ou mais) da giba dorsal, em que o diferencial entre o septo e as cartilagens laterais superiores é mais pronunciado, levando à maior propensão à irregularidade da abóbada média.

Tipo 2: Restauração Abóbada Média sem o Uso da Sutura de Extensão de Tensão da Cartilagem Lateral Superior

- A sutura PDS 5-0 é colocada sem avançar a borda de ambas as cartilagens laterais superiores distalmente ao longo do septo dorsal. Isso é indicado em pacientes com cartilagens laterais superiores que podem manter um contorno reto após a liberação do septo. Esse é frequentemente o caso de pacientes com cartilagem forte que exigem uma redução mínima da giba dorsal. Também é indicado em pacientes nos quais o estreitamento na extremidade distal da abóbada média deve ser evitado.
- A sutura de extensão de tensão da cartilagem lateral superior geralmente recria e aprimora o afunilamento natural observado nas cartilagens laterais superiores à medida que elas atingem a região da supraponta em sua fixação dorsal mais distal. Ao não colocar as cartilagens laterais superiores sob tensão ao reaproximá-las do septo, o cirurgião consegue diminuir o efeito de estreitamento dessa sutura (▶ Fig. 15.18a, b).

Tipo 3: Restauração do Terço Médio com Modificação do Retalho Expansor

- As suturas PDS 5-0 são colocadas caudalmente à borda superior das cartilagens laterais superiores, dobrando assim a borda superior das cartilagens laterais superiores. Isso tem uma função do tipo expansor. Essa técnica deve ser empregada quando se tenta ampliar a abóbada média.
- Ele pode ser usado com (veja o tipo 3A) ou sem (veja o tipo 3B) avanço das cartilagens laterais superiores ao longo do septo

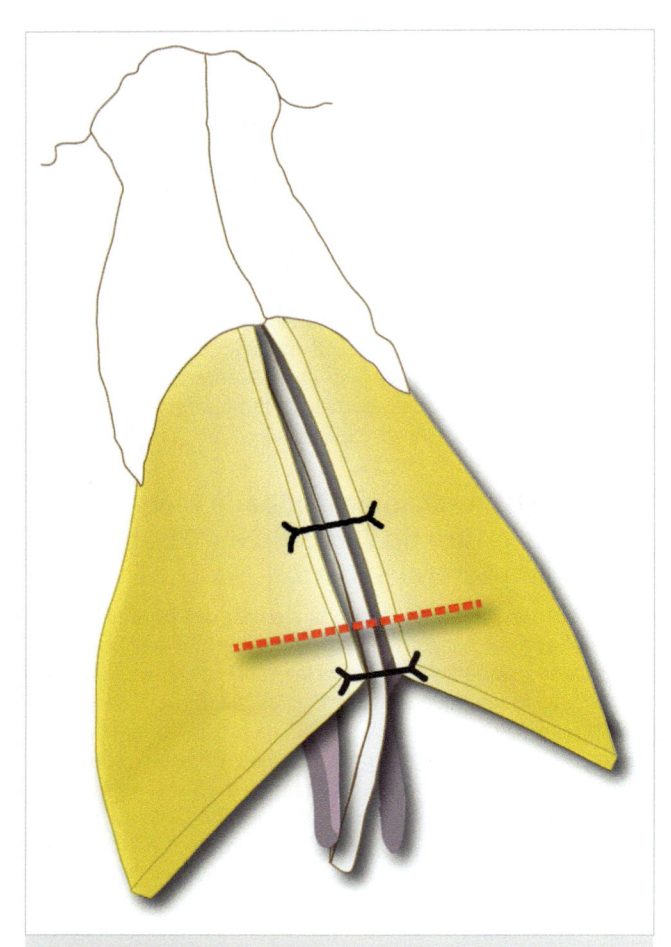

Fig. 15.17 Reconstituição do dorso: Tipo 1: Restauração da abóbada média usando a sutura de extensão de tensão da cartilagem lateral superior. Uma segunda sutura pode ser colocada proximalmente ao longo das cartilagens laterais superiores e do septo, conforme necessário, para dar suporte extra e melhorar o contorno em quaisquer pontos de irregularidade ou abaulamento, se uma posição simétrica da cartilagem lateral superior não tiver sido obtida com a colocação da sutura anterior.

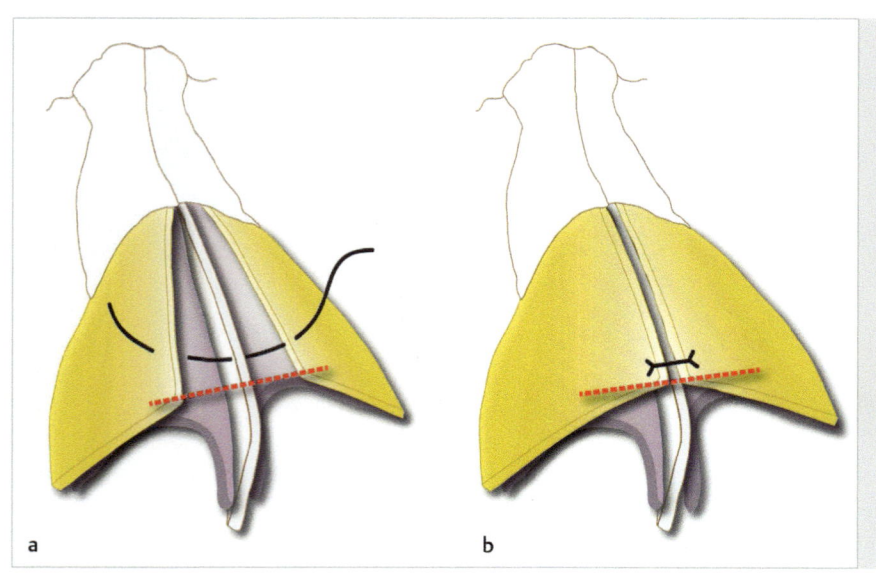

Fig. 15.18 Reconstituição do dorso: Tipo 2: Restauração da abóbada média sem usar a sutura de tensão da cartilagem lateral superior. (**a, b**) A sutura PDS 5-0 é colocada sem avançar a borda de ambas as cartilagens laterais superiores distalmente ao longo do septo dorsal. Isso é indicado em pacientes com cartilagens laterais superiores que podem manter um contorno reto após a liberação do septo.

15.4 Técnica Operatória

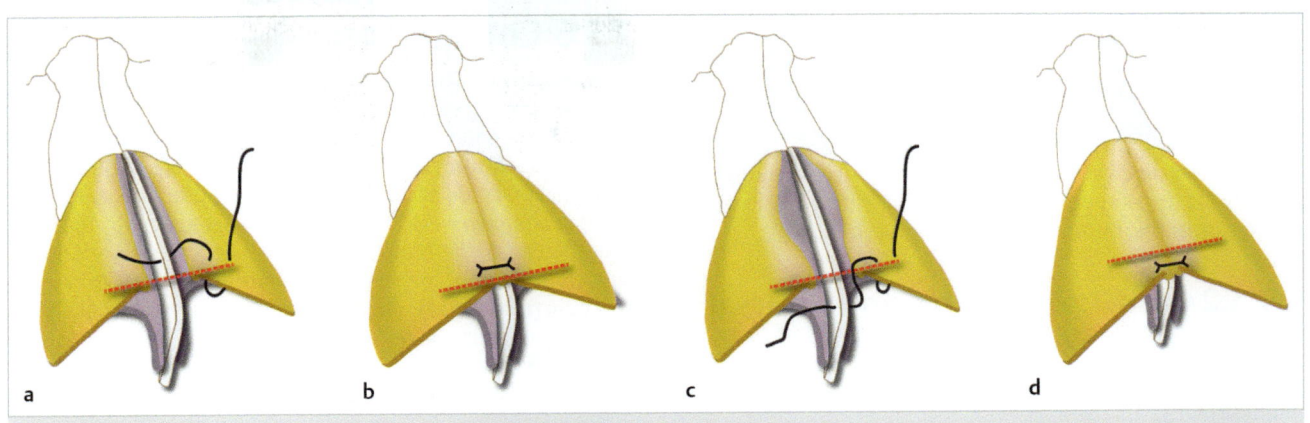

Fig. 15.19 Reconstituição do dorso: Tipo 3: Restauração da abóbada média com modificação do retalho expansor. As suturas PDS 5-0 são colocadas caudalmente à borda superior das cartilagens laterais superiores, dobrando assim a borda superior das cartilagens laterais superiores. Isso tem uma função do tipo expansor. Essa técnica deve ser empregada quando se tenta ampliar a abóbada média. Ela pode ser usada (**a, b**) com ou (**c, d**) sem avanço das cartilagens laterais superiores ao longo do septo dorsal, atuando como uma sutura de extensão de tensão da cartilagem lateral superior.

dorsal, atuando como uma sutura de extensão de tensão da cartilagem lateral superior.

- A decisão de realizar o retalho expansor com sutura de tensão da cartilagem lateral superior é baseada nos objetivos anatômicos específicos do paciente, conforme descrito anteriormente com as técnicas do tipo 1 e 2 (▶ Fig. 15.19a-d).

Dica de Especialista

A reconstituição das cartilagens laterais superiores após a redução do componente com suturas, como a sutura de extensão de tensão da cartilagem lateral superior, é um componente importante para a obtenção de linhas estéticas dorsais suaves e simétricas.

- O uso da abordagem acima para reconstituir o dorso mostrou-se confiável e reprodutível, evitando o uso de enxertos expansores na maioria dos casos.
- As situações em que o uso do enxerto expansor e/ou do retalho tem maior probabilidade de ser necessário incluem a reconstrução secundária da rinoplastia da abóbada média, a disfunção da válvula nasal interna existente e a síndrome do nariz estreito em casos primários.

Critérios para o Uso de Retalhos e/ou Enxertos Expansores na Rinoplastia Primária

- Deformidade em V invertido.
- Obstrução nasal existente secundária à insuficiência da válvula nasal interna.
- Linhas estéticas dorsais assimétricas, apesar do uso de suturas de extensão de tensão da cartilagem lateral superior.
- Correção do desvio do septo dorsal.
- Redução dorsal maior que 5 mm.
- Nariz étnico com suporte cartilaginoso fraco.
- Homens com nariz estreito.

Enxertos Expansores

- Desde a introdução dos enxertos expansores, em 1984, os cirurgiões os têm usado extensivamente em rinoplastias primárias e secundárias.[2,19,20] Muitos cirurgiões de rinoplastia adotaram o conceito, com vários autores descrevendo variantes do enxerto expansor e/ou dos retalhos expansores com diferentes indicações.[21-24] Entretanto, o entusiasmo por trás dos enxertos expansores pode ter estendido sua aplicação além de sua utilidade, resultando em sua aplicação quando não indicado.
- Pacientes submetidos à rinoplastia primária sem obstrução nasal existente provavelmente não precisarão da colocação de enxerto expansor quando a abóbada média for restaurada corretamente. Evitar a colocação de enxerto expansor pode evitar a necessidade de coleta de enxerto de cartilagem e impedir o alargamento dorsal quando isso não for desejado.
- Se forem necessários enxertos expansores, a cartilagem septal é colhida e os enxertos são feitos a partir da porção inferior posterior da cartilagem septal, que tem a largura mais consistente (2-3 mm) e o comprimento adequado (30-35 mm). As dimensões dos enxertos expansores são normalmente de 5 a 6 mm de altura e 30 a 32 mm de comprimento. Dependendo da deformidade que está sendo tratada, os enxertos expansores podem ser colocados uni ou bilateralmente e paralelos ao septo.
- Os enxertos expansores podem ser posicionados no plano do septo dorsal ou acima dele para ficarem visíveis para indicações estéticas ou abaixo dele como enxertos invisíveis para indicações puramente funcionais.[6,15] Suturas horizontais em colchão de PDS 5-0 são usadas para fixar os enxertos ao septo.
- As cartilagens laterais superiores são recolocadas no complexo enxerto expansor-septal. A ressecção das cartilagens laterais superiores não é realizada a menos que elas produzam uma irregularidade de contorno no exame clínico (▶ Fig. 15.20a, b).

Dica de Especialista

A preservação das porções transversais das cartilagens laterais superiores e a reconstituição adequada do dorso são necessárias para manter a permeabilidade da válvula nasal interna e o formato das linhas estéticas dorsais.

15.5 Análises de Casos

15.5.1 Caso 1: O Dorso Assimétrico após Trauma

Uma mulher de 24 anos de idade com histórico de trauma nasal grave apresentou obstrução das vias aéreas nasais, desvio de septo e uma giba dorsal assimétrica (▶ Fig. 15.21a-g).

15.5.2 Caso 2: A Protuberância Dorsal com Dorso e Ponta Fracos

Uma mulher de 21 anos apresentou uma giba dorsal e uma ponta bulbosa (▶ Fig. 15.22a-g).

15.6 Conclusão

A ressecção excessiva das estruturas dorsais, incluindo as cartilagens laterais superiores, pode levar a problemas estéticos e funcionais, como a deformidade em V invertido ou um terço médio excessivamente estreito. Uma abordagem de componente para o dorso nasal é adaptável e reproduzível, enfatizando uma abordagem graduada para a redução da giba dorsal. A preservação das porções transversais das cartilagens laterais superiores oferece opções de reconstituição dorsal para manter a permeabilidade da válvula nasal interna e criar linhas estéticas dorsais suaves e simétricas após a redução da giba dorsal (▶ Vídeo 15.1).

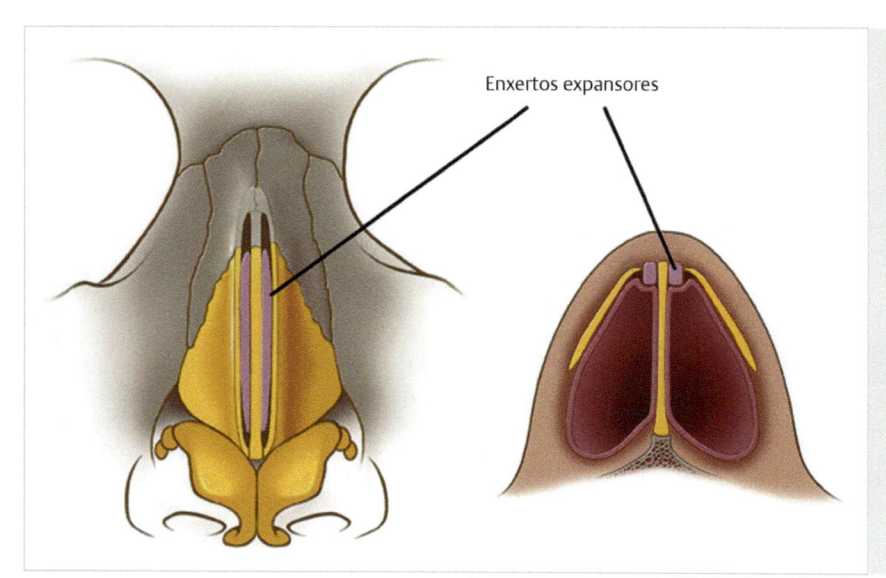

Fig. 15.20 Reconstituição do dorso: enxertos expansores. (**a**, **b**) Os enxertos expansores podem ser posicionados no plano ou acima do plano do septo dorsal para serem visíveis para indicações estéticas ou abaixo dele como enxertos invisíveis para indicações puramente funcionais.

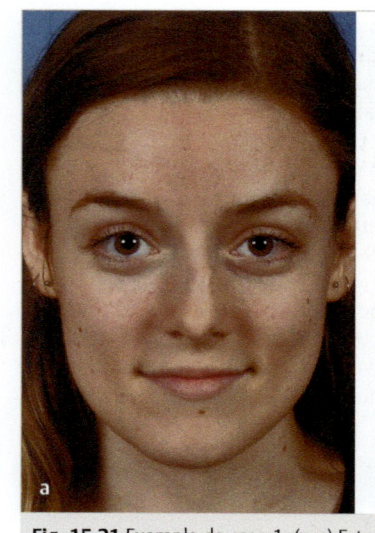

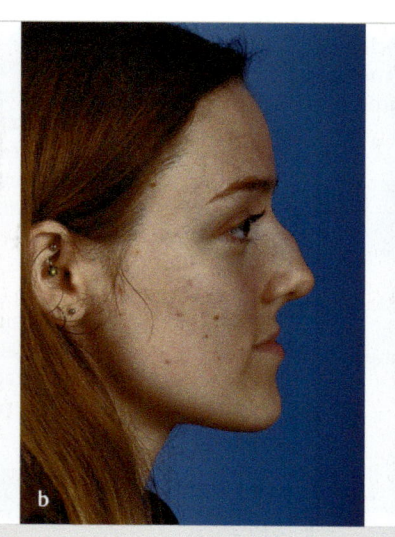

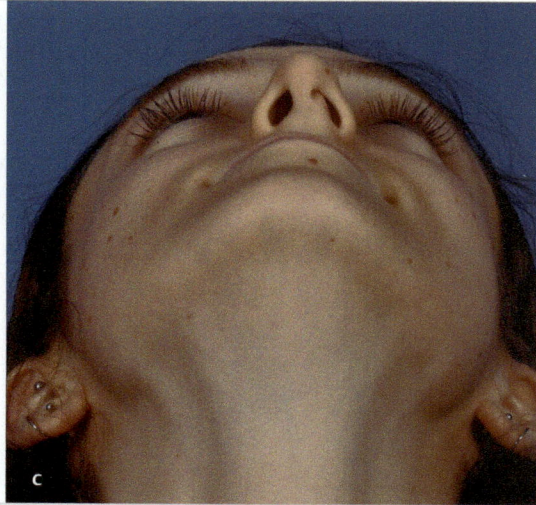

Fig. 15.21 Exemplo de caso 1. (**a-c**) Esta mulher de 24 anos com histórico de trauma nasal grave apresentou obstrução das vias aéreas nasais, desvio de septo e uma giba dorsal assimétrica. A vista frontal demonstra linhas estéticas dorsais assimétricas (deformidade em C reverso) e desvio da ponta. A vista lateral revela uma giba dorsal aguda, com uma ponta levemente superrotada e superprojetada. O exame nasal interno mostrou um desvio grave do septo caudal com desvio para a narina esquerda. Os objetivos da cirurgia incluíam: (1) endireitar o dorso; (2) recriar linhas estéticas dorsais simétricas; (3) reduzir a giba dorsal; (4) reduzir a projeção e a rotação da ponta; (5) melhorar a definição da ponta. *(Continua)*

15.6 Conclusão

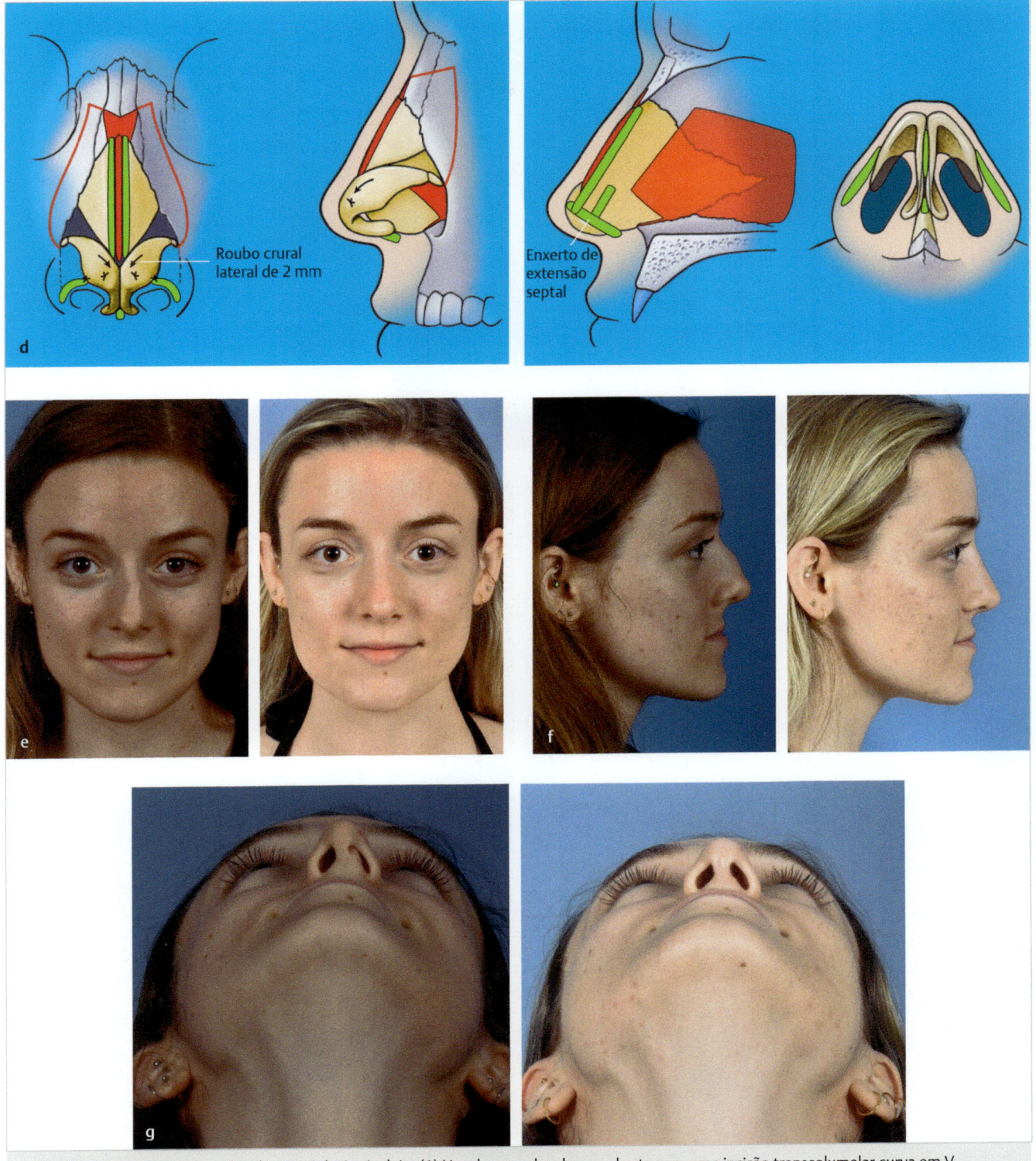

Fig. 15.21 *(Continuação)* (**d**) A abordagem cirúrgica incluiu: (1) Uso de uma abordagem aberta com uma incisão transcolumelar curva em V invertido e elevar os tecidos moles da estrutura cartilaginosa bilateralmente em um plano subpericondral; (2) realizar a redução da giba dorsal do componente; (3) colher a cartilagem septal deixando pelo menos 1 cm de estrutura em L; (4) realização de reconstrução septal bilateral com enxerto de endireitamento do osso vômer/etmoide em cada lado da estrutura em L; (5) utilização de um enxerto de osso etmoide para endireitar e fortalecer a estrutura em L; (6) reposicionamento do septo caudal para fora da espinha nasal anterior e fixação na linha média; (7) colocação de enxertos expansores bilaterais; (8) realização de osteotomias em três níveis, lateral, intermediário e medial, para fraturar o osso nasal direito e fraturar o esquerdo com um bastão verde articulado superior para obter uma abóbada óssea mais simétrica; (8) colocação de enxerto de extensão septal na linha média para controlar o posicionamento da ponta com maior comprimento e projeção ligeiramente menor; (9) utilização de suturas intercrural, interdomal e transdomal (PDS 5-0) com roubo crural lateral (2 mm) para o contorno da ponta; (10) utilização de enxertos de contorno alar subdomal articulados para apoiar a transição ponta-alar; e (11) realização de ressecção submucosa e exteriorização dos cornetos inferiores. (**e-g**) A aparência pós-operatória em 12 meses demonstra a correção do desvio com a redefinição das linhas estéticas dorsais simétricas, a correção da giba dorsal, o estreitamento da base óssea e o refinamento da ponta.

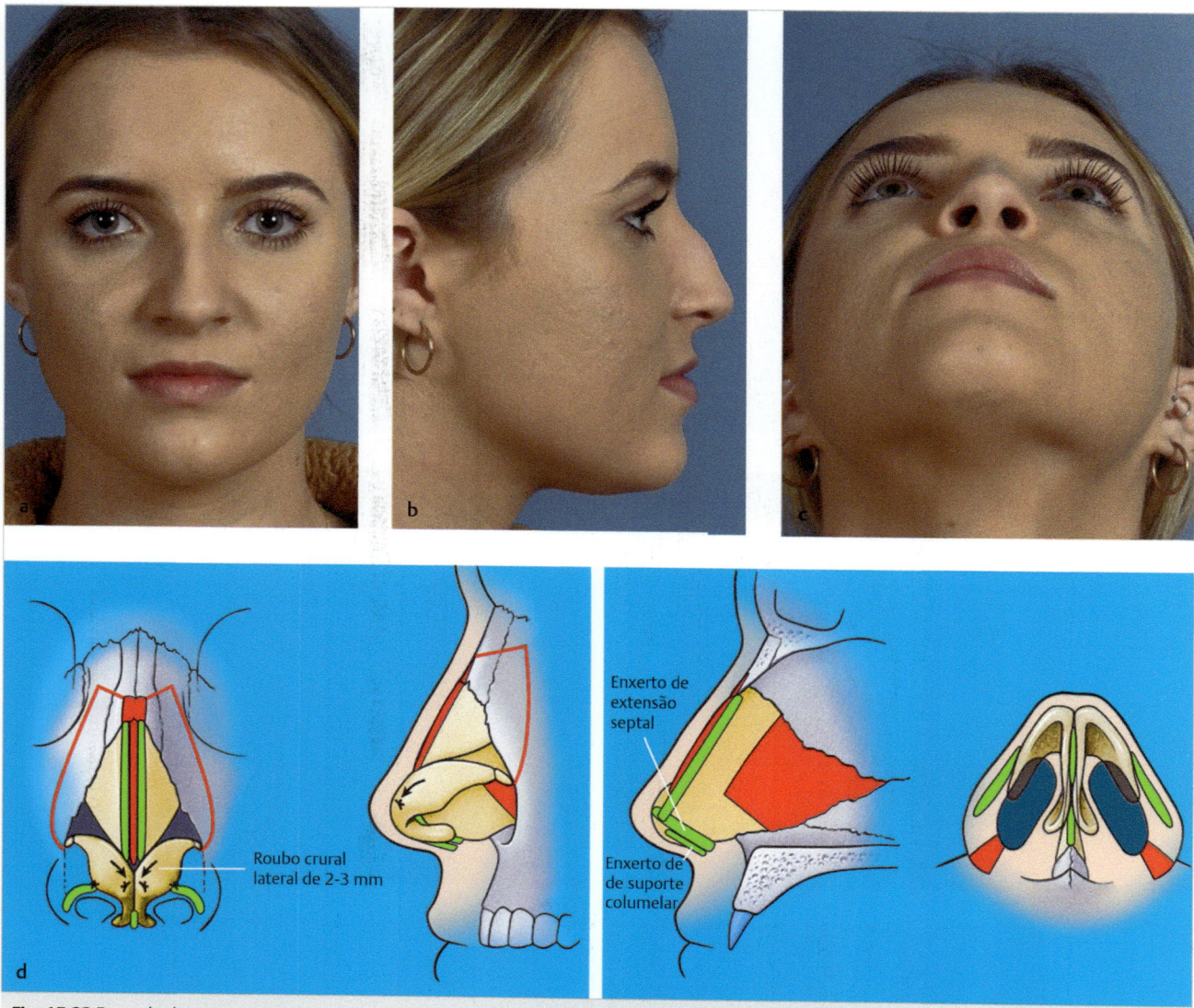

Avaliação e Abordagem Cirúrgica do Dorso Nasal: A Abordagem por Componentes

Fig. 15.22 Exemplo de caso 2. (**a-c**) Esta mulher de 21 anos apresentou uma giba dorsal e uma ponta bulbosa. Na vista frontal, ela exibe linhas estéticas dorsais assimétricas marginalmente definidas com leves irregularidades, direita maior do que a esquerda e pontos que definem a ponta. A vista lateral demonstra uma proeminente giba dorsal, plenitude da suraponta e uma ponta ligeiramente sub-rotada e bulbosa. O exame nasal interno revelou desvio septal em forma de S à esquerda e à direita e hipertrofia bilateral do corneto inferior. Os objetivos cirúrgicos incluíam: (1) reduzir a giba dorsal; (2) estreitar a abóbada óssea; (3) proporcionar linhas estéticas dorsais simétricas; (4) refinar o contorno da ponta com rotação e definição ligeiramente maiores. (**d**) A abordagem cirúrgica incluiu: (1) Usar uma abordagem aberta com uma incisão transcolumelar curva em V invertido e elevar os tecidos moles da estrutura cartilaginosa bilateralmente em um plano subpericondral; (2) realizar a redução da giba dorsal do componente; (3) colher a cartilagem septal deixando para trás uma estrutura em L de 1,5/1,2 cm em L; (4) colocar enxertos esxpansores estendidos; (5) realizar osteotomias contínuas internas mediais e laterais de baixo para baixo bilateralmente; (6) colocar enxerto de extensão septal na linha média; (7) usar suturas intercrural, interdomal e transdomal (PDS 5-0) com roubo crural lateral (2-3 mm); (8) usar enxertos de contorno alar subdomal articulados para apoiar as transições ponta-alar; (9) colocar um pequeno enxerto de suporte columelar para controlar as *crura* mediais; (10) fazer a ressecção submucosa e a exteriorização dos cornetos inferiores; (11) fazer a ressecção da base alar (2-3 mm dentro e 3-4 mm fora do vestíbulo). *(Continua)*

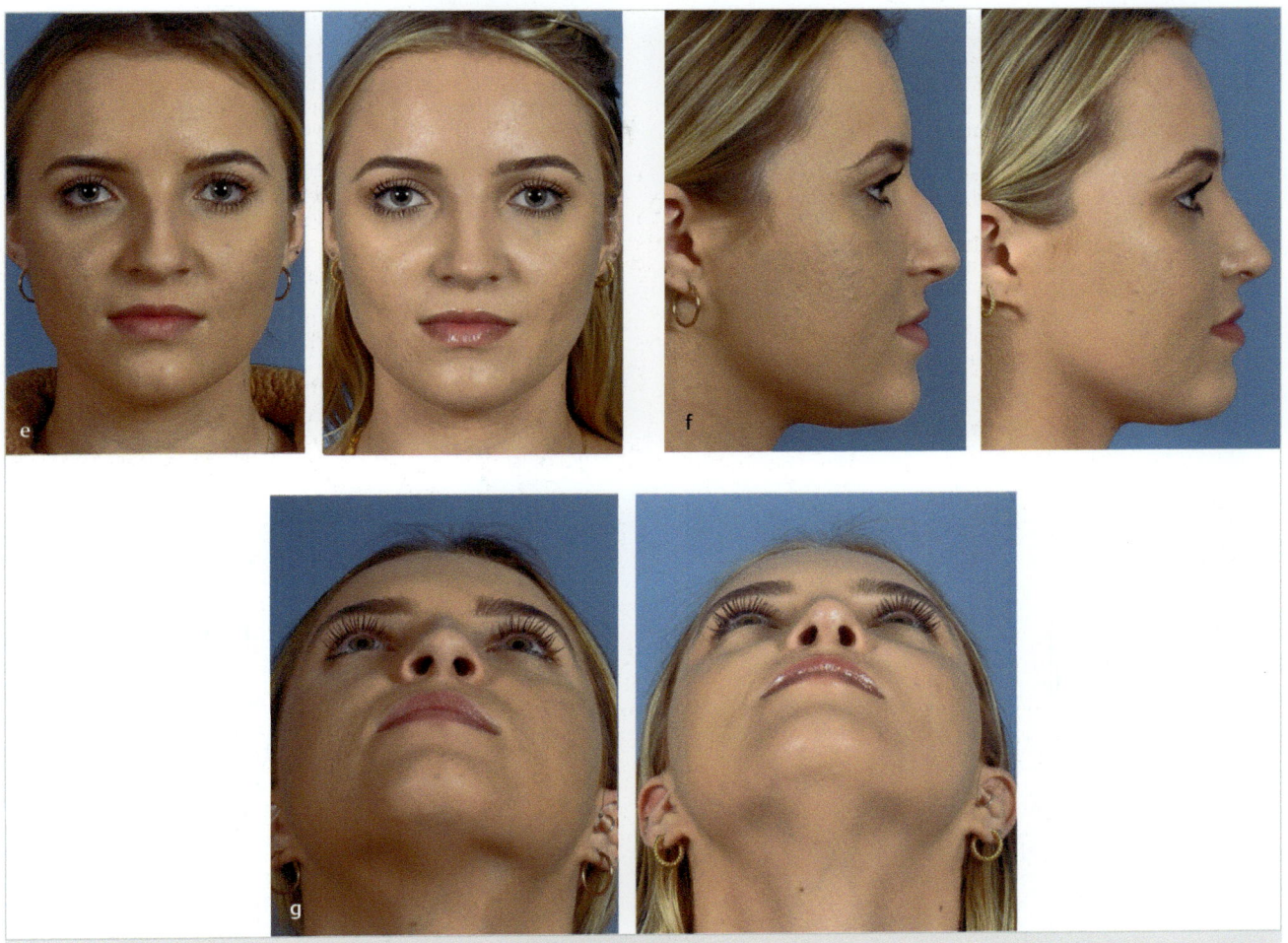

Fig. 15.22 *(Continuação)* **(e-g)** A aparência em 12 meses demonstra a correção da giba dorsal com linhas estéticas dorsais harmoniosas, com uma sutil quebra da supraponta, um ângulo nasolabial aumentado e uma ponta bem definida.

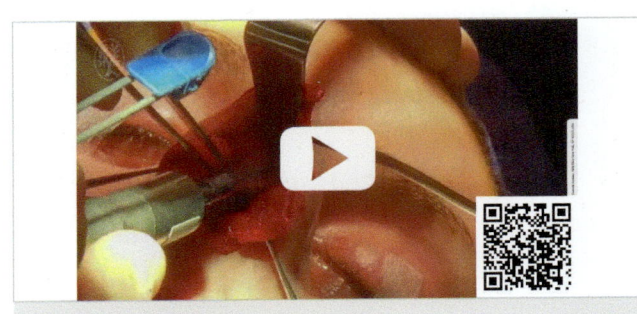

Vídeo 15.1 Abordagem do dorso nasal.

Referências

[1] Lee MR, Unger JG, Rohrich RJ. Management of the nasal dorsum in rhinoplasty: a systematic review of the literature regarding technique, outcomes, and complications. Plast Reconstr Surg. 2011; 128(5):538e-550e

[2] Sheen JH. Spreader graft: a method of reconstructing the roof of the middle nasal vault following rhinoplasty. Plast Reconstr Surg. 1984; 73(2):230-239

[3] Rohrich RJ, Shemshadi H. Dorsal reduction and osteotomies. In: Gunter JP, ed. Twelfth Annual Dallas Rhinoplasty Symposium. Dallas: University of Texas Southwestern Medical Center; 1995:209

[4] Roostaeian J, Unger JG, Lee MR, Geissler P, Rohrich RJ. Reconstitution of the nasal dorsum following component dorsal reduction in primary rhinoplasty. Plast Reconstr Surg. 2014; 133(3):509-518

[5] Geissler PJ, Roostaeian J, Lee MR, Unger JJ, Rohrich RJ. Role of upper lateral cartilage tension spanning suture in restoring the dorsal aesthetic lines in rhinoplasty. Plast Reconstr Surg. 2014; 133(1):7e-11e

[6] Rohrich RJ, Muzaffar AR, Janis JE. Component dorsal hump reduction: the importance of maintaining dorsal aesthetic lines in rhinoplasty. Plast Reconstr Surg. 2004; 114(5):1298-1308, discussion 1309-1312

[7] Rohrich RJ, Hollier LH. Use of spreader grafts in the external approach to rhinoplasty. Clin Plast Surg. 1996; 23(2):255-262

[8] Manavbaşi YI, Başaran I. The role of upper lateral cartilage in dorsal reconstruction after hump excision: section 1. Spreader flap modification with asymmetric mattress suture and extension of the spreading effect by cartilage graft. Aesthetic Plast Surg. 2011; 35(4):487-493

[9] Manavbaşi YI, Kerem H, Başaran I. The role of upper lateral cartilage in correcting dorsal irregularities: section 2. The suture bridging cephalic extension of upper lateral cartilages. Aesthetic Plast Surg. 2013; 37(1):29-33

[10] Mojallal A, Ouyang D, Saint-Cyr M, Bui N, Brown SA, Rohrich RJ. Dorsal aesthetic lines in rhinoplasty: a quantitative outcome-based assessment of the component dorsal reduction technique. Plast Reconstr Surg. 2011; 128 (1):280-288

[11] Çakir B, Doğan T, Öreroğlu AR, Daniel RK. Rhinoplasty: surface aesthetics and surgical techniques. Aesthet Surg J. 2013; 33(3):363-375

[12] Daniel RK. The radix and the nasofrontal angle. In: Gunter JP, Rohrich RJ, eds. Sixteenth Annual Dallas Rhinoplasty Symposium. Dallas: University of Texas Southwestern Medical Center; 1999:263

[13] Gunter JP. The open approach for rhinoplasty. In: Gunter JP, Rohrich RJ, eds. Sixteenth Annual Dallas Rhinoplasty Symposium. Dallas: University of Texas Southwestern Medical Center; 1999

[14] Ishida J, Ishida LC, Ishida LH, Vieira JC, Ferreira MC. Treatment of the nasal hump with preservation of the cartilaginous framework. Plast Reconstr Surg. 1999; 103(6):1729-1733, discussion 1734-1735

[15] Rohrich RJ, Hollier LH. Rhinoplasty—dorsal reduction and spreader grafts. Gunter JP, Rohrich RJ, eds. Sixteenth Dallas Rhinoplasty Symposium. Dallas: University of Texas Southwestern Medical Center; 1999:153

[16] Rohrich RJ, Adams WP. Transcutaneous osteotomies. In: Toriumi D, ed. Facial Plastic and Reconstructive Surgery. Boston: Lippincott-Raven; 1999

[17] Rohrich RJ, Janis JE, Adams WP, Krueger JK. An update on the lateral nasal osteotomy in rhinoplasty: an anatomic endoscopic comparison of the external versus the internal approach. Plast Reconstr Surg. 2003; 111(7): 2461-2462, discussion 2463

[18] Rohrich RJ, Sheen JH, Burget G. Secondary Rhinoplasty. St Louis: Quality Medical Publishing; 1995

[19] Gruber RP, Melkun ET, Woodward JF, Perkins SW. Dorsal reduction and spreader flaps. Aesthet Surg J. 2011; 31(4):456-464

[20] Boccieri A, Macro C, Pascali M. The use of spreader grafts in primary rhinoplasty. Ann Plast Surg. 2005; 55(2):127-131

[21] Ponsky D, Eshraghi Y, Guyuron B. The frequency of surgical maneuvers during open rhinoplasty. Plast Reconstr Surg. 2010; 126(1):240-244

[22] Gruber RP, Park E, Newman J, Berkowitz L, Oneal R. The spreader flap in primary rhinoplasty. Plast Reconstr Surg. 2007; 119(6):1903-1910

[23] Byrd HS, Meade RA, Gonyon DL, Jr. Using the autospreader flap in primary rhinoplasty. Plast Reconstr Surg. 2007; 119(6):1897-1902

[24] Boccieri A. Mini spreader grafts: a new technique associated with reshaping of the nasal tip. Plast Reconstr Surg. 2005; 116(5):1525-1534

16 O Papel dos Retalhos Expansores, dos Enxertos Expansores e das Suturas de Tensão

Rod J. Rohrich ▪ *Jamil Ahmad* ▪ *Paul D. Durand*

Resumo

A redução da giba dorsal pode ter o efeito desagradável de interromper a continuidade entre o septo dorsal e as cartilagens laterais superiores, resultando em deformidades funcionais e estéticas. A redução da giba dorsal do componente permite uma abordagem graduada para a correção do dorso nasal e a restauração das linhas estéticas dorsais ideais, ao mesmo tempo em que mantém uma abóbada média funcional. Para que essa abordagem de redução dorsal seja bem-sucedida, o dorso precisa ser adequadamente reconstituído. Este Capítulo discute o papel de diferentes técnicas que podem ajudar os cirurgiões a reconstituírem adequadamente o dorso nasal.

Palavras-chave: Retalhos expansores, enxertos expansores, suturas de tensão, retalhos autoexpansores automático

Pontos Principais

- A preservação ou criação de linhas estéticas dorsais com um contorno suave, simétrico e contínuo é fundamental na rinoplastia.
- No paciente certo, a reconstituição dorsal adequada pode ser realizada com base apenas na colocação apropriada da sutura.
- O retalho expansor oferece uma alternativa ao enxerto expansor tradicional na reconstrução da abóbada média dorsal e na preservação da função da válvula nasal interna.
- A técnica de retalho expansor em quatro etapas descrita pelos autores oferece um método simples e reprodutível de moldar a abóbada média dorsal e, ao mesmo tempo, preservar a função da válvula nasal interna.
- Os pacientes com desvio significativo do septo dorsal ou com linhas estéticas dorsais assimétricas podem-se beneficiar dos enxertos expansores.

16.1 Introdução

A redução da giba dorsal pode ter o efeito desagradável de interromper a continuidade entre o septo dorsal e as cartilagens laterais superiores (ULCs). Se não for realizado corretamente, isso pode resultar em deformidades funcionais e estéticas. A redução da giba dorsal do componente permite uma abordagem graduada para a correção do dorso nasal e a restauração das linhas estéticas dorsais ideais, ao mesmo tempo em que mantém uma abóbada média funcional. Para que essa abordagem de redução dorsal seja bem-sucedida, o dorso precisa ser reconstituído adequadamente. Há uma variedade de técnicas que foram descritas para atingir esse objetivo, cada uma com seu próprio conjunto de vantagens e desvantagens. Este capítulo discute o papel de diferentes técnicas que podem ajudar os cirurgiões a reconstituírem adequadamente o dorso nasal.[1-5]

16.2 Suturas de Tensão da Cartilagem Lateral Superior

- Se as bordas dorsais das ULCs forem preservadas adequadamente durante a redução da giba dorsal do componente, elas podem servir como "autoexpansores". Dessa forma, as ULCs podem manter o contorno em forma de T do dorso, o que é fundamental para o equilíbrio das linhas estéticas dorsais e a preservação das válvulas internas. No paciente certo, a reconstituição dorsal adequada pode ser realizada com base apenas na colocação apropriada da sutura.

16.2.1 Tipo 1: Restauração da Abóbada Média Usando a Sutura de Tensão da Cartilagem Lateral Superior

- Uma sutura PDS 5-0 é colocada a partir das bordas dorsais de ambas as ULCs até o septo distal, avançando ambas as ULCs 3 mm distalmente ao longo do septo.
- Uma segunda sutura pode ser colocada proximalmente ao longo das ULCs e do septo, conforme necessário, para dar suporte extra e melhorar o contorno em quaisquer pontos de irregularidade ou abaulamento, se uma posição simétrica das ULCs não tiver sido obtida com a colocação da sutura anterior.
- A sutura de tensão lateral superior estabiliza as ULCs no septo com uma leve tensão, proporcionando assim um contorno mais reto e anatômico. O uso da sutura de tensão lateral superior é particularmente benéfico em pacientes com pele fina, devido à maior visibilidade das irregularidades do contorno, e em pacientes que necessitam de uma redução maior (3 mm ou mais) da giba dorsal, na qual o diferencial entre o septo e as ULCs é mais pronunciado, levando à maior propensão à irregularidade da abóbada média (▶ Fig. 16.1a, b).[2-4]

Dica de Especialista

A sutura de tensão lateral superior estabiliza as ULCs ao septo com uma leve tensão, proporcionando assim um contorno mais reto e anatômico.

16.2.2 Tipo 2: Restauração da Abóbada Média sem o Uso da Sutura de Tensão da Cartilagem Lateral Superior

- A sutura PDS 5-0 é colocada sem avançar a borda de ambas as ULCs distalmente ao longo do septo dorsal. Isso é indicado em pacientes com CMUs que podem manter um contorno reto após a liberação do septo. Esse é, frequentemente, o caso de pacientes com cartilagem forte que exigem uma redução mínima da giba dorsal. Isso também é indicado em pacientes

nos quais o estreitamento na extremidade distal da abóbada média deve ser evitado.
- A sutura de extensão de tensão lateral superior geralmente recria e aprimora o afunilamento natural observado nos ULCs à medida que eles atingem a região da suraponta em sua fixação dorsal mais distal. Ao não colocar os ULCs sob tensão ao reaproximá-los do septo, o cirurgião consegue diminuir o efeito de estreitamento dessa sutura (▶ Fig. 16.2a, b).[2-4]

16.2.3 Tipo 3: Restauração da Abóbada Média com Modificação do Retalho Expansor

- O retalho expansor oferece uma alternativa ao enxerto expansor tradicional na reconstrução da abóbada média dorsal e na preservação da função da válvula nasal interna. Embora agora seja considerado um componente muito útil do arsenal da rinoplastia moderna, o retalho expansor não conseguiu ganhar força inicialmente devido à forma como foi originalmente descrito e realizado. Os primeiros a adotar essa técnica recomendavam enfraquecer os ULCs marcando-os ou transectando-os parcialmente, limitando seu efeito funcional na correção do colapso da válvula nasal interna. Foi demonstrado que as modificações na técnica de retalho espalhado resultam em uma abóbada média funcional com linhas estéticas dorsais consistentes.
- Em pacientes com histórico de obstrução nasal, o uso do retalho expansor resultou em uma melhora significativa da via aérea nasal e, naqueles sem histórico de obstrução, foi demonstrada a preservação da via aérea nasal.[5-10]
- No paciente certo, a técnica de retalho expansor em quatro etapas oferece um método consistente para moldar a abóbada média dorsal, preservando a função da válvula nasal interna. Os casos em que isso se mostra particularmente útil são em rinoplastias primárias com as seguintes características:[5-11]
  ○ > 3 mm de redução da giba dorsal.
  ○ ULCs fortes.
  ○ Ossos nasais longos.

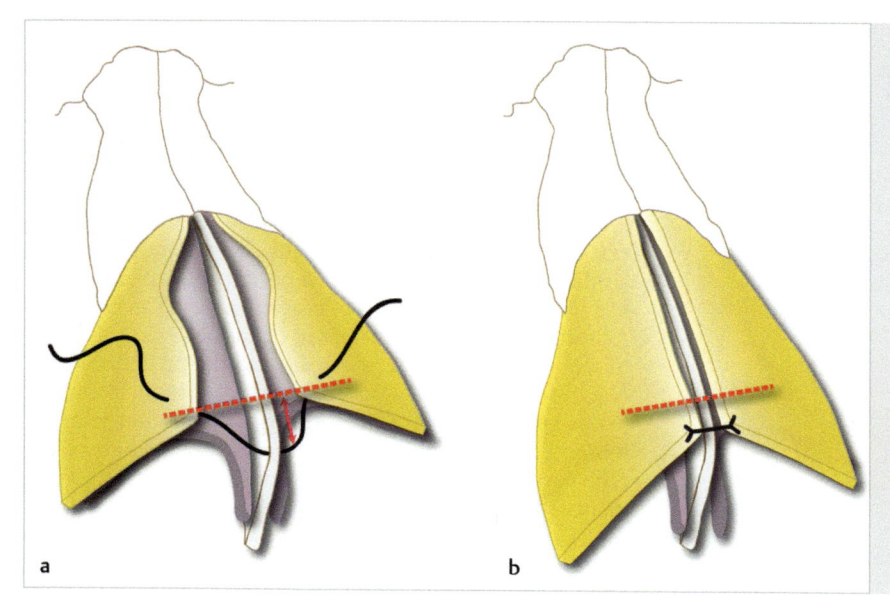

Fig. 16.1 (a, b) Restauração da abóbada média usando as suturas de tensão da cartilagem lateral superior.

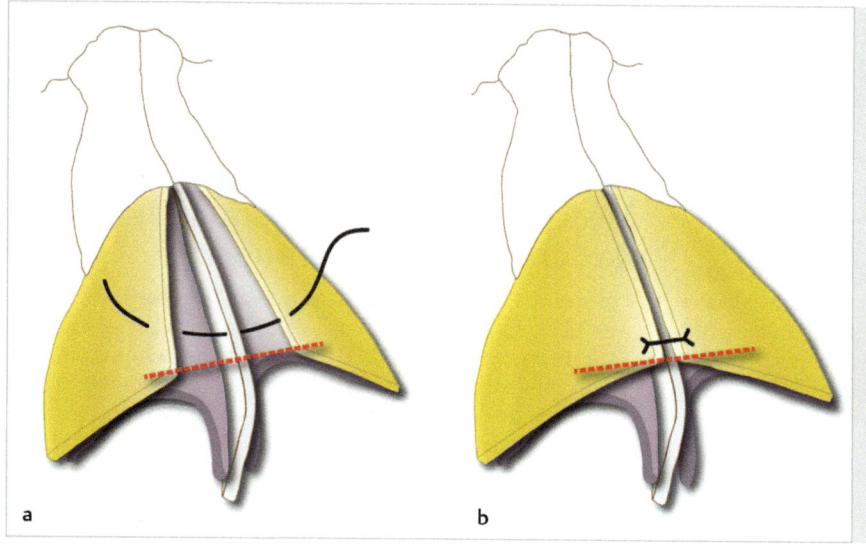

Fig. 16.2 (a, b) Restauração da abóbada média sem usar as suturas de tensão da cartilagem lateral superior.

16.2 Suturas de Tensão da Cartilagem Lateral Superior

> **Dica de Especialista**
>
> Os retalhos expansores são particularmente importantes após uma redução agressiva da giba dorsal, que tem o potencial de resultar em uma deformidade em V invertido, estreitamento dorsal ou deformidade em nariz de sela.

16.2.4 Técnica Operatória

- A análise e o planejamento nasofaciais pré-operatórios são fundamentais para qualquer procedimento de rinoplastia bem-sucedido (consulte o Capítulo 6 para ver a análise nasal 10-7-5).[4,5]
- Determine se os itens a seguir estão presentes ou são necessários:
  - \> 3 mm de redução da giba dorsal.
  - ULCs fortes.
  - Ossos nasais longos.
- Preste atenção especial às linhas estéticas dorsais e se elas precisam de modificações devido à assimetria, à largura excessiva ou à má definição.[5]
- A adesão aos princípios da redução da giba dorsal do componente permite a preservação máxima dos ULCs, um elemento crucial para a implementação bem-sucedida da técnica do retalho expansor.
- Os ULCs são nitidamente separados do septo cartilaginoso em um ângulo oblíquo de 30 graus para preservar o comprimento máximo do ULCs.
- Após a redução da giba dorsal do componente, as quatro etapas a seguir são usadas para reconstituir o dorso nasal.[2-4]

Puxar-Torcer-Voltar (*Pull-Twist-Turn*)

- Depois que os ULCs tiverem sido liberados do septo e do mucopericôndrio subjacente, a borda caudal deles pode ser aparada, se necessário (p. ex., para alterar a rotação da ponta nasal).
- O componente transversal de cada ULCs é, então, gentilmente puxado e dobrado medialmente. Isso permite que a porção transversal dobrada dos ULCs seja efetivamente englobada ("sanduíche"), encostando diretamente no aspecto mais dorsal do septo cartilaginoso (▶ Fig. 16.3).

Suturas de Colchoeiro Horizontais

- Uma sutura PDS 5-0 é realizada a partir da porção dobrada do UCLs de um lado, através do ULCs dobrado do outro lado e, em seguida, de volta através do septo distal, avançando ambos os ULCs distalmente ao longo do septo.
- A sutura acima ajuda a estabilizar os ULCs no septo com uma leve tensão, permitindo um septo mais reto.
- Outra sutura PDS 5-0 é realizada proximalmente, logo distal à área da quilha, de maneira semelhante, proporcionando suporte e estabilidade adicionais.
- As linhas estéticas dorsais adequadas são então confirmadas por meio de visualização direta e palpação do dorso nasal. O "teste de palpação de três pontos" usando o dedo indicador dominante umedecido com solução salina é realizado para as linhas estéticas dorsais esquerda e direita, bem como centralmente para detectar quaisquer anormalidades de contorno (▶ Fig. 16.4).

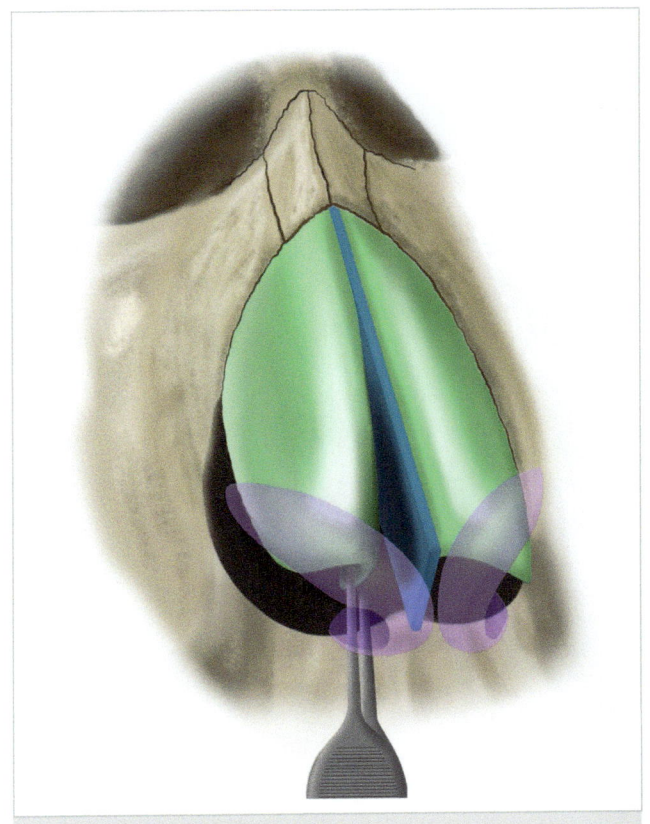

Fig. 16.3 Retalhos expansores na técnica *pull-twist-turn*.

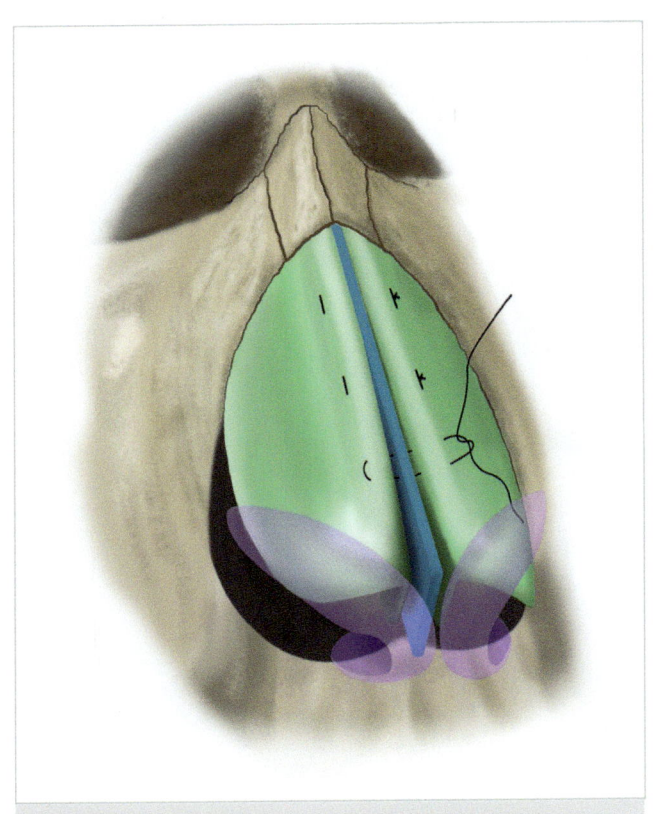

Fig. 16.4 Suturas de colchoeiro horizontais através das cartilagens laterais superiores e do septo.

O Papel dos Retalhos Expansores, dos Enxertos Expansores e das Suturas de Tensão

Osteotomias Percutâneas de Baixo para Baixo

- Em narizes com ossos nasais largos ou assimétricos, ou naqueles com teto aberto após uma redução dorsal agressiva, recomenda-se uma osteotomia.
- Uma osteotomia percutânea lateral é realizada, pois minimiza o trauma na mucosa nasal e permite o máximo controle.[12]
- O autor sênior prefere uma osteotomia de baixo para baixo na maioria dos casos.
- Um osteótomo reto de 2 mm é introduzido através da pele facial diretamente na porção média da pirâmide nasal óssea. Isso é feito em um plano horizontal paralelo à superfície anterior da maxila e no nível da borda orbital inferior.
- Em um plano subperiosteal, enquanto se exerce pressão digital constante, o osteótomo é varrido para baixo da parede nasal lateral e lateralmente ao longo dos processos frontais da maxila até chegar ao local da primeira osteotomia. Se realizada no plano correto, essa manobra permite o deslocamento da artéria angular, minimizando a possibilidade de lesão.
- Várias osteotomias perfuradas de 2 mm são realizadas na maxila no nível do piriforme. Medialmente, o osteótomo é direcionado logo abaixo do canto medial. Deve-se tomar cuidado para deixar 2 mm de osso intacto entre as osteotomias.
- Depois que isso for concluído em ambos os lados da parede nasal, é feita uma fratura em forma de bastão verde com o polegar e o indicador. Um elevador nasal Boies pode, então, ser usado para fraturar e garantir o alinhamento ósseo final adequado (▶ Fig. 16.5).[4,12]

O "Texas Stitch" – Sutura Simples Interrompida

- Usando a sutura de Vicryl 4-0 de forma simples e interrompida, toda a construção que consiste em ambos os retalhos expansores e o septo cartilaginoso dorsal é reforçada e fixada. Normalmente, isso é feito pelo menos cefalicamente, perto da área *keystone*, e também mais perto da borda caudal dos ULCs.
- A inspeção visual e a palpação suave são então realizadas para garantir a uniformidade estrutural do dorso recentemente reconstituído.
- Suturas interrompidas simples adicionais podem ser colocadas para reforçar a construção, se necessário (▶ Fig. 16.6, ▶ Vídeo 16.1).

16.3 Enxertos Expansores

- Deve-se observar que os retalhos expansores não estão isentos de limitações. Há certas situações em que os enxertos expansores tradicionais ainda devem ser preferidos. Embora desvios leves do septo possam ser passíveis de correção com retalhos expansores e colocação de sutura assimétrica, os pacientes com desvio significativo do septo dorsal ou com linhas estéticas dorsais assimétricas provavelmente se beneficiariam de enxertos expansores colhidos do septo nasal ou da cartilagem da costela. Nesses casos, a coleta da cartilagem da orelha deve ser evitada, pois ela não tem a força e a espessura ideais para os enxertos expansores.[6-11]
- Há outras situações em que os enxertos expansores devem ser usados em vez dos retalhos expansores. Nos casos em que as paredes laterais nasais ósseas precisam ser apoiadas, um enxerto expansor que se estenda além da área *keystone* forneceria

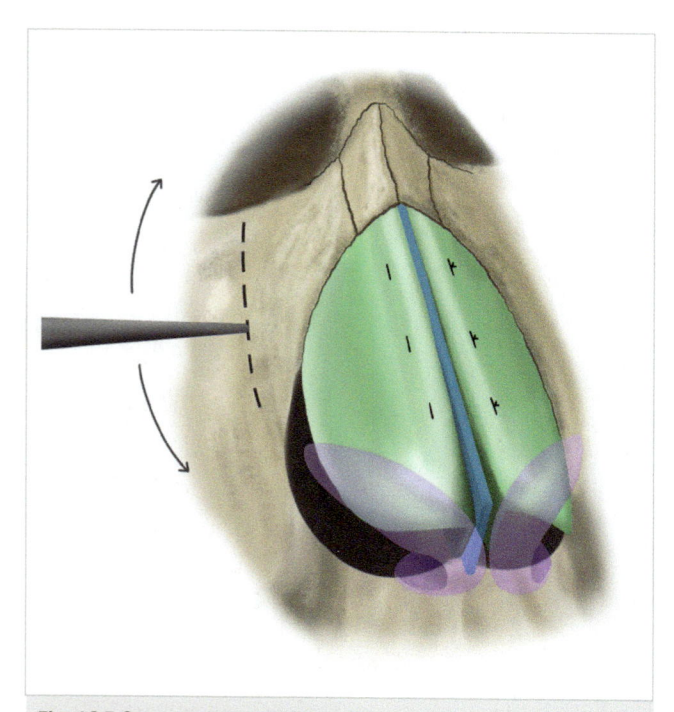

Fig. 16.5 Osteotomias percutâneas de baixo para baixo.

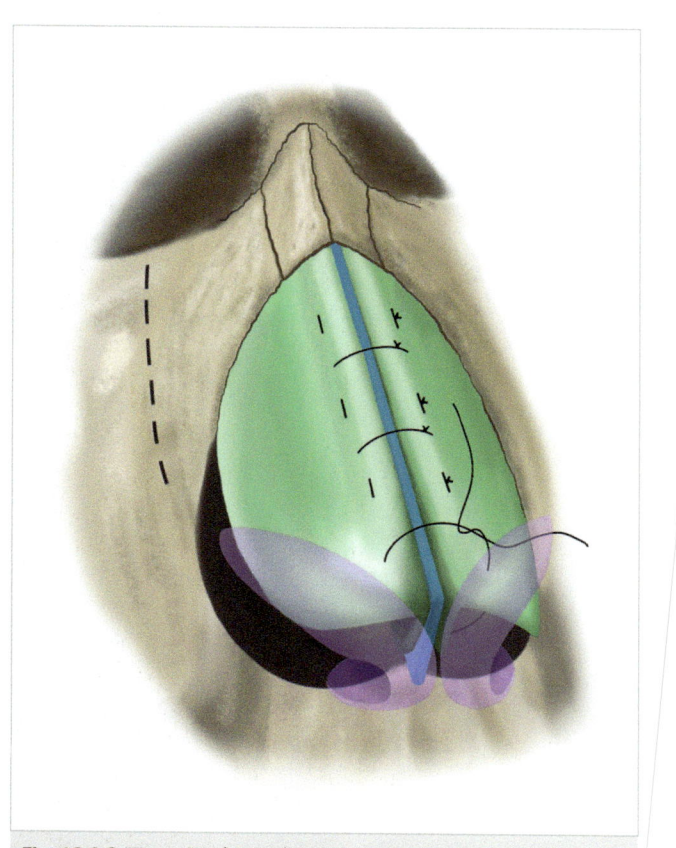

Fig. 16.6 O "Texas Stitch" – colete sobre calças de sutura simples interrompida.

estabilidade adicional à construção dorsal. Da mesma forma, se houver falta de suporte para a ponta nasal devido à fraqueza das cartilagens laterais inferiores na região da *crus* média ou ao desvio excessivo da ponta nasal, deve-se dar preferência a um enxerto expansor estendido.[4,7,11,13-15]

16.3.1 Técnica Operatória

- Durante o planejamento pré-operatório, é fundamental anotar as larguras dorsais atuais e desejadas.
- Uma abordagem aberta é preferida para permitir uma boa visualização.
- Os ULCs são nitidamente divididos do septo dorsal em um ângulo para maximizar o comprimento do ULC.
- A cartilagem septal ou da costela é colhida.
- Enxertos expansores medindo 3 a 4 mm de altura são fabricados a partir da cartilagem colhida.

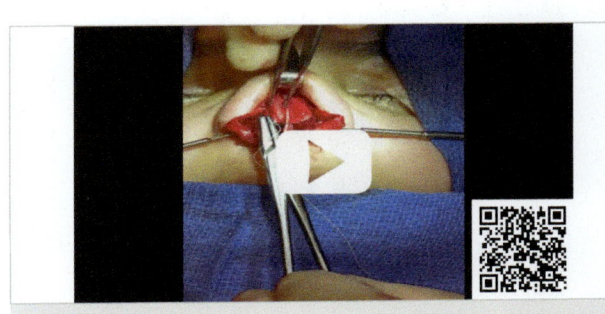

Vídeo 16.1 A técnica de retalho expansor em quatro etapas para um método reprodutível de modelagem da abóboda média dorsal, preservando a função da válvula nasal interna.

- O comprimento dos retalhos expansores depende da distância necessária para cobrir desde a área *keystone* até o ângulo septal anterior. Os enxertos expansores estendidos, que ultrapassam o septo caudal, podem ser úteis em casos de desvio extremo do septo caudal ou em narizes muito curtos.
- Os enxertos expansores são colocados paralelamente ao septo dorsal, unilateral ou bilateralmente, dependendo da deformidade que está sendo tratada.

> **Dica de Especialista**
>
> *Dependendo da largura dorsal desejada, os enxertos expansores podem ser posicionados no plano do septo dorsal ou acima dele. Se for necessário evitar o alargamento do dorso, eles devem ser recuados 1 a 2 mm abaixo da altura do septo dorsal.*

- Normalmente, são usadas duas ou três suturas horizontais de colchão de PDS 5-0 para fixar os enxertos no septo.
- Os ULCs são então recolocados no complexo septal do enxerto expansor com suturas simples amarradas na parte superior do dorso.
- A ressecção dos ULCs só é realizada se for observada uma irregularidade de contorno no exame clínico.

16.4 Análise de Caso: A Técnica de Enxerto Expansor em Quatro Etapas

Esta paciente de 28 anos desejava uma melhora estética em seu nariz. Ela também se queixava de obstrução das vias aéreas nasais (▶ Fig. 16.7a-g).

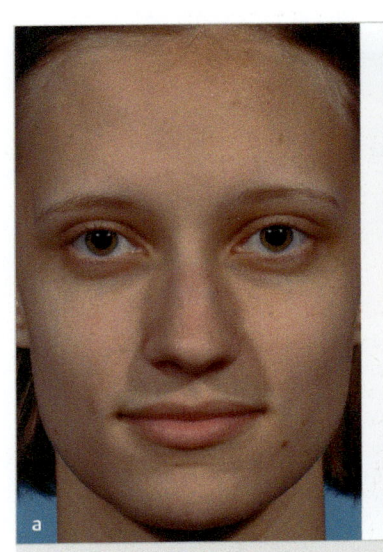

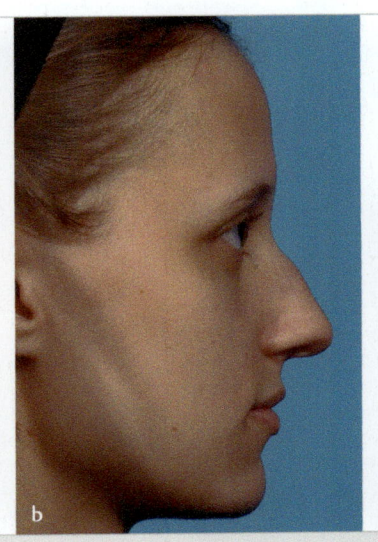

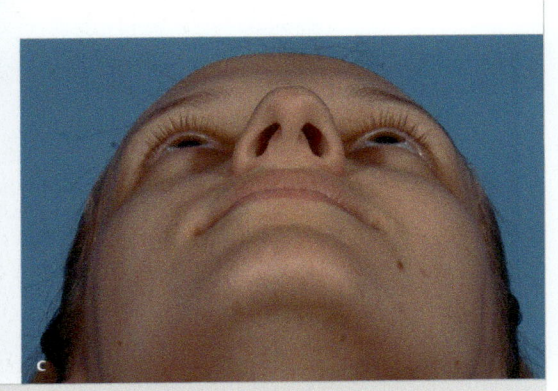

Fig. 16.7 (a-c) Esta paciente de 28 anos desejava uma melhora estética em seu nariz. Ela também se queixava de obstrução das vias aéreas nasais. Na vista frontal, ela tem linhas estéticas dorsais mal definidas, desvio do eixo para a esquerda, uma abóboda óssea ampla e pontos de definição de ponta obscuros. Na vista lateral, ela apresenta evidências de uma giba dorsal e de uma queda da ponta nasal ao sorrir. Na vista basal, nota-se um desvio caudal do septo, bem como o colapso do contorno alar esquerdo. Os objetivos cirúrgicos incluíam: (1) recriar linhas estéticas dorsais simétricas e harmoniosas; (2) reduzir a giba dorsal; (3) endireitar o dorso; (4) corrigir/preservar a válvula nasal interna; (5) refinar a ponta e definir os pontos de definição da ponta; (6) estreitar a base óssea. *(Continua)*

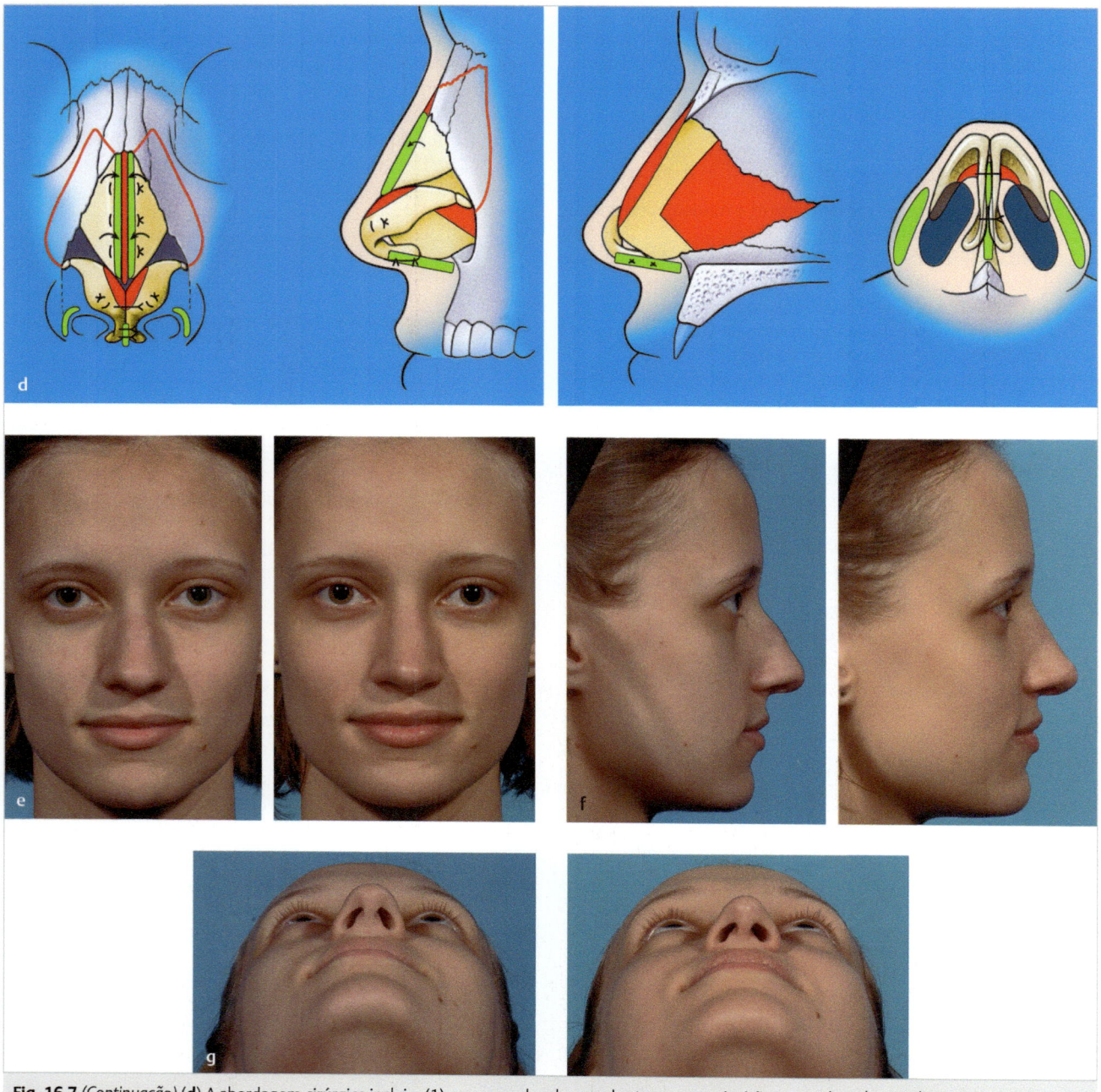

Fig. 16.7 *(Continuação)* (**d**) A abordagem cirúrgica incluiu: (1) usar uma abordagem aberta com uma incisão transcolumelar em degrau e extensões infracartilaginosas bilaterais; (2) realizar a redução da giba dorsal do componente (3 mm); (3) realizar a reconstrução septal e a coleta de cartilagem, deixando uma haste em L; (4) reconstituir o dorso com a técnica de retalho expansor em quatro etapas, conforme descrito anteriormente; (5) realizar ressecção cefálica, deixando uma faixa de borda alar de 6 mm; (6) colocar um enxerto de suporte columelar; (7) usar suturas PDS 5-0 intercrural, interdomal e transdomal; (8) realizar osteotomias laterais perfuradas percutâneas de baixo para baixo; (9) liberar o músculo depressor do septo nasal; (10) colocar enxertos de contorno alar bilateral. (**e-g**) Vistas comparativas da aparência pré- e pós-operatória de 6 meses do paciente demonstram a redefinição das linhas estéticas dorsais simétricas, a correção da giba dorsal, o estreitamento da base óssea e o refinamento da ponta. Além disso, foram tratados os desvios do eixo e do septo caudal.

16.5 Conclusão

A preservação ou criação de linhas estéticas dorsais com um contorno suave, simétrico e contínuo é fundamental na rinoplastia. No paciente certo, a reconstituição dorsal adequada pode ser realizada com base apenas na colocação apropriada da sutura. O retalho expansor oferece uma alternativa ao enxerto expansor tradicional na reconstrução da abóbada média dorsal e na preservação da função da válvula nasal interna. A técnica de quatro etapas do retalho expansor oferece um método simples e reprodutível de moldar a abóbada média dorsal e, ao mesmo tempo, preservar a função da válvula nasal interna. Os pacientes com desvio significativo do septo dorsal ou com linhas estéticas dorsais assimétricas podem-se beneficiar dos enxertos expansores.

Referências

[1] Lee MR, Unger JG, Rohrich RJ. Management of the nasal dorsum in rhinoplasty: a systematic review of the literature regarding technique, outcomes, and complications. Plast Reconstr Surg. 2011; 128(5):538e-550e

[2] Roostaeian J, Unger JG, Lee MR, Geissler P, Rohrich RJ. Reconstitution of the nasal dorsum following component dorsal reduction in primary rhinoplasty. Plast Reconstr Surg. 2014; 133(3):509-518

[3] Geissler PJ, Roostaeian J, Lee MR, Unger JJ, Rohrich RJ. Role of upper lateral cartilage tension spanning suture in restoring the dorsal aesthetic lines in rhinoplasty. Plast Reconstr Surg. 2014; 133(1):7e-11e

[4] Rohrich RJ, Muzaffar AR, Janis JE. Component dorsal hump reduction: the importance of maintaining dorsal aesthetic lines in rhinoplasty. Plast Reconstr Surg. 2004; 114(5):1298-1308, discussion 1309-1312

[5] Courtiss EH, Goldwyn RM. The effects of nasal surgery on airflow. Plast Reconstr Surg. 1983; 72(1):9-21

[6] Sheen JH. Spreader graft: a method of reconstructing the roof of the middle nasal vault following rhinoplasty. Plast Reconstr Surg. 1984; 73(2):230-239

[7] Oneal RM, Berkowitz RL. Upper lateral cartilage spreader flaps in rhinoplasty.

[8] Aesthet Surg J. 1998; 18(5):370-371

[9] Fomon S, Gilbert JG, Caron AL, Segal S, Jr. Collapsed ala: pathologic physiology and management. Arch Otolaryngol. 1950; 51(4):465-484

[10] Lerma J. The "lapel" technique. Plast Reconstr Surg. 1998; 102(6):2274-2275 Seyhan A. Method for middle vault reconstruction in primary rhinoplasty: upper lateral cartilage bending. Plast Reconstr Surg. 1997; 100(7):1941-1943

[11] Byrd HS, Meade RA, Gonyon DL, Jr. Using the autospreader flap in primary rhinoplasty. Plast Reconstr Surg. 2007; 119(6):1897-1902

[12] Rohrich RJ, Krueger JK, Adams WP, Jr, Hollier LH, Jr. Achieving consistency in the lateral nasal osteotomy during rhinoplasty: an external perforated technique. Plast Reconstr Surg. 2001; 108(7):2122-2130, discussion 2131-2132

[13] Yoo S, Most SP. Nasal airway preservation using the autospreader technique: analysis of outcomes using a disease-specific quality-of-life instrument. Arch Facial Plast Surg. 2011; 13(4):231-233

[14] Moubayed SP, Most SP. The autospreader flap for midvault reconstruction following dorsal hump resection. Facial Plast Surg. 2016; 32(1):36-41

[15] Boccieri A, Macro C, Pascali M. The use of spreader grafts in primary rhinoplasty. Ann Plast Surg. 2005; 55(2):127-131

17 Osteotomias Nasais – Preservação Estrutural

Rod J. Rohrich ▪ William P. Adams ▪ Jr., Jamil Ahmad ▪ Roger W. Cason

Resumo

Na rinoplastia, as osteotomias podem ser usadas para fechar uma deformidade de teto aberto, endireitar ossos nasais desviados ou estreitar a pirâmide nasal óssea. Embora existam vários métodos para realizar osteespinha otomias, incluindo técnicas internas e percutâneas, nenhuma técnica definitiva se mostrou superior a todas as outras. O objetivo da osteotomia nasal lateral é estreitar uma parede nasal lateral alargada, fechar uma deformidade de teto aberto e mobilizar uma pirâmide nasal desviada. As osteotomias mediais podem ser realizadas quando o dorso ósseo é excessivamente largo, os ossos nasais são desviados ou o dorso ósseo é excessivamente estreito e precisa ser alargado com enxertos expansores. Se uma osteotomia for realizada de forma inadequada, podem surgir várias complicações estéticas, funcionais e cirúrgicas. Apresentamos nossa abordagem de osteotomia que oferece reprodutibilidade, consistência e morbidade mínima.

Palavras-chave: Rinoplastia, osteotomias nasais, osteotomia lateral, osteotomia medial, abóbada óssea, ossos nasais

uma pirâmide nasal desviada. As osteotomias mediais podem ser realizadas quando o dorso ósseo é excessivamente largo, os ossos nasais são desviados ou o dorso ósseo é excessivamente estreito e precisa ser alargado com enxertos expansores. As duas técnicas usadas com mais frequência são a osteotomia lateral contínua interna e a osteotomia lateral perfurada percutânea, ambas as quais devem ser executadas com cuidado e controle, preservando os tecidos moles e os anexos periosteais e evitando grandes túneis subperiosteais e descolamentos desnecessários. A osteotomia pode ser a mais traumática e menos controlada, com a possibilidade de várias complicações graves. Portanto, o cirurgião deve desenvolver e se sentir confortável com uma técnica que ofereça reprodutibilidade, consistência e morbidade mínima. O manejo do paciente é individualizado e depende da extensão do refinamento funcional ou estético; entretanto, antibióticos perioperatórios, um pacote de doses de esteroides e restrição de atividades são considerações importantes. Apresentamos nossa abordagem de osteotomia que oferece reprodutibilidade, consistência e morbidade mínima.[22-25]

Pontos Principais

- O objetivo da osteotomia nasal lateral é estreitar uma parede nasal lateral alargada, fechar uma deformidade de teto aberto e mobilizar uma pirâmide nasal desviada.
- As osteotomias mediais podem ser realizadas quando o dorso ósseo é excessivamente largo, quando os ossos nasais estão desviados ou quando o dorso ósseo é excessivamente estreito e precisa ser alargado com enxertos expansores.
- As duas técnicas usadas com mais frequência são a osteotomia lateral contínua interna e a osteotomia lateral perfurada percutânea, ambas as quais devem ser executadas com cuidado e controle, preservando o tecido mole e os anexos periosteais e evitando grandes túneis subperiosteais e descolamentos desnecessários.
- As contraindicações incluem pacientes idosos com ossos nasais finos e frágeis, pacientes que usam óculos pesados, pacientes com ossos nasais congenitamente curtos (em que a borda caudal está menos de 1 cm abaixo da linha intercantal) ou pacientes com pele nasal espessa e/ou histórico de formação de cicatriz hipertrófica. Deve-se ter cautela também em certas raças não brancas com narizes baixos e largos.
- O manejo do paciente é individualizado e depende da extensão do refinamento funcional ou estético; entretanto, antibióticos perioperatórios, um pacote de doses de esteroides e restrição de atividades são considerações importantes.

17.1 Introdução

A compreensão completa da anatomia nasal e de suas variações inerentes é essencial para otimizar os resultados das osteotomias nasais. Embora existam vários métodos para a realização de osteotomias, incluindo técnicas internas e percutâneas, nenhuma técnica definitiva provou ser superior a todas as outras.[1-21] O objetivo da osteotomia nasal lateral é estreitar uma parede nasal lateral alargada, fechar uma deformidade de teto aberto e mobilizar

17.2 Anatomia

- A abóbada nasal óssea consiste nos ossos nasais emparelhados e no processo frontal ascendente da maxila e constitui o terço superior do nariz (▶ Fig. 17.1).
- Os ossos nasais se articulam entre si medialmente, a maxila lateralmente, os ossos frontais superiormente e a placa perpendicular do etmoide posteriormente.
- Em média, eles têm 2,5 cm de comprimento e se aproximam de uma configuração de ampulheta.
- Os ossos nasais são mais largos na linha de sutura nasofrontal (14 mm), mais estreitos no ângulo nasofrontal (10 mm), depois se alargam até 12 mm aproximadamente, 9 a 12 mm abaixo da *radix*, depois do que se estreitam suavemente em direção à ponta.[26,27]
- Dorsalmente, os ossos nasais são mais espessos na linha de sutura nasofrontal (5 a 7 mm) e afinam progressivamente em direção à ponta. A partir dessa posição, a abóbada óssea atua como um *cantilever* que sustenta a parte superior do nariz e as cartilagens laterais superiores.
- A área *keystone* é o nome dado à região anatômica crítica onde a porção cefálica das cartilagens laterais superiores se liga à superfície inferior dos ossos nasais distais. O osso nasal se sobrepõe às cartilagens laterais superiores em cerca de 9 mm na linha média, diminuindo na direção lateral.[28] Essa região é importante no suporte da abóbada nasal média e corre o risco de estreitamento excessivo durante a osteotomia (▶ Fig. 17.2a, b).

Dica de Especialista

Uma compreensão completa da anatomia nasal e de suas variações inerentes é essencial para otimizar os resultados das osteotomias nasais.

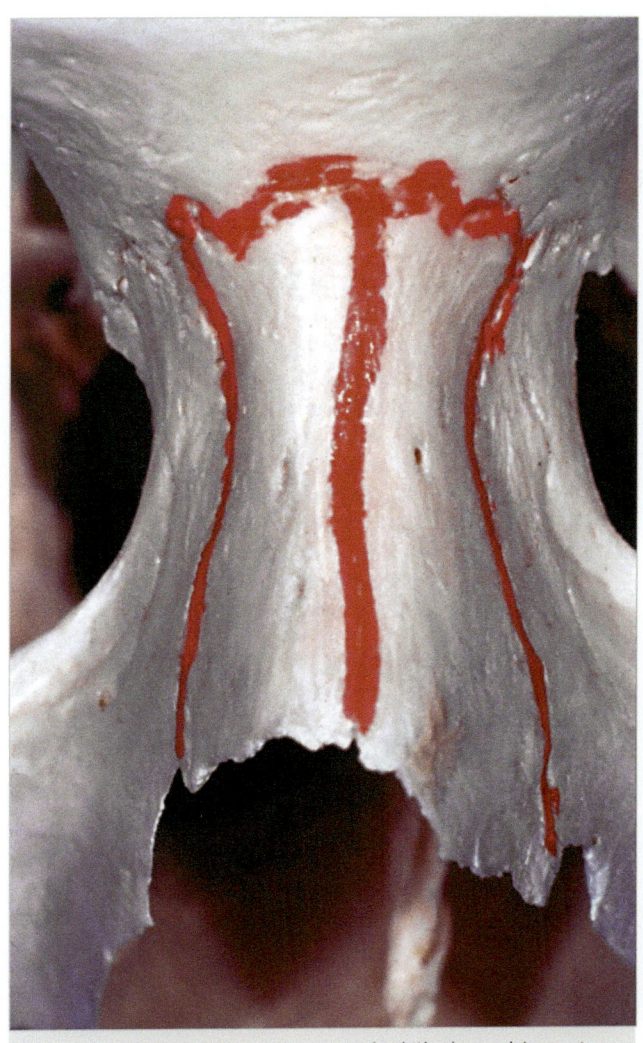

Fig. 17.1 Osteotomias nasais: Anatomia da abóbada nasal óssea. A abóbada nasal óssea consiste no par de ossos nasais e no processo frontal ascendente da maxila e constitui o terço superior do nariz.

- Para obter os melhores resultados, as osteotomias devem ser projetadas para cortar zonas intermediárias ou de transição da espessura óssea ao longo da parede nasal lateral.[29] Essa zona existe ao longo dos processos frontais ascendentes da maxila, desde a abertura piriforme até o *radix*. Estudos anatômicos demonstraram que essa região da parede nasal tem menos de 2,5 mm de espessura e pode ser osteotomizada de forma confiável com pequenos osteótomos, produzindo padrões de fratura previsíveis.[9,26]
- Existe uma zona de transição de espessura óssea ao longo dos processos frontais da maxila perto da junção com os ossos nasais. Essa área de osso relativamente fino é fácil e consistentemente mobilizada durante as osteotomias nasais laterais.

17.3 Contraindicações

- As osteotomias podem ser contraindicadas nas seguintes populações de pacientes:
  - Pacientes idosos com ossos nasais finos e frágeis.
  - Pacientes que usam óculos pesados.
  - Pacientes com ossos nasais congenitamente curtos (onde a borda caudal está menos de 1 cm abaixo da linha intercantal).
  - Pacientes com pele nasal espessa e/ou histórico de formação de cicatriz hipertrófica.[30,31]
- Pacientes de certas raças não brancas com narizes extremamente baixos e largos devem ser abordados com extrema cautela, pois as osteotomias podem ser difíceis nessa subpopulação de pacientes.[32]

17.4 Classificação

- As osteotomias podem ser descritas com base nas três características a seguir:
  - *Tipo*: Lateral, medial ou uma combinação desses tipos.
  - *Nível*: Baixo para alto, baixo para baixo e duplo.
  - *Abordagem*: Interna ou percutânea.
- A seleção da técnica apropriada dependerá de aspectos específicos da anatomia do paciente, do tipo de deformidade, do resultado desejado e dos efeitos cosméticos e funcionais que as alterações terão no nariz.

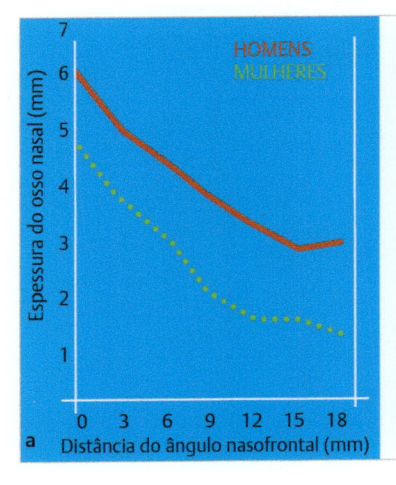

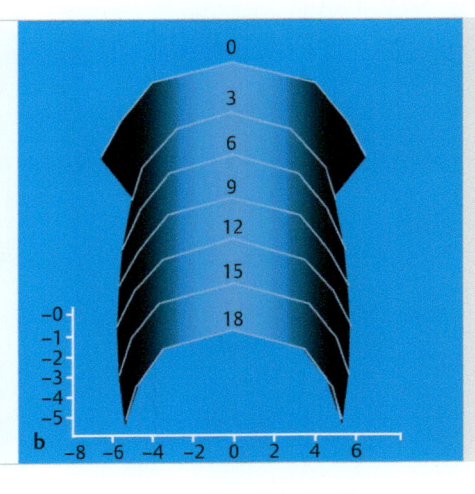

Fig. 17.2 Osteotomias nasais: Anatomia da área *keystone*. (**a**, **b**) A área *keystone* é o nome dado à região anatômica crítica onde a porção cefálica das cartilagens laterais superiores se liga à superfície inferior dos ossos nasais distais. O osso nasal se sobrepõe às cartilagens laterais superiores em quase 9 mm na linha média, diminuindo na direção lateral.

17.4.1 Tipo

Osteotomias Laterais

- As principais finalidades da osteotomia nasal lateral são:
  - Estreita uma parede nasal lateral alargada.
  - Fechar uma deformidade de teto aberto.
  - Mobilizar uma pirâmide nasal desviada.
- Tradicionalmente, esse procedimento consiste em cortar ou perfurar o aspecto mais lateral da pirâmide óssea ao longo da zona de transição do osso mais fino, seguido de fratura medial, transversal ou digital em forma de bastão verde das fixações ósseas laterais e/ou superiores. Essa manobra produz mobilização suficiente para permitir o estreitamento ou o reposicionamento dos ossos nasais.
- As osteotomias laterais podem ser usadas para alterar a largura da abóbada óssea na junção entre o nariz e a bochecha, a largura do aspecto superior das linhas estéticas dorsais ou para alterar o ângulo de inclinação das paredes laterais ósseas nasais.

Osteotomias Mediais

- A osteotomia medial é definida como a separação dos ossos nasais do septo ósseo.
- Diversas orientações foram propostas na literatura, incluindo paramediana, oblíqua medial, oblíqua superior, transversal e inferior, bem como complementos como uma osteotomia septal alta.
- Uma cunha do osso nasal medial pode ser excisada com uma osteotomia paramediana para permitir uma maior medialização dos ossos nasais. Em qualquer caso, a extensão mais cefálica não deve ser superior à linha intercantal (▶ Fig. 17.3a-c).
- As osteotomias mediais (▶ Vídeo 17.1) podem ser consideradas nas seguintes circunstâncias:
  - Um dorso ósseo excessivamente largo.
  - Desvio dos ossos nasais.
  - Um dorso ósseo excessivamente estreito que precisa ser ampliado com enxertos expansores.
- As osteotomias mediais são geralmente usadas em pacientes com ossos nasais espessos ou com uma base óssea larga, já que as fraturas em "galho verde" nesses subgrupos tendem a ser difíceis e podem levar a padrões de fratura imprevisíveis. O objetivo básico é produzir um deslocamento medial dos ossos nasais de forma controlada, evitando assim fraturas em "galho verde" indesejavelmente grandes que tendem a aumentar o risco de estreitamento das vias aéreas e colapso ósseo.
- As fraturas mediais, transversais ou em "galho verde" do segmento ósseo superior podem ser combinadas com osteotomias laterais, dependendo do efeito desejado.
- Geralmente são realizadas após a ressecção da giba dorsal e antes da osteotomia lateral, o que permite trabalhar com uma abóbada óssea estável.
- Em muitos casos, a redução da giba dorsal imitará as osteotomias mediais e evitará sua necessidade.
- Apesar das descrições anteriores, resultados esteticamente agradáveis e confiáveis continuam sendo difíceis de obter com osteotomias mediais. A espessura da abóbada óssea nasal varia

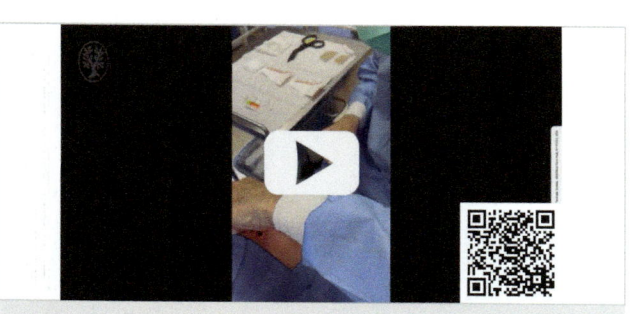

Vídeo 17.1 As osteotomias mediais são realizadas para corrigir uma pirâmide óssea larga usando um osteótomo de 4 mm. O osteótomo é colocado em uma posição paramediana contra a borda caudal dos ossos nasais. A osteotomia é continuada até que o timbre mude, refletindo o pilar contra o osso frontal mais espesso.

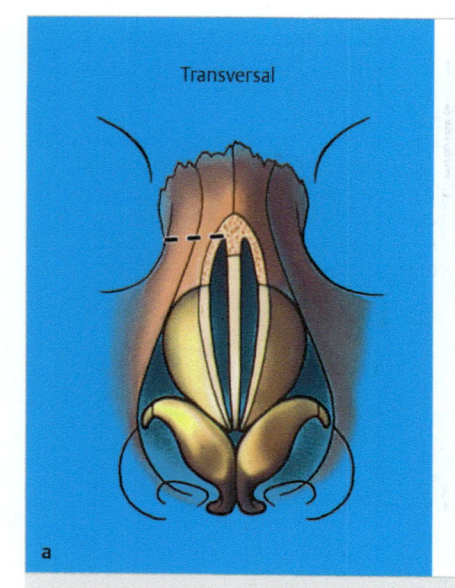

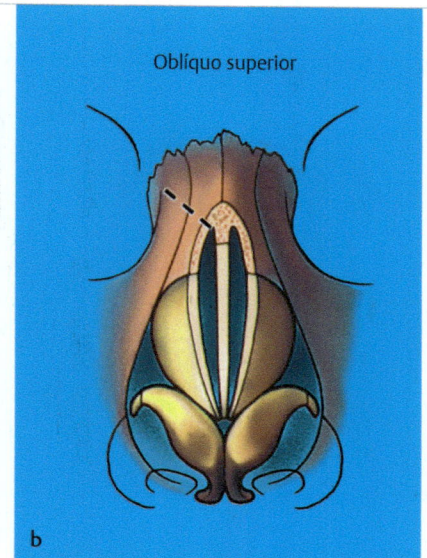

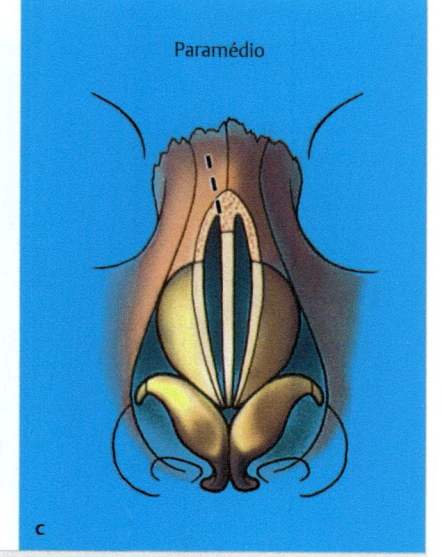

Fig. 17.3 Osteotomias mediais. (**a-c**) As osteotomias mediais podem ser realizadas quando o dorso ósseo é excessivamente largo, os ossos nasais são desviados ou o dorso ósseo é excessivamente estreito e precisa ser alargado com enxertos expansores.

17.4 Classificação

regionalmente, tornando desafiador o estreitamento controlado com osteotomias.

> **Dica de Especialista**
>
> *A espessura da abóbada óssea nasal varia regionalmente, o que torna o estreitamento controlado um desafio; assim, resultados esteticamente agradáveis e confiáveis continuam sendo difíceis de obter com osteotomias mediais.*

- É fundamental evitar a "deformidade em balanço", na qual a porção superior do osso nasal fraturado "pula para fora", resultando em um dorso superior alargado. Isso pode ser evitado com a cantonização da osteotomia medial em uma direção oblíqua medial (▶ Fig. 17.4a, b).
- Além disso, as deformidades degrau para fora são evitadas mantendo-se a margem mais cefálica da osteotomia abaixo da linha intercantal/ligamento cantal medial. É provável que ocorram complicações, como ruptura iatrogênica do sistema lacrimal com consequente epífora se as osteotomias continuarem mais cefálicas em relação a esse limite nos ossos nasais mais espessos.[23]

17.4.2 Nível

- As osteotomias laterais podem ser descritas com base em sua posição ao longo da abóbada óssea e na proximidade do dorso nasal ou da maxila. As osteotomias laterais feitas mais perto da maxila são chamadas de baixas e as feitas mais perto do dorso são chamadas de altas (▶ Fig. 17.5a-c).

Osteotomia de Baixo para Cima

- A osteotomia de baixo para cima começa na parte inferior da abertura piriforme, estende-se cefalicamente em direção à linha intercantal e termina na parte superior do dorso nasal.
- Os ossos nasais são posteriormente medializados por meio de uma fratura em forma de bastão verde, que segue padrões de fratura previsíveis com base na espessura do osso nasal.
- Geralmente é usado para mobilizar uma base nasal moderadamente larga ou para corrigir uma pequena deformidade de teto aberto.
- Esse tipo de osteotomia é realizado com muito menos frequência em comparação com a técnica de baixo para baixo.

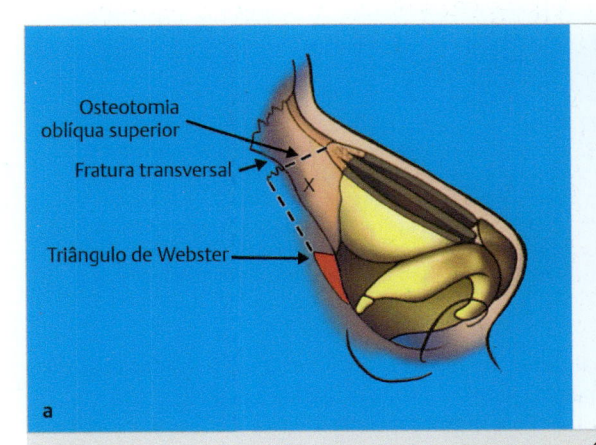

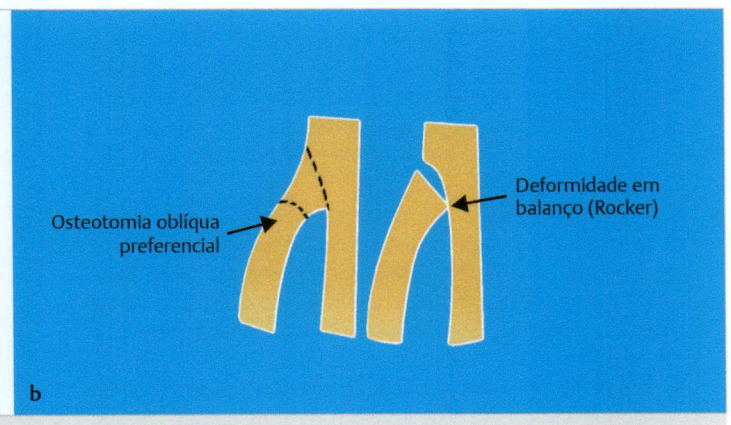

Fig. 17.4 Osteotomias mediais: Deformidade em balanço. (**a**, **b**) É fundamental evitar a "deformidade em balanço", na qual a parte superior do osso nasal fraturado "pula para fora", resultando em um dorso superior alargado. Isso pode ser evitado com a cantonização da osteotomia medial em uma direção oblíqua medial.

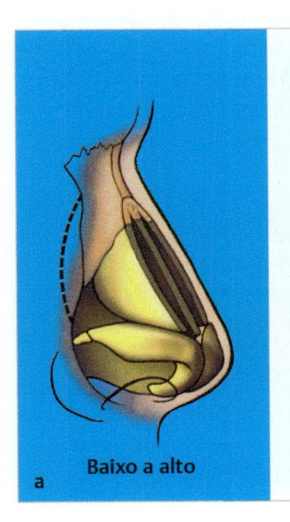

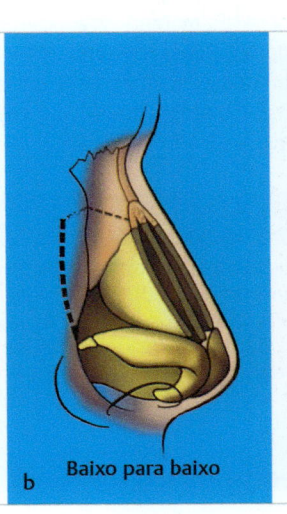

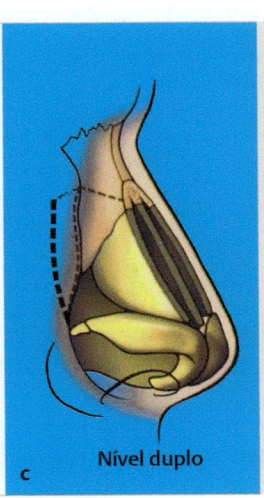

Fig. 17.5 Níveis de osteotomia lateral. (**a**) Osteotomia de baixa para alta: a osteotomia de baixa para alta começa baixa na abertura piriforme, estende-se cefalicamente em direção à linha intercantal e termina alta no dorso nasal. (**b**) Osteotomia de baixa para baixa: essa osteotomia começa baixa ao longo da abertura piriforme e permanece baixa ao longo da base da abóbada óssea, terminando em um local próximo à linha intercantal. (**c**) Osteotomia de nível duplo: esse procedimento combina, essencialmente, uma osteotomia de baixo para baixo com uma osteotomia lateral paralela, mas localizada mais medialmente, que se aproxima da sutura maxilar nasal.

Osteotomia de Baixo para Baixo

- As osteotomias de baixo para baixo resultam em um movimento mais medial dos ossos nasais e, portanto, são consideradas uma técnica mais poderosa.
- Eles são classicamente usados para corrigir uma grande deformidade de teto aberto ou para estreitar uma base nasal excessivamente larga.
- Essa osteotomia começa baixa ao longo da abertura piriforme e permanece baixa ao longo da base da abóbada óssea, terminando em um local próximo à linha intercantal.
- Frequentemente, uma osteotomia medial é realizada em conjunto com uma osteotomia de baixo para baixo para mobilizar melhor os ossos nasais, pois há uma quantidade maior de osso presente entre a linha média e a linha de osteotomia lateral.

Osteotomia de Duplo Nível

- A osteotomia de nível duplo é normalmente usada quando há convexidade excessiva da parede lateral.
- Esse procedimento combina essencialmente uma osteotomia de baixo para baixo com uma osteotomia lateral paralela, mas localizada mais medialmente, que se aproxima da sutura maxilar nasal.

Dica de Especialista

Essa osteotomia paralela deve ser realizada primeiro para preservar o osso estável no qual será realizada a osteotomia de baixo para baixo.[30]

- Na parte superior da osteotomia lateral, é comum haver alguns milímetros de osso não fraturado. Em pacientes com espessura óssea normal, a pressão digital pode ser aplicada para produzir uma fratura transversal em forma de bastão verde no segmento medial. Essa manobra produzirá o estreitamento desejado ao inclinar os ossos medialmente.
- Em pacientes com ossos nasais mais espessos, maior risco de comprometimento das vias aéreas e risco de colapso ósseo, uma osteotomia oblíqua superior é realizada para completar a osteotomia ou para estreitar o espaço o suficiente para que a pressão digital possa completar a mobilização dos ossos.

Dica de Especialista

Independentemente da forma como as osteotomias são realizadas, a preservação do triângulo de Webster, uma área triangular do aspecto caudal do processo frontal da maxila que confina com a abertura piriforme, é obrigatória para evitar o colapso da válvula nasal interna com subsequente obstrução da via aérea nasal (▶ Fig. 17.6).

17.4.3 Abordagem

- Embora a literatura descreva vários métodos de realização de osteotomias nasais, a técnica cirúrgica ideal permanece controversa.[1,6-20,33]
- Foi descrito o acesso à pirâmide óssea por meio de incisões alares, vestibulares,[32,34] vestibulares ou externas.
- Vários instrumentos, incluindo osteótomos, pinças de corte, serras[35] e instrumentos elétricos, como dispositivos piezoelétricos,[36,37] têm sido usados para realizar osteotomias.[10,38]

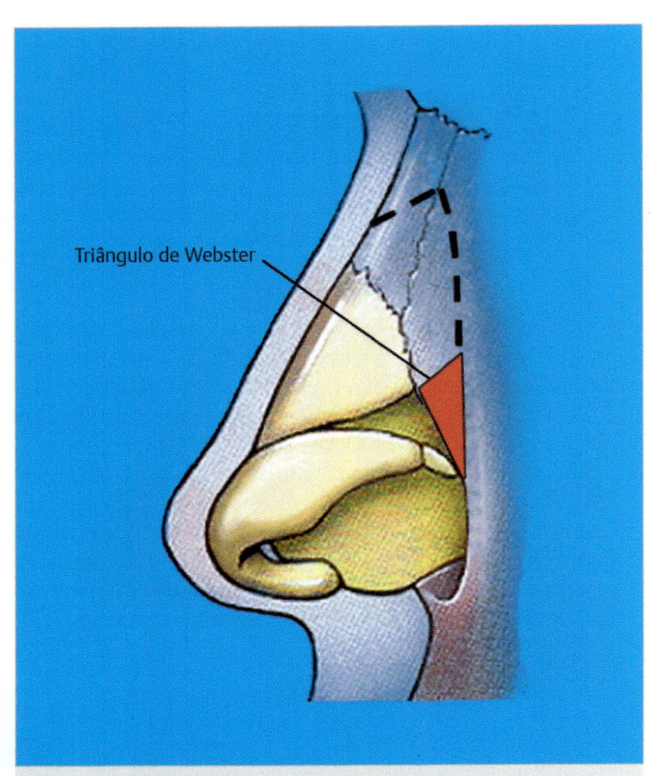

Fig. 17.6 Níveis de osteotomia: Como evitar complicações. As deformidades em degrau são evitadas mantendo-se baixo ao longo da abóbada óssea, mantendo a margem mais cefálica da osteotomia abaixo da linha intercantal/ligamento cantal medial. É provável que ocorram complicações, como ruptura iatrogênica do sistema lacrimal com consequente epífora, se as osteotomias continuarem mais cefálicas em relação a esse limite nos ossos nasais mais espessos.

- Atualmente, duas técnicas diferentes são usadas com mais frequência para osteotomias laterais:
  - Osteotomia lateral contínua interna.
  - Osteotomia lateral percutânea (externa) perfurada (descontínua).
- Eles devem ser executados com cuidado e controle para preservar a maior quantidade possível de tecido mole e de anexos periosteais, evitando grandes túneis subperiosteais e qualquer mineração desnecessária.
- Além disso, recomenda-se um osteótomo de 2 mm para minimizar o sangramento, o rompimento do tecido mole e as cicatrizes.[6,15,39,40]

Dica de Especialista

As duas técnicas usadas com mais frequência são a osteotomia lateral contínua interna e a osteotomia lateral perfurada percutânea, ambas as quais devem ser executadas com cuidado e controle, preservando o tecido mole e os anexos periosteais e evitando grandes túneis subperiosteais e descolamentos desnecessários.

Osteotomia Lateral Contínua Interna

As osteotomias laterais contínuas internas são realizadas com mais frequência por meio da abordagem vestibular.

Técnica Operatória

- Uma abertura é feita através da pele vestibular anterior à extremidade do corneto inferior usando uma tesoura de íris.
- A tesoura é inserida até o periósteo lateral à borda da abertura piriforme e espalhada apenas o suficiente para acomodar um osteótomo curvo ou reto com uma pequena proteção na borda lateral.
- A borda da abertura piriforme é sentida com a lâmina do osteótomo.
- Ao pressionar a proteção contra a superfície lateral e palpá-la com o dedo indicador da mão livre, a lâmina é movida para a posição inicial desejada no aro.
- Essa posição geralmente está no nível da fixação da extremidade anterior do corneto inferior.
- É um pouco mais anterossuperior do que o ponto mais posterior da borda da abertura piriforme para preservar o triângulo de Webster, que é uma área triangular do processo frontal maxilar intacto próximo à região da válvula nasal interna.
  - Teoricamente, se a osteotomia for iniciada em um ponto baixo (no ponto mais posterior da abertura piriforme), a fratura poderia mover a extremidade anterior do corneto inferior medialmente e comprometer a via aérea no nível da válvula nasal interna.
- Para evitar isso, a osteotomia é iniciada mais superiormente na borda e é levemente inclinada em direção à maxila, o que permite que o osteótomo chegue à junção entre o nariz e a bochecha.
- Ele continua superiormente ao longo da base da abóbada óssea e se curva em direção à raiz nasal, parando no nível do canto medial, onde deve estar a alguns milímetros da extremidade lateral da osteotomia medial.
- A osteotomia não separa a sutura nasal-maxilar, a menos que seja realizada uma osteotomia dupla. Em vez disso, a osteotomia deve seguir em direção ao ponto de largura máxima, conforme determinado no exame.[41]
- Se uma osteotomia medial não tiver sido realizada, a fratura é feita girando a proteção do osteótomo em direção ao dorso e movendo suavemente a extremidade livre do osteótomo medialmente. Isso resultará em uma fratura em forma de bastão verde a partir da extremidade superior do local da osteotomia através da linha mais fraca do osso nasal.
- Se uma osteotomia medial foi realizada, uma leve pressão digital geralmente é suficiente para fraturar o segmento. Em circunstâncias normais, é preferível uma fratura em "galho verde", pois uma fratura completa é instável e mais difícil de controlar.

Osteotomia Lateral Perfurada Percutânea

- As osteotomias laterais perfuradas percutâneas são nossa técnica preferida; elas provaram ser previsíveis e confiáveis na correção das deformidades mencionadas anteriormente (▶ Vídeo 17.2).

> **Dica de Especialista**
>
> As osteotomias laterais perfuradas percutâneas são nossa técnica preferida; elas provaram ser previsíveis e confiáveis na correção das deformidades mencionadas anteriormente.

- Esse procedimento envolve perfurações descontínuas feitas por um osteótomo afiado ao longo do aspecto lateral da pirâmide óssea, seguidas de infraturas em "galho verde" realizadas com manipulação digital. Ele está associado a uma morbidade mínima e pode ser executado a qualquer momento durante a sequência operatória da rinoplastia.
- As osteotomias nasais laterais perfuradas percutâneas conferem vantagens específicas devido à preservação dos anexos de tecido mole junto com o periósteo, incluindo:[1,14]
  - Maior estabilidade após o reposicionamento.
  - Diminuição do espaço morto.
  - Redução do mau posicionamento ósseo com consequente estreitamento excessivo da abóbada óssea e/ou comprometimento das vias aéreas.
  - Prevenção do segmento em flocos de um osso fraturado.
- Geralmente, realizamos osteotomias laterais depois de abordar a altura nasal dorsal com uma redução dorsal de componente, embora, tecnicamente, elas possam ser realizadas a qualquer momento durante a sequência operatória.
- Em casos incomuns, as osteotomias podem aumentar o edema e a equimose intraoperatórios, obscurecendo a avaliação visual e dificultando a realização de outros refinamentos.
- É importante observar que, ao realizar a exposição inicial durante a rinoplastia, o descolamento sobre a abóbada óssea deve ser limitado ao dorso central para preservar as ligações de tecido mole aos ossos nasais lateralmente.

> **Dica de Especialista**
>
> Ao realizar a exposição inicial durante a rinoplastia, o descolamento sobre a abóbada óssea deve ser limitado ao dorso central para preservar as ligações de tecido mole aos ossos nasais lateralmente.

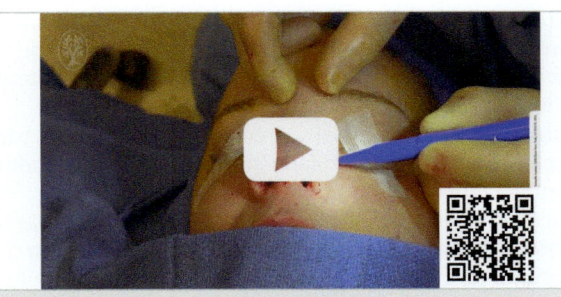

Vídeo 17.2 Osteotomias percutâneas laterais são realizadas para estreitar ainda mais uma abóbada óssea larga e fechar uma deformidade de teto aberto.

Técnica Operatória

- Injete aproximadamente 2 mL de lidocaína a 1% com epinefrina 1:100.000, tanto por via intranasal quanto ao longo das paredes laterais nasais. Aguarde aproximadamente 7 minutos para que o efeito hemostático da epinefrina ocorra.
- Afie um osteótomo plano de 2 mm, enxágue com solução salina, limpe com uma toalha limpa e enxágue novamente para remover toda a poeira da pedra de amolar cirúrgica.[40]

> **Dica de Especialista**
>
> Sempre use um osteótomo afiado (de preferência de 2 mm). As cicatrizes visíveis podem ser reduzidas com a limpeza do osteótomo antes do uso.

Osteotomias Nasais – Preservação Estrutural

- Introduza o osteótomo afiado de 2 mm, percutaneamente, na porção média da pirâmide nasal óssea no nível da borda orbital inferior e da junção nasofacial paralela à superfície horizontal da maxila (▶ Fig. 17.7a, b).
- Evite ferir a artéria angular varrendo o osteótomo para baixo da parede lateral nasal no plano subperiosteal até a metade do caminho proposto para a osteotomia (▶ Fig. 17.8a, b).
- Oriente o osteótomo em um ângulo de modo que apenas um canto da borda esteja em contato direto com o osso para concentrar a força com precisão e minimizar o trauma. Golpeie com o martelo até obter uma mudança na sensação e no som nesse local (▶ Fig. 17.9).
- Realize várias osteotomias descontínuas espaçadas em 2 mm na configuração desejada (baixo para baixo, baixo para alto ou outra) (▶ Fig. 17.10a-d).

Dica de Especialista

É imperativo permanecer dentro do local da punção percutânea inicial enquanto se estendem as osteotomias para evitar o aumento do risco de trauma iatrogênico da artéria angular e a subsequente equimose.

- Se for necessário retirar o osteótomo, ele deve ser recolocado no local de acesso percutâneo original com o mesmo movimento de varredura para baixo de precaução descrito anteriormente. Realize o mesmo procedimento no lado contralateral.
- Depois que as osteotomias bilaterais forem concluídas, faça uma fratura em bastão verde dos ossos nasais usando uma leve pressão entre o polegar e o indicador até que eles estejam posicionados no local desejado. Se for necessária mais do que

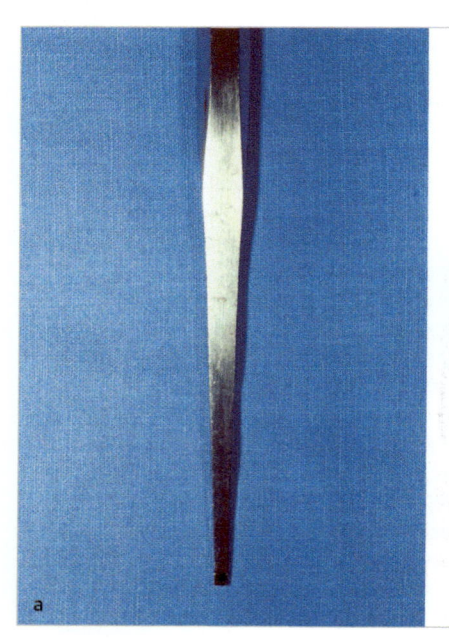

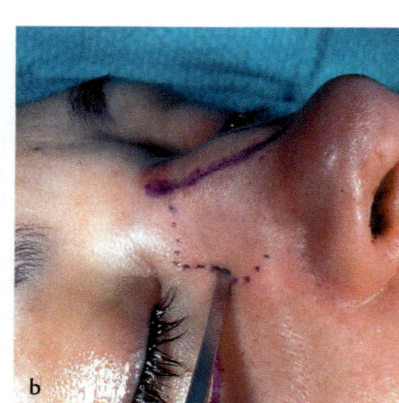

Fig. 17.7 Osteotomia lateral perfurada percutânea: Técnica operatória.
(**a, b**) Introduza um osteótomo afiado de 2 mm percutaneamente na porção média da pirâmide nasal óssea no nível da borda orbital inferior e da junção nasofacial paralela à superfície horizontal da maxila.

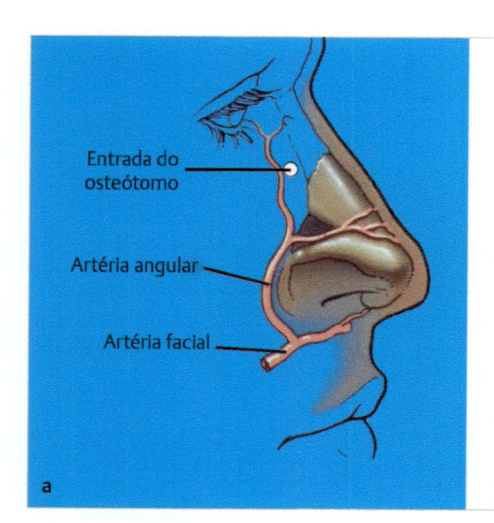

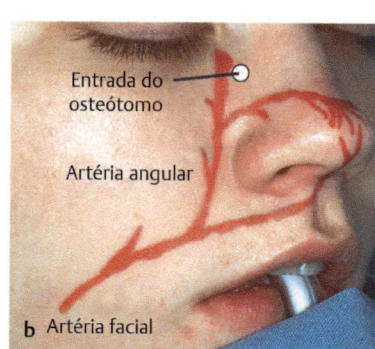

Fig. 17.8 Osteotomia lateral perfurada percutânea: Técnica operatória. (**a, b**) Evite ferir a artéria angular varrendo o osteótomo pela parede lateral do nariz no plano subperiosteal até a metade do caminho proposto para a osteotomia.

17.4 Classificação

uma leve pressão digital, reinsira o osteótomo e avalie a linha de osteotomia anterior quanto à persistência de grandes espaços entre as perfurações (▶ Fig. 17.11).

> **Dica de Especialista**
>
> *Depois que os segmentos osteotomizados forem posicionados adequadamente, o dorso deve ser reavaliado para garantir que nenhuma irregularidade dorsal tenha sido criada. Isso é particularmente importante na área keystone, onde as cartilagens laterais superiores podem ser empurradas posteriormente para a profundidade dos ossos nasais ou se tornar mais proeminentes no dorso devido à compressão dos segmentos ósseos osteotomizados reposicionados.*

- Não são necessárias suturas para manter a posição dos segmentos osteotomizados. É útil aplicar uma leve pressão contínua nos locais da osteotomia para diminuir o sangramento e ajudar a evitar equimoses pós-operatórias (▶ Vídeo 17.3).
- No final da cirurgia, a pele nasal é limpa com álcool e adesivo, seguido de Steri-Strips. Uma *splint* nasal externa (*splint* de Denver) é contornada e aplicada no dorso nasal por 7 dias para minimizar o edema pós-operatório.

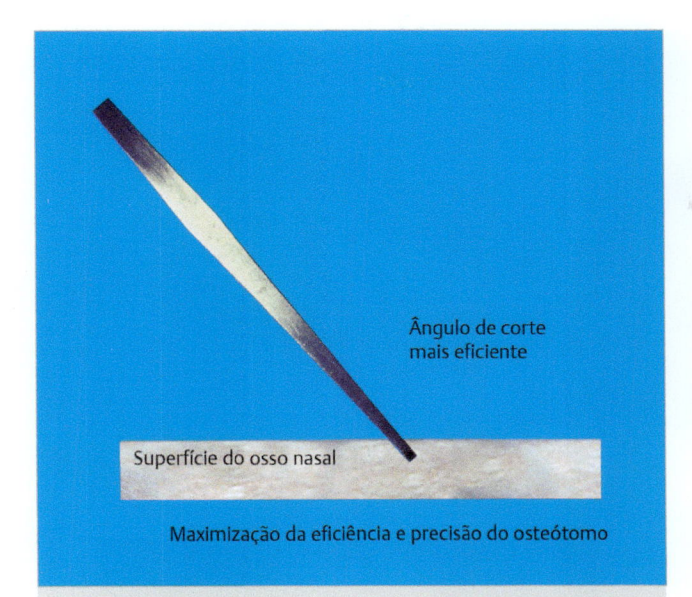

Fig. 17.9 Osteotomia lateral perfurada percutânea: Técnica operatória. Oriente o osteótomo em um ângulo de modo que apenas um canto da borda esteja em contato direto com o osso para concentrar a força com precisão e minimizar o trauma. Golpeie com o martelo até obter uma mudança na sensação e no som nesse local.

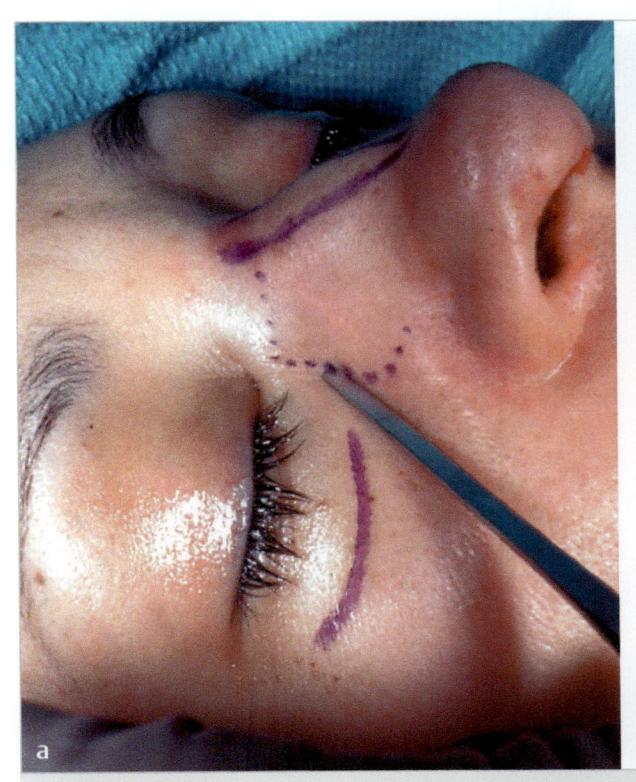

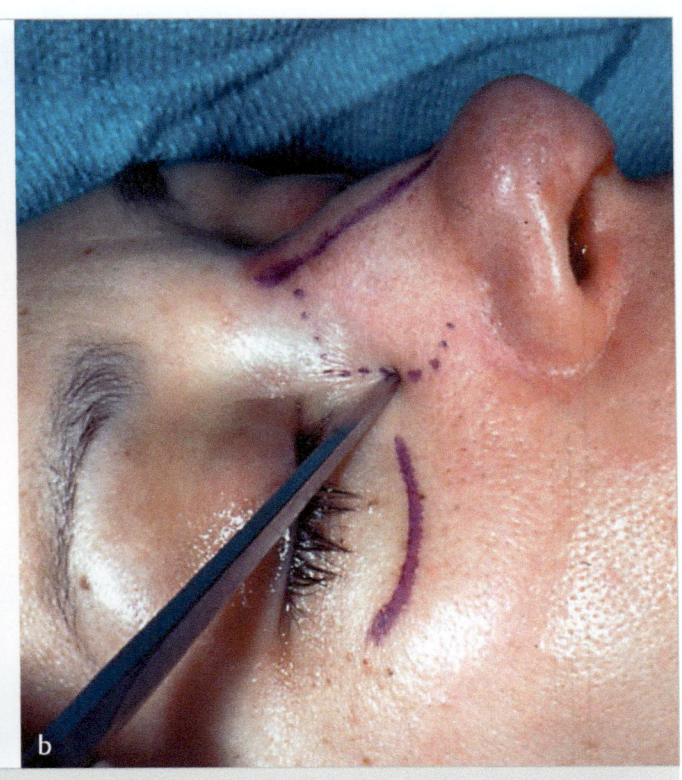

Fig. 17.10 Osteotomia lateral perfurada percutânea: Técnica operatória. (**a-d**) Realize várias osteotomias descontínuas espaçadas de 2 mm na configuração desejada (baixo para baixo, baixo para alto ou outra). *(Continua)*

Osteotomias Nasais – Preservação Estrutural

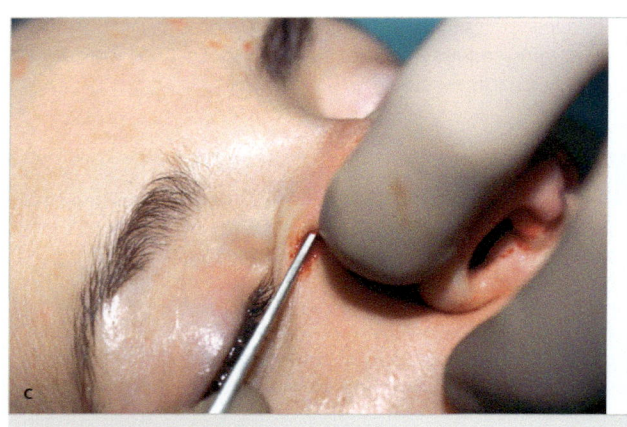

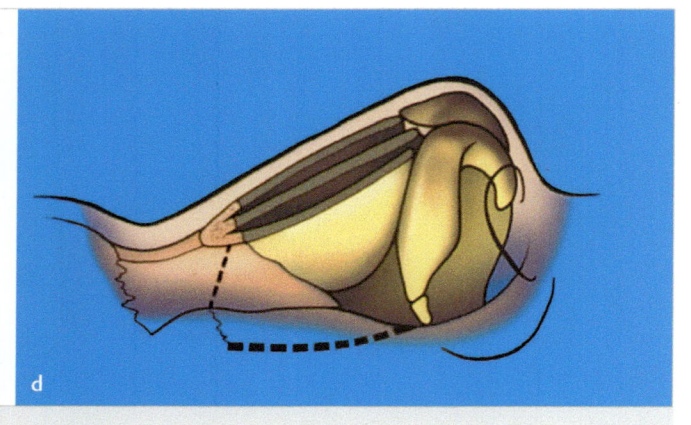

Fig. 17.10 *(Continuação)* **(c-d)**.

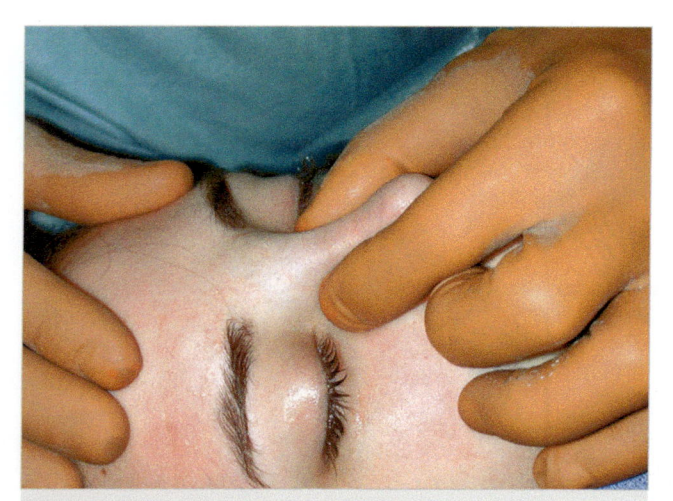

Fig. 17.11 Osteotomia lateral perfurada percutânea: Técnica operatória. Depois que as osteotomias bilaterais forem concluídas, faça uma fratura em bastão verde dos ossos nasais usando uma leve pressão entre o polegar e o indicador até que eles estejam posicionados no local desejado.

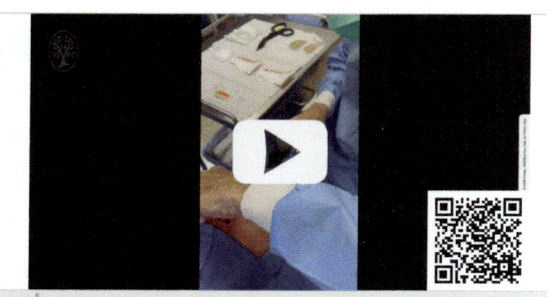

Vídeo 17.3 Não são necessárias suturas para manter a posição dos segmentos osteotomizados. A pele nasal é limpa com álcool e o adesivo é aplicado, seguido de Steri-Strips. Em seguida, são colocadas tiras de espuma estrategicamente posicionadas para ajudar a minimizar o espaço morto. Uma *splint* de compressão dorsal maleável (*splint* Doyle) é contornada e aplicada no dorso nasal por sete dias para minimizar o edema pós-operatório.

> ### Dica de Especialista
> *O cirurgião deve evitar a compressão excessiva durante a aplicação da splint de Denver para evitar o mau posicionamento dos segmentos osteotomizados, resultando em um estreitamento excessivo da abóbada óssea. Deve-se tomar cuidado para evitar lesões iatrogênicas na artéria angular ao varrer a parede lateral do nariz em um plano subperiosteal.*

17.5 Cuidados Pós-Operatórios

- Embora os cuidados pós-operatórios sejam individualizados, recomendamos o seguinte protocolo:
  - Elevação da cabeceira da cama.
  - Aplicação de compressas frias periorbitais nas primeiras 48 horas.
  - Antibioticoterapia perioperatória (cefalexina 500 mg por via oral a cada 8 horas por 24 horas).
  - Pacote de doses de esteroides (Medrol).
  - Analgésico (narcótico/acetaminofeno).
  - Solução salina nasal e, em alguns casos, um descongestionante nasal, como o *spray* nasal de oximetazolina, para congestão nasal pós-operatória.
  - Nenhuma pressão externa sobre o nariz, inclusive óculos, por pelo menos quatro semanas. Se necessário, os óculos podem ser colados na testa ou as lentes de contato podem ser usadas assim que o edema tiver diminuído o suficiente para permitir a fácil inserção.
  - Evitar assoar o nariz, fazer esforço ou realizar atividades pesadas ou extenuantes por 4 semanas.

> ### Dica de Especialista
> *O manejo do paciente é individualizado e depende da extensão do refinamento funcional ou estético; entretanto, antibióticos perioperatórios, um pacote de doses de esteroides e restrição de atividades são considerações importantes.*

17.6 Complicações

> **Dica de Especialista**
>
> A osteotomia pode ser a mais traumática e menos controlada, com a possibilidade de uma variedade de complicações graves. Portanto, o cirurgião deve desenvolver e se sentir confortável com uma técnica que ofereça reprodutibilidade, consistência e morbidade mínima.

- Podem surgir complicações, independentemente da técnica utilizada. A familiaridade com o diagnóstico e o tratamento dessas complicações é fundamental para o cuidado completo do paciente (▶ Tabela 17.1).

Tabela 17.1 Complicações das osteotomias nasais laterais

Infecções	Trauma operatório	Problemas cosméticos
Abscesso local granuloma celulite	Hemorragia (hematoma, equimose)	Estreitamento ou convexidade excessivos
Sistêmico	Edema	Mobilização insuficiente das paredes ósseas laterais
Intracraniano	Formação de cisto nasal	Pirâmide óssea instável
	Anosmia	Formação em balanço
	Fístula arteriovenosa	Tecido mole redundante
	Epífora	Deformidade no degrau da escada
	Sangramento canalicular, lesão neuromuscular, lesão intracraniana	Assimetria do osso nasal

> **Dica de Especialista**
>
> A técnica de osteotomia lateral perfurada percutânea usando um osteótomo afiado de 2 mm proporciona excelente controle da pirâmide óssea e está associada a uma redução do trauma intranasal.

17.7 Análise de caso

Uma paciente de 23 anos apresentou-se para rinoplastia primária. Entre suas preocupações estavam a giba dorsal e o dorso largo, que foram melhorados com osteotomias de baixo para baixo e uma redução dorsal de componente (▶ Fig. 17.12a-g).

17.8 Conclusão

As osteotomias são uma técnica extremamente útil que pode ser realizada tanto na cirurgia nasal estética quanto na funcional. Elas geralmente são usadas para estreitar as paredes nasais laterais, fechar deformidades de teto aberto e criar simetria ao permitir o endireitamento da pirâmide óssea nasal. Embora possam ser realizadas de várias maneiras, o cirurgião de rinoplastia deve entender as indicações, vantagens, desvantagens e possíveis complicações de cada abordagem. Descobrimos que a técnica de osteotomia lateral perfurada percutânea é confiável, reprodutível e previsível. Se realizada corretamente, a morbidade para o paciente é mínima, com cicatrizes quase imperceptíveis e danos insignificantes à mucosa nasal.

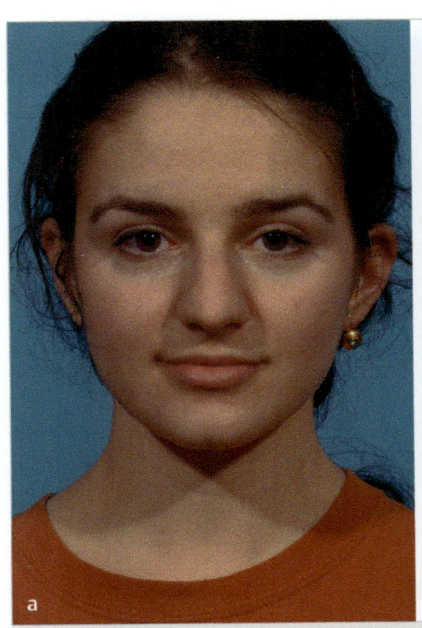

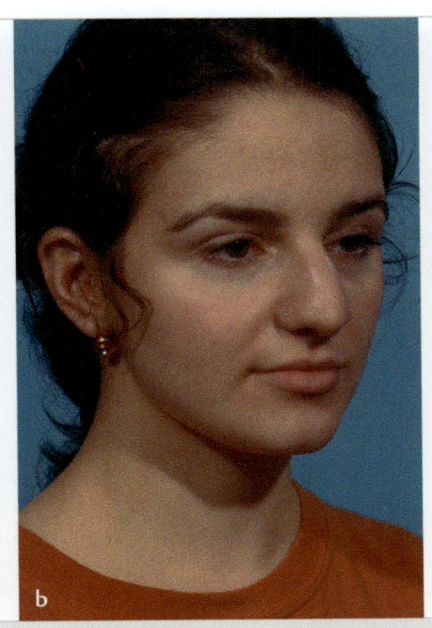

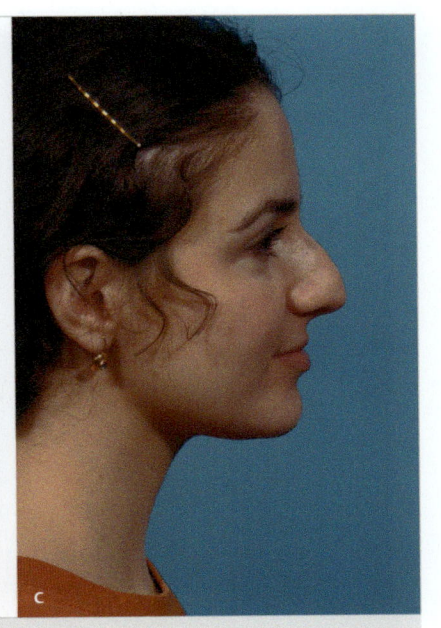

Fig. 17.12 Exemplo de caso. **(a-c)** Esta mulher de 23 anos expressou insatisfação com a aparência de seu nariz e se queixou de obstrução das vias aéreas nasais. Suas principais preocupações estéticas eram o dorso largo, a ponta bulbosa e a giba dorsal. As metas cirúrgicas incluíam o seguinte: (1) Estreitar suas linhas estéticas dorsais; (2) melhorar seu perfil dorsal; (3) aumentar a projeção e a rotação da ponta; (4) refinar sua ponta nasal. *(Continua)*

Osteotomias Nasais – Preservação Estrutural

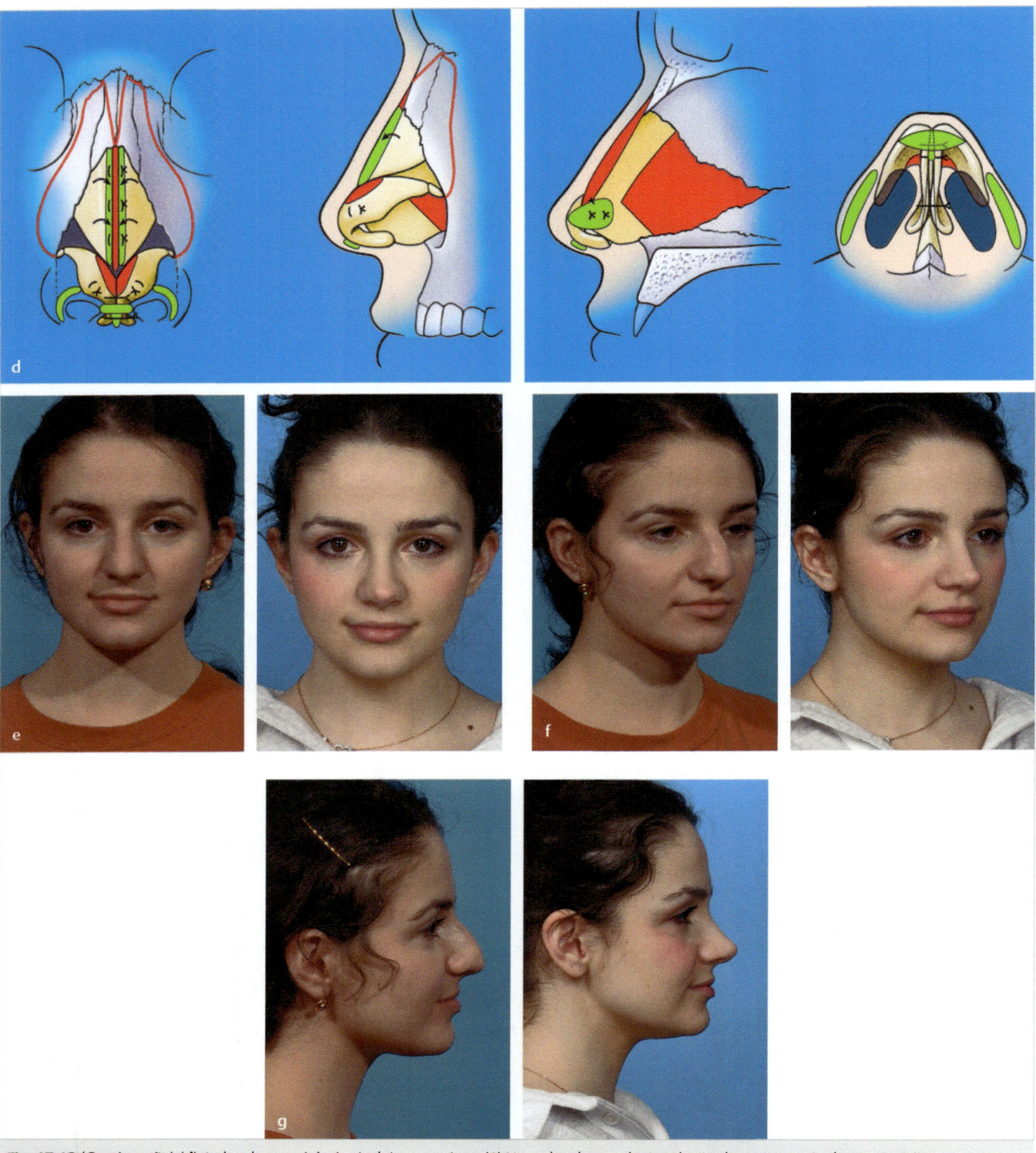

Fig. 17.12 (Continuação) (**d**) A abordagem cirúrgica incluiu o seguinte: (1) Uma abordagem de rinoplastia aberta por meio de uma incisão transcolumelar; (2) abordagem dorsal do componente para reduzir o septo dorsal, removendo 5 mm do septo dorsal; (3) raspagem incremental dos ossos nasais para obter um perfil dorsal suave; (4) remoção da cartilagem septal desviada, mantendo uma estrutura em L dorsal de 1 cm; (5) fratura bilateral do corneto inferior; (6) osteotomias mediais usando um osteótomo de 4 mm para mobilizar melhor os ossos nasais e facilitar o estreitamento da pirâmide nasal; (7) criação de retalhos expansores bilaterais para reconstruir a válvula nasal interna, combinados com suturas de tensão sobrepostas para manter um perfil dorsal estreito; (8) osteotomias percutâneas laterais de baixo para baixo com um osteótomo de 2 mm para estreitar os ossos nasais e fechar o teto aberto; (9) colocação de um enxerto de extensão septal para aumentar a projeção e a rotação da ponta nasal; (10) ressecção cefálica das *crura* laterais; (11) tensionamento das *crura* laterais e criação de neodomos; (12) fixação dos neodomos usando suturas transdomais; (13) unificação dos neodomos entre si e ao enxerto de extensão septal usando uma sutura interdomal; (14) colocação de suturas intracrurais altas e baixas para refinamento da infraponta e para estreitar as platinas mediais; (15) enxerto em borboleta da infraponta formado a partir da ressecção cefálica para fechar o espaço morto e refinar a área infralobular; (16) colocação de enxertos de contorno alar estendidos bilaterais; (17) fechamento da incisão. (**e-g**) A paciente é mostrada 2 anos após a cirurgia. Na vista frontal, ela apresenta linhas estéticas dorsais melhoradas e mais estreitas que se ajustam melhor ao rosto. Na vista lateral, ela tem um perfil dorsal suave, sem qualquer convexidade residual e melhor definição da ponta.

Referências

[1] Rohrich RJ, Janis JE. Osteotomies in rhinoplasty: an updated technique. Aesthet Surg J. 2003; 23(1):56-58
[2] Parkes ML, Kamer F, Morgan WR. Double lateral osteotomy in rhinoplasty. Arch Otolaryngol. 1977; 103(6):344-348
[3] Hilger JA. The internal lateral osteotomy in rhinoplasty. Arch Otolaryngol. 1968; 88(2):211-212
[4] Gelb J. Lateral osteotomy through existing alar base incision. Ann Plast Surg. 1982; 8(4):269-271
[5] Amar RE. Correction of the bony rings during the aesthetic rhinoplasty: apologia of the transpalpebral osteotomy. Aesthetic Plast Surg. 1998; 22(1):29-37
[6] Thomas JR, Griner NR, Remmler DJ. Steps for a safer method of osteotomies in rhinoplasty. Laryngoscope. 1987; 97(6):746-747
[7] Goumain AJ. Cutting forceps for lateral osteotomy in rhinoplasty. Plast Reconstr Surg. 1974; 53(3):358-359
[8] Rohrich RJ, Minoli JJ, Adams WP, Hollier LH. The lateral nasal osteotomy in rhinoplasty: an anatomic endoscopic comparison of the external versus the internal approach. Plast Reconstr Surg. 1997; 99(5):1309-1312, discussion 1313
[9] Kuran I, Ozcan H, Usta A, Bas L. Comparison of four different types of osteotomes for lateral osteotomy: a cadaver study. Aesthetic Plast Surg. 1996; 20(4):323-326
[10] Wright WK. General principles of lateral osteotomy and hump removal. Trans Am Acad Ophthalmol Otolaryngol. 1961; 65:854-861
[11] Straatsma CR. Surgery of the bony nose: comparative evaluation of chisel and saw technique. Plast Reconstr Surg Transplant Bull. 1961; 28:246-248
[12] Honda T, Sasaki K, Takeuchi M, Nozaki M. Endoscope-assisted nasal osteotomy: a preliminary report. Ann Plast Surg. 1998; 41(2):119-124
[13] Ford CN, Battaglia DG, Gentry LR. Preservation of periosteal attachment in lateral osteotomy. Ann Plast Surg. 1984; 13(2):107-111
[14] Rohrich RJ, Janis JE, Adams WP, Krueger JK. An update on the lateral nasal osteotomy in rhinoplasty: an anatomic endoscopic comparison of the external versus the internal approach. Plast Reconstr Surg. 2003; 111(7): 2461-2462, discussion 2463
[15] Tardy ME, Jr, Denneny JC. Micro-osteotomies in rhinoplasty. Facial Plast Surg. 1984; 1(2):137-145
[16] Becker DG, McLaughlin RB, Jr, Loevner LA, Mang A. The lateral osteotomy in rhinoplasty: clinical and radiographic rationale for osteotome selection. Plast Reconstr Surg. 2000; 105(5):1806-1816, discussion 1817-1819
[17] van Loon B, van Heerbeek N, Maal TJ, et al. Postoperative volume increase of facial soft tissue after percutaneous versus endonasal osteotomy technique in rhinoplasty using 3D stereophotogrammetry. Rhinology. 2011; 49(1):121-126
[18] Helal MZ, El-Tarabishi M, Magdy Sabry S, Yassin A, Rabie A, Lin SJ. Effects of rhinoplasty on the internal nasal valve: a comparison between internal continuous and external perforating osteotomy. Ann Plast Surg. 2010; 64(5): 649-657
[19] Yücel OT. Which type of osteotomy for edema and ecchymosis: external or internal? Ann Plast Surg. 2005; 55(6):587-590
[20] Zoumalan RA, Shah AR, Constantinides M. Quantitative comparison between microperforating osteotomies and continuous lateral osteotomies in rhinoplasty. Arch Facial Plast Surg. 2010; 12(2):92-96
[21] Cerkes N. The crooked nose: principles of treatment. Aesthet Surg J. 2011; 31 (2):241-257
[22] Parkes ML, Borowiecki B, Binder W. Functional sequelae of rhinoplasty. Ann Plast Surg. 1980; 4(2):116-120
[23] Lavine DM, Lehman JA, Jackson T. Is the lacrimal apparatus injured following cosmetic rhinoplasty? Arch Otolaryngol. 1979; 105(12):719-720
[24] Goldfarb M, Gallups JM, Gerwin JM. Perforating osteotomies in rhinoplasty. Arch Otolaryngol Head Neck Surg. 1993; 119(6):624-627
[25] Lawson W, Kessler S, Biller HF. Unusual and fatal complications of rhinoplasty. Arch Otolaryngol. 1983; 109(3):164-169
[26] Harshbarger RJ, Sullivan PK. Lateral nasal osteotomies: implications of bony thickness on fracture patterns. Ann Plast Surg. 1999; 42(4):365-370, discussion 370-371
[27] Wright WK. Surgery of the bony and cartilaginous dorsum. Otolaryngol Clin North Am. 1975; 8(3):575-598
[28] Natvig P, Sether LA, Gingrass RP, Gardner WD. Anatomical details of the osseous-cartilaginous framework of the nose. Plast Reconstr Surg. 1971; 48 (6):528-532
[29] Tebbetts JB. Nasal bone osteotomies: increasing precision. Dallas: Thirteenth Dallas Rhinoplasty Symposium, University of Texas Southwestern, 1996
[30] Sullivan PK, Harshbarger RJ, Oneal R. Nasal osteotomies. Dallas: Sixteenth Dallas Rhinoplasty Symposium, University of Texas Southwestern, 1999
[31] Sheen JH, Sheen AP. Aesthetic Rhinoplasty. 2nd ed. St Louis: Quality Medical Publishing; 1998
[32] Gruber RP. Aesthetic and technical aspects of nasal osteotomies. Dallas: Thirteenth Dallas Rhinoplasty Symposium, University of Texas Southwestern, 1996
[33] Gryskiewicz JM, Gryskiewicz KM. Nasal osteotomies: a clinical comparison of the perforating methods versus the continuous technique. Plast Reconstr Surg. 2004; 113(5):1445-1456, discussion 1457-1458
[34] Parsa FD. Intraoral versus intranasal approach to lateral osteotomy. Plast Reconstr Surg. 1992; 90(2):341
[35] Giampapa VC, DiBernardo BE. Nasal osteotomy-utilizing dual plane reciprocating nasal saw blades: a 6-year follow-up. Ann Plast Surg. 1993; 30 (6):500-502
[36] Robiony M, Polini F, Costa F, Toro C, Politi M. Ultrasound piezoelectric vibrations to perform osteotomies in rhinoplasty. J Oral Maxillofac Surg. 2007; 65(5):1035-1038
[37] Gerbault O, Daniel RK, Kosins AM. The role of piezoelectric instrumentation in rhinoplasty surgery. Aesthet Surg J. 2016; 36(1):21-34
[38] Murakami CS, Larrabee WF, Jr. Comparison of osteotomy techniques in the treatment of nasal fractures. Facial Plast Surg. 1992; 8(4):209-219
[39] Erişir F, Tahamiler R. Lateral osteotomies in rhinoplasty: a safer and less traumatic method. Aesthet Surg J. 2008; 28(5):518-520
[40] Gryskiewicz JM. Visible scars from percutaneous osteotomies. Plast Reconstr Surg. 2005; 116(6):1771-1775
[41] Larrabee WF, Jr. Open rhinoplasty and the upper third of the nose. Facial Plast Surg Clin North Am. 1993; 1(1):23-38

18 Aumento Dorsal: Papel dos Enxertos de Cartilagem de Costela

Dean M. Toriumi ▪ Anmol Chattha ▪ Kathryn Landers

Resumo

Um dorso nasal baixo pode resultar da ressecção excessiva em uma rinoplastia primária ou pode ocorrer com uma deformidade do nariz em sela. Um dorso nasal mais baixo do que o desejado também é predominante em determinadas raças e populações de pacientes. A correção dessa deformidade nasal é um problema desafiador em rinoplastias primárias e secundárias. É necessária uma grande quantidade de cartilagem para o aumento dorsal, e a cartilagem autóloga da costela frequentemente é necessária para a elevação adequada do dorso. A cartilagem de costela para o aumento dorsal proporciona um reparo vitalício e uma construção estável que não pode ser obtida com o uso de cartilagem auricular ou implantes. Este capítulo descreve as considerações pré-operatórias, as etapas intraoperatórias, a inserção e a fixação do enxerto, o controle da deformação e os cuidados com o local doador.

Palavras-chave: Cartilagem de costela, aumento nasal dorsal, enxerto, deformidade do nariz em sela

> **Pontos Principais**
>
> - A cartilagem da costela permite a correção de deformidades dorsais graves que não podem ser obtidas com implantes aloplásticos ou cartilagem auricular.
> - A 7ª costela é a preferida para a coleta da cartilagem da costela.
> - As medições intraoperatórias são essenciais para evitar o alargamento do nariz, pois é fácil fazer isso com enxertos de cartilagem de costela.
> - O enxerto *onlay* dorsal é uma opção em pacientes com ângulo nasofrontal baixo, altura dorsal reduzida ou concavidade excessiva do perfil dorsal na vista lateral.
> - O enxerto de cartilagem subdorsal (enxertos em *cantilever* subdorsal) com abordagem de preservação dorsal pode permitir o aumento dorsal com menos risco de anormalidades no contorno dorsal.
> - Os enxertos expansores alto também podem ser usados para aumentar o dorso nasal em uma rinoplastia secundária, quando são necessárias quantidades mínimas a moderadas de aumento.
> - A cartilagem em cubos e a fáscia são uma opção para o aumento dorsal usando a cartilagem da costela, mas não são usadas pelo autor sênior.
> - O pericôndrio da costela colhido do mesmo local doador pode ser usado para camuflagem de tecido mole com nano ou microgordura.

18.1 Introdução

A cartilagem de costela permite a correção de deformidades dorsais graves que não podem ser obtidas com implantes aloplásticos ou cartilagem auricular.

18.2 Etapas e Avaliação Pré-Operatórias

- A decisão de colher a cartilagem da costela é complexa e envolve muitos fatores. Na rinoplastia primária, os pacientes podem ter cartilagem septal adequada para o aumento dorsal, mas o uso da cartilagem septal para essa finalidade limitará significativamente a cartilagem disponível para o enxerto de cartilagem na ponta nasal.
- Se a necessidade de enxertos adicionais for prevista na rinoplastia primária, a cartilagem da costela pode ser necessária para obter um aumento dorsal suficiente. A cartilagem da costela é quase universalmente necessária para o aumento dorsal na rinoplastia secundária e em pacientes com deformidades do nariz em sela devido à falta de cartilagem septal disponível.
- A cartilagem da orelha não é ideal para pacientes que necessitam de aumento dorsal. A cartilagem da orelha é mais fraca e tem a tendência de se deformar com o tempo e apresentar irregularidades na superfície. Seu comprimento é limitado a menos de 25 mm e é relativamente espessa, mas mais fraca do que a cartilagem da costela. Como a cartilagem da costela é significativamente mais forte do que a cartilagem da orelha, ela pode ser esculpida relativamente fina (1 a 1,5 mm de espessura) e, ainda assim, manter sua força. Além disso, o tempo de coleta é menor na coleta unilateral da costela em comparação com a coleta bilateral da orelha. Além disso, é preferível preservar a cartilagem da orelha para um possível enxerto composto, se necessário.
- Embora a cartilagem e fáscia em cubos (DCF) tenha se tornado uma abordagem cada vez mais popular para o aumento dorsal, acreditamos que DCF é difícil de ser colocada em bolsões apertados e pode criar uma aparência de "paralelepípedo" no envelope da pele dérmica quando a DCF é removida em casos secundários. Acreditamos que o DCF é mais bem reservado para camuflagem em aumentos dorsais menores, enquanto a cartilagem de costela é preferida para quantidades moderadas a grandes de aumento dorsal.

18.3 Técnica Operatória – Colheita de Costela Doadora

- Sempre que possível, preferimos colher a cartilagem da sétima costela. A sétima costela oferece um segmento de cartilagem grande e reto, e a costela está mais próxima da pele, exigindo menor profundidade de dissecção. A sétima costela também está normalmente localizada abaixo do diafragma, o que leva a um menor risco de pneumotórax.[1]
- A sexta costela também é aceitável e permite a colocação da incisão no sulco inframamário. No entanto, essa costela tem um joelho próximo à junção do terço lateral e dos dois terços mediais, o que limita o comprimento da cartilagem reta que pode ser colhida. Idealmente, um segmento de 4 a 6 cm deve ser retirado, dependendo da extensão do aumento dorsal.

> **Dica de Especialista**
>
> *A coleta da cartilagem da sétima costela proporciona um segmento de cartilagem mais longo e reto para o enxerto e reduz a probabilidade de pneumotórax, já que a sétima costela normalmente está localizada abaixo do nível do diafragma.*

- É importante palpar as costelas antes de fazer a incisão. Usando uma agulha de calibre 22 de 1,5 polegada, avance pela pele até a costela e use a agulha para identificar a junção osteocartilaginosa lateral. A palpação com uma agulha também pode ajudar a identificar a calcificação da porção cartilaginosa da costela. Deve-se tomar cuidado especial para evitar empurrar a agulha muito profundamente através ou entre as costelas, pois é possível perfurar o parênquima pulmonar, causando um pneumotórax.
- Para minimizar a morbidade da cicatriz, a costela pode ser retirada por meio de uma incisão de 1 a 2 cm na margem superior da costela desejada na maioria dos pacientes. A incisão pode ser movida sobre a costela desejada usando uma abordagem de "buraco de fechadura" para permitir a retirada de um segmento de 4 a 6 cm de costela por meio dessa pequena incisão (▶ Vídeo 18.1).
- É feita uma incisão através do pericôndrio na margem superior da costela, deixando uma fina concha de cartilagem da costela na superfície interna do pericôndrio. Normalmente, deixamos o pericôndrio nativo na superfície anterior da costela, em vez de colher o pericôndrio separadamente.
- Em alguns casos, extraímos o pericôndrio de toda a sétima costela. Isso deve ser feito com cuidado para evitar danos à pleura.
- As incisões medial e lateral são feitas com um elevador de Freer afiado. Normalmente, colhemos um segmento de 4 a 6 cm da cartilagem da costela para o aumento dorsal.
- Depois que essas incisões são feitas, um elevador Freer é usado para elevar o segmento de cartilagem para longe do pericôndrio subjacente, tomando cuidado para não fraturar o segmento. Pode ser necessário usar ganchos de pele de dois pinos para ajudar a retirar o segmento de cartilagem através da pequena incisão na pele.
- Após a coleta, é importante preencher o local doador com fluido de irrigação e realizar uma manobra de Valsalva para confirmar que não há vazamento pleural.

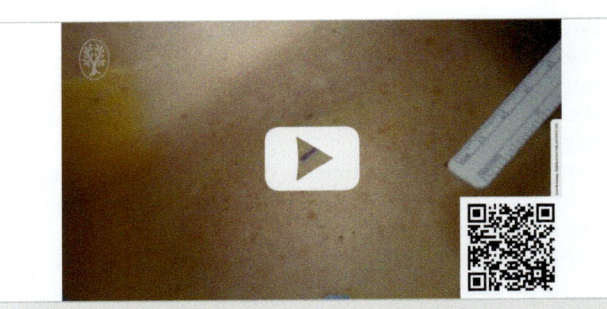

Vídeo 18.1 Colheita da cartilagem da costela: Este vídeo mostra a extração da cartilagem da costela. A palpação é usada para identificar a sétima costela (0:05). Normalmente, a sétima costela é retirada porque fornece um pedaço longo e reto de cartilagem (0:16). Uma agulha de calibre 22 é usada para palpar a costela antes da retirada para identificar áreas de calcificação, bem como a junção osteocartilaginosa lateralmente (0:43). Uma pequena incisão de 1 a 2 cm é feita sobre a costela (1:10). Uma visão endoscópica mostra a incisão através do pericôndrio na margem superior e inferior da cartilagem da costela (1:34). Na superfície superior e inferior da costela, o pericôndrio com uma fina concha de cartilagem da costela é dissecado do segmento de cartilagem (2:00). A incisão lateral é feita com um elevador Freer até que um "estalo" seja sentido (2:17). A dissecção é cuidadosamente realizada na parte posterior da costela (2:35) e a costela é levantada do pericôndrio subjacente (3:17). Pode ser necessário usar ganchos de duas pontas para remover o segmento de cartilagem através da pequena incisão no tórax (3:28).

- Normalmente, deixamos o tórax aberto até o final da operação para permitir a coleta de cartilagem de costela ou pericôndrio adicional, se necessário. A ferida é fechada e m camadas com sutura absorvível. A suspensão de injeção lipossomal de bupivacaína é excelente para o controle da dor pós-operatória.

> **Dica de Especialista**
>
> O uso de um elevador Freer para fazer incisões cartilaginosas durante a coleta da cartilagem da costela reduz a probabilidade de danos ao pericôndrio e à pleura subjacentes.

18.4 Técnica Operatória – Enxerto Dorsal Sólido Único

- O autor sênior raramente usa mais essa técnica, pois usa, principalmente, o enxerto em *cantilever* subdorsal (SDCG) ou enxertos expansores altos para aumento dorsal. O uso de um único enxerto dorsal sólido usando o método de interface pericondral é descrito aqui (▶ Fig. 18.1).[2,3]
- Permita que a cartilagem se "acomode" ao longo do tempo na mesa de apoio. Esculpa a cartilagem sequencialmente a cada 20 a 30 minutos para finalizar o formato do enxerto dorsal, o que permite que a cartilagem "declare" claramente sua tendência a se dobrar.
- Depois que um túnel subperiosteal tiver sido formado sobre o dorso ósseo, um osteótomo reto de 2 mm é usado para fazer várias perfurações no dorso ósseo antes de colocar o enxerto de costela (▶ Vídeo 18.2).
- O pericôndrio pode ser colocado entre o dorso ósseo e a cartilagem da costela para ajudar a diminuir a chance de deformação. Uma sutura contínua PDS 5-0 é usada para fixar o periósteo o mais firmemente possível à superfície inferior do enxerto dorsal. O lado côncavo do enxerto é colocado contra as perfurações feitas no dorso ósseo. Isso ajuda a minimizar qualquer potencial de deformação anterior-posterior. A deformação lado a lado é minimizada pela sutura do enxerto ao dorso ósseo e inferiormente às cartilagens laterais superiores em vários pontos de fixação com suturas PDS 5-0.

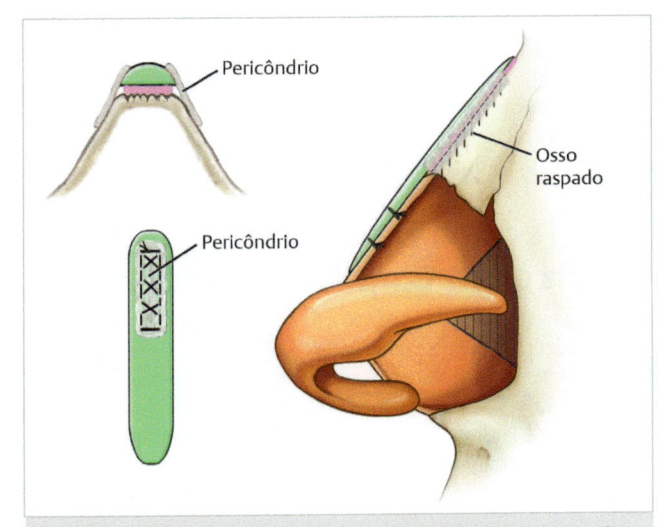

Fig. 18.1 Método de interface pericondral para fixação de enxertos *onlay* dorsais. (Esta imagem é usada com a permissão de Dean M. Toriumi, MD.)

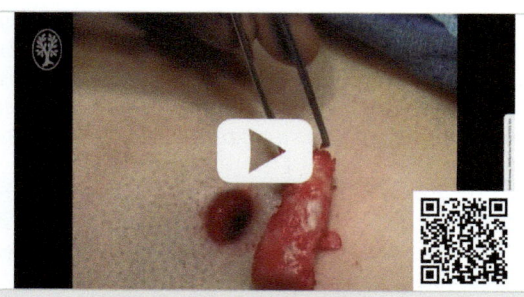

Aumento Dorsal: Papel dos Enxertos de Cartilagem de Costela

Vídeo 18.2 Enxerto *onlay* dorsal: O enxerto *onlay* dorsal é esculpido em um segmento de 4 cm de cartilagem de costela autóloga (0:02). Uma bolsa subperiosteal apertada foi dissecada na linha média do dorso nasal (0:15). Uma lima é usada para criar uma superfície áspera nos ossos nasais para melhor fixação do enxerto *onlay* dorsal (0:27). O pericôndrio é suturado à superfície inferior do enxerto de cartilagem que entrará em contato com os ossos nasais (0:34). O enxerto é deslizado para a posição com o pericôndrio contra os ossos nasais ásperos (0:42). O enxerto é fixado ainda mais com suturas (0:46). Na vista lateral, a elevação dorsal pode ser apreciada (0:48).

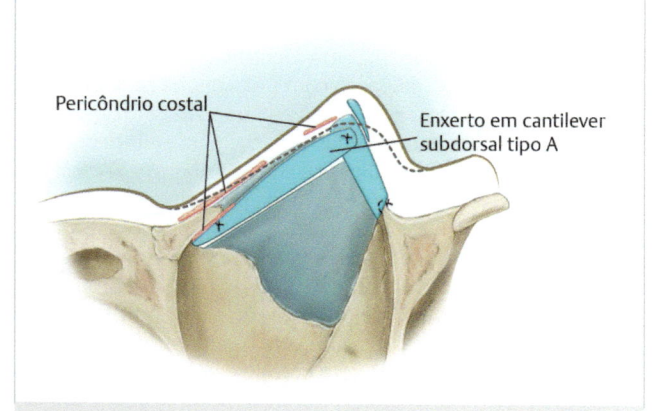

Fig. 18.2 O enxerto em *cantilever* subdorsal tipo A fica sob os ossos nasais e não eleva o *radix*. (Esta imagem é usada com a permissão de Dean M. Toriumi, MD.)

> **Dica de Especialista**
>
> *O corte em série da cartilagem da costela em intervalos de 20 a 30 minutos permite a identificação da tendência de curvatura da cartilagem. Essa curvatura pode ser levada em conta no planejamento de enxertos.*

- Outra opção para a fixação é usar uma agulha de calibre 16 ou uma broca para fazer um orifício transósseo no dorso nasal, cerca de 3 a 4 mm lateral à borda principal do dorso e cerca de 1 a 2 mm abaixo do canto medial. Uma lâmina nº 11 é usada para fazer uma incisão e uma agulha de calibre 16 é passada através dos ossos nasais. Isso permite que uma sutura PDS 4-0 seja passada através dos ossos nasais e do enxerto para fixá-lo no lugar.
- Como alternativa, um fio K-*wire* com rosca 0,35 ou 0,45 pode ser perfurado através do enxerto dorsal e no osso nasal. O fio K-*wire* deve ser avançado de 3 a 4 mm no dorso ósseo. É importante não atravessar a mucosa nasal, pois isso pode criar uma fístula. O fio K-*wire* pode ser cortado, deixando de 1 a 1,5 cm de fio, e uma *splint* termoplástica pode ser colocada ao redor do fio K-*wire*. Esse fio é removido no 7º dia pós-operatório sem muita morbidade pós-operatória.
- Após a fixação final, o pericôndrio da costela ou a fáscia temporal com ou sem nano ou microgordura pode ajudar no aumento do tecido mole sobre o enxerto de cartilagem da costela para camuflagem.

18.5 Técnica Operatória – Enxerto em *Cantilever* Subdorsal

- Os enxertos *onlay* dorsais são eficazes para o aumento dorsal, mas exigem muito tempo e esforço para evitar irregularidades dorsais, especialmente em pacientes com pele fina.[2,3,4,5,6,7,8]
- A colocação do enxerto de cartilagem sob os ossos nasais e as cartilagens laterais superiores usando uma abordagem de preservação dorsal permite o aumento do dorso com menor potencial de visibilidade do enxerto através da pele. Nós nos referimos a esse enxerto como enxerto em *cantilever* subdorsal (SDCG).[9,10]
- Nessa abordagem, uma tesoura reta é usada para separar o septo cartilaginoso da superfície inferior das cartilagens laterais superiores sem abrir a abóbada média. Esse corte é continuado através do septo ósseo logo abaixo dos ossos nasais com um osteótomo de 2 mm ou um *rongeur* estreito. Esse corte ósseo é continuado através do *radix* em um ângulo oblíquo para evitar o rebaixamento do *radix*. As osteotomias laterais são realizadas com um osteótomo de 2 mm. As osteotomias transversais são realizadas por meio de pequenas incisões na parede lateral usando um osteótomo de 2 mm para conectar as osteotomias laterais e da rádica. Após a conclusão de todas essas osteotomias, o dorso é móvel e pode ser elevado deslizando um enxerto de cartilagem sob as cartilagens laterais superiores e os ossos nasais.

O enxerto é fixado caudalmente a uma extensão do septo caudal ou a um enxerto de substituição do septo caudal.

- Normalmente, essa liberação do dorso ósseo e cartilaginoso é acompanhada por uma liberação *keystone* lateral e divisão do ligamento piriforme para permitir que a abóbada média se eleve até sua posição. A liberação *keystone* lateral é realizada liberando-se as cartilagens laterais superiores da parte inferior do osso nasal lateralmente a partir da abertura piriforme até cerca de 2 a 3 mm da linha média no local das linhas estéticas dorsais.
- Uma ampla dissecção subperiosteal é realizada ao longo do processo ascendente da maxila para permitir que os ossos nasais se movam anteriormente.
- Normalmente, o SDCG tem de 3,5 a 4 cm de comprimento e de 7 a 10 mm de profundidade. A largura varia de acordo com a largura desejada do dorso nasal.
- Há duas variantes de SDCG, dependendo do aumento dorsal desejado. Para o aumento dorsal isolado sem aumento do *radix*, o SDCG tipo A é o preferido. Nessa abordagem, o enxerto é estendido em um entalhe abaixo dos ossos nasais e acima do septo ósseo após dividir o septo da abóbada média e dos ossos nasais (▶ Fig. 18.2).
- Se o aumento da rádica também for desejado, o SDCG pode ser colocado através da osteotomia da rádica para elevar a rádica além do dorso. Essa variante é chamada de SDCG tipo B (▶ Fig. 18.3). Se o enxerto for palpável ao passar pela osteotomia do *radix*, isso pode ser camuflado com um pedaço de pericôndrio da costela ou cartilagem esmagada.
- A principal vantagem do SDCG é que a maior parte do aumento é realizada "empurrando" o dorso ósseo e cartilaginoso para

cima a partir de baixo, de modo que quaisquer irregularidades no enxerto não sejam visíveis através da pele. Qualquer ajuste fino do dorso é realizado com a colocação de enxertos menores de cartilagem mole ou enxertos de tecido mole (pericôndrio da costela, fáscia, tecido cicatricial, cartilagem esmagada) sobre o dorso.

18.6 Minimização de Complicações

- É bem sabido que os problemas de deformação da cartilagem e a morbidade do local doador são os motivos pelos quais a maioria dos cirurgiões evita realizar enxertos de cartilagem de costela.
- O risco de deformação da cartilagem é maior em pacientes mais jovens, pois sua cartilagem tem calcificação mínima e pode se deformar com o entalhe.
- O empenamento pode ser minimizado no intraoperatório com a colocação de *splints* nos enxertos com lascas de cartilagem da costela para laminá-los e neutralizar qualquer força de flexão.
- O empenamento também pode ser mais facilmente identificado e contabilizado por meio do entalhe em série dos enxertos de cartilagem em intervalos de 20 a 30 minutos na mesa posterior, conforme mencionado anteriormente.
- Evite cortar bruscamente o músculo e, em vez disso, faça uma dissecação sem corte através da camada muscular paralela às fibras musculares para diminuir a dor pós-operatória. A extração da 6ª ou 7ª costelas, deixando a margem inferior da parede torácica intacta e estável, também pode diminuir a dor pós-operatória.
- Em pacientes com cartilagem de costela mais antiga (com mais de 50 anos de idade), deixar o pericôndrio nativo da costela preso à cartilagem permitirá uma revascularização mais rápida da costela e minimizará a reabsorção em longo prazo.

18.7 Análises de Casos

18.7.1 Caso 1

Mulher de 30 anos de idade apresentou uma deformidade do nariz em sela após um trauma nasal ocorrido cinco anos antes. A paciente estava buscando a correção da deformidade do nariz em sela, bem como a melhora da respiração. O objetivo cirúrgico era usar cartilagem de costela autóloga para elevar o dorso nasal e corrigir a deformidade do nariz em sela usando um enxerto em *cantilever* subdorsal tipo A. A paciente foi levada à sala de cirurgia para uma rinoplastia primária com coleta de cartilagem de costela autóloga (► Fig. 18.4a-i).

18.7.2 Caso 2

Mulher de 50 anos apresentou-se com dorso e *radix* baixos e solicitou uma rinoplastia de aumento. Ela também desejava uma melhor definição da ponta e uma base mais estreita. A meta cirúrgica era usar cartilagem de costela autóloga para aumentar o dorso e a rádica usando um enxerto em *cantilever* subdorsal tipo B. Um enxerto em *cantilever* subdorsal tipo B se estende por uma osteotomia da rádica para aumentar a rádica, além de elevar o dorso. O paciente foi levado à sala de cirurgia para uma rinoplastia primária com coleta autóloga de cartilagem de costela (► Fig. 18.5a-h, ► Vídeo 18.3).

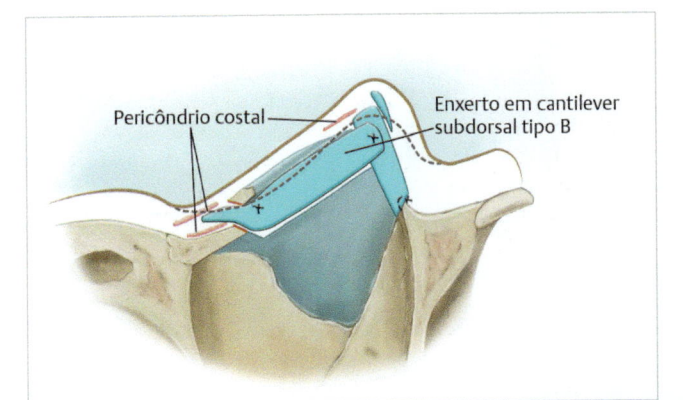

Fig. 18.3 O enxerto em *cantilever* subdorsal tipo B se estende através da osteotomia do radix e se assenta no osso frontal, resultando na elevação do radix. O pericôndrio da costela pode ser colocado para camuflar a porção do enxerto que se estende até o radix. (Esta imagem é usada com a permissão de Dean M. Toriumi, MD.)

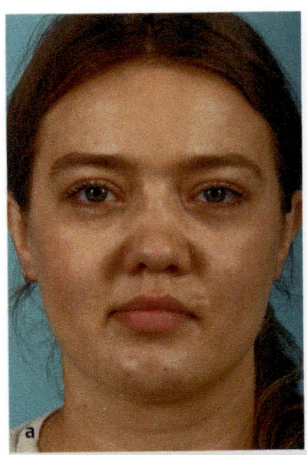

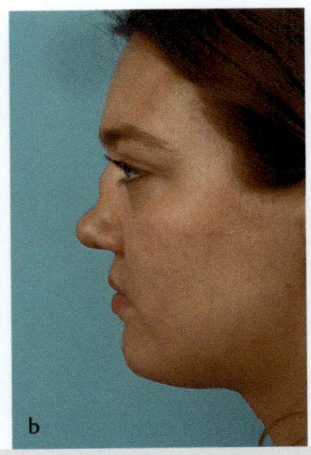

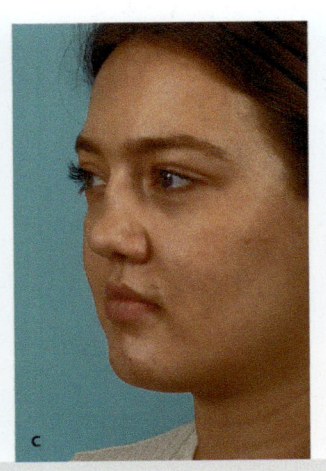

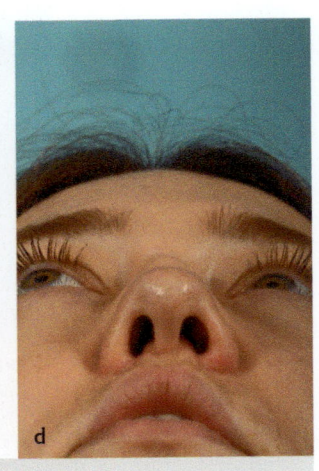

Fig. 18.4 Exemplo de caso 1. (**a-d**) Mulher de 30 anos apresentou deformidade do nariz em sela após um trauma nasal ocorrido 5 anos antes. A paciente estava buscando a correção da deformidade do nariz em sela, além de melhorar a respiração. O objetivo cirúrgico era usar cartilagem de costela autóloga para elevar o dorso nasal e corrigir a deformidade do nariz em sela usando um enxerto em *cantilever* subdorsal tipo A. A paciente foi levada à sala de cirurgia para uma rinoplastia primária com coleta de cartilagem de costela autóloga. *(Continua)*

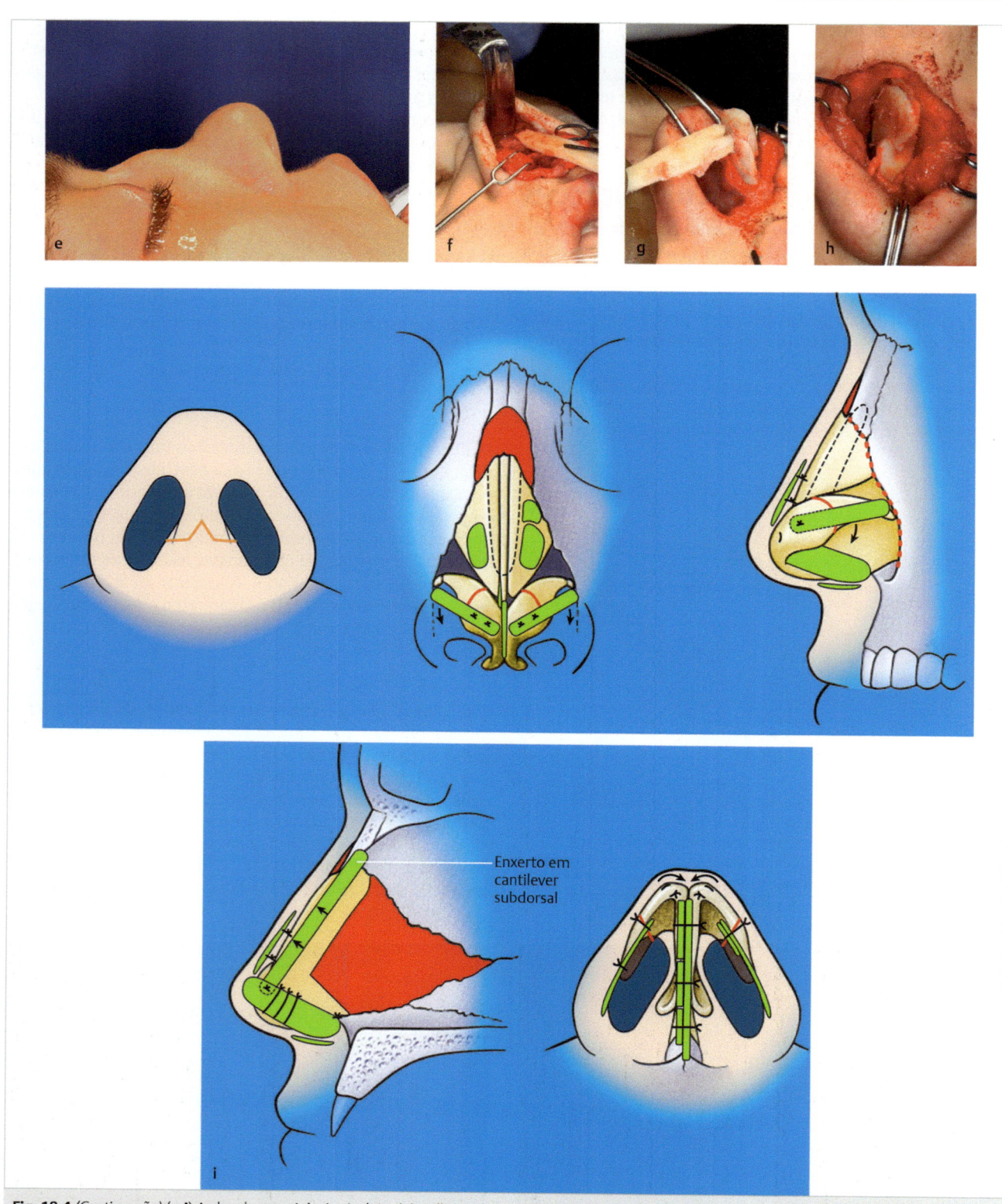

Aumento Dorsal: Papel dos Enxertos de Cartilagem de Costela

Fig. 18.4 *(Continuação)* **(e-i)** A abordagem cirúrgica incluiu: (1) Colheita de um segmento de 4 cm de cartilagem da 7ª costela; (2) abertura do nariz com uma abordagem transcolumelar e incisão no septo logo abaixo das cartilagens laterais superiores para liberar a abóbada média do septo; isso permite a colocação do enxerto em *cantilever* subdorsal sob as cartilagens laterais superiores para elevar a abóbada média; (3) escultura da cartilagem de costela colhida em um enxerto em *cantilever* subdorsal e um enxerto de substituição do septo caudal; entalhe do enxerto em *cantilever* subdorsal na extremidade distal para articular com o enxerto de substituição do septo caudal; (4) fixação do enxerto de substituição do septo caudal à espinha nasal anterior; (5) posicionamento do enxerto em *cantilever* subdorsal sob os ossos nasais e as cartilagens laterais superiores e fixação do enxerto de substituição do septo caudal; uso de lascas adicionais de cartilagem e pericôndrio para reforçar ainda mais essa área; (6) reconstrução da ponta nasal usando enxertos de suporte crural lateral esculpidos na cartilagem da costela; (7) fechamento de todas as incisões e aplicação de gesso. *(Continua)*

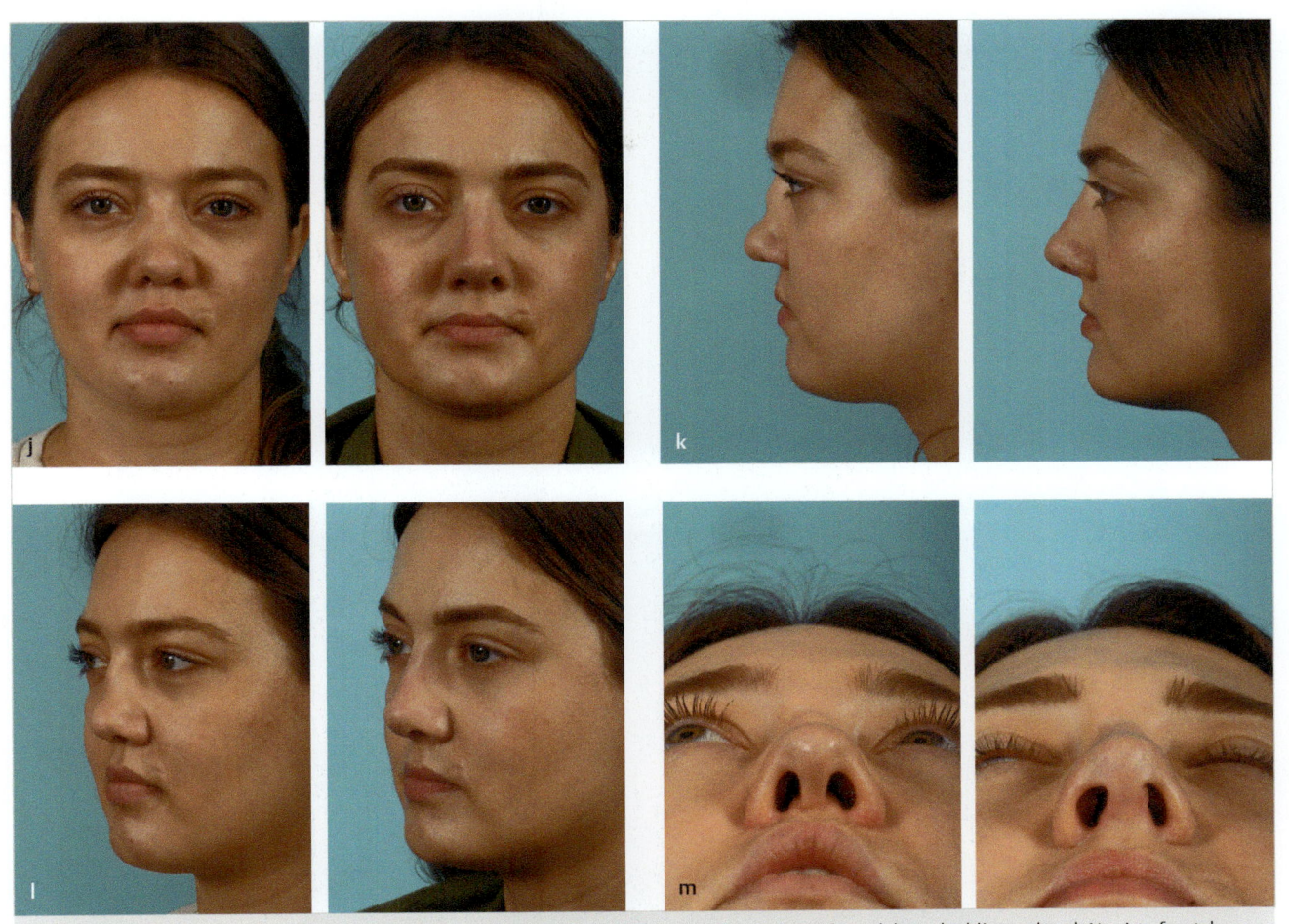

Fig. 18.4 *(Continuação)* **(j-m)** O paciente é mostrado com 11 meses de pós-operatório nas vistas frontal, lateral, oblíqua e basal. Na vista frontal, as linhas estéticas dorsais estão melhoradas e há mais definição na abóbada média e na ponta nasal. Na vista lateral, a deformidade do nariz em sela é corrigida e a altura do dorso nasal é melhorada. Na vista basal, há uma incisão columelar bem cicatrizada.

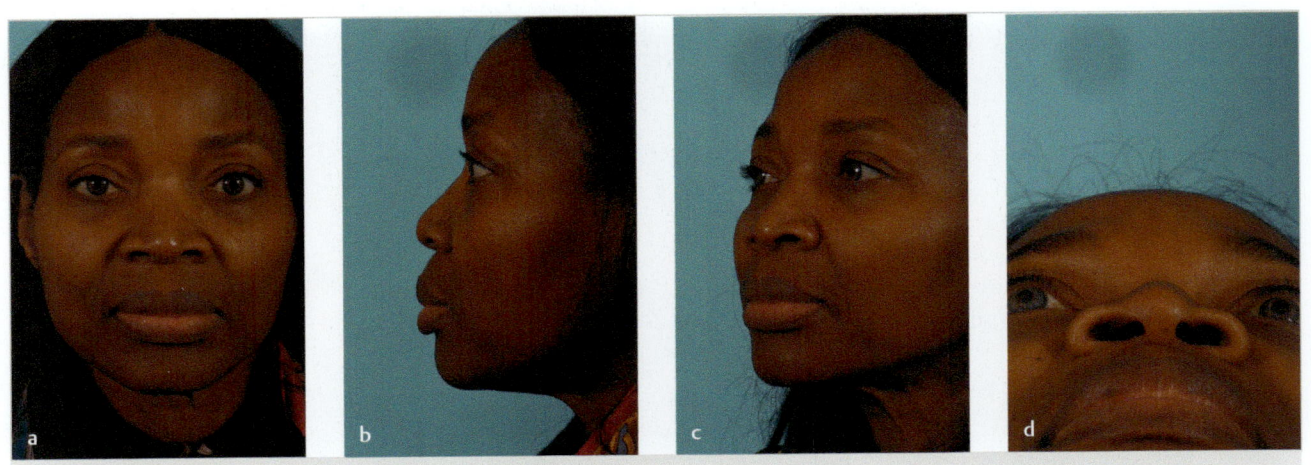

Fig. 18.5 Exemplo de caso 2. **(a-d)** Mulher de 50 anos de idade apresentou-se com dorso e *radix* baixos e solicitou rinoplastia de aumento. Ela também desejava uma melhor definição da ponta e uma base mais estreita. A meta cirúrgica era usar cartilagem de costela autóloga para aumentar o dorso e a rádica usando um enxerto em *cantilever* subdorsal tipo B. Um enxerto em *cantilever* subdorsal tipo B se estende por uma osteotomia da rádica para aumentar a rádica, além de elevar o dorso. O paciente foi levado à sala de cirurgia para uma rinoplastia primária com coleta autóloga de cartilagem de costela. *(Continua)*

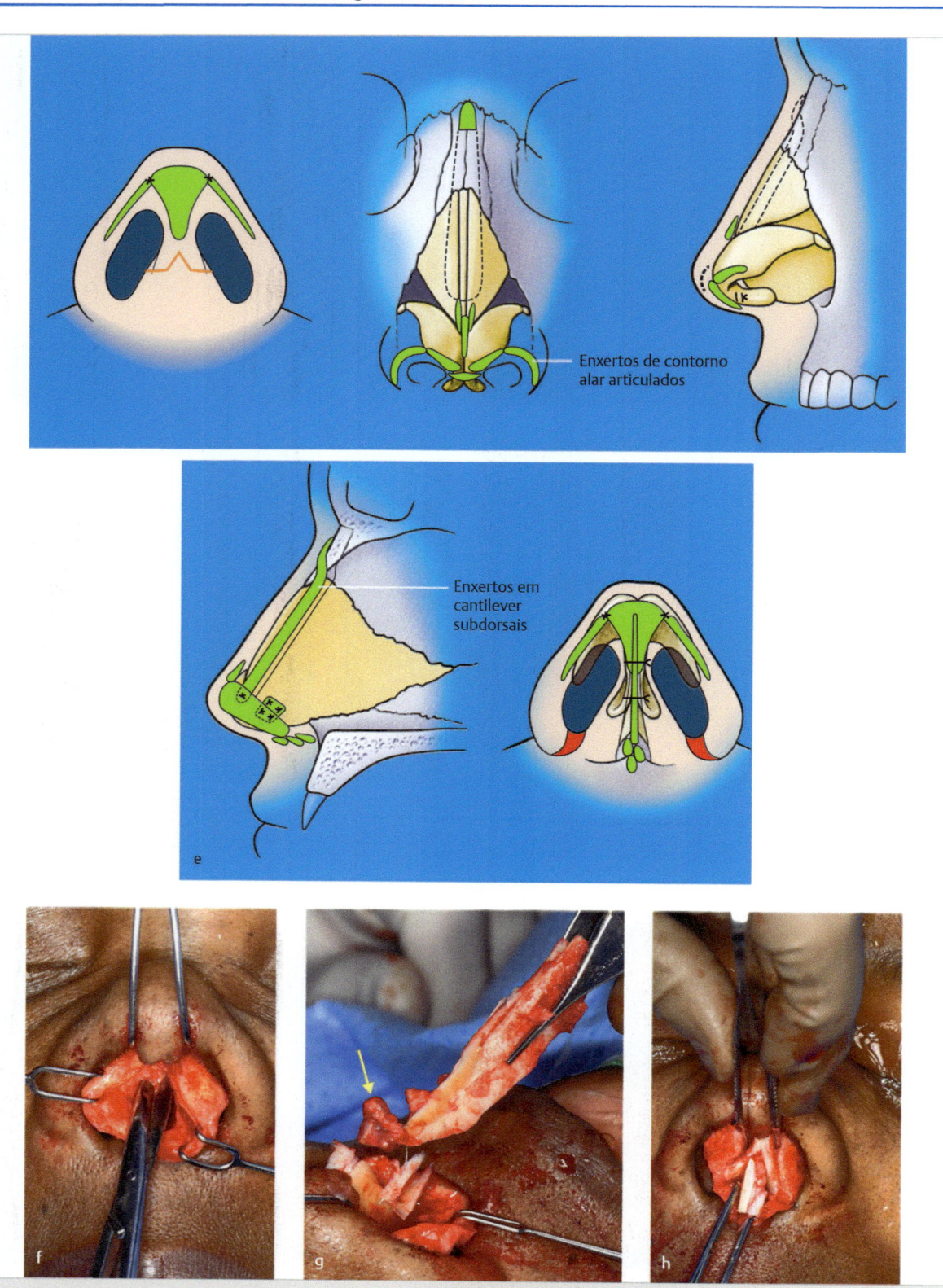

Aumento Dorsal: Papel dos Enxertos de Cartilagem de Costela

Fig. 18.5 *(Continuação)* **(e-h)** A abordagem cirúrgica incluiu: (1) Colheita de um segmento de 5 cm da 7ª costela e de um segmento de 3,5 cm da 6ª costela; (2) abertura do nariz com incisão transcolumelar; (3) uso de tesoura reta para a retirada do segmento da 6ª costela; (2) abertura do nariz com uma incisão transcolumelar; (3) uso de uma tesoura reta para fazer um corte logo abaixo da fixação das cartilagens laterais superiores ao septo para separar o septo cartilaginoso da superfície inferior das cartilagens laterais superiores; (4) realização de osteotomias laterais, transversais e do *radix* para liberar a abóbada óssea; (5) esculpir um enxerto em *cantilever* subdorsal tipo B a partir de um segmento de cartilagem da costela; esse enxerto se estende através da osteotomia do *radix* para elevar o *radix* e elevar o dorso nasal; o pericôndrio na extremidade proximal permite a camuflagem do enxerto; (6) colocação do enxerto em *cantilever* subdorsal sob as cartilagens laterais superiores e os ossos nasais, com a extremidade proximal estendendo-se através da osteotomia da rádica; fixar o enxerto distalmente a um enxerto de extensão septal caudal; (7) melhora da definição da ponta com um enxerto de escudo e enxertos de borda articulados bilaterais; (8) fechamento de todas as incisões; (9) realização de reduções bilaterais da base alar usando uma técnica de C retalho alar; (10) aplicação de gesso externo.

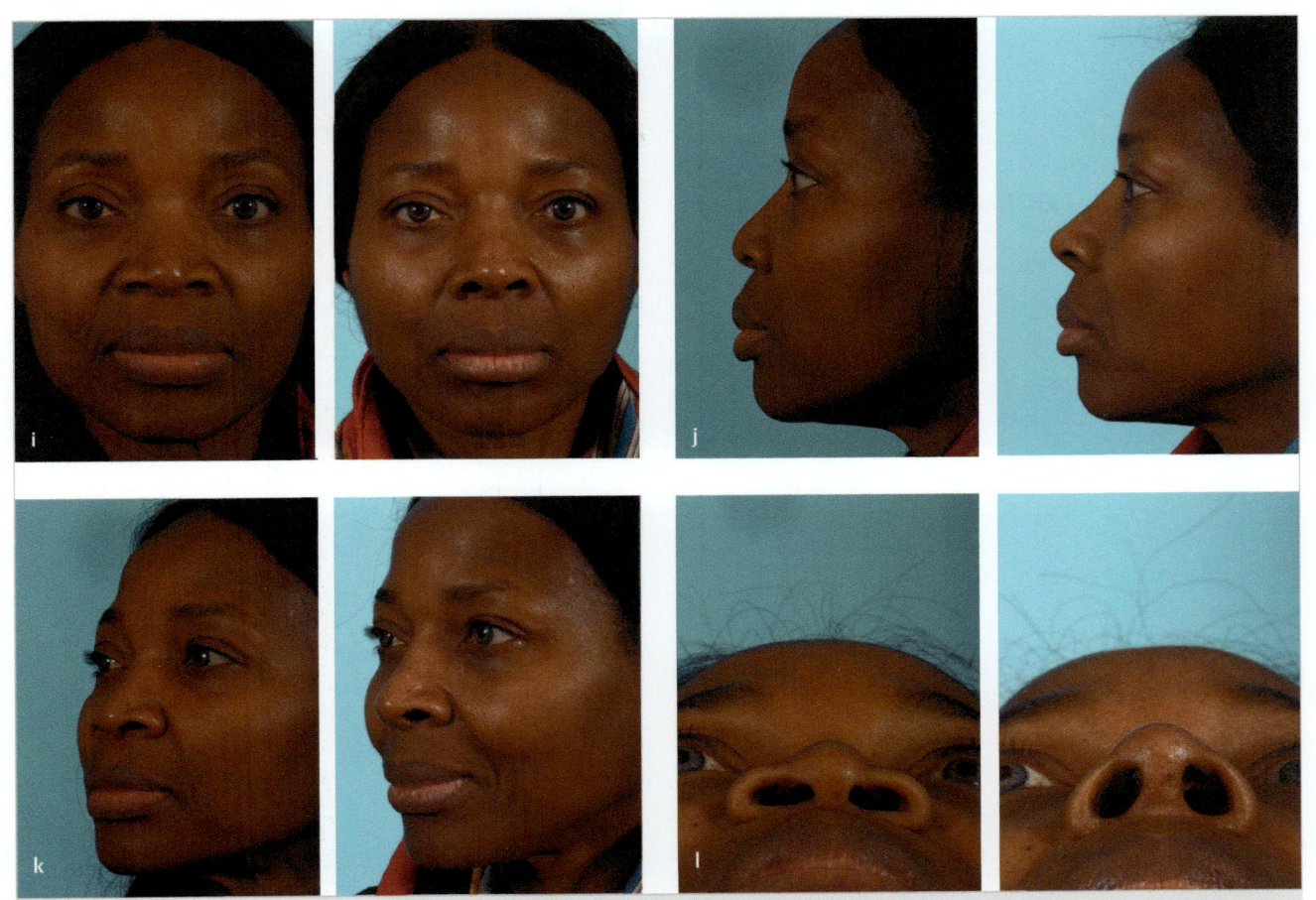

Fig. 18.5 *(Continuação)* **(i-l)** O paciente é mostrado com 11 meses de pós-operatório nas vistas frontal, lateral, oblíqua e basal. Na vista frontal, há um estreitamento do dorso e da base alar, e uma melhor definição da ponta. Na vista lateral, o dorso e o *radix* estão elevados. Há aumento da rotação da ponta e um ângulo nasolabial mais favorável. Na vista basal, há maior projeção e uma base alar mais estreita, resultando em uma melhor orientação da narina.

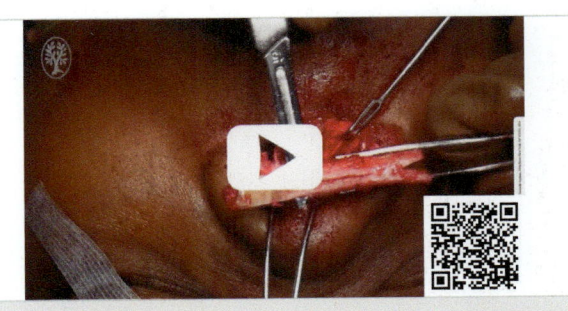

Vídeo 18.3 Enxerto em *cantilever* subdorsal: O enxerto em *cantilever* subdorsal é esculpido em cartilagem de costela autóloga (0:01). O enxerto é posicionado sob a abóbada média e os ossos nasais (0:20). O enxerto de extensão do septo caudal é posicionado em um entalhe feito no aspecto caudal do enxerto em *cantilever* subdorsal e é fixado com sutura PDS 5-0 (0:37).

18.8 Conclusão

Há muitas indicações para a cartilagem da costela no aumento dorsal. Com exceção de alguns casos de rinoplastia primária, pouquíssimos pacientes têm cartilagem septal adequada para obter a quantidade desejada de aumento dorsal, além de outros enxertos necessários. Nos casos secundários e nas deformidades do nariz em sela, a cartilagem da costela é quase universalmente necessária.[11] A morbidade do local doador é relativamente baixa, e o benefício de um enxerto estruturado para toda a vida supera a possível desvantagem de deformação, cicatriz torácica ou dor pós-operatória. A incorporação do enxerto de cartilagem de costela em sua prática terá uma curva de aprendizado significativa, mas o esforço valerá a pena.

Referências

[1] Jung D-H, Choi S-H, Moon H-J, Chung I-H, Im JH, Lam SM. A cadaveric analysis of the ideal costal cartilage graft for Asian rhinoplasty. Plast Reconstr Surg. 2004; 114(2):545-550

[2] Gunter JP, Landecker A, Cochran CS. Frequently used grafts in rhinoplasty: nomenclature and analysis. Plast Reconstr Surg. 2006; 118(1):14e-29e

[3] Toriumi DM. Dorsal augmentation using autologous costal cartilage or microfat- infused soft tissue augmentation. Facial Plast Surg. 2017; 33(2):162-178

[4] Windfuhr JP, Chen YS, Güldner C, Neukirch D. Rib cartilage harvesting in rhinoplasty procedures based on CT radiological data. Acta Otolaryngol. 2011; 131(1):67-71

[5] Toriumi DM. Choosing autologous vs irradiated homograft rib costal cartilage for grafting in rhinoplasty. JAMA Facial Plast Surg. 2017; 19(3):188-189

[6] Walker TJ, Toriumi DM. Analysis of facial implants for bacterial biofilm formation using scanning electron microscopy. JAMA Facial Plast Surg. 2016; 18 (4):299-304

[7] Adamson PA, Warner J, Becker D, Romo TJ, III, Toriumi DM. Revision rhinoplasty: panel discussion, controversies, and techniques. Facial Plast Surg Clin North Am. 2014; 22(1):57-96

[8] Toriumi DM, Pero CD. Asian rhinoplasty. Clin Plast Surg. 2010; 37(2):335-352 [9] Toriumi DM. Subdorsal cantilever graft for elevating the dorsum in ethnic rhinoplasty. Facial Plast Surg Aesthet Med. 2022; 24(3):143-159

[9] Toriumi DM, Kovacevic M. Subdorsal cantilever graft: indications and technique. Facial Plast Surg Clin North Am. 2023; 31(1):119-129

[10] Fisher M, Alba B, Ahmad J, et al. Current practices in dorsal augmentation rhinoplasty. Plast Reconstr Surg. 2022; 149(5):1088-1102

19 Aumento Dorsal: Cartilagem-Fáscia em Cubos

David M. Stepien ■ *Ashkan Ghavami*

Resumo

O aumento do *radix* e do dorso nasal é uma técnica fundamental em rinoplastias primárias e secundárias. A coleta de materiais autólogos para o aumento dorsal é o principal método usado na rinoplastia ocidental, e a técnica de cartilagem em cubos com fáscia autóloga demonstrou ter reabsorção mínima e evita os problemas de deformação associados ao aumento dorsal sólido *onlay*. Neste capítulo, descrevemos as opções de coleta de fáscia e cartilagem, bem como as indicações e os métodos de aumento de fáscia com cartilagem em cubos na rinoplastia moderna.

Palavras-chave: Aumento dorsal, cartilagem cortada em cubos, fáscia, rinoplastia étnica, *radix*, dorso

Pontos Principais

- A cartilagem-fáscia em cubos é um meio poderoso de aumento dorsal com reabsorção mínima.
- Existe uma grande variedade de fontes de cartilagem e fáscia com diferentes aplicações, dependendo das necessidades do paciente.
- A colocação cuidadosa e a moldagem pós-operatória oferecem várias oportunidades para alcançar o resultado desejado.

19.1 Introdução

O aumento dorsal é uma técnica essencial para estabelecer a altura dorsal e radial adequada, bem como para criar contornos dorsais suaves ao camuflar irregularidades na construção dorsal subjacente. Guerrero Santos descreveu pela primeira vez o uso da fáscia temporal isolada no aumento dorsal, seguido pela técnica "Turkish Delight" de Erol, em que a cartilagem cortada em cubos foi envolvida na matriz Surgicel.[1,2] Daniel e Calvert uniram essas técnicas envolvendo a cartilagem cortada em cubos com fáscia autóloga.[3] Essa técnica demonstrou um perfil de reabsorção superior em comparação com a Turkish Delight e, histologicamente, mostrou uma reação reduzida de corpo estranho e um melhor potencial de regeneração cartilaginosa.[3] A longo prazo, os enxertos de cartilagem-fáscia em cubos (DCFGs) demonstraram uma manutenção superior da projeção e do contorno dorsal.[3] Isso fez com que os DCFGs se tornassem o método preferido para o aumento dorsal na rinoplastia ocidental. Com o aumento da popularidade da cartilagem de costela autógena e agora congelada como fonte de aumento dorsal, o DCFG pode servir como um segundo *onlay* para camuflagem e contorno em relação aos enxertos *onlay* sólidos e pode ajudar a reduzir o movimento e a deformação dos enxertos onlay sólidos.

19.2 Análise e Seleção de Pacientes

- Para determinar a função do DCFG na rinoplastia primária ou secundária, é fundamental entender os objetivos do paciente.
- O grau de aumento dorsal desejado pode ser facilitado por meio de "fotos de inspiração" de narizes que o paciente considera atraentes.
- Nessa discussão, é igualmente importante gerenciar as expectativas dos pacientes que podem ter metas irrealistas que não podem ser alcançadas devido à morfologia pré-operatória do nariz. Isso é particularmente relevante com a rinoplastia em pacientes não caucasianos que podem perseverar na estética ocidental/caucasiana e esperar resultados com alterações nasais irreais que não podem ser alcançadas ou, se possível, parecerão racialmente incongruentes e abertamente "cirúrgicas".
- Os autores aderem a um princípio de refinamento natural que é imperceptível tanto para leigos quanto para cirurgiões plásticos treinados.
- Durante a avaliação pré-operatória, uma análise nasal completa elucidará o papel que o DCFG desempenhará (▶ Tabela 19.1).
- A espessura do tecido mole do dorso deve ser considerada para determinar a adequação da camuflagem do enxerto e a preservação das junções da parede lateral dorsal.
   - Em pacientes com pele fina, o DCFG pode ser aplicado para mascarar os contornos ásperos na junção osteocartilaginosa, nas paredes laterais do nariz e/ou em um dorso reconstruído.
   - Em pacientes com pele espessa, pode ser necessário um aumento maior para superar um envelope de tecido mole espesso e obter a projeção adequada.
- Do ponto de vista não cirúrgico, a injeção de anestésico local e solução salina sobre o dorso pode ser usada para simular temporariamente o aumento dorsal para o paciente em potencial. Isso também pode ser utilizado como uma ferramenta para demonstrar o grau e a localização precisa do aumento dorsal para os pacientes no planejamento da cirurgia.
- Para aqueles que não desejam cirurgia ou que estão adiando a cirurgia, o aumento dorsal não cirúrgico pode ser realizado com o uso criterioso de injeção de preenchimento de ácido hialurônico para um resultado duradouro (às vezes de 1,5 a 4 anos na experiência do autor sênior). Esses pacientes podem hesitar em realizar uma rinoplastia cirúrgica e o aumento dorsal com preenchimento pode funcionar como um procedimento de "ponte".
- O restante da consulta, da avaliação e do planejamento técnico da rinoplastia deve ocorrer como em qualquer outra rinoplastia.

Tabela 19.1 Considerações do paciente sobre a escolha do enxerto

Fatores do paciente	Aplicativo
Pele fina	Camuflagem do contorno dorsal, considere apenas a fáscia ou perfil baixo, "cobertura" menos densa
Pele grossa	Afiação das linhas estéticas dorsais, da fáscia e da cartilagem para aumentar a altura
Rinoplastia em não caucasianos	Aumento máximo dorsal e radial, considerar DCFG em vez de *onlay* dorsal sólido
Rinoplastia secundária	Recontorno/camuflagem de tecido mole dorsal, construção dorsal completa (com ou sem *onlay*)

Abreviações: DCFG, enxerto de cartilagem-fáscia em cubos.

- As questões relacionadas às vias aéreas e à respiração devem ser esclarecidas, bem como os objetivos do paciente além do dorso, incluindo as manobras necessárias para adequar o complexo da ponta à nova altura dorsal.
- O mais importante nesse plano é obter uma construção dorsal estável para apoiar o DCFG.
- Embora o DCFG possa ser usado para cobrir irregularidades da construção dorsal, um dorso desviado, uma deformidade em V invertido ou uma assimetria do osso nasal não serão corrigidos com o DCFG e podem acentuar essas deformidades se não forem corrigidas antes da colocação.
- A integridade das fontes de cartilagem propostas deve ser examinada.
- A cartilagem septal deve ser avaliada no exame do espéculo. O septo é sempre fundamental para estabelecer a estabilidade dorsal e a estabilidade e retidão nasais em geral.
- A cartilagem da orelha é facilmente examinada e uma estrutura conchal fraca ou orelhas pequenas devem levar à consideração da coleta bilateral ou de outras fontes de cartilagem. Orelhas proeminentes podem levar a uma discussão sobre otoplastia no momento da coleta para melhorar a estética da orelha e permitir o acesso a mais cartilagem.
- Os locais doadores de costela podem ser mais difíceis de examinar e, em pacientes mais velhos (> 50 anos), a calcificação da cartilagem da costela pode tornar os enxertos inutilizáveis. Isso pode ser examinado por meio de radiografias do tórax ou testes de picada de agulha sob anestesia local na clínica.

19.3 Técnica Operatória (▶ Vídeo 19.1)

19.3.1 Colheita Fascial

Consulte ▶ Tabela 19.2.

Fáscia do Reto

- Se estiver colhendo costelas para cartilagem, a fáscia anterior do reto abdominal estará prontamente acessível e poderá minimizar a carga de locais doadores.
- É feita uma incisão de 4 cm na dobra inframamária (IMF), estendendo-se lateralmente a partir de uma linha traçada da borda medial do complexo areolar do mamilo até a dobra. Isso é feito até o nível do pericôndrio da 5ª ou 6ª costela.
- Imediatamente medial, a borda lateral superior do músculo reto do abdome e sua fáscia anterior estão presentes.
- Um enxerto de 4 × 4 cm deve ser marcado na fáscia sobrejacente e introduzido bruscamente com um bisturi, marcando circunferencialmente as bordas da colheita planejada. Deve-se ter o cuidado de dissecar nitidamente todas as fibras musculares aderentes do enxerto fascial, evitando o eletrocautério para minimizar a lesão térmica do enxerto.
- O reparo do defeito fascial deve ser realizado com o fechamento primário ou de extensão usando PDS 2-0 ou outras suturas absorvíveis.

Fáscia Temporal

- A fáscia temporal é ideal se a cartilagem septal ou auricular for o doador principal. A fáscia temporal geralmente é a opção mais fina e mais flexível para a coleta fascial.
- No pré-operatório, a linha de fusão da crista temporal deve ser marcada para fornecer a borda anterior da fáscia temporal. Isso pode ser obtido fazendo com que os pacientes apertem os dentes e observem a atividade do músculo temporal.
- Uma incisão chanfrada é planejada com 2 a 3 cm de comprimento, 3 cm posterior à linha do cabelo temporal, lateral à cauda lateral da sobrancelha.
- Tanto a infiltração de um anestésico local diluído (1:200.000) com epinefrina nos planos subdérmico e gálico quanto o uso de pouco ou nenhum cautério reduzem a alopecia na cicatriz temporal.
- A incisão é realizada através da pele e da gordura subcutânea até que o plano areolar subgaleal seja encontrado com a fáscia do músculo temporal em sua base. A dissecção romba nesse plano deve se estender até a linha de fusão temporal.
- Um enxerto fascial de 5 × 7 cm deve ser marcado e pontuado com um bisturi de lâmina nº 15. A dissecção com tesoura ou bisturi deve ser usada para liberar quaisquer fibras musculares ou tecido adiposo aderido à superfície inferior da fáscia temporal. O enxerto deve ser armazenado em solução salina até que esteja pronto para uso.
- O fechamento não deve estrangular os folículos e deve ser feito em camadas com o fechamento com grampos para o fechamento epidérmico.

Fáscia Mastoide

- A fáscia e o periósteo da mastoide são frequentemente mais espessos do que a fáscia temporal ou do reto e podem ser usados para um envoltório fascial mais volumoso (envoltório total ou parcial) ao redor ou sobre a cartilagem cortada em cubos ou mesmo isoladamente como um enxerto de camuflagem ou para um aumento dorsal mais sutil.
- Uma incisão pós-auricular pode ser usada ao longo do sulco ou por meio de dissecção posterior após a coleta da cartilagem da orelha.

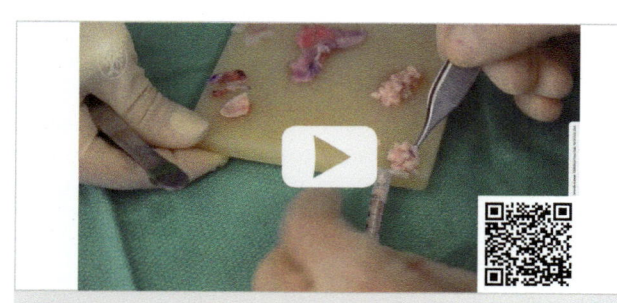

Vídeo 19.1 Enxerto de fáscia de cartilagem cortada em cubos no *radix*/dorsal: Envolvimento completo clássico.

Tabela 19.2 Características das fontes fasciais

Fonte fascial	Vantagens	Desvantagens
Reto do abdome	Fáscia ampla e maleável, grande, facilmente colhida, acessível durante a costela colheita	Cicatriz visível, fonte separada se não estiver colhendo a costela, não indicada se a costela não utilizada
Temporalis	Cicatriz facilmente escondida no cabelo, fáscia larga, maleável, robusta e facilmente manipulada	Ramo temporal do nervo facial em risco com a coleta, possibilidade de hematoma, acesso limitado por meio de incisão no couro cabeludo, possível alopecia

19.3 Técnica Operatória

Tabela 19.3 Características das fontes de cartilagem

Origem da cartilagem	Vantagens	Desvantagem
Septo	"Padrão ouro" para rinoplastia, flexível, forte, facilmente moldado, sem local doador separado	Quantidade limitada, muitas vezes insuficiente para cortar em cubos, frequentemente ausente em casos de revisão
Orelha	Cartilagem fina e flexível, colheita bilateral disponível, macia para camuflagem, cicatriz oculta	Inadequado para enxerto estrutural, quantidade limitada disponível, potencial para deformidade da orelha
Costela (autógena)	Grande quantidade disponível, forte e rígido para enxertos estruturais, facilmente moldado para muitos usos	Potencial de deformação, local doador separado, risco de pneumotórax com a coleta, pode ser frágil ou calcificado
Costela (doador fresco e congelado)	Sem local doador, retenção confiável a longo prazo, facilmente esculpido	Frequentemente quebradiço, não é adequado para corte em cubos, de preferência usado como *onlay* envolto em fáscia

- A hidrodissecção com anestésico local contendo epinefrina é útil para manter um campo sem sangue.
- A fáscia mastoide e o periósteo (se necessário) devem ser colhidos como uma única unidade, usando um elevador periosteal para dissecar o osso mastoide.
- Deve-se tomar cuidado para evitar a transecção ou cautério dos nervos posteriores, além de realizar uma hemostasia meticulosa.

19.3.2 Colheita de Cartilagem

Consulte ▶ Tabela 19.3.

Cartilagem da Orelha

- A cartilagem da orelha oferece uma excelente fonte de cartilagem substancial maleável para o aumento dorsal. Ela pode ser usada em um verdadeiro envoltório com fáscia ou como um *onlay* sozinho ou junto com a preservação dos anexos pericondriais. A coleta da cartilagem da orelha também permite a coleta simultânea da fáscia da mastoide (▶ Fig. 19.1).
- Para evitar a distorção da hélice e da anti-hélice, pelo menos 7 mm de altura da concha deve ser deixado. Isso deve ser medido com paquímetros ao longo da superfície anterior do bojo da concha nas extensões cefálica e caudal do bojo. A orelha deve, então, ser infiltrada ao longo do sulco pós-auricular e da superfície posterior do bojo da concha e, usando uma incisão no sulco, o bojo deve ser completamente dissecado no plano subpericondral.
- Uma vez totalmente exposta, duas agulhas de calibre 25 devem ser passadas nos pontos previamente marcados na superfície anterior da concha e conectadas a uma linha curvilínea. A concha abaixo dessa linha pode então ser incisada e dissecada livremente em sua superfície anterior. Os enxertos colhidos devem ser armazenados em solução salina.
- A incisão deve ser fechada em camadas e um reforço de gaze de petrolato com suturas passantes deve ser colocado após ter sido cuidadosamente moldado para comprimir a bacia conchal. Normalmente ele é removido com 5 a 7 dias de pós-operatório.

Costela

- A costela autóloga oferece uma fonte significativa de cartilagem para aumento dorsal, bem como enxertos estruturais para rinoplastia.
- O autor prefere colher a costela por meio de uma incisão do IMF, tanto em homens quanto em mulheres. Isso dá acesso à 6ª ou 7ª costela com uma incisão relativamente bem escondida.
- Em pacientes mais velhos (60 anos ou mais), a costela pode estar significativamente calcificada, limitando sua aplicação como fonte de cartilagem utilizável (▶ Fig. 19.2).

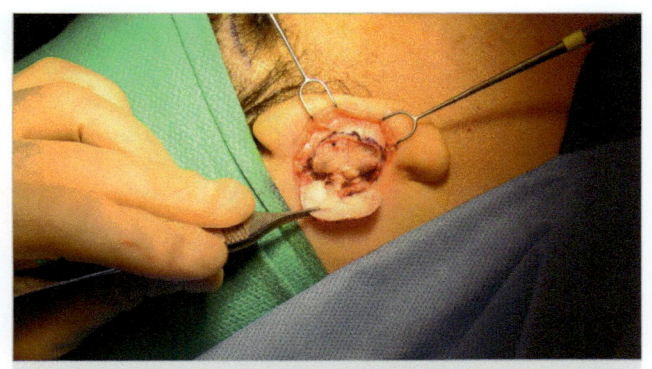

Fig. 19.1 Fotografia intraoperatória da coleta de cartilagem da orelha. Observe o manguito da concha deixado para preservar a arquitetura da orelha.

- Uma incisão de 4 cm é marcada dentro do IMF e um anestésico local contendo epinefrina é infiltrado até a costela.
- A incisão é feita e levada até o pericôndrio da costela. Medialmente, a borda lateral do músculo reto do abdome é encontrada e deve ser dissecada livremente apenas com spreads verticais para evitar a transecção muscular. A fáscia do reto pode ser colhida nesse momento, se desejado.
- Com o pericôndrio da costela exposto, é feita uma incisão em forma de H com o membro central estendendo-se pelo comprimento da costela a ser colhida e os membros verticais em cada extremidade estendendo-se por toda a largura da costela. Os folhetos anteriores do pericôndrio são então dissecados com um elevador Cottle ou Joseph até que os espaços intercostais sejam alcançados. Nesse ponto, a dissecção cuidadosa do pericôndrio posterior pode ser realizada com segurança usando uma gaze seca espalhada sobre o elevador e colocada nas bordas superior e inferior da costela para dissecar suavemente em uma área ampla com o mínimo de bordas afiadas. Isso evita lesões pontiagudas inadvertidas no espaço intercostal ou no pericôndrio posterior.
- O pericôndrio posterior pode ser dissecado com um elevador de costelas Doyen, puxado cuidadosamente no sentido medial e lateral.
- As extremidades da cartilagem da costela podem ser transeccionadas com uma lâmina nº 10, tomando cuidado para não ferir o pericôndrio posterior.
- O pericôndrio anterior pode ser fechado sobre um *angiocath* ou podem ser usadas suturas de passagem. O anestésico de ação prolongada é infiltrado através do *angiocath*.
- A fáscia do músculo reto, a fáscia de Scarpa e a pele devem ser fechadas em camadas e é realizada uma infiltração adicional com anestésico de ação prolongada ao redor do fechamento.

Aumento Dorsal: Cartilagem-Fáscia em Cubos

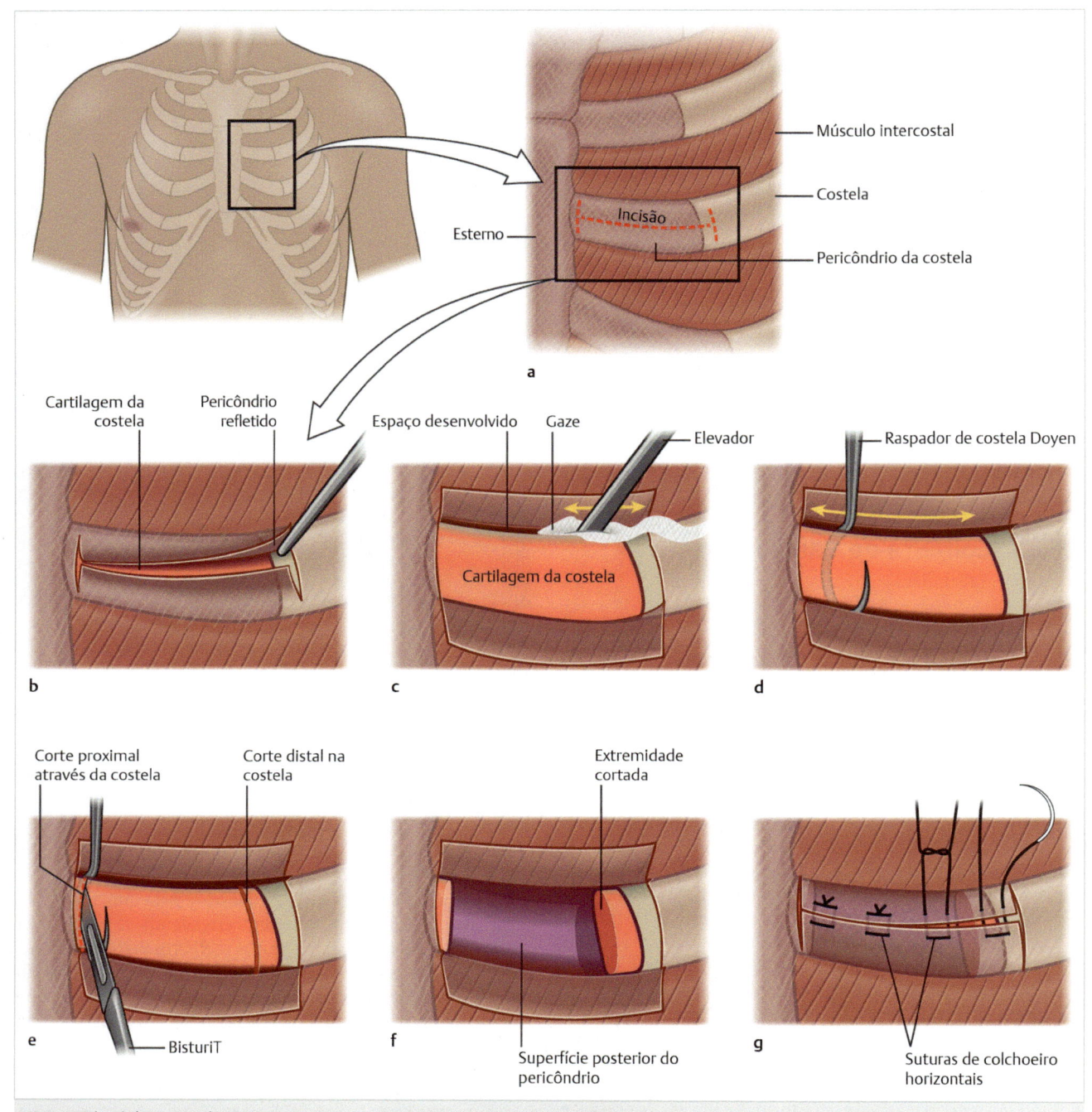

Fig. 19.2 (a-g) Ilustração da técnica operatória para extração e fechamento de costelas.

Dica de Especialista

A cartilagem costal fresca congelada pode ser uma fonte alternativa; no entanto, na opinião dos autores, ela pode não ser tão facilmente "cortada em cubos" quanto à cartilagem costal autógena. Em situações em que a cartilagem de costela fresca congelada é usada, o autor sênior prefere apenas a fáscia ou DCFG (cartilagem auricular esmagada ou cortada em cubos com fáscia) como uma sobreposição em cima da construção de costela sólida.

19.3.3 Cartilagem em Cubos

- A cartilagem preparada a partir de qualquer uma das fontes descritas anteriormente deve ser cortada em pedaços com menos de 0,5 mm de diâmetro.
- Isso é realizado em um bloco de silicone com gotas de solução salina para evitar a dispersão das peças.
- Duas lâminas de barbear esterilizadas são usadas para cortar a cartilagem.
- O esmagamento ou a morselização excessiva da cartilagem pode resultar em uma reabsorção imprevisível que pode afetar o resultado final.

19.3 Técnica Operatória

Entretanto, essa abordagem é indicada quando é necessário um onlay/camuflagem dorsal DCFG somente de camuflagem. O envoltório "mais solto" e as peças "esmagadas" podem ser muito maleáveis e podem impedir a deformação e o movimento do *onlay* sólido embaixo (se houver).

> **Dica de Especialista**
>
> *O autor sênior utiliza enxertos de gordura facial com frequência junto com a rinoplastia, e os enxertos de gordura também podem ser misturados com os enxertos de cartilagem picados ou esmagados para proporcionar contornos mais suaves.*

19.3.4 Envolvimento Fascial

- A magnitude do aumento desejado pode exigir um envoltório fascial.
- Se for necessário um aumento modesto ou de uso mais diário (como na camuflagem), a cartilagem em cubos pode ser colocada sozinha, desde que se tome cuidado para não dissecar demais o dorso e que o paciente tenha uma pele suficientemente espessa para mascarar quaisquer irregularidades da cartilagem em cubos.
- Em pacientes com pele fina, a fáscia pode ser colocada sobre a cartilagem cortada em cubos como uma "cobertura de manta".
- Se for desejado um aumento mais significativo ou direcionado, um envoltório fascial verdadeiro pode ser realizado por meio de dois métodos, dependendo da rigidez e das dimensões preferidas da construção (▶ Fig. 19.3a-c).

Método *Onlay*

- Esse método é usado para criar uma construção de baixa compressão que será mais suave com menos projeção para um aumento mais sutil em uma área mais ampla.
- A fáscia é espalhada sobre um bloco de silicone e fixada nos cantos com agulhas de calibre 25.
- A cartilagem cortada em cubos é colocada diretamente sobre a fáscia, que pode ser dobrada e suturada ao longo da borda longa com uma sutura absorvível de travamento para obter a tensão e o formato adequados para a área a ser preenchida.

Método da Seringa

- Isso permite o acondicionamento firme da manga fascial com excelente rigidez e projeção.
- A fáscia é fixada de forma semelhante ao bloco de silicone.
- Uma seringa de tuberculina com ponta deslizante (sem trava) é carregada com cartilagem cortada em cubos, certificando-se de tamponar quaisquer lacunas ou espaços de ar.
- A luva fascial é dobrada sobre o cilindro da seringa e suturada para se ajustar com uma sutura absorvível de travamento. A luva é então deslizada para frente e a extremidade aberta é fechada de forma semelhante sobre a ponta da seringa.
- Em seguida, a cartilagem é injetada na manga em um preenchimento adequado para a aplicação desejada.
- A construção é removida da seringa e a extremidade posterior é fechada. Ele pode ser moldado para obter a forma e as dimensões desejadas. Uma sutura com agulha acoplada deve ser colocada na extremidade cefálica desejada para permitir a colocação precisa no dorso.
- O tamanho e o volume da cartilagem inserida, bem como o grau de aperto da sutura, podem influenciar a "rigidez" da construção do DCFG, bem como a altura do aumento dorsal que pode ser obtida.

19.3.5 Colocação do DCFG

- A dissecção e a manipulação dorsal, incluindo osteotomias, devem ser concluídas antes da colocação da fáscia e da construção da cartilagem.
- Na rinoplastia fechada, isso pode ser feito por meio de uma incisão intercartilaginosa com túnel no dorso.
- Na rinoplastia aberta, deve-se tomar cuidado para minimizar a largura da dissecção dorsal para evitar o embotamento das linhas estéticas dorsais e para permitir a colocação precisa do enxerto.

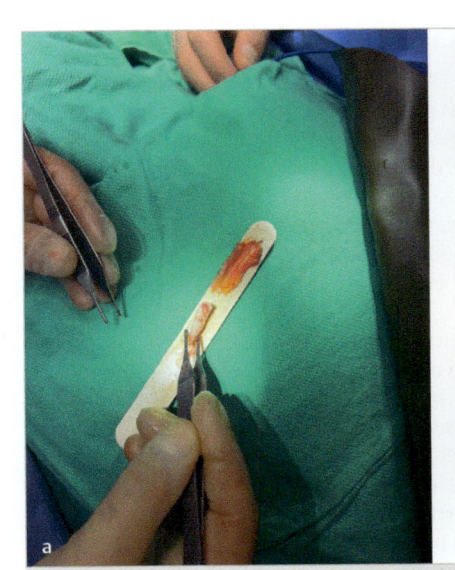

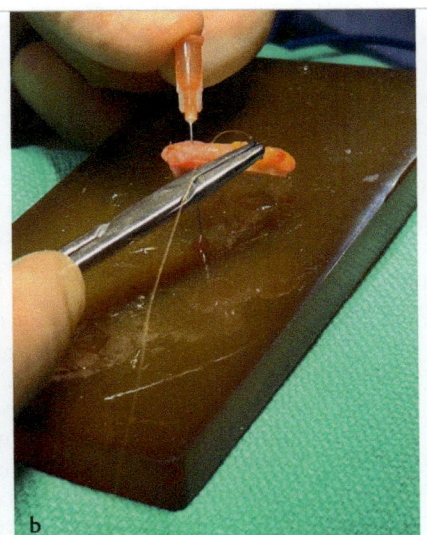

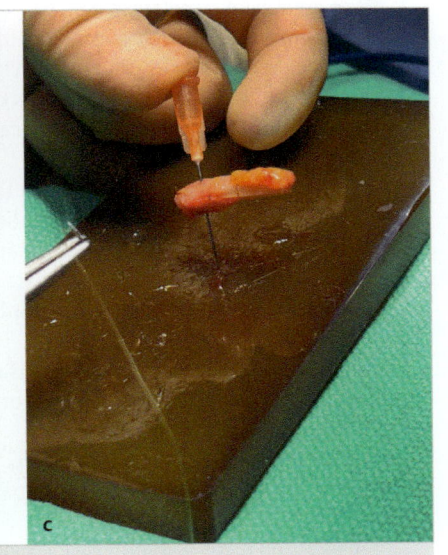

Fig. 19.3 Envolvimento de um enxerto *onlay* de cartilagem sólida com enxerto de fáscia temporal. (**a**) Preparação do enxerto fascial. (**b**) Envolvimento do enxerto de cartilagem com a fáscia usando sutura de guta crômica. (**c**) Envolvimento concluído.

Aumento Dorsal: Cartilagem-Fáscia em Cubos

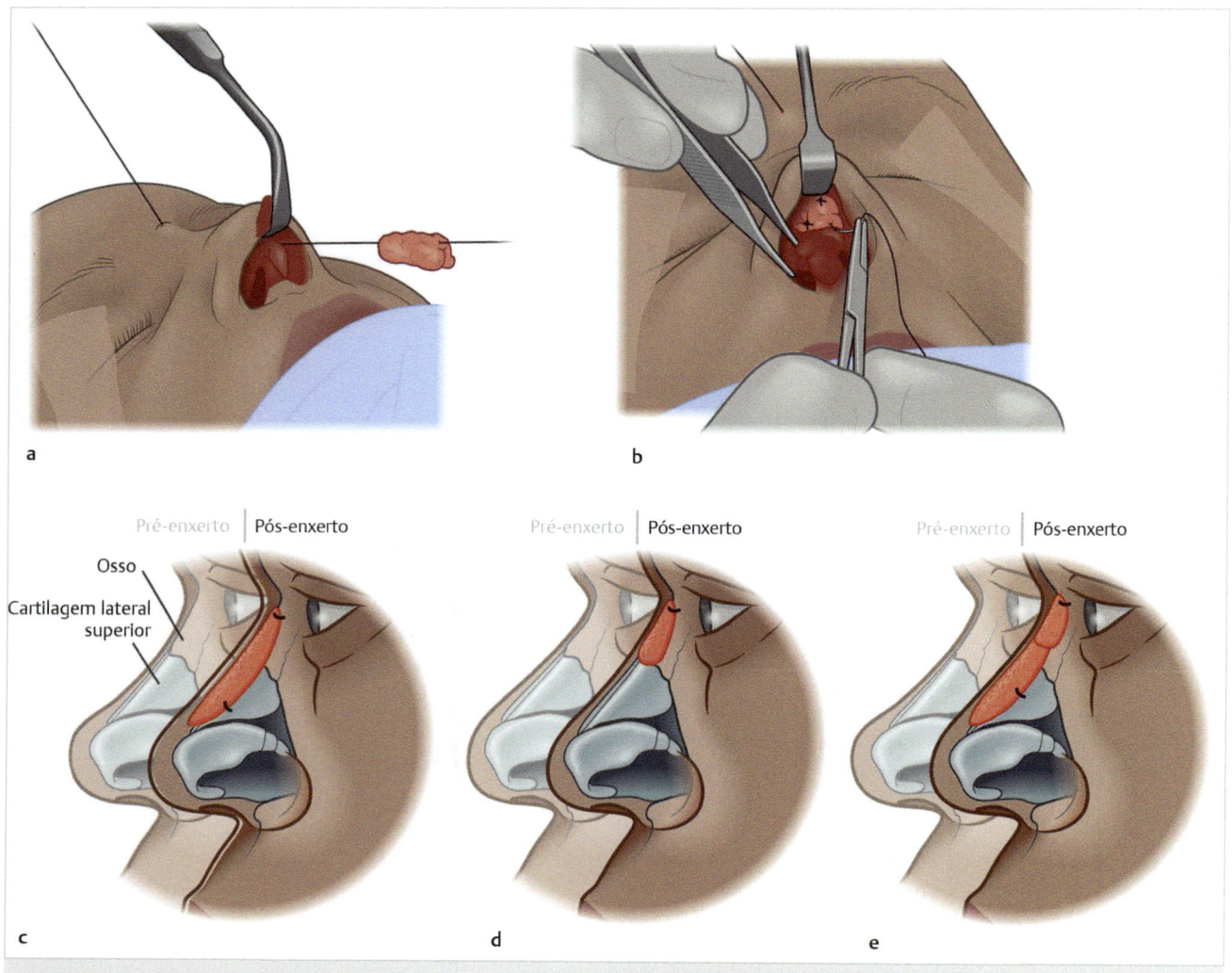

Fig. 19.4 (a-e) Colocação do enxerto de cartilagem-fáscia em cubos (DCFG) no dorso nasal usando orientação de sutura.

- O dorso deve estar o mais reto e plano possível antes da colocação do enxerto, pois o desvio no contorno dorsal pode ser ampliado pelo enxerto de aumento (▶ Fig. 19.4a-d).
- Após a conclusão de todas as manobras dorsais, a largura e a uniformidade da bolsa dorsal são verificadas e ajustadas conforme necessário.
- A agulha livre, ainda presa à estrutura DCFG, é passada cuidadosamente no sentido cefálico até atingir o nível adequado do dorso ou do *radix*. A agulha é então passada através da pele nesse nível e a sutura é usada para puxar a construção DCFG para a posição. A sutura pode, então, ser fixada na pele e amarrada a si mesma.
- Pelo menos duas suturas devem ser usadas para prender a extremidade caudal do DCFG ao septo ou à borda caudal das cartilagens laterais superiores.
- Uma vez fixada, a construção do DCFG permanece maleável e deve ser massageada e moldada para obter o contorno desejado.
- Com o DCFG no lugar, a geometria da ponta deve ser moldada para corresponder à nova altura e ao novo contorno dorsal.

19.4 Gerenciamento Pós-Operatório

- Os pacientes com DCFG seguem cuidados pós-operatórios semelhantes aos dos pacientes com rinoplastia padrão.
- Normalmente, os pacientes recebem fita adesiva e *splint* da maneira usual ao final do procedimento. A *splint* dorsal e as suturas de fixação da pele são removidas no 6º ou 7º dia pós-operatório.
- No momento da remoção da *splint*, qualquer irregularidade óbvia do DCFG pode ser massageada para obter o formato adequado, pois o enxerto permanece maleável por até três semanas.
- Os pacientes devem ser alertados para evitar pressão sobre o dorso que deforme o enxerto. Isso inclui não usar óculos por 3 a 4 semanas. Um dispositivo Rhinoshield™ (Norscan Medical, Studio City, CA) pode ajudar a evitar pressão indevida sobre o dorso ao usar óculos antes de 3 a 4 semanas.
- Alguns problemas leves de contorno podem ser massageados e geralmente se corrigem com o tempo. Quaisquer irregularidades persistentes ou espículas observadas podem ser tratadas com uma raspagem suave sob anestesia local no consultório no período de 9 a 12 meses.

> **Dica de Especialista**
>
> *Não é incomum observar algumas irregularidades, pois o DCFG pode ficar edemaciado por até 6 a 12 semanas. As técnicas direcionadas ao paciente, bem como pequenas massagens no local, remodelagem e aplicação de fita adesiva podem evitar que essas irregularidades se tornem permanentes. Isso é mais eficaz nas primeiras seis semanas, mas pode ser tentado após esse período.*

- Os pacientes devem ser informados de que a construção dorsal também pode se tornar levemente eritematosa. Isso geralmente se resolve sem intervenção, já que a infecção é extremamente rara no DCFG, mas deve-se continuar a observação cuidadosa até que se resolva.
- Se necessário, podem ser prescritos antibióticos orais para o eritema persistente. A higiene intranasal meticulosa com irrigação e pulverização salina frequentes, bem como a pomada de mupirocina, podem ajudar a reduzir o edema, o eritema (se houver) e o edema de longo prazo.
- Os resultados finais podem evoluir após 1 ano de pós-operatório, como ocorre com todas as técnicas de rinoplastia.
- A satisfação do paciente é tradicionalmente muito boa com essa técnica, desde que tenha havido uma discussão pré-operatória completa com o paciente sobre o grau de aumento desejado, bem como sobre a localização do aumento (somente *radix versus* aumento global, da supraponta etc.).

19.5 Análises de Casos

19.5.1 Caso 1: DCFG Usando a Fáscia Temporal

Mulher negra de 31 anos de idade apresentou-se para rinoplastia estética com queixas de dorso nasal plano com falta de projeção e ponta larga e mal definida (▶ Fig. 19.5a-e).

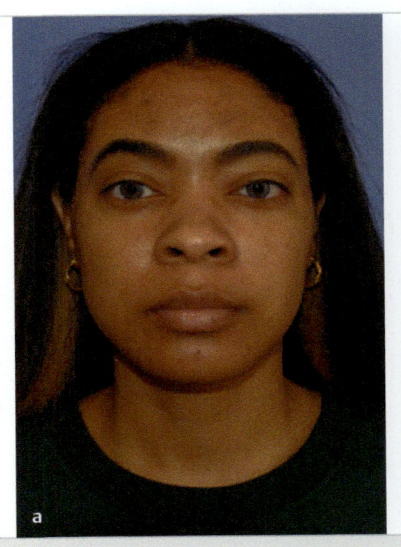

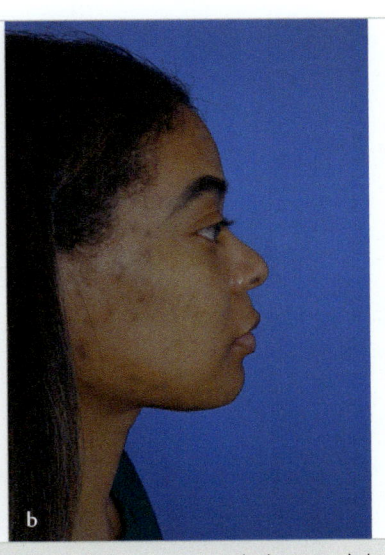

Fig. 19.5 Caso 1. (**a, b**) Mulher negra de 31 anos de idade apresentou-se para rinoplastia estética com queixas de dorso nasal plano com falta de projeção e uma ponta larga e mal definida. Ela buscava um dorso nasal mais refinado e projetado e o estreitamento da ponta com refinamento da largura alar. Na vista frontal, suas linhas estéticas dorsais são largas e mal definidas, com os ossos nasais largos e a junção osteocartilaginosa mal definida. A ponta era plana e bulbosa, com bases alares largas e alargamento exuberante e narinas à mostra na vista frontal e na vista da base. Na vista lateral, era evidente uma baixa decolagem do *radix*, continuando com uma baixa altura dorsal nasal. A ponta estava subprojetada e com rotação excessiva, com a columela ligeiramente pendurada. Para atingir seus objetivos de refinamento geral do dorso e da ponta, optamos por prosseguir com um envoltório de enxerto de cartilagem-fáscia em cubos (DCFG) usando fáscia temporal e cartilagem de costela em cubos para aumentar o dorso e a rádica. (**c**) A abordagem cirúrgica incluiu: (1) A fáscia temporal foi retirada por meio de uma incisão temporal esquerda escondida bem atrás da linha do cabelo. (2) A sexta costela direita foi retirada por meio de uma incisão no sulco inframamário (FMI), tomando cuidado para preservar o pericôndrio posterior e evitar pneumotórax. (3) A abordagem da rinoplastia aberta foi realizada por meio de incisão transcolumelar em V invertido e incisões infracartilaginosas bilateralmente. O tecido fibrogorduroso da ponta foi afinado com uma tesoura Converse sob visão direta. (4) Tomou-se o cuidado de dissecar uma bolsa precisa sobre o dorso para evitar a dissecção excessiva e o mau posicionamento do DCFG. (5) Foi realizada uma redução dorsal muito leve do componente com raspagem para permitir o acesso ao septo para o enxerto e para preparar um dorso cartilaginoso estável e estreito para o aumento subsequente. (6) Foram realizadas osteotomias multinível de baixo para baixo bilaterais por meio de uma pequena incisão de acesso interno no piriforme. Isso permitiu o estreitamento do dorso ósseo e, ao mesmo tempo, evitou a formação de degraus nos locais da osteotomia. (7) A cartilagem da costela foi cortada em pedaços de menos de 2 mm e a fáscia temporal foi suturada em torno de uma seringa de tuberculina com fio de sutura crômico 5-0. O envoltório foi preenchido com a cartilagem cortada em cubos usando a seringa e, assim que o preenchimento e a rigidez adequados foram alcançados, a extremidade foi fechada com a sutura deixada presa para servir como uma sutura guia para a colocação. Uma segunda sutura também foi colocada no canto cefálico do envoltório para permitir um melhor controle da colocação. (8) O enxerto foi então introduzido sobre o dorso e suturas de controle foram passadas percutaneamente para levar a extremidade cefálica até o nível da decolagem desejada da rádica. O enxerto foi cuidadosamente avançado até atingir a rádica. Suturas PDS 5-0 foram usadas para fixá-lo caudalmente acima do complexo da ponta. O enxerto foi cuidadosamente moldado com pressão externa para atingir a altura e o formato dorsal desejados. (9) As cartilagens laterais inferiores foram moldadas utilizando-se uma ressecção cefálica com *underlay*, deixando tiras de bordas alares simétricas, com as margens cefálicas redundantes. (10) A ponta foi então projetada para atender à nova altura dorsal usando um enxerto de extensão septal formado a partir da cartilagem septal colhida. Um enxerto de suporte columelar foi usado para preencher o espaço morto e suturas columelares foram usadas para fixar essa construção ao enxerto de extensão septal. Foram colocadas suturas transdomais e interdomais. O enxerto de escudo foi colocado para aumentar os segmentos domais. (11) Enxertos de contorno alar articulados foram usados para casar os domos com triângulos de tecido mole e abaixar as bordas alares. (12) As incisões transcolumelar e infracartilaginosa foram fechadas e a asa marcada para excisão da base e da soleira de 3 mm. Essas incisões foram completadas e fixadas com suturas de PDS 5-0 e náilon 6-0. (13) As *splints* Doyle foram colocadas e foi feita uma moldagem cuidadosa com uma *splint* termoplástica acolchoada com almofada de telfa. *(Continua)*

Aumento Dorsal: Cartilagem-Fáscia em Cubos

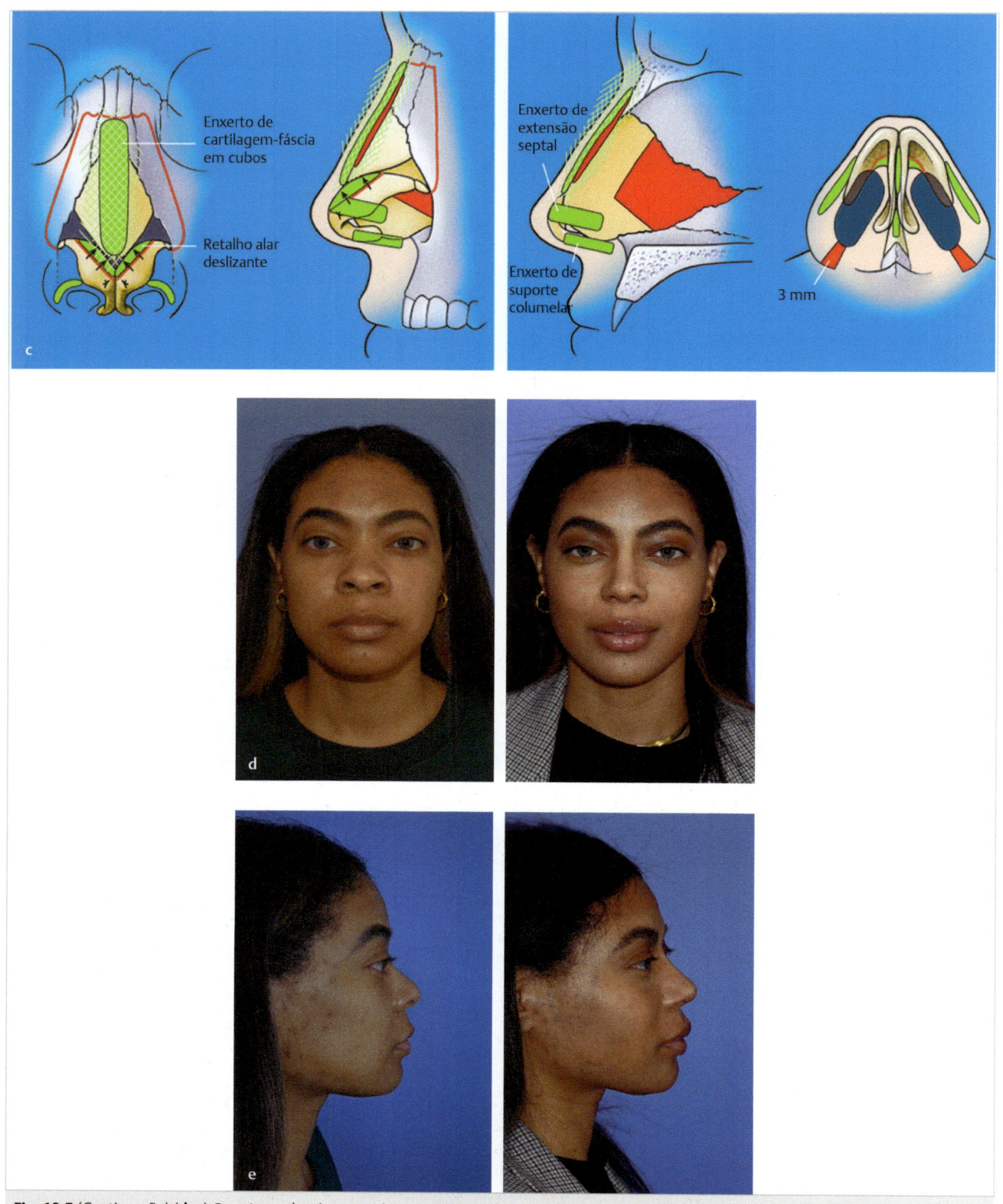

Fig. 19.5 (Continuação) (**d, e**) Com 1 ano de pós-operatório, nota-se excelente retenção do aumento dorsal e radial. As linhas estéticas dorsais são simétricas e nitidamente mais refinadas. A arquitetura da ponta é refinada com projeção e rotação aprimoradas, combinando com o aumento dorsal. As bases alares são estreitadas e a exposição da narina é melhorada.

19.5.2 Caso 2: Combinação de DCFG

Mulher asiático-americana de 25 anos de idade apresentou-se para consulta de rinoplastia buscando melhora no dorso nasal baixo e plano, falta de projeção da ponta e alargamento alar (▶ Fig. 19.6a-e).

19.6 Conclusão

O DCFG é um método confiável e seguro para o aumento dorsal em rinoplastias primárias e secundárias. Vários locais doadores de cartilagem e fáscia estão disponíveis, dependendo das áreas a

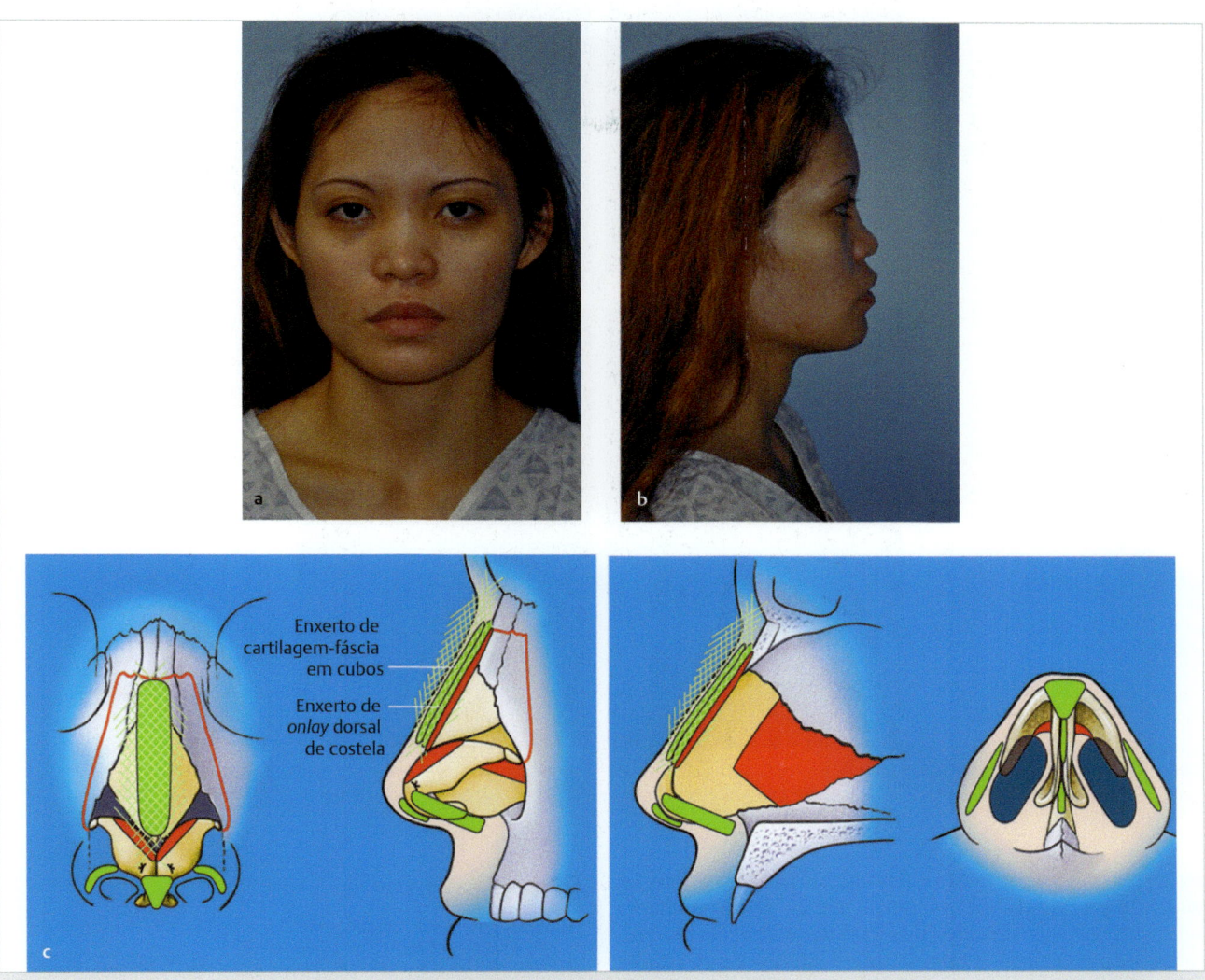

Fig. 19.6 Caso 2. (**a**, **b**) Mulher asiático-americana de 25 anos de idade apresentou-se para consulta de rinoplastia buscando melhora no dorso nasal baixo e plano, falta de projeção da ponta e alargamento das asas. Na vista frontal, as linhas estéticas dorsais eram largas e quase perdidas na abóbada média. Os ossos nasais eram largos e a decolagem do *radix* era baixa, acentuando a proeminência da sobrancelha. Notava-se uma abertura alar e a ponta era bulbosa. Na vista lateral, notou-se a *radix* baixa e o dorso subprojetado, bem como a subprojeção da ponta. Seu dorso era globalmente baixo e, para obter a quantidade de aumento necessária, discutimos que ela precisaria de costela sólida e enxerto de cartilagem-fáscia em cubos (DCFG) para criar um dorso projetado que atendesse a seus desejos. Ela também é muito pequena, com costelas pequenas; portanto, discutimos que também precisaríamos de cartilagem da orelha, além da costela e do septo, para alcançar o resultado desejado. (**c**) A abordagem cirúrgica incluiu: (1) A fáscia temporal foi retirada por meio de uma incisão temporal direita e a cartilagem e a fáscia do conchal também foram retiradas por meio de uma incisão no sulco retroauricular direito. (2) Uma incisão no sulco inframamário direito (IMF) foi usada para extrair a sexta costela, preservando o pericôndrio e evitando o pneumotórax. (3) Uma rinoplastia de abordagem aberta foi realizada com incisões transcolumelar e infracartilaginosa. Tomou-se o cuidado de não dissecar demais o dorso para manter uma bolsa estreita para o aumento dorsal. (4) Foram realizadas septoplastia em L e redução dorsal do componente para criar uma plataforma dorsal uniforme. Isso foi seguido por osteotomias de baixo para baixo com raspagem para estreitar os ossos nasais alargados. (5) A sexta costela colhida foi cuidadosamente esculpida para se ajustar ao novo dorso estreitado e introduzida na bolsa dorsal. (6) Para camuflar o enxerto de costela sólida e obter projeção suficiente, a cartilagem remanescente do conchal, do septo e da costela foi usada para preencher o envoltório da fáscia temporal formado sobre uma seringa de tuberculina. Esse envoltório foi guiado até o nível do *radix* usando suturas percutâneas que foram enroladas em si mesmas quando a posição cefálica adequada foi alcançada. O enxerto foi moldado com pressão externa para obter o contorno dorsal desejado. (7) O enxerto foi fixado caudalmente com PDS 5-0 e o complexo da ponta foi projetado para cima para atender à nova altura dorsal usando um enxerto de suporte columelar. Os cortes cefálicos foram realizados bilateralmente e suturas transdomais e interdomais foram colocadas para refinar os pontos domais. (8) Um enxerto de escudo foi colocado para projetar ainda mais os pontos da ponta e o nariz foi fechado. (9) Os enxertos de contorno alar foram introduzidos através de incisões em facadas para evitar a retração alar. Isso permitiu a marcação precisa das excisões da base alar e da soleira, que foram realizadas e fechadas. (10) Foram colocadas *splints* Doyle e um gesso cuidadosamente confeccionado. *(Continua)*

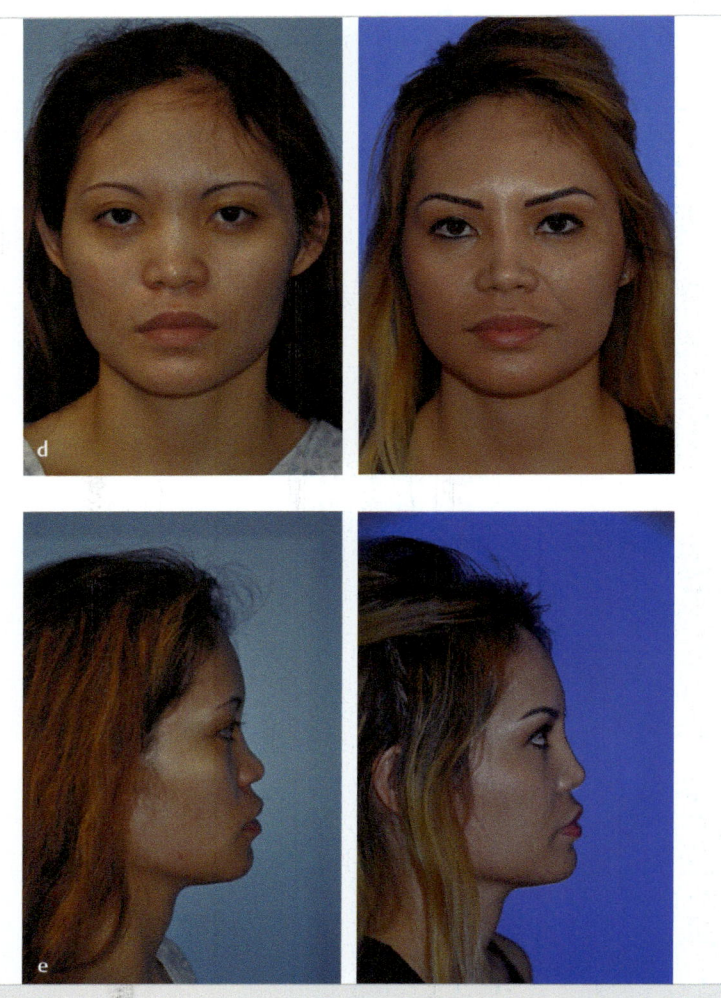

Fig. 19.6 (Continuação) (**d, e**) Com 5 anos de pós-operatório, ela manteve o aumento dorsal com excelente melhora na arquitetura e projeção da ponta. As linhas estéticas dorsais estão refinadas e a paciente pode usar confortavelmente óculos escuros sem nenhum problema.

serem tratadas e da quantidade de aumento necessária. Deve-se tomar cuidado para estabelecer um dorso estável para o aumento subsequente. A quantidade de dissecção dorsal deve ser minimizada para proporcionar o máximo de estabilidade para o DCFG e evitar o mau posicionamento ou a distorção das linhas estéticas dorsais. A construção do DCFG deve ter três pontos de fixação para evitar o deslocamento. As construções de DCFG permanecem maleáveis por até 6 semanas no pós-operatório e irregularidades notáveis podem ser suavizadas com massagem no consultório.

Referências

[1] Guerrerosantos J. Temporoparietal free fascia grafts in rhinoplasty. Plast Reconstr Surg. 1984; 74(4):465–475
[2] Erol OO. The Turkish delight: a pliable graft for rhinoplasty. Plast Reconstr Surg. 2000; 105(6):2229–2241, discussion 2242–2243
[3] Daniel RK, Calvert JW. Diced cartilage grafts in rhinoplasty surgery. Plast Reconstr Surg. 2004; 113(7):2156–2171

Parte IV
Ponta Nasal

20 Refinamento da Cirurgia da Ponta Nasal: Anatomia e Técnica   *195*

21 O Tripé da Ponta Nasal: Controle da Projeção e Rotação da Ponta   *215*

22 Enxerto de Ponta Nasal: Técnicas Tradicionais e Refinamentos Modernos   *230*

23 Correção das Deformidades Bulbosas e Quadradas da Ponta Nasal Usando a Abordagem Aberta   *254*

24 Função do Enxerto de Suporte Columelar   *265*

25 Controle Previsível da Projeção e Rotação da Ponta: Enxertos de Extensão Septal   *271*

26 Diminuição da Projeção da Ponta Nasal: Uma Abordagem Incremental   *281*

27 Ajuste da Rotação da Ponta Nasal   *289*

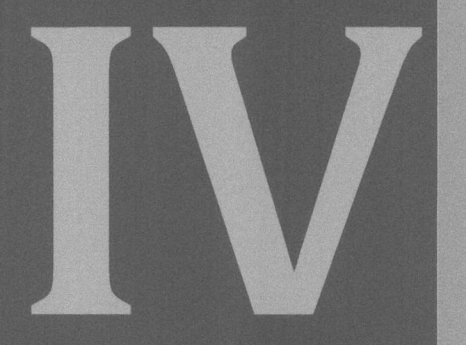

20 Refinamento da Cirurgia da Ponta Nasal: Anatomia e Técnica

Rod J. Rohrich ▪ Roger W. Cason ▪ Elie P. Ramly

Resumo

Neste capítulo, revisamos conceitos anatômicos e cirúrgicos cruciais para o sucesso da cirurgia da ponta nasal. O planejamento cirúrgico específico para o paciente começa com a identificação de seus objetivos e expectativas e com a definição de uma visão compartilhada alcançável dos fatores determinantes do sucesso. Deformidades semelhantes da ponta nasal podem exigir modificações diferentes, dependendo da relação estética da ponta com o restante do nariz e da face. O uso de uma abordagem sistemática para a modificação da ponta nasal permite um resultado seguro e previsível.

Palavras-chave: Rinoplastia, ponta nasal, cartilagens laterais inferiores, suporte da ponta, projeção da ponta, rotação da ponta, refinamento da ponta

Pontos Principais

- A cirurgia da ponta nasal requer um conhecimento abrangente da anatomia e do suporte nasal, além da análise das características estéticas e funcionais nasais exclusivas do paciente.
- O conceito tradicional de tripé facilita a compreensão de como as modificações cirúrgicas nas *crura* medial e lateral influenciam a posição da ponta.
- O refinamento moderno da ponta depende de técnicas avançadas de enxerto de cartilagem e tensionamento baseadas na apreciação da relação dinâmica entre os componentes anatômicos da ponta nasal e suas ligações entre si e com o envelope de pele sobreposto para criar de forma confiável uma configuração ideal da ponta.
- A configuração ideal da ponta é descrita como tendo as seguintes características: cartilagens laterais inferiores retas, *crura* laterais evertidas, borda caudal elevada das cartilagens laterais inferiores e ponta em forma de diamante.
- A rinoplastia aberta proporciona uma exposição ideal da estrutura nasal, o que permite um diagnóstico abrangente e maior precisão na execução cirúrgica, ao custo de uma dissecção mais extensa com possibilidade de edema prolongado.

20.1 Introdução

Um conhecimento abrangente da anatomia nasal é necessário para a modificação cirúrgica e o refinamento da ponta nasal. As características funcionais e estéticas da ponta nasal dependem do envelope de tecido mole do paciente, da estrutura cartilaginosa da ponta, bem como do suporte ósseo-cartilaginoso dorsal e septal e das características maxilares do paciente. Esses elementos devem sempre ser considerados no contexto das características faciais gerais do paciente. Compreender a contribuição estrutural interdependente de diferentes componentes anatômicos e o efeito de cada manobra cirúrgica ou combinação de manobras na projeção, rotação, forma e definição da ponta é fundamental para o diagnóstico, planejamento e execução. Essa abordagem analítica deve ser aplicada a toda a face e ao nariz durante as fases pré-operatória, intraoperatória e pós-operatória do tratamento.

Neste capítulo, revisamos conceitos anatômicos e cirúrgicos cruciais para o sucesso da cirurgia da ponta nasal. O planejamento cirúrgico específico para o paciente começa com a identificação de seus objetivos e expectativas e com a definição de uma visão compartilhada alcançável dos fatores determinantes do sucesso. Deformidades semelhantes da ponta nasal podem exigir modificações diferentes, dependendo da relação estética da ponta com o restante do nariz e da face. O uso de uma abordagem sistemática para a modificação da ponta nasal permite um resultado seguro e previsível.

20.2 Anatomia das Estruturas de Suporte da Ponta Nasal

- O suporte para a ponta nasal é derivado de uma combinação de estruturas ósseas, cartilaginosas e de tecido mole.
- O esqueleto ósseo médio-facial fornece a base para o suporte nasal.
- Medialmente, a crista maxilar serve como um suporte para o septo nasal.
- O septo, por sua vez, fornece suporte crucial para o dorso e a ponta nasais.
- As fixações de tecido mole do septo dorsal e caudal às cartilagens laterais inferiores têm uma influência direta no suporte e na localização da ponta.
- Lateralmente, as fixações de tecido mole conectam o complexo da cartilagem lateral inferior à abertura óssea do piriforme.

Dica de Especialista

Para rodar a ponta nasal, o cirurgião deve identificar e remover as estruturas anatômicas que resistem à rotação para cima.

- A localização da extremidade depende, em última análise, da posição do septo anterior e das cartilagens laterais inferiores.[1,2,3] Existem estruturas de suporte da extremidade maiores e menores. As cartilagens laterais inferiores emparelhadas dependem significativamente dos septos dorsal e caudal para apoio (▶ Fig. 20.1, ▶ Tabela 20.1).
- A forma, a posição e a integridade da cartilagem lateral inferior são importantes em termos de aparência da ponta nasal e funcionamento das válvulas nasais externas.
- Cada cartilagem lateral inferior compreende uma *crus* medial, uma *crus* média e uma *crus* lateral. As características dessas *crura*, juntamente com as conexões de tecido mole com as estruturas adjacentes, determinam a aparência externa da ponta nasal.

20.2.1 Pontos de Fixação das *Crura* Laterais às Cartilagens Laterais Superiores

- As cartilagens laterais superiores são fixadas cefalicamente por sua conexão com os ossos nasais. Medialmente, as cartilagens laterais superiores encostam e conectam-se ao septo dorsal. Caudalmente, as cartilagens laterais superiores exibem uma fixação de tecido mole à borda cefálica das *crura* laterais na área de rolagem (*scroll*).

Refinamento da Cirurgia da Ponta Nasal: Anatomia e Técnica

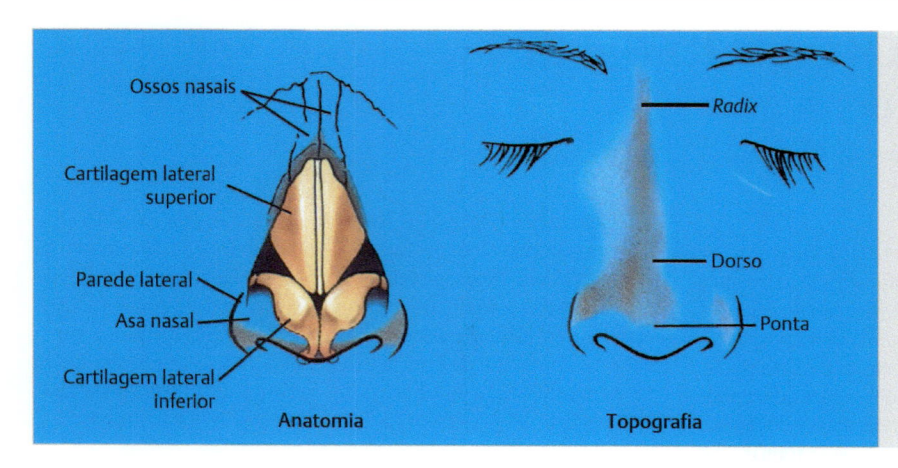

Fig. 20.1 Anatomia das estruturas de suporte da ponta nasal. A localização da ponta depende, em última análise, da posição do septo anterior e das cartilagens laterais inferiores. As cartilagens laterais inferiores emparelhadas dependem significativamente do septo dorsal e caudal para suporte. A forma, a posição e a integridade da cartilagem lateral inferior são importantes em termos de aparência da ponta nasal e funcionamento das válvulas nasais externas.

Tabela 20.1 Estruturas de suporte de ponta maiores e menores

Principais estruturas de suporte à ponta	Estruturas de suporte de ponta menores
Conexão fibrosa crural lateral com as cartilagens laterais superiores	Fixações fibrosas da parte inferior das cartilagens laterais do septo dorsal
Suporte lateral e fixação do complexo crural lateral até a abertura piriforme	Fixações da cartilagem lateral inferior à pele
Conexão fibrosa das *crura* mediais até o septo caudal e a espinha nasal anterior	Septo membranoso
Ligamento suspensor da ponta nasal	

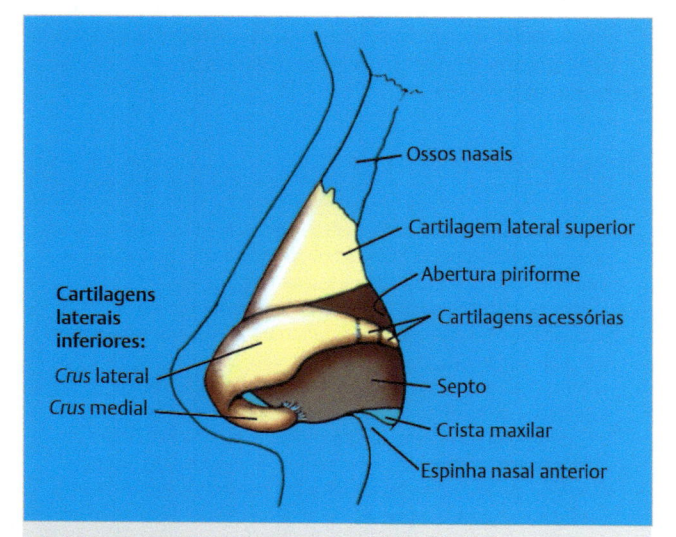

Fig. 20.2 Fixações das *crura* laterais às cartilagens laterais superiores. As cartilagens laterais superiores são fixadas cefalicamente por sua conexão com os ossos nasais. Medialmente, as cartilagens laterais superiores encostam e conectam-se ao septo dorsal. Caudalmente, as cartilagens laterais superiores exibem uma fixação de tecido mole à borda cefálica das *crura* laterais na área de rolagem (*scroll*).

Essa conexão fornece suporte para as *crura* laterais e a ponta nasal (▶ Fig. 20.2).
- As fibras do tecido conjuntivo que prendem as *crura* laterais às cartilagens laterais superiores permitem o movimento entre as duas estruturas e, ao mesmo tempo, fornecem suporte para a ponta. A violação da conexão do tecido mole entre essas duas estruturas com uma incisão obliterará esse suporte, assim como a ressecção cefálica das *crura* laterais inferiores.

20.2.2 Fixações das *Crura* Laterais à Abertura Piriforme

- O suporte do complexo crural lateral resulta do ligamento suspensor da ponta que repousa sobre o ângulo septal anterior, das conexões fibrosas com as cartilagens laterais superiores e do apoio na abertura piriforme (▶ Fig. 20.3).
- As variações anatômicas do complexo crural lateral e a manipulação cirúrgica têm um impacto direto no suporte e na rotação da ponta.
- A rigidez da conexão entre a *crus* lateral e as cartilagens acessórias (▶ Fig. 20.4) está diretamente relacionada com a quantidade de suporte da ponta fornecido e a resistência ao movimento posterior da ponta nasal. Se o apoio estiver alto na abertura piriforme, pode haver resistência à rotação da ponta para cima.

20.2.3 Fixações das *Crura* Mediais ao Septo Caudal

- As *crura* mediais de cada cartilagem lateral inferior se aproximam umas das outras na columela.
- A posição, a forma e a força das *crura* mediais influenciam o suporte e a rotação da ponta.
- As *crura* mediais aproximam-se do septo caudal e da espinha nasal anterior com fixações de tecido fibroelástico que fornecem suporte, mas permitem mobilidade.
- O movimento posterior das *crura* mediais é possível até certo ponto, uma vez que as extremidades caudais de cada base (*footplate*) ficam ao lado do septo e da espinha nasal anterior, que são estruturas mais mediais.
- O rompimento dessas fixações de tecido mole, como em uma incisão de transfixação, permite maior deslocamento posterior das *crura* mediais e menor projeção da ponta.

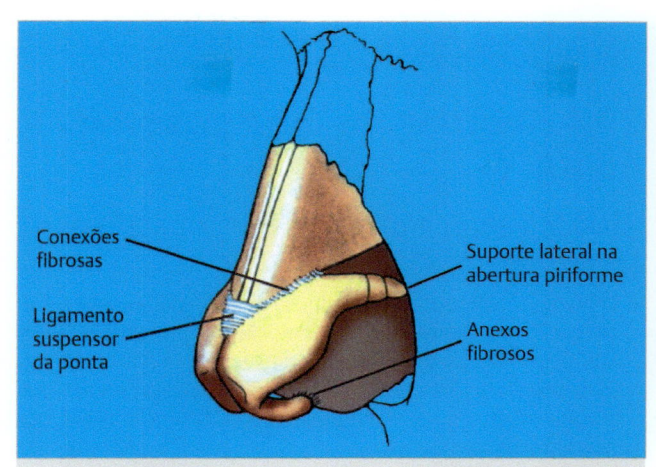

Fig. 20.3 Fixações das *crura* laterais à abertura piriforme. O suporte do complexo crural lateral resulta do ligamento suspensor da ponta que repousa sobre o ângulo septal anterior, das conexões fibrosas com as cartilagens laterais superiores e do apoio com a abertura piriforme.

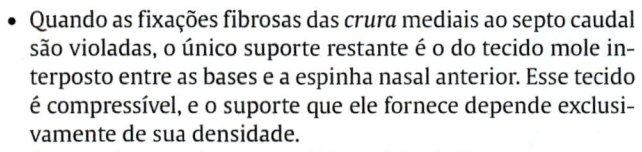

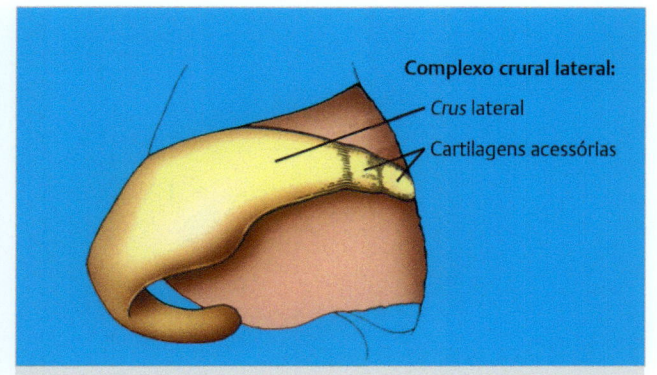

Fig. 20.4 Fixações das *crura* laterais à abertura piriforme. As *crura* laterais fixam-se lateralmente à abertura piriforme por meio de cartilagens acessórias. As cartilagens acessórias compartilham o pericôndrio contínuo, permitindo que funcionem como uma unidade. Juntas, as *crura* laterais, as cartilagens acessórias e as conexões de tecido mole associadas à abertura piriforme criam o complexo crural lateral.

- Quando as fixações fibrosas das *crura* mediais ao septo caudal são violadas, o único suporte restante é o do tecido mole interposto entre as bases e a espinha nasal anterior. Esse tecido é compressível, e o suporte que ele fornece depende exclusivamente de sua densidade.
- O comprimento da *crus* medial também influencia o suporte fornecido, pois, quanto mais próximas as bases estiverem da espinha nasal anterior e da pré-maxila, menos tecido mole estará disponível para compressão e maior será a resistência ao movimento posterior.
- Um amplo tecido mole, incluindo fibras de tecido conjuntivo, adipócitos e fibras musculares dos músculos depressor do septo nasal e orbicular da boca, é encontrado entre as *crura* mediais opostas. O rompimento desses tecidos moles durante a rinoplastia aberta também influenciará a projeção da ponta.

Dica de Especialista

A rinoplastia aberta proporciona uma exposição ideal da estrutura nasal. Essa exposição permite um diagnóstico abrangente e maior precisão na execução cirúrgica.

20.2.4 Ligamento Suspensor da Ponta Nasal

- Esse ligamento serve como uma conexão entre as margens cefálicas das *crura* laterais à medida que elas divergem na região da supraponta. O ligamento suspensor repousa sobre o ângulo septal anterior e, por sua vez, fornece suporte adicional para a ponta.
- Embora exista alguma controvérsia em relação à nomenclatura, sua relevância clínica não é contestada. Quando esse ligamento é violado, o suporte da ponta é reduzido. Portanto, a recriação deliberada dessa fixação deve ser levada em consideração durante a restauração da ponta.

Dica de Especialista

As fixações fibrosas das cartilagens laterais inferiores com as cartilagens laterais superiores, a abertura piriforme e o septo caudal são responsáveis pelo suporte e pela posição da ponta nasal.

- As manobras cirúrgicas, incluindo incisão transfixante, incisão intercartilaginosa, ressecção cefálica e divisão da cartilagem lateral inferior, violam as estruturas de suporte e alteram a posição da estrutura cartilaginosa da ponta nasal.
- As contribuições menores para o suporte da ponta nasal incluem as fixações fibrosas das cartilagens laterais inferiores ao septo dorsal, o septo membranoso e as fixações da cartilagem lateral inferior à pele sobrejacente.
- A pele do nariz adere às cartilagens da ponta, estabilizando a ponta e resistindo ao movimento das cartilagens da ponta. Liberar a pele das cartilagens elimina essa resistência. Isso é particularmente importante na rinoplastia secundária, em que a cicatrização pode ter resultado em uma distorção atípica da configuração anatômica da cartilagem.

20.3 O Conceito de Tripé

- O conceito de tripé proposto por Anderson continua sendo um meio útil de entender a relação entre a rotação da ponta e a projeção.[4,5] Com o paciente ereto, o tripé fica de lado, com uma perna caudal e duas pernas cefálicas (▶ Fig. 20.5).
- As *crura* laterais representam duas pernas laterais cefálicas, e as *crura* mediais adjacentes formam a perna caudal central.
- A perna do tripé caudal também é influenciada pelo septo caudal. O encurtamento das *crura* mediais ou a violação do suporte do tecido mole relacionado, conforme mencionado anteriormente, leva a uma diminuição da projeção e da rotação da ponta nasal.
- O encurtamento das pernas cefálicas ou a violação do tecido mole associado leva à diminuição da projeção e ao aumento da rotação.

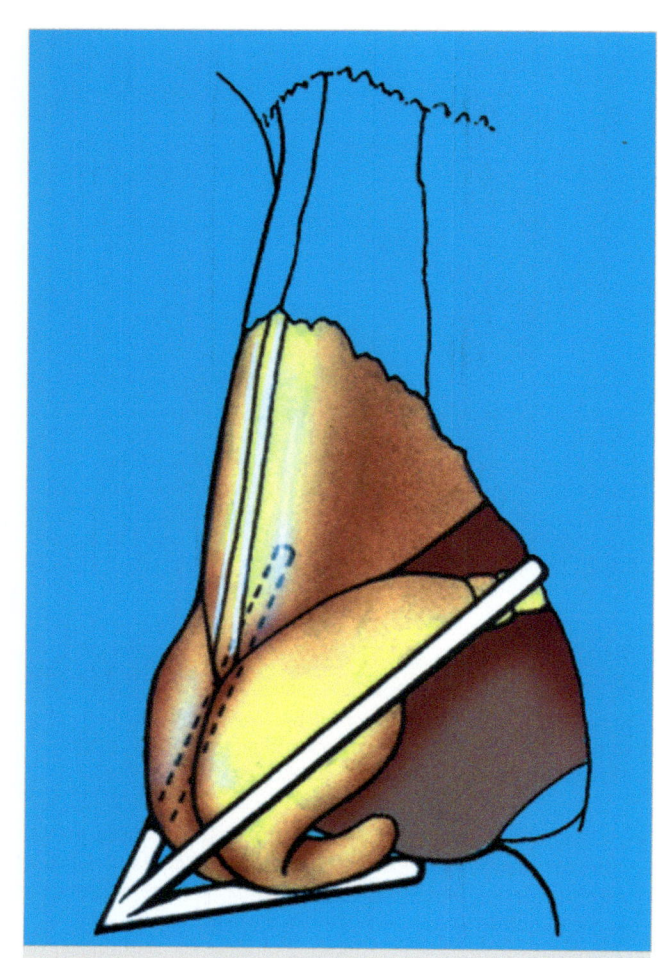

Refinamento da Cirurgia da Ponta Nasal: Anatomia e Técnica

Fig. 20.5 O conceito de tripé. O conceito de tripé proposto por Anderson continua sendo um meio útil de entender a relação entre a rotação da ponta e a projeção. Com o paciente na posição vertical, o tripé fica de lado, com uma perna caudal e duas pernas cefálicas. As *crura* laterais representam duas pernas cefálicas laterais e as *crura* mediais adjacentes formam a perna caudal central.

O aumento com enxertos ou suportes que alteram o comprimento da perna do tripé também influenciará a posição da ponta.

- O encurtamento (ou a violação do suporte) da perna caudal leva à diminuição da projeção e da rotação (▶ Fig. 20.6a).
- O encurtamento das pernas do tripé cefálico resultará na diminuição da projeção e aumento da rotação (▶ Fig. 20.6b).
- O encurtamento de todas as três pernas do tripé resultará em uma projeção menor, com influência mínima na rotação da ponta (▶ Fig. 20.6c).
- O alongamento da perna do tripé caudal deve resultar em maior projeção e rotação da ponta (▶ Fig. 20.6d).

Dica de Especialista

O conceito de tripé facilita a compreensão de como as modificações cirúrgicas nas crura medial e lateral influenciam a posição da ponta.

- Embora o conceito de tripé forneça uma base para a compreensão do suporte da ponta nasal para o diagnóstico de anormalidades e para a escolha de manobras cirúrgicas específicas, as sutilezas na dinâmica da ponta impedem a confiabilidade cirúrgica total somente com base nesse conceito.

20.4 Abordagens Cirúrgicas para a Ponta

20.4.1 Técnica de Divisão de Cartilagem (▶ Fig. 20.7)

- O uso da incisão intracartilaginosa é realizado quando a única modificação necessária é a remoção das margens cefálicas das *crura* laterais e/ou das margens cefálicas das *crura* mediais anteriores para melhorar a definição da ponta e diminuir a bulbosidade da ponta na presença de distância intercrural normal ou quase normal.
- A incisão começa com a colocação de um gancho de pele de duas pontas dentro da borda alar, com o gancho medial logo medial ao ápice da narina. A incisão é conectada à porção anterior de uma incisão de transfixação parcial ou completa.
- Com o gancho usado para levantar a pele, a *crus* lateral é pressionada em direção à abertura vestibular com o quarto dedo, forçando a margem caudal e o corpo da cartilagem a se destacarem. O cirurgião estima a largura desejada do segmento caudal a ser preservado e marca visualmente essa distância a partir da borda caudal da cartilagem para determinar o local da incisão.
- A incisão é feita de medial para lateral, começando na extremidade anterior da incisão de transfixação. A incisão curva-se para cima à medida que se move lateralmente para permanecer paralela à borda da cartilagem. A incisão pode ser criada através da pele vestibular somente com a pele elevada da cartilagem até sua junção com a cartilagem lateral superior. Dessa forma, a quantidade de cartilagem exposta pode ser comparada bilateralmente para ajudar a determinar a quantidade a ser excisada.
- A cartilagem é transeccionada no mesmo nível em cada lado, com o segmento cefálico separado do tecido mole sobreposto e removido.
- A incisão inicial também pode ser feita através da pele e da cartilagem simultaneamente. As desvantagens dessa incisão são os desafios técnicos associados à coleta simétrica da cartilagem e a capacidade limitada de estimar ou modificar a cartilagem restante.

20.4.2 Técnica de *Delivery* de Cartilagem (▶ Fig. 20.8)

- A técnica de *delivery* de cartilagem inclui o uso de uma incisão infracartilaginosa que se une a uma incisão de transfixação parcial ou completa. A incisão infracartilaginosa é feita pela incisão da pele vestibular ao longo da margem caudal das *crura* laterais. A incisão começa lateralmente, logo após o local onde a borda caudal da *crus* lateral diverge da borda alar para se mover cefalicamente. Ela continua medialmente, seguindo a borda caudal da *crus* lateral e da *crus* medial, terminando finalmente na junção columelolobular. A incisão pode ser estendida ainda mais em ambas as extremidades para facilitar *delivery* da cartilagem.
- Uma incisão intercartilaginosa é criada, começando na extremidade lateral do *limen vestibuli* e estendendo-se medialmente 2 mm caudal e paralelamente. A incisão é então curvada no septo membranoso inferior à região da válvula, onde se encontra com a incisão de transfixação. A pele é então separada da cartilagem, começando na incisão infracartilaginosa e

20.4 Abordagens Cirúrgicas para a Ponta

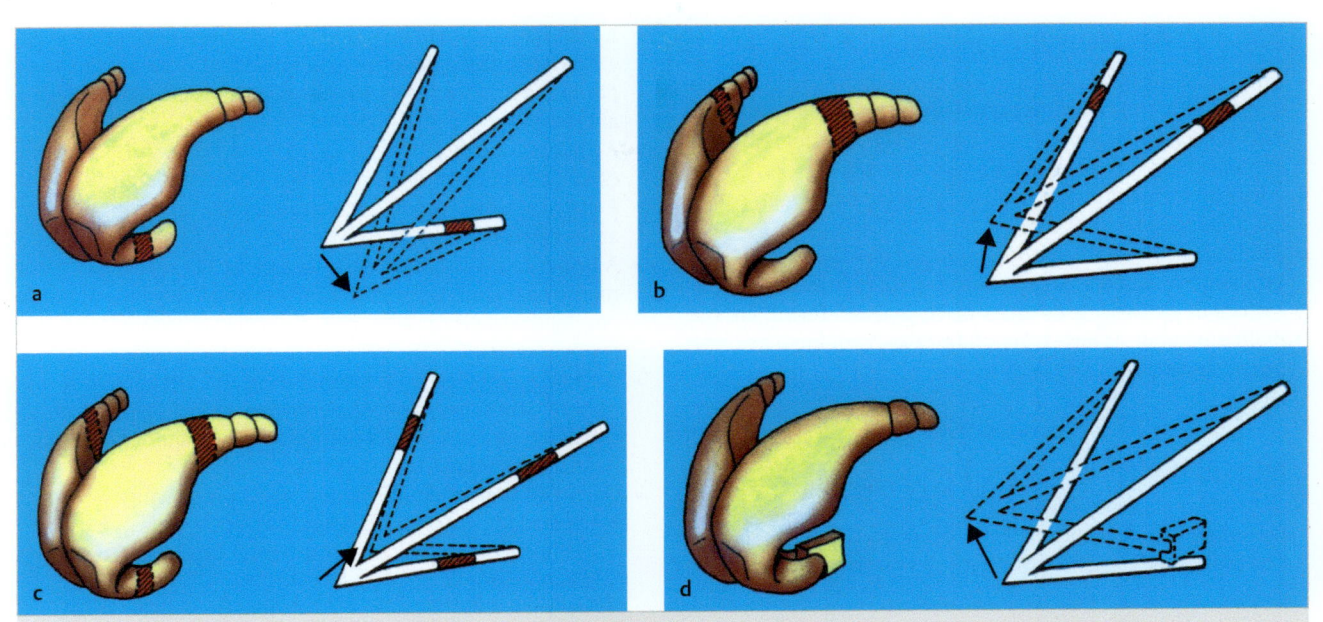

Fig. 20.6 O conceito de tripé. O conceito do tripé facilita a compreensão de como as modificações cirúrgicas nas *crura* medial e lateral influenciam a posição da ponta. (**a**) O encurtamento (ou a violação do suporte) da perna caudal leva à diminuição da projeção e da rotação. (**b**) O encurtamento das pernas cefálicas resultará em diminuição da projeção e aumento da rotação. (**c**) O encurtamento de todas as três pernas do tripé resultará em diminuição da projeção, com influência mínima na rotação da ponta. (**d**) O alongamento da perna caudal deve resultar em aumento da projeção e da rotação da ponta.

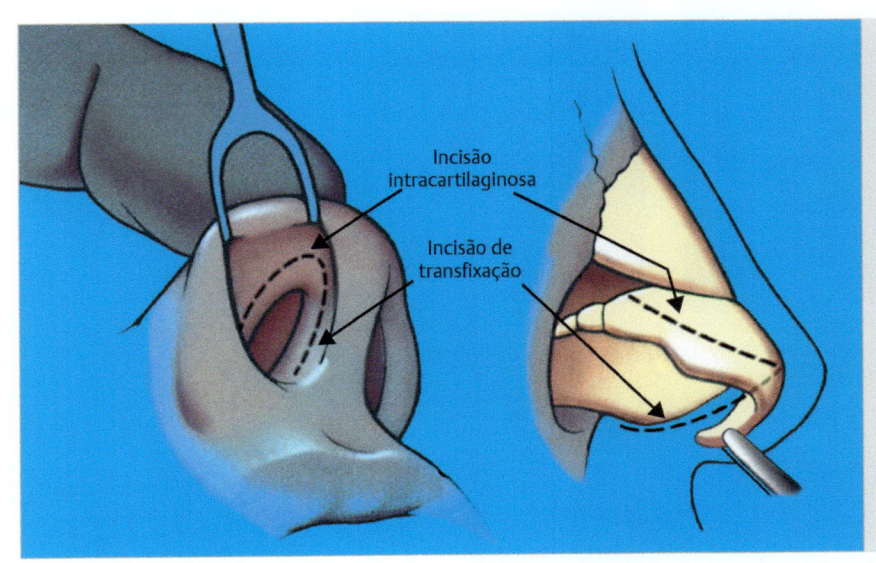

Fig. 20.7 Técnica de divisão de cartilagem. O uso da incisão intracartilaginosa é realizado quando a única modificação necessária é a remoção das margens cefálicas crurais laterais e/ou das margens cefálicas das *crura* mediais anteriores. A meta é diminuir a bulbosidade da ponta na presença de distância intercrural normal ou quase normal. O objetivo cirúrgico é melhorar a definição da ponta e criar uma quebra da supraponta.

terminando nas extensões lateral e medial das incisões. Esse descolamento conecta as incisões intercartilaginosas e infracartilaginosas, criando um retalho bipediculado de cartilagem revestido com pele vestibular. Em seguida, ele é retirado da narina para expor a face superficial das cartilagens.

- No momento dessa exposição, a cartilagem está frequentemente distorcida, pois as extremidades estão fixas. Um gancho em ângulo reto colocado no ápice pode ajudar a identificar a área do domo com mais precisão após a exposição. Com o gancho preso, a cartilagem é puxada para fora da narina e o domo é marcado. A modificação da cartilagem é então realizada.
- A técnica de *delivery* de cartilagem permite a exposição direta das cartilagens laterais inferiores, proporcionando maior flexibilidade em comparação com a técnica de divisão de cartilagem.

Dica de Especialista

A principal desvantagem da técnica de delivery de cartilagem é a distorção associada à cartilagem exposta, o que torna difícil conceituar o formato final da cartilagem depois de devolvida à pele.

- A colocação da cartilagem de volta no local apropriado e a sutura da borda caudal de volta à posição original são problemáticas se não for usada a marcação em cruzada para o alinhamento.
- Incisões e suturas imprecisas podem resultar em entalhe da borda alar e obliteração das facetas do tecido mole.

Refinamento da Cirurgia da Ponta Nasal: Anatomia e Técnica

20.4.3 A Abordagem Aberta (▶ Fig. 20.9)

- Uma incisão transcolumelar conectada a incisões infracartilaginosas bilaterais é usada para elevar o envelope da pele nasal.[6,7] O tecido mole é elevado da cartilagem e do osso nasal, expondo toda a ponta e a maior parte do dorso.
- A incisão transcolumelar pode ser projetada como um padrão em V invertido ou em degraus.
- As incisões infracartilaginosas laterais à incisão columelar são projetadas e concluídas com o mesmo método descrito para a técnica de *delivery* de cartilagem. As incisões terminam medialmente onde as bases (*footplates*) das *crura* mediais começam a se alargar.

> **Dica de Especialista**
>
> *A abordagem aberta permite o máximo de acesso para o diagnóstico abrangente da deformidade existente e para a intervenção cirúrgica.*

- A inspeção das cartilagens em sua posição anatômica natural e a determinação da influência subsequente na aparência da ponta são mais facilmente realizadas por meio da abordagem aberta.
- A abordagem aberta facilita a observação da influência que cada manobra tem sobre a estrutura osteocartilaginosa geral.
- A estrutura final modificada pode ser avaliada com precisão antes de refazer a cobertura da pele.
- A inspeção e a palpação de todo o nariz são realizadas novamente para garantir o resultado desejado. O levantamento do envelope de pele e as alterações apropriadas podem facilmente resolver quaisquer irregularidades remanescentes.
- A abordagem aberta é extremamente útil em pacientes com deformidades incomuns da ponta nasal, rinoplastia secundária, deformidades nasais pós-traumáticas ou deformidades nasais associadas à fissura labial.
- Outras vantagens da abordagem aberta incluem:
  - Capacidade aprimorada de usar as duas mãos.
  - Melhor controle do sangramento limitando o edema pós-operatório.

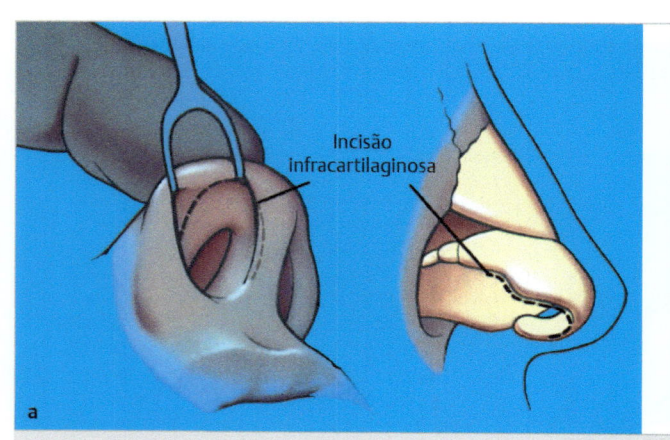

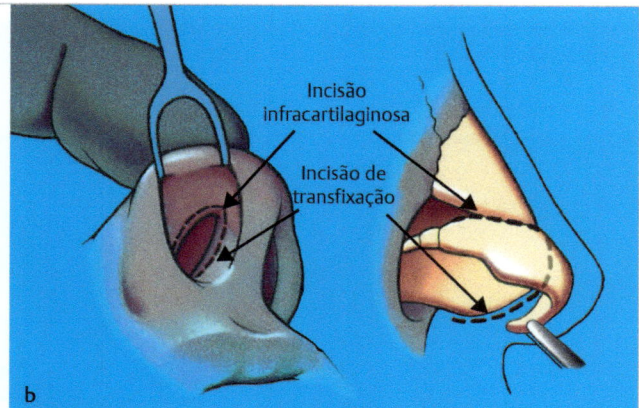

Fig. 20.8 Técnica de *delivery* de cartilagem. (**a, b**) A técnica de *delivery* de cartilagem inclui o uso de uma incisão infracartilaginosa que se une a uma incisão de transfixação parcial ou completa. A técnica de *delivery* da cartilagem permite a exposição direta das cartilagens laterais inferiores, proporcionando maior flexibilidade em comparação com a técnica de divisão da cartilagem.

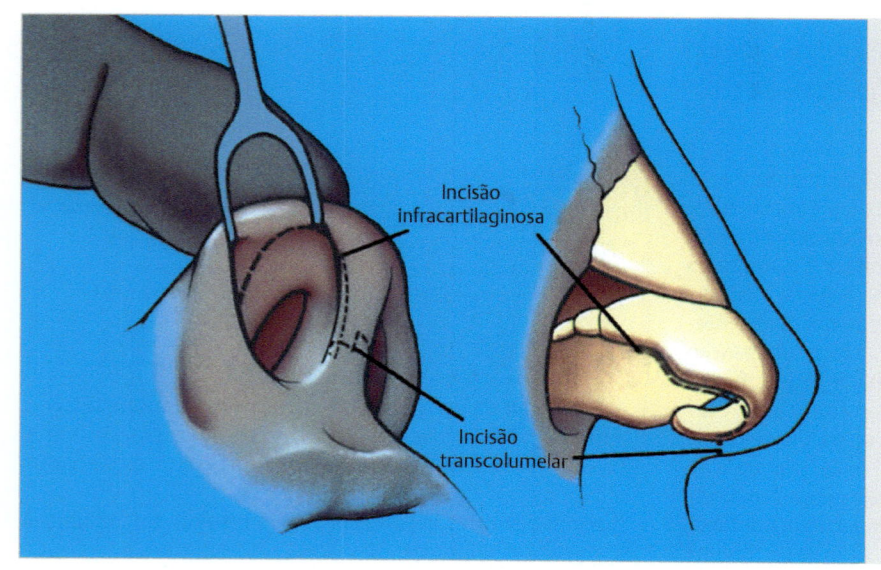

Fig. 20.9 A abordagem aberta. O nariz é aberto com uma incisão transcolumelar conectada a incisões infracartilaginosas bilaterais para elevar o envelope da pele nasal. O tecido mole é elevado da cartilagem e do osso nasal, expondo toda a ponta e a maior parte do dorso. A abordagem aberta permite o diagnóstico abrangente da deformidade existente e otimiza a intervenção cirúrgica como resultado da exposição máxima.

- Maior facilidade de contorno e sutura de estruturas existentes.
- Posicionamento e fixação mais precisos dos enxertos.
- Ideal para o ensino de rinoplastia.
• As desvantagens da abordagem aberta incluem:
  - A cicatriz transcolumelar:
    – A incisão deve ser feita na parte mais estreita da columela, onde as *crura* mediais começam a se alargar.
    – As incisões em linha reta são evitadas para prevenir a contratura da cicatriz e o entalhe da cicatriz na transição da pele columelar externa para a interna. Os padrões em V invertido ou em degraus são recomendados.
    – O fechamento preciso produz uma cicatriz columelar fina e estreita que é imperceptível.
  - O potencial de maior edema pós-cirúrgico:
    – Uma abordagem fechada com ampla dissecção produziria um edema semelhante.
    – A dissecção criteriosa e o fechamento meticuloso do espaço morto são fundamentais.

20.5 Fundamentos da Cirurgia Moderna da Ponta

- A manutenção da posição e do formato da ponta depende do estabelecimento de um suporte estável das estruturas da ponta, bem como da realização de quaisquer modificações na cartilagem necessárias para refinar o formato da ponta.
- Nossa preferência é usar um enxerto de extensão septal como método de suporte, pois ele permite a manutenção confiável da projeção e da rotação. Em comparação com os enxertos de suporte columelar, os enxertos de extensão septal demonstram maior capacidade de manobra e resultados superiores em longo prazo na manutenção da projeção da nova ponta.[8,9,10,11]
- Após estabelecer o suporte adequado, a modificação das cartilagens laterais inferiores é realizada, conforme necessário, para refinar ainda mais o formato da ponta.
- O uso de enxertos de suporte columelar e seu papel na modelagem da ponta são discutidos no Capítulo 24. A maior parte deste capítulo se concentrará na modelagem da ponta com o uso de um enxerto de extensão septal.

20.5.1 Suporte

Enxerto de Extensão Septal

- O enxerto de extensão septal é usado para definir a rotação e a projeção desejadas da ponta (▶ Fig. 20.10).
- Trata-se de um enxerto fixo-flutuante (ou seja, fixado à parede lateral do septo caudal, mas flutuando acima da base do nariz, permite a compressibilidade e a flexibilidade naturais, mantendo uma unidade central estrutural fixa. Essa técnica atenua a rigidez frequentemente descrita e associada aos enxertos de extensão de septo tradicionais.
- O enxerto é colocado unilateralmente no lado contralateral a qualquer desvio de ponta pré-operatório identificado.
- A quantidade de enxerto que se projeta do septo dorsal corresponde à projeção desejada da ponta. É útil refazer a cobertura da pele após a fixação do enxerto no septo, e o enxerto pode ser cortado gradualmente conforme necessário.
- Dada a estabilidade do enxerto de extensão septal, ele serve como base para que as cartilagens laterais inferiores possam ser justapostas e adequadamente tensionadas.

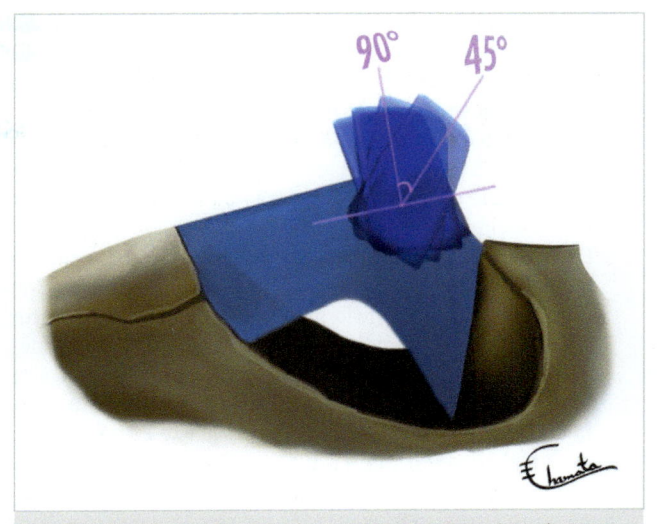

Fig. 20.10 O enxerto de extensão septal é colocado unilateralmente no septo no ângulo septal anterior. Ele é usado para definir a projeção e a rotação da ponta nasal.

Dica de Especialista

O suporte estável e o tensionamento adequado são os pilares do controle e do refinamento da ponta modernos e podem ser obtidos de forma confiável com o uso de um enxerto de extensão septal.

20.5.2 Modificação da Cartilagem

- Uma vez que o suporte tenha sido estabelecido, a análise intraoperatória das cartilagens da ponta pode orientar ainda mais o processo de tomada de decisão na modelagem e no refinamento da ponta.
- O objetivo das técnicas de modificação da cartilagem é criar uma ponta que possua as quatro características a seguir, que são consideradas ideais (▶ Fig. 20.11)[12]:
  - Cartilagens laterais inferiores retas.
  - *Crura* laterais evertidas.
  - Borda caudal elevada das cartilagens laterais inferiores.
  - Ponta em forma de diamante.
- As técnicas a seguir são utilizadas para atingir esses ideais estéticos com base na morfologia subjacente das cartilagens.

Modificação das *Crura* Laterais

Principais Manobras

- Ressecção cefálica (▶ Fig. 20.12):
  - A ressecção cefálica é indicada quando os domos são bulbosos ou quadrados, causando excesso de volume paradomal.
  - É importante perceber que a ressecção cefálica diminui intrinsecamente o suporte da ponta ao interromper as fixações das cartilagens laterais superiores e inferiores na área de rolagem.
  - A porção cefálica das *crura* média e lateral é separada da mucosa subjacente e excisada, deixando pelo menos uma faixa de borda alar de 4 a 6 mm, dependendo da resistência da cartilagem e do grau de definição desejado. Compassos são usados para medir com precisão a incisão planejada.

- Tensionamento crural lateral (▶ Fig. 20.13)
    - O tensionamento das *crura* laterais para obter uma mudança morfológica e melhorar o suporte da parede lateral nasal foi originalmente descrito por Davis em 2015.[13]
    - O princípio é que colocar as *crura* laterais em tração resultará em achatamento e eversão da cartilagem, evitando a necessidade de enxerto, ressecção ou modificação estrutural adicional.
    - Ele também transpõe o ponto domal mais proximalmente na *crus* lateral, o que pode ser importante para procedimentos de desprojeção que, de outra forma, exigiriam a transecção da *crus* lateral ou outros procedimentos que violam sua integridade.
    - Um componente fundamental dessa técnica é a presença de uma unidade central fixa à qual as cartilagens tensionadas podem ser fixadas.[14] Normalmente, trata-se de um enxerto de extensão septal, que é posicionado para refletir a projeção e a rotação desejadas da ponta nasal.
    - As *crura* laterais são colocadas em tração e puxadas para fora até o ponto de projeção desejado. Nesse ponto (normalmente no ápice do enxerto de extensão septal), um neodomo é criado apertando-se a cartilagem entre um par de pinças Adson-Brown. O neodomo é fixado com a colocação de uma sutura transdomal.
    - Ao mover o ponto domal mais proximalmente na cartilagem, pode haver encurvamento nas *crura* mediais devido ao excesso acumulado. Se o excesso for grave o suficiente para distorcer a estética columelar, ele pode ser descolado da pele vestibular, transeccionado e as bordas transeccionadas podem ser sobrepostas.

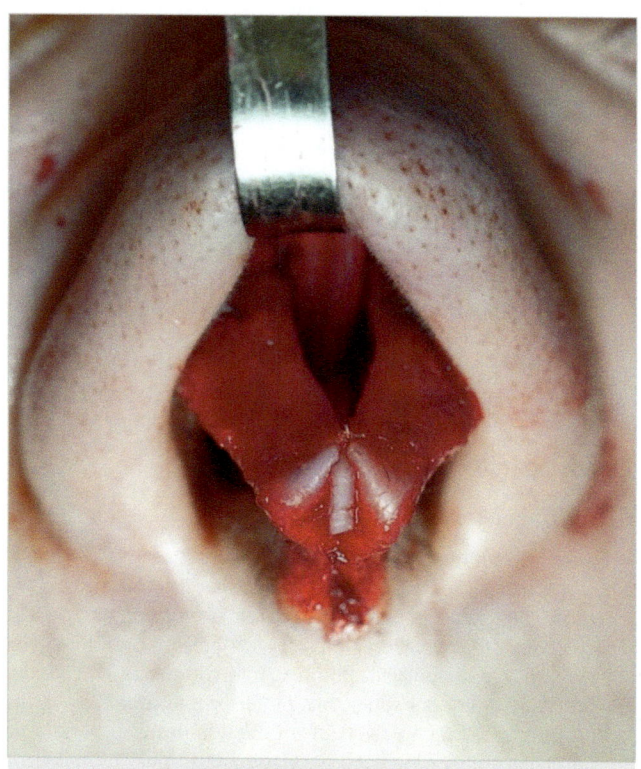

Fig. 20.11 A ponta nasal ideal tem as seguintes características: cartilagens laterais inferiores retas, *crura* laterais evertidas, borda caudal elevada das cartilagens laterais inferiores e ponta em forma de diamante.

Outras Opções

- Sutura de equalização alar (▶ Fig. 20.14):
    - A sutura de equalização alar é colocada através do aspecto dorsal de uma *crus* lateral em sua margem cefálica e ponto mais convexo, através da porção cefálica do enxerto de extensão septal e de volta através da *crus* lateral oposta, de modo que as extremidades da sutura fiquem na linha média.[15]
    - É uma sutura poderosa que pode ser usada para everter e retificar ainda mais as *crura* laterais e remover o excesso de volume paradomal residual na região da ponta.[15]
    - A colocação de sutura assimétrica também pode corrigir qualquer assimetria crural lateral.
    - A sutura é apertada progressivamente até que o efeito desejado seja alcançado e, com frequência, é uma sutura de extensão.
- Retalho de rotação para cima das crura laterais inferiores (▶ Fig. 20.15):
    - O retalho de rotação para cima das crura laterais inferiores (*turnover flap*) também pode ser usado para corrigir concavidades/convexidades das *crura* laterais inferiores, fortalecer a válvula nasal externa e evitar o pinçamento da ponta causado pela sua sutura.[16]
    - Isso explora as concavidades ou convexidades intrínsecas do *crus* lateral e reposiciona essas forças em oposição, resultando na correção da deformidade.
    - Esse retalho é particularmente útil quando as cartilagens laterais inferiores parecem fracas. Ele pode ser combinado com técnicas de tensionamento, embora isso não seja realizado rotineiramente em nossa prática.
- Sutura lateral da *crus* (▶ Fig. 20.16):
    - As convexidades da *crus* lateral também podem ser melhoradas com a colocação de uma sutura de colchoeiro horizontal PDS 5-0 em seu ponto médio. Embora isso possa ser eficaz, seu uso rotineiro foi amplamente suplantado pelas técnicas mencionadas anteriormente.
    - Enquanto segura a porção mais convexa da *crus* lateral convexa, a agulha de sutura é colocada em um lado da pinça, perpendicularmente à direção da *crus* lateral, tentando dar a menor mordida possível. A segunda mordida é feita no outro lado da pinça, de modo que a distância entre elas seja de aproximadamente 6 mm.

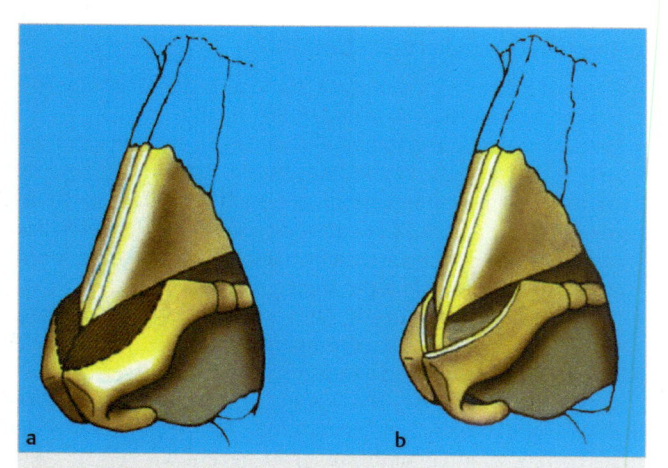

Fig. 20.12 (a, b) Manipulação das *crura* laterais. A ressecção cefálica diminui intrinsecamente o suporte da ponta ao interromper as fixações das cartilagens laterais superior e inferior na área de rolagem.

20.4 Abordagens Cirúrgicas para a Ponta

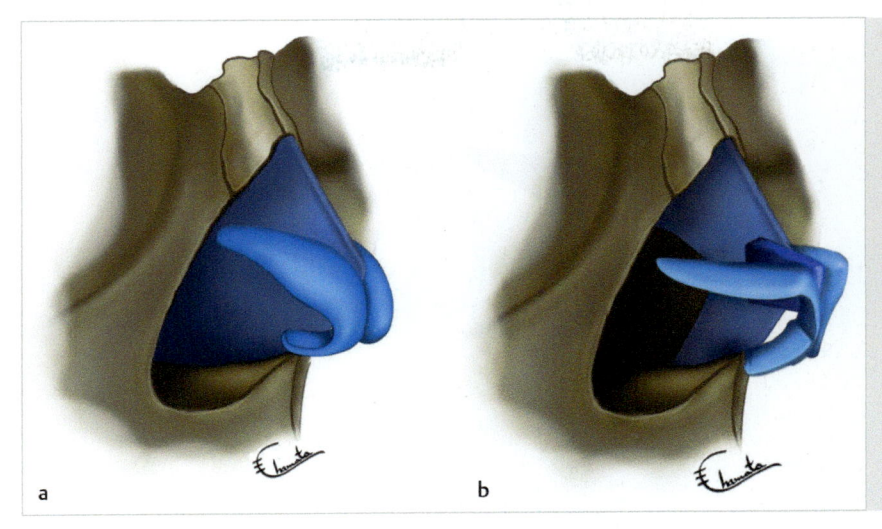

Fig. 20.13 (a, b) O tensionamento resulta em retificação e achatamento das *crura* laterais. A cartilagem é colocada em tensão e um novo ponto domal é criado no ponto de projeção desejado, normalmente correspondendo ao ápice do enxerto de extensão septal. A translocação do ponto domal para uma parte mais proximal da cartilagem geralmente resulta em excesso e encurvamento na *crus* medial. Isso é controlado com transecção e sobreposição.

- O nó é amarrado com força suficiente para achatar a convexidade. Muitas vezes, é necessária uma segunda ou terceira sutura da *crus* lateral em locais diferentes ao longo da *crus* lateral para achatar todo o seu comprimento.
- Retalho alar deslizante (▶ Fig. 20.17):
  - Outra opção para reduzir a largura das tiras da borda alar e, ao mesmo tempo, manter a resistência e as fixações à área de rolagem através da borda cefálica da *crus* lateral é o retalho alar deslizante.[17]
  - A *crus* lateral é incisada para manter a faixa da borda alar e uma bolsa subvestibular é dissecada profundamente à *crus* lateral para que a borda cefálica possa ser deslizada profundamente à *crus* lateral.
  - Uma vez suturada no lugar, a *crus* lateral é essencialmente fixada à área de rolagem através da borda cefálica, estreitando a faixa da borda alar e aumentando o suporte da ponta.

> **Dica de Especialista**
>
> A crus *lateral* deve assumir uma morfologia reta, plana e evertida. Isso pode ser obtido utilizando o tensionamento da crus *lateral* e, normalmente, é combinado com a ressecção cefálica, principalmente quando os domos são bulbosos ou quadrados. Outras opções para o tratamento das convexidades crurais laterais são a sutura de equalização alar, o retalho de rotação para cima das *crura laterais inferiores* (turnover flap), a sutura da crus *lateral* e o retalho alar deslizante.

Modificação e Refinamento dos Domos
Principais Manobras

- Suturas transdomais (▶ Fig. 20.18, ▶ Fig. 20.19):
  - A sutura transdomal é uma sutura de colchoeiro horizontal que é colocada através dos aspectos laterais e mediais dos domos para reduzir a largura do domo.
  - Os locais de entrada e saída da sutura de colchoeiro são importantes – como a sutura é colocada mais longe do ápice do domo, produz-se maior concavidade crural lateral e projeção da ponta, dependendo da quantidade de aperto da sutura.

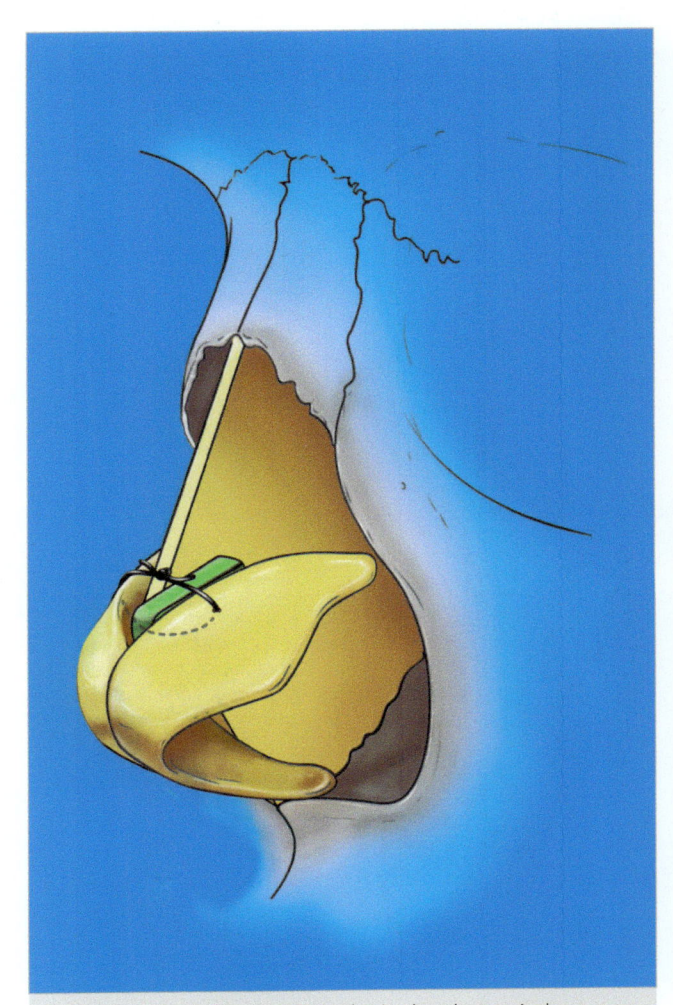

Fig. 20.14 A sutura de equalização alar é colocada através do aspecto dorsal de uma *crus* lateral em sua margem cefálica e ponto mais convexo, através da porção cefálica do enxerto de extensão septal e de volta através da *crus* lateral oposta, de modo que as extremidades da sutura fiquem na linha média.

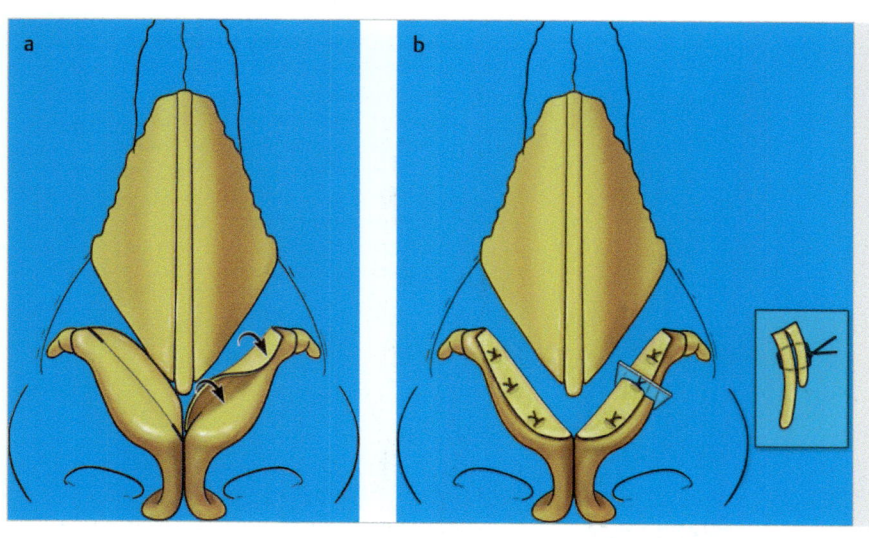

Refinamento da Cirurgia da Ponta Nasal: Anatomia e Técnica

Fig. 20.15 (**a**, **b**) Manipulação das *crura* laterais. O retalho de rotação crural lateral inferior pode ser usado para preservar essa cartilagem e usá-la para corrigir concavidades/convexidades da *crus* lateral inferior, fortalecer a válvula nasal externa e evitar o pinçamento da ponta causado pela sutura da ponta.

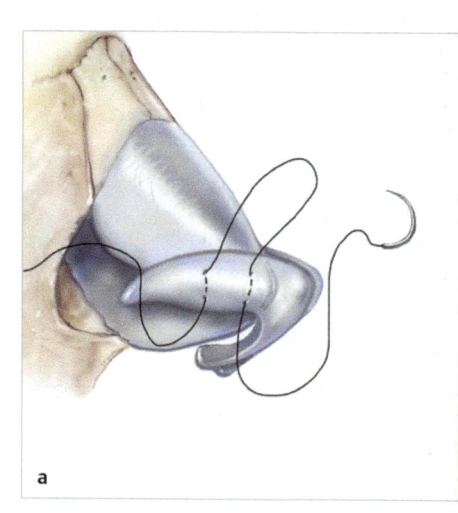

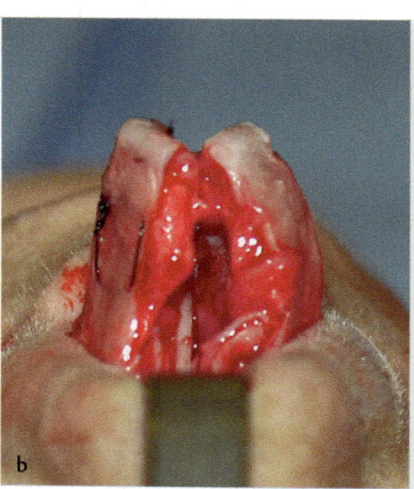

Fig. 20.16 (**a**, **b**) Sutura da *crus* lateral. Qualquer convexidade da *crus* lateral pode ser melhorada ou revertida com uma sutura de colchoeiro horizontal.

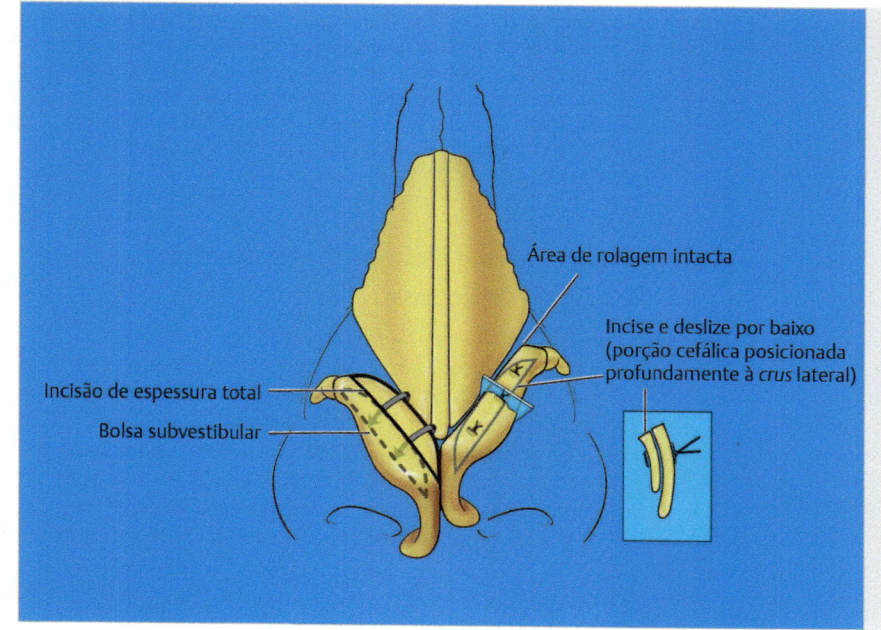

Fig. 20.17 Retalho alar deslizante. O aspecto cefálico da *crus* lateral é incisado e uma bolsa subvestibular é dissecada profundamente à *crus* lateral, de modo que a borda cefálica possa ser deslizada profundamente à *crus* lateral.

20.4 Abordagens Cirúrgicas para a Ponta

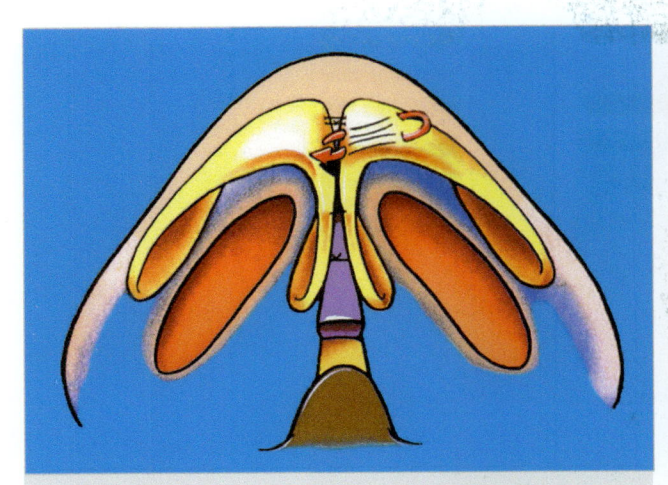

Fig. 20.18 Suturas transdomais. Esta é uma sutura de colchoeiro horizontal que é colocada através dos aspectos lateral e medial dos domos.

- O posicionamento diferencial dessa sutura pode ser usado para corrigir as assimetrias domais de posição e forma. Por exemplo, o posicionamento caudal ou cefálico da sutura rodará as *crura* laterais, respectivamente.[11]

> **Dica de Especialista**
>
> *A sutura transdomal estreita o domo.*

- Sutura hemitransdomal (▶ Fig. 20.20a, b):
    - Quando se deseja uma maior eversão da *crus* lateral, uma sutura hemitransdomal é útil.[18]
    - Enquanto segura o domo com uma pinça, uma sutura simples PDS 5-0 é aplicada ao lado cefálico do domo. Isso comprime apenas o lado cefálico, fazendo com que a *crus* lateral se incline e até mesmo se retifique ligeiramente.
    - Ela pode ser colocada sozinha ou em conjunto com a sutura transdérmica, uma combinação que é particularmente útil em pacientes com pele mais espessa.

> **Dica de Especialista**
>
> *A sutura hemitransdomal estreita e everte o domo e pode ser colocada sozinha ou em adição à sutura transdomal, que é particularmente útil em pacientes com pele mais espessa.*

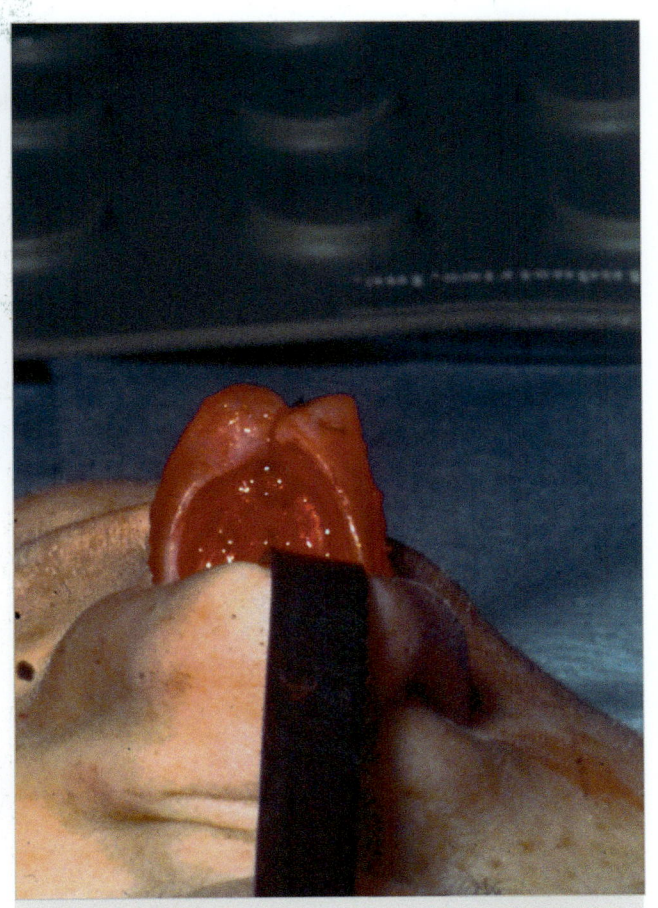

Fig. 20.19 Sutura transdomal. Uma sutura de colchoeiro horizontal é aplicada ao domo, começando na extremidade caudal, de modo que o nó não fique na região da supraponta. Se o domo for difícil de identificar, as cartilagens da ponta são suavemente apertadas com uma pinça, o que faz com que o domo se torne mais aparente.

Unificação do Complexo da Ponta

Principais Manobras

- Sutura interdomal (▶ Fig. 20.21):
    - A sutura interdomal unifica o complexo da ponta, reduz o ângulo de divergência e reduz os pontos que definem a ponta.
    - As *crura* médias (no lado cefálico) é aproximada em um nível de 3 a 4 mm proximal aos domos. Os domos não são suturados diretamente, pois isso poderia estreitar demais os pontos que definem a ponta.
    - As *crura* médias são fixadas umas às outras e ao enxerto de extensão septal no ponto de projeção desejado com uma sutura PDS 5-0.
- Suturas intercrurais (▶ Fig. 20.22):
    - As suturas intercrurais são colocadas entre as *crura* mediais e podem ter vários efeitos, dependendo de onde são colocadas ao longo das *crura* mediais.
    - As suturas intercrurais altas são infradomais, colocadas alguns milímetros abaixo dos domos, e estabelecem a largura e a simetria da ponta estreitando o ângulo de divergência, bem como o ponto de transição columelar-lobular. Quanto mais perto essa sutura for colocada dos domos, mais poderoso será seu efeito.
    - As suturas intercrurais baixas são colocadas mais abaixo ao longo das *crura* mediais e são usadas para fechar o espaço morto e corrigir quaisquer assimetrias da base crural medial.

> **Dica de Especialista**
>
> *Depois que os pontos domais são definidos e refinados, o complexo da ponta é unificado com a realização de uma sutura interdomal seguida de suturas intercrurais altas e baixas.*

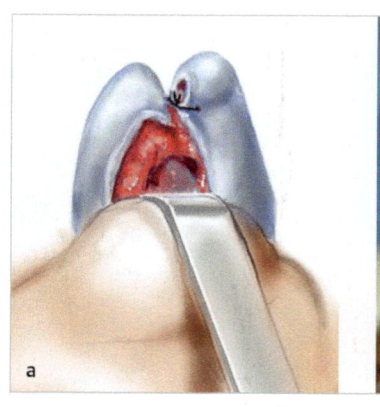

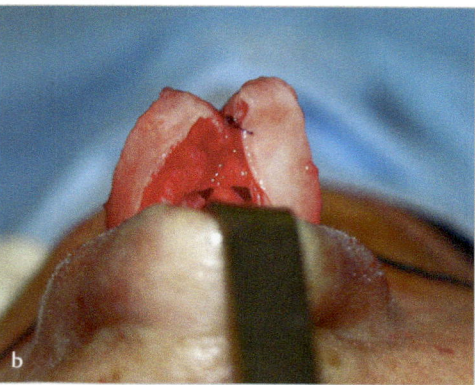

Refinamento da Cirurgia da Ponta Nasal: Anatomia e Técnica

Fig. 20.20 (a, b) Efeito da sutura hemitransdomal. Antes e depois da colocação de uma sutura hemitransdomal é mostrada como uma comparação lado a lado. Essa pequena quantidade de eversão é importante para minimizar o pinçamento dos domos e a concavidade resultante do rebordo.

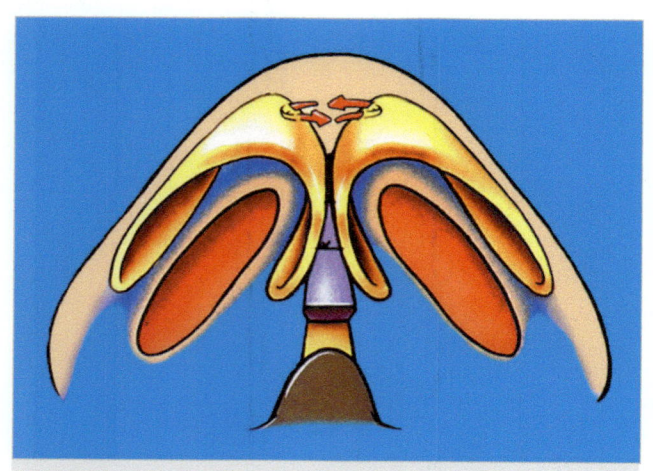

Fig. 20.21 A sutura interdomal unifica o complexo da ponta, estreita o ângulo de divergência e estreita os pontos que definem a ponta.

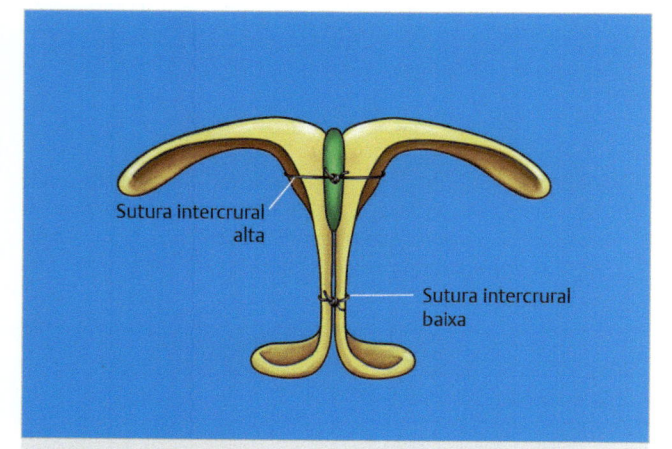

Fig. 20.22 As suturas intercrurais são colocadas entre as *crura* mediais e podem ter vários efeitos, dependendo de onde são colocadas ao longo das *crura* mediais. As suturas intercrurais altas são infradomais, colocadas alguns milímetros abaixo dos domos, e estabelecem a largura e a simetria da ponta ao estreitar o ângulo de divergência. Quanto mais próxima essa sutura for colocada dos domos, mais poderoso será seu efeito. As suturas intercrurais baixas são colocadas mais abaixo ao longo das *crura* mediais e são usadas para fechar o espaço morto e corrigir qualquer assimetria da base das *crura* mediais.

20.5.3 Alteração da Projeção da Ponta

Aumento da Projeção da Ponta

- A colocação de um enxerto de extensão septal fornece um suporte confiável para manter o aumento da projeção da ponta.
- Se for desejado apenas um aumento modesto na projeção, as seguintes opções podem ser consideradas:
  - Suturas intercrurais altas (▶ Fig. 20.23):
    - Quando há um alargamento moderado das *crura* mediais à medida que transcende a área do domo, a sutura do aspecto medial dos domos pode proporcionar um leve aumento na projeção da ponta.
  - Enxerto de suporte columelar:
    - A colocação de um enxerto de suporte columelar (*strut* columelar) pode proporcionar um aumento modesto na projeção da ponta nasal.[19,20,21] Isso é mais confiável quando se usa um enxerto de suporte fixo e é menos confiável quando se usa um enxerto de suporte flutuante (▶ Fig. 20.24).
    - O aumento da projeção é relativo ao tamanho do enxerto de suporte e é influenciado pelas características do envelope da pele. Se o enxerto de suporte columelar for insuficiente para expandir a ponta nasal ou se o envelope da pele restringir a projeção, haverá pouco ou nenhum aumento no movimento da ponta. Em tal situação, o enxerto de suporte columelar apenas ajuda a manter a projeção da

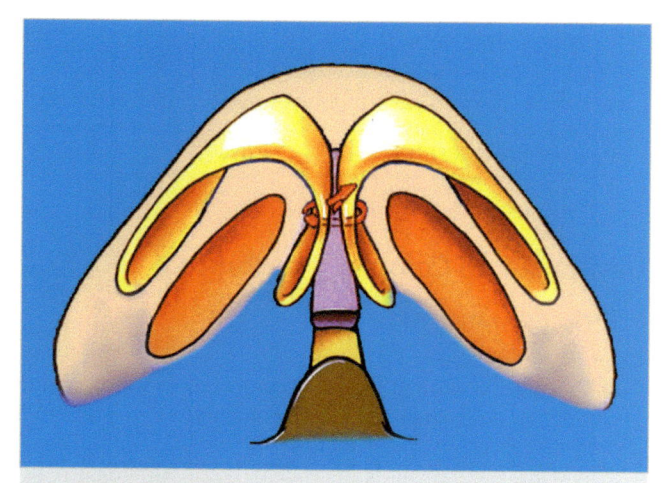

Fig. 20.23 Aumento da projeção da ponta. A sutura conjunta das *crura* mediais alargadas proporciona um pequeno aumento na projeção da ponta nasal.

20.4 Abordagens Cirúrgicas para a Ponta

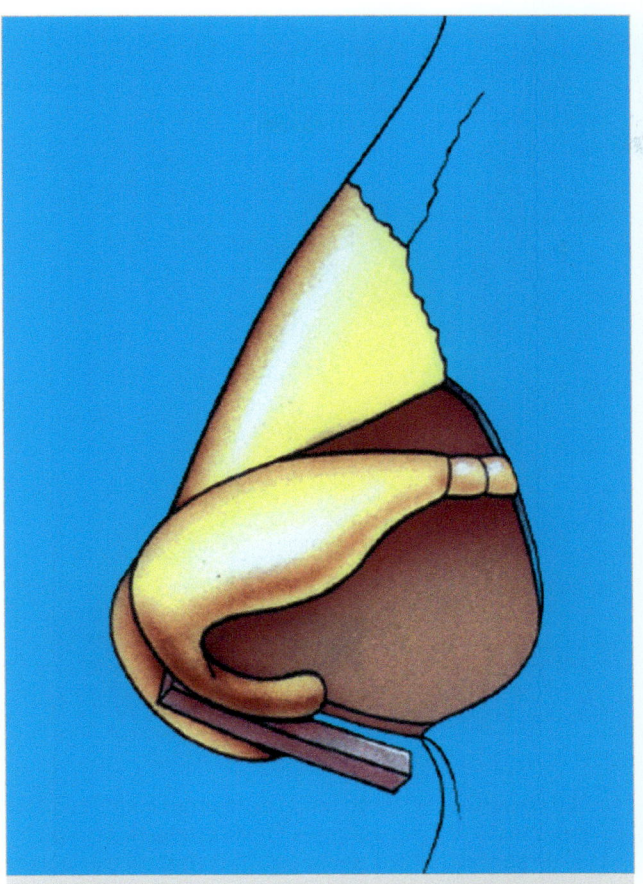

Fig. 20.24 Aumento da projeção da ponta: Enxerto de suporte columelar (*strut* columelar). A colocação de um enxerto de suporte columelar pode proporcionar algum aumento na projeção da ponta nasal.

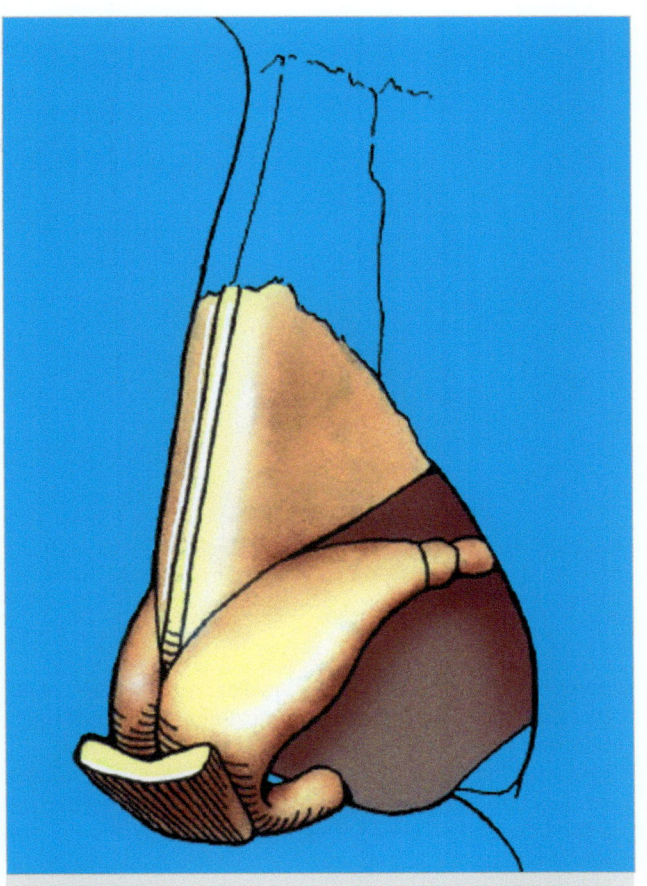

Fig. 20.25 Aumento da projeção da ponta: Enxerto de ponta em forma de escudo. Se for necessária uma projeção adicional, é usado um enxerto de ponta em forma de escudo.

ponta, em vez de aumentá-la, e ajuda a unificar a ponta para permitir a remodelação dela.
- Os problemas com o uso de grandes enxertos de suporte columelar incluem o alargamento excessivo da columela e a mobilidade limitada da ponta nasal.
- A análise longitudinal dos resultados revela que os enxertos de extensão septal são superiores aos enxertos de suporte columelar na definição e manutenção da projeção da ponta.
○ Enxertos de ponta:
   - Um enxerto em forma de escudo também pode ser usado para um aumento modesto na projeção. A descrição original de Sheen utilizou um enxerto plano em forma de escudo da cartilagem septal com uma extremidade entalhada no centro.[22-28] A cartilagem entalhada permaneceu de 6 a 8 mm de distância para criar os dois pontos que definem a ponta. O comprimento do enxerto variava, dependendo da projeção necessária, mas, em média, era de 10 a 12 mm (▶ Fig. 20.25).
   - A colocação do enxerto pode ser realizada usando o método fechado ou abordagem aberta.
   - O grau de projeção da ponta necessário determina a espessura do enxerto e a possível colocação de vários enxertos empilhados.
   - Deve-se observar que, com o passar do tempo, o enxerto da ponta pode se tornar visível com o afinamento da pele sobreposta ou com a distorção ou o deslocamento do enxerto.

- Para contornar esses resultados, o uso de enxertos de ponta misturados, como enxertos do tipo "cap" anatômicos da cartilagem removida durante a ressecção cefálica ou cartilagem septal morselizada, pode alterar o formato da ponta e, ao mesmo tempo, ter bordas imperceptíveis. Além disso, é importante esculpir meticulosamente as bordas do enxerto.
- O uso de pedaços de cartilagem ou enxertos adicionais de forma empilhada para evitar o espaço morto criará uma ponta mais camuflada se a pele afinar.

> **Dica de Especialista**
>
> *O enxerto de extensão septal pode proporcionar um aumento estável na projeção da ponta. Outras opções para aumentar a projeção incluem suturas intercrurais, um enxerto de suporte columelar e enxertos de ponta. No entanto, essas opções proporcionarão apenas um aumento modesto na projeção da ponta.*

Diminuição da Projeção da Ponta
- Pequenas quantidades de desprojeção podem ser obtidas com incisões cirúrgicas de rotina e dissecção de tecido mole, que funcionam para enfraquecer os elementos que sustentam a ponta.[29]
- Nos casos em que é necessária uma desprojeção adicional, as modificações das cartilagens laterais inferiores são necessárias

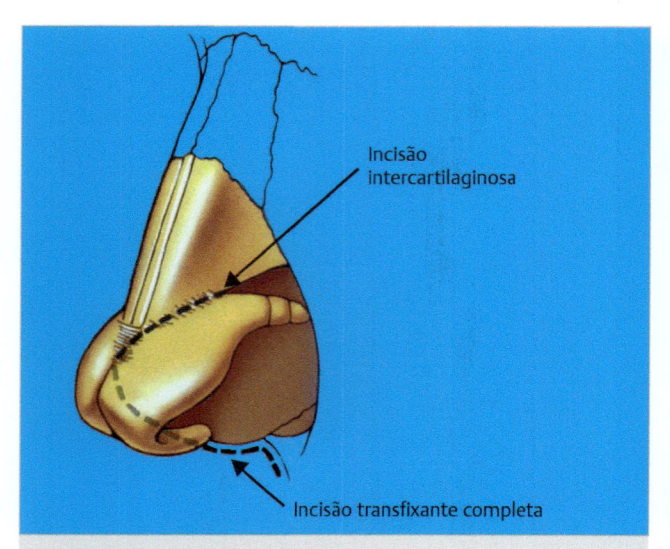

Refinamento da Cirurgia da Ponta Nasal: Anatomia e Técnica

Fig. 20.26 Diminuição da projeção da ponta. A diminuição da projeção da ponta nasal é obtida com o enfraquecimento ou a eliminação dos elementos que a sustentam.

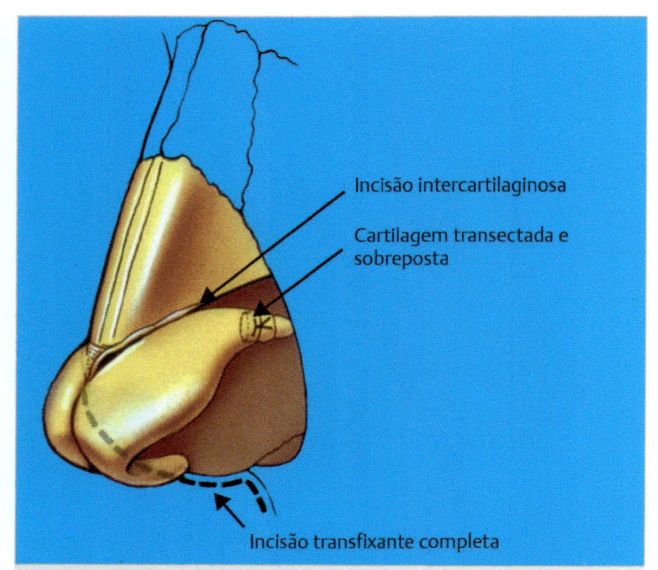

Fig. 20.27 Diminuição da projeção da ponta: O complexo crural lateral. A força e a estabilidade do complexo crural lateral desempenham um papel fundamental no suporte da ponta e devem ser consideradas ao diminuir a projeção da ponta. Um complexo crural lateral que seja forte e firmemente aderido à abertura piriforme resiste ao movimento posterior da ponta.

porque a firme aderência do complexo crural lateral à abertura piriforme pode resistir a um movimento posterior significativo da ponta.[30-32]

- Essa resistência ao movimento posterior pode ser minimizada ou eliminada com o encurtamento do comprimento efetivo das *crura* laterais. Isso pode ser feito com o tensionamento crural lateral ou com a transecção e sobreposição da cartilagem.
- Incisões e dissecção:
  - Uma incisão transfixante completa viola as conexões fibroelásticas entre as *crura* mediais e o septo caudal. Isso permite maior migração posterior das bases da *crus* medial em direção à espinha nasal anterior. Quanto mais curtas as *crura* mediais e menor a quantidade de tecido mole presente que impede o movimento posterior, mais a ponta se desprojetará (▶ Fig. 20.26). A dissecção submucopericondral que libera os tecidos moles columelares e as *crura* mediais do septo caudal terá um efeito semelhante.
  - A colocação de uma incisão intercartilaginosa, a liberação das *crura* laterais das cartilagens laterais superiores na área de rolagem, a divisão direta da área de rolagem ou a ressecção cefálica da cartilagem lateral inferior violam as fixações fibrosas que suspendem as *crura* laterais das cartilagens laterais superiores e diminuem o suporte da ponta (▶ Fig. 20.27).
  - Além disso, a divisão do ligamento suspensor que abrange os domos enfraquecerá o suporte da ponta.
- Tensionamento crural lateral:
  - Ao utilizar o tensionamento crural lateral, o roubo crural lateral permite que o comprimento da *crus* lateral seja efetivamente encurtado, realocando a posição do domo para uma posição mais proximal na cartilagem.[13]
  - Esse excesso de cartilagem será realocado para a *crus* medial para ser tratado conforme necessário. Em casos de desprojeção leve, as alterações na *crus* medial podem ser insignificantes. No entanto, em desprojeções mais graves, esse excesso de cartilagem pode resultar em deformação e encurvamento da *crus* medial. Nesses casos, as *crura* mediais podem ser transectadas e sobrepostas.
  - Um enxerto de extensão septal é preferível quando se opta pela tensão das *crura* laterais. Ele determinará a quantidade de projeção da ponta desejada e servirá como a unidade estrutural central à qual as cartilagens laterais inferiores tensionadas serão fixadas.
- Transecção e sobreposição da cartilagem:
  - Uma alternativa ao tensionamento, o encurtamento das *crura* laterais pode ser realizado por transecção e sobreposição, com ou sem transecção e sobreposição concomitantes das *crura* mediais (▶ Fig. 20.28).
  - A pele vestibular da superfície profunda do complexo crural lateral é dissecada e a cartilagem é transeccionada verticalmente para permitir a sobreposição e o movimento posterior. A fixação por sutura é usada para fixar a região de sobreposição e restabelecer o suporte da *crus* lateral.
  - Em alguns casos, pode ser necessário um enxerto de suporte crural lateral para um apoio adequado após a transecção e a sobreposição da *crus* lateral.[33]
  - A transecção vertical com sobreposição e fixação com sutura das *crura* mediais também pode ser realizada.[34] Essa manobra é empregada quando as *crura* mediais são alongadas e resistem ao movimento posterior da ponta. Normalmente, a transecção é concluída no meio do caminho entre os pontos que definem a ponta e o ângulo columelolobular após o descolamento da pele vestibular. Qualquer dobra da pele vestibular é ocultada pela pele do triângulo de tecido mole.

Dica de Especialista

A diminuição da projeção da ponta deve seguir uma abordagem gradual. A desprojeção leve pode ser realizada por meio de incisões cirúrgicas de rotina. A desprojeção mais significativa requer alterações nas cartilagens laterais inferiores.

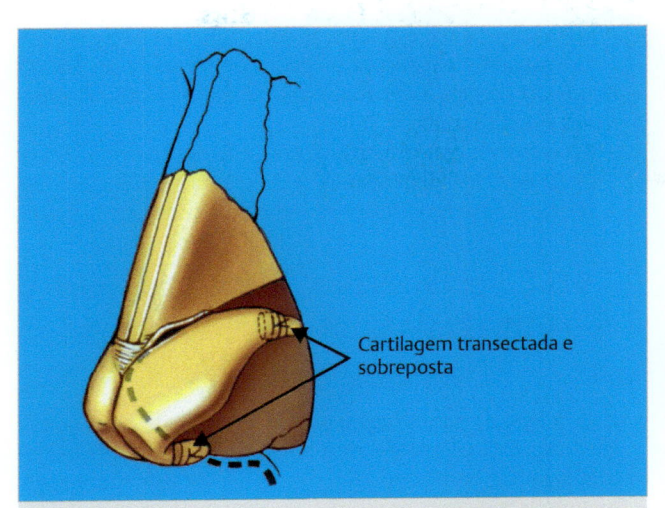

Fig. 20.28 Diminuição da projeção da ponta: Transecção vertical. A transecção vertical com sobreposição e fixação com sutura das *crura* mediais pode ser realizada quando as *crura* mediais estiverem alongadas e resistirem ao movimento posterior da ponta.

Outras Considerações ao Modificar-se a Projeção da Ponta

- O aumento da projeção da ponta pode corrigir o alargamento da asa e evitar a necessidade de cirurgia da base da asa.
- Por outro lado, a desprojeção da ponta nasal pode produzir um alargamento das asas. Em um nariz longo e estreito, isso pode melhorar a estética nasal geral, mas narizes com alargamento normal ou preexistente exigem avaliação e provável correção cirúrgica com excisões da base alar.
- O alargamento da asa nem sempre resulta da diminuição da projeção da ponta. Ocasionalmente, o nariz superprojetado está associado à aparência da base alar sendo puxada para longe da face e do esqueleto subjacentes. Esse achado geralmente é observado em pacientes com deformidade esqueletofacial de classe II e um ângulo septal alto que produz um nariz com ponta de tensão. Nesses pacientes, o abaixamento da ponta permite que a base se assente novamente no local apropriado e não apresenta alargamento alar até que se chegue a um ponto em que o assentamento esteja completo e o alargamento comece.
- A curvatura da columela em uma direção descendente também pode ocorrer quando a base nasal enfrenta a resistência da maxila. Esse movimento pode resultar em aumento da projeção lobular da infraponta e/ou aumento da projeção columelar. A correção requer transecção, sobreposição e fixação por sutura das *crura* mediais ou médias e/ou ressecção da columela membranosa com uma pequena porção do septo caudal, permitindo o fechamento da ferida e a tração da columela na direção cefálica.
- É fundamental entender a relação entre a projeção nasal e a base alar. Nos casos em que a ressecção da base alar é realizada devido a um terço inferior largo, a projeção da ponta pode ser afetada porque a posição absoluta da ponta não está sendo alterada, mas a junção entre a base alar e a bochecha é avançada em direção à ponta, dando uma aparência de projeção reduzida.

20.5.4 Alteração da Rotação da Ponta

- Os conceitos introduzidos anteriormente também podem ser aplicados à alteração da rotação da ponta. No entanto, é importante entender as estruturas anatômicas que sustentam a ponta nasal, pois essas estruturas podem limitar a rotação da ponta e podem precisar ser tratadas separadamente.
- Uma discussão mais aprofundada sobre o controle da rotação da ponta no que diz respeito ao enxerto de extensão septal é discutida no Capítulo 25.

Dica de Especialista

O aumento da rotação da ponta nasal requer a avaliação de cada fator que pode limitar a rotação para cima. O resultado dessa avaliação orienta a tomada de decisões cirúrgicas.

Fatores que Resistem à Rotação para Cima da Ponta Nasal

- Fixações fibrosas que conectam as *crura* laterais à cartilagem lateral superior na área de rolagem:
  - A colocação de uma incisão intercartilaginosa, a divisão direta da área de rolagem ou a ressecção das *crura* laterais cefálicas eliminam a resistência dessas fixações fibrosas. Após a ressecção cefálica, as *crura* laterais ficam livres para serem movidas para cima se for desejado um aumento na rotação da ponta (▶ Fig. 20.29).
- Apoio cefálico do complexo crural lateral contra a abertura piriforme (▶ Fig. 20.30).
  - A eliminação dessa força pode ser obtida com o encurtamento do comprimento das *crura* laterais. Conforme discutido anteriormente, isso pode ser obtido por meio do tensionamento crural lateral ou da transecção e sobreposição.
- Cartilagens laterais superiores alongadas:
  - A margem caudal das cartilagens laterais superiores pode restringir a rotação dos domos se for alongada. Se, após a realização de uma ressecção cefálica, ainda houver um ponto de contato com limitação de movimento entre essas estruturas, as cartilagens laterais superiores podem ser ressecadas em sua margem caudal para permitir a liberdade de rotação dos domos.
- Septo caudal proeminente:
  - O tecido conectivo frouxo entre as bases crurais mediais e o septo caudal normalmente permite algum movimento rotacional. Entretanto, quando é necessária uma rotação maior, essas conexões precisam ser liberadas em conjunto com a ressecção do septo caudal (▶ Fig. 20.31).
  - Determinação de qual parte do septo deve ser ressecada depende do ângulo columelar-labial. Se o ângulo for normal, a ressecção deve ser restrita à porção anterior do septo caudal. Quando o ângulo é deslocado para baixo e para fora, mais cartilagem é ressecada do septo caudal posterior e adjacente à espinha nasal anterior. Isso é mais comum em pacientes com deformidade esqueletofacial classe II com lábio superior curto. A ressecção em qualquer grau significativo do septo caudal é normalmente acompanhada de ressecção semelhante do septo membranoso (▶ Fig. 20.32).
- Ângulo septal alto:
  - A presença de um ângulo septal alto pode resistir à rotação para cima da ponta nasal se o ligamento suspensor

Refinamento da Cirurgia da Ponta Nasal: Anatomia e Técnica

permanecer intacto. A redução do ângulo septal ou a divisão do ligamento suspensor resolverá o problema (▶ Fig. 20.33).
- Aderência da pele a *crura* laterais, cartilagens laterais superiores e ossos nasais:
  ○ Para resolver essa limitação da rotação da ponta para cima, a pele deve ser adequadamente descolada e, em seguida, recoberta após a modificação da estrutura osteocartilaginosa.

20.5.5 Considerações Adicionais sobre o Refinamento da Ponta

Melhoria da Definição da Ponta

- A definição da ponta baseia-se nos pontos que a definem e em sua relação entre si e com o restante da estrutura osteocartilaginosa, bem como com o envelope de pele sobreposto.
- As suturas transdomais são eficazes para melhorar a definição dos domos, estreitando a largura do domo. A adição de uma sutura hemitransdomal pode definir ainda mais o domo, bem como exagerar a eversão do domo. Isso pode ser particularmente útil em pacientes com pele grossa.
- A diminuição da largura entre os pontos que definem a ponta é realizada com a colocação de sutura interdomal para aproximar os domos.[35-46]
- A ressecção cefálica das *crura* lateral e média dos domos pode melhorar ainda mais a definição da ponta, reduzindo o excesso de volume paradomal e permitindo que os pontos de definição da ponta se desloquem mais medialmente. Em geral, quando as cartilagens laterais inferiores fazem a transição do domo para a columela, elas se alargam de modo que as margens caudais ficam separadas. A ressecção das margens cefálicas melhora o alinhamento e permite que os pontos que definem a ponta se desloquem medialmente.
- Se for necessário um estreitamento adicional do ângulo de divergência, pode ser colocada uma sutura intercrural alta. Essa sutura é colocada entre as *crura* mediais diretamente abaixo dos domos. Quanto mais próxima a sutura for colocada dos domos, maior será o efeito de estreitamento do ângulo de divergência.

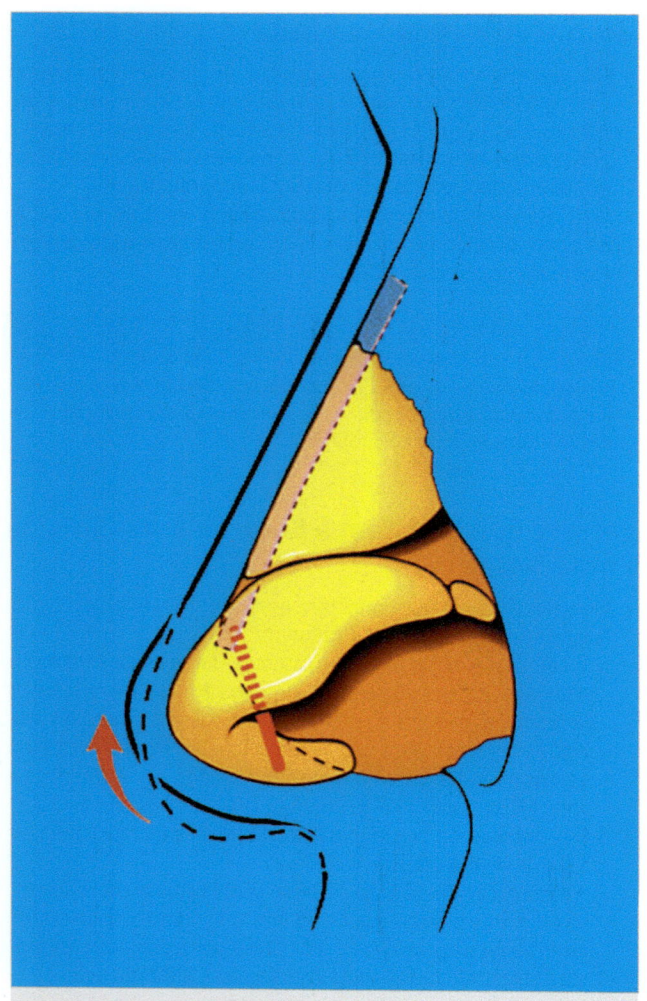

Fig. 20.29 Alteração da rotação da ponta. O aumento da rotação da ponta nasal requer a avaliação de cada fator que pode limitar a rotação para cima. O resultado dessa avaliação orienta a tomada de decisão cirúrgica.

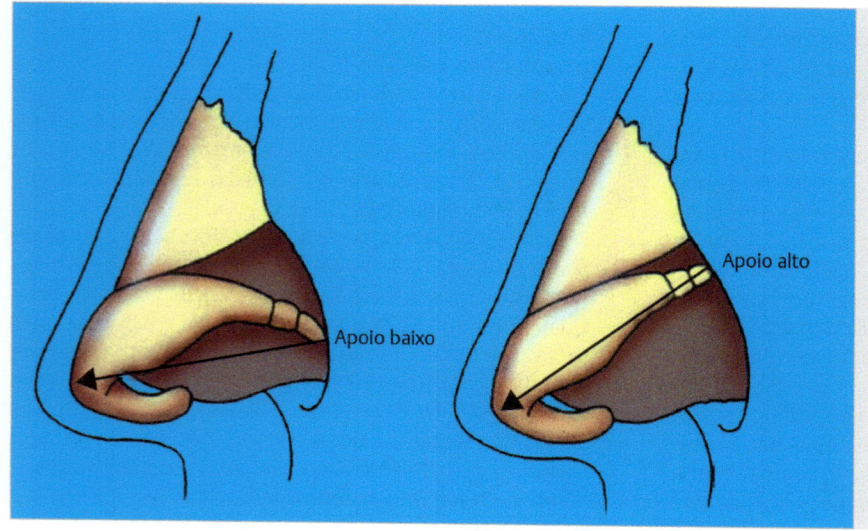

Fig. 20.30 Alteração da rotação da ponta. Se o complexo crural lateral encostar no piriforme em uma direção mais cefálica, ele evitará a rotação da ponta para cima.

20.4 Abordagens Cirúrgicas para a Ponta

> **Dica de Especialista**
>
> O estreitamento do ângulo de divergência e a medialização dos pontos que definem a ponta são realizados por meio de técnicas de sutura da ponta e/ou pela ressecção cefálica das cartilagens laterais inferiores.

Reduzindo o Excesso de Volume da Ponta

- O excesso de volume da ponta nasal é vista com bastante frequência e requer a remodelação das *crura* laterais para torná-la plana, reta e evertida. Isso pode ser feito com tensionamento crural lateral, ressecção parcial da cartilagem, enxerto ou remodelamento por sutura.[12,13,47]
- O tensionamento crural lateral combinado com a ressecção cefálica da cartilagem lateral inferior é muito eficaz na melhoria da morfologia das *crura* laterais para minimizar o excesso de volume paradomal causado por cartilagens laterais inferiores bulbosas ou convexas.

- Como alternativa, as convexidades/concavidades também podem ser melhoradas com as técnicas de retalho de rotação crural lateral e de sutura crural lateral, embora a última seja menos confiável. Técnicas de enxerto também podem ser empregadas e são discutidas em mais detalhes no Capítulo 30.
- As concavidades, convexidades e assimetrias residuais das *crura* laterais podem ser tratadas com a sutura de equalização alar. Normalmente, essa é uma sutura de extensão que é apertada até que a quantidade desejada de correção seja alcançada. Entretanto, em alguns casos de *crura* laterais gravemente deformadas, pode ser necessário um enxerto de suporte crural lateral para dar forma e suporte às *crura* laterais.

> **Dica de Especialista**
>
> A redução do excesso de volume na ponta nasal é obtida pela ressecção cefálica das cartilagens laterais inferiores e/ou pela alteração da morfologia das crura laterais.

20.5.6 Criação de uma Quebra na Supraponta (▶ Fig. 20.34)

- A formação de quebra na supraponta é frequentemente desejada em mulheres.
- Existe uma quebra na supraponta quando a ponta nasal é mais projetada do que o dorso. Isso é conseguido por meio da criação de pontos de definição da ponta com boa projeção e da redução do dorso para o efeito desejado. O suporte duradouro da ponta também deve ser estabelecido para evitar a perda de projeção e/ou desprojeção, resultando na perda da quebra da supraponta e, potencialmente, em uma deformidade da supraponta em bico de papagaio..
- A pele da região da supraponta é mais espessa do que a ponta real e isso deve ser levado em conta ao determinar a altura final do septo. A colocação do septo dorsal de 5 a 8 mm abaixo dos pontos de definição da ponta em pele de espessura fina a média, e de 8 a 12 mm em pele espessa, ajudará a criar uma quebra da supraponta.

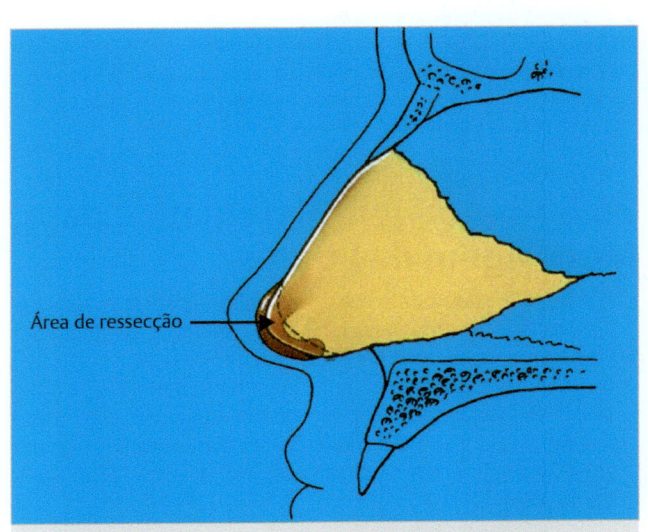

Fig. 20.31 Alteração da rotação da ponta. A determinação de qual porção do septo deve ser ressecada depende do ângulo columelar-labial.

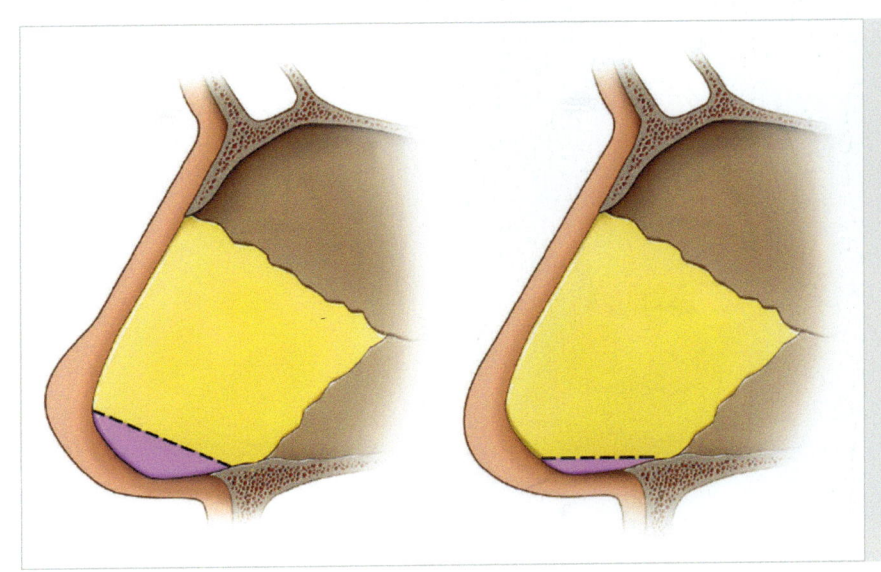

Fig. 20.32 Alteração da rotação da ponta. Se o ângulo columelar-labial estiver normal, a ressecção deve se restringir à porção anterior do septo caudal. Quando o ângulo é deslocado para baixo e para fora mais cartilagem é ressecada do septo caudal posterior e adjacente à espinha nasal anterior.

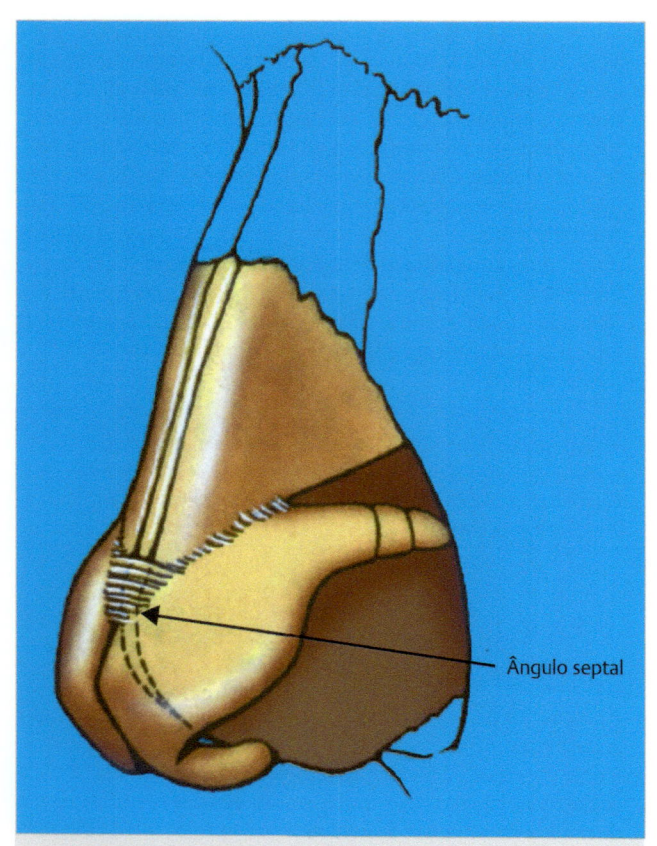

Fig. 20.33 Alteração da rotação da ponta. A presença de um ângulo septal alto pode resistir à rotação para cima da ponta nasal se o ligamento suspensor permanecer intacto. A redução do ângulo septal ou a divisão do ligamento suspensor resolverá esse problema.

- Pacientes com pele espessa, que embota a quebra da supraponta ou limita a definição da ponta, podem precisar de uma remoção cuidadosa do tecido mole:
  - O tecido conjuntivo frouxo na superfície inferior do envelope da pele pode ser removido com uma pinça. A remoção deve-se limitar ao tecido mole frouxo para evitar lesões dérmicas e covinhas externas.
  - Caso a camada musculoaponeurótica seja espessa, ela pode ser excisada com cuidado, evitando a remoção da gordura subdérmica, que poderia causar cicatrizes e até mesmo comprometer a circulação da pele por meio de lesão do plexo subdérmico.
- Uma sutura da supraponta usando uma única sutura absorvível pode ser usada para prender a pele e o tecido mole à cartilagem da supraponta. Isso tem a função dupla de enfatizar a quebra da supraponta e, ao mesmo tempo, obliterar o espaço morto que poderia resultar em tecido cicatricial excessivo e volume na supraponta.

> **Dica de Especialista**
>
> *A criação da quebra na supraponta coloca os pontos que definem a ponta de 5 a 12 mm acima do septo dorsal, levando em consideração as diferenças de espessura da pele entre o dorso e a ponta.*

20.6 Abordagem Sistemática para Modelagem de Pontas

- O refinamento da ponta nasal visa a obter *crura* laterais retas, achatadas e evertidas para uma ponta em forma de diamante.
- O refinamento moderno da ponta conta com técnicas avançadas de enxerto de cartilagem e tensionamento baseadas na apreciação da relação dinâmica entre os componentes anatômicos da ponta nasal e suas ligações entre si e com o envelope de pele sobreposto para criar de forma confiável uma configuração de ponta ideal.[12,14,16]

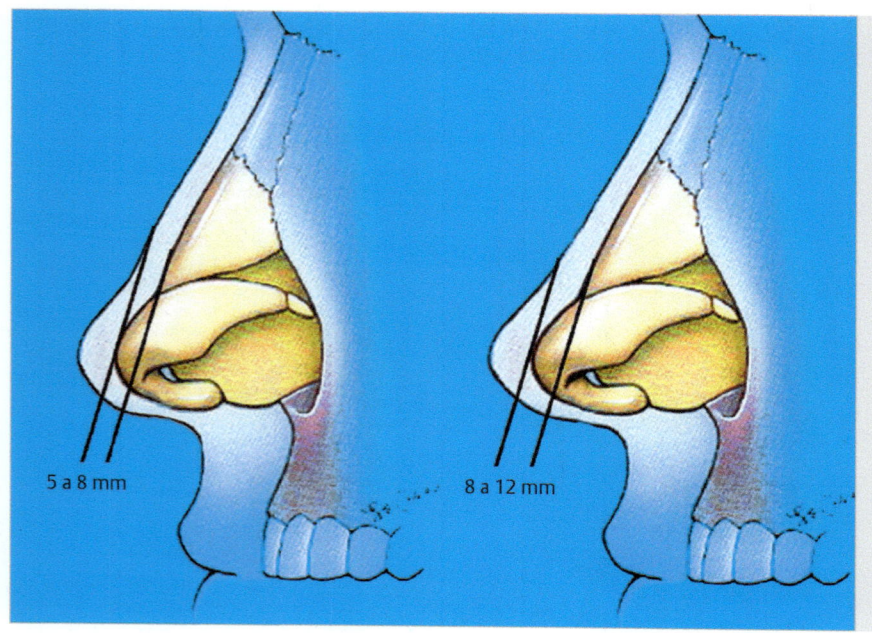

Fig. 20.34 Criação de uma quebra da supraponta. A formação de uma quebra de supraponta é frequentemente desejada em mulheres. A quebra da supraponta ocorre quando a ponta nasal é mais alta do que o dorso. A criação de uma quebra da supraponta é realizada por meio da criação de pontos que definem a ponta com boa projeção e da redução do dorso para o efeito desejado.

20.6.1 Colocação do Enxerto de Extensão Septal

- O enxerto de extensão septal é primeiro colocado para fornecer suporte, projeção e rotação (▶ Vídeo 20.1).[9,10,11]
- Ele é fixado ao septo usando a técnica de quatro suturas. (Consulte o Capítulo 25 para obter mais informações sobre a função do enxerto de extensão septal na projeção e rotação da ponta).

20.6.2 Tensionamento Crural Lateral[13,14]

- O comprimento das cartilagens laterais inferiores é aumentado até o ponto de projeção desejado, correspondendo ao ápice do enxerto de extensão septal (▶ Vídeo 20.2).
- A colocação da *crus* lateral sob tensão, puxando-a anteriormente para encontrar o enxerto de extensão septal, resulta no achatamento da *crus* lateral, que é um efeito desejado.
- Durante a tração, a cartilagem é pinçada com uma pinça para estabelecer a posição do novo domo.
- Uma sutura transdomal é colocada para criar o neodomo. A sutura é colocada de forma oblíqua, de medial para lateral e de caudal para cefálica.[12]
- Em pacientes com pele espessa, uma sutura hemitransdomal adicional é colocada.[18] Essa é uma sutura simples que é colocada através da margem cefálica do neodomo.

20.6.3 Unificação do Complexo da Ponta[12,14]

- Os neodomos são então fixados um ao outro e ao enxerto de extensão septal com uma sutura interdomal (▶ Vídeo 20.3).
- Frequentemente, há encurvamento das *crura* mediais devido à redundância acumulada como resultado da manobra de tensionamento. Isso é particularmente verdadeiro em casos de desprojeção, em que o comprimento da *crus* lateral é consideravelmente encurtado, aumentando assim o comprimento da *crus* medial.
- A divisão crural medial com sobreposição e reparo cria uma construção mais curta:
  - Dividir medialmente em vez de lateralmente (como no conceito tradicional de tripé) direciona a incisão para o ponto inerentemente mais fraco da cartilagem e evita o entalhe alar lateral.
- Uma sutura intercrural alta é então colocada imediatamente abaixo dos neodomos. Isso fixa ainda mais a construção ao enxerto de extensão septal. Ela também pode ser usada para estreitar o ângulo de divergência, com seu efeito sendo mais poderoso quanto mais próximo for colocado dos domos.
- Uma sutura intercrural baixa é então colocada entre as *crura* mediais. Normalmente, essa sutura também engloba os segmentos crurais mediais sobrepostos.

20.6.4 Manobras Adicionais, se Necessário

- Os enxertos de ponta podem ser adicionados se for necessária uma projeção adicional ou uma suavização da ponta.
- Uma sutura de equalização alar é usada para medializar as *crura* laterais na quebra da supraponta se for observado que as *crura* laterais continuam a se curvar lateralmente ou se o excesso de volume peridomal permanecer.[15]

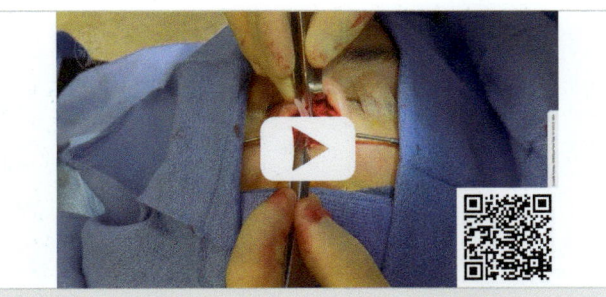

Vídeo 20.1 Colocação de um enxerto de extensão septal.

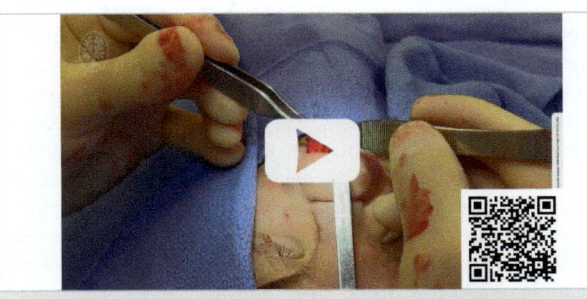

Vídeo 20.2 Tensionamento crural lateral e colocação das suturas transdomal e hemitransdomal.

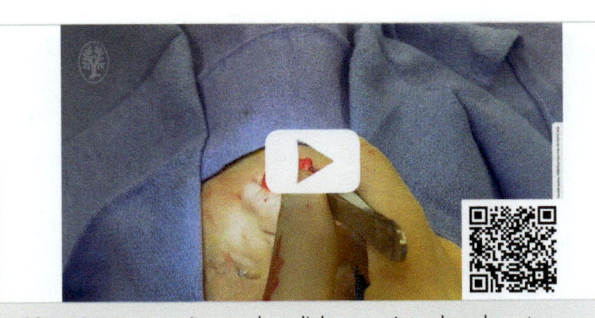

Vídeo 20.3 Transecção crural medial, sutura interdomal e sutura intercrural alta.

Trata-se de uma sutura de extensão colocada entre as *crura* laterais, perto de seu ponto médio.
- Uma sutura da supraponta modificada é usada para eliminar o espaço morto e, ao mesmo tempo, enfatizar o contorno na quebra da supraponta. Isso é indicado principalmente em indivíduos com pele grossa ou pacientes com tecido cicatricial significativo submetidos a rinoplastia secundária.

20.7 A ponta Nasal Ideal

- O resultado deve ser uma ponta que siga os quatro princípios principais da *ponta nasal ideal*[12] (▶ Vídeo 20.4):
  - Cartilagens laterais inferiores retas.
  - *Crura* laterais evertidas.
  - Borda caudal elevada das cartilagens laterais inferiores.
  - Uma ponta em forma de diamante.

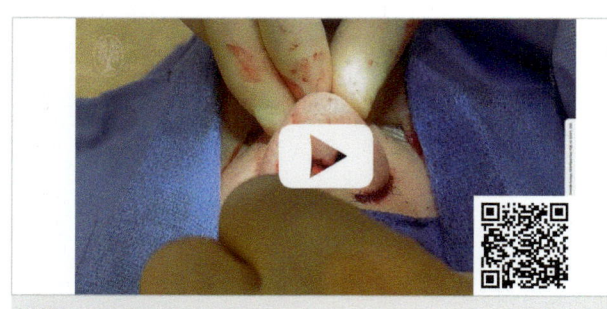

Vídeo 20.4 Análise da ponta final.

20.8 Conclusão

Um conhecimento abrangente da anatomia e das estruturas de suporte é essencial para entender os fundamentos da modelagem da ponta. Embora o conceito de tripé seja útil para entender as mudanças dinâmicas na rotação e projeção da ponta que ocorrem com a modificação da cartilagem, o objetivo final é obter uma construção de ponta que se adeque aos quatro ideais estéticos. A configuração ideal da ponta é descrita como tendo as seguintes características: cartilagens laterais inferiores retas, *crura* laterais evertidas, borda caudal mais alta das cartilagens laterais inferiores e ponta em forma de diamante. Embora haja uma infinidade de técnicas que podem ser usadas, as técnicas de tensionamento crural lateral em combinação com um enxerto de extensão septal preservam a integridade das cartilagens e permitem mudanças drásticas na posição e na morfologia da ponta.

Referências

[1] Gunter JP, Rohrich RJ, Adams WP Jr, eds. Dallas Rhinoplasty: Nasal Surgery by the Masters. 2nd ed. St Louis: Quality Medical Publishing; 2007
[2] Janeke JB, Wright WK. Studies on the support of the nasal tip. Arch Otolaryngol. 1971; 93(5):458-464
[3] Rohrich RJ, Ahmad J. Rhinoplasty. Plast Reconstr Surg. 2011; 128(2):49e-73e
[4] Anderson JR. A reasoned approach to nasal base surgery. Arch Otolaryngol. 1984; 110(6):349-358
[5] Gunter JP, Yu YL. The tripod concept for correcting nasal-tip cartilages. Aesthet Surg J. 2004; 24(3):257-260
[6] Gunter JP, Rohrich RJ. External approach for secondary rhinoplasty. Plast Reconstr Surg. 1987; 80(2):161-174
[7] Rohrich RJ, Lee MR. External approach for secondary rhinoplasty: advances over the past 25 years. Plast Reconstr Surg. 2013; 131(2):404-416
[8] Rohrich RJ, Chamata ES, Alleyne B, Bellamy JL. Versatility of the fixed-mobile septal extension graft for nasal tip reshaping. Plast Reconstr Surg. 2022; 149 (6):1350-1356
[9] Byrd HS, Andochick S, Copit S, Walton KG. Septal extension grafts: a method of controlling tip projection shape. Plast Reconstr Surg. 1997; 100(4):999-1010
[10] Ha RY, Byrd HS. Septal extension grafts revisited: 6-year experience in controlling nasal tip projection and shape. Plast Reconstr Surg. 2003; 112(7): 1929-1935
[11] Bellamy JL, Rohrich RJ. Superiority of the septal extension graft over the columellar strut graft in primary rhinoplasty: improved long-term tip stability. Plast Reconstr Surg. 2023; 152(2):332-339
[12] Savetsky IL, Avashia YJ, Rohrich RJ. Nasal tip shaping finesse in rhinoplasty. Plast Reconstr Surg. 2021; 148(6):1278-1279
[13] Davis RE. Lateral crural tensioning for refinement of the wide and underprojected nasal tip: rethinking the lateral crural steal. Facial Plast Surg Clin North Am. 2015; 23(1):23-53
[14] Rohrich RJ, Bellamy JL, Chamata ES, Alleyne B. Personal evolution in rhinoplasty tip shaping: beyond the tripod concept. Plast Reconstr Surg. 2022; 150(4):789e-799e
[15] Savetsky IL, Hamilton KL, Avashia YJ, Rohrich RJ. The alar equalization suture for nasal tip refinement. Plast Reconstr Surg. 2022; 150(3):566-567
[16] Rohrich RJ, Savetsky IL, Avashia YJ. The role of the septal extension graft. Plast Reconstr Surg Glob Open. 2020; 8(5):e2710
[17] Gruber RP, Melkun ET, Strawn JB. External valve deformity: correction by composite flap elevation and mattress sutures. Aesthetic Plast Surg. 2011; 35 (6):960-964
[18] Gruber RP, Chang E, Buchanan E. Suture techniques in rhinoplasty. Clin Plast Surg. 2010; 37(2):231-243
[19] Ghavami A, Janis JE, Acikel C, Rohrich RJ. Tip shaping in primary rhinoplasty: an algorithmic approach. Plast Reconstr Surg. 2008; 122(4):1229-1241
[20] Rohrich RJ, Kurkjian TJ, Hoxworth RE, Stephan PJ, Mojallal A. The effect of the columellar strut graft on nasal tip position in primary rhinoplasty. Plast Reconstr Surg. 2012; 130(4):926-932
[21] Rohrich RJ, Hoxworth RE, Kurkjian TJ. The role of the columellar strut in rhinoplasty: indications and rationale. Plast Reconstr Surg. 2012; 129(1): 118e-125e
[22] Sheen JH. Achieving more nasal tip projection by the use of a small autogenous vomer or septal cartilage graft. A preliminary report. Plast Reconstr Surg. 1975; 56(1):35-40
[23] Sheen JH. SAAR, 2nd ed. St Louis: Quality Medical Publishing; 1998
[24] Arden RL, Crumley RL. Cartilage grafts in open rhinoplasty. Facial Plast Surg. 1993; 9(4):285-294
[25] Constantian MB. Distant effects of dorsal and tip grafting in rhinoplasty. Plast Reconstr Surg. 1992; 90(3):405-418, discussion 419-420
[26] Peck G. The difficult nasal tip. Clin Plast Surg. 1977; 4(1):103-110
[27] Peck GC. The onlay graft for nasal tip projection. Plast Reconstr Surg. 1983; 71(1):27-39
[28] Peck GC. Techniques in Aesthetic Rhinoplasty. New York: Thieme-Stratton;
[29] Rohrich RJ, Hoxworth RE, Thornton JF, Pessa JE. The pyriform ligament. Plast Reconstr Surg. 2008; 121(1):277-281
[30] Lee MR, Geissler P, Cochran S, Gunter JP, Rohrich RJ. Decreasing nasal tip projection in rhinoplasty. Plast Reconstr Surg. 2014; 134(1):41e-49e
[31] Rich JS, Friedman WH, Pearlman SJ. The effects of lower lateral cartilage excision on nasal tip projection. Arch Otolaryngol Head Neck Surg. 1991; 117 (1):56-59
[32] Fredricks S. Tripod resection for "Pinocchio" nose deformity. Plast Reconstr Surg. 1974; 53(5):531-533
[33] Gunter JP, Friedman RM. Lateral crural strut graft: technique and clinical applications in rhinoplasty. Plast Reconstr Surg. 1997; 99(4):943-952, discussion 953-955
[34] Goldman IB. The importance of the mesial crura in nasal-tip reconstruction. AMA Arch Otolaryngol. 1957; 65(2):143-147
[35] Tardy ME, Jr, Patt BS, Walter MA. Transdomal suture refinement of the nasal tip: long-term outcomes. Facial Plast Surg. 1993; 9(4):275-284
[36] Tebbetts JB. Shaping and positioning the nasal tip without structural disruption: a new, systematic approach. Plast Reconstr Surg. 1994; 94(1):61-77
[37] Gruber RP. Suture correction of nasal tip cartilage concavities. Plast Reconstr Surg. 1997; 100(6):1616-1617
[38] Daniel RK. Rhinoplasty: a simplified, three-stitch, open tip suture technique. Part I: primary rhinoplasty. Plast Reconstr Surg. 1999; 103(5):1491-1502
[39] Daniel RK. Rhinoplasty: a simplified, three-stitch, open tip suture technique. Part II: secondary rhinoplasty. Plast Reconstr Surg. 1999; 103(5):1503-1512
[40] McKinney P, Stalnecker M. Surgery for the bulbous nasal tip. Ann Plast Surg. 1983; 11(2):106-113
[41] Webster RC, White MF, Courtiss EH. Nasal tip correction in rhinoplasty. Plast Reconstr Surg. 1973; 51(4):384-396
[42] Rohrich RJ, Adams WP, Jr. The boxy nasal tip: classification and management based on alar cartilage suturing techniques. Plast Reconstr Surg. 2001; 107 (7):1849-1863, discussion 1864-1868
[43] Rohrich RJ, Griffin JR. Correction of intrinsic nasal tip asymmetries in primary rhinoplasty. Plast Reconstr Surg. 2003; 112(6):1699-1712, discussion 713-715
[44] Guyuron B, Behmand RA. Nasal tip sutures part II: the interplays. Plast Reconstr Surg. 2003; 112(4):1130-1145, discussion 1146-1149
[45] Rohrich RJ, Liu JH. Defining the infratip lobule in rhinoplasty: anatomy, pathogenesis of abnormalities, and correction using an algorithmic approach. Plast Reconstr Surg. 2012; 130(5):1148-1158
[46] Rohrich RJ, Savetsky IL, Rodriguez A, Avashia YJ. Developing consistency in nasal tip shaping. Plast Reconstr Surg Glob Open. 2020; 8(4):e2634
[47] Rohrich RJ, Avashia YJ, Savetsky IL. An update on the surgical management of the bulbous and boxy tip. Plast Reconstr Surg. 2022; 149(1):25e-27e

21 O Tripé da Ponta Nasal: Controle da Projeção e Rotação da Ponta

Sam P. Most

Resumo

A estrutura e o suporte da ponta nasal são alguns dos aspectos mais desafiadores de qualquer cirurgia de rinoplastia. O domínio da criação da forma ideal e da estabilidade ao longo do tempo é fundamental para o conjunto de habilidades de qualquer cirurgião de rinoplastia. O conceito de tripé de Anderson é uma maneira útil de entender a posição da ponta nasal no espaço tridimensional. Ao entender esse conceito, o cirurgião pode planejar facilmente intervenções para mover a ponta nasal no espaço. A manipulação do comprimento das *crura* lateral e medial alterará a rotação e a projeção da ponta. A fixação das pernas mediais do tripé (as *crura* mediais) em uma estrutura estável é um elemento-chave para criar um suporte duradouro para a ponta. A sutura *tongue-in-groove*, fixada em uma estrutura ou elemento septal estável na linha média, tem grande utilidade nesse sentido. A avaliação e o gerenciamento do septo são, portanto, essenciais para o cirurgião de rinoplastia.

Palavras-chave: Rinoplastia, rinoplastia de revisão, teoria do tripé, enxerto de suporte crural lateral

Pontos Principais

- O conceito de tripé de Anderson é fundamental para entender como controlar a posição da ponta.
- A fixação das pernas das *crura* mediais do tripé a uma estrutura da linha média, de alguma forma, é o método mais confiável que permite a rotação e a projeção da ponta.
- Resultados duradouros na ponta requerem uma estrutura que resista à contração do envelope de tecido mole.
- A técnica de sutura "*tongue-in-groove*" envolve a fixação das *crura* mediais ao septo caudal ou a uma construção similar do septo caudal.
- Os enxertos de extensão septal estendem-se para além do ângulo septal anteriormente, caudalmente ou ambos, e podem ser usados para controlar a posição da ponta.

21.1 Introdução

Um dos maiores desafios em qualquer cirurgia de rinoplastia, primária ou secundária, é obter resultados consistentes na forma da ponta nasal. A forma da ponta pode ser conceituada em termos de quatro componentes inter-relacionados: Volume, geometria, rotação e projeção (▶ Fig. 21.1). Embora nenhum componente individual possa ser manipulado sem afetar os outros, existem dois grupos principais: Volume-geometria e rotação-projeção.

Dica de Especialista

O volume, a geometria, a rotação e a projeção da ponta são variáveis primárias na forma da ponta; o volume-geometria e a rotação-projeção estão intimamente relacionados.

Este capítulo se concentra na última relação. De fato, um dos objetivos mais importantes da cirurgia de rinoplastia é o controle confiável da projeção e rotação da ponta nasal e a garantia de que as estruturas da ponta estejam bem apoiadas para manter essa posição ao longo do tempo. Como essa é uma tarefa frequente, porém desafiadora, vários métodos para alterar a projeção e a rotação da ponta são descritos na literatura, e é importante conhecer o efeito esperado de cada método na posição da ponta, juntamente com os benefícios e as limitações de cada um. A utilização adequada desses métodos requer um entendimento da teoria do complexo do tripé nasal, bem como dos mecanismos de suporte da ponta nasal, para garantir resultados duradouros.

21.2 Teoria do Complexo do Tripé Nasal e Mecanismos de Suporte da Ponta

- O conceito de tripé, originalmente proposto por Jack Anderson,[1] afirma que a posição da ponta é afetada por três vetores/suportes primários: Cada *crus* lateral forma uma perna cefálica do tripé, enquanto as *crura* mediais emparelhadas (e, portanto, a relação com o septo caudal) formam a terceira perna caudal do tripé (▶ Fig. 21.2). A criação de um tripé estável é de suma importância em rinoplastias primárias e secundárias.
- Além disso, o septo caudal também deve ser incluído na perna do meio do tripé, pois sua posição, força e relação com as cartilagens laterais inferiores são um componente central da posição e do suporte da ponta.[2] De fato, o aumento do septo, seguido da fixação das cartilagens da ponta ao septo caudal, é considerado, por muitos, como o principal componente para alterar a projeção e a rotação da ponta.[3,4,5]

Dica de Especialista

A avaliação e o controle do septo nasal, particularmente do septo dorsal e caudal, são componentes essenciais da rinoplastia estética.

- A utilização de métodos que fixam os enxertos e a cartilagem da ponta a um septo nasal estável (ou construção septal) resulta em uma mudança mais previsível na posição da ponta e aumenta a durabilidade da mudança, pois as forças de contratura da ferida são reduzidas pela fixação do septo ao esqueleto nasofacial.
- Diante do exposto, enfatizamos a importância de (1) criar uma construção septal estável na linha média (nativa ou não), (2) fixar as *crura* mediais a essa estrutura da linha média e (3) estabilizar e modificar as *crura* laterais (pernas do tripé lateral).

O Tripé da Ponta Nasal: Controle da Projeção e Rotação da Ponta

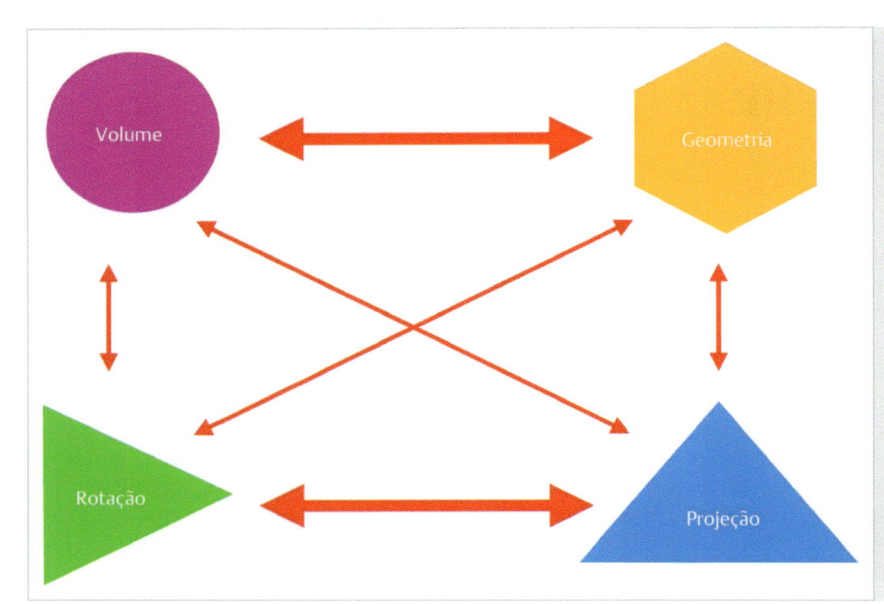

Fig. 21.1 Estrutura conceitual para entender a composição da forma da ponta. Os quatro componentes estão todos inter-relacionados. Volume-geometria e rotação-projeção são os pares mais intimamente relacionados.

21.3 Análise da Ponta Nasal

- A avaliação pré-operatória da ponta nasal inclui a observação da rotação, projeção e forma da ponta, bem como o grau de suporte da ponta. Os cirurgiões devem observar esses aspectos tanto na posição vertical quanto na posição de repouso.
- Um conjunto de fotografias e simulações pré-operatórias (se usadas) deve estar presente na sala de cirurgia.
- A avaliação do nariz deve incluir a observação de quaisquer assimetrias que possam estar presentes nas vistas frontal e basal.
- A projeção nasal é definida como a extensão anterior da ponta nasal em relação ao plano facial vertical.
- Os métodos mais comuns para avaliar a projeção da ponta ideal na vista de perfil são os métodos de Goode, Crumley e Simons, conforme mostrado na ▶ Fig. 21.3.[6,7,8]
- Embora existam vários métodos para medir a rotação da ponta nasal, normalmente usamos o ângulo nasolabial. O ângulo nasolabial ideal em pacientes do sexo masculino é de 90 a 100 graus e de 95 a 115 graus em pacientes do sexo feminino (▶ Fig. 21.3).
- Na vista basal do nariz, observa-se um triângulo formado pela ponta e pela asa bilateralmente. O terço anterior do triângulo é composto pelo lóbulo da infraponta, e os dois terços posteriores são compostos pela columela e pelas narinas.
- Como em todos esses parâmetros "ideais", as características faciais individuais do paciente, os padrões culturais, a etnia e os desejos do paciente devem ser considerados ao determinar as metas e expectativas pós-operatórias e certamente variarão para cada paciente.

21.4 Técnicas Operatórias Usadas para Alterar a Projeção e a Rotação da Ponta

- Muitas técnicas para alterar a posição da ponta foram descritas. Discutiremos algumas delas dentro da estrutura do conceito de tripé. O leitor poderá entendê-las e extrapolar para outras manobras.

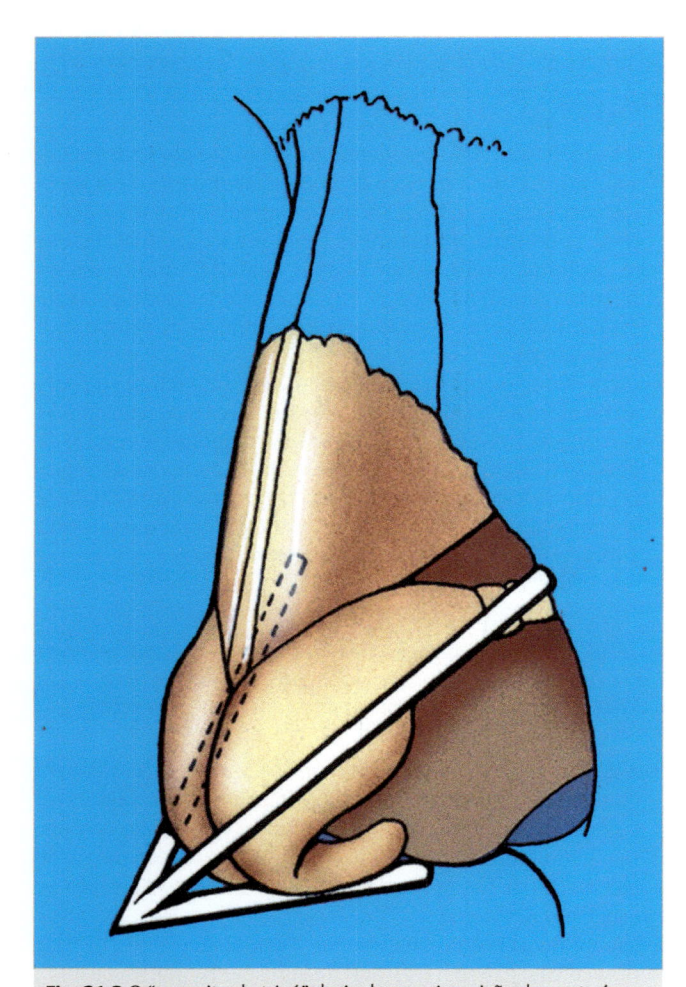

Fig. 21.2 O "conceito de tripé" de Anderson. A posição da ponta é afetada por três vetores/suportes primários. Cada *crus* lateral forma uma perna do tripé, enquanto as *crura* mediais emparelhadas formam a terceira perna do tripé.

- Em geral, essas técnicas exigem o aumento ou a redução de cada perna do tripé, alteram suas proporções relativas e/ou mudam sua relação com a base do septo.
- Os métodos que afetam as cartilagens nasais inferiores, que definimos como *crura* medial, média e lateral, incluem a alteração dos comprimentos relativos das *crura* medial e lateral com métodos de sutura, excisão/sobreposição ou aumento com enxertos.

21.5 As Pernas Laterais do Tripé

- Os métodos que encurtam o comprimento das *crura* laterais aumentarão, principalmente, a rotação da ponta. O efeito na projeção varia de acordo com o método utilizado.
- Por exemplo, a sobreposição crural lateral, conforme descrito por Kridel, é um método em que a *crus* lateral é transeccionada e sobreposta, conforme mostrado na ▶ Fig. 21.4.[9] Assim, as *crura* laterais são encurtadas e as *crura* mediais não são afetadas. Isso resultará em rotação com desprojeção da ponta nasal. Um exemplo de sobreposição crural lateral usada em conjunto com a sutura *tongue-in-groove* (descrita posteriormente) é mostrado na ▶ Fig. 21.5a-h.
- O comprimento pode ser adicionado à *crus* lateral, o que resultará em uma rotação para baixo da ponta nasal. Há vários métodos para realizar essa manobra, incluindo o roubo crural medial, o inverso do roubo crural lateral (raramente usado) e o uso de enxertos de suporte crural lateral (LCSGs), conforme mostrado na ▶ Fig. 21.6.[10]

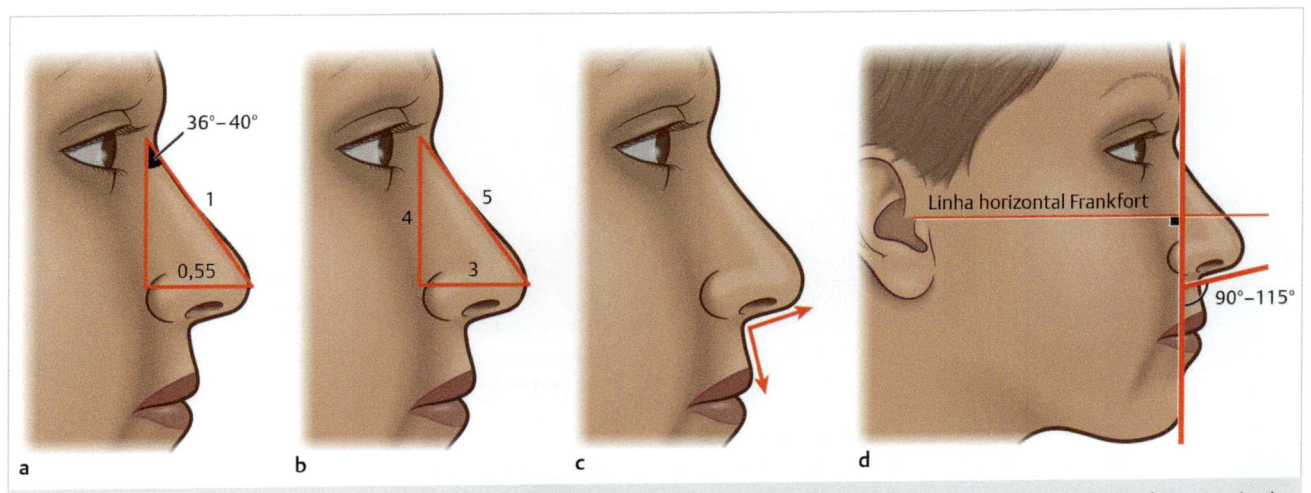

Fig. 21.3 Projeção e rotação da ponta nasal. (**a**) Avaliação da projeção nasal com o método de Goode. (**b**) Avaliação da projeção nasal com o método de Crumley. (**c**) Avaliação da projeção nasal com o método de Simons. (**d**) Rotação nasal.

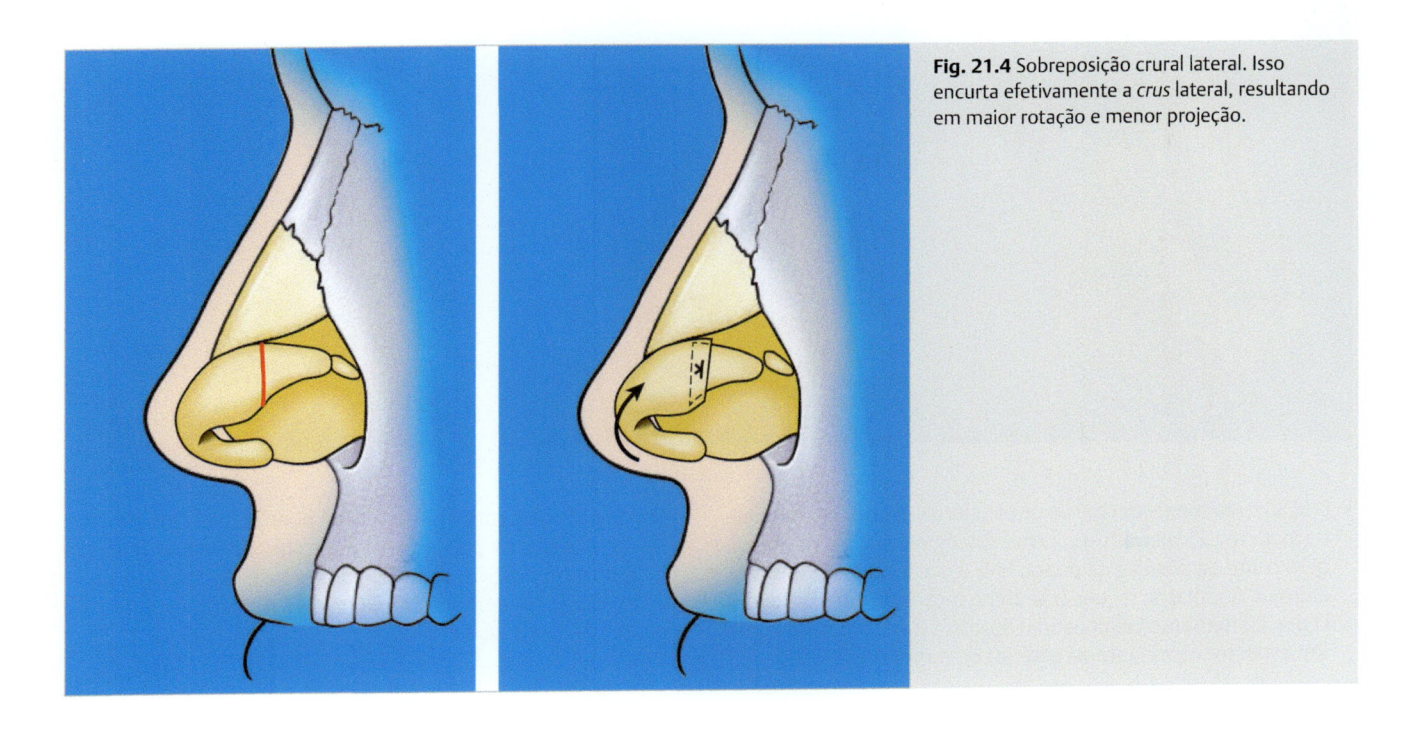

Fig. 21.4 Sobreposição crural lateral. Isso encurta efetivamente a *crus* lateral, resultando em maior rotação e menor projeção.

O Tripé da Ponta Nasal: Controle da Projeção e Rotação da Ponta

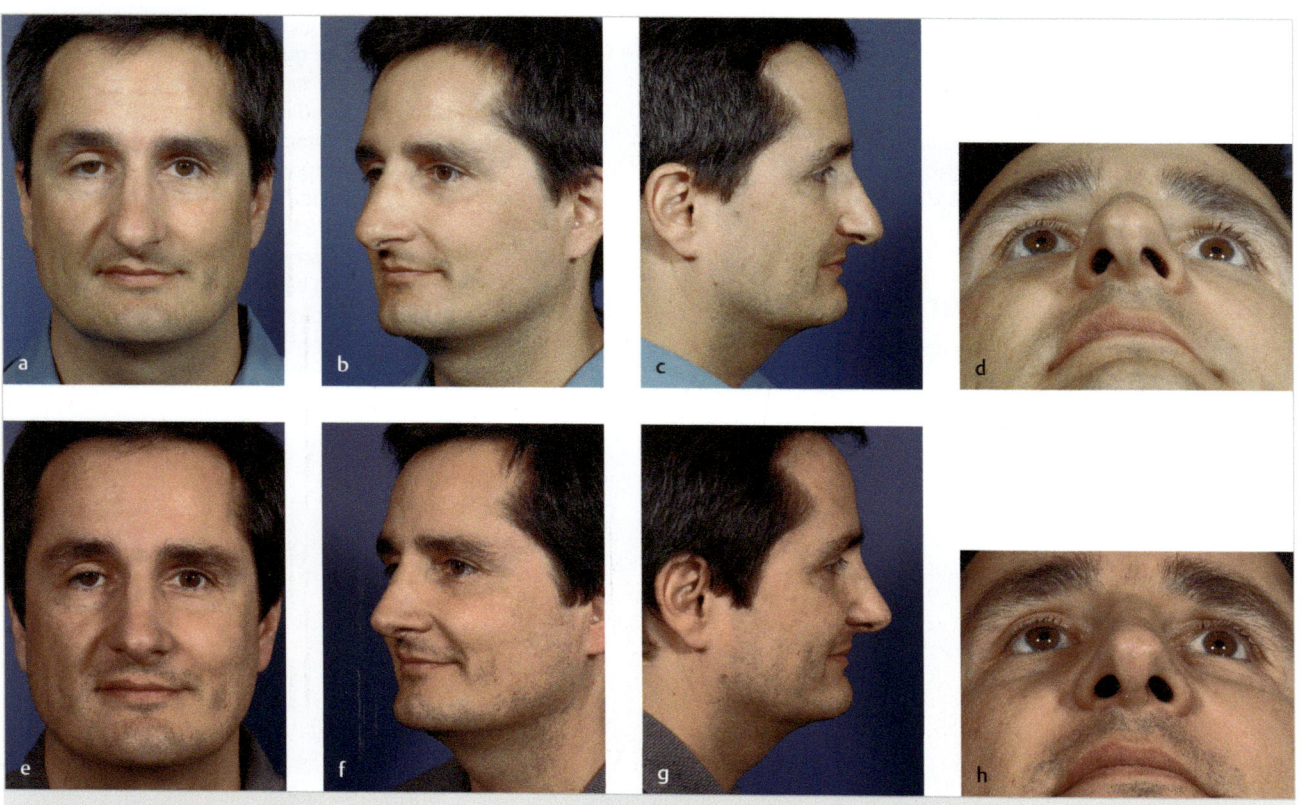

Fig. 21.5 Imagens pré-operatórias (em cima) e pós-operatórias de 12 meses (embaixo) de um paciente com rinoplastia primária que foi submetido à ressecção convencional da giba, sobreposição crural lateral e sutura *tongue-in-groove* para estabilizar e tornar a ponta mais simétrica.

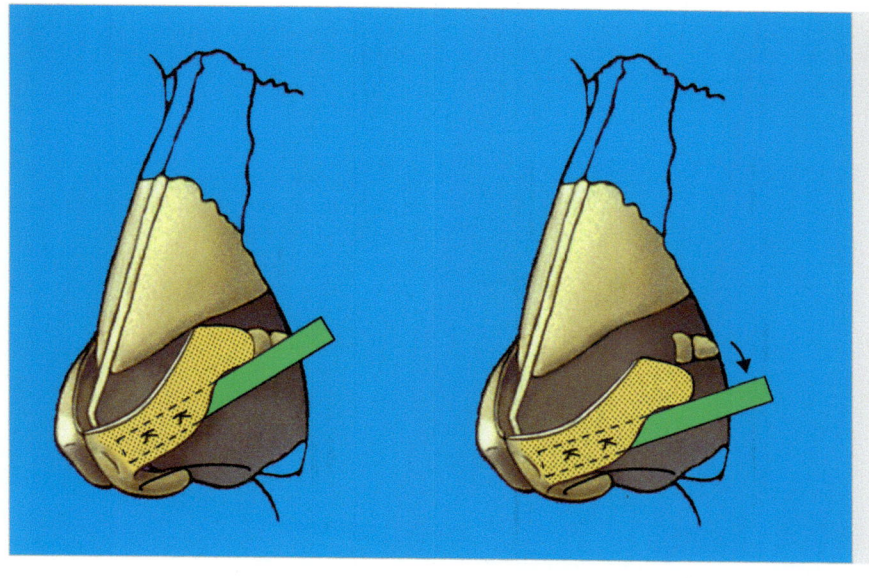

Fig. 21.6 Enxertos de suporte crural lateral. Descrito por Gunter, variações no posicionamento foram relatadas.[10] Esses enxertos podem ser usados para estabilizar a via aérea nasal, bem como para corrigir deformidades estéticas da ponta nasal.

- O LCSG é realmente um cavalo de batalha da cirurgia de rinoplastia moderna. Ele permite o controle do contorno da crural lateral, bem como da posição da ponta. Isso é particularmente verdadeiro na rinoplastia secundária, como mostrado na ▶ Fig. 21.7.
- O posicionamento cefalocaudal da *crus* foi reconhecido como um aspecto importante da estética da ponta nasal.[11,12]
- O reposicionamento da *crus* lateral pode resultar em um melhor contorno da ponta nasal e é frequentemente feito em conjunto com LCSGs, como mostrado na ▶ Fig. 21.8a–h.
- Além disso, foi demonstrado que o LCSG é importante para estabilizar a via aérea nasal.[13]

21.5 As Pernas Laterais do Tripé

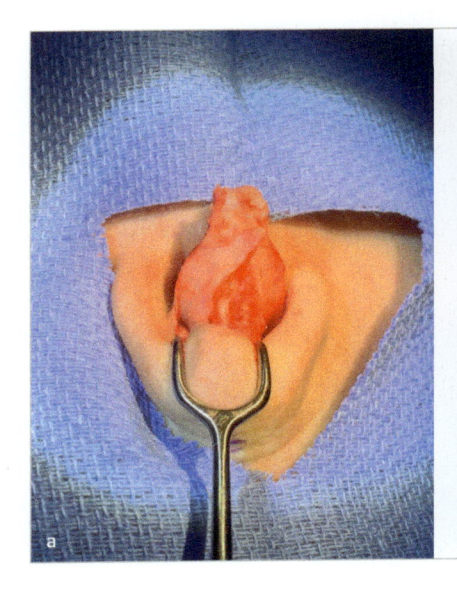

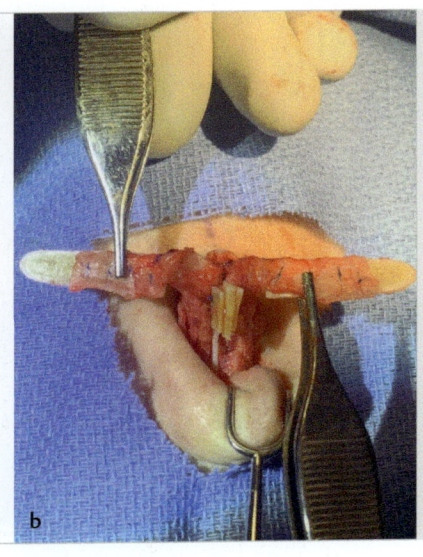

Fig. 21.7 Enxertos de suporte crural lateral em rinoplastia secundária. (**a**) Observe o colapso e a sobreposição das *crura* laterais antes da reconstrução. (**b**) Observe os enxertos de suporte crural lateral colocados sob os remanescentes da cartilagem nativa. O septo da linha média também foi reconstruído.

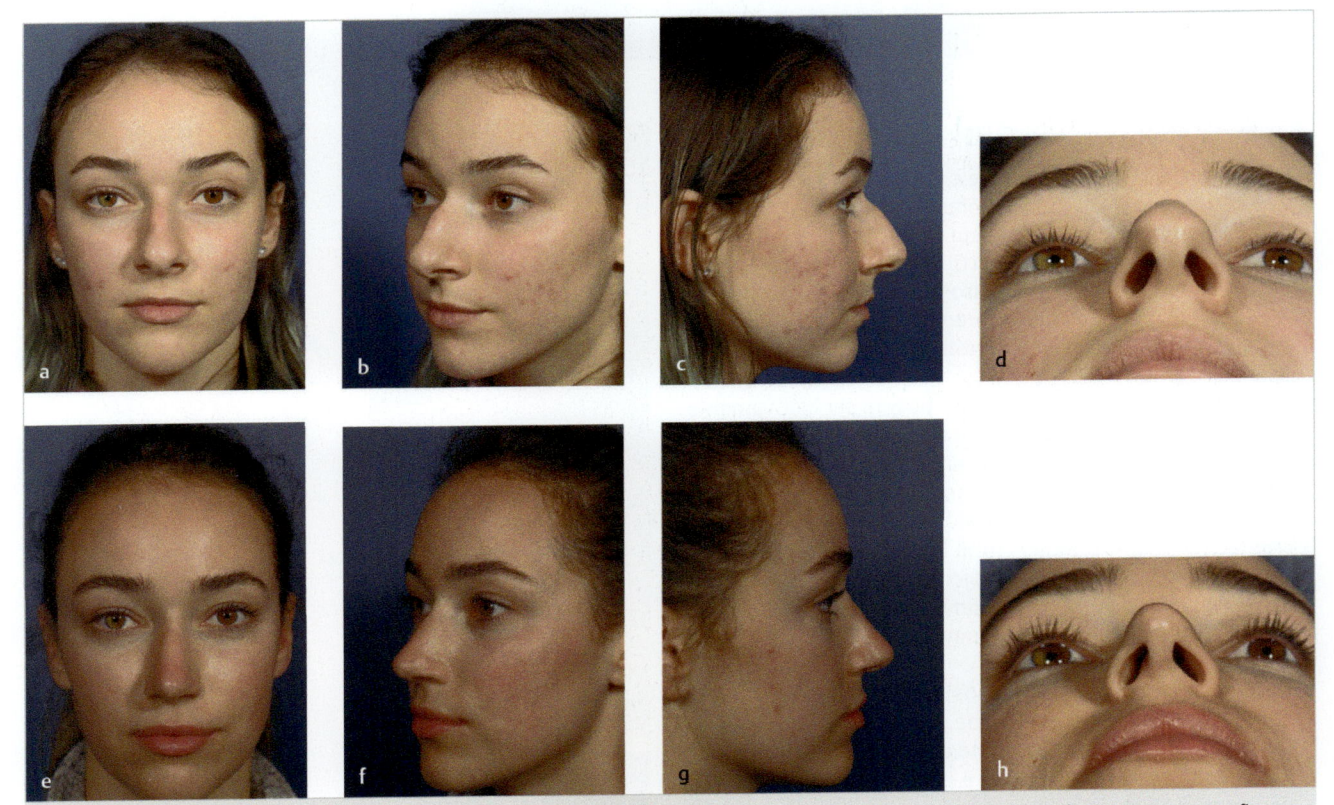

Fig. 21.8 Imagens pré-operatórias (superior) e pós-operatórias de 16 meses (inferior) de uma paciente submetida à rinoplastia com preservação dorsal e reposicionamento alar. A rotação e a projeção da ponta foram ajustadas com sutura *tongue-in-groove*. Observe a mudança no volume da ponta após o achatamento e o reposicionamento das asas.

- Os outros métodos comumente usados para estabilizar as *crura* laterais e a asa são os enxertos de borda alar, flutuantes (enxertos de borda tradicionais ou de contorno alar) ou dos domos (enxertos de borda articulados). Para fins de estabilização do tripé verdadeiro, nós nos referimos apenas a este último.

- Os enxertos de borda articulada, conforme descrito por Davis, são fixados na superfície anterior (externa) dos domos e colocados em bolsas ao longo das *crura* laterais. Na maioria dos casos, preferimos os enxertos de rebordo articulado subjacentes, descritos por Cochran como enxertos de contorno alar estendidos (▶ Fig. 21.9).

O Tripé da Ponta Nasal: Controle da Projeção e Rotação da Ponta

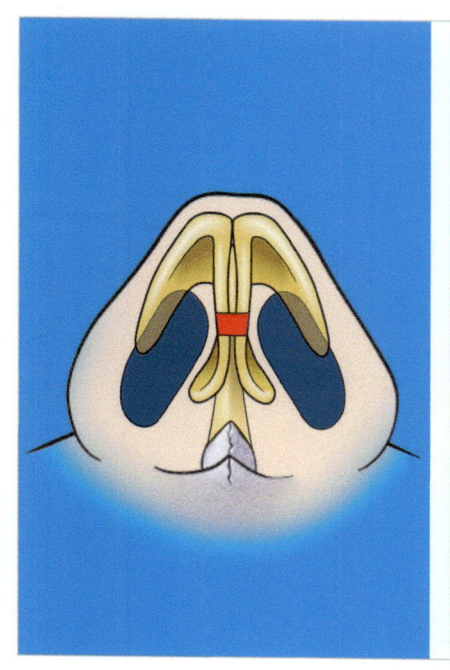

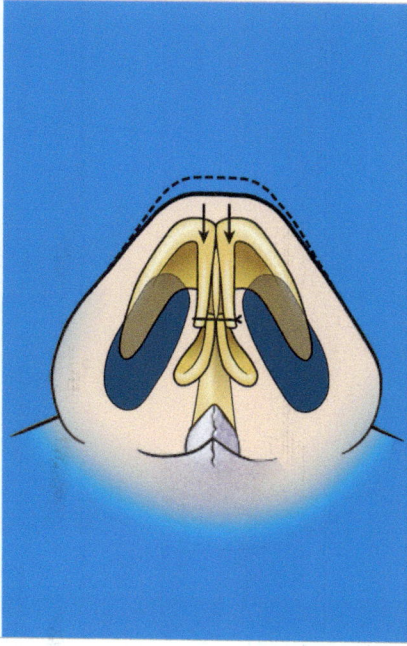

Fig. 21.9 O procedimento de ressecção crural medial. Neste exemplo, as *crura* mediais são ressecadas e ressuturadas. Em muitos casos, o membro superior pode ser sobreposto e fixado em seu lugar.

21.6 A Perna Medial do Tripé

- Em alguns casos, pode haver excesso das *crura* mediais ou médias, resultando em excesso de lóbulo ou altura da infraponta. Isso é particularmente notável em procedimentos em que se deseja muita desprojeção e as cartilagens laterais inferiores do paciente são grandes. Nesses casos, as *crura* mediais podem ser encurtadas por incisão e sobreposição das cartilagens, resultando em desprojeção e desrotação, conforme mostrado na ▶ Fig. 21.10.[14]
- Como alternativa, as *crura* mediais podem ser efetivamente alongadas "roubando" cartilagem da *crus* média e da lateral (▶ Fig. 21.11). Esse método, denominado roubo da *crus* lateral, encurta a *crus* lateral e, ao mesmo tempo, aumenta o comprimento da *crus* medial, recrutando comprimento a partir da *crus* lateral. Assim, o roubo crural lateral resulta em aumento da rotação, bem como em projeção estável ou aumentada, dependendo da quantidade de movimento da posição domal. A posição de destaque domal é movida mais cefalicamente ao longo da *crus* lateral.
- Deve-se observar que essa manobra, quando feita em incrementos superiores a 3 mm, pode resultar em *crura* médias excessivas, originando um lóbulo da infraponta em excesso. Frequentemente, nesses casos, é necessária a sobreposição das *crura* mediais (discutida anteriormente), resultando em projeção e rotação reduzidas.

21.7 Estabilização do Tripé

- Até agora, discutimos alterações intrínsecas nas pernas medial e lateral do tripé (ou seja, alterações das *crura* medial e lateral). Conforme mencionado anteriormente, a fixação das *crura* mediais ao septo é uma das principais fontes de suporte da ponta.[2] Assim, o ajuste da perna medial do tripé deve ser considerado em termos da relação entre as *crura* mediais e o septo. Isso essencialmente "fixa" o tripé no espaço tridimensional.

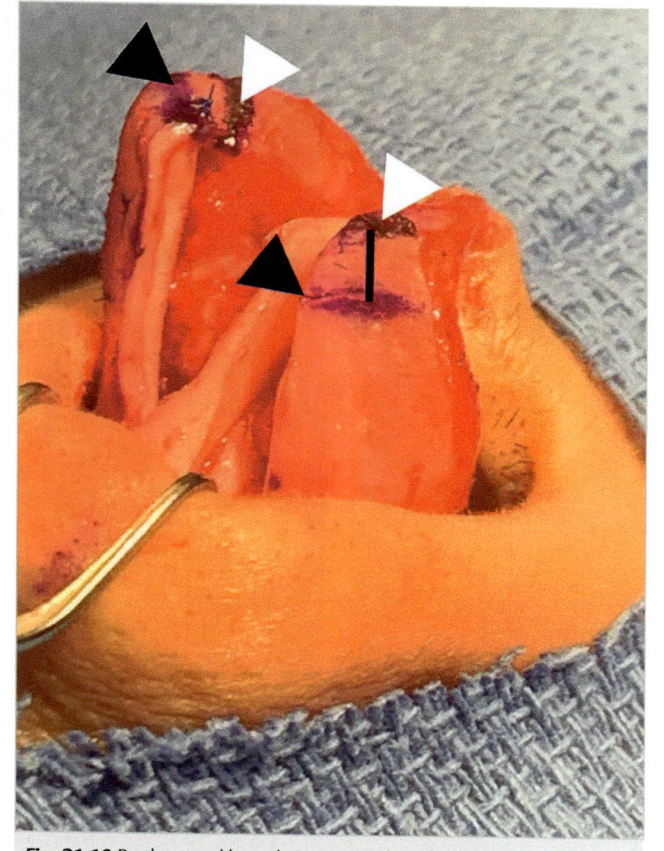

Fig. 21.10 Roubo crural lateral. Os pontos de definição da ponta existentes são marcados (pontas de setas brancas), os pontos desejados são marcados (pontas de setas pretas) e a quantidade de roubo é anotada (linha preta). Usando uma sutura de colchoeiro transdomal modificada, o comprimento crural lateral é recrutado para a *crus* medial, alongando efetivamente a *crus* medial. Isso resulta em um aumento da projeção e da rotação, conforme mostrado na cartilagem alar esquerda.

21.8 Técnica de Sutura Tongue-in-Groove

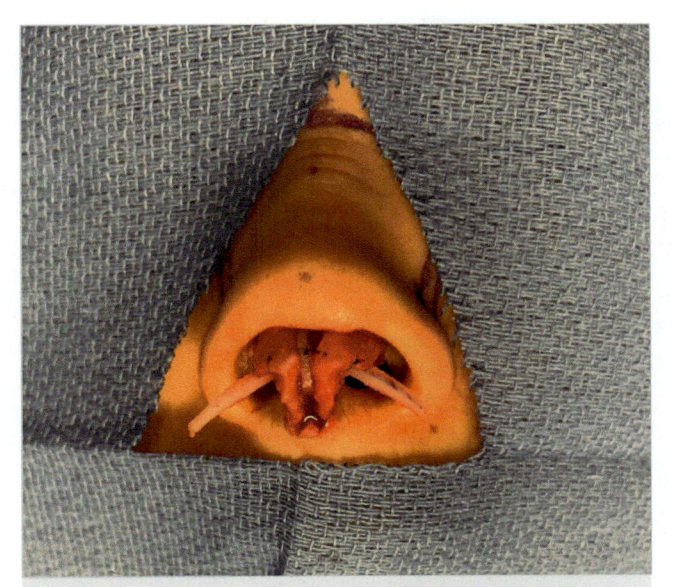

Fig. 21.11 Enxertos de borda alar articulada *underlay* ou enxertos de contorno alar estendidos. Esses são essencialmente enxertos de borda alar fixados na superfície inferior dos domos, permitindo suporte adicional da asa.

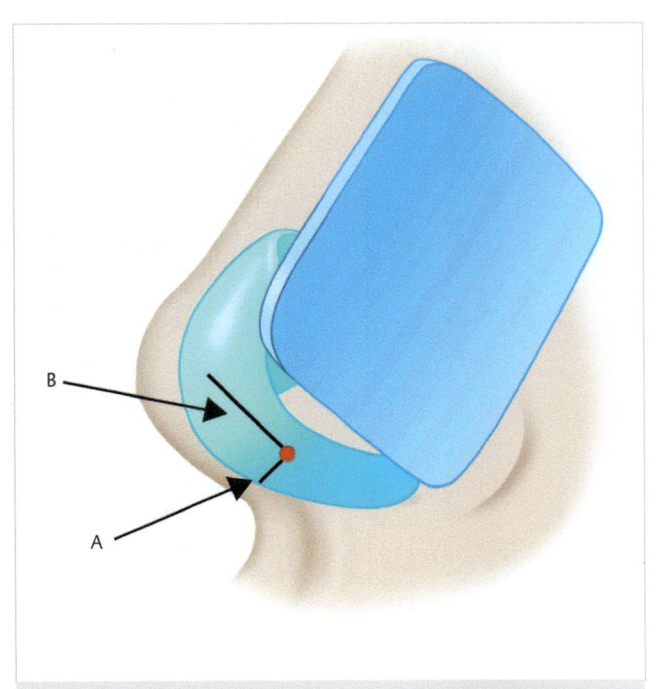

Fig. 21.12 Na manobra *tongue-in-groove*, o posicionamento do ponto de entrada da sutura (ponto vermelho) deve resultar em distâncias equivalentes da borda da *crus* medial (A) e dos pontos de definição da ponta (B) para cada lado.

- Existem vários métodos de fixação das *crura* mediais. Eles podem ser essencialmente divididos entre aqueles que fixam as *crura* mediais de alguma forma ao septo caudal ou à construção do septo caudal e aqueles que a sustentam independentemente das *crura* mediais.
- O principal instrumento de trabalho para esse último tem sido o enxerto de suporte columelar (*strut* columelar), conforme descrito no trabalho seminal de Janeke e popularizado durante a adoção da rinoplastia estruturada aberta.[2,16,17,18] Entretanto, o enxerto de suporte columelar foi reconhecido como insuficiente para a rotação e projeção confiáveis da ponta e, portanto, caiu em desuso.[19] Sua utilidade está principalmente na estruturação das *crura* mediais e do ponto de quebra do lóbulo da infraponta, em vez de estabilizar de forma confiável a projeção da ponta como uma fonte independente de suporte. Dessa forma, concentraremos a discussão na estabilização das *crura* mediais com fixação na construção da base septal.

21.8 Técnica de Sutura *Tongue-in-Groove*

- A técnica *tongue-in-groove* envolve o posicionamento preciso do tripé (construção crural medial/lateral) para controlar a rotação da ponta, a projeção, a rigidez e a quantidade de exposição columelar.[20] Descrito por Foda e Kridel, o método original envolvia múltiplas suturas absorvíveis transcutâneas colocadas para fixar as *crura* mediais no septo.[21] Algumas críticas à técnica *tongue-in-groove* incluem o estiramento da ponta e a retração da columela, ambos atenuados pela colocação adequada da sutura.[20]
- Embora a descrição original incluísse a fixação no septo, em nossa definição de trabalho, a língua (*tongue*) inclui qualquer construção na linha média, inclusive extensão septal ou enxertos de reconstrução septal anterior.[22,23]
- Diante disso, para garantir um resultado simétrico e manter as vias aéreas nasais, é fundamental que a base do tripé (a construção do septo) esteja na linha média. Em nossa prática, usamos como ponto de referência externo o filtro central (base do arco de Cupido). Portanto, o septo caudal deve estar na linha média, tanto em sua base quanto no ângulo septal anterior (ASA), e deve ter resistência e comprimento adequados.
- Se for constatado que o septo nativo é deficiente em uma dessas características, técnicas de reposicionamento ou enxerto, como um enxerto de extensão septal (SEG), podem ser necessárias em casos sutis para fornecer uma estrutura de linha média para a sutura *tongue-in-groove*.
- Se o septo caudal estiver muito desviado ou fraco, mesmo na ausência de obstrução nasal, rotineiramente ressecamos o septo caudal e realizamos uma reconstrução do septo anterior. Isso permitirá a criação de uma nova cartilagem septal na linha média para ajustar adequadamente a base do nariz e o suporte da ponta.
- Em seguida, decide-se onde colocar a sutura, tanto nas *crura* mediais quanto no septo caudal. A sutura deve ser colocada no aspecto medial da *crus* medial para que a sutura absorvível de longa duração ou permanente possa ser usada sem preocupação.
- A simetria do ponto de entrada nas *crura* mediais também é importante. A distância entre o ponto de entrada da sutura e a borda caudal das *crura* mediais, bem como o ponto de entrada da sutura e os pontos de definição da ponta, deve ser simétrica em ambas as *crura* mediais para garantir a simetria (▶ Fig. 21.12).[20]
- As posições relativas dos pontos de fixação da sutura em ambas as *crura* mediais e o septo caudal terão efeitos diferentes na posição e na rigidez da ponta nasal.[20] Alguns conceitos anatômicos devem ser entendidos primeiro:

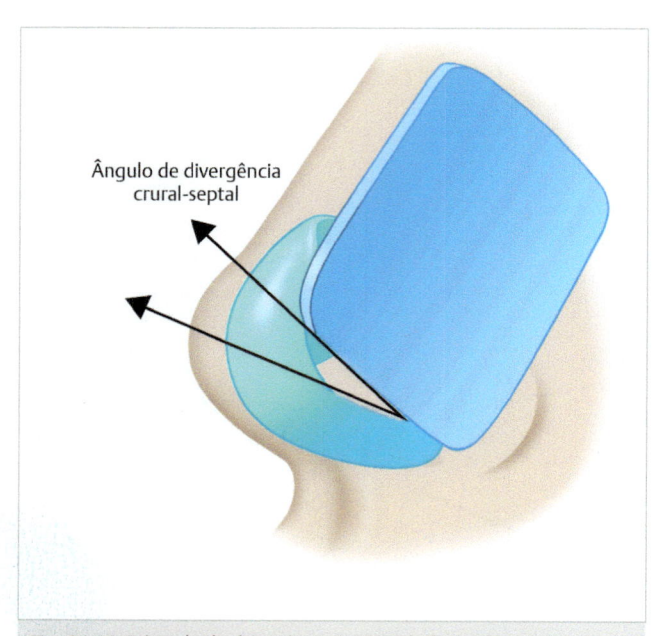

Fig. 21.13 O ângulo de divergência é o ângulo formado pela borda caudal do septo e a borda cefálica da *crus* medial. Observe que a *crus* medial normalmente se sobrepõe ao septo posteriormente. O fechamento desse ângulo resultará em rotação da ponta e encurtamento nasal.

- Em primeiro lugar, as *crura* mediais variam em largura, com um ponto estreito no meio da columela e um alargamento na base, com sobreposição do septo.
- Em segundo, a distância entre a borda posterior da *crus* medial tende a aumentar devido à sobreposição da base/septo mencionada anteriormente. Isso é chamado de ângulo de divergência crural/septal, conforme mostrado na ▶ Fig. 21.13, e varia em cada paciente.[20] A colocação da sutura mais anteriormente fechará esse ângulo e encurtará/girará o nariz.
- Terceiro, a colocação da sutura mais anteriormente resulta em um "efeito mola" reduzido ou em um aumento da rigidez do nariz.
- Por fim, o posicionamento da sutura ao longo de um eixo perpendicular à *crus* medial e a bissetriz do septo horizontalmente permitirão a variação da exibição columelar. Assim, ao variar a posição da sutura ao longo dos eixos longitudinais e horizontais do septo e da *crus* medial, é possível visualizar as mudanças na projeção columelar, na rigidez, na projeção e na rotação que se seguem.
• A vantagem desse método é que ele controla a posição da ponta nasal sem depender da cicatrização do tecido ou da contratura da cicatriz para alcançar o resultado; ele pode não exigir enxerto de cartilagem e fornece *feedback* imediato sobre a posição da ponta. Além disso, como não exige nenhuma alteração na cartilagem, também é reversível; se o resultado desejado não for alcançado, a sutura é facilmente removida e colocada em uma posição diferente.[24,25]

21.8.1 Enxertos de Extensão Septal

- Como está claro agora, o posicionamento central do septo na linha média é um componente fundamental da rinoplastia estrutural. Em alguns casos, o septo pode ser muito curto ou estar ligeiramente fora do centro. Nesses casos, usamos rotineiramente SEGs.
- Os SEGs foram descritos por Byrd *et al.* em 1997 como um método para controlar a projeção e a rotação da ponta por meio da fixação de um enxerto de cartilagem para estender o septo caudal, alterando assim a posição do ângulo septal anterior, conforme mostrado na ▶ Fig. 21.14.[22]
- Desde então, o SEG tornou-se um padrão nas rinoplastias primárias e secundárias. Usamos esses enxertos principalmente para criar uma construção septal na linha média para a manobra *tongue-in-groove* nos casos em que a *tongue-in-groove* sozinha resultaria em rotação excessiva ou retração columelar/encurtamento nasal, ou em casos de desvio caudal do septo quando ele não pode ser mobilizado para a linha média ou não garante uma reconstrução septal anterior.
- O SEG é fixado com uma sutura que une a extremidade do enxerto à extremidade do septo ou, mais comumente, de lado a lado no septo caudal anterior nativo para permitir o controle da posição da ponta.
- A colocação do SEG de extremidade a extremidade exige que sejam colocados enxertos expansores estendidos ultrapassando o ângulo septal anterior para estabilizar o SEG. Às vezes, são usados dois pares (▶ Fig. 21.14).
- A colocação lado a lado é mais comum em nossa prática. Isso ocorre por dois motivos:
  ○ Primeiro, achamos que isso tem a vantagem de aumentar a estabilidade em uma dimensão vertical e diminuir a probabilidade de torção ao longo do tempo.
  ○ Segundo, uma das indicações mais comuns para um SEG em nossa prática é corrigir uma base septal que esteja 1 ou 2 mm fora da linha média.
- Os desvios do septo caudal mais graves devem ser tratados por meio da reconstrução do septo anterior para garantir a simetria do posicionamento do tripé.[23,26,27]
- Existe alguma preocupação com relação à assimetria da visão basal ou à obstrução nasal quando se usa o posicionamento lado a lado. No caso do primeiro, é preciso ter certeza de que a base do SEG está de fato na linha média e que se estende verticalmente com o paciente em repouso (ou seja, não se inclina para um lado).
- Com relação ao último, uma investigação sobre esse assunto não encontrou aumento na obstrução das vias aéreas nasais após a colocação de SEGs quando comparada com pacientes que não tinham SEGs e, mesmo naqueles que tinham obstrução das vias aéreas nasais, não houve correlação entre o lado da obstrução e o lado em que o enxerto foi colocado.[28]

21.8.2 O Conceito de Tetrápode

- Uma extensão da teoria do tripé é que há um quarto vetor a ser considerado no controle da projeção e rotação da ponta, que se estende ao longo do dorso até a ponta nasal.
- Esse conceito chamado de "tetrápode" foi adotado por várias pessoas, mas a descrição mais antiga foi feita por Regalado-Briz em 1999.[29] Consideramos esse conceito bastante útil em casos secundários que exigem alongamento nasal, pois a conexão

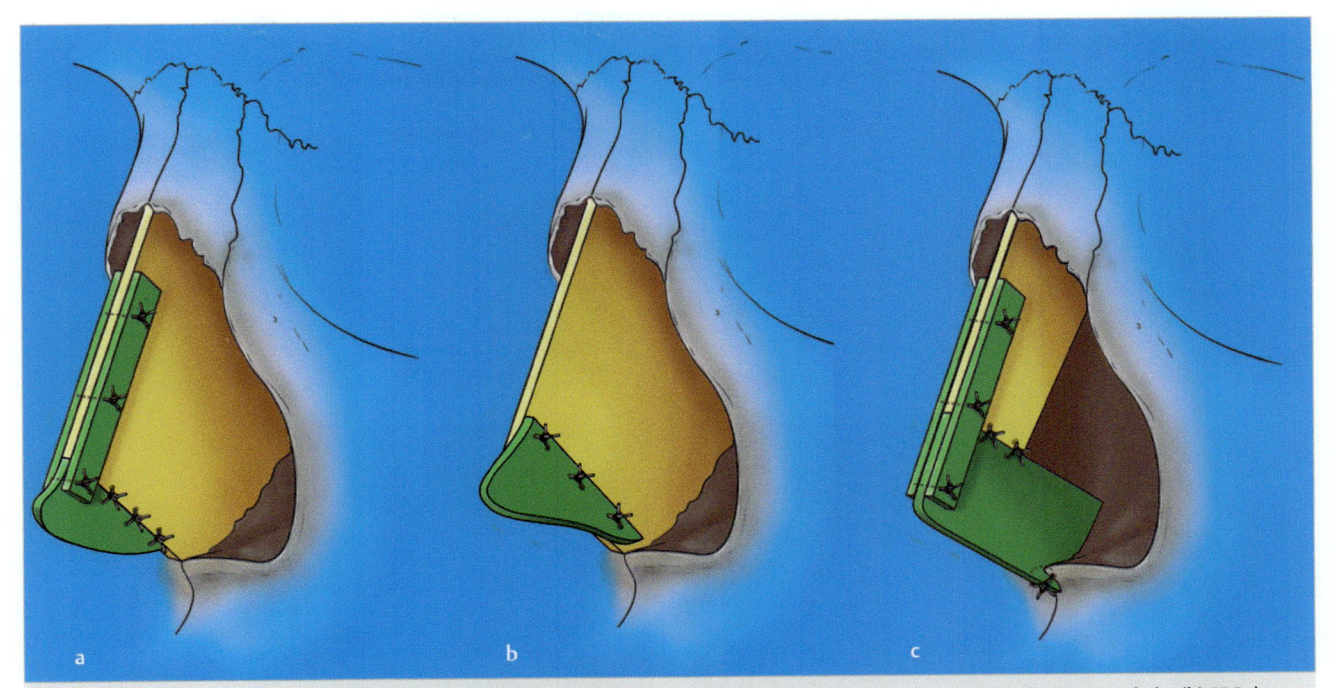

Fig. 21.14 Exemplos de aumento/substituição do septo caudal. (**a**) Enxertos de extensão septal (SEGs) de extremidade a extremidade. (**b**) SEG de lado a lado. (**c**) Reconstrução septal anterior, uma forma de septoplastia extracorpórea.

normal da cartilagem lateral inferior cefálica com a arquitetura dorsal (ou seja, a área de rolagem) geralmente está ausente.
- A adição de enxertos expansores que se estendem ao SEG e à ponta cria maior estabilidade e controle do comprimento nasal.

21.9 Análises de Casos

21.9.1 Caso 1: Dorso Excessivamente Ressecado, Ponta Caída com Tripé Mal Apoiado

A rinoplastia secundária para encurtar uma ponta caída e o excesso de comprimento nasal é mostrada na ▶ Fig. 21.15a-k.

21.9.2 Caso 2: *Crura* Laterais Excessivamente Ressecadas com Retração do Tripé e da Ponta

Uma mulher de 19 anos apresentou-se para uma rinoplastia secundária (▶ Fig. 21.16a-i).

21.9.3 Caso 3: Ponta com Excesso de Ressecção e Rotação com Assimetria Grave

Apresentação de uma mulher de 33 anos de idade que havia se submetido a uma rinoplastia aberta anterior um ano antes, resultando em um nariz excessivamente encurtado com assimetria significativa da abóbada média e da asa (▶ Fig. 21.17a-i).

21.10 Conclusão

O conceito do tripé nasal é uma estrutura muito útil para entender como controlar a posição da ponta nasal. As pernas mediais do tripé são as *crura* mediais e as pernas laterais são as *crura* laterais, e a posição do tripé no espaço pode ser controlada pela fixação no septo ou na construção do septo. Os métodos para alterar as cartilagens laterais inferiores incluem técnicas de sutura, técnicas de redução de cartilagem e técnicas de aumento de cartilagem. A sutura *tongue-in-groove*, com suas muitas variações, permite a fixação do tripé. Um ponto de fixação estável na linha média facilita efeitos mais duradouros na posição da ponta nasal.

O Tripé da Ponta Nasal: Controle da Projeção e Rotação da Ponta

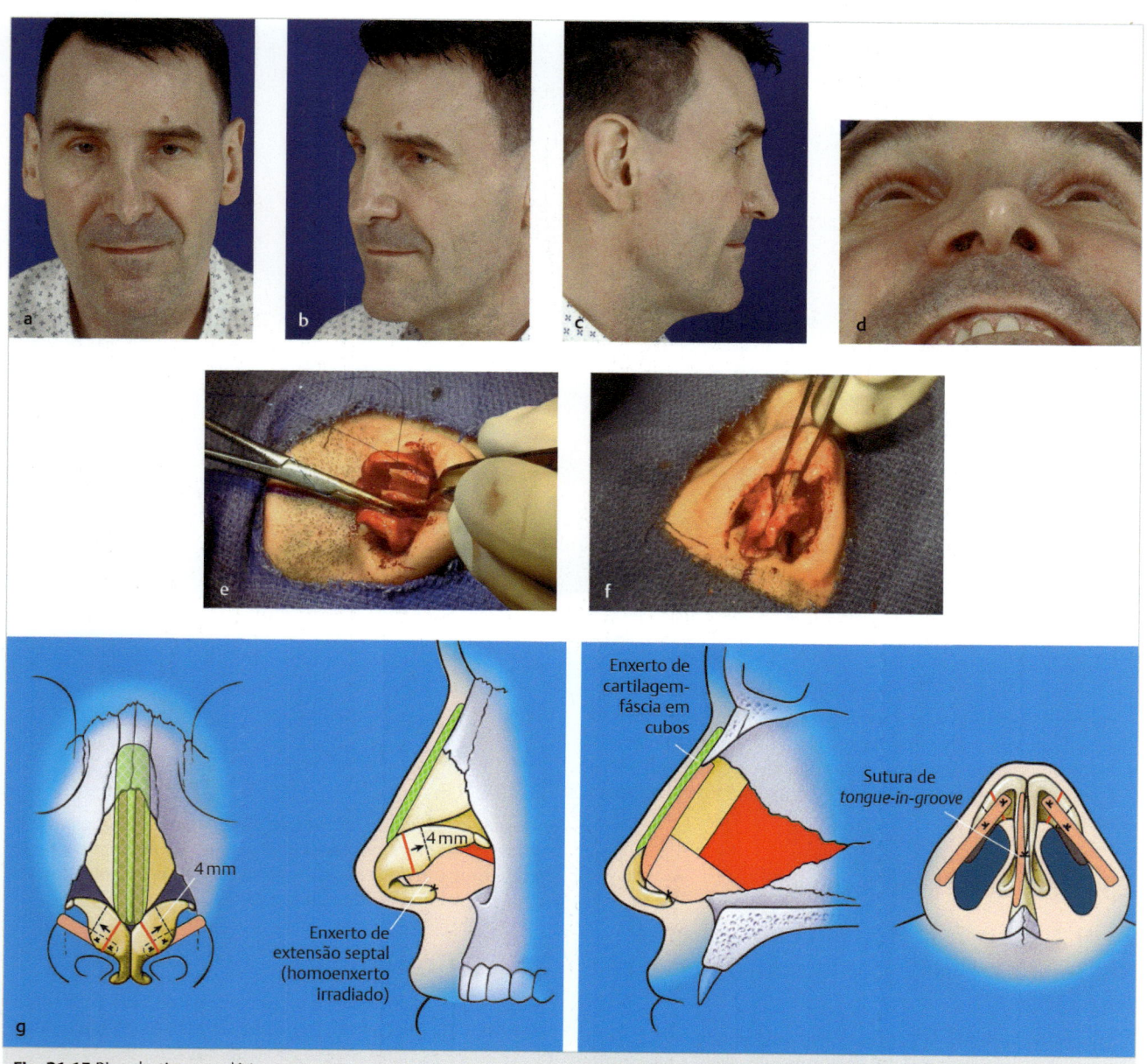

Fig. 21.15 Rinoplastia secundária para encurtar uma ponta caída e excesso de comprimento nasal. (**a-d**) Um homem de 54 anos de idade apresentou-se após ter feito uma rinoplastia fechada anterior várias décadas antes. Ele tinha um dorso notavelmente estreito e longo com suporte de ponta ruim. Observe o colapso na vista basal. Ele queria que a ponte fosse elevada e que a ponta fosse rodada e apoiada. A abordagem cirúrgica incluiu: (1) Hemitransfixação esquerda para delinear o septo. Verificou-se que o septo caudal estava desviado; uma septoplastia anterior havia sido realizada. O suporte caudal era fraco. (2) Foi utilizada a abordagem de rinoplastia aberta. (3) Separação das *crura* mediais do septo para liberar o tripé. (4) O septo foi imobilizado com enxerto de costela homóloga irradiada (o paciente recusou a costela autóloga). (5) Foi realizada uma sobreposição crural lateral de 4 mm sobre os enxertos de suporte crural lateral. (**e, f**) (6) Foram colocados enxertos expansores bilaterais. (7) Sutura *tongue-in-groove* (5-0 Prolene) foi realizada para fixar as *crura* mediais à construção septal, definindo a rotação e a projeção da ponta. (8) Foi realizado o aumento dorsal com costela homóloga envolvida pela fáscia temporal. (**g**) O procedimento é mostrado em um diagrama. *(Continua)*

21.9 Análises de Casos

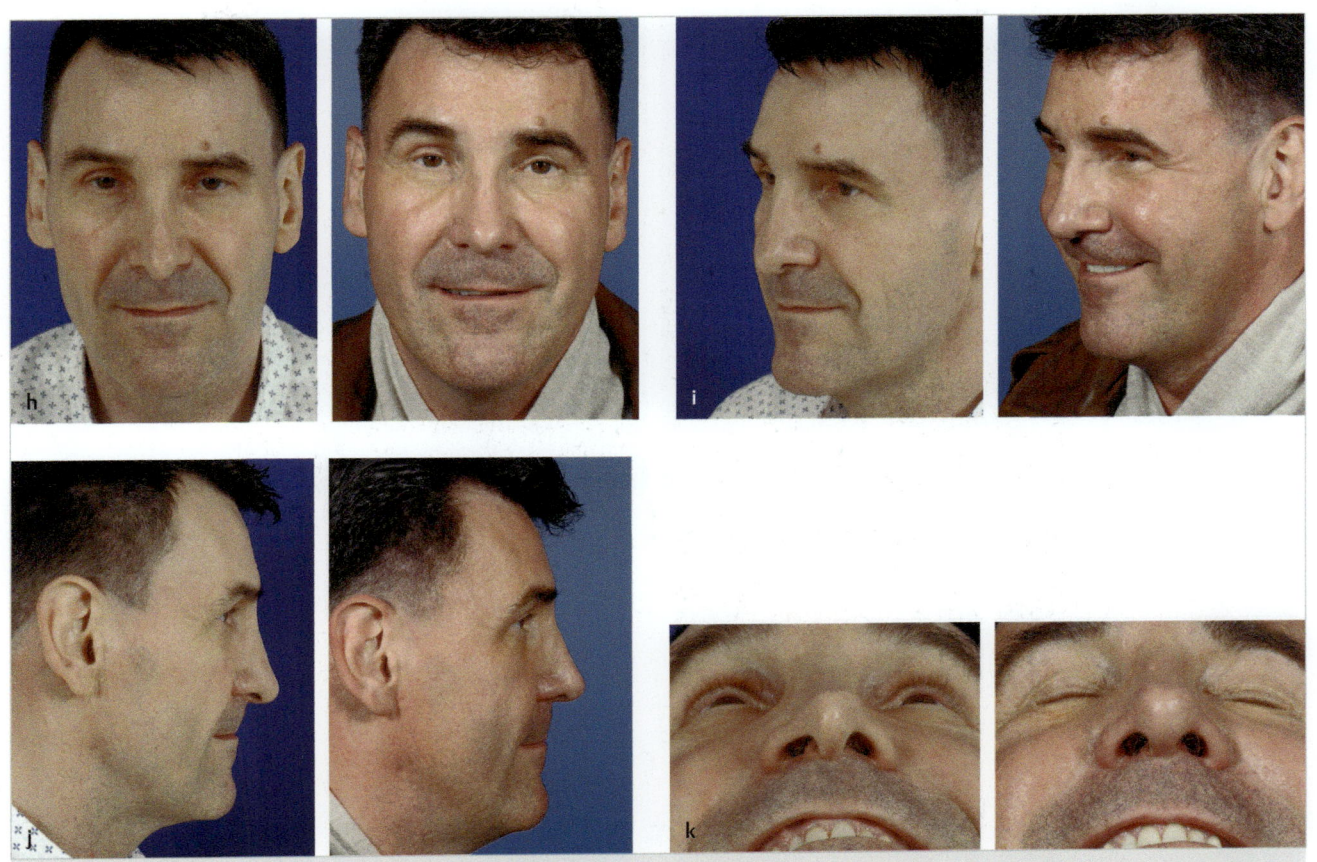

Fig. 21.15 *(Continuação)* **(h-k)** Análise do resultado: São mostradas fotos do pós-operatório de mais de um ano. O nariz está mais curto; a ponte foi elevada; a vista anterior mostra linhas estéticas dorsais melhoradas; e a vista basal mostra contornos melhorados.

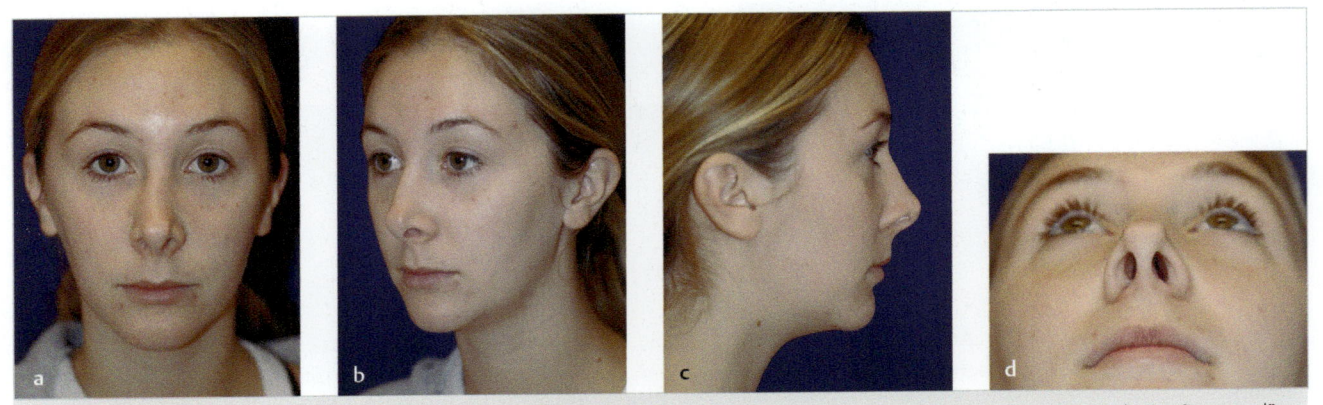

Fig. 21.16 (a-d) Uma mulher de 19 anos apresentou-se para uma rinoplastia secundária. Suas principais queixas eram uma "aparência não natural", principalmente devido ao encurtamento excessivo e à retração alar. O nariz havia sido encurtado demais durante uma rinoplastia primária fechada realizada em outro local. Ela desejava restaurar o comprimento nasal e o contorno alar. *(Continua)*

O Tripé da Ponta Nasal: Controle da Projeção e Rotação da Ponta

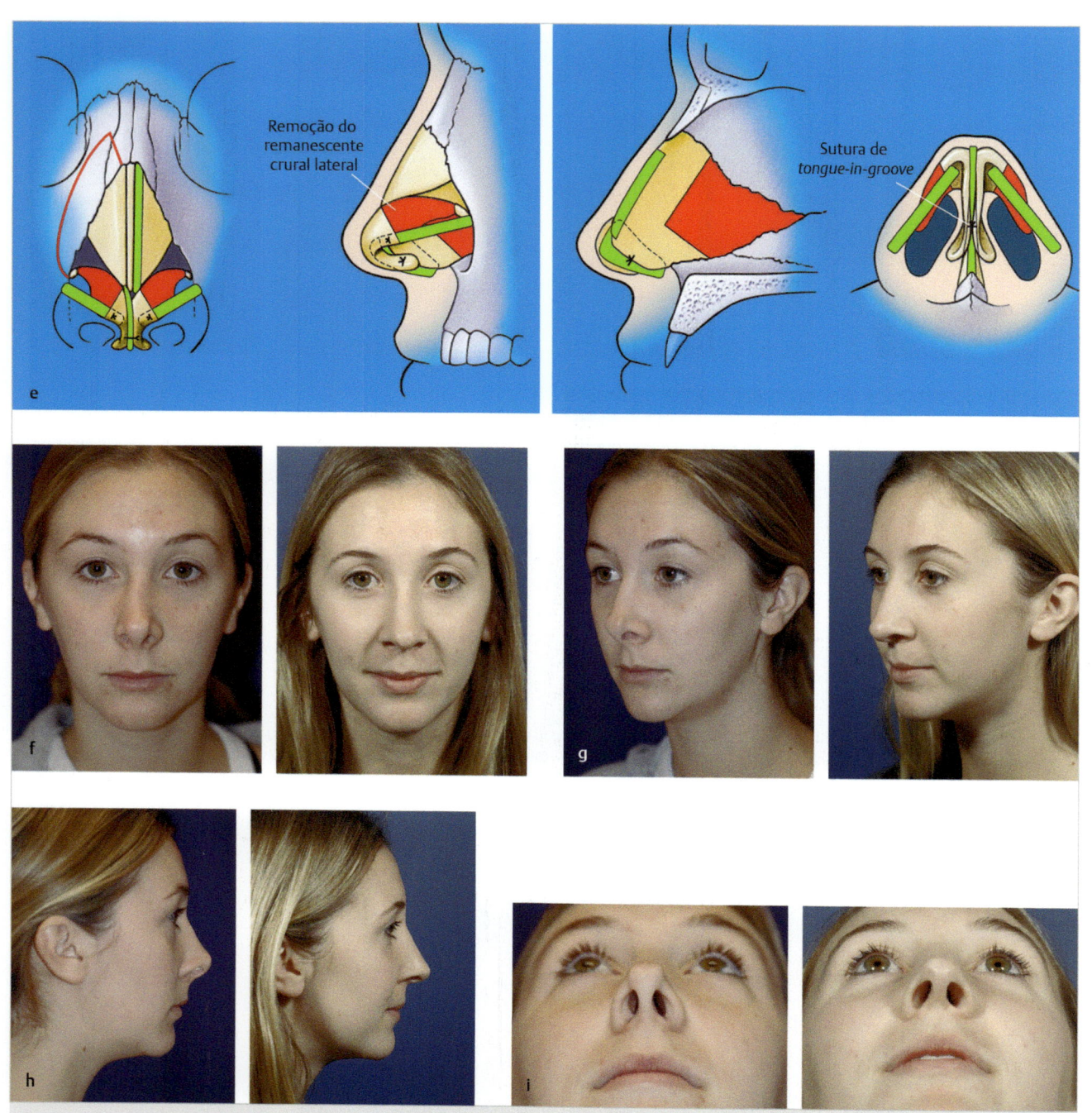

Fig. 21.16 *(Continuação)* (**e**) A abordagem cirúrgica incluiu: (1) Incisão de hemitransfixação esquerda para delinear o septo. Felizmente, apesar de uma ressecção septal caudal, o septo estava intacto. (2) Foi usada a abordagem de rinoplastia aberta. (3) Separação das *crura* mediais do septo para liberar o tripé. (4) Verificou-se que as *crura* laterais tinham apenas 2 a 3 mm de largura, com um septo muito curto. (5) Foi realizada uma septoplastia em L para colher a cartilagem quadrangular. (6) Foi realizada a reconstrução crural lateral com reposicionamento. Os remanescentes crurais laterais foram dissecados livres da mucosa subjacente. Os remanescentes domais foram fixados aos enxertos de suporte crural lateral com Prolene 6-0. Em seguida, esses enxertos foram então colocados em bolsas precisas em cada lado. (7) Um enxerto de extensão septal (lado a lado) foi colocado, garantindo que a borda caudal estivesse na linha média. (8) O método *tongue-in-groove*, conforme descrito no texto, foi usado para definir a rotação e a projeção da ponta. Felizmente para esse paciente, a cartilagem quadrangular forneceu tudo o que era necessário para a reconstrução. (**f-i**) Análise do resultado: são mostradas imagens de um ano de pós-operatório. O comprimento nasal foi restaurado; as fossas nasais foram melhoradas; a retração alar foi melhorada; a vista basal mostra um melhor contorno do lóbulo alar-ponta.

21.9 Análises de Casos

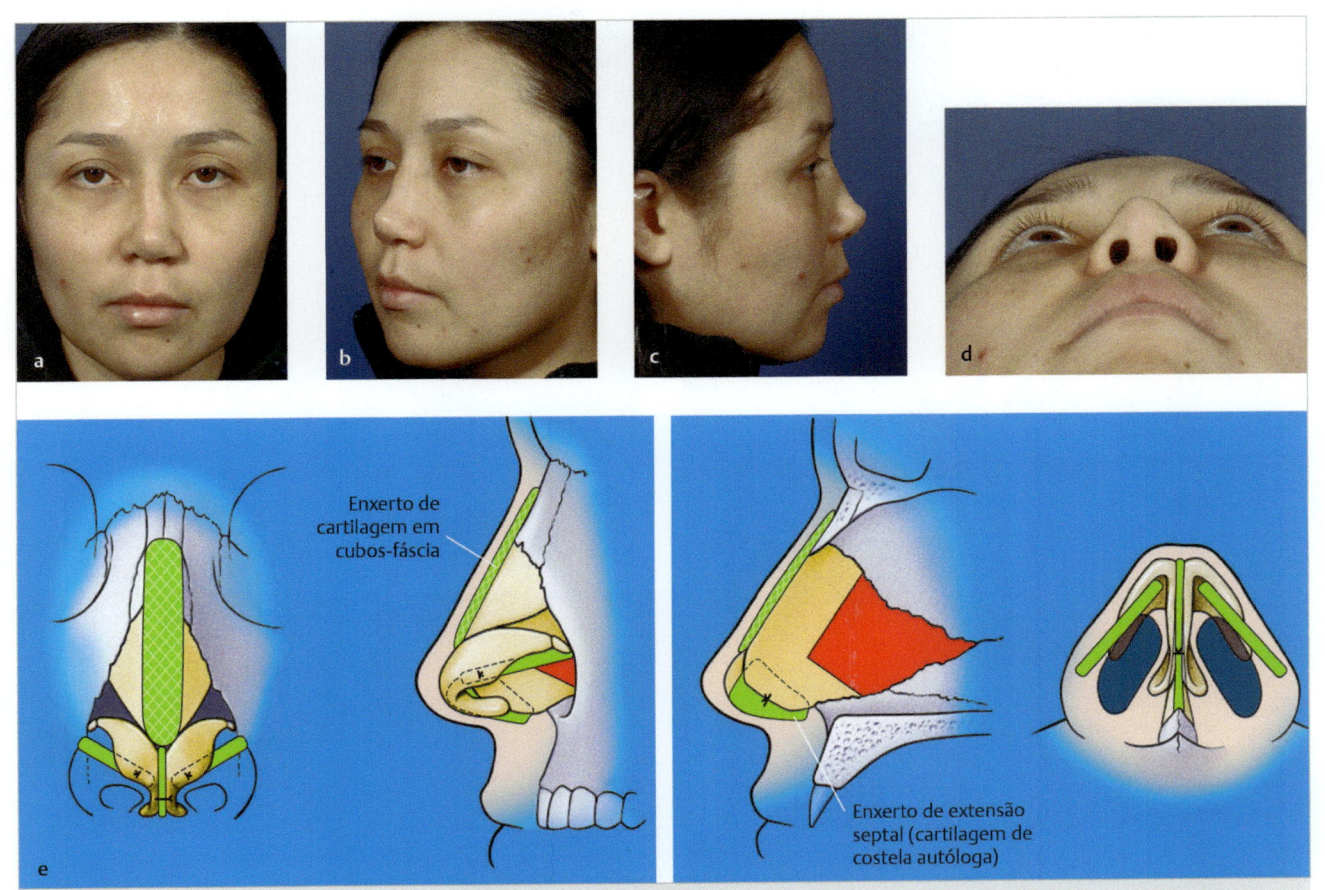

Fig. 21.17 (a-d) Uma mulher de 33 anos de idade, submetida a uma rinoplastia aberta anterior um ano antes, resultando em um nariz excessivamente encurtado com assimetria significativa da abóbada média e da asa, apresentou-se. Ela desejava que o nariz adquirisse uma aparência mais natural. Em particular, ela desejava que o nariz fosse alongado e que o contorno da ponta ao dorso fosse mais neutro (ou seja, menos quebra da supraponta). **(e)** O plano cirúrgico incluiu: (1) Incisão hemitransfixante esquerda para delinear o septo. Ela não tinha cartilagem disponível para coleta. (2) Colheita de enxerto autólogo de costela. A sexta costela esquerda foi coletada por meio de uma incisão externa no tórax, com aproximadamente 3,5 cm de comprimento. (3) Foi utilizada a abordagem de rinoplastia aberta. (4) Separação das *crura* mediais do septo para liberar o tripé. (5) Nesse caso, um enxerto de extensão septal (SEG) lado a lado foi usado para alongar e desrotacionar o nariz. (6) As *crura* laterais foram estabilizadas com enxertos de suporte crural lateral. (7) Uma fina camada de cartilagem em cubos envolta em fáscia temporal foi usada para cobrir o dorso. *(Continua)*

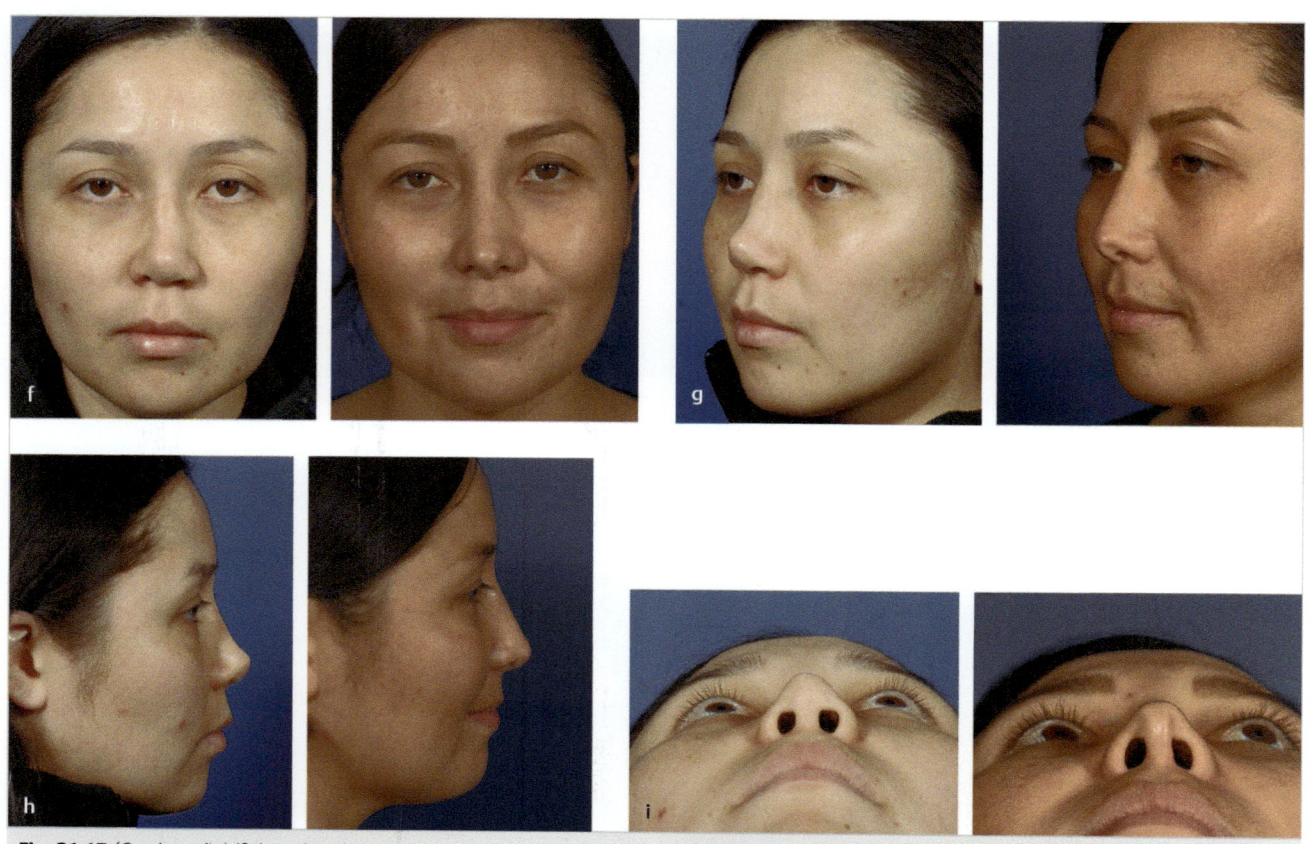

Fig. 21.17 *(Continuação)* **(f-i)** Análise dos resultados: São mostradas fotos pós-operatórias de 5 anos. O nariz foi alongado; a assimetria notável das narinas foi melhorada; linhas estéticas dorsais melhoradas na vista frontal; contorno dorsal da ponta melhorado na vista lateral. Há alguma deficiência de volume residual no triângulo de tecido mole, mais evidente à esquerda.

Referências

[1] Anderson JR. A reasoned approach to nasal base surgery. Arch Otolaryngol. 1984; 110(6):349-358
[2] Janeke JB, Wright WK. Studies on the support of the nasal tip. Arch Otolaryngol. 1971; 93(5):458-464
[3] Bellamy JL, Rohrich RJ. Superiority of the septal extension graft over the columellar strut graft in primary rhinoplasty: improved long-term tip stability. Plast Reconstr Surg. 2023; 152(2):332-339
[4] Ha RY, Byrd HS. Septal extension grafts revisited: 6-year experience in controlling nasal tip projection and shape. Plast Reconstr Surg. 2003; 112(7): 1929-1935
[5] Rohrich RJ, Durand PD, Dayan E. Changing role of septal extension versus columellar grafts in modern rhinoplasty. Plast Reconstr Surg. 2020; 145(5): 927e-931e
[6] Crumley RL, Lanser M. Quantitative analysis of nasal tip projection. Laryngoscope. 1988; 98(2):202-208
[7] Powell N, Humphreys B. Proportions of the Aesthetic Face. The American Academy of Facial Plastic and Reconstructive Surgery. Thieme-Stratton; 1984:x, 72 p
[8] Simons RL. Nasal tip projection, ptosis and supratip thickening. Ear Nose Throat J. 1982; 61(8):452-455
[9] Kridel RW, Konior RJ. Controlled nasal tip rotation via the lateral crural overlay technique. Arch Otolaryngol Head Neck Surg. 1991; 117(4):411-415
[10] Gunter JP, Friedman RM. Lateral crural strut graft: technique and clinical applications in rhinoplasty. Plast Reconstr Surg. 1997; 99(4):943-952, discussion 953-955
[11] Toriumi DM. New concepts in nasal tip contouring. Arch Facial Plast Surg. 2006; 8(3):156-185
[12] Toriumi DM, Asher SA. Lateral crural repositioning for treatment of cephalic malposition. Facial Plast Surg Clin North Am. 2015; 23(1):55-71
[13] Vaezeafshar R, Moubayed SP, Most SP. Repair of lateral wall insufficiency. JAMA Facial Plast Surg. 2018; 20(2):111-115
[14] Lipsett EM. A new approach surgery of the lower cartilaginous vault. AMA Arch Otolaryngol. 1959; 70(1):42-47
[15] Kridel RW, Konior RJ, Shumrick KA, Wright WK. Advances in nasal tip surgery. The lateral crural steal. Arch Otolaryngol Head Neck Surg. 1989; 115 (10):1206-1212
[16] Adams WP, Jr, Rohrich RJ, Hollier LH, Minoli J, Thornton LK, Gyimesi I. Anatomic basis and clinical implications for nasal tip support in open versus closed rhinoplasty. Plast Reconstr Surg. 1999; 103(1):255-261, discussion 262-264
[17] Johnson CMJ, Biggerstaff RJ, Toriumi DM. Restructuring the lower third of the nose. In: Johnson CM, Toriumi DM, eds. Open Structure Rhinoplasty. W.B. Saunders; 1990:123-161
[18] Rohrich RJ, Hoxworth RE, Kurkjian TJ. The role of the columellar strut in rhinoplasty: indications and rationale. Plast Reconstr Surg. 2012; 129(1): 118e-125e
[19] Rohrich RJ, Kurkjian TJ, Hoxworth RE, Stephan PJ, Mojallal A. The effect of the columellar strut graft on nasal tip position in primary rhinoplasty. Plast Reconstr Surg. 2012; 130(4):926-932
[20] Spataro EA, Most SP. Tongue-in-groove technique for rhinoplasty: technical refinements and considerations. Facial Plast Surg. 2018; 34(5):529-538
[21] Foda HM, Kridel RW. Lateral crural steal and lateral crural overlay: an objective evaluation. Arch Otolaryngol Head Neck Surg. 1999; 125(12): 1365-1370
[22] Byrd HS, Andochick S, Copit S, Walton KG. Septal extension grafts: a method of controlling tip projection shape. Plast Reconstr Surg. 1997; 100(4):999-1010
[23] Most SP. Anterior septal reconstruction: outcomes after a modified extracorporeal septoplasty technique. Arch Facial Plast Surg. 2006; 8(3): 202-207
[24] Datema FR, Lohuis PJ. The tongue-in-groove technique in primary and revision rhinoplasty. Facial Plast Surg. 2016; 32(4):416-423

[25] Spataro EA, Most SP. Nuances of the tongue-in-groove technique for controlling tip projection and rotation. JAMA Facial Plast Surg. 2019; 21(1): 73-74

[26] Peer LA. An operation to repair lateral displacement of the lower border of the septal cartilage. Arch Otolaryngol. 1937; 25(4):475-477

[27] Toriumi DM. Subtotal reconstruction of the nasal septum: a preliminary report. Laryngoscope. 1994; 104(7):906-913

[28] Patel PN, Abdelwahab M, Shukla ND, et al. Functional outcomes of septal extension grafting in aesthetic rhinoplasty: a cohort analysis. Facial Plast Surg Aesthet Med. 2021; 23(3):172-179

[29] Regalado-Briz A. Aesthetic rhinoplasty with maximum preservation of alar cartilages: experience with 52 consecutive cases. Plast Reconstr Surg. 1999; 103(2):671-680, discussion 681-682

22 Enxerto de Ponta Nasal: Técnicas Tradicionais e Refinamentos Modernos

Nazim Cerkes

Resumo

A preservação ou reconstituição de uma estrutura estável e bem definida da ponta nasal é essencial para uma operação de rinoplastia bem-sucedida. A deficiência da ponta nasal pode ser congênita ou secundária a cirurgias nasais anteriores. As *crura* mediais subdesenvolvidas geralmente apresentam uma ponta subprojetada e falta de definição da ponta. A fraqueza ou o mau posicionamento das *crura* laterais causa retração da borda alar e fraqueza da parede nasal lateral. Na rinoplastia moderna, o enxerto de cartilagem lateral inferior tem sido usado com frequência para fortalecer e remodelar essas cartilagens. A abordagem estrutural da ponta nasal permite que o cirurgião fortaleça a estrutura da ponta, reforce os mecanismos de suporte rompidos e controle a posição da ponta nasal para resistir às forças cicatriciais da fase de cicatrização em longo prazo.

Em pacientes com uma ponta subprojetada, o enxerto de suporte columelar, o roubo crural lateral, os enxertos crurais laterais, os enxertos da ponta e a fixação *tongue-in-groove* do septo caudal são os métodos essenciais para posicionar a ponta corretamente e melhorar sua definição. Em casos secundários, a reconstrução anatômica das cartilagens laterais inferiores enfraquecidas ou interrompidas e a reconstituição de um tripé estável da ponta nasal devem ser a meta para um resultado previsível.

Palavras-chave: Projeção da ponta nasal, enxerto da ponta nasal, deficiência da ponta nasal, ponta subprojetada, enxerto de suporte columelar, enxerto de suporte crural lateral, enxerto de ponta, roubo crural lateral, enxerto crural lateral, alongamento crural lateral

Pontos Principais

- O enxerto estrutural das cartilagens laterais inferiores fortalece a estrutura da ponta, reforça os mecanismos de suporte rompidos e controla a posição da ponta nasal.
- O enxerto de suporte columelar é uma ferramenta muito útil para estabilizar a base nasal e corrigir deformidades das *crura* mediais. Quando se deseja um aumento significativo na projeção da ponta, pode-se usar um enxerto de suporte columelar mais longo e mais forte, e as *crura* mediais são avançadas no suporte com suturas.
- Os enxertos crurais laterais são indicados para a correção do mau posicionamento cefálico das *crura* laterais, retração da borda alar, fortalecimento das *crura* laterais fracas e alongamento das *crura* laterais curtas.
- Em casos secundários com estrutura da ponta nasal excessivamente ressecada, a projeção da ponta geralmente é perdida e pode ser restabelecida com um enxerto de suporte columelar, um enxerto de extensão septal caudal e/ou um enxerto de ponta. Os enxertos das *crura* laterais são usados para fortalecer e substituir segmentos ausentes das *crura* laterais.

22.1 Introdução

Para uma rinoplastia bem-sucedida, é essencial obter uma ponta nasal bem definida e com projeção adequada. Isso requer um diagnóstico preciso pré-operatório das deformidades estruturais da ponta nasal.

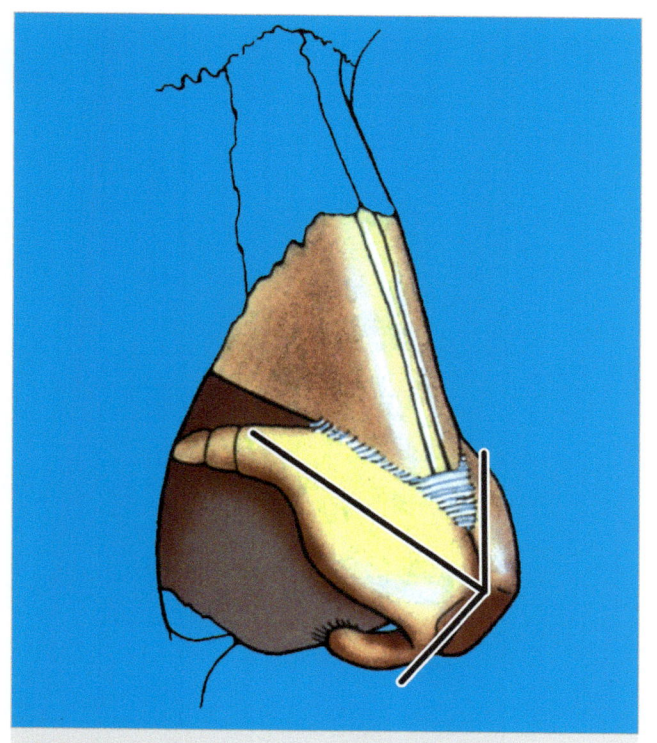

O terço inferior do nariz tem uma estrutura de suporte semelhante a um tripé, composta pelas *crura* mediais conjuntas e pelo complexo crural lateral, com base bilateral na abertura piriforme. As *crura* mediais juntas formam uma perna do tripé, e as *crura* laterais formam as outras duas pernas.[1] As *crura* médias atuam como uma transição entre os diferentes planos das *crura* lateral e medial e contribuem para a quebra dupla e o lóbulo da infraponta (▶ Fig. 22.1). Na rinoplastia, o tripé deve ser mantido e/ou restaurado para fornecer suporte à ponta e um formato de ponta nasal de aparência normal.

Os principais mecanismos de suporte da ponta devem ser compreendidos e respeitados nas rinoplastias primárias e secundárias. Os principais componentes do suporte da ponta incluem o comprimento e a força das cartilagens laterais inferiores, a fixação da margem cefálica das *crura* laterais à margem caudal das cartilagens laterais superiores e as fixações ligamentares entre as *crura* mediais conjuntas e o septo caudal. Se qualquer um desses mecanismos de suporte for interrompido, várias manobras cirúrgicas devem ser usadas para reforçar o suporte da ponta.

A projeção adequada da ponta é definida como a presença de 50 a 60% da ponta anterior ao ponto mais saliente do lábio superior. Uma das etapas vitais de uma operação de rinoplastia é o controle da projeção e da posição da ponta nasal. O comprimento e a força das *crura* mediais são essenciais para a projeção e a definição da ponta. *Crura* mediais curtas e fracas podem causar perda da definição da supraponta porque a diferença entre a altura dorsal e o pico domal é menor. Isso se torna uma questão importante, especialmente em casos com pele espessa da ponta nasal. A forma e a estabilidade das *crura* laterais são outros fatores importantes para os resultados estéticos e funcionais.

Fig. 22.1 O terço inferior do nariz tem uma estrutura de suporte semelhante a um tripé, composta pelas *crura* mediais conjuntas e pelo complexo crural lateral, com base bilateral na abertura piriforme.

A obstrução das vias aéreas secundária à disfunção da válvula nasal é geralmente atribuída à fraqueza da parede nasal lateral. A disfunção da válvula nasal externa é causada pelo deslocamento medial das bordas alares durante a inspiração forçada. As paredes nasais laterais com suporte insuficiente podem entrar em colapso com a pressão negativa das vias aéreas durante a inspiração, resultando em obstrução. Esse problema se deve à fragilidade estrutural da borda alar. As bordas devem ser reforçadas com enxertos de cartilagem para o tratamento da insuficiência da válvula nasal externa.

A preservação ou reconstituição de uma estrutura estável e bem definida da ponta nasal é indispensável para uma operação de rinoplastia bem-sucedida. A abordagem estrutural da ponta nasal permite que o cirurgião fortaleça a estrutura da ponta, reforce os mecanismos de suporte rompidos e controle a posição da ponta nasal para resistir às forças cicatriciais da fase de cicatrização em longo prazo. Na rinoplastia moderna, o enxerto de cartilagem lateral inferior tem sido usado com frequência para fortalecer e remodelar essas cartilagens.

A abordagem da rinoplastia aberta proporciona melhor visualização da anatomia nasal sem distorção das cartilagens, levando a um diagnóstico preciso e à execução mais fácil das manobras.

Na rinoplastia, o enxerto da ponta nasal tem sido usado com frequência para aumentar a projeção da ponta e para fortalecer e remodelar as cartilagens laterais inferiores.

Várias deformidades da ponta nasal, como ponta subprojetada, cartilagens laterais inferiores fracas, cartilagens laterais inferiores curtas, deformidades de curvatura das cartilagens laterais inferiores, deformidades de orientação das *crura* laterais e deformidades secundárias exigem enxerto de cartilagem para obter resultados mais previsíveis e consistentes.

22.2 Enxertos de Cartilagem Autóloga

- A cartilagem autóloga é o melhor material para o enxerto estrutural da ponta nasal. Se disponível, a cartilagem septal é o enxerto de escolha para o enxerto de cartilagem autóloga porque é rígida, relativamente reta e está no mesmo campo operatório. Ela pode ser usada como um enxerto de suporte columelar para apoiar a ponta nasal ou substituir partes do complexo de cartilagem lateral inferior. Entretanto, a cartilagem septal é frequentemente insuficiente em operações secundárias.
- A cartilagem da orelha pode ser usada para substituir defeitos das *crura* laterais. Enxertos de ponta *onlay* e enxertos de ponta tipo escudo podem ser preparados a partir da concha. Mas a flacidez e as convoluções inerentes à sua estrutura limitam seu uso em enxertos estruturais. Se for necessário um suporte significativo, a cartilagem de costela autóloga é o enxerto de escolha.
- A costela oferece uma quantidade ilimitada de cartilagem para enxertos estruturais. É possível preparar suportes longos e retos a partir da cartilagem da costela para reforço ou reconstrução do complexo alar. A cartilagem da costela geralmente é menos calcificada e mais elástica em indivíduos jovens, o que permite a preparação de enxertos finos para a reconstrução da cartilagem lateral inferior.

22.3 Aumento da Projeção da Ponta e Estabilização da Base Columelar

- A projeção adequada da ponta é definida como 50 a 60% da ponta situada anteriormente ao ponto de maior projeção do lábio superior.
- O comprimento e a força das *crura* mediais são essenciais para a projeção e definição da ponta. *Crura* mediais curtas e fracas podem levar à perda da definição da supraponta, pois a diferença entre a altura dorsal e o pico domal é menor. Isso se torna uma questão importante, especialmente em casos com pele espessa na ponta nasal. Nesses pacientes, o enxerto de cartilagem geralmente é necessário para aumentar a projeção da ponta e melhorar os contornos da ponta.

22.4 Enxerto de Suporte Columelar

- O enxerto de suporte columelar (*strut* columelar) é provavelmente o enxerto usado com mais frequência na prática da rinoplastia. É uma ferramenta versátil e poderosa para estabilizar a base columelar e fortalecer as *crura* medial e média fracas, aumentar a projeção da ponta e alterar a rotação. O enxerto de suporte columelar também é útil para alterar o ângulo columelolobular, controlar o comprimento dos segmentos crurais mediais ou médios e corrigir deformidades intercrurais ou assimetrias das *crura* laterais.[2,3,4,5]
- O comprimento desse enxerto pode variar entre 15 e 30 mm, dependendo da quantidade desejada de aumento na projeção da ponta, enquanto sua largura é de cerca de 2 a 3 mm. A borda posterior do suporte pode ser chanfrada para evitar a sobreposição com a espinha nasal anterior. Entretanto, um enxerto mais largo deve ser empregado quando a columela estiver retraída ou o ângulo columelar-labial for agudo.
- O enxerto de suporte columelar é colocado na bolsa de tecido mole entre as *crura* mediais, e as *crura* mediais são então avançadas sobre o enxerto com duas ou três suturas horizontais de colchoeiro com fio PDS 5-0 para obter a projeção desejada da ponta. Deve-se tomar cuidado para preservar uma almofada de tecido mole de 2 a 3 mm entre o enxerto de suporte columelar e a espinha nasal anterior para evitar contato direto, rigidez e estalos.
- Quando se deseja um aumento considerável na projeção da ponta, pode-se usar um enxerto suporte columelar mais longo e mais forte com o avanço das *crura* mediais sobre o enxerto com suturas. Enxertos de suporte columelar fortes podem ser preparados a partir das porções mais espessas da cartilagem septal ou pela laminação de duas hastes da cartilagem septal, fixadas por uma sutura lado a lado (▶ Fig. 22.2, ▶ Fig. 22.3).[6,7]
- Em pacientes primários que não têm cartilagem septal espessa e em pacientes de rinoplastia secundária sem cartilagem septal suficiente, o enxerto de suporte columelar pode ser fabricado com cartilagem de costela (▶ Fig. 22.4).

22.4.1 Análise de Caso

O aumento da projeção da ponta usando o suporte columelar é mostrado na Fig. 22.5a-i (▶ Vídeo 22.1).

> **Dica de Especialista**
>
> *O avanço das crura mediais em um forte enxerto de suporte columelar é um método eficaz para aumentar a projeção da ponta. Um dos maiores problemas desse método é a sobreposição do enxerto com a espinha nasal anterior. Nesse caso, podem ocorrer assimetria e estalos na ponta. Para evitar o contato com a espinha nasal anterior, deve ser preservada uma almofada de tecido mole suficiente entre o enxerto e a espinha nasal anterior. Após a colocação do enxerto, se houver sobreposição entre o suporte e a espinha nasal anterior, a borda posterior do enxerto deve ser chanfrada.*

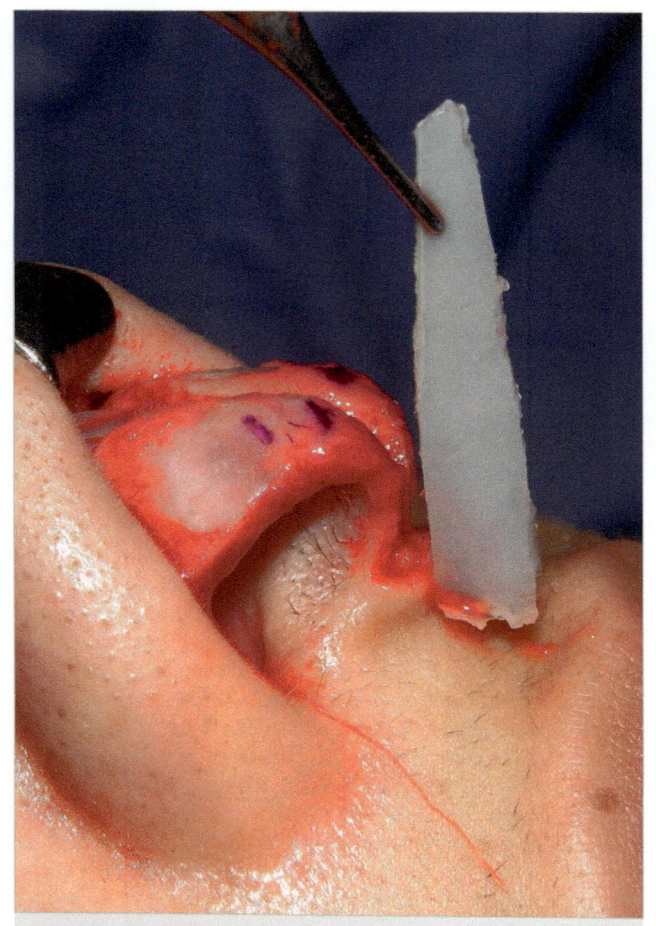

Fig. 22.2 Um enxerto de suporte columelar longo e forte preparado a partir da parte mais espessa da cartilagem do septo para aumentar a projeção da ponta.

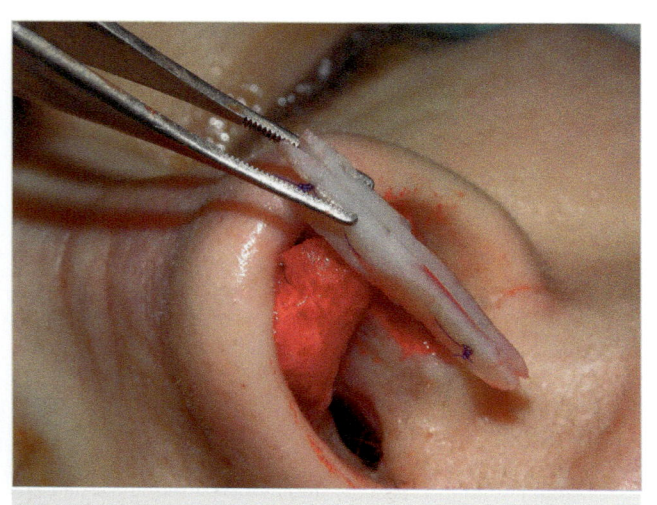

Fig. 22.3 Duas hastes retiradas da cartilagem septal sendo laminadas com suturas lado a lado para criar um enxerto de suporte columelar mais forte.

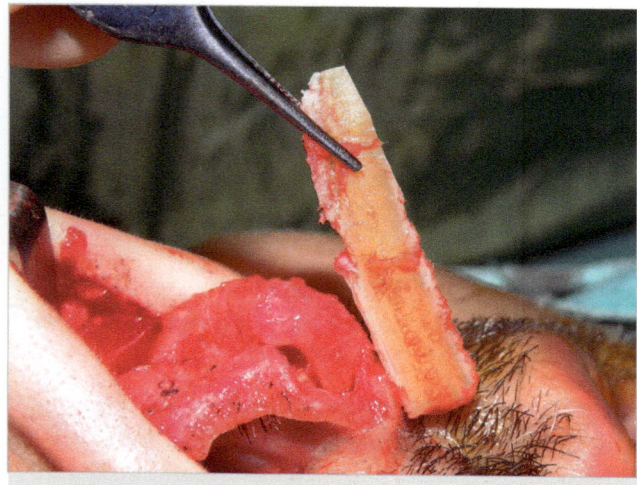

Fig. 22.4 Um enxerto de suporte columelar fabricado com cartilagem de costela.

22.5 Roubo das *Crura* Laterais

- A manobra de roubo das *crura* laterais consiste em avançar as *crura* laterais medialmente e criar um novo domo com uma sutura horizontal que é colocada na *crus* lateral na posição desejada, logo lateral ao domo original (▶ Fig. 22.6a-c).[8,9]
- Se for necessário um aumento significativo da projeção da ponta, o "roubo das *crura* laterais" e o uso simultâneo de um enxerto de suporte columelar longo e forte proporcionam resultados consistentes.[6,7] Os efeitos da manobra de roubo das *crura* laterais são o alongamento da *crus* medial, o encurtamento e a tensão da *crus* lateral e o aumento da projeção da ponta.
- Um roubo das *crura* laterais também determinará a rotação cranial da ponta, o alongamento do lóbulo da infraponta e uma alteração no ângulo do lóbulo da infraponta. A fixação dos domos em uma altura maior também tensionará a asa, reduzindo o alargamento da asa. Essa técnica é particularmente útil em casos com *crura* mediais curtas, *crura* laterais longas e lóbulo da infraponta curto (▶ Fig. 22.7a-j).

Dica de Especialista

Se o comprimento das crura mediais for curto, o paciente geralmente apresenta uma ponta nasal subprojetada. Nesses casos, o alongamento das crura mediais com o roubo das crura laterais proporciona uma reconstrução anatômica. Eu prefiro combinar o roubo das crura laterais com um enxerto de suporte columelar para maior estabilidade e consistência.

22.5.1 Análise de Caso

O aumento da projeção da ponta com o roubo das *crura* laterais e o suporte columelar é mostrado na ▶ Fig. 22.7a-j.

22.6 Enxerto de Extensão Septal Caudal

- Outro método eficaz para aumentar a projeção e ajustar a posição da ponta é o enxerto de extensão do septo caudal.[10,11] Trata-se de um enxerto de formato retangular ou triangular fixado caudalmente ao septo caudal existente. O enxerto de extensão septal é uma técnica ajustável e versátil que pode

22.6 Enxerto de Extensão Septal Caudal

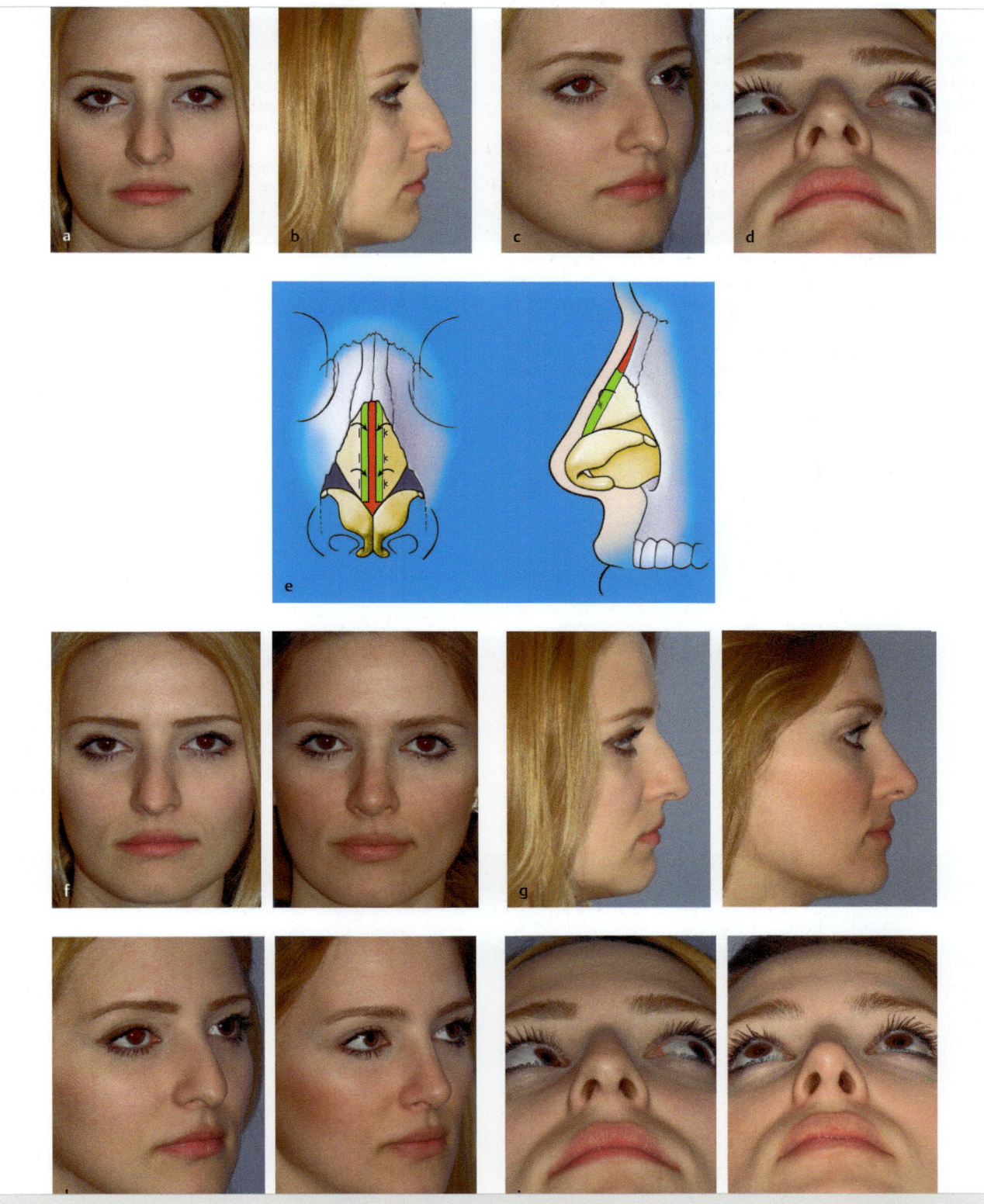

Fig. 22.5 (**a-d**) Uma paciente de 20 anos de idade apresentava giba dorsal, ponta subprojetada, ângulo nasolabial agudo e asas retraídas. Suas *crura* laterais eram fracas, as bordas das asas não estavam bem apoiadas e os domos eram fracos e pontiagudos. O exame intranasal revelou um desvio de septo que obstruía as vias aéreas. (**e**) Usando a técnica de rinoplastia aberta, foram realizadas a septoplastia e a coleta da cartilagem septal. A giba óssea e cartilaginosa foi reduzida e foram realizadas osteotomias medial oblíqua e lateral. Foram usados retalhos expansores para estabelecer o dorso cartilaginoso. Para aumentar a projeção da ponta, as *crura* laterais foram avançadas medialmente com suturas de extensão. Um longo enxerto de suporte columelar foi preparado a partir do septo colhido e as *crura* mediais foram avançadas no enxerto de suporte columelar com três suturas. Um enxerto de ponta *onlay* fino foi colocado para aumentar ainda mais a projeção da ponta. Os enxertos de contorno alar foram colocados bilateralmente para apoiar as bordas alares. (**f-i**) A paciente é mostrada 8 anos após a cirurgia. A giba dorsal foi removida; e obteve-se um dorso liso e reto. A projeção da ponta foi aumentada, a ponta nasal foi bem apoiada e a retração da borda alar foi corrigida.

ser aperfeiçoada de várias maneiras, ajustando assim a altura, o comprimento, a projeção e a inclinação da ponta. O refinamento no estabelecimento da posição da ponta pode ser obtido por meio da modelagem precisa e do posicionamento do enxerto mais caudal ou cranialmente, ou inclinando-o de forma diferente superior e inferiormente.

- O enxerto deve ser estabilizado no septo distal existente para maximizar a estabilidade e evitar assimetrias. Há diferentes maneiras de conseguir isso. Um método comumente utilizado é o uso de enxertos expansores bilaterais, colocados em ambos os lados (▶ Fig. 22.8). Outro método é a fixação de sutura de extremidade a extremidade no septo distal, o que pode ser benéfico, pois pode compensar algum desvio distal, mas também pode causar desvios indesejados se o septo distal estiver na linha média.
- Em todos os casos, depois que o enxerto de extensão septal é estabilizado, as *crura* mediais são fixadas à sua margem caudal em forma de *tongue-in-groove* por meio de suturas, de modo a obter a projeção e a rotação finais desejadas da ponta.[12]

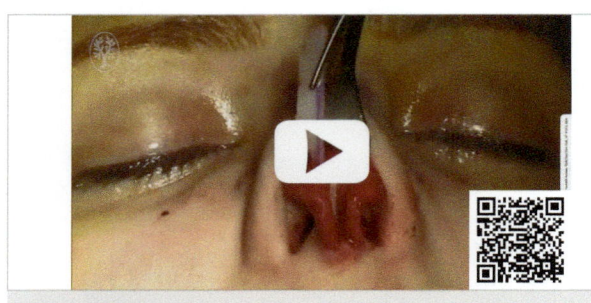

> **Dica de Especialista**
>
> Se as *crura* mediais forem curtas, a fixação das *crura* mediais ao enxerto de extensão do septo caudal para aumentar a projeção da ponta não alonga as *crura* mediais. Nesse caso, as bases das *crura* mediais podem-se mover anteriormente e o ângulo columelar-labial pode-se alargar.
>
> As outras desvantagens são a rigidez da ponta e a necessidade de enxertos de cartilagem adicionais para a fixação do enxerto de extensão septal na linha média. Portanto, geralmente prefiro esse método em narizes curtos e casos secundários.

22.7 Enxertos de Ponta

- Após o uso de enxerto de suporte columelar e/ou roubo das *crura* laterais, se for necessária uma projeção adicional da ponta e um refinamento adicional, um enxerto de ponta *onlay* pode ser usado para aumentar a projeção da ponta e melhorar o seu contorno.[6,7]
- Após as manobras de remodelagem da ponta, se a altura dos domos não for satisfatória, podem ser colocados enxertos de ponta *onlay* preparados a partir dos segmentos da ressecção cefálica (▶ Fig. 22.9). Eles podem ser colocados como um enxerto *onlay* cobrindo ambos os domos (em uma ou duas camadas) ou como um enxerto de *punch* no topo de cada domo separadamente para aumentar o pico do domo (▶ Fig. 22.10).
- Um enxerto de ponta em forma de escudo pode ser usado para aumentar a projeção da ponta, melhorar os contornos do lóbulo da infraponta e definir a ponta.[13] Esse enxerto pode ser obtido do septo ou da cartilagem da orelha. As bordas do enxerto devem ser meticulosamente chanfradas para evitar a visibilidade da borda no pós-operatório. A desvantagem do enxerto em escudo é a visibilidade da borda a longo prazo, principalmente em pacientes com pele fina na ponta. Portanto, ele é mais indicado para pacientes que têm uma combinação de pele grossa na ponta e um lóbulo da infraponta curto (▶ Fig. 22.11).

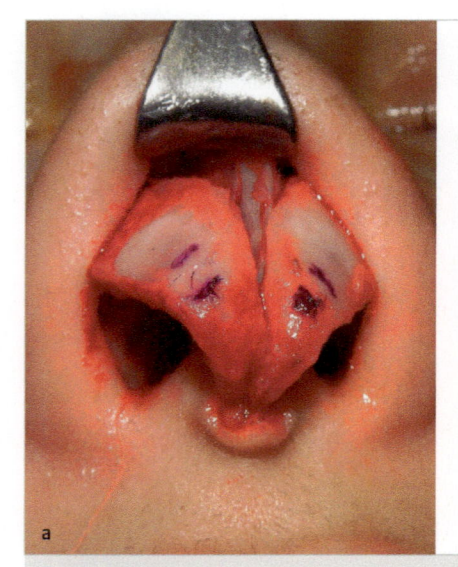

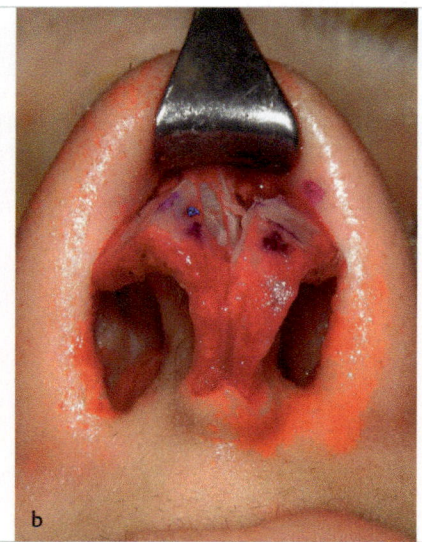

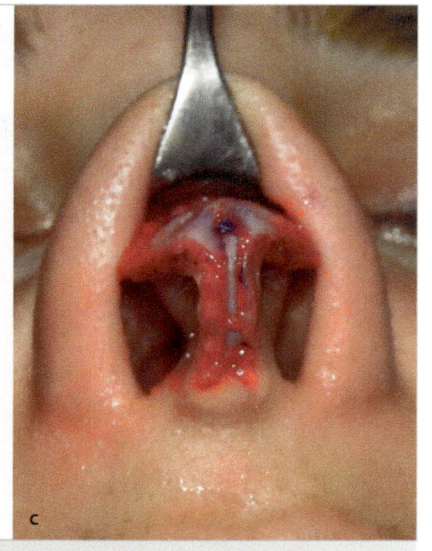

Vídeo 22.1 Cirurgia da ponta do caso mostrado na ▶ Fig. 22.5a-d. As *crura* mediais foram avançadas em um enxerto de suporte columelar longo e forte para aumentar a projeção da ponta.

Fig. 22.6 (a) Em um caso com *crura* mediais curtas e ponta subprojetada, foi planejado o roubo das *crura* laterais. **(b)** A *crus* lateral direita foi avançada medialmente usando uma sutura horizontal para alongar a *crus* medial. A diferença entre os lados direito e esquerdo é perceptível. **(c)** Após o roubo das *crura* laterais em ambos os lados, foi colocado um enxerto de suporte columelar e o qual foi fixado com suturas às *crura* mediais.

22.7 Enxertos de Ponta

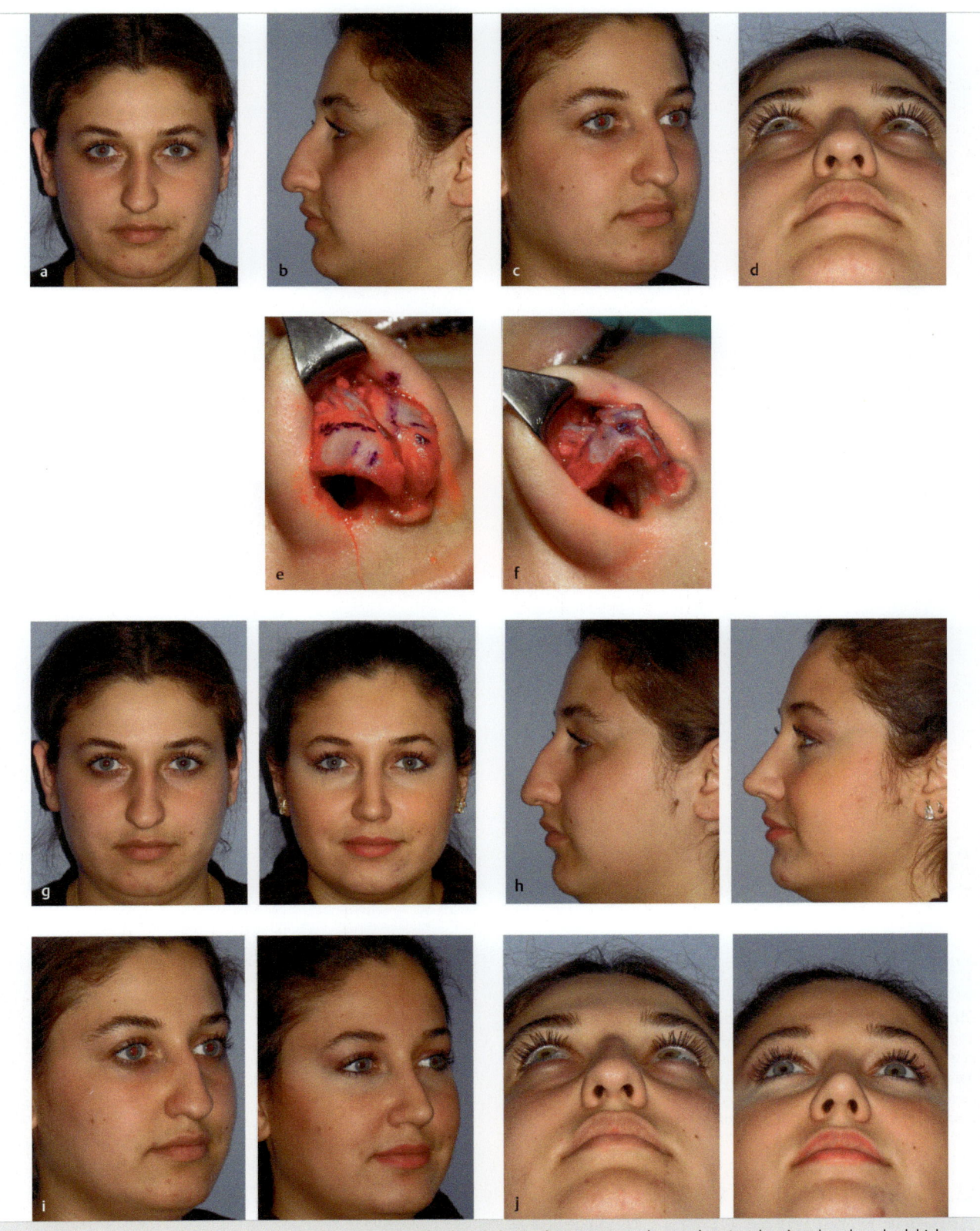

Fig. 22.7 (**a-d**) Uma paciente de 20 anos de idade apresentava giba dorsal, desvio de septo, ponta larga subprojetada e ângulo columelar-labial agudo. (**e, f**) Usando a abordagem aberta, septoplastia e coleta de cartilagem septal e redução do dorso ósseo e cartilaginoso, foram realizadas osteotomias oblíquas mediais bilaterais e laterais de baixo para baixo. Foram usados retalhos expansores para restabelecer a abóbada média. Para o refinamento e o posicionamento da ponta, foram realizadas ressecções de 2 mm das porções cefálicas das *crura* laterais e um roubo das *crura* laterais de 3 mm com a colocação de suturas de colchoeiro horizontais bilateralmente. Um forte enxerto de suporte columelar foi colocado entre as *crura* mediais, e as *crura* mediais foram avançadas no suporte com suturas. Uma sutura de equalização do domo também foi usada para estabelecer uma ponta em forma de diamante. (**g-j**) Fotos com 26 meses de pós-operatório demonstram a redução do dorso nasal, a correção do desvio septal e o refinamento da ponta nasal com maior projeção e rotação da ponta.

Enxerto de Ponta Nasal: Técnicas Tradicionais e Refinamentos Modernos

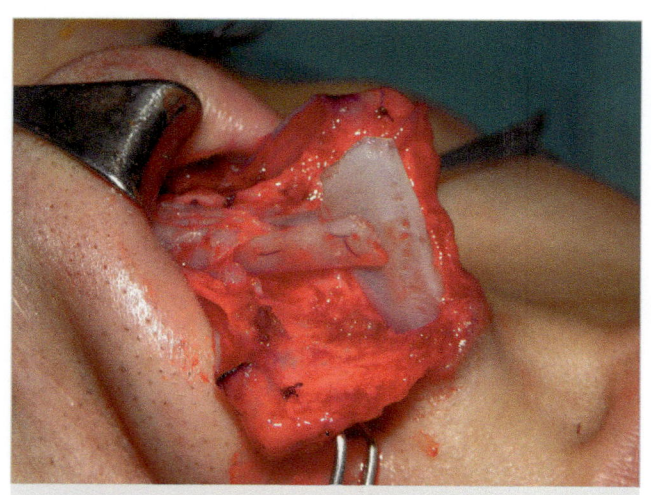

Fig. 22.8 Enxerto de extensão septal estabilizado no septo caudal com enxertos expansores bilaterais estendidos caudalmente para maximizar a estabilidade e evitar assimetrias.

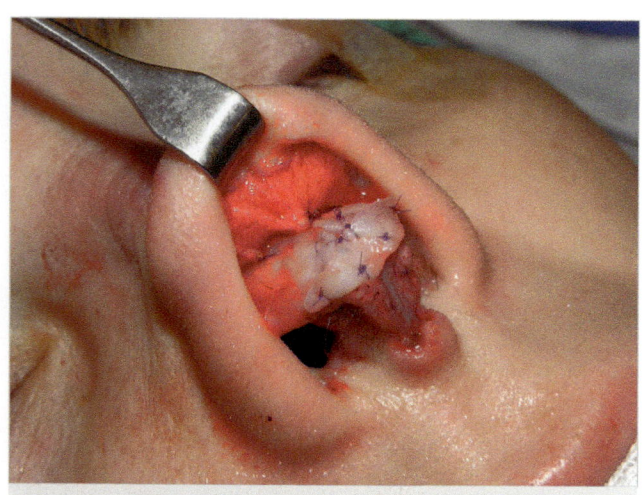

Fig. 22.9 Um enxerto de ponta *onlay* preparado a partir dos segmentos da ressecção cefálica sendo colocado para melhorar a definição da ponta.

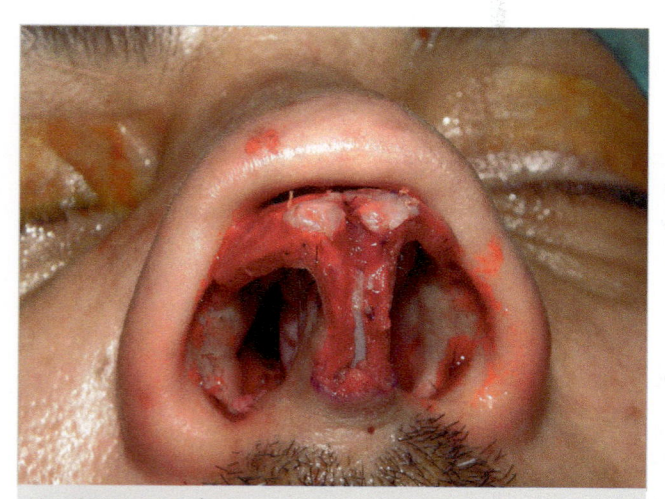

Fig. 22.10 Enxertos de ponta em *punch onlay* dos segmentos da ressecção cefálica sendo colocados no topo de cada domo separadamente para aumentar o pico do domo e melhorar a definição da ponta.

> **Dica de Especialista**
>
> *Em pacientes com pele fina na ponta nasal, devem ser evitados enxertos de ponta preparados com cartilagem rígida. A longo prazo, as bordas desses enxertos podem ficar visíveis e causar uma deformidade na ponta nasal. Entretanto, os enxertos de ponta preparados a partir de segmentos de corte cefálico são macios e podem ser usados como enxerto de ponta onlay mesmo em pacientes com pele fina da ponta nasal.*

Fig. 22.11 Um enxerto de ponta em forma de escudo da cartilagem septal para um aumento adicional na projeção da ponta e para melhorar os contornos do lóbulo da infraponta.

22.8 Alongamento de Cartilagens Laterais Inferiores Curtas (Conceito de Roubo das *Crura* Laterais e Enxerto das *Crura* Laterais)

- As cartilagens laterais inferiores curtas apresentam uma ponta subprojetada e contornos mal definidos da ponta nasal.
- Se as *crura* mediais forem curtas, a técnica de roubo das *crura* laterais alonga as *crura* mediais e aumenta a projeção da ponta juntamente com o tensionamento das *crura* laterais.

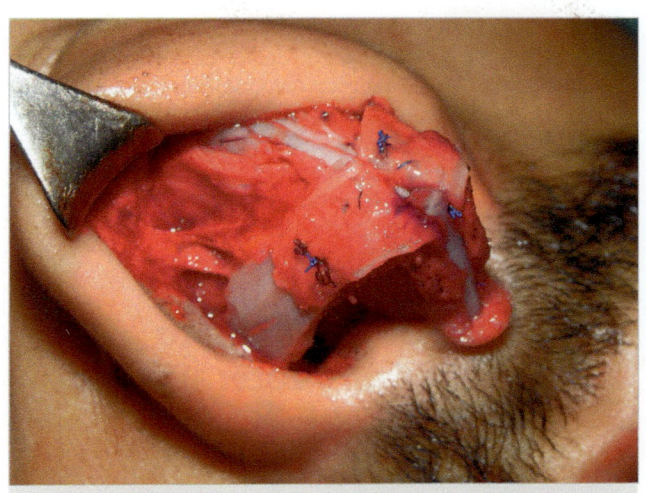

Fig. 22.12 No caso de cartilagens laterais inferiores curtas, as *crura* laterais são divididas das cartilagens acessórias e os enxertos de suporte crurais laterais são colocados entre as *crura* laterais e as cartilagens acessórias para alongar as cartilagens laterais inferiores.

Essa técnica é muito eficaz e consistente quando combinada com um enxerto de suporte columelar ou um enxerto de extensão septal.
- No entanto, se as *crura* medial e lateral (comprimento total das cartilagens laterais inferiores) forem curtas, uma manobra de roubo das *crura* laterais encurtará ainda mais as *crura* laterais, resultando em rotação excessiva da ponta e enfraquecimento das *crura* laterais. Nesse caso, as *crura* laterais devem ser divididas das cartilagens acessórias de modo a avançar medialmente, enquanto os enxertos de suporte crural lateral são colocados entre as *crura* laterais e as cartilagens acessórias (▶ Fig. 22.12). Os enxertos crurais laterais alongarão as cartilagens laterais inferiores curtas e reconstituirão um tripé estável da ponta nasal. Essencialmente, ao usar esse método, as *crura* medial e lateral são alongadas e a estrutura da ponta é reforçada (▶ Fig. 22.13a-m e ▶ Fig. 22.14a-l).[6,7,14]

Dica de Especialista

Se o comprimento total das cartilagens laterais inferiores for curto, elas devem ser alongadas com enxertos de cartilagem para uma reconstrução anatômica. Em casos com cartilagens laterais inferiores curtas, o método de enxerto das crura *laterais e de roubo das* crura *laterais aumenta a projeção da ponta, alonga o comprimento total das cartilagens laterais inferiores e fortalece a ponta nasal.*

22.8.1 Análise de Caso 1

O aumento da projeção da ponta com o roubo das *crura* laterais e o enxerto das *crura* laterais é mostrado na ▶ Fig. 22.13a-m (▶ Vídeo 22.2).

22.8.2 Análise de Caso 2

A Fig. 22.14a-l mostra o aumento da projeção da ponta com o roubo das *crura* laterais e o enxerto das *crura* laterais.

22.9 Fortalecimento das *Crura* Laterais

- Se as *crura* laterais estiverem fracas em relação à cobertura de tecido mole pesado, deve-se considerar a possibilidade de enxerto estrutural. Na presença de uma faixa crural lateral fraca, qualquer intervenção cirúrgica pode acentuar o colapso da válvula nasal externa.
- Em caso de fraqueza leve das *crura* laterais, um enxerto simples de borda alar pode ser usado para reforçar a borda alar.[15]
- Um enxerto de suporte crural lateral é o método mais eficaz para apoiar *crura* laterais fracas e proporcionar estabilidade à borda da narina e à válvula nasal externa.[16] Os enxertos de suporte crural lateral fabricados a partir da cartilagem do septo são, portanto, colocados em uma bolsa sob as *crura* laterais e estabilizados com duas ou três suturas (▶ Fig. 22.15).

Dica de Especialista

No exame pré-operatório, é fundamental verificar as paredes nasais laterais e as válvulas nasais externas. Se as faixas das crura laterais *estiverem fracas, durante a inspiração forçada, a parede nasal lateral pode entrar em colapso ou pode haver uma tendência de deslocamento medial das bordas alares. Nesses casos, as paredes nasais laterais devem ser apoiadas com enxertos estruturais para a competência da válvula nasal externa.*

22.10 Deformidades de Curvatura das *Crura* Laterais

- As deformidades de curvatura das *crura* laterais causam uma aparência desagradável e, às vezes, comprometem a função nasal. As deformidades de curvatura mais comuns que exigem enxerto são as *crura* laterais severamente convexas, as *crura* laterais severamente côncavas e as deformidades de curvatura assimétrica das *crura* laterais.

22.10.1 *Crura* Laterais Côncavas

- As *crura* laterais côncavas são cosmeticamente desagradáveis e podem causar disfunção da válvula nasal externa, resultando em obstrução vestibular das vias aéreas.
- Em deformidades de concavidade menores com *crura* laterais largas, as técnicas de "retalho de rotação interna das *crura* laterais" ou "retalho de rotação para fora das *crura* laterais" podem ser usadas para corrigir a deformidade.[6,17]
- As *crura* laterais excessivamente côncavas apresentam uma deformidade de pinçamento na ponta nasal e um comprometimento das vias aéreas nasais. Em casos de deformidade de concavidade grave das *crura* laterais, o método mais previsível é a colocação de um enxerto de suporte crural lateral em uma bolsa sob as *crura* laterais.[6] Após a ressecção cefálica das *crura* laterais, deixando uma faixa de borda intacta de 6 a 7 mm, o enxerto é colocado na superfície inferior das *crura* laterais e fixado à *crus* lateral com duas ou três suturas. O enxerto de suporte crural lateral corrige a concavidade das *crura* laterais e melhora o ângulo da válvula nasal externa (▶ Fig. 22.16a-k).

Análise de Caso

Os enxertos de suporte crural lateral para correção de *crus* lateral severamente côncava são mostrados na ▶ Fig. 22.16a-k.

22.10.2 *Crura* Laterais Convexas

- A maioria das deformidades da ponta quadrada pode ser corrigida com a colocação de suturas horizontais de colchoeiro da *crus* medial para a *crus* lateral. As suturas de colchoeiro da *crus* lateral descritas por Gruber *et al.* podem ser usadas para corrigir convexidades do corpo da *crus* lateral.[18] Entretanto, essas suturas podem criar deformidades secundárias, como assimetrias e deslocamento da *crus* lateral medialmente, o que pode comprometer a via aérea nasal.
- Os enxertos de suporte crural lateral são o melhor e mais confiável método para retificar as *crura* laterais excessivamente convexas.

Análise de Caso

O enxerto crural lateral para correção de *crura* laterais severamente convexas é mostrado na ► Fig. 22.17a-l.

22.10.3 Deformidades Incomuns e Assimétricas da Curvatura das *Crura* Laterais

- Embora as deformidades de curvatura mais comuns das *crura* laterais sejam as *crura* laterais convexas e as *crura* laterais côncavas, podem ser observadas deformidades de curvatura raras. Em alguns pacientes, o formato da *crus* lateral pode ser congenitamente assimétrico. A maioria dessas deformidades é fácil de corrigir com o uso criterioso de enxertos de suporte crural lateral.[6]
- Em alguns pacientes, uma parte das *crura* laterais é convexa, enquanto outras partes podem ser côncavas, criando uma curvatura em forma de S. Os enxertos de suporte crural lateral são o método mais versátil de correção dessas deformidades (► Fig. 22.18a-c).

22.11 Mal Posicionamento Cefálico das *Crura* Laterais

- Nessa deformidade, a *crus* lateral tem uma orientação cefálica e a borda alar não é apoiada, causando uma deformidade em parêntese da ponta nasal. A *crus* lateral malposicionada não corre paralelamente à borda alar e causa fraqueza na borda alar. O grau de mau posicionamento cefálico pode variar de leve a grave.
- Em casos de malposicionamento leve e moderado, um enxerto de suporte crural lateral ou um enxerto de borda alar pode ser colocado paralelamente à borda alar sem transposição caudal das *crura* laterais para apoiar a borda alar e corrigir o entalhe supra-alar.
- No entanto, em caso de malposição cefálica grave, a transposição crural lateral deve ser o método de escolha.[6] Nessa técnica,

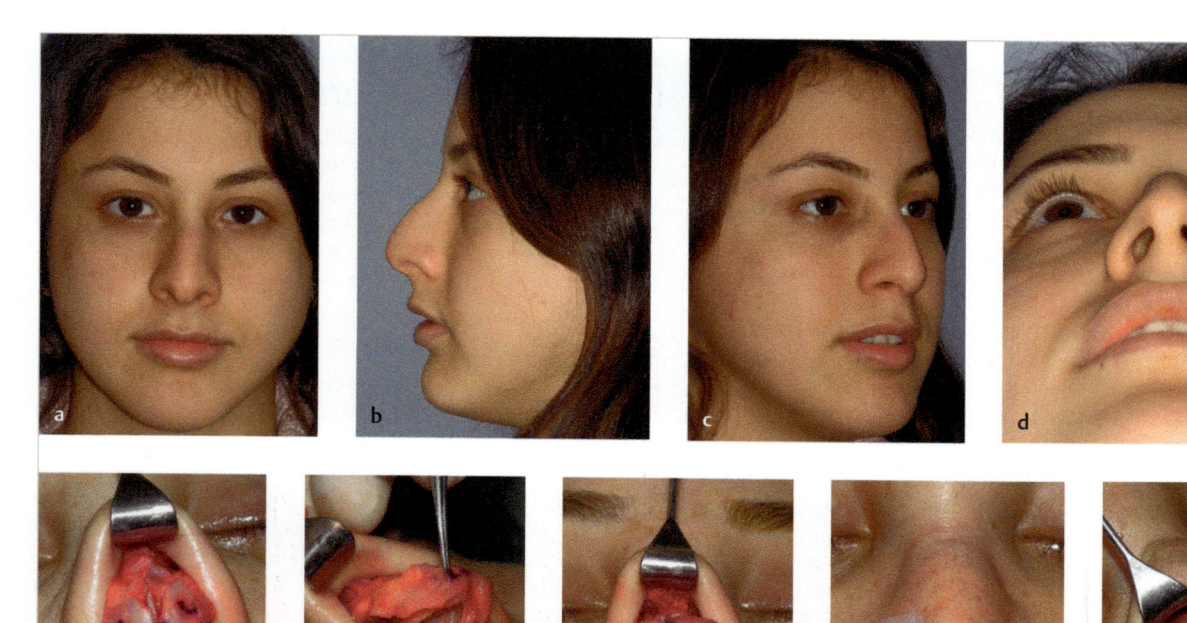

Fig. 22.13 (**a-d**) Uma paciente de 19 anos apresentou giba dorsal, baixa projeção da ponta e ponta nasal mal definida. Suas *crura* mediais eram curtas e as bases das *crura* mediais não se estendiam até a base nasal, o que causava um ângulo columelar-labial amplo. As *crura* laterais eram fracas e as bordas alares não estavam bem apoiadas. (**e**) Usando a técnica aberta, o dorso nasal e a ponta nasal foram expostos. Após a coleta da cartilagem septal, a giba óssea e cartilaginosa foi removida. Foram usados retalhos expansores para estabelecer a largura dorsal cartilaginosa. As *crura* mediais foram separadas e ao septo caudal foi exposto até a espinha nasal anterior. A espinha nasal anterior foi reduzida. Uma sutura transfixante foi colocada para recuar as *crura* mediais no septo caudal. (**f**) As *crura* laterais foram divididas a partir da junção da cartilagem acessória. As *crura* laterais foram avançadas 5 mm medialmente com suturas de extensão (roubo *crural* lateral). (**g**) Um enxerto de suporte columelar longo foi colocado entre as *crura* mediais e as *crura* mediais foram avançadas nesse enxerto para aumentar a projeção da ponta. (**h, i**) Enxertos crurais laterais foram colocados em ambos os lados entre as *crura* laterais e a cartilagem acessória para reconstituir um tripé estável da ponta nasal. *(Continua)*

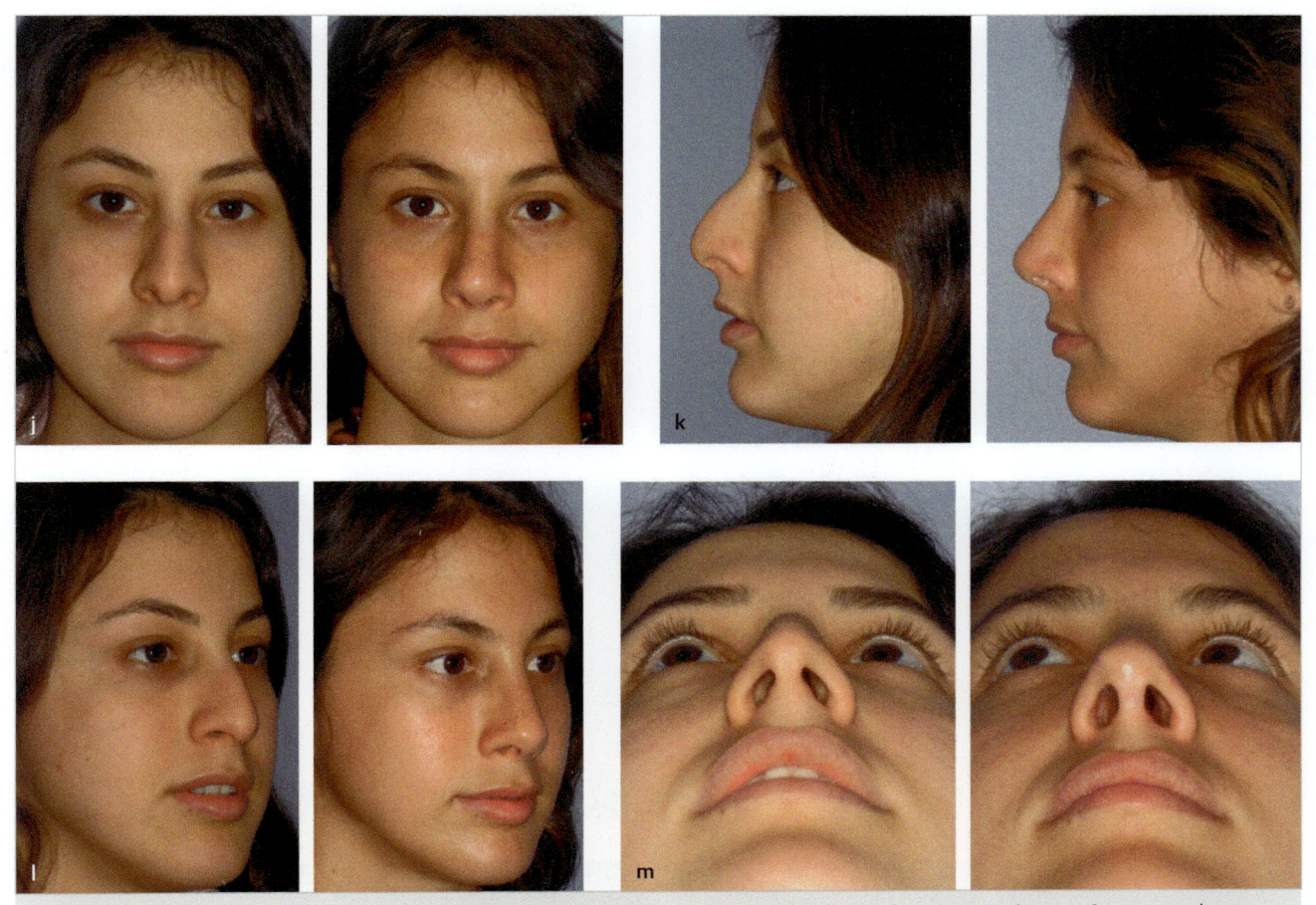

Fig. 22.13 *(Continuação)* **(j-m)** A paciente é mostrada um ano após a cirurgia. A giba dorsal foi removida, a projeção da ponta foi aumentada, as *crura* mediais foram recuadas para a base nasal, o ângulo columelo-labial foi estreitado, as *crura* mediais curtas foram alongadas, a ponta nasal está bem apoiada e a retração da borda alar foi corrigida.

a *crus* lateral malposicionada é separada das cartilagens acessórias e transposta caudalmente. Se as *crura* laterais não forem longas e fortes o suficiente, é mais sensato fortalecer e alongar as *crura* laterais com enxertos de suporte crural lateral para aumentar a previsibilidade da reconstrução. A extremidade lateral do enxerto é colocada em uma bolsa dissecada caudal às cartilagens acessórias.

> **Dica de Especialista**
>
> *Os pacientes que apresentam ponta caída geralmente têm crura laterais longas, o que pode parecer uma deformidade de parêntese de má posição cefálica das crura laterais. No entanto, apenas uma pequena porcentagem desses pacientes tem um verdadeiro mau posicionamento cefálico. O encurtamento das crura laterais e a rotação da ponta nasal corrigem a deformidade. Em casos de má posição verdadeira, deve ser realizada a transposição caudal das crura laterais.*

22.11.1 Análise de Caso

O reposicionamento das *crura* laterais malposicionadas cefalicamente é mostrado na ▶ Fig. 22.19a-k.

22.12 Deformidades Secundárias das Cartilagens Laterais Inferiores

- Se os princípios da rinoplastia estrutural não forem levados em consideração no momento da rinoplastia primária, geralmente há uma perda dos mecanismos de suporte da ponta. A remoção excessiva das cartilagens da ponta e o uso inadvertido de suturas acentuam ainda mais o problema. A integridade do septo pode ser perdida, o que aumenta os problemas de suporte da ponta. Pode haver assimetrias e problemas funcionais podem acompanhar essas deformidades.
- O objetivo da cirurgia da ponta secundária é a reconstrução anatômica da estrutura da ponta nasal e a reconstrução de um tripé estável da ponta nasal para produzir uma melhora estética e funcional. Uma variedade de enxertos estruturais pode ser necessária para atingir esses objetivos.[19,20]
- Uma cartilagem septal estável e reta é essencial para o suporte da ponta, e a reconstrução do septo deve preceder qualquer reconstrução da ponta.
- A estrutura cartilaginosa recém-reconstruída deve ser forte o suficiente para suportar as forças de contração da ferida durante o período de cicatrização.

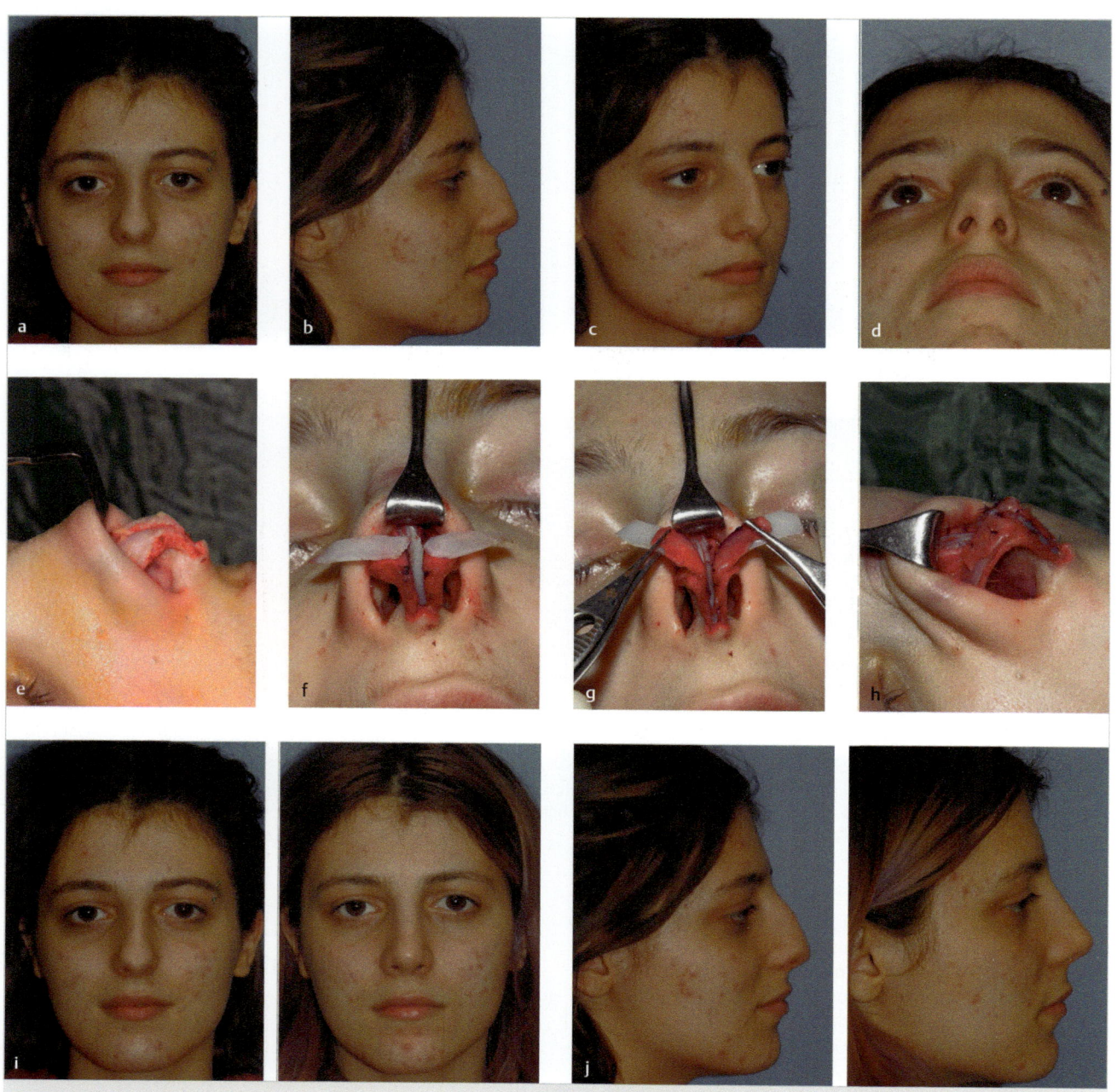

Fig. 22.14 (a-d) Uma paciente de 19 anos de idade apresentou uma giba dorsal significativa, *radix* alto, ponta nasal mal projetada e mal definida e ângulo columelar-labial amplo. As *crura* mediais eram curtas, as bases das *crura* mediais não se estendiam até a base nasal, as *crura* laterais eram fracas e as bordas alares não estavam bem apoiadas. **(e)** Usando uma técnica aberta, o dorso nasal e a ponta nasal foram expostos. **(f)** Após a coleta da cartilagem septal, a giba óssea e cartilaginosa foi removida. O *radix* foi reduzido com uma broca elétrica. Foram realizadas osteotomias transversais bilaterais e laterais de baixo para baixo. Foram usados retalhos expansores para restabelecer o dorso cartilaginoso e a largura dorsal. Um enxerto de suporte columelar e enxertos de suporte crural lateral foram criados a partir da cartilagem septal colhida. **(g)** As *crura* laterais foram divididas a partir da junção da cartilagem acessória. Uma sutura de recuo do tipo *tongue-in-groove* foi colocada através das *crura* mediais e do septo caudal para posicionar a base columelar e melhorar o ângulo columelar-labial. Foi realizado um roubo crural lateral de 5 mm em combinação com um longo enxerto de suporte columelar para alongar as *crura* mediais e aumentar a projeção da ponta. **(h)** Enxertos crurais laterais foram colocados em ambos os lados entre as *crura* laterais e as cartilagens acessórias para reconstruir um tripé de ponta nasal forte e estável. **(i-l)** A paciente é mostrada em um ano de pós-operatório. O dorso nasal e o *radix* foram reduzidos, obteve-se um dorso liso e reto e as linhas estéticas dorsais foram refinadas. A ponta nasal foi estruturada com aumento da projeção da ponta, a base columelar foi melhorada e foi obtido um equilíbrio entre o dorso nasal e a ponta nasal. *(Continua)*

22.12 Deformidades Secundárias das Cartilagens Laterais Inferiores

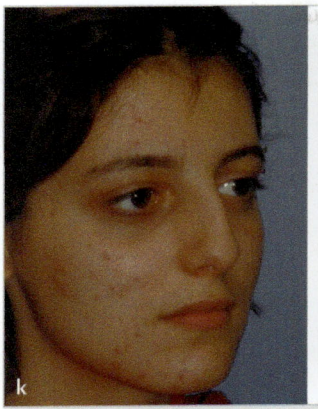

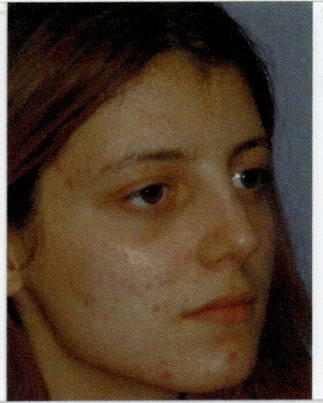

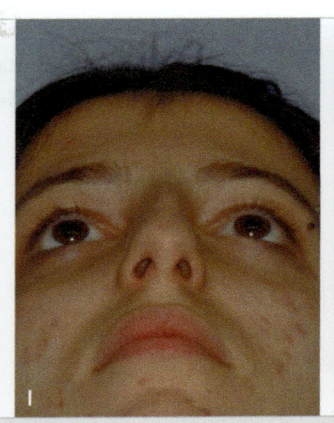

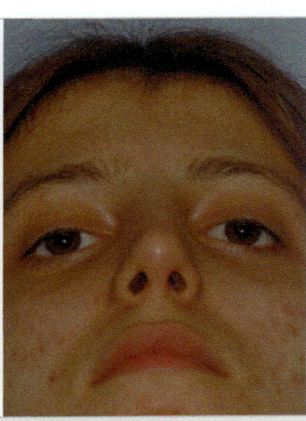

Fig. 22.14 (Continuação) (k-l)

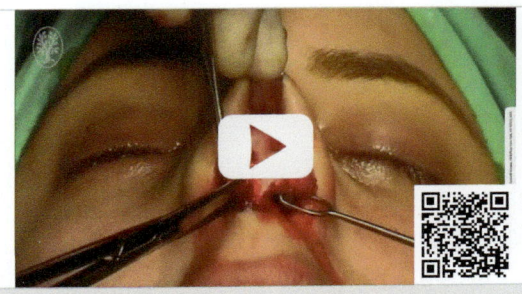

Vídeo 22.2 Alongamento das cartilagens laterais inferiores curtas com o método de roubo crural lateral e enxerto crural lateral no caso mostrado na ▶ Fig. 22.13a-d.

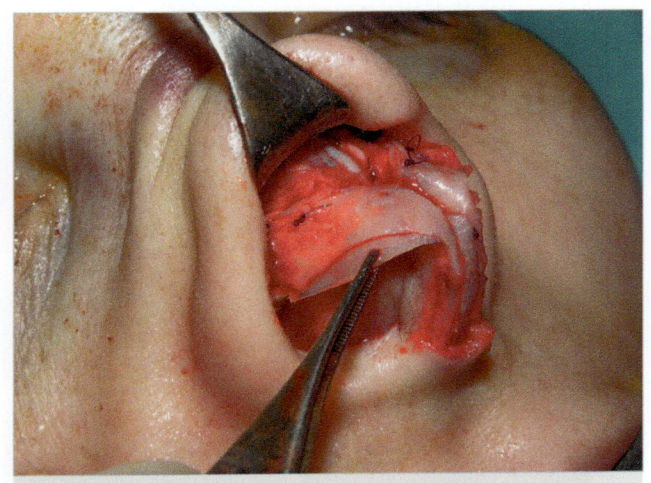

Fig. 22.15 Um enxerto de suporte crural lateral fabricado a partir da cartilagem septal sendo colocado em uma bolsa sob as *crura* laterais. O enxerto de suporte das *crura* laterais é o método mais eficaz para apoiar *crura* laterais fracas e proporcionar estabilidade à borda da narina e à válvula nasal externa.

- Se disponível, a cartilagem septal é o enxerto de escolha para o enxerto de cartilagem autóloga porque é relativamente reta e está no mesmo campo operatório. Ela pode ser usada como um enxerto de suporte columelar para apoiar a ponta nasal ou substituir partes do complexo de cartilagem lateral inferior e enxertos expansores, conforme necessário. No entanto, em narizes excessivamente ressecados, a cartilagem septal geralmente é insuficiente para substituir as partes ausentes.
- Caso seja necessário um suporte significativo para o nariz, a cartilagem autóloga da costela é o enxerto de escolha. A costela oferece uma quantidade ilimitada de cartilagem para enxertos estruturais. Podem ser preparados suportes longos e retos a partir da cartilagem da costela para reforço ou reconstrução do septo e do complexo alar.

22.12.1 Colheita da Cartilagem da Costela

- Prefiro colher a cartilagem da 7ª costela, que é relativamente mais reta e mais espessa em comparação com as outras costelas, e é ideal para preparar enxertos longos e retos para enxertos estruturais. Além disso, o risco de pneumotórax é menor em comparação com a colheita da 5ª ou 6ª costela.
- Uma incisão de 4 a 5 cm é feita ao longo do sulco inframamário em pacientes do sexo feminino. Em pacientes do sexo masculino, a incisão é mantida mais curta, geralmente em torno de 2,5 a 3 cm, e é colocada exatamente sobre a cartilagem da costela a ser retirada. O retalho de pele é descolado inferiormente acima da porção superior do músculo reto do abdome para expor a fáscia do reto do abdome.
- Se for planejado utilizar um enxerto de fáscia ou um enxerto de fáscia com cartilagem picada em cubos (DC-F), primeiro é colhido um enxerto de fáscia do músculo reto abdominal.[20,21] Em seguida, as fibras do músculo reto abdominal são divididas longitudinalmente com o dedo indicador e a porção cartilaginosa da 7ª costela é exposta.
- Se não for necessária uma grande quantidade de enxerto de cartilagem, eu colho a metade inferior ou dois terços inferiores da sétima costela. Primeiro, é feita uma incisão sobre o pericôndrio paralela ao eixo longitudinal da cartilagem da costela e o pericôndrio da parte inferior da costela é elevado com um elevador Cottle curvo.
- Em seguida, é feita uma incisão longitudinal no nível médio ou na parte superior, paralela ao eixo longitudinal da cartilagem da costela, usando uma lâmina nº 15, avançando alguns milímetros de profundidade, com cuidado para não penetrar no pericôndrio interno.

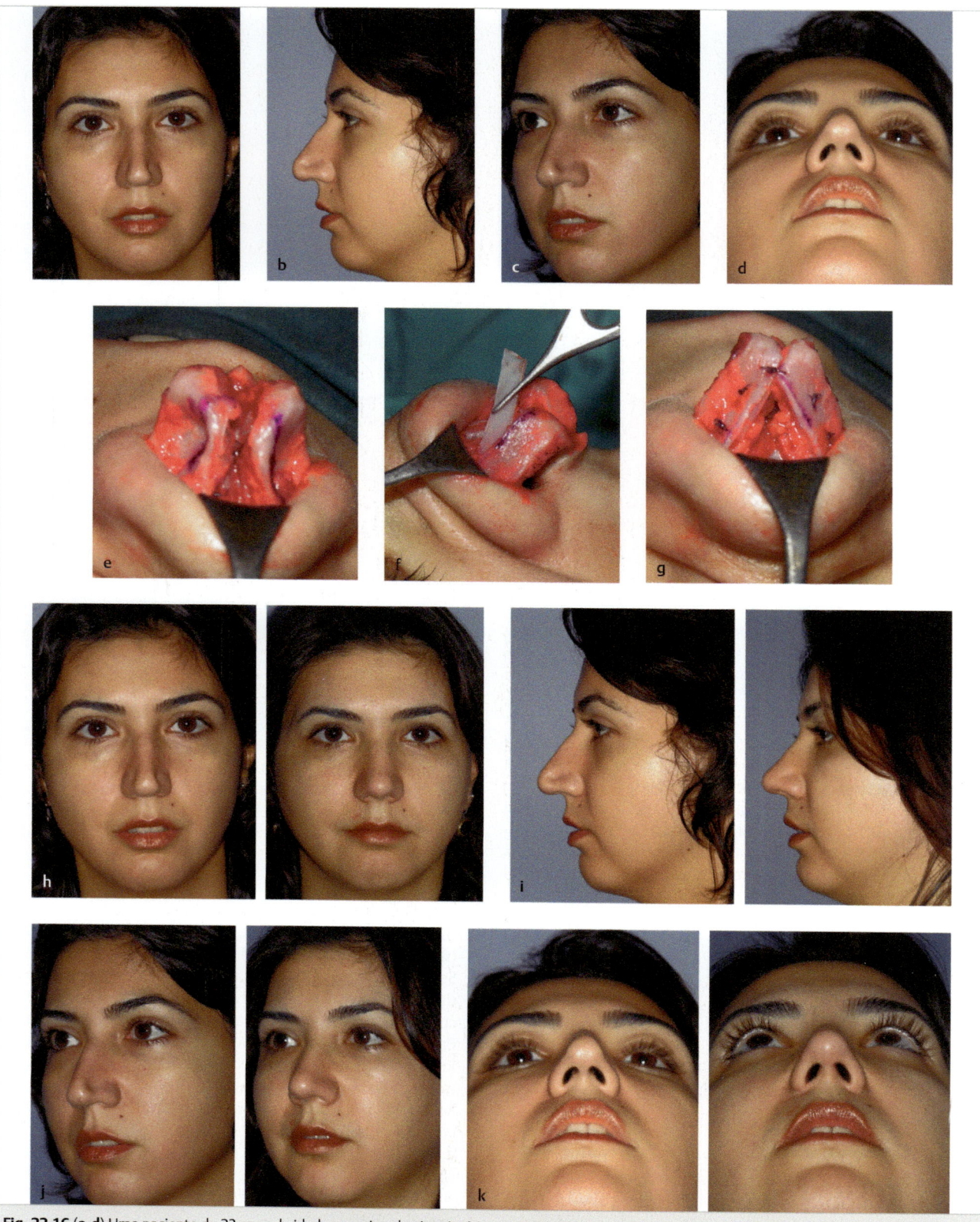

Fig. 22.16 (a-d) Uma paciente de 23 anos de idade com rinoplastia primária apresentou obstrução das vias aéreas nasais e ponta nasal comprimida devido às *crura* laterais severamente côncavas e abóbada média estreita. O exame intranasal revelou um um estreitamento do ângulo da válvula nasal interna com um septo reto. (e) Usando uma técnica de rinoplastia aberta, o dorso nasal e a ponta nasal foram expostos. As *crura* laterais eram severamente côncavas. (f) A cartilagem septal foi coletada. Enxertos expansores foram colocados nas bolsas submucosas entre o septo dorsal e as cartilagens laterais superiores bilateralmente. Os enxertos de suporte crural lateral, com aproximadamente 5 × 20 mm de tamanho, foram preparados a partir da porção mais espessa do septo. (g) As porções cefálicas das *crura* laterais foram ressecadas, deixando uma faixa de 6 mm de borda. Os enxertos foram colocados na superfície inferior das *crura* laterais e fixados às *crura* laterais com três suturas. (h-k) A paciente é mostrada em um ano de pós-operatório. A abóbada média estreita foi alargada e a insuficiência da válvula nasal interna foi melhorada. A ponta nasal comprimida e o colapso da válvula nasal externa foram corrigidos com o uso de enxertos de suporte crural lateral. A via aérea nasal melhorou significativamente.

22.12 Deformidades Secundárias das Cartilagens Laterais Inferiores

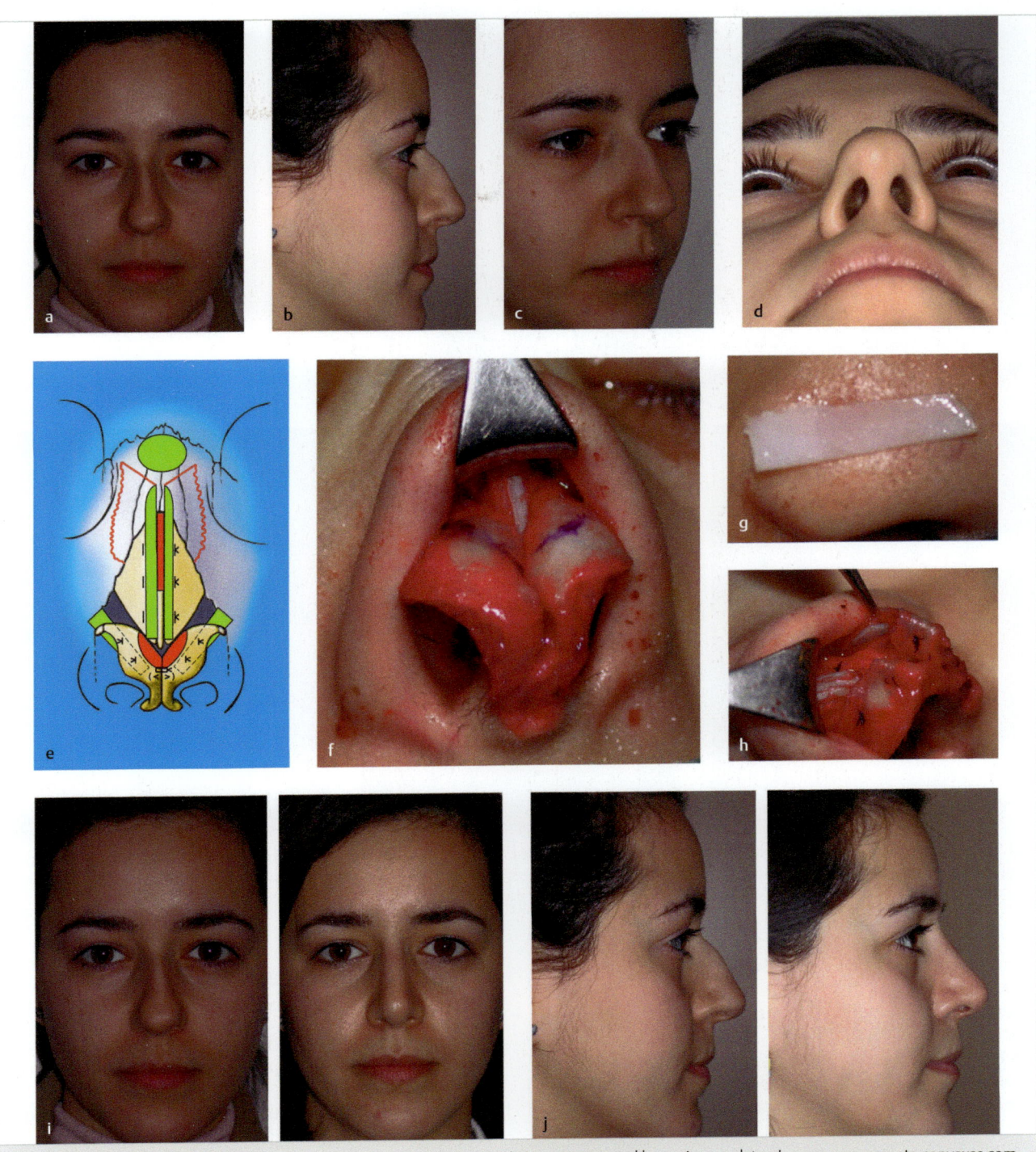

Fig. 22.17 (a-d) Uma paciente de 22 anos apresentou dorso estreito assimétrico e ponta nasal larga. As *crura* laterais eram severamente convexas com uma angulação medial em sua junção com as cartilagens acessórias, criando uma deformidade de entalhe supra-alar. Ela apresentava um grau leve de malposição cefálica. O exame intranasal revelou uma válvula nasal interna estreita com um desvio de septo obstruindo a via aérea. (**e**) Usando a técnica aberta, foi realizada a septoplastia e a coleta da cartilagem septal. Após a redução do dorso em 1 mm, foram realizadas osteotomias oblíquas mediais com fratura lateral para dar espaço para os enxertos expansores. Foram colocados enxertos expansores bilaterais estendidos superiormente para alargar o dorso e melhorar a função da válvula nasal interna. Não foram realizadas osteotomias laterais. As porções cefálicas das *crura* laterais foram ressecadas, deixando uma faixa de borda de 7 mm, e foram colocadas suturas transdomais. Um enxerto de *radix* fino preparado a partir de remanescentes cefálicos das *crura* laterais foi colocado para aumentar o *radix*. (**f-h**) Foram colocados enxertos de suporte crural lateral modificados ao longo da superfície inferior das *crura* laterais bilateralmente. Os enxertos foram preparados mais largos lateralmente para apoiar a borda alar e corrigir o entalhe supra-alar. A extremidade lateral do enxerto foi colocada caudalmente ao sulco alar. (**i-l**) A paciente é mostrada um ano após a cirurgia. A abóbada óssea estreita e a abóbada média estão alargadas e o colapso da válvula nasal interna foi corrigido. Obteve-se um dorso liso e reto. A ponta nasal quadrada e o entalhe supra-alar foram corrigidos com o uso de enxertos de suporte crural lateral modificado. *(Continua)*

Enxerto de Ponta Nasal: Técnicas Tradicionais e Refinamentos Modernos

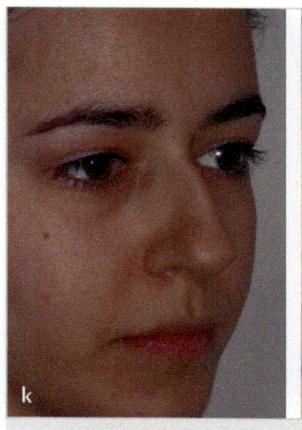

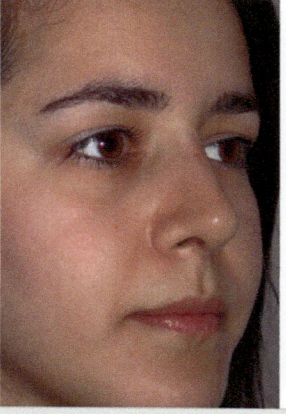

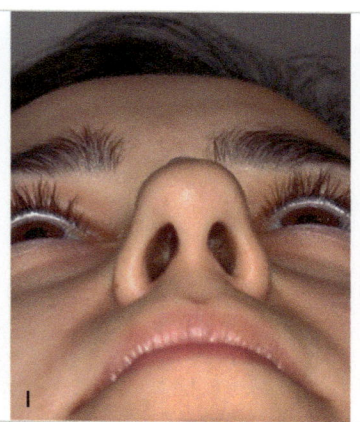

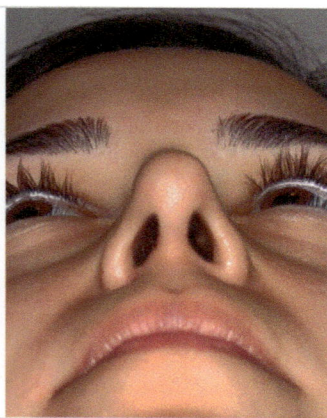

Fig. 22.17 *(Continuação)* (**k-l**)

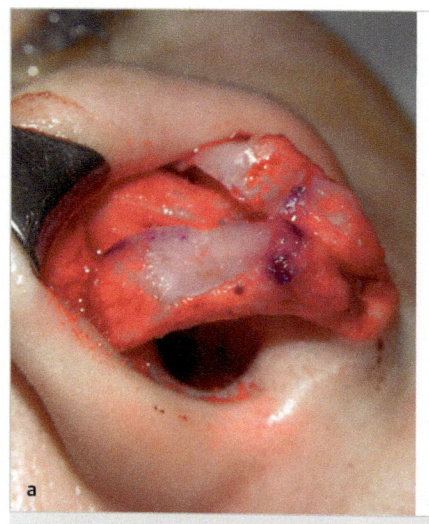

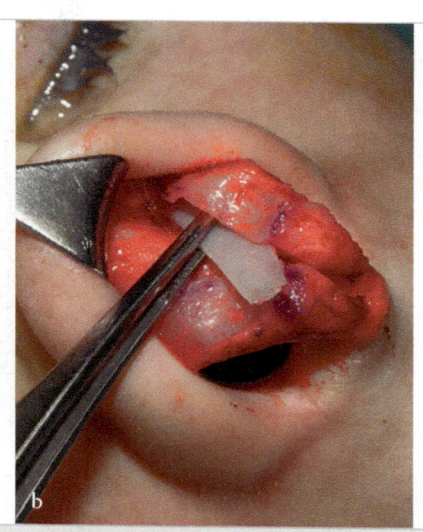

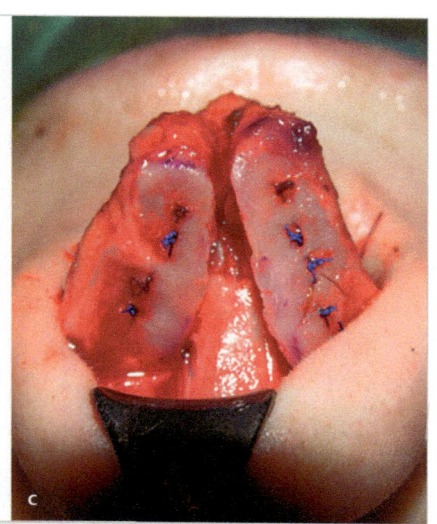

Fig. 22.18 (**a**) Imagem intraoperatória de uma deformidade incomum das cartilagens laterais inferiores. A porção medial das *crura* laterais é côncava e a porção lateral é convexa, criando uma curvatura em forma de S. (**b**) Um enxerto de suporte crural lateral é colocado sob a *crus* lateral. (**c**) A deformidade da curvatura da *crus* lateral é corrigida com a fixação por sutura do enxerto de suporte crural lateral na *crus* lateral.

- Um osteótomo reto e semiafiado de 5 mm é introduzido para evitar lesões na pleura, e as incisões são concluídas com um corte completo com movimentos suaves para frente e para trás.
- A metade inferior da costela é agarrada com uma pinça Adson-Brown, as fixações pericondriais na parte interna são liberadas e a metade inferior da cartilagem da sétima costela é retirada (▶ Fig. 22.20; ▶ Vídeo 22.3).
- A incisão não é fechada até o final da cirurgia. Assim, enxertos de cartilagem adicionais podem ser retirados da mesma costela em caso de necessidade.
- Se for necessária uma grande quantidade de enxerto de cartilagem, um segmento completo de 4 a 5 cm da 7ª costela é retirado com dois cortes verticais completos na cartilagem usando o osteótomo reto.
- Essa técnica facilita a coleta do enxerto, protege a integridade da costela do doador, reduz a morbidade pós-operatória e diminui o tempo de operação.

22.12.2 Estabelecendo a Projeção da Ponta

- Em casos secundários com esqueleto nasal excessivamente ressecado, a projeção da ponta geralmente é perdida, o que deve ser restabelecido.
- A deformidade típica da supraponta em bico de papagaio em casos secundários geralmente se deve à ressecção excessiva do esqueleto nasal, que pode ser tratada com o aumento da projeção e a alteração da posição da ponta nasal. Com o aumento da projeção da ponta, é necessário um dorso mais alto, o que ajuda a criar uma aparência mais estreita em narizes de aparência larga. Isso é particularmente importante para pacientes com pele espessa e cartilagens nasais excessivamente ressecadas. Um aumento na projeção da ponta e/ou a elevação do dorso nasal tensiona a pele, o que ajuda a redimensionar a pele dorsal excessiva sobre a estrutura subjacente, o que corrige a deformidade da supraponta em bico de papagaio.

22.12 Deformidades Secundárias das Cartilagens Laterais Inferiores

- Os enxertos estruturais para a projeção da ponta incluem o enxerto de suporte columelar, o enxerto de extensão do septo caudal e os enxertos de ponta.
- O enxerto de suporte columelar (*strut* columelar) é uma ferramenta versátil e poderosa para estabilizar a base columelar, fortalecendo as *crura* medial e média fracas, aumentando a projeção da ponta e alterando a rotação. Se for necessário aumentar a projeção da ponta, são usados enxertos de suporte columelar mais longos e mais fortes com o avanço das *crura* mediais no enxerto.
- O enxerto de extensão do septo caudal é outro método útil para definir a projeção e a rotação da ponta nasal. Se a cartilagem do septo foi ressecada em excesso ou enfraquecida na operação primária, um enxerto de extensão do septo caudal estabilizado com enxertos expansores proporciona estabilidade septal (▶ Fig. 22.21). Em seguida, as *crura* mediais são fixadas ao enxerto de extensão septal com suturas *tongue-in-groove* para estabelecer a projeção e a posição da ponta. Particularmente, utilizo o enxerto de extensão septal em pacientes que necessitam

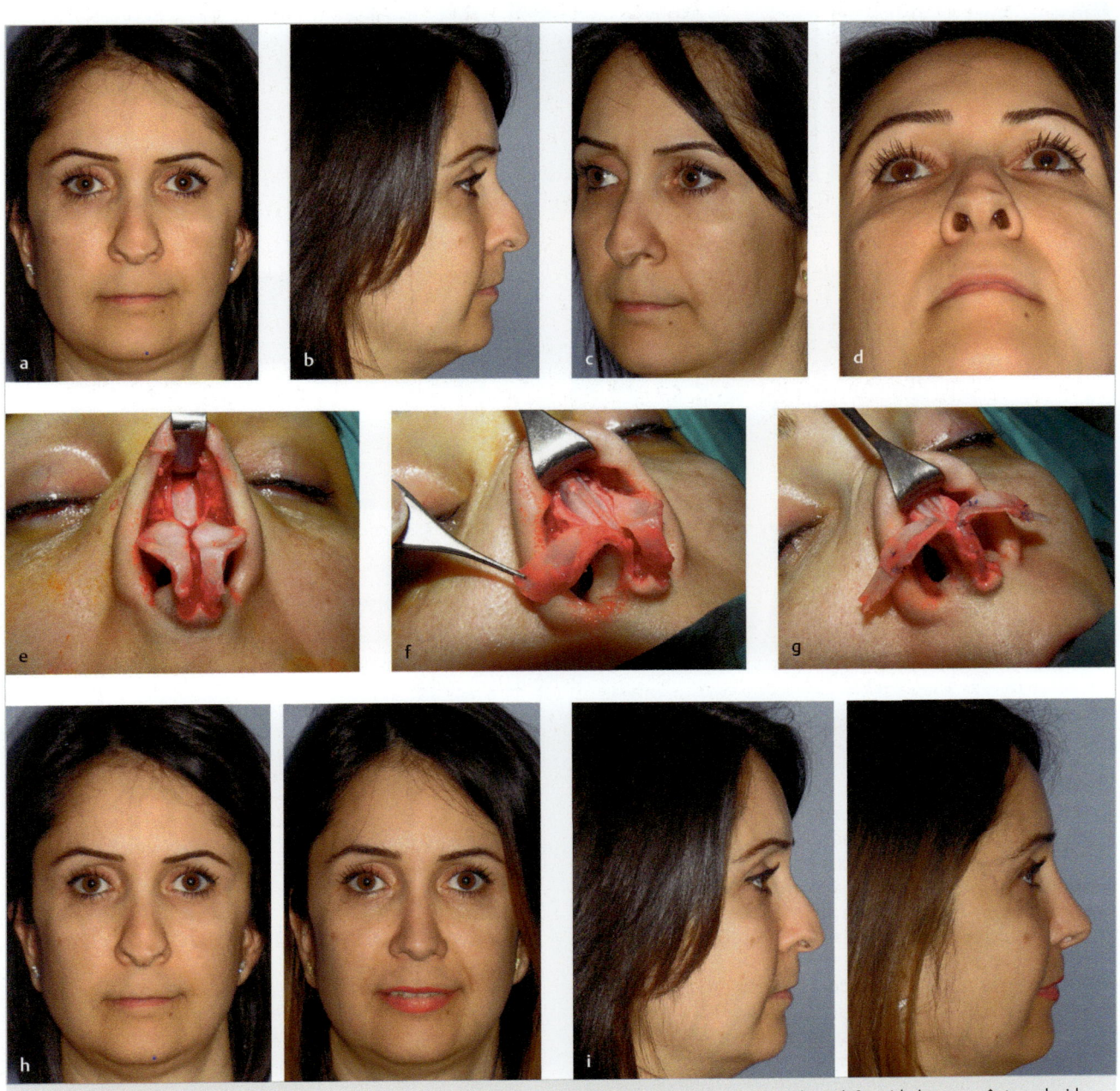

Fig. 22.19 (**a-d**) Uma paciente de 36 anos de idade apresentou giba dorsal, columela pendente, asas retraídas e deformidade em parêntese devido ao grave mau posicionamento cefálico das *crura* laterais. (**e, f**) Foi realizada a redução da giba óssea e cartilaginosa, e retalhos expansores foram usados para reconstruir o dorso cartilaginoso. As *crura* laterais foram separadas das cartilagens acessórias. (**g**) As *crura* mediais foram fixadas ao septo caudal com uma sutura *tongue-in-groove*. Os suportes crurais laterais confeccionados a partir da cartilagem septal foram colocados sob as *crura* laterais. Novas bolsas foram dissecadas caudalmente às cartilagens acessórias e, em seguida, as *crura* laterais foram transpostas para as bolsas. (**h-k**) Com 18 meses de pós-operatório, as fotos revelam posições corrigidas das *crura* laterais e bordas alares bem apoiadas. *(Continua)*

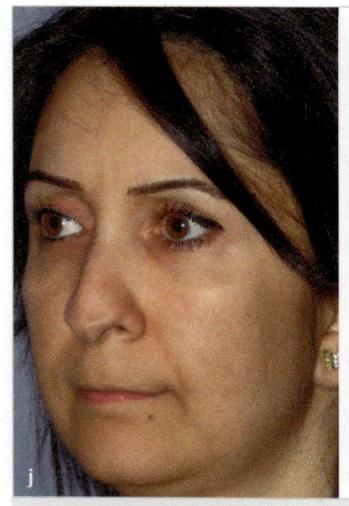

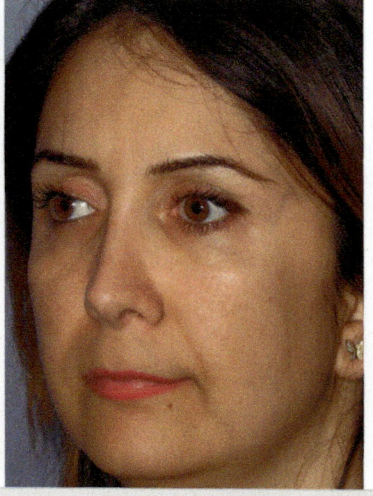

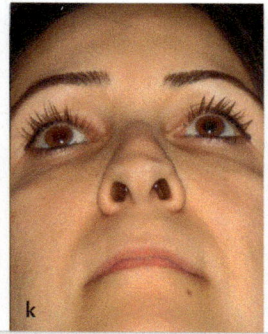

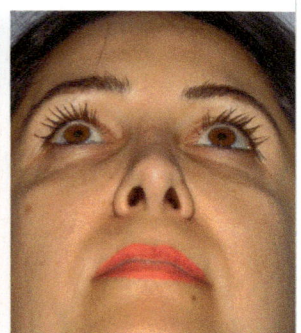

Enxerto de Ponta Nasal: Técnicas Tradicionais e Refinamentos Modernos

Fig. 22.19 *(Continuação)* **(j-k)**

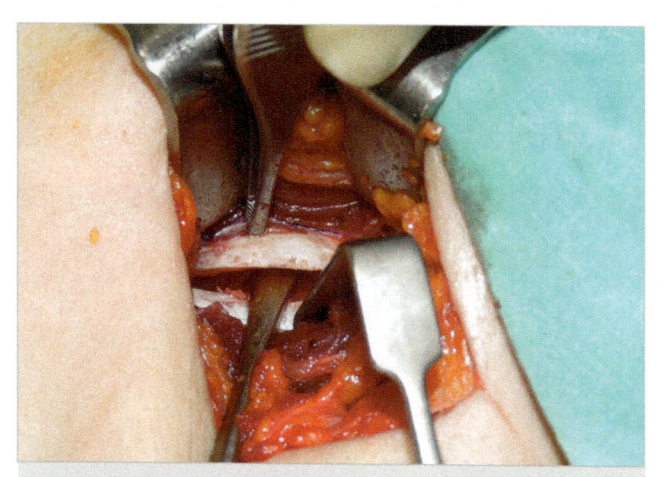

Fig. 22.20 Coleta parcial da cartilagem da costela. Usando um osteótomo reto de 5 mm, a metade inferior da 7ª costela é cortada e separada da parte superior.

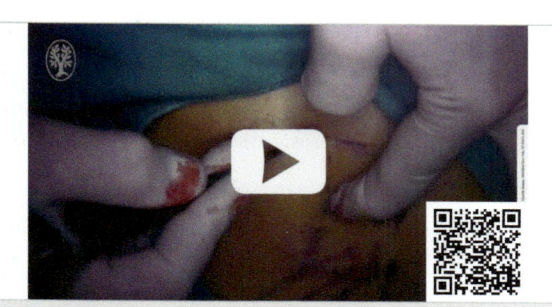

Vídeo 22.3 Coleta parcial da cartilagem da 7ª costela.

Dica de Especialista

Em pacientes com nariz curto, o enxerto de extensão do septo caudal pode ser colocado caudalmente à espinha nasal anterior entre as crura mediais e fixado com dois enxertos expansores na linha média. O problema mais comum nesse método é a sobreposição do enxerto de extensão do septo caudal com a espinha nasal anterior, o que pode causar assimetria e estalos na ponta. Para evitar esse problema, a borda posterior do enxerto pode ser chanfrada com a preservação de uma almofada de tecido mole suficiente entre o enxerto e a espinha nasal anterior.

de reconstrução da estrutura septal em L juntamente com a reconstrução da ponta ou no alongamento de nariz curto.
- Os enxertos de ponta podem ser usados para aumentar a projeção da ponta e melhorar o contorno da ponta. Em casos de revisão, os enxertos de ponta em forma de escudo são preferidos para obter a definição da ponta e obscurecer as assimetrias da ponta.
- Se o enxerto de cartilagem do septo não estiver disponível, a cartilagem da orelha pode ser preferida para o enxerto em escudo devido à sua natureza mais flácida. Se o enxerto em escudo for preparado a partir da cartilagem da costela, a visibilidade das bordas afiadas da cartilagem pode ser um problema a longo prazo; portanto, ela é camuflada com fáscia ou enxertos pericondriais.

22.12.3 Reconstrução do Domo e das *Crura* Laterais

- A ressecção excessiva das *crura* laterais pode resultar no colapso da borda alar devido ao enfraquecimento grave ou à interrupção das *crura* laterais. Os pacientes geralmente apresentam narinas estreitas e deformidade em pinça. Em muitos casos, a obstrução das vias aéreas devido ao colapso da válvula nasal externa acompanha essa deformidade. *Crura*

22.12 Deformidades Secundárias das Cartilagens Laterais Inferiores

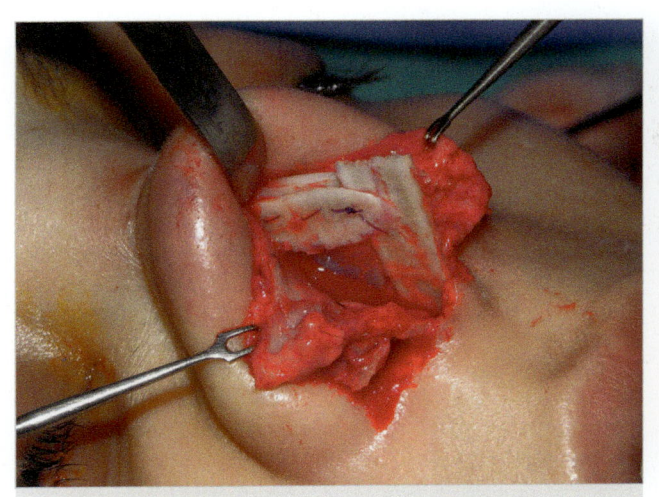

Fig. 22.21 Reconstrução da estrutura septal em L. Os enxertos expansores bilaterais estendidos caudalmente são suturados à cartilagem do septo e um enxerto de extensão septal caudal é estabilizado aos enxertos expansores.

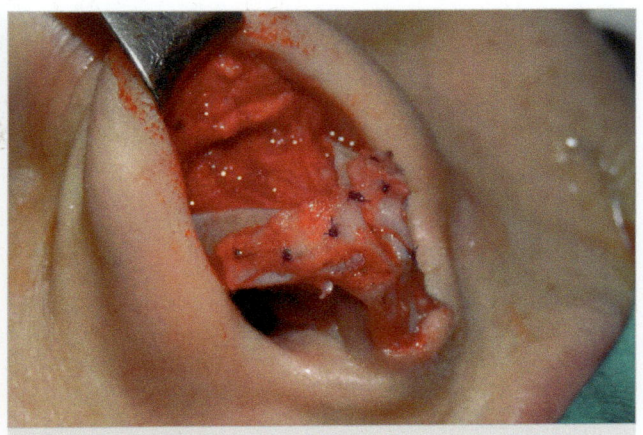

Fig. 22.22 Em um caso secundário com *crura* laterais excessivamente ressecadas, os enxertos de suporte crural lateral são colocados na superfície inferior dos remanescentes crurais laterais para reconstruir os segmentos ausentes das *crura* laterais.

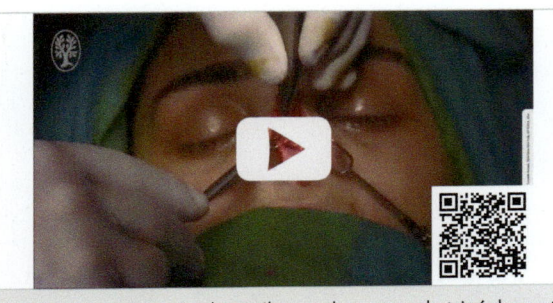

Vídeo 22.4 Reconstrução da cartilagem do septo e do tripé da ponta nasal em um caso secundário em que a cartilagem do septo e as cartilagens laterais inferiores foram ressecadas em excesso na cirurgia primária.

laterais fracas, deformadas, malposicionadas ou com deficiência segmentar devem ser reconstruídas para se obter um tripé estável da ponta nasal para um resultado esteticamente agradável e a eficiência das válvulas nasais externas e internas.

- O enxerto de suporte crural lateral é uma ferramenta versátil para remodelar, reposicionar ou substituir os segmentos ausentes das *crura* laterais. Os enxertos podem ser preparados a partir do septo ou das cartilagens das costelas.
- Se a deformidade não for grave, como uma *crus* lateral enfraquecida ou um pequeno segmento ausente, a substituição ou o fortalecimento do segmento deformado com um enxerto crural lateral é o método preferido de reconstrução para estabelecer a forma e a estabilidade das *crura* laterais.
- Se as *crura* laterais estiverem faltando, mas as *crura* mediais e os domos estiverem intactos, a pele vestibular é dissecada na superfície inferior de cada domo para fixar os enxertos crurais laterais. Os enxertos crurais laterais, preparados a partir da cartilagem do septo ou da cartilagem da costela, são então suturados à superfície inferior de cada domo para substituir as *crura* laterais ausentes (▶ Fig. 22.22; ▶ Vídeo 22.4).
- Se os domos estiverem ausentes ou gravemente deformados, os segmentos crurais laterais podem ser usados para a reconstrução dos segmentos dos domos das cartilagens laterais inferiores, se estiverem disponíveis.[22] Nessa técnica, primeiro as *crura* mediais são estabilizadas em um enxerto de suporte columelar ou enxerto de extensão do septo caudal para reconstruir a perna caudal do tripé. Em seguida, as *crura* laterais são ressecadas e suturadas à borda anterior do enxerto de suporte columelar (ou enxerto de extensão do septo caudal) para reconstruir os segmentos domais em ambos os lados. Para recriar os domos, os segmentos crurais laterais substituídos são dobrados com suturas de extensão. Em seguida, os enxertos crurais laterais fabricados a partir do septo ou da cartilagem da costela são fixados com sutura à superfície inferior dos enxertos de substituição crural lateral para reconstruir o tripé da ponta nasal (▶ Fig. 22.23a, b).

Dica de Especialista

O comprimento, a largura e a espessura do enxerto de suporte crural lateral fabricado com cartilagem de costela podem variar dependendo da cobertura de pele. Normalmente, o comprimento fica entre 20 e 30 mm, a largura fica entre 5 e 7 mm e a espessura fica entre 0,4 e 0,7 mm. Em pacientes com ponta nasal pequena e pele fina na ponta, enxertos grandes podem causar um alargamento desagradável da ponta nasal. Suportes laterais muito grossos também podem comprometer a válvula nasal externa.

Análise de Caso 1

A reconstrução da ponta nasal é mostrada na ▶ Fig. 22.24a-k.
- Se os domos estiverem ausentes e os remanescentes crurais laterais não forem adequados para a reconstrução dos segmentos do domo, a reconstrução do domo pode ser realizada com a técnica de dobrar uma haste de cartilagem fabricada a partir da parte mais macia da cartilagem da costela.[20] No entanto, esse método só pode ser usado se a cartilagem da costela não estiver calcificada e for flexível. Os enxertos de suporte são fixados ao enxerto de suporte columelar (ou enxerto de

extensão septal) com duas suturas cerca de 4 a 5 mm abaixo da borda anterior do enxerto de suporte columelar (*strut*). Em seguida, eles são dobrados e os domos são criados com suturas de extensão. Os domos recém-criados são aproximados com uma sutura de equalização domal.

Análise de Caso 2

A reconstrução da ponta nasal é mostrada na ▶ Fig. 22.25a-l.
- Se a reconstrução do domo não for possível usando enxertos de substituição crural lateral ou a técnica de dobrar a cartilagem, os enxertos de suporte crural lateral são suturados à borda anterior do enxerto de suporte columelar (ou enxerto de extensão do septo caudal) para reconstituir o tripé da ponta nasal (▶ Fig. 22.26a). Nesse caso, um enxerto de ponta em forma de escudo deve ser colocado para camuflar as bordas afiadas dos enxertos crurais laterais e criar os pontos que definem a ponta. Além disso, um enxerto pericondral *onlay* ou um enxerto de fáscia do músculo reto abdominal pode ser colocado sobre o enxerto da ponta para camuflar as bordas afiadas da ponta nasal recém-reconstruída (▶ Fig. 22.26b).

Análise de Caso 3

A reconstrução da ponta nasal é mostrada na ▶ Fig. 22.27a-m.

22.13 Conclusão

O enxerto estrutural das cartilagens laterais inferiores é indicado para fortalecer a estrutura da ponta, aumentar a projeção da ponta e controlar a posição da ponta nasal, e em casos secundários em que as cartilagens laterais inferiores foram enfraquecidas ou destruídas devido a cirurgias anteriores. Em casos primários, a combinação de enxerto de suporte columelar e roubo crural lateral é um método muito eficaz para aumentar a projeção da ponta. Em pacientes com cartilagens laterais inferiores significativamente curtas, o complexo de cartilagem lateral inferior deve ser alongado com enxertos estruturais para obter um resultado consistente. O enxerto de suporte crural lateral é o método mais eficaz para apoiar as *crura* laterais fracas e proporcionar estabilidade à borda da narina e à válvula nasal externa. Em casos secundários, deve ser realizada uma reconstrução anatômica da estrutura da ponta nasal para obter uma melhora estética e funcional.

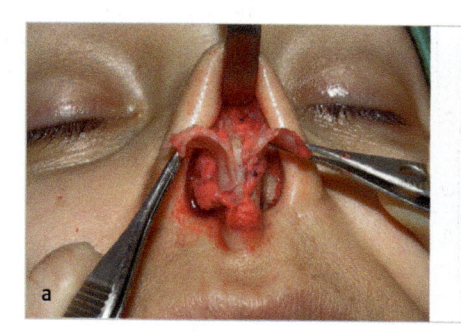

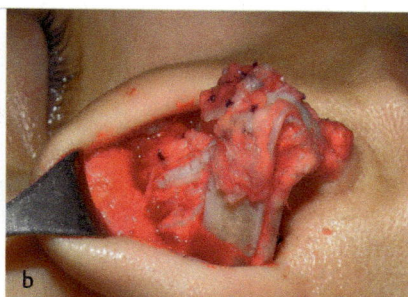

Fig. 22.23 (a) Em um caso secundário com segmentos domais destruídos, os segmentos crurais laterais são ressecados e usados para a reconstrução do domo. As *crura* laterais são suturadas ao enxerto de extensão septal; em seguida, as *crura* laterais são dobradas com suturas de extensão e os domos são recriados. **(b)** Os enxertos de suporte crural lateral são colocados na superfície inferior das *crura* laterais para reconstruir os segmentos ausentes das *crura* laterais.

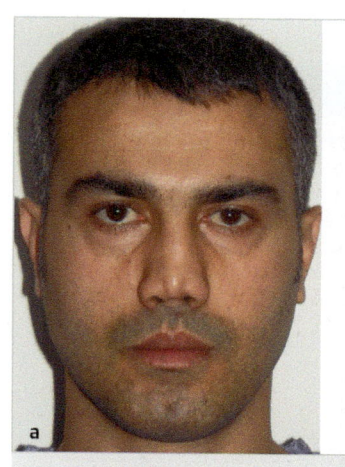

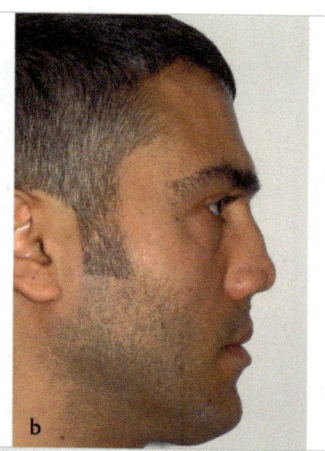

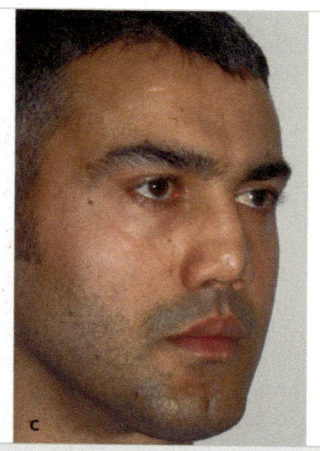

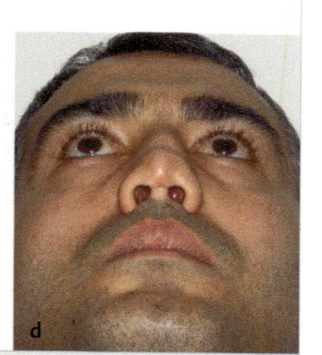

Fig. 22.24 (a-d) Fotografias pré-operatórias de um paciente do sexo masculino de 36 anos de idade que foi submetido a uma rinoplastia anterior, resultando em colapso da abóbada média com selamento, nariz encurtado, retração columelar, ponta deformada com cicatrizes graves na columela e depressões na pele da infraponta. *(Continua)*

22.13 Conclusão

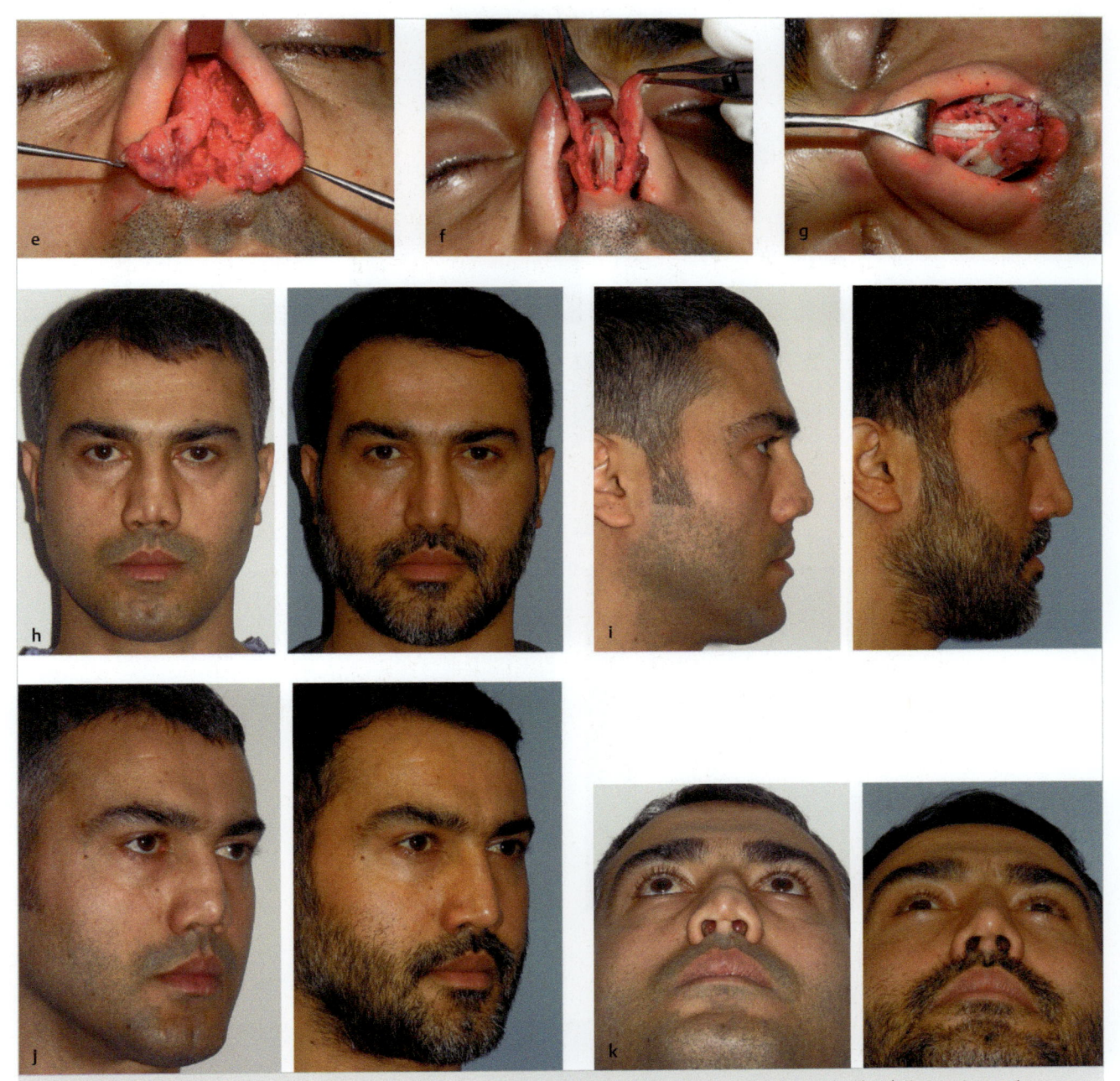

Fig. 22.24 *(Continuação)* (**e**) A cartilagem do septo e as cartilagens laterais inferiores foram severamente destruídas devido à cirurgia anterior. (**f**) Enxertos expansores bilaterais estendidos superiormente e um enxerto de extensão septal caudal foram usados para reconstruir a estrutura septal em L e corrigir a retração columelar. As *crura* laterais foram dissecadas da pele vestibular. (**g**) Os remanescentes crurais mediais foram fixados ao enxerto de extensão do septo caudal para ajustar a projeção da ponta. As *crura* laterais foram avançadas medialmente para a reconstrução dos segmentos domais das cartilagens laterais inferiores. Os enxertos crurais laterais fabricados a partir da cartilagem da costela foram fixados à superfície inferior dos segmentos crurais laterais para restabelecer o tripé da ponta nasal. (**h-k**) Fotos com 30 meses de pós-operatório demonstram que o dorso nasal está aumentado com o alongamento do nariz e a retração columelar está corrigida. A projeção da ponta nasal foi aumentada e as depressões na área da infraponta foram corrigidas.

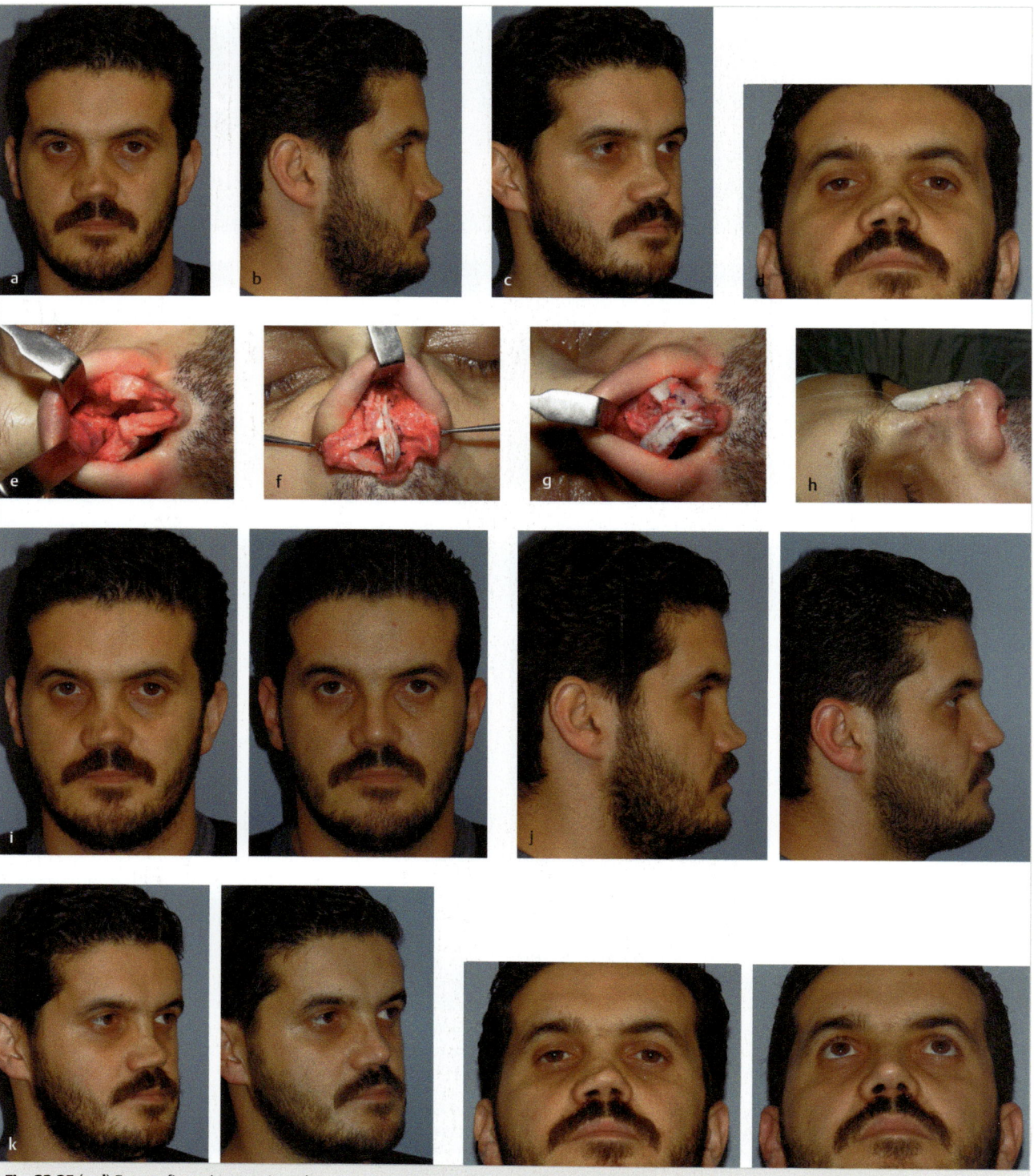

Fig. 22.25 (**a-d**) Fotografias pré-operatórias de um paciente do sexo masculino de 32 anos de idade que foi submetido a uma rinoplastia de redução prévia com o resultado de selamento do dorso, colapso da abóbada média, retração da columela e ponta assimétrica deformada. O paciente também tinha problemas funcionais graves. (**e**) Imagem intraoperatória após o descolamento do retalho de pele. Faltavam a cartilagem do septo, o segmento domal direito, a *crus* lateral direita e a *crus* lateral esquerda. (**f**) A reconstrução septal foi realizada dois enxertos de suporte dorsais (*struts* dorsais) e um enxerto de suporte caudal preparados a partir da cartilagem da sétima costela. Os enxetos de suporte dorsais foram estabilizados aos ossos nasais com uma sutura de colchoeiro horizontal através de orifícios de perfuração e o enxerto de suporte caudal foi fixado aos enxertos dorsais como um enxerto de extensão septal caudal. (**g**) As *crura* mediais foram suturadas ao enxerto de extensão do septo caudal. O segmento domal direito foi reconstruído com a técnica de dobra da cartilagem usando um enxerto de suporte preparado a partir da parte externa da cartilagem da costela. Sob esse enxerto, um enxerto de suporte crural lateral foi fixado com sutura. A *crus* lateral esquerda foi reconstruída usando um enxerto de suporte crural lateral que foi fixado à superfície inferior do remanescente crural lateral. (**h**) O aumento dorsal foi realizado usando cartilagem de costela cortada em cubos envolta em fáscia do reto abdominal. (**i-l**) Um ano após a cirurgia, as fotos pós-operatórias mostram que o dorso nasal foi aumentado, o nariz foi alongado com a correção da columela retraída e a ponta nasal foi refinada. O problema funcional também foi corrigido.

22.13 Conclusão

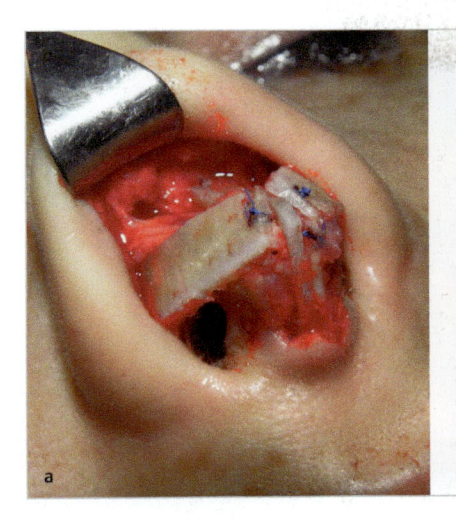

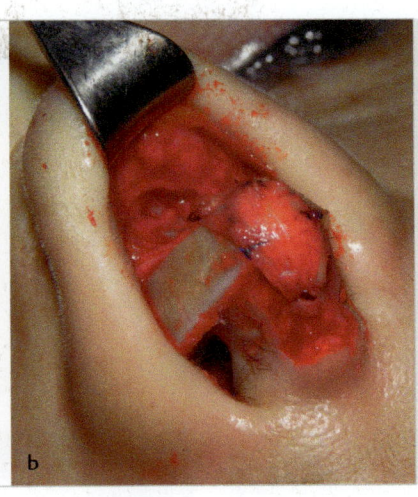

Fig. 22.26 (**a**) Em um caso de cartilagens laterais inferiores destruídas devido a cirurgias anteriores, os enxertos de suporte crural lateral são suturados à borda anterior do enxerto de suporte columelar para reconstituir o tripé da ponta nasal. (**b**) Um enxerto de ponta em forma de escudo é colocado para camuflar as bordas afiadas dos enxertos crurais laterais. Além disso, um enxerto *onlay* de fáscia do músculo reto abdominal é colocado no topo do enxerto da ponta para camuflagem adicional.

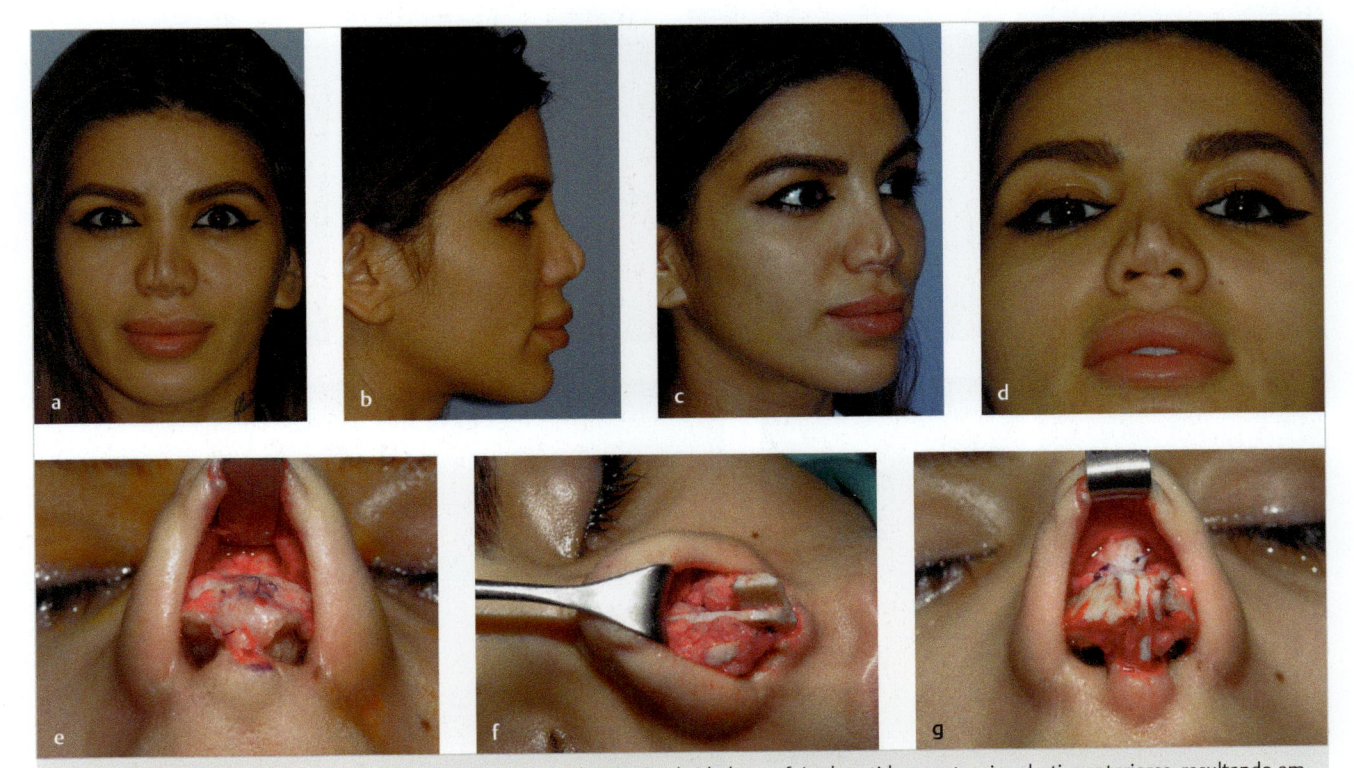

Fig. 22.27 (**a-d**) Fotografias pré-operatórias de uma paciente de 26 anos de idade que foi submetida a quatro rinoplastias anteriores, resultando em um nariz curto, columela retraída e curta e depressões e deformações graves na pele da ponta. (**e**) A cartilagem do septo e as cartilagens laterais inferiores foram destruídas devido às cirurgias anteriores. (**f**) A cartilagem da sétima costela foi retirada e a reconstrução da estrutura septal em L foi realizada com enxertos expansores e um enxerto de extensão septal caudal. (**g**) Os enxertos das *crura* laterais preparados a partir da cartilagem da costela foram suturados ao enxerto de extensão septal caudal para restabelecer o tripé da ponta nasal. *(Continua)*

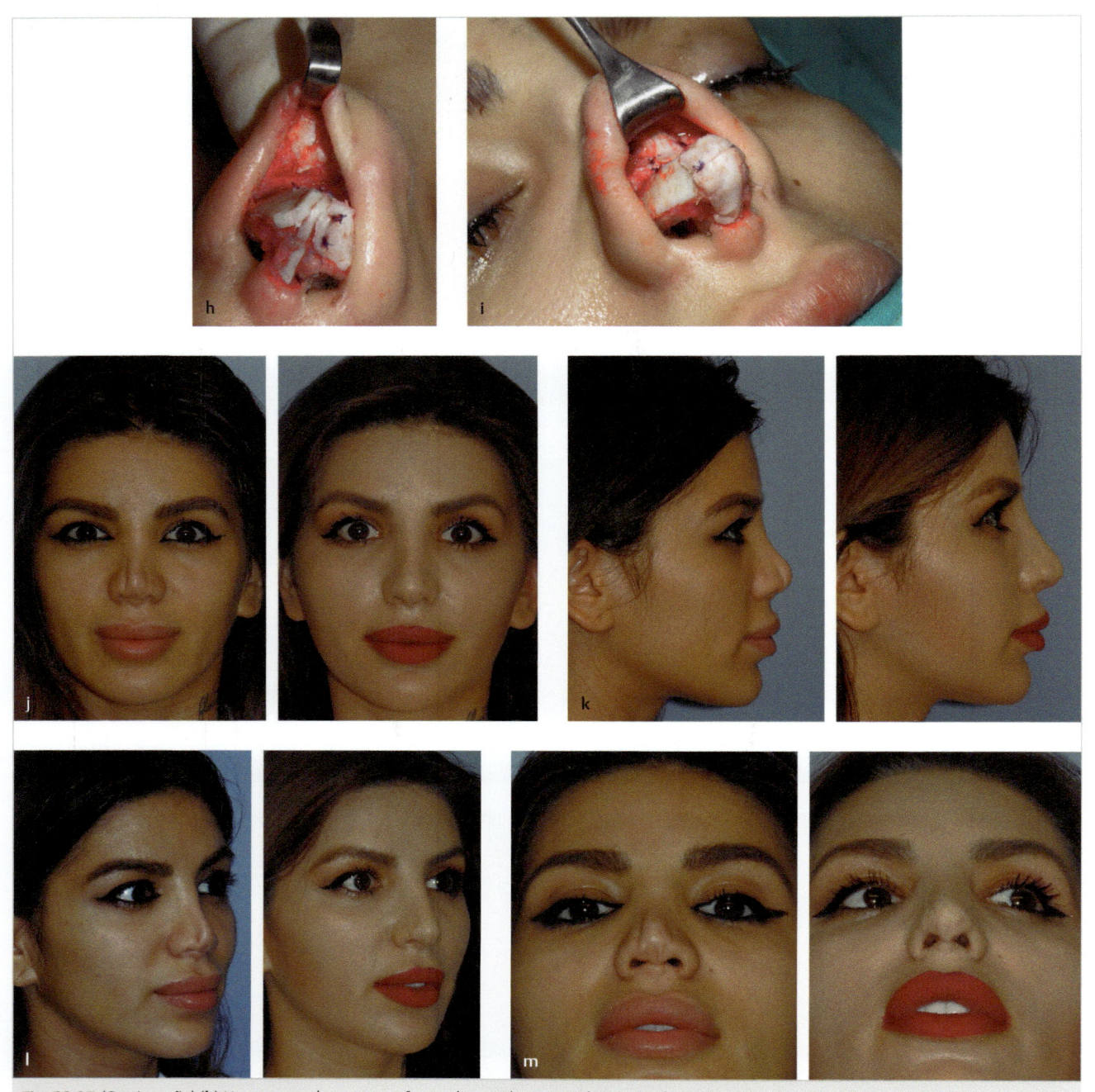

Fig. 22.27 *(Continuação)* (**h**) Um enxerto de ponta em forma de escudo preparado a partir da parte mais macia da cartilagem da costela foi colocado para camuflar as bordas afiadas dos enxertos de suporte crural lateral e melhorar os pontos de definição da ponta. Um enxerto de pericôndrio foi fixado no topo do enxerto da ponta para camuflagem adicional. (**i**) Um enxerto de pericôndrio de múltiplas camadas foi colocado na área mais deprimida da ponta, onde a pele estava gravemente danificada. (**j-m**) As fotos com 20 meses de pós-operatório demonstram que o nariz está alongado, a columela está alongada, a retração columelar está corrigida, a projeção da ponta nasal está aumentada e as depressões na pele da ponta estão minimizadas, com melhor forma e simetria das narinas.

Referências

[1] Anderson JR. A reasoned approach to nasal base surgery. Arch Otolaryngol. 1984; 110(6):349-358
[2] McCollough EG, Mangat D. Systematic approach to correction of the nasal tip in rhinoplasty. Arch Otolaryngol. 1981; 107(1):12-16
[3] Glasgold AI. Dynamics of the columella strut. Am J Cosmet Surg. 1984; 1(2): 41-44
[4] Rohrich RJ, Kurkjian TJ, Hoxworth RE, Stephan PJ, Mojallal A. The effect of the columellar strut graft on nasal tip position in primary rhinoplasty. Plast Reconstr Surg. 2012; 130(4):926-932
[5] Toriumi DM. Structure approach in rhinoplasty. Facial Plast Surg Clin North Am. 2002; 10(1):1-22
[6] Cerkes N. Structural grafting of the nasal tip. In: Rohrich RJ, Adams WP Jr, Ahmad J, eds. Dallas Rhinoplasty Nasal Surgery by the Masters. 3rd ed. St. Louis, Missouri/Boca Raton Florida: Quality Medical Publishing & CRC Press Inc.; 2014:395-433
[7] Cerkes N. Nasal tip deficiency: In: Azizzadeh B, Becker D, Gruber R, eds. Clinics in Plast Surg. Rhinoplasty: A Multispecialty Approach. Volume 43, No:1, 2016:135-150
[8] Kridel RWH, Konior RJ, Shumrick KA, Wright WK. Advances in nasal tip surgery. The lateral crural steal. Arch Otolaryngol Head Neck Surg. 1989; 115 (10):1206-1212
[9] Foda HM, Kridel RWH. Lateral crural steal and lateral crural overlay: an objective evaluation. Arch Otolaryngol Head Neck Surg. 1999; 125(12): 1365-1370
[10] Toriumi DM. Caudal Septal extension graft for correction of the retracted columella. Oper Tech Otolaryngol-Head Neck Surg. 1995; 6:311-318
[11] Byrd HS, Andochick S, Copit S, Walton KG. Septal extension grafts: a method of controlling tip projection shape. Plast Reconstr Surg. 1997; 100 (4):999-1010
[12] Guyuron B, Varghai A. Lengthening the nose with a tongue-and-groove technique. Plast Reconstr Surg. 2003; 111(4):1533-1539, discussion 1540-1541
[13] Sheen JH. Achieving more nasal tip projection by the use of a small autogenous vomer or septal cartilage graft. A preliminary report. Plast Reconstr Surg. 1975; 56(1):35-40
[14] Toriumi DM. New concepts in nasal tip contouring. Arch Facial Plast Surg. 2006; 8(3):156-185
[15] Rohrich RJ, Raniere J, Jr, Ha RY. The alar contour graft: correction and prevention of alar rim deformities in rhinoplasty. Plast Reconstr Surg. 2002; 109(7):2495-2505, discussion 2506-2508
[16] Gunter JP, Friedman RM. Lateral crural strut graft: technique and clinical applications in rhinoplasty. Plast Reconstr Surg. 1997; 99(4):943-952, discussion 953-955
[17] Apaydin F. Lateral crural turn-in flap in functional rhinoplasty. Arch Facial Plast Surg. 2012; 14(2):93-96
[18] Gruber RP, Nahai F, Bogdan MA, Friedman GD. Changing the convexity and concavity of nasal cartilages and cartilage grafts with horizontal mattress sutures: part II. Clinical results. Plast Reconstr Surg. 2005; 115(2):595-606, discussion 607-608
[19] Gunter JP, Cochran CS. The tripod concept for correcting severely deformed nasal tip cartilages: In: Gunter JP, Rohrich RJ, Adams WP Jr, eds. Dallas Rhinoplasty Nasal Surgery by the Masters. St. Louis, Missouri: Quality Medical Publishing, Inc.; 2007
[20] Cerkes N. Reconstruction of the Overresected Nose. In: Rohrich RJ, Ahmad J. eds. Secondary Rhinoplasty by the Global Masters. Thieme Medical Publishers Inc.; 2016
[21] Cerkes N, Basaran K. Diced cartilage grafts wrapped in rectus abdominis fascia for nasal dorsum augmentation. Plast Reconstr Surg. 2016; 137(1): 43-51
[22] Toriumi DM. Structure Rhinoplasty: Lessons Learned in 30 years. Chicago. DMT Solutions 2019;2:984-1000

23 Correção das Deformidades Bulbosas e Quadradas da Ponta Nasal Usando a Abordagem Aberta

Rod J. Rohrich • Yash J. Avashia • Roger W. Cason

Resumo

As pontas bulbosa e quadrada são duas morfologias comuns encontradas na rinoplastia. A compreensão das classificações das morfologias da ponta nasal ajuda na realização de uma análise nasofacial. Os algoritmos de gerenciamento para essas duas morfologias de ponta compartilham várias técnicas. Essas técnicas incluem, mas não se limitam a, ressecção cefálica, suturas transdomais e suturas interdomais. Também estabelecem a base para alterar a morfologia da ponta. Para refinar ainda mais o formato da ponta, manobras adicionais incluem o suporte das bordas alares com enxertos de contorno alares, o fechamento do espaço morto por meio de uma série de técnicas e o gerenciamento do envelope de tecido mole. Uma abordagem gradual para o gerenciamento das variações das pontas bulbosas e quadradas ajudará a obter resultados consistentes.

Palavras-chave: Ponta bulbosa, ponta quadrada, interdomal, intradomal, ressecção cefálica, enxertos de contorno alar, espaço morto

Pontos Principais

- O objetivo da cirurgia é reposicionar os pontos que definem a ponta, angular os domos e moldar as *crura* laterais.
- Com uma análise pré-operatória e intraoperatória cuidadosa, uma variedade de técnicas de sutura de remodelagem potencialmente reversíveis e uma abordagem algorítmica individualizada, as pontas bulbosas e quadradas podem ser corrigidas de forma precisa e consistente.
- A análise intraoperatória confirma e esclarece o tipo anatômico específico, particularmente se a morfologia da ponta é o resultado de um ângulo de divergência aumentado, um arco de domo ampliado ou uma combinação dos dois.
- A preservação e a sutura da cartilagem substituíram as abordagens anteriores, que envolviam a transecção e a ressecção da cartilagem.
- As técnicas de sutura deixam a faixa da borda alar intacta. Além disso, elas são incrementais, precisas e reversíveis.
- O fechamento meticuloso do espaço morto na supraponta, na área paradomal, no triângulo de tecido mole e na columela ajuda a manter o formato da ponta e a evitar sequelas indesejadas de formação de cicatriz e embotamento do resultado.

23.1 Introdução

As pontas bulbosa e quadrada são duas morfologias comuns encontradas na rinoplastia. A compreensão das classificações das morfologias da ponta nasal ajuda na realização de uma análise nasofacial. Os algoritmos de tratamento para essas duas morfologias de ponta compartilham várias técnicas. As técnicas de rinoplastia para corrigir a ponta bulbosa e a ponta quadrada evoluíram de uma intervenção agressiva (técnicas de transecção e ressecção) para uma transição gradual e, em seguida, para técnicas de remodelagem mais moderadas, medidas e potencialmente reversíveis com preservação da cartilagem e sutura.

Essas técnicas incluem, entre outras, ressecção cefálica, suturas transdomais e suturas interdomais. Elas estabelecem a base para alterar a morfologia da ponta. Para refinar ainda mais o formato da ponta, manobras adicionais incluem o suporte das bordas alares com enxertos de contorno alares, o fechamento do espaço morto por meio de uma série de técnicas e o gerenciamento do envelope de tecido mole. Uma abordagem graduada para o controle das variações das pontas bulbosas e quadradas ajudará a obter resultados consistentes. Neste capítulo, discutiremos as técnicas de correção de pontas bulbosas e quadradas e apresentaremos nossa abordagem algorítmica para o tratamento dessas morfologias de pontas usando a abordagem aberta.

23.2 Classificação da Morfologia da Ponta

- A ponta bulbosa é definida como uma ponta larga e redonda, conforme visto na vista basal.
- A ponta quadrada é definida como uma ponta larga e retangular, conforme visto na vista basal. Ela é descrita anatomicamente usando a abordagem aberta como um dos três tipos (▶ Fig. 23.1a–d).[1,2,3,4]
  - O tipo I é caracterizado por um ângulo de divergência intercrural aumentado (mais de 30 graus) e um arco de domo normal (4 mm ou menos) que se manifesta como os pontos que definem a ponta.
  - O tipo II mostra uma angulação aumentada dos domos do segmento da cartilagem lateral inferior que cria um arco do domo ampliado (mais de 4 mm)[5,6] e um ângulo de divergência normal (30 graus ou menos).
  - O tipo III representa uma combinação de um ângulo de divergência aumentado (mais de 30 graus) e um arco domal crural ampliado (mais de 4 mm).

Dica de Especialista

A principal diferença entre as morfologias da ponta bulbosa e da ponta quadrada é que a ponta nasal quadrada apresenta recurvatura das crura laterais, o que pode causar ruptura das transições ponta-alar, concavidade e fraqueza das bordas alares, aprofundamento dos sulcos supra-alares e recurvatura do aspecto posterior das crura laterais para as válvulas nasais internas, causando obstrução das vias aéreas nasais.

- A correção das pontas bulbosas e quadradas inclui o reposicionamento dos pontos de definição da ponta, a angulação da ponta e a modelagem das *crura* laterais de modo que a vista basal pareça triangular com um ápice ligeiramente arredondado e paredes laterais retas ou ligeiramente côncavas.
- A largura da ponta é determinada pela distância entre os pontos de definição da ponta, a angulação dos domos e a espessura da pele.
- A posição e a forma das paredes laterais dependem da angulação dos domos e da forma (plana, convexa, côncava) e orientação (horizontal *versus* cefálica) das *crura* laterais (▶ Fig. 23.2).

23.3 Evolução das Técnicas

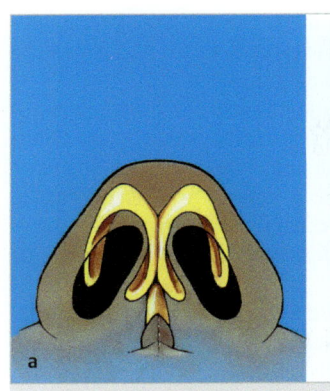

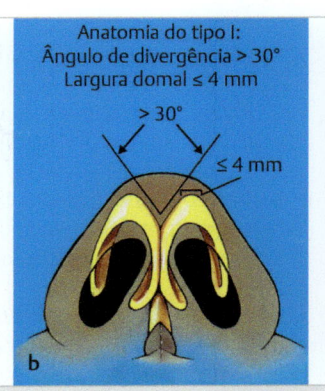

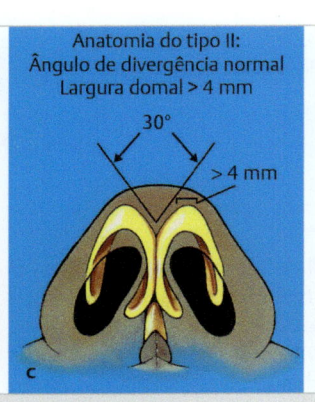

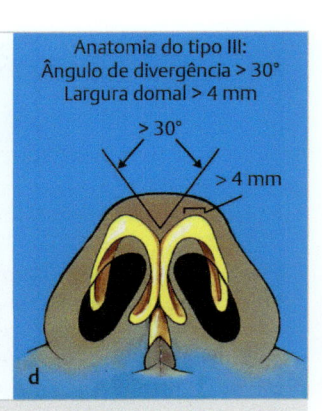

Fig. 23.1 Definições. (**a**) A ponta nasal quadrada é definida como uma ponta larga e retangular, conforme visto na vista basal. (**b**) Tipo I: Ângulo de divergência intercrural aumentado (mais de 30 graus) e arco domal normal (4 mm ou menos) que se manifestam como os pontos que definem a ponta. (**c**) Tipo II: aumento da angulação dos domos do segmento inferior da cartilagem lateral que cria um arco domal ampliado (mais de 4 mm) e ângulo de divergência normal (30 graus ou menos). (**d**) Tipo III: uma combinação de um ângulo de divergência aumentado (mais de 30 graus) e um arco domal crural alargado (mais de 4 mm).

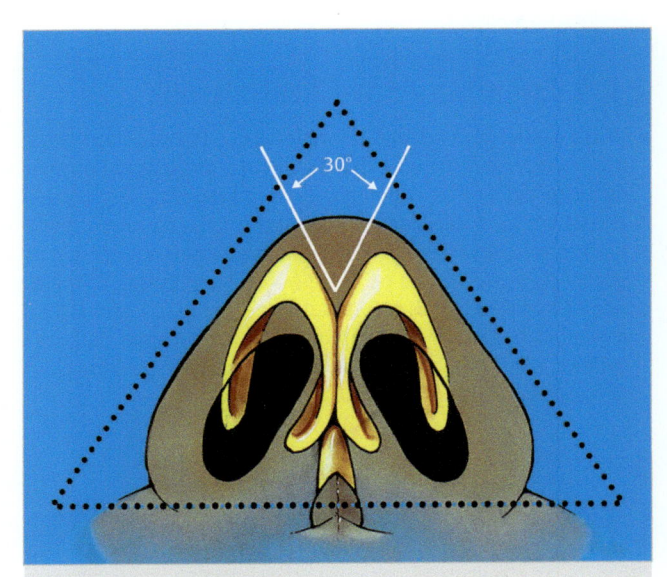

Fig. 23.2 Definições. A correção da ponta quadrada inclui o reposicionamento dos pontos que definem a ponta, a angulação dos domos e a modelagem das *crura* laterais de modo que a vista basal pareça triangular com um ápice ligeiramente arredondado e paredes laterais retas ou ligeiramente côncavas.

Dica de Especialista

O objetivo da cirurgia é reposicionar e/ou equalizar os pontos que definem a ponta, angular os domos e moldar as crura laterais.

- Embora exista uma variedade de técnicas disponíveis, a correção cirúrgica consistente das pontas nasais bulbosas e quadradas tem-se mostrado particularmente difícil.[1,2,3,4,6,7,8,9]

23.3 Evolução das Técnicas

- Com uma análise pré-operatória e intraoperatória cuidadosa, uma variedade de técnicas de sutura de remodelagem potencialmente reversíveis e uma abordagem algorítmica individualizada, as pontas bulbosas e quadradas podem ser corrigidas de forma precisa e consistente.

- As técnicas de rinoplastia para corrigir as pontas bulbosas e quadradas evoluíram de uma intervenção agressiva (técnicas de transecção e ressecção) para uma transição gradual e, em seguida, para técnicas de remodelagem mais moderadas, medidas e potencialmente reversíveis (preservação da cartilagem e sutura). As técnicas de transecção e ressecção usadas inicialmente foram substituídas por preservação da cartilagem e sutura.
- A sutura e o manejo do excesso cefálico da cartilagem lateral inferior, individualmente ou em várias combinações, são satisfatórios para corrigir a grande maioria das pontas bulbosas e quadradas.
- A abordagem do envelope de tecido mole quanto à espessura e à memória do tecido mole é fundamental para evitar a perda de definição no complexo da ponta. Isso envolve a remoção cuidadosa da gordura do sistema musculoaponeurótico subsuperficial (subSMAS) na ponta, criação de suporte para as bordas alares e fechamento do espaço morto.[33]

23.4 Tratamento do Excesso Cefálico

Uma largura excessiva das *crura* laterais e/ou médias da cartilagem lateral inferior constitui uma grande contribuição para as pontas bulbosas e quadradas. As opções de correção incluem a ressecção cefálica e retalhos cefálicos de rotação para cima ou para baixo.

23.4.1 Ressecção Cefálica

- A ressecção da margem cefálica dos domos das cartilagens laterais inferiores foi amplamente descrita para o tratamento das pontas bulbosas e quadradas.[13,15,16,17,18] Isso é particularmente útil se a ressecção for realizada até a porção anterior das *crura* médias.
- A ressecção cefálica não apenas reduz o excesso de volume da ponta, mas também diminui a distância entre os pontos que definem a ponta. Esse último efeito é o resultado da curvatura natural das cartilagens alares; as margens cefálicas das *crura* médias geralmente estão em contato direto, enquanto as margens caudais estão separadas.[14]
- Uma ressecção cefálica que incorpore as *crura* médias permite que as margens caudais sejam mobilizadas uma em direção à outra, estreitando a ponta nasal.[11]

- A ressecção cefálica é particularmente útil em um paciente com pele espessa para reduzir o excesso de volume da ponta nasal.

> **Dica de Especialista**
>
> *A ressecção cefálica não apenas reduz o excesso de volume da ponta, mas também diminui a distância entre os pontos que definem a ponta.*

- É essencial que as cartilagens laterais inferiores sejam fortes e resistentes, caso contrário a ressecção cefálica pode levar à perda de suporte da ponta nasal ou das asas. Apesar de manter pelo menos 6 mm de faixa de borda alar, as cartilagens fracas podem-se manifestar como ponta nasal comprimida, colapso alar ou retração alar.
- Se as cartilagens laterais inferiores forem grandes, mas parecerem fracas e/ou convolutas, a realização de retalhos de rotação da crural lateral inferior resultará na redução do excesso de volume da ponta, preservando o suporte intrínseco das cartilagens laterais inferiores.

> **Dica de Especialista**
>
> *É essencial que as cartilagens laterais inferiores sejam fortes e resistentes, caso contrário a ressecção cefálica pode levar à perda de suporte da ponta nasal ou das asas. Nesse caso, a realização de retalhos de rotação crural lateral inferior resultará na redução do excesso de volume da ponta, preservando o suporte intrínseco das cartilagens laterais inferiores.*

- Deve-se tomar cuidado para evitar a ressecção excessiva da porção cefálica das cartilagens laterais inferiores para garantir a preservação dos pontos que definem a ponta; caso contrário, pode resultar em uma ponta nasal comprimida e subprojetada.
- A ressecção cefálica é realizada por meio de uma abordagem intracartilaginosa, *delivery* ou aberta. A ressecção deve incluir a porção cefálica da parede média dos domos, preservando pelo menos 4 a 6 mm da faixa da borda alar intacta. A largura da faixa de borda preservada dependerá da qualidade e da resistência das cartilagens laterais inferiores. Em pacientes que têm cartilagens laterais inferiores fracas e/ou pele fina, a preservação de uma faixa de borda alar de 6 ou 7 mm ajudará a evitar a ponta comprimida ou o colapso alar.
- Uma ressecção cefálica das *crura* média e lateral tem poucas desvantagens, mas é eficaz para corrigir apenas a deformidade leve da ponta quadrada.[7] Frequentemente, ela é usada em conjunto com outras técnicas de remodelagem da ponta nasal, especificamente técnicas de sutura.

> **Dica de Especialista**
>
> *A excisão da margem cefálica remove as fixações entre as cartilagens laterais inferior e superior na área de rolagem (scroll area) e pode afetar a projeção e a rotação da ponta.*

23.4.2 Retalhos de Rotação para Cima e para Baixo das Crura Laterais Inferiores (*Turnover* e *Turnunder Flaps*)

- Ao contrário da ressecção do aspecto cefálico das *crura* média e lateral, o retalho de rotação para cima das *crura* laterais inferiores pode ser usado para preservar essa cartilagem e usá-la para corrigir concavidades/convexidades da *crus* lateral inferior, fortalecer a válvula nasal externa e resistir ao pinçamento da ponta secundário à sutura da ponta.[19]
- O retalho de rotação para cima das *crura* laterais inferiores pode ser realizado quando as *crura* laterais tem altura excessiva para permitir a criação de um retalho cefálico que pode ser virado para fortalecer a faixa remanescente da borda alar. Isso explora as concavidades/convexidades intrínsecas da *crus* lateral e reposiciona essas forças em oposição, resultando na correção da deformidade.
- Esse retalho é particularmente útil quando as cartilagens laterais inferiores parecem fracas e ajuda a reduzir o excesso de volume da ponta, ao mesmo tempo em que utiliza a força intrínseca das cartilagens laterais inferiores.
- Para evitar a palpabilidade ou o excesso de volume na região paradomal, um retalho de rotação para baixo (*turnunder*) pode ser realizado em uma bolsa cuidadosamente dissecada entre as *crura* laterais e a mucosa subjacente. Os benefícios dessa técnica são análogos aos do retalho de rotação para cima (*turnover*), e ela busca atingir os mesmos objetivos finais.

23.5 Retalho Alar Deslizante

- Outra opção para reduzir a largura das faixas da borda alar, mas manter a força e as fixações à área de rolagem através da borda cefálica da *crus* lateral, é o retalho alar deslizante.[33] A *crus* lateral é incisada para manter a faixa da borda alar e uma bolsa subvestibular é dissecada profundamente à *crus* lateral para que a borda cefálica possa ser deslizada profundamente à *crus* lateral. Uma vez suturada no lugar, a *crus* lateral é essencialmente fixada à área de rolagem através da borda cefálica, estreitando a faixa da borda alar e aumentando o suporte da ponta.

23.6 Sutura de Cartilagem

- As técnicas de sutura para a correção das pontas nasais bulbosas e quadradas sofreram mudanças significativas na última década, pois as técnicas de rinoplastia aberta ganharam popularidade e aceitação crescentes.
- Kridel *et al.*[10] descreveram a técnica de roubo crural lateral, que avança as *crura* laterais para aumentar as *crura* mediais. Embora esse método se baseie nos mesmos princípios da técnica de Goldman, o roubo crural lateral mantém a integridade das cartilagens laterais inferiores, evitando assim algumas das possíveis complicações. Essa técnica é mais aplicável em um paciente com a tríade de ponta nasal quadrada, pouco projetada e subrotada, mais comumente observada no nariz étnico.

> **Dica de Especialista**
>
> *As técnicas de sutura deixam a faixa da borda alar intacta. Além disso, elas são incrementais, precisas e reversíveis.*

- Uma técnica de sutura mais versátil é defendida por McCollough e English.[7] Após a realização de uma ressecção cefálica das cartilagens laterais inferiores, um ângulo domal mais agudo é criado com a colocação de suturas horizontais de colchoeiro das *crura* mediais para as laterais e apertando-as até obter o formato desejado para o domo. Se for desejado um estreitamento maior, os domos são unidos por uma sutura de fixação. Eles também recomendam a escoriação, a transecção ou a ressecção dos domos em pacientes selecionados.

> **Dica de Especialista**
>
> *As técnicas de sutura, diferentemente da escoriação ou ressecção da cartilagem, têm a vantagem de não serem destrutivas, serem incrementais e reversíveis.*

- Tebbetts[13,20,21], um defensor das técnicas de sutura, realizou praticamente todas as modificações de ponta apenas com suturas usando a abordagem aberta. Em contraste com McCullough e English, ele primeiro unificou o complexo da ponta nas *crura* mediais e depois aumentou a angularidade do domo com suturas. Tebbetts[20,21] também descreveu a sutura de extensão crural lateral para corrigir as convexidades das *crura* laterais.
- As técnicas de sutura, diferentemente da incisão ou da ressecção da cartilagem, têm a vantagem distinta de não serem destrutivas, serem incrementais e reversíveis.[11,12,20,21] Consideramos essas propriedades particularmente úteis na correção das pontas nasais bulbosas e quadradas.
- Um problema que tivemos com a sutura do domo na ponta quadrada é o deslocamento medial ocasional das *crura* laterais. Isso resulta de forças de sutura desequilibradas e pode causar pinçamento da ponta nasal e estreitamento das vias aéreas em um paciente com *crura* laterais fracas. A colocação meticulosa dessas suturas ajudará a minimizar esse problema.
- Em alguns casos com recorrência da curvatura das *crura* laterais em pacientes com ponta quadrada, o aspecto posterior da *crus* lateral pode ser dissecado da mucosa vestibular e uma sutura de colchoeiro horizontal PDS 5-0 pode ser realizada para retificar a *crus* lateral e corrigir a recorrência da curvatura da *crus* lateral.
- Além disso, frequentemente colocamos enxertos de contorno alar para fortalecer as bordas alares e evitar deformidades alares, incluindo colapso, entalhe e retração.[22]

> **Dica de Especialista**
>
> *Frequentemente, colocamos enxertos de contorno alar para fortalecer as bordas alares e evitar deformidades alares, incluindo colapso, entalhe e retração alares.*

- Quando há uma convexidade significativa das *crura* laterais com abaulamento na direção à via aérea nasal, pode ser necessário usar enxertos de suporte crural lateral para retificar as *crura* laterais e evitar a obstrução da via aérea nasal. Isso pode ser visto na ponta quadrada.

> **Dica de Especialista**
>
> *Quando há uma convexidade significativa das crura laterais com abaulamento em direção à via aérea nasal, pode ser necessário usar enxertos de suporte crural lateral para retificar as crura laterais e evitar a obstrução da via aérea nasal. Isso pode ser visto na ponta quadrada.*

- Ocasionalmente, pode ser necessário colocar um enxerto expansor alar[23] feito de cartilagem septal ou um enxerto de suporte crural lateral[24] para corrigir esse problema, fortalecendo as *crura* laterais e evitando concavidades alares. Tebbetts[20,21] usou um enxerto de extensão das *crura* laterais para corrigir a mesma deformidade.

23.7 Gerenciamento do Envelope de Tecido Mole

- Para permitir que a estrutura subjacente controle o resultado topográfico final do nariz, é necessário considerar a espessura e o formato do tecido mole.
- A redução gradativa da espessura da ponta permite que ela melhore em forma e morfologia. A redução de volume deve ser limitada ao plano sub-SMAS. Isso deve ser feito com cautela em casos de rinoplastia secundária para preservar a vascularização máxima da ponta.[26,30]
- Embora o foco seja o gerenciamento da espessura do envelope de tecido mole, os autores descobriram que o gerenciamento do espaço morto em potencial entre a estrutura recém-formada e o envelope de pele é fundamental para evitar sequelas indesejadas de formação de tecido cicatricial e embotamento do resultado.

> **Dica de Especialista**
>
> *O gerenciamento do espaço morto em potencial entre a estrutura recém-formada e o envelope da pele é fundamental para evitar sequelas indesejadas de formação de tecido cicatricial e embotamento do resultado.*

- A morfologia de ponta bulbosa ou quadrada de longa data resulta em memória de tecido residual do envelope de tecido mole. Após a correção estrutural da cartilagem lateral inferior, conforme detalhado anteriormente, o fechamento do espaço morto é fundamental para permitir que o envelope de tecido mole se molde à estrutura subjacente.
- Pacientes com pontas bulbosas ou quadradas geralmente sofrem de bordas alares fracas. Além disso, a ressecção cefálica, que é um aspecto inerente de sua correção, enfraquece a cartilagem lateral inferior.
- Para proporcionar melhor forma e suporte estrutural às bordas alares, os pacientes devem receber enxertos de contorno alar estendidos não anatômicos.
- Os enxertos de contorno alar servem para dar forma e suporte estrutural à borda alar e à válvula nasal externa.
- Enxertos de cartilagem finos e chanfrados de 1 mm de comprimento variável são colocados em bolsas pré-tuneladas na margem alar inferior. Isso evita a retração da borda e funciona em conjunto com o enxerto do lóbulo *da* infraponta para reduzir a incidência de entalhe.
- A rinoplastia para pontas bulbosas e quadradas geralmente resulta em um envelope de tecido mole relativamente maior em comparação com a estrutura cartilaginosa subjacente. Isso cria um vazio estrutural no triângulo do tecido mole que é propenso a uma aparência de recesso.
- Apesar do uso de enxertos de contorno alar, a presença de um envelope de tecido mole aumentado, com uma falta de suporte cartilaginoso na transição da ponta para a borda alar, é uma indicação para o uso de um enxerto do tipo borboleta do lóbulo da infraponta (ILBG).[32]

- O ILBG fornece definição adicional do lóbulo da infraponta com preenchimento dos triângulos de tecido mole bilateralmente e ajuda a atingir o ponto final estético, ou seja, a morfologia da ponta em diamante. Isso ajuda a evitar a cicatrização e a retração do triângulo de tecido mole.
- Os triângulos de tecido mole também podem ser preenchidos com cartilagem triturada ou SurgiCell® com pomada antibiótica como preenchimento de tecido mole. Esse último é frequentemente usado como complemento do ILBG ou da cartilagem triturada e não é usado como técnica primária para apoiar o triângulo de tecido mole.

23.8 Avaliação Pré-Operatória

- Uma avaliação precisa da deformidade da ponta nasal do paciente é fundamental para um resultado bem-sucedido. Simplesmente classificar a ponta como "muito grande" ou "muito larga" é insuficiente (▶ Fig. 23.3a-c).
- Em vez disso, a projeção da ponta, bem como a posição e a distância entre os pontos de definição da ponta, o ângulo de divergência intercrural, o comprimento das *crura* médias e o arco dos segmentos do domo são definidos.
- A espessura da pele nasal e a força das cartilagens laterais inferiores são avaliadas por visualização e palpação.
- É preciso distinguir a configuração normal da ponta, que é triangular e bem definida, da ponta bulbosa, que é arredondada e mal definida, e da ponta quadrada, que é quadrangular e larga.
- Cada um desses fatores é importante na avaliação pré-operatória para determinar as técnicas específicas que melhor remodelarão e refinarão as pontas bulbosas e quadradas.
- A análise intraoperatória usando a abordagem aberta confirma e esclarece o tipo anatômico específico – particularmente, se a ponta bulbosa ou quadrada é o resultado de um ângulo de divergência aumentado (mais de 30 graus), um arco de domo ampliado (mais de 4 mm) ou uma combinação dos dois.
- A aparência clínica da ponta bulbosa ou quadrada depende parcialmente da espessura da pele, sendo o "fenótipo" em forma quadrangular mais comum em pacientes com pele mais fina. Anatomicamente, a ponta nasal normal tem um ângulo de divergência de 30 graus, uma largura de arco domal de 4 mm ou menos e uma distância entre os pontos de definição da ponta de 5 a 6 mm.
- O objetivo da cirurgia é recontornar uma ponta nasal bem definida com uma aparência triangular na vista basal.

> **Dica de Especialista**
>
> *A análise intraoperatória confirma e esclarece o tipo anatômico específico, especificamente se a ponta bulbosa ou quadrada é o resultado de um ângulo de divergência aumentado, um arco domal ampliado ou uma combinação dos dois.*

23.9 Algoritmo de Gerenciamento

- Nosso algoritmo para a correção das pontas bulbosas e quadradas está descrito a seguir:[1,29,31]
  - O cirurgião de rinoplastia não deve se basear em uma única técnica para corrigir todas as deformidades bulbosas e quadradas da ponta. Esse algoritmo facilita a seleção das técnicas cirúrgicas mais apropriadas para cada paciente com base em uma análise clínica pré-operatória crítica e na avaliação anatômica intraoperatória.
  - Por meio da abordagem aberta, usamos técnicas de sutura e de preservação da cartilagem que são previsíveis e potencialmente reversíveis (▶ Fig. 23.4, ▶ Vídeo 23.1).

> **Dica de Especialista**
>
> *A avaliação pré-operatória e intraoperatória inclui a espessura da pele, a largura do arco domal e o ângulo de divergência.*

- Se a causa predominante da ponta bulbosa ou quadrada for um ângulo de divergência aumentado (maior que 30 graus), como observado nos tipos I e III, é realizado uma ressecção cefálica das *crura* lateral e média, mantendo pelo menos 4 a 6 mm de faixa de borda intacta (▶ Fig. 23.5).
- Se o fator predominante for apenas um arco domal largo (mais de 4 mm), como observado no tipo II, é realizado uma ressecção cefálica das *crura* laterais que deixa a porção cefálica das *crura* médias intacta (▶ Fig. 23.6).
- Nos casos em que a altura das *crura* laterais é adequada para realizar um retalho de de rotação para cima das crura laterais inferiores (mais de 3 mm além do necessário para preservar a integridade estrutural da faixa da borda alar), esse retalho é realizado para fortalecer a faixa da borda alar (▶ Fig. 23.7a, b).

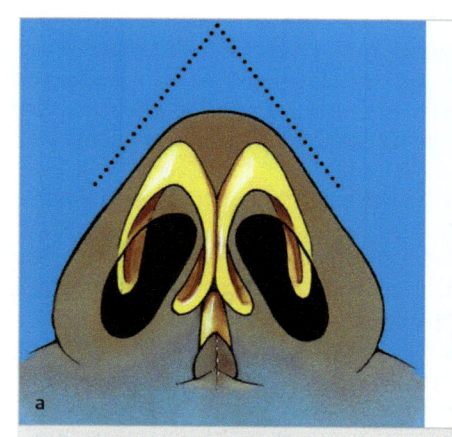

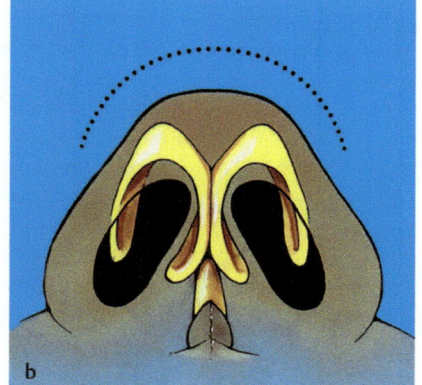

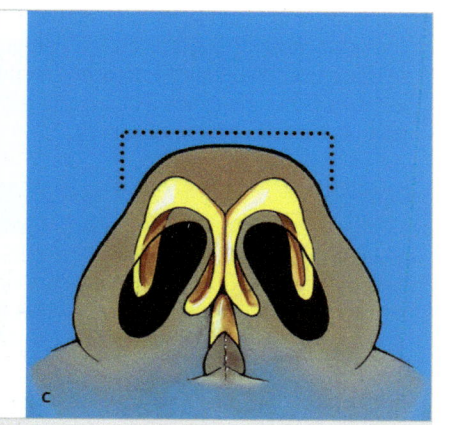

Fig. 23.3 Avaliação pré-operatória da ponta nasal. (**a**) Ponta normal. (**b**) Ponta bulbosa. (**c**) Ponta quadrada.

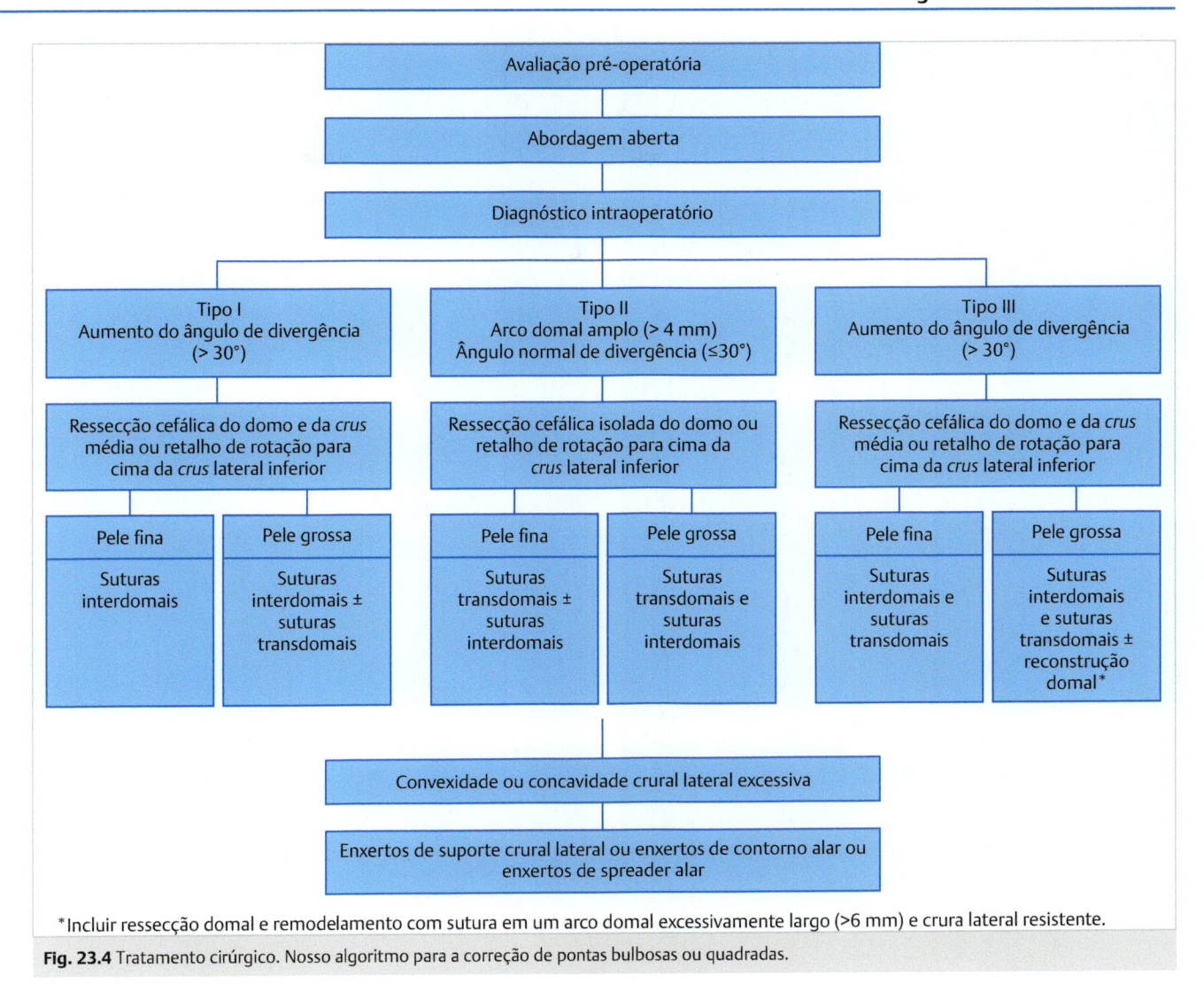

23.9 Algoritmo de Gerenciamento

Fig. 23.4 Tratamento cirúrgico. Nosso algoritmo para a correção de pontas bulbosas ou quadradas.

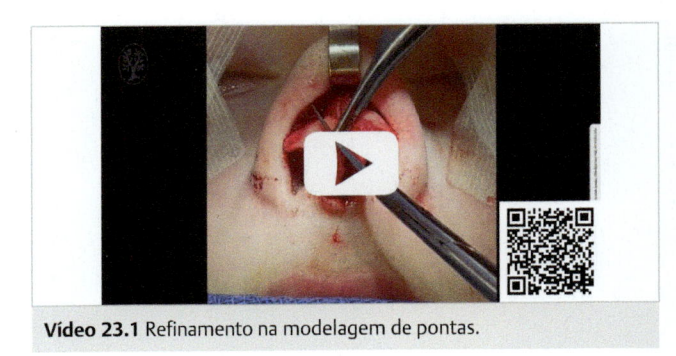

*Incluir ressecção domal e remodelamento com sutura em um arco domal excessivamente largo (>6 mm) e crura lateral resistente.

Vídeo 23.1 Refinamento na modelagem de pontas.

- A próxima etapa intraoperatória é baseada na espessura da pele para minimizar ou evitar problemas de longo prazo na ponta (▶ Fig. 23.8a-c).
- Nas pontas quadradas dos tipos I e III, as suturas interdomais de colchoeiro horizontais com fio PDS 5-0 são preferidas para corrigir o ângulo de divergência.
- Nas pontas quadradas do tipo II, suturas transdomais são usadas para reduzir o arco do domo para 4 mm ou menos.
- Se for necessário um estreitamento adicional, as suturas transdomais são atadas uma a outra. O ponto final é alcançado quando a distância entre os pontos de definição da ponta é de 5 a 6 mm.
- As suturas interdomais reduzem efetivamente a distância entre os pontos de definição da ponta, mas têm pouco efeito sobre a largura ou o arco domal em si. Portanto, usamos a sutura transdomal para normalizar o arco domal e melhorar a angularidade do domo.
- Preferimos técnicas de remodelagem por sutura na maioria dos pacientes. No entanto, no paciente de pele grossa do tipo III, raramente encontrado, com um arco domal excessivamente largo (mais de 6 mm) e crura laterais fortes que não respondem às suturas transdomais (ou seja, causam convexidade/concavidade alar ou projeção excessiva da ponta), usamos técnicas precisas de reconstrução da cartilagem domal (ressecção e ressutura) (▶ Fig. 23.9).[25,27,28]
- É feita uma avaliação intraoperatória para verificar se há convexidade ou concavidade crural lateral excessiva.
- Se uma das duas estiver presente, é corrigida com o uso de enxertos de contorno alar[22] ou enxertos de suporte crural lateral.[24] Os enxertos de contorno alar são usados principalmente para remodelar a borda alar por meio de posicionamento não anatômico ao longo da borda alar. Os enxertos de suporte crural lateral são usados para remodelar ou reposicionar as *crura* laterais (▶ Fig. 23.10a, b).

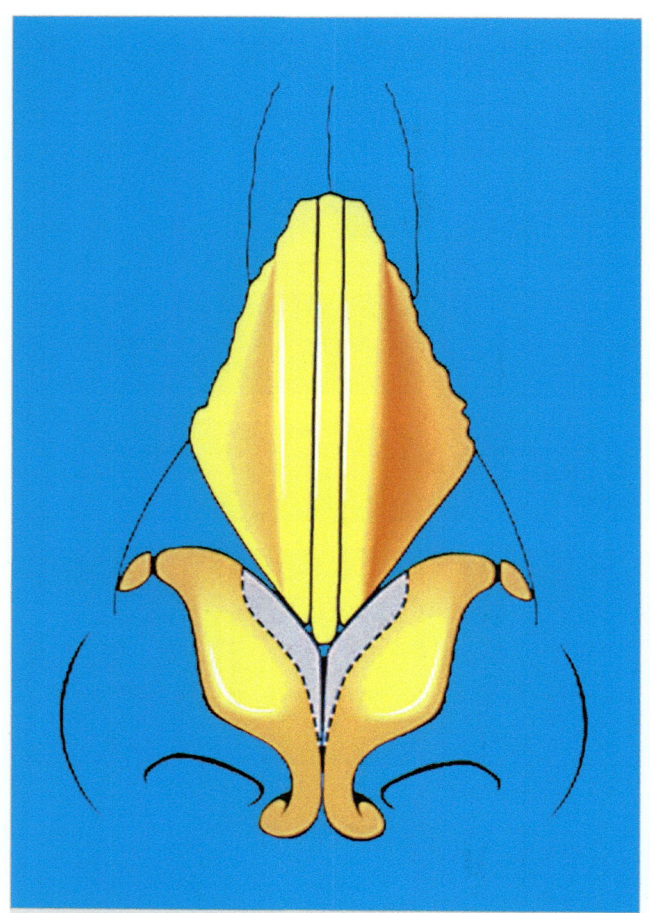

Correção das Deformidades Bulbosas e Quadradas da Ponta Nasal Usando a Abordagem Aberta

Fig. 23.5 Tratamento da ponta nasal bulbosa ou quadrada. Se a causa predominante da ponta quadrada for um ângulo de divergência aumentado (maior que 30 graus), como observado nos tipos I e III, é realizado uma ressecção cefálica das *crura* média e lateral, mantendo pelo menos 4 a 6 mm de faixa de borda alar intacta.

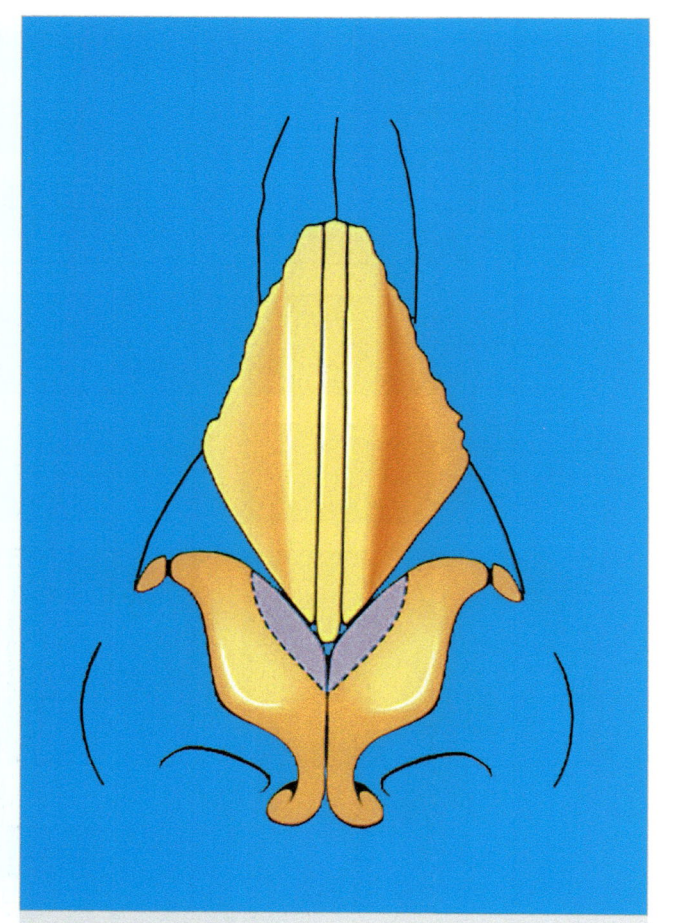

Fig. 23.6 Tratamento da ponta nasal bulbosa ou quadrada. Se o fator predominante for apenas um arco domal largo (mais de 4 mm), como visto no tipo II, é realizado uma ressecção cefálica das *crura* laterais que deixa intacta a porção cefálica das *crura* médias.

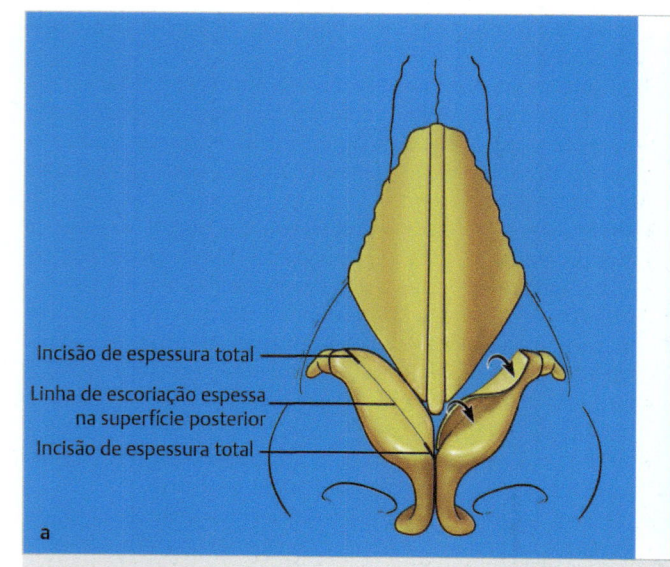

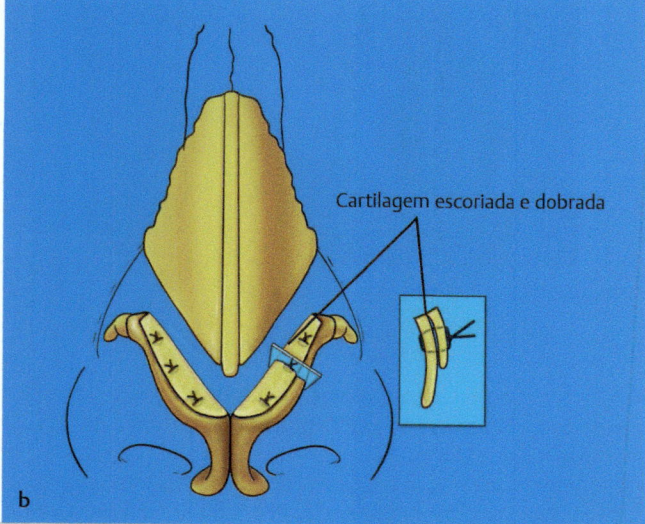

Fig. 23.7 (a, b) Tratamento da ponta nasal bulbosa ou quadrada. Nos casos em que a altura das *crura* laterais é adequada para a realização de um retalho de rotação para cima das *crura* laterais inferiores (mais de 3 mm além do necessário para preservar a integridade estrutural da faixa da borda alar), esse retalho é realizado para fortalecer a faixa da borda alar.

23.9 Algoritmo de Gerenciamento

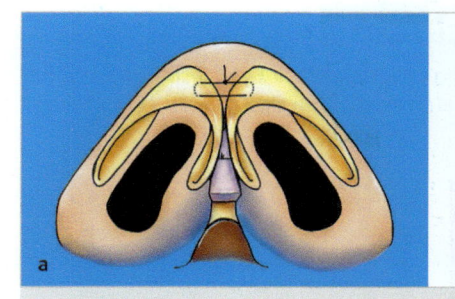

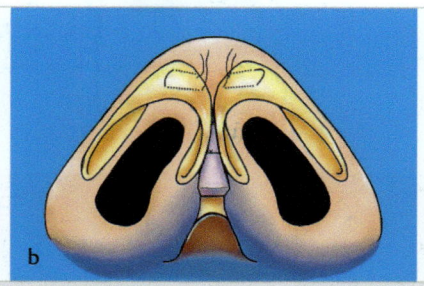

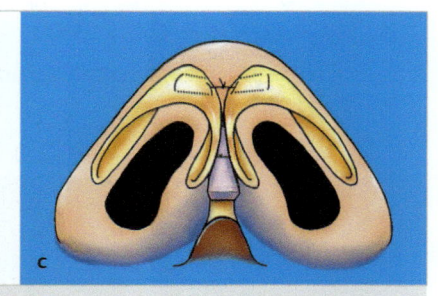

Fig. 23.8 Planejamento pré-operatório: Reparo da ponta nasal bulbosa ou quadrada. (**a**) Nas pontas quadradas tipo I e III, suturas interdomais de colchoeiro horizontais com fio PDS 5-0 são preferidas para corrigir o ângulo de divergência. (**b**) Nas pontas quadradas do tipo II, as suturas transdomais são usadas para reduzir o arco domal para 4 mm ou menos. (**c**) Se for necessário um estreitamento adicional, as suturas transdomais são atadas uma a outra.

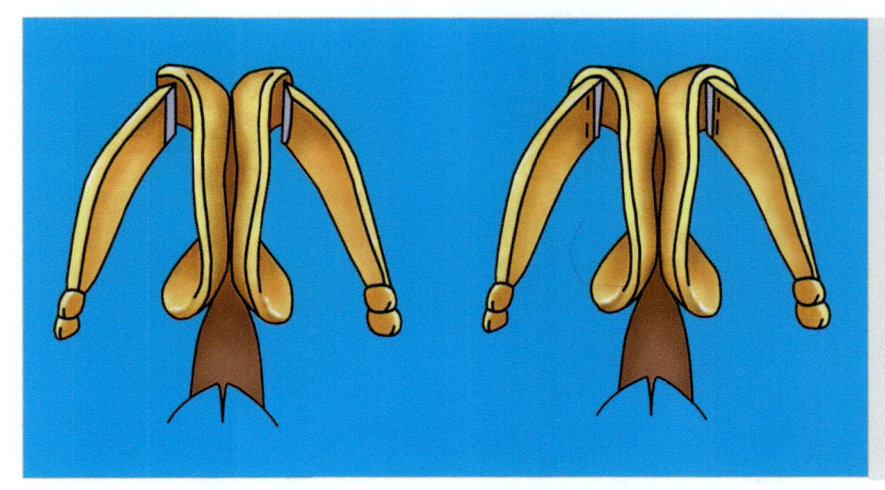

Fig. 23.9 Planejamento pré-operatório: Reparo da ponta nasal bulbosa ou quadrada. Em pacientes de pele grossa do tipo III com um arco domal excessivamente largo (mais de 6 mm) e *crura* laterais fortes que não respondem a suturas transdomais, usamos técnicas precisas de reconstrução da cartilagem do domo.

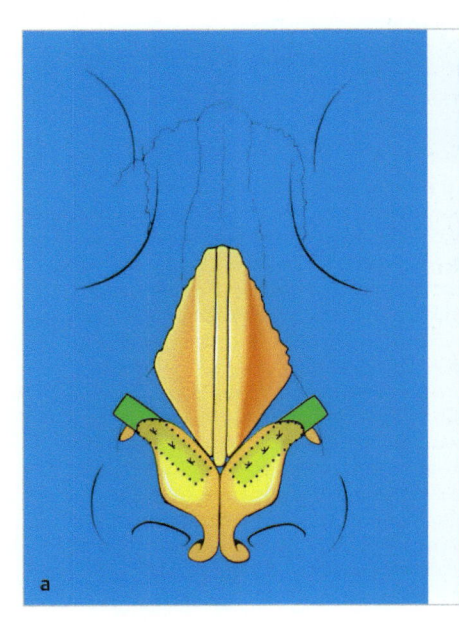

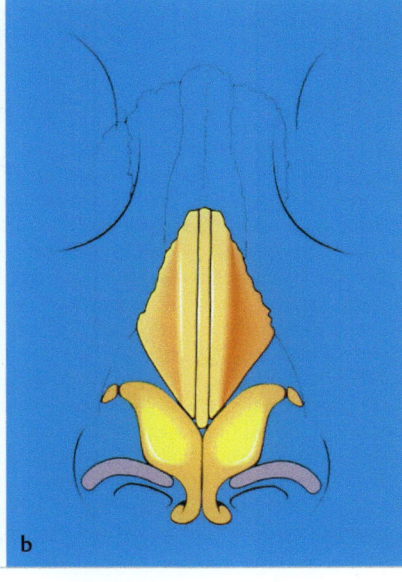

Fig. 23.10 (a, b) Planejamento pré-operatório: Reparo da ponta nasal bulbosa ou quadrada. Uma avaliação intraoperatória final é feita para verificar se há convexidade ou concavidade crural lateral excessiva. Se houver, ela é corrigida com o uso de enxertos de contorno alar ou enxertos de suporte crural lateral.

- Por fim, os envelopes de pele espessa devem ser gradualmente desengordurados na ponta para permitir a exibição da estrutura reestruturada. O fechamento meticuloso do espaço morto é realizado nas seguintes áreas anatômicas: supraponta, região paradomal, columela e triângulo de tecido mole.
- Na abordagem aberta, o Vicryl 5-0 pode ser usado para fechar o espaço na supraponta.
- A aplicação de tala pós-operatória com curativo de espuma de apoio, além do uso de pomada antibiótica impregnada nos triângulos de tecido mole, ajuda a fechar o espaço morto na região paradomal e nos triângulos de tecido mole.
- As suturas de colchoeiro com catgut cromado 5-0 podem ajudar a fechar qualquer espaço morto em potencial na base columelar.

23.10 Análise de Caso

Uma mulher de 25 anos apresentou-se para uma rinoplastia estética (▶ Fig. 23.11a-i).

23.11 Conclusão

As pontas bulbosas e quadradas são duas morfologias comuns cujo tratamento é determinado pela classificação da morfologia.

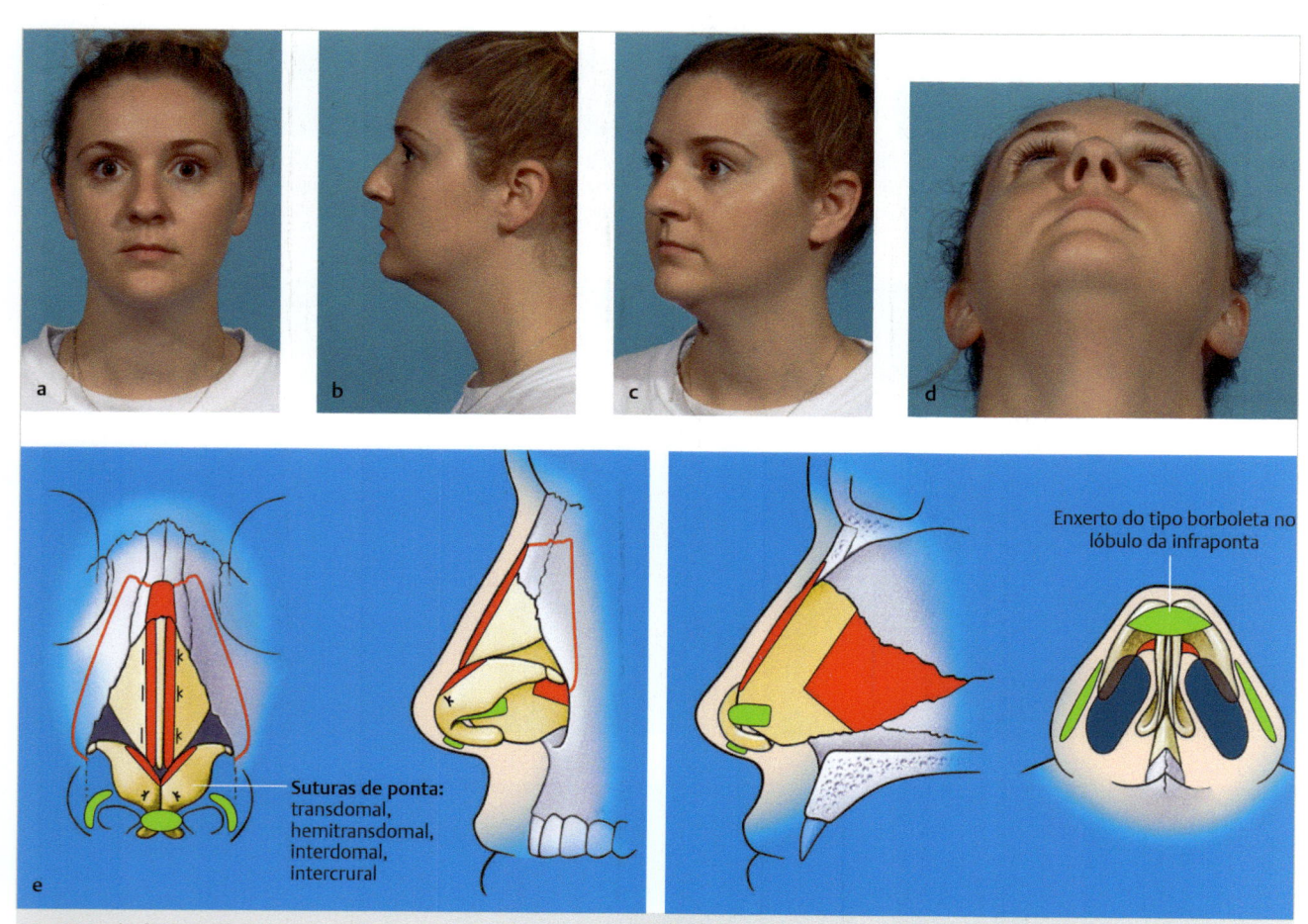

Fig. 23.11 (a-d) Esta mulher de 25 anos se apresentou para uma rinoplastia estética. Suas três principais preocupações com o nariz eram o nariz de aparência larga, a giba dorsal e a ponta nasal quadrada. Na vista anterior, seu dorso tem um leve desvio para a direita e ela tem linhas estéticas dorsais largas e assimétricas com uma concavidade na abóbada média esquerda. Ela tem uma ponta bífida com pontos de definição da ponta afastados. Na vista lateral, ela tem *radix* baixo, convexidade dorsal e o excesso de volume da supraponta. Sua ponta nasal tem projeção adequada, mas é subrotada, com um ângulo nasolabial de 90 graus. Na vista basal, ela apresenta alargamento alar bilateral e alargamento das bases das *crura* mediais. Há uma redemonstração de sua ponta quadrada grave com concavidade de seus triângulos de tecido mole bilaterais. As metas cirúrgicas incluíam: (1) *Reduzir sua giba dorsal* realizando uma redução do componente dorsal; (2) *estreitar e refinar seu dorso* com osteotomias percutâneas laterais e suturas de tensão; (3) *melhorar a ponta quadrada* realizando uma ressecção cefálica e utilizando suturas de ponta para estreitar o ângulo de divergência. **(e)** A abordagem cirúrgica incluiu: (1) Exposição das estruturas com uma abordagem aberta (incisão columelar em degraus); (2) dissecção suprapericondral nas cartilagens laterais superiores e inferiores, dissecção subperiosteal sobre a pirâmide nasal; (3) exposição do ângulo septal anterior por meio da divisão do ligamento interdomal; (4) elevação dos retalhos mucopericondriais bilaterais para expor o septo; (5) liberação das cartilagens laterais superiores do septo dorsal; (6) fratura bilateral dos cornetos nasais; (7) ressecção de aproximadamente 3 mm do dorso cartilaginoso; (8) raspagem de aproximadamente 3 mm da pirâmide óssea com uma raspagem para baixo; (9) colher a cartilagem septal, deixando pelo menos 15 mm da estrutura em L dorsal; (10) realização de osteotomias mediais com um osteótomo de 4 mm para estreitar a pirâmide nasal; (11) realizar osteotomias laterais percutâneas de baixo para baixo com um osteótomo de 2 mm; (12) reconstrução do dorso com suturas de tensão para estreitar a abóbada média; (13) ressecção cefálica para estreitar as cartilagens laterais inferiores largas e convexas; (14) colocação de enxerto de extensão septal para manter a projeção e aumentar ligeiramente a rotação, fixado ao septo utilizando a técnica de quatro suturas; (15) tensionamento crural lateral para retificar e achatar as *crura* laterais e criar um neodomo; (16) suturas transdomal e hemitransdomal (Gruber) para definir a posição dos neodomos; (17) reunificação das estruturas da ponta com sutura interdomal, definindo os domos em um ângulo de divergência mais estreito para melhorar a ponta quadrada; (18) sutura intercrural alta para estreitar ainda mais o ângulo de divergência; (19) sutura intercrural baixa para estreitar as bases das *crura* mediais; (20) ressecção da base alar, preservando pelo menos 2 mm da borda inferior da narina; (21) colocação de enxerto de contorno alar retrógrado através dos locais de excisão; (22) fechamento com suturas simples interrompidas de náilon 6-0; (23) fechamento do espaço morto superior com sutura da supraponta usando Vicryl 5-0; (24) das bases das crura mediais com catgut cromado 5-0; (25) múltiplas suturas septais transfixantes de um lado para o outro com catgut cromado 5-0; (26) enxerto do tipo borboleta do lóbulo da infraponta com cartilagem obtida da ressecção cefálica para melhorar as concavidades do triângulo mole; (27) fechamento da incisão columelar com suturas simples interrompidas de náilon 6-0; (28) colocação de talas internas (Doyle) e externas (Denver). *(Continua)*

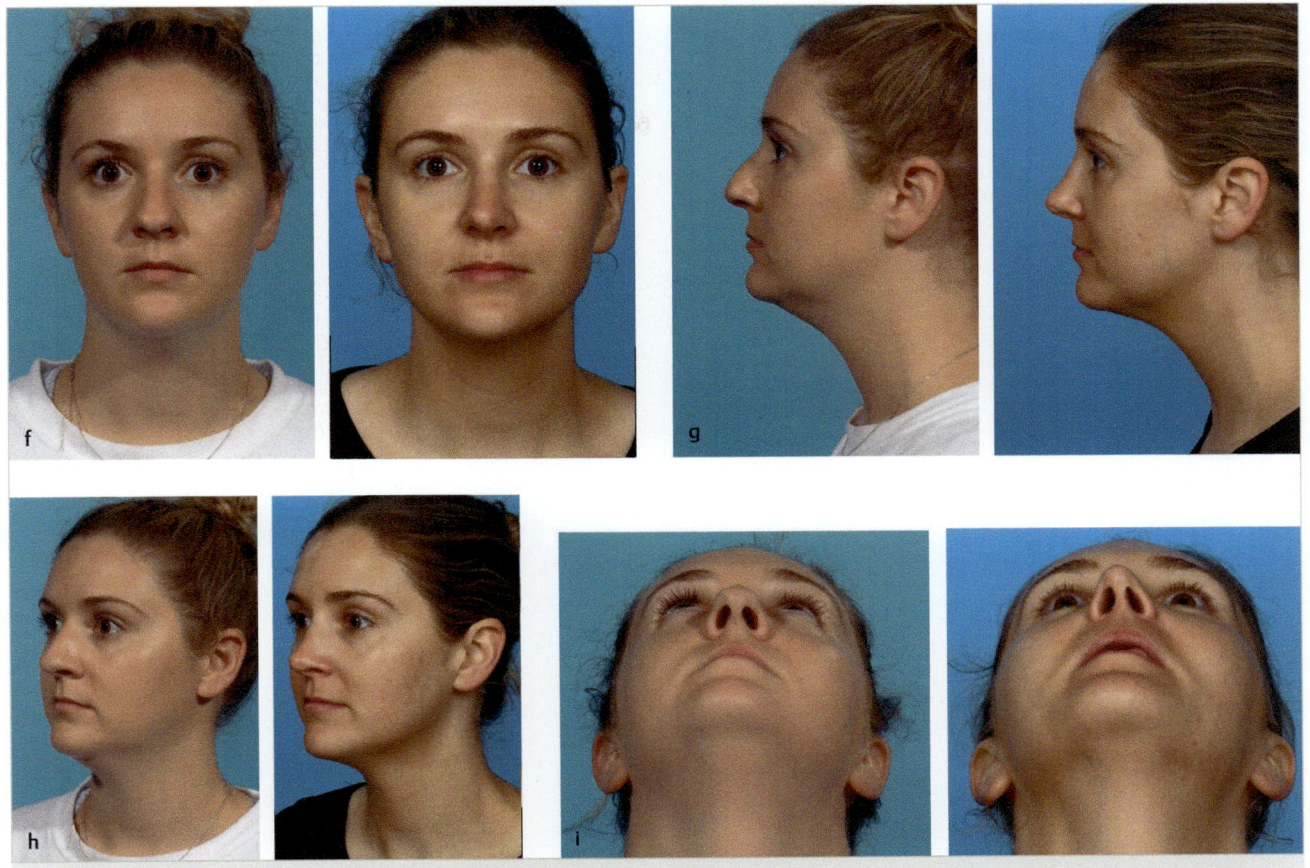

Fig. 23.11 (*Continuação*) (**f-i**) Ela é mostrada 1 ano após a cirurgia. Na vista anterior, ela tem linhas estéticas dorsais mais estreitas e uma ponta refinada com pontos de definição de ponta mais estreitos. Na vista lateral, ela tem um dorso liso, uma leve quebra da supraponta e melhora na rotação da ponta nasal. Na vista basal, ela apresenta melhora na ponta quadrada, bem como na concavidade do triângulo mole.

As técnicas de rinoplastia para corrigir as pontas bulbosas e quadradas evoluíram de uma intervenção agressiva (técnicas de transecção e ressecção) para uma transição gradual e, em seguida, para técnicas de remodelagem mais moderadas, medidas e potencialmente reversíveis com preservação e sutura da cartilagem. Além da ressecção cefálica e da sutura da ponta, as manobras adicionais para refinar ainda mais a morfologia da ponta incluem retalhos e enxertos crurais laterais, apoiando as bordas alares com enxertos de contorno alares, fechando o espaço morto por meio de uma série de técnicas e gerenciando o envelope de tecido mole. Uma abordagem graduada para o gerenciamento das variações das pontas bulbosas e quadradas ajudará a obter resultados consistentes.

Referências

[1] Rohrich RJ, Adams WP, Jr. The boxy nasal tip: classification and management based on alar cartilage suturing techniques. Plast Reconstr Surg. 2001; 107 (7):1849-1863, discussion 1864-1868
[2] Gruber RP, Friedman GD. Suture algorithm for the broad or bulbous nasal tip. Plast Reconstr Surg. 2002; 110(7):1752-1764, discussion 1765-1768
[3] McKinney P. Management of the bulbous nose. Plast Reconstr Surg. 2000; 106(4):906-917, discussion 918-921
[4] Constantian MB. The boxy nasal tip, the ball tip, and alar cartilage malposition: variations on a theme—a study in 200 consecutive primary and secondary rhinoplasty patients. Plast Reconstr Surg. 2005; 116(1):268-281
[5] Sheen JH, Sheen AP. Aesthetic Rhinoplasty. 2nd ed. St Louis: Quality Medical Publishing; 1998
[6] Peck G. The difficult nasal tip. Clin Plast Surg. 1977; 4(1):103-110
[7] McCollough EG, English JL. A new twist in nasal tip surgery. An alternative to the Goldman tip for the wide or bulbous lobule. Arch Otolaryngol. 1985; 111 (8):524-529
[8] Chait L, Ritz M. A new approach for the refinement of the very broad nasal tip. Br J Plast Surg. 1991; 44(8):572-574
[9] McKinney P, Cook JQ. A critical evaluation of 200 rhinoplasties. Ann Plast Surg. 1981; 7(5):357-361
[10] Kridel RW, Konior RJ, Shumrick KA, Wright WK. Advances in nasal tip surgery. The lateral crural steal. Arch Otolaryngol Head Neck Surg. 1989; 115 (10):1206-1212
[11] Gunter JP, Rohrich RJ. External approach for secondary rhinoplasty. Plast Reconstr Surg. 1987; 80(2):161-174
[12] Gunter JP. Nasal tip surgery. Presented at the Eleventh Dallas Rhinoplasty Symposium, 1994
[13] Tebbetts JB. Force vector rhinoplasty. Presented at the Annual Meeting of the American Society of Plastic and Reconstructive Surgeons, San Francisco, October 1989
[14] Webster RC, White MF, Courtiss EH. Nasal tip correction in rhinoplasty. Plast Reconstr Surg. 1973; 51(4):384-396
[15] Peck GC. Tripod resection for "pinocchio" nose deformity. Plast Reconstr Surg. 1974; 53(6):674
[16] Anderson JR. A new approach to rhinoplasty. Trans Am Acad Ophthalmol Otolaryngol. 1966; 70(2):183-192
[17] McCollough EG, Mangat D. Systematic approach to correction of the nasal tip in rhinoplasty. Arch Otolaryngol. 1981; 107(1):12-16
[18] Peck GC. Basic primary rhinoplasty. Clin Plast Surg. 1988; 15(1):15-27
[19] Janis JE, Trussler A, Ghavami A, Marin V, Rohrich RJ, Gunter JP. Lower lateral crural turnover flap in open rhinoplasty. Plast Reconstr Surg. 2009; 123(6): 1830-1841

[20] Tebbetts JB. Shaping and positioning the nasal tip without structural disruption: a new, systematic approach. Plast Reconstr Surg. 1994; 94(1):61-77
[21] Tebbetts JB. Alar spreader or lateral crural spanning graft? Some additional observations. Plast Reconstr Surg. 1993; 92(2):366-368
[22] Rohrich RJ, Raniere J, Jr, Ha RY. The alar contour graft: correction and prevention of alar rim deformities in rhinoplasty. Plast Reconstr Surg. 2002; 109(7):2495-2505, discussion 2506-2508
[23] Gunter JP, Rohrich RJ. Correction of the pinched nasal tip with alar spreader grafts. Plast Reconstr Surg. 1992; 90(5):821-829
[24] Gunter JP, Friedman RM. Lateral crural strut graft: technique and clinical applications in rhinoplasty. Plast Reconstr Surg. 1997; 99(4):943-952, discussion 953-955
[25] Kridel RW, Szachowicz EH, II. Non-Caucasian rhinoplasty with the open approach. Facial Plast Surg. 1988; 5(2):179-187
[26] Rohrich RJ, Gunter JP, Friedman RM. Nasal tip blood supply: an anatomic study validating the safety of the transcolumellar incision in rhinoplasty. Plast Reconstr Surg. 1995; 95(5):795-799, discussion 800-801
[27] Rohrich RJ. The black rhinoplasty. In: Daniel RK, ed. Rhinoplasty. 2nd ed. Boston: Little Brown; 1993
[28] Rohrich RJ, Sheen JP. Secondary rhinoplasty in reoperative plastic surgery. In: Grotting JC, ed. Reoperative Aesthetic and Reconstructive Plastic Surgery. St Louis: Quality Medical Publishing; 1995
[29] Gunter JP, Rohrich RJ. Correction of the boxy tip. Presented at the Thirteenth Dallas Rhinoplasty Symposium, 1995
[30] Rohrich RJ, Sheen JP, Burget G. Secondary rhinoplasty and nasal reconstruction. In Grotting JC, ed. Reoperative Aesthetic and Reconstructive Plastic Surgery. St Louis: Quality Medical Publishing; 1995
[31] Rohrich RJ, Avashia YJ, Savetsky IL. An update on the surgical management of the bulbous and boxy tip. Plast Reconstr Surg. 2022; 149(1):25e-27e
[32] Rohrich RJ, Afrooz PN. The infratip lobule butterfly graft: balancing the transition from the tip lobule to the alar lobule. Plast Reconstr Surg. 2018; 141(3):651-654
[33] Gruber RP, Melkun ET, Strawn JB. External valve deformity: correction by composite flap elevation and mattress sutures. Aesthetic Plast Surg. 2011; 35 (6):960-964

24 Função do Enxerto de Suporte Columelar (*Strut* Columelar)

Russell S. Frautschi ▪ Ali Totonchi ▪ Bahman Guyuron

Resumo

O enxerto de suporte columelar (*strut* columelar) é um componente crucial na cirurgia de rinoplastia, desempenhando um papel fundamental no sucesso geral do procedimento. Ele pode ser usado para obter uma projeção estável da ponta, alongar a columela, ampliar o ângulo nasolabial, retificar uma columela distorcida, avançar o subnasal caudalmente e neutralizar as forças de contração do envelope da pele. É importante que o enxerto seja projetado adequadamente e que as *crura* mediais sejam aproximadas corretamente para que esses resultados sejam alcançados. A retidão e o comprimento do enxerto de suporte são requisitos absolutos, pois fornecem estrutura e definem a projeção do nariz. Além disso, é a ferramenta mais versátil e poderosa para estabilizar a base columelar, fortalecer as *crura* média e medial fracas, manter a projeção da ponta, unificar a ponta e abordar a relação alar-columelar.

Palavras-chave: Enxerto de suporte columelar, projeção, apoio, *cura* mediais

Pontos Principais

- O enxerto de suporte columelar é uma ferramenta altamente versátil e eficaz para estabilizar a base da columela e fornecer um suporte estável para várias manobras de modelagem da ponta.
- O enxerto de suporte columelar é retirado da parte mais longa e mais forte da cartilagem septal.
- É essencial garantir que os domos e as *crura* mediais estejam alinhados corretamente e que o enxerto de suporte columelar esteja posicionado e fixado com precisão nas *crura* mediais.
- A parte mais projetada dos domos deve se estender de 6 a 10 mm anteriormente ao dorso caudal, dependendo da espessura da pele nasal.
- Quando o objetivo do uso do enxerto de suporte columelar é ganhar mais projeção, ele precisa ser colocado mais próximo da espinha nasal anterior e deve ser estendido até os domos.
- Reconstituir a estrutura nasal é essencial para obter resultados previsíveis em longo prazo.

24.1 Introdução

A posição, o controle e a estabilidade da ponta nasal são considerados determinantes fundamentais para um resultado bem-sucedido da rinoplastia, e sua realização pode ser afetada por vários fatores, como a abordagem cirúrgica, as manobras intraoperatórias e a cicatrização pós-operatória. Em particular, a abordagem da rinoplastia aberta pode resultar na diminuição da projeção da ponta se não forem tomadas medidas para reconstituir as estruturas ligamentares de apoio e as fixações rompidas.

O enxerto de suporte columelar desempenha um papel crucial na obtenção de vários objetivos cirúrgicos, como modificar a projeção ou a definição da ponta, ajustar o comprimento da columela, melhorar o ângulo nasolabial, avançar o subnasal e corrigir uma columela distorcida.[1,2] O enxerto de suporte columelar é uma ferramenta altamente versátil e eficaz para estabilizar a base da columela e fornecer um suporte estável para várias manobras de modelagem da ponta. O *strut* pode ser utilizado em abordagens abertas e fechadas, bem como em métodos estruturais e de preservação, com resultados estéticos e funcionais igualmente bem-sucedidos.

Dica de Especialista

O enxerto de suporte columelar é uma ferramenta altamente versátil e eficaz para estabilizar a base da columela e fornecer um suporte estável para várias manobras de modelagem da ponta.

Na literatura, a percepção do fracasso do enxerto de suporte columelar é resultado de expectativas irrealistas em relação ao enxerto. Mais comumente, isso ocorre em relação à rotação.[3] Um estudo recente que utilizou análise fotogramétrica tridimensional não encontrou nenhuma diferença na manutenção da projeção entre o enxerto de suporte columelar e o enxerto de extensão septal.[4] O suporte aumenta a estabilidade estrutural da parte inferior do nariz, mas não deve ser considerado o único método para obter uma rotação significativa. Em vez disso, ele deve ser usado como uma técnica complementar em conjunto com outras técnicas específicas de rotação. Essas técnicas incluem, entre outras, a sutura de rotação da ponta, a excisão da cunha do septo caudal, a ressecção cefálica, a aproximação da base das *crura* mediais e o aumento da espinha nasal.[5]

Dica de Especialista

O enxerto de suporte é fundamental para fornecer suporte adicional para o reposicionamento das cartilagens laterais inferiores.

24.2 Considerações e Indicações

- Uma avaliação tridimensional precisa do nariz e da face, combinada com uma análise cefalométrica meticulosa a utilização de fotografias em tamanho real é fundamental para garantir os melhores resultados na rinoplastia. As considerações a seguir são imperativas na preparação para a colocação do suporte columelar.
- A projeção da ponta é abordada na vista lateral. Em pacientes com projeção normal do lábio superior, é traçada uma linha vertical adjacente ao ponto mais saliente do lábio superior, paralela às linhas da junção entre a asa e a bochecha e da ponta nasal. A projeção da ponta é considerada normal se 50 a 60% da ponta estiver anterior a essa linha (▶ Fig. 24.1). Alternativamente, o grau de projeção da ponta pode ser avaliado usando a largura ideal da base alar, com o qual ele deve ser aproximadamente igual.

Dica de Especialista

A projeção da ponta é considerada normal se 50 a 60% da ponta estiver anterior a uma linha traçada adjacente ao ponto mais saliente do lábio superior.

- A relação entre a asa e a columela deve ser avaliada com cuidado. Na relação alar-columelar normal, a distância da borda alar até a borda columelar não deve ser maior do que 3 mm na vista lateral. Gunter *et al.* propuseram um método para analisar essa relação.[6] É importante observar que, nos casos

Função do Enxerto de Suporte Columelar (*Strut* Columelar)

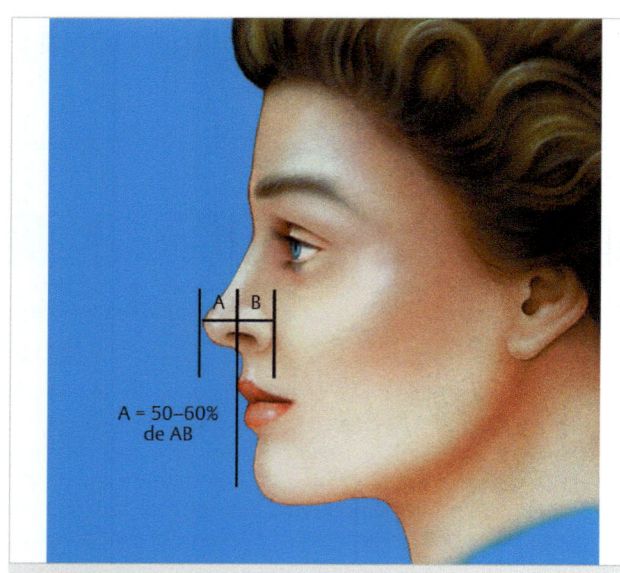

Fig. 24.1 A projeção adequada da ponta é a presença de 50 a 60% da ponta anterior ao ponto mais saliente do lábio superior.

A = 50–60% de AB

Tabela 24.1 Indicações para a aplicação do enxerto de suporte columelar

Indicação	Enxerto de suporte columelar
Cura mediais fracas	Padrão
Projeção inadequada da ponta	Estendido
Columela distorcida	Padrão
Columela retraída	Padrão
Cartilagem lateral inferior desestabilizada	Padrão
Cartilagem lateral inferior assimétrica	Padrão
Columela curta	Padrão
Manutenção da estrutura da ponta	Padrão

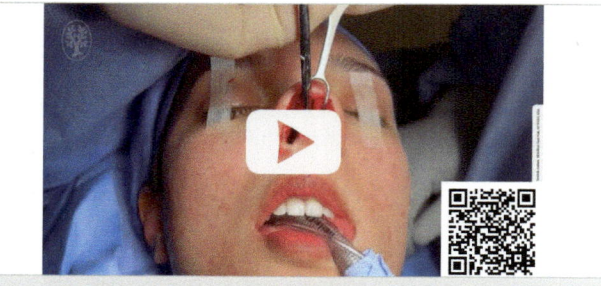

Vídeo 24.1 Preparação do enxerto de suporte columelar.

em que a columela parece estar pendurada com exposição excessiva, a técnica de Fred de avançar a *crus* medial sobre o septo caudal pode ser considerada como uma alternativa para o suporte da ponta.[7]

- Na vista da base, a proporção ideal entre o comprimento do lóbulo da infraponta e o comprimento da narina é de 40/60. A inserção de um suporte de columela alonga as narinas por meio da colocação de suturas de *crura* mediais que mantêm o suporte no lugar. Isso geralmente é vantajoso na maioria dos casos. No entanto, a negligência de uma análise cuidadosa pode prejudicar a relação entre o lóbulo da infraponta e a narina.

Dica de Especialista

A inserção de um enxerto de suporte columelar alonga as narinas por meio da colocação de suturas crurais mediais que mantêm o suporte no lugar.

- No contexto da exposição gengival, há *nuances* sutis no *design* de um enxerto de suporte columelar que podem ajudar a atingir os objetivos desejados. Uma largura mais estreita, afinando até um ponto agudo, pode ser usada se a posição for ideal, mas uma largura maior pode ser necessária para reduzir a exposição gengival excessiva, se desejado. É importante observar que a simples criação de uma bolsa para o enxerto também contribui para a redução da exposição gengival ao desinserir o músculo depressor do septo nasal.

Dica de Especialista

O posicionamento e a largura do suporte columelar têm um impacto significativo na exposição gengival e devem ser levados em consideração durante a fase de planejamento pré-operatório.

- O uso de um enxerto de suporte columelar é determinado pelo nível de projeção da ponta nasal e pela condição estrutural das cartilagens laterais inferiores. ▶ Tabela 24.1 descreve as indicações do enxerto de suporte columelar.

24.3 Técnica Operatória

- A primeira opção para o enxerto de suporte columelar é o septo, seguido pela cartilagem da costela.
- A base da cartilagem septal que conecta o septo ao vômer é a melhor escolha para o enxerto de suporte columelar, pois geralmente é a porção mais espessa e reta da cartilagem septal (▶ Vídeo 24.1).[3] Em casos raros em que a cartilagem septal tem uma curva, outro local pode ser selecionado ou a curvatura pode ser eliminada usando uma sutura de controle de deformação.[8]
- A largura do suporte depende da largura das *crura* mediais e da quantidade de alongamento caudal desejada.[9]
- Por exemplo, se as *crura* mediais tiverem 4 mm de largura e for necessário um alongamento de 2 mm, a dimensão cefalocaudal do enxerto será de 6 mm. Se não for necessário nenhum alongamento, a largura deve ser a largura da *crus* medial, normalmente de 3 a 4 mm.
- O comprimento do enxerto de suporte columelar depende do motivo de sua utilização e, normalmente, o enxerto mais longo é o mais usado.
- Quando é usado apenas para retificar uma columela distorcida em um paciente com projeção adequada da ponta, ele pode ser curto e estender-se desde logo abaixo das bases das *crura* mediais até os domos, normalmente de 20 a 25 mm. Quando o objetivo do uso do enxerto de suporte columelar é obter mais projeção, ele precisa estar posicionado mais próximo da espinha nasal anterior e será estendido até os domos, geralmente de 25 a 30 mm.
- As *crura* mediais são separadas com uma tesoura de íris reta com um gancho duplo largo que estabiliza as cartilagens laterais inferiores.
- A parte mais projetada dos domos deve se estender de 6 a 10 mm anteriormente ao dorso caudal, dependendo da espessura da pele nasal.
- Quanto mais espessa for a pele, maior será a diferença de nível necessária para induzir uma quebra na supraponta.
- No enxerto padrão, é importante evitar o contato próximo entre o enxerto e a espinha nasal anterior subjacente, o que pode resultar em um deslocamento lateral da columela e causar estalos

quando a ponta é movida. A abordagem padrão envolve a preservação de uma camada de tecido mole na pré-maxila para evitar que o enxerto se apoie diretamente na espinha nasal.
- Os domos são tracionados anteriormente com um gancho duplo e o enxerto de suporte columelar é colocado entre as *cruras* mediais.
- Em seguida, o enxerto é fixado às *crura* mediais com duas suturas com fio PDS para evitar a rotação (▶ Vídeo 24.2, ▶ Fig. 24.2, ▶ Fig. 24.3a-f).
- Como alternativa, duas agulhas de calibre 25 podem ser colocadas nas *crura* mediais para tatuar com tinta o local planejado para a sutura. No caso de um enxerto de suporte columelar estendido, a extremidade posterior pode ser fixada às estruturas subjacentes com uma sutura de náilon 5-0 para evitar deslocamentos ou estalos. Além disso, a extremidade posterior do enxerto de suporte columelar pode ser arredondada para facilitar o deslizamento sem estalos.
- O alargamento da columela é comumente observado em pacientes de rinoplastia secundária que têm um enxerto de suporte columelar colocado.
- Para evitar o alargamento da columela, uma ou duas suturas das *crura* mediais podem ser colocadas ao longo da borda caudal das *crura* mediais.

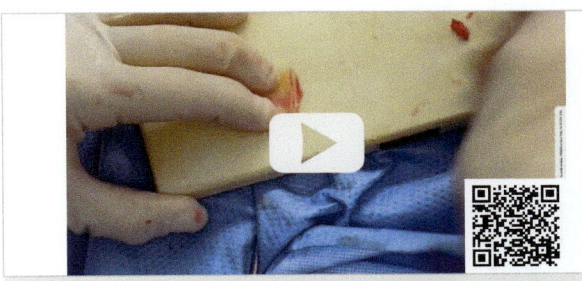

Vídeo 24.2 Colocação de enxerto de suporte columelar.

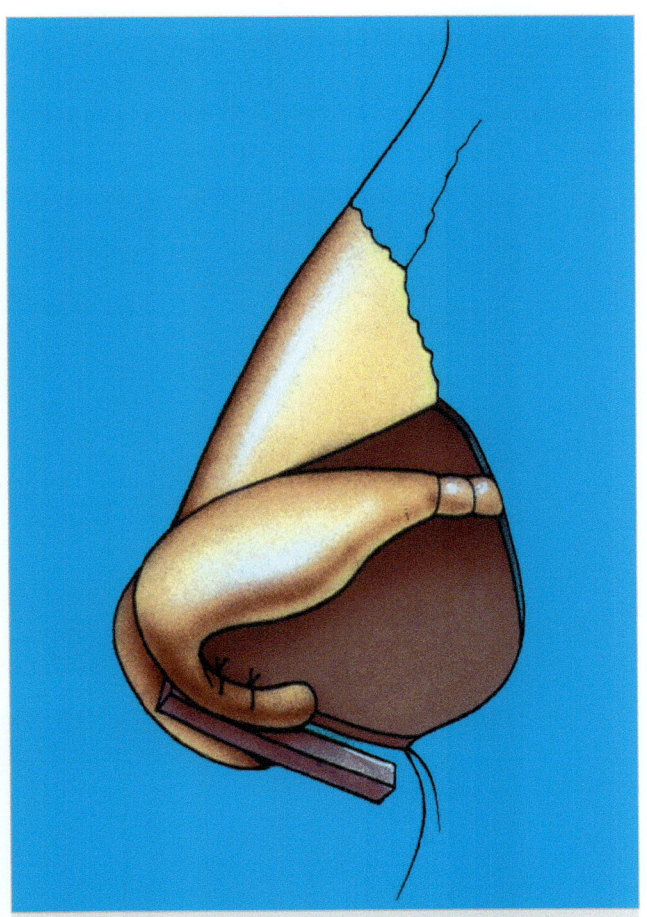

Fig. 24.2 Colocação do enxerto de suporte columelar entre as *crura* mediais e fixação com duas suturas com fio de PDS 5-0.

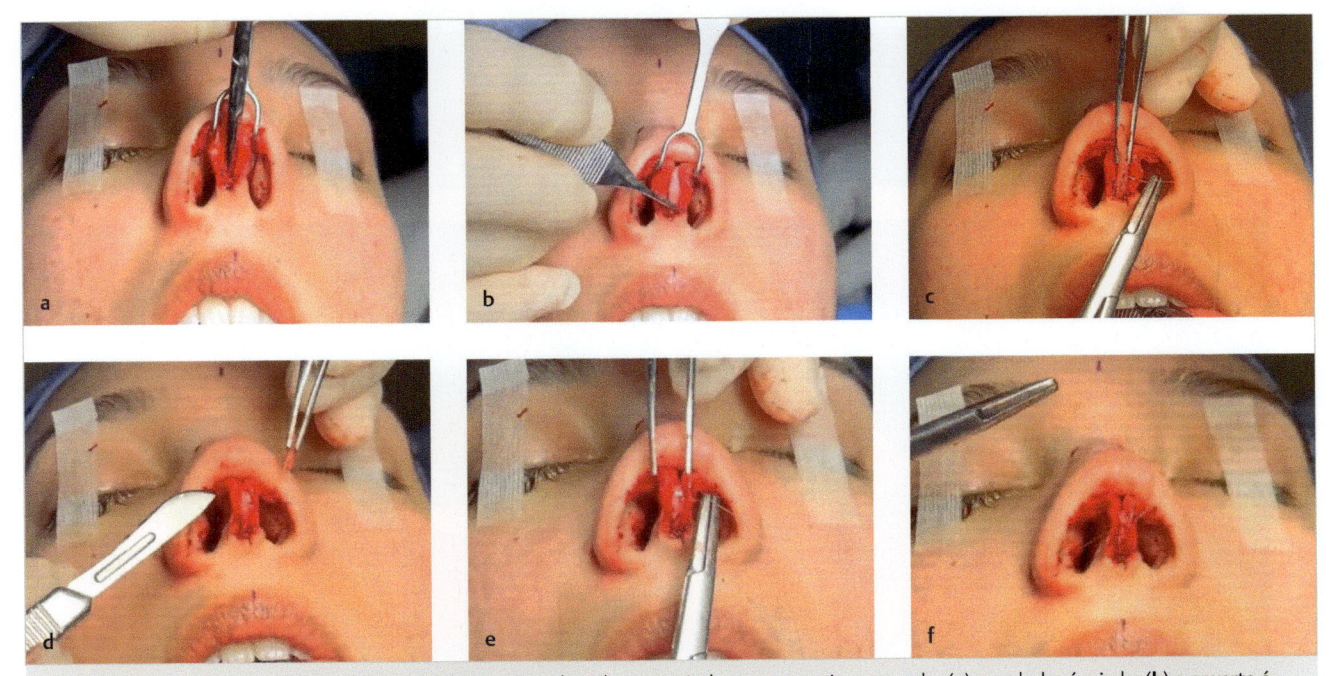

Fig. 24.3 Colocação intraoperatória do enxerto de suporte columelar. A partir do canto superior esquerdo, (**a**) uma bolsa é criada, (**b**) o enxerto é colocado, (**c**) a sutura médio-columelar com fio de PDS é colocada, (**d**) o enxerto é aparado, (**e**) a segunda sutura com fio de PDS mais anterior é colocada e (**f**) conclusão da colocação do enxerto de suporte columelar.

24.4 Análise de Caso

O objetivo principal da rinoplastia pode ser uma característica específica do nariz; no entanto, os ajustes em uma área podem afetar inadvertidamente outras regiões nasais e o resultado em longo prazo. O enxerto de suporte columelar proporciona estabilidade duradoura e apoia os resultados desejados. No caso do paciente descrito na ▶ Fig. 24.4, o foco na redução da giba

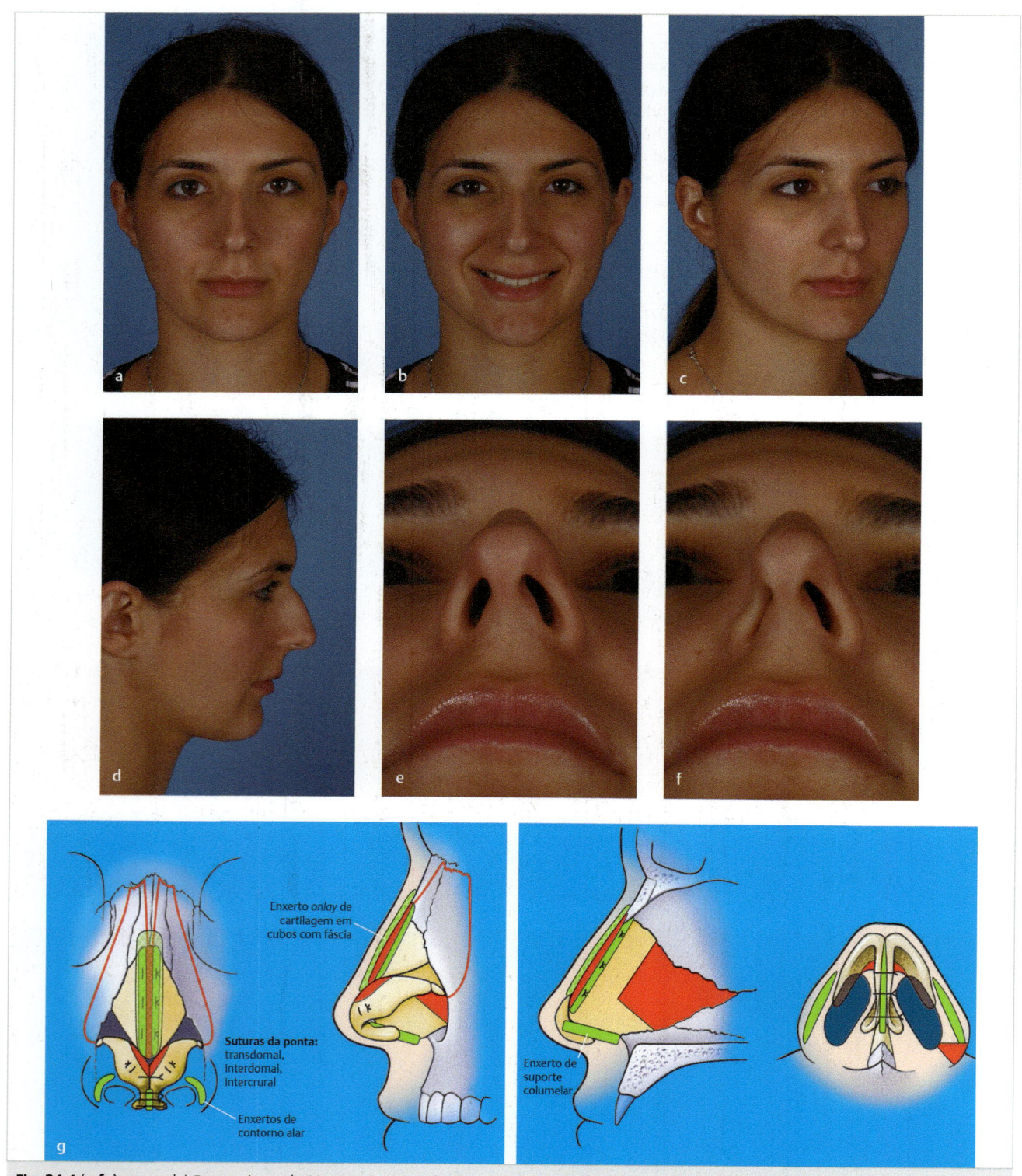

Fig. 24.4 (a-f, à esquerda) Essa paciente de 30 anos, com rinoplastia primária, desejava melhorar a giba dorsal e a respiração funcional. *(Continua)*

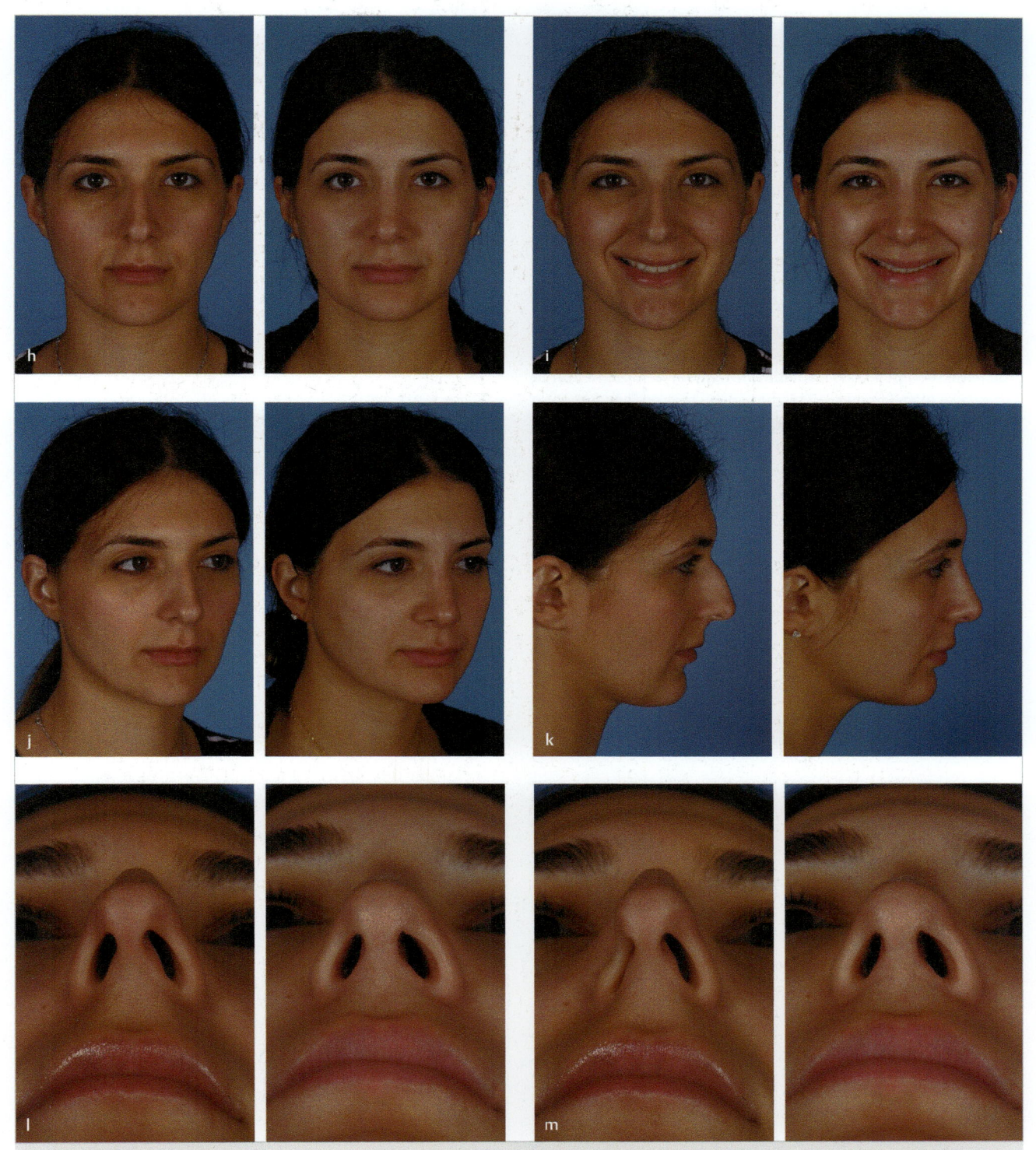

Fig. 24.4 *(Continuação)* (**g**) A abordagem cirúrgica incluiu o seguinte: (1) septorrinoplastia aberta; (2) remoção da porção cefálica da cartilagem lateral inferior; (3) redução do componente da giba dorsal; (4) septoplastia; (5) osteotomias bilaterais, mediais, verticais, percutâneas, de baixo para cima; (6) enxertos expansores bilaterais; (7) enxerto de suporte columelar; (8) suturas transdomal e intradomal; (9) cartilagem cortada em cubos no dorso para contorno; (10) aproximação das bases das *crura* mediais; (11) redução combinada da base alar esquerda; e (12) enxertos de contorno alar bilateral. (**h-m**) A paciente é mostrada 18 meses após a cirurgia com melhora funcional significativa e manutenção do contorno nasal refinado.

dorsal e na melhora da respiração funcional eram os principais objetivos. No entanto, a incorporação do enxerto de suporte columelar foi um elemento fundamental para alcançar o resultado estável de 18 meses.

24.5 Conclusão

O enxerto de suporte columelar é um componente essencial para a obtenção de resultados ideais na rinoplastia, proporcionando estabilidade e suporte essenciais à ponta nasal. Seu *design* e posicionamento precisos são cruciais e devem ser cuidadosamente elaborados para levar em conta a intrincada dinâmica nasal.

O enxerto de suporte columelar é um enxerto fundamental que proporciona estabilidade estrutural à parte inferior do nariz, que pode ser ainda mais refinada por manobras suplementares. O *design*, o planejamento e a técnica adequados podem aumentar significativamente a eficácia do enxerto de suporte columelar, levando a uma maior satisfação do paciente e a melhores resultados cirúrgicos.

Referências

[1] Rohrich RJ, Hoxworth RE, Kurkjian TJ. The role of the columellar strut in rhinoplasty: indications and rationale. Plast Reconstr Surg. 2012; 129(1):118e-125e

[2] Gunther S, Guyuron B. Economizing the septal cartilage for grafts during rhinoplasty, 40 years' experience. Aesthetic Plast Surg. 2021; 45(1):224-228

[3] Rohrich RJ, Durand PD, Dayan E. Changing role of septal extension versus columellar grafts in modern rhinoplasty. Plast Reconstr Surg. 2020; 145(5):927e-931e

[4] Sawh-Martinez R, Perkins K, Madari S, Steinbacher DM. Control of nasal tip position: quantitative assessment of columellar strut versus caudal septal extension graft. Plast Reconstr Surg. 2019; 144(5):772e-780e

[5] Guyuron B. Dynamics of rhinoplasty. In: Guyuron B, ed. Rhinoplasty. Philadelphia: Saunders; 2012:61–103

[6] Gunter JP, Rohrich RJ, Friedman RM. Classification and correction of alarcolumellar discrepancies in rhinoplasty. Plast Reconstr Surg. 1996; 97(3):643-648

[7] [7] Fred GB. The nasal tip in rhinoplasty: use of the invaginating technique to prevent secondary dropping. Ann Otolaryngol. 1950; 59(1):215-223

[8] Guyuron B, Wang DZ, Kurlander DE. The cartilage warp prevention suture. Aesthetic Plast Surg. 2018; 42(3):854–858

[9] Katira K, Guyuron B. Contemporary techniques for effective nasal lengthening. Facial Plast Surg Clin North Am. 2015; 23(1):81-91

25 Controle Previsível da Projeção e Rotação da Ponta: Enxertos de Extensão Septal

Rod J. Rohrich, Jamil Ahmad e Justin Bellamy

Resumo

O controle previsível da projeção e da rotação da ponta nasal é um dos aspectos mais desafiadores da rinoplastia. Várias estruturas anatômicas contribuem para a projeção e a rotação da ponta nasal, incluindo o septo, as cartilagens laterais superior e inferior e as conexões de tecido mole entre essas estruturas.[1] Durante a rinoplastia, as manobras que reduzem, enfraquecem ou rompem essas estruturas levam à perda de projeção e/ou rotação da ponta no pós-operatório. A compreensão de como manipular o suporte nativo da ponta, bem como de como ressuportar a ponta com enxertos estáveis, continua sendo uma parte importante da modelagem consistente da ponta. O enxerto de extensão septal é uma das formas mais estáveis e previsíveis de reinserir força na estrutura da ponta. Neste capítulo, analisamos o papel dos enxertos de extensão septal na alteração da projeção e rotação da ponta.

Palavras-chave: Modelagem da ponta, rinoplastia, enxerto de extensão septal, suporte da ponta, desrotação da ponta, rotação da ponta

> **Pontos Principais**
>
> - Em vez de aumentar a projeção da ponta, os enxertos de suporte columelar parecem ter mais efeito na manutenção da projeção da ponta e na unificação do complexo da ponta.
> - A projeção, a rotação e o formato da ponta podem ser controlados de forma previsível com a fixação da ponta nasal a um enxerto de extensão septal.
> - Como a redução dos septos dorsal e caudal tem o maior efeito na desprojeção da ponta, a criação de um suporte estrutural para o complexo da ponta com base no septo anterior permitirá o controle previsível da projeção e/ou rotação da ponta. Os enxertos de extensão septal usam a estabilidade do septo para fornecer suporte ao complexo da ponta.
> - Os enxertos de extensão septal unilateral formarão um ponto de fixação para a ponta na linha média e exigirão atenção especial para evitar a introdução de assimetria na ponta.
> - A maioria dos narizes tem algum grau de assimetria preexistente na ponta ou no septo caudal que pode ser equilibrado com a colocação cuidadosa de um enxerto de extensão septal unilateral.

25.1 Introdução

> **Fatores que Determinam a Projeção e a Rotação da Ponta**
>
> - Comprimento, largura e resistência das cartilagens laterais inferiores.
> - Comprimento e estabilidade das *crura* mediais.
> - Ligamento suspensor que abrange as *crura* sobre o ângulo septal anterior das cartilagens laterais superior e inferior.
> - Conexões fibrosas entre as cartilagens laterais superior e inferior.
> - Suporte lateral a abertura piriforme.
> - Ângulo septal anterior.
> - Espessura e disponibilidade da pele e do tecido mole.

> **Dica de Especialista**
>
> *Várias estruturas anatômicas contribuem para a projeção e rotação da ponta nasal.*

Várias técnicas foram descritas para aumentar a projeção e/ou rotação da ponta, incluindo a sutura da ponta nasal e a adição de vários enxertos para fortalecer ou alongar o complexo da ponta nasal. Neste capítulo, revisamos o papel dos enxertos de extensão septal na alteração da projeção e rotação da ponta.

25.2 Avaliação da Projeção e Rotação da Ponta

- Além da simetria da ponta, a projeção e a rotação adequadas da ponta contribuem significativamente para o equilíbrio e a estética nasal.
- Vários métodos têm sido usados para avaliar se a projeção da ponta é ideal. A projeção da ponta pode ser avaliada traçando-se uma linha horizontal da junção entre a asa e a bochecha até a ponta do nariz e uma linha vertical tangencial à porção mais projetada do lábio superior. Pelo menos metade da linha horizontal deve estar anterior à linha vertical para que a projeção da ponta seja considerada adequada. Se mais de 60% da linha horizontal for anterior à linha vertical, a ponta estará superprojetada (▶ Fig. 25.1a, b).
- A projeção da ponta também deve ser proporcional à largura da base alar (▶ Fig. 25.2).
- A projeção da ponta também foi descrita em relação ao comprimento nasal. A projeção da ponta nasal deve ser igual a dois terços da distância da *radix* até a ponta nasal (▶ Fig. 25.3).[2]
- A rotação da ponta é determinada pelo ângulo nasolabial. Ele é determinado traçando-se uma linha que passa pelos pontos mais anteriores e posteriores das narinas. O ângulo entre essa linha e a linha perpendicular ao plano facial horizontal natural é considerado o ângulo nasolabial (▶ Fig. 25.4).
- Nas mulheres, o ângulo ideal varia de 95 a 110 graus; nos homens, deve estar mais próximo de 90 graus.

25.3 Fatores que Diminuem a Projeção e/ou Rotação da Ponta

- As técnicas padrão para refinar e reposicionar a ponta nasal, como incisões de transfixação, incisões intercartilaginosas com ressecção cefálica das cartilagens laterais inferiores, redução do septo dorsal e caudal, divisão do ligamento suspensor e divisão das cartilagens laterais inferiores ou de suas conexões com a abertura piriforme, contribuem para a perda do suporte da ponta.
- A perda do suporte da ponta pode-se manifestar como perda da projeção e/ou rotação da ponta.

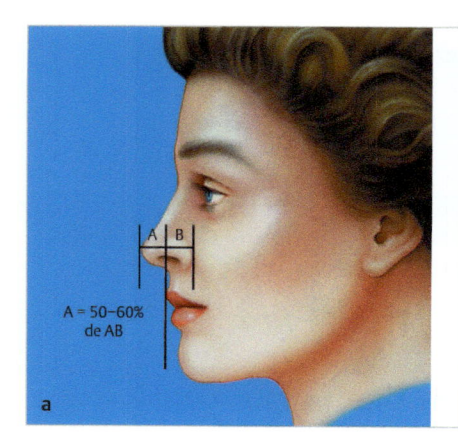

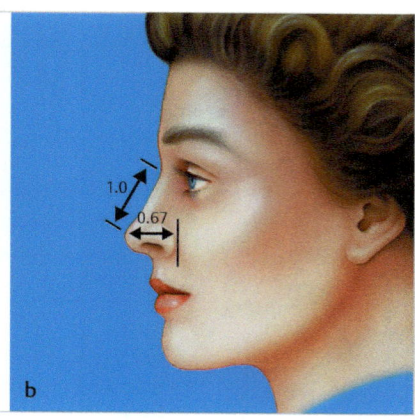

Controle Previsível da Projeção e Rotação da Ponta: Enxertos de Extensão Septal

Fig. 25.1 (a, b) Avaliação da projeção e rotação da ponta. A projeção da ponta pode ser avaliada traçando-se uma linha horizontal da junção entre a asa e a bochecha até a ponta do nariz e uma linha vertical tangencial à porção mais projetada do lábio superior.

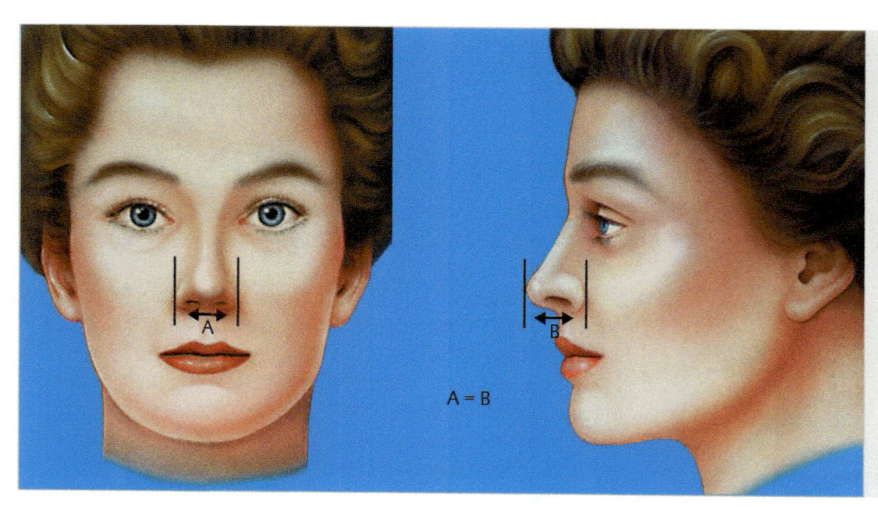

Fig. 25.2 Avaliação da projeção e rotação da ponta. A projeção da ponta deve ser proporcional à largura da base alar.

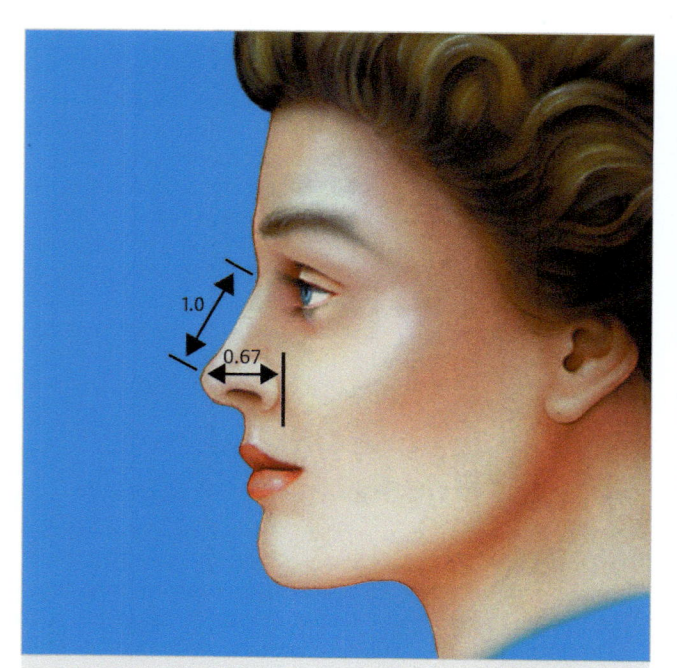

Fig. 25.3 Avaliação da projeção e rotação da ponta. A projeção da ponta também foi descrita em relação ao comprimento nasal. A projeção da ponta nasal deve ser igual a dois terços da distância do *radix* até a ponta nasal.

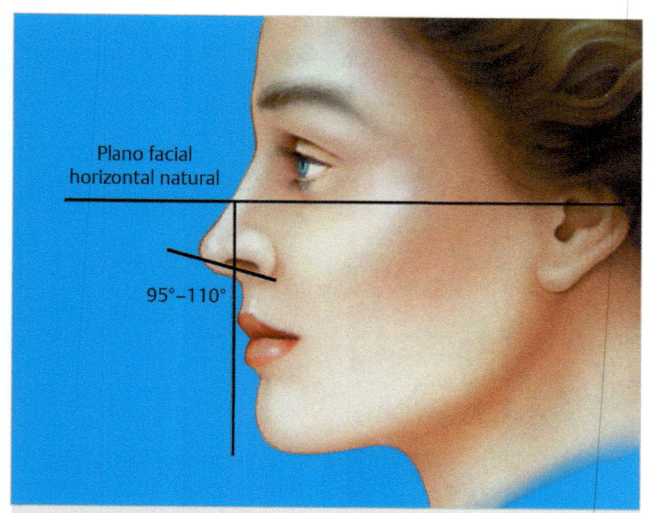

Fig. 25.4 Avaliação da projeção e rotação da ponta. A rotação da ponta é determinada pelo ângulo nasolabial. Ele é determinado traçando-se uma linha através dos pontos mais anteriores e posteriores das narinas.

Dica de Especialista

A perda do suporte da ponta pode-se manifestar como perda de projeção e/ou rotação da ponta.

25.4 Técnica Operatória – Desprojetando a Ponta

- Em um estudo prospectivo realizado por Rich et al.[3], a perda da projeção da ponta foi confirmada em 100 pacientes consecutivos após a rinoplastia. Petroff et al.[4] também demonstraram uma incapacidade de manter a projeção da ponta após a rinoplastia. Especificamente, seu estudo associou as incisões de transfixação e a subsequente liberação das *crura* mediais do septo como a causa mais significativa da desprojeção da ponta nasal.
- Portanto, é imperativo que o cirurgião de rinoplastia seja capaz de empregar várias técnicas para combater essa tendência de desprojeção da ponta nasal após a rinoplastia.
- Realizamos uma análise multivariável de manobras em 125 pacientes para determinar quais medidas tiveram o maior efeito na desprojeção da ponta.[5] A redução do componente da giba dorsal e a ressecção do septo caudal tiveram o maior efeito. Com base nessas descobertas, propomos que a liberação das fixações de tecido mole das cartilagens laterais inferiores e a modificação do septo anterior são frequentemente suficientes para alcançar um ponto final estético satisfatório para a desprojeção.

Dica de Especialista

A liberação das fixações de tecido mole das cartilagens laterais inferiores e a modificação do septo anterior são frequentemente suficientes para desprojetar a ponta nasal.

- Uma diminuição moderada na projeção da ponta pode ser obtida sem técnicas agressivas de transecção da cartilagem na grande maioria dos casos. Em vez de proceder diretamente à divisão da cartilagem, o cirurgião deve abordar os vários suportes de tecido mole da ponta nasal sequencialmente para produzir uma alteração gradual e controlada da ponta nasal.

Dica de Especialista

Uma redução moderada na projeção da ponta pode ser obtida sem o uso de técnicas agressivas de transecção da cartilagem.

25.4 Técnica Operatória – Desprojetando a Ponta

Para obter a desprojeção adequada no nariz moderadamente superprojetado, o cirurgião deve considerar as seguintes etapas que contribuem para a desprojeção:
- Abordagem aberta com exposição total de todas as cartilagens.
- Incisão intercartilaginosa ou ressecção cefálica.
- Dissecção completa das *crura* mediais e bases das *crura* mediais.
- Redução do septo anterior com ou sem redução dorsal ou ressecção do septo caudal, conforme necessário.
- Dissecção das *crura* laterais e das cartilagens acessórias.
- Divisão das cartilagens acessórias da cartilagem lateral inferior.
- Transecção e sobreposição da cartilagem lateral inferior:
  - Duas opções: Segure manualmente os domos na projeção da ponta desejada para demonstrar a área de maior redundância da cartilagem sobre as *crura* mediais e faça a transecção no ápice do segmento curvado; ou faça a transecção 2 mm posterior à junção das *crura* medial e média com sobreposição abaixo dos segmentos dos domos.
- Faça a fixação de todos os elementos transeccionados com suturas de colchoeiro horizontais com fio de PDS 5-0.
- Fixe a posição final da ponta desejada em um enxerto central estável (p. ex., um enxerto de extensão septal, analisado posteriormente).
- Ressecção da base alar conforme necessário (contribui com aproximadamente 1 mm de desprojeção adicional).
- Ressecção da columela membranosa, conforme necessário.

25.4.1 Técnicas para Aumentar a Projeção e/ou Rotação da Ponta

- Várias técnicas foram descritas para aumentar a projeção e/ou rotação da ponta, incluindo a sutura da ponta nasal e a adição de vários enxertos para fortalecer e/ou alongar o complexo da ponta nasal (consulte os Capítulos 18 a 24). As técnicas de sutura da ponta nasal e o enxerto da ponta podem aumentar a projeção da ponta em 1 a 3 mm (▶ Fig. 25.5).
- Anderson descreveu o conceito de tripé para relacionar o suporte e a forma da ponta nasal aos complexos laterais inferiores emparelhados.[6,7] Cada complexo consiste em uma *crus* medial (que inclui a *crus* média) e uma *crus* lateral. Esses complexos emparelhados podem ser visualizados como um tripé, com cada

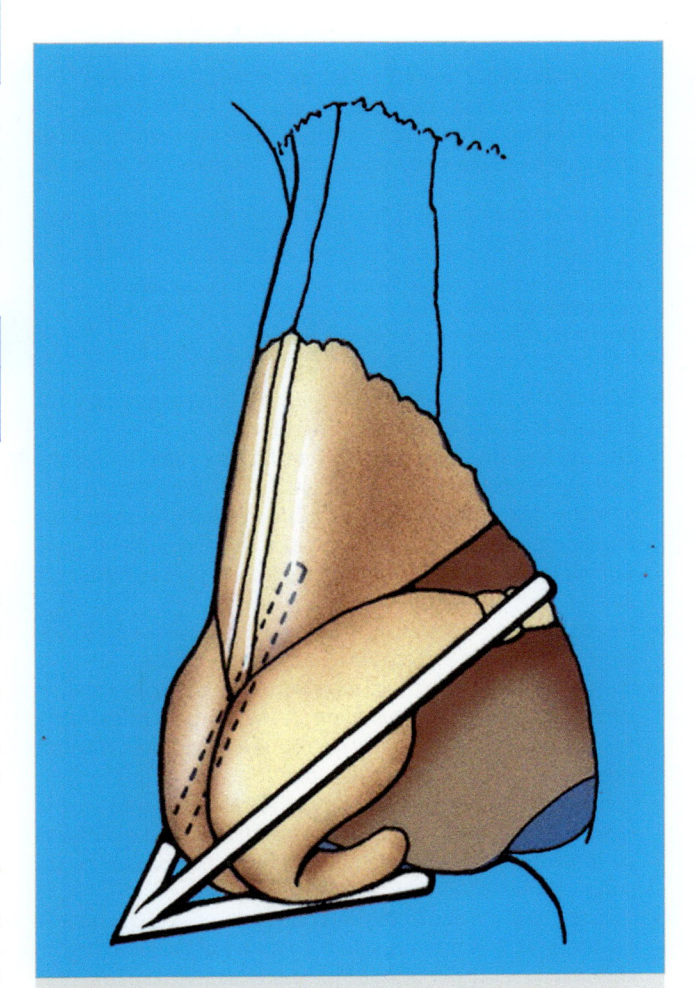

Fig. 25.5 Avaliação da projeção e rotação da ponta. Anderson descreveu o conceito de tripé para relacionar o suporte e a forma da ponta nasal aos complexos laterais inferiores emparelhados.[7]

crus lateral formando uma perna cefálica lateral separada e as *crura* mediais adjacentes formando a perna caudal medial.[7]
- A posição da ponta pode ser alterada modificando-se o suporte crural medial e lateral. Tanto os enxertos de suporte columelar[8,9] quanto os enxertos de suporte crural lateral[10] têm sido usados para aumentar a projeção e/ou a rotação da ponta. A utilidade dos enxertos de suporte crural lateral é discutida em detalhes no Capítulo 30.

25.4.2 Enxerto de Suporte Columelar
- Os enxertos de suporte columelar (*strut columellar*) têm sido empregados há muito tempo como um meio de aumentar a projeção da ponta nasal e dar suporte à ponta.
- Em um estudo mais recente de Rohrich *et al.*,[8,9] foram analisados 100 pacientes consecutivos submetidos à rinoplastia primária com o uso de um enxerto de suporte columelar. Com base na análise computadorizada de fotografias pré-operatórias e pós-operatórias, 65% desses pacientes realmente perderam a projeção da ponta, apesar do uso de um enxerto de suporte columelar.
- Neste estudo, esses enxertos eram flutuantes e não fixas, refletindo a realidade clínica de que a cartilagem septal fornece um enxerto que geralmente tem comprimento inadequado para cobrir a distância da maxila até a ponta nasal. Além disso, os enxertos longos de suporte columelar geralmente são problemáticos devido à sua tendência de subluxação na espinha nasal anterior, criando um clique audível ou dor com o movimento nasal.
- Em vez de aumentar a projeção da ponta, os enxertos de suporte columelar parecem ter mais efeito na manutenção da projeção da ponta e na unificação do complexo da ponta.

> **Dica de Especialista**
>
> *Em vez de aumentar a projeção da ponta, os enxertos de suporte columelar parecem ter mais efeito na manutenção da projeção da ponta e na unificação do complexo da ponta.*

- Byrd *et al.*[11] relataram achados semelhantes com relação às limitações do enxerto de suporte columelar.
- Eles analisaram 20 pacientes identificados como tendo alto risco de perda da projeção da ponta nasal. Em 19 pacientes, enxertos de suporte columelar flutuante foram colocados sob tensão em uma bolsa intercrural e um foi ancorado no septo caudal. Todos os 19 pacientes apresentaram perda de projeção da ponta variando de 0,5 a 2 mm.
- No paciente em que o enxerto de suporte columelar foi fixado ao septo caudal, a projeção da ponta foi mantida.
- Os autores observaram que os enxertos de suportes columelares que encostam diretamente na maxila podem manter a projeção da ponta nasal de forma confiável, mas esses enxertos exigem 28 a 30 mm de cartilagem.
- Com base em sua experiência, Byrd *et al.*[11] afirmaram que os enxertos de extensão septal eram um método mais confiável de controle da projeção da ponta do que os enxertos de suporte columelar.
- Eles descobriram que é possível controlar a projeção, a rotação e o formato da ponta fixando a ponta nasal com cartilagem anexada ao septo por meio de um enxerto de extensão septal.
- O local de fixação do enxerto no septo varia de acordo com o *status* da abóbada média, a estabilidade do septo e a quantidade de cartilagem disponível.

- A distância que o enxerto se estende na direção anteroposterior (A-P) além do septo é determinada pela espessura da pele sobreposta e pela projeção desejada.

> **Dica de Especialista**
>
> *A projeção, a rotação e o formato da ponta podem ser controlados com a fixação da ponta nasal ao septo usando um enxerto de extensão septal.*

- Assim como a redução dos septos dorsal e caudal tem o maior efeito na desprojeção da ponta, a criação de suporte estrutural para o complexo da ponta com base no septo anterior permite maior previsibilidade e controle da projeção e/ou rotação da ponta.
- Os enxertos de extensão septal usam a estabilidade do septo para fornecer suporte ao complexo da ponta.

> **Dica de Especialista**
>
> *Como a redução dos septos dorsal e caudal tem o maior efeito na desprojeção da ponta, a criação de um suporte estrutural para o complexo da ponta com base no septo anterior permitirá o controle previsível da projeção e/ou rotação da ponta. Os enxertos de extensão septal usam a estabilidade do septo para fornecer suporte ao complexo da ponta.*

- Embora existam vários tipos de enxertos de extensão septal que diferem em sua forma e pontos de fixação ao septo, eles têm pontos de fixação semelhantes no complexo ponta-lóbulo. A sutura precisa do enxerto na ponta garante o controle da projeção, da rotação e do formato da cartilagem lateral inferior.

> **Dica de Especialista**
>
> *Os pontos de fixação dos enxertos de extensão septal ao complexo ponta-lóbulo são semelhantes, embora os enxertos tenham pontos de fixação diferentes ao longo do septo.*

25.5 Enxertos de Extensão Septal
- Byrd *et al.*[11] descreveram três tipos de enxertos de extensão septal com o objetivo de aumentar o suporte estrutural da ponta por meio de fixações ao septo. Todos os três enxertos dependem da presença de um septo caudal estável e diferem apenas nos pontos de fixação ao longo do septo (▶ Fig. 25.6a, b).
- Os pontos de fixação no septo variam de acordo com o *status* da abóbada média, a estabilidade do septo e a quantidade de cartilagem disponível. A distância que o enxerto se estende além do septo dorsal é determinada pela espessura da pele sobrejacente e pela posição desejada da ponta.
- Para criar uma quebra na suraponta, os pontos de definição da ponta dos domos devem estar de 6 a 10 mm além do plano do dorso, dependendo da espessura dos tecidos moles.
- O ângulo relativo do enxerto em relação ao dorso determina o elemento de rotação da posição da ponta (normalmente posicionada entre 45 e 100 graus).
- O enxerto de extensão septal estende-se além do ângulo septal anterior até o espaço interdomal.[11]

25.5 Enxertos de Extensão Septal

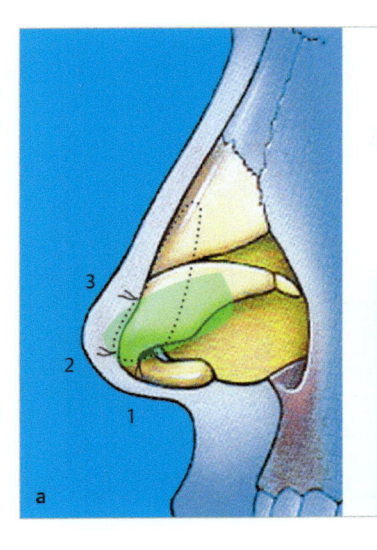

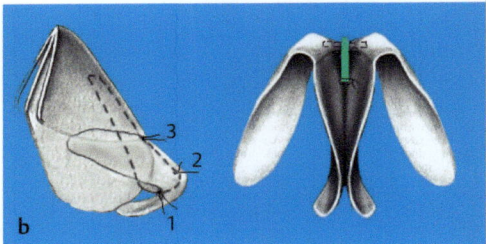

Fig. 25.6 (a, b) Enxerto de extensão septal. Esse enxerto se estende além do ângulo septal anterior até o espaço interdomal. A porção mais caudal e inferior do enxerto é colocada na borda cefálica da *crus* medial no ângulo columelar-lobular. Esse ponto de fixação (1) é inferior à divergência das *crura* médias em um ponto em que as bordas cefálicas das *crura* mediais se encontram. Nesse ponto, o enxerto incorpora o ângulo columelar-lobular desejado. Em seu ponto de projeção máxima entre os domos, um ponto de fixação interdomal (2) é usado para controlar a distância e a projeção interdomal exatas. A fixação (3) do enxerto na cartilagem lateral inferior deve produzir um diferencial entre os domos e o dorso nasal para produzir a quantidade desejada de quebra na supraponta.

- A principal crítica ao uso de enxertos de extensão septal é sua tendência a criar rigidez na ponta. Isso é parcialmente atenuado com o uso de uma abordagem "fixa-flutuante", em que o enxerto é fixado com sutura de fio PDS absorvível ao septo caudal sem o encosto direto de nenhuma estrutura rígida adicional (p. ex., sem encostar na abertura piriforme). Em longo prazo, isso proporcionará estabilidade adequada sem introduzir rigidez não natural.

25.5.1 Tipo I: Enxertos Expansores Estendidos e Pareados

- Os enxertos expansores (*spreader*) estendidos e pareados são usados para resolver simultaneamente problemas com as válvulas nasais internas e/ou com a largura da abóbada média, ao mesmo tempo em que alteram a projeção e a rotação da ponta (▶ Fig. 25.7).
- Esses enxertos são colocados na junção da cartilagem lateral superior e do septo e ficam paralelos ao dorso nasal.[11]
- Os enxertos expansores estendidos requerem um segmento distal que se estenda verticalmente além do nível do dorso para aumentar a projeção da ponta. O complexo ponta-lóbulo é suturado ao enxerto para estabelecer a projeção ou rotação apropriada da ponta.

> **Dica de Especialista**
>
> *Os enxertos expansores estendidos e pareados são usados para resolver problemas com as válvulas nasais internas e/ou com a largura da abóbada média, ao mesmo tempo em que alteram a projeção e a rotação da ponta.*

25.5.2 Tipo II: Enxertos Septais do Tipo *Batten* Pareados

- Os enxertos septais do tipo *batten* pareados consistem em enxertos emparelhados que se estendem diagonalmente ao longo da estrutura em L caudal e dorsal do septo (▶ Fig. 25.8).[11]
- Os enxertos são colocados abaixo da junção da cartilagem lateral superior com o septo. Os enxertos de ripas septais diferem dos enxertos expansores pelo fato de não afetarem a válvula nasal interna ou a largura da abóbada média. Esses enxertos exigem muito menos cartilagem do que os enxertos expansores estendidos pareados.

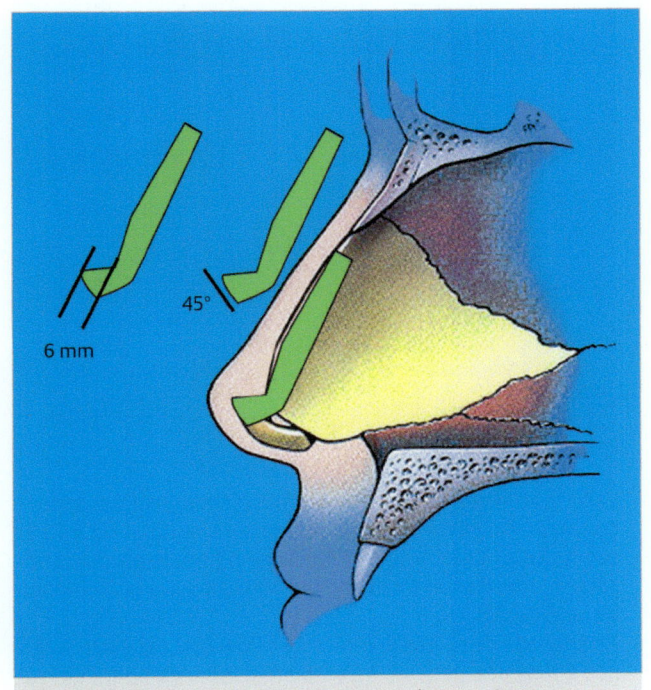

Fig. 25.7 Tipos de enxertos de extensão septal. Tipo I: Os enxertos expansores estendidos e pareados são usados para resolver simultaneamente problemas com as válvulas nasais internas e/ou com a largura da abóbada média, ao mesmo tempo em que alteram a projeção e a rotação da ponta.

25.5.3 Tipo III: Enxertos de Extensão Septal Direta

- Um enxerto de extensão septal direta é usado quando há uma quantidade limitada de cartilagem septal (▶ Fig. 25.9).[11] O enxerto é fixado diretamente ao ângulo septal anterior com suturas em forma de oito em três pontos: da parte inferior do

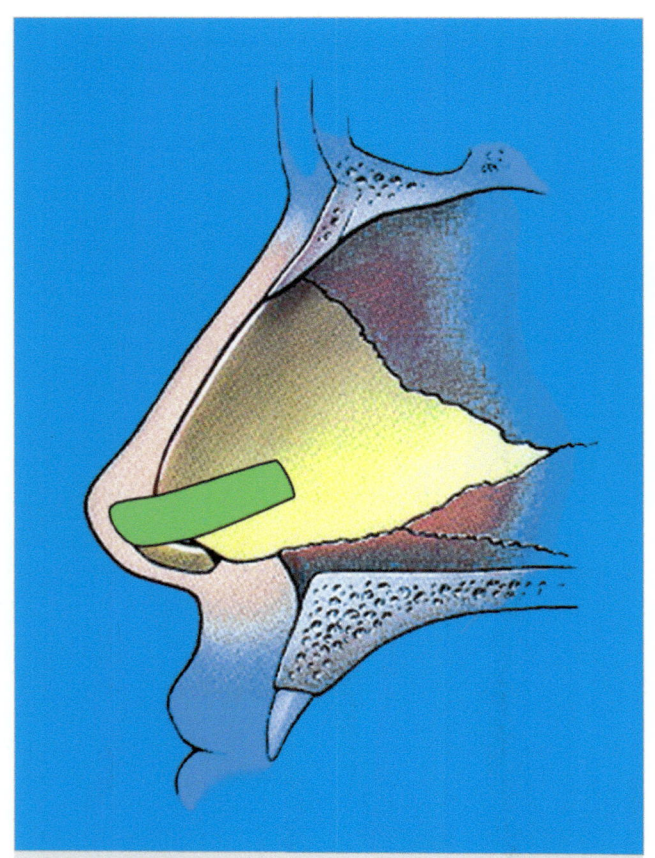

Controle Previsível da Projeção e Rotação da Ponta: Enxertos de Extensão Septal

Fig. 25.8 Tipos de enxertos de extensão septal. Tipo II: Os enxertos septais do tipo batten pareados consistem em enxertos emparelhados que se estendem diagonalmente ao longo da estrutura em L caudal e dorsal do septo.

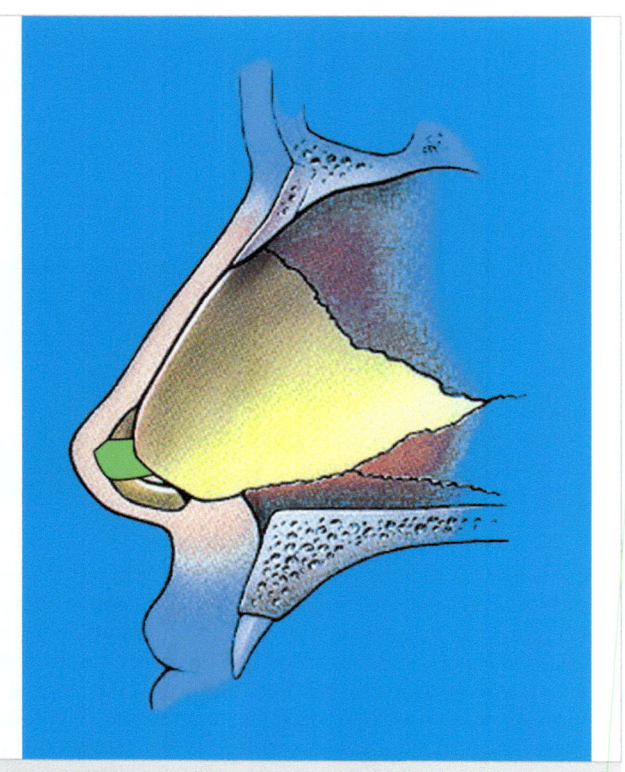

Fig. 25.9 Tipos de enxertos de extensão septal. Tipo III: um enxerto de extensão septal direto é usado quando há uma quantidade limitada de cartilagem septal.

enxerto ao septo caudal, do enxerto ao ângulo septal anterior e do enxerto ao ponto de apoio dorsal com o septo (▶ Fig. 25.10).
- São necessárias suturas em forma de figura de oito para ancorar o enxerto em forma de C com segurança no septo anterior e caudal.
- A variedade de extensão direta do enxerto de extensão septal não é indicada para assimetrias ou desvios da ponta porque é menos estável e mais suscetível a deslocamentos da linha média do que os dois tipos de enxertos de extensão septal descritos anteriormente.

Além dos três tipos de enxertos de extensão septal descritos por Byrd *et al.*, foram descritas diversas variações adicionais de enxertos de extensão septal.

Enxerto do Tipo *Batten* Unilateral

- O enxerto septal do tipo *batten* unilateral pode ser usado para controlar a projeção e a rotação da ponta, exigindo menos cartilagem do que os enxertos septais do tipo *batten* pareados.
- Essa é a técnica de enxerto preferida do autor sênior, pois oferece controle absoluto da posição da ponta com base na rotação e projeção em relação ao ângulo septal anterior (▶ Fig. 25.11a).

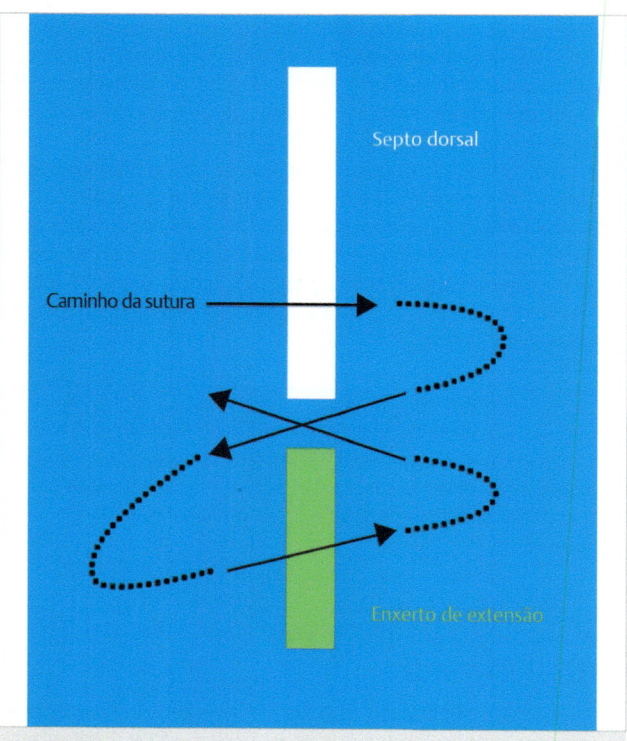

Fig. 25.10 Ancoragem de um enxerto de extensão septal tipo III. São necessárias suturas em forma de oito para ancorar o enxerto em forma de C com segurança no septo anterior e caudal.

25.5 Enxertos de Extensão Septal

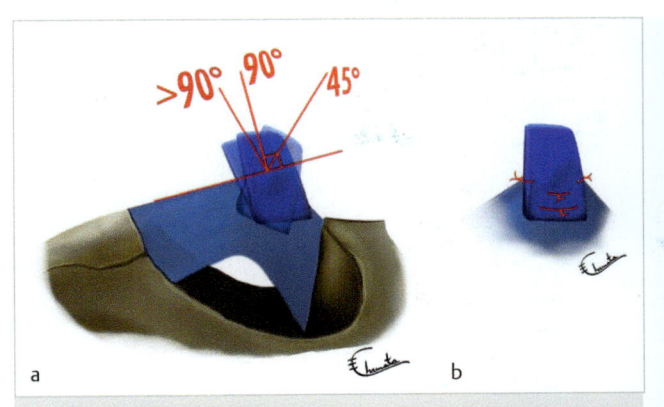

Fig. 25.11 (**a**) O enxerto de extensão septal fixo-flutuante pode ser fixado em vários ângulos em relação ao dorso para definir a rotação ou a desrotação. (**b**) Quatro suturas-chave definem o suporte para o enxerto, incluindo duas suturas de colchoeiro horizontais no corpo do enxerto e duas suturas simples nas margens caudal e cefálica.

- O enxerto de extensão septal "fixo-flutuante" é fixado com quatro suturas-chave, mas não encosta em nenhuma estrutura rígida além do septo. Dessa forma, cria-se uma construção estável, mas flexível (▶ Fig. 25.11b).
- Como esse enxerto é colocado apenas em um lado do septo, ele formará um ponto de fixação para a ponta que está fora da linha média. Assim, ele pode produzir um desvio do complexo da ponta em relação ao dorso.
- O desvio iatrogênico da ponta pode ser evitado projetando-se o enxerto septal do tipo *batten* unilateral usando suas curvaturas intrínsecas para posicionar sua borda de projeção mais anterior na linha média.
- Entretanto, essa mesma característica torna o enxerto septal do tipo *batten* unilateral particularmente útil em casos de desvio da ponta causado pelo desvio do septo caudal anterior. Esse enxerto pode ser usado não apenas para retificar e apoiar os desvios do septo anterior, mas também para fixar o complexo da ponta nasal mais em um lado do septo nasal para compensar os desvios da ponta nasal.
- Até mesmo o septo caudal aparentemente não desviado, em geral, apresenta algum grau de assimetria perceptível em uma inspeção minuciosa, e o cirurgião deve procurar compensar isso durante a seleção do lado para o enxerto septal do tipo *batten* unilateral.

Dica de Especialista

Como esse enxerto é colocado em apenas um lado do septo, ele formará um ponto de fixação para a ponta fora da linha média e pode produzir ou compensar um leve desvio do complexo da ponta em relação ao dorso.

Enxerto de Extensão Caudal

- Toriumi[12,13,14] descreveu o uso de um enxerto de extensão caudal para casos em que o septo caudal é deficiente, como observado em um nariz encurtado ou retração columelar (▶ Fig. 25.12).

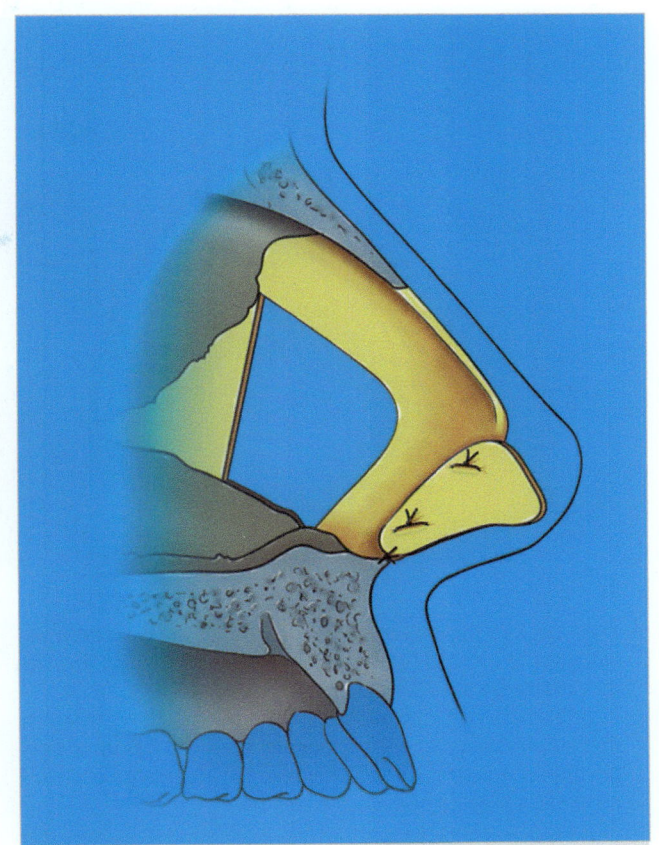

Fig. 25.12 Enxertos de extensão caudal. Toriumi descreveu o uso de um enxerto de extensão caudal para casos em que o septo caudal é deficiente, como observado em um nariz encurtado ou na retração columelar. A colocação desse enxerto pode aumentar o suporte, a projeção e a rotação da ponta e alterar a relação alar-columelar.

- A colocação desse enxerto pode aumentar o suporte, a projeção e a rotação da ponta e alterar a relação alar-columelar.
- O enxerto geralmente é retangular e deve sobrepor o septo caudal em 3 a 4 mm para obter o máximo de suporte.
- O enxerto é suturado ao septo caudal e, em seguida, as *crura* mediais são suturadas à margem caudal do enxerto.
- Pequenas curvaturas da cartilagem são usadas para posicionar a margem caudal do enxerto na linha média.
- O formato do enxerto e seu posicionamento alterarão a posição da ponta, o ângulo nasolabial e a relação alar-columelar.

Técnica *Tongue-and-Groove*

- Guyuron e Varghai[15] descreveram a técnica de *tongue-and-groove* como um método eficaz para criar e manter a projeção da ponta quando o alongamento nasal também é necessário (▶ Fig. 25.13a, b).[16]
- Enxertos expansores bilaterais que se estendem além da região caudal são suturados ao septo, e um enxerto de suporte columelar é posicionado dentro do sulco criado pelos enxertos expansores.

Controle Previsível da Projeção e Rotação da Ponta: Enxertos de Extensão Septal

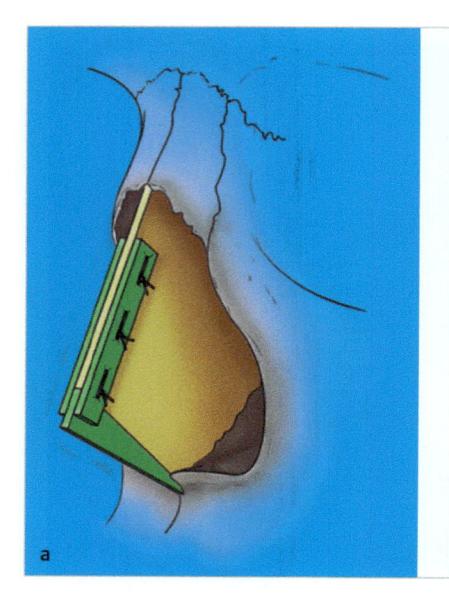

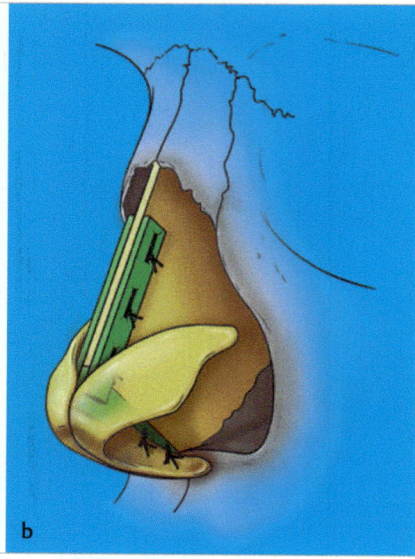

Fig. 25.13 (a, b) Enxertos de extensão septal. Guyuron e Varghai descreveram a técnica de *tongue-and-groove* como um método eficaz para criar e manter a projeção da ponta quando o alongamento nasal também é necessário.

- A construção total pode ser usada para projetar a ponta nasal, mesmo além do que é possível apenas com um enxerto de extensão septal.
- Essa técnica exige uma quantidade excepcional de cartilagem, que geralmente não está disponível no septo em uma rinoplastia secundária. Normalmente, a cartilagem da costela é necessária para formar esses enxertos.

25.6 Análise de Caso

Este homem de 22 anos expressou insatisfação com a aparência de seu nariz e queixou-se de obstrução das vias aéreas nasais (Fig. 25.14a-d). Ele era saudável e não tinha histórico médico ou cirúrgico. Negou qualquer histórico de trauma facial. A análise clínica revelou pele nasal moderadamente espessa, linhas estéticas dorsais assimétricas com uma deformidade em C invertido, ponta nasal bulbosa, *radix* alto, deformidade primária da suprapontem em bico de papagaio, ângulo nasolabial de 95 graus e microgenia leve.

As metas cirúrgicas incluíam:

1. Restaurar a relação adequada entre a ponta e o dorso.
2. Melhorar a respiração.
3. Retificar seu nariz desviado.
4. Refinar e corrigir a ponta nasal bulbosa.

A abordagem cirúrgica (▶ Fig. 25.14e) incluiu:

1. Usar uma abordagem aberta com uma incisão transcolumelar em degraus conectada a incisões infracartilaginosas bilaterais.
2. Reduzir a altura dorsal com uma redução do componente dorsal.
3. Corrigir o septo nasal ligeiramente desviado e coletar a cartilagem septal, deixando uma estrutura em L.
4. Estreitar e retificar a abóbada óssea com osteotomias percutâneas, perfuradas, laterais, de baixo para baixo e oblíquas superiores.
5. Apoiar a abóbada média com retalhos expansores.
6. Fazer a ressecção cefálica deixando uma faixa de borda alar de 6 mm.
7. Definir uma nova posição da ponta com um enxerto de extensão septal fixo-flutuante (▶ Vídeo 25.1).
8. Usar a sutura interdomal e transdomal para refinar a ponta.
9. Enxertos anterógrados e retrógrados do contorno alar para apoiar as bordas alares.
10. Enxertos de cartilagem morselizada para apoiar os triângulos de tecido mole.

O paciente é mostrado um ano após a cirurgia (▶ Fig. 25.14f-i). A análise clínica nesse momento revelou um *radix* normal, linhas estéticas dorsais estreitas, equilíbrio nasofacial melhorado, dorso reto com projeção adequada da ponta e ponta nasal refinada.

25.7 Conclusão

A perda do suporte da ponta pode-se manifestar como perda de projeção e/ou rotação da ponta. Saber como manipular o suporte da cartilagem nativa do complexo do tripé permite ajustes leves a moderados na posição da ponta. O enxerto de extensão septal fornece controle absoluto e consistente da posição da ponta, permitindo assim ajustes mais substanciais na ponta. Os enxertos de suporte columelar mantêm uma função importante como enxertos de suporte, permitindo a modificação da morfologia crural medial, o gerenciamento do espaço morto columelar e/ou enxertos de suporte de ponta de segunda linha. Existe uma variedade de modificações nos enxertos de extensão septal, cada uma com vantagens e desvantagens relativas e indicações relativas.

25.6 Análise de Caso

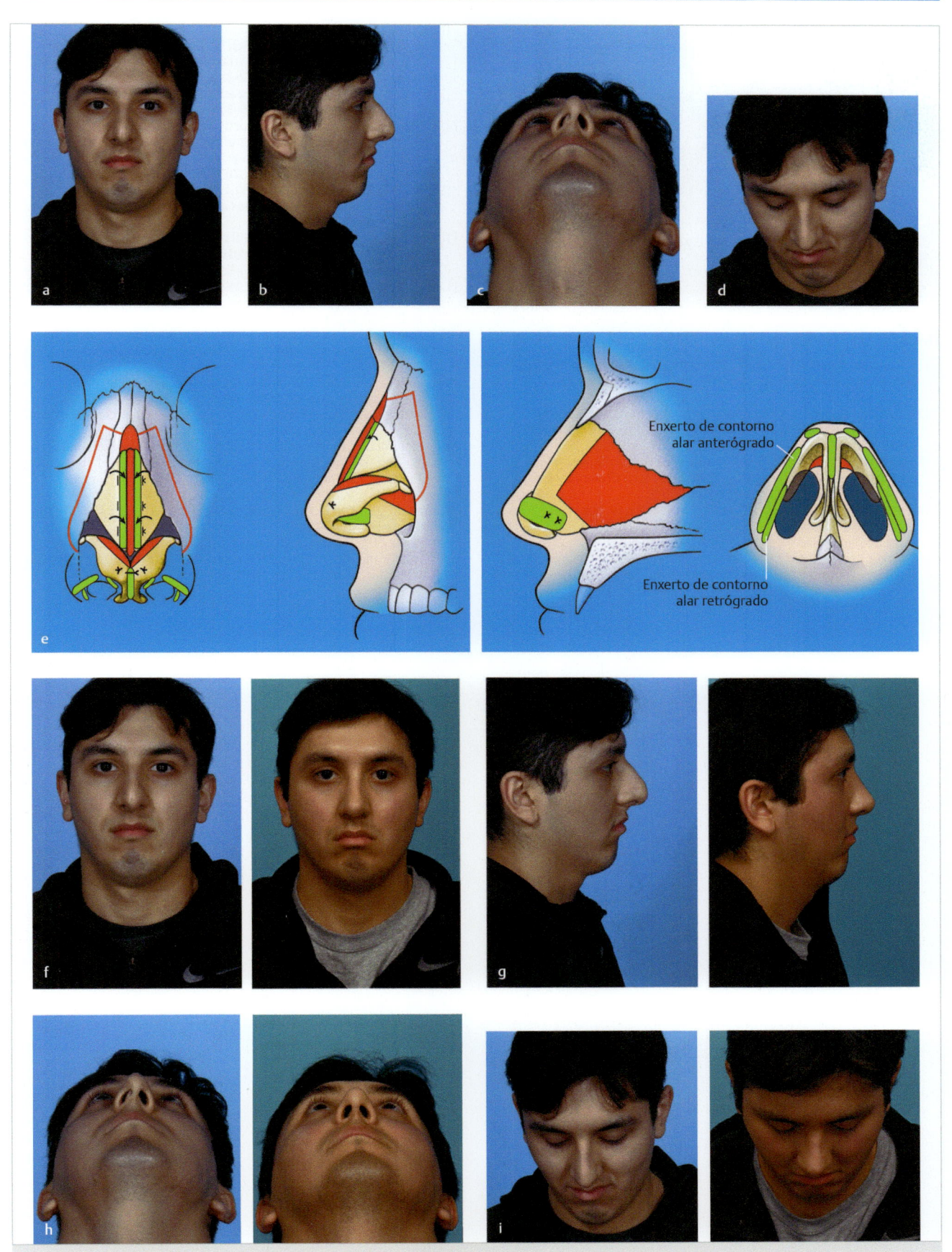

Fig. 25.14 Exemplo de caso. (**a-d**) Antes da rinoplastia aberta; (**e**) diagramas de Gunter para a abordagem cirúrgica, com redução do componente dorsal, septoplastia, osteotomias de baixo para baixo, retalhos autoexpansivos, colocação de enxerto de extensão septal, sutura da ponta e enxertos de contorno alar retrógrado/anterógrado. (**f-i**) Fotos de acompanhamento de um ano.

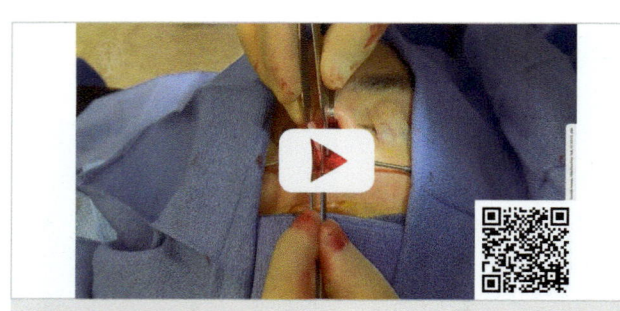

Vídeo 25.1 Colocação do enxerto de extensão septal fixo-flutuante (tipo *batten* unilateral).

Referências

[1] Ghavami A, Janis JE, Acikel C, Rohrich RJ. Tip shaping in primary rhinoplasty: an algorithmic approach. Plast Reconstr Surg. 2008; 122(4):1229-1241
[2] Byrd HS, Hobar PC. Rhinoplasty: a practical guide for surgical planning. Plast Reconstr Surg. 1993; 91(4):642-654, discussion 655-656
[3] Rich JS, Friedman WH, Pearlman SJ. The effects of lower lateral cartilage excision on nasal tip projection. Arch Otolaryngol Head Neck Surg. 1991; 117(1):56-59
[4] Petroff MA, McCollough EG, Hom D, Anderson JR. Nasal tip projection. Quantitative changes following rhinoplasty. Arch Otolaryngol Head Neck Surg. 1991; 117(7):783-788
[5] Unger JG, Lee MR, Kwon RK, Rohrich RJ. A multivariate analysis of nasal tip deprojection. Plast Reconstr Surg. 2012; 129(5):1163-1167
[6] Gunter JP, Hackney FL. Basic nasal tip surgery: anatomy and technique. In: Gunter JP, Rohrich RJ, Adams WP Jr, eds. Dallas Rhinoplasty: Nasal Surgery by the Masters. 2nd ed. St Louis: Quality Medical Publishing; 2007: 322-325
[7] Anderson JR. A reasoned approach to nasal base surgery. Arch Otolaryngol. 1984; 110(6):349-358
[8] Rohrich RJ, Kurkjian TJ, Hoxworth RE, Stephan PJ, Mojallal A. The effect of the columellar strut graft on nasal tip position in primary rhinoplasty. Plast Reconstr Surg. 2012; 130(4):926-932. Erratum in Plast Reconstr Surg 130:1399, 2012
[9] Rohrich RJ, Hoxworth RE, Kurkjian TJ. The role of the columellar strut in rhinoplasty: indications and rationale. Plast Reconstr Surg. 2012; 129(1): 118e-125e
[10] Gunter JP, Friedman RM. Lateral crural strut graft: technique and clinical applications in rhinoplasty. Plast Reconstr Surg. 1997; 99(4):943-952, discussion 953-955
[11] Byrd HS, Andochick S, Copit S, Walton KG. Septal extension grafts: a method of controlling tip projection shape. Plast Reconstr Surg. 1997; 100(4):999-1010
[12] Toriumi DM. Caudal septal extension graft for correction of the retracted columella. Oper Tech Otolaryngol-Head Neck Surg. 1995; 6(4):311-318
[13] DeRosa J, Toriumi DM. Role of septal extension grafts in tip contouring. In: Gunter JP, Rohrich RJ, Adams WP Jr, eds. Dallas Rhinoplasty: Nasal Surgery by the Masters. 2nd ed. St Louis: Quality Medical Publishing; 2007
[14] Toriumi DM. Augmentation rhinoplasty with autologous cartilage grafting. In: Park JI, Torium DM, eds. Asian Facial Cosmetic Surgery. Philadelphia: Saunders-Elsevier; 2007
[15] Guyuron B, Varghai A. Lengthening the nose with a tongue-and-groove technique. Plast Reconstr Surg. 2003; 111(4):1533-1539, discussion 1540-1541
[16] Ponsky DC, Harvey DJ, Khan SW, Guyuron B. Nose elongation: a review and description of the septal extension tongue-and-groove technique. Aesthet Surg J. 2010; 30(3):335-346

26 Diminuição da Projeção da Ponta Nasal: Uma Abordagem Incremental

Rod J. Rohrich ▪ Roger W. Cason

Resumo

Conseguir a projeção adequada da ponta é um dos componentes mais importantes para melhorar a estética nasal na rinoplastia. A compreensão dos fatores que contribuem para o suporte da ponta é fundamental para a desprojeção bem-sucedida do nariz em rinoplastias primárias e secundárias. Neste capítulo, apresentamos uma abordagem incremental para diminuir a projeção da ponta.

Palavras-chave: Projeção de ponta, desprojeção de ponta, tripé, projeção decrescente, nariz de tensão

> ### Pontos Principais
>
> - Ao planejar a desprojeção da ponta, é essencial considerar as causas da superprojeção à medida que o plano cirúrgico é desenvolvido, e cada fator deve ser avaliado individualmente e abordado de forma incremental.
> - O grau de desprojeção da ponta alcançável é limitado em um paciente com pele grossa porque a pele grossa tem uma capacidade limitada de se contrair com a estrutura da ponta nasal desprojetada.
> - A alteração do comprimento das *crura* laterais ou das *crura* mediais pode afetar potencialmente a rotação. Se for realizada a ressecção das *crura* mediais ou laterais, as linhas de sutura devem ser ocultadas no lóbulo da infraponta para evitar a irregularidade da columela.
> - Ao transectar e sobrepor a *crus* lateral, a colocação de enxertos de suporte da *crus* lateral pode ajudar a evitar o colapso medial da junção da *crus* lateral e da cartilagem acessória.
> - As reduções da base alar podem ser necessárias para reduzir o alargamento da base alar associado à desprojeção.
> - Considere a projeção insuficiente do radix como causa da desproporção dorso-ponta e de uma ponta aparentemente superprojetada.

26.1 Introdução

> A projeção da ponta depende dos seguintes fatores de suporte da ponta (▶ Fig. 26.1):
> - Comprimento e força das *crura* laterais.
> - Comprimento e força das *crura* mediais.
> - Ângulo septal anterior.
> - Fixações fibrosas que conectam as bases das *crura* mediais ao septo caudal.
> - Fixações entre as *crura* laterais e as cartilagens laterais superiores na área de rolagem.
> - Ligamentos interdomais que conectam as margens cefálicas dos domos.
> - Pele nasal e envelope de tecido mole.

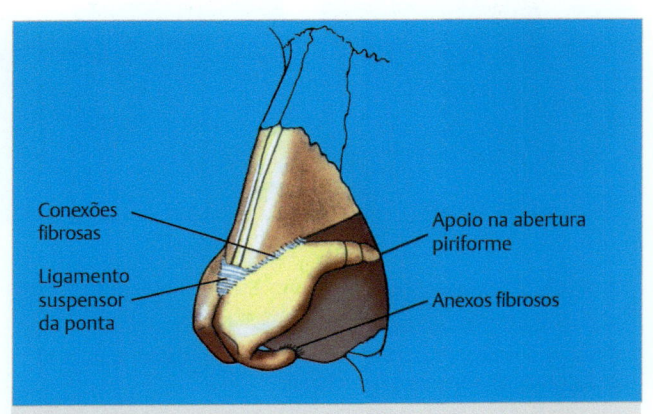

Fig. 26.1 Análise da projeção da ponta nasal. A projeção da ponta depende dos seguintes fatores de suporte da ponta: (1) Comprimento e força das *crura* laterais; (2) comprimento e força das *crura* mediais; (3) ângulo septal anterior; (4) fixações fibrosas que conectam as bases das *crura* mediais ao septo caudal; (5) fixações entre as *crura* laterais e as cartilagens laterais superiores na área de rolagem; (6) ligamentos interdomais que conectam as margens cefálicas dos domos; (7) pele nasal e envelope de tecido mole.

Uma ponta superprojetada pode resultar de um ou mais desses fatores, e a contribuição de cada mecanismo de suporte da ponta para a projeção da ponta varia de paciente para paciente. Por exemplo, em alguns pacientes com deformidade do nariz de tensão, um ângulo septal anterior proeminente de uma cartilagem quadrangular superdesenvolvida pode ser o principal fator que contribui para a projeção da ponta, enquanto, em outros pacientes com narizes grandes, a projeção excessiva pode ser causada principalmente pelo comprimento excessivo ou pela força das *crura* laterais ou das *crura* mediais (▶ Fig. 26.2a, b).

Por esse motivo, ao planejar a desprojeção da ponta, é essencial considerar as causas da superprojeção à medida que o plano cirúrgico é desenvolvido, e cada fator deve ser avaliado individualmente e abordado de forma incremental.[1,2,3,4,5,6,7] O rompimento das estruturas de suporte ligamentar que ocorre durante a abordagem aberta proporciona uma quantidade modesta de desprojeção. Quando for necessária mais desprojeção, como ocorre na maioria das vezes, a morfologia das cartilagens laterais inferiores deverá ser modificada para permitir o retroposicionamento direto da ponta. Isso pode ser feito usando os princípios do conceito de tripé, que envolve ressecção e sobreposição, ou utilizando os princípios de tensionamento crural lateral. Esta última se tornou nossa técnica preferida devido à sua consistência e capacidade de manter a continuidade da *crus* lateral.

> ### Dica de Especialista
>
> *Ao planejar a desprojeção da ponta, é essencial considerar as causas da superprojeção à medida que o plano cirúrgico é desenvolvido, e cada fator deve ser avaliado individualmente e abordado de forma incremental.*

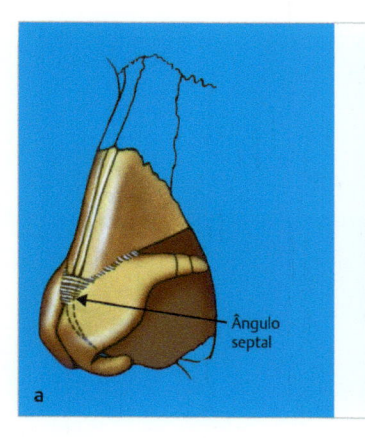

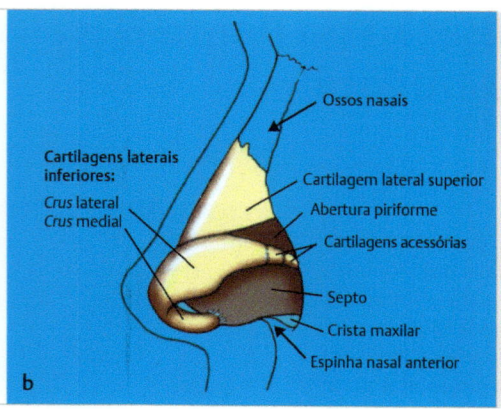

Fig. 26.2 (a, b) Análise da projeção da ponta nasal. Uma ponta superprojetada pode resultar de um ou mais fatores, e a contribuição de cada mecanismo de suporte da ponta para a projeção da ponta varia de paciente para paciente.

> **Dica de Especialista**
>
> *O reposicionamento da ponta pode ser realizado utilizando o conceito de tripé ou o tensionamento crural lateral.*

26.2 Conceito de Tripé

- O conceito do tripé é um modelo útil para entender a relação entre a projeção da ponta, a rotação e o comprimento nasal (▶ Fig. 26.3).
- Esse conceito relaciona o suporte da ponta às *crura* mediais emparelhadas – juntas formando a perna caudal do tripé – e cada *crus* lateral formando as pernas cefálicas individuais do tripé.
- O conceito do tripé é importante ao considerar as manobras de desprojeção porque as alterações no comprimento de uma perna do tripé afetam tanto a projeção quanto a rotação (▶ Fig. 26.4a).
- Pode-se imaginar que o encurtamento das *crura* mediais resulte em desprojeção e desrotação. Por outro lado, o encurtamento das *crura* laterais resultará em desprojeção e rotação, enquanto o encurtamento das pernas medial e lateral do tripé diminui a projeção sem afetar a rotação (▶ Fig. 26.4b, c).

26.2.1 Além do Conceito de Tripé – Tensionamento Crural Lateral

- Como alternativa, a desprojeção significativa pode ser obtida por meio de alterações simples na morfologia das cartilagens laterais inferiores, evitando assim a transecção das cartilagens e a possível perda de força.
- Por exemplo, uma *crus* lateral excessivamente longa e projetada pode ser controlada não apenas pela transecção e sobreposição, mas também pela realocação da posição do domo ao longo da cartilagem lateral inferior.
- A criação de um "neodomo" mais proximal ao longo da cartilagem encurta efetivamente o comprimento da *crus* lateral, ao mesmo tempo em que proporciona a capacidade de manter a continuidade da cartilagem, evitando a necessidade de adicionar enxertos estruturais adicionais para apoiar uma *crus* lateral enfraquecida.
- Esse excesso de cartilagem será realocado para a *crus* medial para ser tratado conforme necessário. Em casos de desprojeção leve, as alterações na *crus* medial podem ser insignificantes. Entretanto, em desprojeções mais graves, esse excesso de cartilagem pode resultar em deformação e encurvamento da *crus* medial. Nesses casos, as *crura* mediais podem ser transectadas e sobrepostas.

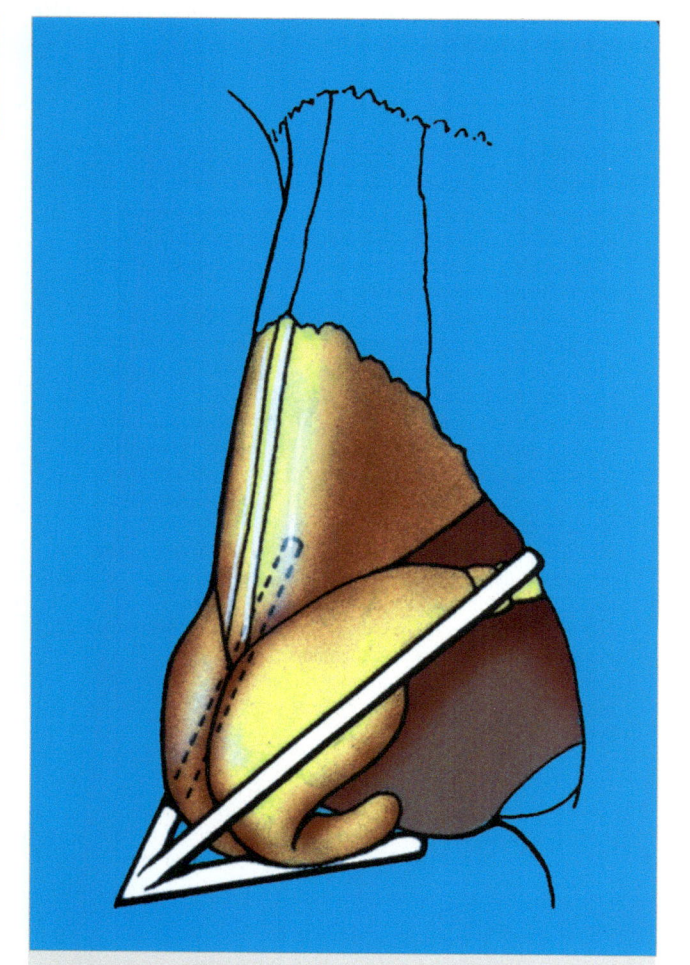

Fig. 26.3 Análise da projeção da ponta nasal. O conceito do tripé é um modelo útil para entender a relação entre a projeção da ponta, a rotação e o comprimento nasal.

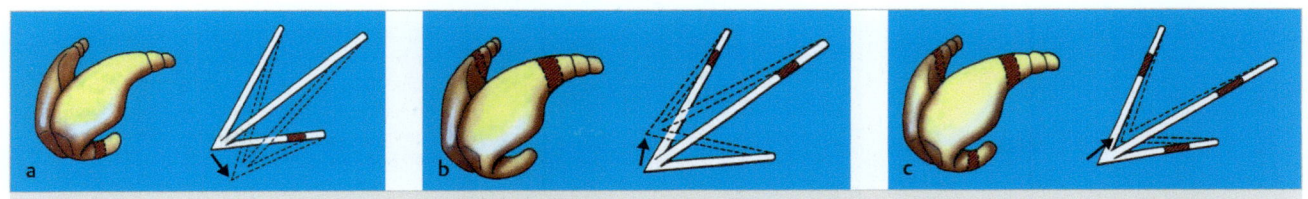

Fig. 26.4 Análise da projeção da ponta nasal. O conceito de tripé é importante ao considerar as manobras de desprojeção porque as alterações no comprimento de uma perna do tripé afetam tanto a projeção quanto a rotação. (**a**) O encurtamento das *crura* mediais resulta em desprojeção e desrotação. (**b**) O encurtamento das *crura* laterais resulta em desprojeção e rotação. (**c**) O encurtamento das pernas medial e lateral do tripé desprojeta a ponta sem afetar a rotação.

26.2.2 Indicações e Contraindicações

- A desprojeção da ponta nasal é indicada em pacientes com uma ponta excessivamente projetada. Embora não haja contraindicações absolutas para a redução da projeção da ponta, o cirurgião deve estar ciente das limitações da desprojeção em um paciente com pele espessa, pois a espessura da pele é frequentemente o fator limitante da quantidade de redução possível.

> **Dica de Especialista**
>
> *O grau de desprojeção da ponta alcançável é limitado em um paciente com pele grossa porque a pele grossa tem uma capacidade limitada de se contrair com a estrutura da ponta nasal desprojetada.*

- Os pacientes com dorso baixo ou deficiente podem ter a falsa aparência de um nariz superprojetado. Essa desproporção dorso-ponta deve ser observada no pré-operatório e pode ser corrigida com o aumento do *radix* em vez de prosseguir com técnicas inadequadas de rinoplastia de redução.

26.2.3 Avaliação e Planejamento Pré-Operatórios

- Deve-se realizar um exame nasal pré-operatório completo e analisar as fotografias pré-operatórias. A projeção desejada da ponta deve ser determinada em relação às características faciais circundantes.
- Usando um *software* de morfologia de computador ou papel vegetal sobre as fotos pré-operatórias, o cirurgião pode comparar a projeção da ponta pré-operatória com a posição desejada da ponta e estimar a quantidade de desprojeção necessária para atingir o objetivo (▶ Fig. 26.5).[8]
- Vários métodos para determinar a projeção da ponta nasal foram descritos (▶ Fig. 26.6a, b):
  - Byrd e Hobar[9] discutiram a projeção da ponta nasal no contexto do comprimento nasal ideal (0,67 × altura do meio da face). Em seu método, a projeção do nariz é então calculada como 0,67 × o comprimento nasal ideal.
  - O método Goode baseia-se no desenho de uma linha do násio até o sulco alar. Uma linha a partir daí até a ponta nasal é cruzada com uma linha desenhada do násio até a ponta nasal. A proporção entre a linha horizontal e a linha dorsal nasal deve ser de 0,55 a 0,60.
  - Um método simples é desenhar uma linha vertical para cima a partir da porção mais anterior do lábio superior. Aproximadamente 50 a 60% do comprimento do sulco facial alar

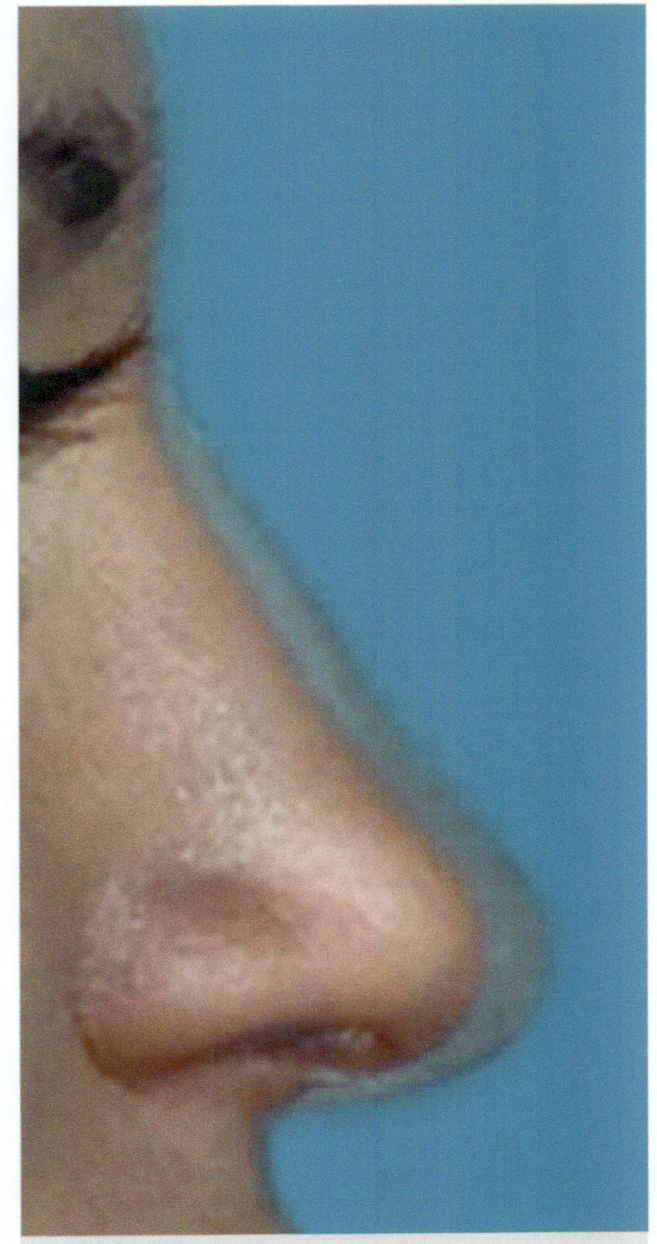

Fig. 26.5 Planejamento pré-operatório: Projeção da ponta nasal. Usando um *software* de modelagem de computador ou papel vegetal sobre as fotos pré-operatórias, o cirurgião pode comparar a projeção da ponta pré-operatória com a posição desejada da ponta e estimar a quantidade de desprojeção necessária para atingir o objetivo.

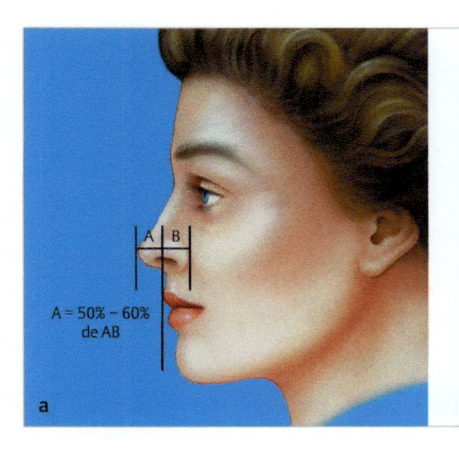

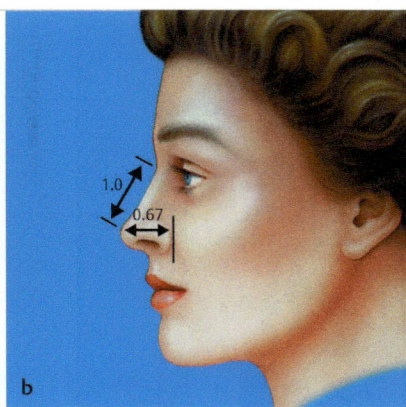

Fig. 26.6 Análise da projeção da ponta nasal. (**a, b**) Byrd e Hobar discutiram a projeção da ponta nasal no contexto do comprimento nasal ideal (0,67 × altura mediofacial). Em seu método, a projeção do nariz é calculada como 0,67 × o comprimento nasal ideal.

até a ponta nasal deve ser anterior ao lábio. Um nariz que se projeta mais de 60% é considerado superprojetado.
  ○ Outro método simples é que o comprimento do lábio superior deve ser aproximadamente igual à distância da base da columela até a ponta nasal. Esse último método pressupõe que o lábio superior tenha comprimento normal e não esteja distorcido por uma espinha nasal anterior proeminente.
- Se a análise pré-operatória indicar que um dos objetivos da rinoplastia é diminuir a projeção da ponta, o cirurgião precisa ser capaz de controlar a diminuição de forma incremental, e uma abordagem sistemática e algorítmica deve ser seguida.
- Os principais componentes dessa abordagem são:
  ○ Determinar a(s) causa(s) da superprojeção.
  ○ Abordar cada fator de forma incremental.
  ○ Definir a projeção da ponta desejada.
  ○ Alteração dos comprimentos efetivos das cartilagens laterais inferiores.

26.2.4 Abordagem Incremental para Diminuir a Projeção da Ponta Nasal

Consulte ▶ Fig. 26.7.

26.3 Técnica Operatória – Desprojetando a Ponta

- Como a projeção excessiva da ponta nasal geralmente é consequência de uma combinação dos mecanismos de suporte da ponta, recomendamos uma abordagem em etapas, com a recolocação do envelope de tecido mole após cada manobra para avaliar o efeito na posição da ponta.
- Uma incisão transcolumelar é criada e conectada com incisões infracartilaginosas que seguem a borda caudal das *crura* laterais.
- O envelope de tecido mole nasal é elevado da ponta e do dorso nasal para expor a estrutura osteocartilaginosa.
- O envelope de tecido mole deve ser amplamente dissecado a partir das *crura* laterais porque a desestabilização da ponta nasal que ocorre quando o envelope de tecido mole é elevado na abordagem aberta permite uma quantidade modesta de desprojeção (▶ Fig. 26.8a, b).
- Os ligamentos interdomal e suspensor que atravessam o ângulo septal anterior são divididos, e as fixações ligamentares entre as *crura* laterais e as cartilagens laterais superiores ao longo da área de rolagem podem ser incisados. Um efeito semelhante é obtido com a remoção da porção cefálica das *crura* laterais.

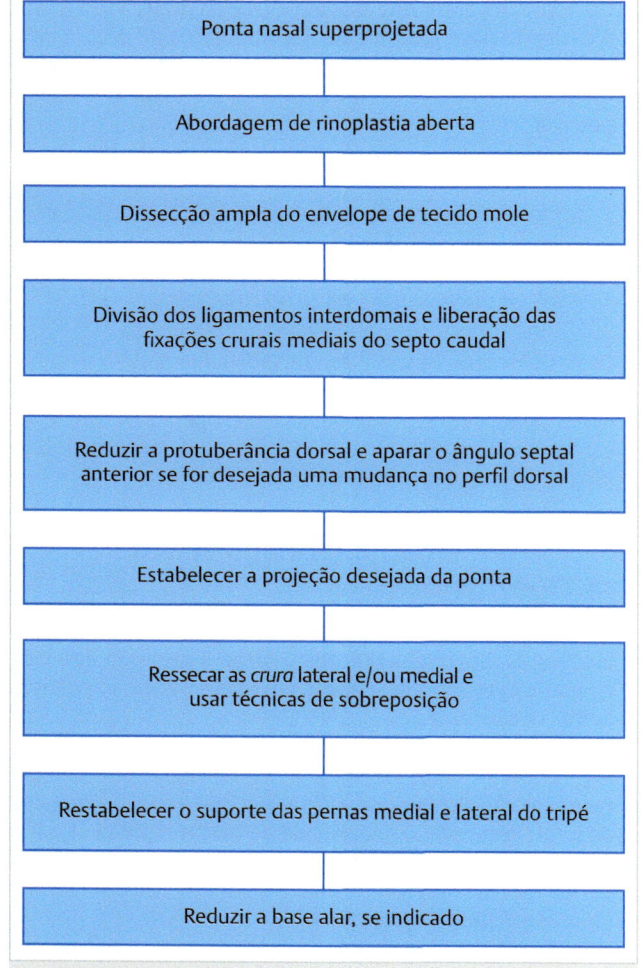

Fig. 26.7 Planejamento pré-operatório: Diminuição da projeção da ponta nasal. Uma abordagem incremental para diminuir a projeção da ponta nasal.

- Se for necessária uma desprojeção adicional, as fixações fibroelásticas entre as bases das *crura* mediais e o septo caudal devem ser liberadas. Os retalhos mucopericondriais são elevados e estendidos até o septo caudal e a espinha nasal para liberar as fixações mediais. Como alternativa, uma incisão de transfixação completa liberará efetivamente as *crura* mediais do septo; entretanto, isso geralmente é desnecessário.

26.3 Técnica Operatória – Desprojetando a Ponta

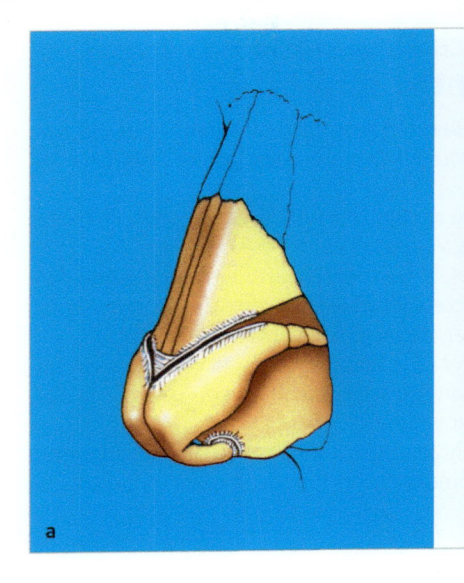

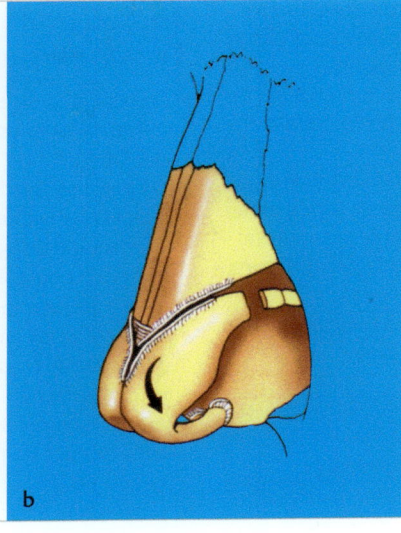

Fig. 26.8 (a, b) Planejamento pré-operatório: Diminuição da projeção da ponta nasal. Depois que o envelope de tecido mole é elevado das cartilagens laterais inferiores, os ligamentos interdomal e suspensor que atravessam o ângulo septal anterior são divididos e as fixações ligamentares entre as *crura* laterais e as cartilagens laterais superiores ao longo da área de rolagem podem ser cortadas.

- Se for planejada uma redução da giba dorsal ou se for desejada uma quebra da supraponta, o septo dorsal pode ser judiciosamente aparado. Isso pode ajudar a evitar uma deformidade da supraponta em bico de papagaio resultante do excesso de septo dorsal na área da supraponta.
- Quando todos os outros fatores tiverem sido abordados e a diminuição desejada na projeção da ponta ainda não tiver sido alcançada, os comprimentos efetivos das *crura* lateral e/ou medial deverão ser alterados. Como mencionado anteriormente, isso pode ser feito usando o conceito de tripé classicamente descrito ou pode ser realizado utilizando o tensionamento crural lateral.

26.3.1 Técnica Operatória – O Conceito de Tripé

- As *crura* laterais geralmente são alteradas primeiro porque, com frequência, desempenham um papel mais significativo no suporte da ponta do que as *crura* mediais (▶ Fig. 26.9).
- Primeiro, a pele vestibular é descolada da superfície inferior da *crus* lateral, imediatamente anterior à junção da *crus* lateral e da cartilagem acessória, e a *crus* lateral é transeccionada verticalmente para permitir a sobreposição das duas.
- A ponta é movida em direção posterior para a posição desejada, sobrepondo as cartilagens na quantidade desejada, e os segmentos sobrepostos são suturados um ao outro. Essa manobra é então repetida no lado oposto.

> **Dica de Especialista**
>
> A alteração do comprimento das *crura* laterais ou das *crura* mediais pode afetar potencialmente a rotação. Se for realizada a ressecção das *crura* mediais ou laterais, as linhas de sutura devem ser ocultadas no lóbulo da infraponta para evitar irregularidades na columela.

> **Dica de Especialista**
>
> Ao transectar e sobrepor a *crus* lateral, a colocação de enxertos de suporte da *crus* lateral pode ajudar a evitar o colapso medial da junção da *crus* lateral e da cartilagem acessória.

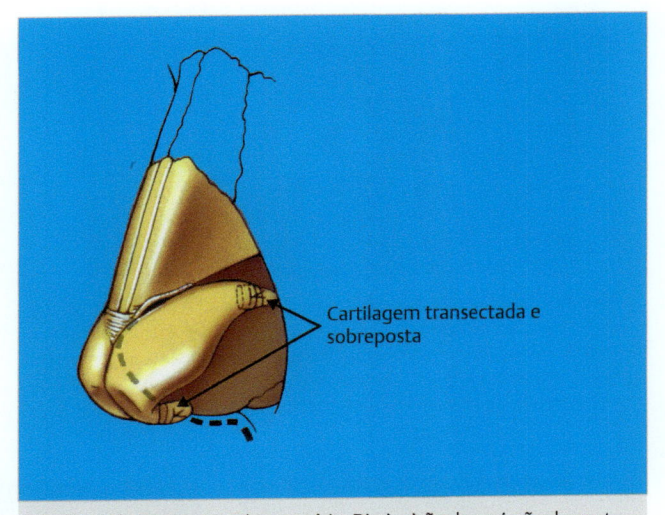

Fig. 26.9 Planejamento pré-operatório: Diminuição da projeção da ponta nasal. As *crura* laterais usualmente são alteradas primeiro, pois geralmente desempenham um papel mais significativo no suporte da ponta do que as *crura* mediais.

- Pode ser necessário apoiar a área de sobreposição com enxertos de suporte crural lateral em pacientes com *crura* laterais fracas para evitar o colapso da válvula nasal externa. Também é importante observar que, quando o comprimento das *crura* laterais é encurtado, mas o comprimento das *crura* mediais (ou suas fixações ao septo caudal) permanece o mesmo, há uma rotação para cima resultante da ponta nasal.
- Quando as *crura* mediais são excessivamente longas e as bases das *crura* mediais impedem o retrodeslocamento da ponta nasal, as bases das *crura* mediais podem ser dissecadas por baixo da pele columelar e a quantidade adequada pode ser aparada.
- As *crura* mediais também podem ser encurtadas com o descolamento da pele vestibular das *crura* anteriormente, onde elas se encontram com as *crura* médias. As *crura* médias podem então ser transeccionadas verticalmente, o que permitirá que elas sejam ressecadas segmentadamente ou sobrepostas na quantidade desejada. Os segmentos sobrepostos são

então suturados um ao outro. O encurtamento das *crura* médias pode mover os pontos de definição da ponta para baixo, diminuindo assim a altura do lóbulo da infraponta.
- As *crura* mediais devem ser estabilizadas em um enxerto de suporte columelar, independentemente de terem sido transeccionadas ou não.
- Em pacientes com pele espessa, pode ser realizada uma remoção cautelosa da superfície inferior do envelope de tecido mole, tomando cuidado para preservar a derme e o plexo subdérmico localizado na gordura subdérmica. Isso pode permitir uma desprojeção adicional e maior definição da ponta.
- Por fim, as reduções da base alar podem ser realizadas para reduzir o alargamento associado à desprojeção.

> **Dica de Especialista**
>
> *As reduções da base alar podem ser necessárias para diminuir o alargamento da base alar associado à desprojeção.*

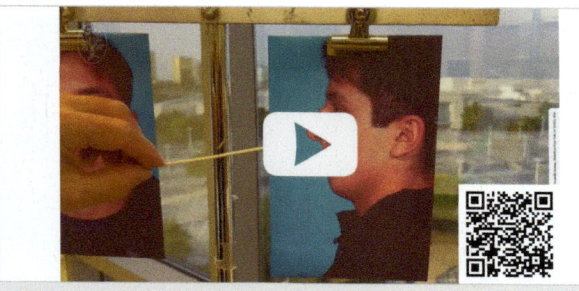

Vídeo 26.1 Este paciente do sexo masculino apresentava projeção excessiva significativa, com características de "nariz de tensão" e ponta dependente do septo. Foi utilizada uma abordagem aberta para diminuir a projeção da ponta nasal, utilizando uma combinação de enxerto de extensão septal e tensionamento crural lateral para restabelecer a projeção adequada.

26.3.2 Técnica Operatória – Tensionamento Crural Lateral

- Um enxerto de extensão septal fixo-flutuante é usado para definir a nova projeção e rotação desejadas da ponta (▶ Vídeo 26.1).[10]
- O enxerto é fixado ao septo dorsal usando a técnica de quatro suturas (consulte o Capítulo 25).[11]
- O envelope de pele deve ser recoberto nesse momento para verificar a posição e a rotação do enxerto de extensão septal, e ele pode ser aparado ou girado conforme necessário.
- As cartilagens laterais inferiores são então colocadas em tração anterior, causando o achatamento da *crus* lateral, que deve estar sob tensão moderada.[12,13]
- A *crus* lateral é então pinçada no nível da projeção desejada com um par de pinças Adson-Brown. Essa será a posição do neodomo.
- O neodomo é fixado com uma sutura transdomal. Em seguida, o procedimento é concluído no lado oposto.
- Os neodomos são ressuspensos ao enxerto de extensão septal no novo nível de projeção com uma sutura interdomal.
- Em casos de desprojeção significativa, a realocação proximal dos domos causará o encurvamento das *crura* mediais. Nesses casos, as *crura* mediais devem ser descoladas da pele vestibular, transeccionadas e sobrepostas. Uma série de suturas intercrurais prenderá as *crura* mediais uma a outra e ao enxerto de extensão septal.

26.4 Análise de Caso

Uma paciente de 30 anos de idade apresentou-se para correção estética de uma ponta nasal superprojetada, subrotada e bulbosa, bem como para redução de sua convexidade dorsal (▶ Fig. 26.10a-g).

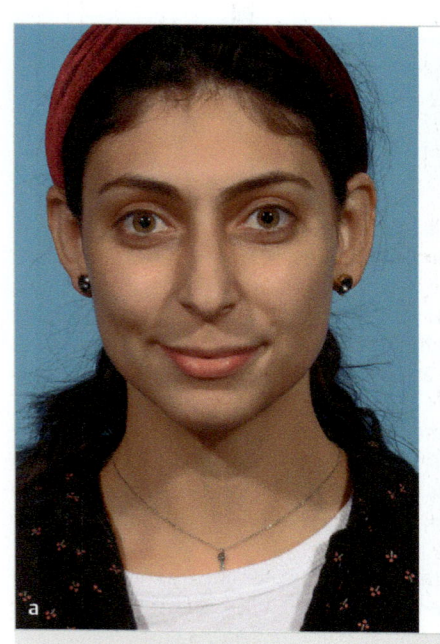

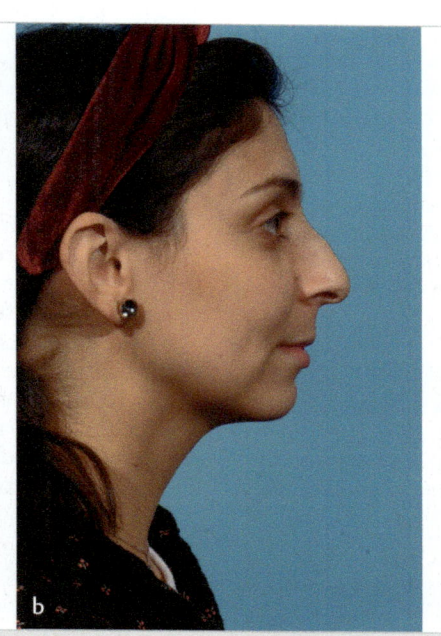

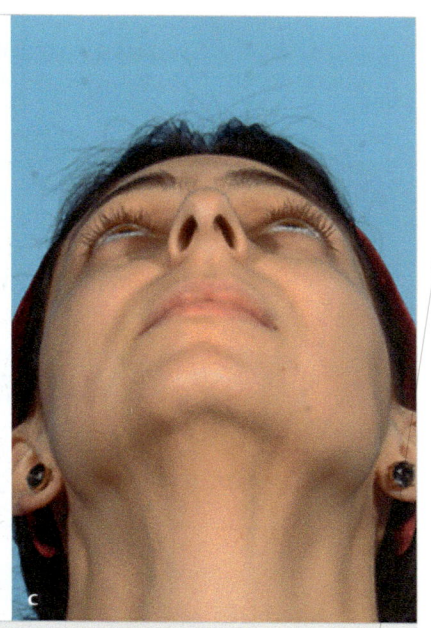

Fig. 26.10 Exemplo de caso. (**a-c**) Esta paciente de 30 anos de idade apresentou-se para correção estética de uma ponta nasal superprojetada, subrotada e bulbosa, bem como para redução de sua convexidade dorsal. As causas primárias de sua projeção excessiva foram determinadas como sendo um septo dorsal proeminente e o comprimento excessivo de suas *crura* laterais.

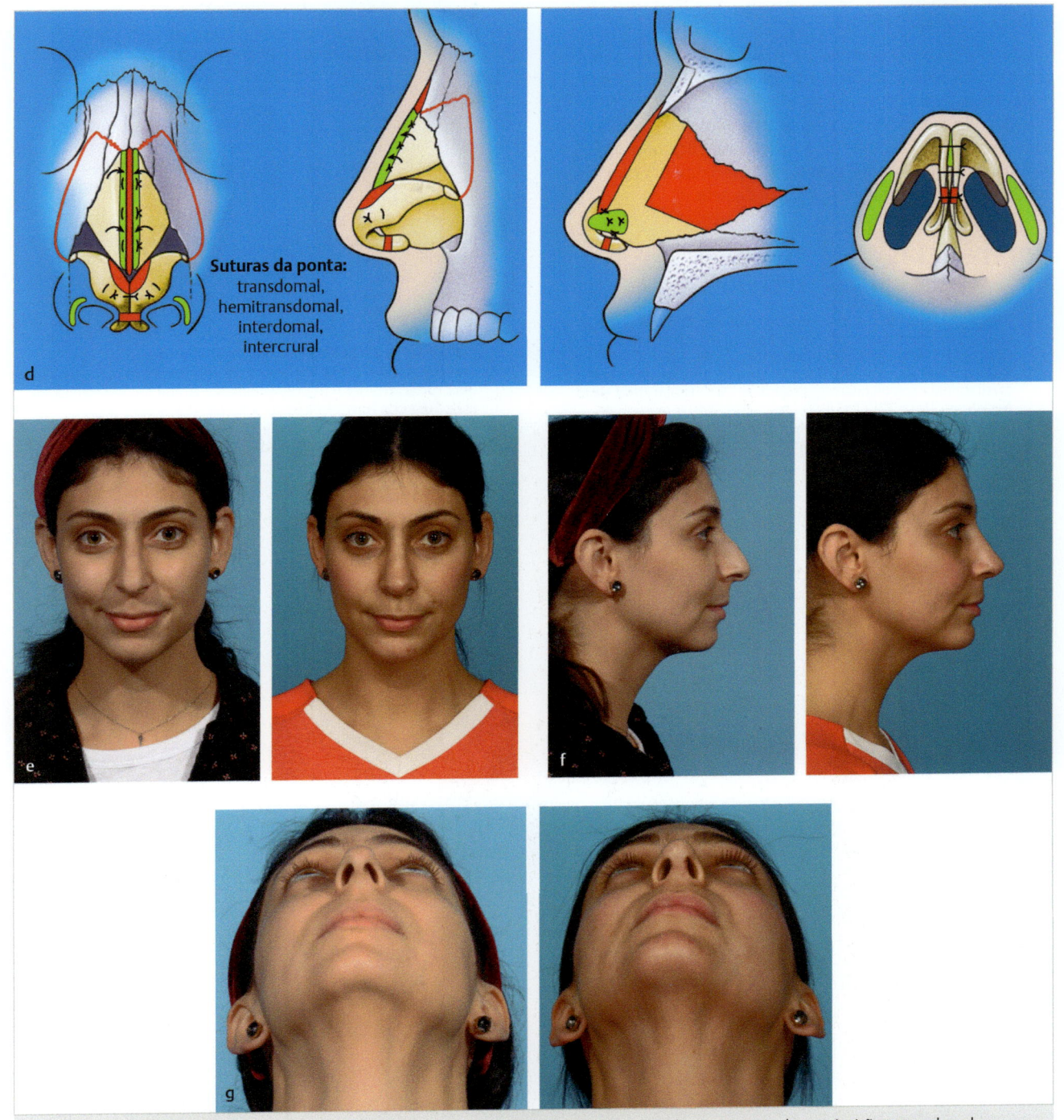

Fig. 26.10 (Continuação) (**d**) A abordagem cirúrgica incluiu: (1) uma abordagem de rinoplastia aberta por meio de uma incisão transcolumelar; (2) abordagem de redução do componente dorsal para reduzir o septo dorsal por meio da raspagem dos ossos nasais; (3) coleta da cartilagem septal, mantendo uma estrutura em L dorsal de 1 cm; (4) criação de retalhos expansores bilaterais; (5) osteotomias percutâneas laterais para fechar o teto aberto; (6) colocação de um enxerto de extensão septal para diminuir a projeção e aumentar a rotação da ponta nasal; (7) ressecção cefálica das *crura* laterais; (8) tensionamento das *crura* laterais e criação de neodomos, encurtando efetivamente o comprimento das *crura* laterais; (9) fixação dos neodomos usando sutura transdomal; (10) unificação dos neodomos entre si e ao enxerto de extensão septal usando uma sutura interdomal; (11) transecção e sobreposição das *crura* mediais devido ao encurvamento secundário ao encurtamento significativo das *crura* laterais; (12) colocação de suturas intercrurais altas e baixas para refinamento da infraponta e para estreitar as bases das *crura* mediais; (13) colocação de enxertos de contorno alar estendidos bilaterais; (14) fechamento da incisão. (**e-g**) A paciente é mostrada com 9 meses de pós-operatório, com melhor projeção e rotação da ponta nasal, bem como um perfil dorsal refinado. Ela também foi submetida a um aumento do queixo com um implante de silicone.

26.5 Conclusão

Vários fatores contribuem para a projeção da ponta, e a abordagem gradual desses fatores permitirá que o cirurgião diminua a projeção da ponta de maneira controlada.

Quando as fixações ligamentares e fibroelásticas são eliminadas, o principal suporte para a ponta vem do comprimento e da força das *crura* laterais inferiores, especialmente com a rinoplastia aberta, que remove o suporte da pele.

Referências

[1] Fredricks S. Tripod resection for "Pinocchio" nose deformity. Plast Reconstr Surg. 1974; 53(5):531-533
[2] Petroff MA, McCollough EG, Hom D, Anderson JR. Nasal tip projection. Quantitative changes following rhinoplasty. Arch Otolaryngol Head Neck Surg. 1991; 117(7):783-788
[3] Rich JS, Friedman WH, Pearlman SJ. The effects of lower lateral cartilage excision on nasal tip projection. Arch Otolaryngol Head Neck Surg. 1991; 117(1):56-59
[4] Tardy ME, Jr, Walter MA, Patt BS. The overprojecting nose: anatomic component analysis and repair. Facial Plast Surg. 1993; 9(4):306-316
[5] Johnson CM, Jr, Godin MS. The tension nose: open structure rhinoplasty approach. Plast Reconstr Surg. 1995; 95(1):43-51
[6] Davis RE. Diagnosis and surgical management of the caudal excess nasal deformity. Arch Facial Plast Surg. 2005; 7(2):124-134
[7] Wise JB, Becker SS, Sparano A, Steiger J, Becker DG. Intermediate crural overlay in rhinoplasty: a deprojection technique that shortens the medial leg of the tripod without lengthening the nose. Arch Facial Plast Surg. 2006; 8(4):240-244
[8] Guyuron B. Precision rhinoplasty. Part I: The role of life-size photographs and soft-tissue cephalometric analysis. Plast Reconstr Surg. 1988; 81(4):489-499
[9] Byrd HS, Hobar PC. Rhinoplasty: a practical guide for surgical planning. Plast Reconstr Surg. 1993; 91(4):642-654, discussion 655-656
[10] Byrd HS, Andochick S, Copit S, Walton KG. Septal extension grafts: a method of controlling tip projection shape. Plast Reconstr Surg. 1997; 100(4):999-1010
[11] Rohrich RJ, Savetsky IL, Avashia YJ. The role of the septal extension graft. Plast Reconstr Surg Glob Open. 2020; 8(5):e2710
[12] Davis RE. Lateral crural tensioning for refinement of the wide and underprojected nasal tip: rethinking the lateral crural steal. Facial Plast Surg Clin North Am. 2015; 23(1):23-53
[13] Rohrich RJ, Bellamy JL, Chamata ES, Alleyne B. Personal evolution in rhinoplasty tip shaping: beyond the tripod concept. Plast Reconstr Surg. 2022; 150(4):789e-799e

27 Ajuste da Rotação da Ponta Nasal

Rod J. Rohrich ▪ Edward Chamata ▪ Justin Bellamy

Resumo

A posição da ponta nasal depende de vários componentes estruturais que se influenciam mutuamente por meio de interações complexas. As alterações na rotação da ponta requerem uma abordagem graduada para obter resultados previsíveis e consistentes. Neste capítulo, a análise clínica, a anatomia relevante e as técnicas operatórias para aumentar e diminuir a rotação da ponta foram revisadas e discutidas.

Palavras-chave: Ponta nasal, rotação, desrotação, rotação para cima, rotação para baixo, posição da ponta

Pontos Principais

- A rotação da ponta nasal é analisada pela avaliação do ângulo nasolabial.
- O ângulo nasolabial ideal é de 95 a 110 graus em mulheres e de 90 a 95 graus em homens.
- A rotação para cima aumenta o ângulo nasolabial e diminui a distância entre o ângulo nasofrontal e os pontos de definição da ponta. Essas alterações representam o encurtamento do nariz.
- A rotação para baixo diminui o ângulo nasofrontal e aumenta a distância entre o ângulo nasofrontal e os pontos de definição da ponta. Essas alterações representam o alongamento do nariz.
- As técnicas cirúrgicas que alteram a rotação da ponta também podem influenciar a projeção da ponta e, potencialmente, alterar outros aspectos anatômicos do nariz, tanto estética quanto funcionalmente. Deve-se ter em mente essa complexa interação ao empregar qualquer manobra de rotação da ponta.

27.1 Introdução

A posição da ponta nasal depende de vários componentes estruturais que se influenciam mutuamente por meio de interações complexas. As alterações na rotação da ponta requerem uma abordagem graduada para obter resultados previsíveis e consistentes. As técnicas cirúrgicas que alteram a rotação da ponta também podem influenciar a projeção da ponta e, potencialmente, alterar outros aspectos anatômicos do nariz, tanto estética quanto funcionalmente. Deve-se ter em mente essa complexa interação ao empregar qualquer manobra de rotação da ponta.

Dica de Especialista

Empregar uma abordagem gradual para a execução da rotação da ponta nasal que se baseia em manobras sequenciais e controladas.

27.2 Análise Clínica

- O ângulo nasolabial é o parâmetro de escolha para medir a rotação da ponta.
- Ele é medido traçando-se uma linha reta através do ponto médio da abertura nasal, conforme observado na vista lateral. O ângulo que essa linha forma com uma linha perpendicular ao plano facial horizontal natural é o ângulo nasolabial.
- O ângulo nasolabial ideal em mulheres é de 95 a 110 graus (▶ Fig. 27.1).
- O ângulo nasolabial ideal em homens é de 90 a 95 graus.
- Os ângulos columelolobular e columelolabial contribuem para o contorno da ponta nasal, mas permanecem distintos da rotação da ponta (▶ Fig. 27.2).

27.3 Exame Físico

- Avalie a integridade das estruturas de suporte da ponta com a palpação e o deslocamento manual da ponta.[1]
- As anormalidades na largura, no comprimento, na forma e no grau de convexidade/concavidade do septo, da cartilagem lateral inferior (LLC) e da cartilagem lateral superior (ULC) influenciam a rotação e o suporte da ponta.
- A pele mais espessa e mais sebácea normalmente resulta em menos contratilidade e, portanto, pode exigir manobras e enxertos de ponta mais robustos.
- Avalie os músculos depressores do septo nasal quanto à inclinação da ponta nasal durante a animação.

27.4 Anatomia Relevante

Os 10 elementos-chave a seguir contribuem para o suporte e a posição da ponta nasal. É necessária uma avaliação crítica de cada um desses elementos para procurar a causa do mau posicionamento da ponta, a fim de modificá-la adequadamente:

- **Pele:** A dissecção da pele e dos tecidos moles a partir das cartilagens subjacentes remove as fixações e permite que as LLCs sejam reposicionadas.

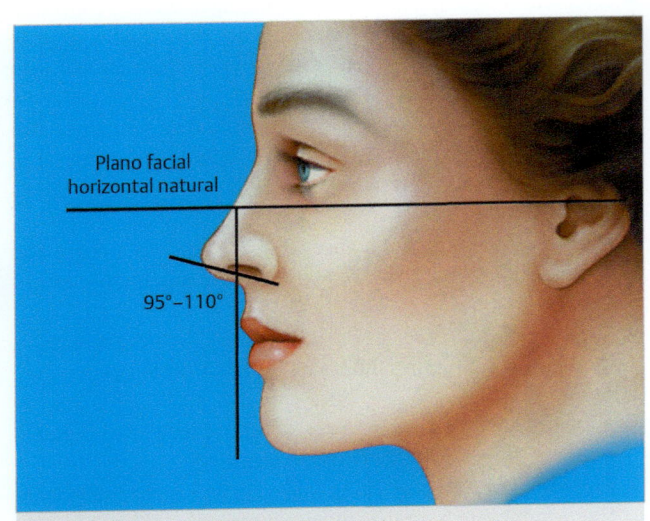

Fig. 27.1 Ângulo nasolabial feminino ideal.

Ajuste da Rotação da Ponta Nasal

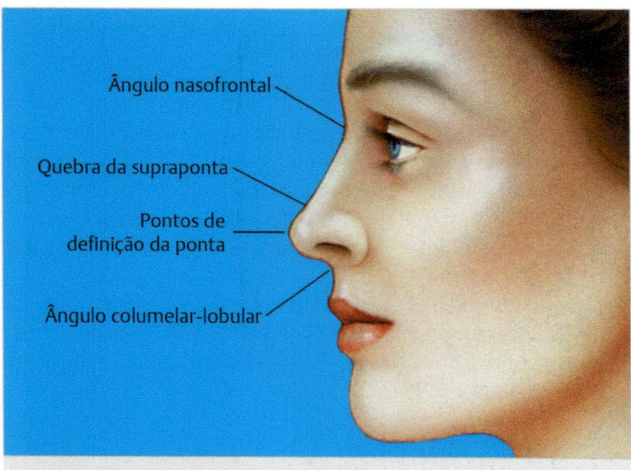

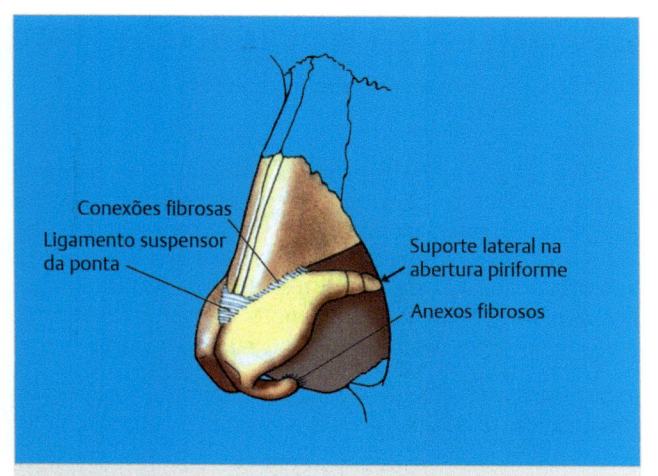

Fig. 27.2 Anatomia nasal.

Fig. 27.3 Ligamentos que fixam a estrutura cartilaginosa.

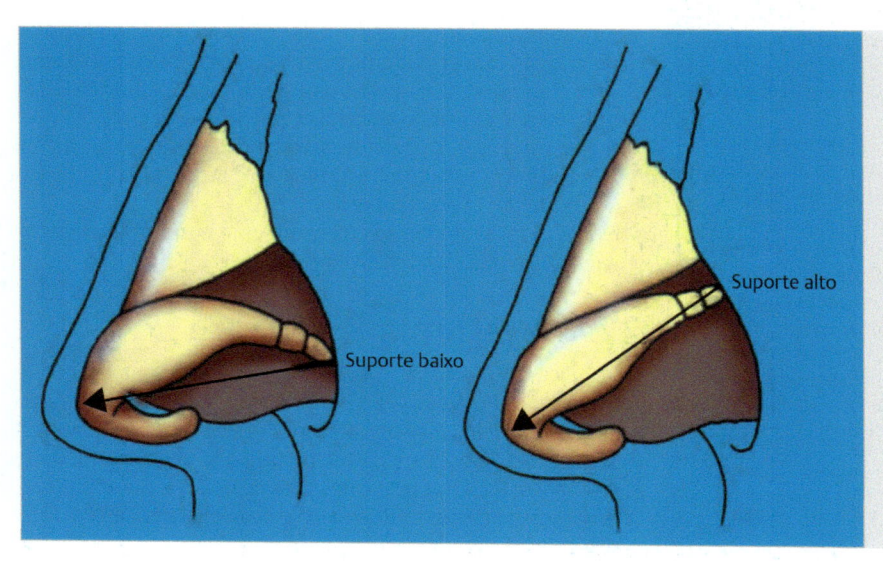

Fig. 27.4 Suporte da cartilagem lateral inferior na abertura piriforme.

- Ligamentos da ponta nasal: As fixações ligamentares conectam os componentes da ponta nasal uns aos outros para suporte estrutural. A divisão desses ligamentos permite a mobilização das LLCs (▶ Fig. 27.3).
- Área de rolagem: Essa área contém adesões ligamentares entre as ULCs e as LLCs que estabilizam a posição da LLC. A liberação dessa área permite o reposicionamento das LLCs independentemente das ULCs.
- Suporte das LLC contra a abertura piriforme: O suporte alto das *crura* laterais aumenta a resistência ao movimento ascendente da ponta (▶ Fig. 27.4).
- Septo caudal: A proeminência dessa região afeta a rotação, bem como o ângulo columelar-labial, e pode precisar ser modificada.
- Fixações entre as *crura* mediais e o septo caudal: São frequentemente liberadas para acesso ao septo.
- Ângulo septal anterior (ASA): Sua posição e proeminência influenciam tanto a rotação quanto a projeção (▶ Fig. 27.5).
- Músculos depressores do septo nasal: A hiperatividade causa desrotação da ponta durante a animação. A liberação transnasal corrige essa força desrotacional dinâmica (▶ Fig. 27.6).
- Dimensões e configuração das LLCs: *Crura* laterais maiores e/ou mais longas podem desrotar a ponta nasal.
- Comprimento das ULCs: As ULCs mais longas ocupam mais espaço superior às LLCs e podem prejudicar o grau de rotação superior possível.

27.5 Aumento da Rotação da Ponta

A rotação da ponta pode ser aumentada por meio de técnicas diretas ou indiretas, realizadas isoladamente ou em combinação.[2] As técnicas diretas envolvem o reposicionamento preciso dos domos, enquanto as técnicas indiretas permitem a rotação cefálica passiva. As seguintes manobras podem ser usadas para aumentar a rotação da ponta.

27.5.1 Divisão do Ligamento de *Scroll*/Pitanguy

- Os ligamentos na área de rolagem (*scroll*) e da supraponte restringem o movimento.
- A divisão permite a mobilização ascendente passiva das LLCs (▶ Fig. 27.7).
- A divisão permite espaço adequado para a rotação da ponta nasal.

27.5 Aumento da Rotação da Ponta

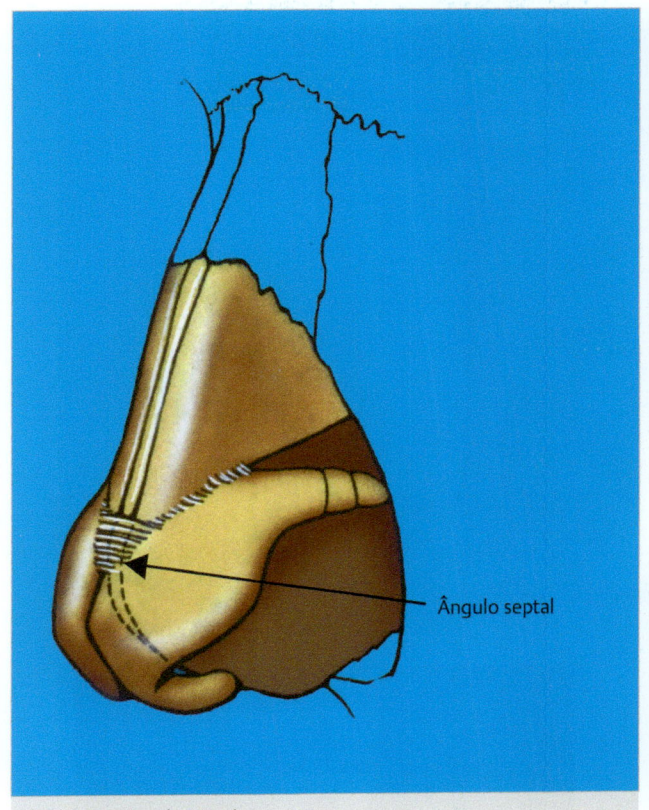

Fig. 27.5 O ângulo septal anterior.

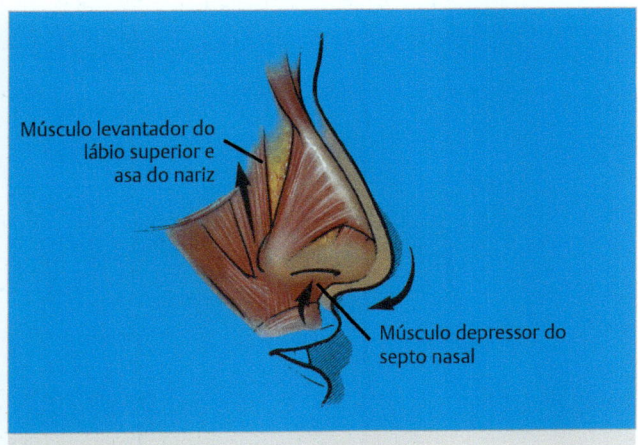

Fig. 27.6 O músculo depressor do septo nasal.

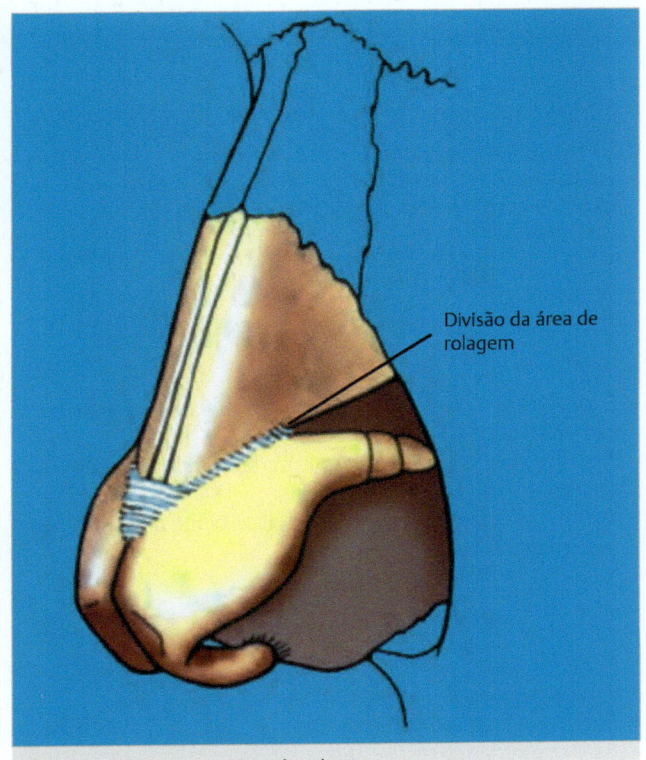

Fig. 27.7 Ligamentos na área de rolagem.

27.5.2 Ressecção Cefálica

- Envolve a ressecção conservadora da margem cefálica das LLCs (▶ Fig. 27.8, ▶ Vídeo 27.1).
- Em geral, permite uma rotação passiva menor ao criar um espaço morto.

> **Dica de Especialista**
>
> *Durante a ressecção cefálica, pelo menos 4 a 8 mm da altura crural lateral devem ser preservados para manter a integridade estrutural.*

27.5.3 Ressecção Caudal da ULC

- A ressecção da margem caudal resulta em uma rotação passiva da ponta para cima.
- A ressecção conservadora é realizada com cautela para evitar o colapso da válvula nasal interna ou o esvaziamento da parede lateral.

27.5.4 Ajuste do Ângulo Septal Anterior

- Um ASA alto resistirá à rotação para cima se o ligamento suspensor da ponta que conecta os domos estiver intacto.
- A redução do ASA e/ou a interrupção do ligamento suspensor elimina essa resistência.

27.5.5 Ressecção do Septo Caudal

- É indicada para pacientes com comprimento cartilaginoso excessivo nessa área.
- A extremidade caudal do septo pode interferir no movimento ascendente das *crura* mediais e, portanto, requer ressecção.
- A ressecção permite que a ponta se mova cefalicamente até que as *crura* mediais encostem no septo caudal anterior (▶ Fig. 27.9).

Ajuste da Rotação da Ponta Nasal

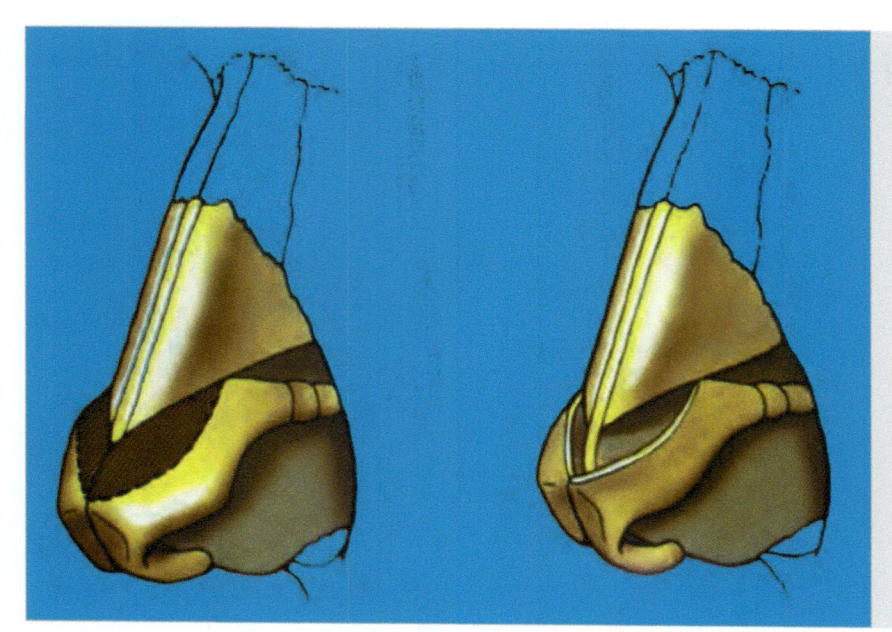

Fig. 27.8 Ressecção cefálica.

> **Dica de Especialista**
>
> Deve-se adotar uma abordagem conservadora, pois mesmo uma pequena ressecção pode causar rotação significativa e perda da projeção da ponta.

27.5.6 Suturas entre o Septo e as *Crura* Mediais

- É ideal para o nariz longo que requer encurtamento e rotação cefálica.[3]
- As *crura* mediais podem ser suturadas diretamente no septo caudal.
- Suturar as *crura* mediais mais anteriormente no septo caudal aumentará a rotação e a projeção.

27.5.7 Encurtamento Crural Lateral

- Pode ser usado para alterar a rotação da ponta, ajustando o comprimento das *crura* laterais.[4]
- As *crura* laterais são transeccionadas em uma dimensão vertical.
- As extremidades transeccionadas são então sobrepostas e suturadas.[5]
- O encurtamento das *crura* laterais, dessa forma, produz uma rotação para cima da ponta nasal.

27.5.8 Enxerto de Suporte Crural Lateral

- É ideal para pacientes com má posição cefálica das *crura* laterais.
- A transecção da junção da das *crura* laterais com as cartilagens acessórias pode melhorar a mobilização do complexo crural lateral para ajustar a rotação da ponta (▶ Fig. 27.10).
- Os enxertos de suporte crural lateral são então suturados ao aspecto caudal das *crura* laterais.
- A extremidade proximal da construção é assentada em uma bolsa criada no tecido mole que se aproxima da abertura piriforme.

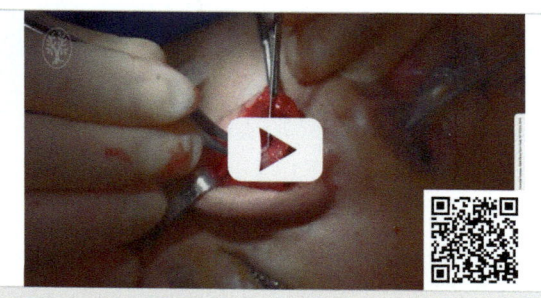

Vídeo 27.1 Ressecção cefálica.

- A rotação da ponta pode ser ajustada alterando-se a posição da bolsa para influenciar a angulação do enxerto.

27.5.9 Reposicionamento Lateral dos Domos

- Os neodomos são criados lateral/superiormente à sua posição intrínseca, avançando as *crura* laterais mais medialmente (▶ Fig. 27.11).
- Essa manobra encurta e tensiona efetivamente as *crura* laterais sem transecção (▶ Vídeo 27.2).
- A quantidade de avanço é ditada pela localização desejada do neodomo.
- Se essa manobra levar a um excesso de volume indesejável na região da infraponta, a transecção e a sobreposição das *crura* mediais podem ser necessárias para corrigir esse problema.

> **Dica de Especialista**
>
> Para verificar a localização desejada dos neodomos, pode-se usar uma pinça para manter as novas pontas dos domos em posição enquanto a nova posição da ponta é avaliada.

27.5 Aumento da Rotação da Ponta

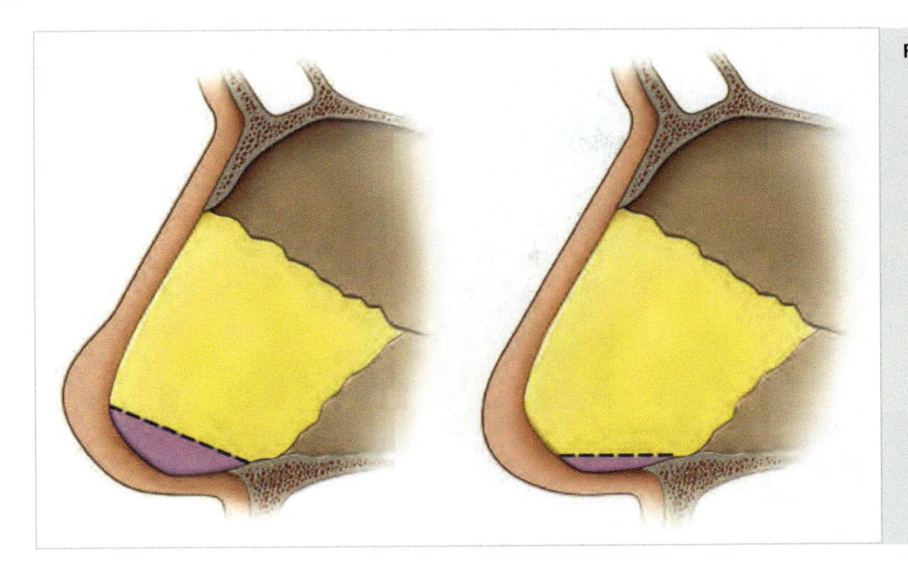

Fig. 27.9 Ressecção do septo caudal.

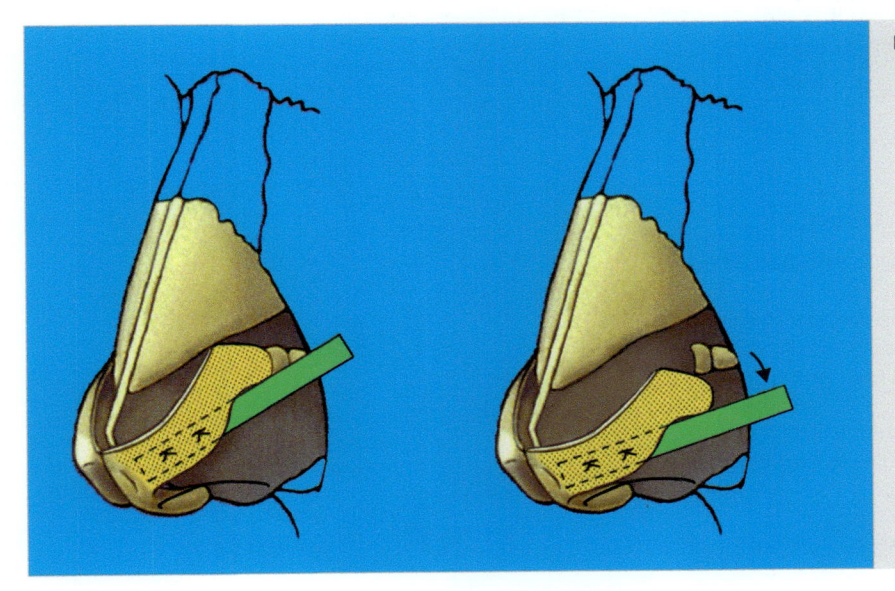

Fig. 27.10 Enxerto de suporte crural lateral.

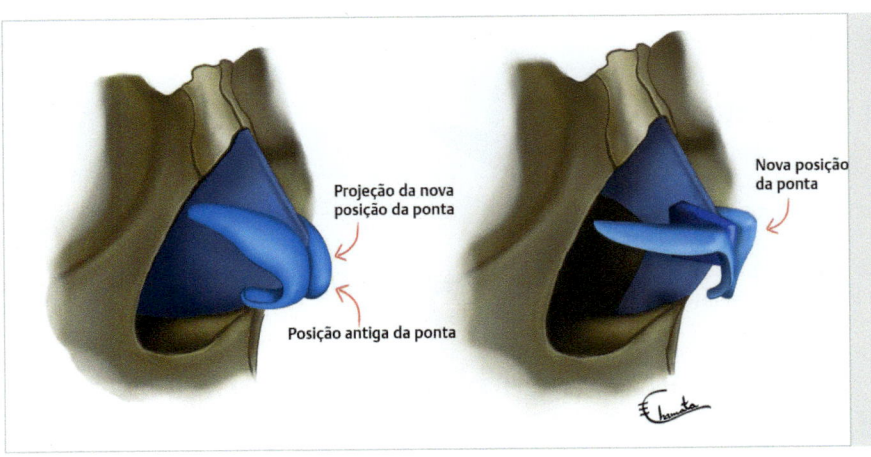

Fig. 27.11 Criação de neodomo com tensionamento crural lateral.

Ajuste da Rotação da Ponta Nasal

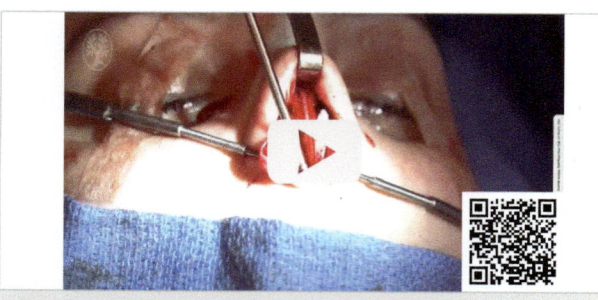

Vídeo 27.2 Avanço e tensionamento das *crura* laterais.

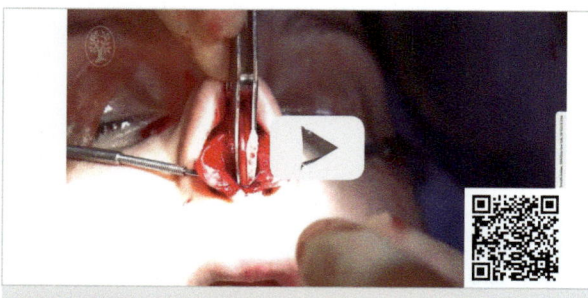

Vídeo 27.3 Posicionamento e sutura do enxerto de extensão septal.

27.5.10 Enxerto de Extensão Septal

- O ângulo de posicionamento é determinado pelo grau de rotação desejado.[6]
- A colocação do enxerto a 90 graus ou mais em relação ao plano facial permite a rotação da ponta para cima (▶ Fig. 27.12).
- O enxerto é suturado lado a lado ao ASA com quatro pontos-chave (▶ Vídeo 27.3).
- Os enxertos de extensão septal (SEGs) também oferecem uma plataforma estável para a aplicação de técnicas de divisão de cartilagem.

> **Dica de Especialista**
>
> A fixação por sutura dos neodomos da LLC ao SEG define a localização exata da ponta.

27.5.11 Enxerto de Suporte Columelar

- Pode ser usado no lugar do SEG ou como um complemento a ele.
- É usado para suporte estrutural adicional após a interrupção das fixações ligamentares.[7]
- O enxerto é colocado em uma bolsa entre as *crura* mediais.
- O enxerto é colocado 2 a 3 mm antes da espinha nasal anterior (ANS).
- O enxerto é suturado às *crura* mediais para estabilização.

27.5.12 Sutura de Rotação da Ponta

- É um método direto, eficaz e simples para a rotação precisa da ponta.[8,9]
- As *crura* médias ou mediais são suturadas em forma de colchoeiro horizontal em uma posição mais cefálica no septo.

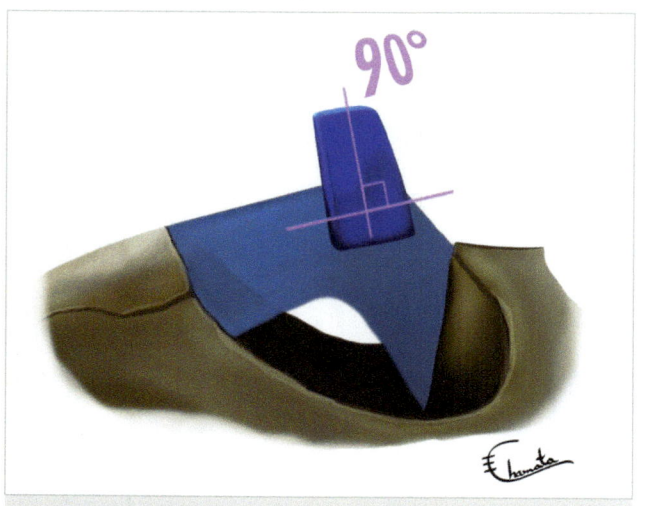

Fig. 27.12 Posicionamento de enxerto de extensão septal para rotação para cima.

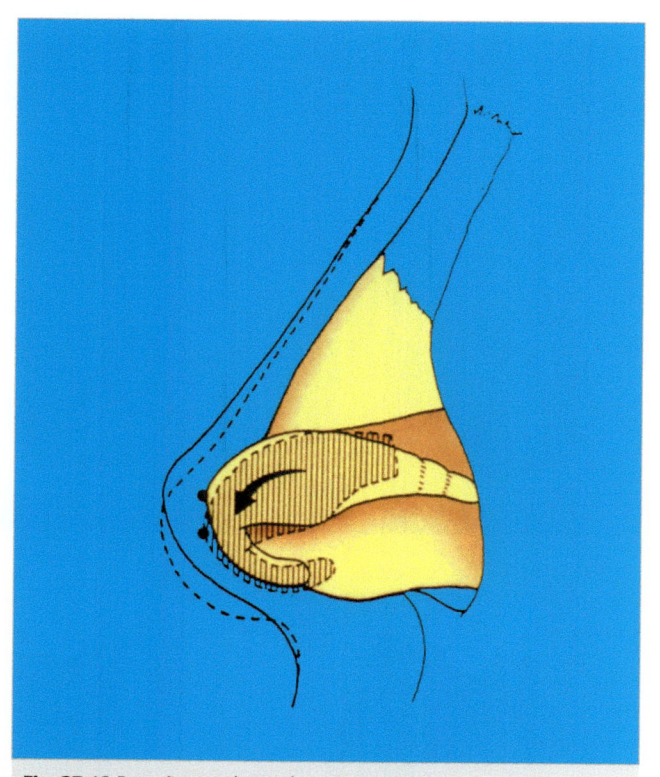

Fig. 27.13 Rotação para baixo da ponta nasal.

- A sutura é apertada conforme necessário para atingir o grau desejado de rotação da ponta.

27.6 Diminuindo a Rotação da Ponta

A rotação inferior das LLCs transfere os pontos de definição da ponta para uma posição mais caudal e alonga o nariz (▶ Fig. 27.13).[10] As manobras a seguir podem ser usadas para diminuir a rotação da ponta.

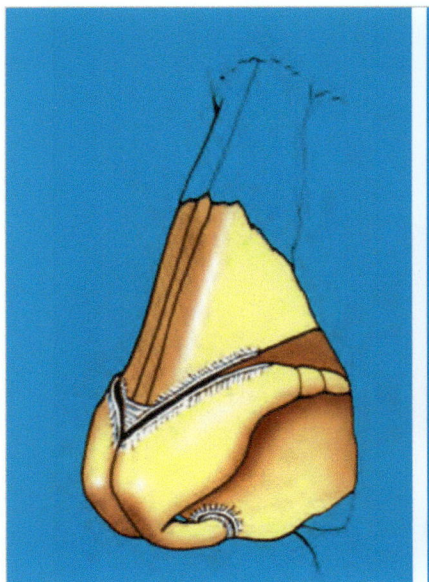

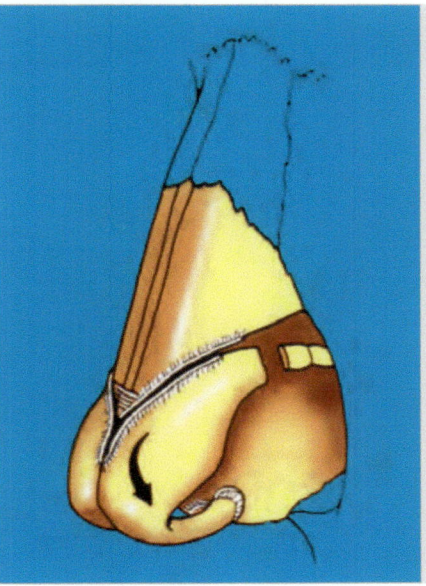

Fig. 27.14 Liberação das cartilagens laterais inferiores.

27.6.1 Liberação de LLCs
- A rotação para baixo das LLCs só é possível se elas forem liberadas de suas fixações nas ULCs, no septo e na abertura piriforme.
- Isso é feito por meio de um amplo descolamento, liberação das fixações ligamentares e transecção da LLC, se necessário (▶ Fig. 27.14).

27.6.2 Ressecção Septal
- Uma porção do septo caudal posterior pode precisar ser ressecada para permitir que as bases das *crura* mediais se movam posteriormente e desrotacionem a ponta (▶ Fig. 27.15).
- À medida que as LLCs rodam posteriormente, o septo dorsal se torna mais proeminente e pode ser necessária uma redução para evitar o excesso de volume na supraponta.

27.6.3 Suturas entre o Septo e as *Crura* Mediais
- As *crura* mediais podem ser suturadas diretamente no septo caudal.
- A sutura das *crura* mediais em uma posição posterior no septo caudal fará com que a ponta se desrotacione e desprojete-se.

27.6.4 Enxerto de Suporte Crural Lateral
- Ao transectar as *crura* laterais para desrotacionar a ponta, geralmente é necessário alongar as *crura* laterais com enxertos de suporte crural lateral.
- A posição da bolsa pode ser alterada para mudar a angulação do enxerto e diminuir a rotação da ponta adequadamente.

27.6.5 Sobreposição Crural Medial
- Embora essa manobra possa desrotacionar a ponta, ela também pode desprojetar a ponta.
- As *crura* mediais são idealmente transeccionadas em seu ponto mais fraco (▶ Fig. 27.16).[11]
- A fixação por sutura é realizada com suturas de colchoeiro horizontais.

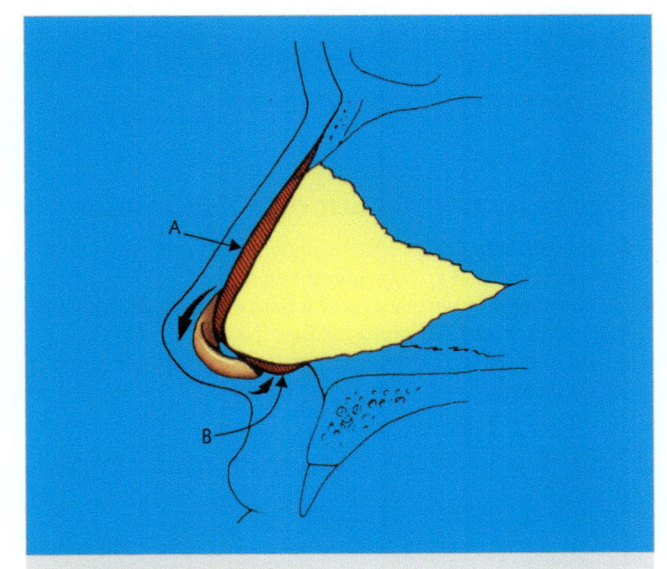

Fig. 27.15 Ressecção septal.

Dica de Especialista
O grau de sobreposição é ajustado com base em vários fatores, incluindo a posição desejada da ponta e a relação entre a columela e o lóbulo.

27.6.6 Enxerto de Extensão Septal
- Para desrotacionar a ponta e alongar o nariz, o enxerto é inclinado 45 graus inferiormente em relação a uma linha perpendicular ao plano facial (▶ Fig. 27.17).
- O enxerto também fornece uma estrutura estável para a fixação do complexo da ponta desrotacionada.

Ajuste da Rotação da Ponta Nasal

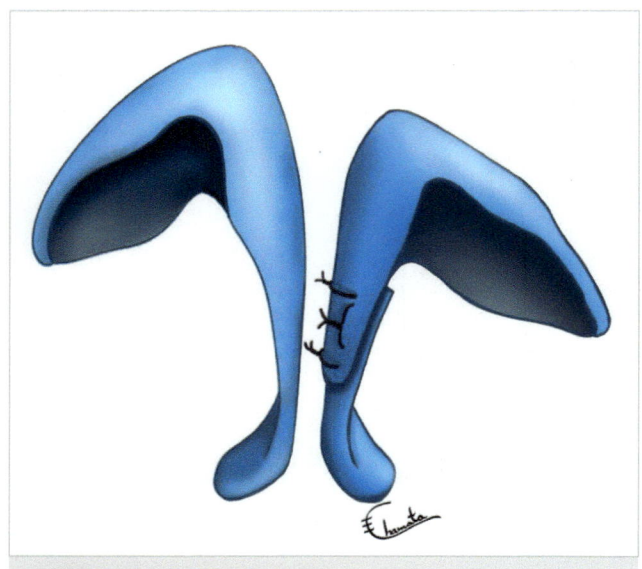

Fig. 27.16 Sobreposição crural medial.

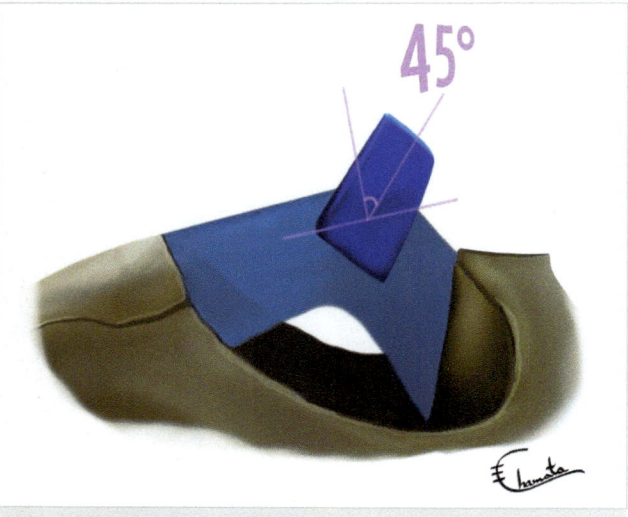

Fig. 27.17 Colocação de enxerto de extensão septal para desrotação.

> **Dica de Especialista**
> *Oponha cada manobra disruptiva com uma manobra de suporte.*

27.6.7 Enxerto de Suporte Columelar

- É um acréscimo útil à construção do SEG quando são realizadas a desrotação e o alongamento do nariz.
- Ele acrescenta suporte estrutural para evitar a retração columelar na presença de *crura* mediais fracas.
- A fixação do enxerto é feita com suturas de entre as *crura* mediais e o enxerto.

27.6.8 Enxerto de Substituição do Septo Caudal

- É ideal quando o septo caudal está gravemente danificado e não pode ser retificado com as técnicas tradicionais.[12]
- O septo caudal danificado é excisado e o enxerto de substituição é estabilizado com o uso de enxertos expansores.
- As *crura* mediais são então avançadas e suturadas no novo septo caudal.
- Deve-se tomar cuidado para que uma quantidade suficiente de pele vestibular esteja disponível para permitir o fechamento seguro.

27.7 Algoritmo para Ajustar a Rotação da Ponta

- Uma abordagem aberta é ideal para o ajuste da ponta, pois permite a exposição completa das estruturas cartilaginosas; no entanto, uma abordagem fechada também pode ser usada.[13]
- O descolamento amplo da pele liberará as forças restritivas e permitirá a mobilização da ponta.
- Dissecção e preservação (para posterior reinserção) dos ligamentos *scroll* e suspensório.
- Dissecção das *crura* mediais do septo caudal para liberar as LLCs e permitir a rotação do complexo da ponta.
- Modificação do ASA e ressecção do septo caudal, conforme necessário.
- Separação e mobilização das *crura* laterais de quaisquer forças de retenção remanescentes para permitir a realocação lateral ou transecção e sobreposição do domo, se indicado.
- Colocação de um SEG para permitir o ajuste preciso da rotação e projeção da ponta nasal e para suporte estrutural.
- Fixação por sutura dos neodomos da LLC ao SEG para um posicionamento preciso da ponta nasal.
- Sobreposição crural medial, se indicado.
- Técnicas de sutura de ponta para refinamentos finos da rotação e do contorno da ponta.
- Colocação de enxertos de ponta, se indicado. Pode causar pequenas alterações na rotação da ponta.
- Reinserção de estruturas ligamentares para fechamento do espaço morto e para estabilidade da ponta em longo prazo.

27.8 Análise de Caso

Uma paciente de 33 anos de idade desejava uma correção funcional e estética terciária de seu nariz para tratar de preocupações estéticas, incluindo uma ponta com rotação excessiva, um nariz encurtado e falta de altura dorsal. Ela também queria corrigir a obstrução das vias aéreas nasais causada pelo colapso da válvula nasal interna e pelo desvio do septo caudal (▶ Fig. 27.18).

27.9 Conclusão

Uma abordagem aberta permite a visualização clara de todas as estruturas subjacentes que influenciam a posição da ponta e permite ajustes sem retenções na posição da ponta. As fixações fibrosas das LLCs à pele, ULCs, abertura piriforme e septo fornecem suporte e determinam a posição da ponta. As manobras cirúrgicas que rompem essas estruturas de suporte permitem a ocorrência de alterações rotacionais. Os componentes septais,

27.8 Análise de Caso

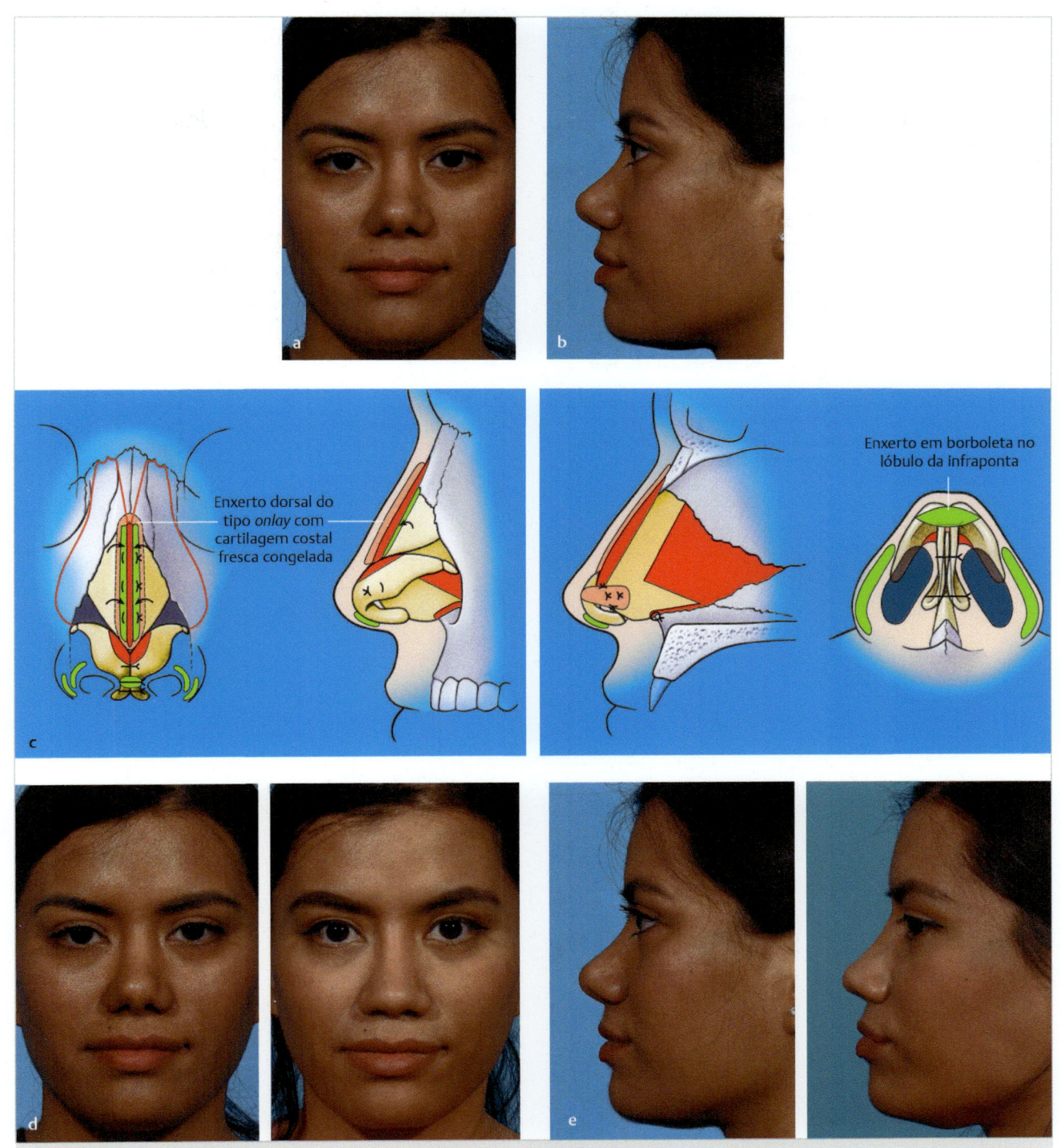

Fig. 27.18 Exemplo de caso. (**a, b**) Paciente do sexo feminino, 33 anos. Os objetivos da cirurgia incluíam: (1) uma correção funcional e estética terciária do nariz; (2) abordar preocupações estéticas, incluindo uma ponta com rotação excessiva, um nariz encurtado e falta de altura dorsal; (3) corrigir a obstrução das vias aéreas nasais causada pelo colapso da válvula nasal interna e desvio do septo caudal; (4) usar cartilagem fresca congelada para enxertos devido à natureza terciária do procedimento, o que foi discutido com a paciente; e (5) desrotacionar e alongar o nariz. (**c**) A abordagem cirúrgica incluiu: (1) abordagem aberta com incisão transcolumelar e incisões infracartilaginosas; (2) separação das cartilagens laterais superiores e elevação dos retalhos mucopericondriais em ambos os lados do septo; (3) abordagem do componente dorsal com redução da cartilagem septal de 1 mm e raspagem óssea de 1 mm; (4) reconstrução septal do septo caudal severamente desviado e reposicionamento do septo na linha média com suturas em *clocking*; (5) fratura para fora do corneto inferior; (6) osteotomias medial e lateral para estreitar as linhas estéticas dorsais e fechar o teto aberto; (7) reconstrução da válvula nasal interna com retalhos expansores bilaterais e suturas de extensão da cartilagem lateral superior; (8) enxerto dorsal do tipo *onlay* com cartilagem costal fresca congelada para aumentar a altura dorsal, aumentar a projeção da ponta e alongar o nariz; (9) colocação de enxerto de extensão septal usando cartilagem de costela fresca congelada para desrotacionar e alongar o nariz; (10) suturas da ponta; (11) enxerto do tipo borboleta na infraponta para suavizar e refinar o lóbulo da infraponta; (12) colocação de enxertos de contorno alar estendidos bilaterais; (13) fechamento da incisão e colocação de tala. (**d, e**) A paciente é mostrada com 7 meses de pós-operatório com a ponta desrotacionada, o nariz alongado, a altura dorsal melhorada, as linhas estéticas dorsais melhoradas, o septo reto, a aparência alar melhorada e nenhuma obstrução das vias aéreas nasais presente.

como o ASA e o septo caudal, também podem precisar ser abordados se contribuírem para o mau posicionamento da ponta. As LLCs podem ser alteradas de várias maneiras para mudar a rotação da ponta, incluindo a transecção da cartilagem, a realocação da cartilagem e várias manobras de sutura. Quando as estruturas de suporte da ponta são rompidas, é fundamental restabelecer o suporte para evitar alterações pós-operatórias indesejadas na posição da ponta. Resultados previsíveis e duradouros dependem de uma estabilização adequada. O SEG permite a colocação precisa da ponta e a manutenção da posição da ponta em longo prazo.

Referências

[1] Rohrich RJ, Ahmad J. A practical approach to rhinoplasty. Plast Reconstr Surg. 2016; 137(4):725e-746e
[2] Afrooz PN, Carboy JA, Mendez BM, Rohrich RJ. Cephalic rotation of the nasal tip. Plast Reconstr Surg. 2019; 143(4):734e-743e
[3] Guyuron B, Varghai A. Lengthening the nose with a tongue-and-groove technique. Plast Reconstr Surg. 2003; 111(4):1533-1539, discussion 1540-1541
[4] Rohrich RJ, Bellamy JL, Chamata ES, Alleyne B. Personal evolution in rhinoplasty tip shaping: beyond the tripod concept. Plast Reconstr Surg. 2022; 150(4):789e-799e
[5] Kridel RW, Konior RJ. Controlled nasal tip rotation via the lateral crural overlay technique. Arch Otolaryngol Head Neck Surg. 1991; 117(4):411-415
[6] Rohrich RJ, Chamata ES, Alleyne B, Bellamy JL. Versatility of the fixed-mobile septal extension graft for nasal tip reshaping. Plast Reconstr Surg. 2022; 149 (6):1350-1356
[7] Rohrich RJ, Durand PD, Dayan E. Changing role of septal extension versus columellar grafts in modern rhinoplasty. Plast Reconstr Surg. 2020; 145(5): 927e-931e
[8] Guyuron B, Behmand RA. Nasal tip sutures part II: the interplays. Plast Reconstr Surg. 2003; 112(4):1130-1145, discussion 1146-1149
[9] Baker SR. Suture contouring of the nasal tip. Arch Facial Plast Surg. 2000; 2 (1):34-42
[10] Gunter JP, Rohrich RJ. Lengthening the aesthetically short nose. Plast Reconstr Surg. 1989; 83(5):793-800
[11] Rohrich R, Alleyne B, Bellamy J, Chamata E, Abraham J. Modern concepts in nasal deprojection. Plast Reconstr Surg. 2023; 151(1):68e-71e
[12] Kowalczyk DM, Toriumi DM. Ancillary maneuvers in rhinoplasty: septal extension grafts. In: Rohrich RJ, Sinno S, Kurkjian TJ, Afrooz PN, eds. Masters of Cosmetic Surgery—The Video Atlas: The Dallas Cosmetic Model. 1st ed. New York: Thieme Medical; 2021:529-555
[13] Rohrich RJ, Afrooz PN. Primary open rhinoplasty. Plast Reconstr Surg. 2019; 144(1):102e-117e

Parte V

Bordas Alares

28 Importância da Relação Alar-Columelar *301*

29 Refinamento em Enxertos de Contorno Alar: Quatro Subtipos *309*

30 Enxertos de Suporte Crural Lateral *315*

31 Enxertos Retrógrados de Contorno Alar *329*

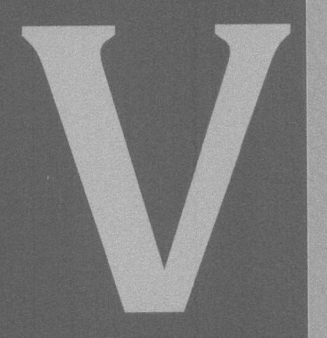

28 Importância da Relação Alar-Columelar

Rod J. Rohrich ▪ Jamil Ahmad ▪ Paul N. Afrooz ▪ Matthew Novak

Resumo

A relação alar-columelar tem grande importância estética no terço inferior do nariz. As anomalias na relação alar-columelar prejudicam a estética nasal e são classificadas em seis tipos: tipo I, columela pendente; tipo II, asa retraída; tipo III, combinação de columela pendente e asa retraída; tipo IV, asa pendente; tipo V, columela retraída; e tipo VI, combinação de asa pendente e columela retraída. As anomalias na relação alar-columelar exigem uma análise cuidadosa. Várias técnicas são descritas para restaurar a relação alar-columelar ideal.

Palavras-chave: Incisão alar, retração alar, asa pendente, columela pendente, retração columelar, relação alar-columelar

28.1 Introdução

Sheen e Sheen[1] descreveram a relação alar-columelar (ACR) como apresentando 2 a 3 mm de exposição columelar na vista lateral. McKinney e Stalnecker[2] afirmaram que as indicações para alterar a ACR dependiam do julgamento estético. Cirurgiões experientes podem usar seu julgamento estético para tomar essas decisões.[1-4] Entretanto, é preferível um procedimento mais consistente e previsível.[5,6]

A terminologia que descreve o ACR muitas vezes é confusa e mal definida. Por exemplo, a exposição de pelo menos quanta columela é necessária para ser considerada pendente? É possível ter uma asa pendente e uma columela retraída? O que determina se a asa e a columela estão na posição correta e em harmonia uma com a outra? Para responder a essas perguntas, as fotografias dos pacientes foram revisadas pelos autores seniores para estabelecer o que constitui um ACR normal e para classificar os diferentes tipos de discrepâncias alar-columelares.[5,6]

28.2 Relações Alar-Columelares

- Embora o ACR seja visto mais diretamente na vista lateral, é importante analisá-lo também na vista frontal. Na vista frontal, um ACR esteticamente agradável será demonstrado por linhas desenhadas ao longo das bordas alares que se conectam no ângulo columelar-lobular e que se assemelham às asas de uma gaivota em um voo suave, conforme descrito por Sheen e Sheen.[1]
- No nariz ideal, a distância vertical entre o ângulo columelo-lobular e os pontos que definem a ponta pode ser dividida ao meio por uma linha horizontal adjacente ao ponto mais alto das bordas alares (▶ Fig. 28.1a-c). Quando esse não é o caso, geralmente há uma discrepância alar-columelar.[5,6]

Pontos Principais

- A distância total da borda alar até a borda columelar não deve ser maior do que 3 mm para proporcionar uma estética ideal nas vistas frontal e lateral.
- As relações alar-columelar são definidas por uma linha que passa pelo eixo longo da narina e mede a borda alar superiormente e a borda columelar inferiormente.
- Em uma relação alar-columelar abaixo do ideal, uma análise cuidadosa revelará retração ou suspensão das asas ou da columela, ou uma combinação de ambas.
- A correção cirúrgica pode ser obtida por meio de várias técnicas.

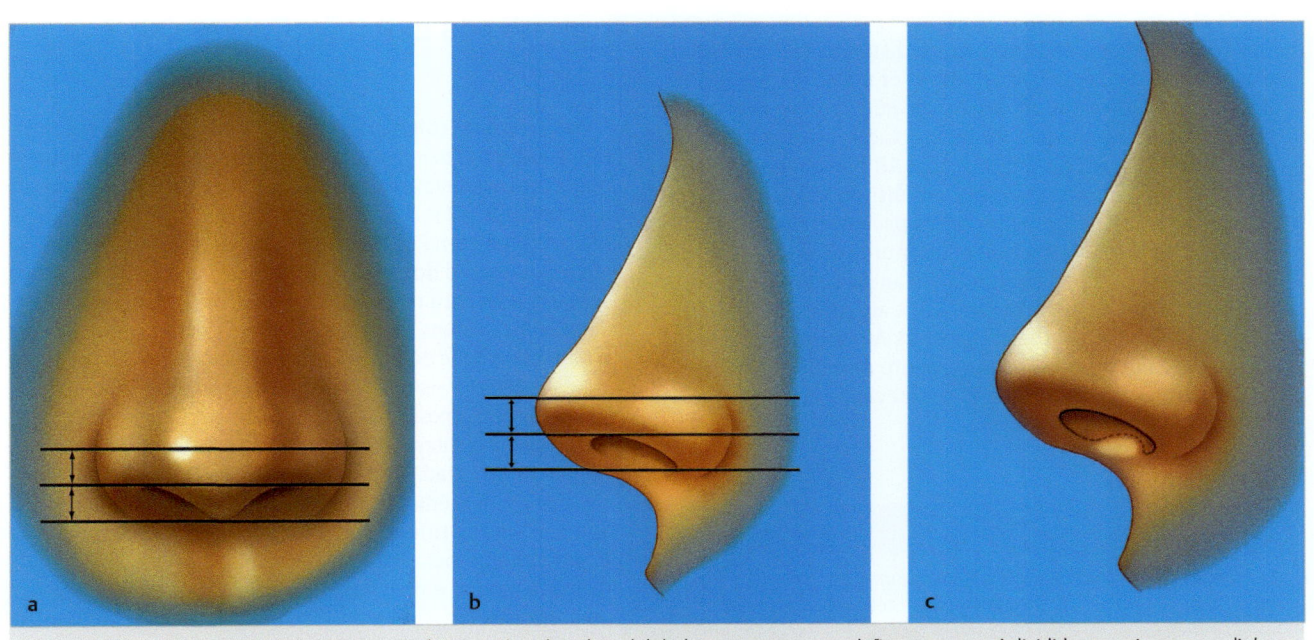

Fig. 28.1 (a-c) No nariz ideal, a distância vertical entre o ângulo columelolobular e os pontos que definem a ponta é dividida ao meio por uma linha horizontal adjacente ao ponto mais alto da borda alar.

Importância da Relação Alar-Columelar

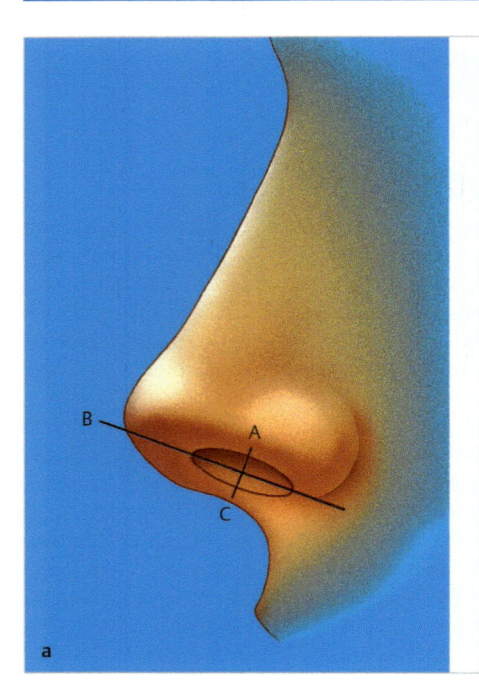

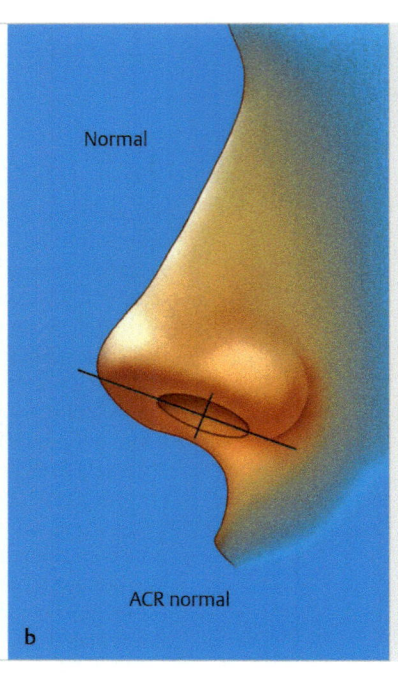

Fig. 28.2 (a, b) Em uma relação alar-columelar (ACR) normal, a maior distância do eixo longo da narina até a borda alar ou a columela deve ser de 1 a 2 mm, ou AB = BC = 1 a 2 mm.

- A mesma relação também é observada na vista lateral. Entretanto, a observação mais valiosa na vista lateral é que, em narizes esteticamente agradáveis, o contorno da narina simula uma forma oval. A borda alar forma a metade superior do oval, e a metade inferior é formada pela borda columelar na junção da pele externa com a pele vestibular. Esse oval é ocasionalmente interrompido pela dilatação dos pés das *crura* mediais, mas isso não altera a exposição visual da columela e deve ser desconsiderado ao estudar a relação. Uma linha traçada através dos pontos mais anterior e posterior da oval representa o eixo longo que divide a oval em partes superior e inferior (▶ Fig. 28.2a, b).[5,6]
- Em um RCA normal, a distância da borda columelar ou da borda alar até o eixo longo da narina deve ser de 1 a 2 mm.[7] Deve-se observar, entretanto, que a distância total da borda alar até a borda columelar não deve ser maior do que 3 mm. Em outras palavras, se *AB* for 2 mm, *BC* não deve ser maior do que 1 mm. Da mesma forma, a relação inversa também é verdadeira: se *BC* for 2 mm, então *AB* não deve ser maior do que 1 mm. Embora isso seja, em última análise, subjetivo, nossa análise das fotografias dos pacientes confirma que essas medidas parecem proporcionar uma estética ideal nas vistas frontal e lateral. Usando a distância do eixo longo até as bordas alares superiormente (*AB*) e até a borda columelar inferiormente (*BC*), categorizamos os ACRs em seis classes. As classes I a III referem-se ao aumento da exibição columelar, enquanto as classes IV a VI descrevem a diminuição da exibição columelar.

Dica de Especialista

A distância total da borda alar até a borda columelar não deve ser maior do que 3 mm para proporcionar uma estética ideal nas vistas frontal e lateral.

Dica de Especialista

Uma linha traçada através das porções mais anterior e posterior da narina em formato oval deve dividir a narina em segmentos superior e inferior, que são avaliados separadamente para determinar o tratamento.

28.3 Classificação e Tratamento (▶ Fig. 28.3a-f)

28.3.1 Relações de Classe I a III: Aumento da Exibição Columelar

Classe I

- A classe I é uma columela pendente verdadeira na qual a distância entre o eixo longo da narina e a borda columelar é maior que 2 mm e a distância do eixo longo até a borda superior da narina é de 1 a 2 mm.[8]
- A correção de uma columela pendente envolve a ressecção e a reaproximação do septo membranoso com ou sem a borda septal caudal para reposicionar a columela superiormente.[9]
- Se as *crura* mediais tiverem uma largura maior que contribua para a quantidade de exposição columelar, a ressecção da borda caudal e da pele vestibular sobreposta com reaproximação das bordas da pele reposiciona a borda columelar superiormente.[10,11]
- Em alguns pacientes a porção anterior das *crura* mediais (*crura* médias) é orientada verticalmente. A ressecção de uma porção das *crura* médias e a reaproximação elevarão a columela anterior superiormente, diminuindo, assim, a quantidade de exposição columelar.
- As *crura* medial e média podem ser fixadas ao septo caudal ou a um enxerto de extensão septal para colocar a columela em uma posição mais cefálica.

28.3 Classificação e Tratamento

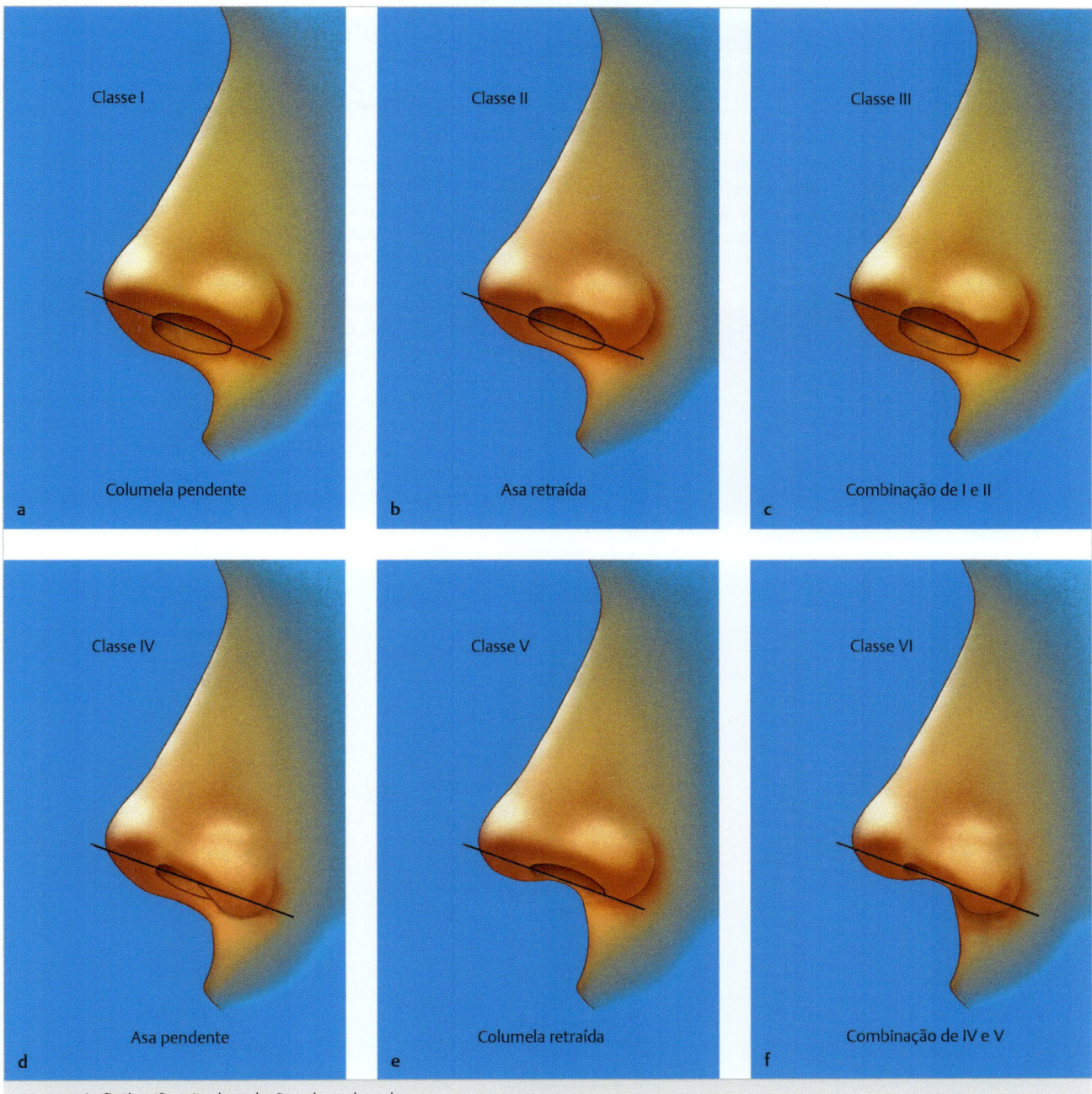

Fig. 28.3 (a-f) Classificação das relações alar-columelares.
(a) Classe I — Columela pendente
(b) Classe II — Asa retraída
(c) Classe III — Combinação de I e II
(d) Classe IV — Asa pendente
(e) Classe V — Columela retraída
(f) Classe VI — Combinação de IV e V

- Mais de um dos procedimentos anteriores pode ser indicado para o mesmo paciente, dependendo dos achados físicos.

> **Dica de Especialista**
>
> *A exposição columelar resultante de uma verdadeira columela pendente é tratada por meio da ressecção do septo membranoso com ou sem o septo caudal, ressecção da margem caudal das crura mediais ou ressecção de um segmento orientado verticalmente da crura medial (crura intermediária).*

Classe II

- A classe II é caracterizada por uma asa retraída com uma distância entre a borda alar e o eixo longo da narina maior que 2 mm e um eixo longo até a medida da borda columelar de 1 a 2 mm. Nessa situação, o cirurgião deve ter cuidado para não diagnosticar erroneamente a asa retraída como uma columela pendente. Obviamente, os tratamentos são diferentes. Os procedimentos para corrigir a asa retraída concentram-se em abaixar a borda alar com o uso de enxertos compostos ou de cartilagem.[12,13,14]

Importância da Relação Alar-Columelar

> **Dica de Especialista**
>
> *A borda alar retraída não deve ser diagnosticada erroneamente como uma columela pendente, pois o tratamento varia significativamente.*

- A asa retraída é tratada por meio da interposição de um enxerto composto no defeito criado no vestíbulo nasal acima da borda alar, da inserção de um enxerto de contorno alar em uma bolsa dissecada paralelamente à borda da narina (▶ Vídeo 28.1) ou do reposicionamento caudal das *crura* laterais (▶ Fig. 28.4).
- Com enxertos compostos, é feita uma incisão na pele vestibular paralela à borda alar e acima dela. A pele vestibular é dissecada para permitir que seja retraída caudalmente, de modo que a borda alar possa ser abaixada. Um enxerto composto de cartilagem septal ou conchal é cortado em um formato fusiforme e suturado no defeito (▶ Fig. 28.5).
- Um enxerto composto um pouco maior do que o necessário é usado para compensar a contratura secundária do enxerto, que pode ser imprevisível. A porção de cartilagem do enxerto composto deve ser ligeiramente maior do que a porção de pele sobreposta, de modo que possa ser inserida como uma camada inferior sob a pele circundante do local receptor.
- Nessa situação, nossa abordagem preferida é usar um enxerto de contorno alar para abaixar a borda alar.[7]
- Uma bolsa é dissecada por meio de incisões verticais anteriores e posteriores logo acima da borda da narina no lado da borda vestibular. Se uma incisão infracartilaginosa tiver sido usada para exposição, não será necessária uma incisão vertical anterior.
- Uma haste reta de cartilagem autóloga (3 mm de largura e 12 a 15 mm de comprimento) colocada no túnel dissecado forçará a borda caudal inferiormente, diminuindo a exposição columelar (▶ Fig. 28.6).

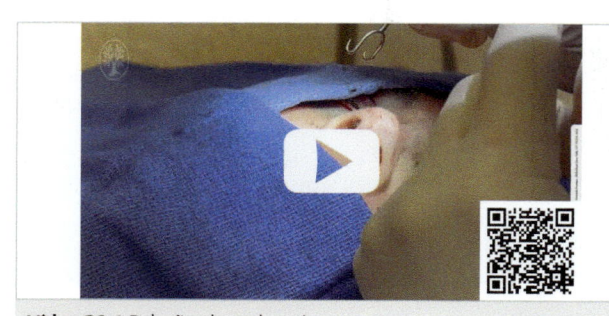

Vídeo 28.1 Relação alar-columelar.

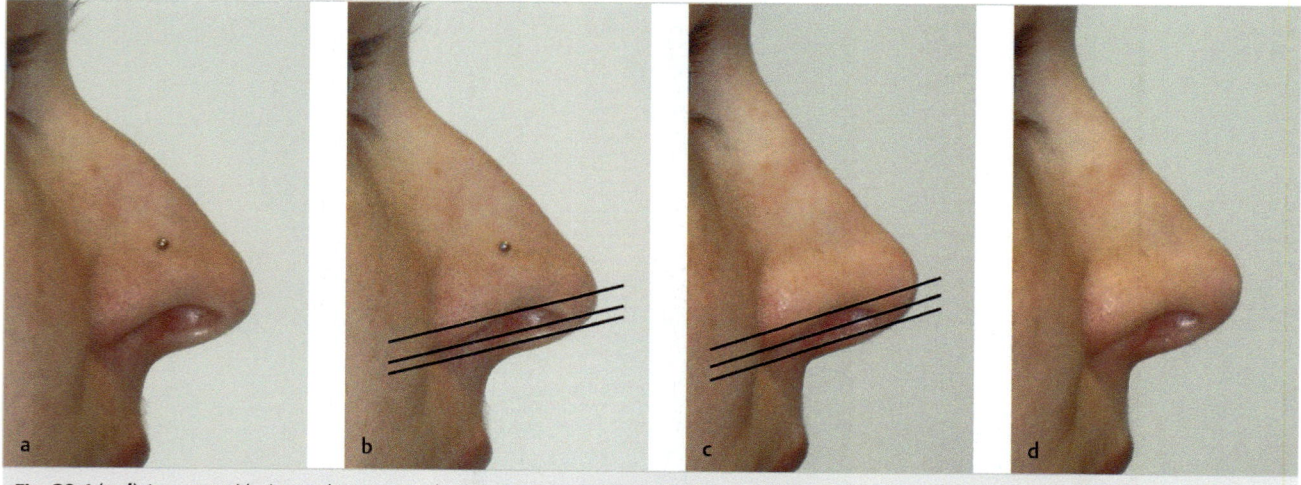

Fig. 28.4 (a-d) A asa retraída é tratada por meio da inserção de um enxerto de contorno alar em uma bolsa dissecada paralelamente à borda da narina.

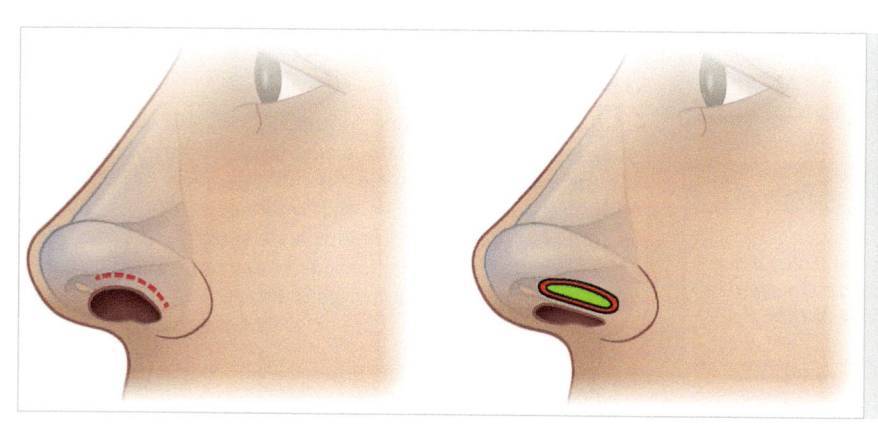

Fig. 28.5 Retração alar significativa. (Esquerda) É feita uma incisão vestibular ao longo da asa paralela à borda alar. (Direita) Um enxerto composto de pele e cartilagem é interposto dentro da incisão e suturado no lugar.

- Quando a retração alar é leve e não está associada à deficiência de tecido, as *crura* laterais podem ser separadas das cartilagens acessórias e reposicionadas inferiormente. Isso move a borda alar inferiormente (▶ Fig. 28.7).[15]

Dica de Especialista

O tratamento de uma asa retraída requer um enxerto composto de cartilagem septal e mucosa, um enxerto composto de cartilagens conchal e pele, ou um enxerto de contorno alar colocado em uma bolsa dissecada paralelamente à borda da narina. Para retração leve, a crus lateral pode ser reposicionada mais caudalmente.

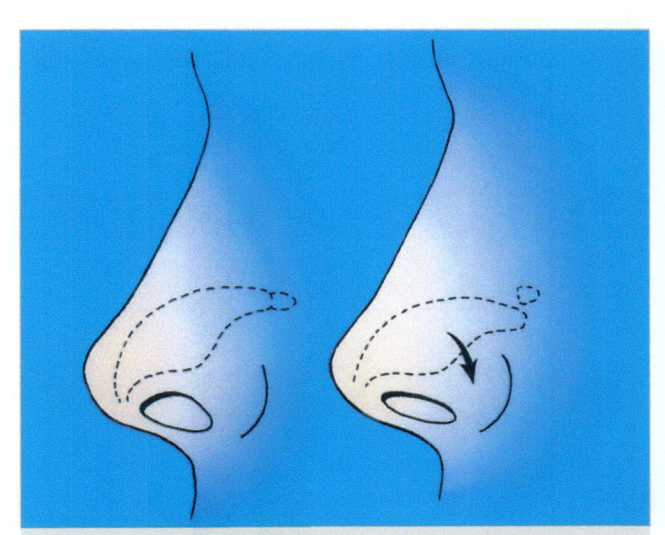

Fig. 28.7 Quando a retração alar é leve e não está associada à deficiência de tecido, as *crura* laterais podem ser separadas das cartilagens acessórias e reposicionadas inferiormente.

Classe III

- A classe III é uma combinação das classes I e II.
- Essa deformidade combinada, que tem características de columela pendente e asa retraída, exige o uso dos procedimentos descritos anteriormente para cada classificação individual.

28.3.2 Relações de Classe IV a VI: Diminuição da Exibição Columelar

Classe IV

- A classe IV é uma asa pendente. A asa pendente resulta em uma diminuição da exibição columelar como resultado do estreitamento da distância entre a borda alar e o eixo longo da narina.
- Vários métodos de tratamento foram descritos, incluindo a excisão direta da asa.[16]
- Em indivíduos com pele fina, aparar de forma cuidadosa a borda caudal das *crura* laterais sem a ressecção da mucosa elevará a borda alar.[2,17,18]
- Uma elipse horizontal de pele vestibular com não mais de 3 mm de largura elevará a asa pendente a 2 mm sem distorcer a borda (▶ Fig. 28.8).
- A largura da elipse ressecada deve ser ligeiramente maior do que a quantidade desejada de correção, mas não deve exceder 3 mm.
- Se muita pele for ressecada pode resultar em uma aparência de borda rodada para dentro anormal.

Dica de Especialista

A asa pendente é tratada com a excisão de uma elipse de pele vestibular acima da parte mais pendente da asa, seguida de fechamento direto.

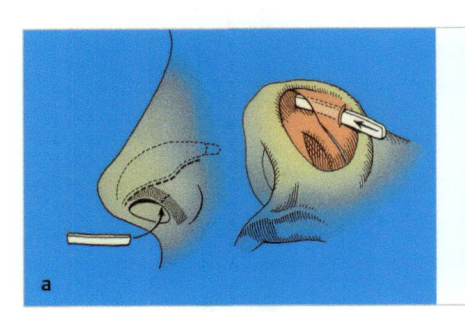

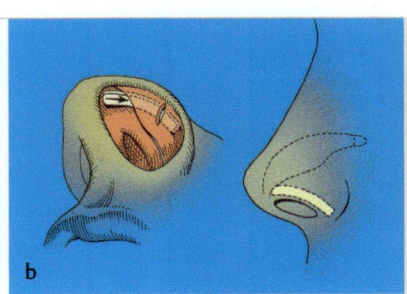

Fig. 28.6 (a, b) O enxerto de contorno alar é colocado em uma bolsa ao longo da margem da borda alar.

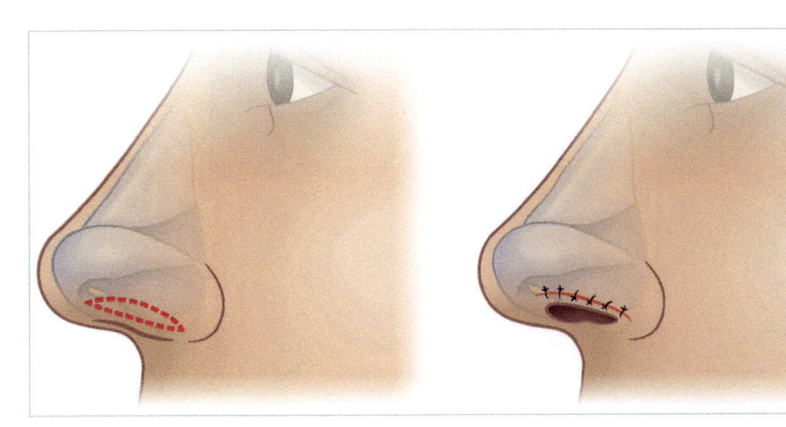

Fig. 28.8 A asa pendente. (Esquerda) Uma pequena elipse de até 3 mm de largura é excisada do revestimento vestibular alar. (Direita) A pele vestibular é reparada, elevando assim a borda alar.

Importância da Relação Alar-Columelar

Classe V

- A classe V é caracterizada por uma columela retraída com distância reduzida entre a columela e o eixo da narina.
- A columela pode ser abaixada colocando-se um enxerto de suporte columelar cuidadosamente contornado em uma bolsa entre as *crura* mediais, com a borda caudal do enxerto estendendo-se inferiormente às margens caudais das *crura* mediais.[19,20,21] O suporte é esculpido de modo que a parte mais larga seja posicionada na área de maior retração (▶ Fig. 28.9). Isso retornará o ACR ao normal.
- Além disso, o enxerto de suporte columelar (*strut*) também pode ser projetado para alterar o ângulo columelolabial, se indicado (▶ Fig. 28.10).[22]
- Um enxerto de extensão septal pode ser colocado para alongar precisamente a columela. As *crura* mediais são então fixadas ao enxerto de extensão septal.
- Um enxerto *onlay* columelar pode ser usado para alongar a dimensão caudal da columela em 1 a 2 mm (▶ Fig. 28.11).[6]

> **Dica de Especialista**
>
> A columela retraída é tratada com um enxerto de suporte columelar para empurrar a pele columelar em uma direção descendente.

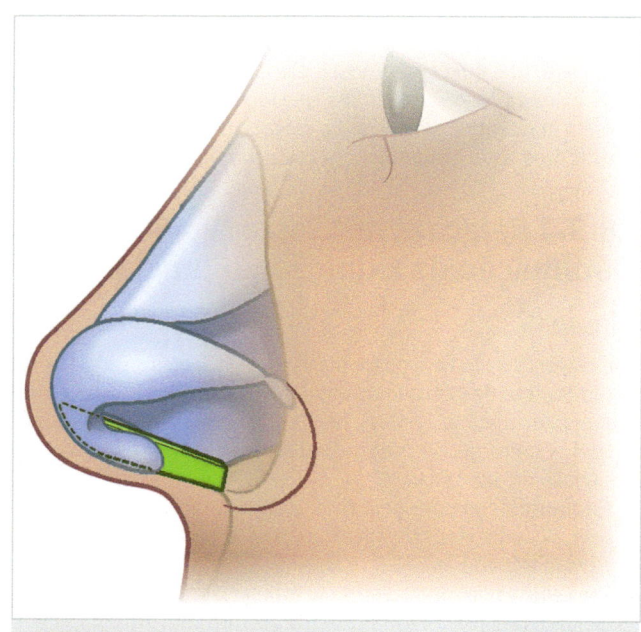

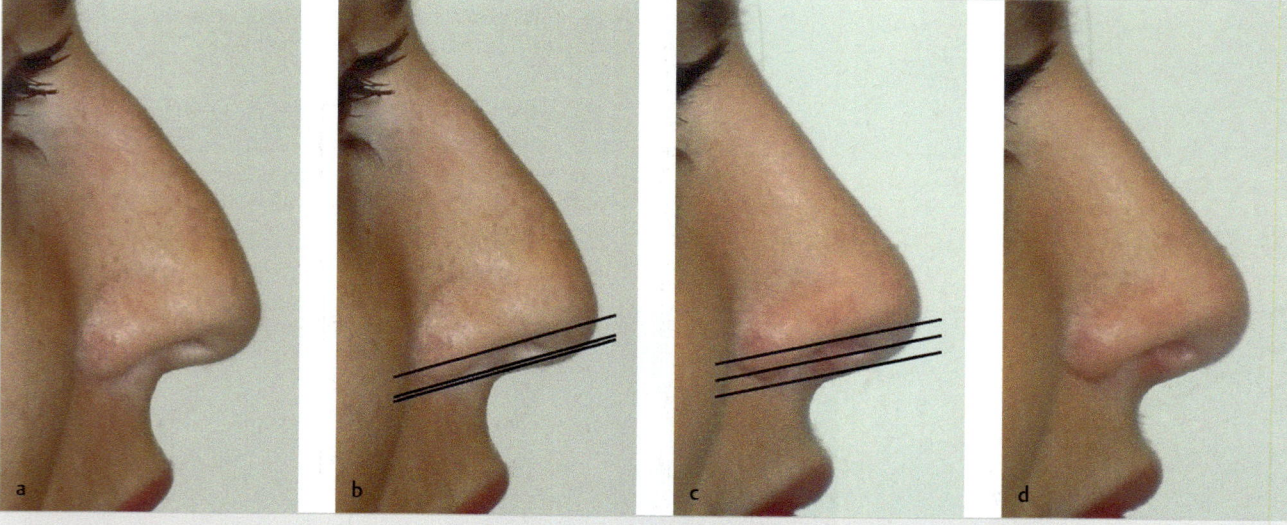

Fig. 28.9 Um enxerto de suporte columelar (*strut*) moldado com precisão pode ser feito para facilitar o reposicionamento caudal da columela.

Fig. 28.10 (a-d) A columela pode ser abaixada colocando-se um enxerto de suporte columelar cuidadosamente contornado em uma bolsa entre as *crura* mediais, com a borda caudal do enxerto estendendo-se inferiormente às margens caudais das *crura* mediais.

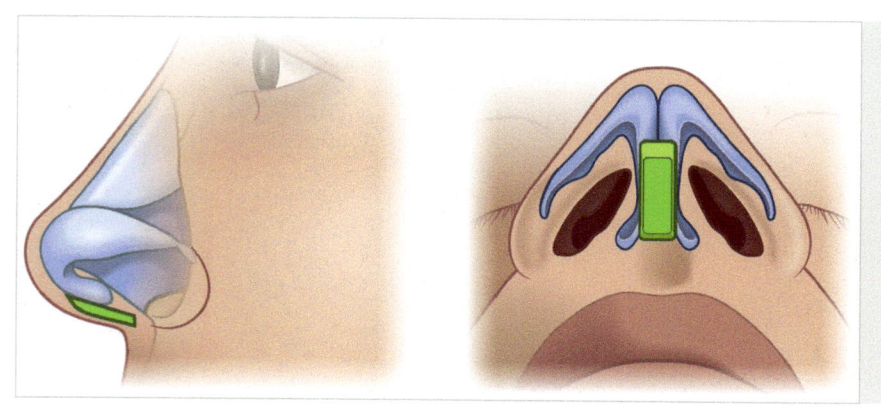

Fig. 28.11 Enxerto *onlay* columelar.

Classe VI

- A classe VI é uma combinação das classes IV e V.
- Essa deformidade rara é corrigida por uma combinação dos tratamentos descritos para cada classificação individual.

28.4 Análise de Caso: Correção de uma Relação Alar-Columelar do Tipo II

Mulher de 52 anos passou por três cirurgias anteriores e não estava satisfeita com a assimetria das narinas (▶ Fig. 28.12).

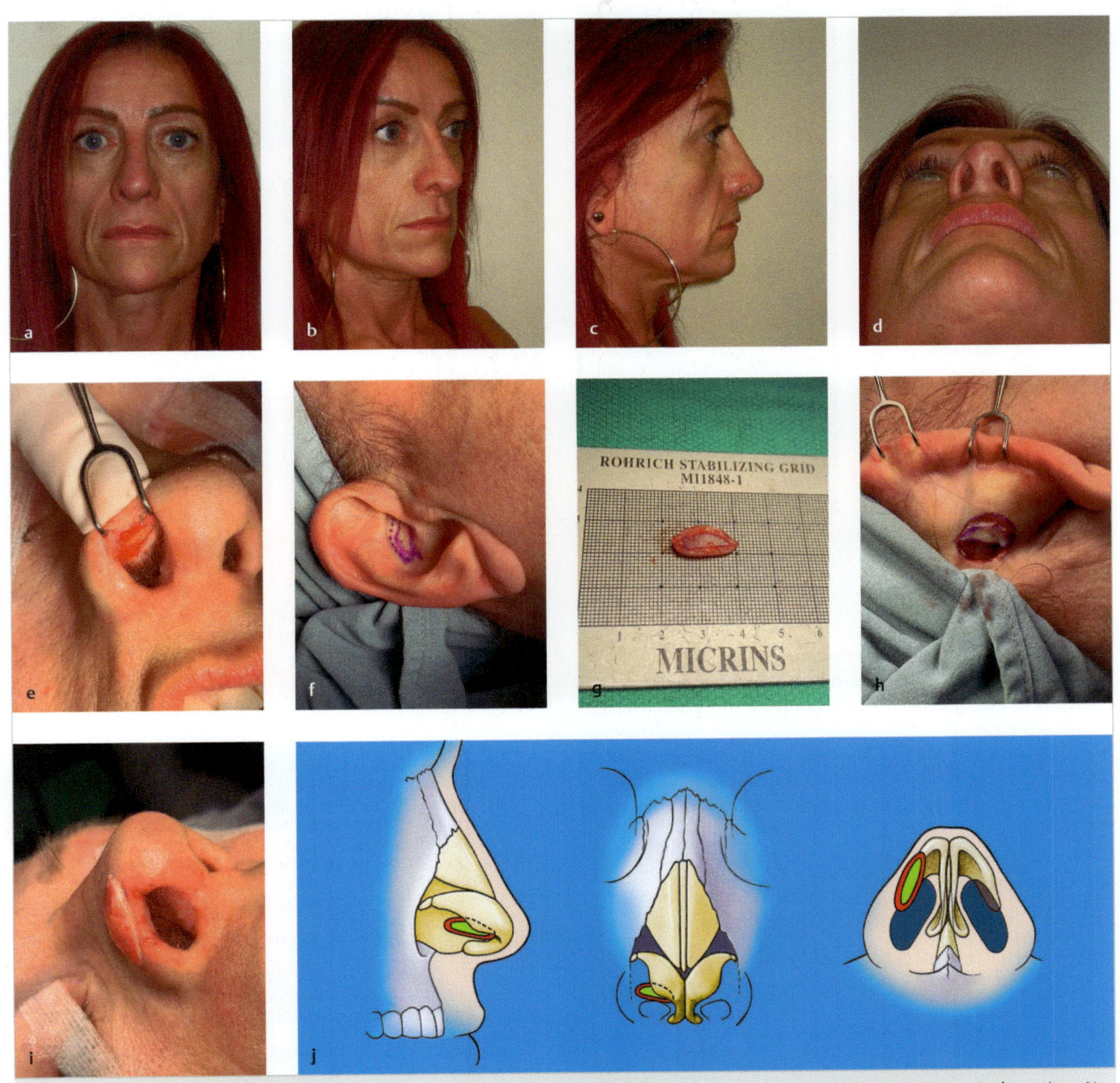

Fig. 28.12 Exemplo de caso. (**a-d**) Essa mulher de 52 anos passou por três cirurgias anteriores e não estava satisfeita com a assimetria das narinas. Na vista frontal, ela apresenta assimetria das alturas das bordas alares, com a direita muito mais alta do que a esquerda. Na vista lateral, ela apresenta retração alar direita grave e uma relação alar-columelar tipo II. Os objetivos da cirurgia incluíam: (1) Correção da retração alar direita e melhoria da relação alar-columelar. A abordagem cirúrgica inclui: (1) Abordagem fechada com incisão infracartilaginosa direita (**e**); (2) coleta do enxerto composto de cartilagem conchal direita, incluindo a pele conchal anterior sobreposta (**f, g**); (3) fechamento do local doador com enxerto de pele de espessura total do sulco retroauricular (**h**); e (4) inserção do enxerto composto de cartilagem conchal na incisão infracartilaginosa direita (**i**). (**j**) Grid de Gunter. *(Continua)*

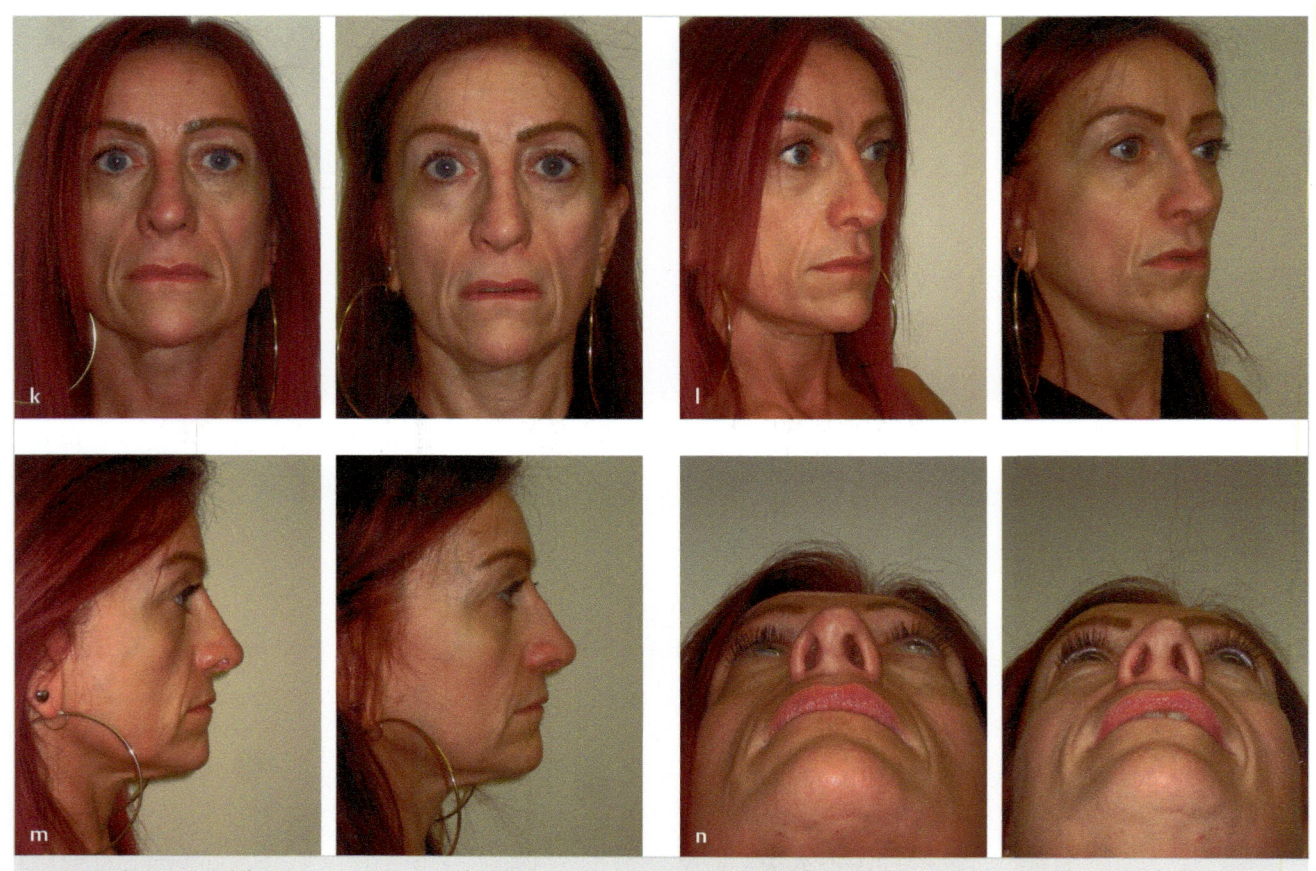

Fig. 28.12 *(Continuação)* **(k-n)** A paciente é mostrada 21 meses após a cirurgia, com correção da retração alar e melhora da relação alar-columelar.

28.5 Conclusão

O sistema de classificação descrito aqui permite que o cirurgião diagnostique discrepâncias alar-columelares com mais precisão. O sistema de classificação também orienta o cirurgião na seleção do procedimento cirúrgico adequado para corrigir o problema. A atenção às discrepâncias alar-columelares melhora muito o resultado estético final e deve ser abordada com a mesma atenção meticulosa aos detalhes que em outros procedimentos de rinoplastia.

Referências

[1] Sheen JH, Sheen AP. Aesthetic Rhinoplasty. 2nd ed. St Louis: Quality Medical Publishing; 1998
[2] McKinney P, Stalnecker ML. The hanging ala. Plast Reconstr Surg. 1984; 73(3): 427-430
[3] Peck GA. Techniques in Aesthetic Rhinoplasty. 2nd ed. Philadelphia: JB Lippincott; 1990
[4] Gryskiewicz JM. The "iatrogenic-hanging columella": preserving columellar contour after tip retroprojection. Plast Reconstr Surg. 2002; 110(1):272-277
[5] Gunter JP, Rohrich RJ, Friedman RM. Classification and correction of alar- columellar discrepancies in rhinoplasty. Plast Reconstr Surg. 1996; 97(3): 643-648
[6] Rohrich RJ, Afrooz PN. Revisiting the alar-columellar relationship: classification and correction. Plast Reconstr Surg. 2019; 144(2):340-346
[7] Rohrich RJ, Raniere J, Jr, Ha RY. The alar contour graft: correction and prevention of alar rim deformities in rhinoplasty. Plast Reconstr Surg. 2002; 109(7):2495-2505, discussion 2506-2508
[8] Rohrich RJ, Afrooz PN. Components of the hanging columella: Strategies for refinement. Plast Reconstr Surg. 2018; 141(1):46e-54e
[9] Adamson PA, Tropper GJ, McGraw BL. The hanging columella. J Otolaryngol. 1990; 19(5):319-323
[10] Aston SJ, Guy CL. The nasal spine. Clin Plast Surg. 1977; 4(1):153-162
[11] Randall P. The direct approach to the "hanging columella". Plast Reconstr Surg. 1974; 53(5):544-547
[12] Ellis DAF, Halik JJ. The analysis and correction of nasal columella deformity—a review. J Otolaryngol. 1985; 14(2):103-106
[13] Constantian MB. Functional effects of alar cartilage malposition. Ann Plast Surg. 1993; 30(6):487-499
[14] Ellenbogen R. Alar rim lowering. Plast Reconstr Surg. 1987; 79(1):50-57
[15] Hamra ST. Repositioning the lateral alar crus. Plast Reconstr Surg. 1993; 92 (7):1244-1253
[16] Ellenbogen R, Blome DW. Alar rim raising. Plast Reconstr Surg. 1992; 90(1): 28-37
[17] Brown JB, McDowell F. Plastic Surgery of the Nose. 2nd ed. Springfield, IL: Charles C Thomas; 1951
[18] Millard DR, Jr. Alar margin sculpturing. Plast Reconstr Surg. 1967; 40(4): 337-342
[19] Dibbell DG. A cartilaginous columellar strut in cleft lip rhinoplasties. Br J Plast Surg. 1976; 29(3):247-250
[20] Rohrich RJ, Hoxworth RE, Kurkjian TJ. The role of the columellar strut in rhinoplasty: indications and rationale. Plast Reconstr Surg. 2012; 129(1): 118e-125e
[21] Rohrich RJ, Liu JH. Defining the infratip lobule in rhinoplasty: anatomy, pathogenesis of abnormalities, and correction using an algorithmic approach. Plast Reconstr Surg. 2012; 130(5):1148-1158
[22] Toriumi DM. New concepts in nasal tip contouring. Arch Facial Plast Surg. 2006; 8(3):156-185

29 Refinamento em Enxertos de Contorno Alar: Quatro Subtipos

Rod J. Rohrich ▪ *Paul D. Durand*

Resumo

As deformidades da borda alar são um dos problemas mais comuns que afetam os pacientes submetidos a rinoplastias primárias e secundárias. Elas podem ser causadas por vários fatores, como hipoplasia congênita ou mau posicionamento das *crura* laterais, bem como por enfraquecimento cirúrgico adquirido durante a rinoplastia. Embora a alteração da estrutura do complexo da cartilagem lateral inferior possa ajudar a prevenir e corrigir as deformidades da borda alar, isso nem sempre permite o controle suficiente da borda alar. Os enxertos de contorno alar têm se mostrado eficazes não apenas no tratamento de deformidades específicas do rebordo, mas também em sua prevenção. Neste capítulo, os autores apresentam quatro tipos de enxertos de contorno alar e discutem seu papel ampliado na prevenção e no tratamento das deformidades do rebordo alar.

Palavras-chave: Enxertos de contorno alar, enxertos de borda alar, asa nasal, enxerto de cartilagem, estética nasal

Pontos Principais

- A análise nasal precisa e o planejamento pré-operatório são a primeira etapa crucial para a correção bem-sucedida e a prevenção das deformidades da borda alar.[1,2,3,4]
- As anormalidades da borda alar podem ser causadas por vários fatores, como hipoplasia congênita ou mau posicionamento das *crura* laterais, bem como pelo enfraquecimento cirúrgico adquirido durante a rinoplastia.
- Embora a alteração da estrutura do complexo da cartilagem lateral inferior possa ajudar a prevenir e corrigir as deformidades da borda alar, isso nem sempre permite o controle suficiente da borda alar.
- Os enxertos de contorno alar têm se mostrado eficazes não apenas no tratamento de deformidades específicas do rebordo, mas também na sua prevenção.
- Quatro tipos de enxertos de contorno alar são comumente usados.

29.1 Introdução

As deformidades da borda alar são um dos problemas mais comuns que afetam os pacientes submetidos a rinoplastias primárias e secundárias, mas, muitas vezes, não são totalmente apreciadas ou reconhecidas até o final do pós-operatório. Embora essa deformidade possa estar presente no pré-operatório, ela também pode ser notada pela primeira vez no pós-operatório, resultando não apenas em preocupações estéticas, mas também afetando funcionalmente às vias aéreas nasais. As anormalidades da borda alar podem ser causadas por vários fatores, como hipoplasia congênita ou mau posicionamento das *crura* laterais, bem como por enfraquecimento cirúrgico adquirido durante a rinoplastia. A análise nasal precisa e o planejamento pré-operatório são o primeiro passo crucial para a correção bem-sucedida e a prevenção das deformidades da borda alar.[1,2,3,4]

29.2 Avaliação e Planejamento Pré-Operatórios

- Gunter e Rohrich definiram as deformidades da borda alar com base na relação alar-columelar.[1]
- Na vista lateral, a borda alar forma a borda superior da narina, enquanto o anel columelar forma a borda inferior da narina.
- A borda alar ideal tem um contorno oval suave com um leve arco que atinge o pico na metade do caminho entre o ângulo columelolabial e os pontos de definição da ponta (▶ Fig. 29.1).
- A altura alar deve estar entre 1 e 2 mm acima do eixo longo da narina até a columela ou a borda alar.
- A retração alar é observada com a elevação excessiva da borda alar, enquanto a incisura alar ocorre quando um ângulo agudo interrompe o contorno suave da borda lateral.
- Quando examinadas a partir da vista basal, as asas devem ser retas ou ligeiramente convexas da base da asa até a ponta (▶ Fig. 29.2).[1,2,3,4]

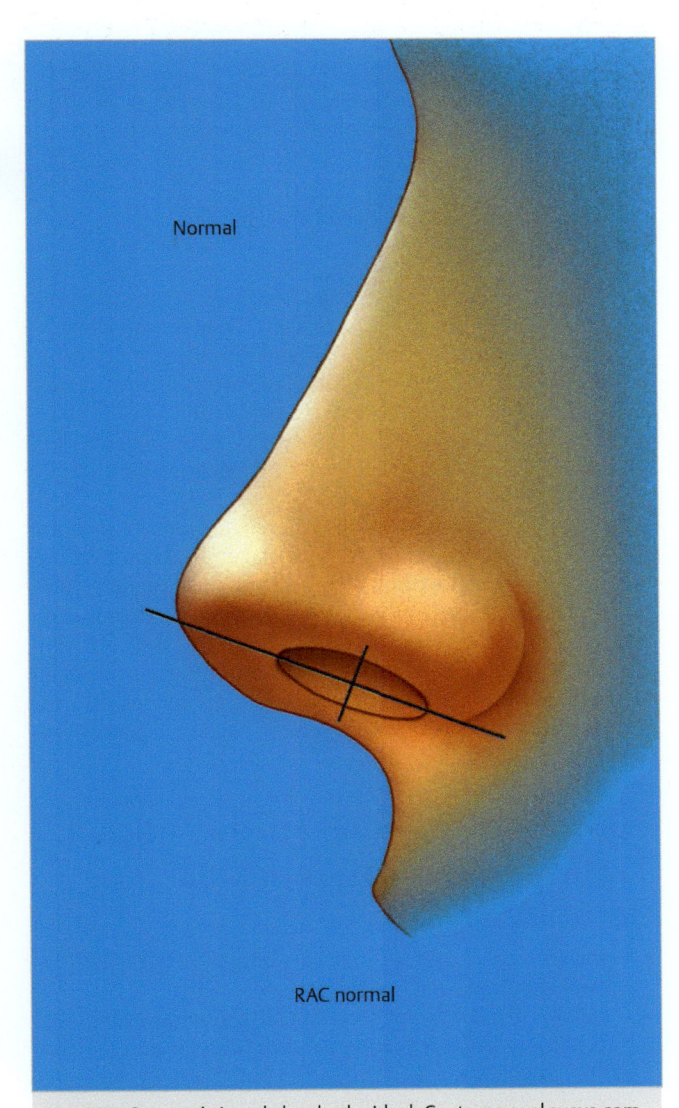

Fig. 29.1 Características da borda alar ideal: Contorno oval suave com leve arco que atinge o pico na metade do caminho entre o ângulo columelolobular e os pontos de definição da ponta nasal. A altura da asa deve estar entre 1 e 2 mm acima do eixo longo da narina até a columela ou a borda alar.

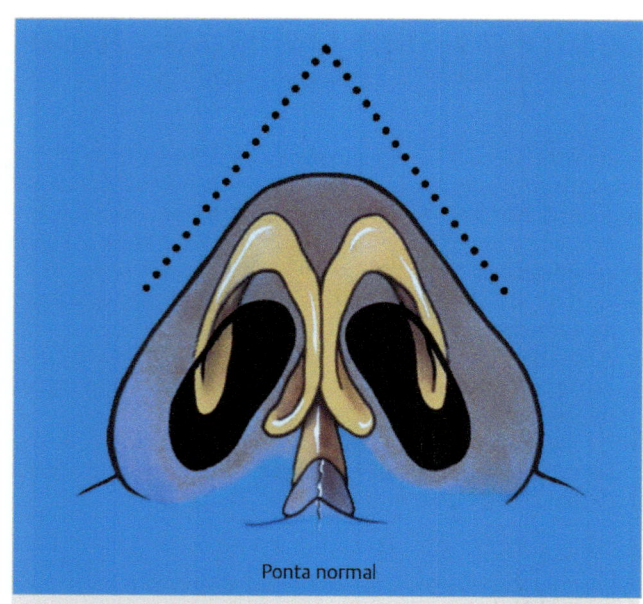

Fig. 29.2 Na vista basal, a borda alar ideal revela um triângulo equilátero com leve alargamento alar em direção à base alar. As asas devem ser retas ou ligeiramente convexas da base alar até a ponta.

Tabela 29.1 Indicações para o tipo de enxerto de contorno alar com base na localização do defeito

Enxerto de contorno alar	Tipo de defeito abordado
Tradicional	Pequenas deficiências na borda do terço superior
Estendido	Deficiências maiores no contorno (> 50%)
Fixo	Contorno secundário ou fraco, sem suporte estrutural (> 75%)
Retrógrado duplo	Deficiências residuais menores no contorno da borda alar

29.3 Suporte Estrutural da Borda Alar

- A asa depende principalmente da força e da posição anatômica da *crus* lateral. O suporte das cartilagens laterais inferiores, que inclui a *crus* lateral, consiste no ligamento suspensor da ponta, nas conexões fibrosas das cartilagens laterais superiores e nas cartilagens acessórias na abertura piriforme.
- Isso contrasta com a metade posterior da borda alar, uma parte do lóbulo alar, que é composta exclusivamente de tecido fibrogorduroso e pele espessa.
- Uma perda de suporte ao longo da porção anterior da borda alar, como nos casos em que as cartilagens laterais inferiores são excessivamente orientadas cefalicamente, pode resultar em uma concavidade na vista basal, também conhecida como colapso alar.[1,2,3,4]
- Embora a alteração da estrutura do complexo da cartilagem lateral inferior possa ajudar a prevenir e corrigir as deformidades da borda alar, isso nem sempre permite o controle suficiente da borda alar.

29.4 Técnicas Operatórias para Tratar as Deformidades da Borda Alar

- Várias técnicas cirúrgicas foram descritas para tratar as deformidades da borda alar.
- O enxerto *alar batten* foi descrito pela primeira vez em 1997 para corrigir, principalmente, a disfunção nasal interna, abordando a área da parede nasal lateral, bem como as cartilagens laterais inferiores.[5] O problema com esse último enxerto era que ele não abordava diretamente a deficiência das asas nasais.
- Em resposta a isso, Troell *et al.*[6] descreveram pela primeira vez o uso de enxertos de rebordo alar alguns anos depois.[6] O enxerto de rebordo alar foi popularizado por Guyuron *et al.* antes de ser modificado por Rohrich para o moderno enxerto de contorno alar.[2,7,8]

- Em estudos anteriores realizados pelo autor sênior (Rod J. Rohrich), o uso de enxerto de contorno alar foi correlacionado com melhora notável na estética do rebordo alar. Por outro lado, quando esses enxertos não foram usados, houve uma piora significativa de vários parâmetros medidos, inclusive retração, incisura e colapso da borda alar.[1,2,3,4] Da mesma forma, Guyuron *et al.* examinaram a dinâmica do enxerto de borda alar em mais de 500 pacientes e observaram que a colocação desses enxertos resultou no alongamento da narina curta, na correção da concavidade alar e em uma leve transposição caudal da borda alar.[8]
- Embora os termos enxertos de borda alar e enxertos de contorno alar sejam frequentemente usados de forma intercambiável, o último se refere a mais tipos de enxertos que são inseridos em posições variadas para contornar as asas nasais.
- Os enxertos de contorno alar têm se mostrado eficazes não apenas no tratamento de deformidades específicas do rebordo, mas também na sua prevenção. É por esse motivo que o autor sênior defende o uso rotineiro de enxertos específicos de contorno alar em rinoplastias primárias e secundárias.
- Quatro tipos de enxertos de contorno alar são comumente usados para a prevenção e o tratamento de deformidades da borda alar.
- Embora a forma e a posição das cartilagens laterais inferiores tenham uma influência significativa na estrutura da borda alar, muitas vezes elas não são suficientes para controlar totalmente a borda alar esteticamente.
- Os enxertos de contorno alar também podem ajudar a corrigir o colapso da válvula nasal externa em casos selecionados. Particularmente quando as cartilagens laterais inferiores são orientadas cefalicamente, há uma deficiência de suporte ao longo da porção anterior da borda alar.
- A colocação de enxertos de contorno alar, embora não anatômica, ajuda a resolver esse déficit. É interessante notar que, mesmo com os enxertos de contorno alar mais robustos, se posicionados adequadamente, a necessidade de realizar a redução da base alar não aumenta.

29.5 Abordagem Cirúrgica

- São descritos quatro tipos de enxertos de contorno alar (▶ Tabela 29.1). Embora cada técnica possa ser modificada para ser usada em rinoplastia fechada, as seguintes são descritas na abordagem aberta.
- Uma incisão transcolumelar com incisões infracartilaginosas bilaterais é usada para abrir o envelope de tecido mole.
- Independentemente do tipo de enxerto de contorno alar utilizado, sua inserção ocorre no final do procedimento, logo antes do fechamento da incisão columelar.
- Na maioria dos casos, a cartilagem do septo é usada, pois está prontamente disponível e tem a combinação certa de

29.5 Abordagem Cirúrgica

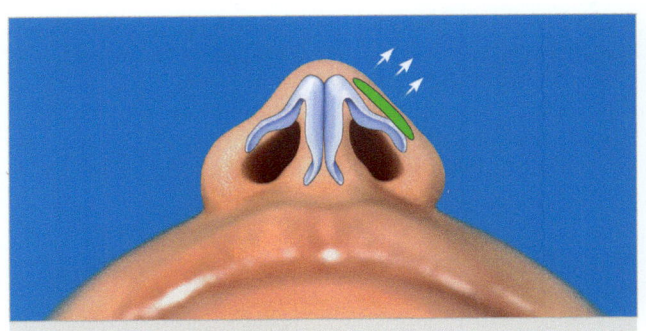

Fig. 29.3 Enxerto de contorno alar tradicional.

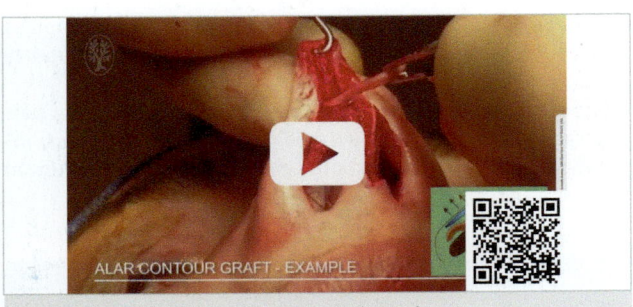

Vídeo 29.1 Enxerto de contorno alar tradicional.

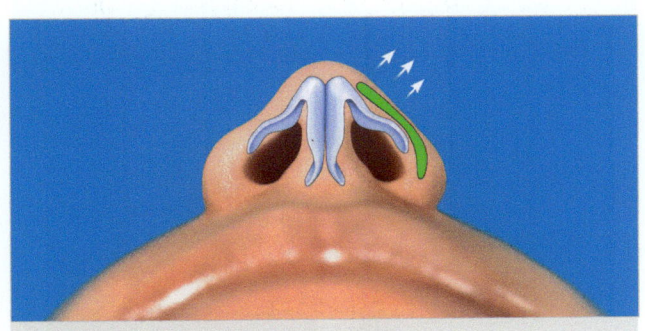

Fig. 29.4 Enxerto de contorno alar estendido.

resistência e flexibilidade; a cartilagem da orelha ou da costela também pode ser usada se o septo não estiver disponível.
- Em todos os tipos de enxertos de contorno alar, é importante que cada par tenha o mesmo tamanho, formato e resistência para evitar assimetrias e desvios da ponta nasal.

29.5.1 Tipos de Enxertos de Contorno Alar

Tradicional
- Para o *design* de enxertos de contorno alar tradicionais bilaterais, a quantidade mínima de cartilagem necessária é de 1,2 cm de largura e 2,5 cm de comprimento.
- O tamanho ideal resultante de cada enxerto de contorno alar deve ter entre 3 e 6 mm de largura e 2,5 cm de comprimento. De fato, isso pode variar dependendo do tipo e da gravidade da deformidade que está sendo tratada.
- A extremidade anterior do enxerto geralmente é chanfrada para minimizar a visibilidade, enquanto a extremidade posterior do enxerto pode ser arredondada para facilitar a inserção na bolsa dissecada. Usando uma tesoura Stevens longa e afiada, a bolsa do enxerto de contorno alar é dissecada ao longo da borda alar entre a pele vestibular e a nasal, abaixo da incisão infracartilaginosa.
- Se algum excesso de cartilagem sair medialmente após a inserção, ele deverá ser aparado de maneira oblíqua para evitar uma demarcação acentuada da pele perto da ponta.
- A dissecção precisa da bolsa é fundamental para garantir o posicionamento adequado do enxerto de contorno alar (▶ Fig. 29.3, ▶ Vídeo 29.1).

> **Dica de Especialista**
>
> *Independentemente do tipo de enxerto de contorno alar utilizado, sua inserção ocorre no final do procedimento, logo antes do fechamento da incisão columelar.*

Estendido
- O enxerto de contorno alar estendido é uma variação do enxerto alar tradicional.
- A espessura e o formato do enxerto de contorno alar estendido são semelhantes aos do enxerto tradicional, mas são mais longos para aumentar o suporte do tecido mole lateralmente.
- É por esse motivo que a dissecção da bolsa ocorre de maneira semelhante, mas estendida até o lóbulo alar, quase até o nível da base alar. Isso proporciona maior suporte a toda a borda de maneira semelhante a uma tenda, ao mesmo tempo em que permite uma ponta macia e não rígida, especialmente na rinoplastia primária (▶ Fig. 29.4).

Fixo Estendido
- Cochran descreveu uma variação do enxerto de contorno alar estendido fixo como uma forma de tratar as deformidades da borda alar, apoiando e alterando a orientação das *crura* laterais..[9] Isso é semelhante ao suporte crural lateral de Gunter, mas a porção lateral do enxerto é colocada na mesma posição que um enxerto de contorno alar.
- Os enxertos de contorno alar estendidos fixos são colocados ao longo da borda alar de maneira muito semelhante aos enxertos de contorno alar tradicionais. No entanto, eles diferem pelo fato de também serem fixados na superfície inferior da *crus* lateral, próximo ao domo, da mesma forma que a extremidade de um suporte da *crus* lateral é fixada.[9]
- Os enxertos fixos de contorno alar estendido têm aproximadamente 20 mm de comprimento e podem variar em tamanho. Após a inserção na bolsa dissecada, a extremidade extrusora medial do enxerto é guiada sob o domo já dissecado. Uma sutura de Vicryl 5-0 é então usada para prender a extremidade exposta da cartilagem à margem caudal da *crus* lateral.
- Nossa preferência, quando são usados em pacientes de rinoplastia secundária com deficiências e suporte fraco do triângulo de tecido mole, é colocá-los lateralmente à área da ponta, acima da cartilagem lateral inferior e atrás de um enxerto em borboleta na infraponta para fechar o espaço morto nessa área importante (▶ Fig. 29.5).[10]

Retrógrado Duplo
- Em pacientes com retração alar menor residual após o fechamento da pele durante a rinoplastia aberta, o enxerto duplo retro alar é realizado inferiormente aos enxertos de contorno alar previamente colocados.

Refinamento em Enxertos de Contorno Alar: Quatro Subtipos

- Usado em conjunto com enxertos de contorno alar tradicionais ou estendidos, esse tipo de enxerto ajuda a fornecer suporte adicional ao tecido mole no lóbulo alar lateral.
- Sua inserção ocorre após o fechamento do envelope da pele nasal. Uma lâmina nº 11 é usada para criar uma pequena incisão na porção lateral da borda alar, quase no nível da junção alar-narina.
- Os enxertos de contorno retrógrado duplo geralmente são muito mais curtos que os enxertos alares tradicionais, medindo aproximadamente 5 a 10 mm.
- Não é incomum que mais de um enxerto de contorno retrógrado seja colocado em cada lado para aumentar ainda mais o suporte do rebordo lateral (▶ Fig. 29.6, ▶ Fig. 29.7a-c, ▶ Vídeo 29.2).

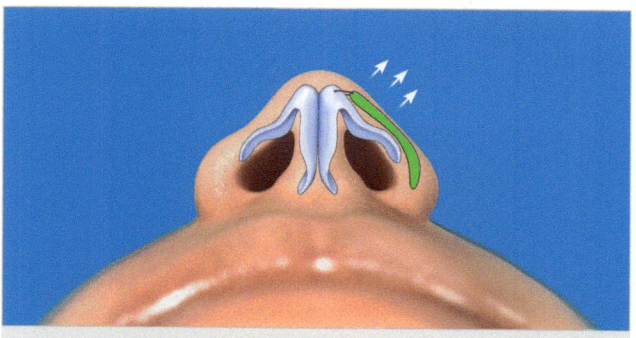

Fig. 29.5 Enxerto de contorno alar fixo estendido.

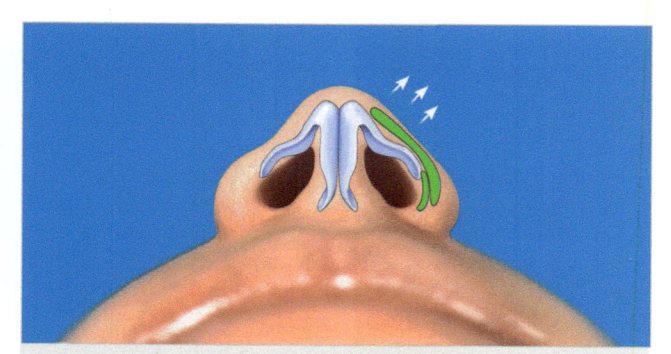

Fig. 29.6 Enxerto de contorno alar retrógrado duplo.

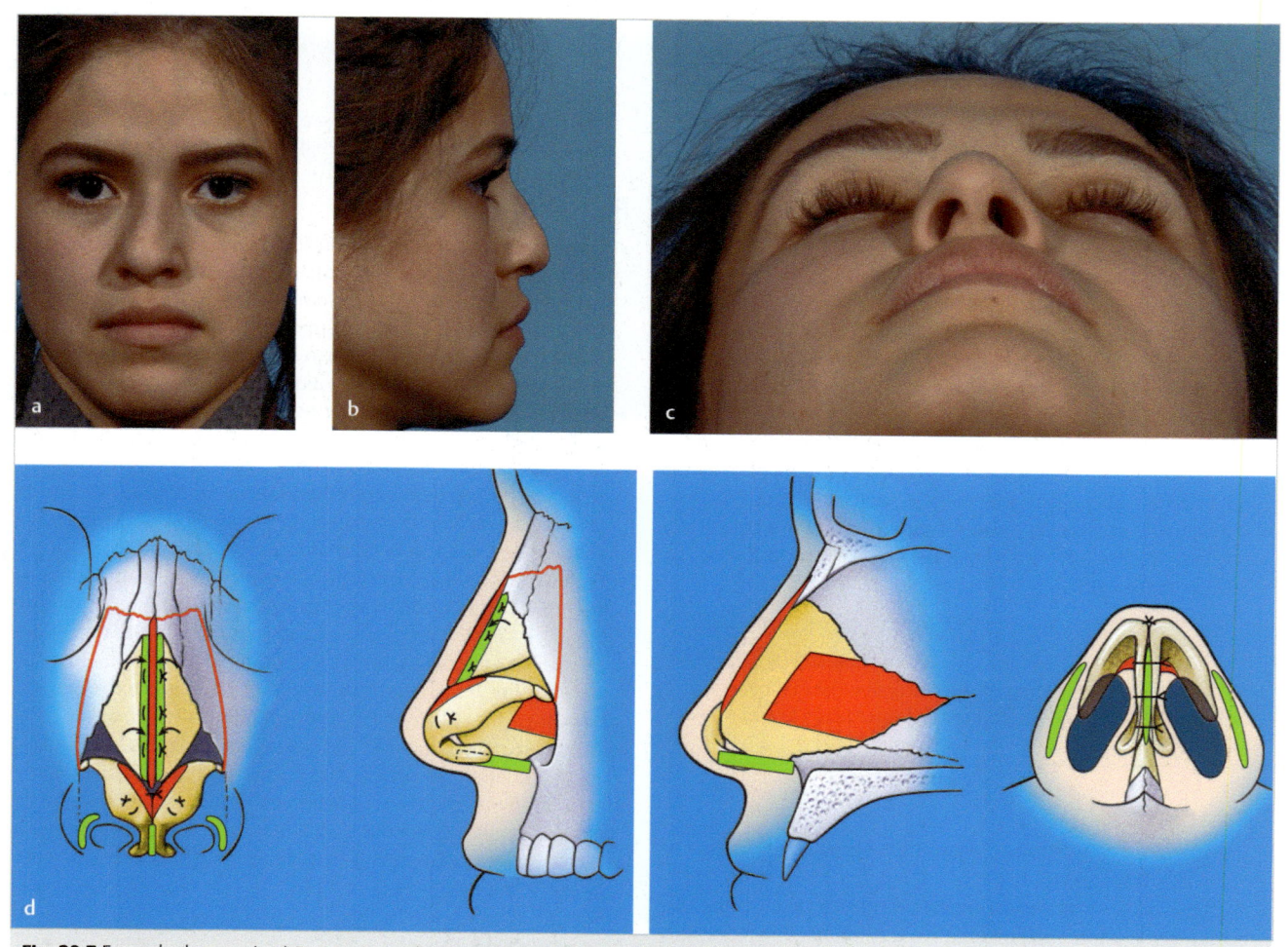

Fig. 29.7 Exemplo de caso. (**a-c**) Esta paciente de 29 anos desejava melhora estética em seu nariz. Ela também se queixava de obstrução das vias aéreas nasais. Na vista frontal, ela tem linhas estéticas dorsais mal definidas, desvio significativo do eixo direito e pontos de definição de ponta obscuros. Na vista lateral, ela apresenta evidências de uma protuberância dorsal e de uma queda da ponta nasal ao sorrir. Na vista basal, pode-se notar um desvio caudal do septo, bem como o colapso do contorno alar direito. Os objetivos da cirurgia incluíam o seguinte: (1) recriar linhas estéticas dorsais simétricas e harmoniosas; (2) reduzir a giba dorsal; (3) retificar o dorso; (4) corrigir/preservar a válvula nasal interna; (5) refinar a ponta e definir os pontos definidores da ponta. (*Continua*)

29.6 Análise de caso: Enxertos de Contorno Alar Estendidos Bilaterais

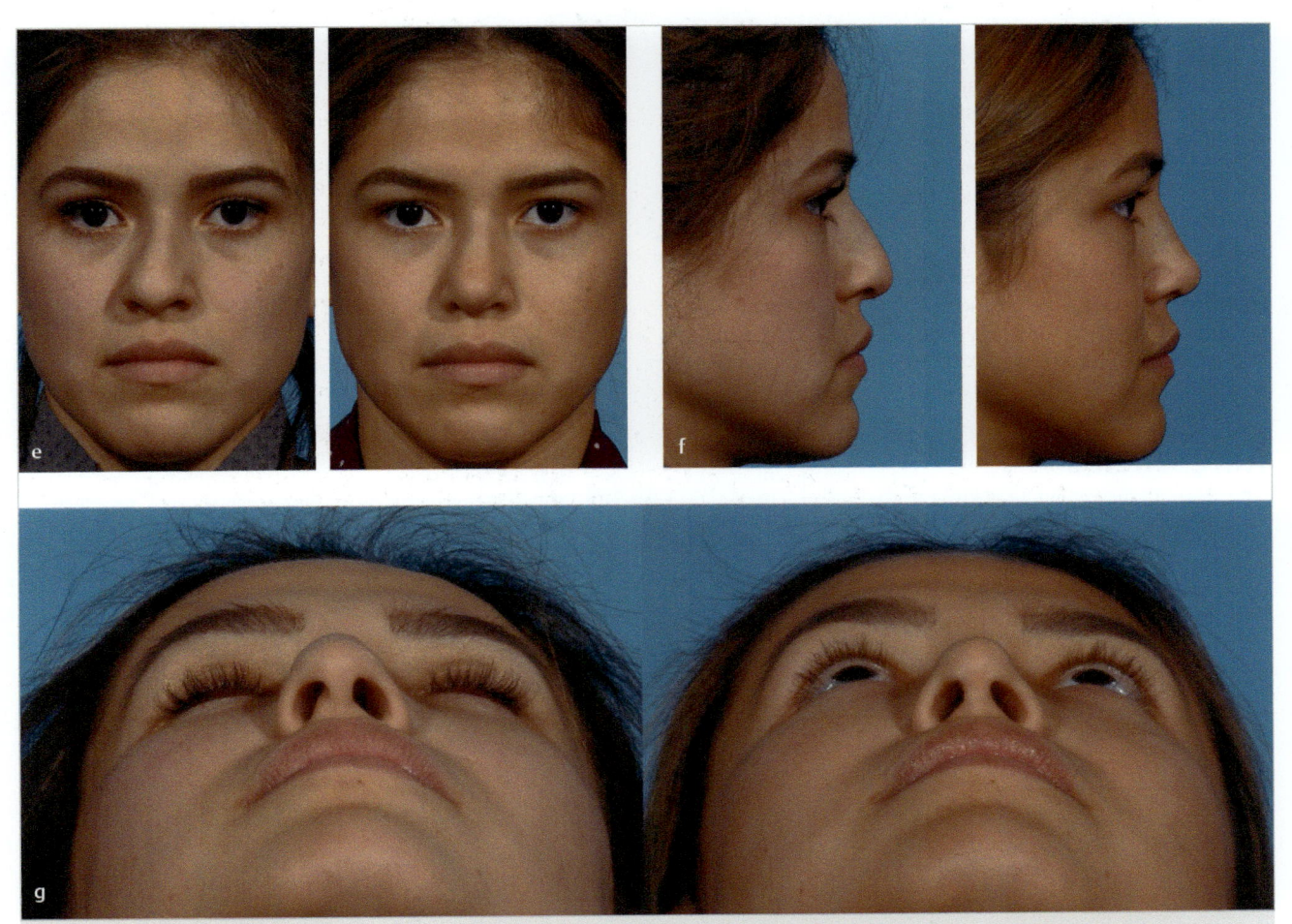

Fig. 29.7 (*Continuação*) (**d**) A abordagem cirúrgica incluiu o seguinte: (1) Usar uma abordagem aberta com uma incisão transcolumelar em degrau e extensões infracartilaginosas bilaterais; (2) realizar a redução do componente da giba dorsal (2-3 mm); (3) realizar a reconstrução septal e a coleta de cartilagem, deixando uma haste em L; (4) reconstituir o dorso com a técnica de retalho expansor em quatro etapas, conforme descrito anteriormente; (5) realizar a ressecção cefálica, deixando uma faixa de borda alar de 6 mm; (6) colocar um enxerto de suporte columelar; (7) usar suturas intercrural, interdomal e transdomal (PDS 5-0); (8) realizar osteotomias laterais perfuradas percutâneas de baixo para baixo; (9) realizar a liberação do músculo depressor *septi nasi*; (10) colocar enxertos de contorno alar estendidos bilaterais. (**e-g**) Vistas comparativas da aparência pré-operatória e pós-operatória de 7 meses da paciente demonstram a melhora das linhas estéticas dorsais simétricas. A correção da giba dorsal e a rotação da ponta também podem ser notadas. Além disso, foram tratados os desvios do eixo e do septo caudal.

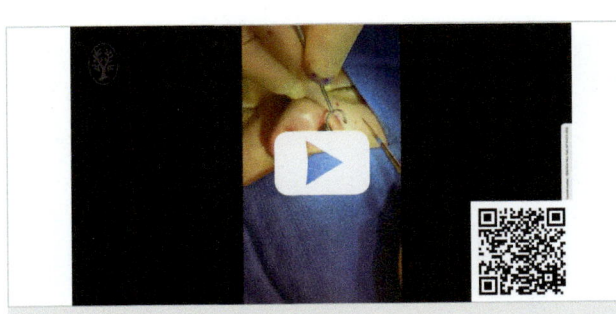

Vídeo 29.2 Enxerto de contorno alar retrógrado duplo.

> **Dica de Especialista**
>
> *Em pacientes com retração alar menor residual após o fechamento da pele da rinoplastia aberta, o enxerto duplo retro alar é realizado inferiormente aos enxertos de contorno alar previamente colocados.*

29.6 Análise de caso: Enxertos de Contorno Alar Estendidos Bilaterais

Uma paciente de 29 anos de idade desejava uma melhora estética em seu nariz. Ela também se queixava de obstrução das vias aéreas nasais (▶ Fig. 29.7a-c).

29.7 Conclusão

As deformidades do rebordo alar são um dos problemas mais comuns que afetam os pacientes submetidos a rinoplastias primárias e secundárias. Os enxertos de contorno alar têm se mostrado eficazes não apenas no tratamento de deformidades específicas do rebordo, mas também na sua prevenção. Vários tipos de enxertos de contorno alar foram descritos e seu uso depende do que se está tentando alcançar. Variações do enxerto tradicional, como os tipos estendido e fixo estendido, permitem um nível de suporte mais robusto quando necessário. O enxerto de contorno alar retrógrado duplo também pode ser usado em combinação com qualquer outro tipo de enxerto de contorno alar para tratar a porção mais lateral da borda alar.

Referências

[1] Unger JG, Roostaeian J, Small KH, et al. Alar contour grafts in rhinoplasty: a safe and reproducible way to refine alar contour aesthetics. Plast Reconstr Surg. 2016; 137(1):52-61

[2] Rohrich RJ, Adams WP, Ahmad J, Gunter J, eds. Dallas Rhinoplasty: Nasal Surgery by the Masters. CRC Press; 2014

[3] Toriumi DM, Josen J, Weinberger M, Tardy ME, Jr. Use of alar batten grafts for correction of nasal valve collapse. Arch Otolaryngol Head Neck Surg. 1997; 123(8):802-808

[4] Troell RJ, Powell NB, Riley RW, Li KK. Evaluation of a new procedure for nasal alar rim and valve collapse: nasal alar rim reconstruction. Otolaryngol Head Neck Surg. 2000; 122(2):204-211

[5] Guyuron B. Alar rim deformities. Plast Reconstr Surg. 2001; 107(3):856-863

[6] Guyuron B, Bigdeli Y, Sajjadian A. Dynamics of the alar rim graft. Plast Reconstr Surg. 2015; 135(4):981-986

[7] Cochran CS, Sieber DA. Extended alar contour grafts: an evolution of the lateral crural strut graft technique in rhinoplasty. Plast Reconstr Surg. 2017; 140(4):559e-567e

[8] Rohrich RJ, Afrooz PN. The infratip lobule butterfly graft: balancing the transition from the tip lobule to the alar lobule. Plast Reconstr Surg. 2018; 141(3):651-654

[9] Gunter JP, Rohrich RJ, Friedman RM. Classification and correction of alar-columellar discrepancies in rhinoplasty. Plast Reconstr Surg. 1996; 97(3): 643-648

[10] Rohrich RJ, Raniere J, Jr, Ha RY. The alar contour graft: correction and prevention of alar rim deformities in rhinoplasty. Plast Reconstr Surg. 2002; 109(7):2495-2505, discussion 2506-2508

30 Enxertos de Suporte Crural Lateral

Dean M. Toriumi ▪ Anmol Chattha ▪ Kathryn Landers

Resumo

O complexo da cartilagem lateral inferior (LLC) é fundamental para proporcionar um contorno ideal da ponta nasal.[1,2,3,4,5] Além da aparência da ponta nasal, a forma e a posição das LLCs podem ter impacto profundo nas vias aéreas nasais. Uma *crus* lateral inferior favorável tem as margens caudal e cefálica aproximadamente no mesmo nível horizontal, com a *crus* orientada obliquamente a aproximadamente 32 a 42 graus da linha média.[1] Em alguns pacientes, as suturas isoladas podem ser adequadas para alterar a forma e a posição das LLCs. Entretanto, quando as técnicas de sutura são inadequadas, os enxertos de cartilagem geralmente são necessários para ajudar a criar essa orientação. Os enxertos de suporte crural lateral permitem que o cirurgião aborde de forma abrangente o formato e a orientação crural lateral para produzir uma ponta esteticamente agradável.

Palavras-chave: Enxertos de suporte crural lateral, cirurgia da ponta nasal, válvula nasal externa

Pontos Principais

- Os enxertos de suporte crural lateral podem ser usados de forma eficaz para reposicionar as LLCs, refinar a ponta e ampliar a via aérea nasal com suporte da parede lateral para pacientes com colapso da válvula nasal externa subjacente.
- Os enxertos de suporte crural lateral são normalmente colocados na superfície profunda da *crus* lateral após a elevação da pele vestibular da parte inferior da cartilagem.
- Em casos secundários complexos, os domos e as *crura* laterais podem estar gravemente deformados, exigindo o uso de enxertos de substituição das *crura* laterais.
- Os enxertos de suporte crural lateral requerem uma quantidade significativa de cartilagem e podem não ser viáveis em pacientes com uma quantidade limitada de cartilagem disponível para o material de enxerto.

30.1 Introdução

A aparência da ponta nasal é determinada por muitos fatores, inclusive a forma e a posição das cartilagens nasais e a espessura da pele e do envelope de tecido mole. O complexo da cartilagem lateral inferior (LLC) é fundamental para proporcionar um contorno ideal da ponta nasal.[1,2,3,4,5] Além da aparência da ponta nasal, a forma e a posição das LLCs podem ter um impacto profundo nas vias aéreas nasais. Uma *crus* lateral inferior favorável tem as margens caudal e cefálica aproximadamente no mesmo nível horizontal, com a *crus* orientada obliquamente a cerca de 32 a 42 graus da linha média (▶ Fig. 30.1).[1] Em alguns pacientes, as suturas sozinhas podem ser adequadas para alterar a forma e a posição das LLCs. Entretanto, quando as técnicas de sutura são inadequadas, os enxertos de cartilagem geralmente são necessários para ajudar a criar essa orientação. Um enxerto de suporte crural lateral é um enxerto de cartilagem de 28 a 30 mm de comprimento colocado na superfície inferior da *crus* lateral perto do domo, que se estende lateralmente em uma bolsa criada na parede lateral alar.[6,7] Os enxertos de suporte crural lateral permitem que o cirurgião aborde de forma abrangente o formato e a orientação da *crus* lateral para produzir uma ponta esteticamente agradável. Este capítulo analisa a ponta nasal ideal, as indicações e as desvantagens do enxerto de suporte crural lateral, as técnicas cirúrgicas para a inserção e fixação de um enxerto de suporte lateral e a substituição e o reposicionamento em casos desafiadores.

30.2 A ponta Nasal Ideal e a Tomada de Decisões Pré-Operatórias

- Uma ponta esteticamente agradável tem uma transição suave do lóbulo da ponta para o lóbulo alar sem uma linha de demarcação (▶ Fig. 30.2). O complexo LLC é fundamental para proporcionar esse contorno.
- Uma *crus* lateral inferior favorável é orientada de modo que a margem caudal e a margem cefálica estejam aproximadamente no mesmo plano horizontal, e a margem caudal do domo seja posicionada um pouco mais alta do que a margem cefálica do domo.

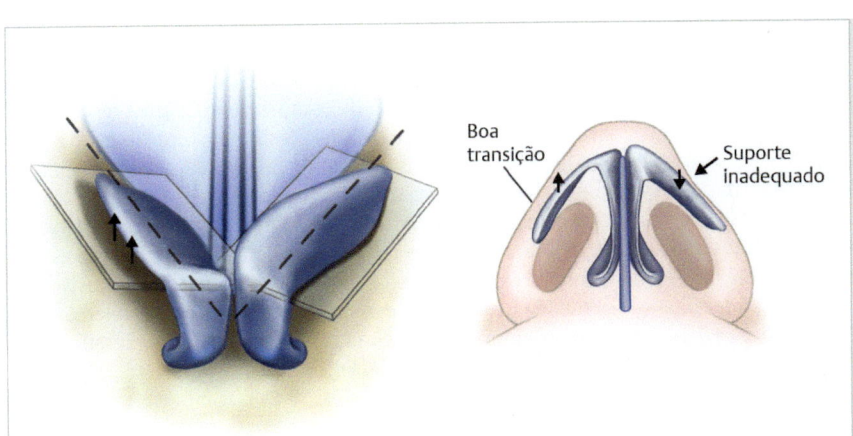

Fig. 30.1 Idealmente, as *crura* laterais são anguladas com a margem caudal no mesmo nível ou mais alta do que a margem cefálica e divergindo de 32 a 42 graus da linha média. (Esta imagem é usada com a permissão de Dean M. Toriumi, MD.)

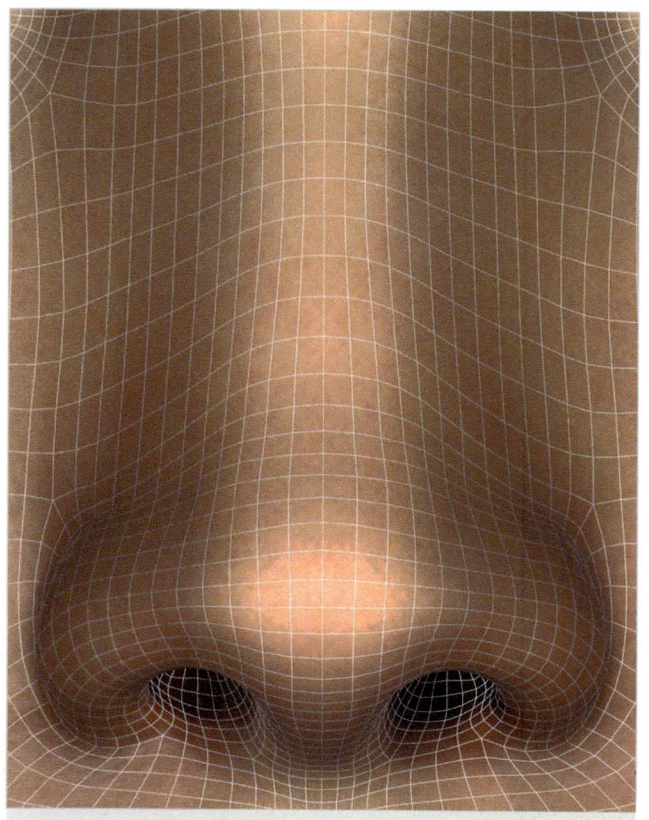

Fig. 30.2 O contorno ideal da ponta mostra uma transição suave da ponta para o lóbulo alar sem sombras que isolam a ponta. (Esta imagem é usada com a permissão de Dean M. Toriumi, MD.)

- Conforme descrito por Çakir e Daniel, o ângulo de repouso ideal entre a cartilagem lateral superior e a LLC é de 100 graus.[8] Esse ângulo também é conhecido como "ângulo de repouso crural lateral".
- Além do mau posicionamento rotacional, as LLCs podem ser orientadas cefalicamente. Quando as LLCs são orientadas cefalicamente, a crus lateral é orientada ao longo de um eixo alinhado com o canto medial, em oposição ao canto lateral, levando à deformidade característica da ponta nasal em parêntese.[5]
- Mesmo as LLCs que estão bem posicionadas podem ser problemáticas se forem fracas, levando ao colapso da parede lateral com inspiração.
- Essas anormalidades da crus lateral são resultado do formato, da orientação ou de uma combinação de formato e orientação da crus lateral. Essas anormalidades podem ser causadas por deformidades primárias das LLCs ou por deformidades secundárias decorrentes de crura laterais enfraquecida ou com ressecção excessiva de cirurgia anterior.
- Embora uma variedade de métodos tenha sido proposta para corrigir anormalidades da crus lateral, cada técnica aborda apenas um subconjunto específico de pacientes. Descobrimos que o enxerto de suporte da crus lateral é a ferramenta mais versátil para remodelar, reposicionar e reconstruir a crus lateral.
- Um enxerto de suporte crural lateral é um enxerto estrutural colocado na superfície inferior da crus lateral próximo ao domo, que se estende lateralmente em uma bolsa criada na parede lateral alar.
- Os enxertos de strut crural lateral permitem que o cirurgião aborde, de forma abrangente, o formato e a orientação crural lateral para produzir uma ponta esteticamente agradável.

30.3 Indicações e Contraindicações

- As indicações originais para os enxertos de suporte da crus lateral, conforme descrito em 1997 por Gunter e Friedman, incluíam a correção de uma ponta nasal quadrada, crus lateral mal posicionada, retração da borda alar, colapso da borda alar e crus lateral côncava.[6]
- Os enxertos de suporte crural lateral podem ser usados de forma eficaz para reposicionar as LLCs, refinar a ponta, fornecer suporte para a ponta e ampliar a via aérea nasal com suporte para a parede lateral em pacientes com colapso da válvula nasal externa subjacente.
- Os pacientes com cruras laterais fracas e orientadas cefalicamente devem ser tratados de forma mais agressiva e, muitas vezes, exigem o reposicionamento da crura lateral em uma bolsa mais caudal com enxertos fortes de suporte da crura lateral.
- Os enxertos de strut crural lateral requerem uma quantidade significativa de cartilagem e podem não ser uma opção em pacientes com uma quantidade limitada de cartilagem disponível como material de enxerto.[9,10,11,12]

30.4 Etapas da Operação – Enxerto de Suporte Crural Lateral

- No intraoperatório, podem ser colocadas suturas domais para estreitar os domos e reorientar a crura lateral. Se essas suturas não ajustarem adequadamente a largura da ponta e ainda houver um formato ou uma posição desfavorável das LLCs, passamos à colocação de enxertos de suporte da crus lateral.
- A cartilagem septal é forte e flexível, mas nem sempre está disponível. Nesse caso, a resistência da cartilagem da costela permite a redução da espessura do enxerto à custa do aumento da rigidez da ponta (consulte o Capítulo 18 sobre a coleta da cartilagem da costela).
- As cruras laterais são liberadas da mucosa vestibular subjacente. O anestésico local é injetado para facilitar a dissecção por meio de hidrodissecção. A dissecção é iniciada ao longo da margem caudal e prossegue cefalicamente.
- É fundamental criar uma bolsa de tamanho adequado para o enxerto de suporte crural lateral. Se a bolsa for muito pequena, os enxertos se dobrarão e resultarão em uma deformidade. A extensão lateral do enxerto deve estar em uma bolsa alar criada caudalmente à junção da cartilagem acessória da crus lateral. Isso fornece suporte tanto para a região paradomal quanto para a parede lateral e a borda alar. Como alternativa, foi descrita a colocação do enxerto na asa, caudal à extensão posterior da crus lateral.
- Os enxertos geralmente têm de 1 a 1,5 mm de espessura, 5 mm de largura e 25 a 30 mm de comprimento. Para a maioria das mulheres, um enxerto de 26 a 28 mm de comprimento é adequado. O comprimento exato necessário depende do grau de colapso das vias aéreas e da retração alar.
- Os enxertos de suporte da crus lateral são suturados à superfície inferior da crus lateral para achatar e fortalecer as cartilagens. Quando fixadas aos enxertos, as cruras laterais são achatadas, reforçadas e assumem o formato dos enxertos. Elas podem então ser estreitadas, se indicado, sem serem enfraquecidas e distorcidas (▶ Fig. 30.3a-e).
- Como as LLCs assumem o formato dos enxertos de suporte crural lateral, é importante que os enxertos de suporte tenham um formato favorável. Os enxertos de suporte crural lateral ideais são retos ou têm uma leve curva convexa para evitar a obstrução das vias aéreas.

30.4 Etapas da Operação – Enxerto de Suporte Crural Lateral

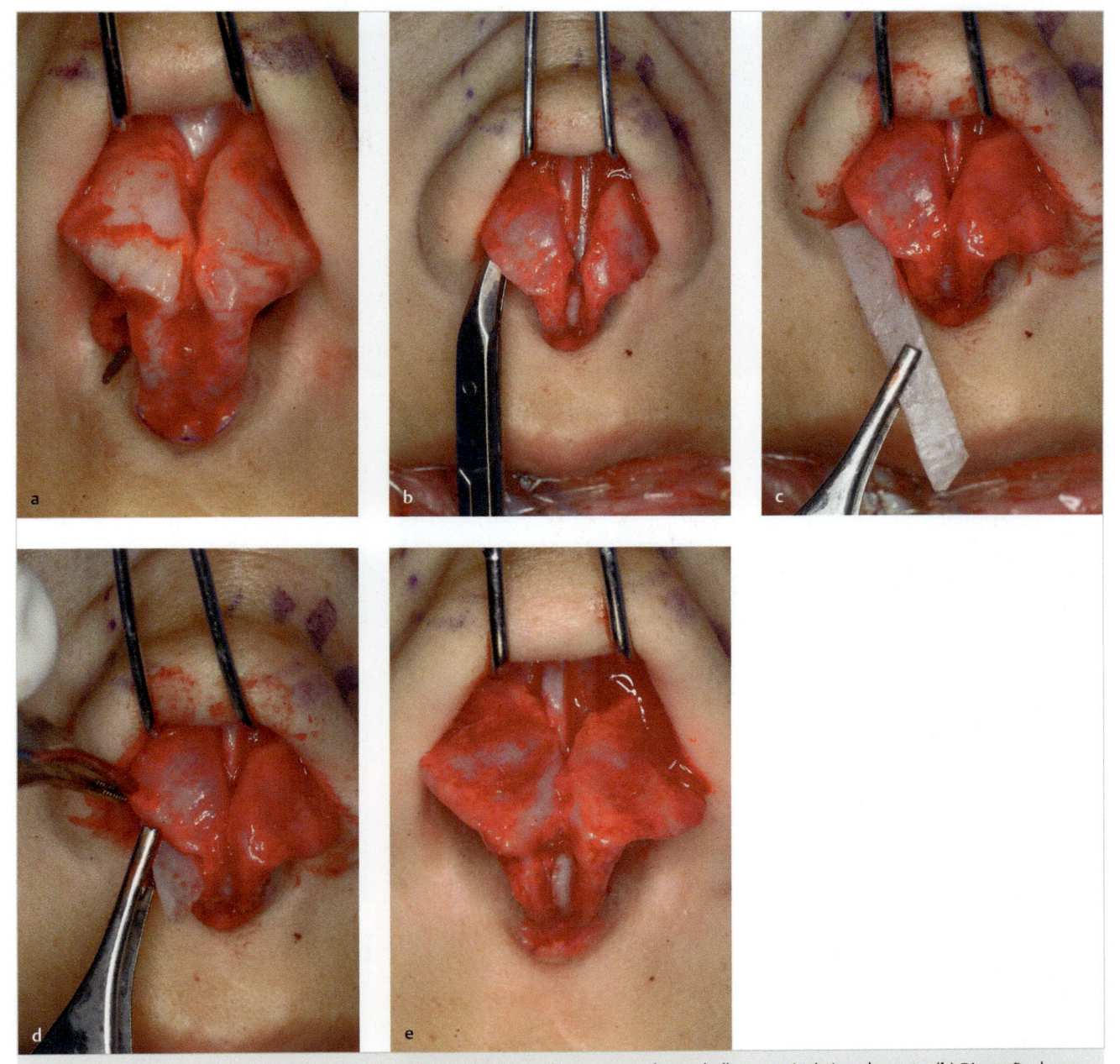

Fig. 30.3 Colocação de um enxerto de suporte crural lateral (LCSG). (**a**) Observe as cartilagens bulbosas assimétricas da ponta. (**b**) Dissecção da bolsa sob a crura lateral. (**c**) Colocação do LCSG. (**d**) O LCSG se estende lateralmente. (**e**) Ambas as *crura* laterais são achatadas após a colocação dos LCSGs, e uma sutura domal orientada obliquamente é colocada.

> **Dica de Especialista**
>
> O formato dos enxertos de suporte crural lateral é importante para a função nasal. Os enxertos que são convexos medialmente podem causar o bloqueio da via aérea nasal. Os enxertos devem ser ligeiramente côncavos na superfície medial ou retos para melhorar a função nasal.

- A colocação do enxerto de suporte crural lateral superficialmente à *crus* lateral não é recomendada devido ao risco de um degrau visível na extremidade anterior do enxerto.

- A posição dos domos pode ser alterada com enxertos de suporte crural lateral. Isso é útil em pacientes com narizes superprojetados para diminuir a projeção da ponta e contrarrotar a ponta[9] (▶ Fig. 30.4a-k). O posicionamento preciso da borda medial do enxerto cria um novo ponto de definição da ponta ao longo da *crura* média. O posicionamento medial do enxerto de suporte crural lateral desprojeta e desrota a ponta, enquanto o posicionamento lateral do enxerto pode aumentar a projeção e a rotação. A nova posição do domo é fixada com a colocação de suturas domais orientadas obliquamente de PDS 5-0 através da margem medial do enxerto e das LLCs nativas. A sutura pode ser amarrada entre os domos para evitar a visibilidade através da pele. ▶ Vídeo 30.1 demonstra essa técnica.

Enxertos de Suporte Crural Lateral

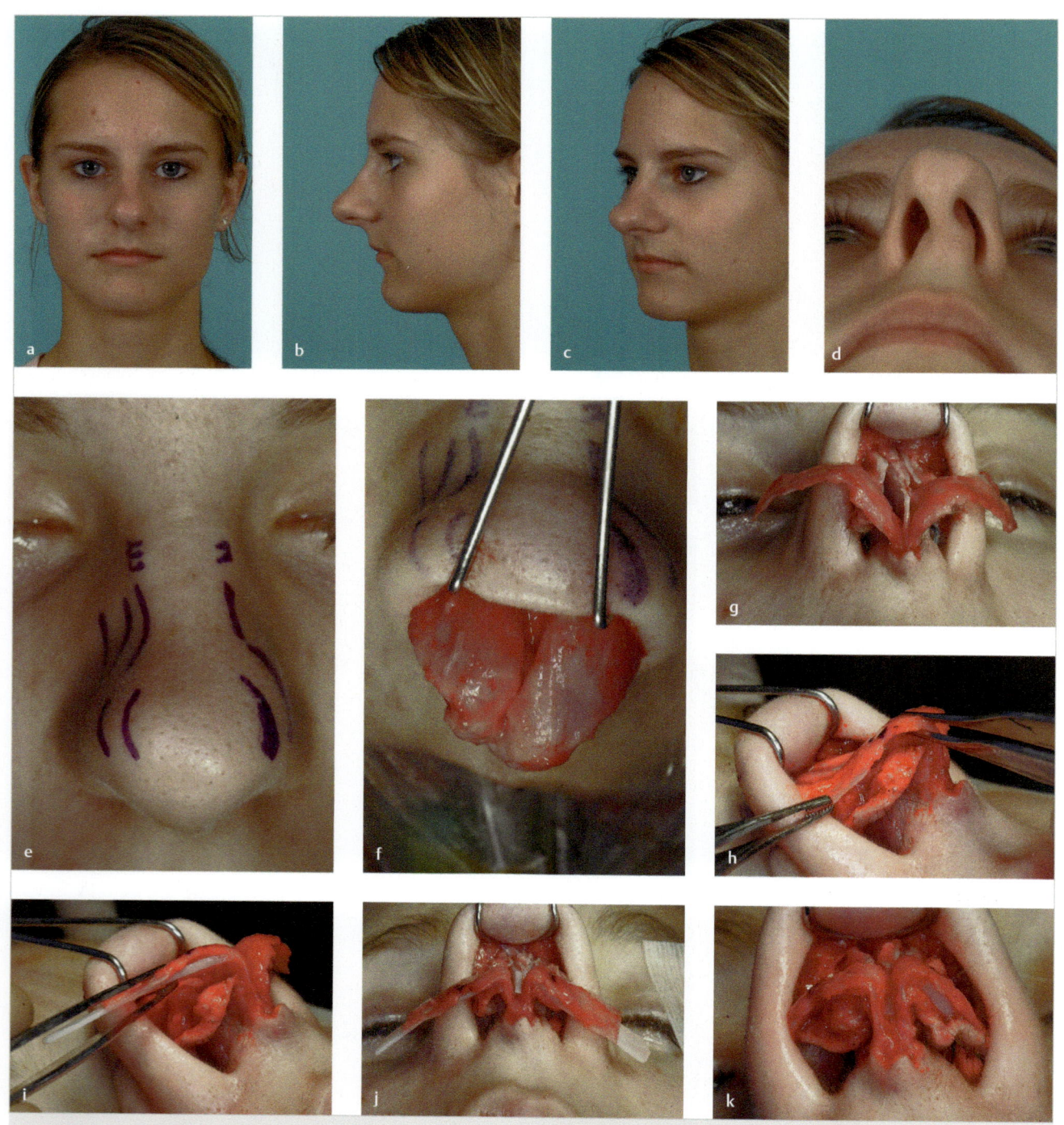

Fig. 30.4 Um paciente com uma ponta superprojetada. (**a**) Vista frontal pré-operatória. (**b**) Vista lateral pré-operatória. (**c**) Vista oblíqua pré-operatória. (**d**) Vista basal pré-operatória. (**e**) Observe a ponta nasal bulbosa. (**f**) *Crura* laterais muito grandes posicionadas cefalicamente. (**g**) *Crura* laterais liberadas. (**h**) Domos movidos medialmente para diminuir a projeção da ponta. (**i**) Enxerto de suporte crural lateral (LCSG) colocado para mover o domo medialmente. (**j**) Ambos os LCSGs colocados. (**k**) *Crura* laterais colocadas nas bolsas. *(Continua)*

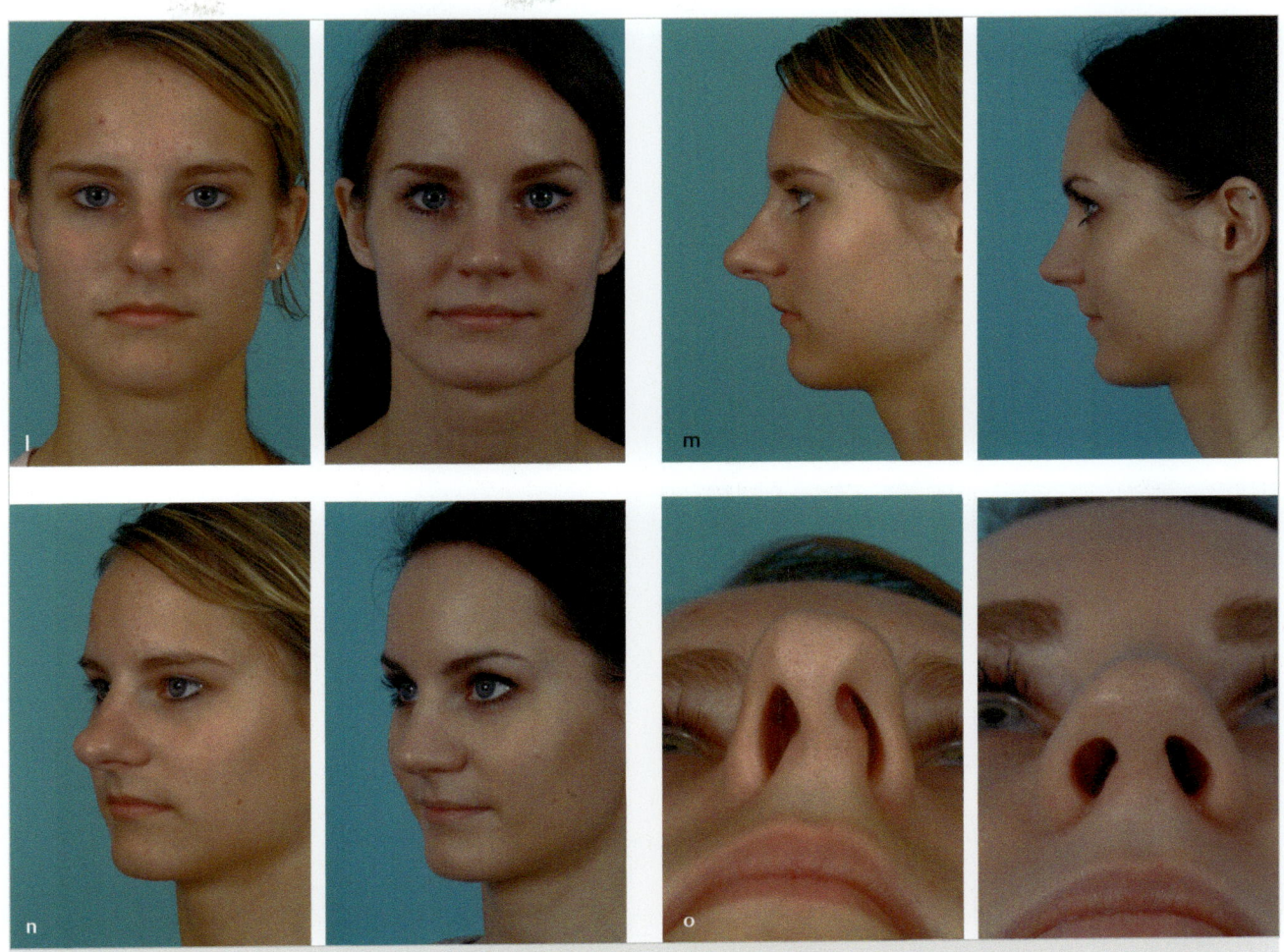

Fig. 30.4 *(Continuação)* **(l)** Vista frontal com 7 anos de pós-operatório (direita). **(m)** Vista lateral pós-operatória (direita). **(n)** Vista oblíqua pós-operatória (direita). **(o)** Vista basal pós-operatória (direita). ▶ Vídeo 30.1 mostra a cirurgia da ponta dessa paciente.

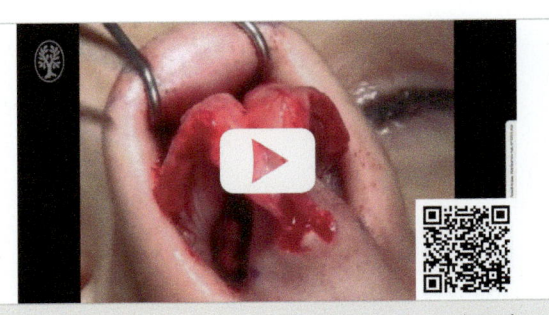

Vídeo 30.1 Desprojeção da ponta nasal: As fixações de tecido mole entre as *crura* mediais são divididas de forma cortante com uma tesoura (0:01). As *crura* mediais são suturadas ao septo caudal em uma posição desprojetada com fio de sutura simples 4-0 (0:18). A pele vestibular é dissecada da superfície inferior das *crura* laterais para liberar as *crura* laterais (0:30). Um marcador é usado para indicar a posição original do domo (0:50). Mover a posição do domo medialmente diminui a projeção da ponta (0:56). Um enxerto de suporte crural lateral é suturado à superfície inferior da *crus* lateral com a borda caudal na superfície inferior da nova posição do domo (1:00). Uma sutura PDS 5-0 é usada para colocar uma sutura domal orientada obliquamente para estreitar os domos (1:15). Uma bolsa é dissecada na parede lateral do nariz para permitir o reposicionamento da *crus* lateral com o enxerto de suporte da *crus* lateral anexado (1:30). As *crura* mediais são suturadas ao septo caudal em uma posição retroprojetada (1:39). A vista basal do nariz mostra a ponta desprojetada (1:53).

> **Dica de Especialista**
>
> *Mover os domos medialmente pode ajudar a desprojetar a ponta nasal, enquanto mover os domos lateralmente pode aumentar a projeção. Os enxertos de suporte crural lateral podem ajudar a estabilizar os LLCs e apoiar a nova posição da ponta.*

30.5 Etapas Cirúrgicas – Reposicionamento e Substituição

- Em casos secundários complexos, os domos nativos e as *cruras* laterais podem estar gravemente deformados por tecido cicatricial, múltiplos enxertos e ressecção excessiva anterior.
- Se não houver *crura* média ou lateral utilizável, novas *cruras* podem ser formadas a partir de enxertos de substituição da crural lateral. Os enxertos de substituição crural lateral são suturados à extensão do septo caudal ou ao enxerto de substituição do septo caudal (▶ Fig. 30.5a–l). Como alternativa, as *cruras* laterais côncavas podem ser reposicionadas no lado contralateral para obter a orientação correta. O ▶ Vídeo 30.2 demonstra uma reconstrução da ponta nasal usando cartilagem de costela.

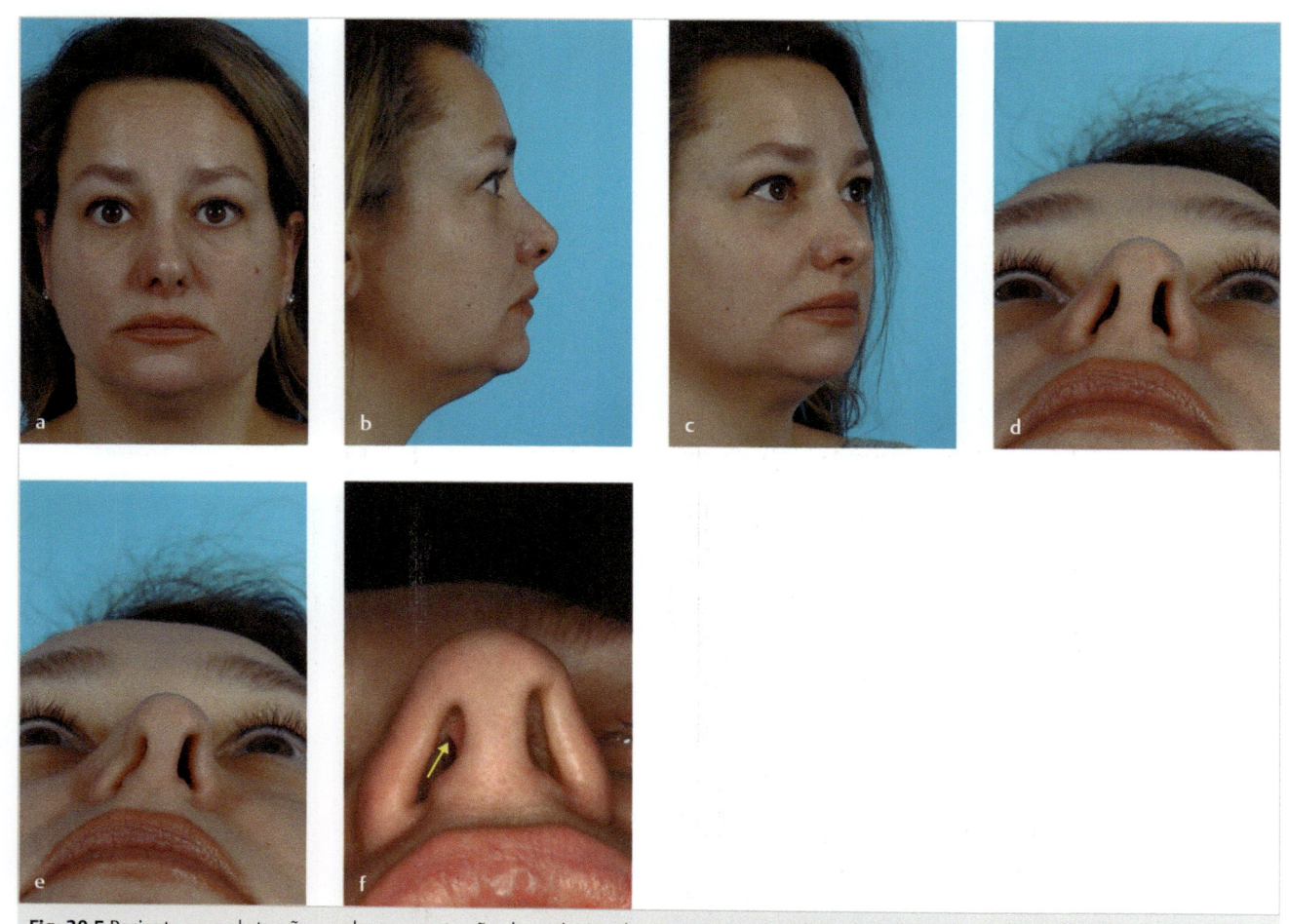

Fig. 30.5 Paciente com obstrução nasal grave e retração alar após rinoplastia anterior. (**a**) Vista frontal pré-operatória. (**b**) Vista lateral pré-operatória. (**c**) Vista oblíqua pré-operatória. (**d**) Vista basal pré-operatória em repouso. (**e**) Vista basal pré-operatória durante a inspiração. (**f**) Vista basal pré-operatória mostrando estenose vestibular. A seta amarela aponta para a cicatriz contraída. *(Continua)*

30.5 Etapas Cirúrgicas – Reposicionamento e Substituição

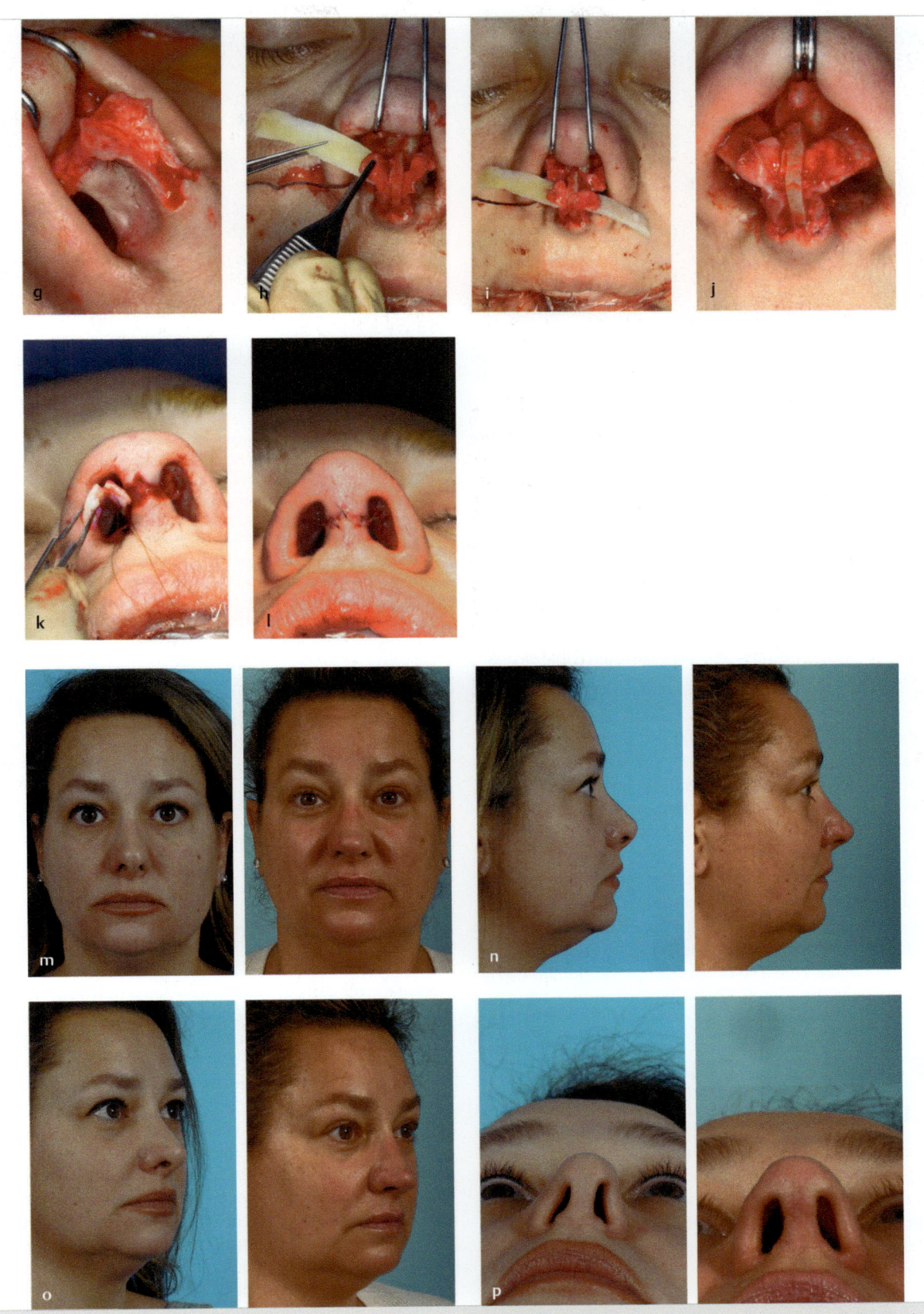

Fig. 30.5 *(Continuação)* **(g)** *Crura* laterais removidas em cirurgia anterior. **(h)** Enxertos longos de suporte crural lateral de cartilagem de costela (LCSGs) suturados a pequena sobre das *crura* laterais. **(i)** Ambos os LCSGs no lugar. **(j)** LCSGs colocados nas bolsas. **(k)** Enxerto composto colocado no vestíbulo nasal para realinhar a válvula. **(l)** Vista basal no final da operação. **(m)** Vista frontal com 3 anos de pós-operatório (*direita*). **(n)** Vista lateral pós-operatória (*direita*). **(o)** Vista oblíqua pós-operatória (*direita*). **(p)** Vista basal pós-operatória em repouso (*direita*). **(q)** Vista basal pós-operatória durante a inspiração (*direita*). **(m)** Vista frontal em 3 anos de pós-operatório (*direita*). **(n)** Vista lateral pós-operatória (*direita*). **(o)** Vista oblíqua pós-operatória (*direita*). **(p)** Vista basal pós-operatória em repouso (*direita*).

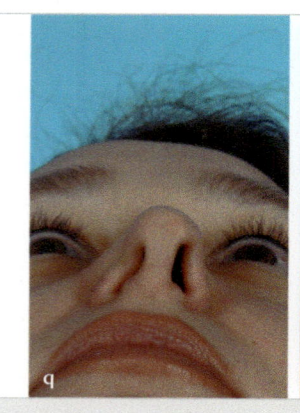

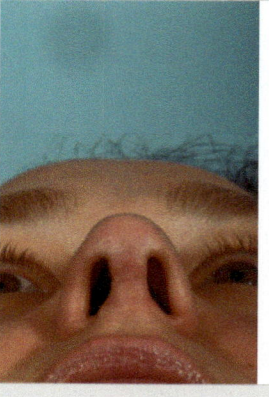

Fig. 30.5 *(Continuação)* (**q**) Vista basal pós-operatória após a inspiração (*direita*).

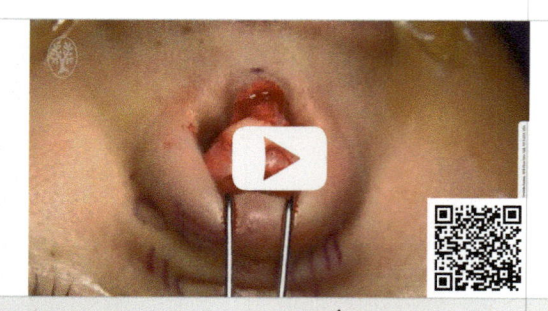

Vídeo 30.2 Reconstrução da ponta nasal: É mostrada uma ponta nasal com deformidade (0:01). Um enxerto de extensão do septo caudal é colocado e fixado entre dois enxertos expansores estendidos para contrarrotação e alongamento do nariz (0:05). A margem inferior do enxerto de extensão do septo caudal é suturada ao septo caudal existente (0:23). Injeta-se anestésico local para hidrodissecar a pele vestibular da superfície inferior da *crus* lateral (0:30). A pele vestibular é cuidadosamente dissecada da superfície inferior da *crus* lateral com uma tesoura (0:38). A cartilagem da *crus* lateral é liberada lateralmente, com cuidado para não danificar a pele vestibular (1:00). As *crura* laterais são amputadas das *crura* mediais porque a cartilagem está deformada devido à cirurgia anterior (1:13). Os remanescentes da *crus* lateral são usados para reconstruir a nova *crus* lateral (1:20). As novas *crura* laterais são suturadas ao enxerto de extensão septal caudal com uma sutura PDS 5-0 (1:25). Um enxerto de suporte crural lateral é suturado à superfície inferior do enxerto de substituição crural lateral (2:18). Uma sutura domal é colocada para fixar o enxerto de substituição crural lateral e o enxerto de suporte crural lateral ao enxerto de extensão do septo caudal (3:06). O enxerto de suporte crural lateral é fixado à superfície inferior do enxerto de substituição crural lateral no outro lado (3:36). A sutura do domo é repetida no segundo lado (4:06). As bolsas para substituição dos enxertos de suporte crural lateral são feitas (4:28). A pele vestibular é recolocada nas *crura* mediais e no enxerto de extensão do septo caudal com uma sutura simples catgut 4-0 (5:38). Um pequeno enxerto de ponta de cartilagem macio é suturado sobre os domos para aumentar a definição (6:57). Na vista lateral, o nariz foi contrarrotacionado e a retração alar foi corrigida (7:25). Na vista frontal, há um bom contorno nasal no dorso nasal e na abóbada média, com retração alar reduzida e melhor simetria das bases alares (7:38).

- O tecido macio e flexível é ideal para os enxertos de substituição da *crus* lateral. Uma *crus* lateral remanescente com tecido cicatricial anexado é ideal devido à sua flexibilidade e resistência. O tecido cicatricial e o pericôndrio da costela também são boas opções.

> **Dica de Especialista**
>
> *As novas* crura *laterais podem ser reconstruídas a partir de remanescentes das* crura *laterais, pericôndrio da costela ou até mesmo tecido cicatricial*

- Os enxertos de suporte crural lateral podem ser suturados à superfície inferior dos enxertos de substituição crural lateral para fornecer suporte à parede lateral. Eles devem medir de 28 a 32 mm de comprimento, dependendo do tamanho do nariz e da quantidade de suporte de parede lateral necessária.
- Os enxertos de suporte crural lateral ideais são ligeiramente curvados e o lado côncavo é orientado para a via aérea nasal para garantir a permeabilidade da via aérea. Uma vez que os enxertos de suporte crural lateral estejam no lugar, os domos podem ser criados com a colocação de suturas domais orientadas obliquamente com PDS 5-0 bilateralmente.

30.6 Análises de Casos

30.6.1 Caso 1

Um paciente de 17 anos de idade apresentava um nariz desviado com ponta bulbosa e uma giba dorsal. Para conservar a cartilagem septal e minimizar o trauma no dorso, foi usada uma abordagem de preservação dorsal com a descida do dorso e o retalho em Z subdorsal para tratar a giba dorsal (▶ Fig. 30.6a-p).

30.6.2 Caso 2

Paciente de 26 anos de idade, submetido a duas rinoplastias anteriores, apresentava uma ponta nasal com rotação excessiva e retração alar (▶ Fig. 30.7a-u).

30.7 Conclusão

Os enxertos de suporte da *crus* lateral oferecem uma solução racional e versátil para uma ampla gama de deformidades e deficiências da *crus* lateral. Descobrimos que eles são úteis para contornar a ponta em pacientes com pontas quadradas, bem como em pacientes com *crura* laterais excessivamente convexas ou côncavas. Da mesma forma, eles são eficazes para fornecer suporte à parede lateral alar em pacientes com *crura* laterais mal posicionadas e colapso da borda alar. Os enxertos de suporte da *crus* lateral são a base de nossa abordagem para a reconstrução da ponta em rinoplastias secundárias em que as *crura* laterais estão enfraquecidas ou ressecadas. Inicialmente, o cirurgião novato deve considerar apenas a colocação de enxertos de suporte da *crus* lateral sob a *crus* lateral e não reposicioná-las. Com a experiência, o reposicionamento da *crus* lateral com enxerto de suporte pode ser realizado em pacientes com assimetrias na margem alar. Apesar de suas muitas vantagens, os enxertos de suporte da *crus* lateral podem ser tediosos e demorados. Eles também exigem uma fonte adequada de cartilagem autóloga, o que pode exigir a coleta da cartilagem da costela em pacientes de rinoplastia secundária. Os enxertos

30.7 Conclusão

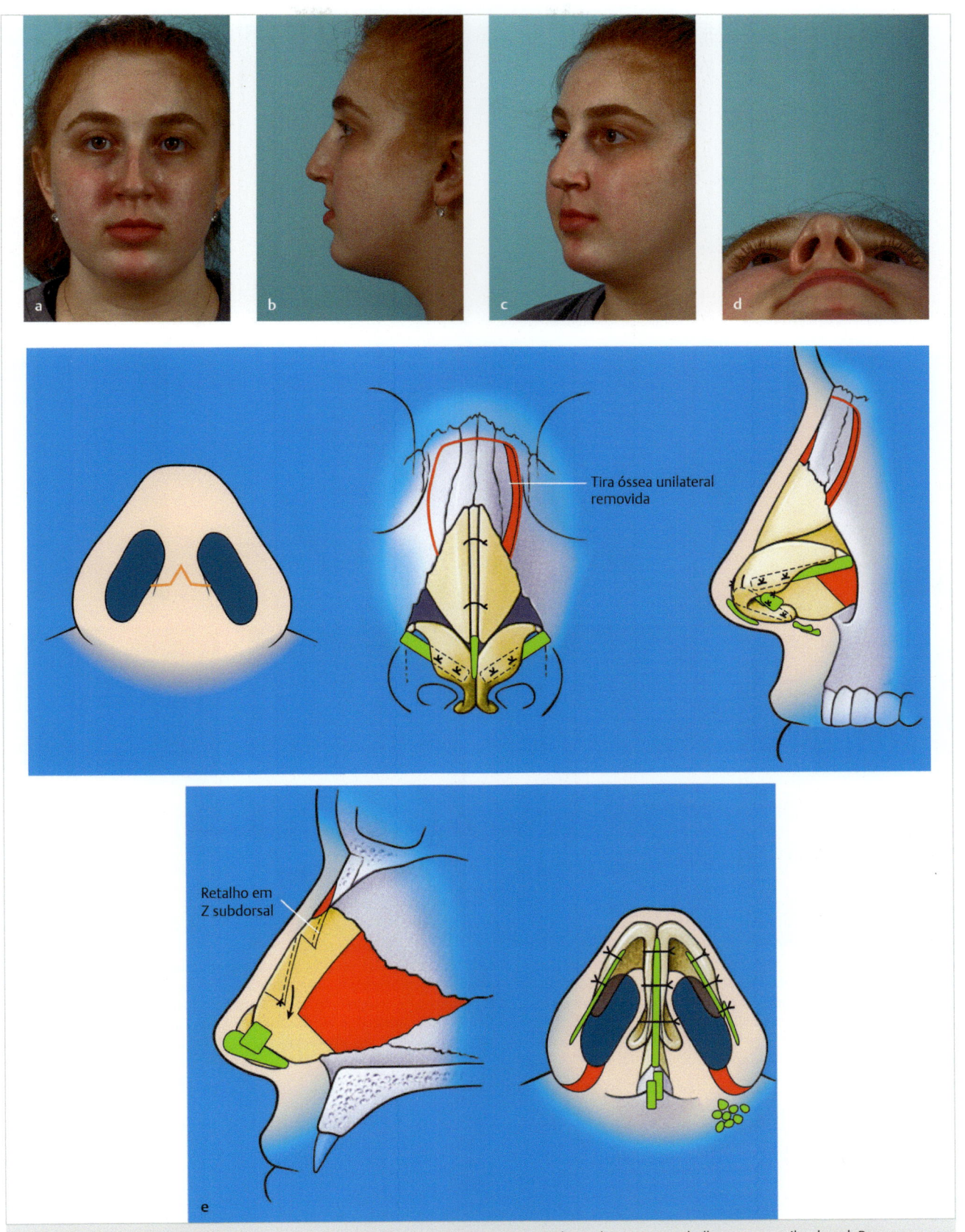

Fig. 30.6 Exemplo de caso 1. Uma paciente de 17 anos de idade apresentava um nariz desviado com ponta bulbosa e uma giba dorsal. Para conservar a cartilagem septal e minimizar o trauma no dorso, foi utilizada uma abordagem de preservação dorsal com a descida do dorso e o retalho em Z subdorsal para tratar a giba dorsal. (**a**) Vista frontal pré-operatória. (**b**) Vista lateral pré-operatória. (**c**) Vista oblíqua pré-operatória. (**d**) Vista basal pré-operatória. (**e**) Diagrama de Gunter. *(Continua)*

Enxertos de Suporte Crural Lateral

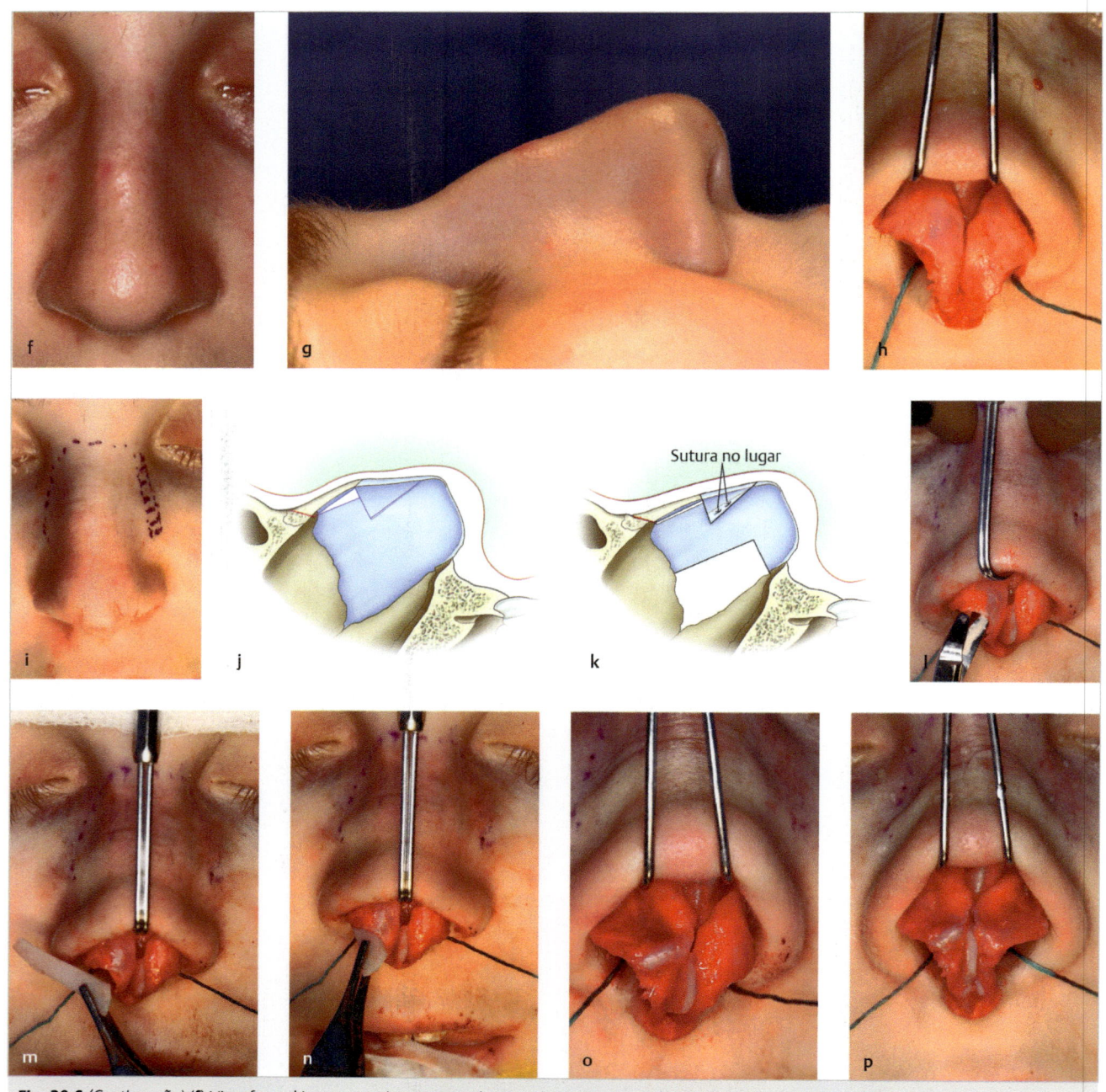

Fig. 30.6 *(Continuação)* **(f)** Vista frontal intraoperatória mostrando nariz desviado com ponta bulbosa. **(g)** Vista lateral intraoperatória mostrando uma giba dorsal de tamanho moderado. **(h)** Cartilagens da ponta no intraoperatório mostrando bulbosidade e assimetrias. **(i)** Tira óssea unilateral removida do lado oposto ao desvio. **(j)** Retalho em Z subdorsal desenhado e incisado, com segmento de cartilagem triangular removido abaixo da giba óssea. **(k)** Retalho em Z subdorsal sobreposto ao lado esquerdo para retificar o nariz. **(l)** Bolsa dissecada sob a *crus* lateral. **(m)** Enxerto de suporte da *crus* lateral (LCSG) de tamanho menor colocado ao longo da margem caudal da *crus* lateral. **(n)** Colocação do LCSG à direita. **(o)** LCSG no lugar, e sutura domal orientada obliquamente também colocada. **(p)** Ambas as *crura* laterais tratadas com LCSGs e suturas domais sem ressecção cefálica. *(Continua)*

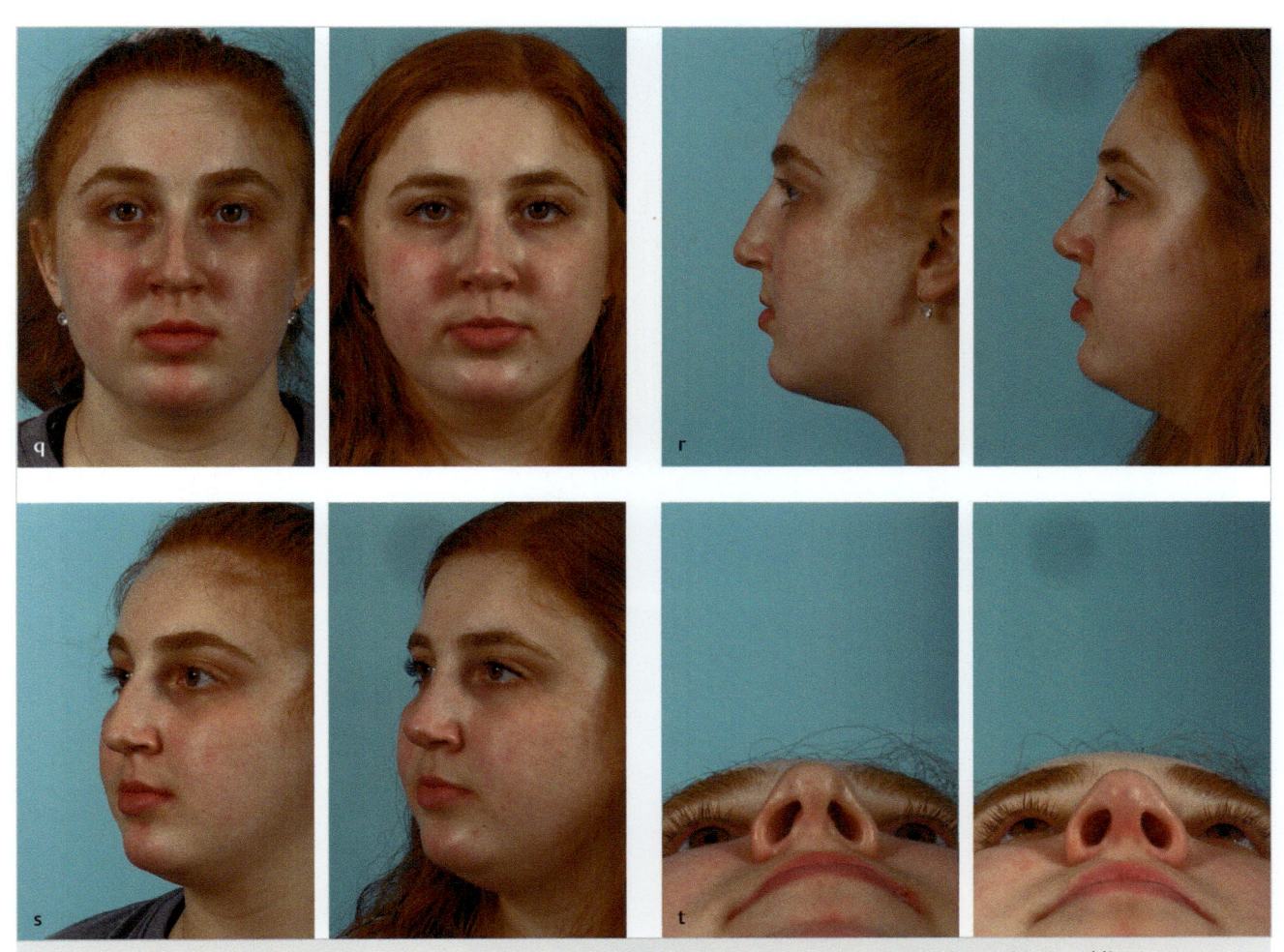

Fig. 30.6 *(Continuação)* **(q)** Vista frontal em um ano de pós-operatório *(direita)*. **(r)** Vista lateral pós-operatória *(direita)*. **(s)** Vista oblíqua pós-operatória *(direita)*. **(t)** Vista basal pós-operatória *(direita)*.

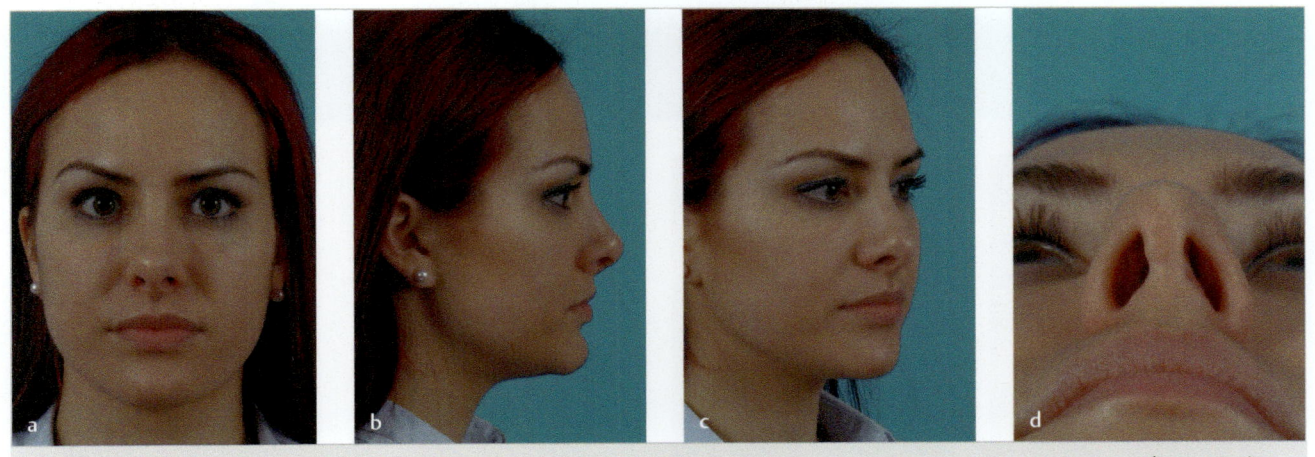

Fig. 30.7 Exemplo de caso 2. Uma paciente de 26 anos de idade, submetida a duas rinoplastias anteriores, apresentava uma ponta nasal com rotação excessiva e retração alar. **(a)** Vista frontal pré-operatória. **(b)** Vista lateral pré-operatória. **(c)** Vista oblíqua pré-operatória. **(d)** Vista basal pré-operatória. *(Continua)*

Enxertos de Suporte Crural Lateral

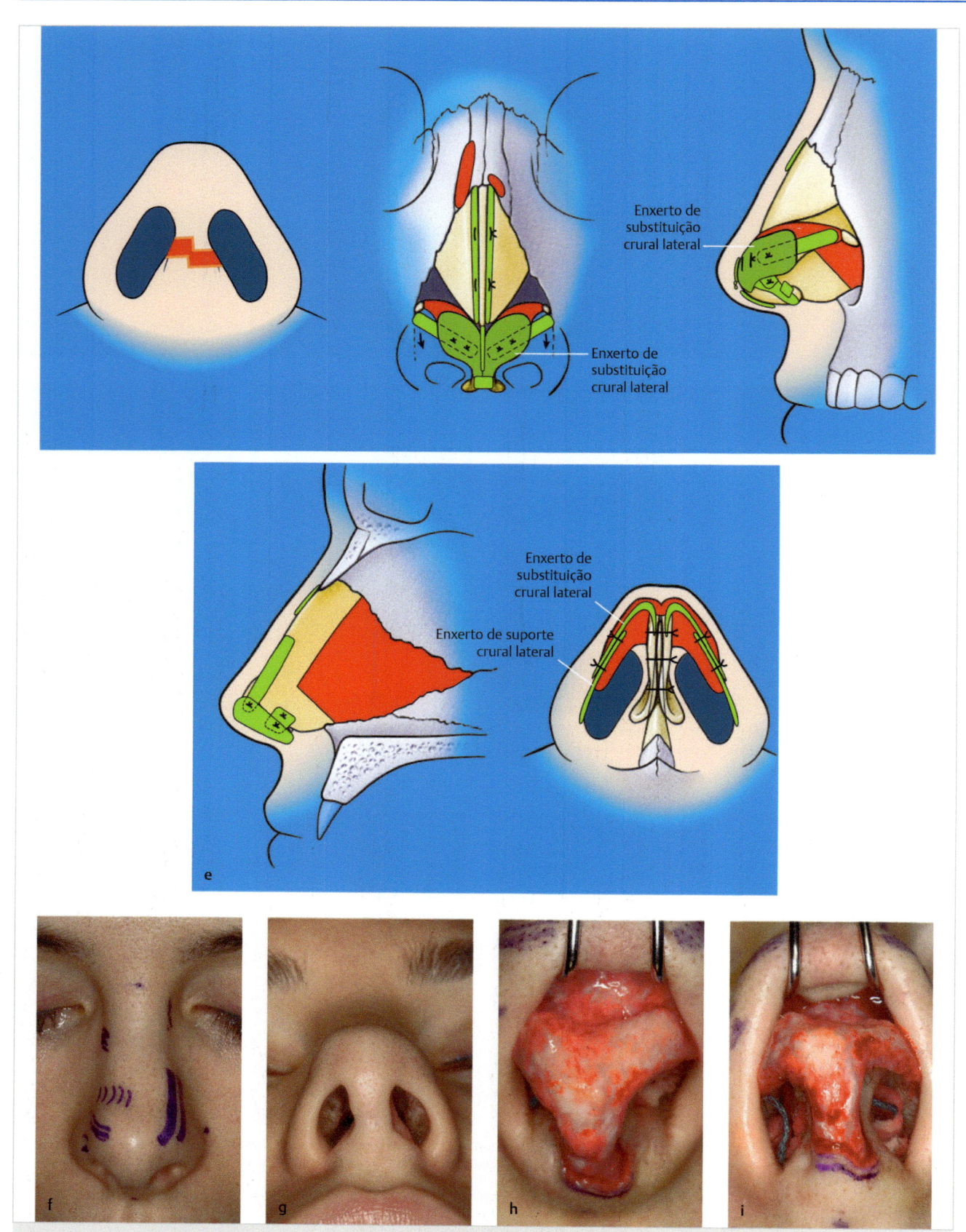

Fig. 30.7 *(Continuação)* (**e**) Diagrama de Gunter. (**f**) Vista frontal intraoperatória mostrando assimetrias na ponta e formato amorfo. (**g**) Vista basal intraoperatória mostrando colapso da parede lateral e assimetrias. (**h**) Cartilagens da ponta assimétricas observadas com a abertura do nariz. (**i**) Vista basal mostrando o enxerto em escudo previamente colocado. *(Continua)*

30.7 Conclusão

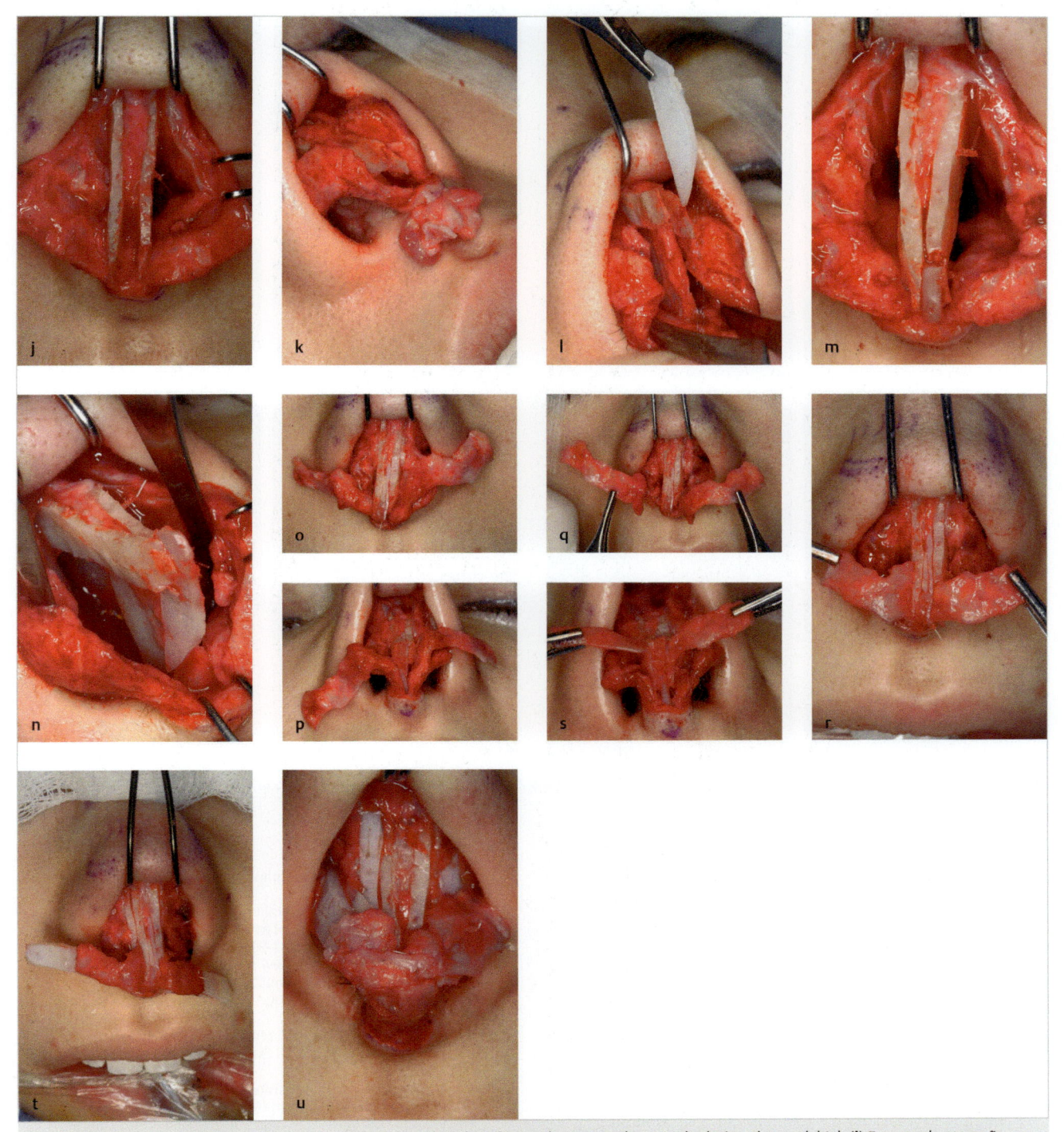

Fig. 30.7 *(Continuação)* **(j)** Enxertos expansores bilaterais colocados. **(k)** Tecido cicatricial removido do ângulo nasolabial. **(l)** Enxerto de extensão septal caudal suturado aos enxertos expansores estendidos. **(m)** Enxerto de extensão septal no lugar. **(n)** Enxerto de extensão em vista lateral. **(o)** *Crura* laterais liberadas e consideradas muito assimétricas. **(p)** Restos crurais laterais deformados. **(q)** Restos das *crura* laterais amputados no nível da *crus* medial. **(r)** Enxertos de substituição crural lateral suturados ao enxerto de extensão septal. **(s)** Enxertos de substituição crural lateral vistos debaixo. **(t)** Enxerto de suporte da *crus* lateral suturado à superfície inferior dos enxertos de substituição da *crus* lateral. **(u)** Reconstrução da ponta no final da operação. *(Continua)*

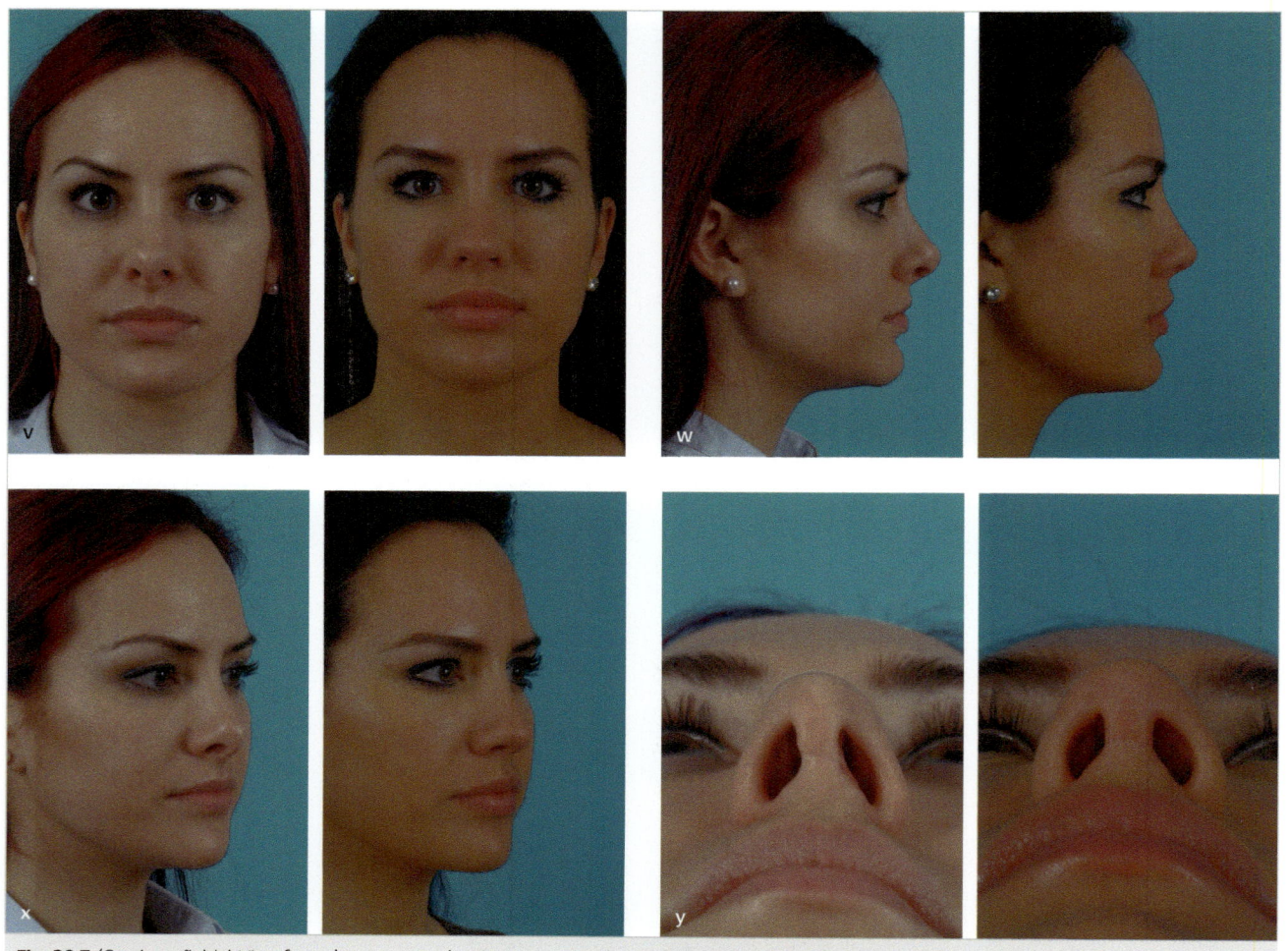

Fig. 30.7 *(Continuação)* **(v)** Vista frontal em um ano de pós-operatório *(direita)*. **(w)** Vista lateral pós-operatória *(direita)*. **(x)** Vista oblíqua pós-operatória *(direita)*. **(y)** Vista basal pós-operatória *(direita)*.

de suporte crural lateral devem ser usados quando métodos mais simples, como técnicas de sutura de ponta, não produzirem resultados satisfatórios comparáveis. Quando planejados e executados adequadamente, eles produzem resultados gratificantes para a correção de um grupo diverso de problemas difíceis de rinoplastia primária e secundária.

Referências

[1] Toriumi DM. New concepts in nasal tip contouring. Arch Facial Plast Surg. 2006; 8(3):156-185
[2] Hamra ST. Repositioning the lateral alar crus. Plast Reconstr Surg. 1993; 92 (7):1244-1253
[3] Tardy ME, Jr, Toriumi D. Alar retraction: composite graft correction. Facial Plast Surg. 1989; 6(2):101-107
[4] Nicolle FV. The comma-shaped tip cartilage graft. Aesthetic Plast Surg. 1988; 12(4):223-227
[5] Constantian MB. The boxy nasal tip, the ball tip, and alar cartilage malposition: variations on a theme – a study in 200 consecutive primary and secondary rhinoplasty patients. Plast Reconstr Surg. 2005; 116(1):268-281
[6] Gunter JP, Friedman RM. Lateral crural strut graft: technique and clinical applications in rhinoplasty. Plast Reconstr Surg. 1997; 99(4):943-952, discussion 953-955
[7] Toriumi DM, Checcone MA. New concepts in nasal tip contouring. Facial Plast Surg Clin North Am. 2009; 17(1):55-90, vi
[8] Çakır B, Öreroğlu AR, Daniel RK. Surface aesthetics and analysis. Clin Plast Surg. 2016; 43(1):1-15
[9] Toriumi DM, Asher SA. Lateral crural repositioning for treatment of cephalic malposition. Facial Plast Surg Clin North Am. 2015; 23(1):55-71
[10] Abdelwahab M, Most SP. The miniature lateral crural strut graft: efficacy of a novel technique in tip plasty. Laryngoscope. 2020; 130(11):2581-2588
[11] Taha MA, Hall CA, Zylicz HE, et al. Costal cartilage lateral crural strut graft for correction of external nasal valve dysfunction in primary and revision rhinoplasty. Ear Nose Throat J. 2023; 102(3):175-180
[12] Hismi A, Burks CA, Locascio JJ, Lindsay RW. Comparative effectiveness of cartilage grafts in functional rhinoplasty for nasal sidewall collapse. Facial Plast Surg Aesthet Med. 2022; 24(3):240-246

31 Enxertos Retrógrados de Contorno Alar

Rod J. Rohrich ▪ Rami D. Sherif ▪ Roger W. Cason

Resumo

Os pacientes submetidos à rinoplastia geralmente apresentam irregularidades na borda alar. Para corrigir essas deformidades e preveni-las em pacientes de alto risco, os enxertos de contorno alar tornaram-se comuns em rinoplastias primárias e secundárias e demonstraram melhorar significativamente a estética da borda alar. Os enxertos de contorno alar tradicionais são colocados em uma bolsa subcutânea desenvolvida de medial para lateral por meio de uma incisão vestibular na parte inferior da borda alar. Como alternativa, os enxertos de contorno alar podem ser colocados de forma retrógrada de lateral para medial, o que pode criar um ponto de pivô lateral de aparência mais natural e é altamente eficaz para empurrar a borda alar para fora e criar o efeito desejado de "mastro de tenda".

Palavras-chave: Rinoplastia, borda alar, enxerto de contorno alar, base alar, enxerto retrógrado

Pontos Principais

- Os enxertos de contorno alar devem ser empregados na maioria das rinoplastias primárias e secundárias para corrigir ou evitar deformidades no contorno da borda alar. Normalmente, os enxertos de contorno alar devem ser colocados no final da rinoplastia.[2,3]
- O ideal é que o enxerto de contorno alar atue como uma "barraca" ao longo do lóbulo alar, com a pele e os tecidos moles assentados sobre o enxerto semirrígido. Isso resulta em uma aparência reta ou levemente convexa da borda alar a partir da vista basal.
- A colocação retrógrada de enxertos de contorno alar a partir da base alar em direção ao triângulo de tecido mole proporciona um ponto de articulação lateral natural para o enxerto, criando assim a estética ideal.
- O enxerto deve medir de 2 a 3 mm de largura e 15 mm de comprimento e deve ser afilado em ambas as extremidades para se assemelhar a uma lança.
- Os enxertos retrógrados do contorno alar podem ser colocados de forma eficiente na conclusão de uma rinoplastia, seja em combinação com a cirurgia da base alar ou por meio de uma pequena incisão ao longo da parte interna da base alar.

31.1 Introdução

Os pacientes submetidos à rinoplastia geralmente apresentam irregularidades na borda alar. A borda alar é predisposta a deformidades, incluindo incisura, retração e assimetria, devido à composição fibrogordurosa exclusiva do lóbulo alar, que é desprovido de cartilagem.[4,5] Para corrigir essas deformidades e preveni-las em pacientes de alto risco, os enxertos de contorno alar tornaram-se comuns em rinoplastias primárias e secundárias e demonstraram melhorar significativamente a estética da borda alar.[1] Os enxertos de contorno alar tradicionais são colocados na conclusão de uma rinoplastia em uma bolsa subcutânea desenvolvida de medial para lateral por meio de uma incisão vestibular na parte inferior da borda alar. Como alternativa, os enxertos de contorno alar podem ser colocados de forma retrógrada de lateral para medial. Isso pode criar um ponto de pivô lateral de aparência mais natural e é altamente eficaz para empurrar a borda alar para fora e criar o efeito desejado de "mastro de tenda". A colocação retrógrada pode ser facilmente realizada através do local da excisão da base alar ou por meio de uma pequena incisão puntiforme dentro da base alar.

31.2 Anatomia

- A *crus* lateral da cartilagem lateral inferior é a base do suporte e do contorno da borda alar (▶ Fig. 31.1a, b).[5]
- A força, a posição e a orientação cefalocaudal das *crura* laterais determinam o contorno e a estabilidade da borda alar.[1]
- A *crus* lateral deve correr paralelamente à borda alar antes de divergir para se fixar na cartilagem acessória ao longo da abertura piriforme, criando assim a unidade funcional do complexo crural lateral.[5]
- Os 50% posteriores da borda alar, chamados de lóbulo alar, são compostos inteiramente de tecido fibrogorduroso e pele espessa sem nenhum suporte cartilaginoso.

Dica de Especialista

Compreender a base anatômica das deformidades do rebordo alar, incluindo a familiaridade detalhada com as crura laterais, é fundamental para otimizar a estética do rebordo alar.

31.3 Análise Pré-Operatória

- Uma análise nasal abrangente deve ser realizada por meio do método "10-7-5", com foco especial no contorno alar.[6]
- Na vista frontal, as bordas alares devem se assemelhar a uma gaivota em voo (▶ Fig. 31.2).

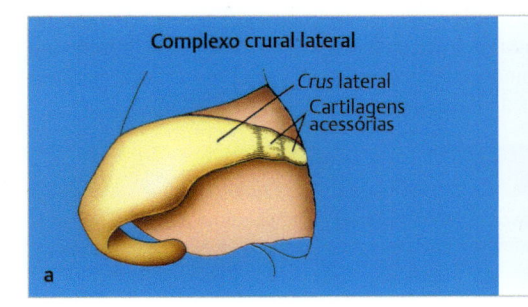

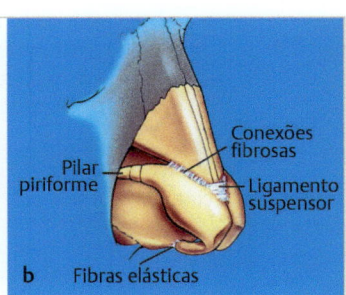

Fig. 31.1 (a) Anatomia da cartilagem lateral inferior com ênfase no complexo crural lateral. (b) Relação da cartilagem lateral inferior com a cartilagem lateral superior e a abertura piriforme, bem como a localização em relação à borda alar.

Enxertos Retrógrados de Contorno Alar

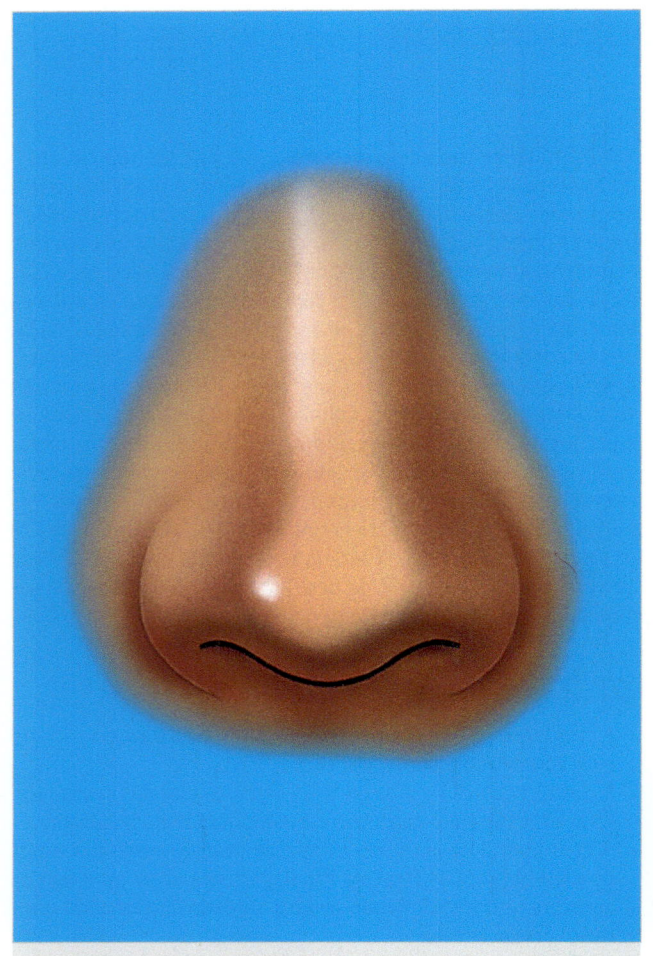

Fig. 31.2 A aparência ideal de "gaivota em voo" da asa nasal na vista frontal.

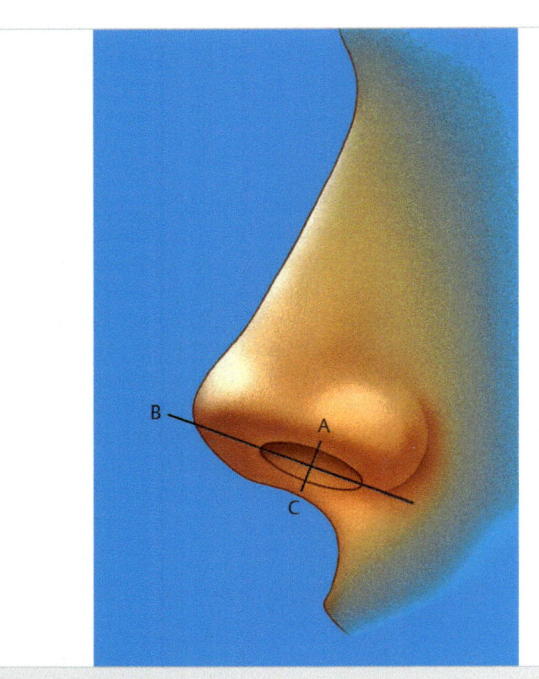

Fig. 31.3 Aparência ideal da borda alar e da relação alar-columelar em vista lateral.

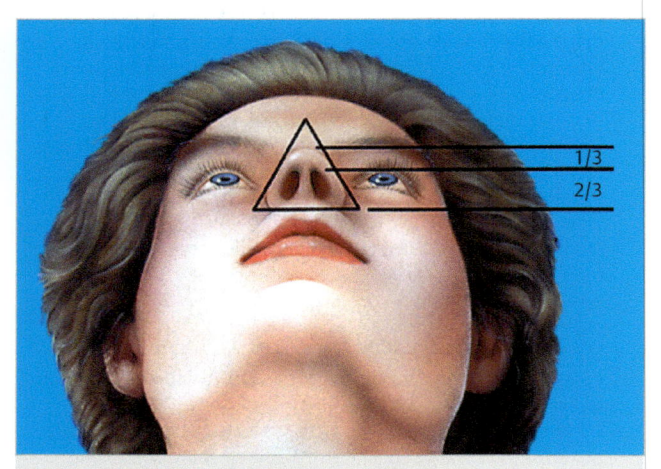

Fig. 31.4 Vista basal do nariz demonstrando a proporção de 2:1 entre a columela e o lóbulo.

- Na vista lateral, a borda alar deve estar a aproximadamente 2 mm do eixo longo da narina. A borda deve ser avaliada na vista lateral quanto a qualquer entalhe, retração ou assimetria (▶ Fig. 31.3).
- Na vista basal, a ponta deve ser um triângulo equilátero com uma proporção de 2:1 entre a columela e o lóbulo, com uma asa reta ou ligeiramente convexa (▶ Fig. 31.4).
- A análise da base alar também deve ser realizada para determinar a presença de alargamento alar e a necessidade de cirurgia concomitante da base alar (consulte os Capítulos 33 e 34).

Dica de Especialista

Deve-se realizar uma análise nasal pré-operatória cuidadosa, com atenção especial ao contorno alar e à relação alar-columelar.

31.4 Indicações

- Os enxertos de rebordo alar devem ser utilizados em pacientes com entalhe alar, retração e assimetria do rebordo alar.
- Além disso, esses enxertos devem ser usados em casos de fraqueza da borda alar e colapso da válvula nasal externa.[2,3]
- Em casos que envolvam a correção de pontas bulbosas e quadradas, os enxertos de contorno alar devem ser colocados para evitar o desenvolvimento pós-operatório de deformidades da borda alar.[2,3]
- Em pacientes com indicação limítrofe para excisões da base alar, pode ser útil colocar primeiro os enxertos de contorno retrógrados por meio de uma incisão puntiforme. Se isso corrigir adequadamente o alargamento alar, pode evitar a necessidade de excisões da base alar.

Dica de Especialista

Os enxertos de contorno alar devem ser utilizados na maioria das rinoplastias primárias e secundárias para corrigir e evitar deformidades da borda alar.

31.5 Técnica Operatória

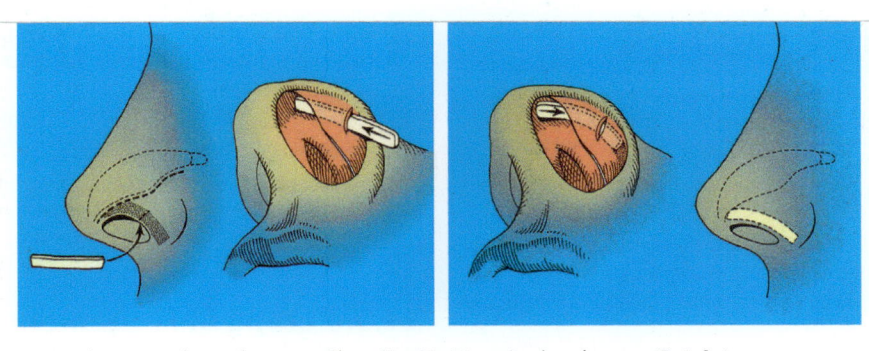

Uma haste reta de cartilagem autóloga (3 x 12–15 mm) colocada na região inferior do túnel submerso forçará a borda caudal inferiormente, diminuindo a exposição columelar.

Fig. 31.5 Colocação retrógrada de enxerto de contorno alar.

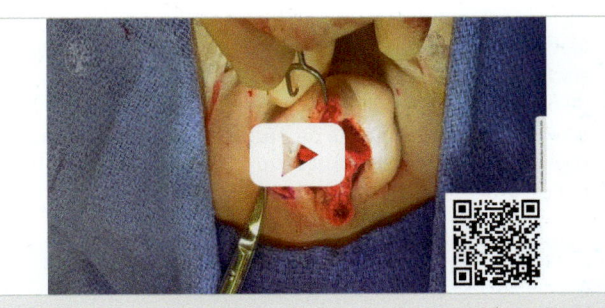

Vídeo 31.1 Principais etapas na colocação de um enxerto de contorno alar retrógrado com cirurgia concomitante da base alar.

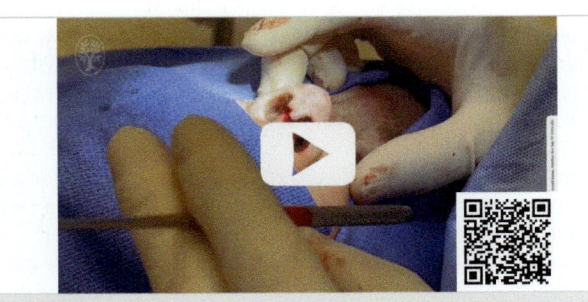

Vídeo 31.2 Principais etapas da colocação de um enxerto de contorno alar retrógrado por meio de uma incisão puntiforme na ausência de cirurgia da base alar.

31.5 Técnica Operatória

- O enxerto de contorno alar deve ser colocado na conclusão da rinoplastia, quando todos os outros trabalhos dorsais, da abóbada média e de ponta tiverem sido concluídos (▶ Fig. 31.5).

31.5.1 Etapa 1: Criação do Ponto de Entrada do Enxerto

- Com cirurgia concomitante da base alar (▶ Vídeo 31.1):
  - Se o paciente apresentar alargamento alar ou largura excessiva da base alar na análise nasal, a cirurgia da base alar pode ser realizada na conclusão da rinoplastia antes da colocação do enxerto de contorno alar (consulte os Capítulos 33 e 34).
  - Após a excisão adequada da base alar, o local da excisão é deixado aberto para servir como ponto de entrada para o enxerto de contorno alar retrógrado.
- Sem cirurgia concomitante da base alar (▶ Vídeo 31.2):
  - Uma pequena incisão de 2 mm é feita com uma lâmina no. 11 no interior da borda alar, logo acima da junção base-borda inferior..

> **Dica de Especialista**
>
> *A abordagem retrógrada pode ser utilizada por meio do local da cirurgia da base alar ou de uma pequena incisão ao longo da base alar.*

31.5.2 Etapa 2: Desenvolvimento do Compartimento Subcutâneo

- Uma tesoura curva e afiada é introduzida no local da excisão da base alar ou na incisão puntiforme e é usada para desenvolver um compartimento subcutâneo ao longo da borda alar.
- A bolsa deve começar lateralmente e se estender medialmente até o triângulo de tecido mole, de modo que o enxerto encoste no segmento domal da cartilagem lateral inferior.

> **Dica de Especialista**
>
> *A dissecção meticulosa desse compartimento permite a colocação precisa do enxerto e evita a migração pós-operatória.*

31.5.3 Etapa 3: Escultura do Enxerto de Contorno Alar

- A cartilagem septal excisada, a cartilagem da costela ou a cartilagem doada podem ser usadas para o enxerto do contorno alar (▶ Vídeo 31.3).
- Os enxertos de contorno alar devem medir normalmente de 2 a 3 mm de largura e 15 mm de comprimento.
- As extremidades dos enxertos devem ser afiladas para se assemelharem a uma lança, evitando assim bordas palpáveis e auxiliando na colocação precisa.

Dica de Especialista

Os enxertos de contorno alar têm de 2 a 3 mm de largura e 15 mm de comprimento e são afilados para se assemelharem a uma lança.

31.5.4 Etapa 4: Colocação do Enxerto

- A tesoura curva e afiada é mantida no compartimento subcutâneo até que o enxerto esteja pronto para ser colocado para manter a integridade do compartimento e facilitar a introdução atraumática do enxerto.
- O enxerto deve ser colocado no túnel usando a pinça Adson Brown enquanto a tesoura é removida.
- Em seguida, o enxerto é avançado medialmente até o ponto necessário para atingir o contorno desejado, que geralmente é quando o enxerto encosta no segmento domal medialmente.
- A abordagem retrógrada pode ser útil quando se deseja um suporte maior do triângulo mole, pois essa técnica permite que o cirurgião empurre o enxerto o mais medialmente possível.
- O contorno deve ser avaliado com relação à estética ideal da borda alar, e os ajustes devem ser feitos de acordo com o enxerto e a bolsa.
- O enxerto de contorno alar é um enxerto semirrígido que acaba criando uma aparência de uma "tenda" à medida que a pele e o tecido mole sobrepostos se assentam sobre o enxerto. A técnica retrógrada é especialmente adequada para criar essa estética, pois proporciona um ponto de articulação lateral mais natural para empurrar a borda alar para fora.

Dica de Especialista

O enxerto deve ser avançado de forma retrógrada até encostar no segmento domal. O objetivo é fazer com que o enxerto atue como uma barraca para apoiar o tecido mole sobreposto.

31.5.5 Etapa 5: Fechamento do Local do Enxerto

- Se o enxerto foi colocado através do local de excisão da base alar, o fechamento deve ser feito de maneira idêntica à cirurgia da base alar. Uma única camada de suturas simples e interrompidas de náilon 6-0 é colocada para aproximar a pele e os tecidos subcutâneos com a primeira sutura no nível da borda alar externa. Suturas profundas devem ser evitadas devido ao risco de formação excessiva de tecido cicatricial.
- Se o enxerto foi colocado por meio de uma incisão de 2 mm ao longo da parte interna da base alar, o local é fechado de forma semelhante com uma sutura simples interrompida de náilon 6-0.

Dica de Especialista

O fechamento meticuloso de uma única camada deve ser realizado com sutura de náilon 6-0.

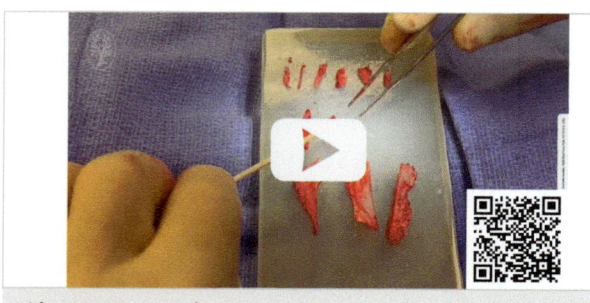

Vídeo 31.3 Preparo de enxertos de contorno alar e outros enxertos de cartilagem importantes na rinoplastia.

31.6 Análise de caso

Veja o caso a seguir que destaca os enxertos retrógrados do contorno alar (▶ Fig. 31.6).

31.7 Conclusão

A técnica retrógrada para a colocação de enxerto de contorno alar é simples, mas poderosa, e permite o posicionamento ideal do enxerto para criar o efeito de "tenda" desejado. A colocação retrógrada

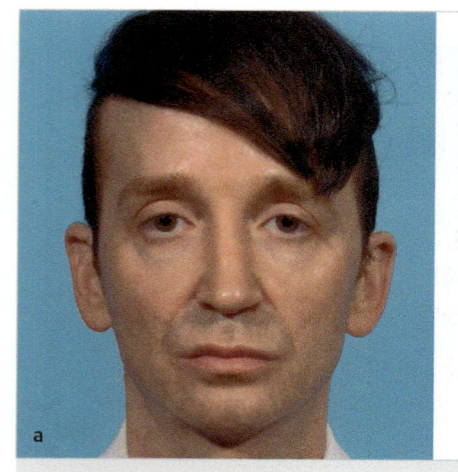

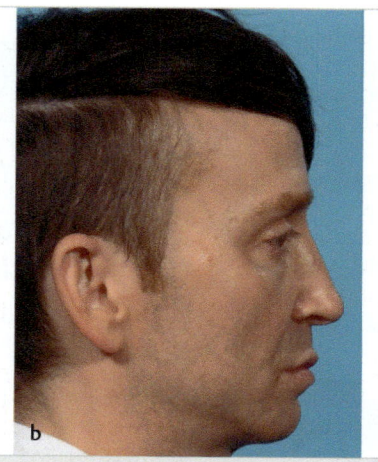

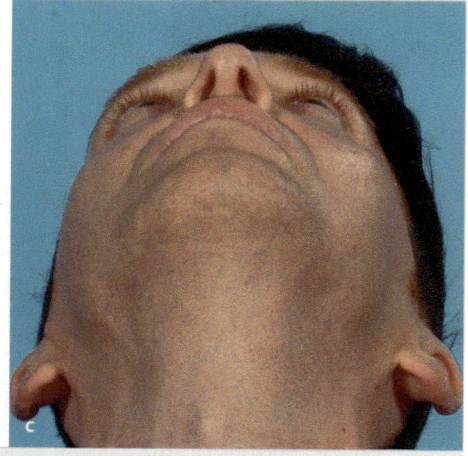

Fig. 31.6 Exemplo de caso. **(a-c)** Este homem de 42 anos de idade, com histórico de duas rinoplastias anteriores, apresentou-se preocupado com sua aparência nasal. O exame clínico revelou um dorso nasal largo, linhas estéticas dorsais assimétricas, leve giba dorsal, ponta nasal bulbosa e superprojetada, incisura alar e alargamento alar. *(Continua)*

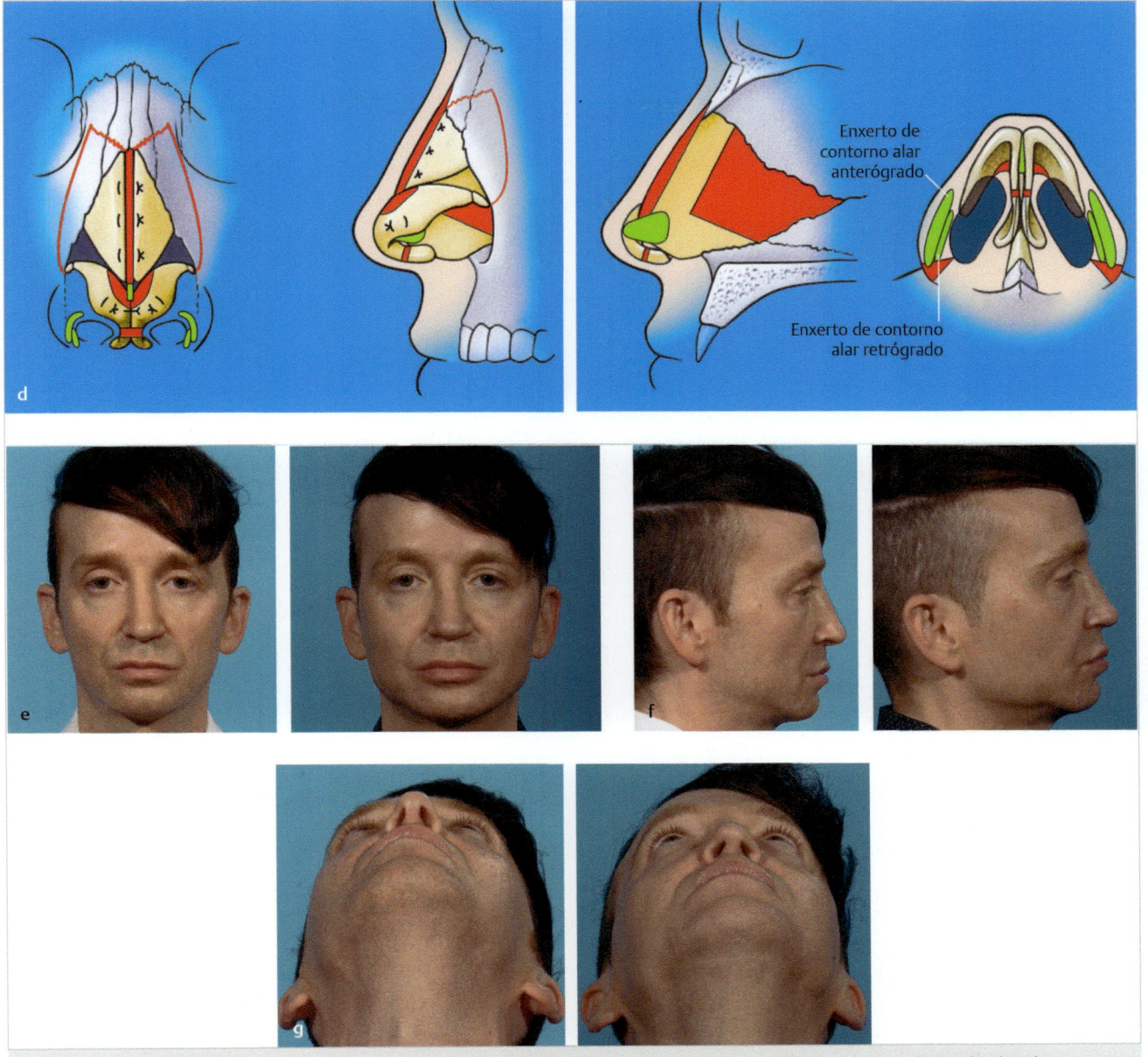

Fig. 31.6 (Continuação) (**d**) A abordagem cirúrgica incluiu: (1) Rinoplastia aberta secundária com redução do componente da giba dorsal; (2) osteotomias medial e lateral; (3) transecção crural medial; (4) sutura da ponta. O paciente também foi submetido a um remodelamento de enxertos de contorno alar previamente colocados com colocação adicional de novos enxertos de contorno alar retrógrados em conjunto com a ressecção da base alar. (**e-g**) As fotos pós-operatórias de 1 ano revelam um dorso liso, linhas estéticas dorsais apropriadas e simétricas e uma ponta nasal refinada com um contorno alar liso sem qualquer entalhe ou retração. A vista basal demonstra bordas alares levemente convexas com o enxerto de contorno alar, criando a aparência desejada de um mastro de tenda.

pode ser combinada de forma eficiente com a cirurgia da base alar, iniciando a bolsa do enxerto no local da excisão da base alar ou realizada isoladamente por meio de uma pequena incisão puntiforme dentro da borda alar no nível da base alar. Os enxertos de contorno alar são muito bem-sucedidos na melhoria da estética do rebordo alar e na prevenção de deformidades do contorno alar.

Referências

[1] Rohrich RJ, Raniere J, Jr, Ha RY. The alar contour graft: correction and prevention of alar rim deformities in rhinoplasty. Plast Reconstr Surg. 2002; 109(7):2495-2505, discussion 2506-2508
[2] Unger JG, Roostaeian J, Small KH, et al. Alar contour grafts in rhinoplasty: a safe and reproducible way to refine alar contour aesthetics. Plast Reconstr Surg. 2016; 137(1):52-61
[3] Rohrich RJ, Durand PD. Expanded role of alar contour grafts. Plast Reconstr Surg. 2021; 148(4):780-785
[4] Gunter JP, Rohrich RJ, Friedman RM. Classification and correction of alar- columellar discrepancies in rhinoplasty. Plast Reconstr Surg. 1996; 97(3): 643-648
[5] Adams WP, Jr, Rohrich RJ, Hollier LH, Minoli J, Thornton LK, Gyimesi I. Anatomic basis and clinical implications for nasal tip support in open versus closed rhinoplasty. Plast Reconstr Surg. 1999; 103(1):255-261, discussion 262-264
[6] Brito ÍM, Avashia Y, Rohrich RJ. Evidence-based nasal analysis for rhinoplasty: the 10-7-5 method. Plast Reconstr Surg Glob Open. 2020; 8(2):e2632

Parte VI

Base Alar

32 Estética e Refinamento
    Cirúrgico da Base Nasal   *337*

33 Cirurgia da Base Alar:
    Diagnóstico e Análise   *350*

34 Refinamento na Cirurgia de Base Alar   *356*

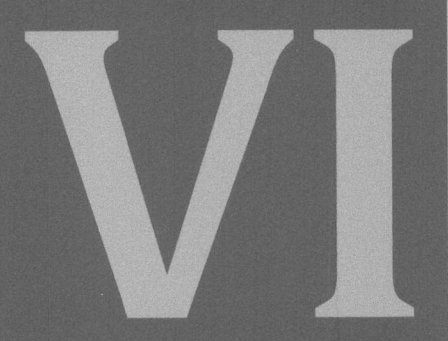

VI

32 Estética e Refinamento Cirúrgico da Base Nasal

Jamil Ahmad ▪ *Rod J. Rohrich* ▪ *Paul D. Durand* ▪ *Matthew Novak*

Resumo

O surgimento das mídias sociais e das fotografias de *smartphones* provocou um novo nível de foco na estética da base nasal. Antes considerada secundária em importância em relação à estética do dorso nasal e da ponta, alcançar o equilíbrio entre a base nasal e o restante do nariz e da face é agora um dos principais objetivos da rinoplastia moderna. Uma abordagem sistemática para a cirurgia da base nasal deve ser usada para melhorar a visão basal. Este capítulo descreve nossa abordagem para o refinamento cirúrgico da base nasal.

Palavras-chave: Alargamento alar, base alar, redução na soleira da narina, redução alar, cirurgia da base alar

> **Pontos Principais**
>
> - A vista basal é uma das vistas mais reveladoras e humilhantes do nariz, mostrando assimetrias que são difíceis de apreciar na vista frontal ou lateral.
> - As deformidades da base nasal, incluindo o colapso da válvula nasal externa e o desvio do septo caudal, podem ser de importância funcional. As linhas estéticas basais são criadas pelas bordas laterais da columela e são análogas às linhas estéticas dorsais na vista frontal.
> - A classificação das deformidades columelares é baseada em aberrações da anatomia subjacente.
> - A cirurgia da base alar é normalmente realizada no final da operação, pois muitos desses problemas estão intimamente relacionados com a projeção da ponta, o contorno da borda alar e o formato da columela.

32.1 Introdução

O surgimento das mídias sociais e das fotografias de *smartphones* provocou um novo nível de foco na estética da base nasal. Antes considerada secundária em importância em relação à estética do dorso nasal e da ponta, alcançar o equilíbrio entre a base nasal e o restante do nariz e da face é agora um dos principais objetivos da rinoplastia moderna. As deformidades da base nasal, incluindo o colapso da válvula nasal externa e o desvio do septo caudal, podem ser de importância funcional. Uma abordagem sistemática para a cirurgia da base nasal deve ser usada para melhorar a visão basal. O tratamento deve ser abrangente e incluir a columela, a narina medial, os lóbulos alares e a narina lateral. A cirurgia da base alar deve ser realizada preferencialmente no final da operação, já que muitos desses problemas estão intimamente relacionados com a projeção da ponta, contorno da borda alar e o formato da columela.

> **Dica de Especialista**
>
> A vista basal é uma das vistas mais reveladoras e humilhantes do nariz, mostrando assimetrias que são difíceis de apreciar na vista frontal ou lateral.

32.2 Anatomia da Base Nasal

32.2.1 Base Columelar

- A anatomia da base columelar consiste principalmente em uma subestrutura cartilaginosa com interposição de tecido mole.
- A cartilagem das placas do pé crural medial e o tecido mole interposto formam essa subunidade medial.
- Essas estruturas são sustentadas pelas cartilagens laterais inferiores e pelo septo caudal.
- Essas estruturas de suporte, tanto direta quanto indiretamente, influenciam a posição e o formato da base columelar.
- O mau posicionamento ou a dilatação anormal dessas cartilagens da platina crural medial podem ser problemáticos tanto do ponto de vista estético quanto funcional.
- O tecido mole entre as *crura* mediais é heterogêneo e consiste em fibras de colágeno e fibroblastos, fibras de elastina, adipócitos e estruturas neurovasculares.[1]
  - As fibras de colágeno e os fibroblastos estendem-se por toda a columela, enquanto as placas de colágeno estão localizadas em pilares de tecido duro, como o septo caudal e as *crura* mediais, o septo caudal e a espinha nasal anterior, e as *crura* mediais e a espinha nasal anterior.
  - As fibras musculares contribuem com a maior parte do volume do tecido mole entre as cartilagens crurais mediais e consistem em fibras dos músculos depressor do septo nasal e orbicular da boca.
  - A columela é composta de adipócitos em graus variados. Um conjunto de adipócitos cria uma almofada de gordura anterior ao septo na origem crural medial. Uma dispersão mais generalizada de adipócitos é encontrada em toda a columela. Essas células estão intercaladas entre o músculo e as fibras de colágeno.
  - As fibras de elastina estão espalhadas por toda a columela e seguem o padrão de distribuição das fibras de colágeno. Uma grande quantidade de fibras de elastina ocorre adjacente às estruturas cartilaginosas, como as *crura* mediais, e são organizadas em forma de lençol.

32.2.2 Lóbulos Alares e Margem Inferior das Narinas

- Os lóbulos alares são mais bem descritos como paredes laterais da narina e da base nasal.
- As asas são desprovidas de cartilagem e são compostas principalmente de tecido mole fibrogorduroso e músculo.
- Cefalicamente, a margem caudal da *crus* lateral cria um pilar superior e fornece suporte para a válvula nasal externa.

Estética e Refinamento Cirúrgico da Base Nasal

- À medida que a ala continua posteriormente em direção à superfície da bochecha, ela se transforma na soleira da narina em forma de rolo.
- Medialmente, o peitoril da narina termina na base columelar lateral.

32.3 Análise e Ideais Estéticos

32.3.1 Base Nasal

- O exame da base nasal como um todo fornece informações sobre a simetria e o equilíbrio nasofacial.
- A análise da largura adequada da base nasal deve ser feita em relação a outras características faciais (▶ Fig. 32.1).
- A largura do terço inferior do nariz determinará a largura adequada da parte superior do nariz e orientará o tratamento cirúrgico para alcançar o equilíbrio nasofacial. Entretanto, essa medida só é apropriada quando a distância intercantal é ideal em relação às proporções faciais gerais. Se a distância intercantal for estreita ou larga, a base deve ser avaliada em relação à ponta nasal, e outras proporções e relações faciais servirão como guia (▶ Fig. 32.2).
- A análise da base nasal inclui a avaliação das subunidades medial e lateral:
  - As subunidades laterais consistem na asa nasal e na margem inferior da narina. A avaliação da subunidade lateral concentra-se na forma e no tamanho da narina lateral, bem como no contorno da borda alar. A aparência das subunidades laterais é influenciada pela força e orientação das *crura* laterais, juntamente com o tecido mole que forma a borda alar.
  - A subunidade medial inclui a columela, as placas de apoio crural medial e, em alguns casos, o septo caudal. A avaliação da subunidade medial inclui a análise da largura e da posição da columela e a relação entre as placas de pé crural medial e o septo caudal. Além disso, o tecido mole da base columelar também influencia essa região e deve ser avaliado.

> **Dica de Especialista**
>
> *As deformidades da base nasal podem ser de importância funcional em termos de colapso da válvula nasal externa e obstrução das vias aéreas nasais.*

Fig. 32.1 Ideais estéticos. O exame da base nasal como um todo fornece informações sobre simetria e equilíbrio nasofacial. A análise da largura adequada da base nasal deve ser feita em relação a outras características faciais.

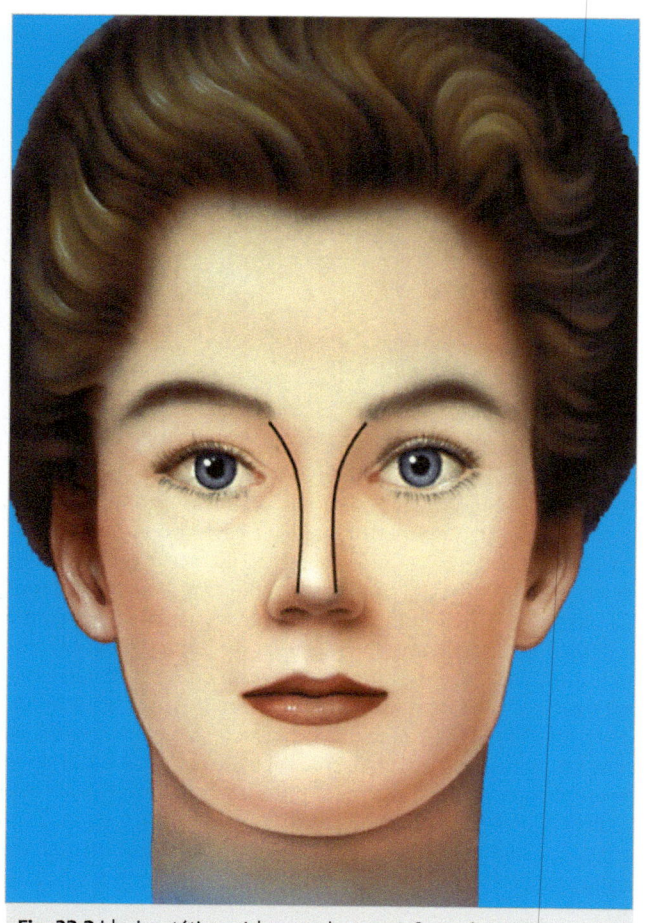

Fig. 32.2 Ideais estéticos. A largura do terço inferior do nariz determinará a largura apropriada da parte superior do nariz e orientará o tratamento cirúrgico para alcançar o equilíbrio nasofacial.

32.4 Classificação e Tratamento das Deformidades da Base Nasal

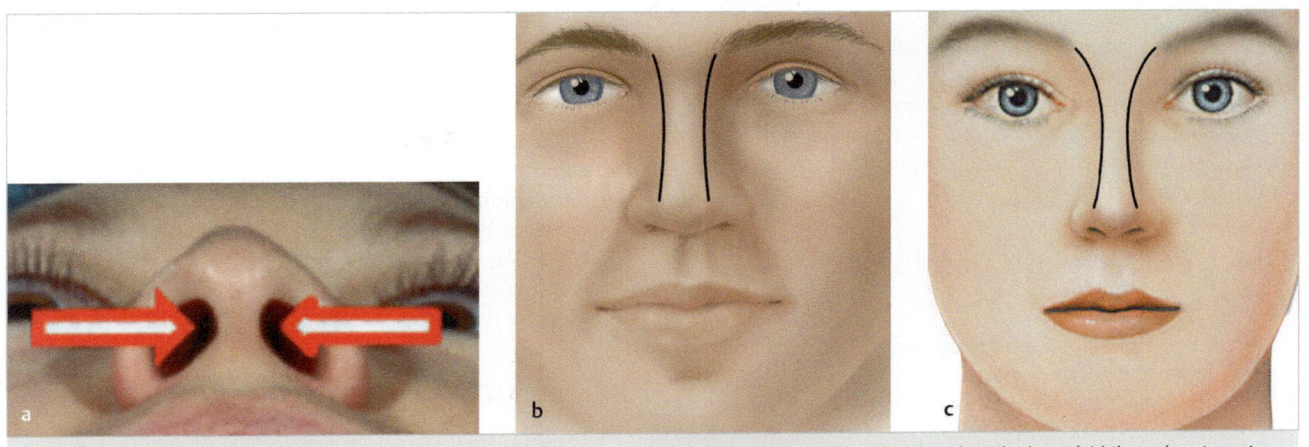

Fig. 32.3 Ideais estéticos. (**a-c**) A narina medial é emoldurada pela borda lateral da columela. Como a borda columelar lateral é bilateral, a simetria torna-se importante, além da forma e do contorno.

32.3.2 Columela e Narina Medial

- A narina medial é emoldurada pela borda lateral da columela.[2]
- Como a borda columelar lateral é bilateral, a simetria torna-se significativa, além da forma e do contorno. Essas bordas bilaterais servem como transição do lábio superior para o lóbulo da ponta. Na vista basilar, elas criam as linhas estéticas basais, análogas às linhas estéticas dorsais na vista frontal.[2] As linhas estéticas basais são importantes para a harmonia nasal e devem apresentar um perfil simétrico, suave e levemente côncavo.[2] Mais proximamente, a columela lateral deve continuar com uma inclinação suave que termina na soleira da narina. A forma e o contorno são importantes, tanto do ponto de vista estético quanto funcional (▶ Fig. 32.3a-c).
- As dimensões ideais da columela são baseadas em medidas proporcionais. O comprimento ideal da columela é influenciado pelo lóbulo da ponta nasal. O comprimento da columela deve ser o dobro do comprimento do lóbulo da ponta e, idealmente, a largura da columela na porção média deve aproximar-se de um terço da largura da columela na base da narina. Essas proporções levam a uma columela esteticamente mais agradável (▶ Fig. 32.4).

Fig. 32.4 Ideais estéticos. As dimensões ideais da columela são baseadas em medidas proporcionais. O comprimento da columela deve ser o dobro do comprimento do lóbulo da ponta e, idealmente, a largura da columela na porção média deve aproximar-se de um terço da largura da columela na base da narina. Essas proporções levam a uma columela esteticamente mais agradável.

32.3.3 Asas e Narina Lateral

- A narina ideal possui um formato de lágrima em que o eixo longo se estende da base até o ápice. Deve haver uma leve inclinação medial do eixo longo em direção à linha média à medida que se aproxima da ponta.
- A asa serve como borda lateral da narina e deve estar em conformidade com certos ideais.
- A borda alar lateral deve ser reta e de contorno suave, enquanto o aspecto medial deve ser côncavo, criando uma curvatura suave da narina lateral. Esses ideais são alcançados quando a *crus* lateral e o tecido mole fibrogorduroso fornecem resistência suficiente para sustentar a posição e o formato da borda alar.
- Quando presentes, essas características da narina lateral se amalgamam com a columela lateral ideal para produzir uma narina esteticamente agradável.
- A variação na posição e no formato das asas pode ser o resultado de *crura* lateral ou média enfraquecidas ou mal posicionadas.
- A fissura ou a retração alar tendem a comprometer a congruência do aro.
- Funcionalmente, as asas mal posicionadas podem obstruir o fluxo de ar devido à obstrução estática ou ao colapso dinâmico.

32.4 Classificação e Tratamento das Deformidades da Base Nasal

- Na maioria dos casos, o diagnóstico e a classificação das deformidades nasais podem ser feitos no pré-operatório e podem ajudar a orientar o tratamento.

Estética e Refinamento Cirúrgico da Base Nasal

- No entanto, embora uma deformidade possa ser visível e palpável na avaliação pré-operatória, os achados intraoperatórios que revelam a causa estrutural exata também ditarão as técnicas operatórias necessárias para corrigi-la.
- O tratamento das deformidades da base nasal pode ser abordado de maneira sequencial, conforme mostrado no algoritmo da ▶ Fig. 32.5.[3]

32.4.1 Correção do Desvio do Septo Caudal

- O septo nasal anterior é uma das principais estruturas de suporte da parte externa do nariz.
- O desvio caudal do septo pode ser percebido pela posição da ponta nasal, bem como pela posição e pelo formato da base columelar.[4]
- A correção do desvio do septo caudal é o ponto de partida para melhorar a base nasal (consulte o Capítulo 44).

32.4.2 Unificando o Complexo da Ponta e da Columela

- Com a abordagem aberta, há um enorme controle sobre a modelagem do complexo da ponta.
- Em muitos casos, é necessário um enxerto de suporte columelar para manter a projeção e o suporte da ponta, unificar o complexo da ponta para permitir o refinamento da ponta e corrigir as assimetrias da crural medial.[5,6]
- As suturas de suporte crural medial permitem o controle do contorno e da largura da columela (▶ Fig. 32.6).

32.4.3 Fortalecimento das Bordas Alares

- A melhor maneira de estabelecer uma borda alar reta e suave é fortalecer a *crus* lateral por meio de técnicas de sutura ou, mais comumente, pela adição de cartilagem na forma de enxertos ou retalhos em posições anatômicas e não anatômicas.

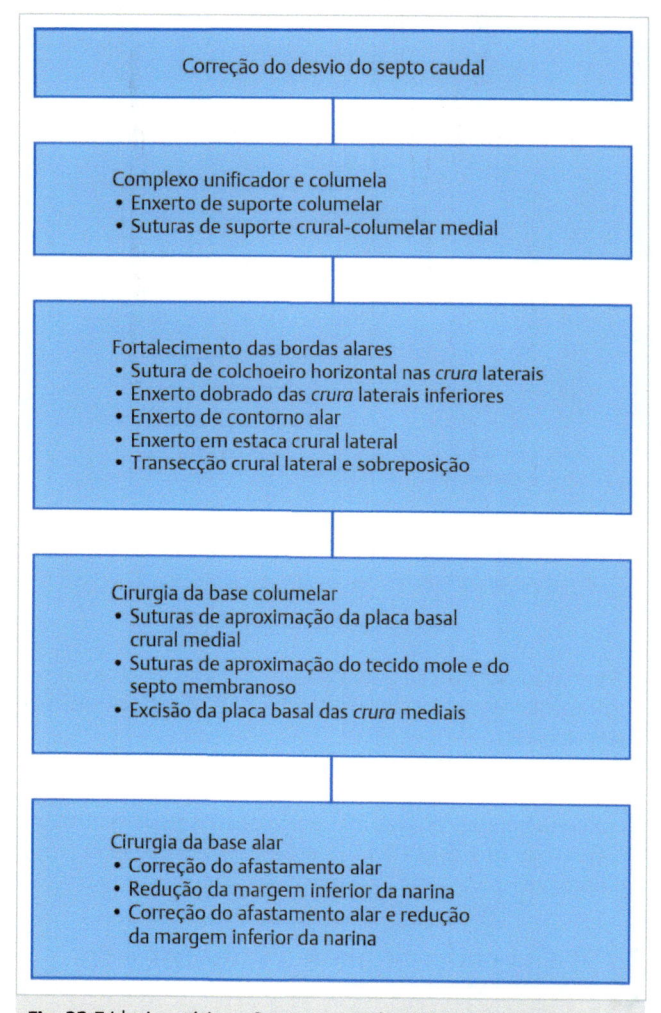

Fig. 32.5 Ideais estéticos. O tratamento das deformidades da base nasal pode ser abordado de maneira sequencial, conforme mostrado neste algoritmo.

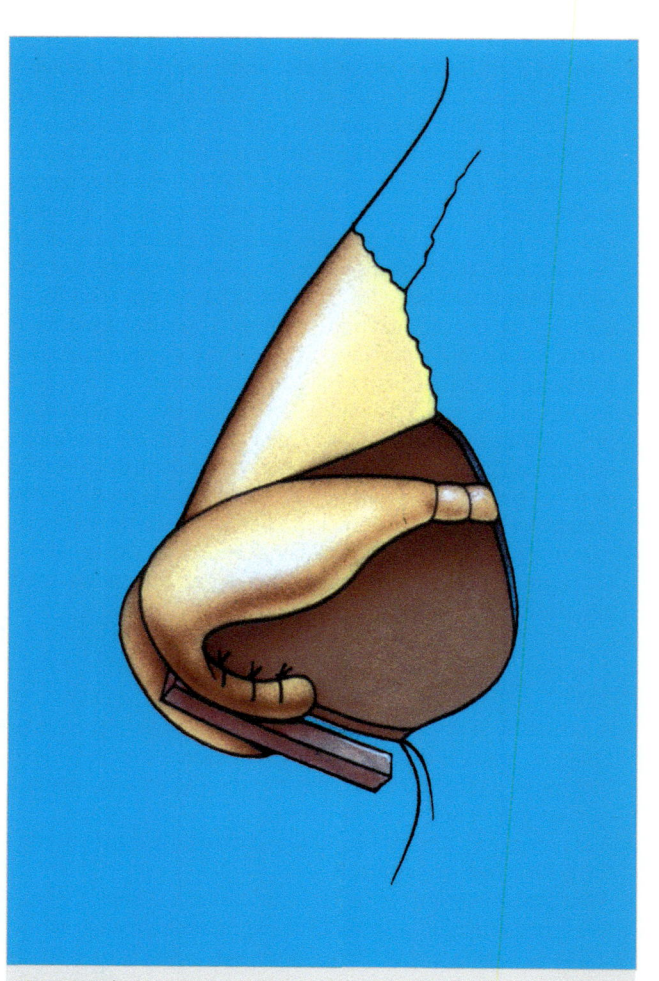

Fig. 32.6 Ideais estéticos. Com a abordagem aberta, há um enorme controle sobre a modelagem do complexo da ponta. Em muitos casos, é necessário um enxerto em estaca columelar para manter a projeção e o suporte da ponta, unificar o complexo da ponta para permitir o refinamento da ponta e corrigir as assimetrias da crural medial.

32.4 Classificação e Tratamento das Deformidades da Base Nasal

- Qualquer convexidade da *crus* lateral pode ser melhorada/revertida com uma sutura de colchoeiro horizontal de PDS 5-0, conforme descrito por Gruber *et al*.[7]
- Igualmente comum é o fortalecimento da *crus* lateral usando um retalho de rotação da crural lateral inferior[8] ou um enxerto de suporte da crural lateral[9] em uma posição anatômica, ou usando um enxerto de contorno alar,[10] um enxerto de suporte da crural lateral ou um enxerto de espalhador alar[11] em uma posição não anatômica.
- Às vezes, uma combinação de suporte anatômico e não anatômico é aplicada para fortalecer as asas e a ponta nasal (consulte o Capítulo 28).
- Quando há assimetria significativa da narina como resultado da assimetria das cartilagens laterais inferiores e, em particular, das *crura* laterais, a transecção e a sobreposição de uma ou ambas as *crura* laterais inferiores podem ser necessárias para centralizar a ponta e criar simetria das bordas alares (▶ Fig. 32.7).[12]

> **Dica de Especialista**
>
> *A melhor maneira de estabelecer uma borda alar reta e suave é fortalecer a crus lateral por meio de técnicas de sutura ou, mais comumente, pela adição de cartilagem na forma de enxertos ou retalhos em posições anatômicas e não anatômicas.*

32.4.4 Cirurgia da Base Columelar

- As deformidades da columela podem ser classificadas como primárias ou secundárias:[2]
  - As deformidades primárias se originam de anormalidades intrínsecas, como as placas do pé crural medial ou o tecido mole adjacente.
  - As deformidades secundárias ocorrem quando há distorção da base columelar resultante da influência de estruturas fora da columela, como o septo caudal.
- O diagnóstico da causa da deformidade columelar baseia-se principalmente em inspeção e palpação. A exposição cirúrgica confirma o diagnóstico e orienta o tratamento cirúrgico.

> **Dica de Especialista**
>
> *A classificação das deformidades columelares é baseada em aberrações da anatomia subjacente.*

Deformidade do Tipo I

- As deformidades do tipo I ocorrem quando há distorção columelar relacionada com o septo caudal ou à espinha nasal anterior.[2]
- O mau posicionamento da espinha nasal anterior é a causa menos frequente e, por definição, está associado ao mau posicionamento de um septo caudal assentado (▶ Fig. 32.8).

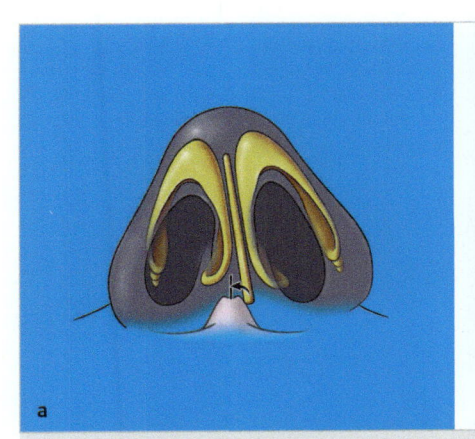

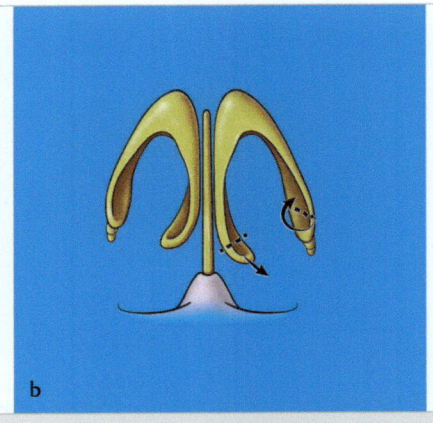

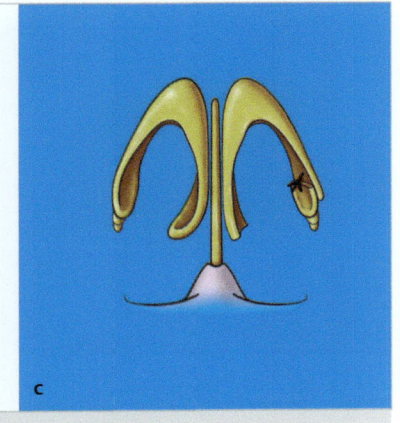

Fig. 32.7 (a-c) Ideais estéticos. Quando há assimetria significativa da narina como resultado da assimetria das cartilagens laterais inferiores e, em particular, das *crura* laterais, a transecção e a sobreposição de uma ou ambas as *crura* laterais inferiores podem ser necessárias para centralizar a ponta e criar simetria das bordas alares.

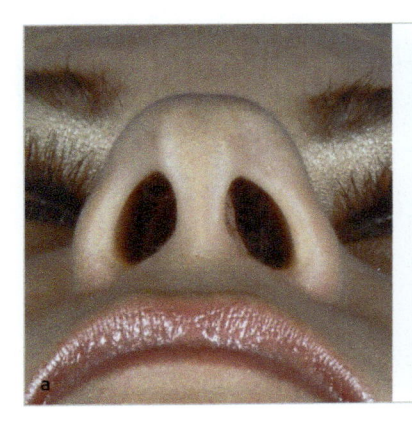

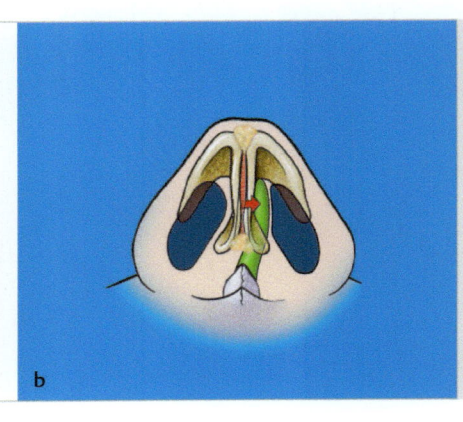

Fig. 32.8 Deformidades columelares. **(a, b)** As deformidades do tipo I ocorrem quando há distorção columelar relacionada com o septo caudal ou a espinha nasal anterior.

- A correção de um desvio de septo caudal normalmente requer a eliminação das forças deformadoras externas e internas por meio de uma marcação ou liberação da cartilagem. A fixação do septo caudal à espinha nasal anterior pode precisar ser liberada bruscamente. Essa manobra libera o septo caudal das forças de tensão que impedem a aproximação da linha média e permite a correção do excesso vertical do septo anterior.
- Depois que o septo caudal é reposicionado na linha média, ele deve ser fixado no lugar. Foram descritos vários meios para fixar o septo no lugar. Um método confiável e frequentemente suficiente é usar uma sutura PDS 5-0 para fixar o septo caudal ao periósteo da espinha nasal anterior.
- A colocação de um enxerto de suporte columelar também facilita a correção da posição da columela, e o septo caudal pode ser suturado ao enxerto de suporte columelar.
- Se a espinha nasal anterior não estiver na linha média, ela pode ser osteotomizada e reposicionada na linha média. Isso raramente é necessário e só deve ser realizado quando meios mais conservadores não conseguirem criar um septo caudal na linha média.

Deformidade do Tipo II

- As deformidades do tipo II são diagnosticadas quando a anormalidade crural medial é a causa primária.[2]
- A irregularidade crural medial mais frequentemente identificada é a dilatação prematura. Essa anormalidade compromete o contorno da narina e prejudica a via aérea nasal. A dilatação prematura pode ocorrer de forma simétrica ou assimétrica e em graus variados de gravidade.
- A falta de alargamento da platina também pode comprometer a estética nasal, pois resulta em uma columela muito longa e fina (▶ Fig. 32.9).
- A assimetria resultante do volume crural medial excessivo é tratada com a excisão acentuada do excesso de tecido.
- No entanto, a maioria das deformidades do tipo II pode ser tratada com a aproximação das placas basais crural medial.[13] A aproximação da placa basal crural medial é usada para melhorar a relação entre as placas basais crural medial e a base columelar. É utilizada uma abordagem em cinco etapas (▶ Fig. 32.10):
1. A localização e a extensão das placas basais alargadas são marcadas por duas linhas simétricas paralelas à columela ao longo da porção medial inferior da soleira nasal.
2. É realizada uma excisão mínima da mucosa (1 a 2 mm) sobre a área marcada das placas basais da crista medial.
3. Uma sutura horizontal de colchoeiro PDS 5-0 é passada através da pele desmucosalizada da columela, fixando as placas de apoio crural medial.
4. Uma segunda sutura horizontal de guta crômica 4-0 pode ser usada para aproximar a massa de tecido mole na base da columela e o septo membranoso.

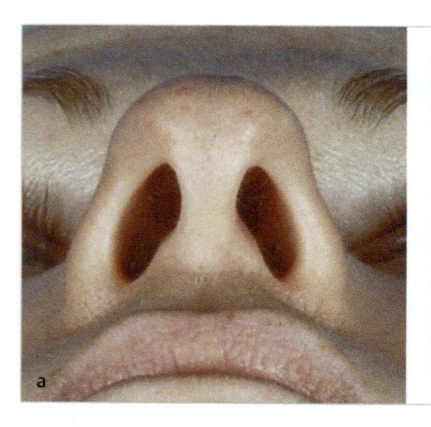

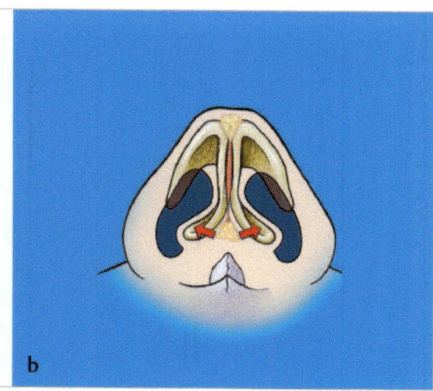

Fig. 32.9 Deformidades columelares. (**a, b**) As deformidades do tipo II são diagnosticadas quando a anormalidade da crural medial é a causa principal. A irregularidade da crural medial identificada com mais frequência é a dilatação prematura.

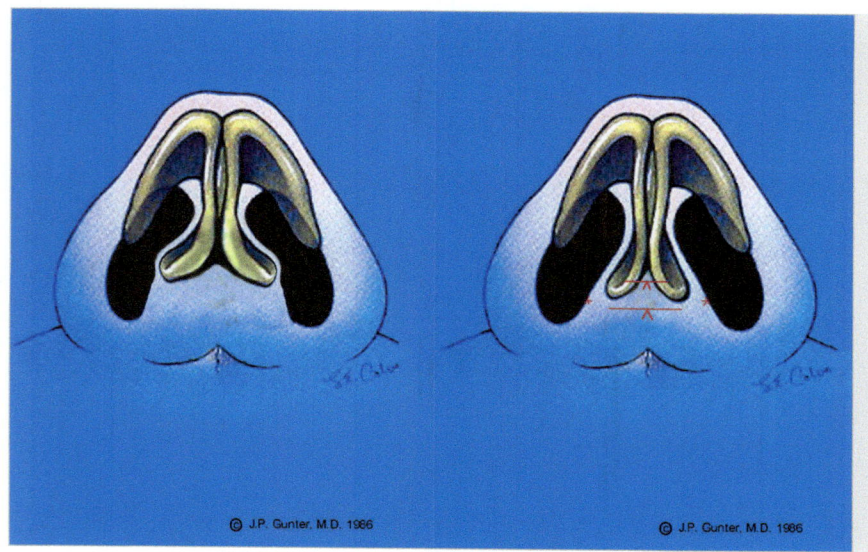

Fig. 32.10 Deformidades columelares do tipo II. A assimetria resultante do volume crural medial excessivo é tratada com excisão acentuada do excesso de tecido.

32.4 Classificação e Tratamento das Deformidades da Base Nasal

5. O fechamento da mucosa é realizado com sutura cromada de 5-0.
- Adotamos essa técnica percutânea em vez de técnicas anteriores que exigiam o descolamento extenso da base columelar; esse método preserva o suporte de tecido mole na base columelar.
- Além disso, o edema prolongado observado com o desenluvamento extenso da base columelar não foi observado com essa técnica percutânea.

Deformidade do Tipo III
- As deformidades do tipo III são o resultado do desequilíbrio do volume do tecido mole. Esse subgrupo de pacientes tem uma base columelar deformada com posição normal da espinha nasal anterior, septo caudal e *crura* mediais. O excesso ou a deficiência de tecido mole é o único fator causal.
- Os pacientes também são classificados como tipo IIIA (volume excessivo de tecido mole) ou tipo IIIB (volume deficiente de tecido mole):[2]
  - O tratamento de pacientes do tipo IIIA requer a excisão do tecido mole, seguida da aproximação da placa do pé crural medial.
  - O tratamento de pacientes do tipo IIIB requer a adição de volume à base columelar. Esse volume pode ser obtido com a colocação de enxertos de cartilagem ou injeções de gordura (▶ Fig. 32.11).

Deformidade do Tipo IV
- As deformidades do tipo IV são as mais comuns e descrevem uma deformidade combinada.[2] As anormalidades da espinha nasal anterior, do septo caudal, das *crura* mediais e/ou a aberração do tecido mole criam esse tipo de deformidade.

- A relação íntima entre essas estruturas é responsável pela ocorrência comum desse tipo de deformidade.
- É importante determinar todos os fatores etiológicos da distorção da base columelar para garantir o tratamento adequado.
- Se as placas basais forem reposicionadas, mas o septo caudal continuar desviado, o resultado estético geral será prejudicado.
- O tratamento é personalizado com base nos métodos mencionados anteriormente e é específico para a causa (▶ Fig. 32.12).

Excisão da Placas Basais Crural Medial
- Em alguns casos de excesso de placa basal crural medial, é necessária a excisão da placa do pé crural medial para obter o melhor resultado.
- Isso pode ser necessário em um nariz com projeção e/ou rotação excessiva ou em pacientes com assimetrias significativas do comprimento das *crura* mediais, para os quais a excisão da base das *crura* mediais pode ser a única maneira de lidar com cartilagens excessivamente longas.

32.4.5 Cirurgia da Base Alar
- As anormalidades que exigem modificação da base alar incluem alargamento alar, narinas grandes, largura excessiva da base nasal e assimetrias das asas e/ou narinas.
- A cirurgia da base alar é normalmente realizada por último, pois muitos desses problemas estão intimamente relacionados com a projeção da ponta, o contorno da borda alar e o formato columelar. Por exemplo, o aumento da projeção da ponta resultará na diminuição da abertura alar, enquanto a diminuição da projeção da ponta levará ao efeito oposto.

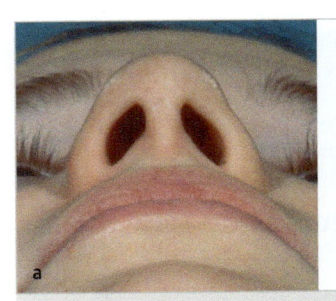

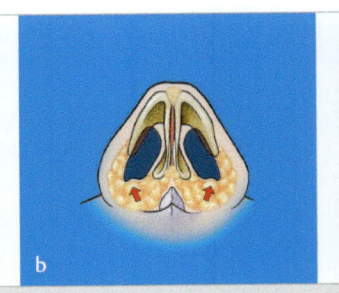

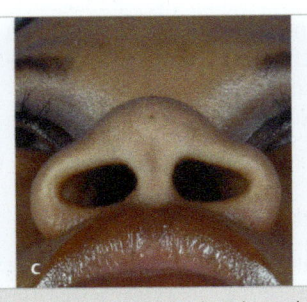

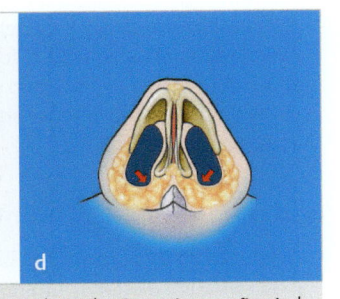

Fig. 32.11 Deformidades columelares. As deformidades do tipo III são o resultado do desequilíbrio do volume do tecido mole. Os pacientes são ainda classificados como (**a, b**) tipo IIIA (excesso de volume de tecido mole) ou (**c, d**) tipo IIIB (volume de tecido mole deficiente).

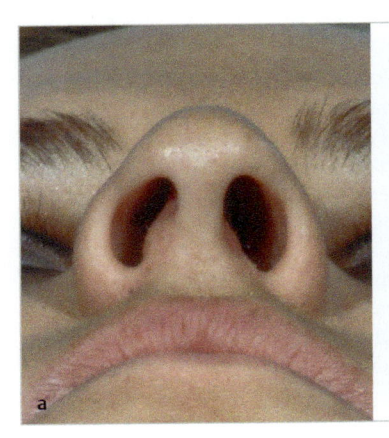

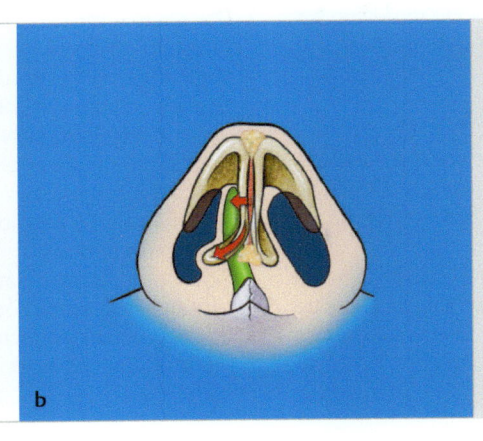

Fig. 32.12 (**a, b**) Deformidades columelares. As anormalidades da espinha nasal anterior, do septo caudal, das *crura* mediais e/ou a aberração do tecido mole criam esse tipo de deformidade.

- É importante planejar meticulosamente a cirurgia da base alar, especialmente para planejar adequadamente a cicatriz, de modo que ela seja imperceptível, bem como remover o tecido com precisão para obter redução e simetria adequadas, evitando a ressecção excessiva.
- As marcações devem ser feitas antes da injeção de um anestésico local, quando tanto a área a ser excisada quanto o tecido que permanecerá podem ser medidos com precisão com paquímetros.
- As excisões da base alar não devem ser estendidas acima do sulco alar para evitar danos à artéria nasal lateral e comprometimento da circulação da pele da ponta nasal; isso é especialmente verdadeiro com a abordagem aberta, na qual a artéria columelar já foi dividida.[14,15]
- Deve-se tentar remover o tecido adequado. Entretanto, se for realizada uma redução inadequada, uma nova cirurgia da base alar pode ser realizada com bastante facilidade e conforto sob anestesia local, ao passo que a reconstrução da estenose vestibular resultante de uma base alar excessivamente reduzida é muito desafiadora e, com frequência, resulta em cicatrizes inestéticas.

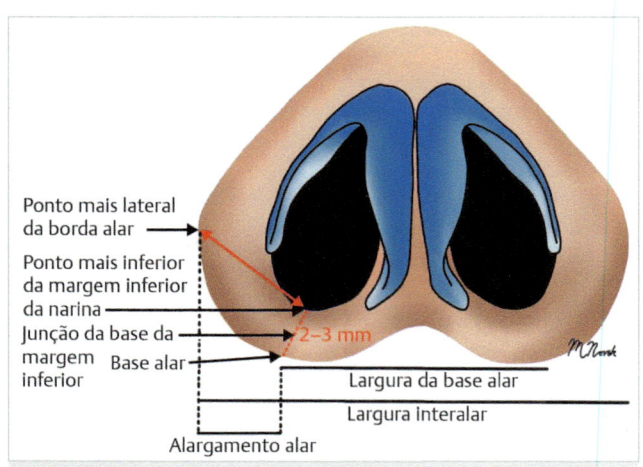

Fig. 32.13 Principais marcos anatômicos da vista basal. O alargamento alar é identificado medindo-se a distância transversal da base alar até o ponto mais lateral da borda alar. A distância entre esses dois pontos é de aproximadamente 3 a 4 mm no nariz esteticamente ideal, independentemente do tipo de alargamento alar. O alargamento é então classificado usando uma linha traçada do ponto mais lateral ao longo da borda alar até o ponto mais inferior da margem inferior da narina (seta vermelha de duas pontas). A relação vertical relativa entre esses dois pontos na análise da vista basal caracteriza a morfologia do alargamento alar e orienta o desenho do padrão de excisão. O tecido na junção da soleira da narina mais inferior e a base alar constitui a "junção soleira-base" (linha vermelha pontilhada), cuja altura ideal é de 2 a 3 mm. A largura da base alar é medida entre os pontos em que cada borda alar se insere na bochecha. A largura interalar é a distância entre os pontos mais laterais de cada asa.

> **Dica de Especialista**
>
> Deve-se tentar remover o tecido adequado. Entretanto, se for realizada uma redução inadequada, uma nova cirurgia da base alar pode ser realizada com bastante facilidade e conforto sob anestesia local, ao passo que a reconstrução da estenose vestibular resultante de uma base alar excessivamente reduzida é muito desafiadora e, com frequência, resulta em cicatrizes inestéticas.

- A cicatriz deve ser colocada diretamente no sulco alar. O fechamento deve ser meticuloso, garantindo que a transição da pele nasal externa para a interna no peitoril da narina esteja adequadamente alinhada. O fechamento das excisões da base alar é normalmente realizado com suturas simples interrompidas de náilon 6-0, e essas suturas são removidas 5 a 7 dias após a cirurgia.

Redução do Alargamento Alar

- A redução do alargamento da base alar é uma técnica poderosa para reduzir a distância interalar sem a carga cicatricial associada a técnicas mais agressivas de medialização da base alar.
- O objetivo da redução do alargamento alar é estreitar o terço inferior do nariz e melhorar a harmonia nasal geral.
- O desenho da excisão e a quantidade de tecido removido baseiam-se no tipo de cicatriz alar que está sendo tratada.

Classificação do Alargamento Alar

- O alargamento alar é classificado de acordo com a localização do ponto mais lateral ao longo da borda alar em relação ao nível da junção da base da soleira na vista basal (▶ Fig. 32.13, ▶ Fig. 32.14).
  - No alargamento alar do tipo 1, o ponto mais lateral da borda está localizado abaixo da junção da base da soleira, de modo que uma linha reta da junção da base da soleira até o ponto mais lateral da asa se inclinará inferiormente.
  - No alargamento alar do tipo 2, essa linha é orientada horizontalmente.
  - No alargamento alar do tipo 3, a linha se inclina superiormente da junção da base da soleira até o ponto mais lateral ao longo da borda alar.[16]
  - No alargamento alar do tipo 4, o alargamento alar do tipo 3 ocorre em combinação com uma base nasal alargada.

Técnica Operatória: Redução do Alargamento Alar

- A redução do alargamento alar é realizada marcando-se primeiro o ponto mais lateral do sulco alar-facial (ponto 1), seguido pela marcação da junção da base da soleira (ponto 2) (▶ Fig. 32.15, ▶ Fig. 32.16).
- Um ponto 2 mm inferior à junção da base da soleira é então marcado (ponto 3).
- Uma linha curva no sulco alar-facial é então desenhada do ponto 1 ao ponto 3 (linha 1).
- Por fim, uma linha curva adicional é desenhada do ponto 1 ao ponto 3, criando uma elipse final. A largura da elipse aumenta com o grau de alargamento alar (1 a 4). É fundamental preservar 2 mm da porção cutânea vertical da margem inferior para evitar fissuras.[16]
- Para evitar alterar o tamanho e/ou o formato das narinas, a incisão não é levada para o vestíbulo.
- O tecido extirpado inclui a pele e uma cunha de tecido mais profundo, incluindo tecido fibrogorduroso e musculatura alar.

32.5 Análise de Caso: Redução da Base Alar

- A ferida é fechada com suturas simples interrompidas de náilon 6-0 usando o princípio da redução pela metade, pois a incisão no sulco alar-facial é mais longa do que a incisão na superfície alar (▶ Vídeo 32.1).

Técnica Operatória: Redução da Margem Inferior da Narina

- A redução da margem inferior da narina é uma técnica usada para diminuir o comprimento da margem inferior da narina e a distância interalar.
- As incisões nasais são fechadas para medir com precisão a quantidade de ressecção necessária.
- A margem inferior da narina é cuidadosamente marcada.
- Uma lâmina nº 15 é usada para remover uma porção de espessura total da margem inferior da narina.
- O fechamento com suturas simples interrompidas de náilon 6-0 avança o retalho lateral medialmente, diminuindo assim a distância interalar e melhorando as proporções, conforme visto na vista basal.
- O rolo na margem inferior da narina deve ser cuidadosamente alinhado para evitar uma cicatriz visível.

Técnica Operatória: Correção do Alargamento Alar e Redução do Tamanho da Narina

- A excisão de uma cunha completa de tecido alar reduz a dilatação alar e a circunferência da narina.
- Isso é feito para a assimetria das narinas ou narinas excessivamente grandes.
- A incisão posterior é feita novamente no sulco alar-facial.
- Na margem inferior da narina, um retalho de pele com base medial é preservado, o que ajudará a evitar o entalhe da narina.
- A ressecção se estende até o vestíbulo nasal 2 mm ou mais acima da soleira da narina para reduzir a circunferência interna da narina e, ao mesmo tempo, evitar tecido redundante na extremidade medial da incisão.
- Uma borda lateral de espessura total é ressecada superiormente, incluindo também o tecido fibrogorduroso e a musculatura alar.
- O retalho com base medial é evertido durante o fechamento com náilon 6-0, usando o princípio da redução pela metade para evitar uma cicatriz deprimida no peitoril da narina.

32.5 Análise de Caso: Redução da Base Alar

Uma mulher de 17 anos apresentou desvio nasal, linhas estéticas dorsais assimétricas, ponta bulbosa e obstrução das vias aéreas nasais (▶ Fig. 32.17a-i).

32.6 Conclusão

O surgimento das mídias sociais e das fotografias de *smartphones* provocou um novo nível de foco na estética da base nasal. As deformidades da base nasal, incluindo o colapso da válvula nasal externa e o desvio do septo caudal, podem ser importantes do ponto de vista funcional. Uma abordagem sistemática para a cirurgia da base nasal deve ser usada para melhorar a visão basal. A cirurgia da base alar deve ser realizada preferencialmente no final da operação, já que muitos desses problemas estão intimamente relacionados com a projeção da ponta, o contorno da borda alar e o formato columelar.

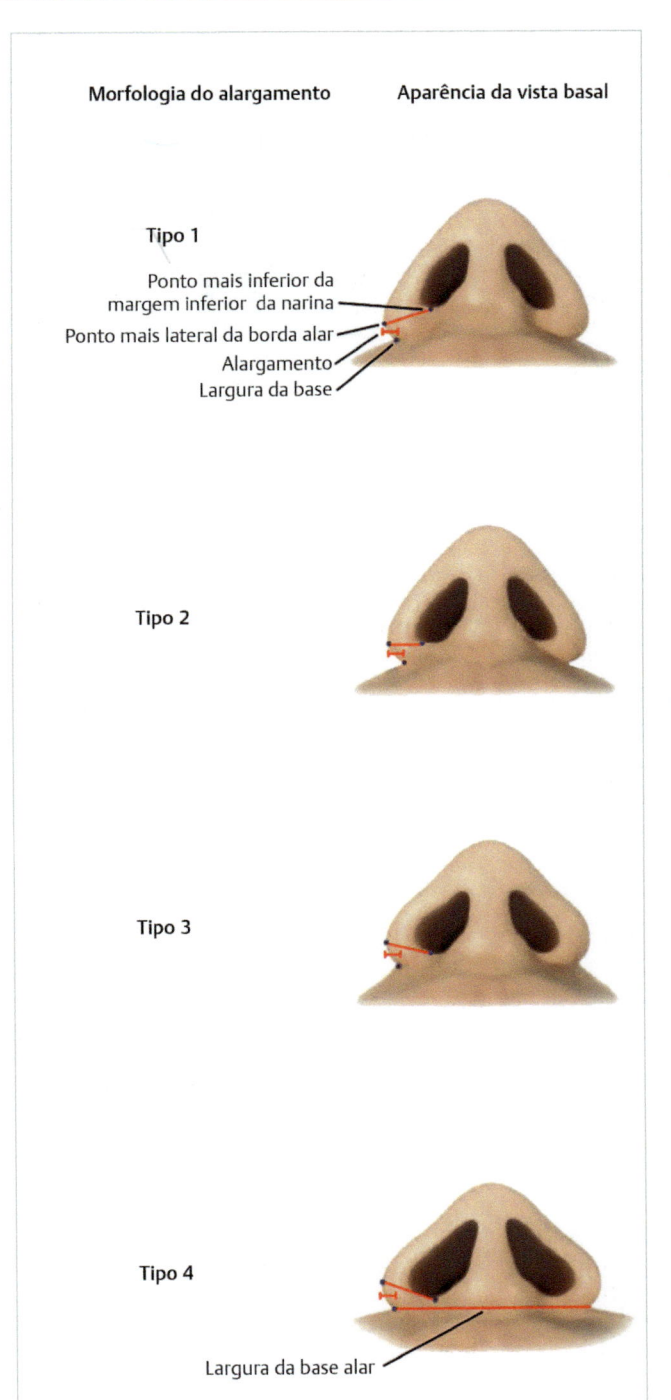

Fig. 32.14 Morfologias do alargamento alar. O alargamento alar é identificado na vista basal de acordo com a localização do ponto mais lateral ao longo da borda alar em relação ao nível da base alar. O alargamento é então classificado com base na orientação de uma linha traçada do ponto mais inferior da soleira da narina até o ponto mais lateral ao longo da borda alar. No alargamento alar do tipo 1, o ponto mais lateral da borda está abaixo margem inferior da narina mais inferior, de modo que uma linha reta da margem inferior até o ponto mais lateral da asa se inclinará inferiormente. No alargamento alar do tipo 2, essa linha é horizontal. No alargamento alar do tipo 3, a linha se inclina superiormente da margem mais inferior até o ponto mais lateral ao longo da borda alar. O tipo 4 é uma combinação do alargamento alar do tipo 3 com uma largura maior da base alar, principalmente como resultado de narinas grandes.

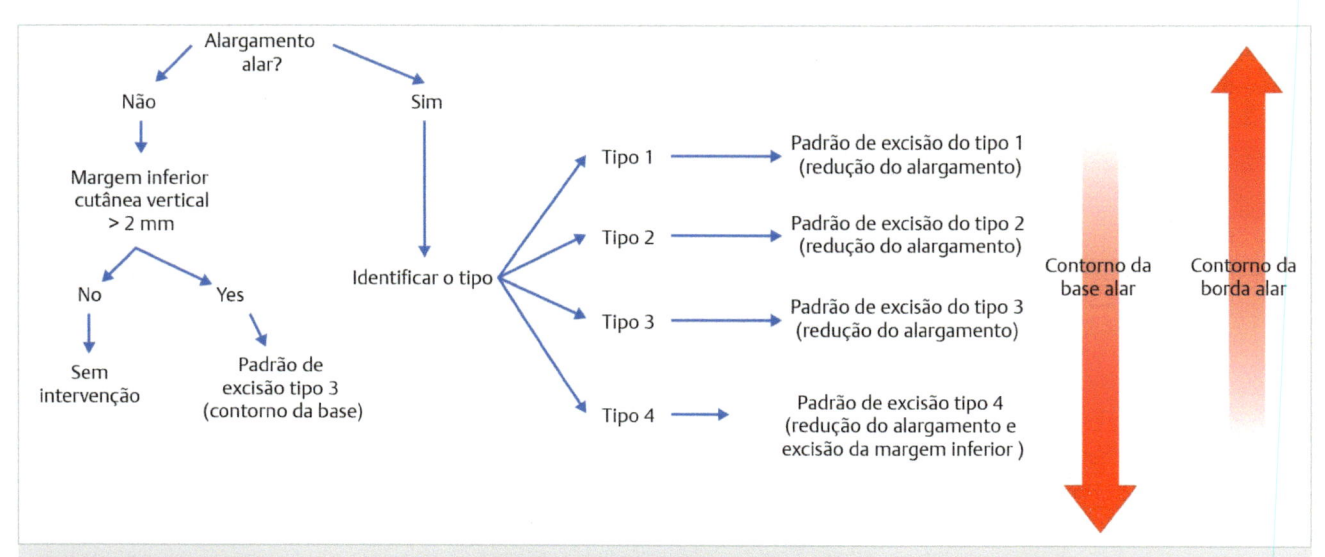

Fig. 32.15 Algoritmo da base alar. Na conclusão de uma rinoplastia, após a projeção/rotação da ponta ter sido definida e a columela abordada, o nariz é avaliado quanto à presença de alargamento alar. Se não for identificado nenhum alargamento, a altura vertical da margem inferior da narina cutânea é medida. Se a altura da soleira for de aproximadamente 2 mm, não será necessária nenhuma intervenção. Entretanto, se for maior que 2 mm, o paciente provavelmente se beneficiaria de uma ressecção da base alar do tipo 3 para contornar a borda alar. Entretanto, se o alargamento alar for identificado, o tipo de alargamento é classificado e o padrão de ressecção apropriado é realizado. À medida que o alargamento alar progride do tipo 1 para o tipo 4, a base alar fica cada vez mais envolvida. Além disso, a realização da ressecção da base alar de qualquer tipo ajudará no contorno da borda alar, sendo esse o principal benefício nas ressecções dos tipos 1 e 2.

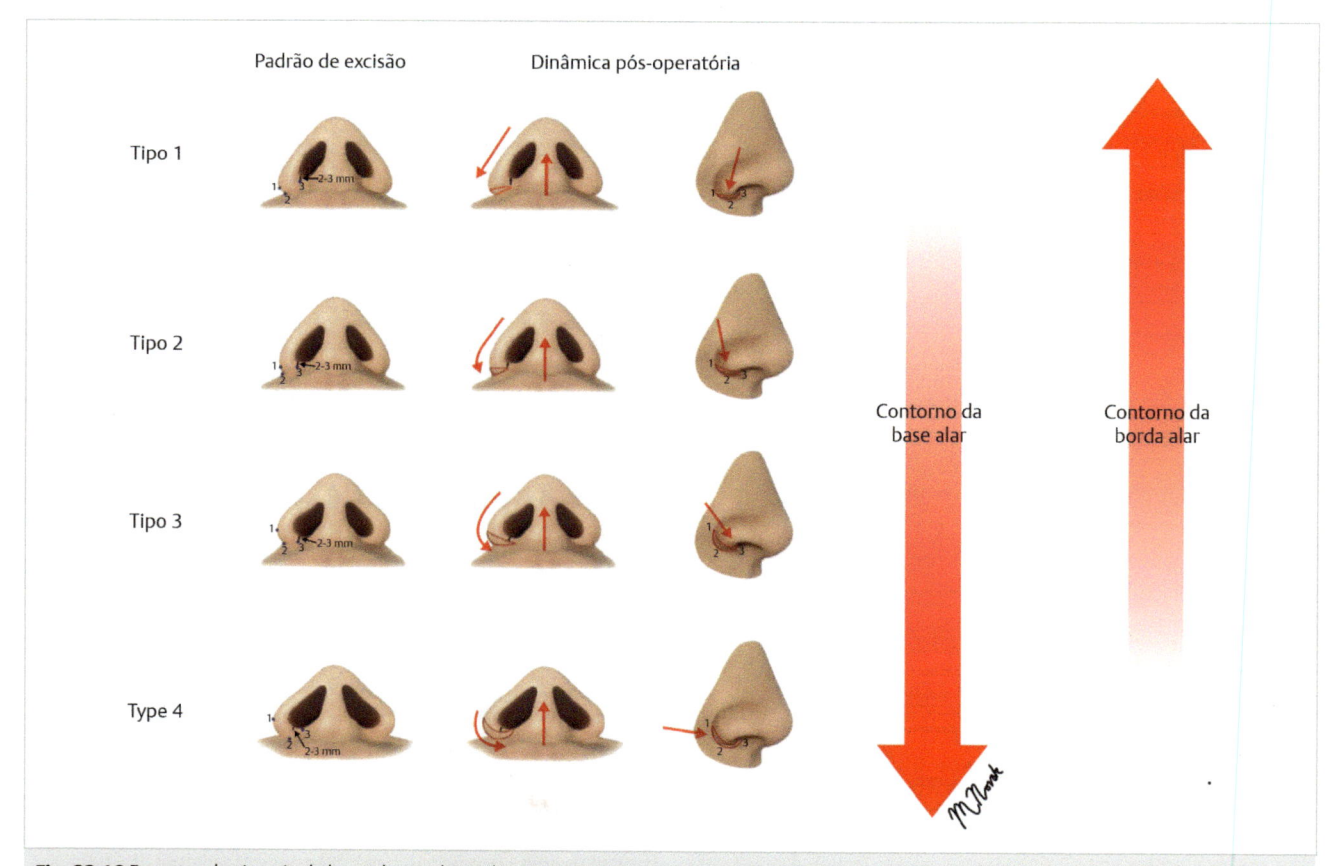

Fig. 32.16 Espectro da cirurgia da base alar: Padrões de ressecção e dinâmica pós-operatória para cada tipo de alargamento alar. A realização da ressecção da base alar de qualquer tipo ajudará no contorno da borda alar; entretanto, esse é o principal benefício nas ressecções dos tipos 1 e 2, pois a base alar é relativamente pouco envolvida. Por outro lado, devido ao alargamento orientado superiormente nos tipos 3 e 4, o excesso vertical e transversal da soleira da narina (base alar) é mais comum. Portanto, as ressecções dos tipos 3 e 4 contornam principalmente a base alar. Independentemente disso, quando a rotação e a projeção da ponta são adequadamente definidas, a estrutura cartilaginosa rígida funciona como uma barraca, empurrando a pele nasal para cima (seta vermelha sobre a columela). Uma ressecção da base alar executada adequadamente ajuda na reconstrução do envelope da pele nasal, contornando as bordas e a base alar em graus variados, conforme descrito anteriormente.

32.5 Análise de Caso: Redução da Base Alar

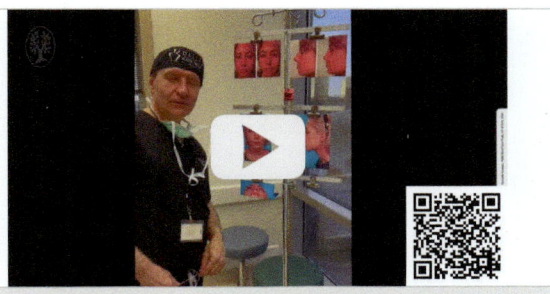

Vídeo 32.1 Demonstração de uma mulher de 23 anos que se apresentou para rinoplastia primária. Além de corrigir o desvio nasal, a convexidade dorsal leve e a ponta bulbosa, a paciente foi submetida à ressecção da base alar com colocação de enxerto de contorno alar para contornar a base alar e as bordas. A sutura da platina crural medial também foi realizada para melhorar a simetria da narina e as linhas estéticas basais.

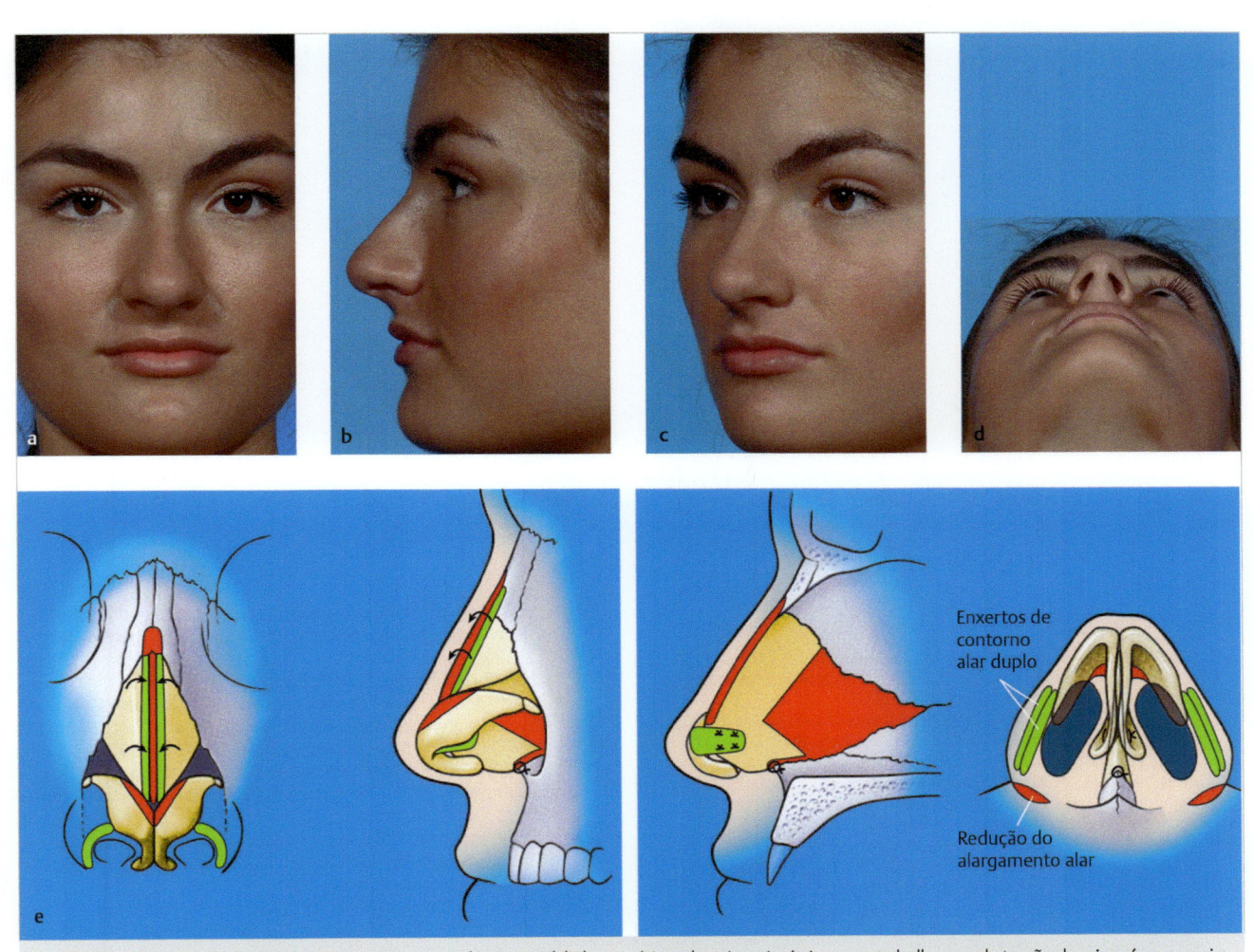

Fig. 32.17 (a-e) Esta mulher de 17 anos apresentou um desvio nasal, linhas estéticas dorsais assimétricas, ponta bulbosa e obstrução das vias aéreas nasais. A vista lateral revelou uma corcunda dorsal moderada, sem quebra da supraponta, ponta superprojetada, ponta subrotada e retração alar. A vista basal mostra assimetria nas narinas, columela larga, excesso de base alar/margem inferior da narina e alargamento alar. Os objetivos cirúrgicos incluíam: (1) endireitar o nariz; (2) refinar a ponta nasal/pontos definidores da ponta; (3) reduzir a giba dorsal; (4) diminuir a projeção da ponta; (5) aumentar a rotação da ponta; (6) corrigir a retração alar; (7) melhorar o excesso da base alar; (8) corrigir a dilatação das placas do pé crural medial. (e) A abordagem cirúrgica incluiu: (1) Usar uma abordagem aberta com uma incisão transcolumelar em degrau conectada a incisões infracartilaginosas bilaterais; (2) realizar a redução da giba dorsal do componente; (3) colher a cartilagem septal deixando uma estrutura em L; (4) ressecar o septo caudal desviado e restaurar a espinha nasal anterior com PDS 5-0; (5) realizar a fratura externa bilateral do corneto inferior; (6) retalhos de espalhamento da cartilagem lateral superior bilateral e restauração da sutura de tensão da abóbada média; (7) ressecção cefálica, deixando uma faixa de borda alar de 6 mm; (8) enxerto de extensão septal com tensionamento das cartilagens laterais inferiores; (9) ressecção bilateral da base alar para contorno da base alar e da borda alar; (10) colocação de enxertos bilaterais de contorno alar duplo; (11) aproximação da platina crural medial e suturas de fechamento do espaço morto. *(Continua)*

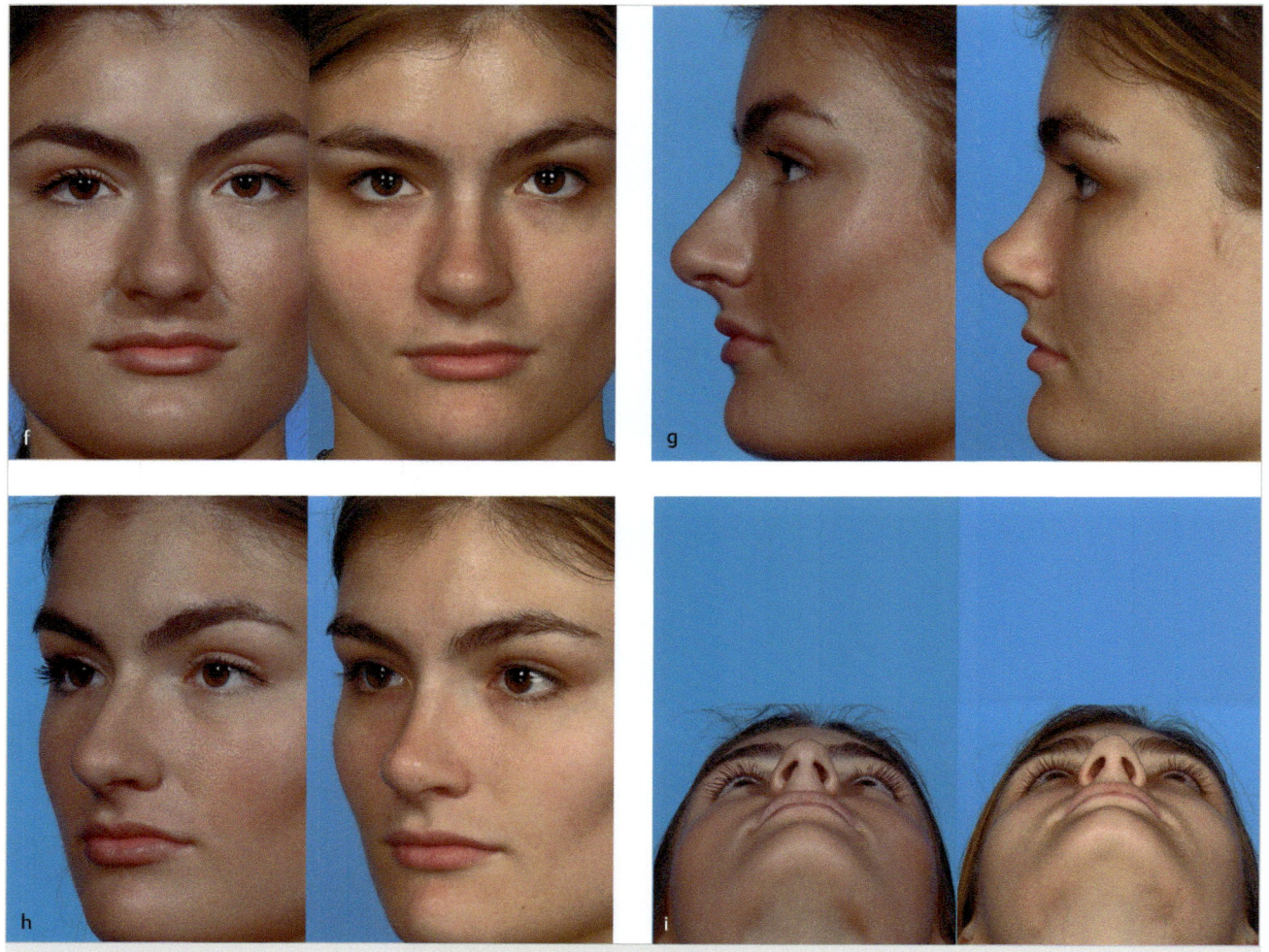

Fig. 32.17 *(Continuação)* **(f-i)** Análise do resultado: A paciente é mostrada 2 anos após a cirurgia. Ela apresenta melhora significativa em suas linhas estéticas dorsais, correção da giba dorsal e refinamento da ponta. Na vista basal, ela apresenta melhor equilíbrio entre a base e a ponta nasais, bem como correção da deformidade da base columelar e da abertura alar. Além disso, o fluxo de ar nasal bilateral normal foi restaurado.

Referências

[1] Lee MR, Malafa M, Roostaeian J, Unger JG, Geissler P, Rohrich RJ.. Soft tissue composition of the columella and clinical relevance in rhinoplasty. Plast Reconstr Surg. in press
[2] Lee MR, Tabbal G, Kurkjian TJ, Roostaeian J, Rohrich RJ. Classifying deformities of the columella base in rhinoplasty. Plast Reconstr Surg. 2014; 133(4):464e-470e
[3] Constantine FC, Ahmad J, Geissler P, Rohrich RJ. Simplifying the management of caudal septal deviation in rhinoplasty. Plast Reconstr Surg. 2014; 134(3): 379e-388e
[4] Gunter JP, Rohrich RJ.. Management of the deviated nose. The importance of septal reconstruction. Clin Plast Surg. 1988; 15(1):43-55
[5] Rohrich RJ, Kurkjian TJ, Hoxworth RE, Stephan PJ, Mojallal A.. The effect of the columellar strut graft on nasal tip position in primary rhinoplasty. Plast Reconstr Surg. 2012; 130(4):926-932-[Erratum in Plast Reconstr Surg 130:1399, 2012]
[6] Rohrich RJ, Hoxworth RE, Kurkjian TJ. The role of the columellar strut in rhinoplasty: indications and rationale. Plast Reconstr Surg. 2012; 129(1): 118e-125e
[7] Gruber RP, Nahai F, Bogdan MA, Friedman GD. Changing the convexity and concavity of nasal cartilages and cartilage grafts with horizontal mattress sutures: part II. Clinical results. Plast Reconstr Surg. 2005; 115(2):595-606, discussion 607-608
[8] Janis JE, Trussler A, Ghavami A, Marin V, Rohrich RJ, Gunter JP. Lower lateral crural turnover flap in open rhinoplasty. Plast Reconstr Surg. 2009; 123(6): 1830-1841
[9] Gunter JP, Friedman RM. Lateral crural strut graft: technique and clinical applications in rhinoplasty. Plast Reconstr Surg. 1997; 99(4):943-952, discussion 953-955
[10] Rohrich RJ, Raniere J, Jr, Ha RY. The alar contour graft: correction and prevention of alar rim deformities in rhinoplasty. Plast Reconstr Surg. 2002; 109(7):2495-2505, discussion 2506-2508

[11] Gunter JP, Rohrich RJ. Correction of the pinched nasal tip with alar spreader grafts. Plast Reconstr Surg. 1992; 90(5):821-829
[12] Guyuron B, Behmand RA. Caudal nasal deviation. Plast Reconstr Surg. 2003; 111(7):2449-2457, discussion 2458-2459
[13] Geissler PJ, Lee MR, Roostaeian J, Unger JG, Rohrich RJ. Reshaping the medial nostril and columellar base: five-step medial crural footplate approximation. Plast Reconstr Surg. 2013; 132(3):553-557
[14] Rohrich RJ, Gunter JP, Friedman RM. Nasal tip blood supply: an anatomic study validating the safety of the transcolumellar incision in rhinoplasty. Plast Reconstr Surg. 1995; 95(5):795-799, discussion 800-801
[15] Rohrich RJ, Muzaffar AR, Gunter JP. Nasal tip blood supply: confirming the safety of the transcolumellar incision in rhinoplasty. Plast Reconstr Surg. 2000; 106(7):1640-1641
[16] Rohrich RJ, Savetsky IL, Suszynski TM, Mohan R, Avashia YJ. Systematic surgical approach to alar base surgery in rhinoplasty. Plast Reconstr Surg. 2020; 146(6):1259-1267

33 Cirurgia da Base Alar: Diagnóstico e Análise

Bahman Guyuron

Resumo

A falha na correção das desarmonias da base alar pode ter enormes consequências estéticas e funcionais. A deformidade resultante de um planejamento cirúrgico inadequado durante a cirurgia da base alar pode ser difícil e, às vezes, impossível de corrigir. Portanto, é fundamental avaliar com prudência a anormalidade da base alar e planejar a correção cirúrgica com a máxima precisão.

Palavras-chave: Cirurgia da base alar, deformidade, anormalidade, enxerto de borda alar, base da columela

Pontos Principais

- A harmonia da base alar é avaliada pela comparação da distância interalar com a distância intercantal ou com a largura da fissura orbital.
- Se o tecido mole na espessura alar não for completamente liberado, o lábio superior poderá ser elevado em vez de a base alar ser transposta caudalmente durante a correção da má posição alar vertical.
- Quando a projeção excessiva do nariz caudal é reduzida, o tecido mole extra se estenderá caudal e lateralmente, ampliando a base alar e exigindo uma manobra para estreitar a base.
- O estreitamento da base alar resultará em uma transposição caudal da borda alar.
- O estreitamento da base alar será prejudicial ao equilíbrio nasal em pacientes com uma columela retraída ou uma borda alar posicionada caudalmente.
- Antes de qualquer ressecção da base alar, devem ser colocados enxertos de borda alar, e a base da columela deve ser ajustada, se necessário, pois o enxerto de borda alar alarga a base alar.

33.1 Introdução

A patologia da base alar pode variar, e a correção bem-sucedida exige uma análise cuidadosa e uma execução magistral do plano cirúrgico para obter uma relação agradável da base alar. A posição da base alar deve ser avaliada e corrigida, considerando-se as três dimensões. A cirurgia da base alar é planejada de modo que haja uma transição graciosa e agradável da asa para o peitoril da narina após a correção da desarmonia, sem criar um ângulo estreito.

33.2 Anatomia e Patologia

- A compreensão da relação da base alar com outros segmentos da face e o reconhecimento de incongruências relevantes são essenciais para uma rinoplastia bem-sucedida.
- Em um nariz equilibrado, a distância de uma base alar lateral até a base oposta é de aproximadamente 2 mm mais larga do que a distância intercantal em um plano horizontal, desde que esta última seja considerada ideal (normalmente 31-33 mm).
- A distância intercantal é dividida em duas partes (ponto *A*) e uma linha vertical (*V*) é desenhada para passar a covinha do filtro (ponto *B*) em uma face simétrica. Duas linhas paralelas (linhas *L* e *R*), posicionadas simetricamente em relação à linha média vertical, começando no canto medial, devem passar 1 mm medialmente ao limite externo da base alar em uma relação congruente da base alar em um paciente que também tenha uma distância intercantal normal.
- Se a distância intercantal for considerada anormal, a fissura orbital (distância do canto medial ao canto lateral) pode ser usada como referência. Essa distância é igual à distância de um canto medial até o canto oposto.
- Verticalmente, as margens caudais da base alar estão aproximadamente 2 mm cefálicas à junção dos dois terços médios e um terço caudal da distância do canto medial ao estômio (▶ Fig. 33.1).

Dica de Especialista

A harmonia da base alar é avaliada pela comparação da distância interalar com a distância intercantal ou com a largura da fissura orbital.

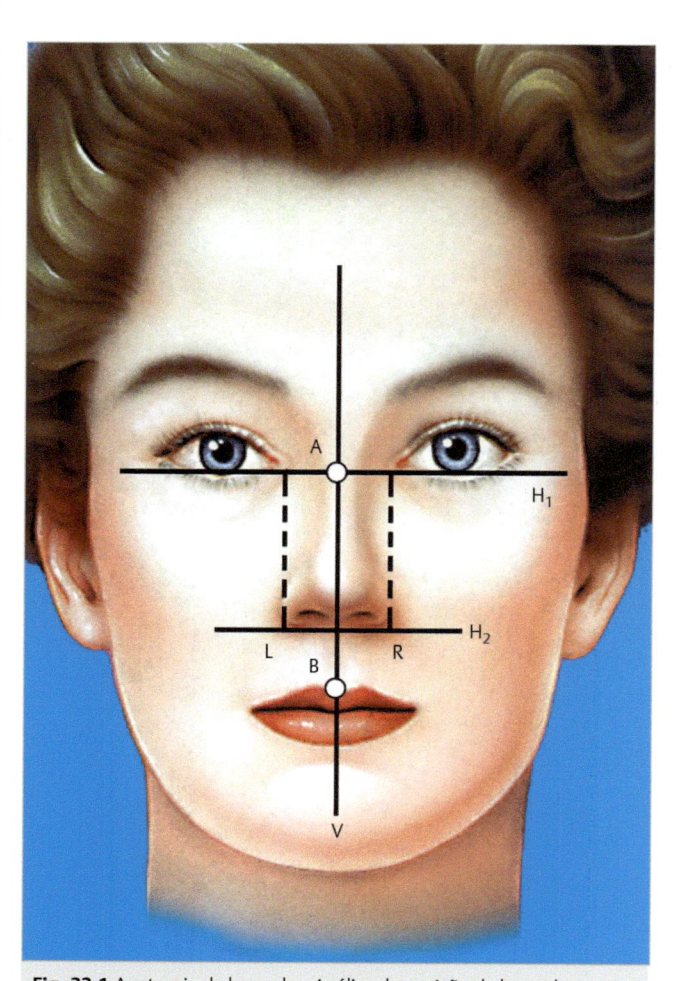

Fig. 33.1 Anatomia da base alar. Análise da posição da base alar na vista frontal.

33.3 Variações nas Deformidades da Base Alar

> **Dica de Especialista**
>
> A posição da base alar deve ser avaliada e corrigida levando-se em conta as três dimensões.

- A posição vertical da base alar é facilmente detectada na vista de perfil. O ponto N (násio) é conectado ao ponto S (estômio) e dividido em três comprimentos iguais. A borda caudal da base alar deve estar 2 mm caudal à junção dos terços médio e inferior (▶ Fig. 33.2).

33.3 Variações nas Deformidades da Base Alar

- As deformidades da base alar podem ser excesso ou deficiência horizontal, enquanto o mau posicionamento vertical é caudal ou cefálico.[1-14] Essas condições também podem coexistir.
- Um excesso horizontal pode ser o resultado de uma base alar larga, uma base alar espessa ou um peitoril nasal largo.
- A deficiência da base alar geralmente é mais consequente do ponto de vista estético e pode ter origem pós-traumática, iatrogênica ou congênita.
- Algumas anormalidades horizontais são causadas pela projeção da ponta ou por anormalidades maxilares (protrusão/retrusão). A correção dessas anomalias esqueléticas subjacentes melhorará a aparência da base alar sem cirurgia direta nesse local. F é uma linha horizontal no nível do canto medial, e B é uma linha horizontal traçada no nível do *subnasal* (junção da columela e do lábio superior).

> **Dica de Especialista**
>
> A patologia da base alar pode variar, e a correção bem-sucedida exige uma análise cuidadosa e uma execução magistral do plano cirúrgico para obter uma base alar agradável.

- O mau posicionamento cefálico da base alar dá a aparência de uma porção anterior mais longa do nariz e uma ponta ptótica, resultando em uma columela mais exposta.
- Uma base alar mal posicionada caudalmente causa capuz da base, asa pendente, diminuição da exibição columelar e um nariz que frequentemente parece mais curto.
- A condição pode ser unilateral ou bilateral (▶ Fig. 33.3).

33.4 Técnicas Operatórias

- O procedimento pode ser realizado sob anestesia geral em conjunto com uma rinoplastia mais extensa, embora uma pequena cirurgia da base alar possa ser realizada com o paciente sob anestesia local, com ou sem sedação intravenosa (▶ Vídeo 33.1).

Fig. 33.2 Anatomia da base alar. Análise da desarmonia vertical da base alar na vista de perfil.

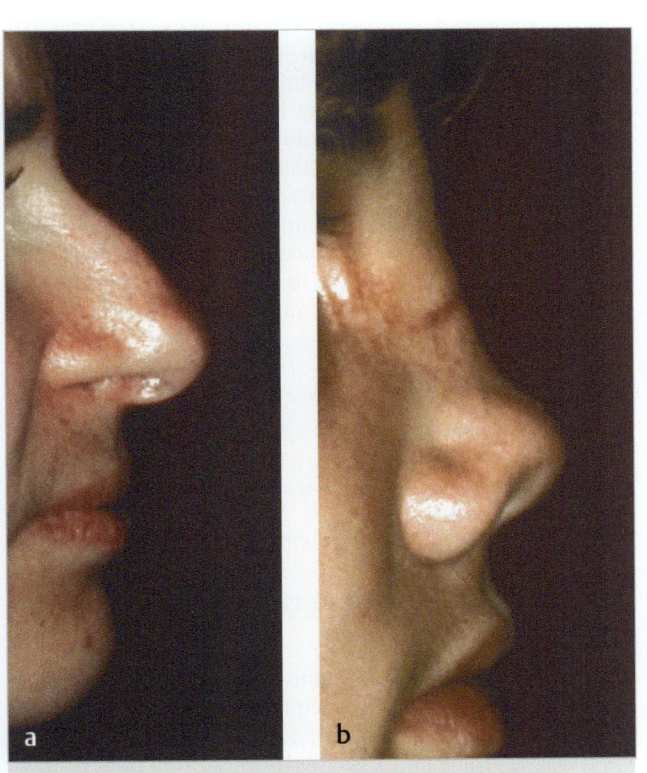

Fig. 33.3 Variações nas deformidades da base alar. **(a, b)** O mau posicionamento cefálico da base alar dá a aparência de um nariz mais longo e resulta em uma columela mais exposta. Um malposicionamento caudal da base alar causa o encapuzamento da base, a diminuição da exposição columelar e um nariz que frequentemente parece mais curto.

Cirurgia da Base Alar: Diagnóstico e Análise

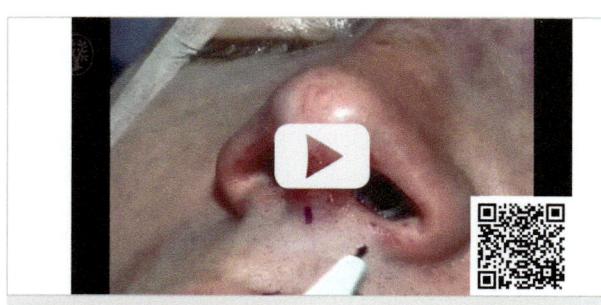

Vídeo 33.1 Excisão da base alar.

33.4.1 Deformidades Horizontais

Margem Inferior das Narinas Largas

- Uma análise cuidadosa da base alar pode revelar que a soleira da narina é mais larga do que o ideal. Essa é uma anormalidade comum.
- O excesso de narina a ser extirpado é marcado por duas linhas quase paralelas entre si e conectadas por uma linha horizontal colocada na junção da narina com o lábio superior e estendida lateralmente ao longo do sulco alar-facial o suficiente para evitar a formação de uma orelha de cachorro.
- É feita uma incisão com uma lâmina nº 15, e o excesso de peitoril da narina é extirpado. Um tecido adequado é deixado lateralmente para garantir uma transição graciosa da base alar para o peitoril da narina e para evitar uma angulação.
- A incisão é aprofundada com um eletrocautério de microagulha, liberando o tecido mole, inclusive os músculos, para facilitar a transposição medial do retalho da base alar. Para os pacientes com músculo levantador do lábio superior e asa nasal hiperativo, a liberação do músculo com o cautério de coagulação geralmente produz mudanças esteticamente agradáveis.
- Em seguida, a incisão é reparada com fio de sutura simples 6-0. Quando uma transposição significativa é necessária, como em pacientes negros, uma sutura subcutânea é colocada com *monocryl* 6-0 (▶ Fig. 33.4).

> **Dica de Especialista**
>
> *A cirurgia da base alar é planejada de modo que haja uma transição graciosa e agradável da base alar para o peitoril da narina após a correção da desarmonia.*

Excesso de Margem Inferior da Narina e Base Alar Larga

- Essa é a desarmonia mais comum da base alar. A área excisada inclui uma combinação da soleira da narina e da base alar em proporções variadas, dependendo da falha existente.
- A técnica é semelhante à excisão de um peitoril largo da narina, exceto pelo fato de que o formato da área excisada é mais parecido com uma cunha. Além disso, a área excisada pode ser mais lateral, e um segmento muito pequeno é removido da soleira da narina, dependendo da configuração da base alar (▶ Fig. 33.5).

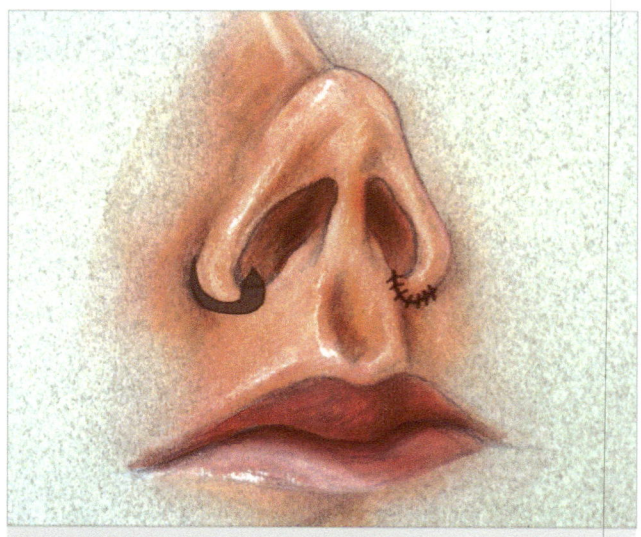

Fig. 33.4 Técnicas cirúrgicas em deformidades da base alar. É feita uma incisão com uma lâmina nº 15, e o excesso de peitoril da narina é extirpado. O tecido adequado é deixado lateralmente para garantir uma transição graciosa da base alar para o peitoril da narina e para evitar angulação.

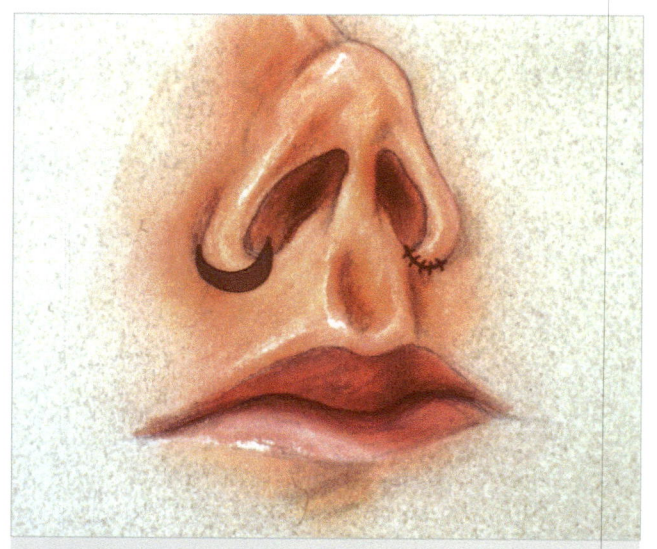

Fig. 33.5 Técnicas operatórias: Soleira da narina em excesso e base alar larga. A área excisada inclui uma combinação de base alar e soleira da narina em proporções variadas, dependendo do grau de excesso.

Base Alar Espessa

- Esse tipo de anormalidade alar é extremamente raro.
- Uma excisão em forma de L ou crescente é feita onde o membro anteroposterior do L reduz a espessura, e a excisão cefalocaudal estreitará a narina. Uma imagem espelhada da incisão é feita na narina oposta.
- Às vezes, a espessura alar pode ser reduzida com a remoção do excesso de tecido mole entre a pele e o revestimento intranasal por meio da incisão de rotina na base alar (▶ Fig. 33.6).

33.4 Técnicas Operatórias

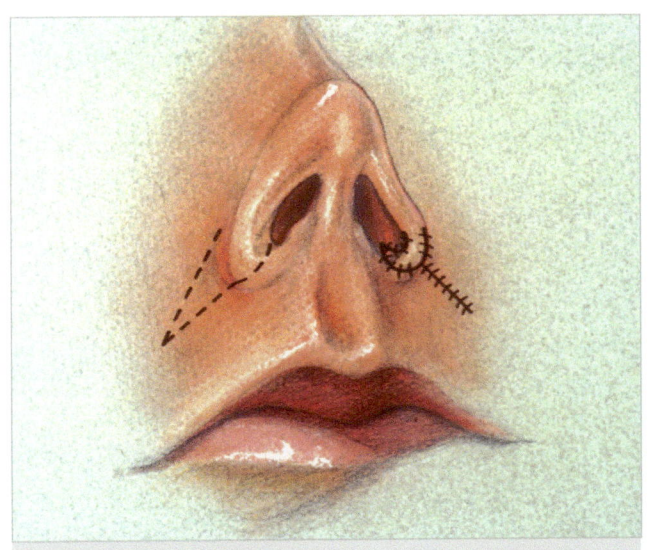

Fig. 33.6 Técnicas operatórias: Base alar espessa. Uma excisão em forma de L ou crescente é feita onde o membro anteroposterior do L reduz a espessura, e a excisão cefalocaudal estreitará a narina. A espessura também pode ser reduzida pela remoção do excesso de tecido mole entre a pele e o revestimento intranasal por meio de uma incisão somente ao longo da borda alar.

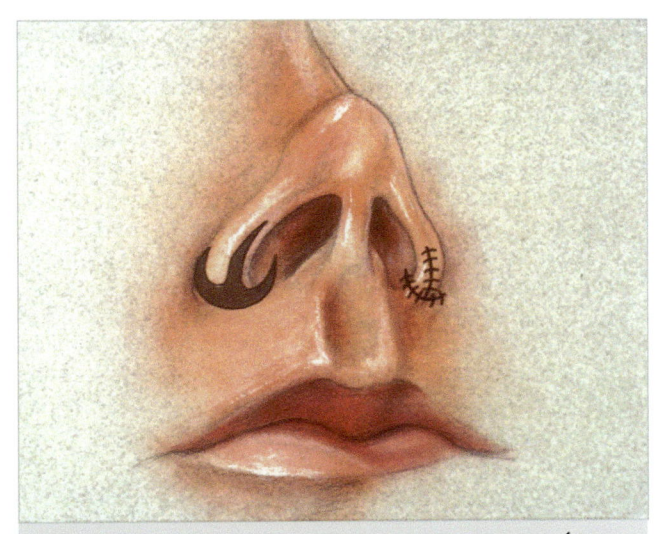

Fig. 33.7 Técnicas cirúrgicas: Narina larga e base alar espessa. É feita uma incisão no sulco alar-facial e continuada ao redor da base da narina. Uma incisão triangular posterior é projetada para se juntar à incisão que será usada para estreitar a base alar.

Combinação de Narina Larga e Base Alar Espessa

- Para estreitar simultaneamente a narina e tornar a base alar mais fina, o cirurgião pode usar uma ressecção em T invertido.
- Uma incisão é feita no sulco alar-facial e continua ao redor da base da narina. Uma incisão triangular posterior é projetada para se juntar à incisão que será usada para estreitar a base alar. O excesso de tecido é removido e as margens são reaproximadas com guta simples 6-0 de absorção rápida.
- Esse tipo de excisão raramente é necessário (▶ Fig. 33.7).

Dica de Especialista

Uma ressecção em T invertido é usada para estreitar a narina e afinar a base alar simultaneamente.

- Uma excisão elíptica ao longo do aspecto vestibular da base alar pode ser usada para corrigir uma base alar facetada (▶ Fig. 33.8).

Base Alar Alargada Secundariamente

- Dependendo da causa, seja uma projeção alterada ou um avanço da maxila, o cirurgião deve usar uma excisão da soleira da narina, uma excisão lateral ou ambas para harmonizar a base nasal.

Narinas Estreitas

- As narinas constritas são secundárias à retrusão da maxila ou ao excesso de projeção da ponta e raramente são encontradas. A redução da projeção da base nasal geralmente pode reverter a condição.
- Se o problema for a retrusão da maxila, um avanço maxilar do tipo LeFort resolverá o problema da base alar.

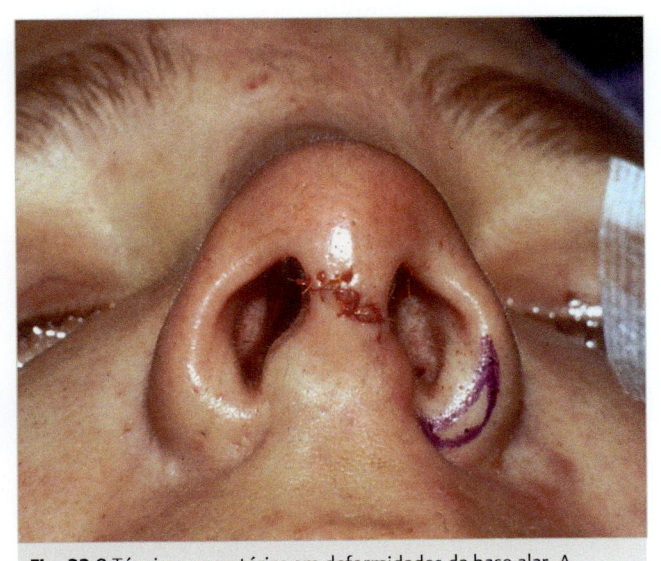

Fig. 33.8 Técnicas operatórias em deformidades da base alar. A visão intraoperatória de uma excisão de pele em formato elíptico de uma base alar facetada no lado esquerdo do nariz de um paciente é mostrada aqui. O lado direito foi deixado intacto para comparação.

- As narinas estreitas iatrogênicas podem ser corrigidas pela transposição de um retalho de pele elíptico de base subcutânea da base alar lateral para a base medial ou por um enxerto de espalhamento da base alar.

33.4.2 Deformidades Verticais

Base Alar Cefalicamente Mal Posicionada

- Se a base alar for larga e mal posicionada cefalicamente, muitas vezes o estreitamento da base alar resulta em translocação

medial e caudal da base até certo ponto e pode ser suficiente para um leve deslocamento da asa.
- Caso contrário, planeja-se a remoção de uma área de pele em formato elíptico do lábio superior na junção da base alar com o lábio.
- A incisão é feita no sulco alar-facial e continua ao redor da base até a margem inferior da narina. O tamanho da pele ressecada é determinado pela análise facial pré-operatória e pela medição intraoperatória da distância entre a base alar e o lábio no lado normal, se a condição for unilateral.
- No caso de espessura alar, é essencial liberar completamente os tecidos moles, inclusive os músculos, para que a base alar possa ser avançada caudalmente com facilidade. Caso contrário, esse procedimento pode resultar na elevação do lábio superior em vez de a base alar ser transposta caudalmente.

> **Dica de Especialista**
>
> Se o tecido mole na espessura alar não for completamente liberado, o lábio superior poderá ser elevado em vez de a base alar ser transposta caudalmente.

Base Alar Mal Posicionada Caudalmente

- Uma base alar mal posicionada caudalmente é menos comum e mais difícil de corrigir.
- É feita uma incisão no revestimento vestibular logo acima da borda alar, e uma tira do revestimento é ressecada e reparada para reposicionar a base alar.

33.5 Dinâmica da Base Alar

- As mudanças dinâmicas mais significativas ocorrem na base alar quando a projeção excessiva do nariz caudal está sendo corrigida, quando o tecido mole extra se estende caudal e lateralmente, exigindo uma manobra para estreitar a base que, de outra forma, poderia não parecer necessária.
- Por outro lado, uma base alar larga será automaticamente corrigida se a projeção nasal caudal for aumentada.
- A base alar é ampliada pelo avanço da maxila e estreitada pela retração da maxila.
- O alongamento da maxila transporá a base alar caudalmente e reduzirá a distância entre as bases alares.
- A intrusão da maxila resultará em deslocamento cefálico e alargará a base alar.

> **Dica de Especialista**
>
> Quando um nariz caudal excessivamente projetado é reduzido, o tecido mole extra se estenderá caudal e lateralmente, alargando a base alar e exigindo uma manobra para estreitar a base.

- O estreitamento da base alar também afeta outras facetas da aparência da base nasal.

> **Dica de Especialista**
>
> O estreitamento da base alar resultará em uma transposição caudal da borda alar.

- A borda alar é reposicionada caudalmente, o que reduz a desarmonia vertical alar-columelar. Na maioria dos pacientes, isso melhora a estética nasal; entretanto, será prejudicial ao equilíbrio nasal em pacientes com borda alar posicionada caudalmente ou com a columela retraída.

> **Dica de Especialista**
>
> O estreitamento da base alar será prejudicial ao equilíbrio nasal em pacientes com uma columela retraída ou uma borda alar posicionada caudalmente.

- Antes de qualquer ressecção da base alar, a base columelar deve ser ajustada, se necessário.
- O excesso de divergência das placas dos pés pode ostensivamente tornar as narinas estreitas, e o reposicionamento das placas dos pés pode revelar o excesso da base alar.
- Se um enxerto de borda alar for pretendido, ele será colocado antes da alteração da base alar, uma vez que ele alarga a base alar.

> **Dica de Especialista**
>
> Antes de qualquer ressecção da base alar, devem ser colocados enxertos de borda alar e a base columelar deve ser ajustada, se necessário.

33.5 Conclusão

A desarmonia da base alar não corrigida ou mal corrigida produzirá um sinal de nariz pós-cirúrgico. É fundamental definir a desarmonia da base alar e selecionar a correção que resultará em uma transição graciosa da asa para o peitoril da narina e evitará a angulação nesse local. Dependendo da localização do excesso da base alar, a excisão será feita no peitoril da narina, na lateral ou em ambos. À medida que o excesso de pele da base alar é excisado e reparado, isso resultará no reposicionamento medial e caudal da borda alar. O mau posicionamento vertical da base alar pode ser corrigido pela excisão de uma parte elíptica da pele do lábio superior, liberação suficiente da base alar e reposicionamento, evitando a elevação do lábio superior.

Referências

[1] Adamson PA. Alar base reduction. Arch Facial Plast Surg. 2005; 7(2):98
[2] Bennett GH, Lessow A, Song P, Constantinides M. The long-term effects of alar base reduction. Arch Facial Plast Surg. 2005; 7(2):94-97
[3] Conley JJ, Vonfraenkel PH. The principle of cooling as applied to the composite graft in the nose. Plast Reconstr Surg. 1956; 17(6):444-451
[4] Constantian MB. An alar base flap to correct nostril and vestibular stenosis and alar base malposition in rhinoplasty. Plast Reconstr Surg. 1998; 101(6): 1666-1674

[5] Giberson WG, Freeman JL. Use of free auricular composite graft in nasal alar/ vestibular reconstruction. J Otolaryngol. 1992; 21(2):153-155

[6] Guyuron B, Behmand RA. Alar base abnormalities. Classification and correction. Clin Plast Surg. 1996; 23(2):263-270

[7] Guyuron B. Precision rhinoplasty. Part I: The role of life-size photographs and soft-tissue cephalometric analysis. Plast Reconstr Surg. 1988; 81(4):489-499

[8] Guyuron B, Ghavami A, Wishnek SM. Components of the short nostril. Plast Reconstr Surg. 2005; 116(5):1517-1524

[9] Kridel RW, Castellano RD. A simplified approach to alar base reduction: a review of 124 patients over 20 years. Arch Facial Plast Surg. 2005; 7(2):81-93

[10] Guyuron B. Alar rim deformities. Plast Reconstr Surg. 2001; 107(3):856-863 [11]

[11] Sheen JH, Sheen AP. Aesthetic Rhinoplasty. 2nd ed. St Louis: Quality Medical Publishing; 1998

[12] Tellioğlu AT, Vargel I, Cavuşoğlu T, Cimen K. Simultaneous open rhinoplasty and alar base excision for secondary cases. Aesthetic Plast Surg. 2005; 29(3): 151-155

[13] Guyuron B, Bigdeli Y, Sajjadian A. Dynamics of the alar rim graft. Plast Reconstr Surg. 2015; 135(4):981-986

[14] Ponsky D, Guyuron B. Alar base disharmonies. Clin Plast Surg.; 37(2):245- 251

34 Refinamento na Cirurgia de Base Alar

Rod J. Rohrich ■ *Matthew Novak* ■ *Ira Savetsky*

Resumo

A cirurgia da base alar é abordada com hesitação e muitas vezes é evitada por muitos cirurgiões devido à inexperiência e à falta de compreensão. Entretanto, com um conhecimento profundo da anatomia e da natureza dinâmica do terço inferior do nariz, a ressecção da base alar pode alcançar resultados favoráveis e reprodutíveis. Além de corrigir o alargamento alar, um procedimento de base alar adequadamente diagnosticado e realizado serve para contornar tanto a borda alar quanto a base alar. É apresentada uma abordagem intuitiva para a classificação e o gerenciamento do alargamento alar e as implicações da cirurgia da base alar no contorno da base alar e do rebordo alar.

Palavras-chave: Alargamento alar, cirurgia da base alar, contorno da base alar, contorno da borda alar, soleira da narina

ponta. Dessa forma, a ressecção da base alar serve como um componente importante na modelagem do terço inferior do nariz.

Este capítulo reúne a classificação e os padrões de ressecção descritos anteriormente com suas implicações para o contorno da borda alar e da base alar. Ao fazer isso, o diagnóstico de alargamento alar e o gerenciamento do terço inferior do nariz são simplificados. Em última análise, a implementação da cirurgia da base alar adequadamente indicada, conforme descrito, produzirá resultados favoráveis, consistentes e duradouros.

> **Dica de Especialista**
>
> *A cirurgia da base alar é frequentemente evitada devido à falta de compreensão da ponta dinâmica e da anatomia alar.*

> **Pontos Principais**
>
> - A cirurgia da base alar realizada adequadamente contorna tanto a borda alar quanto a base alar.
> - A base alar é abordada depois que o dorso foi abordado e a rotação e a projeção da ponta foram definidas.
> - Ao progredir das ressecções da base alar do tipo 1 para o tipo 4 para o alargamento alar, a base alar está cada vez mais envolvida (excesso vertical ou horizontal na junção da base da soleira), com os tipos 3 e 4 contornando principalmente a base alar.
> - As ressecções da base alar tipo 1 e tipo 2 servem principalmente para contornar uma borda alar fraca ou redundante.
> - Há pacientes com excesso de tecido mole da soleira da narina cutânea vertical que, por definição, não têm uma base nasal larga ou alargamento alar. Nesses pacientes, uma ressecção do tipo 3 corrigirá o excesso vertical contornando a base alar.

34.1 Introdução

O manejo adequado da base alar durante a rinoplastia é uma habilidade que escapa a muitos cirurgiões. Há uma variedade de razões para esse fenômeno, incluindo a falta de compreensão da anatomia dinâmica da ponta e da base alar, a relutância em colocar uma cicatriz visível no sulco alar-facial e a falta de experiência com a técnica.

Pelo contrário, quando implementada e executada corretamente, a cirurgia da base alar pode melhorar significativamente os resultados da rinoplastia. Além da melhora no alargamento alar, um procedimento de base alar adequadamente planejado e realizado serve para contornar tanto a borda alar quanto a base alar.

Uma chave para entender as implicações de cada tipo de ressecção da base alar é o conhecimento de seu efeito sobre a ponta nasal, a borda alar e a base alar. Por esse motivo, a ressecção da base alar não deve ser vista isoladamente. Em vez disso, a ressecção da base alar serve para contornar adequadamente a base alar e as bordas, redesenhar o envelope da pele nasal e eliminar o espaço vazio após a definição de projeção e rotação da

34.2 Uma Abordagem Unificada

- Conforme descrito por Rohrich *et al.* em 2017 e 2020, o alargamento alar é definido por uma distância transversal entre a base alar (ponto em que a asa encontra a bochecha) e o ponto mais lateral da borda alar de mais de 3 a 4 mm (▶ Fig. 34.1).[14,15]
- O alargamento é então classificado pela orientação de uma linha traçada da soleira da narina mais inferior até o ponto mais

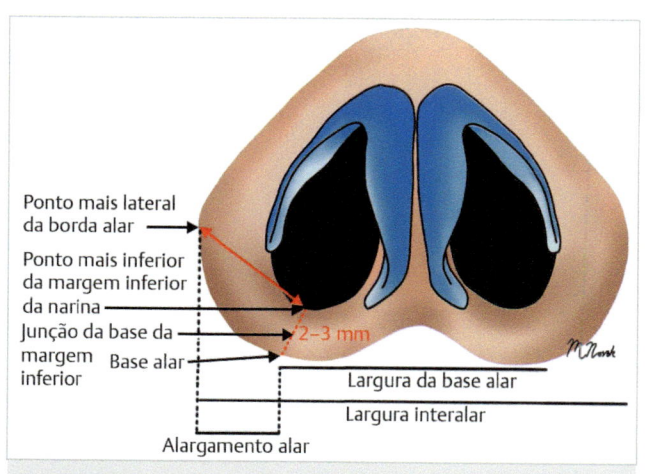

Fig. 34.1 Principais marcos anatômicos da vista basal. O alargamento alar é identificado medindo-se a distância transversal da base alar até o ponto mais lateral da borda alar. A distância entre esses dois pontos é de aproximadamente 3 a 4 mm no nariz esteticamente ideal, independentemente do tipo de alargamento alar. O alargamento alar é classificado por meio de uma linha traçada do ponto mais lateral ao longo da borda alar até o ponto mais inferior da soleira da narina (*seta vermelha de duas pontas*). A relação vertical relativa entre esses dois pontos na análise da vista basal caracteriza a morfologia do alargamento alar e orienta o desenho do padrão de excisão. O tecido na junção da margem inferior da narina e a base alar constituem a "junção soleira-base" (*linha vermelha pontilhada*), cuja altura ideal é de 2 a 3 mm. A largura da base alar é medida entre os pontos em que cada borda alar se insere na bochecha. A largura interalar é a distância entre os pontos mais laterais de cada asa.

lateral da borda alar. À medida que o alargamento progride do tipo 1 para o tipo 4, a porção mais larga da borda alar move-se superiormente, com o tipo 4 também tendo uma base alar larga (▶ Fig. 34.2).
- O padrão de ressecção corresponde a cada tipo de erupção.
- Entretanto, um princípio unificador é que, em cada tipo de ressecção da base alar, uma porção cutânea vertical de 2 mm da soleira da narina (base alar) deve ser mantida. Com esse princípio em mente, observou-se que as ressecções da base alar tipo 1 e tipo 2 contornam principalmente a borda alar, enquanto as ressecções tipo 3 e tipo 4 corrigem principalmente o excesso vertical e transversal da base alar, respectivamente. Quando vista dessa maneira, a cirurgia para controlar o alargamento alar pode ser vista como a etapa final no contorno do terço inferior do nariz, do qual a borda e a base alar são componentes importantes.

Para gerenciar a base alar e as bordas na rinoplastia, primeiro é feita uma análise pré-operatória completa, o gerenciamento do dorso e a definição de rotação e projeção da ponta.

Dica de Especialista

O alargamento alar é identificado e classificado no final da rinoplastia com base no ponto mais lateral da borda alar em relação à base alar.

34.3 Análise e Estética da Base Alar

- O método "10-7-5" de análise nasal é realizado, e as três principais preocupações do paciente são obtidas no pré-operatório durante cada consulta de rinoplastia.[1]
- Com relação ao terço inferior do nariz, há vários elementos abrangentes da análise nasofacial que devem ser destacados. Esses elementos incluem:
  - Etnia.
  - Sexo.
  - Tamanho e formato facial exclusivos.
  - Tipo de pele Fitzpatrick.
  - Qualidade e espessura da pele.
  - Anatomia do esqueleto.
- Cada uma dessas características terá implicações para a estética nasofacial e ajudará a orientar o planejamento e a execução da cirurgia.[2,3,4] Após a revisão de cada um desses itens, pode-se realizar uma análise focada da base alar.
- A anatomia da região da base alar e das estruturas adjacentes pode incluir a base alar, a borda alar, a margem inferior da narina, o triângulo mole, o lóbulo da ponta/infraponta e a columela.[5] A apreciação da forma única e da variação anatômica da base alar de um indivíduo facilita o tratamento preciso. Portanto, a estética dessas subunidades deve ser analisada nas vistas frontal, lateral e basal.[1] As características anatômicas a serem avaliadas em cada uma dessas vistas estão descritas nas seções a seguir.

34.3.1 Vista Frontal

- Largura da base: É a distância entre as inserções da base alar (ponto em que a alar se insere na bochecha) e deve aproximar-se da distância intercantal (31-33 mm).

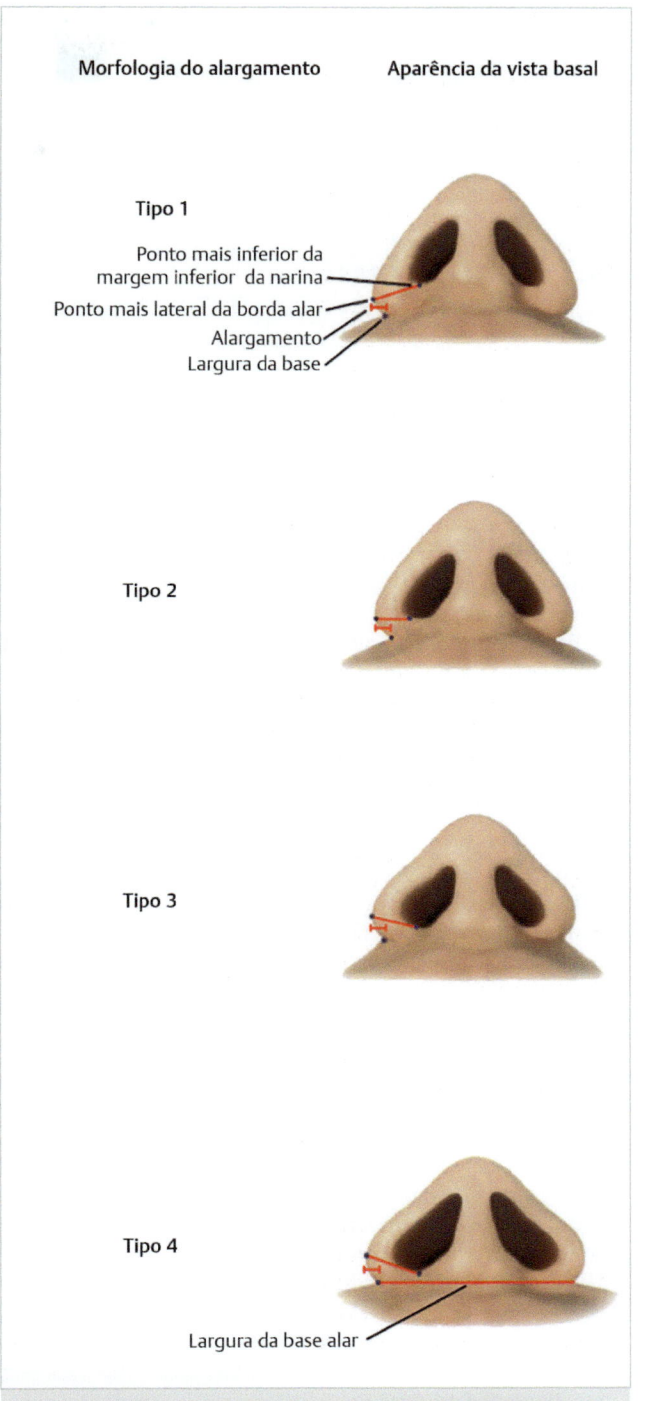

Fig. 34.2 Morfologias do alargamento alar. O alargamento alar é identificado na vista basal de acordo com a localização do ponto mais lateral ao longo da borda alar em relação ao nível da base alar. O alargamento é então classificado com base na orientação de uma *linha* traçada a partir do ponto mais inferior da margem da narina até o ponto mais lateral ao longo da borda alar. No alargamento alar do tipo 1, o ponto mais lateral da borda está abaixo da margem da narina mais inferior, de modo que uma *linha reta* da soleira inferior até o ponto mais lateral da asa se inclinará inferiormente. No alargamento alar do tipo 2, essa *linha* é horizontal. No alargamento alar do tipo 3, a *linha* se inclina superiormente da soleira mais inferior até o ponto mais lateral ao longo da borda alar. O tipo 4 é uma combinação do alargamento alar do tipo 3 com uma largura maior da base alar, principalmente como resultado de narinas grandes.

- Contorno das bordas alares, ponta e lóbulo da infraponta: Uma linha curvilínea traçada ao longo de cada borda alar e conectada pelo lóbulo da infraponta deve ter a forma de "asas de gaivota em voo suave".[1,5] Desvios em relação a isso podem sugerir entalhe ou retração alar e excesso ou deficiência do lóbulo da infraponta. Os ajustes nessas estruturas durante a rinoplastia invariavelmente afetarão a base alar.[6,7]

34.3.2 Vista Lateral

- Projeção e rotação da ponta: Esses parâmetros são importantes porque as alterações na projeção ou rotação durante a rinoplastia têm implicações para a base alar.[8,9,10,11,12]
- Relação alar-columelar: As seis classes alar-columelares descrevem a columela suspensa ou retraída, a asa suspensa ou retraída, ou uma combinação destas.[13]

34.3.3 Visão Basal

- Ele inclui as variáveis mais importantes quando se discute o gerenciamento da base alar:[1,14,15,16,17,18]
  - Projeção da ponta: É avaliada pela relação columela-lóbulo, que deve ser de aproximadamente 2:1.[4,19,20]
  - Contorno da soleira da narina/nariz: Deve ser simétrico e ter a forma de uma lágrima com um eixo longo inclinado medialmente. Além disso, o peitoril da narina deve ter um contorno suave e côncavo com aproximadamente 2 mm de altura cutânea vertical entre a abertura da narina e a base alar (▶ Fig. 34.1).
  - Contorno columelar: Deve estar na linha média e ser simétrico, com sua largura na porção média sendo aproximadamente um terço de sua largura na base.[12,18]
  - Largura da base alar: é avaliada com base na distância intercantal.
  - Alargamento alar: A presença ou ausência de alargamento alar é avaliada com base na porção mais lateral da borda alar em comparação com a posição da base alar. Uma borda alar que se projeta mais de 2 mm além da inserção da base alar é definida como alargamento alar. Esse tipo é então classificado em quatro tipos de acordo com o nível vertical do ponto mais lateral ao longo da borda alar em relação à posição da soleira da narina inferior. O tipo de alargamento orientará o tratamento.[14,15]
- Historicamente, a visão basal do nariz era vista apenas por "cães e amantes e nenhum deles se importava". No entanto, em uma era de *smartphones* e incontáveis "*selfies*", a visão basal tornou-se uma preocupação primordial para muitos pacientes que buscam a rinoplastia.
- Um conhecimento profundo da anatomia e da estética da base alar, conforme descrito acima, é fundamental para a obtenção de resultados favoráveis. Além disso, é necessária uma abordagem sistemática da base alar para obter resultados consistentes.

> **Dica de Especialista**
>
> Embora a necessidade de cirurgia da base alar seja identificada principalmente na vista basal, o tratamento adequado da base alar também melhorará as vistas frontal e lateral.

34.4 Contorno da Base Alar e da Borda – Abordagem Sistemática

34.4.1 Identificação de Deformidades da Base Nasal

- É importante observar que, embora a análise pré-operatória possa dar uma pista sobre a necessidade de cirurgia da base alar, a decisão final sobre a necessidade de ressecção da base alar não é tomada até que todos os outros aspectos da rinoplastia tenham sido levados em consideração. Isso ocorre porque a modificação de aspectos do terço inferior do nariz (projeção da ponta, rotação da ponta e posição/contorno columelar) pode afetar a base alar, o peitoril da narina e o alargamento alar.[9,11,15,21,22]
- Por esse motivo, é prática do autor sênior discutir a possibilidade de cirurgia da base alar com todos os pacientes antes de se submeterem a uma rinoplastia. Dito isso, compreender a relação dinâmica entre a ponta nasal e a base alar pode ajudar a prever a necessidade de cirurgia da base alar.
- O tratamento adequado da base alar envolve duas forças dinâmicas: a estrutura rígida da ponta empurrando para cima o envelope da pele e uma ressecção da base alar realizada adequadamente para raspar novamente a pele.
- Nos casos em que a projeção e a rotação da ponta nasal estão aumentadas, a probabilidade de cirurgia da base alar é reduzida, pois a projeção e a rotação da ponta servem para tensionar as bordas alares.
- A implementação e o refinamento do enxerto de extensão septal tiveram enormes implicações para o gerenciamento da base alar, pois são usados para projetar, desprojetar, girar e desrotar a ponta nasal.[8,21,22]
- Um benefício adicional do enxerto de extensão septal é que ele permite que as *crura* medial e lateral das cartilagens laterais inferiores sejam tensionadas, obtendo assim uma ponta em forma de diamante e uma área paradomal e columela com contorno ideal.
- Independentemente dos meios pelos quais a projeção e a rotação da ponta são definidas pelo cirurgião, o ajuste da ponta resultará em alterações na base alar e nas bordas alares. Por esse motivo, a cirurgia da base alar é realizada na conclusão de uma rinoplastia.
- Em casos de desprojeção e derotação, a probabilidade de cirurgia da base alar é maior, pois a estrutura cartilaginosa que sustenta o tecido mole é reduzida, o que normalmente aumenta o alargamento.
- Uma exceção a essa regra é quando se trata de um "nariz de tensão" superprojetado com uma largura interalar estreita. Nesses casos, a projeção nasal depende do septo para se sustentar. Portanto, a redução do septo dorsal aliviará a tensão na ponta, relaxando assim as bordas alares para uma posição mais anatômica.[5,23,24]
- É imperativo identificar a presença ou ausência e o tipo de deformidade da base alar para tratar corretamente.
- Se a ressecção da base alar for realizada e o padrão for excessivamente agressivo, há um risco maior de distorção da borda alar e visibilidade da cicatriz.
- No entanto, se o padrão de ressecção for muito conservador ou se a ressecção não for realizada, é provável que o resultado seja insatisfatório.
- Em última análise, se uma deformidade da base nasal for diagnosticada na conclusão de uma rinoplastia, o tratamento ideal diminui a distância interalar, minimiza o risco de cicatriz

visível, contorna a borda alar e contorna a base alar abordando o excesso de base/parede alar (vertical ou transversal).

> **Dica de Especialista**
>
> A decisão de realizar ou não a cirurgia da base alar é tomada na conclusão de uma rinoplastia.

34.4.2 Classificação e Tratamento do Alargamento Alar

- Se a presença de uma deformidade da base nasal for confirmada, será adotada uma abordagem algorítmica para o tratamento (▶ Fig. 34.3).

1. O alargamento alar está presente? Se a resposta for não, a altura vertical da soleira da narina cutânea na junção da base da soleira precisa ser avaliada. Se essa altura vertical for maior do que 2 mm, uma ressecção da base alar do tipo 3 é indicada para contornar principalmente a base alar e diminuir o excesso vertical. Se não houver alargamento e a altura vertical for de aproximadamente 2 mm, não é indicada a ressecção da base alar.[5,14,15,18]

2. Se for constatada a presença de alargamento alar com base na inserção da base alar e no ponto mais lateral da borda alar, o tipo de alargamento precisa ser classificado para escolher a ressecção adequada.
    a) **Tipo 1**: Na vista basal, o ponto mais lateral da borda alar parece mergulhar logo abaixo do nível da soleira da narina mais inferior. Quanto mais baixo for o ponto mais lateral da borda alar na vista basal, menor será a porção da borda alar envolvida no alargamento alar (ou porção da borda alar lateral à base alar na vista basal). Devido à orientação inferior do alargamento alar no tipo 1, a junção base-margem inferior não é relativamente afetada. Portanto, o padrão de ressecção contorna principalmente uma borda alar fraca, com contorno mínimo da base alar.
    b) **Tipo 2**: O ponto mais lateral da borda alar fica paralelo à soleira da narina mais inferior. Como resultado, a junção da base com a soleira geralmente demonstra um aumento no excesso vertical em comparação com o alargamento alar do tipo 1. Portanto, a ressecção é projetada principalmente para contornar a borda alar, mas também contornará a base, tratando de qualquer excesso vertical na junção base-soleira. ▶ Fig. 34.4 demonstra vistas basais pré e pós-operatórias do tipo 2 e ressecção da base alar.

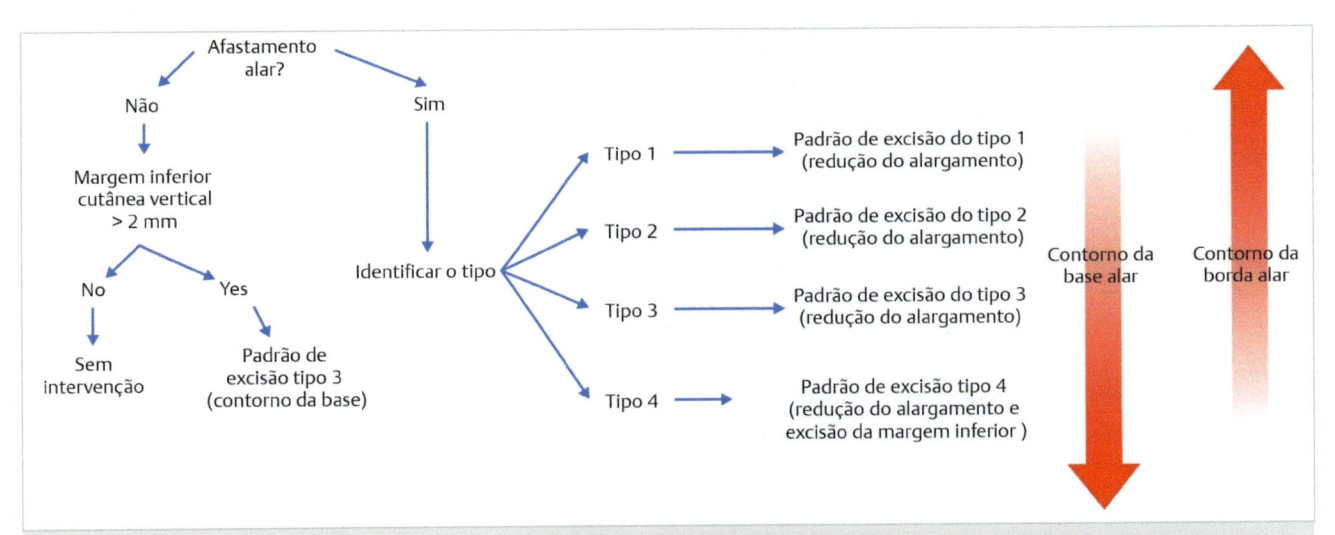

Fig. 34.3 Algoritmo da base alar. Na conclusão de uma rinoplastia, após a projeção e a rotação da ponta terem sido definidas e a columela abordada, o nariz é avaliado quanto à presença de alargamento alar. Se não for identificado alargamento alar, a altura vertical da margem inferior da narina cutânea é medida. Se a altura da soleira for de aproximadamente 2 mm, não será necessária nenhuma intervenção. Se for maior que 2 mm, o paciente provavelmente se beneficiaria de uma ressecção da base alar tipo 3 para contornar a borda alar. Entretanto, se o alargamento alar for identificado, o tipo de alargamento é classificado e o padrão de ressecção apropriado é realizado. À medida que o alargamento alar progride do tipo 1 para o tipo 4, a base alar fica cada vez mais envolvida. Além disso, a realização da ressecção da base alar de qualquer tipo ajudará no contorno da borda alar, sendo esse o principal benefício nas ressecções dos tipos 1 e 2.

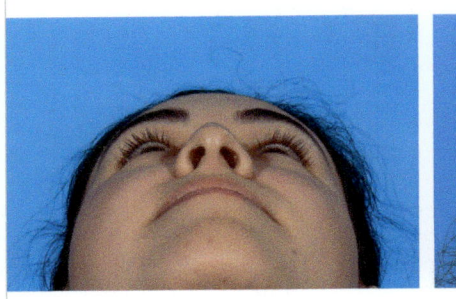

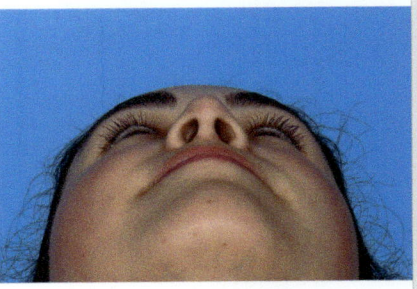

Fig. 34.4 Fotografias da vista basal em 1 ano de pré-operatório (*esquerda*) e pós-operatório (*direita*) de um paciente de 26 anos submetido a uma rinoplastia aberta primária com ressecção da base alar tipo 2. A projeção da ponta foi aumentada com o uso de um enxerto de extensão septal. As cruras laterais foram tensionadas para o enxerto, melhorando as bordas alares. A columela foi estreitada, o que também melhorou o formato da narina. No momento da ressecção da base alar do tipo 2, foram colocados enxertos de contorno alar retrógrados, que contornaram e endireitaram a borda alar fraca.

c) *Tipo 3*: O alargamento alar da borda alar ocorre acima do nível da soleira da narina mais inferior na vista basal. Essa é uma progressão do alargamento alar do tipo 2, e a deformidade alar tem a maior área de superfície entre todas as classes de alargamento alar. Portanto, a ressecção necessária se estende mais para cima do sulco alar-facial e melhora o excesso de altura vertical associado na junção da base da soleira. Por esse motivo, a ressecção do tipo 3 contorna principalmente a base alar com o benefício secundário de contornar a borda alar. ▶ A Fig. 34.5 demonstra as vistas basais pré e pós-operatórias da ressecção da base alar do tipo 3.

d) *Tipo 4*: Essa forma de alargamento alar é uma combinação do alargamento alar do tipo 3 com uma base nasal alargada, principalmente como resultado de narinas grandes. Além da redução da porção vertical da soleira cutânea, uma redução transversal também é indicada para reduzir a largura da base alar.

- As marcações para cada um dos tipos de ressecção da base alar descritos acima são demonstradas na ▶ Fig. 34.6.

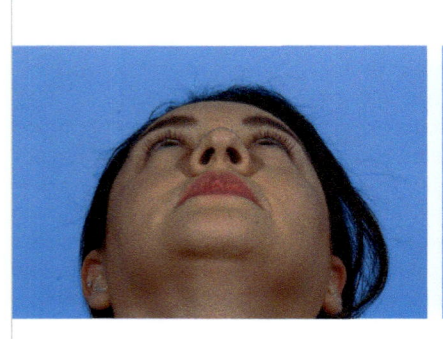

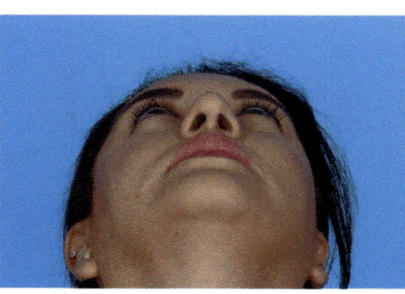

Fig. 34.5 Fotografias da vista basal em 1 ano de pré-operatório (*esquerda*) e pós-operatório (*direita*) de um paciente de 41 anos submetido a uma rinoplastia aberta primária com ressecção da base alar tipo 3. A projeção e a definição da ponta foram aumentadas com o uso de um enxerto de extensão septal. O tensionamento das *crura* laterais para o enxerto melhorou as bordas alares. Após o estreitamento da columela, houve um excesso cutâneo vertical de mais de 2 mm no peitoril da narina. Portanto, foi realizada uma ressecção da base alar do tipo 3 para contornar principalmente a base alar. Enxertos retrógrados de contorno alar foram colocados simultaneamente para reforçar as bordas alares.

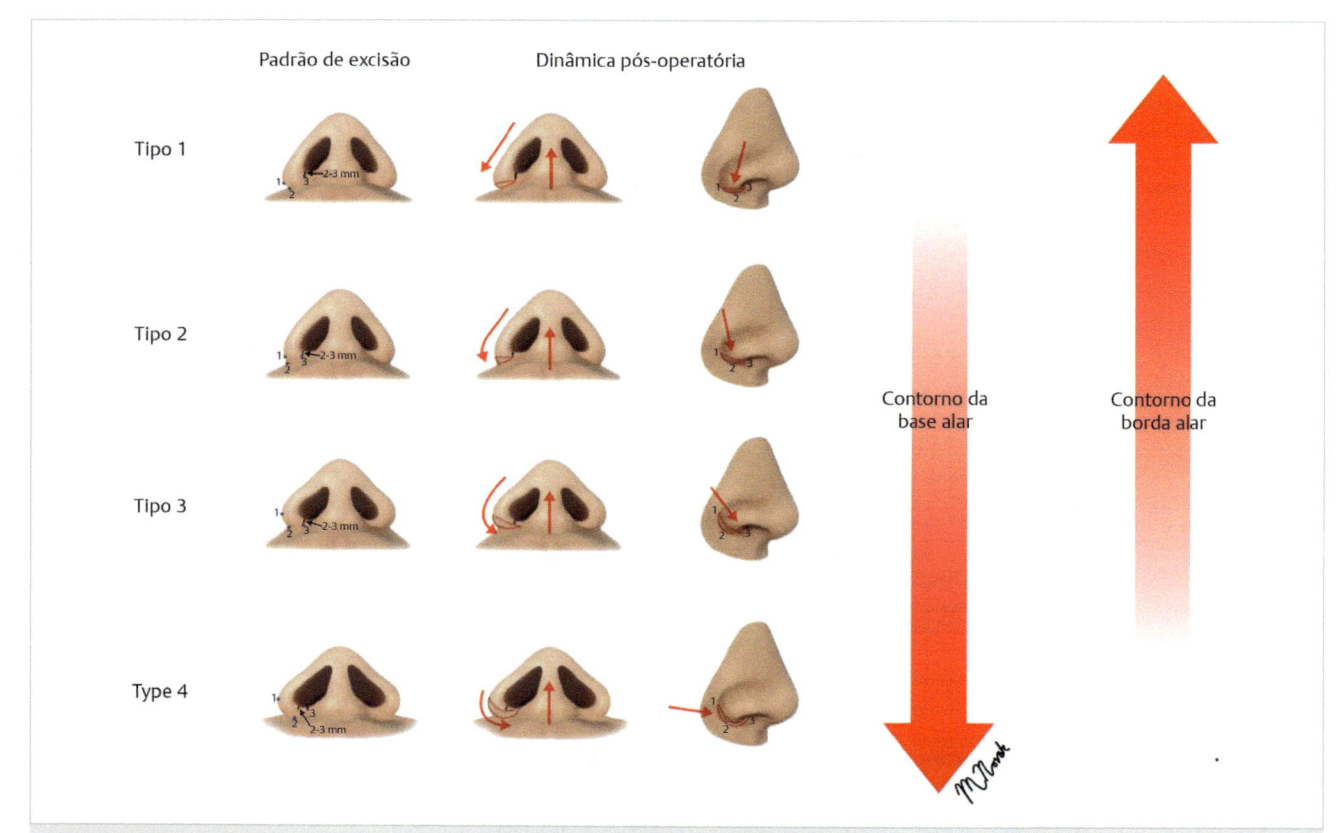

Fig. 34.6 O espectro da cirurgia da base alar. Padrões de ressecção e dinâmica pós-operatória para cada tipo de alargamento alar. A realização da ressecção da base alar de qualquer tipo ajudará no contorno da borda alar; entretanto, esse é o principal benefício nas ressecções dos tipos 1 e 2, pois a base alar é relativamente pouco envolvida. Por outro lado, devido ao alargamento orientado superiormente nos tipos 3 e 4, o excesso vertical e transversal da soleira da narina (base alar) é mais comum. Portanto, as ressecções dos tipos 3 e 4 contornam principalmente a base alar. Independentemente disso, quando a rotação e a projeção da ponta tiverem sido adequadamente ajustadas, a estrutura cartilaginosa rígida funciona como uma barraca, empurrando a pele nasal para cima (*seta vermelha sobre a columela*). Uma ressecção da base alar executada adequadamente ajuda na reconstrução do envelope da pele nasal, contornando as bordas e a base alar em graus variados, conforme descrito anteriormente.

- No caso de ressecções de cunha alar tipo 1 a 3, a incisão não deve ser levada para o vestíbulo e 2 a 3 mm de pele vestibular devem permanecer entre o ápice da cunha ressecada e o limite criado pela narina lateral (soleira da narina). Isso ajudará a obter uma aparência natural da narina e da soleira da narina.
- Para evitar cicatrizes visíveis e lesões na artéria nasal lateral, as incisões também não devem estender-se por mais de 1 mm na direção cefálica do sulco alar.
- Ao realizar a ressecção da base alar bilateralmente, a asa mais dilatada deve ser realizada primeiro para evitar a ressecção excessiva no lado menos grave.
- Após a ressecção, os enxertos de contorno alar são colocados rotineiramente. Esses enxertos são colocados de forma retrógrada a partir do local da ressecção da base alar e se estendem ao longo da borda até a ponta. O enxerto de cartilagem atua como um poste de sustentação dentro do tecido mole da asa, servindo para apoiar e contornar ainda mais a borda alar.
- Os pacientes que necessitam de ressecção da base alar quase sempre se beneficiam do enxerto do contorno alar.
- No caso de alargamento alar do tipo 1 limítrofe, em que a preocupação principal é o contorno da borda alar, os enxertos de contorno alar são colocados antes da ressecção da base alar.

A base nasal é então reavaliada, pois a correção da borda alar pode excluir a necessidade de ressecção da base alar.
- Após a ressecção da base e o enxerto do contorno, o fechamento é realizado com uma única camada de sutura simples e interrompida de náilon 6-0.

Dica de Especialista

As ressecções da base alar dos tipos 1 e 2 contornam principalmente uma borda alar fraca ou redundante, enquanto as ressecções dos tipos 3 e 4 tratam principalmente do excesso vertical ou transversal da base alar.

34.5 Análises de Casos

34.5.1 Caso 1: Alargamento Alar Tipo 2

Uma mulher de 25 anos foi submetida a rinoplastia aberta primária com ressecção da base alar tipo 2 (▶ Fig. 34.7).

34.5.2 Caso 2: Alargamento Alar Tipo 3

Um homem de 22 anos foi submetido a rinoplastia aberta primária e ressecção da base alar do tipo 3 (▶ Fig. 34.8).

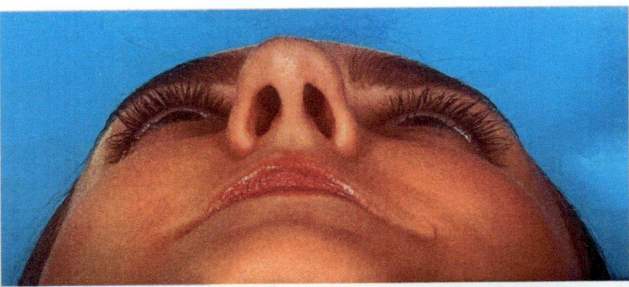

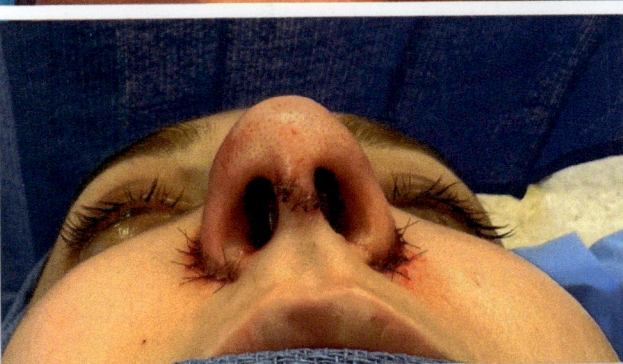

Fig. 34.7 Exemplo de caso 1. Paciente do sexo feminino, 25 anos, submetida a rinoplastia aberta primária com ressecção da base alar tipo 2. Os objetivos cirúrgicos incluíam: (1) Contornar a borda alar; (2) Contornar a base alar. A abordagem cirúrgica incluiu o seguinte: (1) rinoplastia aberta primária; (2) redução dorsal do componente; (3) retalhos expansores e suturas de extensão da tensão da cartilagem lateral superior; (4) desprojeção da ponta; (5) desrotação da ponta; (6) remodelagem da ponta com enxerto de extensão septal; (7) realização de ressecção da base alar tipo 2 e colocação de enxertos de contorno alar retrógrados para contornar principalmente as bordas alares. Uma visão pós-operatória imediata é demonstrada (consulte ▶ Vídeo 34.1, que demonstra a ressecção da base alar tipo 2 e o enxerto de contorno alar). A vista basal demonstra uma melhor definição da ponta, um melhor entalhe das bordas alares e uma melhora na abertura alar.

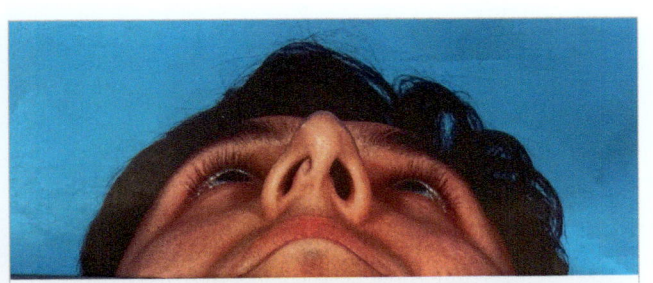

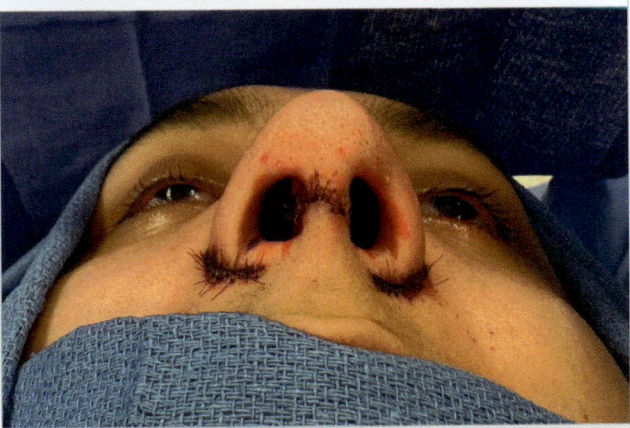

Fig. 34.8 Exemplo de caso 2. Paciente do sexo masculino, 22 anos, submetido a rinoplastia aberta primária e ressecção da base alar tipo 3. Os objetivos cirúrgicos incluíam: (1) Endireitar o nariz; (2) contornar a borda alar; (3) contornar a base alar. A abordagem cirúrgica incluiu: (1) Rinoplastia aberta primária; (2) redução dorsal do componente; (3) desprojeção da ponta; (4) rotação da ponta; (5) remodelagem da ponta com enxerto de extensão septal; (6) ressecção da base alar tipo 3 com enxertos retrógrados do contorno alar. É demonstrada uma visão pós-operatória imediata (consulte ▶ Vídeo 34.2, que demonstra a ressecção da base alar do tipo 3 e o enxerto do contorno alar). A vista basal demonstra uma columela reta com melhor simetria da narina, uma ponta refinada e melhor borda alar e contorno da base alar.

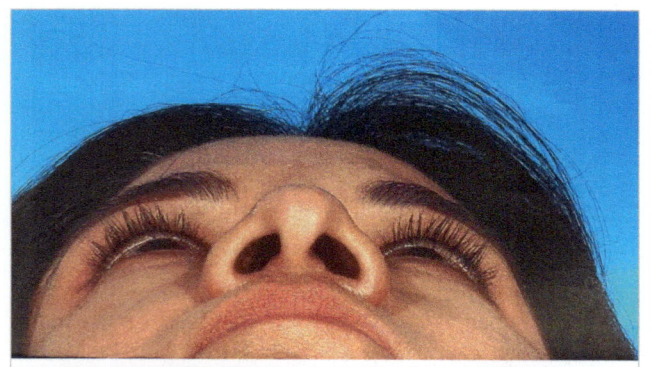

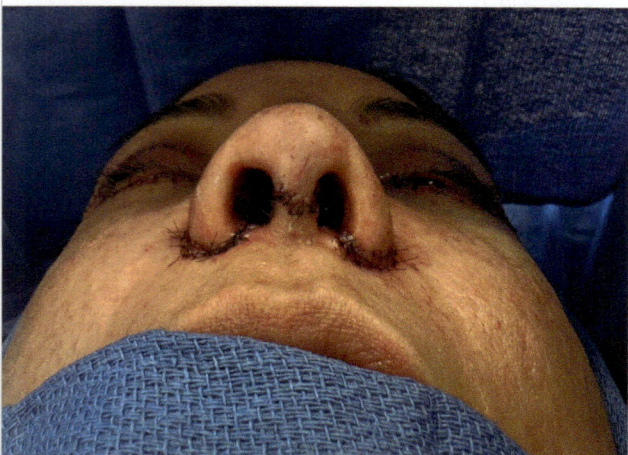

Fig. 34.9 Exemplo de caso 3. Paciente do sexo feminino, 43 anos, submetida a rinoplastia aberta primária com ressecção da base alar tipo 4. Os objetivos cirúrgicos incluíam: (1) aumentar a projeção da ponta; (2) estreitar a base alar; (3) melhorar o alargamento alar; (4) melhorar o entalhe da borda alar. A abordagem cirúrgica incluiu o seguinte: (1) Rinoplastia aberta primária; (2) redução dorsal do componente; (3) projeção e refinamento da ponta com enxerto de extensão septal; (4) rotação da ponta; (5) ressecção da base alar tipo 4 com enxertos retrógrados do contorno alar. É demonstrada uma visão pós-operatória imediata (consulte ▶ Vídeo 34.3, que demonstra a ressecção da base alar do tipo 4 e o enxerto do contorno alar). A vista basal demonstra maior projeção e definição da ponta, bordas alares contornadas, base alar mais estreita e melhora do alargamento alar e do contorno da base.

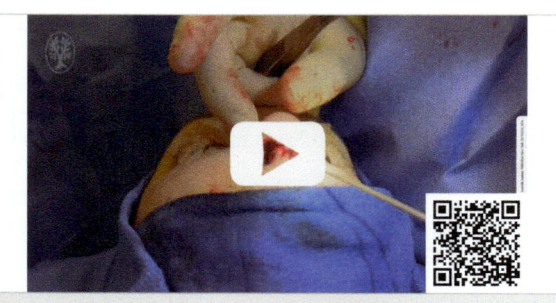

Vídeo 34.1 Demonstração da ressecção da base alar do tipo 2 e enxerto do contorno alar.

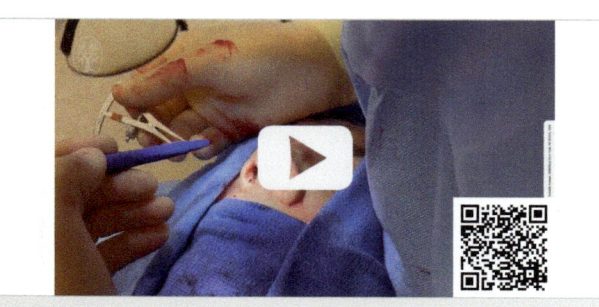

Vídeo 34.2 Demonstração da ressecção da base alar do tipo 3 e enxerto do contorno alar.

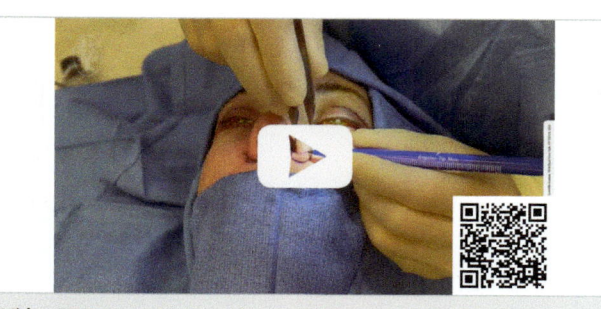

Vídeo 34.3 Demonstração da ressecção da base alar do tipo 4 e enxerto do contorno alar.

34.5.3 Caso 3: Alargamento Alar Tipo 4

Uma mulher de 43 anos foi submetida a rinoplastia aberta primária com ressecção da base alar do tipo 4 (▶ Fig. 34.9).

34.6 Conclusão

Quando diagnosticada e aplicada corretamente, a cirurgia da base alar serve para melhorar os resultados da rinoplastia, contornando a borda e a base alar depois que a projeção e a rotação adequadas da ponta tiverem sido definidas. A base alar está cada vez mais envolvida à medida que o alargamento alar progride do tipo 1 para o tipo 4 (excesso vertical ou horizontal na junção da base da base da base). As ressecções da base alar tipo 1 e tipo 2 servem principalmente para contornar uma borda alar fraca ou redundante. As ressecções da base alar dos tipos 3 e 4 contornam principalmente a base alar. A utilização de uma abordagem sistemática permite resultados consistentes e favoráveis que, de outra forma, não seriam obtidos sem a implementação da cirurgia da base alar.

Referências

[1] Brito ÍM, Avashia Y, Rohrich RJ. Evidence-based nasal analysis for rhinoplasty: the 10-7-5 method. Plast Reconstr Surg Glob Open. 2020; 8(2):e2632
[2] Rohrich RJ, Mohan R. Male rhinoplasty: update. Plast Reconstr Surg. 2020; 145(4):744e-753e
[3] Villanueva NL, Afrooz PN, Carboy JA, Rohrich RJ. Nasal analysis: considerations for ethnic variation. Plast Reconstr Surg. 2019; 143(6):1179e-1188e
[4] Rohrich RJ, Afrooz PN. Primary open rhinoplasty. Plast Reconstr Surg. 2019; 144(1):102e-117e
[5] Rohrich R, Adams W Jr, Ahmad J, Gunter J, eds. Dallas Rhinoplasty: Nasal Surgery by the Masters. Thieme Medical Publishers; 2014
[6] Guyuron B. Dynamic interplays during rhinoplasty. Clin Plast Surg. 1996; 23 (2):223-231
[7] Guyuron B. Dynamics in rhinoplasty. Plast Reconstr Surg. 2000; 105(6): 2257-2259
[8] Rohrich RJ, Durand PD, Dayan E. Changing role of septal extension versus columellar grafts in modern rhinoplasty. Plast Reconstr Surg. 2020; 145(5): 927e-931e
[9] Novak M, Bellamy J, Rohrich R. Tip reduction and refinement maneuvers. Clin Plast Surg. 2022; 49(1):71-79

[10] Rohrich RJ, Savetsky IL, Avashia YJ. The role of the septal extension graft. Plast Reconstr Surg Glob Open. 2020; 8(5):e2710

[11] Rohrich RJ, Shanmugakrishnan RR, Mohan R. Rhinoplasty refinements: addressing the deviated, overprojected nose. Plast Reconstr Surg. 2020; 146 (3):292e-295e

[12] Rohrich RJ, Afrooz PN. Components of the hanging columella: strategies for refinement. Plast Reconstr Surg. 2018; 141(1):46e-54e

[13] Rohrich RJ, Afrooz PN. Revisiting the alar-columellar relationship: classification and correction. Plast Reconstr Surg. 2019; 144(2):340-346

[14] Rohrich RJ, Malafa MM, Ahmad J, Basci DS. Managing alar flare in rhinoplasty.

[15] Plast Reconstr Surg. 2017; 140(5):910-919

[16] Rohrich RJ, Savetsky IL, Suszynski TM, Mohan R, Avashia YJ. Systematic surgical approach to alar base surgery in rhinoplasty. Plast Reconstr Surg. 2020; 146(6):1259-1267

[17] Crumley RL. Aesthetics and surgery of the nasal base. Facial Plast Surg. 1988; 5(2):135-142

[18] Locketz GD, Franco A, Miller PJ. Correction of the nasal ala. Facial Plast Surg. 2022; 38(1):70-73

[19] Geissler PJ, Lee MR, Roostaeian J, Unger JG, Rohrich RJ. Reshaping the medial nostril and columellar base: five-step medial crural footplate approximation. Plast Reconstr Surg. 2013; 132(3):553-557

[20] Rohrich RJ, Ahmad J. Rhinoplasty. Plast Reconstr Surg. 2011; 128(2):49e-73e Rohrich RJ, Ahmad J. A practical approach to rhinoplasty. Plast Reconstr Surg. 2016; 137(4):725e-746e

[21] Rohrich RJ, Chamata ES, Alleyne B, Bellamy JL. Versatility of the fixed-mobile septal extension graft for nasal tip reshaping. Plast Reconstr Surg. 2022; 149 (6):1350-1356

[22] Rohrich RJ, Bellamy JL, Chamata ES, Alleyne B. Personal evolution in rhinoplasty tip shaping: beyond the tripod concept. Plast Reconstr Surg. 2022; 150(4):789e-799e

[23] Campbell CF, Pezeshk RA, Basci DS, Scheuer JF, Sieber DA, Rohrich RJ. Preventing soft-tissue triangle collapse in modern rhinoplasty. Plast Reconstr Surg. 2017; 140(1):33e-42e

[24] Rohrich RJ, Dauwe PB, Pulikkottil BJ, Pezeshk RA. The importance of the anterior septal angle in the open dorsal approach to rhinoplasty. Plast Reconstr Surg. 2017; 139(3):604-612

Parte VII

O Queixo

35 O Papel Importante da
    Perfiloplastia na Rinoplastia   367

36 Gerenciamento do Queixo no
    Paciente de Rinoplastia   379

37 Aumento do Queixo em
    Sete Etapas e em 7 Minutos   384

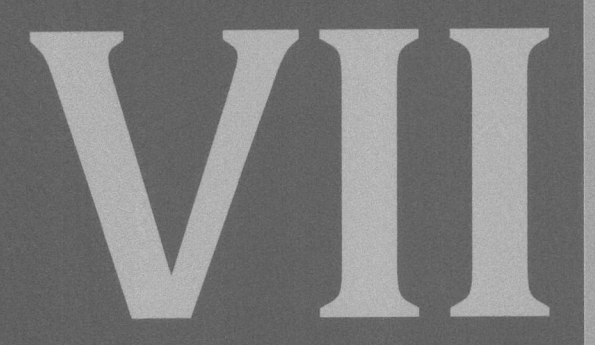

35 O Papel Importante da Perfiloplastia na Rinoplastia

Derek Steinbacher ▪ Jinesh Shah

Resumo

A perfiloplastia refere-se à combinação de intervenções para harmonizar o perfil facial, abordando seus vários componentes constituintes. Ao considerar a perfiloplastia no paciente com rinoplastia, é importante levar em conta a posição e o tamanho relativos do nariz, especialmente em relação ao queixo. Este capítulo descreve a importância da perfiloplastia, a análise do perfil facial e as técnicas para desenvolver um plano cirúrgico para o paciente com rinoplastia a fim de otimizar os resultados estéticos e criar um perfil equilibrado.

Palavras-chave: Rinoplastia, perfiloplastia, equilíbrio facial, cirurgia ortognática, análise nasal, perfil facial

Pontos Principais

- Um perfil esteticamente harmônico requer um equilíbrio entre o tamanho e a posição relativa da fronte, do nariz, do terço médio da face, da mandíbula e do queixo, também conhecido como perfiloplastia.
- A relação entre as estruturas ósseas e o envelope de tecido mole ajuda a estabelecer o equilíbrio facial. Concentrar-se apenas no nariz de um paciente de rinoplastia não leva em consideração outros elementos que contribuem para a estética facial geral (▶ Fig. 35.1).
- Rinoplastia sem correção adicional de outros fatores que contribuem para um perfil facial desarmônico, especialmente o queixo, podem levar a resultados inadequados ou insatisfatórios.
- De 20% a 80% dos pacientes submetidos à rinoplastia podem beneficiar-se de uma genioplastia para melhorar o equilíbrio estético facial e obter resultados satisfatórios.[1]

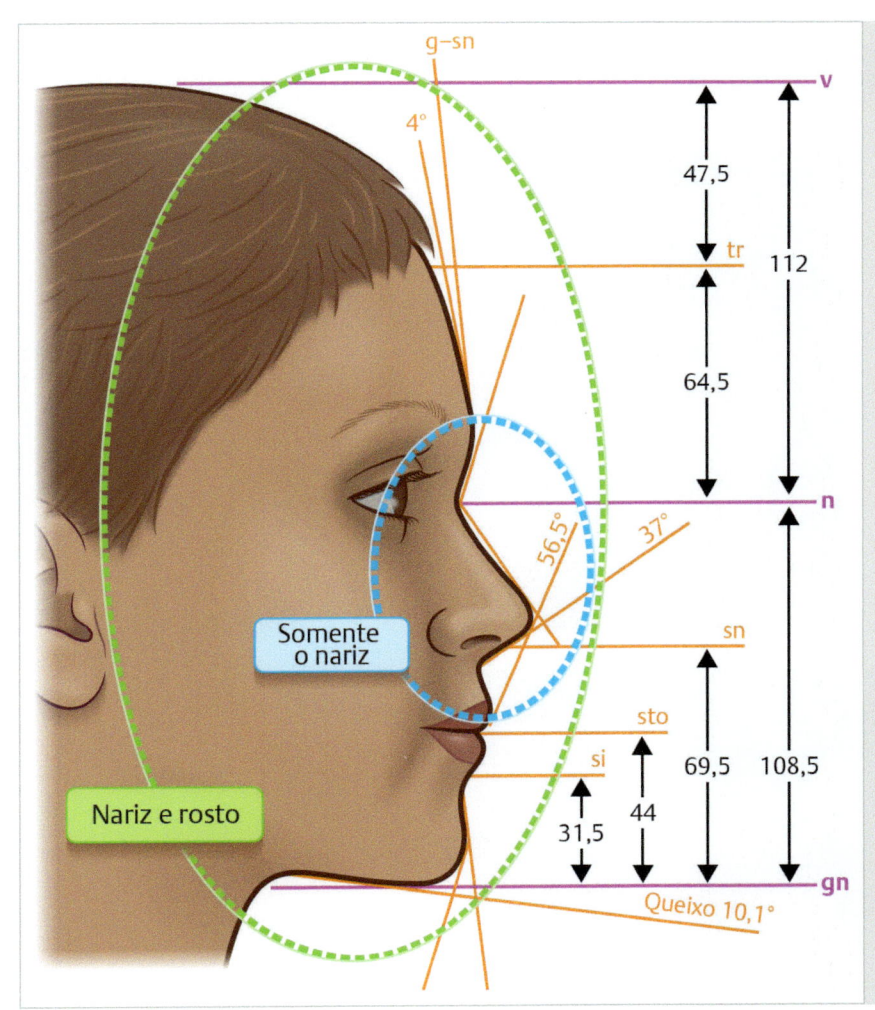

Fig. 35.1 A diferença de perspectiva entre considerar o perfil facial em sua totalidade e apenas o perfil nasal.

35.1 Introdução

Um perfil facial harmonioso e esteticamente agradável requer um equilíbrio entre a fronte, o nariz, o terço médio da face, a mandíbula e o queixo. A posição relativa dessas estruturas determina não apenas a aparência estética do nariz, mas também afeta a percepção geral da idade, da etnia, do gênero e até mesmo das características sociais. A perfiloplastia refere-se à combinação de intervenções para harmonizar o perfil facial, abordando seus vários componentes constituintes. Ao considerar a perfiloplastia no paciente com rinoplastia, é importante levar em conta a posição e o tamanho relativos do nariz, especialmente em relação ao queixo. Este capítulo descreve a importância da perfiloplastia, a análise do perfil facial e as técnicas para desenvolver um plano cirúrgico para o paciente com rinoplastia a fim de otimizar os resultados estéticos e, ao mesmo tempo, criar um perfil equilibrado.

35.2 Importância da Perfiloplastia

- O termo "perfiloplastia" foi criado na década de 1960 para se referir à cirurgia que melhora a aparência geral da vista lateral ou de perfil de um paciente.
- A plastia de perfil pode determinar percepções de idade, gênero, etnia e até mesmo características sociais. Por exemplo, independentemente das características nasais, um perfil de classe II (ou retrognático) é considerado mais infantil, enquanto um perfil de classe III (ou prognático) é visto como mais velho (▶ Fig. 35.2).[2]
- No desenvolvimento, as testas masculinas exibem uma saliência frontal significativa devido ao seio frontal maior e às cristas supraorbitais espessas. Os ângulos nasofrontais masculinos são mais agudos em comparação com os ângulos mais obtusos de suas contrapartes femininas. As faces médias masculinas também são normalmente mais planas e têm maior altura facial vertical inferior, incluindo queixos mais proeminentes. Todos esses fatores afetam o perfil do paciente e a percepção de gênero.[3,4]
- A melhora do perfil facial, especialmente após a cirurgia ortognática, pode melhorar os traços de personalidade e as expressões emocionais percebidas. Isso inclui ser percebido como mais dominante, confiável, amigável, inteligente, atraente e feliz, e menos ameaçador, irritado, surpreso, triste, com medo e com nojo.[5,6]
- Os procedimentos ortognáticos e os procedimentos de rinoplastia são técnicas cirúrgicas complementares. Eles compartilham uma abordagem comum para análise, diagnóstico e se beneficiam de tratamentos direcionados e em etapas, com foco nas deformidades existentes e nos objetivos cosméticos. Consequentemente, o domínio desses procedimentos complementares e a atenção à perfiloplastia melhoram a capacidade do cirurgião de realizar a cirurgia de rinoplastia estética.[7,8]

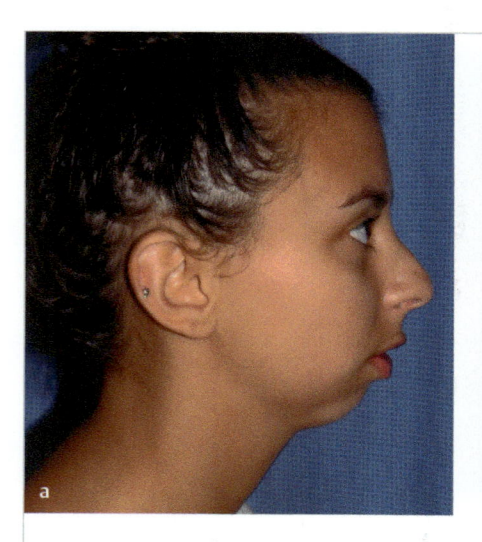

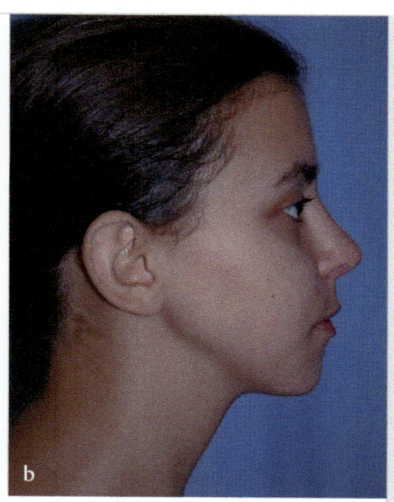

Fig. 35.2 (a-d) Como a percepção da idade pode ser determinada pelo perfil. (Acima) A classe II é considerada mais infantil; antes da cirurgia, à esquerda, e depois, à direita. (Abaixo) O perfil da classe III é percebido como sendo mais velho; antes da cirurgia à esquerda e depois à direita.

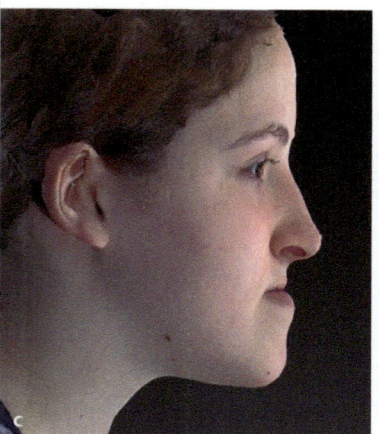

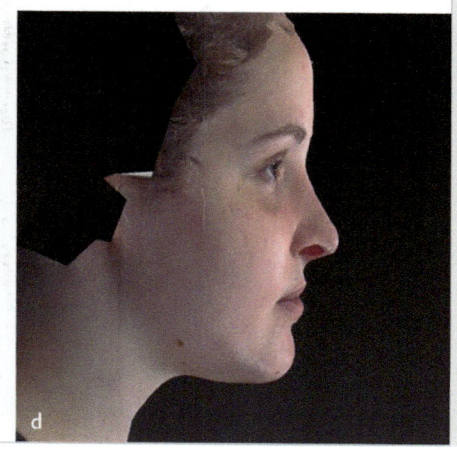

35.3 Análise do Perfil Facial

- O perfil facial geral pode ser classificado como reto, convexo ou côncavo. Um perfil facial convexo pode ser resultado de um nariz proeminente ou queixo retrusivo, ou uma combinação de ambos. Um perfil facial côncavo pode ser resultado de um nariz proeminente ou achatado (pseudodorsal), um queixo proeminente, uma hipoplasia do terço médio da face ou uma combinação dos itens acima (▶ Fig. 35.3).
- Além do perfil facial geral, cada um dos principais componentes (fronte, terço médio da face, nariz, mandíbula e queixo) pode ser classificado como protruso (ou protraído) ou retruso (ou retraído) (▶ Fig. 35.4).
- Para ajudar a distinguir entre as várias causas de desarmonia no perfil facial, é fundamental uma análise cuidadosa da vista lateral. Cada um dos elementos anatômicos deve ser analisado individualmente, e a referência a planos padronizados e ângulos anatômicos definidos pode ser útil.

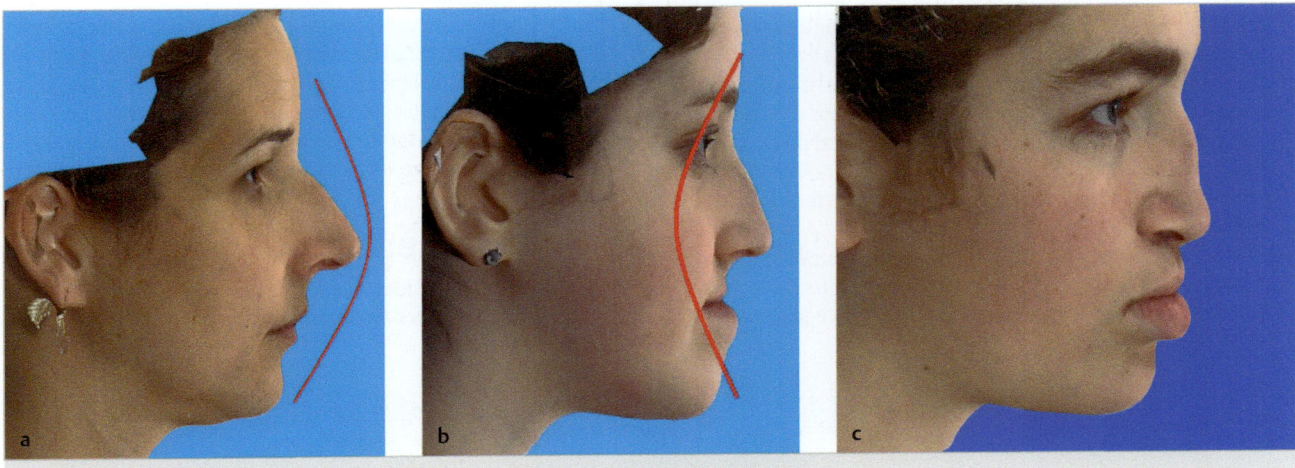

Fig. 35.3 (a-c) Diferentes perfis: (Da esquerda para a direita) Convexo, côncavo e pseudodorsal.

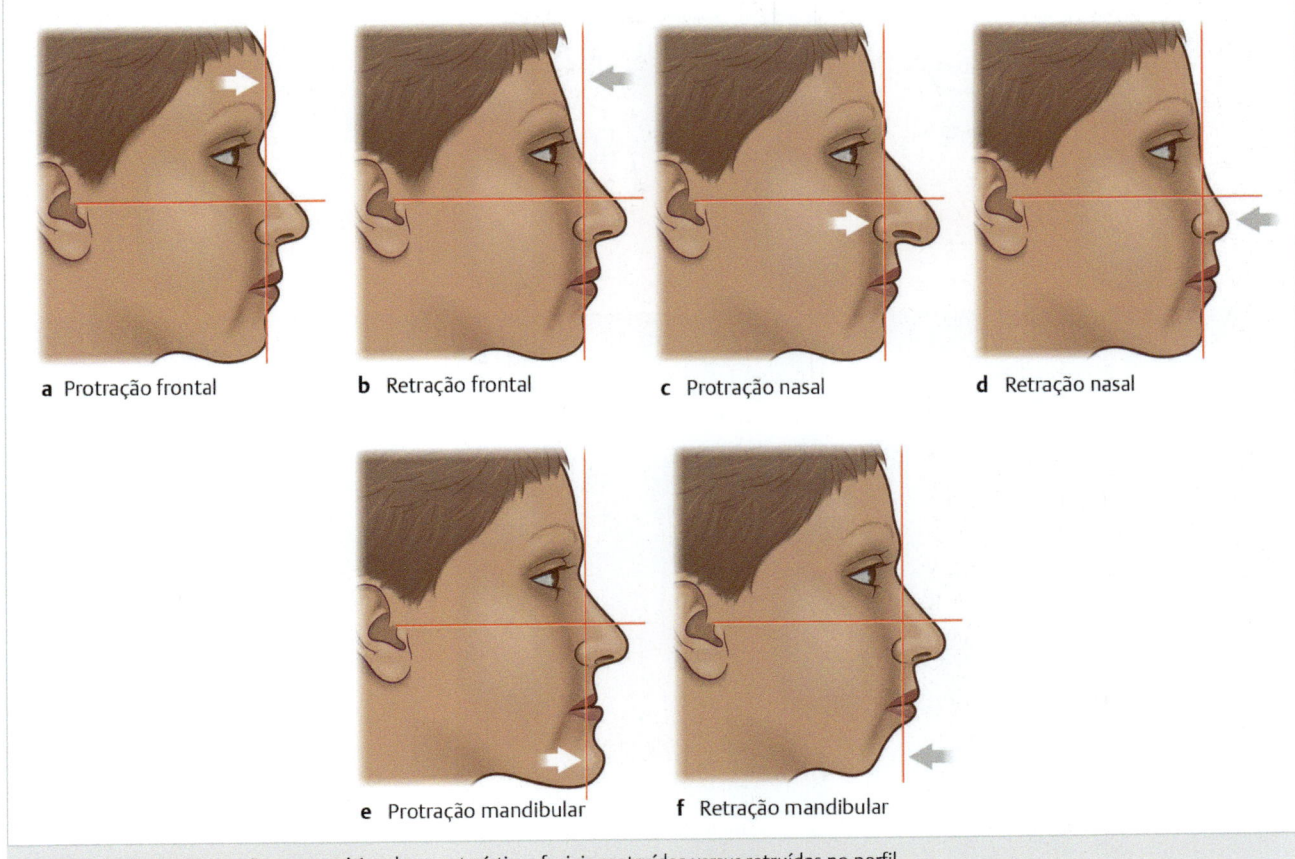

a Protração frontal   b Retração frontal   c Protração nasal   d Retração nasal

e Protração mandibular   f Retração mandibular

Fig. 35.4 (a-f) Representação esquemática de características faciais protruídas *versus* retruídas no perfil.

O Papel Importante da Perfiloplastia na Rinoplastia

- Para a análise vertical, as medidas importantes incluem a altura facial anterior superior (do násio à espinha nasal anterior) e a altura facial anterior inferior (da espinha nasal anterior ao mento) e os terços faciais (▶ Fig. 35.5).
- Com relação ao perfil nasal, os ângulos nasofacial, nasofrontal e nasolabial são medidas importantes. A posição céfalo-caudal do *radix* afeta o ângulo nasofacial. Um *radix* cefálico torna esse ângulo mais agudo e reduz a projeção nasal aparente, enquanto um *radix* posicionado caudalmente aumenta o ângulo nasofacial e, portanto, aumenta a projeção nasal relativa.
- Um ângulo nasofrontal mais obtuso pode dar a ilusão de um nariz mais longo, enquanto um ângulo mais agudo pode fazer com que o nariz pareça mais curto. Da mesma forma, o ângulo nasolabial é importante para a percepção geral da atratividade do nariz, além de fornecer marcadores étnicos e de gênero.
- Outro marcador que transmite a posição geral do perfil nasal é a altura dorsal. O autor sênior usa 10 mm no násio, 20 mm no rinion e 30 mm na ponta como ideais de referência ao analisar e operar o nariz.
- Assim como o formato do nariz deve ser considerado ao se pensar em cirurgia da mandíbula, da mesma forma, a posição do terço médio da face e da mandíbula deve ser levada em conta no planejamento de qualquer rinoplastia. Para isso, as análises cefalométricas são de grande valia. Isso inclui considerar os ângulos SNA e SNB, que ajudam a determinar a posição relativa da maxila e da mandíbula.
- Outros pontos de referência úteis incluem a linha S de Steiner (definida como a linha que liga o pogônio ao meio da base nasal) e o plano E de Rickett (plano estético, ou a linha traçada da ponta do nariz até a ponta do queixo). Em um perfil equilibrado e harmonioso, os lábios devem tocar a linha S, enquanto o lábio inferior deve estar 2 mm atrás da linha E e o lábio superior 4 mm atrás da linha E (▶ Fig. 35.6).
- É importante observar que uma oclusão de classe III está associada a um perfil facial côncavo, desequilíbrio labial, lábio superior/bochechas planas e queixo proeminente. Enquanto isso, a oclusão de classe II está associada a um perfil convexo, desequilíbrio labial com lábio inferior para fora e sulco labiomental proeminente, queixo retrusivo e tecido submental excessivo.

35.4 Recomendações Cirúrgicas

Dependendo da causa identificada da desarmonia facial, a plastia de perfil pode exigir o balanceamento do queixo além do nariz.

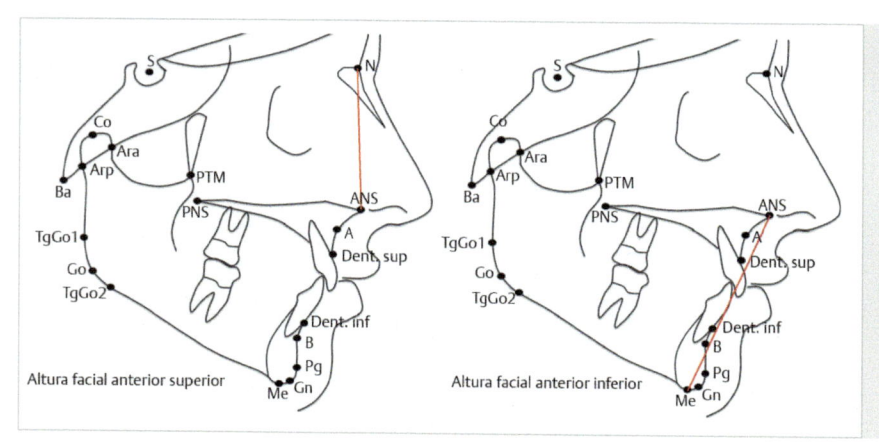

Fig. 35.5 Altura facial anterior superior e altura facial anterior inferior.

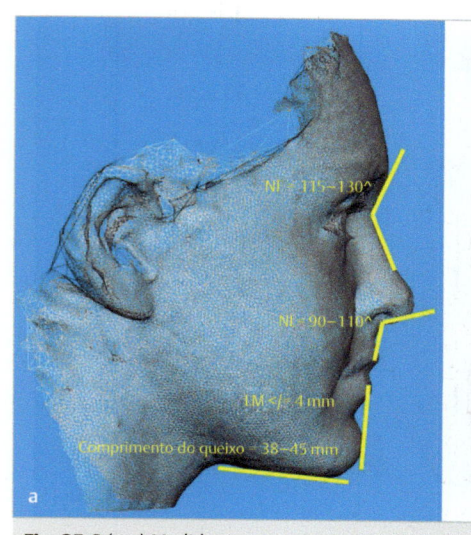

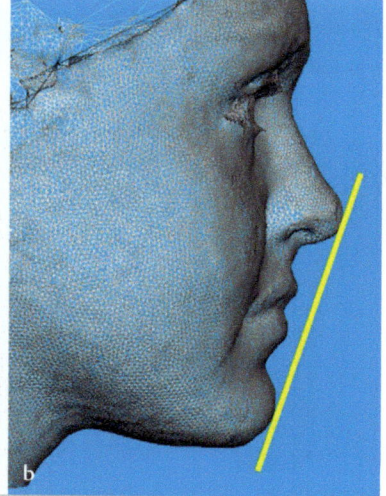

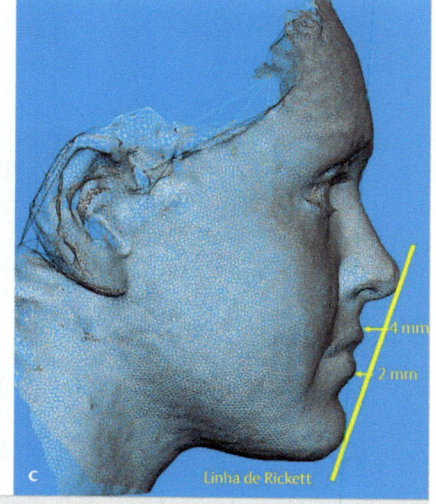

Fig. 35.6 (a-c) Medidas importantes no perfil: (Da esquerda para a direita) Ângulo nasofrontal e nasolabial, linha S de Steiner e plano E de Rickett.

O autor sênior recomenda a cirurgia ortognática antes ou concomitantemente a uma rinoplastia e propõe as seguintes diretrizes de intervenção cirúrgica para vários perfis faciais.[2]

- Perfil facial convexo (nariz proeminente e/ou retrusão do queixo):
  - Intervenções somente no nariz: Abaixar o dorso/abóbada média e aumentar a glabela.
  - Intervenções combinadas: Redução do dorso/abóbada média além da genioplastia de aumento.

Dica de Especialista

Os pacientes com retrognatia devem submeter-se ao avanço da maxila (e possivelmente da mandíbula com genioplastia corretiva) seguido de uma rinoplastia que inclua a redução dorsal.

- Perfil facial côncavo (nariz proeminente/plano e/ou hipoplasia do terço médio da face e queixo proeminente):
  - Nariz proeminente: Dorso inferior, genioplastia redutora e/ou aumento do terço médio da face.
  - Nariz achatado: Elevar o abóbada média e a base da ponta e/ou aumentar a face média.

Dica de Especialista

Pacientes com prognatismo devem submeter-se a um avanço da maxila (com possível recuo mandibular e genioplastia corretiva) seguido de uma rinoplastia que aborde a altura dorsal com base na projeção geral.

Dica de Especialista

Pacientes com pseudodorsal precisam de avanço da maxila para tratar a base nasal, seguido de uma rinoplastia com redução dorsal e enxerto de ponta.

35.5 Análises de Casos

35.5.1 Caso 1: Nariz/Dorso Proeminente

Um homem de 18 anos apresentou um perfil convexo e preocupações relacionadas com o tamanho e formato de seu nariz (▶ Fig. 35.7).

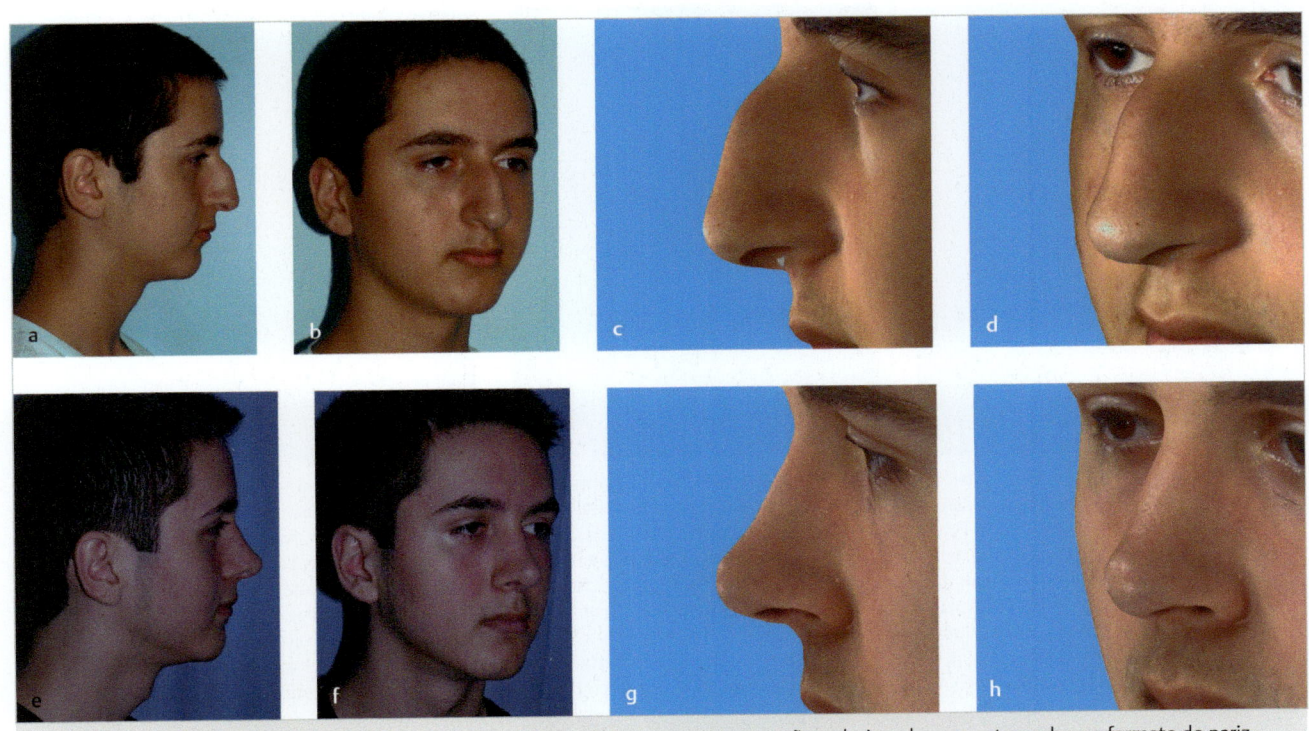

Fig. 35.7 Caso 1. (**a-h**) Um homem de 18 anos apresentou um perfil convexo e preocupações relacionadas com o tamanho e o formato do nariz. O exame revelou um nariz longo com uma ponta larga e voltada para baixo. A vista lateral mostrava um *radix* profundo e uma giba proeminente sem quebra da supraponta. O ângulo nasolabial era menor que 90 graus. Os objetivos cirúrgicos incluíam: (1) Refinar e elevar a ponta nasal; (2) deixar o lábio superior mais à mostra; (3) reduzir a giba dorsal; (4) construir suavemente a região glabelar. A abordagem cirúrgica incluiu: (1) Incisão transcolumelar com extensões infracartilaginosas; (2) dissecção da ponta e uma bolsa de túnel estreita além do *rhinion*; (3) separação criteriosa dos ligamentos intercrurais para expor o ângulo septal anterior; (4) exposição do septo submucoso e separação das cartilagens laterais superiores; (5) redução do componente da giba dorsal, incluindo o septo dorsal e a capa óssea; (6) septoplastia/colheita da cartilagem septal; (7) osteotomias endonasais; (8) retalhos expansores de rotação interna; (9) suturas intra e transdomais; (10) enxerto de extensão septal fixado ao septo nativo entre as *crura* mediais; (11) colocação de enxertos de borda alar estendida em bolsas alares; (12) enxerto de lóbulo da infraponta; (13) refinamento dorsal com cartilagem esmagada e gordura autóloga; (14) fechamento das incisões; (15) aplicação de tala externa e talas internas de Doyle. Análise do resultado: Em 1 ano de pós-operatório, a ponta do paciente está mais definida e melhor posicionada. A exibição da narina infralobular na vista lateral foi atenuada, e a ponta é suavemente girada com uma sutil ruptura da supraponta. O dorso está reto com a remoção da protuberância. O perfil foi aprimorado com melhor equilíbrio da glabela, nasolabial e do lábio superior.

35.5.2 Caso 2: Perfil Facial Convexo – Nariz Proeminente, Queixo Rebaixado

Uma mulher de 21 anos apresentou convexidade facial significativa (▶ Fig. 35.8).

35.5.3 Caso 3: Perfil Convexo – Nariz Proeminente, Queixo Longo e Recuado

Uma mulher de 16 anos apresentou convexidade facial significativa (▶ Fig. 35.9).

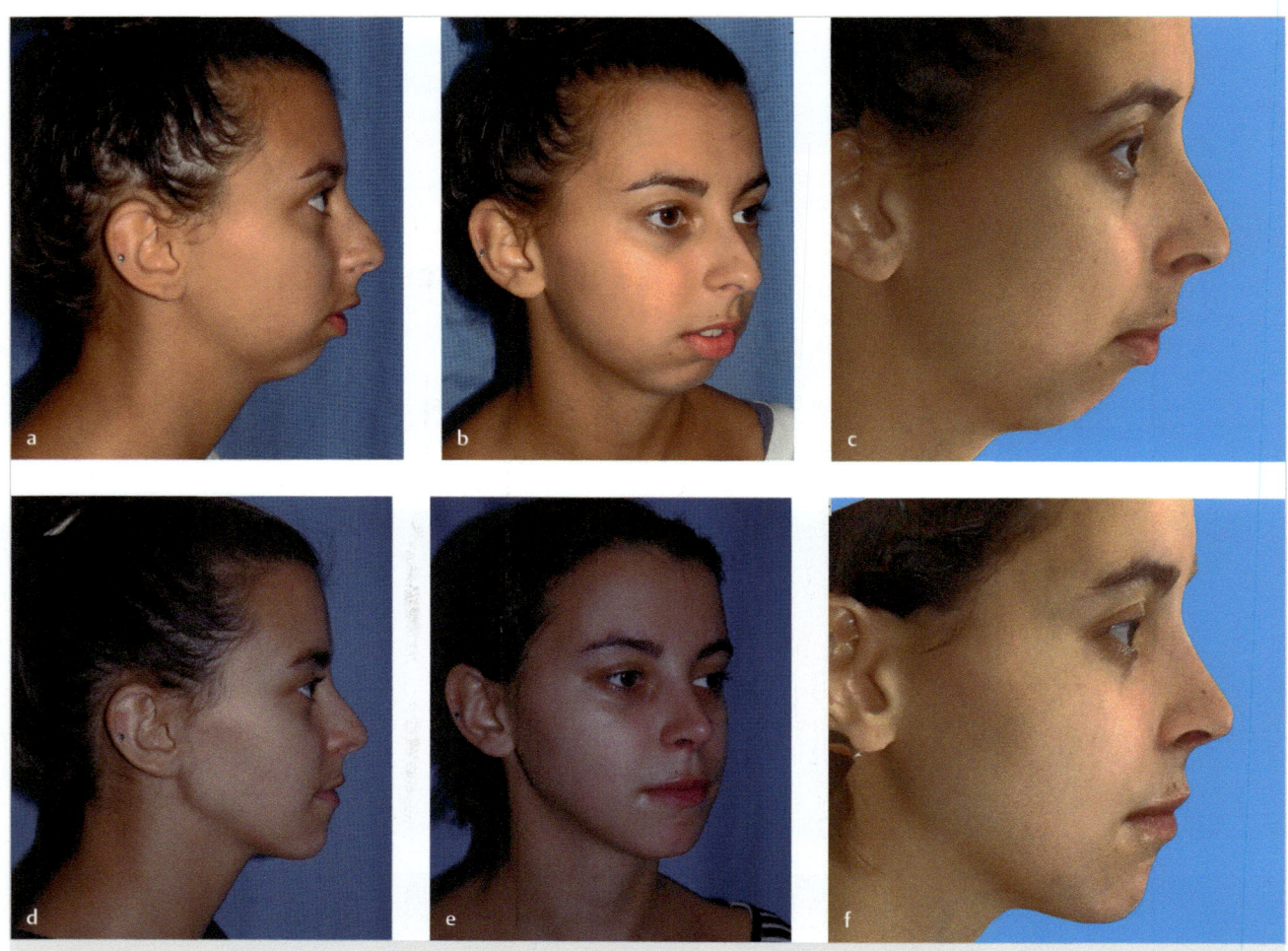

Fig. 35.8 Caso 2. **(a-f)** Esta é uma mulher de 21 anos com convexidade facial significativa. Ela tem um queixo muito fraco, sem definição da linha da mandíbula. O nariz é proeminente com plenitude da supraponta. Sua ponta nasal é mal definida e há um componente de tensão. A mandíbula e o queixo estão severamente retruídos na vista lateral com tensão do músculo mental. Seus lábios não se encontram. As metas cirúrgicas incluíam: (1) Melhorar o equilíbrio facial, na fase 1, reposicionando os ossos da mandíbula (mandíbula dupla mais genioplastia, cirurgia ortognática) e, em seguida, refinar e equilibrar o nariz com rinoplastia. A abordagem cirúrgica incluiu: Fase 1 (maxilar duplo + genioplastia, cirurgia ortognática com rotação no sentido anti-horário): (1) O planejamento tridimensional foi concluído após a configuração e a preparação ortodôntica. (2) A mandíbula foi exposta após uma incisão intraoral. (3) Osteotomias mandibulares (no padrão de divisão sagital bilateral) foram criadas e divididas. (4) A mandíbula foi fixada na nova posição planejada (avanço significativo e movimento anti-horário). (5) A maxila foi exposta por meio de uma abordagem circunvestibular. (6) A mucosa nasal (assoalho e parede lateral) foi dissecada do osso. (7) A espinha nasal anterior foi fraturada e aproximada do ângulo septal posterior. (8) A interseção pterigomaxilar foi dissecada. (9) Foram criadas osteotomias de nível Le Fort - I. (10) A maxila foi fraturada para baixo, mobilizada e fixada na nova posição. (11) Uma incisão VW foi feita dentro do lábio inferior. (12) Os ventres mentais foram dissecados e o queixo foi exposto. (13) Os nervos mentais foram encontrados, gentilmente dissecados e preservados. (14) Foram marcadas as linhas de alongamento da genioplastia óssea. (15) O segmento da genioplastia foi criado, alongado verticalmente, avançado e fixado. (16) As incisões foram fechadas. Fase 2 (Rinoplastia): (1) Incisão transcolumelar com extensões infracartilaginosas; (2) dissecção da ponta e dissecção até a *radix*; (3) separação criteriosa dos ligamentos intercrurais para expor o ângulo septal anterior; (4) exposição do septo submucoso e separação das cartilagens laterais superiores; (5) redução do componente da giba dorsal, incluindo o septo dorsal e a capa óssea; (6) septoplastia/colheita da cartilagem septal; (7) osteotomias nasais internas; (8) enxertos expansores finos; (9) suturas intra e transdomais; (10) enxerto de extensão septal fixado ao septo nativo entre as *crura* mediais; (11) colocação de enxertos de contorno alar articulados em bolsas alares; (12) enxerto de lóbulo da infraponta macio; (13) refinamento dorsal com cartilagem triturada e gordura autóloga; (14) fechamento das incisões; (15) *splint* externa e internas de Doyle aplicadas. Análise do resultado: Com 1 ano de pós-operatório, seu perfil está muito mais equilibrado. O queixo e a mandíbula estão mais à frente e mais definidos. A parte inferior da face apresenta melhor equilíbrio e sombra na linha da mandíbula. Os lábios se encontram mais confortavelmente. A ponta nasal está mais definida e mais bem posicionada, e suavemente rotacionada com uma sutil ruptura da supraponta. O dorso está reto e o nariz parece mais longo.

35.5.4 Caso 4: Perfil Côncavo – Face Média Hipoplásica, Nariz Proeminente

Uma mulher de 18 anos de idade apresentou uma concavidade facial significativa (▶ Fig. 35.10).

35.5.5 Caso 5: Perfil Côncavo – Queixo Proeminente, Face Média Hipoplásica, Nariz Proeminente

Uma mulher de 26 anos apresentou concavidade facial significativa (▶ Fig. 35.11).

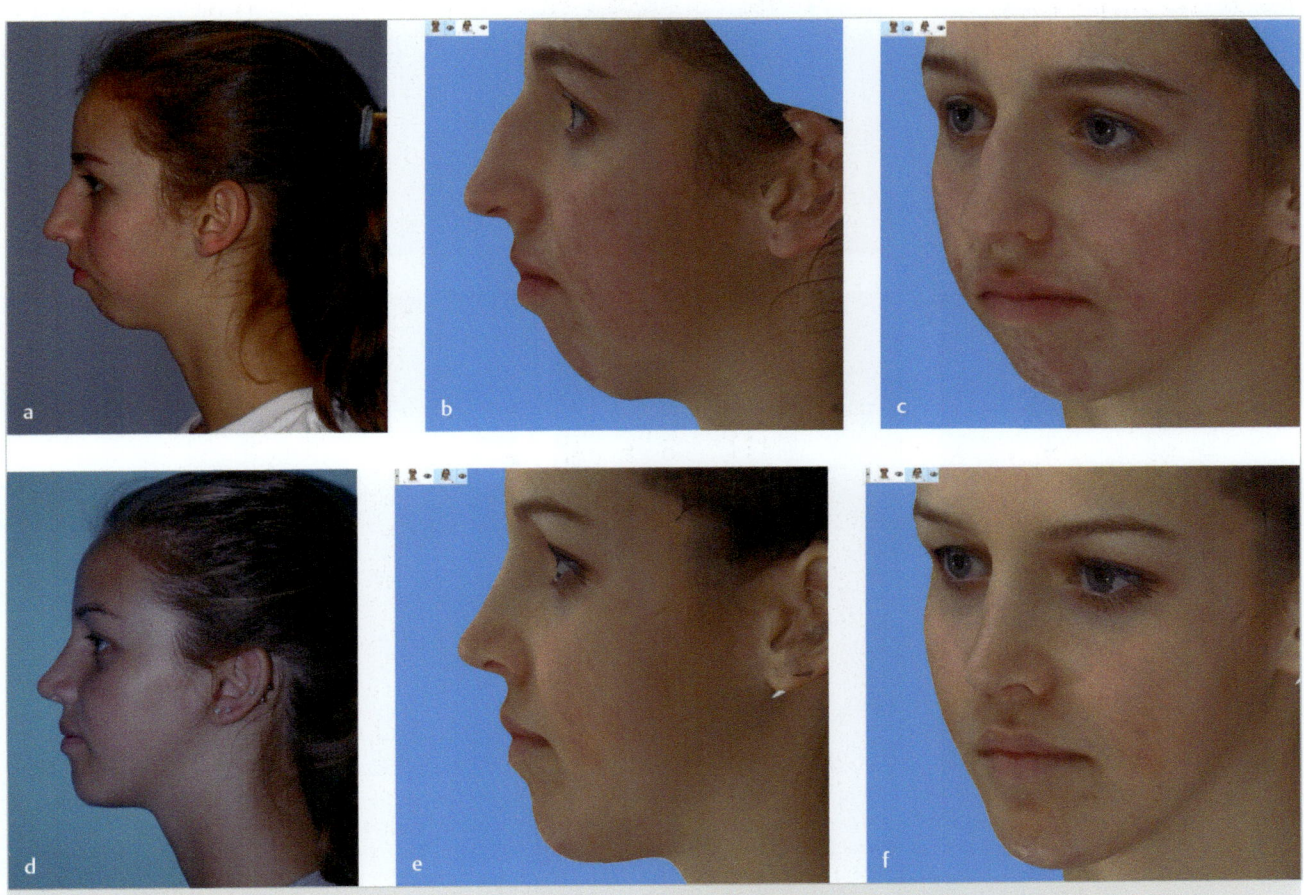

Fig. 35.9 Caso 3. (a-f) Esta é uma mulher de 16 anos com convexidade facial significativa. Ela tem um nariz proeminente e um terço inferior longo da face. A mandíbula e o queixo são retruídos na vista lateral com tensão mental. Sua ponta nasal é mal definida e ela apresenta uma forte giba. Os objetivos cirúrgicos incluíam: Melhoria do equilíbrio facial, primeiro reposicionando os ossos da mandíbula (mandíbula dupla mais genioplastia, cirurgia ortognática) e, em seguida, refinando e equilibrando o nariz com rinoplastia. A abordagem cirúrgica incluiu: Fase 1 (maxilar duplo + genioplastia, cirurgia ortognática com rotação no sentido anti-horário): (1) O planejamento tridimensional foi concluído após a configuração e a preparação ortodôntica. (2) A mandíbula foi exposta após uma incisão intraoral. (3) Osteotomias mandibulares (no padrão de divisão sagital bilateral) foram criadas e divididas. (4) A mandíbula foi fixada na nova posição planejada. (5) A maxila foi exposta por meio de uma abordagem circunvestibular. (6) A mucosa nasal (assoalho e parede lateral) foi dissecada do osso. (7) A espinha nasal anterior foi fraturada e trazida para cima com o ângulo septal posterior. (8) A interseção pterigomaxilar foi dissecada. (9) Foram criadas osteotomias de nível Le Fort - I. (10) A maxila foi fraturada para baixo, mobilizada e fixada na nova posição. (11) Uma incisão VW foi feita dentro do lábio inferior. (12) Os ventres do músculo mental foram dissecados e o queixo foi exposto. (13) Os nervos mentais foram encontrados, gentilmente dissecados e preservados. (14) Foram marcadas linhas de encurtamento da genioplastia óssea. (15) Uma cunha de osso foi removida e o segmento da genioplastia foi encurtado verticalmente, avançado e fixado. (16) As incisões foram fechadas. Fase 2 (Rinoplastia): (1) Incisão transcolumelar com extensões infracartilaginosas; (2) dissecção da ponta e dissecção até a *radix*; (3) separação criteriosa dos ligamentos intercrurais para expor o ângulo septal anterior; (4) exposição do septo submucoso e separação das cartilagens laterais superiores; (5) redução do componente da giba dorsal, incluindo o septo dorsal e a capa óssea; (6) septoplastia/colheita da cartilagem septal; (7) osteotomias endonasais; (8) retalhos de expansores de rotação interna; (9) suturas intra e transdomais; (10) enxerto de extensão septal fixado ao septo nativo entre as *crura* mediais; (11) colocação de enxertos de contorno alar articulados em bolsas alares; (12) enxerto de lóbulo da infraponta macio; (13) refinamento dorsal com cartilagem triturada e gordura autóloga; (14) fechamento das incisões; (15) *splints* externa e internas de Doyle aplicadas. Análise do resultado: Com 1 ano de pós-operatório, seu perfil está muito mais equilibrado. O queixo e a mandíbula estão mais à frente e mais curtos. A parte inferior da face está mais curta, com uma distância mais bem definida entre o queixo e a garganta (linha da mandíbula). Os lábios se encontram mais confortavelmente. A ponta nasal é mais definida e mais bem posicionada, e suavemente girada com uma sutil quebra da supraponta. O dorso ficou reto com a remoção da giba.

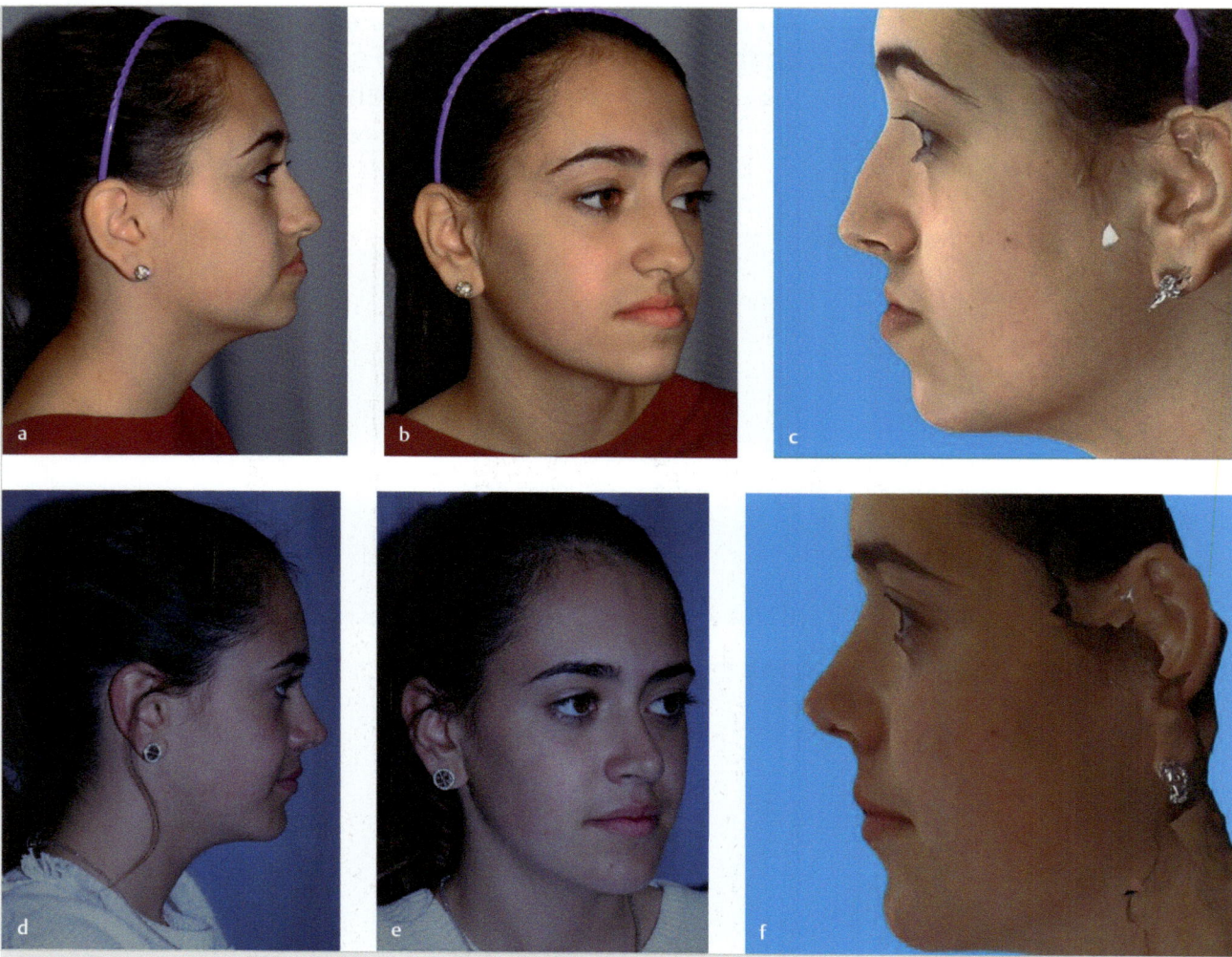

Fig. 35.10 Caso 4. (**a-f**) Esta é uma mulher de 18 anos com concavidade facial significativa. Ela tem um histórico de fenda palatina e hipoplasia maxilar. Sua mandíbula é muito fechada e o queixo é muito proeminente. O nariz é proeminente com uma giba e plenitude da supraponta. Sua ponta nasal é mal definida. A face é desequilibrada e o lábio inferior é enrolado para fora. Seus lábios não se encontram. O objetivo cirúrgico era melhorar o equilíbrio facial na fase 1, reposicionando os ossos da mandíbula (mandíbula dupla mais genioplastia, cirurgia ortognática) e, em seguida, refinando e equilibrando o nariz com rinoplastia. A abordagem cirúrgica incluiu: Fase 1 (maxilar duplo + cirurgia ortognática de genioplastia com rotação no sentido horário): (1) O planejamento tridimensional foi concluído após a configuração e a preparação ortodôntica. (2) A mandíbula foi exposta após uma incisão intraoral. (3) Osteotomias mandibulares (no padrão de divisão sagital bilateral) foram criadas e divididas. (4) A mandíbula foi fixada na nova posição planejada (com movimento no sentido horário). (5) A maxila foi exposta por meio de uma abordagem circunvestibular. (6) A mucosa nasal (assoalho e parede lateral) foi dissecada do osso. (7) A espinha nasal anterior foi fraturada e aproximada do ângulo septal posterior. (8) A interseção pterigomaxilar foi dissecada. (9) Foram criadas osteotomias de nível Le Fort - I. (10) A maxila foi fraturada para baixo, mobilizada e fixada em sua nova posição. (11) Uma incisão VW foi feita dentro do lábio inferior. (12) Os ventres do músculo mental foram dissecados e o queixo foi exposto. (13) Os nervos mentais foram encontrados, gentilmente dissecados e preservados. (14) As linhas ósseas da genioplastia foram marcadas. (15) O segmento da genioplastia foi criado, reposicionado e fixado. (16) As incisões foram fechadas. Fase 2 (Rinoplastia): (1) Incisão transcolumelar com extensões infracartilaginosas; (2) dissecção da ponta e dissecção até a *radix*; (3) separação criteriosa dos ligamentos intercrurais para expor o ângulo septal anterior; (4) exposição do septo submucoso e separação das cartilagens laterais superiores; (5) redução do componente da giba dorsal, incluindo o septo dorsal e a capa óssea; (6) septoplastia/colheita da cartilagem septal; (7) osteotomias nasais internas; (8) enxertos expansores (*spreader*) finos; (9) suturas intra e transdomais; (10) enxerto de extensão septal fixado ao septo nativo entre as *crura* mediais; (11) colocação de enxertos de contorno alar articulados em bolsas alares; (12) enxerto de lóbulo da infraponta macio; (13) refinamento dorsal com cartilagem triturada e gordura autóloga; (14) incisões fechadas; (15) tala externa e tala interna de Doyle nasal aplicados. Análise do resultado: Com 1 ano de pós-operatório, seu perfil está muito mais equilibrado. O queixo e a mandíbula estão agora em melhor posição anteroposterior e mais definidos. A face superior, o piriforme e a face inferior apresentam melhor equilíbrio e aparência. Os lábios se encontram mais confortavelmente. A ponta nasal está mais definida e mais bem posicionada, e suavemente girada com uma sutil ruptura da supraponta. O dorso está reto e o nariz tem melhor equilíbrio.

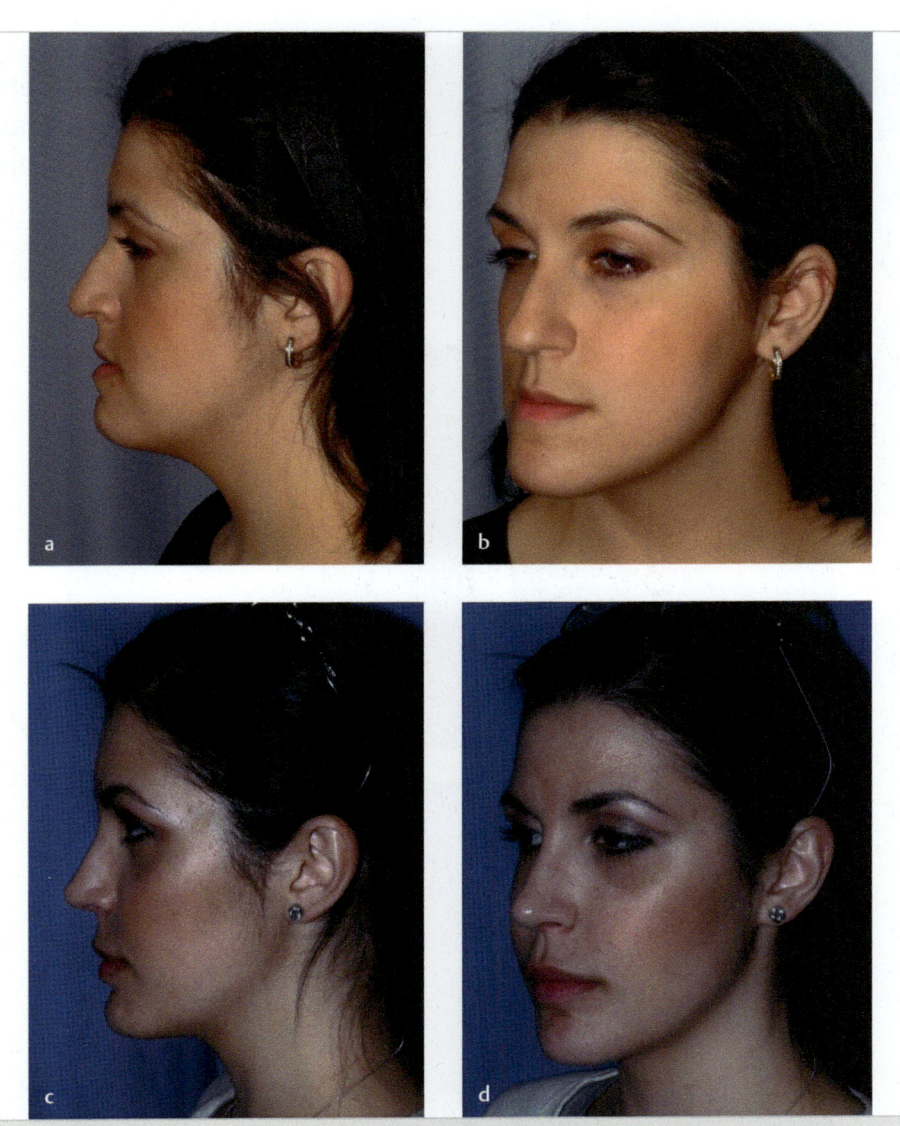

Fig. 35.11 Caso 5. (**a-d**) Mulher de 26 anos com concavidade facial significativa. Ela tem hipoplasia maxilar e um perfil facial desalinhado. Sua mandíbula é assimétrica, proeminente e fechada demais. O queixo é muito proeminente. Apesar da hipoplasia do terço médio da face, o nariz é proeminente com uma giba e plenitude da supraponta. Sua ponta nasal é amorfa. O rosto é desequilibrado, e o lábio inferior se projeta para fora. Seus lábios não se encontram. A meta cirúrgica era melhorar o equilíbrio facial na fase 1 por meio de cirurgia facial: implantes malares, enxerto de gordura e reposicionamento dos ossos da mandíbula (mandíbula dupla mais genioplastia, cirurgia ortognática) e, em seguida, refinar e equilibrar o nariz com rinoplastia. A abordagem cirúrgica incluiu: Fase 1 (aumento do malar, enxerto de gordura, maxilar duplo + genioplastia, cirurgia ortognática): (1) O planejamento tridimensional foi concluído após a configuração e a preparação ortodôntica. (2) A mandíbula foi exposta após uma incisão intraoral. (3) Osteotomias mandibulares (no padrão de divisão sagital bilateral) foram criadas e divididas. (4) A mandíbula foi fixada na nova posição planejada (com movimento no sentido horário). (5) A maxila foi exposta por meio de uma abordagem circunvestibular. (6) A mucosa nasal (assoalho e parede lateral) foi dissecada do osso. (7) A espinha nasal anterior foi fraturada e aproximada do ângulo septal posterior. (8) A interseção pterigomaxilar foi dissecada. (9) Foram criadas osteotomias de nível Le Fort - I (incluindo segmentação). (10) A maxila foi fraturada para baixo, mobilizada e fixada em sua nova posição. (11) Os implantes malares foram moldados e fixados em cada proeminência malar. (12) Uma incisão VW foi feita dentro do lábio inferior. (13) Os ventres do músculo mental foram dissecados e o queixo exposto. (14) Os nervos mentais foram encontrados, gentilmente dissecados e preservados. (15) As linhas ósseas da genioplastia foram marcadas. (16) O segmento da genioplastia foi criado, reposicionado e fixado. (17) As incisões foram fechadas. Fase 2 (Rinoplastia): (1) Incisão transcolumelar com extensões infracartilaginosas; (2) dissecção da ponta e dissecção até o *radix*; (3) separação criteriosa dos ligamentos intercrurais para expor o ângulo septal anterior; (4) exposição do septo submucoso e separação das cartilagens laterais superiores; (5) redução do componente da giba dorsal, incluindo o septo dorsal e a capa óssea; (6) septoplastia/colheita da cartilagem septal; (7) osteotomias nasais internas; (8) um expansor (*spreader*) fino foi colocado no lado deprimido e um retalho expansor no lado mais longo; (9) suturas intra e transdomais para modelar a ponta; (10) enxerto de extensão septal fixado ao septo nativo entre as *crura* mediais; (11) colocação de enxertos de contorno alar articulados em bolsas alares; (12) colocação de enxerto de ponta de lóbulo da infraponta macio; (13) refinamento dorsal com cartilagem triturada e gordura autóloga; (14) incisões fechadas; (15) aplicação de tala externa e tala interna de Doyle nasal. Análise do resultado: Com 1 ano de pós-operatório, seu perfil está muito mais equilibrado. O queixo e a mandíbula estão agora em melhor posição anteroposterior e mais definidos. A face superior, o malar, o piriforme e a face inferior apresentam melhor equilíbrio e aparência. Os lábios se encontram mais confortavelmente. A ponta nasal está mais definida e mais bem posicionada, e suavemente girada com uma sutil ruptura da supraponta. O dorso está reto e o nariz tem melhor equilíbrio.

35.5.6 Caso 6: Perfil Côncavo – Face Média Hipoplásica, Nariz Subprojetado (com Pseudogiba)

Uma mulher de 18 anos apresentou concavidade facial significativa, com hipoplasia nasomaxilar do tipo *binder* (▶ Fig. 35.12).

35.5.7 Caso 7: Perfil Côncavo – Face Média Hipoplásica, Nariz Subprojetado (com Pseudogiba), Hipoplasia Nasomaxilar do Tipo *Binder*, Mandíbula Prognática Assimétrica

Uma mulher de 24 anos apresentou concavidade facial significativa, com hipoplasia nasomaxilar do tipo *binder* (▶ Fig. 35.13).

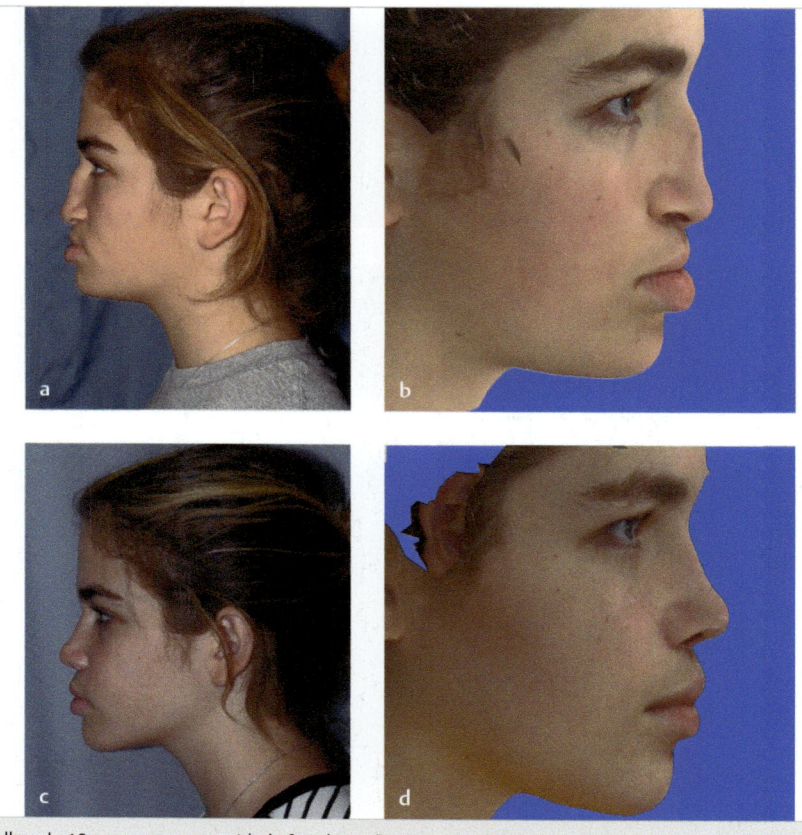

Fig. 35.12 Caso 6. (**a-d**) Mulher de 18 anos com concavidade facial significativa, com hipoplasia nasomaxilar do tipo *binder*. Ela tem hipoplasia maxilar e um perfil facial desalinhado. Ela tem uma maxila verticalmente curta, sem exibição de dentes no sorriso. Sua mandíbula parece proeminente. A hipoplasia do terço médio da face piora a posição e o suporte da ponta nasal. O terço inferior do nariz é pouco sustentado e ela tem uma pseudogiba que acentua a giba dorsal. Sua ponta nasal é amorfa. A face é desequilibrada e o lábio inferior projeta-se para fora. Os objetivos cirúrgicos eram melhorar o equilíbrio facial na fase 1, reposicionando os ossos da mandíbula (mandíbula dupla mais genioplastia, cirurgia ortognática) e, em seguida, refinar e equilibrar o nariz com rinoplastia. A abordagem cirúrgica incluiu: Fase 1 (maxilar duplo + cirurgia ortognática com genioplastia): (1) O planejamento tridimensional foi concluído após a configuração e a preparação ortodôntica. (2) A mandíbula foi exposta após uma incisão intraoral. (3) Osteotomias mandibulares (no padrão de divisão sagital bilateral) foram criadas e divididas. (4) A mandíbula foi fixada na nova posição planejada (com movimento no sentido horário). (5) A maxila foi exposta por meio de uma abordagem circunvestibular. (6) A mucosa nasal (assoalho e parede lateral) foi dissecada do osso. (7) A espinha nasal anterior foi fraturada e aproximada do ângulo septal posterior. (8) A interseção pterigomaxilar foi dissecada. (9) Foram criadas osteotomias de nível Le Fort - I. (10) A maxila foi fraturada para baixo, mobilizada e fixada na nova posição. (11) Foi colocado um enxerto ósseo de interposição vertical. (12) Uma incisão VW foi feita dentro do lábio inferior. (13) Os ventres do músculo mental foram dissecados e o queixo foi exposto. (14) Os nervos mentais foram encontrados, gentilmente dissecados e preservados. (15) As linhas ósseas da genioplastia foram marcadas. (16) O segmento da genioplastia foi criado, reposicionado e fixado. (17) As incisões foram fechadas. Fase 2 (Rinoplastia): (1) Incisão transcolumelar com extensões infracartilaginosas; (2) dissecção da ponta e dissecção até o o *radix*; (3) separação criteriosa dos ligamentos intercrurais para expor o ângulo septal anterior; (4) exposição do septo submucoso e separação das cartilagens laterais superiores; (5) redução do componente da giba dorsal, incluindo o septo dorsal e a capa óssea; (6) septoplastia/colheita da cartilagem septal; (7) osteotomias nasais internas; (8) foram utilizados um enxerto expansor (spreader) fino e retalho expansor; (9) suturas intra e transdomais para modelar a ponta; (10) enxerto de extensão septal fixado ao septo nativo entre as *crura* mediais; (11) colocação de enxertos de contorno alar articulados em bolsas alares; (12) colocação de enxerto de ponta de lóbulo da infraponta macio; (13) refinamento dorsal com cartilagem triturada e gordura autóloga; (14) excisões da base alar e da soleira foram realizadas e fechadas em ambos os lados; (15) incisões fechadas; (16) *splints* interna e externas de Doyle nasal aplicadas. Análise do resultado: Com 1 ano de pós-operatório, seu perfil está muito mais equilibrado. O queixo e a mandíbula estão agora em melhor posição anteroposterior. A parte superior da face e o piriforme agora estão projetados adequadamente com melhor equilíbrio e aparência. Os lábios se encontram mais confortavelmente. A ponta nasal foi projetada mais para a frente sobre a maxila recém-posicionada. O nariz está mais bem definido e posicionado, e suavemente rodado com uma sutil quebra da supraponta. A base alar é menos plana e as narinas são mais orientadas verticalmente. O dorso é reto e o nariz tem melhor equilíbrio (▶ Vídeo 35.1).

35.5 Análises de Casos

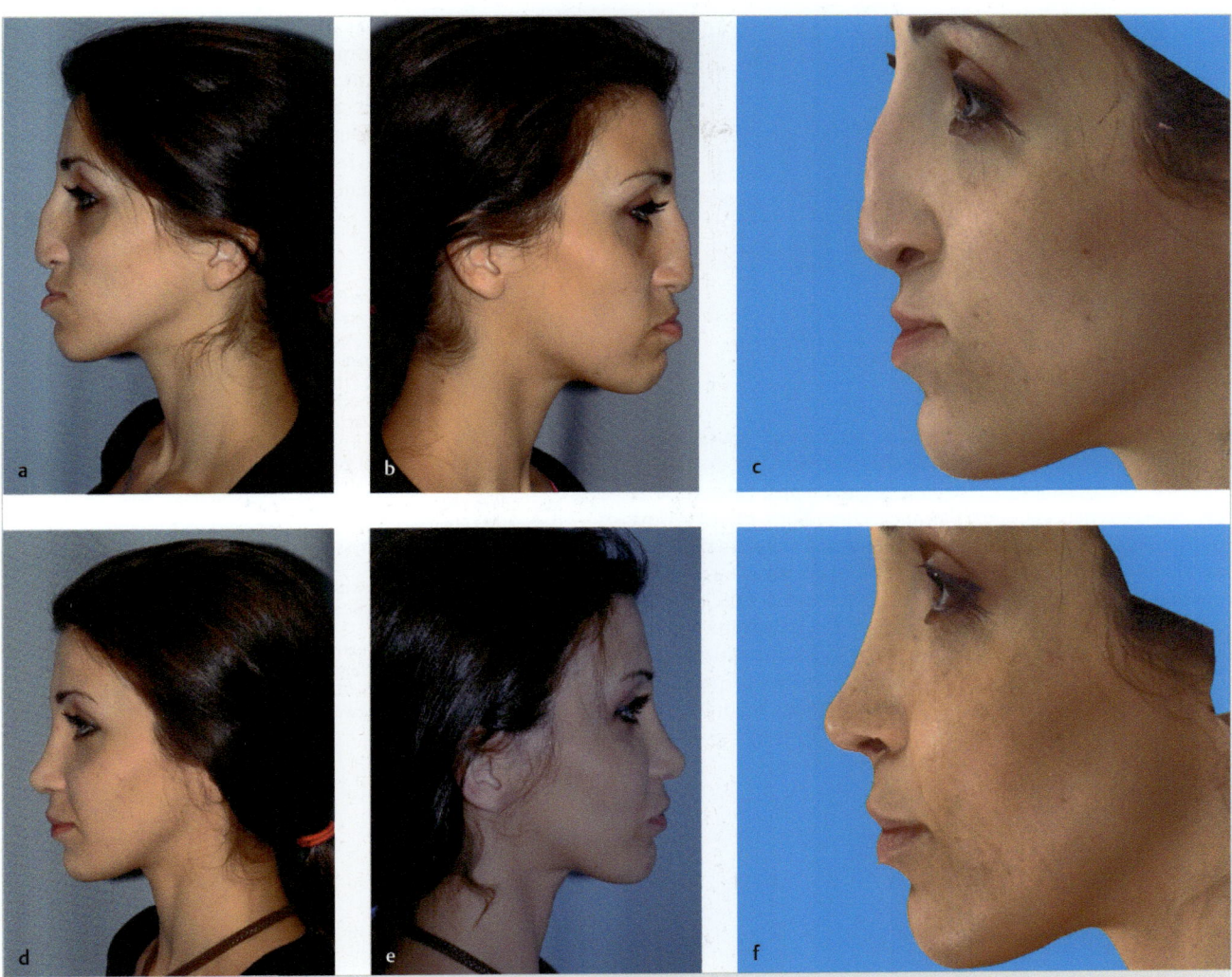

Fig. 35.13 Caso 7. (a-f) Mulher de 24 anos com concavidade facial significativa, com hipoplasia nasomaxilar do tipo *binder*. Ela tem hipoplasia maxilar e um perfil facial desalinhado. Ela tem uma maxila verticalmente curta, sem exibição de dentes no sorriso. Sua mandíbula é assimétrica, proeminente e fechada demais. O queixo parece proeminente. A hipoplasia do terço médio da face piora a posição e o suporte da ponta nasal. O terço inferior do nariz é pouco sustentado e ela tem uma pseudogiba que acentua a giba dorsal. Sua ponta nasal é amorfa. O lábio superior é puxado para trás. A face está desequilibrada e o lábio inferior está saliente. As metas cirúrgicas eram melhorar o equilíbrio facial na fase 1, reposicionando os ossos da mandíbula (mandíbula dupla mais genioplastia, cirurgia ortognática) e, em seguida, refinar e equilibrar o nariz com rinoplastia. A abordagem cirúrgica incluiu: Fase 1 (maxilar duplo + genioplastia, cirurgia ortognática): (1) O planejamento tridimensional foi concluído após a configuração e a preparação ortodôntica. (2) A mandíbula foi exposta após uma incisão intraoral. (3) Osteotomias mandibulares (no padrão de divisão sagital bilateral) foram criadas e divididas. (4) A mandíbula foi fixada na nova posição planejada (com movimento no sentido horário). (5) A maxila foi exposta por meio de uma abordagem circunvestibular. (6) A mucosa nasal (assoalho e parede lateral) foi dissecada do osso. (7) A espinha nasal anterior foi fraturada e aproximada do ângulo septal posterior. (8) A interseção pterigomaxilar foi dissecada. (9) Foram criadas osteotomias de nível Le Fort - I. (10) A maxila foi fraturada para baixo, mobilizada e fixada na nova posição. (11) Foi colocado um enxerto ósseo de interposição vertical. (12) Uma incisão VW foi feita dentro do lábio inferior. (13) Os ventres do músculo mental foram dissecados e o queixo foi exposto. (14) Os nervos mentais foram encontrados, gentilmente dissecados e preservados. (15) As linhas ósseas da genioplastia foram marcadas. (16) O segmento da genioplastia foi criado, reposicionado e fixado. (17) As incisões foram fechadas. Fase 2 (rinoplastia): (1) Incisão transcolumelar (em forma de VW) com extensões infracartilaginosas; (2) dissecção da ponta e dissecção até o *radix*; (3) separação criteriosa dos ligamentos intercrurais para expor o ângulo septal anterior; (4) exposição do septo submucoso e separação das cartilagens laterais superiores; (5) redução do componente da giba, incluindo o septo dorsal e a capa óssea; (6) septoplastia/colheita da cartilagem septal; (7) osteotomias nasais internas; (8) foram utilizados enxertos expansores (*spreader*) estendidos dorsalmente; (9) suturas intra e transdomais para modelar a ponta; (10) enxerto de extensão septal fixado ao septo nativo entre as *crura* mediais; (11) colocação de enxertos de contorno alar articulados em bolsas alares; (12) colocação de enxerto de ponta de lóbulo da infraponta macio; (13) refinamento dorsal com cartilagem triturada e gordura autóloga; (13) incisões fechadas; (14) aplicação tala externa e tala interna de Doyle nasal. Análise do resultado: Com 1 ano de pós-operatório, seu perfil está muito mais equilibrado. O queixo e a mandíbula estão agora em melhor posição anteroposterior. A parte superior da face e o piriforme agora estão projetados adequadamente, com melhor equilíbrio e aparência. Os lábios se encontram mais confortavelmente. A ponta nasal foi projetada mais para a frente sobre a maxila recém-posicionada. O nariz está mais bem definido e posicionado, e suavemente rodado com uma sutil quebra da supraponta. A base alar é menos plana e as narinas são mais orientadas verticalmente. O dorso é reto e o nariz tem melhor equilíbrio.

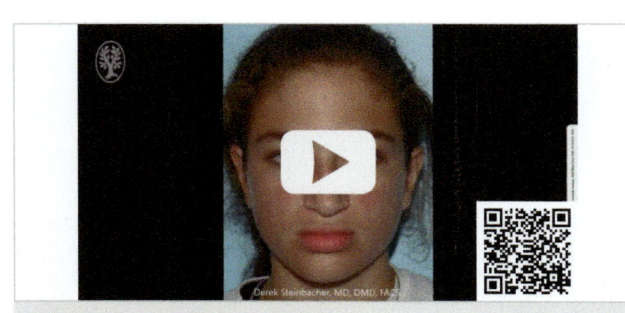

Vídeo 35.1 Perfiloplastia em rinoplastia.

também levar em conta as variações faciais naturais, as origens étnicas e as preferências e metas pessoais do paciente para alcançar um resultado prescrito. As ferramentas e as recomendações cirúrgicas descritas neste capítulo permitem que o cirurgião de rinoplastia compreenda a importância da perfiloplastia, analise sistematicamente o perfil facial e elabore um plano de tratamento reproduzível e abrangente para alcançar a harmonia estética.

35.6 Conclusão

Por meio de uma análise cuidadosa do perfil facial, é possível determinar as posições e os tamanhos relativos do nariz, do queixo, da testa e dos maxilares, e isso pode ser usado para desenvolver a perfiloplastia necessária para alcançar o equilíbrio estético. Uma perfiloplastia bem-sucedida deve incluir não apenas o conhecimento do que é esteticamente agradável, mas também a compreensão do efeito das alterações no tecido duro sobre o tecido mole sobrejacente e sua influência no perfil facial. Em última análise, a obtenção de um perfil facial equilibrado é tanto uma ciência quanto uma arte. Deve-se considerar não apenas os pontos de referência anatômicos e os valores normativos medidos, mas

Referências

[1] González-Ulloa M, Stevens E. The role of chin correction in profileplasty. Plast Reconstr Surg. 1968; 41(5):477-486
[2] Reategui A, Pourtaheri N, Peck C, Phillips S, Lopez J, Steinbacher DM. Profileplasty: Comprehensive Facial Profile Management Algorithm Based on 426 Patients. In Press
[3] Facque AR, Atencio D, Schechter LS. Anatomical basis and surgical techniques employed in facial feminization and masculinization. J Craniofac Surg. 2019; 30(5):1406-1408
[4] Brown E, Perrett DI. What gives a face its gender? Perception. 1993; 22(7): 829-840
[5] Mazzaferro DM, Wes AM, Naran S, Pearl R, Bartlett SP, Taylor JA. Orthognathic surgery has a significant effect on perceived personality traits and emotional expressions. Plast Reconstr Surg. 2017; 140(5):971-981
[6] Pourtaheri N, Peck CJ, Gowda A, et al. Perceived age and personality profiling after orthognathic surgery. Plast Reconstr Surg. 2022; 150(1):146-154
[7] Jang YJ. Aesthetic orthognathic surgery and rhinoplasty by Derek Steinbacher. Facial Plast Surg. 2019; 35(4):420
[8] Steinbacher DM. Aesthetic Orthognathic Surgery and Rhinoplasty. Hoboken, NJ: Wiley-Blackwell; 2019

36 Gerenciamento do Queixo no Paciente de Rinoplastia

Steven R. Cohen ▪ Matthew Novak ▪ Rod J. Rohrich

Resumo

Os pacientes submetidos à cirurgia de rinoplastia estética e reconstrutiva podem beneficiar-se do aumento do queixo para melhorar a harmonia facial. As variações estruturais no esqueleto craniofacial subjacente têm implicações profundas no planejamento da cirurgia nasal. Além disso, as alterações estruturais da plataforma maxilar e mandibular, bem como da dentição, podem ter efeitos profundos na aparência nasal e em sua relação harmoniosa com a face. Neste capítulo, os principais tipos de más oclusões são discutidos juntamente com seus respectivos efeitos na estética nasal. A genioplastia óssea é apresentada como um procedimento complementar em pacientes submetidos à rinoplastia que apresentam vários tipos de retrogenia.

Palavras-chave: Genioplastia, aumento do queixo, microgênios, retrogênios, proporções faciais

Pontos Principais

- Os pacientes submetidos à rinoplastia podem beneficiar-se da genioplastia simultânea para obter um equilíbrio facial harmonioso.
- Existem vários parâmetros de avaliação que utilizam pontos de referência ósseos e de tecidos moles para identificar as proporções e a projeção ideais do queixo.
- A oclusão dentária deve ser avaliada em todos os pacientes que estão sendo considerados para a genioplastia.
- As opções cirúrgicas para genioplastia podem ser categorizadas em genioplastia óssea e aumento aloplástico.
- A genioplastia óssea é uma técnica versátil que pode ser implementada com indicações semelhantes às do aumento aloplástico, mas é particularmente ideal para queixos longos, curtos e assimétricos.

36.1 Introdução

Os pacientes que se apresentam para rinoplastia também podem beneficiar-se do aumento do queixo. Além disso, os pacientes de rinoplastia podem não mencionar que o queixo os incomoda. Isso pode ocorrer porque eles não conhecem as opções de aumento do queixo ou acham que as proporções faciais incômodas são simplesmente uma função de um "nariz grande". Independentemente disso, o cirurgião precisa identificar as variações anatômicas e instruir o paciente sobre as opções de correção.

36.2 Avaliação do Paciente

- Uma análise nasofacial completa deve ser realizada em qualquer paciente que se apresente para cirurgia plástica do nariz ou da face.
- Foram sugeridos vários parâmetros para a avaliação da genioplastia, cada um usando vários pontos cefalométricos esqueléticos e de tecidos moles para identificar a projeção ideal do queixo em relação às estruturas faciais circundantes (▶ Tabela 36.1).[1-10]
- Independentemente dos parâmetros utilizados, a avaliação para genioplastia deve incluir a análise das vistas frontal e lateral.
- Na vista frontal, são analisadas a competência labial, a altura facial e as proporções faciais.
- Na vista lateral, o sulco labiomental, a relação lábio-queixo, o ângulo cervicomental e a relação nariz-queixo são avaliados (▶ Fig. 36.1).[11] Os desvios das proporções ideais devem ser levados em consideração pelo cirurgião e discutidos com o paciente.
- Se a retrogenia for confirmada, a oclusão dentária do paciente deve ser avaliada. Isso é feito avaliando-se a posição da cúspide mesiovestibular do primeiro molar superior em relação ao sulco mesiovestibular do primeiro molar inferior.[12]

Tabela 36.1 Avaliação para genioplastia – parâmetros de avaliação

Linha E[1]	Representa a posição dos lábios em relação ao queixo e ao nariz (a linha deve passar a 2 e 4 mm dos lábios inferior e superior, respectivamente). Medida do pronasal ao pogônio
Linha S[2]	Para avaliação da proeminência labial (0 ± 2 mm dos lábios superior e inferior). Medida do subnasal ao pronasal até o pogônio do tecido mole
Ângulo de Legan[3]	Ângulo de convexidade facial (8-16 graus, média de 12 graus). Ângulo formado pelas linhas que passam pela glabela até o subnasal e do subnasal até o pogônio
Meridiano zero[4,5]	Linha perpendicular ao plano de Frankfort através do násio. O pogônio deve coincidir com a linha ou estar ligeiramente (0 ± 2 mm) atrás da linha, o subnasal 8 mm atrás da linha
Ângulo cervicomental[6]	Ângulo entre duas tangentes. A primeira tangente ao pescoço na junção subcervical (ponto mais baixo da junção da área submental e do pescoço) e a segunda tangente à área submental (*genium* à área subcervical). Os valores normais em mulheres são 126 graus e em homens são 121 graus
Linha Riedel[7]	Associa os pontos mais proeminentes nos lábios inferior e superior com o ponto protuberante no *genium*
Linha de análise de Byrd[8]	Tangente ao lábio superior traçada da região médio-dorsal do nariz até o queixo. O ideal é que o gênio esteja 3 mm atrás da tangente acima
Linha H (Holdaway)[9]	Linha tangente ao tecido mole do queixo e do lábio superior
SNA e SNB[10]	Ângulos que determinam se a mandíbula é normal, prognática ou retrognática O ponto sela-násio-A (SNA) – normal é 82 ± 2 graus Ponto sela-násio-B (SNB)

Observação: há uma considerável sobreposição nos parâmetros usados para avaliar pacientes para genioplastia. Cada método usa vários pontos cefalométricos esqueléticos e de tecidos moles para identificar a projeção ideal do queixo em relação às estruturas faciais adjacentes.

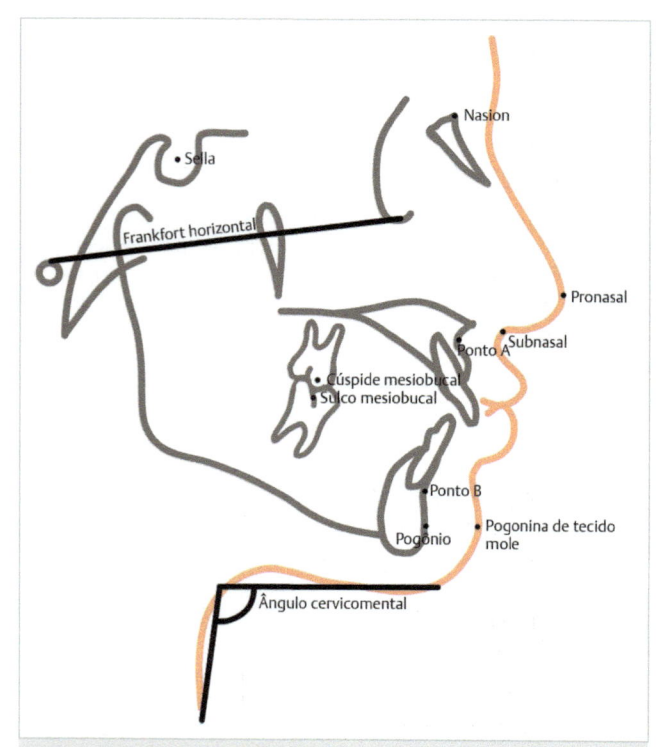

Gerenciamento do Queixo no Paciente de Rinoplastia

Fig. 36.1 Pontos cefalométricos para genioplastia. Os pontos cefalométricos comuns que são utilizados para genioplastia estão representados.

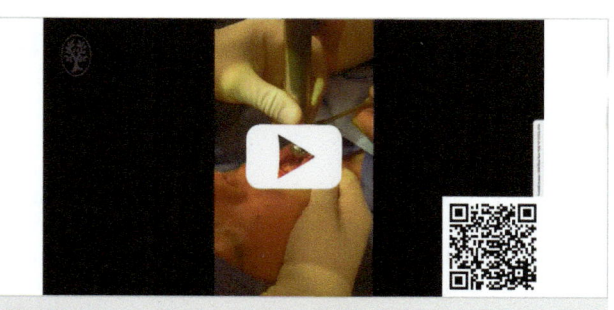

Vídeo 36.1 Pontuação óssea da linha média. Após a conclusão da exposição, deixando um manguito de tecido preso à borda inferior do queixo, uma serra oscilante com um ângulo de 90 graus é usada para fazer um corte na linha média do osso.

- A classe I é considerada neutro-oclusão e esses pacientes são mesognáticos.
- Os pacientes de classe II demonstram sobressaliência excessiva ou sobressaliência e uma sobremordida profunda. Esses pacientes podem ter uma mandíbula de tamanho adequado, mas mal posicionada, ou podem demonstrar uma mandíbula subdesenvolvida com retrogenia.
- Os pacientes da classe III têm sobressaliência negativa e, portanto, são prognatas. Os pacientes identificados como portadores de má oclusão devem ser encaminhados para avaliação ortodôntica.

36.3 Opções de Aumento do Queixo

- As opções cirúrgicas para genioplastia podem ser categorizadas em genioplastia óssea e aumento aloplástico.
- As opções aloplásticas incluem preenchimentos, enxerto de gordura, enxerto de gordura em massa e implantes de queixo.[13,14]
- A escolha da genioplastia óssea ou aloplástica depende de diversas variáveis. O conforto do cirurgião com uma técnica específica certamente influencia a técnica escolhida.
- Há condições que podem ser tratadas com uma genioplastia óssea que são difíceis de resolver com o aumento aloplástico. Essas condições incluem queixos longos, curtos e assimétricos.
- Os pacientes que não estão satisfeitos com uma genioplastia óssea ou aloplástica anterior provavelmente precisarão de uma abordagem mais complexa.

36.4 Considerações Pré-Operatórias: Genioplastia Óssea

- Cefalograma lateral e Panorex e/ou tomografia computadorizada (CT) tridimensional para avaliar a posição do queixo, a inclinação do dente, a localização da raiz do dente e a localização do forame mental.
- A clindamicina profilática pré-operatória é administrada por via intravenosa 1 hora antes da incisão.
- A dexametasona intravenosa de 10 mg é administrada no pré-operatório.
- Durante a intubação oral, o tubo pode ser gentilmente colocado atrás dos molares para fechar a mordida e avaliar a posição intraoperatória do queixo.

36.5 Abordagem Cirúrgica: Genioplastia Óssea

- A incisão vestibular inferior é feita com uma bainha mucosa generosa para garantir o fechamento impermeável. A incisão é feita com lâmina nº 15 ou Bovie no corte para evitar lesão da mucosa. O cautério é chanfrado em cerca de 45 graus até encontrar o osso. A dissecção subperiosteal é realizada com um elevador e um cautério. O sangramento ósseo é controlado com cera de osso. O nervo mental pode ser deixado sem dissecção ou totalmente exposto. Com a exposição, há mais risco de lesão por tração, enquanto a dissecção subperiosteal clara ao longo dos locais de osteotomia propostos não estica o nervo.
- Uma vez concluída a exposição, deixando uma bainha de tecido preso à borda inferior do queixo, uma serra oscilante com um ângulo de 90 graus é usada para fazer um corte na linha média do osso (▶ Vídeo 36.1) e, em seguida, é girada 90 graus e usada para iniciar a osteotomia horizontal em ambos os lados da linha média (▶ Vídeo 36.2). Uma vez feito esse corte ósseo, a serra é trocada por uma serra cônica e recíproca e inserida ao longo do túnel até a borda lateral do queixo em ambos os lados e a osteotomia é concluída (▶ Vídeo 36.3).
- O osso é agora fraturado para fora do mento cefálico e mobilizado com um elevador periosteal. Deve-se tomar cuidado para não dissecar a musculatura do tecido mole do aspecto lingual da mandíbula, pois isso puxará a língua para a frente e será útil em casos leves de apneia do sono.

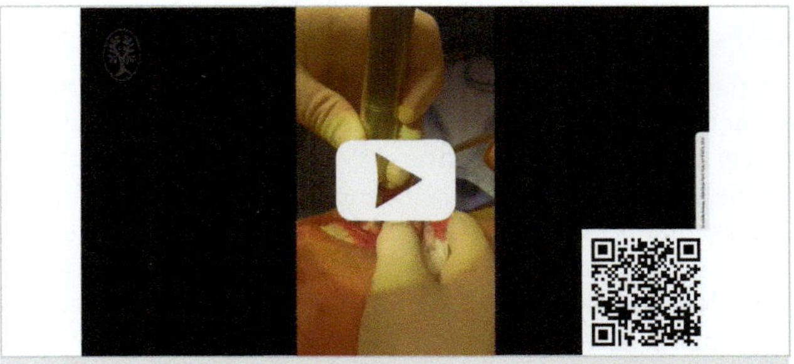

36.6 Variações da Genioplastia Óssea

Vídeo 36.2 Osteotomia horizontal monocortical. A mesma serra oscilante usada para fazer o escore ósseo da linha média é girada 90 graus e usada para iniciar a osteotomia horizontal (monocortical) em cada lado da linha média.

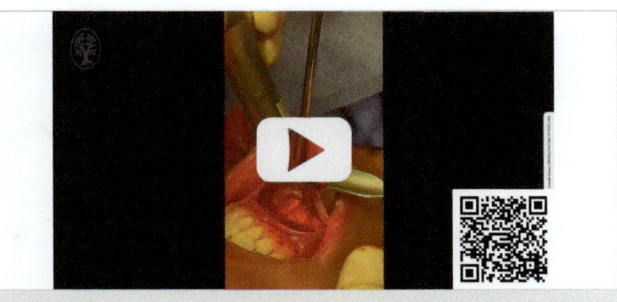

Vídeo 36.3 Conclusão da osteotomia horizontal. Depois que o corte ósseo horizontal monocortical é feito, a serra é trocada por uma serra cônica recíproca e inserida ao longo do túnel até a borda lateral do queixo em ambos os lados e a osteotomia é concluída.

- Com o queixo mobilizado em sua nova posição, é escolhida uma placa de queixo pré-fabricada que varia de 4 a 12 mm (▶ Vídeo 36.4).
- Os parafusos são inseridos primeiro no queixo superior e, em seguida, no segmento móvel. Para fixar os segmentos do queixo, podem ser usados parafusos bicorticais ou monocorticais. Uma ou duas placas são utilizadas, dependendo da rigidez da construção.
- Uma vez fixada, uma lima elétrica pode ser usada para alisar as osteotomias laterais.
- As feridas são bem irrigadas e fechadas em duas camadas com *vicryl* 3-0 profundo interrompido e catgut cromado 3-0 em uma agulha SH para fechamento da mucosa.
- A fita de espuma é colocada no sulco labiomental e ao longo do queixo inferior.

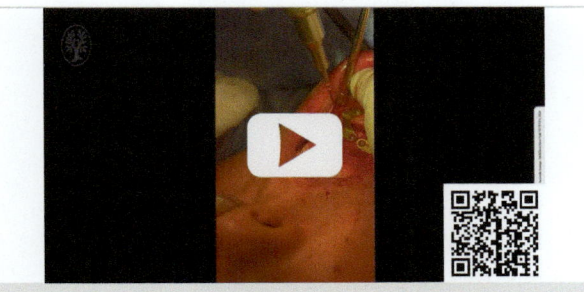

Vídeo 36.4 Avanço e placa. Com o queixo mobilizado em sua nova posição, é escolhida uma placa de queixo pré-fabricada que varia de 4 a 12 mm.

36.6 Variações da Genioplastia Óssea

- O queixo pode ser movido verticalmente para cima ou para baixo.
- Em pacientes com sulcos labiomentais profundas e má oclusão de classe II que não desejam cirurgia na mandíbula, o alongamento vertical no momento do avanço aliviará o sulco.[15]
- O queixo pode ser dividido ao meio para ser estreitado, como nos casos de feminização facial, ou alargado.
- As lacunas de osteotomia de 5 mm ou menos geralmente são preenchidas por conta própria. Entretanto, as lacunas de osteotomia podem ser enxertadas com osso desmineralizado. As lacunas de osteotomia maiores podem ser enxertadas com enxertos ósseos de aloenxertos ou enxertos ósseos autógenos, o que geralmente não é necessário em pacientes estéticos.
- Ao encurtar o queixo ou reduzir sua projeção anterior, são necessárias ostectomias em cunha.
- Deve-se tomar cuidado para evitar um grande *step-off*, que pode ser rebarbado e/ou embotado com pasta óssea desmineralizada.

36.7 Cuidados Pós-Operatórios

- O gelo pode ser aplicado por 24 a 72 horas.
- Antibióticos orais profiláticos (clindamicina) são administrados por 5 dias.
- A espuma é removida no 5º dia.
- O enxaguante bucal de clorexidina é usado por 10 dias.
- É prescrita uma dieta leve, sem mastigação.
- Os pacientes são avisados de que pode haver estalos por 6 semanas e que devem ter cuidado ao fazer a barba.
- Os pacientes são avisados de que sentirão a osteotomia lateral, e isso é normal, desde que não seja visível.
- A maior parte do inchaço desaparece em 1 semana na maioria dos pacientes e o restante em 3 semanas.
- Em casos de edema grave, é prescrita metilprednisolona oral.

36.8 Complicações

- Cicatrização deficiente da mucosa:
  - A prevenção com uma bainha grande e fechamento cuidadoso é a melhor solução. Caso contrário, retome o uso de antibióticos e enxágue bucal com clorexidina para a cicatrização secundária.
- Infecção na osteotomia lateral:
  - Aspirar com uma agulha de calibre 16.
  - Coloque o paciente em antibioticoterapia clindamicina e envie para cultura/sensibilidade para garantir os antibióticos adequados. Quase todos se resolvem em 1 semana.
- Fratura da mandíbula:
  - Precisa ser diagnosticada com raios X ou tomografia computadorizada.
  - Repare o mais rápido possível com fixação rígida.
- Superprojeção ou subprojeção:
  - As revisões podem ser realizadas com bastante facilidade na maioria dos casos.

36.9 Análises de Casos

36.9.1 Caso 1

Um homem de 33 anos apresentava giba nasal dorsal e retrogenia vertical e sagital (▶ Fig. 36.2).

36.9.2 Caso 2

Uma mulher de 25 anos apresentou retrogenia e oclusão normal de classe I (▶ Fig. 36.3).

36.10 Conclusão

Os pacientes que se apresentam para rinoplastia podem ou não estar cientes das implicações da estética do queixo em seu equilíbrio facial geral. Cabe ao cirurgião avaliar o queixo e discutir a correção com o paciente quando indicado. As opções cirúrgicas para genioplastia podem ser categorizadas em genioplastia óssea e aumento aloplástico. Em última análise, a escolha da técnica depende da preferência do cirurgião e da deformidade do paciente. A genioplastia óssea é uma técnica versátil que pode ser implementada com indicações semelhantes às do aumento

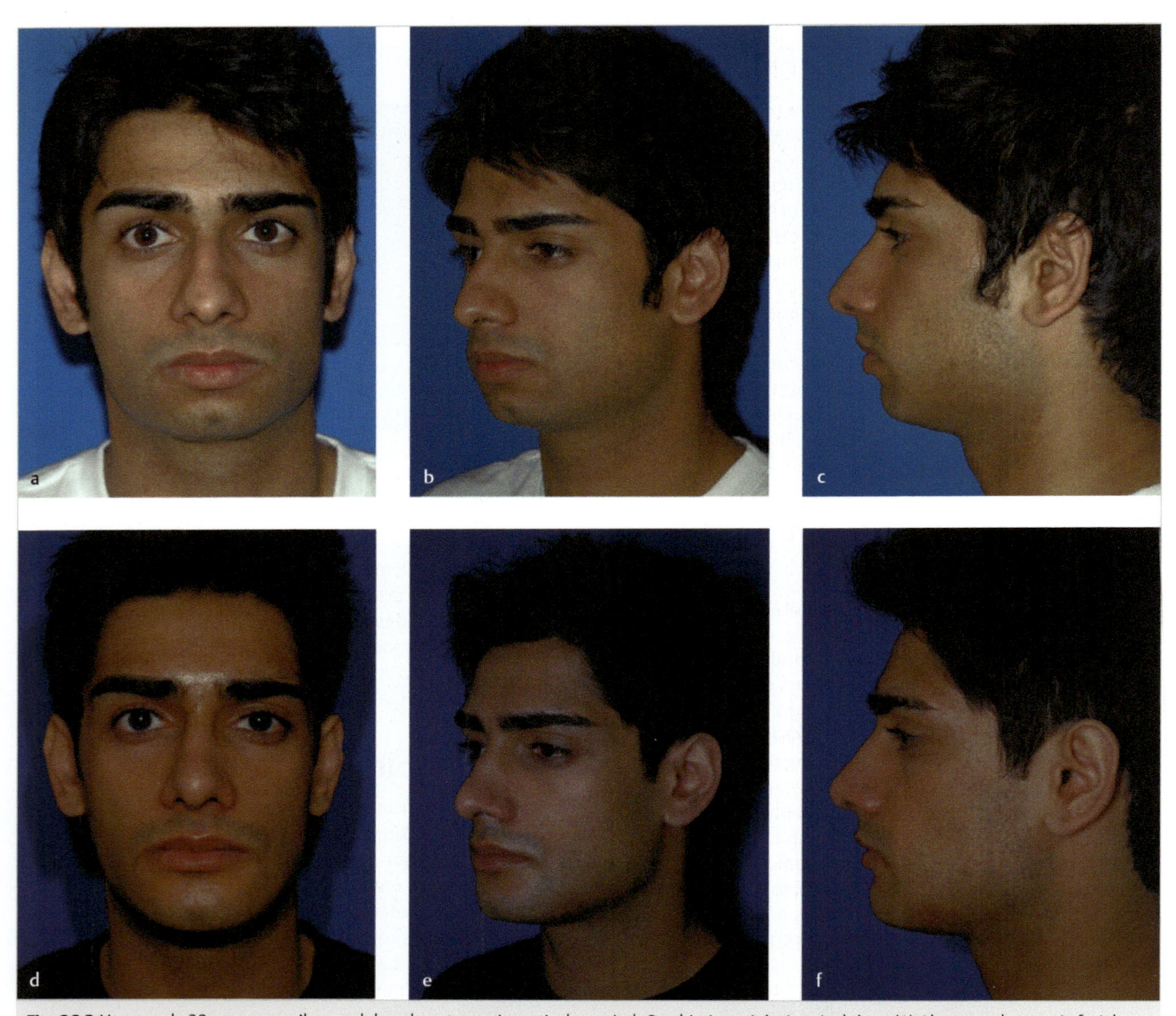

Fig. 36.2 Homem de 33 anos com giba nasal dorsal e retrogenia vertical e sagital. Os objetivos cirúrgicos incluíam: (1) Alcançar a harmonia facial; (2) retificar o nariz e refinar a ponta; (3) remover a convexidade dorsal; (4) aumentar a projeção do queixo. A abordagem cirúrgica incluiu: (1) Uma rinoplastia estrutural aberta; (2) genioplastia óssea: (**a**) avanço anterior do queixo de 8 mm; (**b**) alongamento vertical do queixo de 3 mm; (3) uso de pasta óssea desmineralizada para preencher as lacunas. São mostradas fotos do pré-operatório (**a-c**) e do pós-operatório de 6 meses (**d-f**). O paciente demonstra melhora na harmonia facial geral como resultado da definição da ponta nasal, diminuição da convexidade dorsal e aumento da projeção anterior e vertical do queixo.

36.10 Conclusão

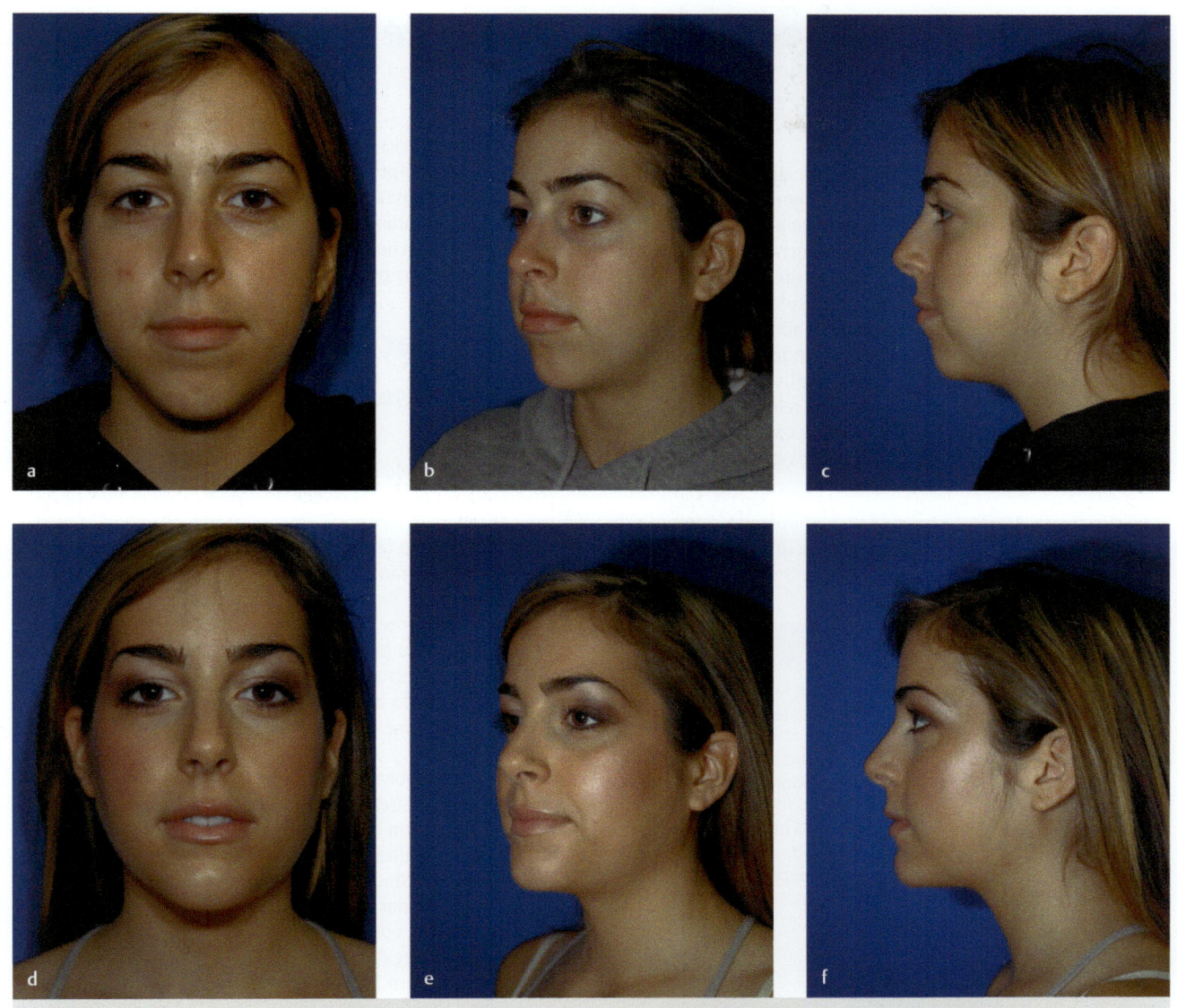

Fig. 36.3 (a-c) Uma mulher de 25 anos de idade apresentou-se com retrogenia e oclusão normal de classe I. Os objetivos cirúrgicos incluíam: Melhoria do perfil facial. A abordagem cirúrgica incluiu: (1) Genioplastia óssea envolvendo avanço de 8 mm; (2) implantes mandibulares bilaterais. Observe a melhora em seu pescoço após a genioplastia de avanço (**d-f**).

aloplástico, mas é particularmente ideal para queixos longos, curtos e assimétricos. O procedimento, como mostrado, pode ser realizado simultaneamente com a rinoplastia e produz resultados seguros, reproduzíveis e esteticamente agradáveis.

Referências

[1] Ricketts RM. Esthetics, environment, and the law of lip relation. Am J Orthod. 1968; 54(4):272-289
[2] Steiner CC. The use of cephalometrics as an aid to planning and assessing orthodontic treatment: report of a case. Am J Orthod. 1960; 46(10):721-735
[3] Legan HL, Burstone CJ. Soft tissue cephalometric analysis for orthognathic surgery. J Oral Surg. 1980; 38(10):744-751
[4] Gonzalez-Ulloa M. Quantitative principles in cosmetic surgery of the face (profileplasty). Plast Reconstr Surg Transplant Bull. 1962; 29:186-198
[5] González-Ulloa M, Stevens E. The role of chin correction in profileplasty. Plast Reconstr Surg. 1968; 41(5):477-486
[6] Dayan SH, Arkins JP, Antonucci C, Borst S. Influence of the chin implant on cervicomental angle. Plast Reconstr Surg. 2010; 126(3):141e-143e
[7] Guyuron B. MOC-PS(SM) CME article: genioplasty. Plast Reconstr Surg. 2008; 121(4) Suppl:1-7
[8] Byrd HS, Hobar PC. Rhinoplasty: a practical guide for surgical planning. Plast Reconstr Surg. 1993; 91(4):642-654, discussion 655-656
[9] Holdaway RA. A soft-tissue cephalometric analysis and its use in orthodontic treatment planning. Part I. Am J Orthod. 1983; 84(1):1-28
[10] Moore JW. Variation of the sella-nasion plane and its effect on SNA and SNB. J Oral Surg. 1976; 34(1):24-26
[11] Lee EI. Aesthetic alteration of the chin. Semin Plast Surg. 2013; 27(3):155-160
[12] Angle E. Classification of malocclusion. Dental Cosmos. 1899; 41(3):248-264
[13] Abadi M, Pour OB. Genioplasty. Facial Plast Surg. 2015; 31(5):513-522
[14] Ramanathan M, Panneerselvam E, Parameswaran A, Kanno T. Genioplasty in contemporary orthognathic surgery. Oral Maxillofac Surg Clin North Am. 2023; 35(1):97-114
[15] Rosen HM. Aesthetic refinements in genioplasty: the role of the labiomental fold. Plast Reconstr Surg. 1991; 88(5):760-767

37 Aumento do Queixo em Sete Etapas e em 7 Minutos

Stav Brown ▪ Justin Bellamy ▪ Rod J. Rohrich

Resumo

O queixo é um componente facial essencial que desempenha um papel importante na harmonia facial geral, e a avaliação do queixo é um componente fundamental na análise facial. O aumento do mento com implantes é uma ferramenta eficaz para obter uma melhora estética significativa no equilíbrio facial. O procedimento de aumento do queixo em sete etapas e em 7 minutos descrito neste capítulo oferece uma abordagem eficiente e segura para o aumento do queixo, produzindo resultados confiáveis. A seleção adequada do paciente, a análise facial meticulosa, o entendimento abrangente da anatomia relevante, a dissecção precisa e a avaliação intraoperatória após a colocação do implante são essenciais para otimizar a segurança e os resultados com essa técnica simples, porém poderosa.

Palavras-chave: Aumento do queixo, genioplastia, aumento do queixo com implante, implante de queixo, implante de silicone, microgenia, queixo fraco

> **Pontos Principais**
> - A estética do queixo desempenha um papel fundamental no planejamento de todos os procedimentos estéticos faciais e na obtenção da harmonia facial.
> - No paciente adequado, o aumento do queixo com implantes é uma ferramenta eficaz para obter uma melhora estética profunda no equilíbrio facial.
> - O aumento do queixo em sete etapas e em 7 minutos é um método simples e seguro que pode ser usado sozinho ou combinado com outros procedimentos estéticos faciais, produzindo proporções faciais harmoniosas e resultados de longo prazo.

37.1 Introdução

O queixo é um componente importante do equilíbrio facial, muitas vezes negligenciado na análise facial. A correção da microgenia ou de um queixo recuado, coloquialmente conhecido como queixo fraco, pode melhorar significativamente a harmonia facial.[1,2] Na ausência de patologia ortognática significativa, o aumento do queixo com implantes é um método simples para tratar o queixo subprojetado, sozinho ou combinado com outros procedimentos estéticos faciais para obter melhores proporções faciais.

Este capítulo e o vídeo que o acompanha (▶ Vídeo 37.1) descrevem esse método de aumento do queixo com implante seguro e eficiente. Com base na literatura existente e na experiência clínica, este capítulo apresenta uma visão geral das indicações, da avaliação e das etapas cirúrgicas do procedimento de aumento do queixo com implantes. Além de um texto detalhado e de um vídeo instrutivo, fornecemos dois cenários clínicos de pacientes que demonstram os principais conceitos dessa técnica.

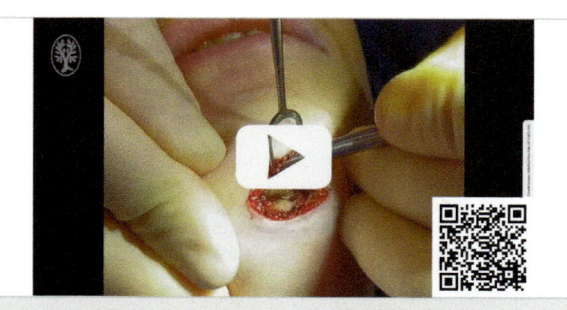

37.2 Avaliação Pré-Operatória

37.2.1 Análise Facial e Avaliação do Queixo

- A análise facial cuidadosa no pré-operatório e no intraoperatório é fundamental para o sucesso dos resultados, pois permite uma abordagem cirúrgica personalizada, otimizando o equilíbrio e a simetria facial.[2,3] A avaliação do queixo desempenha um papel importante no planejamento de todos os procedimentos estéticos faciais.[2,3]
- Convencionalmente, o queixo ideal é descrito como aquele que se estende até ou logo atrás de uma linha vertical que parte do násio ou do vermelhão do lábio superior na vista de perfil.[1]
- A convexidade do queixo pode ser causada por microgenia (configuração óssea) e/ou deficiência de tecido mole, como atrofia muscular.
- Uma avaliação abrangente e tridimensional do queixo deve ser realizada vertical, horizontal e transversalmente, considerando o formato e a projeção do queixo.[4,5]
- A proporção do queixo em relação às estruturas faciais adjacentes também deve ser levada em consideração, especialmente ao combinar o aumento do queixo com outros procedimentos faciais, como rinoplastia, *lifting* facial, lipoaspiração do pescoço, *lifting* do pescoço etc.
- Um procedimento combinado de rinoplastia e aumento do queixo pode melhorar significativamente o equilíbrio entre o nariz e o queixo e criar um perfil harmonioso.

> **Dica de Especialista**
>
> *Quando realizado com outros procedimentos, os autores recomendam realizar o aumento do queixo primeiro para evitar a contaminação do implante e infecções subsequentes.*

37.2.2 Seleção de Pacientes

- O candidato ideal que se beneficiaria de um aumento de queixo com implante é um paciente com microgenia leve a moderada.
- A microgenia grave, a má oclusão, a síndrome da face longa ou outros problemas ortognáticos supervenientes devem ser descartados primeiro, pois exigiriam intervenções ortodônticas e/ou ortognáticas.

37.2.3 Seleção de Implantes

- Uma variedade de materiais aloplásticos e autólogos está disponível para o aumento do queixo.[1,6-11]

Vídeo 37.1 O aumento do queixo em sete etapas e em 7 minutos.

- Os autores preferem o aumento aloplástico no paciente adequado, devido à possível reabsorção de gordura, cartilagem e osso, e à necessidade de um segundo aumento no procedimento de coleta necessário no implante autólogo.

Dica de Especialista

Os autores preferem os implantes anatômicos de silicone duro no queixo (Implantech, Implantech Associates, Inc, CA) devido à sua natureza biologicamente inerte, perfil de segurança favorável, disponibilidade e durabilidade em longo prazo.[11,12]

- O tamanho do implante (pequeno, médio, grande e extragrande) é selecionado no pré-operatório e confirmado no intraoperatório após análise facial meticulosa e inserção do dimensionador.

37.3 Abordagem Cirúrgica

37.3.1 Etapa 1: Marcações

- Primeiro, a linha média do queixo é marcada para orientar o ponto médio do implante. Uma incisão transversal de 3 cm é marcada logo posterior ao sulco submental existente (▶ Fig. 37.1).

Dica de Especialista

Como o aumento do queixo resulta em movimento anterior da pele, isso é feito para evitar uma cicatriz posicionada anteriormente ao sulco nativo.

- A abordagem submental é a preferida pelos autores, pois é simples de executar, permite melhor precisão na colocação

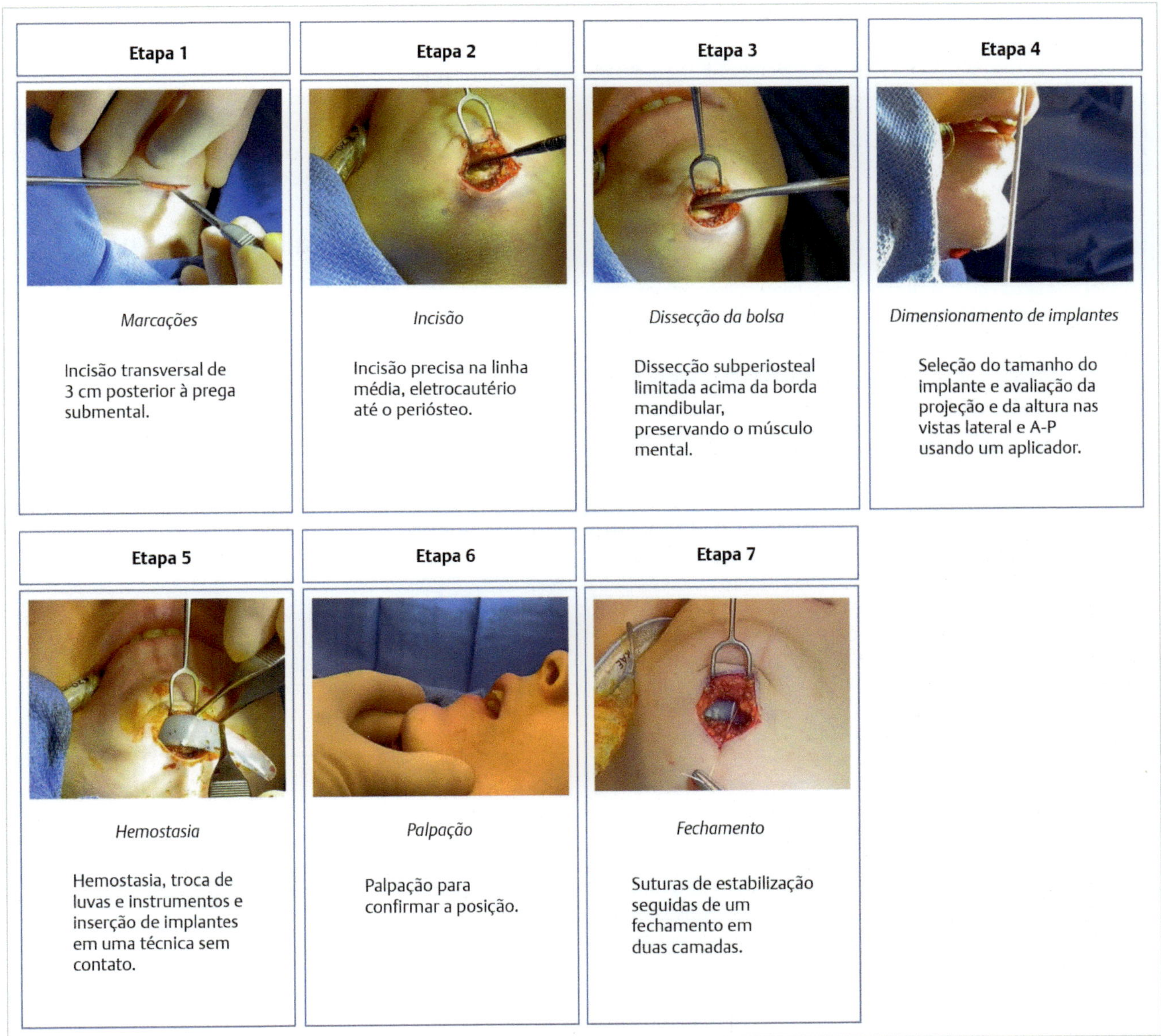

Etapa 1 — Marcações: Incisão transversal de 3 cm posterior à prega submental.

Etapa 2 — Incisão: Incisão precisa na linha média, eletrocautério até o periósteo.

Etapa 3 — Dissecção da bolsa: Dissecção subperiosteal limitada acima da borda mandibular, preservando o músculo mental.

Etapa 4 — Dimensionamento de implantes: Seleção do tamanho do implante e avaliação da projeção e da altura nas vistas lateral e A-P usando um aplicador.

Etapa 5 — Hemostasia: Hemostasia, troca de luvas e instrumentos e inserção de implantes em uma técnica sem contato.

Etapa 6 — Palpação: Palpação para confirmar a posição.

Etapa 7 — Fechamento: Suturas de estabilização seguidas de um fechamento em duas camadas.

Fig. 37.1 Sequência técnica no aumento do queixo em sete etapas e em 7 minutos.

do implante e evita a possível contaminação devido à exposição à cavidade oral.

37.3.2 Etapa 2: Incisão

- Usando uma lâmina nº 15, uma incisão aguda na linha média é realizada subcutaneamente posterior ao sulco submental.
- Usando um gancho duplo, a tração superior na pele é utilizada para a parte superior do mento em preparação para o eletrocautério.
- A eletrocauterização direta até o periósteo ao longo do gnátio é realizada, preservando cuidadosamente a plataforma periosteal inferior na borda mandibular.

37.3.3 Etapa 3: Dissecção da Bolsa

- Usando um elevador periosteal na face anterior da mandíbula, a dissecção da bolsa é realizada ao longo da borda mandibular.
- O músculo mental é elevado manualmente usando o elevador periosteal e preservado em sua totalidade.
- A dissecção é realizada lateralmente, prosseguindo em um plano subperiosteal estreito, permanecendo acima da borda mandibular.

Dica de Especialista

A dissecção deve ser limitada apenas ao tamanho do implante e a precisão é imperativa para evitar lesões nas estruturas próximas. O nervo mental, que fornece inervação sensorial para o território anterior da mucosa bucal, lábio inferior e pele do queixo ventral ao forame mental, está localizado 12 a 18 mm superiormente e alinhado com o segundo pré-molar inferior. Portanto, a dissecção deve ser limitada lateral e superiormente para evitar lesões no nervo mental e manter uma bolsa apertada para minimizar o risco de migração do implante.

37.3.4 Etapa 4: Dimensionamento do Implante

- A seleção e o dimensionamento do implante são os principais componentes de um aumento de queixo bem-sucedido. Um dimensionador é usado para selecionar o tamanho adequado do implante para corrigir a falta de projeção preexistente.
- As necessidades do paciente devem ser consideradas ao escolher o tamanho ideal do implante, desde o contorno refinado até a remodelação estrutural facial em combinação com outros procedimentos estéticos.
- A profundidade do sulco labiomental nativo, a convexidade do queixo e as estruturas ósseas devem ser consideradas; embora um ângulo labiomental relativamente plano permita implantes maiores e de maior projeção, as configurações mais profundas do queixo limitam o grau de aumento aceitável do implante e o tamanho dos implantes usados. Os tamanhos menores de implantes devem ser preferidos em pacientes do sexo feminino.
- A projeção e a altura devem ser avaliadas nas vistas lateral e anteroposterior (AP), respectivamente, após a recolocação do tecido mole.
- Um aplicador é usado para avaliar o ponto de projeção máxima, definido por uma linha vertical que sai do vermelhão do lábio superior.

Dica de Especialista

Enquanto nos homens o ideal é que o ponto de projeção máxima esteja exatamente nessa linha, nas mulheres o ideal é que ele esteja posicionado de 1 a 3 mm atrás dessa linha. A avaliação intraoperatória é fundamental para evitar possíveis correções excessivas ou insuficientes.

37.3.5 Etapa 5: Hemostasia e Inserção do Implante

- O dimensionador deve ser removido após a confirmação do ajuste e do tamanho exatos.
- Após a obtenção de hemostasia meticulosa, a bolsa deve ser irrigada com uma solução de betadine.
- Recomenda-se a troca de luvas antes da inserção do implante para otimizar a esterilidade.
- O implante permanente deve ser embebido em uma solução de betadine e inserido em uma técnica sem contato, usando um gancho duplo fresco e estéril e dois pares de pinças.

37.3.6 Etapa 6: Avaliação e Palpação

- Após a inserção do implante, um ajuste adicional em direção à linha média deve ser realizado, se necessário, usando a pinça.
- A palpação intraoperatória é fundamental para confirmar a posição da linha média sem que haja degraus laterais.

37.3.7 Etapa 7: Estabilização e Fechamento

- Suturas mínimas são colocadas centralmente para fixar o implante na bolsa antes do fechamento.

Dica de Especialista

Uma ou duas suturas de vicryl 3-0 são colocadas para fixar o implante na bainha periosteal ao longo da borda caudal na linha média, conforme marcado no pré-operatório. Não são necessárias técnicas de estabilização para essa etapa, pois a fixação com parafusos pode causar mais erosão periosteal a longo prazo.

- O fechamento da derme é então realizado, seguido pela reaproximação da pele em duas camadas.

Dica de Especialista

O implante não deve estar em linha direta com o fechamento da pele devido ao sombreamento do tecido mole.

37.4 Complicações

37.4.1 Infecção
- Como a etiologia mais comum das infecções pós-operatórias após o aumento do queixo é a quebra da esterilidade, as infecções podem ser evitadas com o uso de uma técnica estéril meticulosa.
- Se for realizado em combinação com outros procedimentos faciais, o aumento do queixo deve ser feito primeiro.
- A irrigação da bolsa com betadine ou antibiótico, a troca de luvas e instrumentos antes da inserção do implante e uma técnica sem contato são essenciais para otimizar a esterilidade e a prevenção de infecções.
- Embora as infecções iniciais possam ser tratadas com antibioticoterapia experimental, o explante pode ser necessário para infecções mais avançadas.

37.4.2 Dormência
- As etiologias mais comuns para lesão traumática do nervo periférico durante o aumento do queixo com implante são a tração e o impacto do implante.
- O conhecimento da anatomia da mandíbula e das estruturas adjacentes e a dissecção cuidadosa ao longo da superfície anterior da mandíbula são essenciais para evitar lesões nervosas diretas ou indiretas.[6]

> **Dica de Especialista**
>
> *O reposicionamento do implante deve ser considerado se os sintomas não desaparecerem após 3 semanas de pós-operatório.*

37.4.3 Migração e Mau Posicionamento do Implante
- A dissecção excessiva ou irregular da bolsa, tanto superior quanto lateralmente, e o implante mal fixado são as etiologias mais comuns para o mau posicionamento.
- A dissecção limitada da bolsa e a estabilização do implante com uma sutura *vicryl* 3-0 são importantes para minimizar o risco de migração do implante.
- A palpação para avaliar o posicionamento do implante no intraoperatório é outra etapa fundamental para evitar o mau posicionamento do implante.

37.4.4 Sulco Mental Aprofundado e Sobreprojeção do Implante
- A má seleção do paciente e o dimensionamento incorreto do implante são as etiologias mais comuns para o sulco mental aprofundado.
- A análise facial cuidadosa e a avaliação do queixo no pré-operatório e no intraoperatório são fundamentais para obter resultados ideais e evitar a projeção excessiva do implante.

> **Dica de Especialista**
>
> *Implantes menores devem ser preferidos em pacientes com sulco labiomental preexistente; o enxerto de gordura do sulco também pode ser utilizado, se necessário.*

37.5 Análises de Casos

Foram incluídos dois estudos de caso que descrevem um aumento de queixo com implante em um paciente do sexo masculino (caso 1) e em uma paciente do sexo feminino (caso 2).

37.5.1 Caso 1
Um homem de 37 anos apresentou-se para uma rinoplastia cosmética (▶ Fig. 37.2).

37.5.2 Caso 2
Uma mulher de 29 anos se apresentou para uma rinoplastia cosmética (▶ Fig. 37.3).

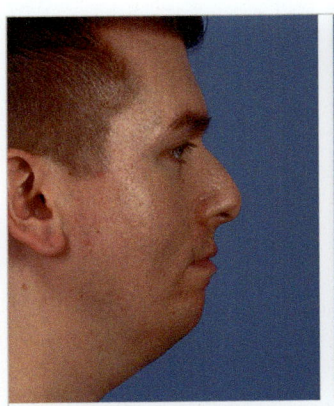

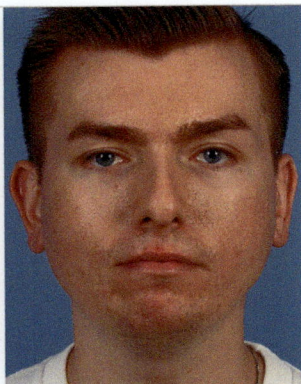

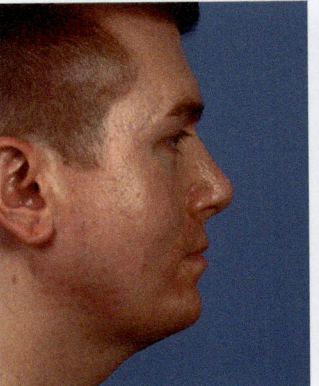

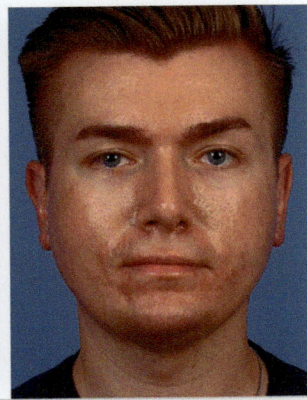

Fig. 37.2 Caso 1. Homem de 37 anos que se apresentou para uma rinoplastia cosmética (parte superior). Devido a um ângulo labiomental relativamente raso (152 graus) em um paciente do sexo masculino, foi realizado o aumento do queixo. A abordagem cirúrgica incluiu: (1) Marcação; (2) incisão aguda na linha média seguida de tração superior na pele e eletrocautério; (3) dissecção da bolsa; (4) dimensionamento do implante, incluindo avaliação da projeção e da altura. Devido a um ângulo labiomental relativamente raso (152 graus) em um paciente do sexo masculino, foi usado um implante de silicone anatômico de tamanho médio (Implantech, Implantech Associates, Inc, CA). (5) Hemostasia e inserção do implante em uma técnica sem contato. (6) Avaliação e palpação para confirmar a posição da linha média. (7) Estabilização e fechamento. Análise do resultado: Em 3 meses de pós-operatório, foi obtido um ângulo labiomental mais profundo de 127 graus (parte inferior).

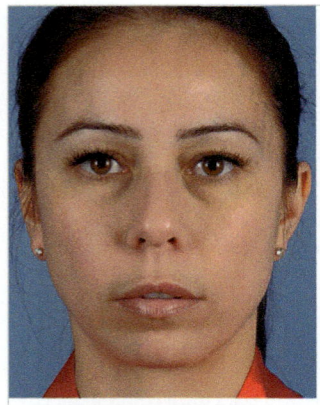

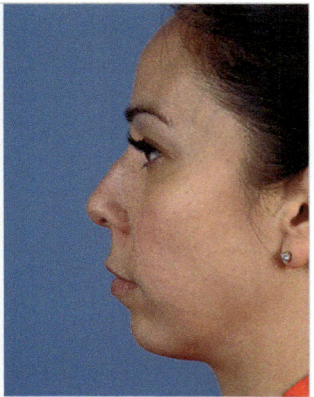

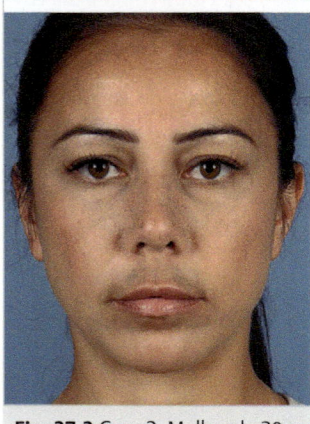

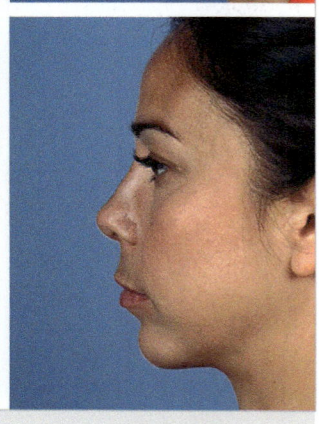

Fig. 37.3 Caso 2. Mulher de 29 anos que se apresentou para uma rinoplastia cosmética (parte superior). Devido a um sulco labiomental relativamente profundo (131 graus) e um perfil de queixo ligeiramente convexo em uma paciente do sexo feminino, foi realizado um aumento do queixo. A abordagem cirúrgica incluiu: (1) Marcação; (2) incisão precisa na linha média seguida de tração superior na pele e eletrocautério; (3) dissecção da bolsa; (4) dimensionamento do implante, incluindo avaliação da projeção e da altura. Devido a um sulco labiomental relativamente profundo (131 graus) e um perfil de queixo ligeiramente convexo em uma paciente do sexo feminino, foi selecionado um implante de silicone anatômico de tamanho pequeno (Implantech, Implantech Associates, Inc, CA). (5) Hemostasia e inserção do implante em uma técnica sem contato. (6) Avaliação e palpação para confirmar a posição na linha média. (7) Estabilização e fechamento. Análise do resultado: Em 3 meses de pós-operatório, foi obtido um ângulo labiomental de 120 graus (parte inferior).

37.6 Conclusão

A avaliação do queixo é um componente fundamental na análise facial. A seleção adequada do paciente é essencial para obter resultados bem-sucedidos no aumento do queixo. A análise facial meticulosa, a avaliação do ângulo labiomental, o dimensionamento adequado do implante, a dissecção precisa da bolsa, a esterilidade ideal e a avaliação do posicionamento do implante por meio de palpação antes do fechamento e a combinação desse procedimento com outros procedimentos estéticos faciais são fundamentais para otimizar a segurança e os resultados do aumento do queixo. O procedimento de sete etapas e 7 minutos descrito aqui oferece uma abordagem eficiente e segura para o aumento do queixo, produzindo resultados confiáveis e reproduzíveis.

Referências

[1] Marcus K, Moradi A, Kaufman-Janette J, et al. A randomized trial to assess effectiveness and safety of a hyaluronic acid filler for chin augmentation and correction of chin retrusion. Plast Reconstr Surg. 2022; 150(6):1240e-1248e
[2] Rohrich RJ, Shanmugakrishnan RR, Mohan R. Rhinoplasty refinements: addressing the pollybeak deformity. Plast Reconstr Surg. 2020; 145(3): 696-699
[3] Rohrich RJ, Mohan R. Role of ancillary procedures in facial rejuvenation. Plast Reconstr Surg Glob Open. 2019; 7(6):e2075
[4] Newberry CI, Mobley SR. Chin augmentation using silastic implants. Facial Plast Surg. 2019; 35(2):149-157
[5] Vanaman Wilson MJ, Jones IT, Butterwick K, Fabi SG. Role of nonsurgical chin augmentation in full face rejuvenation: a review and our experience. Dermatol Surg. 2018; 44(7):985-993
[6] Oranges CM, Grufman V, di Summa PG, Fritsche E, Kalbermatten DF. Chin augmentation techniques: a systematic review. Plast Reconstr Surg. 2023; 151(5):758e-771e
[7] Chin OY, Sykes JM. Optimizing the chin and jawline appearance: does surgery or injection make sense? Facial Plast Surg. 2019; 35(2):164-171
[8] Basile FV, Basile AR. Prospective controlled study of chin augmentation by means of fat grafting. Plast Reconstr Surg. 2017; 140(6):1133-1141
[9] Rohrich RJ, Sanniec K, Afrooz PN. Autologous fat grafting to the chin: a useful adjunct in complete aesthetic facial rejuvenation. Plast Reconstr Surg. 2018; 142(4):921-925
[10] Liao CD, Rodriguez E, Zhao K, Kunda NM, George F. A systematic review of alloplastic materials used in chin augmentation. Plast Reconstr Surg Glob Open. 2022; 10 10S:123-124
[11] Rojas YA, Sinnott C, Colasante C, Samas J, Reish RG. Facial implants: controversies and criticism. A comprehensive review of the current literature. Plast Reconstr Surg. 2018; 142(4):991-999
[12] Sciaraffia CE, Ahumada MF, Parada FJ, Gonzalez E, Prado A. Bone resorption after use of silicone chin implants, long-term follow-up study with lateral chin radiography. Plast Reconstr Surg Glob Open. 2018; 6(7):e1850

Parte VIII

Rinoplastia Secundária

38	Por que a Rinoplastia Primária Falha	*391*
39	Enxerto Estrutural em Rinoplastia Secundária	*397*
40	Obtenção de Resultados Consistentes na Rinoplastia Secundária	*407*
41	Avanços na Rinoplastia Secundária: Perspectiva Pessoal	*418*
42	Papel da Costela Fresca Congelada na Rinoplastia Secundária	*425*

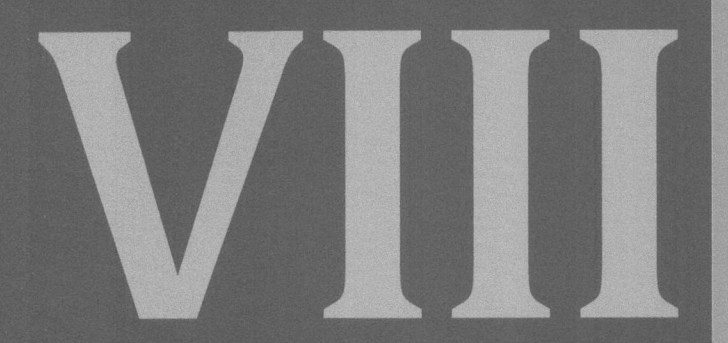

38 Por que a Rinoplastia Primária Falha

Rod J. Rohrich ▪ Ira Savetsky ▪ Joshua M. Cohen ▪ Jamil Ahmad

Resumo

A rinoplastia ainda é uma das operações mais desafiadoras realizadas por cirurgiões plásticos. A arte da rinoplastia exige uma compreensão abrangente da anatomia facial e da forma e da função nasal. A verdadeira complexidade está na capacidade de realizar manobras controladas durante a operação, que se traduzem em resultados previsíveis e excelentes. Além disso, a compreensão dos objetivos do paciente e o estabelecimento de expectativas realistas são cruciais para a obtenção de alta satisfação pós-operatória. A rinoplastia primária oferece ao cirurgião uma oportunidade única de manipular os planos de tecido não perturbados e a anatomia nativa. Os autores fornecem uma análise detalhada e uma discussão sobre os motivos pelos quais a rinoplastia primária falha, juntamente com a abordagem cirúrgica para evitar essas falhas.

Palavras-chave: Rinoplastia primária, expectativas do paciente, seleção de pacientes, análise nasofacial, cicatrização de feridas, rinoplastia funcional, suporte estrutural

> **Pontos Principais**
>
> Porque a rinoplastia primária falha:
> - Má seleção de pacientes.
> - Análise nasofacial incorreta.
> - Criação de um problema funcional.
> - Falta de suporte estrutural.
> - Fechamento inadequado do espaço morto.

38.1 Introdução

A rinoplastia primária oferece ao cirurgião uma oportunidade única de manipular os planos de tecido não perturbados e a anatomia nativa. É imperativo acertar na primeira vez. Para obter sucesso após a rinoplastia primária, é necessário entender por que a rinoplastia primária falha, de modo que uma abordagem cirúrgica possa ser usada para atingir os objetivos do paciente e do cirurgião, reduzindo os fatores que contribuem para o fracasso. A rinoplastia primária falha devido à má seleção do paciente, à análise nasofacial incorreta, criando um problema funcional, à falta de suporte estrutural e ao fechamento inadequado do espaço morto.

38.2 Má Seleção de Pacientes

- Nem todos os pacientes são bons candidatos à rinoplastia. Então, como determinamos quem deve ser operado?
- O paciente ideal deve ser racional, razoável, pronto e confiável.
- Os cirurgiões precisam estar cientes dos sinais de alerta ao entrevistar um paciente[1,2]:
  - Preocupação com uma pequena desfiguração.
  - Uma ilusão com relação à aparência do nariz.
  - Histórico de múltiplas cirurgias estéticas de revisão.
  - Motivos pouco claros para querer a cirurgia.
  - Conflito de identidade.
  - Expectativas de que a cirurgia poderia alterar outros aspectos da vida.
  - Histórico de interação social limitada ou dificuldade em relacionamentos sociais e emocionais.
  - Atualmente em um estado de luto ou situação de crise.
  - Muito neurótico e preocupado com o envelhecimento e a aparência.
  - Atitude hostil com a equipe ou com o cirurgião.
  - Histórico de consultas com vários médicos sobre a queixa principal do paciente.
  - Fala mal de outros cirurgiões.
  - Exibindo paranoia.
  - Baixa autoestima.
  - Manipulador, especialmente com o cirurgião e a equipe.
- Os cirurgiões devem ser particularmente cuidadosos ao atender pacientes do sexo masculino.[2] Embora os homens apresentem maior insatisfação com sua aparência do que as mulheres, eles ainda têm maior probabilidade de ficar insatisfeitos com o resultado da rinoplastia.[3] Os pacientes do sexo masculino podem não ter foco durante a consulta inicial e podem disfarçar seus motivos para uma rinoplastia como uma questão funcional, quando na verdade desejam uma melhora estética.
- É importante entender os três principais objetivos do paciente, o que ele espera alcançar com a operação e, em seguida, determinar se esses objetivos são viáveis.
- O cirurgião deve ser honesto com o paciente sobre o que pode ser alcançado e, mais importante, o que não pode ser alcançado com uma rinoplastia.

> **Dica de Especialista**
>
> *Em última análise, é importante entender os três principais objetivos do paciente, o que ele espera alcançar com a operação e, em seguida, determinar se esses objetivos são viáveis.*

38.3 Análise Nasofacial Pré-Operatória Inadequada

- Nunca é demais enfatizar a importância de uma análise nasofacial abrangente e pré-operatória.
- Primeiro, o cirurgião deve documentar qualquer trauma nasal anterior, cirurgia sinusal ou cirurgia facial.
- Em seguida, o cirurgião deve perguntar sobre problemas respiratórios e quaisquer medicamentos ou manobras que ajudem a melhorar o fluxo de ar.
- O exame nasal deve incluir uma avaliação das estruturas internas, incluindo o septo, as válvulas nasais internas e externas e os cornetos. O colapso das válvulas nasais durante o esforço inspiratório normal e forçado deve ser documentado.
- Deve-se também palpar o nariz para avaliar o comprimento dos ossos nasais e a força das cartilagens laterais.[4]
- Os cirurgiões devem ter uma maneira sistemática de analisar o nariz. Essa será a chave para o desenvolvimento de um plano cirúrgico preciso que atenda às preocupações funcionais e estéticas.
- O método "10-7-5" para análise nasal é um instrumento para avaliar de forma abrangente todos os pacientes interessados em se submeter à rinoplastia.[5] Esse exame detalhado das vistas nasais frontal, lateral e basal do paciente oferece uma maneira direta de identificar desvios dos ideais estéticos.

- O cirurgião pode usar essas informações para determinar como restaurar esses ideais cirurgicamente, mantendo a congruência étnica e de gênero (▶ Tabela 38.1).

> **Dica de Especialista**
>
> Os cirurgiões devem ter uma maneira sistemática de analisar o nariz. Essa será a chave para o desenvolvimento de um plano cirúrgico preciso que atenda às preocupações funcionais e estéticas.

38.4 Criação de um Problema Funcional

- Não é incomum que os pacientes solicitem uma rinoplastia secundária por problemas respiratórios que não foram corrigidos durante a rinoplastia primária ou, pior, que foram causados pela operação inicial.
- As deformidades do dorso nasal criadas durante a rinoplastia primária podem levar a linhas estéticas dorsais assimétricas e também podem comprometer as válvulas nasais internas. O colapso da abóbada média resultará em uma deformidade em V invertido esteticamente desagradável.
- O uso da redução da giba dorsal do componente permite o controle e a reconstituição máximos da abóbada média, ao contrário da redução da giba composta.[6] O comprimento das cartilagens laterais superiores é mantido durante a redução septal, e as cartilagens são então usadas como retalhos de extensão para restaurar as linhas estéticas dorsais e apoiar as válvulas nasais internas (▶ Vídeo 38.1, ▶ Vídeo 38.2).[7]
- As válvulas nasais externas também são propensas ao colapso após rinoplastia primária, se não tiver o suporte adequado. Podem ocorrer alterações tardias durante a cicatrização devido à contração da ferida do envelope de pele sobreposto e à cicatrização dos triângulos de tecido mole.
- A falta de suporte estrutural da asa durante a operação inicial pode levar ao colapso da válvula nasal externa em longo prazo. A colocação adequada e rotineira de enxertos de contorno alar estendidos na rinoplastia primária é recomendada, pois ajuda a evitar o colapso da válvula nasal externa secundariamente (▶ Fig. 38.1, ▶ Tabela 38.2, ▶ Vídeo 38.3, ▶ Vídeo 38.4).

> **Dica de Especialista**
>
> A falta de suporte estrutural da asa durante a operação inicial pode levar ao colapso da válvula nasal externa em longo prazo.

Tabela 38.1 Análise baseada em evidências: o método 10-7-5[1]

Vista nasal	Análise
Frontal	
1. Proporções faciais	Altura (terços), largura (quintos), simetria
2. Tipo/qualidade da pele	Fitzpatrick, fina ou grossa, sebácea
3. Simetria/desvio nasal	Linha média, desvio dorsal, desvio em C, em C reverso ou em S
4. Linhas estéticas dorsais	Retas, simétricas ou assimétricas, bem ou mal definidas, estreitas ou largas
5. Abóbada óssea	Ossos nasais estreitos ou largos, assimétricos, curtos ou longos
6. Abóbada média	Média estreita ou larga, colapso, V invertido, deformidade em sela
7. Ponta nasal	Ideal/bulbosa/quadrada/pinçada, supraponta, pontos que definem a ponta, lóbulo da infraponta
8. Bordas alares	Em forma de casco, facetas, entalhe, retração
9. Base alar	Largura
10. Lábio superior	Longo ou curto, septo depressor dinâmico, sulco do lábio superior
Lateral	
1. Ângulo nasofrontal e *radix*	Agudo ou obtuso, *radix* alto ou baixo, násio proeminente ou baixo
2. Comprimento nasal, dorso e supraponta	Comprimento: longo ou curto Dorso: liso, em giba, escavado Supraponta: quebrado, cheio, bico de papagaio
3. Projeção da ponta	Superprojetada ou subprojetada
4. Rotação da ponta	Sobrerrotada ou sub-rotada
5. Relação alar-columelar	Asa pendente ou retraída, columela pendente ou retraída
6. Hipoplasia periapical	Deficiência maxilar ou de tecido mole
7. Relação lábio-queixo	Queixo normal, superprojetado ou subprojetado
Basal	
1. Projeção nasal, entre columela e lóbulo	Superprojetada ou subprojetada, pontos de definição da ponta bem ou mal definidos, relação
2. Narina	Simetria, narina longa/estreita ou curta/larga, relação narina/ponta, asa côncava ou convexa
3. Columela/largura	Desvio do septo caudal, alargamento das *crura* mediais
4. Base alar	Largura
5. Alargamento alar	Tipos 1, 2, 3 ou 4

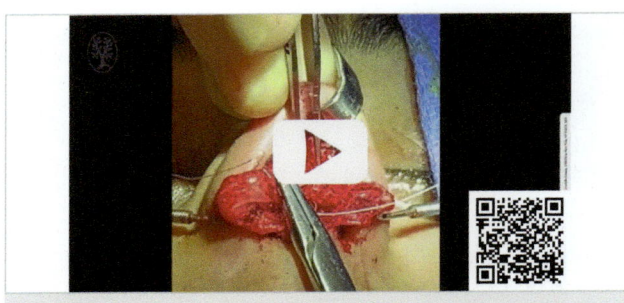

Vídeo 38.1 Reconstrução da linha estética dorsal.

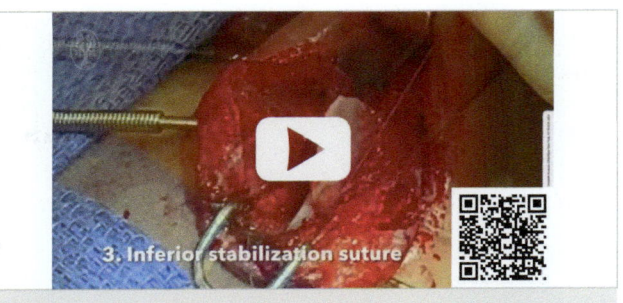

Vídeo 38.2 Enxerto de extensão septal (SEG): Etapas 1 a 4.

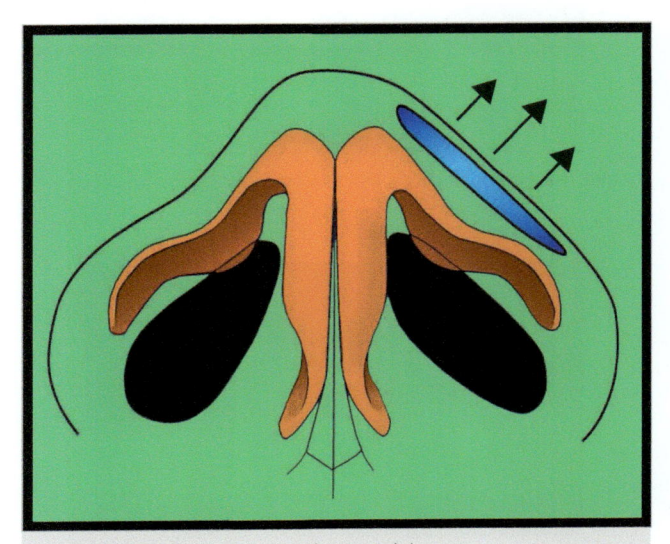

Fig. 38.1 Enxertos de contorno alar estendidos.

Tabela 38.2 Tratamento da asa nasal na rinoplastia

	Retração alar	Entalhe alar	Mal posicionamento alar	Colapso da válvula externa
Suave	EACG	EACG	EACG	EACG
Moderado	EACG mais RACG	EACG mais RACG	EACG mais RACG	EACG mais RACG
Grave	EACG mais RACG	EACG mais RACG	EACG mais RACG	EACG mais RACG

Abreviações: EACG, enxerto de contorno alar estendido; RACG, enxerto de contorno alar retrógrado.

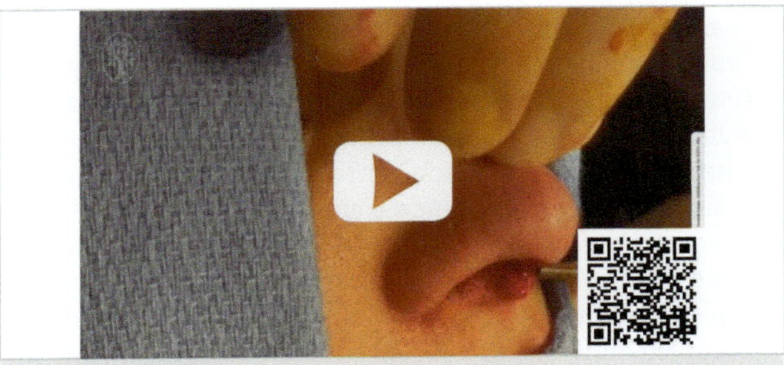

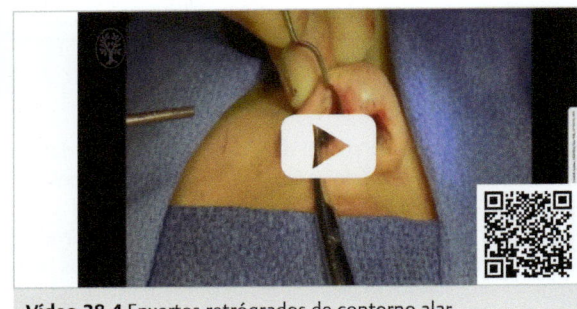

Vídeo 38.4 Enxertos retrógrados de contorno alar.

Vídeo 38.3 Enxerto de contorno alar estendido.

38.5 Falta de Suporte Estrutural

- A contratura da pele e dos tecidos moles na rinoplastia primária é neutralizada pela cartilagem subjacente e pela construção óssea deixada para trás. A perda da projeção da ponta é uma sequela típica após a rinoplastia primária quando a ponta não tem uma estrutura subjacente adequada.
- A preferência do autor sênior é usar um enxerto de extensão septal durante a rinoplastia primária para fornecer estrutura à ponta e controlar a projeção e a rotação da ponta.
- O enxerto de extensão septal deve ser em forma de quilha para imitar a margem inferior das *crura* mediais. Ele é então fixado ao ângulo septal anterior como um enxerto "fixo-flutuante" que se estende além do septo até o espaço interdomal.[8] Isso permite que o enxerto tenha alguma flexibilidade e evita a ponta excessivamente rígida.
- Para evitar a rotação da ponta no pós-operatório, o enxerto de extensão septal é fixado em quatro locais: (1) fixação do corpo com sutura de colchoeiro horizontal, (2) sutura de estabilização superior, (3) sutura de estabilização inferior e (4) estabilização do corpo com sutura de colchoeiro horizontal (▶ Fig. 38.2).
- Experiência prévia com o enxerto de suporte columelar destaca a incapacidade desse enxerto de controlar a rotação. Em vez disso, o enxerto de suporte columelar pode ser usado para evitar a retração columelar e controlar o formato das *crura* mediais, e pode ser usado de forma eficaz com um enxerto de extensão septal.[9,10]

Por que a Rinoplastia Primária Falha

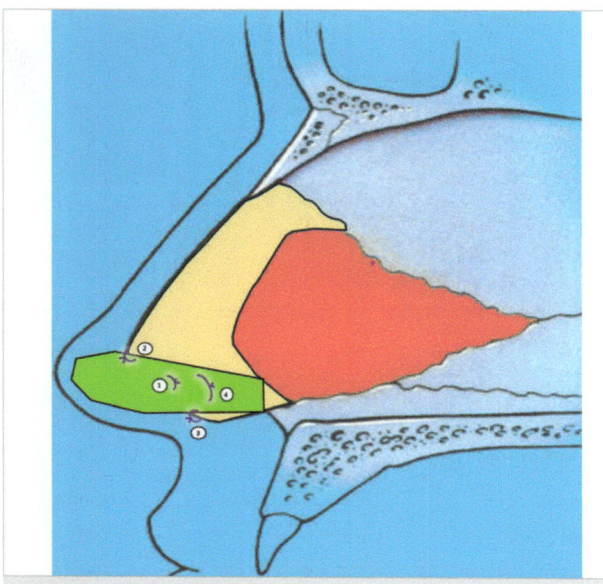

Fig. 38.2 Técnica de sutura em quatro etapas do enxerto de extensão septal.

Tabela 38.3 Técnica de fechamento de espaço morto em cinco etapas

1. Enxerto em borboleta no lóbulo infravertebral
2. Sutura de extensão da supraponta
3. Fechamento do septo membranoso
4. Talas (septal interno, externo)
5. Triângulo de tecido mole Surgicel

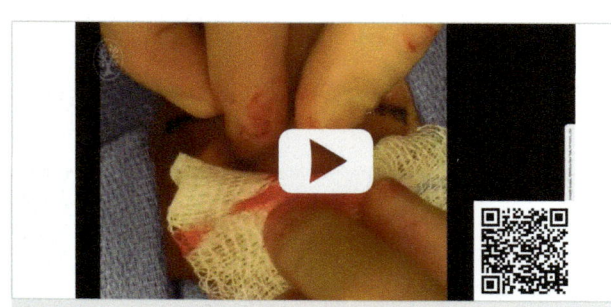

Vídeo 38.5 Enxerto em borboleta do lóbulo infravertebral.

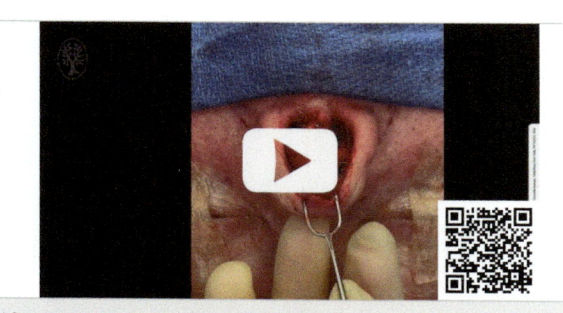

Vídeo 38.6 Sutura de extensão da supraponta.

Dica de Especialista

A perda da projeção da ponta é uma sequela típica após a rinoplastia primária, quando a ponta não tem uma estrutura subjacente adequada.

38.6 Controle de Espaço Morto

- Devido à natureza imprevisível da cicatrização de feridas na rinoplastia, o resultado pode variar de um resultado excelente até a necessidade de uma revisão.
- O espaço morto na rinoplastia cria um ambiente favorável ao acúmulo de tecido cicatricial e à contração errática dos tecidos moles.
- Embora o tecido cicatricial seja geneticamente predeterminado até certo ponto, a técnica cirúrgica e o protocolo pós-operatório podem desempenhar um papel fundamental na determinação da gravidade da formação da cicatriz.
- Os cirurgiões de rinoplastia devem aprender a controlar e prever de forma confiável a contração da pele e a cicatrização do tecido mole com manuseio preciso do tecido e obliteração do espaço morto.

Dica de Especialista

Os cirurgiões de rinoplastia devem aprender a controlar e prever de forma confiável a contração da pele e a cicatrização do tecido mole com manuseio preciso do tecido e obliteração do espaço morto.

- O controle da formação de tecido cicatricial começa com uma técnica cirúrgica precisa e dissecção no plano correto, apenas na extensão necessária para realizar a operação.
- A quantidade mínima de ressecção de cartilagem e tecido mole deve ser realizada para obter o resultado desejado. Os ligamentos devem ser deixados intactos ou marcados para reparo durante o fechamento.

- A adição de ácido tranexâmico à nossa operação melhorou muito a hemostasia.[11] O ácido tranexâmico é um análogo sintético da lisina que inibe competitivamente a ativação do plasminogênio em plasmina, impedindo a quebra de coágulos de fibrina. Ele tem sido usado com eficácia em outras especialidades cirúrgicas, incluindo trauma, cardíaca, ortopédica e uroginecologia.[12] No início da operação, 1 g de ácido tranexâmico é administrado por via intravenosa e também é aplicado topicamente no dorso e na ponta com cotonetes embebidos em ácido tranexâmico a 3%. Em nossa experiência, o ácido tranexâmico melhorou drasticamente a hemostasia e diminuiu os hematomas e o inchaço no pós-operatório.

Dica de Especialista

A adição de ácido tranexâmico melhorou significativamente a hemostasia e levou à diminuição de equimoses e edema no pós-operatório.

- A obliteração do espaço morto durante o fechamento é uma etapa fundamental da rinoplastia.
- O autor sênior realiza o fechamento do espaço morto em um método sistemático de cinco etapas que será expandido no Capítulo 51 (▶ Tabela 38.3, ▶ Vídeo 38.5, ▶ Vídeo 38.6, ▶ Vídeo 38.7, ▶ Vídeo 38.8, ▶ Vídeo 38.9, ▶ Vídeo 38.10, ▶ Vídeo 38.11, ▶ Vídeo 38.12, ▶ Vídeo 38.13).[13,14]

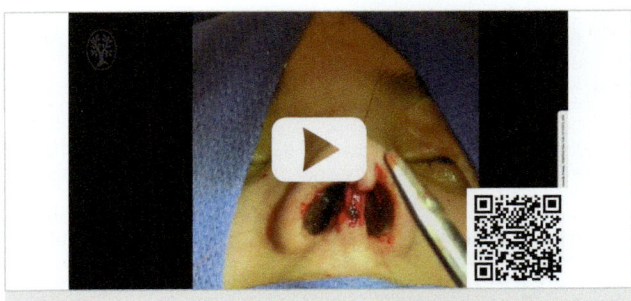

Vídeo 38.7 Suturas septais.

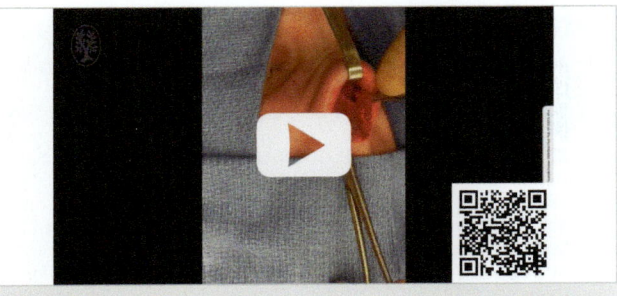

Vídeo 38.8 Fechamento do espaço morto do enxerto de extensão septal.

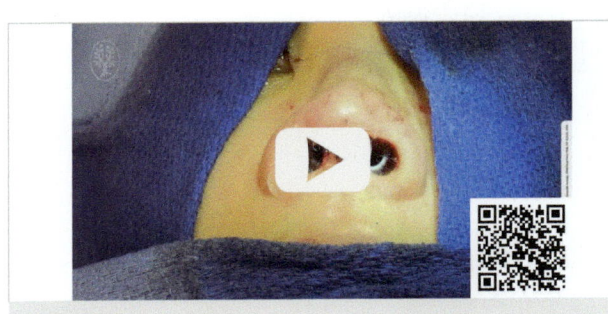

Vídeo 38.9 Talas de Doyle.

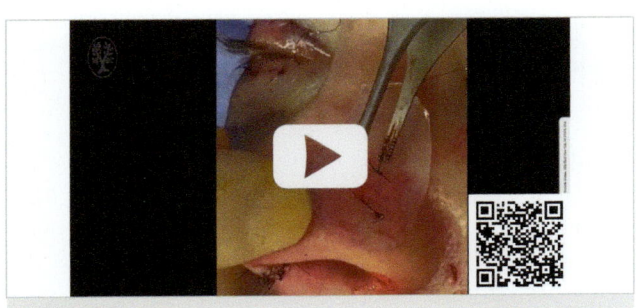

Vídeo 38.10 Talas laterais.

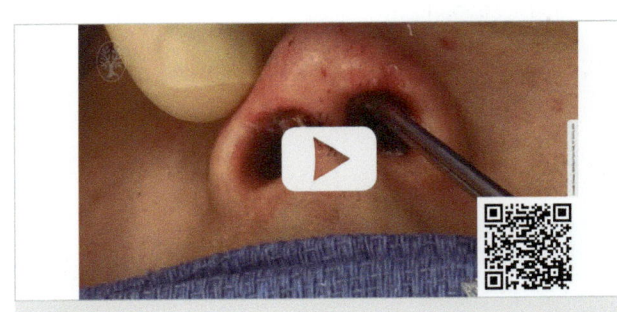

Vídeo 38.11 Surgicel.

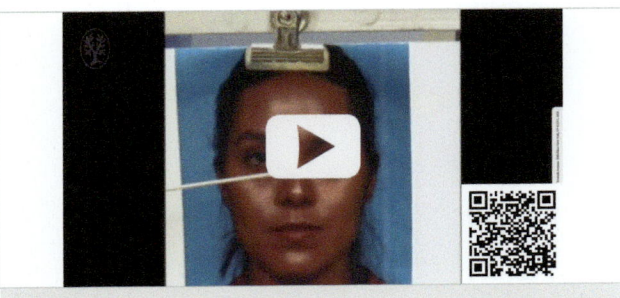

Vídeo 38.12 Rinoplastia de revisão: Parte 1.

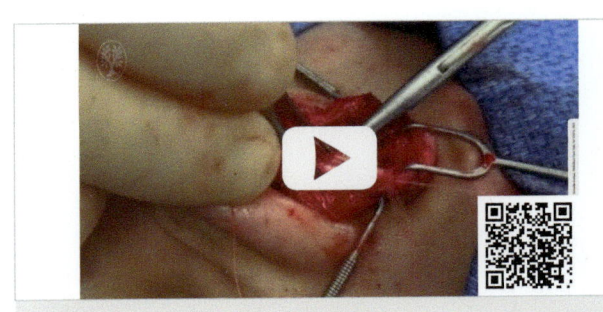

Vídeo 38.13 Rinoplastia de revisão: Parte 2.

38.7 Conclusão

O paciente ideal para rinoplastia deve ser racional, razoável, pronto e confiável (4 Rs). Os cirurgiões precisam estar cientes dos sinais de alerta ao entrevistar um paciente. É importante entender os três principais objetivos do paciente, o que ele espera alcançar com a operação e, em seguida, determinar se esses objetivos são viáveis. Os cirurgiões devem ter uma maneira sistemática de analisar o nariz. Essa será a chave para o desenvolvimento de um plano cirúrgico preciso que atenda às preocupações funcionais e estéticas.

A rinoplastia primária oferece ao cirurgião uma oportunidade única de manipular os planos de tecido não perturbados e a anatomia nativa para produzir um resultado que atenda aos objetivos estéticos e funcionais. A perda da projeção da ponta é uma sequela típica após a rinoplastia primária quando a ponta não tem uma estrutura subjacente adequada. O controle da formação de tecido cicatricial começa com a técnica cirúrgica precisa e a dissecção no plano correto, apenas na extensão necessária para realizar a operação. O espaço morto na rinoplastia cria um ambiente favorável ao acúmulo de tecido cicatricial e à contração errática dos tecidos moles.

Referências

[1] Rohrich RJ, Savetsky IL, Avashia YJ. Why primary rhinoplasty fails. Plast Reconstr Surg. 2021; 148(5):1021-1027

[2] Rohrich RJ, Mohan R. Male rhinoplasty: update. Plast Reconstr Surg. 2020; 145(4):744e-753e

[3] Khansa I, Khansa L, Pearson GD. Patient satisfaction after rhinoplasty: a social media analysis. Aesthet Surg J. 2016; 36(1):NP1-NP5

[4] Rohrich RJ, Ahmad J. A practical approach to rhinoplasty. Plast Reconstr Surg. 2016; 137(4):725e-746e

[5] Brito ÍM, Avashia Y, Rohrich RJ. Evidence-based nasal analysis for rhinoplasty: the 10-7-5 method. Plast Reconstr Surg Glob Open. 2020; 8(2):e2632

[6] Roostaeian J, Unger JG, Lee MR, Geissler P, Rohrich RJ. Reconstitution of the nasal dorsum following component dorsal reduction in primary rhinoplasty. Plast Reconstr Surg. 2014; 133(3):509-518

[7] Rohrich RJ, Durand PD. Four-step spreader flap: the pull-twist-turn technique. Plast Reconstr Surg. 2021; 147(3):608-612

[8] Rohrich RJ, Chamata ES, Alleyne B, Bellamy JL. Versatility of the fixed-mobile septal extension graft for nasal tip reshaping. Plast Reconstr Surg. 2022; 149 (6):1350-1356

[9] Rohrich RJ, Durand PD, Dayan E. Changing role of septal extension versus columellar grafts in modern rhinoplasty. Plast Reconstr Surg. 2020; 145(5): 927e-931e

[10] Rohrich RJ, Kurkjian TJ, Hoxworth RE, Stephan PJ, Mojallal A. The effect of the columellar strut graft on nasal tip position in primary rhinoplasty. Plast Reconstr Surg. 2012; 130(4):926-932

[11] Rohrich RJ, Cho MJ. The role of tranexamic acid in plastic surgery: review and technical considerations. Plast Reconstr Surg. 2018; 141(2):507-515

[12] Ng W, Jerath A, Wąsowicz M. Tranexamic acid: a clinical review. Anaesthesiol Intensive Ther. 2015; 47(4):339-350

[13] Savetsky IL, Avashia YJ, Rohrich RJ. The five-step rhinoplasty dead space closure technique. Plast Reconstr Surg. 2022; 149(4):679e-680e

[14] Rohrich RJ, Afrooz PN. The infratip lobule butterfly graft: balancing the transition from the tip lobule to the alar lobule. Plast Reconstr Surg. 2018; 141(3):651-654

39 Enxerto Estrutural em Rinoplastia Secundária

Dean M. Toriumi ▪ Kathryn Landers

Resumo

A abordagem cirúrgica da rinoplastia secundária é semelhante à de um caso primário, exceto pelo fato de que a primeira exige mais um componente reconstrutivo. Os objetivos devem incluir a melhora do formato nasal e das vias aéreas e o estabelecimento de uma base estável que possa suportar as forças da contratura cicatricial e da cicatrização ao longo do tempo. Quando uma cirurgia anterior é realizada, os componentes do nariz podem ser radicalmente alterados ou danificados, inclusive o envelope de tecido mole da pele e as estruturas de suporte cartilaginosas. Esses fatores precisam ser considerados durante o procedimento secundário e podem limitar as técnicas e os materiais disponíveis para alcançar os resultados desejados.

Palavras-chave: Rinoplastia de revisão, rinoplastia secundária, rinoplastia de estrutura, enxerto de cartilagem, cartilagem costal

Pontos Principais

- A rinoplastia secundária requer a avaliação da estrutura e da função nasal que foram alteradas como resultado de uma cirurgia anterior.
- A abordagem de rinoplastia aberta é recomendada na cirurgia secundária porque permite o exame completo da estrutura nasal e das deficiências para determinar com precisão e executar as alterações necessárias sob visualização direta.
- A cartilagem autóloga é a principal fonte de material de enxerto para a reconstrução estrutural na rinoplastia. A cartilagem septal, da orelha ou da costela é mais comumente colhida. Os enxertos ou implantes não autólogos apresentam um risco inaceitável de inflamação, infecção, extrusão e tecido cicatricial excessivo.
- Os déficits nasais funcionais após a rinoplastia incluem o colapso da válvula nasal interna e externa. O colapso da válvula nasal interna pode ser corrigido com a colocação de enxertos expansores, enxertos de suporte crural lateral e/ou enxertos alares do tipo batten. Os enxertos de suporte crural lateral aumentam o suporte da parede lateral. Os enxertos de ripas alares e os enxertos de contorno alar ajudam a corrigir o colapso da válvula nasal externa.
- A projeção da ponta pode ser estabelecida com um enxerto de suporte columelar, um enxerto de extensão septal caudal ou um enxerto de suporte columelar estendido. A decisão de usar um enxerto específico é determinada pelos déficits intraoperatórios e pelos objetivos da cirurgia. A estabilização da base nasal é fundamental para minimizar a perda pós-operatória da projeção da ponta.

39.1 Introdução

Muitos cirurgiões plásticos consideram a rinoplastia secundária um dos procedimentos mais desafiadores que realizam. Os resultados abaixo do ideal de uma rinoplastia primária podem ser causados por muitos fatores que alteraram negativamente a estrutura ou a função do nariz. A ressecção agressiva e o enfraquecimento do esqueleto nasal sem a manutenção ou a reconstrução da estrutura nasal podem levar a deformidades. A abordagem cirúrgica da rinoplastia secundária é semelhante à de um caso primário, exceto pelo fato de que a primeira requer mais um componente reconstrutivo. Os objetivos devem incluir a melhora do formato nasal e das vias aéreas e o estabelecimento de uma base estável que possa suportar as forças da contratura da cicatriz e da cicatrização ao longo do tempo. Quando uma cirurgia anterior é realizada, os componentes do nariz podem ser radicalmente alterados ou danificados, inclusive o envelope de tecido mole da pele e as estruturas de suporte cartilaginosas. Esses fatores precisam ser considerados durante o procedimento de revisão e podem limitar as técnicas e os materiais disponíveis para alcançar os resultados desejados. Este capítulo discute o planejamento pré-operatório da rinoplastia secundária, as considerações intraoperatórias, incluindo a escolha do material de enxerto, os enxertos estruturais na ponta e na abóboda média e os cuidados pós-operatórios.

39.2 Avaliação e Planejamento Pré-Operatório

- A avaliação cuidadosa do nariz é essencial antes da rinoplastia secundária.
- O envelope de pele e tecido mole pode ter o suprimento vascular comprometido como resultado de uma cirurgia anterior. Esse dano pode aparecer como telangiectasias cutâneas, descoloração azulada ou arroxeada da pele em temperaturas frias ou irregularidades visíveis.
- Avaliar o caráter inerente do envelope pele-tecido mole também é importante; a pele espessa e sebácea pode camuflar os enxertos, mas se adapta mal a uma estrutura nasal excessivamente ressecada. Por outro lado, a pele fina revelará pequenas irregularidades na estrutura subjacente, mas se recobrirá mais facilmente em uma estrutura menor.
- A estrutura nasal pode estar significativamente comprometida ou ausente após uma cirurgia anterior. A avaliação pré-operatória do suporte estrutural do nariz pode ajudar a preparar o cirurgião para o que a rinoplastia secundária pode acarretar. Se uma quantidade significativa de enxerto de cartilagem for prevista em uma rinoplastia secundária com base na avaliação pré-operatória da estrutura nasal, é importante discutir fontes alternativas de cartilagem com o paciente.
- A cartilagem autóloga da costela e a cartilagem da orelha são fontes potenciais de cartilagem para enxerto que devem ser discutidas com o paciente no pré-operatório.

39.3 Considerações Intraoperatórias

- O objetivo da rinoplastia secundária é reconstruir a estrutura nasal para produzir uma melhora estética e funcional. Isso é obtido por meio da criação de um formato nasal mais normal e equilibrado, do restabelecimento do suporte nasal, da restauração da projeção da ponta e da maximização das vias aéreas. Uma variedade de enxertos estruturais pode ser necessária para atingir esses objetivos.
- A rinoplastia aberta é a preferida para pacientes que necessitam de melhorias estruturais significativas, pois oferece ampla exposição da estrutura nasal depauperada. Com uma abordagem aberta, os enxertos estruturais podem ser fixados com a colocação de suturas precisas. Uma abordagem fechada pode ser usada para enxertos de bolsa precisos na rinoplastia secundária para preencher defeitos e fornecer um suporte modesto.

- O tecido cicatricial pode obliterar os planos de tecido do envelope de pele e tecido mole, tornando mais difícil a abertura do nariz. É importante elevar o envelope de pele e tecido mole no plano suprapericondral e supraperiosteal com extremo cuidado para preservar a integridade vascular da pele. Se os planos não estiverem mais presentes, a dissecção deve ser imediatamente superficial à cartilagem e ao osso subjacentes. A cartilagem danificada pode ser reconstruída e substituída, mas a lesão da pele pode causar danos irreparáveis.

> **Dica de Especialista**
>
> É fundamental evitar danos ao envelope de pele e tecido mole ao abrir o nariz. Os danos às cartilagens subjacentes são menos críticos, pois elas podem ser reconstruídas e substituídas. Se o tecido cicatricial distorcer os planos do tecido, é preferível dissecar próximo à cartilagem e preservar o máximo possível de pele e tecido mole.

39.4 Fontes de Cartilagem para Enxerto

- Os enxertos autólogos são preferidos para rinoplastias primárias e secundárias, pois os enxertos ou implantes não autólogos apresentam um risco inaceitável de inflamação, infecção, extrusão, dor e excesso de tecido cicatricial. O principal material para esses enxertos é a cartilagem.
- As três principais fontes de cartilagem para a rinoplastia são o septo nasal, a orelha e a costela. O septo é a fonte mais comumente usada para enxertos estruturais, pois é facilmente acessível e geralmente é parcialmente removido para melhorar a via aérea nasal. Uma grande porção da cartilagem septal pode ser retirada sem perda de suporte, desde que um suporte septal caudal e dorsal em forma de L de pelo menos 15 mm permaneça intacto. Entretanto, a cartilagem septal geralmente não está disponível em procedimentos secundários e são necessárias fontes alternativas.
- A cartilagem da orelha pode ser facilmente colhida sem morbidade significativa para o paciente. As porções cimba e cava da concha podem ser removidas, produzindo aproximadamente 35 a 40 mm de cartilagem. A abordagem posterior para a coleta é preferível porque a cicatriz fica escondida atrás da orelha, no sulco pós-auricular. A maioria das orelhas cicatriza com mínima ou nenhuma alteração de forma ou cicatriz visível. A cartilagem da orelha é inerentemente curva e espessa, o que pode limitar sua utilidade em enxertos estruturais. É preferível usar a cartilagem da costela para o enxerto estrutural e preservar a cartilagem da orelha para um possível enxerto composto de orelha para problemas de revestimento interno.
- Se for necessária uma grande quantidade de material de enxerto, a cartilagem da costela geralmente é a melhor opção. Normalmente, a cartilagem da costela é colhida da sexta ou sétima costela. A sexta costela tem um joelho que limita o comprimento da cartilagem reta disponível para a coleta, mas permite que a incisão seja escondida dentro da dobra inframamária. Cerca de 3 a 4 cm de cartilagem reta de costela podem ser retirados da sétima costela. A sétima costela também fica abaixo do nível do diafragma na inspiração na maioria dos indivíduos, o que diminui o risco de lesão da pleura durante a retirada.
- A cartilagem da costela tem a tendência de se deformar após ser cortada, principalmente em pacientes mais jovens com cartilagem de costela macia sem calcificação. O corte em série dos enxertos a cada 20 a 30 minutos pode revelar a tendência de deformação da cartilagem, de modo que ela possa ser considerada no planejamento dos enxertos. Um método de divisão oblíqua para cortar a cartilagem da costela pode ser usado se forem necessários enxertos curtos.[1] Na maioria dos casos, usaremos um método de corte sagital para maximizar o comprimento do enxerto. Também deixaremos o pericôndrio nativo em pelo menos uma superfície da cartilagem (▶ Fig. 39.1).

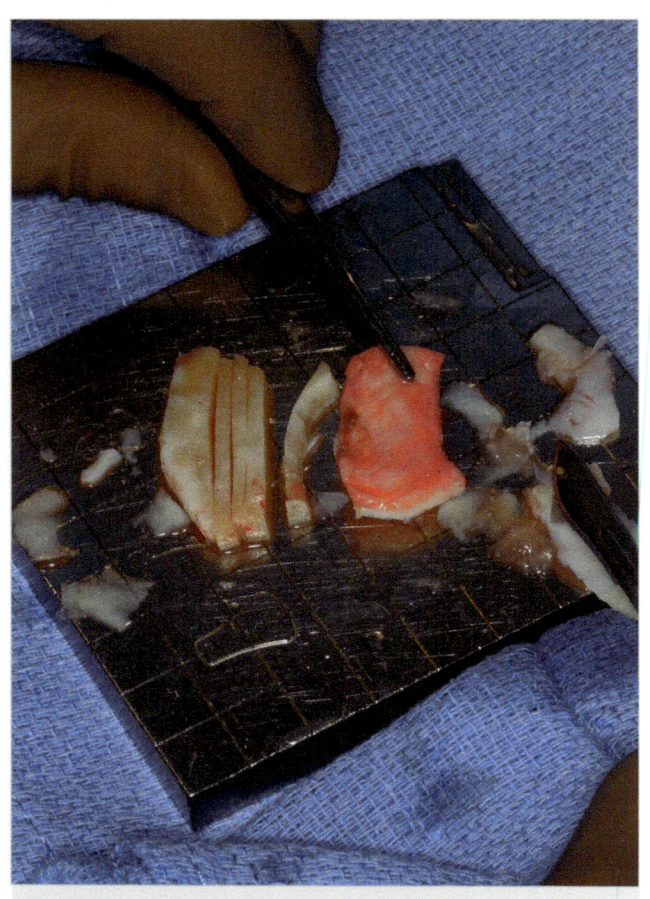

Fig. 39.1 Técnica combinada de divisão sagital e oblíqua para cortar a cartilagem. O segmento com pericôndrio da costela nativa é cortado no plano sagital e o segmento restante é cortado usando uma técnica de divisão oblíqua.

> **Dica de Especialista**
>
> Um segmento longo e reto de cartilagem pode ser retirado da sétima costela. Essa é a nossa preferência para o enxerto de cartilagem na rinoplastia secundária.

39.5 Enxerto Estrutural na Ponta

- O terço inferior do nariz foi comparado a uma estrutura de suporte semelhante a um tripé. As *crura* mediais juntas formam uma perna do tripé, e as *crura* laterais formam as outras duas pernas. O tripé deve ser mantido na rinoplastia para fornecer suporte e formato normal da ponta. Na rinoplastia secundária, o enxerto é frequentemente realizado para restaurar a estrutura do tripé, o que deve ajudar a resistir ao mau posicionamento ao longo do tempo.[2]
- Os principais mecanismos de suporte da ponta precisam ser compreendidos e respeitados nas rinoplastias primárias e

secundárias. Os componentes do suporte principal da ponta incluem o comprimento e a força das cartilagens laterais inferiores, a fixação da margem cefálica das *crura* laterais à margem caudal das cartilagens laterais superiores (o pergaminho) e as fixações ligamentares entre as *crura* mediais conjuntas e o septo caudal. A interrupção de um ou mais desses mecanismos de suporte exige o reforço do suporte da ponta.

39.5.1 Projeção da Ponta

- A capacidade de controlar a projeção da ponta é essencial para uma rinoplastia bem-sucedida. Quando o cirurgião define a projeção da ponta de forma estável, os efeitos da cicatrização e da contração da cicatriz são reduzidos, mesmo que os principais mecanismos de suporte da ponta tenham sido violados no intraoperatório. A posição final da ponta nasal ao longo do tempo é determinada pela força, pelo comprimento e pelo suporte das *crura* mediais; pelo suporte do septo caudal, da espinha nasal anterior e da pré-maxila; pelo grau de atividade do músculo depressor do septo nasal na base nasal; e pelo grau de reinserção do tecido fibroso da columela no septo caudal.
- Com um aumento na projeção da ponta, um dorso mais alto pode ser mantido, ajudando a criar a aparência de um nariz mais estreito e mais bem proporcionado. Essa técnica é de grande valia em pacientes com pele espessa, nos quais a recolocação da pele sobre um esqueleto nasal excessivamente ressecado geralmente resulta em deformidade da suprapointa em bico de papagaio de tecido mole e em um nariz de aparência mais larga.
- Os enxertos estruturais que permitem aos cirurgiões definirem a projeção da ponta por meio da estabilização da base nasal incluem um enxerto de suporte columelar, um enxerto de extensão ou substituição do septo caudal e um enxerto de suporte columelar estendido. Esses enxertos podem ser criados a partir da cartilagem septal ou da costela, pois ambas têm suporte estrutural suficiente para proporcionar estabilidade em longo prazo. A cartilagem septal é ideal, se disponível, porque não tem a mesma tendência de deformação que a cartilagem da costela, o que poderia resultar em desvio da ponta com o tempo. Em contrapartida, a cartilagem auricular é menos eficaz para estabilizar a base nasal devido à sua composição mais macia.

Enxerto de Suporte Columelar

- Um enxerto de suporte columelar é útil se a relação alar-columelar for adequada e a ponta já estiver bem apoiada. Ele pode fortalecer as *crura* mediais e médias fracas. Um enxerto de suporte columelar melhora o suporte da ponta com efeito mínimo na projeção da ponta. É uma peça retangular de cartilagem que é colocada em uma bolsa entre as *crura* mediais e as *crura* médias. Ela não se assenta na espinha nasal anterior, mas sim no tecido mole acima da espinha nasal anterior. Esses enxertos normalmente medem de 5 a 12 mm de comprimento, de 3 a 6 mm de largura e de 1 a 3 mm de espessura.
- Para colocar esse enxerto, o tecido entre as *crura* mediais é dissecado com precisão. O enxerto de escora columelar retangular é colocado entre as *crura* mediais, preservando um leito de tecido mole entre o enxerto e a espinha nasal anterior. Se a haste for colocada muito próxima da espinha nasal anterior sem fixação, o paciente poderá ter a sensação de um clique ao sorrir. O enxerto é fixado às *crura* mediais por uma sutura de fio crômico 5-0. Em seguida, ele é estabilizado com uma sutura de náilon transparente 5-0.

Enxerto de Extensão do Septo Caudal

- Um enxerto de extensão do septo caudal pode ser aplicado para girar, desrotacionar, projetar e desprojetar a ponta nasal.[3] O enxerto é uma peça retangular de cartilagem que se estende sobre o septo caudal existente e é suturado entre as *crura* mediais. O enxerto pode ser colocado de ponta a ponta para evitar o bloqueio da via aérea nasal ou pode ser sobreposto em um lado específico para corrigir o desvio da ponta. A colocação específica do enxerto e das suturas pode estabilizar a base nasal e definir a projeção da ponta com uma relação alar-columelar adequada.
- O enxerto é estendido caudalmente ao septo caudal existente em uma orientação de ponta a ponta. Nesse caso, o enxerto de extensão caudal é estabilizado com enxertos expansores estendidos bilaterais (▶ Fig. 39.2a-c, ▶ Fig. 39.3). Além dos enxertos expansores estendidos, podem ser usados dois enxertos de tala menores e mais finos colocados inferiormente para estabilizar ainda mais o enxerto de extensão do septo caudal. O enxerto de extensão do septo caudal geralmente tem formato triangular,

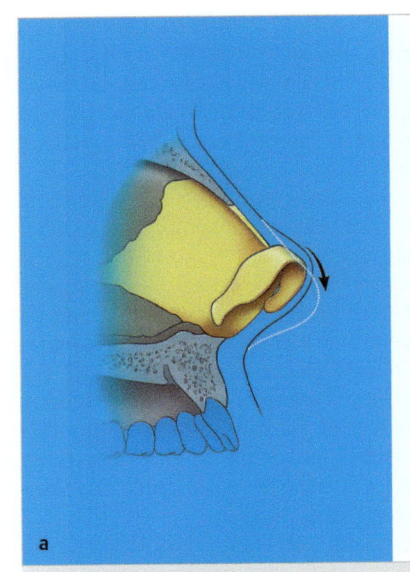

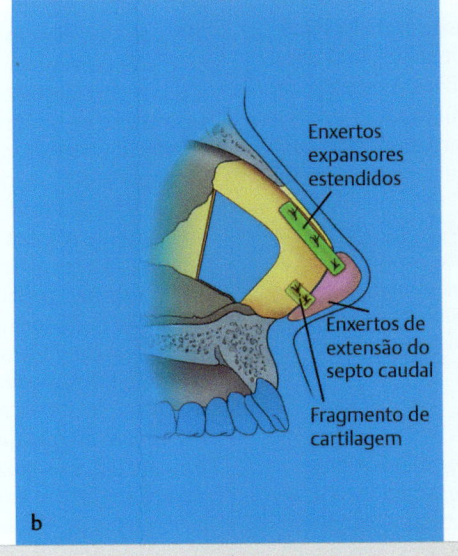

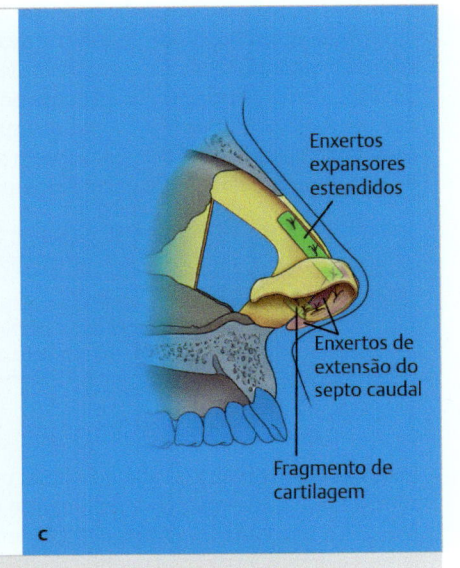

Fig. 39.2 (a-c) Enxerto de extensão do septo caudal fixado de ponta a ponta no septo existente e estabilizado com dois enxertos expansores estendidos. Observe o formato triangular com menor extensão caudal inferiormente para minimizar a pressão sobre o lábio superior.

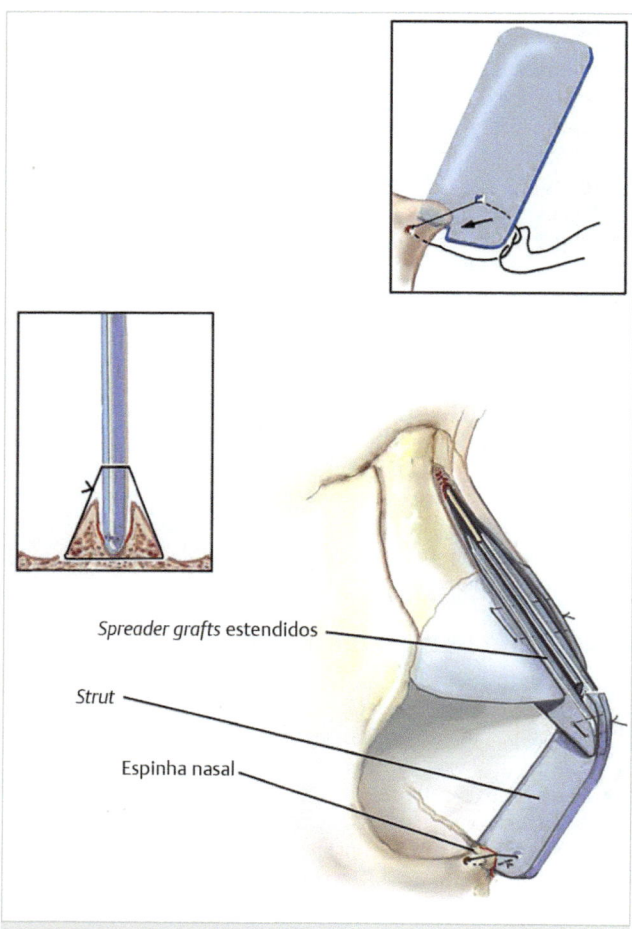

Fig. 39.3 O enxerto de extensão do septo caudal é estabilizado em um entalhe na espinha nasal. Os enxertos extensores bilaterais proporcionam estabilização adicional. (Esta imagem é usada com a permissão de Dean M. Toriumi, MD.)

com menos comprimento inferiormente para limitar a pressão sobre o lábio superior.
- Se o septo caudal estiver muito fraco ou ausente, um enxerto de substituição do septo caudal pode ser usado em vez de um enxerto de extensão. A porção inferior desse enxerto é fixada com duas suturas PDS 4-0 em um entalhe feito na espinha nasal anterior. Como alternativa, os enxertos podem ser estabilizados por meio de um orifício criado na espinha nasal anterior com uma agulha de calibre 16. O aspecto superior do enxerto é normalmente estabilizado entre dois enxertos expansores.

Dica de Especialista

A cartilagem da costela tem uma tendência a se curvar quando cortada. Para endireitar e apoiar os enxertos de cartilagem, podem ser suturadas lascas de cartilagem nos enxertos para corrigir a curvatura.

39.5.2 Definição da Ponta

- Nem todo refinamento da ponta é obtido por meio de enxerto estrutural. Por exemplo, frequentemente usamos suturas de domo PDS bilaterais orientadas obliquamente para estreitar os domos e definir a largura da ponta. Na rinoplastia secundária, entretanto, o enxerto estrutural geralmente é necessário para obter a projeção e a definição adequadas da ponta.

Enxerto de Ponta

- Um enxerto de ponta pode ser útil para aumentar a projeção da ponta e melhorar seu contorno. O enxerto é suturado à margem caudal das *crura* mediais e médias com suturas de *monocryl* 6-0. Geralmente, o enxerto é esculpido em forma de escudo e é mais espesso na borda anterior e mais fino na margem posteroinferior. Ele geralmente mede de 8 a 15 mm de comprimento, 8 a 12 mm de largura e 1 a 3 mm de espessura.
- Um enxerto de ponta pode ajudar a definir a projeção da ponta, ocultar as assimetrias da ponta, restabelecer os mecanismos de suporte nasal e melhorar a estabilidade do complexo de enxerto de suporte crural-columelar medial.
- Para reduzir a visibilidade, as bordas do enxerto são chanfradas para criar uma transição suave com as estruturas circundantes. Se a cartilagem costal for usada, uma peça curva pode ser afinada para permitir a modelagem adequada do lóbulo infrapatelar. O pericôndrio pode ser suturado ao redor da borda superior do enxerto para camuflagem adicional. Os enxertos de contorno alar articulados podem ser usados para camuflar as margens laterais do enxerto de ponta de escudo.
- Apesar dessas modificações para diminuir a visibilidade, os enxertos de ponta são difíceis de esconder em pacientes com pele fina e devem ser evitados.

Enxerto Tampão/Enxerto de Reforço

- Um tampão ou enxerto de reforço fica atrás da borda de ataque de um enxerto de ponta. Quando suturado no lugar, ele ajuda a estabilizar melhor o enxerto de ponta e proporciona uma transição mais suave do aspecto lateral do enxerto de ponta para os domos preexistentes. Um enxerto tampão pode ser colocado para fornecer suporte adicional na borda principal de um enxerto de ponta que demonstre rotação cefálica excessiva.

Enxerto de Suporte Crural Lateral

- Um enxerto de suporte crural lateral é colocado entre a superfície inferior da *crus* lateral e a pele vestibular. Esses enxertos retangulares podem fornecer suporte adicional para as cartilagens crurais laterais fracas e achatar as *crura* laterais bulbosas. Além disso, esses enxertos ajudam a recriar a forma triangular de aparência natural da base nasal e a apoiar a parede lateral do nariz. A *crus* lateral é dissecada da pele vestibular subjacente, e o enxerto de suporte da *crus* lateral é suturado à superfície inferior da *crus* lateral.
- Na maioria dos casos secundários, os enxertos de suporte da *crus* lateral são usados para reforçar ou apoiar a *crus* lateral previamente ressecada.[4]
- Se as *crura* laterais nativa ou os domos estiverem deformadas a ponto de não poderem ser recuperadas, as *crura* laterais de reposição pode ser reconstruída usando *crura* laterais remanescentes, cartilagem fibrosa macia ou tecido cicatricial. Essas *crura* laterais substitutas podem ser suturadas à extensão septal caudal ou ao enxerto de substituição com sutura PDS 5-0 em um ângulo de aproximadamente 45 graus a partir da linha média, e os enxertos de suporte crural lateral são suturados à superfície inferior (▶ Fig. 39.4a-h).
- Os enxertos de suporte crural lateral com reposicionamento caudal são os meios mais eficazes para corrigir a retração alar.

39.6 Enxerto Estrutural na Abóbada Média

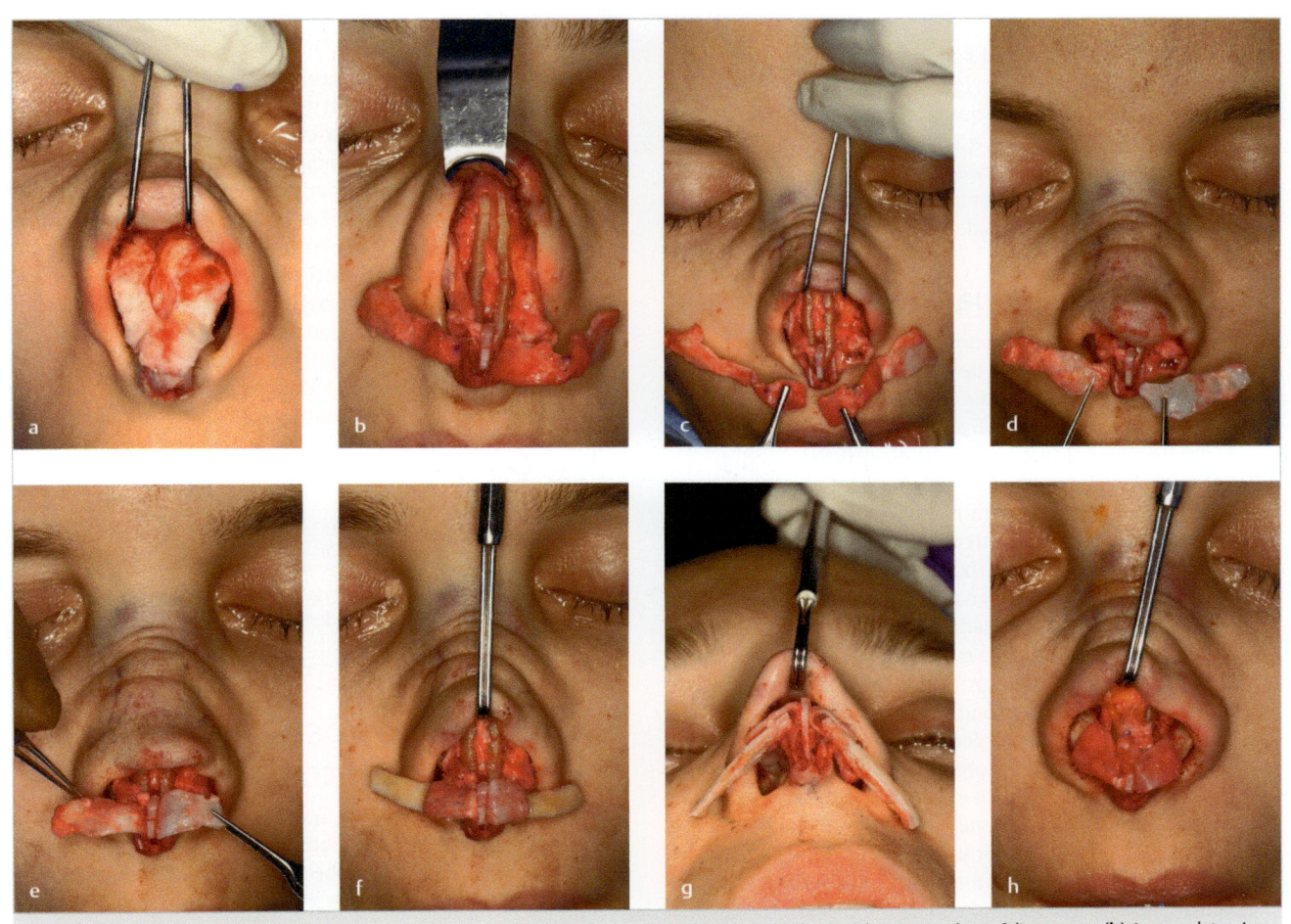

Fig. 39.4 Enxertos de substituição crural lateral. (**a**) Restos das *crura* laterais gravemente deformados e mal posicionados cefalicamente. (**b**) As *crura* laterais deformadas são liberadas. (**c**) As *crura* laterais deformadas são amputadas no nível das *crura* mediais. (**d**) Enxertos de substituição da *crus* lateral são formados. (**e**) Os enxertos de substituição da *crus* lateral são suturados ao enxerto de extensão do septo caudal. (**f**) Os enxertos de suporte crural lateral são suturados aos enxertos de substituição crural lateral. (**g**) Os enxertos de suporte crural lateral têm pericôndrio nativo na superfície inferior para promover a curvatura adequada. (**h**) Os enxertos de substituição da *crus* lateral com enxertos de suporte da *crus* lateral suturados à superfície inferior.

Se uma asa estiver mais retraída do que a outra, então a bolsa para reposicionamento deve ser orientada mais caudalmente naquele lado. Os enxertos auriculares compostos, que serão discutidos posteriormente, também podem ser usados para pequenas retrações alares.

Enxerto de Contorno Alar

- Os enxertos de contorno alar são de grande valia para a criação de um sombreamento adequado da ponta e da triangularidade da base nasal.[5] Eles são especialmente úteis para melhorar o suporte da borda alar em pacientes com suporte insuficiente ao longo da margem alar, como observado em pacientes com colapso da válvula nasal externa.
- Os enxertos são compostos por pedaços estreitos de cartilagem macia, medindo aproximadamente 5 a 8 mm de comprimento, 2 a 3 mm de largura e 1 a 2 mm de espessura. Eles são inseridos em bolsas criadas na margem caudal da incisão infracartilaginosa. O aspecto medial do enxerto pode ser suturado ao tecido mole ou, ocasionalmente, à margem lateral de um enxerto de ponta. Para reduzir a visibilidade do enxerto, é preferível usar cartilagem macia, e a margem medial é suavemente esmagada quando estiver em posição.

39.6 Enxerto Estrutural na Abóbada Média

- A obstrução nasal secundária ao colapso da válvula nasal geralmente pode ser atribuída à fraqueza da parede nasal lateral. A pressão negativa da via aérea produzida pelo fluxo de ar nasal pode colapsar uma parede nasal lateral mal apoiada na via aérea, causando obstrução.
- O colapso da válvula nasal interna é comum após a rinoplastia redutora, geralmente devido ao colapso medial da margem caudal da cartilagem lateral superior com a inspiração. A válvula nasal interna é a área anatômica delimitada pela margem caudal da cartilagem lateral superior, o septo nasal, o assoalho do nariz e, às vezes, um corneto inferior aumentado. O ângulo interno entre o septo e a cartilagem lateral superior deve ser de pelo menos 15 graus. O pinçamento supra-alar justifica a avaliação do colapso da válvula nasal interna.
- A correção da fraqueza da válvula nasal interna geralmente envolve a adição de suporte estrutural às paredes laterais do nariz ou o reposicionamento das cartilagens laterais inferiores.
- O colapso da válvula nasal externa envolve o colapso da margem da narina ou do lóbulo alar durante a inspiração nasal leve

a moderada. Normalmente, é visto em conjunto com narinas estreitas e uma ponta nasal superprojetada. Vários métodos podem ser usados para corrigir esse problema, incluindo a desprojeção da ponta nasal, que cria uma narina mais ovalada e uma base nasal triangular, e a colocação de enxertos de contorno alar no lóbulo alar para suporte estrutural adicional. Os enxertos de suporte crural lateral também fornecerão suporte adicional a uma válvula nasal externa.

39.6.1 Enxertos Expansores

- Os enxertos expansores posicionados entre as cartilagens laterais superiores e o septo são de grande valia para a correção da insuficiência abóboda média. O enxerto é uma peça retangular de cartilagem que mede de 6 a 25 mm de comprimento, de 3 a 5 mm de altura e de 2 a 4 mm de espessura.
- Os enxertos expansores altos são enxertos expansores com maior altura vertical (5 a 8 mm) e normalmente são entalhados cranialmente para se integrarem aos ossos nasais remanescentes.[6] Os enxertos são fixados aos ossos nasais por meio de um orifício feito nos ossos nasais com uma agulha de calibre 16. Uma sutura PDS 4-0 é usada para fixar os enxertos expansores alto nos ossos nasais e evitar o deslocamento. Pode ser necessário chanfrar a borda principal dos enxertos expansores alto e camuflá-la com pericôndrio costal para evitar visibilidade. As cartilagens laterais superiores podem ser suturadas nas laterais dos enxertos expansores alto para proporcionar camuflagem adicional. Os enxertos expansores alto são usados para reconstruir a válvula nasal média, bem como para aumentar o dorso nasal e proporcionar um contorno dorsal adequado.
- O enxerto pode ser colocado em um túnel subpericondral criado entre a cartilagem lateral superior e o septo, se as cartilagens laterais superiores não estiverem separadas do septo, ou pode ser suturado entre as cartilagens laterais superiores e o septo, se as cartilagens laterais superiores estiverem separadas do septo.
- A borda cefálica de um enxerto expansor deve ser colocada logo abaixo da borda caudal dos ossos nasais e chanfrada para evitar a lateralização do osso nasal. Os enxertos expansores altos são entalhados cranialmente e integrados aos ossos nasais.

Dica de Especialista

Os enxertos expansores altos podem ser usados para aumentar o dorso se ele tiver sido reduzido demais em cirurgias anteriores.

39.7 Correção da Estenose Vestibular

- Às vezes, a obstrução nasal é o resultado de cicatrizes contraídas na região da válvula nasal, ressecção excessiva da pele vestibular ou estenoses que se formam após a reaproximação inadequada das incisões. Os métodos mais comuns para corrigir esses problemas incluem a excisão da cicatriz seguida de reconstrução com enxertos compostos, retalhos locais da mucosa ou uma revisão da cicatriz com zetaplastia. Consideramos que a adição de suporte e revestimento após a excisão dos tecidos mucosos cicatrizados ou contraídos proporciona a melhor melhora na função nasal.

39.7.1 Enxerto Composto

- Os enxertos compostos fornecem revestimento interno adicional com suporte estrutural cartilaginoso anexado. Normalmente, eles são colhidos do corneto cimário da orelha. Se for necessário um enxerto grande, ele pode ser retirado de todo o corneto.
- Os enxertos compostos podem ser usados para substituir a mucosa vestibular intranasal deficiente em pacientes com rinoplastia secundária. Aqueles que têm estenose vestibular nasal interna precisam substituir a mucosa intranasal cicatrizada ou contraída para corrigir a constrição das vias aéreas.
- Se a estenose estiver localizada na região da válvula nasal, o enxerto composto pode ser articulado para se ajustar ao defeito e recriar a abertura da válvula nasal.
- Os enxertos compostos são suturados com suturas de fio crômico 5-0. A maioria deles é imobilizada com talas para garantir o posicionamento e a cicatrização adequados.

Dica de Especialista

Se houver tensão na incisão marginal ao fechar, os enxertos compostos de orelha podem fornecer revestimento interno adicional e reduzir essa tensão para evitar a retração alar.

39.8 Cuidados Pós-Operatórios e Acompanhamento

- Ao término da cirurgia com uma abordagem aberta, a incisão transcolumelar é reaproximada usando uma combinação de suturas absorvíveis e não absorvíveis. As incisões marginais são fechadas com sutura absorvível. Se as incisões marginais não puderem ser fechadas sem tensão, um enxerto composto de orelha é colocado conforme mencionado anteriormente. Um gesso externo é colocado no dorso nasal sobre *steri-strips*.
- As talas de parede lateral são colocadas se a pele vestibular tiver sido dissecada da superfície inferior das cartilagens laterais inferiores para a colocação de enxertos de suporte crural lateral. Essas talas consistem em folhas finas de plástico, uma interna e outra externa, que prendem a asa nasal e são mantidas no lugar por uma única sutura de colchoeiro de náilon 3-0. Essas talas evitam o excesso de inchaço sobre a asa nasal e estimulam a cicatrização da pele vestibular na parte inferior das cartilagens sem a formação de tecido cicatricial em excesso. É imperativo que essa sutura não seja muito apertada, ou poderá causar necrose alar.
- O gesso externo, as talas da parede lateral e as suturas não absorvíveis são removidos rotineiramente no sétimo dia de pós-operatório.
- Colocamos rotineiramente cateteres de irrigação com antibióticos sob a pele nasal em todos os pacientes de rinoplastia secundária e em todos os pacientes de rinoplastia primária com enxerto de cartilagem significativo.[7] Esses cateteres de irrigação são angiocateteres de calibre 22 colocados sob a pele nasal por meio da incisão infracartilaginosa. Os pacientes recebem prescrição de dois comprimidos de 500 mg de ciprofloxacina para serem dissolvidos em 1 L de solução salina estéril a ser usada para irrigações com antibióticos. Aproximadamente 0,7 mL dessa solução é irrigado pelos cateteres a cada 3 horas após a cirurgia. Esses cateteres são removidos entre 3 e 7 dias de pós-operatório.
- Também recomendamos a imersão nasal com antibiótico. Pequenas tiras de gaze são embebidas na mesma solução

antibiótica usada para irrigações e colocadas nas narinas bilateralmente por 30 minutos a cada 3 horas no pós-operatório.
- Por fim, recomendamos o tratamento com oxigênio hiperbárico para todos os nossos pacientes de rinoplastia secundária. Normalmente, os pacientes são submetidos a pelo menos cinco sessões hiperbáricas de uma hora a 2,2 a 2,6 atm.
- Edema e eritema pós-operatórios podem ocorrer quando o pericôndrio é usado para camuflar o esqueleto nasal e os enxertos. Os pacientes são informados de que esse é o curso pós-operatório esperado para evitar expectativas irreais.
- Se o edema persistir, cerca de 0,1 a 0,4 mL de acetonido de triancinolona (10 mg/mL) podem ser injetados no tecido subdérmico da área afetada. A repetição de injeções de corticosteroides pode ser necessária, mas é preciso ter cuidado para limitar sua frequência a fim de reduzir o risco de atrofia dérmica. A aplicação de fita adesiva na supraponta também pode ajudar a obter o formato desejado da ponta nasal no pós-operatório.
- O componente mais essencial dos cuidados pós-operatórios é o acompanhamento de longo prazo. Recomendamos exames anuais no mínimo pelo maior tempo possível (décadas, se possível). As irregularidades do enxerto podem ser corrigidas com exercícios de compressão nasal. Como alternativa, pequenas irregularidades podem ser corrigidas em um procedimento de curta duração sob anestesia local. A avaliação rotineira e de longo prazo dos pacientes de rinoplastia permite que os cirurgiões determinem se as alterações estruturais e estéticas feitas durante um procedimento de revisão foram eficazes para manter a função e a aparência em longo prazo.

39.9 Análise de Caso

Uma mulher de 22 anos de idade apresentou um nariz curto e com rotação excessiva e um dorso baixo após uma rinoplastia anterior (▶ Fig. 39.5a-w.), ▶ Vídeo 39.1).

39.10 Conclusão

A rinoplastia secundária requer a avaliação de todas as alterações na estrutura e na função nasal resultantes de cirurgias anteriores. A preservação da estrutura nasal estrutural é essencial para

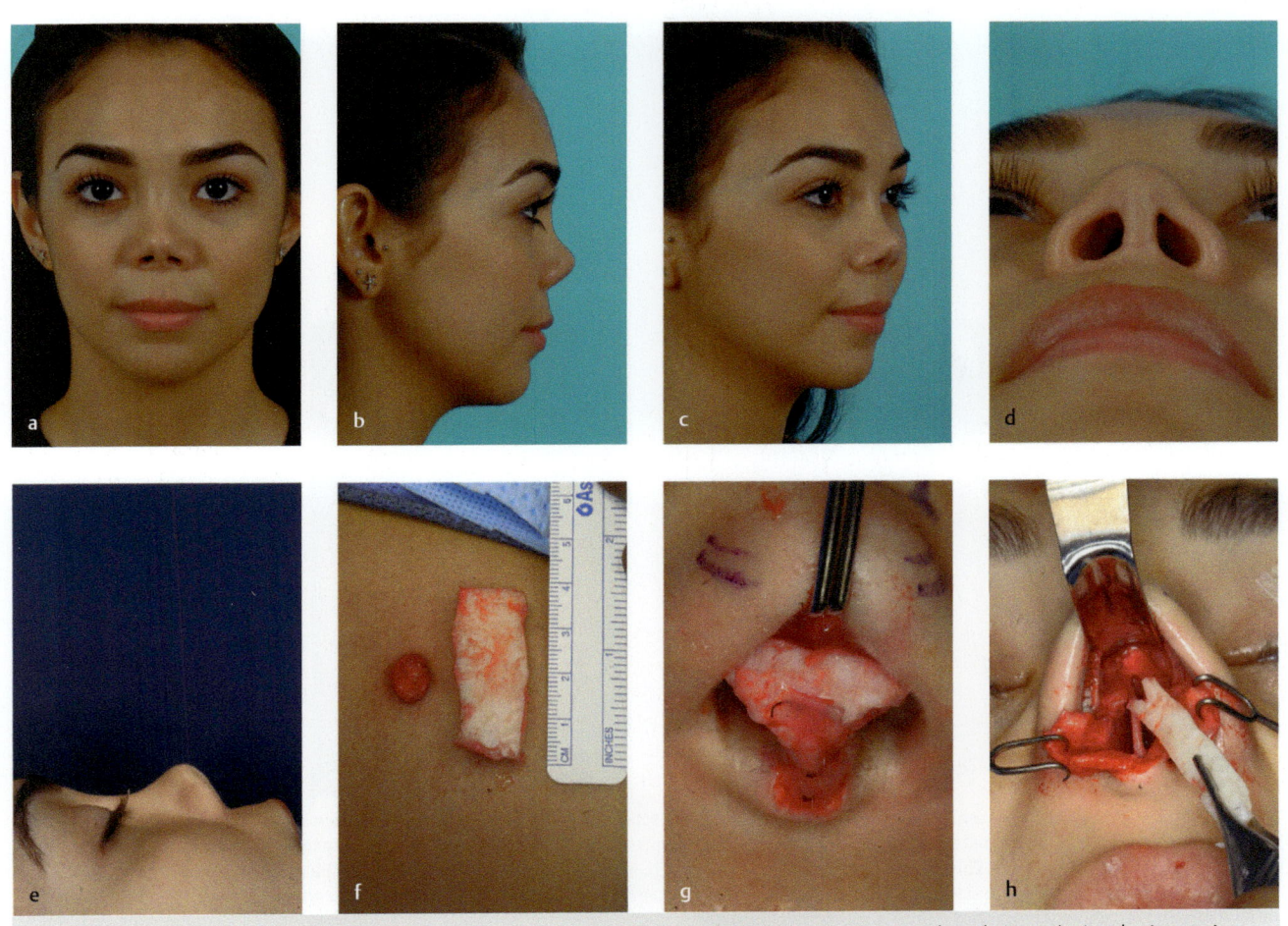

Fig. 39.5 Uma mulher de 22 anos de idade apresentou-se com um nariz curto e com rotação excessiva e um dorso baixo após rinoplastia anterior (**a-d**). (**e**) Ela solicitou a correção de suas deformidades nasais. Os objetivos cirúrgicos incluíam alongar o nariz, elevar o dorso e diminuir a rotação da ponta usando cartilagem de costela autóloga. A paciente foi levada à sala de cirurgia para rinoplastia secundária com coleta de cartilagem autóloga. A abordagem cirúrgica foi a seguinte: (1) A cartilagem da costela foi retirada de uma incisão de 1,1 cm em seu tórax direito (**f**). (2) A abordagem de rinoplastia aberta foi usada para expor a ponta e o dorso. Foram observadas cartilagens deformadas na ponta (**g**). (3) As cartilagens laterais superiores foram liberadas do septo dorsal. O septo dorsal estava muito reduzido e baixo. (4) O osso nasal esquerdo estava fraturado. (5) Enxertos expansores altos com entalhe bilateral foram posicionados contra seus ossos nasais curtos (**h-j**). *(Continua)*

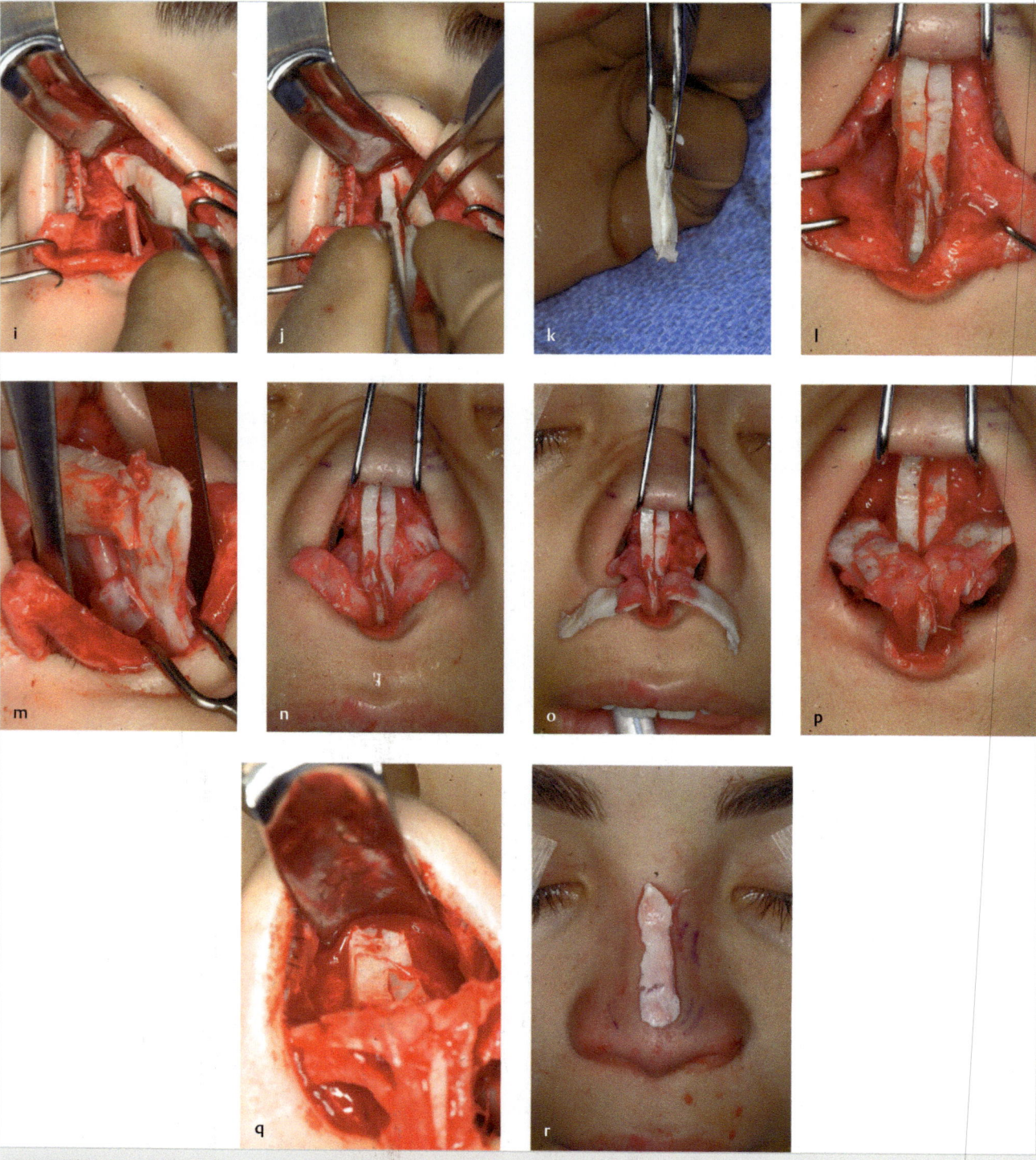

Enxerto Estrutural em Rinoplastia Secundária

Fig. 39.5 *(Continuação)* (6) Um enxerto de extensão do septo caudal foi esplintado com várias lascas de cartilagem da costela para evitar o empenamento da cartilagem da costela (**k**). O enxerto de extensão do septo caudal foi suturado aos enxertos expansores altos e estendidos com fitas finas inferiormente (**l, m**). (7) Os remanescentes deformados das *crura* laterais foram liberados da pele vestibular (**n**). (8) As *crura* laterais foram apoiadas com enxertos de suporte das *crura* laterais esculpidos na cartilagem da costela (**o**). (9) As *crura* laterais com enxertos de suporte crural lateral foram colocadas em bolsas posicionadas caudalmente (**p**). (10) Os enxertos expansores altos são posicionados superiormente mais altos do que a estrutura da abóbada média existente para estreitar e elevar o dorso (**q**). Uma tira de pericôndrio de costela foi colocada sobre os enxertos expansores altos para camuflagem e para criar um dorso liso (**r**). (11) Um enxerto de ponta foi colocado para aumentar a definição da ponta. (12) A cicatriz columelar antiga foi excisada. As incisões transcolumelar e infracartilaginosa foram fechadas. As cicatrizes da redução anterior da base alar foram excisadas. (13) Foi aplicado um gesso externo. *(Continua)*

39.9 Análise de Caso

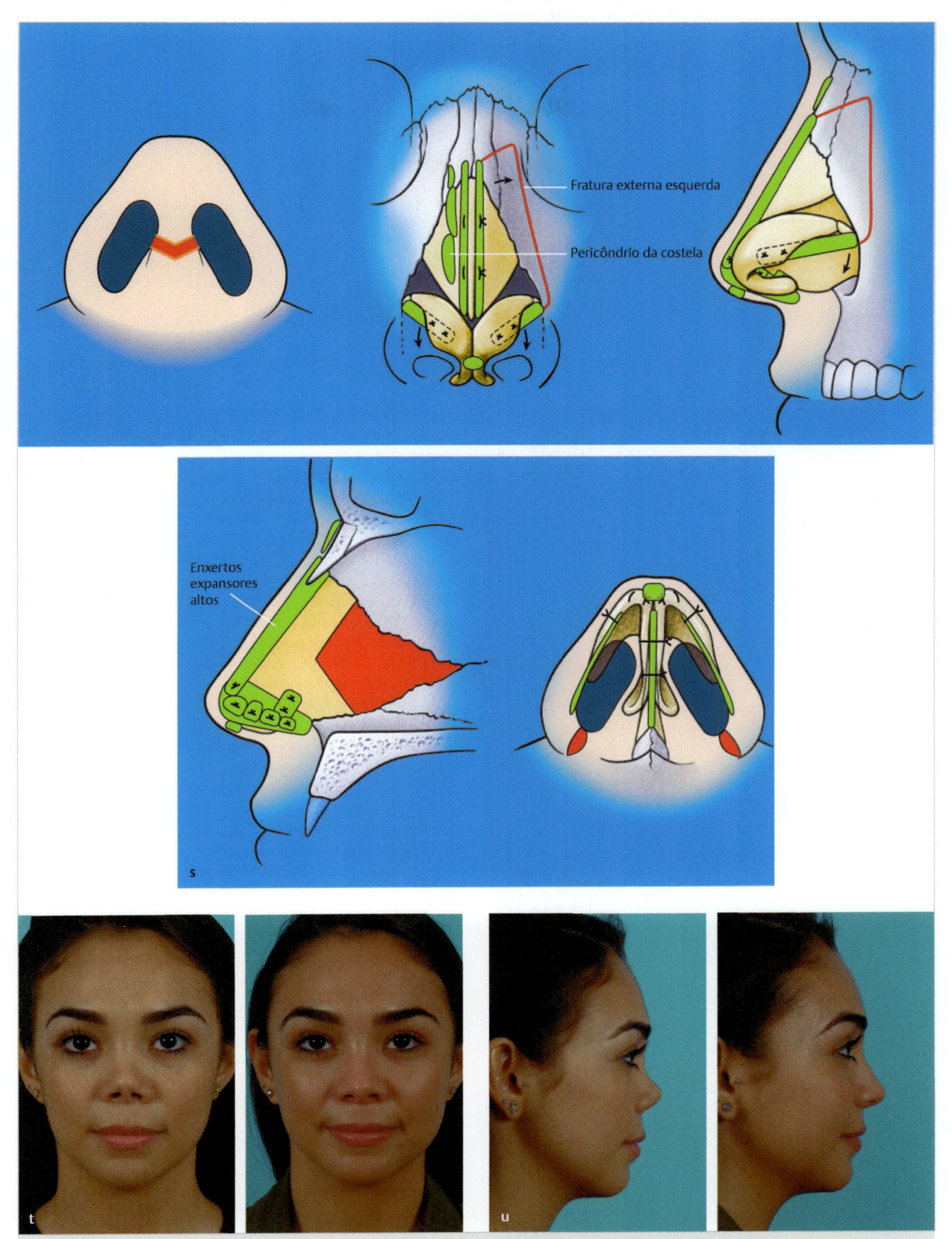

Fig. 39.5 *(Continuação)* (**s**) Diagramas de Gunter. Análise do resultado: O resultado do paciente em 1 ano de pós-operatório é visto de frente (**t**) e de lado (**u**). *(Continua)*

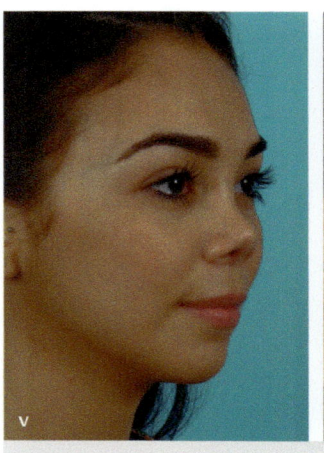

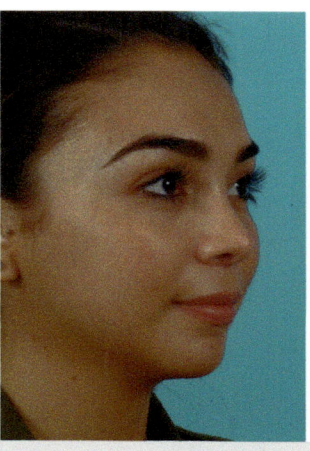

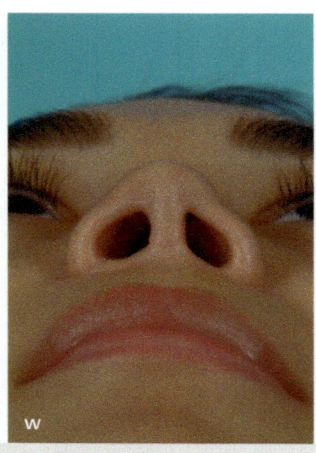

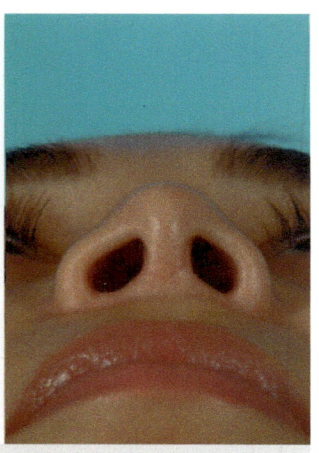

Fig. 39.5 *(Continuação)* Vistas oblíqua (**v**) e da base (**w**). Na vista lateral, o nariz tem um comprimento adequado e o dorso foi elevado a uma altura mais apropriada. A ponta com rotação excessiva foi corrigida e a rotação é adequada. A vista basal revela uma incisão columelar bem cicatrizada.

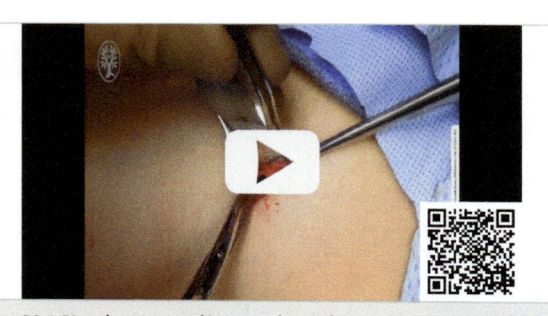

Vídeo 39.1 Rinoplastia secundária usando cartilagem de costela: A vista lateral mostra o dorso nasal excessivamente reduzido e a ponta nasal excessivamente girada. A cartilagem da costela e o pericôndrio foram retirados da sétima costela. No nariz é injetado lidocaína a 1% com epinefrina 1:100.000. A cartilagem da costela é esculpida. Uma incisão transcolumelar e incisões infracartilaginosas são feitas para abrir o nariz. O envelope de pele e tecido mole são elevados das cartilagens nasais subjacentes. Um elevador periosteal Joseph é usado para continuar a dissecção nos ossos nasais em um plano subperiosteal. Após a elevação da pele, a deformidade da ponta nasal pode ser apreciada. As *crura* mediais são separadas para expor o septo caudal e as cartilagens laterais superiores são separadas do septo dorsal. O osso nasal esquerdo é lateralizado com um elevador de Boies. Os enxertos expansores altos são colocados acima para corrigir o septo dorsal excessivamente reduzido e elevar a altura do dorso. Os enxertos de suporte crural lateral e um enxerto de extensão do septo caudal são esculpidos a partir da cartilagem restante. Um enxerto de extensão do septo caudal é reforçado e endireitado com lascas de cartilagem. Os enxertos expansores são cortados e o enxerto de extensão do septo caudal é colocado entre os enxertos expansores e fixado com suturas. Fragmentos de cartilagem são usados para fixar o enxerto de extensão do septo caudal à cartilagem septal existente para suporte adicional. As *crura* mediais são recolocadas no enxerto de extensão do septo caudal em uma posição mais anterior para abrir o ângulo nasolabial. A pele vestibular é dissecada da superfície inferior das *crura* laterais. As cartilagens laterais inferiores são avançadas e fixadas novamente ao enxerto de extensão do septo caudal para criar uma nova posição do domo. Os enxertos de esplintagem são suturados aos enxertos de suporte crural lateral para corrigir a sobrecurvatura. Os enxertos de suporte da *crus* lateral são suturados à superfície inferior da *crus* lateral e as suturas do domo orientadas obliquamente são colocadas. Os enxertos de suporte da *crus* lateral são colocados em bolsas posicionadas caudalmente. As cartilagens laterais superiores são recolocadas nos enxertos expansores altos – as áreas deficientes são reconstruídas com enxertos de cartilagem fina. O pericôndrio é usado para camuflar os enxertos de cartilagem e criar um contorno nasal suave. Um enxerto de ponta é colocado para aumentar a definição da ponta. A cicatriz da rinoplastia anterior é excisada e as incisões columelar e infracartilaginosa são fechadas. A cicatriz de uma redução anterior da base alar é excisada. O local de coleta da cartilagem da costela é fechado. São colocadas talas na parede lateral para evitar o excesso de espessura da asa nasal. *Steri-strips* e um molde termoplástico são colocados sobre o dorso nasal.

o sucesso dos resultados da rinoplastia em longo prazo. Uma abordagem de rinoplastia aberta é recomendada na cirurgia secundária. Isso permite a melhor exposição da estrutura nasal e a colocação de enxertos sob visualização direta.

A cartilagem autóloga é a principal fonte de material de enxerto para a reconstrução estrutural na rinoplastia. A cartilagem do septo nasal, da orelha ou da costela é a mais comumente colhida. Preferimos a cartilagem da costela por sua resistência e pela capacidade de colher um segmento longo e reto.

Os defeitos nasais funcionais após a rinoplastia incluem o colapso das válvulas interna e externa. O colapso da válvula nasal interna pode ser corrigido com a colocação de enxertos expansores, enxertos de suporte crural lateral e/ou enxertos de ripas alares. Estabilização da válvula nasal

é fundamental para minimizar a perda pós-operatória da projeção da ponta. Isso pode ser feito com um enxerto de extensão do septo caudal ou um enxerto de substituição do septo caudal. Uma variedade de enxertos estruturais pode ajudar a obter um lóbulo da ponta nasal com aparência natural. Um enxerto de ponta pode ajudar a definir a projeção, ocultar as assimetrias da ponta, restabelecer os mecanismos de suporte nasal e melhorar a estabilidade do complexo de suporte crural-columelar medial. A retração alar pode ser corrigida com enxertos de suporte crural lateral, reposicionamento caudal das *crura* laterais e uso de um enxerto composto de orelha, se houver tensão ao fechar a incisão infracartilaginosa.

Referências

[1] Taştan E, Yücel ÖT, Aydin E, Aydoğan F, Beriat K, Ulusoy MG. The oblique split method: a novel technique for carving costal cartilage grafts. JAMA Facial Plast Surg. 2013; 15(3):198-203
[2] Kim DW, Toriumi DM. Nasal analysis for secondary rhinoplasty. Facial Plast Surg Clin North Am. 2003; 11(3):399-419
[3] Toriumi DM. Caudal septal extension graft for correction of the retracted columella. Oper Tech Otolaryngol Head Neck Surg. 1995; 6(4):311-318
[4] Gunter JP, Friedman RM. Lateral crural strut graft: technique and clinical applications in rhinoplasty. Plast Reconstr Surg. 1997; 99(4):943-952, discussion 953-955
[5] Rohrich RJ, Raniere J, Jr, Ha RY. The alar contour graft: correction and prevention of alar rim deformities in rhinoplasty. Plast Reconstr Surg. 2002; 109(7):2495-2505, discussion 2506-2508
[6] Toriumi DM. Structure Rhinoplasty: Lessons Learned in 30 Years. USA: DMT Solutions; 2019
[7] Toriumi DM, Kowalczyk DM, Cristel RT, et al. Evaluation of postoperative infection rates in 3084 rhinoplasty cases using antibiotic soaks and/or irrigations. Facial Plast Surg Aesthet Med. 2021; 23(5):368-374

40 Obtenção de Resultados Consistentes na Rinoplastia Secundária

Rod J. Rohrich ▪ *Jeffrey Lisiecki*

Resumo

A rinoplastia secundária é uma operação separada e mais complexa em comparação com a rinoplastia primária e, em geral, é considerada um dos procedimentos mais difíceis em toda a cirurgia estética. Assim como na rinoplastia primária, a comunicação é fundamental, e uma avaliação pré-operatória abrangente e uma análise nasofacial sistemática são imperativas. Portanto, a consistência e a satisfação do paciente na rinoplastia secundária exigem o estabelecimento de expectativas realistas e o uso de técnicas destinadas a corrigir problemas ou deformidades específicas.

Palavras-chave: Rinoplastia secundária, rinoplastia de revisão, rinoplastia aberta, fechamento de espaço morto, cartilagem costal, remodelagem da base alar

Pontos Principais

- Uma análise nasofacial abrangente e sistemática é fundamental na rinoplastia secundária.
- Em geral, a abordagem aberta permite uma melhor avaliação e correção das deformidades do que a abordagem fechada.
- Manter a profundidade da estrutura cartilaginosa, utilizar ou remover seletivamente o tecido cicatricial e fechar adequadamente o espaço morto são conceitos fundamentais na rinoplastia secundária aberta.
- Empurrar para cima a estrutura cartilaginosa e puxar para baixo o tecido mole para que se encontre ajuda na consistência, controlando o processo de cicatrização da ferida.
- A comunicação direta e o estabelecimento de expectativas realistas são cruciais no gerenciamento de pacientes com rinoplastia secundária. Seja claro sobre o que pode e, mais importante, o que não pode ser feito.

40.1 Introdução

A rinoplastia secundária é uma operação separada e mais complexa em comparação com a rinoplastia primária e é geralmente considerada um dos procedimentos mais difíceis em toda a cirurgia estética. Isso se deve às alterações da anatomia nativa, à falta de suporte estrutural, ao tecido cicatricial, à perda de elasticidade do tecido e às fontes de cartilagem esgotadas para o material de enxerto. A abordagem aberta permite uma inspeção mais abrangente da deformidade, possibilitando uma avaliação mais precisa e a correção das deformidades deixadas pela rinoplastia anterior, levando a resultados mais consistentes. Assim como na rinoplastia primária, a comunicação é fundamental, mas os pacientes podem ficar receosos, pois já tiveram um resultado insatisfatório. Portanto, a consistência e a satisfação do paciente na rinoplastia secundária exigem o estabelecimento de expectativas realistas e o uso de técnicas destinadas a corrigir problemas ou deformidades específicas.

40.2 Avaliação Pré-Operatória

- Como em todas as rinoplastias, a rinoplastia secundária bem-sucedida começa com uma avaliação abrangente.
- Uma análise nasofacial sistemática é a primeira e mais essencial etapa.
- Todos os pacientes devem ser capazes de verbalizar suas três principais (ou menos) preocupações que os levaram a procurar uma rinoplastia secundária, e isso deve estar correlacionado com anormalidades identificáveis no exame.
- A discussão franca sobre quais anormalidades podem ou não ser corrigidas é essencial; os pacientes devem ter expectativas realistas sobre o que pode ser razoavelmente feito.
- O exame interno deve avaliar o septo, os cornetos e a mucosa, e a função respiratória deve ser avaliada.
- Análise com os pacientes suas alergias nasais, trauma nasal, obstrução das vias aéreas nasais e histórico médico.
- Deve-se tentar obter e revisar os relatórios operacionais de operações anteriores, embora eles geralmente sejam de qualidade limitada e possam não conter detalhes ou ser enganosos.[1,2,3]
- A comunicação franca entre o paciente de rinoplastia secundária e o cirurgião é fundamental.
- Os pacientes devem entender que seu nariz nunca será "perfeito", seja qual for a definição do termo, mas que pode ser melhorado de maneiras específicas em relação ao estado atual.
- Enfatize a importância do monitoramento pós-operatório rigoroso e a importância de sua conformidade pós-operatória no controle antecipado do processo de cicatrização de feridas.

Dica de Especialista

Lembre-se dos motivos pelos quais a rinoplastia primária fracassa e trate-os de forma proativa antes de realizar a revisão. São elas: má seleção do paciente, expectativas incongruentes do paciente, análise nasofacial pré-operatória inadequada, criação de um problema funcional, cicatrização de feridas, falta de suporte estrutural e fechamento inadequado do espaço morto.[4]

- O paciente deve ser informado sobre as limitações da rinoplastia secundária e deve ser alertado para ter expectativas realistas. Tudo isso deve ser documentado detalhadamente e reenviado para garantir que os principais objetivos do paciente sejam priorizados.

Dica de Especialista

Lembre-se dos quatro Rs da seleção de pacientes – o paciente deve ser racional, razoável, pronto e confiável (do inglês, rational, reasonable, ready, e reliable).

- Aborde com cautela qualquer paciente que esteja muito preocupado com uma deformidade sutil, ou que ainda esteja muito chateado com o cirurgião anterior ou emocionalmente instável em relação ao resultado anterior.
- Aprenda a dizer não aos pacientes que não são apropriados para a rinoplastia secundária. Dizer "Eu não sou bom o suficiente para lhe dar o resultado que você deseja" é uma declaração poderosa que deixa pouco espaço para debate.
- A rinoplastia secundária, na maioria dos casos, deve ser realizada pelo menos 1 ano, se não mais, após a operação inicial.

- A fotografia é um complemento importante tanto para a documentação quanto para auxiliar na análise.

> **Dica de Especialista**
>
> Na avaliação inicial, os pacientes devem ser orientados sobre o processo de cicatrização após a rinoplastia. Embora a maior parte do inchaço se resolva em 6 meses, a resolução total do inchaço e a revelação de detalhes finos podem levar vários anos se o paciente tiver pele grossa, for do sexo masculino ou tiver cicatrizes significativas de cirurgia anterior.

40.3 Elementos de uma Rinoplastia Secundária Bem-Sucedida

- Em resumo, há seis elementos-chave para uma rinoplastia secundária bem-sucedida, que devem ser abordados antes da cirurgia.
    - O paciente e o cirurgião devem entender o senso estético e as limitações um do outro. Os cirurgiões devem saber o que podem e o que não podem fazer.
    - O cirurgião deve gerenciar as expectativas do paciente no pré-operatório.
    - O cirurgião deve ser muito honesto e franco no pré-operatório. O cirurgião deve prometer menos e entregar mais.

> **Dica de Especialista**
>
> As injeções de preenchimento de ácido hialurônico no nariz podem ser usadas para camuflar pequenas irregularidades no dorso e na ponta. Isso pode ser útil para pacientes com deformidades sutis que são candidatos cirúrgicos abaixo do ideal ou como uma ponte até que os pacientes possam fazer uma rinoplastia secundária. Elas devem ser dissolvidas, se possível, antes da cirurgia, especialmente na área do radix.

- O cirurgião deve aprender a dizer não.
- Os cirurgiões nunca devem operar um paciente irritado ou infeliz, ou um paciente de quem não gostem.
- Nunca realize rinoplastia de revisão em fumantes. Se você fizer isso, a próxima complicação será sua!

40.4 Análise Nasofacial Sistemática

- Deve ser realizada uma análise nasofacial sistemática (▶ Fig. 40.1).
- O método "10-7-5" permite uma análise nasofacial abrangente.
- Na vista frontal (▶ Fig. 40.2a):
    - O desvio do terço superior do nariz sugere um desvio ósseo, e pode-se esperar que a placa perpendicular do etmoide também esteja desviada.
    - O desvio do terço médio ou inferior do nariz pode resultar de uma infinidade de causas, desde o desvio do septo que não foi corrigido nas operações anteriores, de enxertos anteriores deformados, de cartilagens desviadas ou relacionadas com o tecido cicatricial.
    - As irregularidades dorsais podem ser causadas por irregularidades no osso, na cartilagem ou, muitas vezes, na junção entre o osso e a cartilagem.
    - As irregularidades da ponta podem resultar de enxertos de ponta mal posicionados ou migrados, suturas de ponta colocadas incorretamente ou danos aos segmentos domais das cartilagens laterais inferiores.
    - O entalhe ou a retração dos triângulos de tecido mole ou das bordas alares se deve à contração das forças cicatriciais e ao suporte inadequado dessas estruturas.

Análise nasal sistemática

Vista frontal
Proporções faciais
Tipo/qualidade da pele: Tipo Fitzpatrick, fina ou grossa, sebácea
Simetria e desvio nasal: Linha média, C, C invertido ou desvio em forma de S
Abóbada óssea: Ossos nasais estreitos ou largos, assimétricos, curtos ou longos
Abóbada média: Estreita ou larga, colapso, deformidade em V invertido
Linhas estéticas dorsais: Retas, simétricas ou assimétricas, bem ou mal definidas, estreitas ou largas
Ponta nasal: Ideal/bulbosa/quadrada/pinçada, supraponta, pontos de definição da ponta, lóbulo da infraponta
Bordas alares: em forma de asa de gaivota, facetas, entalhe, retração
Base alar: Largura
Lábio superior: longo ou curto, músculos depressores dinâmicos do septo nasal, sulco do lábio superior

Vista lateral
Ângulo nasofrontal: Agudo ou obtuso, radial alto ou baixo
Comprimento nasal: Longo ou curto
Dorso: liso, em giba, escavado
Supratip: quebra, plenitude, deformidade da supraponta em bico de papagaio
Projeção de dicas: Superprojetada ou subprojetada
Rotação da ponta: Excesso de rotação ou falta de rotação
Relação alar-columelar: Asas suspensas ou retraídas, columela suspensa ou retraída
Hipoplasia periapical: Deficiência maxilar ou de tecido mole
Relação lábioqueixo: Normal, deficiente

Visão basal
Projeção nasal: Superprojetada ou subprojetada, relação columelolobular
Desvio do septo caudal
Narina: Simétrica ou assimétrica, longa ou curta
Columela: Inclinação septal, alargamento da *crura* mediais
Base alar: Largura
Queimadura alar

Fig. 40.1 Análise nasofacial sistêmica.

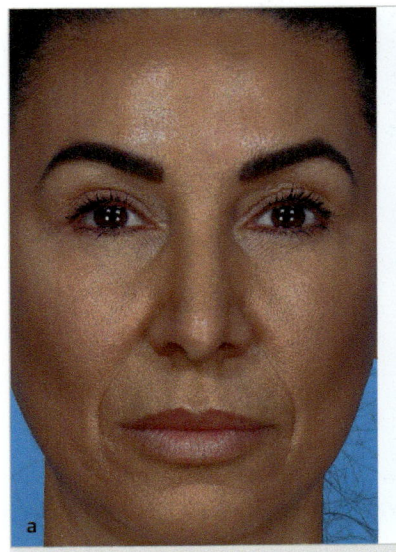

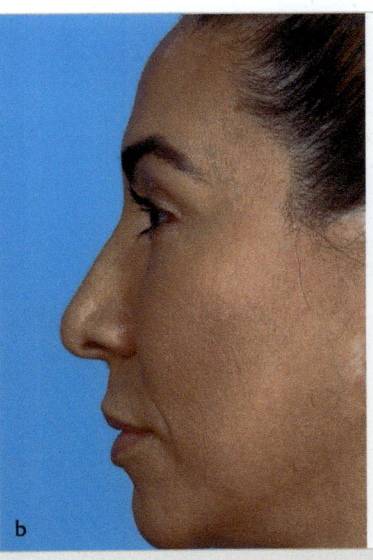

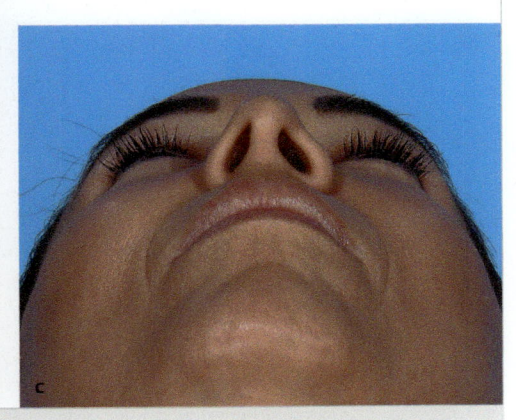

Fig. 40.2 (a) Vista frontal antes da rinoplastia secundária. Observe as linhas estéticas dorsais assimétricas e mal definidas, as irregularidades da ponta e as bordas alares entalhadas. Ela também apresenta hipoplasia periapical. (b) Vista lateral antes da rinoplastia secundária. Observe a giba dorsal, a deformidade em deformidade da supraponta em bico de papagaio e a retração da borda alar. A hipoplasia periapical e a retrogenia também podem ser vistas. (c) Vista basal antes da rinoplastia secundária. Observe a fraqueza da borda alar, as narinas assimétricas, as linhas estéticas columelares distorcidas e a cicatriz anterior.

- Na vista lateral (▶ Fig. 40.2b):
  - Um *radix* baixo pode estar relacionado com a ressecção excessiva anterior do dorso.
  - Uma giba dorsal pode ser resultado de um tratamento inadequado da giba dorsal original, embora, mais frequentemente, as gibas possam recorrer semanas ou meses após a cirurgia inicial, presumivelmente devido à cicatrização e à reação periosteal ao trauma da cirurgia ou ao assentamento diferencial do dorso cartilaginoso e ósseo.
  - As deformidades da supraponta são comuns e podem resultar de uma falha no estabelecimento de um suporte adequado para a ponta, causando uma deformidade da supraponta em bico de papagaio. Como alternativa, o não fechamento do espaço morto na supraponta pode resultar em inchaço prolongado e, por fim, na deposição de tecido cicatricial na região da supraponta.
  - Uma columela pendente pode resultar do manejo inadequado das *crura* mediais, do septo caudal excessivo ou do excesso de tecido mole.
- Na vista basal (▶ Fig. 40.2c):
  - Devem-se observar o entalhe da borda alar e o colapso da válvula nasal externa, que podem resultar da falta de suporte estrutural da borda alar.
  - A assimetria e a distorção das bordas alares são comuns e devem ser tratadas com suporte de enxerto e remodelagem da base alar.
  - As linhas estéticas basais devem ser suaves e simétricas; é provável que haja distorção devida ao mau posicionamento das *crura* mediais ou do septo caudal.
  - A cicatriz anterior deve ser observada. Ela pode ser usada se colocada corretamente ou pode ser ignorada. Apenas muito raramente ela deve ser excisada, pois isso cria tensão no fechamento.
- O exame nasal interno deve concentrar-se no septo, na mucosa e nos cornetos.

Dica de Especialista

O software de imagens computadorizadas pode ser útil para comunicar as mudanças esperadas e para avaliar se os pacientes são realistas em suas expectativas.

40.5 Abordagem Cirúrgica

- A operação começa com o paciente sob anestesia geral e injeção no nariz de lidocaína a 1% com epinefrina 1:100.000.
- A incisão transcolumelar deve ser feita no local desejado. Isso pode ser feito através da cicatriz anterior ou em um novo local na parte mais estreita da columela se a cicatriz anterior não for favorável. Nos raros casos em que a cicatriz é extremamente inestética, ela pode ser excisada, desde que isso possa ser feito com um fechamento sem tensão depois que a ponta for remodelada na configuração, projeção e rotação desejadas (▶ Fig. 40.3).

Dica de Especialista

O cirurgião não é obrigado a usar uma incisão columelar anterior quando ela já existe. Uma nova incisão columelar pode ser feita com segurança sem comprometer a pele da columela.

Obtenção de Resultados Consistentes na Rinoplastia Secundária

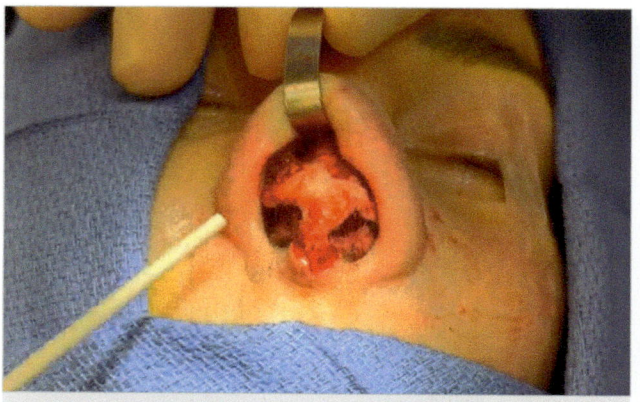

Fig. 40.3 Observe a ponta nasal cicatrizada e a anatomia indistinta da ponta após a abertura de uma rinoplastia de revisão.

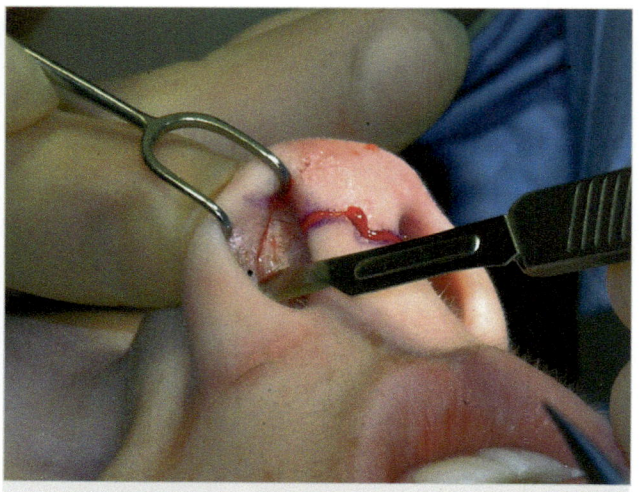

Fig. 40.4 Conexão das incisões transcolumelar e infracartilaginosa.

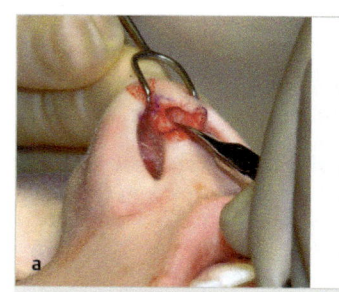

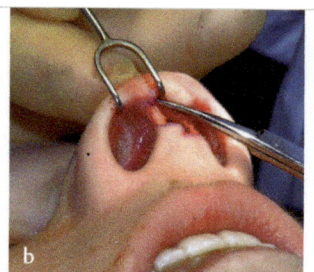

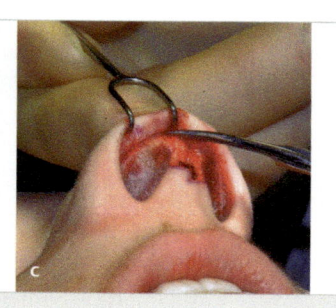

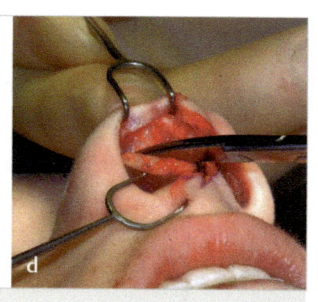

Fig. 40.5 (a-d) Elevação inicial do envelope de tecido mole.

- A incisão transcolumelar é conectada com incisões infracartilaginosas bilaterais, bem atrás dos triângulos de tecido mole.
- A dissecção é feita pelas *crura* mediais, sobre os domos e sobre a superfície das *crura* laterais e das cartilagens laterais superiores. Deve-se tomar cuidado para não perfurar a pele ou danificar as cartilagens.
- Muitas vezes, não há camadas de tecido distintas na abertura, apenas tecido cicatricial denso. A paciência é essencial, e a dissecção deve permanecer profunda para evitar a perfuração da pele, especialmente quando a dissecção é realizada sobre a ponta.
- O tecido cicatricial pode ser removido do envelope de tecido mole ou da estrutura cartilaginosa posteriormente na operação, se necessário. Qualquer tecido cicatricial removido em qualquer ponto da operação deve ser guardado para possíveis enxertos de ponta e contorno de tecido mole no final da operação (▶ Fig. 40.4, ▶ Fig. 40.5a-d).
- É improvável que os planos anatômicos normais estejam presentes, portanto, a dissecção deve ser realizada com o máximo de cuidado. Em geral, a dissecção deve permanecer supraperi-condral, mas o mais profunda possível, para minimizar o risco de perfurar o envelope de tecido mole sobreposto ou danificar a estrutura cartilaginosa do nariz.
- O ligamento Pitanguy da linha média não estará presente ao abrir o nariz. Em seu lugar, pode haver tecido cicatricial acumulado na região da supraponta, onde o ligamento estava anteriormente.

Dica de Especialista

Esse tecido cicatricial deve ser deixado no lugar após a abertura do nariz para preservar a espessura do envelope de tecido mole. Após a correção da estrutura cartilaginosa, a espessura do tecido cicatricial pode ser útil para camuflar quaisquer irregularidades remanescentes. Se o volume do tecido cicatricial for desfavorável após a remodelagem da cartilagem, ele poderá ser removido no fechamento.

- Um elevador Joseph é usado para elevar o periósteo e o tecido mole sobre os ossos nasais. Isso pode ser dificultado pela perda de elasticidade do tecido devido ao tecido cicatricial. A dissecção lateral sobre a abóbada óssea é realizada somente na medida necessária para a remodelação dorsal. As fixações laterais devem ser deixadas intactas para estabilizar os ossos nasais após a osteotomia (▶ Fig. 40.6a, b).
- O tecido mole é refletido para expor o tecido subjacente à estrutura cartilaginosa para inspecionar e identificar a causa das deformidades.

Dica de Especialista

Qualquer tecido cicatricial removido em qualquer ponto deve ser guardado e pode ser usado como camuflagem macia ou enxertos de ponta, se forem necessários no final do caso.

40.5 Abordagem Cirúrgica

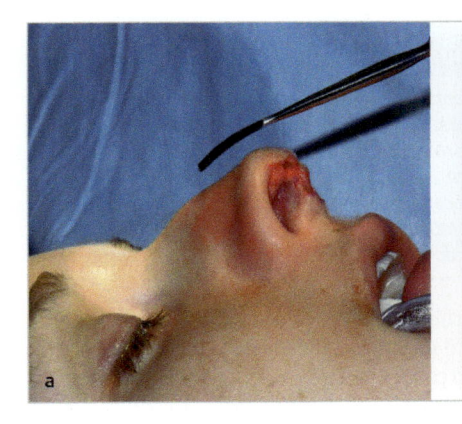

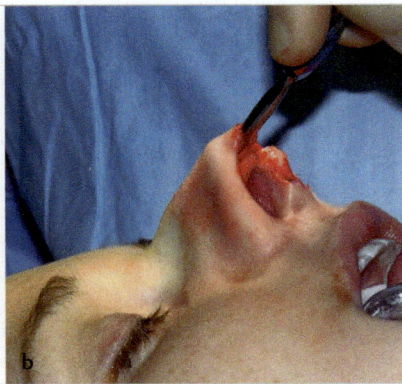

Fig. 40.6 (a, b) Elevação do tecido mole sobre os ossos nasais com um elevador Joseph.

Dica de Especialista

Mantenha-se profundo e continue a usar a dissecção afiada sobre as cartilagens laterais superiores à medida que se aproxima da área da quilha. Distalmente à quilha, como sobre a ponta, permaneça em um plano de dissecção suprapericondrial; isso é crucial para manter a força das cartilagens para a sutura. Na quilha, a dissecção deve ser subperiosteal para garantir a integridade e a espessura do envelope de tecido mole.

- Quaisquer enxertos desfavoráveis (especialmente enxertos não anatômicos, como enxertos de ponta, enxertos de suporte crural lateral e muitos enxertos expansores) ou estruturas anormais devem ser removidos na abertura. A tática inicial em uma rinoplastia secundária deve ser retornar o mais próximo possível da estrutura anatômica normal, especialmente quando estruturas não anatômicas estiverem contribuindo para a aparência e/ou função desfavorável do nariz.
- O cirurgião deve tentar converter a rinoplastia secundária, tanto quanto possível, em uma rinoplastia primária. Todos os enxertos removidos devem ser guardados para uso posterior.
- As cartilagens laterais inferiores são separadas com eletrocautério Bovie, expondo o ângulo septal anterior.
- Os retalhos mucopericondriais são criados em ambos os lados do septo.

Dica de Especialista

Às vezes, o septo e os planos submucopericondriais não podem ser facilmente identificados no ângulo septal anterior devido à dissecção prévia e à cicatriz nesse local (já que esse é o local mais comum de abordagem do septo). Se esse for o caso, identifique o septo proximal ao ângulo septal anterior e comece a levantar os retalhos mucopericondriais nesse local. Normalmente, haverá menos cicatrizes nesse local, o que facilita a identificação e a dissecção do plano apropriado.

- Todo o septo deve ser exposto em caso de desvio septal que necessite de correção ou para a coleta de cartilagem septal, se ainda houver alguma a ser usada. Caso contrário, pode ser limitado ao que for suficiente para a remodelação dorsal do componente e a colocação de um enxerto de extensão septal.
- A remodelagem dorsal do componente é usada para refinar o dorso no caso de corcova dorsal, deformidades ou desvio do dorso. As cartilagens laterais superiores são separadas do septo de forma acentuada. Enxertos expansores desfavoráveis ou colocados incorretamente devem ser removidos, pois podem alargar o dorso ou estancar incorretamente a via aérea nasal. O septo cartilaginoso é ressecado de forma incremental, conforme necessário. O dorso ósseo é raspado até a extensão desejada. O dorso é reconstruído com suturas de tensão, retalhos expansores ou enxertos expansores, conforme necessário.[5,6]
- As suturas de tensão e de relógio, bem como os enxertos, se necessário, são usados para endireitar o desvio dorsal. A palpação é realizada repetidamente durante esse processo para garantir um resultado suave para o dorso.

Dica de Especialista

O dorso pode ser reconstruído usando técnicas diferentes de um lado para o outro. Por exemplo, se houver um colapso unilateral da abóbada média ou uma linha estética dorsal irregular unilateral, poderá ser usado um enxerto ou retalho expansor unilateral. Isso ajuda a evitar o alargamento excessivo do dorso, que pode ocorrer com retalhos ou enxertos expansores bilaterais.

- As osteotomias iniciais são realizadas após a redução e a raspagem do dorso, mas antes de sua reconstrução, para garantir que os ossos nasais estejam retos quando o dorso for reconstruído.
- As osteotomias laterais, se realizadas anteriormente, muitas vezes podem ser recriadas apenas com pressão digital. Se nenhuma osteotomia anterior tiver sido realizada, então as osteotomias laterais percutâneas podem ser feitas com um osteótomo de 2 mm de forma baixa a baixa (▶ Fig. 40.7).
- As osteotomias mediais são indicadas no caso de ossos nasais largos, ossos nasais espessos o suficiente para que não seja criado um teto aberto após a redução dorsal e o desvio significativo da abóbada óssea.
- A extração da cartilagem septal deve ser realizada somente se for necessária para o material de enxerto e somente depois que o dorso for reduzido para garantir que uma estrutura em L apropriada seja deixada para trás, pelo menos 10 mm, mas idealmente mais. Se o suporte estrutural do septo for insuficiente, como no caso de uma estrutura em L excessivamente ressecada, a estrutura deve ser restaurada com cartilagem de costela. O desvio do septo caudal ou esporões ósseos são comumente encontrados, especialmente no caso de rinoplastia fechada ou septoplastia anterior. Se o septo estiver desviado, a parte desviada é ressecada e o septo caudal é fixado ao periósteo da espinha nasal anterior.

Obtenção de Resultados Consistentes na Rinoplastia Secundária

- O aumento dorsal, se necessário, pode ser realizado com enxertos de tecido mole para pequenos graus de aumento e suavização de irregularidades. Para aumentos substanciais, a técnica preferida é o uso de enxertos autólogos ou de cartilagem de costela fresca congelada. Os enxertos autólogos devem ser esculpidos de forma a levar em conta a deformação. A cartilagem de costela fresca congelada pode ser empilhada e suturada de forma oposta para reduzir as forças de deformação e criar uma construção mais espessa. Ambas devem ser moldadas para evitar bordas palpáveis. Uma cauda de andorinha pode ser esculpida na extremidade caudal desse enxerto para se acoplar ao enxerto de extensão septal (▶ Fig. 40.8).
- Um enxerto de extensão septal é fixado ao septo usando a técnica-padrão de quatro suturas descrita anteriormente para definir a projeção e a rotação da ponta conforme desejado. Se houver cartilagem septal insuficiente ou cartilagem septal fraca, esse enxerto deve ser feito com cartilagem de costela (autóloga ou aloenxerto fresco congelado).[7]

Dica de Especialista

Um conceito fundamental na rinoplastia secundária é empurrar para cima a estrutura cartilaginosa para restaurar a estrutura e resistir à contração do tecido mole, e puxar para baixo o tecido mole para encontrar a cartilagem. Essas duas etapas, em conjunto, restauram a estrutura e resistem à contração do tecido mole, ao mesmo tempo em que fecham o espaço morto e controlam as forças de cicatrização de feridas e a contratura da cicatriz.

- Embora um enxerto de suporte columelar seja normalmente insuficiente para o controle da projeção e rotação da ponta, ele pode ajudar no contorno da columela e na relação alar-columelar, particularmente no caso de retração columelar ou ressecção excessiva do septo caudal. Ele é colocado entre as cruras mediais, mas não sobre a espinha nasal anterior, pois isso pode causar estalos sintomáticos.
- O controle da ponta começa com a colocação de suturas algorítmicas, como na rinoplastia primária. As suturas transdomais, às vezes múltiplas, determinam a posição desejada do domo. Uma sutura interdomal equaliza os domos e define o aspecto superior da ponta. Uma sutura intercrural alta define o lóbulo infratipal e finaliza a configuração ideal de "diamante" da ponta. Outras suturas intercrurais são realizadas para estreitar e moldar a columela conforme desejado.
- Se não for possível obter a configuração ideal da ponta apenas com suturas, podem ser empregados enxertos de ponta. Eles devem ser usados com cautela e somente como último recurso.
- O colapso da válvula nasal externa, o entalhe da borda alar e a retração da borda alar são problemas comuns observados em pacientes com rinoplastia secundária. O suporte da borda alar é necessário em quase todos os pacientes de rinoplastia secundária, mesmo que esses problemas não estejam presentes, como profilaxia contra o desenvolvimento desses problemas. Os enxertos de contorno alar estendidos podem ser colocados

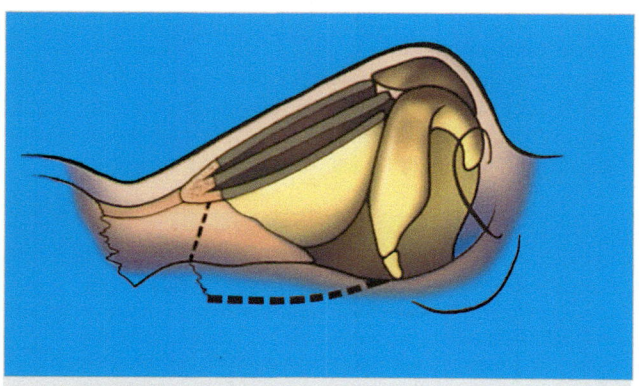

Fig. 40.7 Osteotomias laterais.

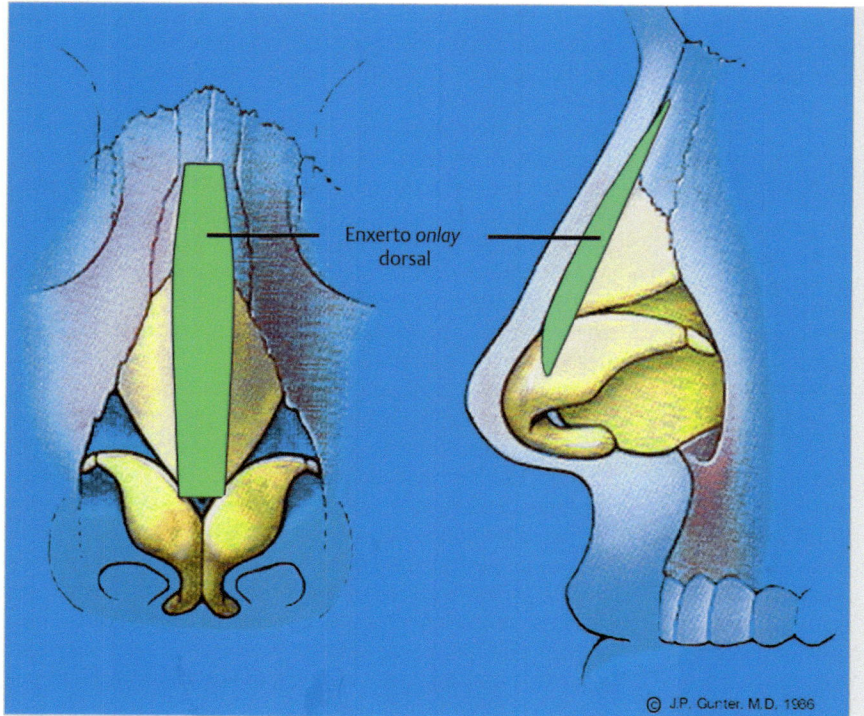

Fig. 40.8 Aumento dorsal com um enxerto *onlay*.

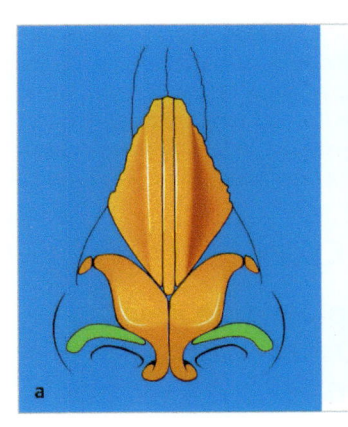

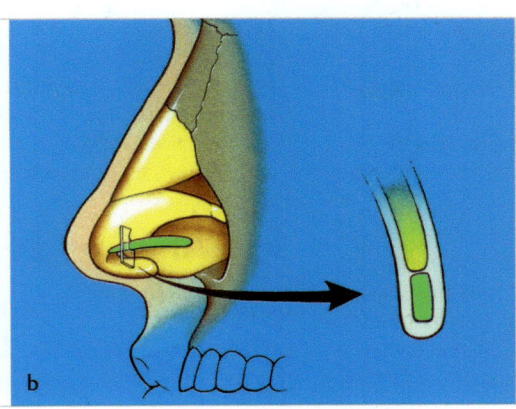

Fig. 40.9 (a, b) Enxertos de contorno alar.

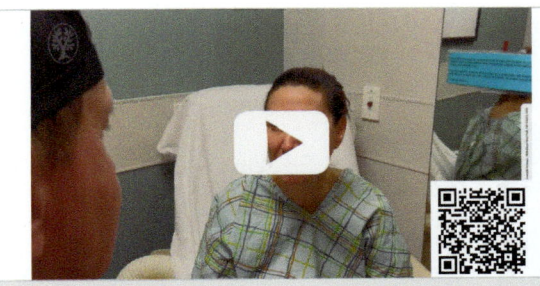

Vídeo 40.1 Rinoplastia de revisão com injeção periapical de Radiesse e aumento do queixo.

de forma anterógrada em uma bolsa ao longo da borda alar (de anterior para posterior) antes do fechamento do nariz ou de forma retrógrada através da excisão da base alar se a remodelação da base alar estiver sendo realizada (▶ Fig. 40.9a, b).[8] Isso pode ser visto no ▶ Vídeo 40.1.

- A remodelagem da base alar com excisão da base alar auxilia ainda mais no controle da válvula nasal externa e do formato da borda alar. Essa etapa tensiona o tecido mole e elimina o excesso de tecido mole, reduzindo o espaço morto e controlando a formação de tecido cicatricial. A necessidade disso é avaliada depois que todas as outras alterações estruturais são feitas no nariz, com a pele refeita, mas antes do fechamento da pele. A remodelagem da base alar é feita antes do fechamento da pele, especialmente na rinoplastia secundária, porque alguma projeção da ponta será perdida no processo, e outras manobras podem ser necessárias para restaurar a projeção da ponta.[9]
- O septo membranoso é acolchoado ao redor do enxerto de extensão septal com suturas de fio crômico 5-0 para eliminar o espaço morto e fixar ainda mais o enxerto.
- Antes de fechar o nariz, os detritos são irrigados com uma seringa de bulbo para removê-los, e a forma e o contorno finais são verificados.
- Embora o ligamento de Pitanguy na linha média provavelmente tenha sido dividido anteriormente e não seja identificável, uma sutura da supraponta com *vicryl* 5-0 é colocada entre o envelope de tecido mole na supraponta e as *crura* laterais, cefálica e posterior aos domos, no ponto desejado de definição da supraponta. Às vezes, são necessárias várias suturas para fechar o espaço morto e estabelecer novamente a relação entre a estrutura dorsal e o tecido mole.
- O fechamento meticuloso é realizado com sutura de náilon 6-0.
- O espaço morto no triângulo de tecido mole deve ser obliterado com enxertos de cartilagem esmagada ou um enxerto de borboleta do lóbulo infravertebral se o lóbulo infravertebral for deficiente. O septo membranoso deve ser acolchoado para estabilizar o enxerto de extensão septal. O Surgicel® impregnado com pomada de mupirocina é colocado atrás dos triângulos de tecido mole para fechar ainda mais o espaço morto nessa região.
- As talas septais são colocadas internamente e uma tala nasal externa é colocada na conclusão do caso (▶ Fig. 40.10).

15 lições aprendidas na rinoplastia de revisão

- Você nunca sabe o que vai encontrar!
- As anotações operatórias anteriores geralmente são inúteis - não baseie seu plano nelas.
- A perda do revestimento e/ou da estrutura deve ser reconhecida e restaurada.
- A pele fina e a pele grossa oferecem desafios muito diferentes.
- A restauração funcional é essencial.
- Esteja preparado para a perda de cartilagem utilizável para suporte.
- As talas internas e externas são necessárias para fechar o espaço morto.
- Camufle os enxertos visíveis.
- Use a abordagem aberta.
- O tecido cicatricial é implacável.
- O suporte estrutural da estrutura é fundamental.
- Nunca deixe a sala de cirurgia até que ela tenha a melhor aparência possível.
- Feche os espaços mortos internos e externos.
- Acompanhe seus pacientes a longo prazo - por mais de 5 anos.
- Ele ficará melhor, mas nunca perfeito!

Fig. 40.10 Rinoplastia de revisão: 15 lições aprendidas.

> **Dica de Especialista**
>
> Lembre-se e use as cinco etapas principais do gerenciamento do espaço morto na rinoplastia de revisão: Hemostasia meticulosa (incluindo o uso de ácido tranexâmico [TXA]), talas sanduíche de borda alar (conforme necessário), talas septais, fechamento de acolchoamento do septo membranoso para e ao redor do enxerto de extensão septal e gerenciamento do triângulo de tecido mole (com enxerto de cartilagem esmagada ou enxerto de borboleta de lóbulo da infraponta e o uso de Surgicel impregnado com mupirocina).[9]

40.6 Cuidados Pós-Operatórios

- Inicialmente, a elevação da cabeceira da cama na primeira semana e compressas frias nos primeiros 3 dias após a cirurgia são usadas para minimizar o inchaço.

- Durante 2 semanas, os pacientes devem evitar fazer coisas que envolvam movimento excessivo dos lábios.
- As talas internas e externas são removidas em 1 semana de pós-operatório.
- As suturas na columela são removidas no sétimo dia de pós-operatório, enquanto as suturas da base alar são removidas de 7 a 10 dias após a cirurgia.
- A aplicação de fita adesiva no nariz, especialmente no dorso e na supraponta, é útil para reduzir o inchaço. Normalmente, em rinoplastias de revisão, isso deve ser feito o máximo possível durante as primeiras 4 a 6 semanas, embora possa ser continuado por um período mais longo, se tolerado pelo paciente.
- As injeções de corticosteroides podem ser muito úteis para minimizar o inchaço e a formação de tecido cicatricial. O Kenalog 10, diluído com uma quantidade igual de lidocaína a 1% (simples), pode ser injetado profundamente no tecido, logo acima da cartilagem, em pequenas alíquotas. As injeções de corticosteroides são normalmente indicadas para pacientes com pele espessa ou formação de tecido cicatricial robusto, assim que isso se torna clinicamente aparente, e devem ser evitadas no caso de tecidos moles finos. As injeções geralmente são iniciadas 10 dias a 4 semanas após a cirurgia e podem ser feitas a cada 4 a 6 semanas até que a resposta clínica desejada seja observada.

40.7 Análises de Casos

40.7.1 Caso 1: Rinoplastia de Revisão com Refinamento Dorsal, Correção da Fraqueza da Borda Alar e Aumento Periapical

Uma mulher de 50 anos apresentou-se para rinoplastia secundária e aumento do queixo (▶ Fig. 40.11).

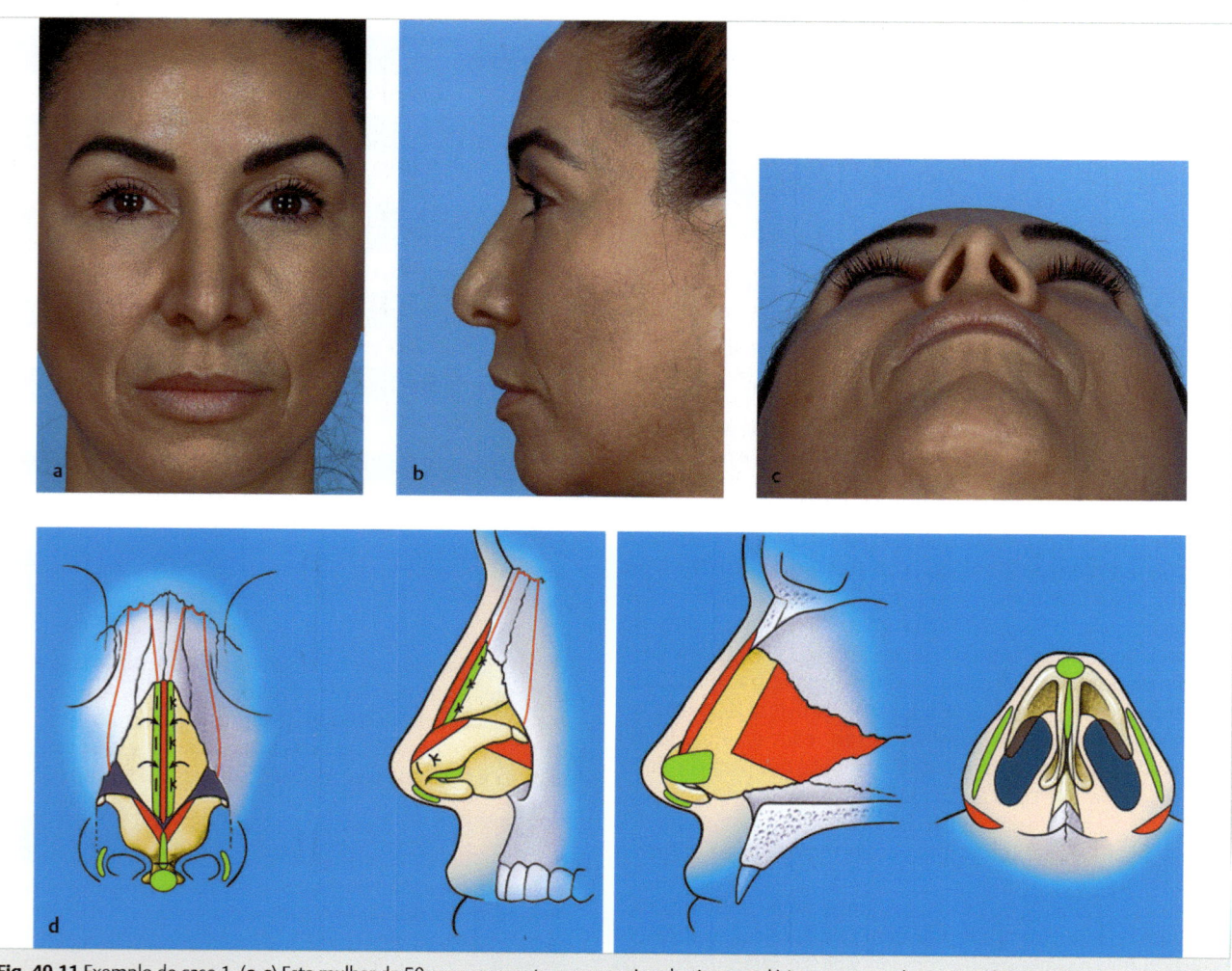

Fig. 40.11 Exemplo de caso 1. (**a-c**) Esta mulher de 50 anos apresentou-se para rinoplastia secundária e aumento do queixo. Ela estava incomodada com suas linhas estéticas dorsais assimétricas e irregulares, ponta caída e plenitude da supraponta, além de problemas respiratórios. Ela também apresentava uma fraqueza significativa na borda alar. Seu queixo era retruído e ela tinha hipoplasia periapical. Os objetivos cirúrgicos incluíram: (1) refinamento e remodelagem da ponta; (2) restauração das linhas estéticas dorsais adequadas; (3) melhora da respiração nasal; (4) aumento do queixo e da região periapical. (**d**) A abordagem cirúrgica incluiu: (1) injeção de Radiesse nas regiões periapicais bilaterais; (2) colocação de um pequeno implante de silicone no queixo por meio de uma incisão submentoniana; (3) abordagem de rinoplastia aberta com remoção do excesso de tecido cicatricial; (4) remodelagem do componente dorsal com retalhos espalhados e suturas de tensão; (5) retirada do septo residual deixando uma haste em L de 14 mm e reconstrução do septo; (6) fratura lateral dos cornetos inferiores; (7) osteotomias medial e lateral para estreitar o dorso; (8) enxerto de extensão septal para aumentar a rotação da ponta; (9) suturas de refinamento da ponta e enxerto de ponta de tecido cicatricial para suavizar a ponta; (10) enxerto de lóbulo infratipal de cartilagem esmagada; (11) sutura de suspensão da supraponta; (12) excisões bilaterais da base alar com enxertos de contorno alar retrógrados estendidos para fortalecer e remodelar a asa; (13) fechamento da pele e fechamento do espaço morto. *(Continua)*

40.8 Conclusão

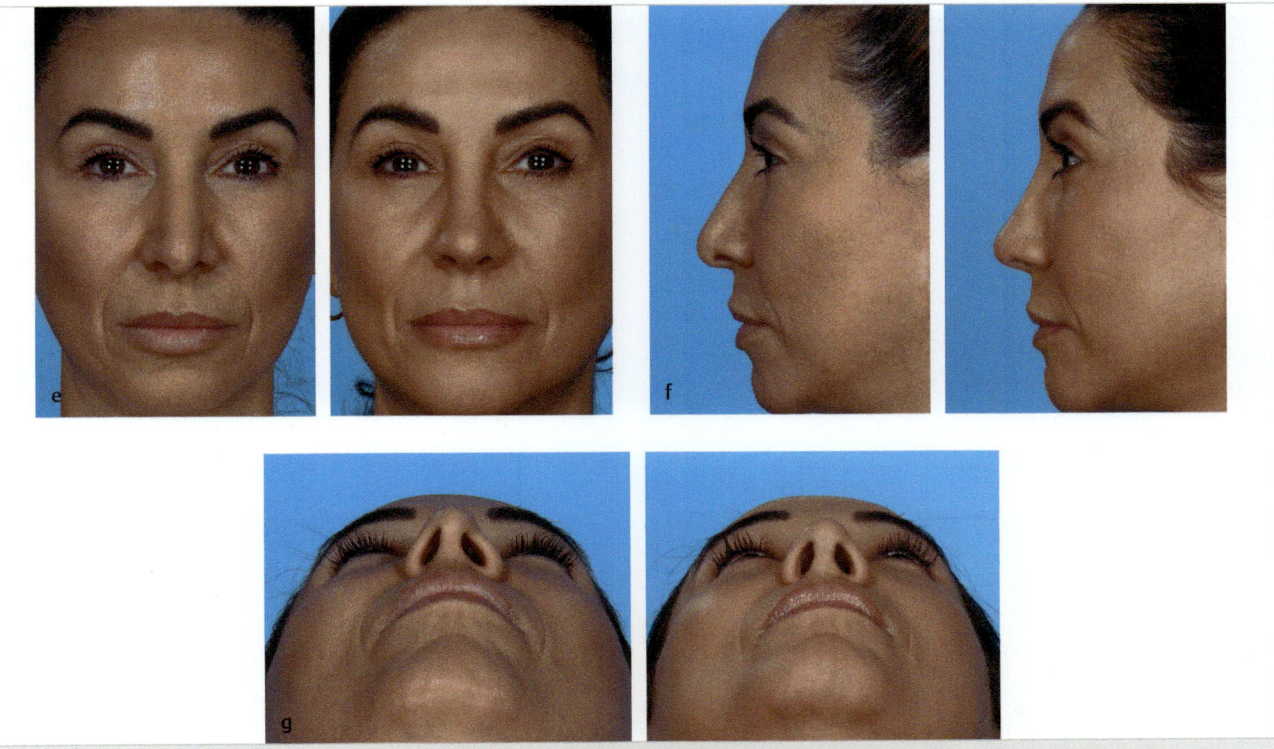

Fig. 40.11 *(Continuação)* **(e-g)** Com 6 meses de pós-operatório, a paciente apresenta um dorso refinado e mais suave, sem uma protuberância. Sua ponta está refinada e a plenitude da supraponta foi resolvida. Sua corcova dorsal está reduzida e as linhas estéticas dorsais estão mais suaves e simétricas. O entalhe e a fraqueza da borda alar foram resolvidos. As áreas periapicais e o queixo demonstram um melhor contorno. A obstrução das vias aéreas nasais foi resolvida.

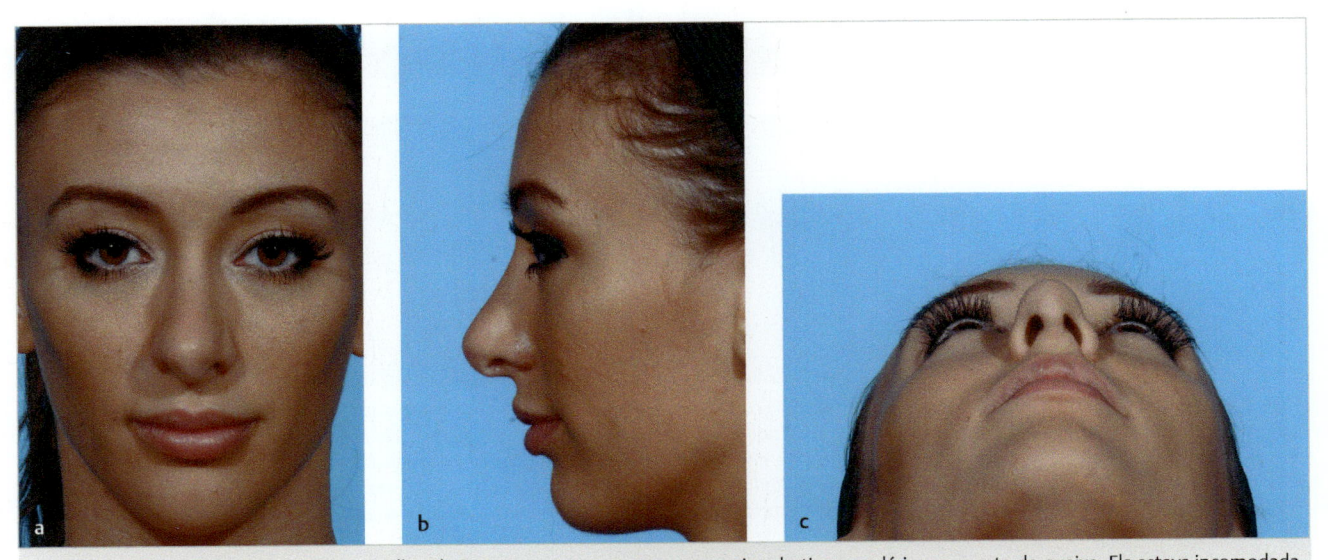

Fig. 40.12 Exemplo de caso 2. **(a-c)** Esta mulher de 21 anos apresentou-se para uma rinoplastia secundária e aumento do queixo. Ela estava incomodada com seu desvio nasal e assimetria. Também estava insatisfeita com o nariz superprojetado, a ponta bulbosa e o excesso de lóbulo infratipal. Ela apresentava retração significativa da borda alar. Ela também apresentava microgênese. Os objetivos cirúrgicos incluíam: (1) Endireitamento do nariz desviado; (2) desprojeção e refinamento da ponta; (3) controle da retração da borda alar; (4) aumento do queixo. *(Continua)*

40.7.2 Caso 2: Rinoplastia de Revisão com Refinamento da Ponta e Aumento do Queixo

Uma mulher de 21 anos apresentou-se para uma rinoplastia secundária e aumento do queixo (▶ Fig. 40.12).

40.8 Conclusão

A rinoplastia secundária é um procedimento desafiador devido às deformidades da operação anterior, à necessidade de restabelecer a estrutura do nariz e à imprevisibilidade inerente da cicatrização da ferida. A abordagem aberta é preferível para a grande maioria dos casos de rinoplastia secundária para a visualização ideal

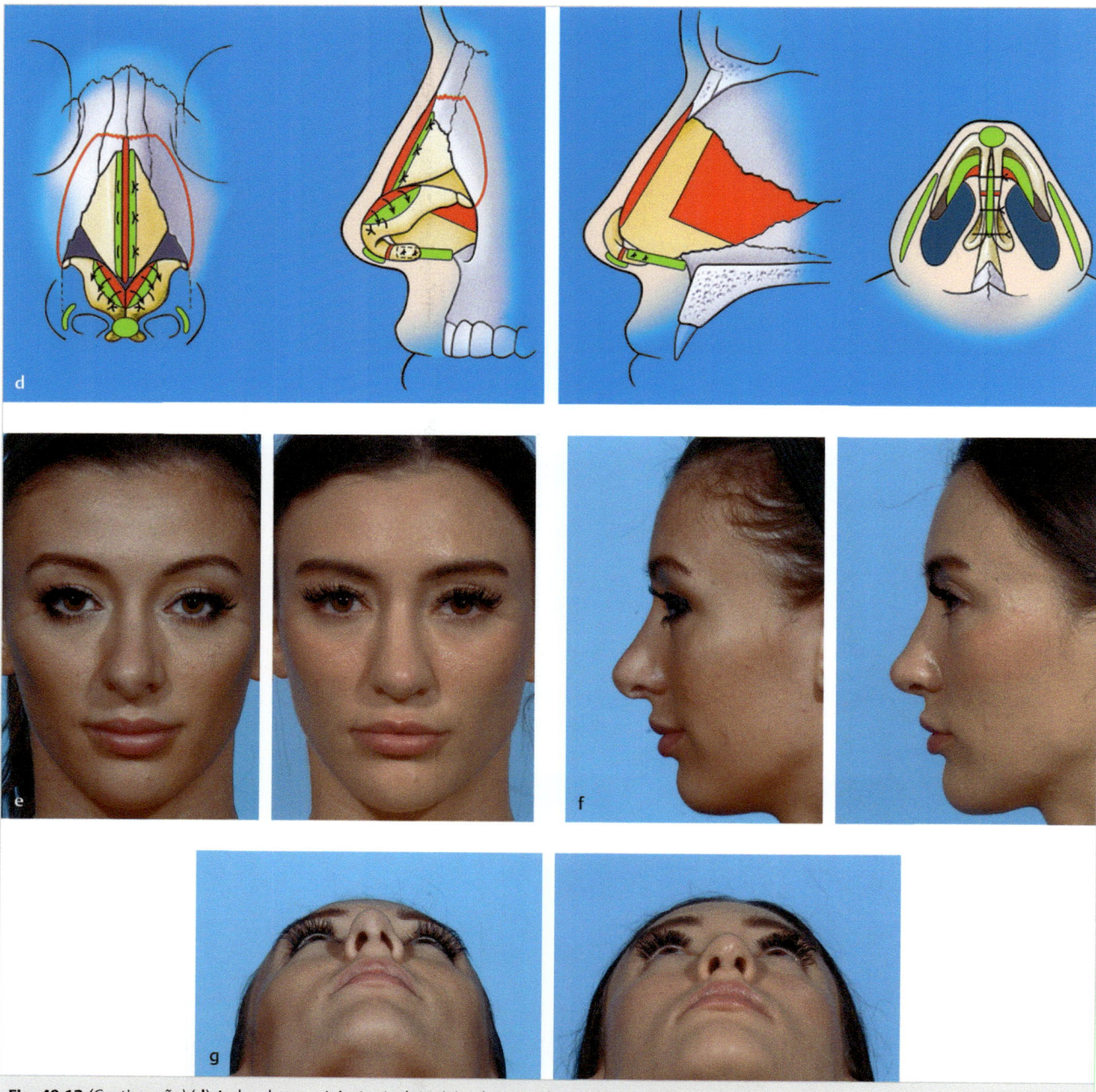

Fig. 40.12 *(Continuação)* (**d**) A abordagem cirúrgica incluiu: (1) colocação de um pequeno implante de silicone no queixo por meio de uma incisão submentoniana; (2) abordagem de rinoplastia aberta com remoção do excesso de tecido cicatricial na região da supraponta; (3) remodelagem dorsal do componente com retalhos espalhados bilateralmente e suturas de tensão; (4) coleta do septo residual deixando uma haste em L de 10 mm, ressecção do excesso de septo caudal e reconstrução do septo; (5) osteotomias laterais para fechar o teto aberto; (6) rotação das *crura* laterais para estreitar e fortalecer a ponta; (7) desprojeção da ponta com sobreposição das *crura* mediais transeccionadas e estabilização em um enxerto de escora columelar; (8) suturas de refinamento da ponta e enxerto de tecido cicatricial no lóbulo da infraponta; (9) enxertos de contorno alar estendido bilateral para fortalecer e remodelar a asa; (10) fechamento da pele e fechamento do espaço morto. (**e-g**) Com 2,5 anos de pós-operatório, a paciente tem um nariz mais reto e um dorso mais refinado. Sua ponta está mais refinada, menos bulbosa e com menos excesso de lóbulo da infraponta. Ela tem um grau adequado de projeção e rotação. A retração da borda alar está melhorada.

da deformidade e restauração controlada da estrutura. O fechamento do espaço morto e o restabelecimento da relação entre o tecido mole e a estrutura estrutural subjacente são uma etapa importante que ajuda a controlar o processo de cicatrização de feridas e a melhorar a consistência. O monitoramento pós-operatório rigoroso e os cuidados destinados a controlar o inchaço e o tecido cicatricial são uma parte essencial do processo de rinoplastia de revisão.

Referências

[1] Hacker S, Pollock J, Gubisch W, Haack S. Differences between primary and revision rhinoplasty: indications, techniques, grafts, and outcomes. Plast Reconstr Surg. 2021; 148(3):532-541
[2] Lee M, Unger JG, Gryskiewicz J, Rohrich RJ. Current clinical practices of the Rhinoplasty Society members. Ann Plast Surg. 2013; 71(5):453-455
[3] Rohrich RJ, Savetsky IL, Avashia YJ. Why primary rhinoplasty fails. Plast Reconstr Surg. 2021; 148(5):1021-1027
[4] Brito ÍM, Avashia Y, Rohrich RJ. Evidence-based nasal analysis for rhinoplasty: the 10-7-5 method. Plast Reconstr Surg Glob Open. 2020; 8(2):e2632
[5] Rohrich RJ, Cho MJ. The role of tranexamic acid in plastic surgery: review and technical considerations. Plast Reconstr Surg. 2018; 141(2):507-515
[6] Rohrich RJ, Savetsky IL, Avashia YJ. The role of the septal extension graft. Plast Reconstr Surg Glob Open. 2020; 8(5):e2710
[7] Rohrich RJ, Afrooz PN. The infratip lobule butterfly graft: balancing the transition from the tip lobule to the alar lobule. Plast Reconstr Surg. 2018; 141 (3):651-654
[8] Savetsky IL, Avashia YJ, Rohrich RJ. The five-step rhinoplasty dead space closure technique. Plast Reconstr Surg. 2022; 149(4):679e-680e
[9] Gunter JP, Rohrich RJ. External approach for secondary rhinoplasty. Plast Reconstr Surg. 1987; 80(2):161-174
[10] Rohrich RJ, Gunter JP, Friedman RM. Nasal tip blood supply: an anatomic study validating the safety of the transcolumellar incision in rhinoplasty. Plast Reconstr Surg. 1995; 95(5):795-799, discussion 800-801
[11] Rohrich R, Muzaffar A, Gunter J. Nasal tip blood supply: confirming the safety of the transcolumellar incision in rhinoplasty. Plast Reconstr Surg. 2000; 106 (7):1640-1641
[12] Unger JG, Roostaeian J, Cheng DH, et al. The open approach in secondary rhinoplasty: choosing an incision regardless of prior placement. Plast Reconstr Surg. 2013; 132(4):780-786
[13] Mohan R, Shanmuga Krishnan RR, Rohrich RJ. Role of fresh frozen cartilage in revision rhinoplasty. Plast Reconstr Surg. 2019; 144(3):614-622
[14] Lehrman CR, Lee MR, Ramanadham S, Rohrich RJ. Digital imaging in secondary rhinoplasty. Plast Reconstr Surg. 2016; 137(6):950e-953e
[15] Milkovich J, Ahmad J. Canadian experience with off-the-shelf, aseptically processed, costal cartilage segment allografts in complex rhinoplasty. Aesthet Surg J Open Forum. 2022; 4:ojac085
[16] Adamson PA, Warner J, Becker D, Romo TJ, III, Toriumi DM. Revision rhinoplasty: panel discussion, controversies, and techniques. Facial Plast Surg Clin North Am. 2014; 22(1):57-96

41 Avanços na Rinoplastia Secundária: Perspectiva Pessoal

Rod J. Rohrich ▪ Luke Grome ▪ Matthew Novak

Resumo

Na rinoplastia secundária, os cirurgiões encontram planos obscurecidos por cicatrizes, enxertos cartilaginosos extra-anatômicos, suporte estrutural ausente e tecidos moles inelásticos. Os cinco princípios para encontrar seu caminho na rinoplastia secundária são apresentados neste capítulo. Ao se referir aos princípios da rinoplastia secundária, os cirurgiões podem encontrar seu caminho em meio à anatomia obscura e proporcionar um nariz funcional, durável e esteticamente agradável.

Palavras-chave: Rinoplastia, revisão, enxerto de extensão septal, ângulo septal anterior, enxertos de cartilagem, enxertos de cartilagem fresca congelada

Pontos Principais

- "Progresso do conhecido para o desconhecido". Ignore as cicatrizes cirúrgicas anteriores ao abrir o nariz e aborde o ângulo septal anterior identificando os planos conhecidos e conectando os pontos.
- "Esclarecer o septo". O ângulo septal anterior é a porta de entrada para o nariz e atua como o principal ponto de referência para o acesso ao dorso, ao septo caudal, ao septo posterior e à ponta nasal. A abordagem do ângulo septal anterior a partir da direção superior é uma necessidade quando ele está envolto por cicatriz.
- "Defina o dorso". A liberação ampla do tecido mole e da cicatriz das cartilagens laterais superiores e da abóboda óssea no plano suprapericondral/supraperiosteal permite a exposição adequada e a preservação da integridade estrutural. A liberação das cartilagens laterais superiores do septo dorsal proporciona uma excelente exposição ao septo posterior para a identificação do bloqueio anatômico da via aérea e a coleta de enxertos. Abra a válvula nasal interna, fortaleça o septo e defina as linhas estéticas dorsais tensionando as cartilagens laterais superiores e reforçando-as com enxertos ou retalhos expansores.
- "Enxerto de extensão septal para formação de ponta". O enxerto de extensão septal fixo-móvel pode ser feito a partir de enxertos de cartilagem de costela fresca congelada. O enxerto de extensão septal fornece uma plataforma forte, porém flexível, para fixar e tensionar as cartilagens laterais inferiores à ponta nasal. O enxerto fresco congelado do doador é uma alternativa comprovada para pacientes com escassez de cartilagem septal.
- "Restos para esculpir a ponta". Os remanescentes de cartilagem autóloga ou cadavérica podem ser usados para moldar a ponta e acentuar os pontos que a definem. Eles podem ser fixados ao enxerto de extensão septal.

41.1 Introdução

A rinoplastia é, sem dúvida, um dos procedimentos tecnicamente mais exigentes e conceitualmente mais difíceis realizados por cirurgiões plásticos. É necessário um conhecimento profundo da interação anatômica entre o suporte estrutural e o envelope de tecido mole do nariz, das vias aéreas e da face média circundante para obter resultados duradouros, funcionais e esteticamente agradáveis. Quando os resultados não correspondem às expectativas do paciente, causam déficits funcionais ou falham com o passar do tempo, os pacientes frequentemente buscam a revisão. Na rinoplastia secundária, os cirurgiões encontram planos obscurecidos por cicatrizes, enxertos cartilaginosos extra-anatômicos, suporte estrutural ausente e tecidos moles inelásticos. Os cinco princípios básicos para encontrar seu caminho na rinoplastia secundária são apresentados neste capítulo:

- Progresso do conhecido para o desconhecido.
- Esclarecer o septo.
- Defina o dorso.
- Enxerto de extensão septal para formação da ponta.
- Restos para esculpir a ponta.

O nariz nebuloso da rinoplastia secundária é um desafio até mesmo para os cirurgiões mais experientes. Ao se referirem aos princípios da rinoplastia secundária, os cirurgiões podem encontrar seu caminho em meio à anatomia obscura e proporcionar um nariz funcional, durável e esteticamente agradável.

41.2 Definição de Rinoplastia Secundária

- A rinoplastia primária, na maioria dos pacientes, é realizada por uma combinação de indicações funcionais e estéticas.
- As deficiências funcionais comumente citadas incluem a dificuldade de respirar e o desvio de septo.
- As principais preocupações estéticas incluem corcunda dorsal, nariz torto ou ponta nasal mal definida.[1]
- Um número significativo de pacientes submetidos à rinoplastia precisará de uma cirurgia secundária para corrigir as sequelas funcionais ou estéticas da rinoplastia primária.[2]
- Mais de 30% dos pacientes submetidos à rinoplastia secundária o fazem por razões estéticas sem déficit funcional, em comparação com 14% dos pacientes submetidos à rinoplastia primária.[1]
- Irregularidades dorsais, deformidade do nariz em sela, nariz curto, columela retraída e entalhe alar estão entre os problemas estéticos mais comuns encontrados na cirurgia secundária.[1]

Dica de Especialista

Um número significativo de pacientes submetidos à rinoplastia precisará de uma cirurgia secundária para corrigir as sequelas funcionais ou estéticas da rinoplastia primária.

41.3 Por que a Rinoplastia Primária Falha[3]

- **Má seleção de pacientes**: O paciente ideal deve ser racional e ter expectativas razoáveis. Os cirurgiões devem evitar operar pacientes cuja preocupação física exceda em muito a gravidade da deformidade. Evite operar pacientes irritados ou infelizes.

- **Expectativas incongruentes**: O paciente e o cirurgião devem ter o mesmo entendimento do que pode e do que não pode ser alcançado. O estabelecimento de expectativas permite que o paciente saiba o que esperar no pós-operatório e evite surpresas indesejadas ou decepções.
- **Análise cirúrgica pré-operatória inadequada**: A importância da análise pré-operatória pelo método 10-7-5[4] não pode ser exagerada. Além dessa análise, deve-se obter um histórico de qualquer trauma nasal anterior ou operações nasais/sinusais. O exame nasal deve incluir a avaliação do septo, dos cornetos nasais e das válvulas nasais internas e externas.
- **Criação de um problema funcional**: o controle inadequado do dorso nasal pode levar ao colapso da válvula nasal interna, bloqueando a passagem de ar. O colapso abóboda média devido ao suporte inadequado resulta em uma deformidade em V invertido esteticamente desagradável. O comprometimento da válvula nasal externa é frequentemente visto como uma sequela tardia da falha na obliteração do espaço morto da abóbada inferior ou de enxertos alares mal posicionados.
- **Cicatrização de feridas**: O descolamento do tecido mole da estrutura subjacente na abordagem aberta da rinoplastia resulta na criação de espaço morto e na contração imprevisível do tecido mole. A atenção meticulosa aos detalhes com dissecção limitada, hemostasia e uso de ácido tranexâmico ajuda na cicatrização da ferida.[5]
- **Falta de suporte estrutural**: A contração do tecido mole é exacerbada pela falta de suporte estrutural, especialmente na abóbada inferior. O uso de um enxerto de extensão septal permite a manutenção da projeção e da rotação, apesar das forças deformadoras da contração do tecido mole.[6] Os enxertos de contorno alar podem ser usados para evitar a retração do entalhe alar, o colapso e a assimetria.
- **Fechamento inadequado do espaço morto**: A prevenção do acúmulo de fluido no plano de dissecção entre o envelope da pele e a estrutura é fundamental para minimizar a contração do tecido mole ao longo do tempo. Isso pode ser feito por meio de uma abordagem em cinco etapas:
  - *Enxerto de borboleta no lóbulo infravertebral*[7,8]: É um enxerto de ponta cartilaginosa maleável em forma de diamante, formado a partir de uma ressecção cefálica usada para obliterar o espaço superior aos triângulos de tecido mole.
  - *Sutura de extensão da suraponta*: Essa sutura elimina a memória do tecido mole e enfatiza a quebra da suraponta.
  - Fechamento do septo membranoso: é realizado com suturas de colchão horizontais em uma técnica de passagem, evitando o acúmulo de fluido, apoiando o enxerto de extensão do septo e resistindo às forças de deformação da memória do tecido mole.
  - *Talas externas e internas*: Os *splints* internos de Doyle são aplicados ao longo do septo para evitar ainda mais o acúmulo de fluido. As talas de Denver externas ajudam a adaptar a pele e o tecido mole à estrutura osteocartilaginosa subjacente e a obliterar o espaço morto.
  - *Empacotamento do triângulo mole*: O triângulo de tecido mole carece de suporte rígido e o fechamento da sutura frequentemente leva ao entalhe alar. Isso pode ser evitado permitindo o fechamento da pequena ferida por segunda intenção e o tratamento inicial com o tampão Surgicel (Ethicon, Inc., Somerville, NJ) impregnado com mupirocina.[8]

> **Dica de Especialista**
>
> A rinoplastia primária falha devido à má seleção do paciente, expectativas incongruentes, análise cirúrgica pré-operatória inadequada, criação de um problema funcional, má cicatrização da ferida, falta de suporte estrutural e fechamento inadequado do espaço morto.

41.4 Abordagem Aberta *Versus* Fechada para Rinoplastia Secundária

- O manejo da rinoplastia secundária complexa não pode ser tratado adequadamente por meio da abordagem fechada.
- Historicamente, pequenos enxertos eram colocados em bolsões apertados para resolver irregularidades de contorno. Isso não resolve o problema subjacente.
- O principal problema na rinoplastia secundária é a cicatrização do tecido subcutâneo, resultando na distorção da estrutura cartilaginosa, que frequentemente tem estruturas anatômicas deslocadas ou foi ressecada em excesso ou de menos.[9]
- A principal vantagem da abordagem aberta é a visualização direta, que permite ao cirurgião dissecar a estrutura cartilaginosa e estabilizá-la no local anatômico correto.
- Se for necessário enxertar, o enxerto pode ser moldado e fixado com precisão.
- O posicionamento ideal da cicatriz transcolumelar pode ser diferente do da rinoplastia primária.
- Foi demonstrado anteriormente em estudos com cadáveres que a ponta nasal recebe uma arcada de fluxo sanguíneo da artéria labial superior por meio da artéria columelar e das artérias nasais laterais por meio das artérias angulares.[10,11]
- É prática do autor sênior ignorar o posicionamento de incisões anteriores e colocar a incisão no local ideal tanto para a exposição anatômica quanto para a aparência camuflada.[12] Foi demonstrado anteriormente que isso não piora as complicações de cicatrização de feridas nem piora ainda mais uma cicatriz primária mal posicionada ou mal cicatrizada.[12]

> **Dica de Especialista**
>
> O manejo da rinoplastia secundária complexa deve, idealmente, ser feito por meio de uma abordagem aberta.

41.5 Locais Doadores de Cartilagem

- A cartilagem septal é ideal para enxertos de cartilagem em rinoplastia devido à sua natureza fibroelástica e abundante. Assim, muitas vezes ela não está disponível ou está disponível em quantidade limitada em uma rinoplastia secundária.[13]
- A ressecção excessiva com dimensões inadequadas da estrutura em L deixa os pacientes submetidos à cirurgia secundária com uma estrutura cartilaginosa diminuta e reservas cartilaginosas esgotadas. Qualquer combinação desses problemas aumenta o desafio da cirurgia secundária.[14]
- Os locais doadores alternativos incluem a concha da orelha, que geralmente não fornece cartilagem suficiente e é tipicamente curva e quebradiça, o que a torna inadequada para a reconstrução da válvula nasal interna ou das linhas estéticas dorsais.

- A costela é um local alternativo de doação. Entretanto, ela está associada a muitas desvantagens potenciais, incluindo tempo e custo cirúrgicos prolongados, dor pós-operatória, cicatrizes em um local cirúrgico adicional e pneumotórax.[7]
- Um enxerto de cartilagem ideal deve ser barato e estar prontamente disponível sem nenhuma morbidade no local doador. Ele não deve ser complicado por reabsorção, infecção ou deformação.[14]
- A preferência do autor sênior é usar cartilagem de costela fresca congelada de doador. A Musculoskeletal Transplant Foundation (Edison, NJ) forneceu uma opção de prateleira para cartilagem extra-anatômica que foi esterilizada.
- A maior dificuldade dos enxertos de cartilagem de costela de doadores frescos congelados e não irradiados é que eles precisam ser armazenados e transportados a temperaturas entre -40° e -80 °C. A cartilagem é enviada em um contêiner especial com gelo seco para manter essa temperatura, o que aumenta o custo de transporte do material. O custo do armazenamento também é mais alto porque é necessário um *freezer* não comercial para manter essa temperatura.[14,15]
- Em nossa experiência, descobrimos que os aloenxertos com uma tonalidade mais amarelada são mais espessos e mais rígidos.
- Esses enxertos são mais adequados para situações que exigem mais suporte no nariz, como aumento dorsal e enxertos de extensão septal.
- Por outro lado, os aloenxertos claros são mais finos e mais flexíveis e têm maior probabilidade de se deformar. Esses aloenxertos são mais adequados para áreas do nariz que exigem enxertos mais macios que proporcionam contorno, como a remodelação da ponta.
- A cartilagem de costela fresca congelada de doador tem um perfil de complicações baixo, com uma taxa de infecção inferior a 2%. Além disso, o autor sênior não teve nenhum caso de deformação ou reabsorção quando a cor e a qualidade do enxerto foram avaliadas e usadas conforme sugerido anteriormente.

> **Dica de Especialista**
>
> Com a escassez de cartilagem na rinoplastia secundária, a cartilagem da costela, seja autóloga ou um aloenxerto fresco congelado, é excelente para a restauração do suporte estrutural.

41.6 Seleção de Pacientes

- O paciente que entende que os resultados cirúrgicos podem ser parcialmente baseados na natureza e no processo de cura, e que dá crédito ao médico anterior por ter feito o melhor que podia, normalmente pode seguir em frente de forma otimista.
- Por outro lado, os pacientes que são muito negativos em relação ao seu médico anterior e expressam isso em uma consulta de revisão devem ser considerados com cautela para a cirurgia, pois é provável que eles mudem seus sentimentos negativos para o novo cirurgião se houver um resultado de revisão abaixo do ideal.[16]
- O desafio é ajudar os pacientes a entender as expectativas realistas da cirurgia e capacitá-los a ficarem felizes após uma cirurgia bem-sucedida.
- Para obter sucesso, é importante que o paciente e o cirurgião cheguem a um entendimento realista do que pode e do que não pode ser realizado. A comunicação verbal complementada por imagens computadorizadas ajuda o cirurgião e o paciente a chegarem a uma meta cirúrgica compartilhada.

41.7 Estudos de Imagem Pré-Operatórios

- Os pacientes submetidos à rinoplastia secundária já tiveram um resultado abaixo do ideal. Eles geralmente têm mais certeza de seus objetivos cirúrgicos. Portanto, a comunicação entre o cirurgião e o paciente é de suma importância para delinear claramente o problema em questão.
- Além disso, é fundamental abandonar qualquer desejo do paciente que não possa ser alcançado.
- É por essas razões que os pacientes submetidos à rinoplastia secundária se beneficiam do uso de imagens de *software* durante a consulta.[14]
- Os exames de imagem pré-operatórios devem ser utilizados como uma ferramenta de ensino e para facilitar o diálogo. Ela não deve ser usada para fornecer um resultado esperado. As áreas mais difíceis de prever com sucesso são a ponta e o dorso. Isso pode ser devido à espessura variada da pele sobrejacente do dorso, ressecções parciais anteriores das cartilagens laterais inferiores, enxerto de ponta, falta de cartilagem septal para enxertos e distorção causada por tecido cicatricial.[14]

41.8 Histórico e Exame Físico

- Um histórico detalhado e um exame físico devem ser realizados na consulta inicial.
- Deve-se fazer todo o possível para obter a nota operatória anterior. Entretanto, mesmo quando obtidos, os ditados devem ser considerados com cautela, pois esses relatórios são notoriamente vagos e frequentemente incompletos.
- As principais considerações são o que o paciente está referindo como queixa principal, bem como os locais de coleta da cartilagem.
- Uma abordagem sistemática para a avaliação da anatomia nasal e sua relação com as estruturas faciais circundantes foi descrita anteriormente pelo autor principal usando o método 10-7-5.[4]
- Para a rinoplastia secundária, o uso desse método sistemático é ainda mais importante, pois uma causa comum de fracasso da rinoplastia primária é a avaliação inadequada. Não há desculpa para a falta de preparo.

41.9 Técnica Operatória para Rinoplastia Secundária

- As fotografias pré-operatórias são exibidas na sala de cirurgia com vistas frontal, lateral e basal.
- O plano subcutâneo é infiltrado com uma mistura de lidocaína e epinefrina.
- A columela é aberta com uma incisão em degraus localizada na posição ideal, e as incisões anteriores são ignoradas.
- A dissecção afiada é empregada para elevar o tecido mole para longe do curativo medial da cartilagem lateral inferior, com um esforço consciente para permanecer profundo, logo acima do nível do pericôndrio.

- A dissecção é realizada superiormente à ponta. Lateralmente, é utilizada uma incisão infracartilaginosa. Novamente, é feito um esforço consciente para permanecer na cartilagem.
- Prossiga do conhecido para o desconhecido dentro do tecido cicatricial e faça a evertente do triângulo de tecido mole.
- Exponha os restos da ponta, mantenha a profundidade e a linha média.
- Encontre o ângulo septal anterior, se possível, pois esse será seu localizador de caminho. Ele pode ser mais profundo do que o esperado.
- Utilizando uma tesoura afiada, exponha o dorso mantendo-se profundo, na cartilagem e na linha média, até chegar à área da quilha.
- Use um elevador Joseph para dissecar o subperiósteo nos ossos nasais até o rádio e depois lateralmente.
- Agora que você está orientado, continue a expor o ângulo septal anterior e, por fim, o septo caudal. Faça isso dissecando caudalmente o ângulo septal anterior até que seja possível identificar uma área aberta e sem cicatrizes em um lado do septo.
- Crie retalhos septais mucopericondriais incisando primeiro um lado do septo com uma lâmina nº 15 e, em seguida, usando um elevador Cottle para acessar o plano subpericondral. Repita esse procedimento no lado oposto.
- Dissecar no plano avascular, primeiro superior e depois posterior. Varra o *cottle* inferior e anteriormente. Identifique o septo remanescente. Se o septo não tiver sido endireitado, solte-o da crista maxilar e prenda-o anteriormente à espinha nasal anterior. A chave para um nariz reto é um septo reto.
- Se for necessário um enxerto de cartilagem, pode-se considerar a retirada do septo remanescente. No entanto, certifique-se de deixar uma estrutura em L com um mínimo de 15 mm de espessura. Use cartilagem de costela fresca congelada do doador, se necessário.
- São realizadas osteotomias percutâneas mediais e/ou laterais para endireitar e estreitar a abóbada superior.
- Restaure as linhas estéticas dorsais com enxertos, retalhos ou suturas de tensão da cartilagem lateral superior. Todas as irregularidades dorsais devem ser tratadas antes de avançar além dessa etapa. Em pacientes com irregularidade dorsal persistente ou pele atrófica, ocasionalmente é realizado um *onlay* dorsal com matriz dérmica acelular.
- A ponta é então tratada moldando-se os remanescentes da cartilagem lateral inferior. Um enxerto de extensão septal é sempre usado pelo autor primário para ajudar a apoiar a ponta e, ao mesmo tempo, criar uma construção fixa, porém flexível. Utilize o tecido cicatricial aqui a seu favor, bem como enxertos autólogos, conforme necessário.

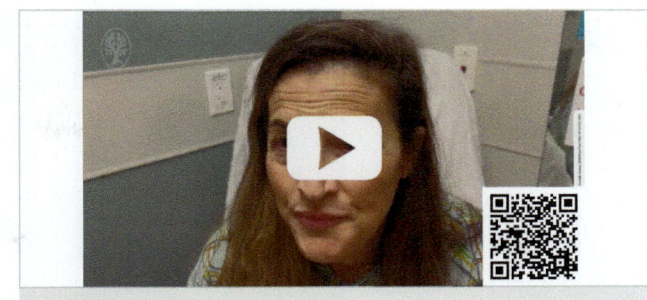

Vídeo 41.1 Rinoplastia secundária.

- Trate o contorno alar e as bases alares com enxertos de contorno alar, pois eles evitam a retração do tecido mole e o entalhe alar.
- A relação alar-columelar é então tratada com um enxerto de suporte columelar ou ressecção de tecido cicatricial para evitar uma columela retraída ou pendente.
- Feche todo o espaço morto com um enxerto de borboleta intratipal, sutura de extensão da supraponta e acolchoamento com fio *chromic* 5-0 dos retalhos septais mucopericondriais.
- O fechamento da incisão transcolumelar é realizado com suturas de náilon 6-0.
- O fechamento das incisões infracartilaginosas é realizado com suturas de fio *chromic* 5-0.
- As incisões do triângulo de tecidos moles são deixadas abertas e, em vez disso, são preenchidas com o tampão Surgicel (Ethicon, Inc., Somerville, NJ) impregnado com mupirocina.
- Em seguida, são aplicadas talas nasais externas e internas.

41.10 Análise de Caso

A análise de caso incluída e o ▶ Vídeo 41.1 demonstram os métodos do autor descritos neste capítulo aplicados a um caso de rinoplastia secundária (▶ Fig. 41.1a-i).

41.11 Conclusão

A rinoplastia secundária é uma das operações mais difíceis realizadas por cirurgiões plásticos. É imprescindível ter uma compreensão completa da anatomia e das alterações pós-operatórias esperadas. Entretanto, de igual importância é o emprego de uma abordagem sistemática para a correção cirúrgica. Seguir os cinco princípios detalhados neste capítulo guiará o cirurgião na obtenção de resultados ideais de rinoplastia secundária.

Avanços na Rinoplastia Secundária: Perspectiva Pessoal

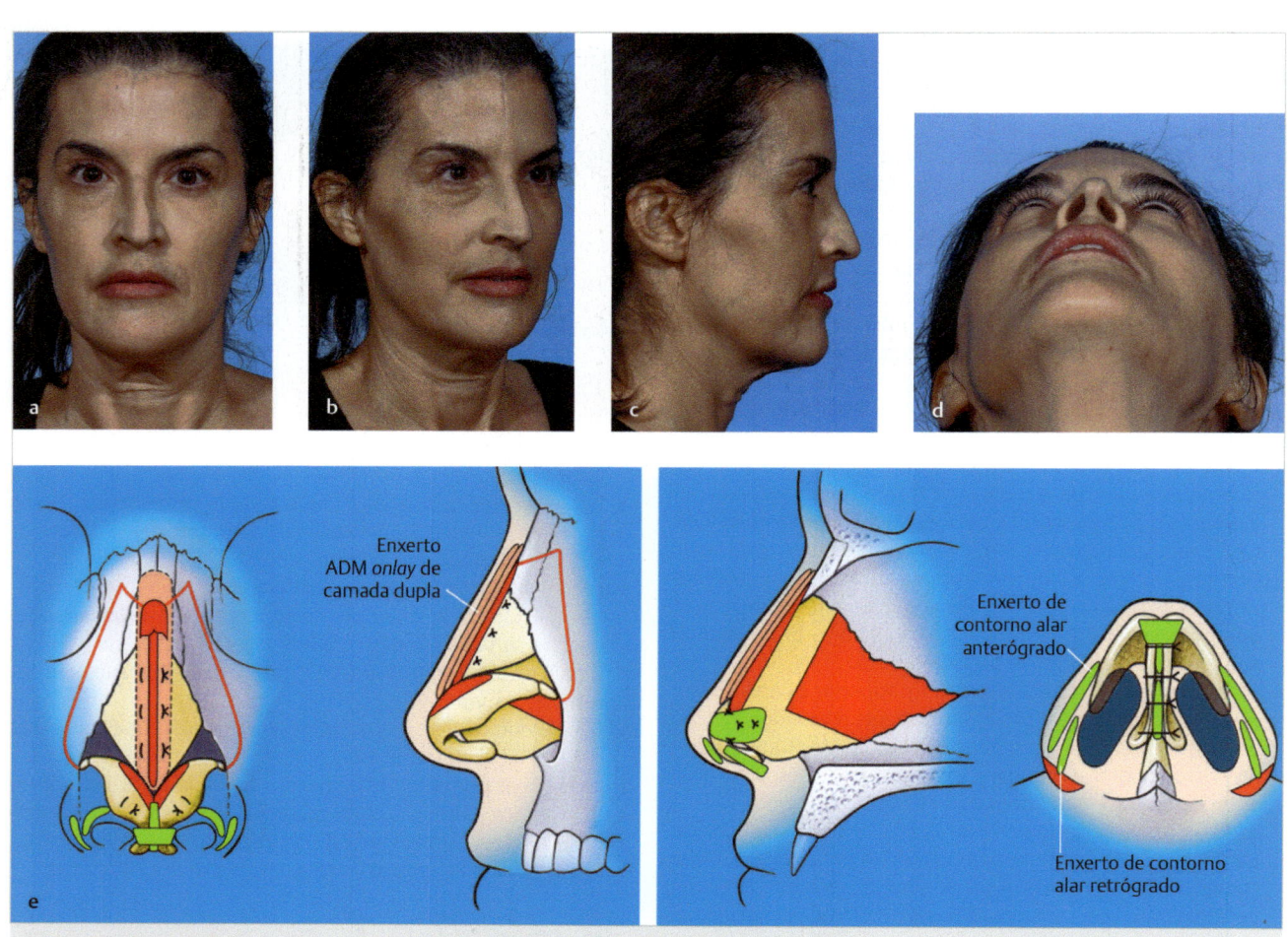

Fig. 41.1 (a-i) Esta paciente de 56 anos de idade havia se submetido a uma rinoplastia aproximadamente 20 anos antes. Ela não estava satisfeita com o desvio do nariz, a corcova dorsal e a ponta caída. A abordagem cirúrgica incluiu: (1) Rinoplastia secundária aberta; (2) redução dorsal do componente; (3) reconstrução do septo; (4) osteotomias medial/lateral; (5) enxerto de extensão septal; (6) enxerto de suporte columelar; (7) suturas transdomal, interdomal e intercrural; (8) enxerto de lóbulo da infraponta; (9) enxertos de contorno alar anterógrado e retrógrado; (10) sobreposição dorsal de matriz dérmica acelular de camada dupla; (11) cirurgia de base alar. Análise do resultado: Aos 9 meses de pós-operatório, o paciente demonstra linhas estéticas dorsais endireitadas, ponta refinada, melhora do lóbulo da infraponta, melhora do entalhe alar e uma base alar mais estreita. Na vista lateral, a convexidade dorsal é corrigida, a ponta é projetada e girada adequadamente e o entalhe alar é melhorado. Finalmente, na vista basal, o nariz é adequadamente projetado e endireitado com uma ponta nasal refinada. *(Continua)*

Fig. 41.1 (*Continuação*) (**f-i**)

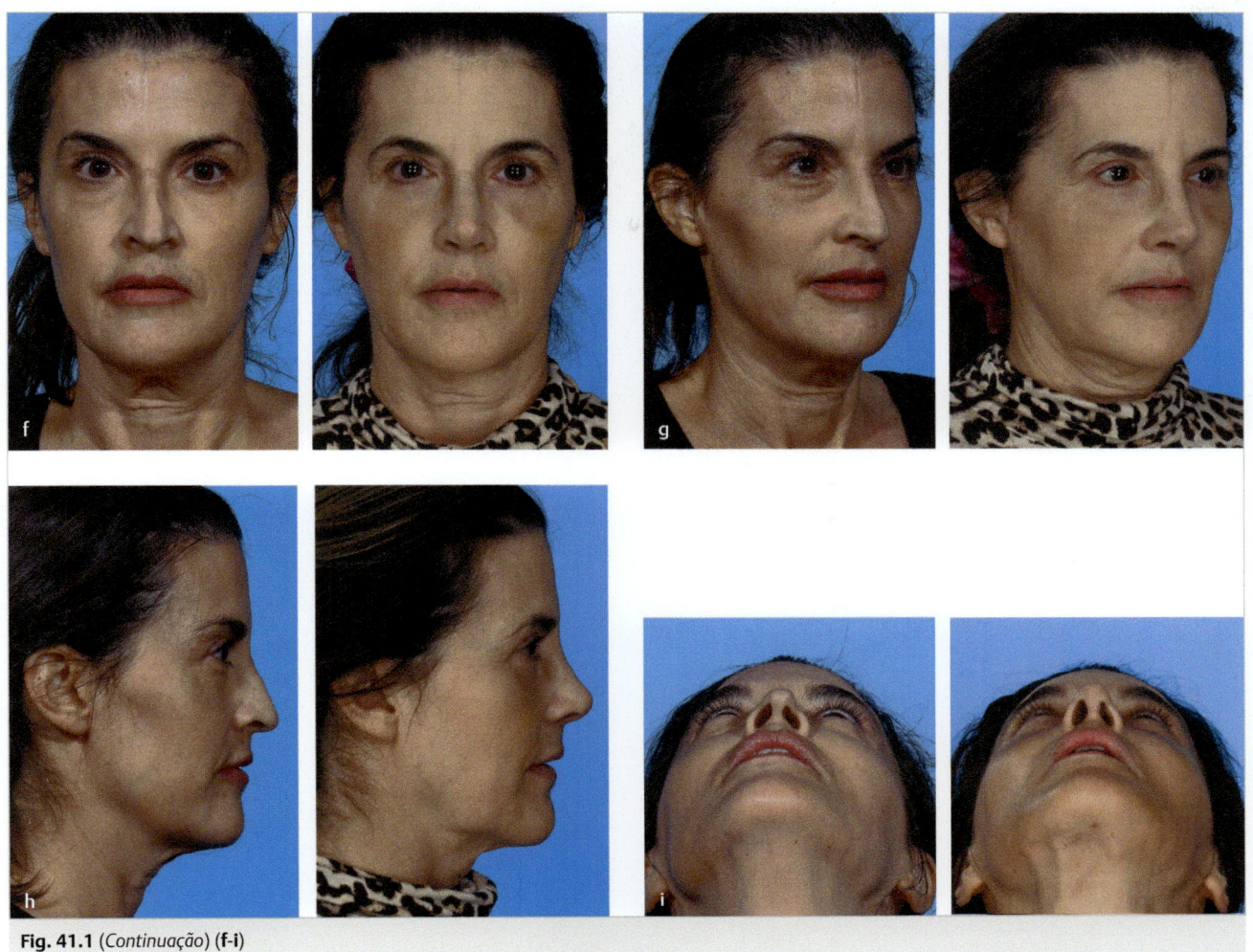

Referências

[1] Hacker S, Pollock J, Gubisch W, Haack S. Differences between primary and revision rhinoplasty: indications, techniques, grafts, and outcomes. Plast Reconstr Surg. 2021; 148(3):532-541

[2] Lee M, Unger JG, Gryskiewicz J, Rohrich RJ. Current clinical practices of the Rhinoplasty Society members. Ann Plast Surg. 2013; 71(5):453-455

[3] Rohrich RJ, Savetsky IL, Avashia YJ. Why primary rhinoplasty fails. Plast Reconstr Surg. 2021; 148(5):1021-1027

[4] Brito ÍM, Avashia Y, Rohrich RJ. Evidence-based nasal analysis for rhinoplasty: the 10-7-5 method. Plast Reconstr Surg Glob Open. 2020; 8(2):e2632

[5] Rohrich RJ, Cho MJ. The role of tranexamic acid in plastic surgery: review and technical considerations. Plast Reconstr Surg. 2018; 141(2):507-515

[6] Rohrich RJ, Savetsky IL, Avashia YJ. The role of the septal extension graft. Plast Reconstr Surg Glob Open. 2020; 8(5):e2710

[7] Rohrich RJ, Afrooz PN. The infratip lobule butterfly graft: balancing the transition from the tip lobule to the alar lobule. Plast Reconstr Surg. 2018; 141 (3):651-654

[8] Savetsky IL, Avashia YJ, Rohrich RJ. The five-step rhinoplasty dead space closure technique. Plast Reconstr Surg. 2022; 149(4):679e-680e

[9] Gunter JP, Rohrich RJ. External approach for secondary rhinoplasty. Plast Reconstr Surg. 1987; 80(2):161-174

[10] Rohrich RJ, Gunter JP, Friedman RM. Nasal tip blood supply: an anatomic study validating the safety of the transcolumellar incision in rhinoplasty. Plast Reconstr Surg. 1995; 95(5):795-799, discussion 800-801

[11] Rohrich R, Muzaffar A, Gunter J. Nasal tip blood supply: confirming the safety of the transcolumellar incision in rhinoplasty. Plast Reconstr Surg. 2000; 106 (7):1640-1641

[12] Unger JG, Roostaeian J, Cheng DH, et al. The open approach in secondary rhinoplasty: choosing an incision regardless of prior placement. Plast Reconstr Surg. 2013; 132(4):780-786

[13] Mohan R, Shanmuga Krishnan RR, Rohrich RJ. Role of fresh frozen cartilage in revision rhinoplasty. Plast Reconstr Surg. 2019; 144(3):614-622

[14] Lehrman CR, Lee MR, Ramanadham S, Rohrich RJ. Digital imaging in secondary rhinoplasty. Plast Reconstr Surg. 2016; 137(6):950e-953e

[15] Milkovich J, Ahmad J. Canadian experience with off-the-shelf, aseptically processed, costal cartilage segment allografts in complex rhinoplasty. Aesthet Surg J Open Forum. 2022; 4:ojac085

[16] Adamson PA, Warner J, Becker D, Romo TJ, III, Toriumi DM. Revision rhinoplasty: panel discussion, controversies, and techniques. Facial Plast Surg Clin North Am. 2014; 22(1):57-96

42 Papel da Costela Fresca Congelada na Rinoplastia Secundária

Rod J. Rohrich, Nishant Ganesh Kumar, Roger W. Cason e Brendan Alleyne

Resumo

A rinoplastia secundária geralmente requer quantidades suficientes de cartilagem para corrigir a estrutura osteocartilaginosa. As opções de doadores de cartilagem incluem autoenxertos e aloenxertos. O padrão-ouro para modificações no quadro estrutural nasal é a cartilagem septal. No entanto, em muitos casos de rinoplastia secundária, não há cartilagem septal adequada para fazer as alterações necessárias. Uma fonte frequentemente usada de cartilagem autóloga é a cartilagem da costela. Embora quantidades suficientes de cartilagem possam ser colhidas com esse método, ele aumenta o tempo cirúrgico, causa morbidade no local doador e pode estar associado a cicatrizes hipertróficas, dor e pneumotórax. A cartilagem de aloenxerto inclui costela irradiada ou costela fresca congelada. A costela irradiada está associada a altas taxas de reabsorção e deformação que podem distorcer os resultados de rinoplastias secundárias. Uma alternativa mais nova de aloenxerto é a cartilagem de costela fresca congelada do doador. Elas são processadas usando técnicas assépticas exclusivas e evitam as limitações da costela autóloga e da costela irradiada, ao mesmo tempo em que oferecem uma opção robusta para alterações estruturais em rinoplastias secundárias. Este capítulo descreve o uso da costela fresca congelada como uma opção confiável na rinoplastia secundária.

Palavras-chave: Costela fresca congelada, rinoplastia de revisão, aloenxerto, autoenxerto, cadavérico, deformação, reabsorção, rinoplastia, estrutura osteocartilaginosa, cartilagem

Pontos Principais

- A rinoplastia secundária geralmente requer mudanças na estrutura do nariz para atender às preocupações do paciente. Para atingir esse objetivo com sucesso, são necessárias quantidades adequadas de cartilagem.
- A cartilagem ideal para a rinoplastia é maleável, durável, resistente a deformações, estável com baixas taxas de reabsorção e minimiza as complicações do local doador, como cicatrizes, tempo cirúrgico adicional e pneumotórax.
- Os autoenxertos incluem cartilagem septal, cartilagem auricular e costela autóloga. Entretanto, eles podem ser limitados pela falta de quantidades suficientes de cartilagem, integridade inadequada para revisões estruturais e complicações no local doador, como cicatrizes hipertróficas, dor prolongada e pneumotórax.
- Os aloenxertos incluem costela irradiada e costela fresca congelada. A costela irradiada é propensa a complicações, incluindo deformação e altas taxas de reabsorção, afetando a durabilidade dos resultados em longo prazo.
- A costela fresca congelada é uma fonte confiável de cartilagem obtida de doadores que utilizam critérios de triagem rigorosos e técnicas assépticas de alta qualidade. Ela evita as limitações da costela autóloga e da costela irradiada, além de fornecer uma fonte de cartilagem maleável com boa integridade estrutural para rinoplastia secundária e baixas taxas de reabsorção e deformação.

42.1 Introdução

Alcançar com sucesso os objetivos do paciente na rinoplastia secundária é um esforço cirúrgico desafiador. O cirurgião precisa abordar e corrigir os fatores deformantes sistematicamente, incluindo o tecido cicatricial, o envelope de tecido mole alterado e, o mais importante, as manipulações iatrogênicas da estrutura osteocartilaginosa.[1,2] Superar a carga de tecido cicatricial e as alterações do tecido mole requer um planejamento cuidadoso das incisões cirúrgicas, liberação da cicatriz de amarração e dissecção meticulosa para criar planos cirúrgicos que evitem danos não intencionais à cartilagem e ao osso subjacentes. A abordagem das alterações na estrutura osteocartilaginosa na rinoplastia secundária é mais sutil e geralmente requer o uso de enxertos de cartilagem para apoiar a estrutura nasal. Por exemplo, isso pode incluir o uso de enxertos de extensão septal para suporte adequado da ponta e a necessidade de reconstruir o suporte dorsal em casos de colapso dorsal. Portanto, são necessárias quantidades suficientes de cartilagem para reconstruir o quadro estrutural e fornecer resistência suficiente à construção para neutralizar as forças dinâmicas do tecido mole sobreposto.[2]

Dica de Especialista

O enxerto de cartilagem ideal deve fornecer um forte suporte estrutural, ter estabilidade de longo prazo com o mínimo de deformação ou reabsorção, ser fácil de moldar e manipular, adicionar um tempo mínimo à operação e ter um perfil baixo de complicações no local doador.

42.2 Enxertos de Cartilagem

- O uso do septo para enxertos de cartilagem na rinoplastia secundária pode ser limitado, especialmente em casos terciários e quaternários, em que a cartilagem septal pode já ter se esgotado com o uso anterior. No entanto, os locais doadores de cartilagem podem incluir autoenxertos ou aloenxertos.[3]
- Os autoenxertos incluem cartilagem septal, cartilagem auricular e costela autóloga.
- Os aloenxertos incluem costelas irradiadas e costelas frescas congeladas.
- As características de várias fontes de cartilagem estão resumidas na ▶ Tabela 42.1.
- O uso de autoenxertos precisa ser ponderado em relação à morbidade associada ao local doador. Quando disponível, a cartilagem septal é obviamente preferida. Entretanto, mesmo na rinoplastia primária, o cirurgião deve estar preparado para utilizar outra fonte de cartilagem, se necessário. Isso pode ser particularmente verdadeiro em pacientes com cartilagem septal fraca ou significativamente desviada, bem como naqueles com cartilagem septal insuficiente, o que pode ser observado em narizes étnicos com dorso baixo.
  - A cartilagem septal é fácil de moldar, resistente à deformação e oferece um bom suporte estrutural. Muitas vezes, há muito pouco disponível para uso em casos secundários e é necessária uma cartilagem adicional.[2]

Tabela 42.1 Características dos autoenxertos e aloenxertos de cartilagem[a]

	Cartilagem septal	Cartilagem da orelha	Costela autóloga	Costela irradiada	Costela fresca congelada
Modelagem/Carving	+ +	–	++	++	++
Quantidade	+ +	+	+ ++	+ ++	+ ++
Integridade estrutural	+ +	–	+++	++	+++
Morbidade do doador	–	+	+ +	N/A	N/A
Deformação	–	+	++	+++	++
Tempo operacional adicionado	–	+	+ +	N/A	N/A

Observação:[a] " + " indica característica crescente e "-" indica característica decrescente. N/A indica não aplicável. Adaptado de manuscritos publicados anteriormente.[1,2]

- Os enxertos de cartilagem da orelha geralmente são inadequados para fornecer suporte estrutural robusto e funcional em casos secundários. Como a cartilagem da orelha é curva e maleável, ela é uma opção para enxertos de ponta. A desvantagem de usar a cartilagem da orelha é a necessidade de uma incisão cirúrgica adicional e a possibilidade de alterar a projeção da orelha, embora, com um planejamento cuidadoso da incisão e da quantidade de cartilagem colhida, mudanças indesejáveis no formato da orelha possam ser evitadas.[3]
- A costela autóloga é uma excelente fonte de grandes quantidades de cartilagem; no entanto, ela apresenta várias desvantagens bem conhecidas. Essas desvantagens incluem uma incisão cirúrgica adicional que pode ser propensa a cicatrizes hipertróficas, aumento do tempo cirúrgico, piora da dor pós-operatória e possível risco de pneumotórax.[4,5] Estruturalmente, a cartilagem da costela é mais propensa a deformações do que a cartilagem septal, o que precisa ser levado em conta quando usada.
- Para superar as limitações associadas à coleta de costelas autólogas, as opções de aloenxertos incluem costelas irradiadas e costelas frescas congeladas.
- A costela irradiada envolve o tratamento com radiação de 30.000 a 50.000 Gy e o armazenamento em soluções como a solução salina normal.[4] Seu uso tem sido associado a uma reabsorção significativa e ao fracasso subsequente da revisão em decorrência de perda de suporte estrutural e distorção. Além disso, em comparação com a costela autóloga, a costela irradiada tem menor capacidade de tolerar infecções e pode atuar como um local de infecção.[6]

42.3 Costela Fresca Congelada

- Uma alternativa mais recente à costela irradiada é a costela fresca congelada, fabricada pela Musculoskeletal Transplant Foundation (MTF; Edison, NJ).[7]
- A MTF produz placas de cartilagem de costela e segmentos de cartilagem de costela.[7,8] As placas são pré-cortadas com 1,8 a 2,2 mm de espessura e variam em tamanho de xx-pequeno a grande. Os segmentos têm mais de 3 mm de espessura e variam de tamanho pequeno a grande.
- Esses segmentos exigem mais tempo para serem moldados e esculpidos na sala de cirurgia e proporcionam ao cirurgião mais personalização dos enxertos projetados. O segmento de cartilagem da costela pode ser esculpido e modelado com uma lâmina nº 10 ou nº 15, como seria feito com qualquer fonte de cartilagem para modelar enxertos estruturais e de ponta.

> **Dica de Especialista**
>
> Uma técnica de processamento elaborada e completa é seguida para colher e produzir cartilagem de costela fresca congelada.[8-10]

- A costela do doador é obtida usando uma taxa rigorosa de aceitação de doadores (< 2%) e assegurando que os doadores tenham menos de 55 anos de idade, não tenham o vírus da imunodeficiência humana, hepatite B, hepatite C, sepse ou malignidade.[8,9]
- Após a coleta e a modelagem no tamanho adequado, os segmentos e as placas de cartilagem são tratados com um surfactante para eliminar lipídios, sangue e componentes celulares. Em seguida, a descontaminação é realizada com uma solução antibiótica. Um processo de purificação patenteado é realizado, compreendendo uma imersão de 4 a 8,5 horas em uma mistura de fosfato de *buffer*, anfotericina B, gentamicina e imipenem/cilastatina (Primaxin).[10]
- Como parte da garantia do controle de qualidade asséptico, as amostras representativas de cada lote de produto são testadas e dão negativo para micróbios antes da distribuição.[9] Se alguma amostra der positivo, todos os segmentos do lote em questão são descartados.[10]
- Por fim, o produto é enxaguado, embalado e armazenado em condições assépticas estéreis a temperaturas de -40° a -80° C.

42.4 Indicações e Resultados Clínicos

- Vários cirurgiões têm demonstrado excelente sucesso com o uso de cartilagem fresca congelada.
- Em um período de 9 anos, Rohrich *et al.* usaram costela fresca congelada em 226 pacientes para rinoplastia de revisão.[11] O acompanhamento médio foi de 12,18 meses. A taxa de deformação foi de 2,7% e a taxa de infecção foi de 2,7%. Apenas um paciente (0,4%) precisou de intervenção cirúrgica para explantação do enxerto devido à infecção. Nenhum paciente apresentou deslocamento ou extrusão do enxerto.
- Em mais de 800 rinoplastias de revisão, Chen *et al.* relataram resultados satisfatórios com o uso de costela fresca congelada.[3] Os autores relataram uma maneira padronizada de moldar enxertos de cartilagem a partir de uma folha de cartilagem para fazer enxertos de borda, enxertos de espalhador e enxerto de suporte columelar.[3]

42.5 Desvantagens e Considerações Técnicas

- Milkovich e Ahmad relataram o uso de costela fresca congelada em 11 rinoplastias primárias e 10 secundárias, com um acompanhamento médio de 15 meses.[9] Eles criaram vários enxertos, incluindo suporte columelar, extensão septal, contorno alar, sobreposição dorsal, expansor estendido, suporte crural lateral e enxertos de ponta. Mais de 90% dos pacientes relataram estar "muito satisfeitos" com os resultados. Não houve infecções. No geral, um paciente (4,8%) apresentou alguma reabsorção quando a costela fresca congelada foi usada como cartilagem em cubos envolta em fáscia temporal autóloga para aumento dorsal.
- Nahai relatou o uso de costela fresca congelada em uma rinoplastia terciária para tratar de deformidades da ponta.[12] No acompanhamento de 12 meses, o autor não relatou nenhuma complicação, inclusive nenhuma deformação, nenhuma reabsorção e nenhuma infecção. O paciente ficou satisfeito com os resultados e não apresentou queixas.

> **Dica de Especialista**
>
> *Em geral, as vantagens da costela fresca congelada incluem baixas taxas de deformação, nenhum local doador adicional e complicações associadas, ampla disponibilidade e forte integridade estrutural para a revisão da estrutura nasal.*

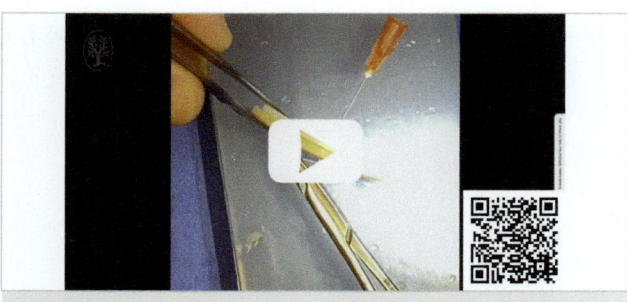

Vídeo 42.1 O uso de costela fresca congelada em um caso de rinoplastia secundária. A sutura oposicional é realizada para neutralizar a curvatura natural da cartilagem para uso como um enxerto dorsal sobreposição. A costela fresca congelada é esculpida para ser usada como um enxerto de extensão septal.

42.5 Desvantagens e Considerações Técnicas

- As desvantagens do uso de costela fresca congelada incluem a necessidade de armazenamento e transporte em baixas temperaturas.

> **Dica de Especialista**
>
> *Por estar congelada, a cartilagem precisa ser descongelada o suficiente antes de ser usada.*

- O descongelamento também é importante, pois a cartilagem se deforma com o descongelamento, e deve-se prestar muita atenção na realização das manobras necessárias, como suturas de oposição, para neutralizar as forças de deformação.[2]
- A seleção do segmento de costela congelada apropriado para a função desejada também é importante.
- Os segmentos que são mais brancos geralmente são de doadores mais jovens e tendem a ser mais flexíveis e sujeitos à deformação.
- Os segmentos mais amarelos, por outro lado, normalmente são de doadores mais antigos e são mais resistentes e menos propensos a empenamento.
- Embora haja um custo para o produto (US$ 200 a US$ 800), esse custo pode ser compensado pelo custo do tempo cirúrgico adicional e do local doador, conforme necessário para a costela autóloga.
- ▶ O vídeo 42.1 demonstra o uso de cartilagem fresca congelada em uma rinoplastia secundária.

42.6 Análise de Caso

Uma mulher de 28 anos apresentou-se para uma rinoplastia secundária funcional e estética (▶ Fig. 42.1a-u).

42.7 Conclusão

A rinoplastia secundária é uma operação complexa. A abordagem bem-sucedida das deformidades da estrutura osseocartilaginosa geralmente requer o uso de cartilagem doadora. Embora existam opções autólogas, a costela fresca congelada é uma excelente opção. Ela tem uma integridade estrutural robusta, tem reabsorção mínima e estabilidade em longo prazo, evita a morbidade do local doador e é fácil de esculpir e moldar. Está disponível em grande quantidade e não aumenta o tempo cirúrgico. Nos casos em que é necessária cartilagem adicional, a costela fresca congelada deve ser uma opção importante apresentada aos pacientes que desejam considerar rinoplastias secundárias.

Papel da Costela Fresca Congelada na Rinoplastia Secundária

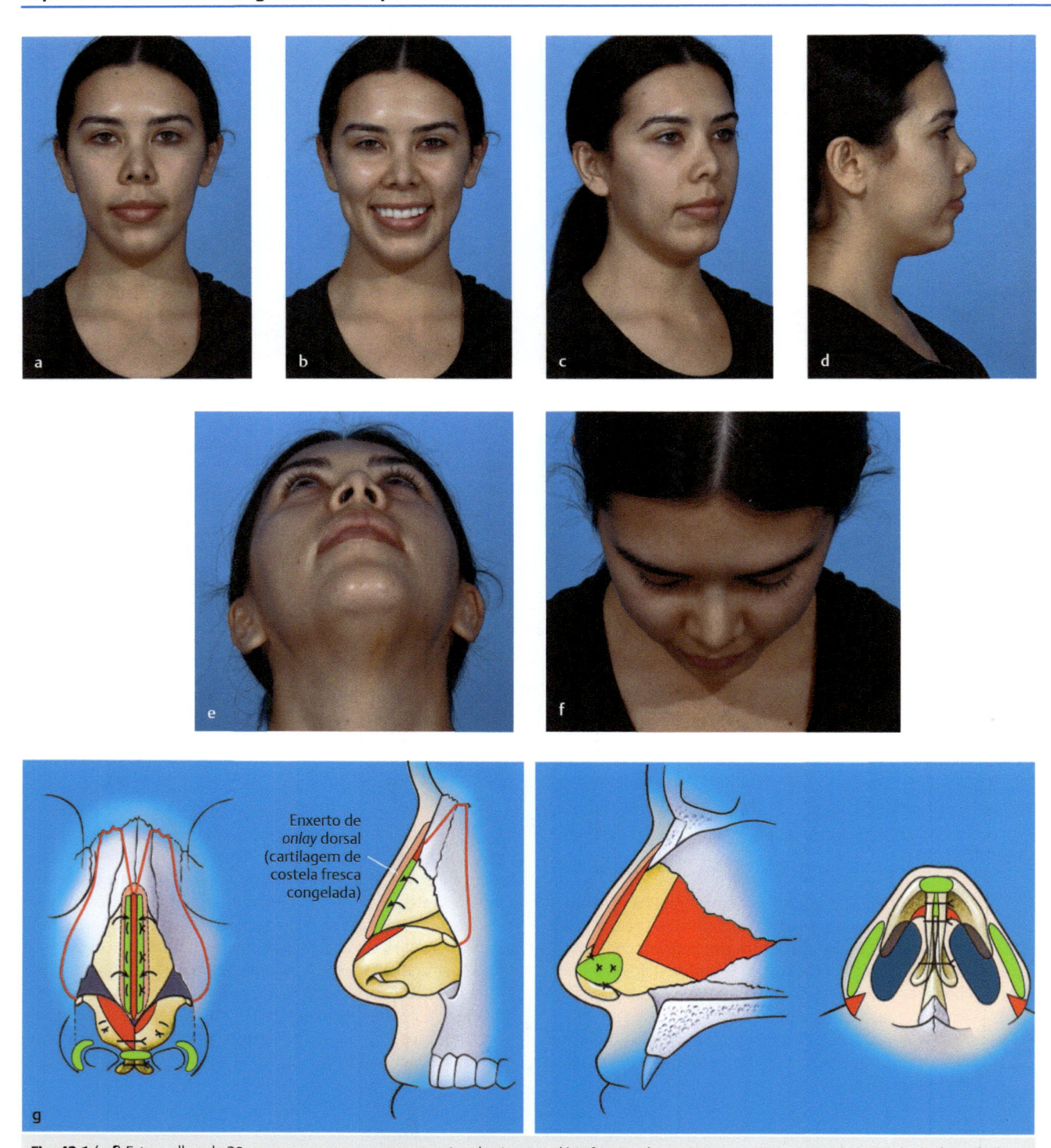

Fig. 42.1 (a-f) Esta mulher de 28 anos apresentou-se para uma rinoplastia secundária funcional e estética. Nas vistas anteroposterior (AP) e lateral, ela apresentava evidências de pele espessa, nariz severamente encurtado, linhas estéticas dorsais mal definidas, deformidade em sela, colapso da abóbada média com deformidade em V invertido, desvio de septo, ponta bulbosa, desprojetada e excessivamente girada, entalhe alar e base nasal larga. Na vista basal, ela apresentava evidência de alargamento alar e base alar larga. Os objetivos da cirurgia foram melhorar os sintomas de obstrução nasal, restaurar o suporte estrutural, refinar as linhas estéticas dorsais, alongar o nariz e melhorar a definição e a projeção da ponta. *(Continua)*

42.5 Desvantagens e Considerações Técnicas

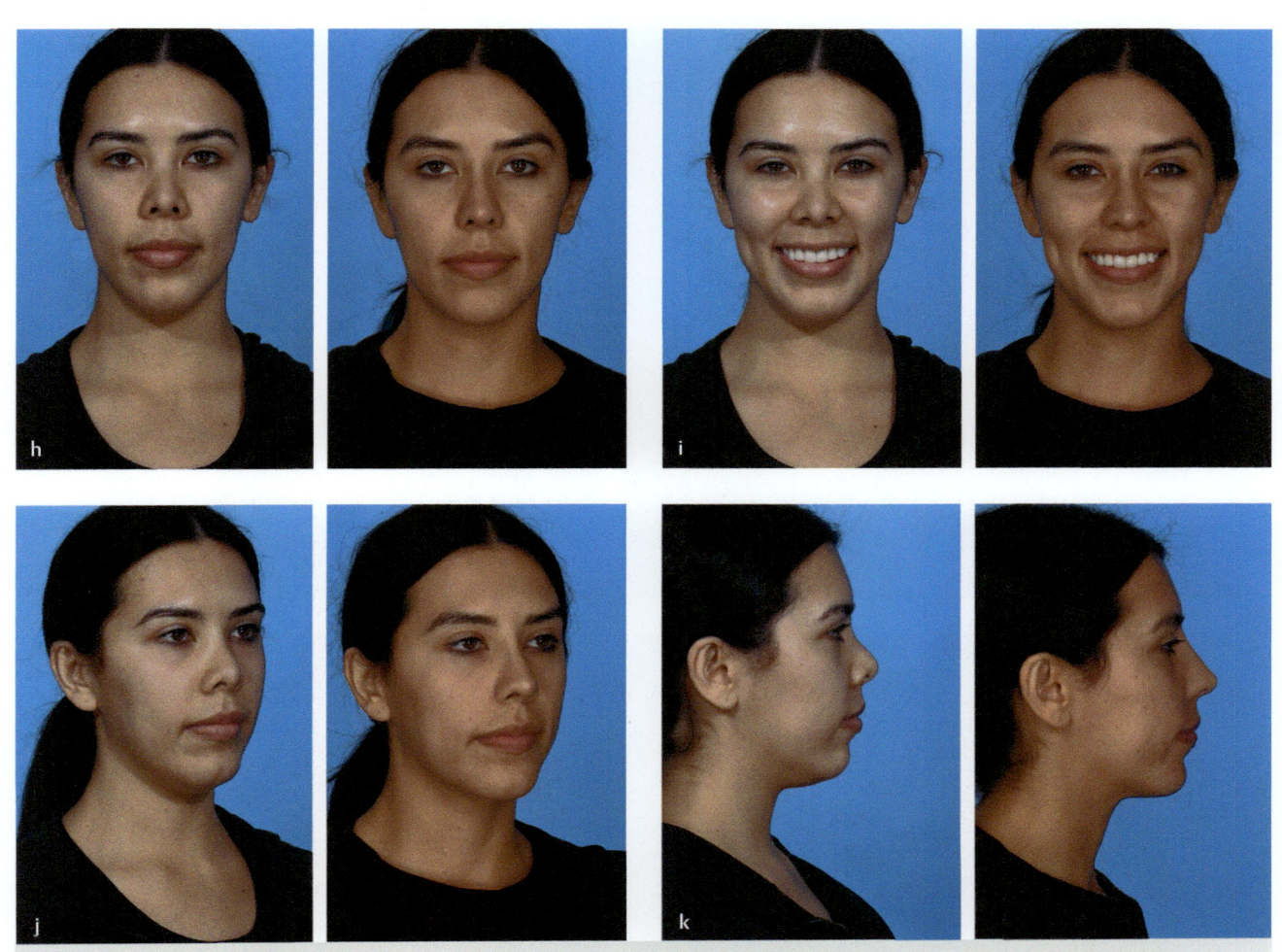

Fig. 42.1 *(Continuação)* (**g**) A abordagem cirúrgica incluiu o seguinte: (1) Após a injeção de anestésico local, foi usada uma abordagem aberta, fazendo-se uma nova incisão transcolumelar em degraus com extensões infracartilaginosas. (2) Foi realizada uma dissecção meticulosa através do tecido cicatricial preexistente de forma suprapericondral. Foi realizada uma remoção mínima da ponta e do dorso nasal. (3) As cartilagens laterais superiores foram separadas do septo e os retalhos mucopericondriais foram elevados. (4) No intraoperatório, observou-se que as cartilagens da ponta estavam com cicatrizes e foram previamente transeccionadas dos domos. A cartilagem lateral inferior direita estava cirurgicamente ausente. O septo caudal distal estava cirurgicamente ausente, o que deixou uma estrutura em L de menos de 10 mm. (5) Para restaurar as linhas estéticas dorsais, foram realizadas osteotomias mediais e laterais. (6) A válvula interna e as linhas estéticas dorsais foram reconstruídas e restauradas com retalhos expansores e suturas de tensão. Suturas adicionais foram colocadas ao redor da área da *keystone* para estabilizar e refinar as linhas estéticas dorsais. (7) Devido à escassez de cartilagem septal autóloga e para evitar a morbidade do local doador, foi usado aloenxerto de cartilagem de costela fresco congelado. (8) Um aloenxerto de cartilagem de costela fresca congelada em forma de quilha com bordas cônicas foi usado como um enxerto *onlay* e colocado sobre o dorso e as paredes nasais laterais para corrigir irregularidades e a deformidade do nariz em sela. (9) Usando cartilagem fresca congelada, um enxerto de extensão septal foi fixado ao septo anterior para abordar a ponta nasal e a columela, a fim de aumentar a projeção da ponta e desrotacionar o nariz. (10) A ponta foi construída utilizando-se uma combinação de técnicas de sutura da ponta. Suturas transdomais foram usadas para definir os pontos domais das cartilagens laterais inferiores. Uma sutura interdomal foi então colocada para unir os domos uns aos outros e ao enxerto de extensão septal no ponto de projeção desejado. (11) O enxerto de capa de cartilagem morselizada esmagada (da ressecção cefálica) foi usado para definir a área da infraponta. Uma sutura de suspensão da supraponta foi colocada para fechar o espaço morto e definir melhor a supraponta. (12) Para tratar as deformidades alares, enxertos retrógrados bilaterais do contorno alar foram projetados a partir de enxerto de cartilagem fresca congelada. Também foram realizadas ressecções da base alar. (13) As incisões foram fechadas, e a divisão nasal interna e a divisão nasal externa foram aplicadas. (**h-m**) Resultados: As fotos pós-operatórias de 6 meses mostram linhas estéticas dorsais refinadas, comprimento nasal aumentado e ponta refinada com projeção e rotação aprimoradas. O alargamento e o entalhe alares foram tratados, assim como a base nasal larga. Além da melhora estética, o paciente relatou melhora nos sintomas anteriores de obstrução nasal. *(Continua)*

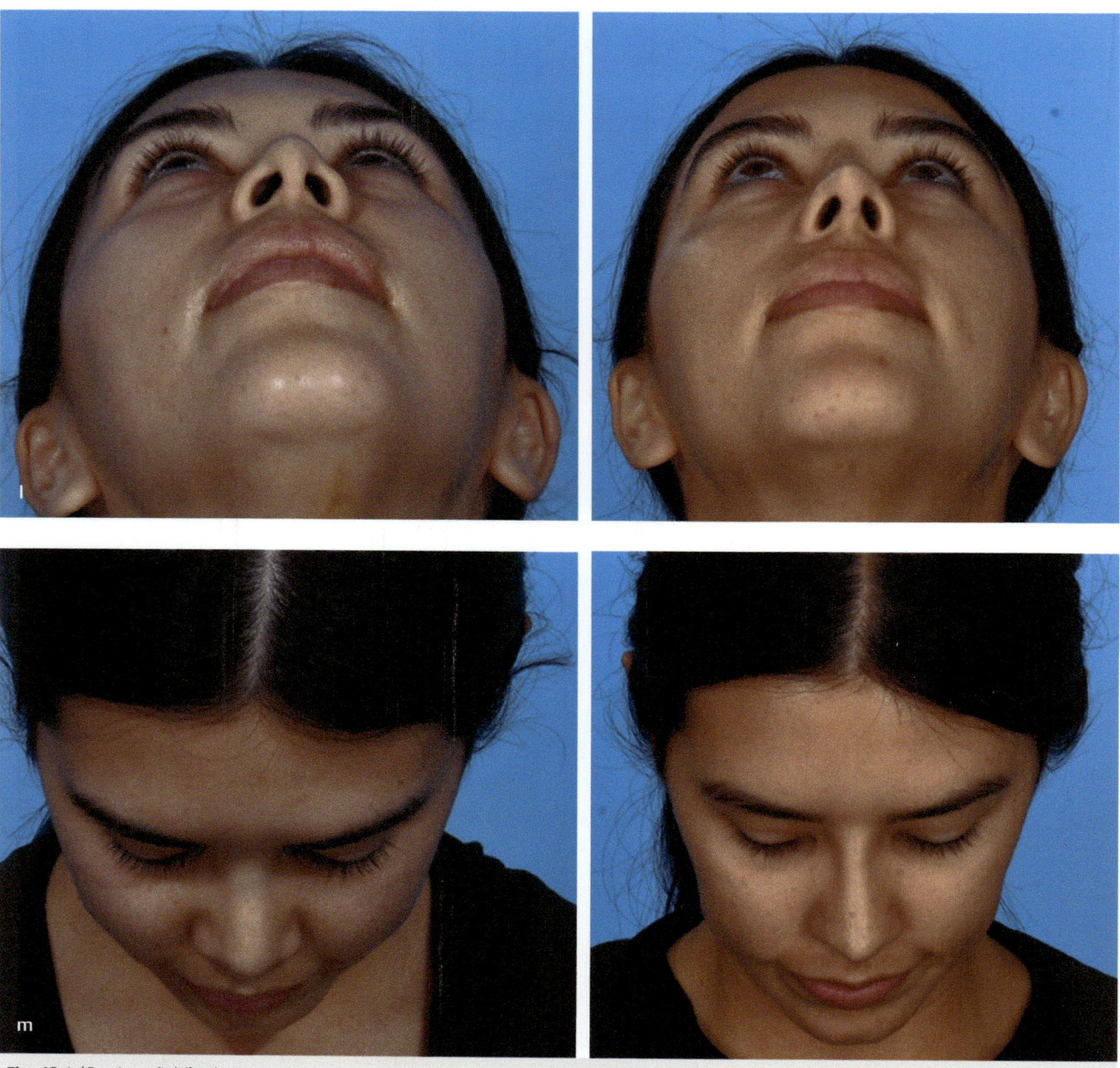

Fig. 42.1 *(Continuação)* (l-m)

Referências

[1] Rohrich RJ, Shanmugakrishnan RR, Mohan R. Rhinoplasty refinements: revision rhinoplasty using fresh frozen costal cartilage allograft. Plast Reconstr Surg. 2020; 145(6):1050e-1053e

[2] Mohan R, Shanmuga Krishnan RR, Rohrich RJ. Role of fresh frozen cartilage in revision rhinoplasty. Plast Reconstr Surg. 2019; 144(3):614-622

[3] Chen K, Schultz BD, Mattos D, Reish RG. Optimizing the use of autografts, allografts, and alloplastic materials in rhinoplasty. Plast Reconstr Surg. 2022; 150(3):675e-683e

[4] Vila PM, Jeanpierre LM, Rizzi CJ, Yaeger LH, Chi JJ. Comparison of autologous vs homologous costal cartilage grafts in dorsal augmentation rhinoplasty: a systematic review and meta-analysis. JAMA Otolaryngol Head Neck Surg. 2020; 146(4):347-354

[5] Varadharajan K, Sethukumar P, Anwar M, Patel K. Complications associated with the use of autologous costal cartilage in rhinoplasty: a systematic review. Aesthet Surg J. 2015; 35(6):644-652

[6] Toriumi DM. Choosing autologous vs irradiated homograft rib costal cartilage for grafting in rhinoplasty. JAMA Facial Plast Surg. 2017; 19(3):188-189

[7] MTF Biologics. Profile® Costal Cartilage Allograft. Accessed at: https:// www.mtfbiologics.org/our-products/detail/profile

[8] MTF Biologics. The Natural Allograft: Solution for Rhinoplasty. Accessed at: https://www.mtfbiologics.org/docs/default-source/product/mktg- 1245_rev_3_profile_brochure_final.pdf

[9] Milkovich J, Ahmad J. A Canadian experience with off-the-shelf, aseptically processed, costal cartilage segment allografts in complex rhinoplasty. Aesthet Surg J Open Forum. 2022; 4:ojac085

[10] Rogal J, Glasgold A, Glasgold RA. Safety and efficacy of non- and minimally irradiated homologous costal cartilage in primary and revision rhinoplasty. Facial Plast Surg Aesthet Med. 2021; 23(1):25-30

[11] Rohrich RJ, Abraham J, Alleyne B, Bellamy J, Mohan R. Fresh frozen rib cartilage grafts in revision rhinoplasty: a 9-year experience. Plast Reconstr Surg. 2022; 150(1):58-62

[12] Nahai F. Case Report: Profile Costal Cartilage Allograft Used for Revision Rhinoplasty and Correction of Retracted and Asymmetric/ Bulbous Nasal Tip. Accessed at: https://www.mtfbiologics.org/docs/default-source/product/ MKTG-1294_Rev_0_Profile_Case_Study_by_Dr_Nahai_Final.pdf

Parte IX

Manejo da Disfunção das Vias Aéreas

43 Tratamento Cirúrgico das Vias Aéreas Nasais 435

44 Classificação do Desvio de Septo Nasal e Técnica de Reconstrução 446

45 Tratamento da Fratura Nasal Aguda: Redução de Deformidades Nasais Secundárias 453

46 Tratamento Integral do Nariz com Desvio 460

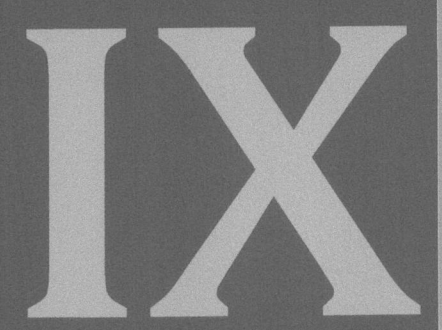

43 Tratamento Cirúrgico das Vias Aéreas Nasais

Tyler S. Okland ▪ Priyesh N. Patel ▪ Sam P. Most

Resumo

O tratamento integral do paciente com rinoplastia requer o manejo de aspectos funcionais e estéticos. A obstrução nasal pode ser devida a causas anatômicas ou fisiológicas e é uma queixa comum em pacientes que se submetem à rinoplastia. As causas estruturais mais comuns de obstrução nasal incluem desvio de septo, hipertrofia do corneto nasal inferior e colapso da válvula nasal. O exame físico direcionado e a anamnese detalhada orientarão o tratamento. Como o septo representa a etiologia estrutural mais comum para a obstrução nasal e é o suporte fundamental do nariz, o cirurgião de rinoplastia deve ser bem especializado no tratamento de uma variedade de deformidades de septo. Isso inclui técnicas extracorpóreas totais ou modificadas. Técnicas adicionais para apoiar a parede lateral nasal também podem ser necessárias para tratar de forma integral a patologia funcional nasal.

Palavras-chave: Obstrução nasal, rinoplastia, rinoplastia funcional, septoplastia, redução do corneto inferior, estenose da válvula nasal

Pontos Principais

- O tratamento da obstrução nasal requer a identificação precisa da causa. Somente as causas estruturais da obstrução podem ser tratadas cirurgicamente.
- Pequenas alterações nas dimensões das vias aéreas nasais têm um efeito substancial na respiração nasal. A equação de Poiseuille demonstra que o estreitamento (estenose) da via aérea nasal resulta em aumento de sua resistência em um fator de 4.
- A válvula nasal interna é responsável por dois terços da resistência total das vias aéreas nasais. A válvula nasal externa contribui com o terço restante.
- As medidas de resultados relatados pelo paciente (PROMs) representam uma medida complementar útil para pesquisar os pacientes quanto à presença de obstrução nasal antes e depois da cirurgia de rinoplastia.
- O desvio de septo é a causa estrutural mais comum de obstrução nasal. Se houver desvio da porção caudal do septo, esta pode ser ressecada e reparada com o procedimento de reconstrução do septo anterior.

43.1 Introdução

Louis Sullivan, o "pai dos arranha-céus", foi um arquiteto do século XIX que cunhou a frase *"a forma segue a função"*. Seu protegido, Frank Lloyd Wright, mais tarde alterou essa frase, afirmando que *"a forma e a função devem ser uma só, unidas em uma união espiritual"*.

Essa mesma filosofia pode ser aplicada à cirurgia do nariz. O nariz é um órgão de respiração e identidade, composto de cartilagens modeladas, arcabouço ósseo e uma cobertura de tecido mole. Quando a estrutura desses tecidos é comprometida, muitas vezes o mesmo ocorre com a sua forma. Portanto, uma cirurgia nasal bem executada requer uma abordagem integral da arquitetura nasal.

Orientado pela história clínica do paciente e por uma compreensão completa da fisiologia nasal, esse paradigma de tratamento oferece a melhor chance de desfechos clínicos superiores e satisfatórios para o paciente. A obstrução nasal está presente em até um terço dos adultos e pode ser causada por déficits estruturais ou condições fisiológicas subjacentes. O foco deste capítulo consiste nas causas estruturais da obstrução nasal.

43.2 Causas da Obstrução das Vias Aéreas Nasais

- As principais estruturas nasais que podem manifestar obstrução incluem (▶ Fig. 43.1):
  - Septo nasal.
  - Cornetos nasais inferiores.
  - Válvulas nasais internas e externas.

43.3 Anatomia

43.3.1 Fluxo de Ar Nasal

- Dois princípios importantes orientam a compreensão da fisiologia da respiração nasal.
- A fórmula para a resistência das vias aéreas durante o fluxo laminar é, em grande parte, uma função da equação de Hagen-Poiseuille:

$$R = 8hl/\pi r$$

Onde h = viscosidade, l = comprimento e r = raio.

- Com essa equação, fica evidente que o raio da via aérea é o fator mais importante na respiração. Por exemplo, se o raio da via aérea nasal for reduzido pela metade, a resistência aumenta em um fator de 16.

Dica de Especialista

A via aérea nasal anterior tem um diâmetro muito menor em comparação com a via aérea nasal posterior. Por esse motivo, as deformidades nasais anteriores são menos toleradas do que as posteriores.

- O princípio de Bernoulli também é útil e afirma que um aumento na velocidade de um líquido (ou gás) ocorre simultaneamente

Fatores etiológicos da obstrução das vias aéreas nasais

Anatômico	Fisiológico
Septo nasal	Rinite infecciosa
Válvula nasal interna	Rinite alérgica
Válvula nasal externa	Rinite vasomotora
Cornetos inferiores	Rinite atrófica
Pólipos	Rinite medicamentosa
Concha bolhosa	Rinite pós-operatória
Neoplásico	Rinite hipertrófica
Congênita	
Iatrogênico	

Fig. 43.1 Etiologias comuns de obstrução nasal.

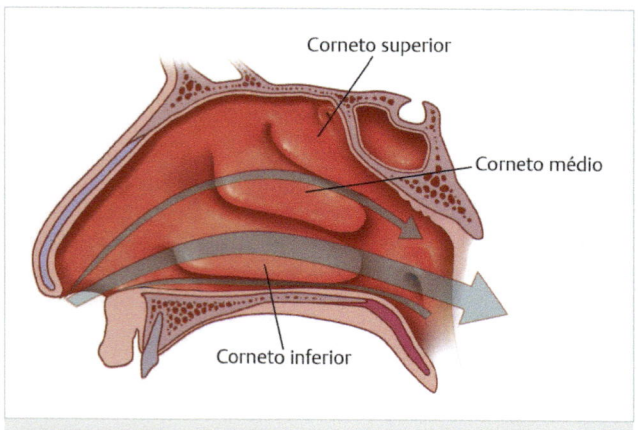

Fig. 43.2 Trajetos do fluxo de ar nasal. Quanto maior a seta azul, maior o fluxo.

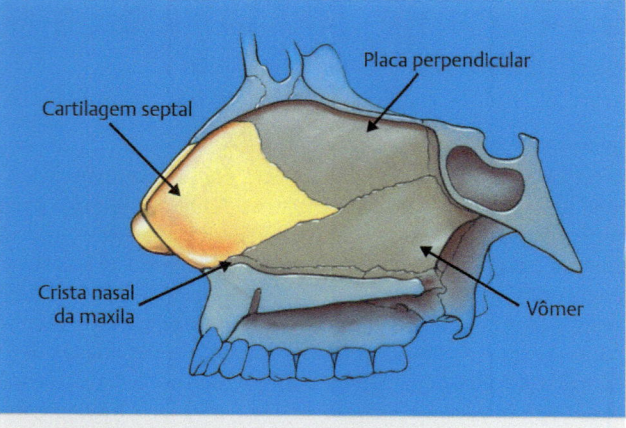

Fig. 43.3 Vista sagital da cartilagem e do osso do septo nasal.

com uma diminuição na pressão. Em outras palavras, durante estados de respiração nasal intensa (exercício, inspiração forçada etc.), espera-se uma pressão negativa nas vias aéreas nasais, o que pode levar ao colapso das estruturas sobrepostas e à obstrução nasal.
- A área de maior resistência das vias aéreas é a válvula nasal interna, que se acredita constituir até dois terços de toda a resistência das vias aéreas nasais. Como o fluxo de ar fisiológico é maior ao longo dessa porção do nariz, deve-se enfatizar particularmente o tratamento da obstrução estrutural dessa área (▶ Fig. 43.2).

43.3.2 Septo Nasal
- O desvio de septo nasal é a causa mais comum de obstrução nasal anatômica. É importante ressaltar que os desvios septais altos podem contribuir significativamente para a estenose da válvula nasal interna.
- O septo é composto por componentes ósseos e cartilaginosos (▶ Fig. 43.3).
- A junção do septo cartilaginoso e ósseo contribui para a importante área *keystone* ou área K nasal (▶ Fig. 43.4).

Fig. 43.4 A junção alta entre o septo cartilaginoso e o ósseo (*keystone* nasal) deve ser preservada para maximizar o suporte nasal.

> **Dica de Especialista**
>
> *A área keystone ou área K nasal é fundamental para manter a estrutura nasal e todas as tentativas são feitas para preservar essa região.*

- Devido à natureza fina e flexível dos componentes cartilaginosos do septo, este é propenso a desvios, o que pode obstruir a via aérea nasal.

43.3.3 Válvulas Nasais
- As válvulas nasais representam áreas potenciais de estenose (estreitamento) estrutural das vias aéreas (▶ Fig. 43.5a, b).

Válvula Nasal Externa
- A válvula nasal externa é formada por:
  - Anel composto do contorno ou rebordo alar (*alar rim*).
  - Columela.
  - Septo caudal.
  - *Crura* mediais (ou ramos mediais) das cartilagens laterais inferiores.
- A válvula nasal externa é responsável por um terço da resistência total das vias aéreas nasais.
- As cartilagens laterais inferiores enfraquecidas podem resultar no comprometimento da válvula nasal externa, tanto estática quanto dinamicamente.
- Da mesma forma, o desvio grave do septo caudal pode diminuir o diâmetro da secção transversal da válvula nasal externa (▶ Fig. 43.5a, b).

Válvula Nasal Interna
- A válvula nasal interna é formada por:
  - Cabeça do corneto inferior.
  - Abertura piriforme.
  - Septo.
  - Borda caudal da cartilagem lateral superior.

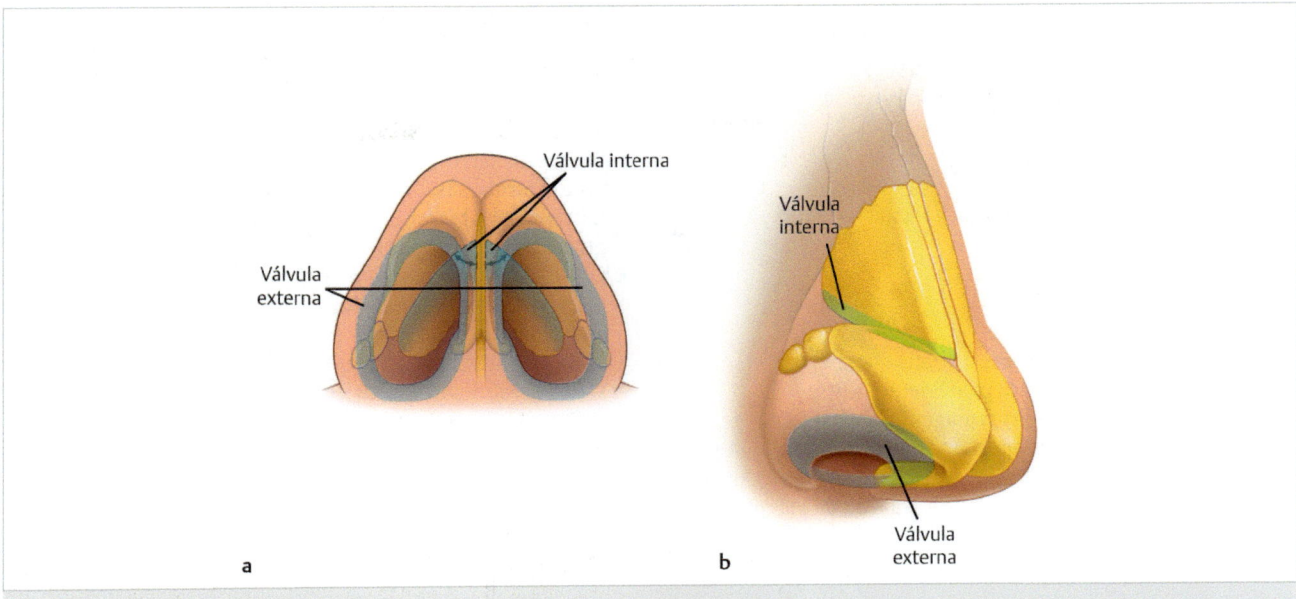

Fig. 43.5 (**a**, **b**) As válvulas nasais interna e externa.

- O fluxo de ar através da válvula nasal interna pode ser limitado se o ângulo dessa válvula, que é formado pela junção do septo e da cartilagem lateral superior caudal, for mais agudo do que 10 a 15 graus.
- O desvio do septo nasal, o colapso da cartilagem lateral superior e a hipertrofia da cabeça anterior do corneto inferior podem resultar na estenose dessa válvula.

Dica de Especialista

Como as cartilagens laterais superiores são aderentes à superfície inferior dos ossos nasais, a deformidade traumática dos ossos nasais, com os resultantes desvios do nariz, pode causar a estenose estática da válvula nasal interna.

- Septoplastia/rinoplastia prévia agressiva, doenças autoimunes, infecções nasais e/ou traumas podem resultar em deformidade sela da parte externa do nariz (▶ Fig. 43.6). Embora isso cause em uma deformidade externa óbvia, ela decorre de uma instabilidade da base septal subjacente e envolve o comprometimento das válvulas nasais.

43.3.4 Cornetos Nasais Inferiores

- Há pelo menos três e, às vezes quatro, colunas de tecido pareadas e orientadas horizontalmente, presas à maxila no nariz (▶ Fig. 43.7).
- Essas estruturas, denominadas cornetos ou conchas, apresentam uma placa óssea subjacente robusta envolta em mucosa e desempenham papéis importantes no transporte de ar, na resistência das vias aéreas nasais e também no olfato.
- Devido ao seu envolvimento na permeabilidade da válvula nasal interna, o corneto inferior é frequentemente afetado e tratado na cirurgia nasal funcional.
- Entretanto, o corneto nasal médio também pode contribuir para a obstrução nasal, principalmente quando essa estrutura é expandida com uma célula aérea denominada corneto bolhoso.

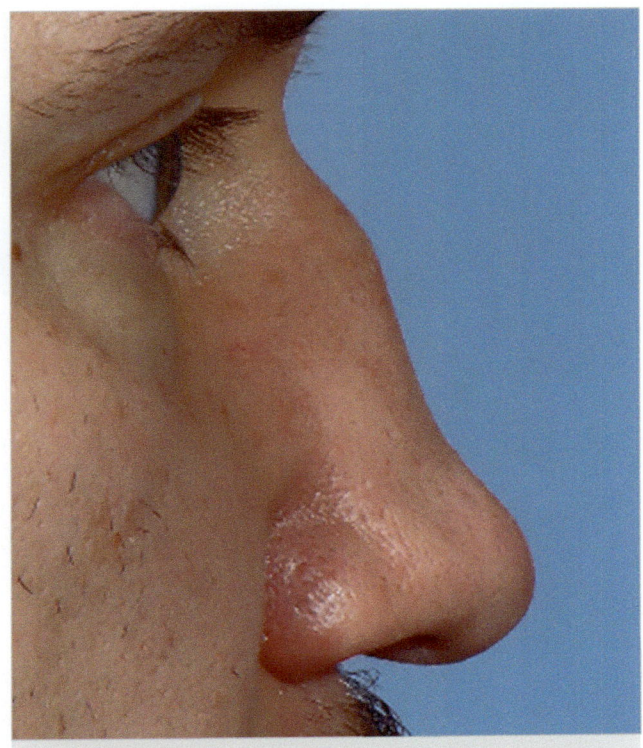

Fig. 43.6 A deformidade em sela sugere instabilidade do septo com o consequente colapso da válvula nasal interna.

Dica de Especialista

A determinação se a hipertrofia dos cornetos nasais (ou cornetos) se deve à hipertrofia óssea ou de tecidos moles é essencial para assegurar a redução adequada dessas estruturas. A descongestão da mucosa com agonistas alfa-1, como oximetazolina, cocaína ou epinefrina, permitirá a identificação adequada da causa da hipertrofia.

43.4 Avaliação Clínica

- A consulta médica para avaliar a obstrução nasal começa com a história clínica e o exame físico completos.

43.4.1 História Clínica

- Uma história clínica personalizada inclui:
  - Linha do tempo da obstrução.
  - Fatores agravantes e atenuantes.
  - Lateralização.
  - Trauma ou cirurgia prévia.
  - Regimes de medicação nasal atuais ou passados.
  - História clínica e alérgica coincidente.
  - Deve-se obter exames de imagem prévios.
- Uma obstrução unilateral constante indica um problema estrutural estático, como um desvio de septo ipsilateral. Uma obstrução flutuante pode implicar em colapso da válvula ou em uma etiologia não estrutural.

> **Dica de Especialista**
>
> *A piora progressiva e/ou epistaxe requer a exclusão de neoplasia nasossinusal.*

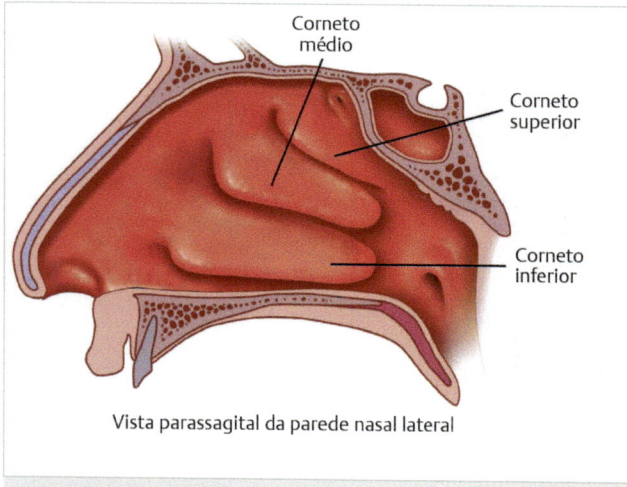

Fig. 43.7 Vista sagital dos cornetos nasais.

- As medidas de resultados relatados pelo paciente (PROMs), como a Nasal Obstruction Symptom Evaluation (NOSE) ou a Standardized Cosmesis Health Nasal Outcomes Survey (SCHNOS),[1,2] representam medidas complementares essenciais para investigar a história clínica do paciente.
- Em particular, o questionário SCHNOS é uma PROM validada para cirurgia nasal que permite ao cirurgião compreender a natureza da obstrução, bem como as deformidades externas percebidas em relance (▶ Fig. 43.8).[3,4]
- O SCHNOS também é empregado para auxiliar na detecção de dismorfias corporais ocultas, bem como para prever a necessidade de cirurgia de revisão.[5,6,7]
- É importante ressaltar que, embora as empresas de seguro de saúde geralmente exijam um teste com *spray* nasal de corticosteroide antes de autorizar a cirurgia nasal, essa prática provavelmente não é universalmente benéfica para a maioria dos pacientes com obstrução anatômica documentada.
- Em um estudo randomizado duplo-cego e controlado, que comparou o uso de placebo com a administração de esteroides nasais em pacientes com patologia septal documentada, os corticosteroides nasais não demonstraram qualquer benefício nos escores NOSE.[8]
- Entretanto, a cirurgia foi associada a uma melhora significativa e contínua da obstrução nasal. Além disso, uma avaliação econômica da relação custo-benefício demonstrou que o tratamento cirúrgico para pacientes com obstrução nasal anatômica grave a extrema apresenta um aumento nos gastos em curto prazo, mas é mais econômico em longo prazo.[9]

> **Dica de Especialista**
>
> *Os dados sugerem que o tratamento com spray nasal de corticosteroide em pacientes com obstrução nasal anatômica grave a extrema documentada é desnecessário e pode resultar em tratamento tardio.*

43.4.2 Exame Físico

- O exame físico da obstrução nasal é dividido em avaliação nasal interna e externa.
- Os elementos de avaliação interna incluem:
  - Septo nasal – causa anatômica mais comum de obstrução nasal; o septo também deve ser palpado, principalmente se o paciente relatar trauma ou cirurgia nasal anterior; deve-se observar desvios, esporões septais, perfurações, cartilagem fraturada ou crostas.

	Sem problemas					Problema extremo
1. Ter o nariz entupido ou obstruído	0	1	2	3	4	5
2. Conseguir respirar pelo nariz durante o exercício	0	1	2	3	4	5
3. Ter o nariz congestionado	0	1	2	3	4	5
4. Respirar pelo nariz durante o sono	0	1	2	3	4	5
5. Diminuição do humor e da autoestima devido ao meu nariz	0	1	2	3	4	5
6. O formato de minha ponta nasal	0	1	2	3	4	5
7. A retidão do meu nariz	0	1	2	3	4	5
8. O formato do meu nariz visto de lado	0	1	2	3	4	5
9. O quanto meu nariz combina com meu rosto	0	1	2	3	4	5
10. A simetria geral do meu nariz	0	1	2	3	4	5

Fig. 43.8 O Standardized Cosmesis Health Nasal Outcomes Survey é uma ferramenta de resultados relatados pelo paciente que pode ser utilizada para avaliar a carga da doença.

43.5 Tratamento Cirúrgico

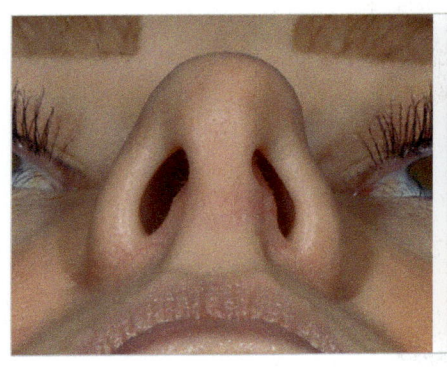

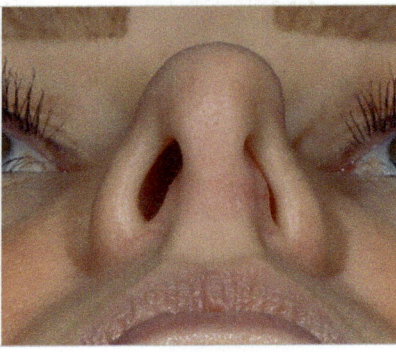

Fig. 43.9 O colapso da válvula nasal externa na inspiração é mostrado no lado esquerdo.

- Conchas ou cornetos inferiores – avaliados antes e depois da aplicação de um agonista alfa-1 para descongestionamento; a aparência de paralelepípedos ou a tonalidade azulada da mucosa sugere um componente alérgico.
- Válvula nasal interna – avaliada durante a respiração silenciosa e ativa.

> **Dica de Especialista**
>
> Os desvios septais elevados são uma causa comum de estenose da válvula nasal interna.

- O procedimento de Cottle modificado é realizado na válvula nasal interna para verificar se há obstrução nessa junção importante. Um *swab* de algodão (ou instrumento de tamanho semelhante) é inserido na narina sob investigação e usado para apoiar a cartilagem lateral superior em uma direção lateral. Se isso resultar em uma melhora subjetiva da obstrução nasal, a válvula nasal interna está envolvida.

> **Dica de Especialista**
>
> É imperativo que o swab de algodão seja usado apenas para apoiar a parede lateral e não para uma lateralização agressiva, para evitar expectativas irreais de melhorias com a intervenção cirúrgica.

- Na avaliação da parte externa do nariz, deve-se avaliar:
  - Simetria nasal.
  - Força da ponta.
  - Estenose da válvula nasal externa durante a respiração silenciosa e ativa (▶ Fig. 43.9).

> **Dica de Especialista**
>
> O contorno alar pode ser forte o suficiente para evitar o colapso durante a respiração tranquila, mas o colapso dinâmico da válvula externa pode ocorrer durante a inspiração moderada. Ao avaliar o colapso, a inspiração moderada e não a profunda reflete melhor o colapso que provavelmente é a fonte da obstrução nasal.

- O esquema de insuficiência da parede lateral (▶ Fig. 43.10) é útil para classificar o colapso da válvula nasal interna (zona 1) e da válvula nasal externa (zona 2) (▶ Tabela 43.1).[10,11,12,13]
- Técnicas complementares, como a rinomanometria e a rinometria acústica, fornecem dados objetivos sobre a pressão nasal, a área da secção transversal e/ou o fluxo de ar.

Grau	Colapso (% de distância até o septo)
1	1-33
2	34-66
3	67-100

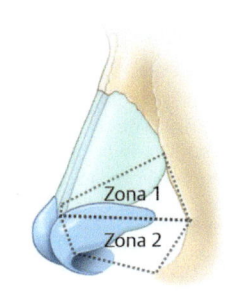

Fig. 43.10 Um esquema de gradação da insuficiência da parede lateral para a zona 1 (válvula nasal interna) e zona 2 (válvula nasal externa) é útil para o planejamento cirúrgico.

Tabela 43.1 Gradação da insuficiência da parede lateral

Grau	Colapso (% de distância até o septo)
1	1-33
2	34-66
3	67-100

- Embora alguns dados sugiram correlação com obstrução nasal clinicamente relevante, essas ferramentas não são implementadas rotineiramente na prática clínica.
- Em geral, o diagnóstico e o tratamento podem ser realizados apenas por meio da história clínica e do exame físico.
- Podemos conceituar a obstrução nasal anatômica como estática ou dinâmica e medial ou lateral. Essa sistematização da descrição auxiliará na tomada de decisões clínicas (▶ Fig. 43.11).

43.5 Tratamento Cirúrgico

- A investigação da história clínica completa, o exame físico e avaliações específicas permitirão uma abordagem personalizada para a correção cirúrgica da obstrução nasal.

43.5.1 Septoplastia

- O septo nasal pode ser tratado em uma abordagem fechada ou aberta.
- A abordagem fechada funciona bem quando os desvios do septo são baixos e/ou posteriores (1,5 cm da margem caudal do septo) e não há colapso significativo da válvula. A abordagem aberta permite o acesso completo ao septo e a incorporação de enxertos para corrigir e fortalecer, de forma robusta, a cartilagem nativa.

	Dinâmico	Estático
Medial	Septo flexível Tecido mole redundante (não comum)	Desvio de septo (incluindo septo alto e caudal)
Lateral	Colapso da parede lateral nasal na zona 1 ou 2 (é necessário avaliar a resposta à manobra de cottle modificada)	Osso nasal medializado Hipertrofia da concha nasal inferior Curvatura da crura lateral

Fig. 43.11 A classificação da fonte anatômica da obstrução nasal é útil para o planejamento cirúrgico.

> **Dica de Especialista**
>
> *Quando a septoplastia tradicional com "suporte em L" ("L-strut") é realizada no contexto de desvios posteriores ao septo caudal ou de cartilagem fraca, o septo remanescente corre um alto risco de desenvolver desvio pós-operatório (mesmo quando o septo caudal parece estar reto).*

- Pelo menos 10 a 15 mm do septo dorsal e caudal devem ser preservados após a ressecção da cartilagem com desvio para garantir o suporte nasal adequado (▶ Fig. 43.12).
- Além disso, pelo menos 1 cm deve se estender sobre a parte anterior da espinha nasal no septo caudal.
- Se forem preservados menos de 10 a 15 mm de suportes cartilaginosos, eles podem não ser capazes de sustentar o nariz em longo prazo, resultando em dorso nasal sulcado ou em sela.

> **Dica de Especialista**
>
> *Se um suporte (strut) dorsal de 10 mm for utilizado, é preferível que uma largura maior (15 mm) seja mantida na área keystone nasal para evitar o enfraquecimento dessa junção vital.*

- No caso de deformidades extremas e da necessidade de ressecar o septo dorsal para menos de 10 mm, devem ser utilizados enxertos expansores bilaterais.
- Em caso de excisão da cartilagem septal, todas as tentativas são feitas para removê-la em bloco para permitir a criação de enxertos.
- A cartilagem ou o osso septal deve ser removido com facilidade; se houver resistência, as fixações residuais de tecido mole devem ser completamente liberadas.
- Após a ressecção da cartilagem do septo, a junção entre o septo caudal e o dorsal pode se tornar propensa a forças de torção, pois representa o local de tensão máxima.
- Demonstrou-se que a tensão nesse local é reduzida em 44% quando uma condrotomia curva em forma de C é usada em vez dos cortes clássicos do suporte em L em ângulo reto.[14]

> **Dica de Especialista**
>
> *A utilização de uma curva em C em vez de um suporte em L (L-strut) pode diminuir a probabilidade de deformação do septo.*

- Depois que a cartilagem septal é ressecada, os desvios ósseos posteriores podem ser tratados.
- A placa perpendicular também é ressecada superiormente, mas é preciso ter cuidado nessa área para assegurar que nenhum torque seja aplicado na base do crânio, o que poderia levar à fratura da lâmina cribriforme e ao consequente vazamento de líquido cefalorraquidiano. Instrumentos cirúrgicos de corte, como pinças *thru-bites* ou de *Jansen-Middleton*, são preferidos para o tratamento de desvios de septo mais altos com o intuito de prevenir essas complicações.
- As intervenções utilizadas para corrigir os desvios de septo dependem do grau/localização dos desvios e da integridade da cartilagem septal.
  - Desvios posteriores:
    - Uma septoplastia com suporte em L acompanhada da preservação das estruturas caudal e dorsal pode ser adequada.
  - Desvios/deformidades leves do septo caudal:
    - Podem ser empregados enxertos de reforço. Os enxertos de reforço podem ser obtidos da cartilagem do septo ou da costela e devem ser grandes/fortes o suficiente para permitir a transmissão de forças para a cartilagem nativa. Dessa forma, a cartilagem da orelha não é a preferida para essa técnica. O osso etmoide pode ser usado para imobilizar a cartilagem caudal. Se o osso for utilizado, serão feitos pequenos orifícios com uma broca, piezótomo ou agulha para facilitar a colocação das suturas.
    - Se o septo caudal não estiver inerentemente deformado ou fraco, mas simplesmente fora da crista maxilar, a cartilagem pode ser liberada e reposicionada. A fixação da

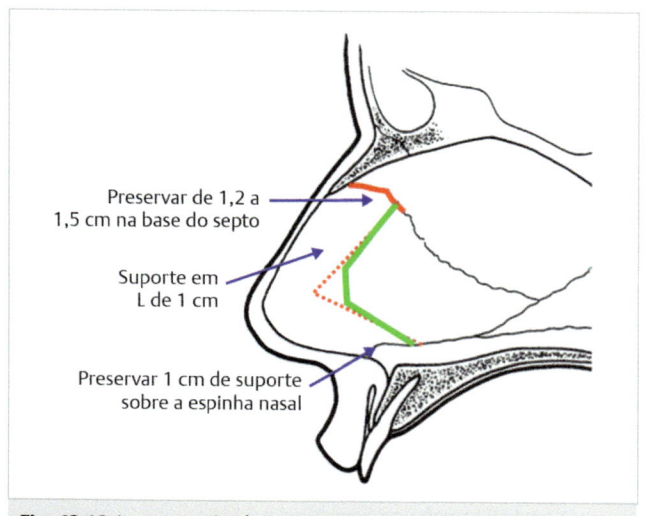

Fig. 43.12 A preservação de suportes (*struts*) caudais e dorsais robustos é importante para preservar o suporte nasal e evitar a distorção pós-operatória do septo. O uso de uma condrotomia curva no cotovelo entre os suportes dorsal e caudal é benéfico.

sutura ao periósteo da crista maxilar pode ser realizada, conforme a necessidade. Muitas vezes, nesses cenários, há excesso de altura vertical do septo caudal, que é excisado para permitir que o septo previamente desviado retorne à linha mediana (▶ Fig. 43.13a, b).

> **Dica de Especialista**
>
> *Embora as técnicas de scoring (criação de sulcos) sejam descritas para permitir a manipulação e o alinhamento do septo, devido ao efeito de enfraquecimento da cartilagem, essa não é uma técnica recomendada isoladamente.*

- Os desvios do septo caudal e dorsal na mesma direção (sem deformidades significativas na cartilagem) implicam que a correção do septo dorsal permitirá o reposicionamento do septo caudal.
    - Pode ser obtido com o uso de um enxerto de reforço, que se estende ao longo do suporte dorsal (p. ex., enxerto expansor estendido).
    - Também pode ser realizado com as suturas *clocking* (sutura de rotação do septo). As suturas *clocking* (originalmente descritas por Guyuron como "sutura diferencial do septo") são suturas de colchoeiro horizontal colocadas assimetricamente de modo que passem mais alto pela cartilagem lateral superior no lado contralateral ao desvio (▶ Fig. 43.14).[15,16] À medida que avança mais caudalmente no septo e mais cranialmente na cartilagem lateral superior, a tensão aumenta e puxa o septo em direção ao ponto fixo da cartilagem lateral superior lateral e cranialmente. As suturas *clocking* podem ser utilizadas isoladamente para a correção do desvio reto do septo ou em conjunto com outras técnicas para corrigir pequenos desvios residuais.
- Desvios graves do septo anterior:
    - As medidas conservadoras são inadequadas.
    - O septo caudal pode ser ressecado seguido de reconstrução do septo anterior (RSA) (▶ Fig. 43.15a, b). Isso envolve a criação de um suporte caudal reto a partir de cartilagem autóloga do septo, da costela ou de cadáveres e suturando-o ao suporte dorsal remanescente para reconstruir o suporte cartilaginoso em L de carga.[17,18] Uma quantidade variável de cartilagem dorsal na dimensão anteroposterior pode ser removida. Se houver uma grande quantidade de deformidade dorsal, uma parte considerável do septo pode ser removida e enxertos expansores estendidos unilaterais/bilaterais podem ser aplicados para apoiar o enxerto de RSA (▶ Fig. 43.16). O enxerto de RSA é desenvolvido para se encaixar em um sulco criado na espinha nasal da maxila.

- O septo caudal deve ser avaliado para assegurar o posicionamento na linha mediana, pois muitas vezes a espinha nasal anterior está deslocada da linha mediana verdadeira. Nesses casos, pode ser necessário suturar o suporte caudal (*strut* caudal) medialmente à espinha ou usar a fixação de miniplacas.
- Como alternativa, pode ser utilizado um enxerto de reforço que repousa na crista não mediana, mas mantém uma posição septal nativa na linha mediana verdadeira.
- A crista nasal óssea também deve ser avaliada e possivelmente ressecada, pois esse osso pode estar lateralizado à linha mediana e pode interferir na via aérea nasal inferior.

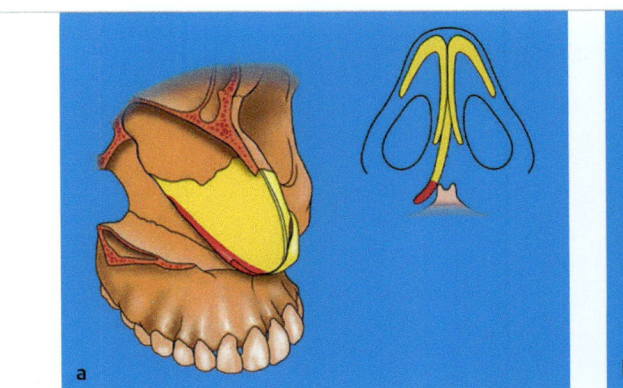

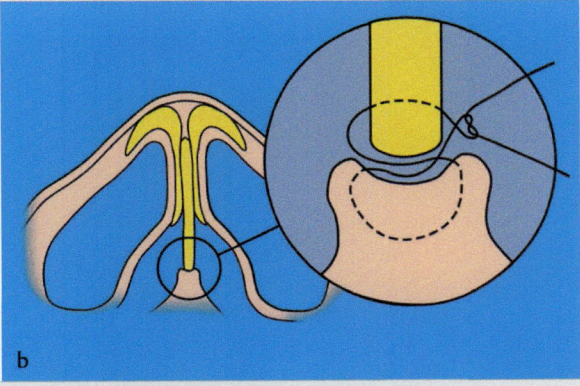

Fig. 43.13 (a, b) Fixação do ângulo septal posterior à espinha nasal anterior com ressecção do excesso de altura septal.

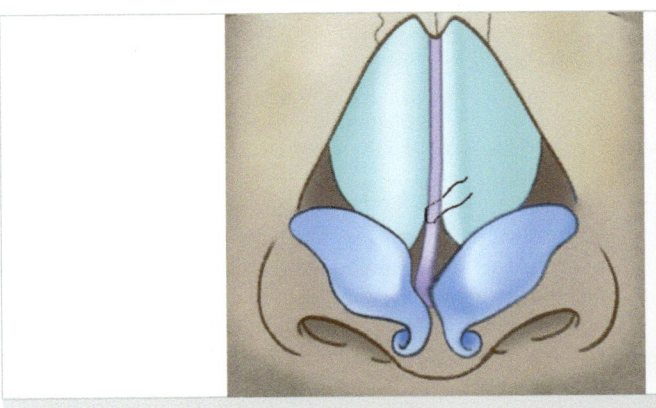

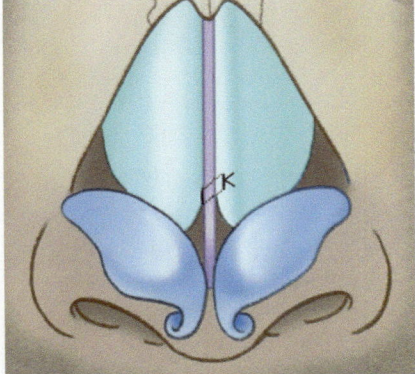

Fig. 43.14 Uma sutura *clocking* (sutura de rotação do septo) pode ser utilizada para corrigir os desvios residuais do septo caudal.

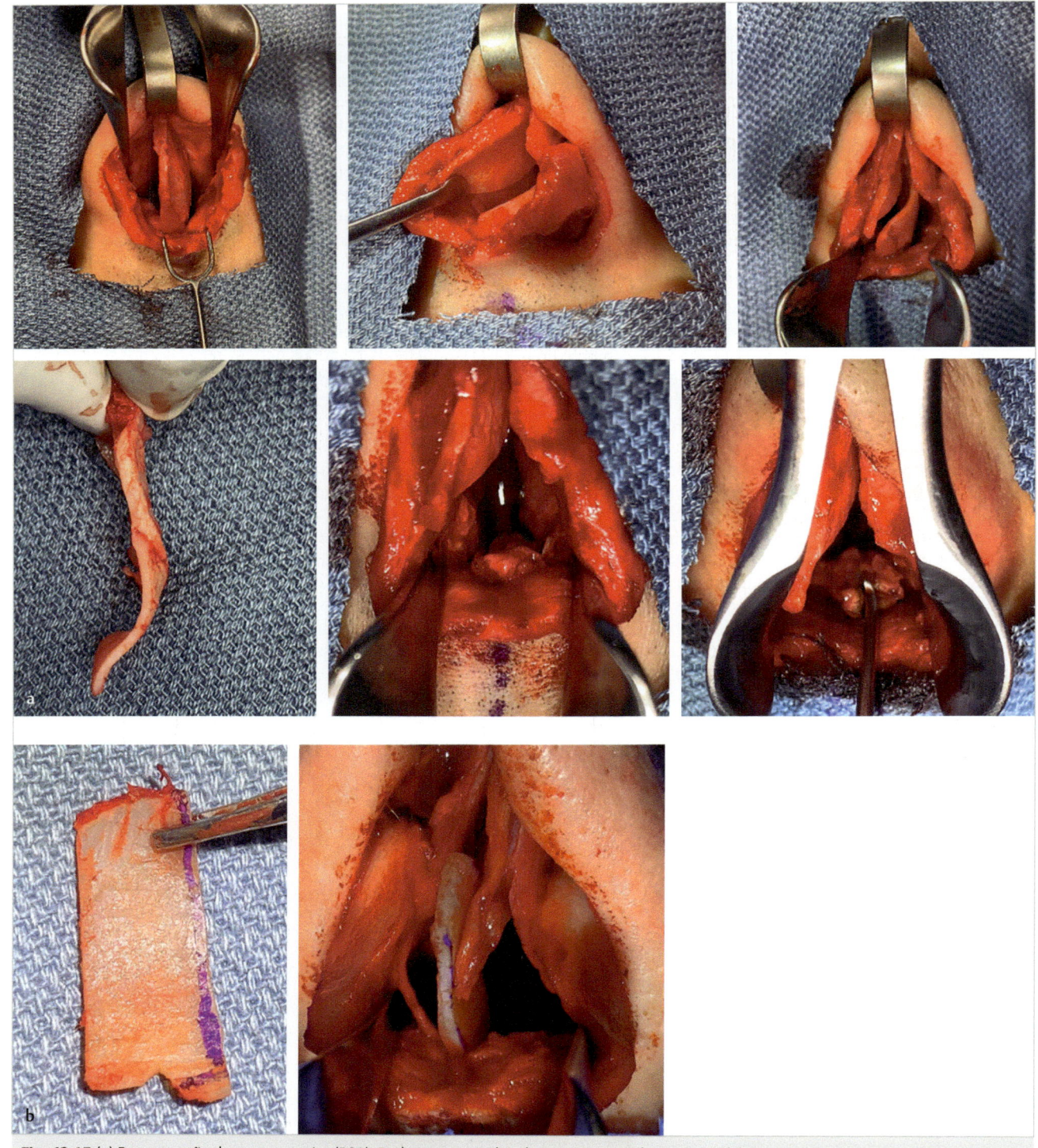

Fig. 43.15 (**a**) Reconstrução do septo anterior (RSA): Todo o septo, incluindo a maior parte do septo caudal, é ressecado, deixando apenas um suporte dorsal. A espinha nasal anterior é dissecada e depois dividida para acomodar um enxerto de RSA. (**b**) O enxerto de RSA é criado com uma cunha removida de sua borda inferior. Esse sulco dentro da espinha nasal anterior acomodará essa cunha. O enxerto é suturado ao suporte dorsal.

Dica de Especialista

A ressecção excessiva da crista e da espinha nasal anterior pode lesionar o nervo maxilar anterior, o que pode ser relatado pelos pacientes como dormência no lábio superior.

- Depois que o desvio do septo é corrigido, os retalhos mucopericondriais são costurados com uma sutura absorvível com acolchoamento para evitar a formação de hematoma.
- Se esses retalhos forem rompidos durante o procedimento, eles deverão ser examinados para assegurar que os orifícios não sejam opostos. Orifícios em retalhos mucopericondriais

43.5 Tratamento Cirúrgico

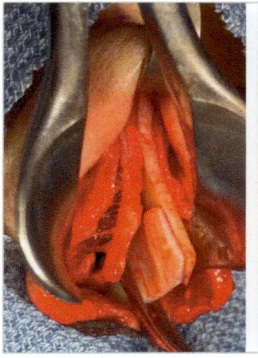

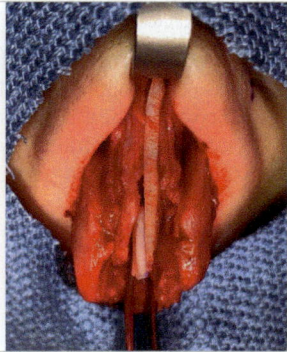

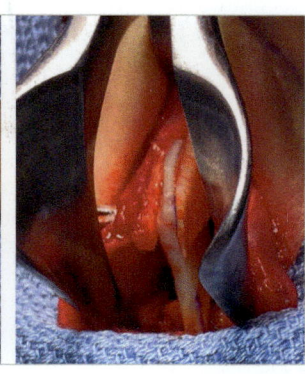

Fig. 43.16 Um *spreader graft* (enxerto expansor) estendido à esquerda é utilizado para dar apoio adicional ao suporte dorsal (*dorsal strut*) e ao enxerto de reconstrução do septo anterior (RSA) devido a um suporte dorsal residual fraco.

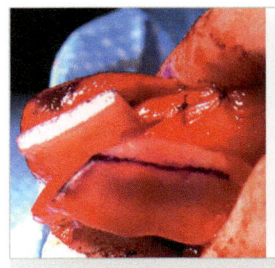

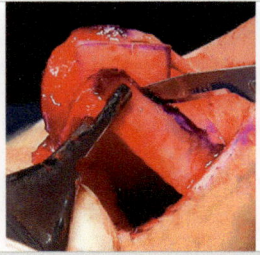

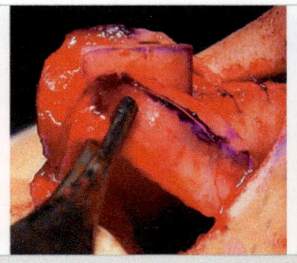

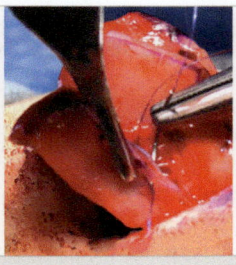

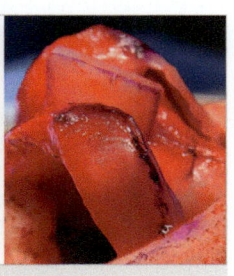

Fig. 43.17 Retalho cefálico de rotação interna (*turn-in*): O excesso de comprimento da cartilagem lateral inferior pode ser dobrado, como mostrado aqui, para criar retalhos cefálicos *turn-in*. Medidas cuidadosas são tomadas para garantir 7 mm de largura. O excesso de ramo (*crura*) lateral é dobrado medialmente e suturado à superfície inferior da cartilagem lateral inferior. Isso requer a dissecção da mucosa vestibular da superfície inferior do ramo (*crura*) lateral inferior.

opostos, têm maior probabilidade de resultar em perfurações septais.

> **Dica de Especialista**
>
> *Embora as perfurações septais raramente causem obstrução nasal, elas podem criar a sensação de fluxo de ar turbulento, sons de assobio, crostas, odor desagradável e epistaxe. Se houver preocupação com a perfuração do septo, enxertos de fáscia podem ser colocados entre os retalhos para permitir um suporte para a remucosalização.*

- Se a septoplastia for realizada simultaneamente com a redução do corneto inferior, deve-se tomar cuidado para assegurar que não haja superfícies opostas desnudas entre o septo e a mucosa do corneto inferior, pois isso pode resultar em sinéquias. A colocação de talas (*splint*) de Doyle ou de silicone silastic atenua essa complicação e promove a lateralização benéfica dos cornetos nasais inferiores.

43.5.2 Válvula Nasal Externa (Zona 2)

- A correção da obstrução ou do colapso da válvula nasal externa envolve o alinhamento do septo caudal e/ou o fortalecimento das cartilagens laterais inferiores.
- Existem várias técnicas para dar força às cartilagens laterais inferiores, gerando resiliência ao colapso durante a inspiração silenciosa e forçada. Essas técnicas incluem:
  - Retalhos cefálicos de rotação interna (*turn-in*) (▶ Fig. 43.17)[19,20]: Esses retalhos são elaborados de forma que a parte cefálica da cartilagem lateral inferior nativa seja dobrada sobre si mesma, acrescentando assim integridade à parede lateral nasal. Isso requer a elevação da mucosa vestibular sobre a superfície inferior da cartilagem lateral inferior, algo que pode ser facilitado pela hidrodissecção da mucosa com anestésico local. Além disso, é importante ter o cuidado de preservar pelo menos 7 mm de largura das *crura* laterais para evitar deformidades estéticas e funcionais.
  - Enxertos de reforço alar (*alar batten*) e de suporte do ramo lateral (*lateral crural strut*)[12,21,22]: podem ser utilizados para colocar um *stent* na válvula nasal externa. É importante ressaltar que essas técnicas são mais adequadas para o colapso dinâmico da zona 1 (região da válvula nasal interna), mas podem ser empregadas para corrigir o colapso das porções inferiores da parede lateral nasal. Os enxertos de reforço alar são colocados sobre a superfície das *crura* laterais, enquanto os suportes (*struts*) das *crura* laterais são suturados na superfície inferior. Portanto, os primeiros são mais visíveis externamente e os pacientes devem ser orientados sobre a aparência externa esperada desses enxertos. Esses enxertos se estendem até a abertura piriforme, resistindo assim ao colapso. É importante observar que a angulação desses enxertos em relação às *crura* laterais pode ser modificada, dependendo da localização do maior grau de colapso da parede lateral nasal.
  - Enxertos de rebordo ou contorno alar (*alar rim grafts*)[12,23]: são colocados no interior de bolsas dissecadas ao longo do contorno alar e podem ser articulados às *crura* laterais para maior capacidade de sustentação.

> **Dica de Especialista**
>
> *Alguns pacientes possuem tecido mole inerentemente espesso e isso pode causar estenose estática da abertura nasal. Esses pacientes devem ser orientados sobre as expectativas realistas com a cirurgia de válvula.*

43.5.3 Válvula Nasal Interna (Zona 1)

- O manejo da válvula nasal interna envolve:
  - Alinhamento do septo superior.
  - Redução dos cornetos inferiores.
  - Alargamento do ângulo da válvula nasal interna.
  - Suporte lateral da parede lateral.
- Os suportes (*struts*) das *crura* laterais, colocados ao longo da borda superior das *crura* laterais na área de *scroll* (rolagem), também podem fornecer estabilidade à parede lateral correspondente à válvula nasal interna (zona 1). Conforme observado anteriormente, esses enxertos têm um impacto maior nessa região do que na válvula nasal externa (zona 2).
- O principal tratamento para a obstrução da válvula nasal interna é um enxerto cartilaginoso entre o septo dorsal e a cartilagem lateral superior, que serve como uma cunha para ampliar o ângulo da válvula nasal interna.
- A técnica dos retalhos expansores (*spreader flap*) (▶ Fig. 43.18), na qual a face medial da cartilagem lateral superior é dobrada sobre si mesma e suturada ao septo dorsal, proporcionando tensão à cartilagem lateral superior e permitindo o alargamento desse ângulo.[24]
- Recentemente, nota-se maior ênfase na preservação da válvula nasal interna com técnicas de preservação dorsal.
- Essas técnicas envolvem o rebaixamento em bloco do dorso sem a separação das cartilagens laterais inferiores do septo.
- Devido à fusão das cartilagens laterais superiores com o osso nasal, as alterações de posição na abóbada óssea serão transmitidas para a abóbada média cartilaginosa na rinoplastia de preservação.
- Em uma análise radiológica de pacientes submetidos à preservação dorsal, foi observada uma melhora no ângulo da válvula nasal.[25]
- Em um estudo radiológico em cadáveres, as dimensões/ângulo da válvula nasal interna não foram alteradas na técnica conservadora *let-down* ou na técnica de ressecção da giba (dorso) nasal (descrita por Joseph) com reconstrução adequada da abóbada média, porém diminuíram com a técnica conservadora *push-down*.[26] Isso provavelmente se deve ao fato de que a técnica *push-down* requer a medialização da parede lateral nasal para dentro da cavidade nasal.

43.5.4 Cornetos Nasais Inferiores

- A redução adequada da hipertrofia do corneto inferior requer a abordagem dos componentes ósseos e da mucosa.
- É feita uma incisão na cabeça do corneto inferior até o osso e, em seguida, um Cottle é usado para elevar o mucoperiósteo do osso em uma direção anterior para posterior, em direção à nasofaringe à nasofaringe.
- O excesso de mucoperiósteo pode ser removido com um microdebridador, tomando cuidado para não causar lesões nesse revestimento ósseo.
- Como alternativa, esse tecido mole pode ser reduzido com a ablação pelo sistema Coblator ou Selon.[27]
- O excesso de osso pode ser microfraturado com o Cottle ou a cabeça óssea anterior pode ser ressecada com um instrumento de corte transversal.
- Para concluir a redução do corneto nasal inferior, essas estruturas são lateralizadas com um elevador de Boies.
- A ressecção agressiva do corneto inferior não é recomendada, pois isso pode, paradoxalmente, resultar na sensação de fluxo de ar nasal turbulento e obstrução.

43.6 Complicações

- Os resultados insatisfatórios após a cirurgia para obstrução nasal podem ser divididos em diagnósticos errôneos com consequente tratamento inadequado ou complicações pós-operatórias.
- Se a etiologia da obstrução nasal for identificada incorretamente e, portanto, não for tratada, é mais provável que haja obstrução nasal persistente. Em particular, os pacientes com causas clínicas de obstrução nasal, como rinite alérgica ou rinite medicamentosa, terão menos chances de melhorar com a cirurgia.
- Devido à robusta vasculatura do nariz, pode ocorrer epistaxe no pós-operatório. Embora isso geralmente possa ser tratado de forma conservadora com pressão, oximetazolina ou tamponamento hemostático, ocasionalmente o sangramento é persistente o suficiente para exigir o retorno à sala de cirurgia para controle. Embora a maioria das fontes espontâneas de sangramentos nasais seja do septo anterior, os sangramentos pós-operatórios podem ser de fontes posteriores.
- A perfuração do septo nasal também pode ocorrer se forem criadas lacerações opostas no retalho mucopericondral septal. Isso

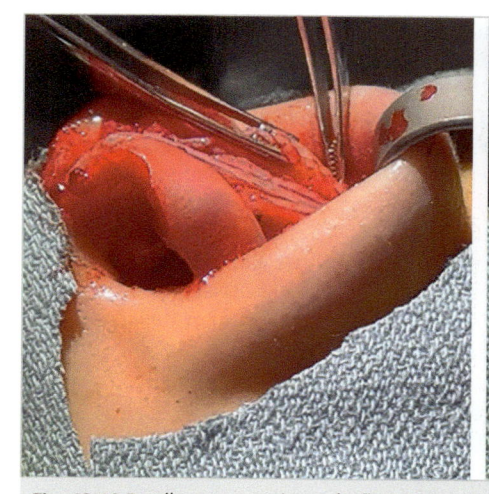

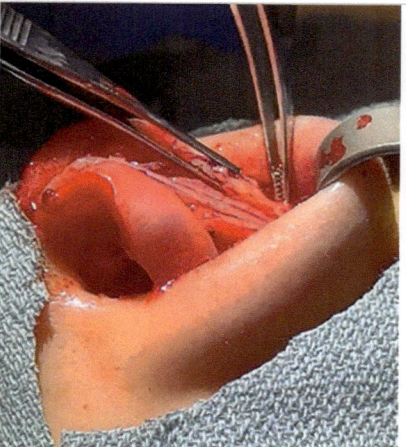

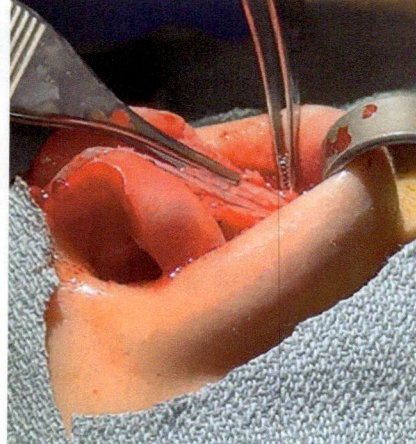

Fig. 43.18 Retalho expansor (*spreader flap*): O excesso de comprimento da cartilagem lateral superior pode ser dobrado, como mostrado aqui, para criar retalhos expansores para reconstruir e adicionar largura na abóbada média.

pode resultar em turbulência do fluxo de ar nasal, formação de crostas e epistaxe. Essa complicação é atenuada ao assegurar o tratamento das lacerações opostas. Enxertos de fáscia ou de cartilagem podem ser colocados entre essas lacerações para evitar a perfuração de septo. Além disso, deve-se tentar reaproximar as lacerações com suturas reabsorvíveis.

- Podem ocorrer sinéquias entre os cornetos nasais e o septo se as superfícies desnudas dessas mucosas forem mantidas em contato. Para evitar que isso aconteça, podem ser utilizados tampões protetores de silicone, como os *splints* de Doyle, para lateralizar os cornetos inferiores do septo. Ocasionalmente, a formação precoce de sinéquias é identificada durante a primeira consulta pós-operatória e elas são diretamente divididas com um instrumento de corte transversal.

- Uma complicação relativamente emergente que o cirurgião deve estar atento para identificar é um hematoma septal. Se o conteúdo sanguíneo se acumular entre os retalhos mucopericondriais, a cartilagem remanescente se desvitaliza e pode perder sua estrutura e, por fim, entrar em colapso. O colapso dessa cartilagem pode resultar no aspecto de nariz em sela, resultando em comprometimento funcional e estético. Os pacientes se queixarão de dor profunda no nariz, que pode se agravar. Neste caso, deve ser feita uma incisão no mucopericôndrio e o conteúdo sanguíneo deve ser removido. Constatou-se que a combinação de um ponto de acolchoamento do septo com *splints* de Doyle faz com que o desenvolvimento de um hematoma septal seja uma ocorrência rara.

Dica de Especialista

Os hematomas septais podem se infectar e resultar em um abscesso septal. Portanto, em pacientes com hematomas septais, o uso de antimicrobianos deve ser considerado.

- Infecções do tecido mole do nariz também podem se desenvolver no pós-operatório. O paciente descreverá sensibilidade, inchaço e eritema, mais comumente ao redor da ponta e da área da columela nasal. Em geral, realiza-se o tratamento com antibióticos orais. Se houver piora dos sintomas com o uso de antibióticos, é necessário fazer um exame para detectar um possível abscesso drenável ou retornar à sala de cirurgia para a limpeza e remoção das áreas comprometidas.

43.7 Conclusão

As principais estruturas que podem prejudicar a respiração nasal incluem o septo, os cornetos inferiores e as válvulas nasais internas e externas. Para a obtenção de desfechos clínicos favoráveis dos pacientes, é necessária a anamnese completa, a realização de um diagnóstico preciso e um tratamento cirúrgico adequado. A cirurgia do septo nasal pode envolver a ressecção de todo o septo caudal com reconstrução do septo anterior. A adição de suporte à parede lateral nasal e à válvula nasal pode ser realizada com uma variedade de técnicas, incluindo enxertos com suportes das *crura* laterais (*lateral crural strut grafts*) e enxertos expansores (*spreader grafts*). Os retalhos expansores (*crura* laterais superiores) e os retalhos *turn-in* (*turn-in flaps*) cefálicos (*crura* laterais inferiores) podem ser utilizados para o suporte da válvula nasal sem o uso de material de enxerto.

Referências

[1] Stewart MG, Witsell DL, Smith TL, Weaver EM, Yueh B, Hannley MT. Development and validation of the Nasal Obstruction Symptom Evaluation (NOSE) scale. Otolaryngol Head Neck Surg. 2004; 130(2):157-163

[2] Moubayed SP, Ioannidis JPA, Saltychev M, Most SP. The 10-item Standardized Cosmesis and Health Nasal Outcomes Survey (SCHNOS) for functional and cosmetic rhinoplasty. JAMA Facial Plast Surg. 2018; 20(1):37-42

[3] Okland TS, Kandathil C, Sanan A, Rudy S, Most SP. Analysis of nasal obstruction patterns following reductive rhinoplasty. Aesthetic Plast Surg. 2020; 44(1):122-128

[4] Patel PN, Wadhwa H, Okland T, Kandathil CK, Most SP. Comparison of the distribution of Standardized Cosmesis and Health Nasal Outcomes Survey scores between symptomatic and asymptomatic patients. Facial Plast Surg Aesthet Med. 2022; 24(4):305-309

[5] Spataro EA, Kandathil CK, Saltychev M, Olds CE, Most SP. Correlation of the Standardized Cosmesis and Health Nasal Outcomes Survey with psychiatric screening tools. Aesthet Surg J. 2020; 40(12):1373-1380

[6] Most SP. Invited discussion on: body dysmorphic disorder in rhinoplasty candidates–prevalence and functional correlations. Aesthetic Plast Surg. 2021; 45(2):649-651

[7] Okland TS, Patel P, Liu GS, Most SP. Using nasal self-esteem to predict revision in cosmetic rhinoplasty. Aesthet Surg J. 2021; 41(6):652-656

[8] Rudy SF, Kandathil C, Spataro EA, Moubayed S, Most SP. Effect of nasal steroids on nasal obstruction in septal deviation: a double-blind randomized controlled trial. Facial Plast Surg Aesthet Med. 2020; 22(4):243-248

[9] Teti VP, Akdagli S, Most SP. Cost-effectiveness of corticosteroid nasal spray vs surgical therapy in patients with severe to extreme anatomical nasal obstruction. JAMA Facial Plast Surg. 2016; 18(3):165-170

[10] Most SP. Trends in functional rhinoplasty. Arch Facial Plast Surg. 2008; 10(6): 410-413

[11] Tsao GJ, Fijalkowski N, Most SP. Validation of a grading system for lateral nasal wall insufficiency. Allergy Rhinol (Providence). 2013; 4(2):e66-e68

[12] Vaezeafshar R, Moubayed SP, Most SP. Repair of lateral wall insufficiency. JAMA Facial Plast Surg. 2018; 20(2):111-115

[13] Kandathil CK, Spataro EA, Laimi K, Moubayed SP, Most SP, Saltychev M. Repair of the lateral nasal wall in nasal airway obstruction: a systemic review and meta-analysis. JAMA Facial Plast Surg. 2018; 20(4):307-313

[14] Menapace DC, Carlson KD, Dragomir-Daescu D, Matsumoto J, Hamilton GS. Finite element analysis of the septal cartilage L-strut. Facial Plast Surg Aesthet Med. 2021; 23(2):90-97

[15] Guyuron B, Behmand RA. Caudal nasal deviation. Plast Reconstr Surg. 2003; 111(7):2449-2457, discussion 2458-2459

[16] Keeler JA, Moubayed SP, Most SP. Straightening the crooked middle vault with the clocking stitch: an anatomic study. JAMA Facial Plast Surg. 2017; 19 (3):240-241

[17] Surowitz J, Lee MK, Most SP. Anterior septal reconstruction for treatment of severe caudal septal deviation: clinical severity and outcomes. Otolaryngol Head Neck Surg. 2015; 153(1):27-33

[18] Most SP. Anterior septal reconstruction: outcomes after a modified extracor- poreal septoplasty technique. Arch Facial Plast Surg. 2006; 8(3):202-207

[19] Murakami CS, Barrera JE, Most SP. Preserving structural integrity of the alar cartilage in aesthetic rhinoplasty using a cephalic turn-in flap. Arch Facial Plast Surg. 2009; 11(2):126-128

[20] Tellioglu AT, Cimen K. Turn-in folding of the cephalic portion of the lateral crus to support the alar rim in rhinoplasty. Aesthetic Plast Surg. 2007; 31(3): 306-310

[21] Toriumi DM, Josen J, Weinberger M, Tardy ME, Jr. Use of alar batten grafts for correction of nasal valve collapse. Arch Otolaryngol Head Neck Surg. 1997; 123(8):802-808

[22] Abdelwahab M, Patel P, Kandathil CK, Wadhwa H, Most SP. Effect of lateral crural procedures on nasal wall stability and tip aesthetics in rhinoplasty. Laryngoscope. 2021; 131(6):E1830-E1837

[23] Ballin AC, Kim H, Chance E, Davis RE. The articulated alar rim graft: reengineering the conventional alar rim graft for improved contour and support. Facial Plast Surg. 2016; 32(4):384-397

[24] Moubayed SP, Most SP. The autospreader flap for midvault reconstruction following dorsal hump resection. Facial Plast Surg. 2016; 32(1):36-41

[25] Stergiou G, Fortuny CG, Schweigler A, Finocchi V, Saban Y, Tremp M. A multivariate analysis after preservation rhinoplasty (PR)–a prospective study. J Plast Reconstr Aesthet Surg. 2022; 75(1):369-373

[26] Abdelwahab MA, Neves CA, Patel PN, Most SP. Impact of dorsal preservation rhinoplasty versus dorsal hump resection on the internal nasal valve: a quantitative radiological study. Aesthetic Plast Surg. 2020; 44(3):879-887

[27] Hegazy HM, ElBadawey MR, Behery A. Inferior turbinate reduction; coblation versus microdebrider–a prospective, randomised study. Rhinology. 2014; 52 (4):306-314

44 Classificação do Desvio de Septo Nasal e Técnica de Reconstrução

Ali Totonchi ▪ Bahman Guyuron

Resumo

O desvio nasal pode ser consequência de um desvio de septo, de um desvio dos ossos nasais ou, muitas vezes, de uma combinação de ambos. Uma compreensão clara da deformidade e de sua correção específica só pode ser obtida por meio de uma análise cuidadosa dos achados. Há seis categorias diferentes de desvio de septo nasal e cada uma delas tem uma patologia específica. Os diferentes tipos de desvio do septo nasal requerem tratamentos cirúrgicos distintos. Uma única abordagem conservadora não conseguirá corrigir todas as deformidades presentes.

Palavras-chave: Desvio de septo, septoplastia, septorrinoplastia, vias aéreas nasais, classificação do desvio de septo

Pontos Principais

- Há seis categoria diferentes de desvio de septo e cada uma delas tem uma patologia distinta.
- Os diferentes tipos de desvio do septo nasal exigem diferentes tratamentos cirúrgicos. Uma única abordagem conservadora não conseguirá corrigir todas as deformidades presentes.
- As inclinações septais são corrigidas removendo-se primeiro a porção posterior do septo, deixando pelo menos 15 mm da porção anterior do suporte (*strut*) em L. A porção sobreposta do septo caudal é removida e a cartilagem é reposicionada e fixada na espinha nasal anterior.
- Antes do reposicionamento e da fixação do septo anterior, é fundamental garantir que a espinha nasal anterior esteja localizada na linha mediana.
- As curvaturas residuais do septo podem exigir a criação de sulcos ou escoriação (*scoring*) no lado côncavo e enxertos expansores (*spreader grafts*) ou stents nasais extramucosos internos para controlar a resposta da cartilagem.
- Se o septo ainda apresentar desvio para um lado caudalmente após a colocação do enxerto expansor, ele poderá ser reposicionado usando a cartilagem lateral superior como uma âncora com a sutura de rotação septal.

44.1 Introdução

O desvio nasal pode ser consequência de um desvio de septo, de um desvio dos ossos nasais ou, muitas vezes, de uma combinação de ambos.[1,2,3,4,5,6,7,8,9,10] O termo *desvio de septo* não define adequadamente a patologia e a ressecção submucosa do septo, um procedimento frequentemente utilizado para a correção de qualquer deformidade septal, não corrige o desvio nasal. A compreensão clara da deformidade e de sua correção específica pode ser obtida apenas por meio de uma análise cuidadosa dos achados. Esse tipo de avaliação criteriosa levará à correção bem-sucedida de um problema muitas vezes desafiador. A classificação e a técnica operatória são apresentadas neste capítulo.

44.2 Classificação

- O septo e os ossos nasais controlam a direção do nariz e o desvio dos ossos nasais pode ser classificado como um desvio simples de um lado ou um desvio bilateral. Geralmente, ambos os ossos nasais acompanham o desvio de septo. Raramente, entretanto, os ossos nasais e o septo podem se deslocar independentemente.

Dica de Especialista

Existem seis categorias diferentes de desvio de septo e cada uma delas tem uma patologia distinta (▶ Tabela 44.1).

- Há seis classes de desvio de septo, cinco das quais podem influenciar a parte externa do nariz.[1,11]
- A última categoria, o desvio de septo localizado ou o esporão não terão efeito sobre a direção da parte externa do nariz (▶ Tabela 44.1).
- Todos os desvios de septo descritos são frequentemente associados ao aumento dos cornetos médios ou inferiores ou a uma combinação de ambos. O aumento geralmente está voltado para o lado côncavo do septo.

Tabela 44.1 Tipos de deformidade septal, incidência e tratamento

	Inclinação septal (40%)	Anteroposterior em forma de C (32%)	Cefalocaudal em forma de C (4%)	Anteroposterior em forma de S (8%)	Cefalocaudal em forma de S (1%)	Desvio localizado ou esporões (15%)
Abordagem	Killian ou transfixação	Anterior aberta	Anterior aberta	Anterior aberta	Anterior aberta	Killian
Escoriação do lado côncavo (*scoring*)		+ Horizontal unilateral	+ Vertical unilateral	+ Horizontal bilateral	+ Vertical bilateral	
Reposicionamento do septo caudal na espinha nasal	+	+	+	+	+	
Osteotomia da espinha nasal		+	+	+	+	
Osteotomia nasal / retificação do septo	Doyle × 8 dias	*Stent* simples × 3 semanas	*Stent* simples × 3 semanas	*Stent* simples × 3 semanas	*Stent* simples × 3 semanas	Doyle durante a noite

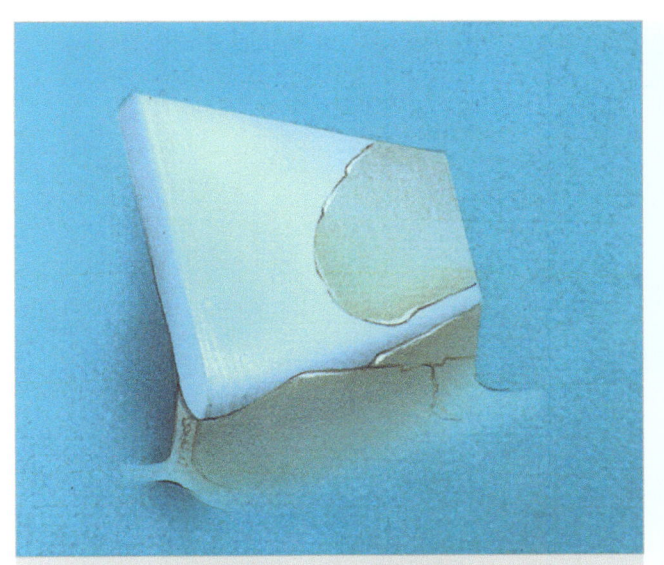

Fig. 44.1 A inclinação septal é o tipo mais comum de desvio de septo.

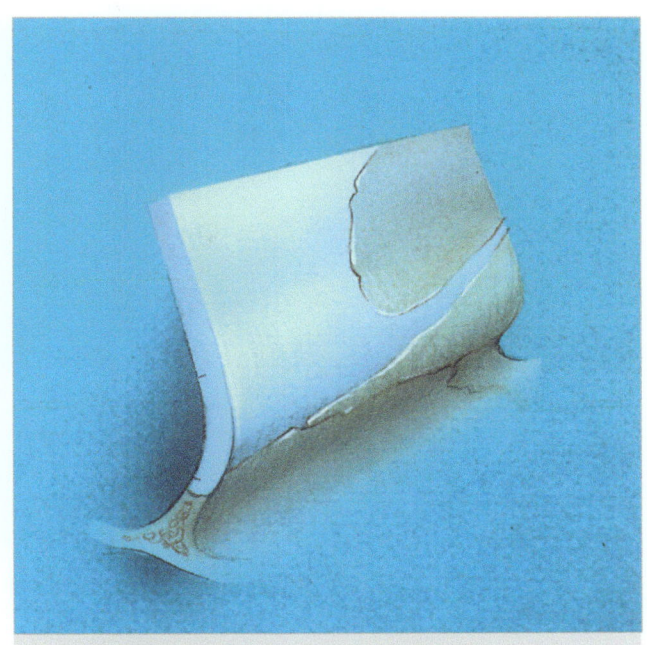

Fig. 44.2 Desvio de septo anteroposterior em forma de C.

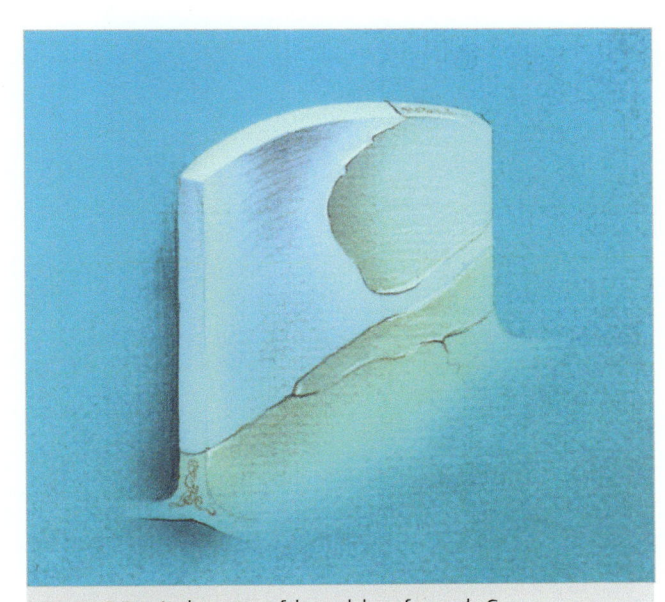

Fig. 44.3 Desvio de septo cefalocaudal em forma de C.

- Inclinação septal: O tipo mais comum de desvio de septo é a inclinação septal. Nessa categoria, a cartilagem quadrangular e a lâmina perpendicular estão, em geral, livres de qualquer curvatura (▶ Fig. 44.1). Entretanto, a cartilagem é deslocada para um lado da crista maxilar internamente e para o lado oposto externamente. A grande maioria dos pacientes com inclinação nasal apresenta desvio interno para a esquerda e desvio externo para a direita. Essa patologia é frequentemente acompanhada por um aumento do corneto inferior ipsilateral ao desvio externo.
- Desvio anteroposterior em forma de C: O desvio em forma de C pode ser anteroposterior (▶ Fig. 44.2), que é o segundo tipo mais comum de desvio septonasal. Essa deformidade inclui uma curva na cartilagem e é comumente associada ao desvio do osso vômer. Isso contrasta com a inclinação septal, na qual a cartilagem não tem curvas, mas é deslocada para um lado, enquanto o vômer está em uma localização normal, com a cartilagem frequentemente deslocada para um lado da crista maxilar. A representação externa do desvio anteroposterior em forma de C pode ser semelhante à inclinação septal.
- Desvio cefalocaudal em forma de C: O desvio em C também pode ser cefalocaudal (▶ Fig. 44.3), que terá uma aparência em forma de C externamente na direção do nariz. A deformidade de desvio em C cefalocaudal é menos comum. Uma variação dessa deformidade é o desvio do septo anterocaudal. Essa deformidade envolve apenas o terço caudal do septo anterior; os dois terços cefálicos do dorso são retos.
- Desvio anteroposterior em forma de S: Essa condição é rara. O formato anteroposterior em S será refletido na parte externa do nariz como um desvio para o lado (▶ Fig. 44.4).
- Desvio cefalocaudal em forma de S: Essa condição é rara. O desvio cefalocaudal em forma de S também resultará em um desvio em forma de S da parte anterior do nariz.
- Desvio localizado: A última categoria é o desvio localizado (▶ Fig. 44.5). Esse é um problema puramente funcional e não tem relevância para o formato externo do nariz.

> **Dica de Especialista**
>
> *Os tipos distintos de desvio do septo nasal exigem diferentes tratamentos cirúrgicos. Uma única abordagem conservadora não conseguirá corrigir todas as deformidades presentes.*

44.3 Considerações Pré-Operatórias

- O manejo do desvio do osso nasal depende do grau de desvio e do tipo de deformidade.
- Se apenas um osso nasal tiver sido afetado e o restante do nariz estiver na posição correta, o cirurgião poderá optar por

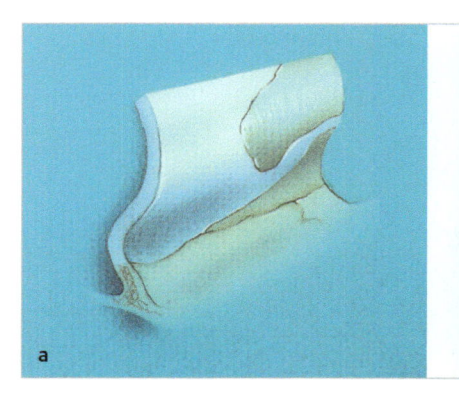

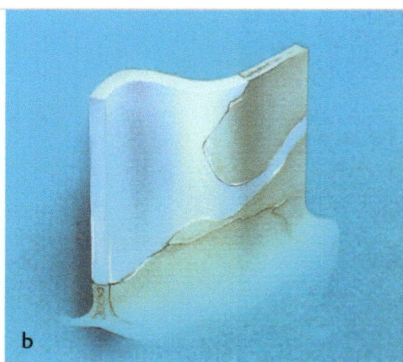

Fig. 44.4 (**a, b**) O desvio de septo em forma de S também pode ser anteroposterior ou cefalocaudal.

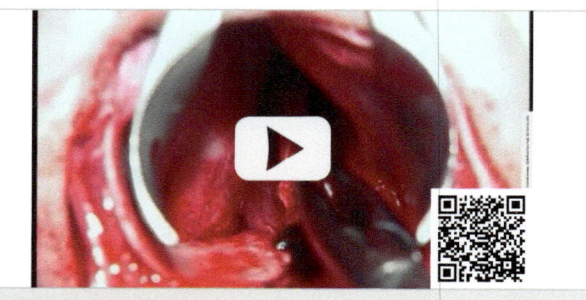

Vídeo 44.1 Septoplastia.

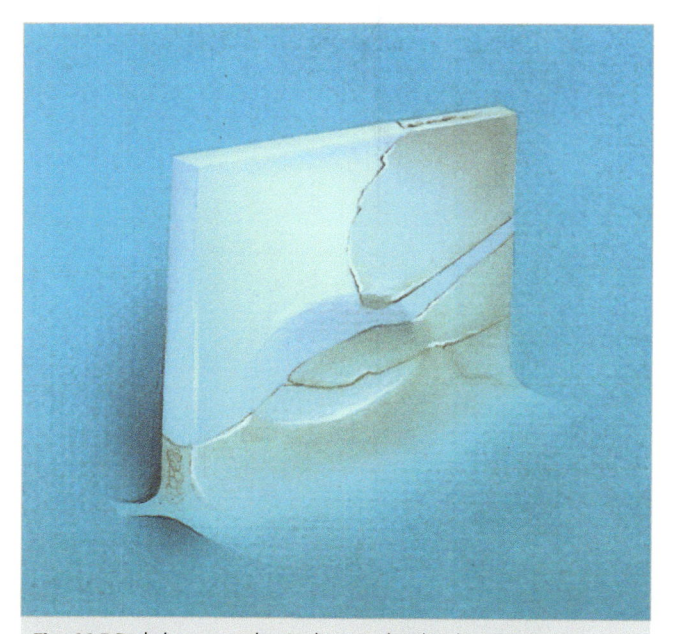

Fig. 44.5 Pode haver um desvio de septo localizado. Esse é um problema puramente funcional e não tem relevância para o formato externo do nariz.

camuflar esse desvio com a adição de um enxerto de cartilagem, desde que não haja consequências funcionais.
- A fratura do osso nasal, embora seja possível, nem sempre é previsível. Se o osso nasal de um lado for deslocado medialmente e o lado oposto for deslocado lateralmente, a técnica cirúrgica incluirá osteotomia bilateral e reposicionamento dos ossos nasais.
- É possível fraturar o osso nasal deslocado lateralmente e fraturar o osso nasal deslocado medialmente. Se os ossos nasais forem paralelos e ambos estiverem desviados para um lado, as osteotomias bilaterais, cefálicas e laterais e o reposicionamento dos ossos nasais, produzirão o melhor resultado com a manutenção da relação dos ossos entre si. Entretanto, essa manobra é difícil e raramente necessária.

> **Dica de Especialista**
>
> *A fratura do osso nasal, embora seja possível, nem sempre é previsível.*

- Dependendo do tipo de deformidade, a abordagem cirúrgica e a exposição serão diferentes.
- Quando um desvio acomete o septo anterior, é preferível uma abordagem aberta.
- Os desvios posteriores ou localizados podem ser abordados por meio de uma incisão de Killian ou de uma incisão de hemitransfixação. Entretanto, essas deformidades são raras. Por esse motivo, a maioria dos desvios exige uma abordagem aberta anterior.

44.4 Técnica Operatória (▶ Vídeo 44.1)

44.4.1 Abordagem Aberta

> **Dica de Especialista**
>
> *Se o desvio envolver o septo anterior, é preferível uma abordagem aberta.*

- O dorso é esqueletizado e as cartilagens laterais superiores são separadas. Um retalho mucopericondral é elevado de um lado e o desvio do septo é corrigido, dependendo do problema. Em seguida, são aplicados enxertos expansores e as cartilagens laterais superiores são aproximadas.
- Se o desvio estiver localizado apenas na parte posterior, poderá ser utilizada uma incisão do tipo Killian ou uma incisão de transfixação.
- Até mesmo uma incisão de hemitransfixação pode ser utilizada para a correção dessa parte.

44.4 Técnica Operatória

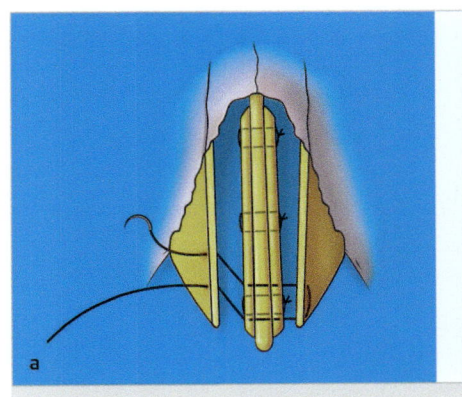

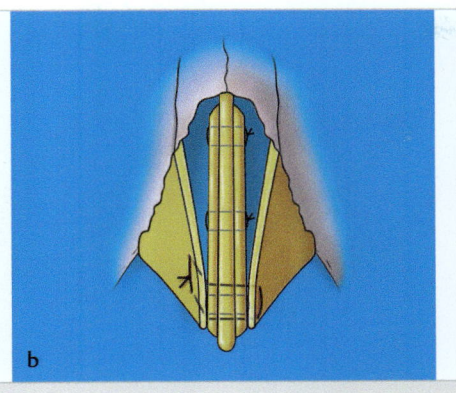

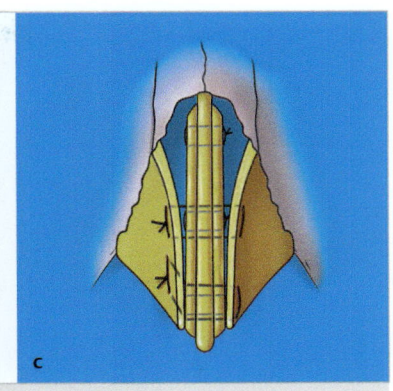

Fig. 44.6 (a-c) Sutura de rotação septal.

> **Dica de Especialista**
>
> *Se o septo ainda parecer desviado para um lado caudalmente após a colocação do enxerto expansor (spreader graft), ele poderá ser reposicionado usando a cartilagem lateral superior como âncora com a sutura de rotação septal.*

- Para colocar uma sutura de rotação septal em uma tentativa de corrigir um desvio caudal do terço anterior do septo, uma sutura de polidioxanona (PDS) 5-0 é passada ligeiramente cefalicamente através da cartilagem lateral superior contralateral ao desvio, depois é passada através do enxerto expansor do septo e do composto de cartilagem lateral superior ipsilateral ligeiramente em posição caudal e amarrada para puxar o septo para a linha média (▶ Fig. 44.6).[2]
- A porção posterior do septo é então apoiada com um *splint* (tala) extramucoso por três semanas para orientar a memória da cartilagem e evitar espaço morto se a cartilagem tiver sido marcada. Caso contrário, os *splints* de Doyle são mantidos no local por 4 a 8 dias.

Inclinação Septal

- A escolha ideal para a correção de uma inclinação septal é a remoção da porção posterior do septo, deixando um septo em forma de L anterior e caudalmente (▶ Fig. 44.7), assegurando que pelo menos 15 mm da porção anterior do suporte em L (L-*strut*) seja mantido.

> **Dica de Especialista**
>
> *As inclinações septais são corrigidas removendo-se primeiro a porção posterior do septo, deixando pelo menos 15 mm da porção anterior do suporte em L (L-strut). A porção sobreposta do septo caudal é removida e a cartilagem é reposicionada e fixada na espinha nasal anterior.*

- Essa manobra, por si só, não resultará no reposicionamento do septo anterior na maioria dos casos, embora, em raras ocasiões, o septo possa se tornar reto posteriormente.
- Comumente, a porção residual da porção posterocaudal do septo em forma de L é deslocada para um lado do vômer e da espinha nasal anterior. Isso pode exigir o reposicionamento após a remoção de um pequeno segmento de cartilagem sobreposta e fixação em uma nova posição.
- Uma sutura em forma de oito é utilizada para essa manobra.

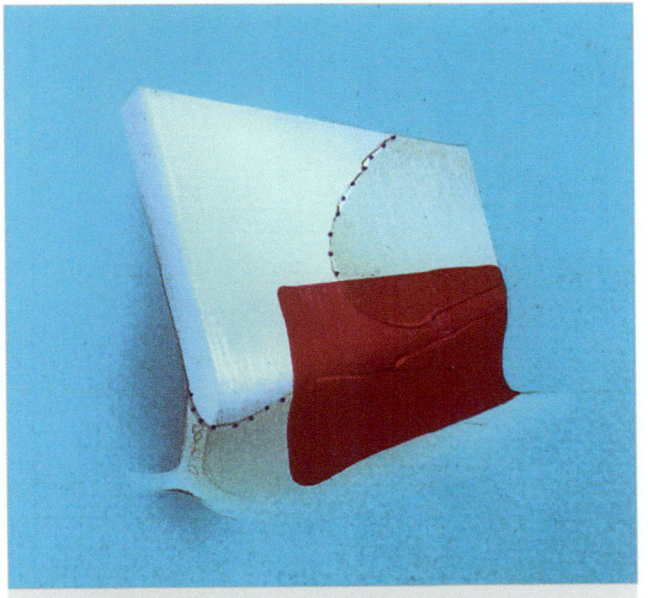

Fig. 44.7 Remoção da porção posterior do septo, deixando um septo em forma de L anterior e caudalmente.

- Antes desse reposicionamento e fixação, é fundamental garantir que a espinha nasal anterior esteja localizada na linha média (▶ Fig. 44.8a, b). Caso contrário, o septo posterior caudal será fixado em uma estrutura posicionada de forma anormal. Se a espinha nasal anterior estiver mal posicionada, ela poderá ser reposicionada com uma osteotomia.
- Às vezes, é necessário mobilizar a junção da cartilagem septal quadrangular e a lâmina perpendicular para reposicionar a porção anterocefálica do septo.

> **Dica de Especialista**
>
> *Antes de reposicionar e fixar o septo anterior, é fundamental garantir que a espinha nasal anterior esteja localizada na linha média.*

Desvio Anteroposterior em Forma de C

- A correção do desvio cefalocaudal é diferente da correção do desvio anteroposterior em forma de C e da inclinação septal. A

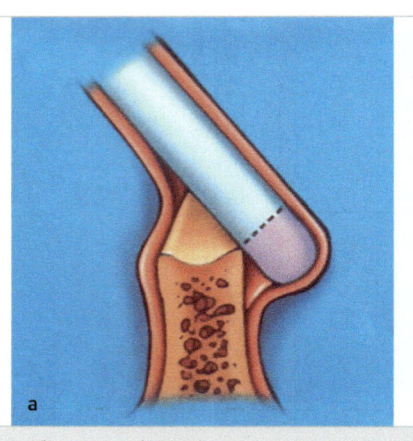

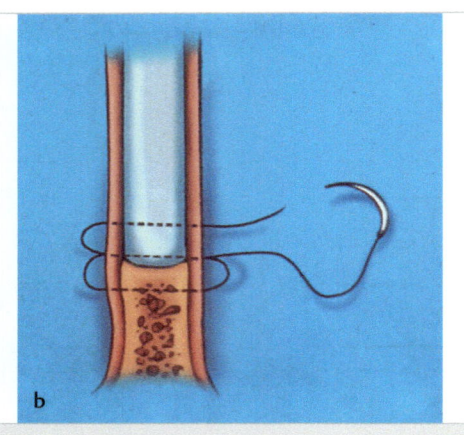

Fig. 44.8 (a, b) A ressecção do excesso de cartilagem e a sutura em forma de oito são utilizadas para a fixação do septo deslocado sobre a espinha nasal anterior.

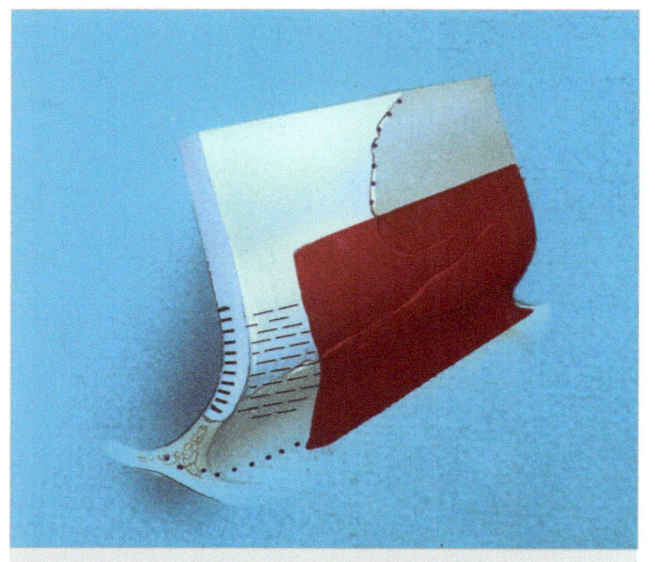

Fig. 44.9 Correção do desvio de septo anteroposterior.

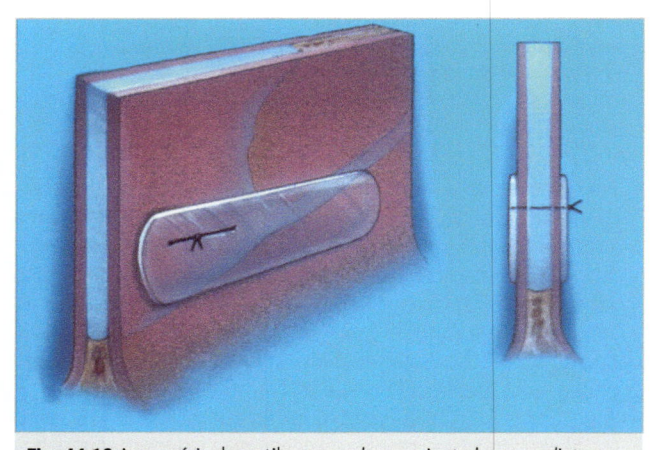

Fig. 44.10 A memória da cartilagem pode ser orientada com *splints* (talas) extramucosos bilaterais (talas simples).

correção da deformidade anteroposterior requer a ressecção do septo posterocaudal, deixando um suporte em L (▶ Fig. 44.9), a osteotomia da espinha nasal anterior e da lâmina do vômer residual, a disjunção parcial da cartilagem quadrangular e da lâmina perpendicular, somente se for absolutamente necessário, além da escoriação (*scoring*) cefalocaudal da cartilagem, se a cartilagem não corrigir a própria curvatura, o que geralmente acontece.

- A memória da cartilagem será então guiada com talas extramucosas bilaterais (talas simples) (▶ Fig. 44.10), fixadas na posição com uma sutura transfixante. As talas são mantidas no local por 3 semanas e o paciente recebe antibióticos orais durante o curso do tratamento.

Desvio Cefalocaudal em Forma de C

- O desvio cefalocaudal em forma de C é corrigido pela ressecção do septo posterior, escoriação anteroposterior do lado côncavo (▶ Fig. 44.11), somente se necessário, liberação completa da junção do septo cartilaginoso e da crista maxilar, bem como liberação parcial da porção cefálica da cartilagem quadrangular

a partir da cartilagem perpendicular e osteotomia da espinha nasal anterior, se houver angulação. A memória da cartilagem será então guiada com talas extramucosas posteriormente e um par de enxertos expansores (*spreader grafts*) anteriormente (▶ Fig. 44.10). Caso o desvio envolva apenas o septo caudal, será utilizada uma sutura de rotação septal juntamente com enxertos expansores bilaterais (▶ Vídeo 44.2).[2]

Dica de Especialista

O desvio anterior residual do septo deve ser corrigido com uma sutura de rotação septal.

- Sempre que houver uma curvatura no septo, é feita uma escoriação no lado côncavo e a colocação de enxertos expansores ou *stents* nasais extramucosos internos, somente se necessário.

Dica de Especialista

As curvaturas residuais do septo podem exigir uma escoriação no lado côncavo e enxertos expansores ou splints nasais extramucosos internos para controlar a resposta da cartilagem.

- O uso de uma combinação de ambos é muitas vezes essencial para orientar a memória da cartilagem escoriada para assegurar

44.4 Técnica Operatória

o alinhamento da cartilagem. Mais uma vez, o cirurgião deve remover a porção posterior do septo, a lâmina do vômer e as lâminas perpendiculares. Também será realizada uma osteotomia da espinha nasal anterior e da porção residual da lâmina do vômer. A parte curva da cartilagem será então escoriada. Se a curva for anteroposterior, a escoriação será feita no lado côncavo cefalocaudalmente. Se a curva for cefalocaudal, o lado côncavo será marcado no sentido anteroposterior. Nunca é demais enfatizar a importância do enxerto expansor e das talas extramucosas. Raramente, é necessário mobilizar parcialmente a junção da cartilagem quadrangular e da lâmina perpendicular se houver uma angulação nessa junção.

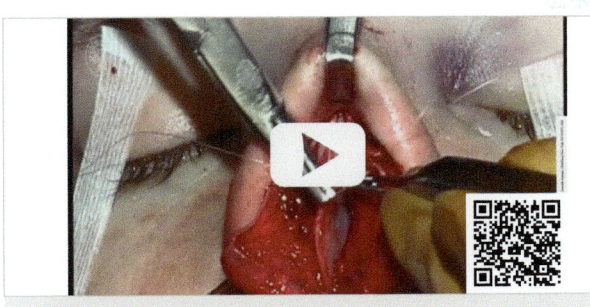

Vídeo 44.2 Sutura de rotação septal.

Desvio Anteroposterior em Forma de S

- O desvio anteroposterior em forma de S será corrigido usando os mesmos princípios. A porção posterior da cartilagem é ressecada. Dessa vez, a escoriação será feita bilateralmente na porção côncava. A direção da escoriação será cefalocaudal. A espinha nasal anterior e o vômer serão reposicionados com uma osteotomia, juntamente com a mobilização parcial da lâmina perpendicular e da junção da cartilagem quadrangular, em caso de angulação nessa junção. A porção anterior do septo é então apoiada com enxertos expansores bilaterais e a memória da cartilagem é orientada usando talas extramucosas bilaterais posteriormente (▶ Fig. 44.12).

Desvio Cefalocaudal em Forma de S

- A abordagem é semelhante ao desvio anteroposterior em forma de S; no entanto, a escoriação será anteroposterior.

> **Dica de Especialista**
>
> *Raramente, os desvios em forma de S podem exigir escoriação (scoring), osteotomia e mobilização parcial da lâmina perpendicular e da junção da cartilagem quadrangular, caso haja uma angulação nessa junção.*

Desvio Localizado

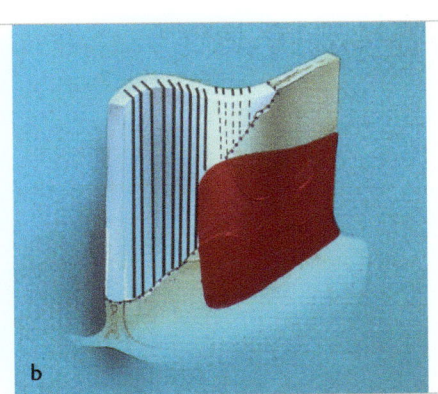

- O desvio localizado pode ser corrigido simplesmente pela remoção da parte desviada da cartilagem, que pode envolver a cartilagem septal, a lâmina de vômer, as lâminas perpendiculares e a aplicação de *splints* (talas) de Doyle ou talas simples (▶ Fig. 44.13).

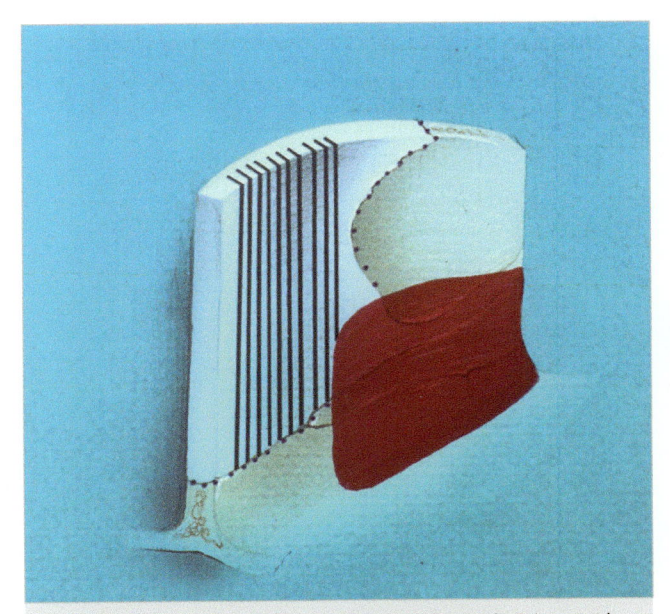

Fig. 44.11 O desvio de septo cefalocaudal em forma de C é corrigido pela ressecção do septo posterior e pela escoriação (*scoring*) anteroposterior do lado côncavo, se necessário.

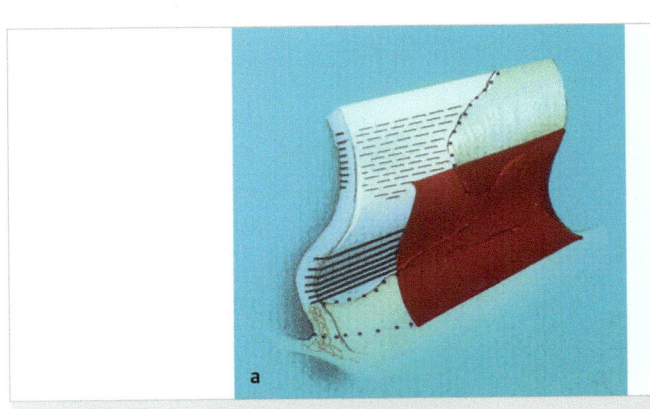

Fig. 44.12 (a, b) Correção do desvio de septo em forma de S.

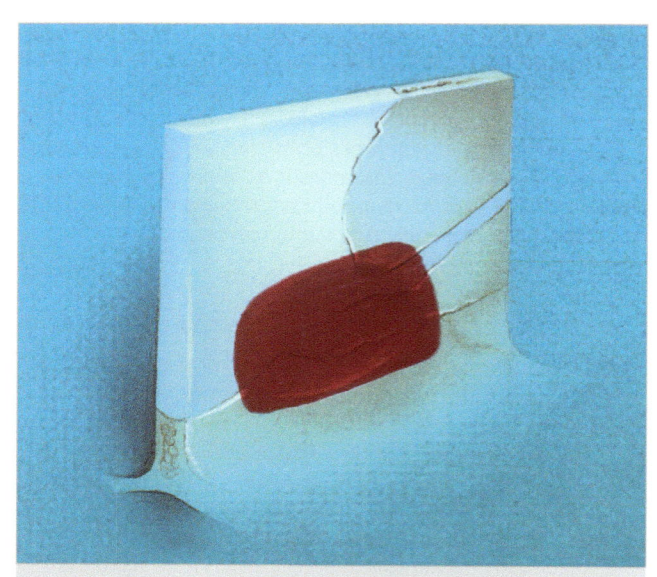

Fig. 44.13 O desvio de septo localizado pode ser corrigido pela remoção da parte desviada da cartilagem.

44.5 Conclusão

A restauração da função nasal e a melhora das vias aéreas do paciente são parte integrante da rinoplastia moderna. A classificação das deformidades septais e a técnica de correção de cada uma dessas deformidades auxiliam o cirurgião a maximizar os resultados da rinoplastia.

Referências

[1] Guyuron B, Uzzo CD, Scull H. A practical classification of septonasal deviation and an effective guide to septal surgery. Plast Reconstr Surg. 1999; 104(7): 2202-2209, discussion 2210-2212
[2] Guyuron B, Behmand RA. Caudal nasal deviation. Plast Reconstr Surg. 2003; 111(7):2449-2457, discussion 2458--2459
[3] Byrd HS, Salomon J, Flood J. Correction of the crooked nose. Plast Reconstr Surg. 1998; 102(6):2148-2157
[4] Canady JW. Evaluation of nasal obstruction in rhinoplasty. Plast Reconstr Surg. 1994; 94(3):555-559
[5] Francesconi G, Fenili O. Treatment of deflection of the anterocaudal portion of the nasal septum. Plast Reconstr Surg. 1973; 51(3):342-345
[6] Goldman IB. New technique in surgery of the deviated nasal septum. AMA Arch Otolaryngol. 1956; 64(3):183-189
[7] Gunter JP, Rohrich RJ. Management of the deviated nose. The importance of septal reconstruction. Clin Plast Surg. 1988; 15(1):43-55
[8] Smith TW. Septorhinoplasty. Otolaryngol Clin North Am. 1975; 8(3):645-661
[9] Tzadik A, Gilbert SE, Sade J. Complications of submucous resections of the nasal septum. Arch Otorhinolaryngol. 1988; 245(2):74-76
[10] Wexler MR. Surgical repair of the caudal end of the septum. Laryngoscope. 1977; 87(3):304-309
[11] Wright L, Grunzweig KA, Totonchi A. Nasal obstruction and rhinoplasty: a focused literature review. Aesthetic Plast Surg. 2020; 44(5):1658-1669

45 Tratamento da Fratura Nasal Aguda: Redução de Deformidades Nasais Secundárias

Rod J. Rohrich ▪ Jesse I. Payton ▪ Matthew Novak

Resumo

Os ossos nasais são os ossos faciais mais comumente lesionados devido à sua projeção, estrutura piramidal e baixa força na fratura. Embora essas lesões sejam comumente citadas como leves, a cirurgia de revisão é necessária em uma taxa extremamente alta após o tratamento de fraturas agudas (14-50%). Isso provavelmente se deve ao edema, à deformidade preexistente e às lesões ocultas do septo que complicam a redução. Em função da dificuldade, da morbidade e do custo associado à rinoplastia de revisão para desvio nasal traumático, a análise sistemática e o tratamento algorítmico de fraturas agudas são benéficos para reduzir a necessidade de cirurgia de revisão.

Palavras-chave: Fratura nasal, fratura do osso nasal, deformidade nasal traumática

Pontos Principais

- As fraturas nasais são as fraturas faciais mais comuns.
- A análise sistemática com uma ficha de dados padronizada e o uso de um algoritmo clínico podem reduzir a incidência de deformidade nasal pós-traumática.
- A identificação e o manejo de fraturas septais são fundamentais para minimizar a necessidade de cirurgia de revisão.
- As radiografias simples não são necessárias nem custo-efetivas no cenário de trauma nasal agudo. Entretanto, a tomografia computadorizada (TC) pode delinear melhor os padrões de fratura e orientar a redução.
- A redução anatômica do septo ou a ressecção submucosa e a reconstrução do septo são necessárias para evitar a deformidade nasal pós-traumática.

45.1 Introdução

- Os ossos nasais são os ossos da face mais comumente fraturados, exigindo apenas 450 a 850 N de força para fraturar.[1,2,3,4,5,6,7,8]
- Os ossos nasais pareados se articulam entre si, com o osso frontal, a lâmina perpendicular do etmoide e o processo frontal da maxila.
- A área de *keystone* (área K) é a articulação entre os ossos nasais e as cartilagens laterais superiores, o que proporciona estabilidade ao nariz. A área de rolagem (*scroll*) é a articulação entre as cartilagens laterais superiores e as cartilagens laterais inferiores, o que é essencial para o suporte da ponta.[7]
- O septo consiste na cartilagem quadrangular, na lâmina perpendicular do etmoide, no vômer, na lâmina horizontal do osso palatino e na crista maxilar.
- A incidência de deformidade nasal pós-traumática que requer rinoplastia de revisão é alta, de 14 a 50%.[9,10,11,12]
- O tratamento tardio (mais de duas semanas a partir do momento da lesão), o edema, a deformidade nasal preexistente não detectada e a fratura ou desvio nasal oculto contribuem para a necessidade de cirurgia de revisão.
- Muitas abordagens para o manejo de fraturas nasais agudas foram descritas.[1,2,3,7,10,13,14,15,16,17,18,19,20,21,22] Entretanto, vários autores relataram resultados desfavoráveis com a simples manipulação fechada.[1,10,12,23,24,25,26]
- O septo nasal é a estrutura mais importante na determinação dos resultados estéticos e funcionais após a cirurgia de fratura nasal, sendo o desvio traumático do septo identificado como a principal causa de deformidade persistente que requer revisão.[5,6,9,26]
- A cartilagem septal é mais espessa no sentido dorsoposterior, basal e caudal, enquanto a porção caudal central é fina.[9]
- O traumatismo do dorso nasal normalmente causa o encurvamento caudobasal e cefalodorsal da cartilagem mais espessa, com fraturas transversais da porção caudal central mais fina.[9]
- A manipulação de um desvio de septo traumático não resulta de forma confiável em alinhamento permanente e os ossos nasais fraturados tendem a se unir em linha com o desvio de septo.[27]
- Embora alguns autores relatem resultados satisfatórios com a manipulação fechada e a imobilização interna de lesões simples do septo distal, os deslocamentos do septo posterior rígido são mais difíceis de tratar e podem não ser reconhecidos.[3,14]
- Muitos autores defendem a redução aberta com ressecção submucosa para fraturas septais moderadas a graves ou fraturas posteriores.[14,28,29] Pode ser necessária uma ressecção transversal baixa e vertical posterior para evitar a sobreposição de segmentos de fratura na lâmina perpendicular do etmoide.
- Lesões de baixa velocidade resultam mais comumente em fraturas no sulco vomeriano (*Vom*), enquanto lesões de alta velocidade resultam em fraturas através da cartilagem quadrangular (*CQ*) central, estendendo-se posteriormente à lâmina perpendicular do etmoide (*LPE*) e inferiormente ao vômer (▶ Fig. 45.1).[1]

45.2 Avaliação Pré-Operatória

- Os pacientes devem ser avaliados primeiro por meio do protocolo ATLS (Advanced Trauma Life Support) e as lesões com risco de vida devem ser tratadas primeiro.
- Obter um histórico detalhado, incluindo o mecanismo, a direção do golpe, o momento, o agente causador da lesão e a epistaxe, que é indicativa de lesão da mucosa.[5]
- Informar sobre a deformidade e a estética nasal antes da lesão. Fotografias antigas ou uma foto da carteira de motorista fornecem os dados mais objetivos.
- Obter fotografias padrão de seis vistas (anteroposterior [AP], lateral direita e esquerda, oblíqua direita e esquerda e basal).
- Realizar um exame externo para verificar:
  - Lacerações.
  - Ferimentos.
  - Inchaço.
  - Desvio.
  - Sensibilidade.

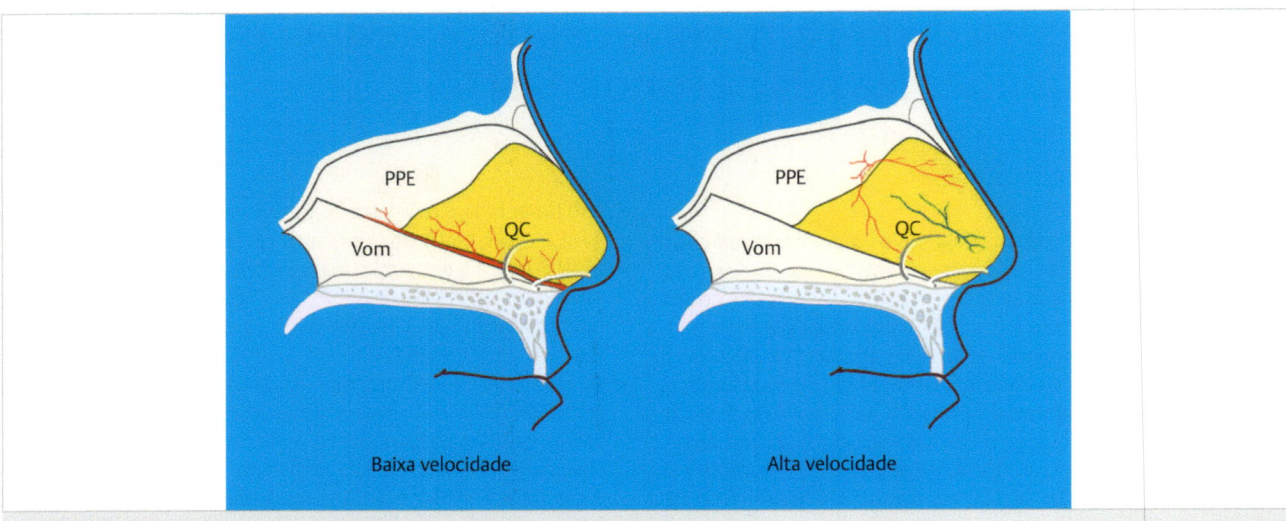

Fig. 45.1 Fratura septal de baixa velocidade *versus* fratura septal de alta velocidade.

- Crepitação.
- Depressão.
- Degraus ósseos.
- Encurtamento nasal.
- Alargamento da base nasal.
- Obter uma distância intercantal precisa para descartar o telecanto, que é indicativo de fraturas naso-órbito etmoidais (NOE).
- As fraturas nasais são classificadas como:
  - Tipo I: Unilateral simples.
  - Tipo II: Bilateral simples.
  - Tipo III: Cominutiva unilateral.
  - Tipo IIIA: Cominutiva bilateral.
  - Tipo IIIB: Cominutiva frontal.
  - Tipo IV: Complexa (ruptura do osso nasal e do septo).
  - Tipo V: NOE associada/fratura no terço médio da face.
- O edema é classificado em uma escala de três pontos:
  - Edema periorbital mínimo ou inexistente.
  - Edema periorbital moderado.
  - Edema periorbital grave.
- Exame interno com um mínimo de iluminação halógena, boa aspiração, espéculo nasal e anestesia vasoconstritora (lidocaína a 4%, oximetazolina [Afrin®] ou cloridrato de fenilefrina [Neo-Sinefrina®]).
- É necessário um endoscópio nasal rígido de 30 graus para avaliar o septo ósseo posterior e as regiões vomerianas para fraturas do tipo III ou maiores.
- Se estiver realizando a endoscopia nasal, é necessário um tempo adequado para a vasoconstrição. O examinador fica ao lado do paciente sentado, refletindo a mão dominante do examinador (lado direito do paciente para um examinador destro). O endoscópio é introduzido no vestíbulo nasal e avançado com visão direta ao longo do assoalho do nariz e abaixo do corneto inferior. O meato inferior, os cornetos, o septo e a junção septal posteroinferior com a lâmina perpendicular do etmoide devem ser examinados. As fraturas septais e as lacerações da mucosa são demonstradas novamente após a retirada do endoscópio.
- Embora o exame endoscópico forneça o exame mais detalhado do vestíbulo nasal, o exame completo com uma lanterna de cabeça e um espéculo geralmente é suficiente.

- A identificação e o tratamento imediatos do hematoma septal são essenciais para evitar fibrose, distorção ou necrose septal, abscesso e deformidade do nariz em sela.
- Embora a aspiração e o acompanhamento rigoroso possam ser realizados para pequenos hematomas septais, o tratamento preferido é a drenagem ampla e dependente seguida de tamponamento com gaze contendo antibiótico.[3,10]
- As radiografias simples não são necessárias nem custo-efetivas para o diagnóstico clínico de fraturas nasais isoladas; no entanto, os pacientes com fraturas deslocadas nas radiografias têm maior risco de deformidade nasal em longo prazo.[3,30,31]
- Mecanismos de alta energia podem causar inchaço significativo e lesões craniomaxilofaciais associadas. Nesses casos, um exame de TC fornece informações detalhadas sobre a morfologia da fratura e as lesões associadas (▶ Fig. 45.2).
- O registro da avaliação pré-operatória em uma ficha de dados da fratura nasal favorece o exame completo e a reprodutibilidade (▶ Fig. 45.3a-d).[1]

45.3 Manejo e Técnica Operatória

- A redução pode ser realizada sob anestesia tópica/local com sedação intravenosa ou sob anestesia geral, com bons resultados.[5,12,23,24,26] O uso apenas da anestesia local está associado a um custo reduzido.
- Realizamos anestesia local com sedação intravenosa para fraturas simples do tipo I ou II em adultos, ou mediante solicitação.
- Para crianças ou fraturas do tipo III e superiores, recomenda-se uma anestesia geral breve. Essa abordagem é segura, controla as vias aéreas, aumenta o conforto do paciente, permite um exame superior das vias aéreas e do septo, assim como melhora a facilidade de redução do osso nasal e do septo. A ressecção submucosa, se indicada, também é facilmente realizada.
- Embora seja possível fazer a redução na sala de emergência, realizamos todas as reduções em um centro cirúrgico ambulatorial. Isso proporciona iluminação superior, instrumentos de rinoplastia/redução nasal e equipe de suporte treinada.
- Um agente vasoconstritor tópico, como o Afrin®, é aplicado com compressas colocadas nas narinas com pinças de baioneta. É

FOLHA DE DADOS DA FRATURA NASAL

Nome: _____
Data: _____
Idade: _____

Modo de lesão: ☐ Baixa energia ☐ Alta energia

Direção: _____ Aparência: _____

Tempo desde a lesão: _____

Lesão associada: ☐ Tecido mole ☐ Fratura facial

HISTÓRIA

Alergias: _____

Trauma nasal anterior: _____

Cirurgia nasal anterior: _____

Obstrução das vias aéreas: _____

Medicamentos: _____

Fotos pré-traumáticas: ☐ Sim ☐ Não

EXAME FÍSICO

1. ☐ Unilateral ☐ Bilateral (largura da base nasal)

2. Edema: 1+ 2+ 3+

3. Distância intercantal: _____

4. Equimose: 1+ 2+ 3+

5. Sangramento nasal: ☐ D ☐ E ☐ Bilateral ☐ Nenhum

   Exame nasal interno

   Desvio/luxação/fratura septal: _____

   Status da mucosa: _____

   Hematoma septal: ☐ Sim ☐ Não

CLASSIFICAÇÃO DA FRATURA NASAL

   I. Simples (unilateral)
   II. Simples (bilateral)
   III. Unilateral cominutiva
   IIIA. Bilateral cominutiva
   IIIB. Frontal cominutiva
   IV. Complexo (distúrbio do osso nasal e do septo)
   V. Fratura etmoidal naso-orbital associada/fratura do terço médio da face

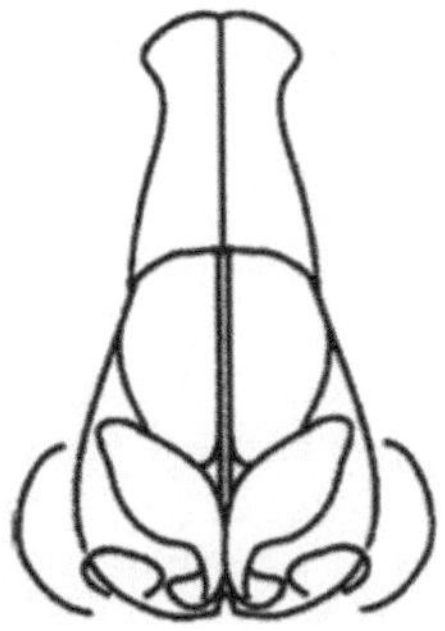

Fig. 45.2 Ficha de dados da fratura nasal.

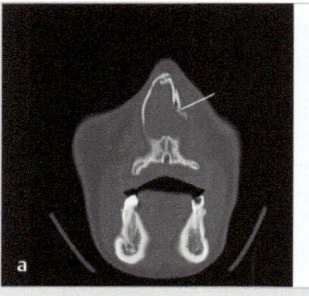

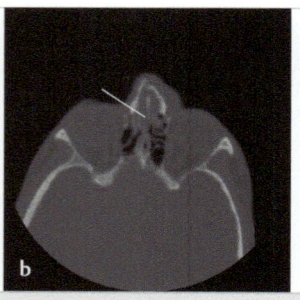

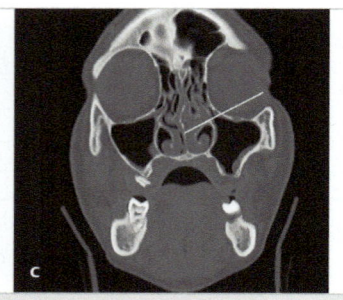

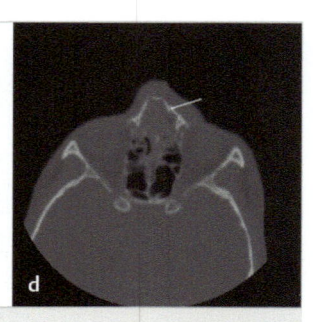

Fig. 45.3 (a-d) Fratura nasal complexa do tipo IV (ruptura do osso nasal e do septo).

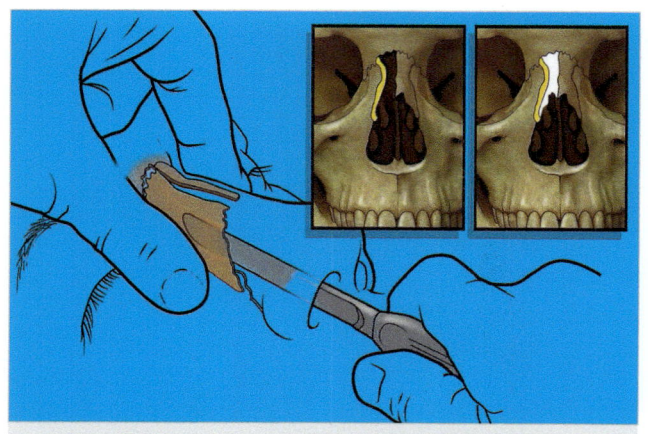

Fig. 45.4 Redução da fratura nasal com um elevador de Boies.

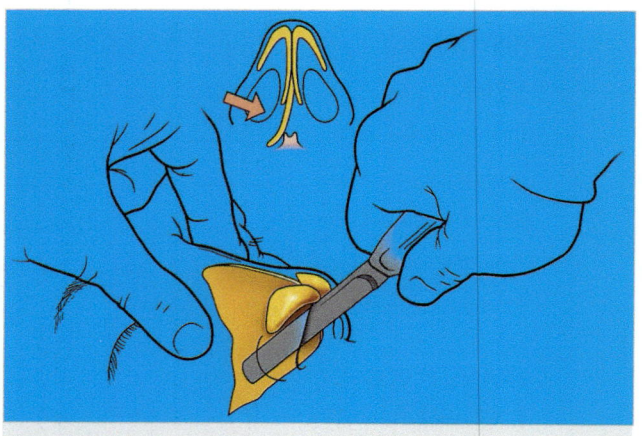

Fig. 45.5 Redução septal com um elevador de Boies.

possível reduzir ainda mais o sangramento com ácido tranexâmico (ATX) tópico ou intravenoso.[32,33] As compressas devem ser contadas e a remoção confirmada antes da conclusão do procedimento.
- A lidocaína a 1% com epinefrina 1:100.000 é infiltrada no nariz. Isso pode ser administrado como um bloqueio de campo no dorso do nariz, bloqueios dos nervos infraorbital, infratroclear e nasal externo ou injetado ao longo dos ossos nasais laterais, pré-maxila e intranasalmente ao longo do septo.[25,34]
- Os ossos nasais são reduzidos por meio de moldagem direta com os dedos nos casos mais simples.[14,35,36]
- Se os ossos nasais estiverem impactados, será necessária a instrumentação. A pinça de Walsham é comumente usada com um movimento rotacional.[3,35] Entretanto, o uso de um elevador de Boies pode reduzir o trauma da mucosa e o sangramento.
- Se selecionado, um elevador de Boies é colocado intranasalmente, certificando-se de não passar pelo *radix* para evitar trauma na lâmina cribriforme.[15] O polegar do cirurgião é colocado extranasalmente contra os ossos nasais fraturados para orientar a redução. A força oposta ao mecanismo de lesão é aplicada ao Boies até que o nariz esteja visivelmente reto e a resolução dos degraus ósseos seja confirmada (▶ Fig. 45.4).[34]
- O septo é abordado em seguida. A base é recolocada no sulco vomeriano com uma pinça Asch ou um elevador de Boies (▶ Fig. 45.5).[1]
- O novo exame com um endoscópio ou espéculo nasal e uma lanterna de cabeça, é essencial para confirmar a redução adequada do septo e dos ossos nasais. A redução do septo pode deslocar uma fratura bem reduzida do osso nasal.[14]

- A reconstrução aguda do septo é considerada para fraturas irredutíveis do septo anterior ou posteroinferior.[1] Essa reconstrução pode ser realizada por meio de uma hemitransfixação ou incisão Killian, ou por meio de uma abordagem aberta, conhecida como estabilização estrutural aberta (EEA).[37,38]
- A mucosa traumatizada está em risco quando é realizado um descolamento amplo para a reconstrução do septo. A dissecção deve ser minimizada e a técnica atraumática deve ser empregada para prevenir a perda subsequente da mucosa e a perfuração do septo.
- A ressecção submucosa inferior e posterior é realizada, conforme necessário, para deslocar um septo mal alinhado, com reposicionamento e fixação à espinha nasal anterior com suturas em forma de oito de PDS 5-0 (▶ Fig. 45.6a, b).[1]
- Recomenda-se a eliminação do espaço morto com suturas transfixantes de fio cromado 4-0 em todo o septo em casos de reconstrução septal (▶ Fig. 45.7).
- Os *splints* (talas) de Doyle são colocados para estabilizar o septo caudal se houver uma fratura septal. Em todos os casos, são aplicados *splints* nasais externos. As talas são mantidas por um período mínimo de 5 a 7 dias (▶ Fig. 45.8).

45.4 Cuidados Pós-Operatórios

- A cabeceira da cama é elevada nos primeiros sete dias.
- Aplica-se gelo picado nas primeiras 72 horas para minimizar o inchaço e as equimoses.
- Evitar a pressão sobre o *splint* nasal (como o uso de óculos).

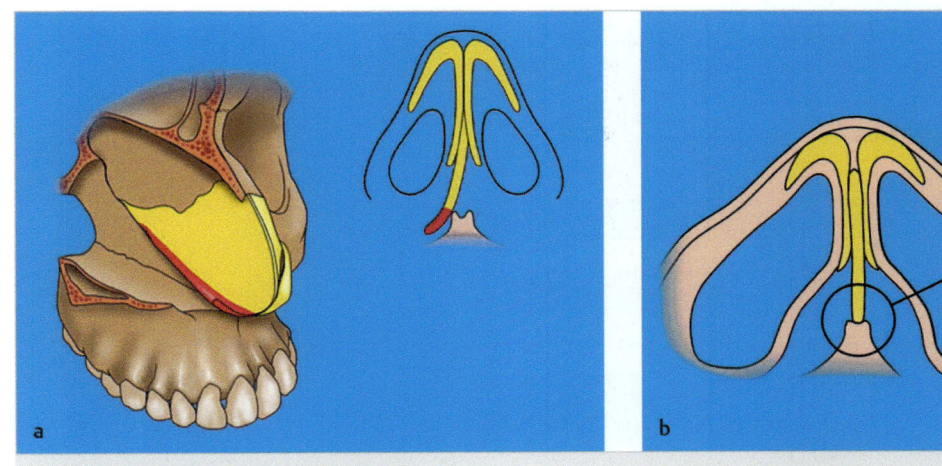

Fig. 45.6 (**a**, **b**) Reconstrução e fixação septal.

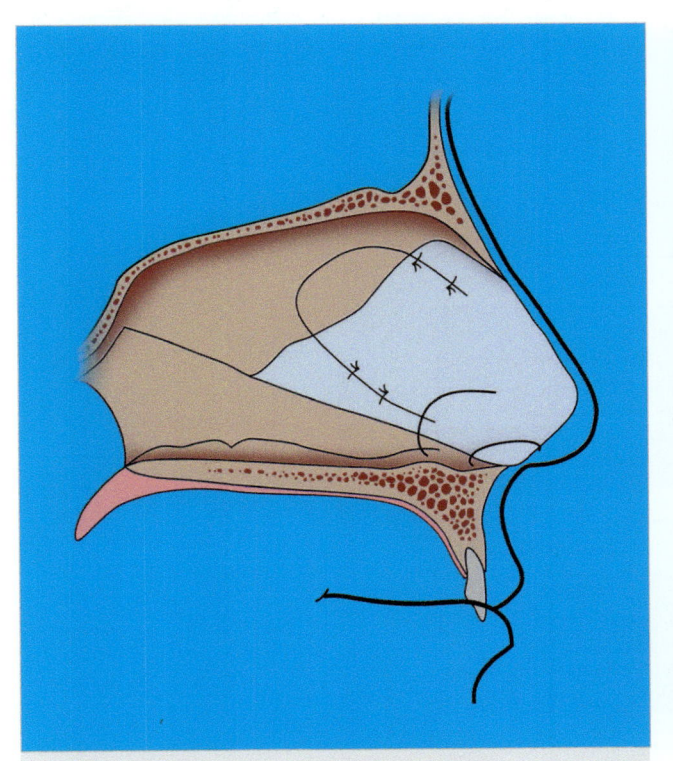

Fig. 45.7 Vista lateral da fratura septal reduzida e fixada.

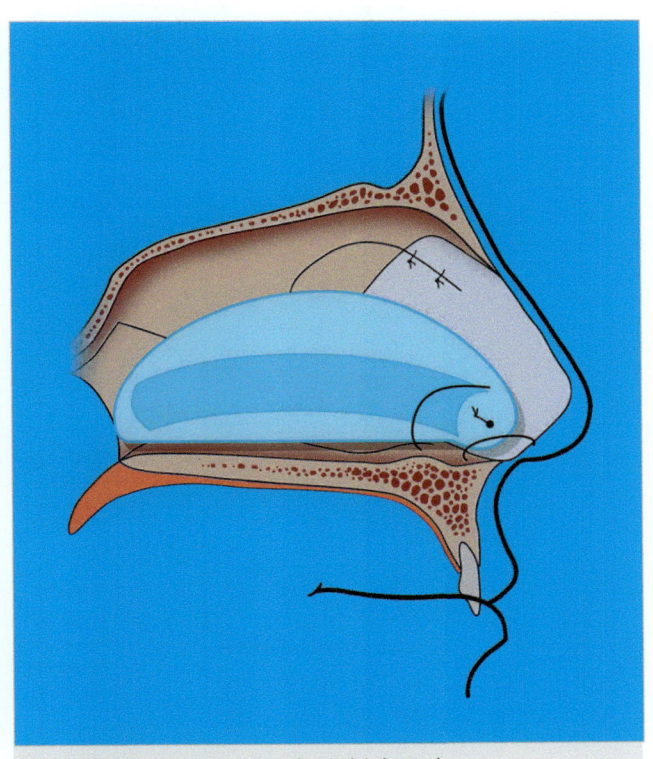

Fig. 45.8 Posicionamento do *splint* (tala) de Doyle.

- As narinas são limpas com cotonetes saturados de peróxido de hidrogênio, seguidos de pomada antibiótica, para evitar a formação de crostas.
- Evitar atividades extenuantes por 4 a 6 semanas.
- Uma embalagem com doses de Medrol® (*dose pack*) é considerada em casos de edema grave ou persistente.

45.5 Algoritmo Clínico

- Um algoritmo clínico pode ser utilizado para orientar o atendimento e garantir a consistência. Entretanto, o julgamento clínico é fundamental para reconhecer quando for necessária ou benéfica a alteração ou variação do algoritmo (▶ Fig. 45.9).

45.6 Conclusão

As fraturas nasais agudas são frequentemente consideradas lesões menores e a redução nasal fechada é comumente empregada. Entretanto, a deformidade nasal pós-traumática que exige rinoplastia de revisão é comum se manobras adicionais não forem empregadas. Os principais fatores que contribuem para resultados desfavoráveis em longo prazo incluem edema traumático

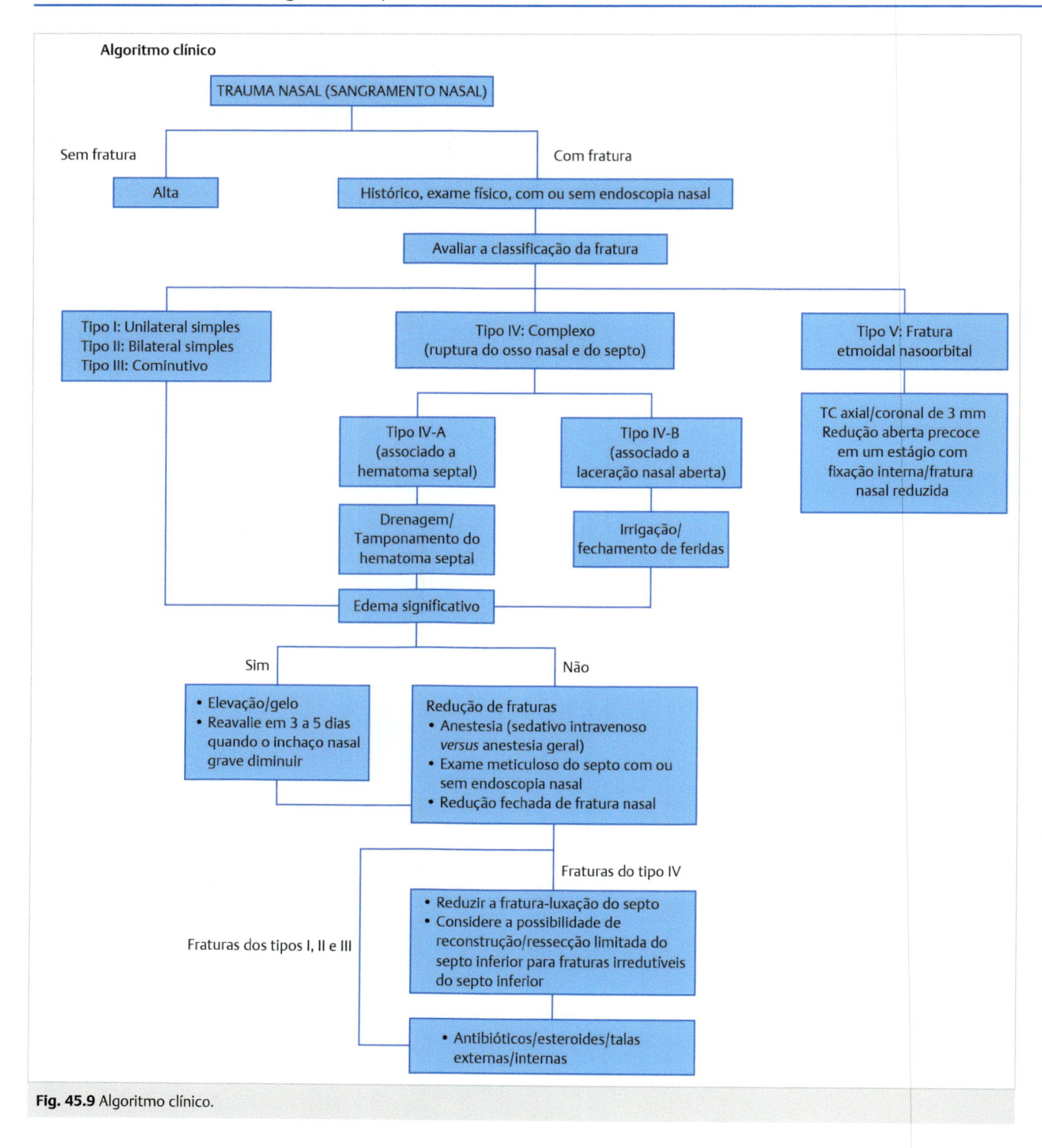

Tratamento da Fratura Nasal Aguda: Redução de Deformidades Nasais Secundárias

Algoritmo clínico

```
                    TRAUMA NASAL (SANGRAMENTO NASAL)
                    /                              \
            Sem fratura                         Com fratura
                |                                   |
              Alta              Histórico, exame físico, com ou sem endoscopia nasal
                                                    |
                                  Avaliar a classificação da fratura
```

- Tipo I: Unilateral simples
- Tipo II: Bilateral simples
- Tipo III: Cominutivo

- Tipo IV: Complexo (ruptura do osso nasal e do septo)
  - Tipo IV-A (associado a hematoma septal) → Drenagem/Tamponamento do hematoma septal
  - Tipo IV-B (associado a laceração nasal aberta) → Irrigação/fechamento de feridas

- Tipo V: Fratura etmoidal nasoorbital
  - TC axial/coronal de 3 mm
  - Redução aberta precoce em um estágio com fixação interna/fratura nasal reduzida

Edema significativo

Sim:
- Elevação/gelo
- Reavalie em 3 a 5 dias quando o inchaço nasal grave diminuir

Não — Redução de fraturas:
- Anestesia (sedativo intravenoso *versus* anestesia geral)
- Exame meticuloso do septo com ou sem endoscopia nasal
- Redução fechada de fratura nasal

Fraturas dos tipos I, II e III

Fraturas do tipo IV:
- Reduzir a fratura-luxação do septo
- Considere a possibilidade de reconstrução/ressecção limitada do septo inferior para fraturas irredutíveis do septo inferior

- Antibióticos/esteroides/talas externas/internas

Fig. 45.9 Algoritmo clínico.

agudo, deformidade nasal preexistente não reconhecida e fraturas septais deslocadas posteriormente e inferiormente não detectadas. A intervenção deve ser empregada após a melhora do edema, em um ambiente com iluminação e assistência técnica adequadas. Embora a redução fechada isolada possa ser considerada para fraturas simples, as lesões septais irredutíveis devem ser tratadas com reconstrução septal inferior para reduzir a chance de deformidade nasal secundária.

Referências

[1] Rohrich RJ, Adams WP, Jr. Nasal fracture management: minimizing secondary nasal deformities. Plast Reconstr Surg. 2000; 106(2):266-273
[2] Haug RH, Prather JL. The closed reduction of nasal fractures: an evaluation of two techniques. J Oral Maxillofac Surg. 1991; 49(12):1288-1292
[3] Renner GJ. Management of nasal fractures. Otolaryngol Clin North Am. 1991; 24(1):195-213

[4] Schultz RC, deVillers YT. Nasal fractures. J Trauma. 1975; 15(4):319-327
[5] Gates GA. Current Therapy in Otolaryngology - Head & Neck Surgery. Mosby Incorporated; 1990
[6] Swearingen JJ. Tolerances of the Human Face to Crash Impact. Oklahoma: Office of Aviation Medicine, Civil Aerodynamical Research Institute; 1965
[7] Landeen KC, Kimura K, Stephan SJ. Nasal fractures. Facial Plast Surg Clin North Am. 2022; 30(1):23-30
[8] Cormier J, Manoogian S, Bisplinghoff J, et al. The tolerance of the nasal bone to blunt impact. Ann Adv Automot Med. 2010; 54:3-14
[9] Verwoerd CD. Present day treatment of nasal fractures: closed versus open reduction. Facial Plast Surg. 1992; 8(4):220-223
[10] Kurihara K, Kim K. Open reduction and interfragment wire fixation of comminuted nasal fractures. Ann Plast Surg. 1990; 24(2):179-185
[11] Yilmaz MS, Guven M, Varli AF. Nasal fractures: is closed reduction satisfying? J Craniofac Surg. 2013; 24(1):e36-e38
[12] Crowther JA, O'Donoghue GM. The broken nose: does familiarity breed neglect? Ann R Coll Surg Engl. 1987; 69(6):259-260
[13] Murray JAM, Maran AGD. The treatment of nasal injuries by manipulation. J Laryngol Otol. 1980; 94(12):1405-1410
[14] Pollock RA. Nasal trauma. Pathomechanics and surgical management of acute injuries. Clin Plast Surg. 1992; 19(1):133-147
[15] Higuera S, Lee EI, Cole P, Hollier LH, Jr, Stal S. Nasal trauma and the deviated nose. Plast Reconstr Surg. 2007; 120(7) Suppl 2:64S-75S
[16] DeFatta RJ, Ducic Y, Adelson RT, Sabatini PR. Comparison of closed reduction alone versus primary open repair of acute nasoseptal fractures. J Otolaryngol Head Neck Surg. 2008; 37(4):502-506
[17] Chun KW, Han SK, Kim SB, Kim WK. Influence of nasal bone fracture and its reduction on the airway. Ann Plast Surg. 2009; 63(1):63-66
[18] Ziccardi VB, Braidy H. Management of nasal fractures. Oral Maxillofac Surg Clin North Am. 2009; 21(2):203-208, vi
[19] Ondik MP, Lipinski L, Dezfoli S, Fedok FG. The treatment of nasal fractures: a changing paradigm. Arch Facial Plast Surg. 2009; 11(5):296-302
[20] Love RL. Nasal fractures: patient satisfaction following closed reduction. N Z Med J. 2010; 123(1321):45-48
[21] Kelley BP, Downey CR, Stal S. Evaluation and reduction of nasal trauma. Semin Plast Surg. 2010; 24(4):339-347
[22] Han DSY, Han YS, Park JH. A new approach to the treatment of nasal bone fracture: radiologic classification of nasal bone fractures and its clinical application. J Oral Maxillofac Surg. 2011; 69(11):2841-2847
[23] Watson DJ, Parker AJ, Slack RWT, Griffiths MV. Local versus general anaesthetic in the management of the fractured nose. Clin Otolaryngol Allied Sci. 1988; 13(6):491-494
[24] Cook JA, McRae RD, Irving RM, Dowie LN. A randomized comparison of manipulation of the fractured nose under local and general anaesthesia. Clin Otolaryngol Allied Sci. 1990; 15(4):343-346
[25] Cook JA, Murrant NJ, Evans K, Lavelle RJ. Manipulation of the fractured nose under local anaesthesia. Clin Otolaryngol Allied Sci. 1992; 17(4):337-340
[26] Murray JA, Maran AG, Mackenzie IJ, Raab G. Open v closed reduction of the fractured nose. Arch Otolaryngol. 1984; 110(12):797-802
[27] Mayell MF. Nasal fractures. Their occurrence, management and some late results. J R Coll Surg Edinb. 1973; 18(1):31-36
[28] Gunter JP, Rohrich RJ. Management of the deviated nose. The importance of septal reconstruction. Clin Plast Surg. 1988; 15(1):43-55
[29] Adamson JE, Horton CE, Crawford HH, Taddeo RJ. Acute submucous resection. Plast Reconstr Surg. 1968; 42(2):152-154
[30] Stranc MF, Robertson GA. A classification of injuries of the nasal skeleton. Ann Plast Surg. 1979; 2(6):468-474
[31] Humber PR. Trauma to the nose. Plastic Surgery of the Head and Neck. 1987;605. Accessed March 24, 2023 at: https://cir.nii.ac.jp/crid/1571980075965673088
[32] Gottlieb M, DeMott JM, Peksa GD. Topical tranexamic acid for the treatment of acute epistaxis: a systematic review and meta-analysis. Ann Pharmacother. 2019; 53(6):652-657
[33] Dakir A, Ramalingam B, Ebenezer V, Dhanavelu P. Efficacy of tranexamic acid in reducing blood loss during maxillofacial trauma surgery—a pilot study. J Clin Diagn Res. 2014; 8(5):ZC06-ZC08
[34] Alvi S, Patel BC. Nasal Fracture Reduction. In: StatPearls. StatPearls Publishing; 2022
[35] Harrison DH. Nasal injuries: their pathogenesis and treatment. Br J Plast Surg. 1979; 32(1):57-64
[36] Logan M, O'Driscoll K, Masterson J. The utility of nasal bone radiographs in nasal trauma. Clin Radiol. 1994; 49(3):192-194
[37] Davis RE, Chu E. Complex nasal fractures in the adult—a changing management philosophy. Facial Plast Surg. 2015; 31(3):201-215
[38] Lu GN, Humphrey CD, Kriet JD. Correction of nasal fractures. Facial Plast Surg Clin North Am. 2017; 25(4):537-546

46 Tratamento Integral do Nariz com Desvio

Rod J. Rohrich ▪ Jamil Ahmad ▪ Roger W. Cason

Resumo

A correção do nariz com desvio é desafiadora porque frequentemente é acompanhada de obstrução das vias aéreas.[1,2,3,4,5] A anatomia de um nariz com desvio pode envolver assimetrias da pirâmide óssea, anormalidade do septo ou assimetrias das cartilagens laterais superior e inferior, mas geralmente inclui alguma combinação desses problemas.[2,6,7,8] Uma grande deformidade septal é quase sempre um componente do nariz com desvio acentuado.[9,10,11,12] O alinhamento do septo é a chave para a obtenção de bons resultados funcionais e estéticos, que exigem uma compreensão completa da anatomia[13] e da fisiologia nasal, análise pré-operatória e diagnóstico intraoperatório precisos, compreensão da fisiologia da cartilagem e sua cicatrização[14,15,16,17] e habilidade para executar com precisão as etapas cirúrgicas necessárias para alterar e controlar o septo nasal, visando a correção do nariz com desvio.

Palavras-chave: Rinoplastia, septoplastia, nariz com desvio, desvio de septo, obstrução nasal

> **Pontos Principais**
> - Uma grande deformidade septal é quase sempre um componente do nariz com desvio acentuado.
> - O alinhamento do septo é a chave para obter bons resultados funcionais e estéticos.
> - As forças de deformação intrínsecas e extrínsecas são responsáveis por produzir a deformidade estética e funcional.
> - O tratamento de estruturas com desvio deve ser conduzido de forma sistemática e gradual.

46.1 Introdução

- O nariz com desvio é aquele que varia da orientação vertical reta da face.
- A correção dessa deformidade representa um desafio, pois é frequentemente acompanhada de obstrução das vias aéreas.[1,2,3,4,5]
- A anatomia de um nariz com desvio pode envolver assimetrias da pirâmide óssea, anormalidade septal ou assimetrias das cartilagens laterais superior e inferior, mas geralmente abrange alguma combinação desses problemas.[2,6,7,8]
- Isso pode resultar em obstrução da via aérea nasal sem desvio externo, desvio externo sem obstrução da via aérea nasal ou desvio externo com obstrução da via aérea nasal.
- As assimetrias faciais aumentam a complexidade da análise.
- As causas do desvio nasal podem ser congênitas ou adquiridas por trauma ou cirurgia anterior.
- O nariz gravemente lesionado representa um desafio particularmente difícil para o cirurgião de rinoplastia, pois envolvem assimetrias septais e ósseas.[18]
- Uma grande deformidade septal é quase sempre um componente do nariz com desvio acentuado.[9,10,11,12]

> **Dica de Especialista**
>
> *Uma grande deformidade septal é quase sempre um componente do nariz com desvio acentuado.*

- A obtenção de resultados estéticos e funcionais consistentemente bons ao corrigir o nariz com desvio requer o conhecimento profundo da anatomia[13] e da fisiologia nasal, a análise pré-operatória e o diagnóstico intraoperatório precisos, o conhecimento da fisiologia da cartilagem e de sua cicatrização,[14,15,16,17] bem como a habilidade de executar com precisão as etapas cirúrgicas necessárias para alterar e controlar o septo nasal.
- Se ambos os desvios, septal e ósseo, estiverem presentes, eles serão corrigidos na mesma cirurgia; não é necessário fazer a correção do nariz com desvio em etapas.

> **Dica de Especialista**
>
> *O alinhamento do septo é a chave para obter bons resultados funcionais e estéticos.*

46.2 Anatomia

- A via aérea nasal começa na válvula nasal externa e é descrita como a região delimitada medialmente pelo septo e pela columela, lateralmente pela asa nasal e pela abertura piriforme óssea da maxila e, superolateralmente pela borda caudal da cartilagem lateral superior.
- Imediatamente posterior a ela está a válvula nasal interna, a parte mais estreita do nariz normal, que é formada pelo ângulo criado entre a borda caudal das cartilagens laterais superiores e o septo dorsal (▶ Fig. 46.1a, b).
- O septo nasal inclui a cartilagem quadrangular, a espinha nasal anterior, a espinha frontal, a lâmina perpendicular do etmoide, vômer e crista maxilar.
- Lateralmente, são encontrados três ou quatro cornetos (inferior, médio, superior e, às vezes, supremo), juntamente com os meatos correspondentes que drenam os seios paranasais (▶ Fig. 46.2).
  - O corneto inferior é predominantemente responsável pela regulação do fluxo de ar, enquanto o corneto médio umidifica o ar.[19]
- A via aérea nasal também é delimitada lateralmente pelas cartilagens laterais superiores e pelos ossos nasais.
- A via aérea nasal termina nas coanas quando o fluxo de ar passa para a nasofaringe.

46.3 Avaliação Clínica

- O nariz com desvio deve ser considerado uma unidade osteocartilaginosa na qual todos os componentes potencialmente desempenham um papel.
- Os componentes essenciais da história clínica incluem:
  - Idade.

46.3 Avaliação Clínica

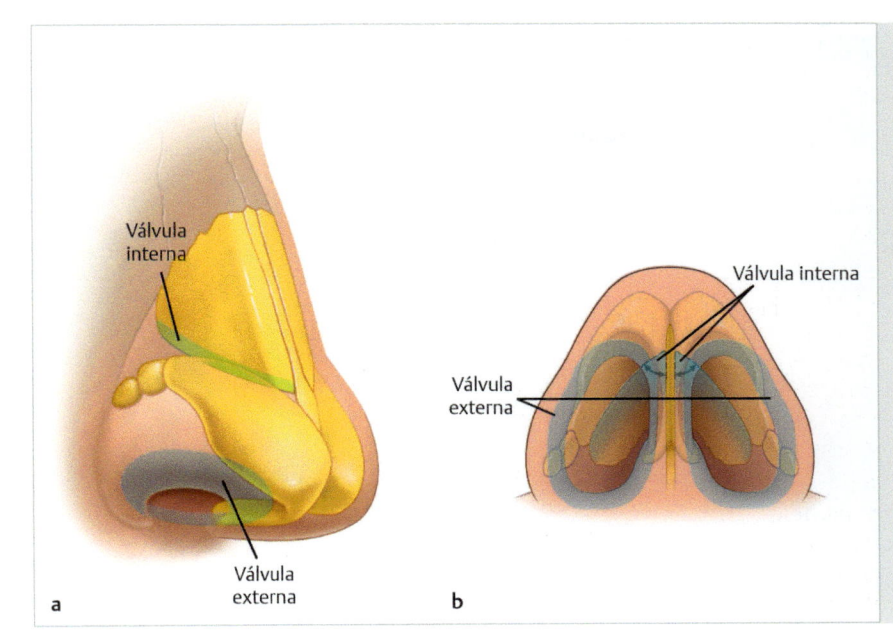

Fig. 46.1 Anatomia do nariz. (**a**, **b**) A via aérea nasal começa na válvula nasal externa e é descrita como a região limitada medialmente pelo septo e pela columela, lateralmente pela asa nasal e pela abertura piriforme óssea da maxila e superolateralmente pela borda caudal da cartilagem lateral superior. Imediatamente posterior, encontra-se a válvula nasal interna, a parte mais estreita do nariz normal.

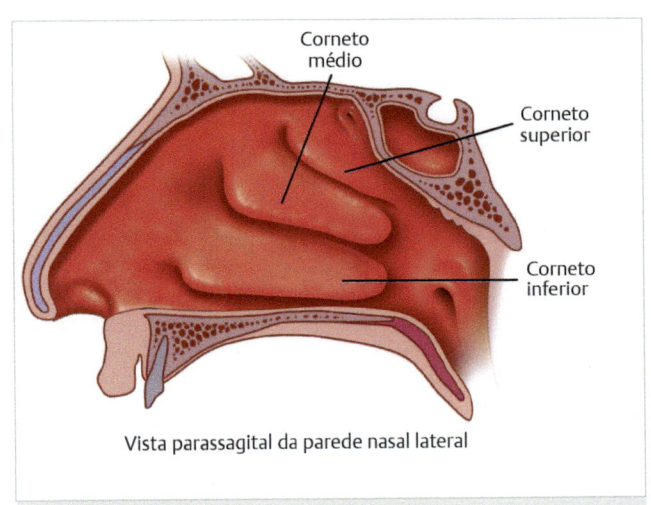

Fig. 46.2 Anatomia do nariz. Lateralmente, são encontradas três ou quatro cornetos (inferior, médio, superior e, às vezes, supremo), juntamente com os meatos correspondentes que drenam os seios paranasais.

- Histórico de trauma.
- Queixas relacionadas às vias aéreas nasais.
- Alergias.
- Cirurgia nasal prévia.

Dica de Especialista

Os componentes essenciais da história clínica do paciente incluem histórico de trauma nasal, queixas relacionadas às vias aéreas nasais, alergias e cirurgia nasal prévia.

- O exame físico externo deve incluir uma análise nasofacial sistemática, com ênfase no desvio da linha média facial, no formato das linhas estéticas dorsais e na posição dos ossos nasais (▶ Fig. 46.3a, b).

- A fotografia padrão é sempre incentivada e pode ser útil para identificar assimetrias e deformidades mais sutis.
- A vista frontal permite a avaliação das assimetrias nasais e sua relação com as assimetrias faciais.
  - Em alguns casos, as assimetrias nasais são secundárias às assimetrias do esqueleto facial e a rinoplastia terá um efeito limitado na correção completa dessas assimetrias.
- A vista basal é especialmente importante para avaliar os desvios do septo caudal e os desvios da ponta.
- Durante o exame interno, são avaliados os desvios do septo anterior e o estado dos cornetos nasais bilaterais.
- Há três tipos básicos de desvio nasal, dois dos quais têm subtipos:
  - Desvio do septo caudal:
    - Inclinação septal reta.
    - Inclinação septal em forma de S.
  - Deformidade côncava:
    - Deformidade dorsal em forma de C.
    - Deformidade em forma de C invertido.
  - Deformidade dorsal côncava/convexa.

Dica de Especialista

Os desvios nasais podem ser classificados em três tipos básicos: a inclinação septal reta do vômer, as deformidades em forma de C e em forma de C invertido (geralmente sem desvio da pirâmide óssea) e a deformidade em forma de S envolvendo uma pirâmide óssea desviada.

- Os *desvios caudais do septo* causam comprometimento significativo das vias aéreas, porque afetam a parte anteroinferior das narinas externas. Dois subtipos são comumente observados:
  - O mais comum é uma inclinação septal reta do vômer sem curvatura septal dorsal, exibindo um desvio septal caudal que empurra a ponta nasal para fora da linha média e sem desvio da pirâmide nasal.

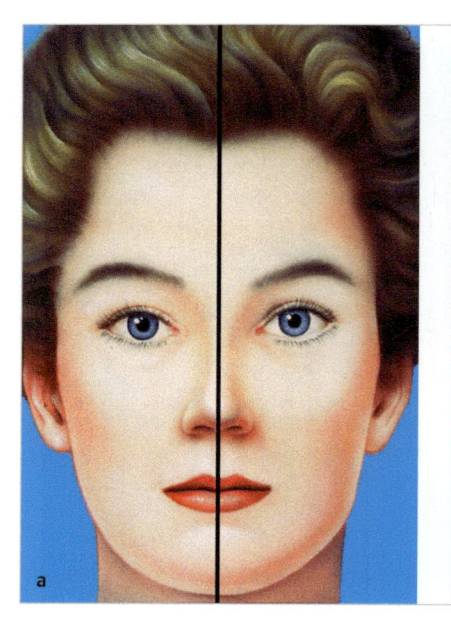

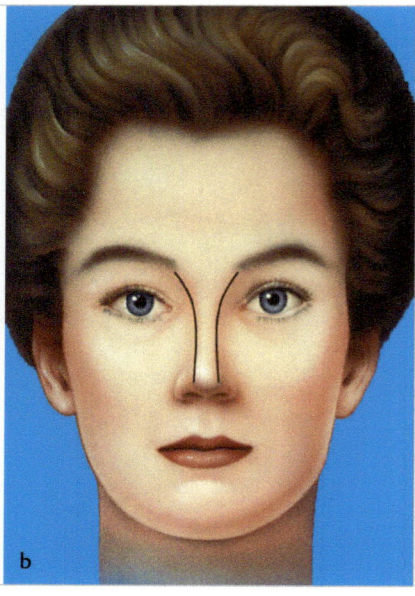

Fig. 46.3 Exame do nariz. (**a**) O exame físico externo deve incluir uma análise estética nasofacial sistemática, com ênfase no desvio da linha média facial e na qualidade e formato das linhas estéticas dorsais. (**b**) O exame externo termina com uma avaliação do formato e da posição dos ossos nasais e das abóbadas cartilaginosas laterais superiores e inferiores.

- o O segundo subtipo tem um efeito semelhante na ponta nasal, mas tem uma curvatura em forma de S do septo caudal que é mais difícil de corrigir.
- *As deformidades côncavas* são o segundo tipo mais comum. Também tem dois subtipos associados:
  - o Deformidade em forma de C com uma concavidade do lado esquerdo.
  - o Deformidade em forma de C invertido com concavidade do lado direito.
- *As deformidades côncavas*/convexas são o tipo menos comum e mais difícil de corrigir. São deformidades dorsais em forma de S com desvio da pirâmide óssea.[20]

46.4 Causas dos Desvios Nasais

- Forças intrínsecas e extrínsecas significativas produzem desvio nasal que resulta em distorção septal e desvio responsável por deformidades estéticas e funcionais.[21]
- As *forças extrínsecas* são secundárias a contraturas cicatriciais ou a fixações congênitas assimétricas entre a pirâmide óssea, as cartilagens laterais superiores, as cartilagens laterais inferiores e o septo.
- As *forças intrínsecas* são aquelas adquiridas ou inerentes às anormalidades da cartilagem septal. Em pacientes que sofreram trauma nasal, elas são predominantemente representadas por fraturas do septo caudal-inferior, do septo cefálico-posterior, do septo horizontal ou do segmento septal central em forma de C.[22,23]

> **Dica de Especialista**
>
> *As forças de deformação intrínsecas e extrínsecas são responsáveis por produzir a deformidade estética e funcional.*

46.5 Princípios de Tratamento

- A correção do nariz com desvio é baseada em dez princípios descritos a seguir.[1,2,20,24]
- Como em todos os procedimentos de rinoplastia, o planejamento e o diagnóstico pré-operatórios precisos são essenciais para os desfechos clínicos bem-sucedidos.

46.5.1 Ampla Exposição de Estruturas com Desvio

- A abordagem de rinoplastia aberta é a preferida no tratamento do nariz com desvio. Ela permite a máxima precisão no diagnóstico, a exposição ideal das estruturas que apresentam desvio e o reparo daquelas consideradas relevantes.
- A exposição e o manejo de todas as forças de deformação extrínsecas e intrínsecas são realizados de forma sistemática.

> **Dica de Especialista**
>
> *A abordagem de rinoplastia aberta é a preferida para a correção do nariz com desvio. A exposição proporcionada pela abordagem aberta permite o máximo de precisão no diagnóstico e controle para obter o reparo ideal do nariz com desvio.*

46.5.2 Ampla Liberação de Fixações Mucopericondriais

- As fixações mucopericondriais à porção do septo com desvio devem ser amplamente liberadas antes que o septo possa retornar à linha mediana (▶ Fig. 46.4a, b).
- Uma dissecção submucopericondral é realizada usando um elevador de Cottle, começando no ângulo septal anterior e continuando até que a exposição de todo o septo cartilaginoso seja obtida.
- As fixações mucopericondriais do septo ao vômer, a lâmina perpendicular do etmoide e a espinha nasal anterior também podem servir como forças de deformação extrínsecas e também devem ser incluídas na liberação.[25]

46.5 Princípios de Tratamento

> **Dica de Especialista**
>
> As fixações mucopericondriais devem ser mantidas sempre que possível; no entanto, devem ser amplamente liberadas das partes do septo com desvio e do esqueleto osteocartilaginoso.

46.5.3 Liberação das Cartilagens Laterais Superiores

- Os túneis mucopericondriais bilaterais são dissecados profundamente às cartilagens laterais superiores e um bisturi é utilizado para separar as cartilagens laterais superiores do septo dorsal.
- Se a deformidade existir porque as cartilagens laterais superiores assimétricas estão causando torção extrínseca do septo, essa manobra resultará no alinhamento do septo.
- Uma vez realizado o procedimento, o septo pode ser visualizado para avaliar com precisão qualquer causa intrínseca do desvio do septo.
- Em alguns casos, o septo se alinhará após a liberação do mucopericôndrio se não houver forças intrínsecas que causem o desvio do septo cartilaginoso ou ósseo.
- Em um paciente com desvio caudal do septo, o mucopericôndrio deve ser liberado até a espinha nasal anterior (▶ Fig. 46.5).

> **Dica de Especialista**
>
> As forças de deformação intrínsecas e extrínsecas devem ser completamente liberadas para se obter uma correção adequada.

46.5.4 Liberação da Junção Osteocartilaginosa Posterior

- Em alguns casos, a junção entre o septo cartilaginoso e a lâmina perpendicular do etmoide pode ser uma força deformadora extrínseca que contribui para o desvio do septo, especialmente posteriormente.[25]
- Um elevador de Cottle pode ser utilizado para liberar o aspecto caudal da junção osteocartilaginosa, tendo o cuidado de preservar a porção cefálica para evitar a dissociação completa do septo.[25]

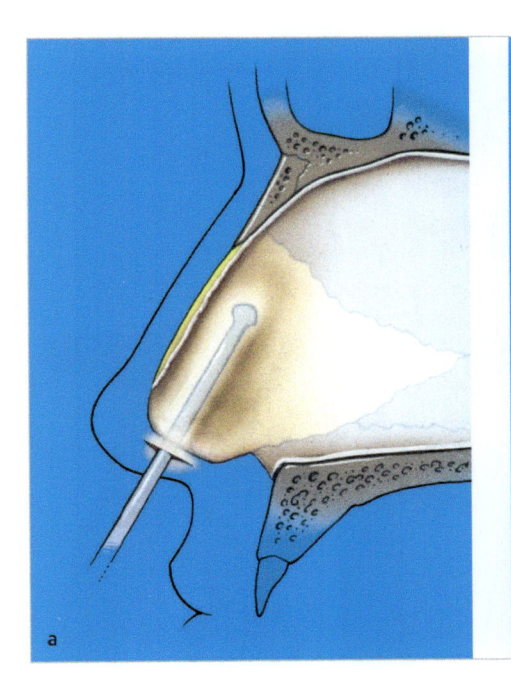

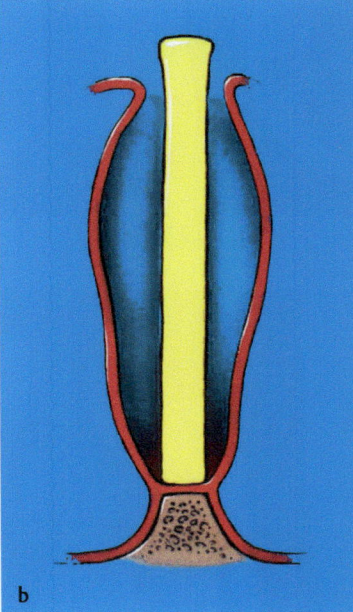

Fig. 46.4 (a, b) Princípios de tratamento na rinoplastia. As fixações mucopericondriais são conservadas, quando possível, para manter o suprimento de sangue para a cartilagem e minimizar a reabsorção. Entretanto, as fixações mucopericondriais em uma porção desviada do septo devem ser amplamente liberadas antes que o septo possa retornar à linha mediana.

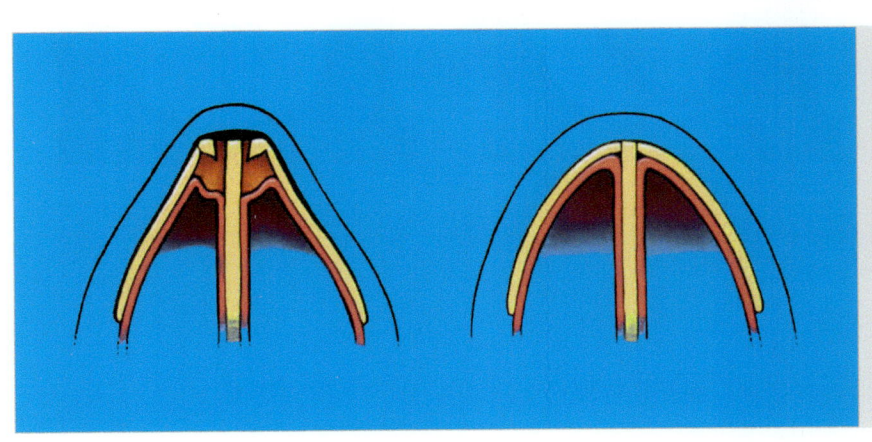

Fig. 46.5 Princípios de tratamento na rinoplastia. Os túneis mucopericondriais bilaterais são dissecados profundamente até as cartilagens laterais superiores e um bisturi é utilizado para separar as cartilagens laterais superiores do septo dorsal. As forças de deformação intrínsecas e extrínsecas devem ser completamente liberadas para se obter uma correção adequada.

46.5.5 Microfratura do Corneto Inferior

- Os desvios de septo são frequentemente acompanhados de hipertrofia compensatória do corneto inferior contralateral.
- Mesmo que a obstrução das vias aéreas não esteja presente no pré-operatório, o alinhamento do septo pode levar ao estreitamento das vias aéreas anteriores na presença de hipertrofia do corneto inferior.
- Na maioria dos casos de hipertrofia da mucosa, o corneto inferior pode ser fraturado para uma posição mais inferolateral.[25,26,27,28,29]
- Em casos de hipertrofia óssea, a microfratura submucosa e/ou a ressecção do corneto inferior anterior hipertrofiado é realizada para permitir uma via aérea pós-operatória adequada (▶ Fig. 46.6a-e).

> **Dica de Especialista**
>
> *A fratura dos cornetos inferiores é, na maioria das vezes, adequada para tratar a hipertrofia dos cornetos inferiores. A microfratura submucosa e/ou a ressecção do corneto inferior anterior com ressecção do osso hipertrofiado pode ser necessária para manter um septo reto e uma boa via aérea nasal se houver hipertrofia óssea do corneto inferior.*

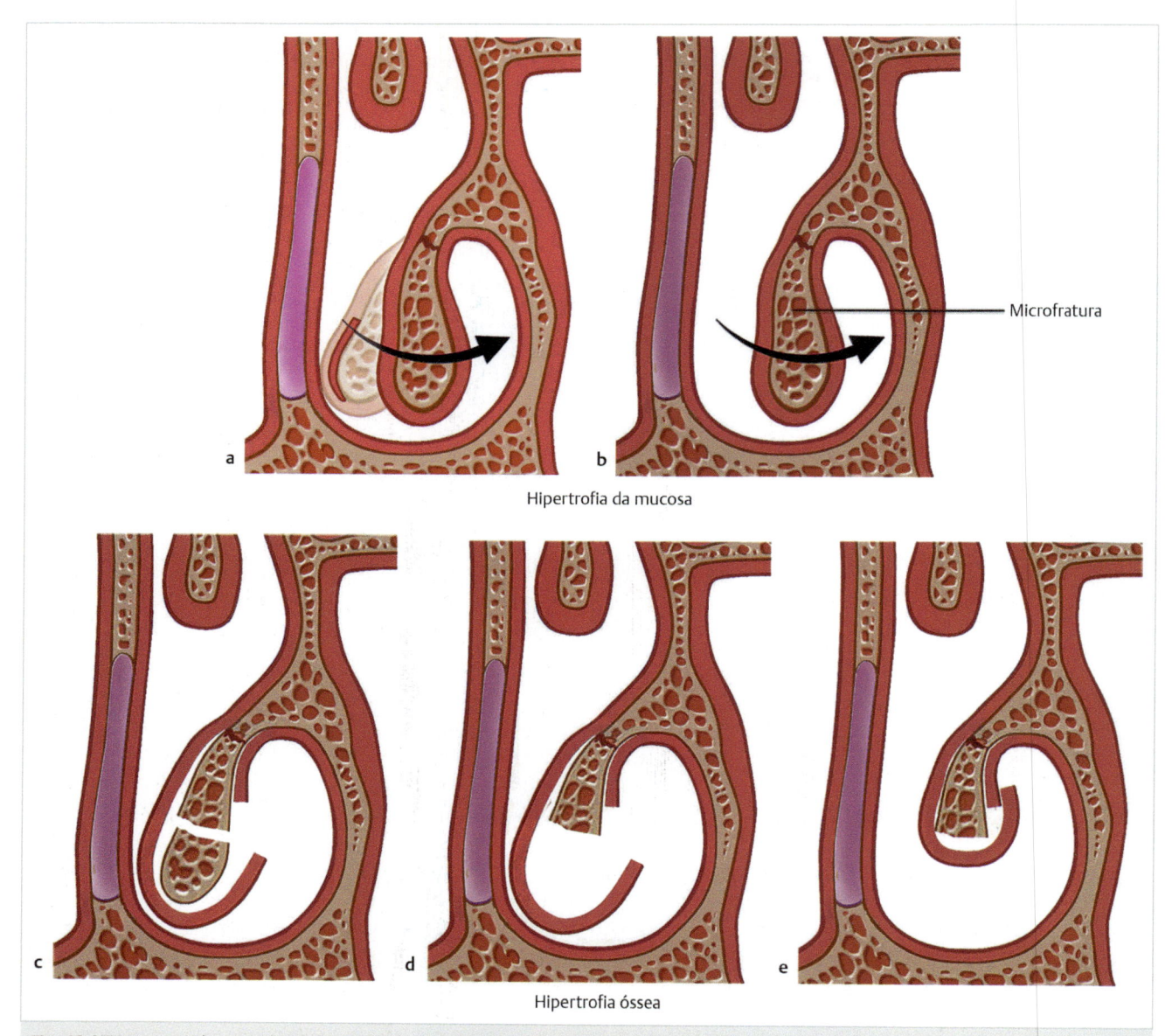

Fig. 46.6 Tratamento das vias aéreas nasais. (**a, b**) A diferenciação entre doença da mucosa e (**c-e**) hipertrofia óssea permitirá a execução do plano de tratamento adequado.

46.5.6 Criação de um Suporte (*Strut*) em L com Remoção de Septo

- Uma vez que o septo com desvio tenha sido amplamente exposto e separado das cartilagens laterais superiores, ele deve ser alinhado com a abordagem e correção das forças de deformação intrínsecas.
- O objetivo é corrigir o septo e, ao mesmo tempo, maximizar o suporte nasal dorsal residual.

Dica de Especialista

O alinhamento do septo pode envolver o reposicionamento na linha média ou a ressecção da parte desviada.

- Inicialmente, a porção desviada deve ser ressecada, tomando-se o cuidado de preservar pelo menos 15 mm de um suporte (*strut*) em L para garantir um apoio de longo prazo.
- A ressecção pode incluir a cartilagem septal, a crista maxilar, o vômer e a lâmina perpendicular do etmoide.
- O suporte em L deve permanecer fixado à lâmina perpendicular na área *keystone*, na espinha nasal anterior e na área da crista maxilar. Além disso, a curvatura dos pontos de transição entre a lâmina perpendicular do etmoide e o suporte em L dorsal, bem como entre o suporte em L dorsal e caudal, pode ajudar a fortalecer a construção (▶ Fig. 46.7).[2,20]

Dica de Especialista

A largura do suporte (strut) em L dorsal e caudal deve ser de 15 mm ou mais para garantir um apoio de longo prazo. A curvatura dos pontos de transição entre a lâmina perpendicular do etmoide e o suporte em L dorsal e entre os suportes em L dorsal e caudal pode aumentar a resistência.

- Quando desviados da linha média, os dois terços anteriores e a face inferior do septo posteriormente podem afetar significativamente o fluxo de ar nasal.[2,20] Os desvios anteriores e inferiores do septo tendem a ser mal tolerados, porque a área da secção transversal da via aérea nasal é pequena em comparação com a posterior na cavidade nasal (▶ Fig. 46.8).[21]
- Deve-se remover o septo cartilaginoso que é desviado ou necessário para enxerto.
- Ao abordar o septo ósseo, o mesmo pode ser microfraturado e reconduzido à linha média.
- Nos casos de desvio craniocaudal em forma de C ou S, há um excesso vertical do septo e a remoção da face inferior do septo permite a microfratura do septo remanescente e o retorno à linha mediana.
- A microfratura deve ser realizada de forma cuidadosa e controlada para evitar fraturas descontroladas no septo nasal superior e na lâmina cribriforme. Isso é particularmente importante em casos pós-traumáticos em que pode ter havido uma fratura septal anterior.
- Os esporões ósseos do septo podem ser removidos com uma pinça Takahashi.
- A cartilagem ou o osso septal deve ser removido com facilidade; se houver resistência, as fixações residuais de tecido mole devem ser completamente liberadas.

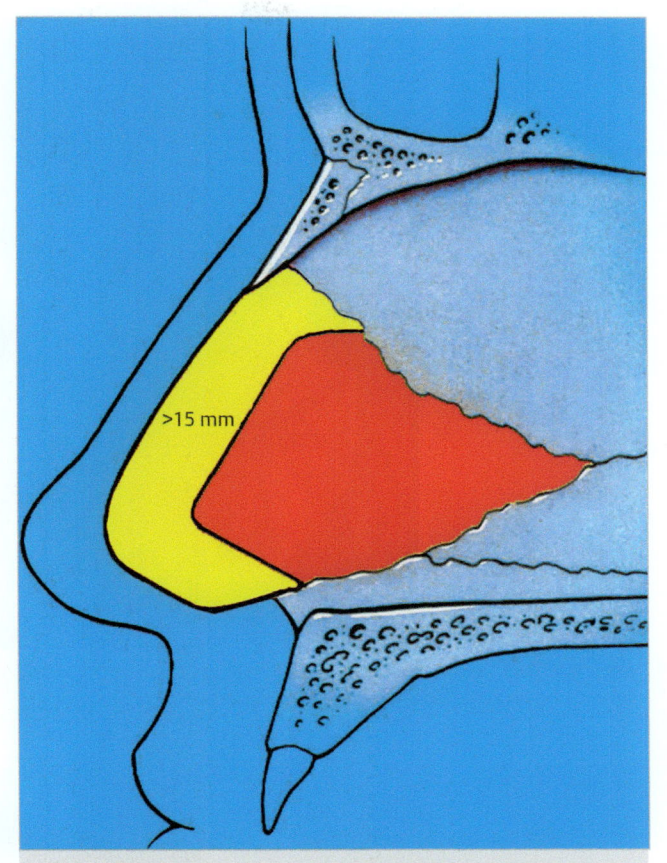

Fig. 46.7 Técnica operatória: Reconstrução septal. Em muitos casos, a largura do suporte (*strut*) em L dorsal e caudal deve ser igual ou superior a 15 mm para garantir um apoio de longo prazo. A curvatura dos pontos de transição entre a lâmina perpendicular do etmoide e o suporte em L dorsal e entre as estruturas em L dorsal e caudal pode aumentar a resistência.

46.5.7 Correção do Desvio de Septo Caudal

- Se houver um desvio persistente do septo caudal, ele geralmente é causado pelo excesso vertical do septo anterior.
- A porção caudal do suporte em L é desarticulada da junção osteocartilaginosa com a espinha nasal anterior e a crista maxilar.
- O grau de excesso vertical é avaliado e removido para permitir que o septo previamente desviado retorne à linha média (▶ Fig. 46.9).

Dica de Especialista

Se houver um desvio persistente do septo caudal, isso geralmente é causado pelo excesso vertical do septo anterior. A porção caudal do suporte (strut) em L é desarticulada a partir da junção osteocartilaginosa com a espinha nasal anterior e a crista maxilar. O excesso vertical é removido para permitir que o septo previamente desviado retorne à linha média.

- O septo caudal é fixado ao periósteo da face contralateral da espinha nasal anterior com uma sutura de polidioxanona (PDS) 5-0 (▶ Fig. 46.10).

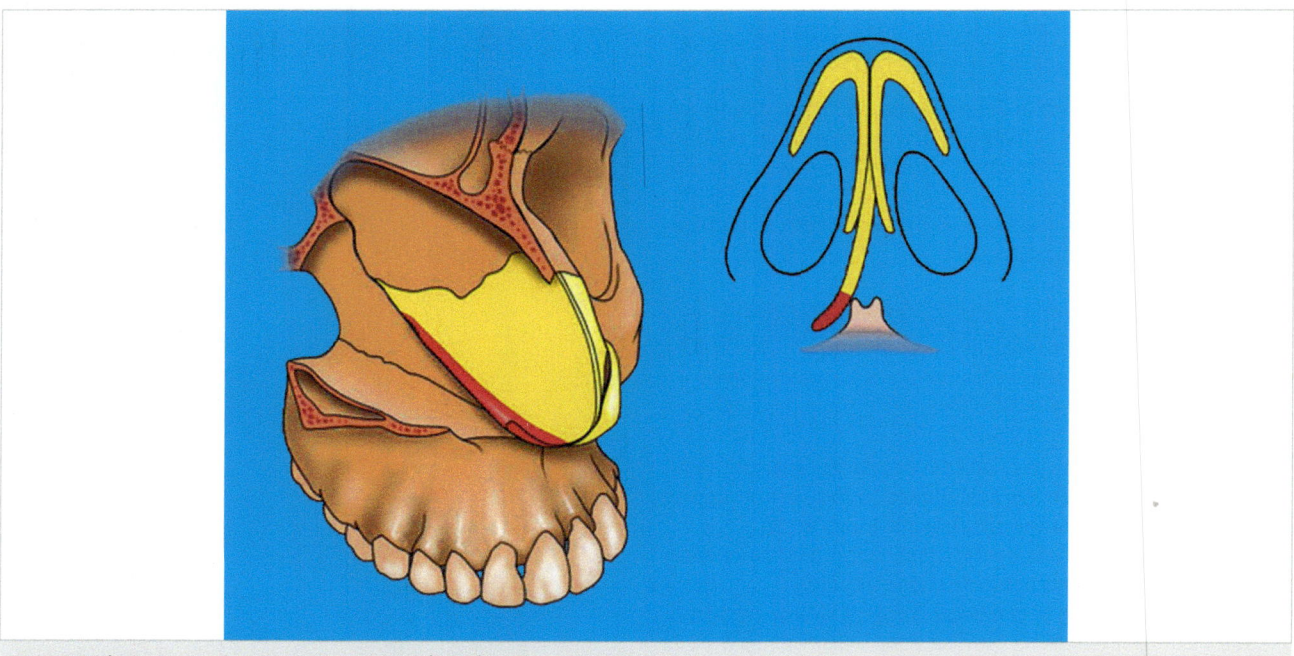

Fig. 46.8 Técnica operatória: Reconstrução septal. Os dois terços anteriores e a face inferior do septo posteriormente, quando desviados da linha média, podem afetar significativamente o fluxo de ar nasal.

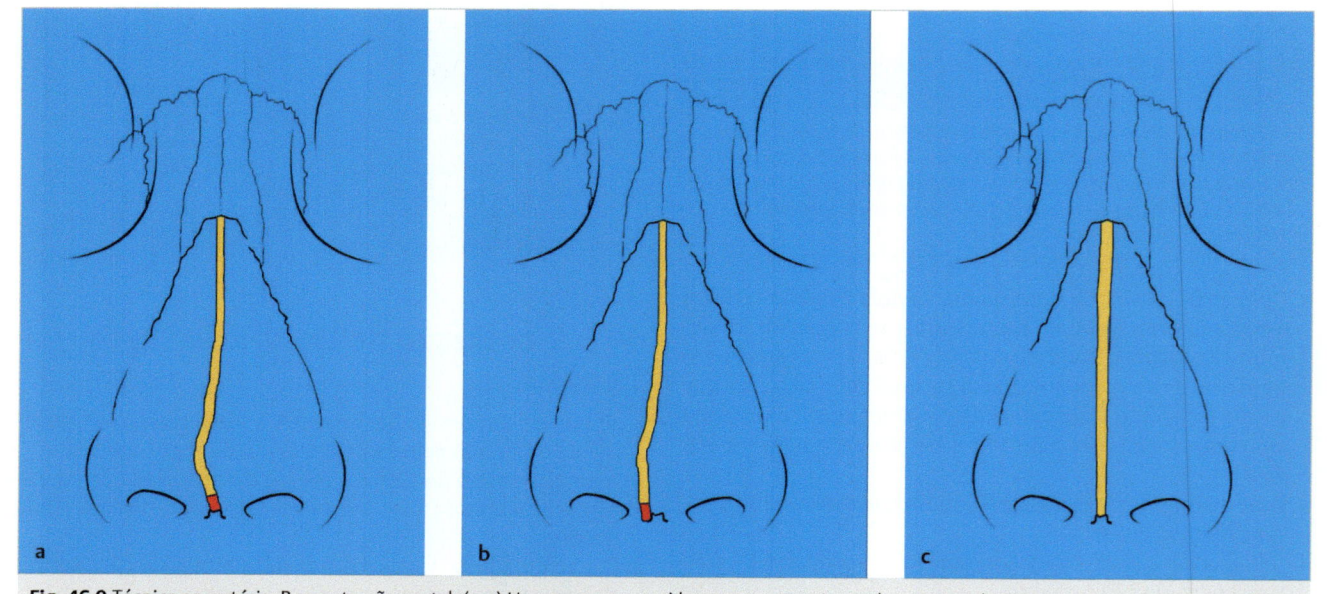

Fig. 46.9 Técnica operatória: Reconstrução septal. (**a-c**) Uma vez reconstruído o septo posterior, se houver um desvio persistente do septo caudal, isso normalmente é devido ao excesso vertical do septo anterior.

- Quando a espinha nasal anterior está localizada fora da linha média, pode ser necessário realizar uma osteotomia na espinha nasal anterior para retorná-la à linha média ou remover a espinha nasal anterior e suturar o septo até o periósteo da maxila.
- A ressecção excessiva da espinha nasal anterior pode lesionar o nervo maxilar anterior e, consequentemente, causar dormência no lábio superior.
- Quando um trabalho extenso for realizado no septo caudal, geralmente é necessário colocar várias suturas de colchoeiro horizontais com fio cromado 5-0 no septo caudal para reaproximar os retalhos mucopericondriais caudais à linha mediana. Isso permite que os retalhos cicatrizem na posição da linha média e fornece suporte adicional de longo prazo.
- Apesar das medidas anteriores, em alguns casos é necessário ser mais agressivo na correção de deformidades graves do septo anterior.
- Pode ser necessário realizar excisões em cunha de espessura parcial ou com escoriação (*scoring*), juntamente com a aplicação de enxertos com imobilização (*splinting*), para estabelecer um suporte em L reto e estável.

46.5 Princípios de Tratamento

- Da mesma forma, as deformidades do septo anterior decorrentes de linhas de fratura anteriores, como angulações acentuadas ou segmentos sobrepostos, também exigem manobras mais complexas para primeiro enfraquecer ou dividir o suporte em L anterior e, em seguida, reforçá-lo ou reconstruí-lo em uma formação reta.
- O alinhamento do septo pode envolver o desenvolvimento de um retalho em porta basculante, com uma secção em cunha vertical do septo anterior no ponto de desvio caudal (▶ Fig. 46.11a, b).
- O septo caudal gravemente desviado requer a remoção de pequenas cunhas de cartilagem do lado convexo, com a escoriação do lado oposto apenas para destruir a memória da cartilagem e retificar o septo (▶ Fig. 46.12).
- As técnicas de escoriação (*scoring*) e de excisão com retalho em porta basculante e de cunha frequentemente requerem enxertos de reforço (*batten grafts*) para apoiar o septo alinhado, mas enfraquecido.
- Outras técnicas, como enxertos imobilizadores (*splinting*), enxertos pela técnica de *tongue-in-groove*, fixação por meio da perfuração com broca ou excisão do *footplate* do ramo medial (*crura* mediais), podem ser necessárias para a correção adequada de desvios graves do septo caudal. Essas técnicas podem exigir mais cartilagem do que a presente no septo e requerer a coleta de cartilagem da orelha ou da costela.

46.5.8 Osteotomias

- Na correção do nariz com desvio, as osteotomias nasais são utilizadas para alinhar e melhorar a simetria das linhas estéticas dorsais superiores e da junção óssea entre o nariz e a bochecha.
- As osteotomias nasais laterais e/ou mediais planejadas com precisão restaurarão a simetria da pirâmide óssea nasal.
- Se uma giba dorsal óssea precisar ser ressecada, a orientação dos ossos nasais deve ser considerada, particularmente na presença de desvio ósseo assimétrico.

> **Dica de Especialista**
>
> *Na correção do nariz com desvio, as osteotomias nasais são utilizadas para retificar e melhorar a simetria das linhas estéticas dorsais superiores e da junção óssea entre o nariz e a bochecha.*

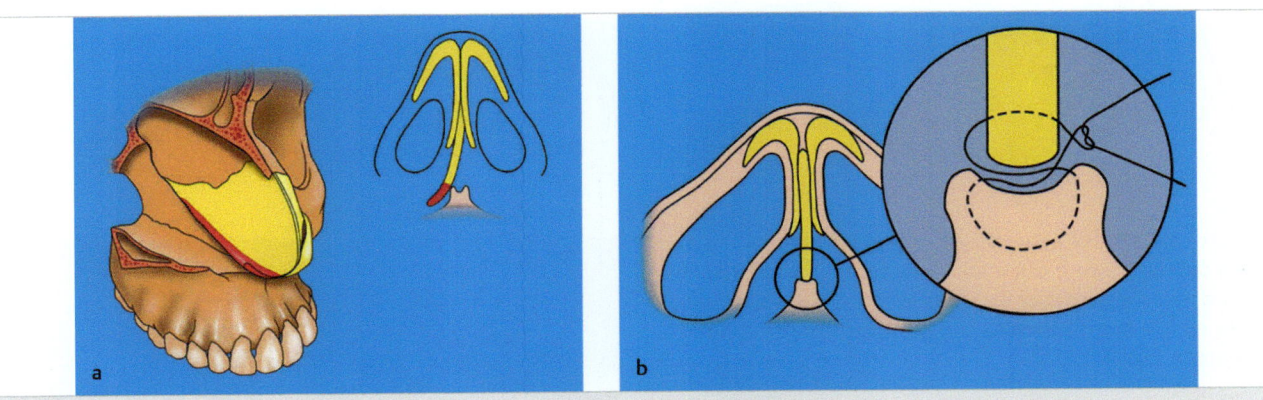

Fig. 46.10 (**a**, **b**) Técnica operatória: Reconstrução septal. Uma sutura de polidioxanona (PDS) 5-0 é empregada para unir o septo caudal até o periósteo da face contralateral da espinha nasal anterior.

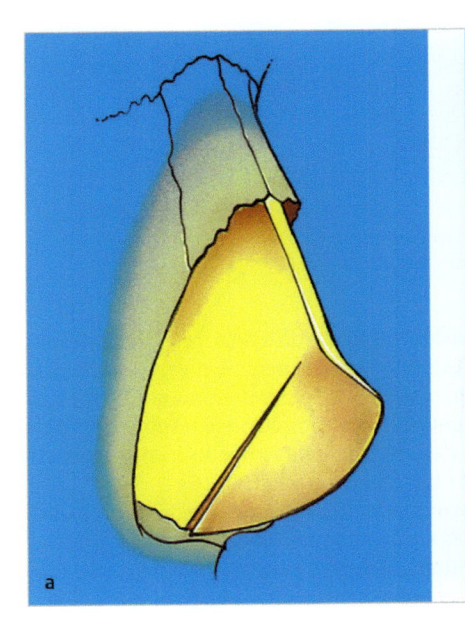

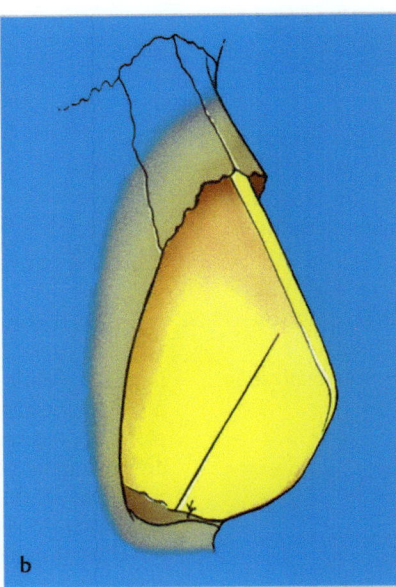

Fig. 46.11 Técnica operatória: Reconstrução septal. (**a**, **b**) O alinhamento do septo pode envolver o desenvolvimento de um retalho em porta basculante, com uma secção em cunha vertical do septo anterior no ponto de desvio caudal.

Tratamento Integral do Nariz com Desvio

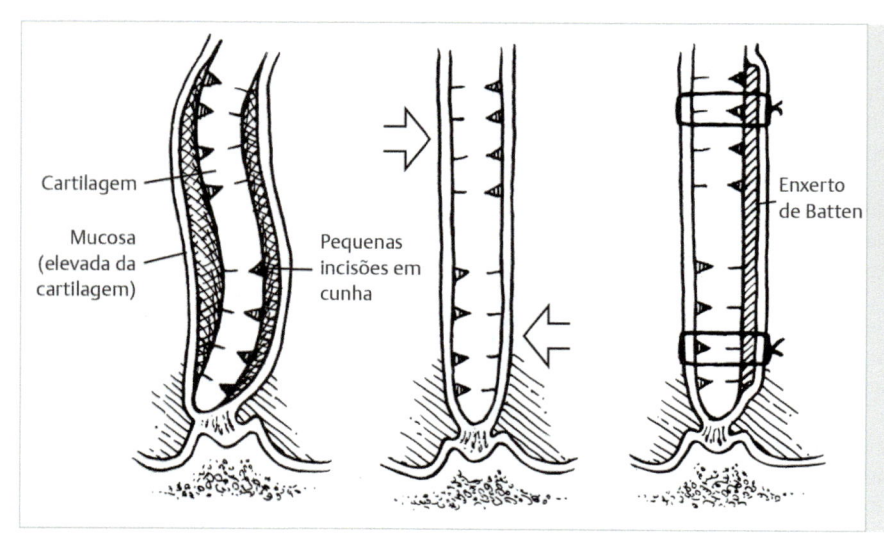

Fig. 46.12 Técnica operatória: Reconstrução septal. (**a, b**) O septo caudal gravemente desviado requer a remoção de pequenas cunhas de cartilagem do lado convexo, com a escoriação (*scoring*) do lado oposto apenas para destruir a memória da cartilagem e alinhar o septo. As técnicas de retalho em porta basculante, de excisão em cunha e de escoriação (*scoring*) geralmente requerem enxertos de reforço (*batten grafts*) para apoiar o septo alinhado, porém enfraquecido.

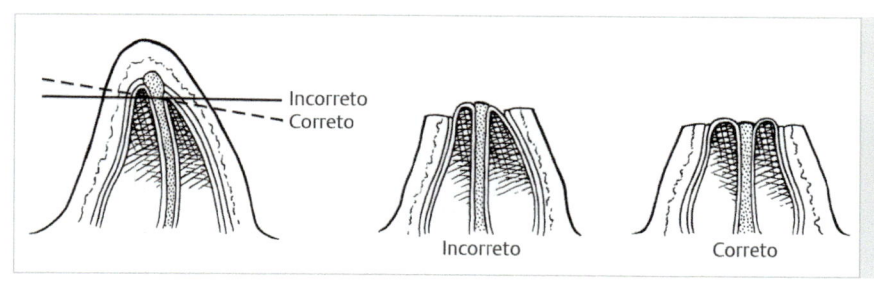

Fig. 46.13 Osteotomias nasais. (**a-c**) Menos osso precisará ser excisado ou raspado do osso nasal no lado com desvio, que é orientado mais verticalmente. Isso evitará a redução excessiva da altura dorsal do osso nasal desse lado, depois que os ossos nasais forem reduzidos anatomicamente.

- Menos osso precisará ser excisado ou raspado do osso nasal no lado desviado, que é orientado mais verticalmente. Isso evitará a redução excessiva da altura dorsal do osso nasal desse lado, depois que os ossos nasais forem reduzidos anatomicamente (▶ Fig. 46.13).

> **Dica de Especialista**
>
> No caso de ossos nasais assimétricos, a raspagem deve ser feita obliquamente, tomando o cuidado para realizar menos redução no lado do osso mais verticalmente orientado, de modo que os ossos nasais fiquem simétricos após a redução com osteotomias laterais.

- As osteotomias laterais sozinhas serão suficientes apenas na condição de desvio da pirâmide óssea com ossos nasais simétricos ou um teto aberto significativo. Elas são realizadas de forma percutânea perfurada com um osteótomo de 2 mm (▶ Fig. 46.14).
- Desvio com grau significativo de assimetrias ósseas.[1,21] Essas osteotomias mediais são necessárias para permitir o movimento independente dos ossos nasais (▶ Fig. 46.15a-c).
- Se planejadas, as osteotomias mediais devem ser realizadas antes das osteotomias laterais.

> **Dica de Especialista**
>
> As osteotomias mediais podem ser necessárias, além das osteotomias laterais, para uma pirâmide nasal assimétrica.

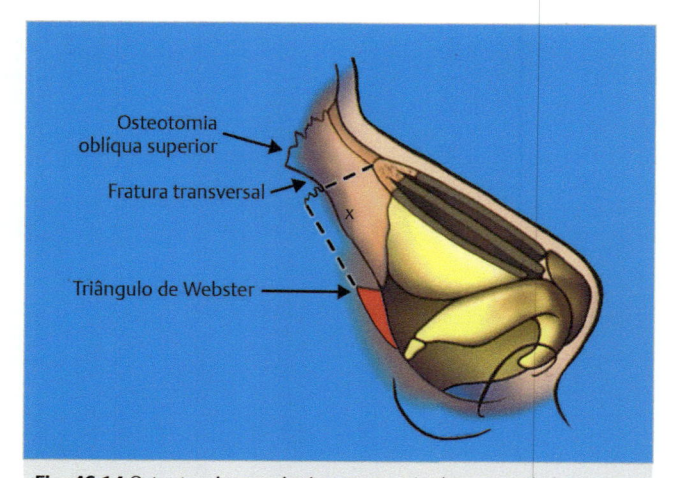

Fig. 46.14 Osteotomias nasais. As osteotomias laterais isoladas serão suficientes apenas no caso de desvio da pirâmide óssea com ossos nasais simétricos ou um teto aberto significativo.

- Quando a convexidade intrínseca do osso nasal estiver presente, serão necessárias osteotomias de dois níveis. O cirurgião deve ter cuidado para não dissecar excessivamente o periósteo dos ossos nasais, porque a cominuição pode resultar de múltiplas osteotomias e o periósteo pode impedir o deslocamento desses fragmentos cominutivos (▶ Fig. 46.16).
- Em casos de desvio grave do eixo envolvendo a raiz nasal, pode ser necessária uma osteotomia transversal na raiz do nariz, além de osteotomias laterais, para permitir a mobilização completa e a subsequente centralização da pirâmide óssea.

46.5 Princípios de Tratamento

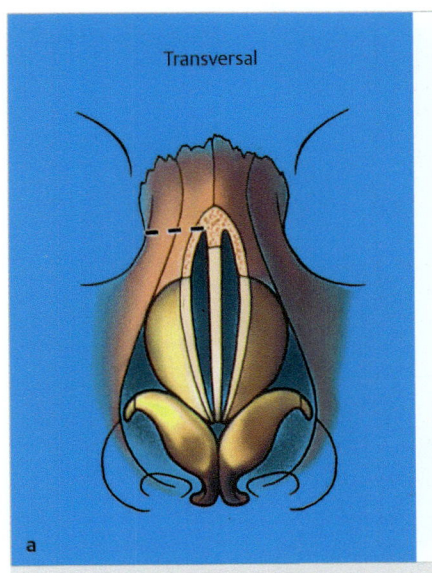

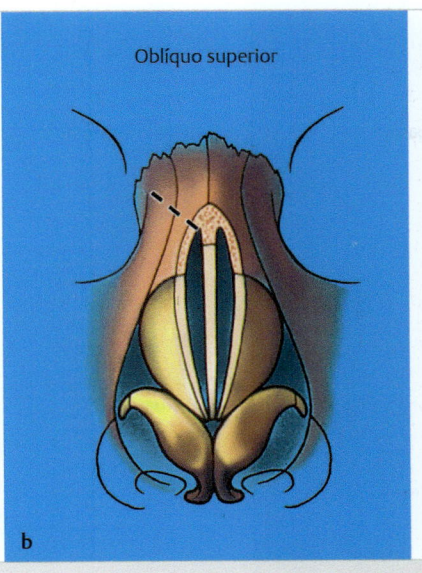

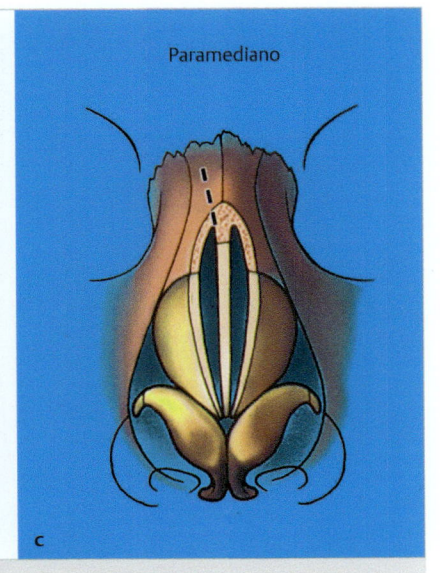

Fig. 46.15 (a-c) Osteotomias nasais. O desvio com grau significativo de assimetrias ósseas também exigirá osteotomias mediais. Essas osteotomias mediais são necessárias para permitir o movimento independente dos ossos nasais. Se planejadas, as osteotomias mediais devem ser realizadas antes das osteotomias laterais.

- A redução dorsal e o alinhamento do septo devem ser abordados antes da realização das osteotomias, enquanto o dorso nasal ainda estiver estável.
- O perfil dorsal deve ser reavaliado após as osteotomias para assegurar que o reposicionamento dos ossos nasais não tenha criado nenhuma irregularidade dorsal.
- Apenas uma raspagem óssea mínima e incisões incrementais na cartilagem podem ser realizadas após as osteotomias.

Dica de Especialista

O perfil dorsal deve ser reavaliado após a realização das osteotomias para assegurar que o reposicionamento dos ossos nasais não tenha criado nenhuma irregularidade dorsal.

46.5.9 Ressecção da Cartilagem e Imobilização com Enxertos Expansores, se Necessário

- Os desvios dorsais altos, se presentes, são corrigidos raspando-se a área convexa da cartilagem lateral superior no lado do desvio; a deformidade residual é camuflada com um enxerto expansor assimétrico (▶ Fig. 46.17a-c).
- Essa combinação frequentemente será suficiente para corrigir pequenas deformidades em forma de C do dorso.
- Técnicas de escoriação (*scoring*) de cartilagem podem ser necessárias para auxiliar no alinhamento do desvio dorsal alto mais grave.
- Se uma deformidade significativa persistir apesar da aplicação dessas técnicas, são feitos cortes sequenciais inferiores de espessura total na porção desviada da cartilagem septal dorsal até 50% do suporte em L dorsal restante (▶ Fig. 46.18a-d).
- Isso permitirá o alinhamento do septo desviado, mas também enfraquecem seu suporte. Os enxertos expansores bilaterais

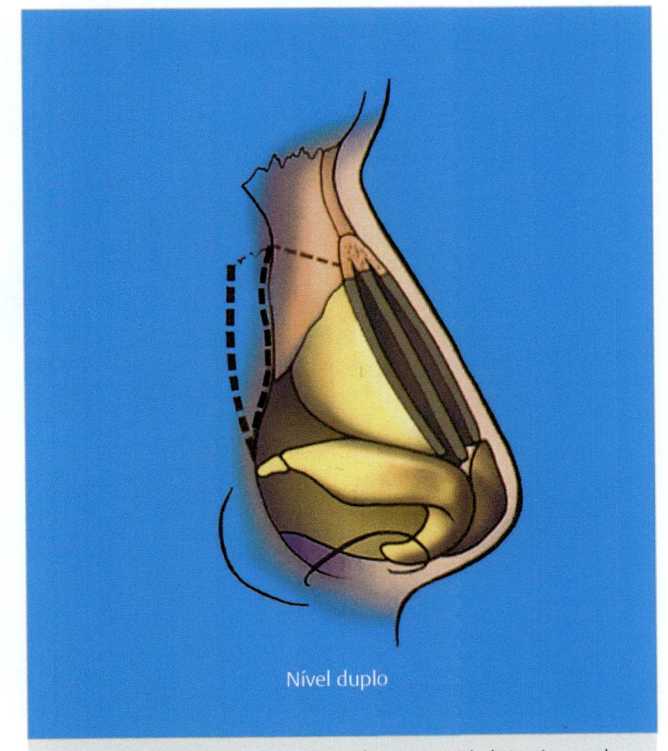

Fig. 46.16 Osteotomias nasais. Quando a convexidade intrínseca do osso nasal está presente, serão necessárias osteotomias em dois níveis.

são necessários para manter o suporte e restaurar as linhas estéticas dorsais.
- Os enxertos expansores são idealmente moldados a partir da porção posteroinferior da cartilagem septal, uma vez que possui a largura mais consistente e permite a coleta do comprimento necessário de 30 a 35 mm. Eles são contornados para terem de 4 a 6 mm de altura (▶ Fig. 46.19).

Tratamento Integral do Nariz com Desvio

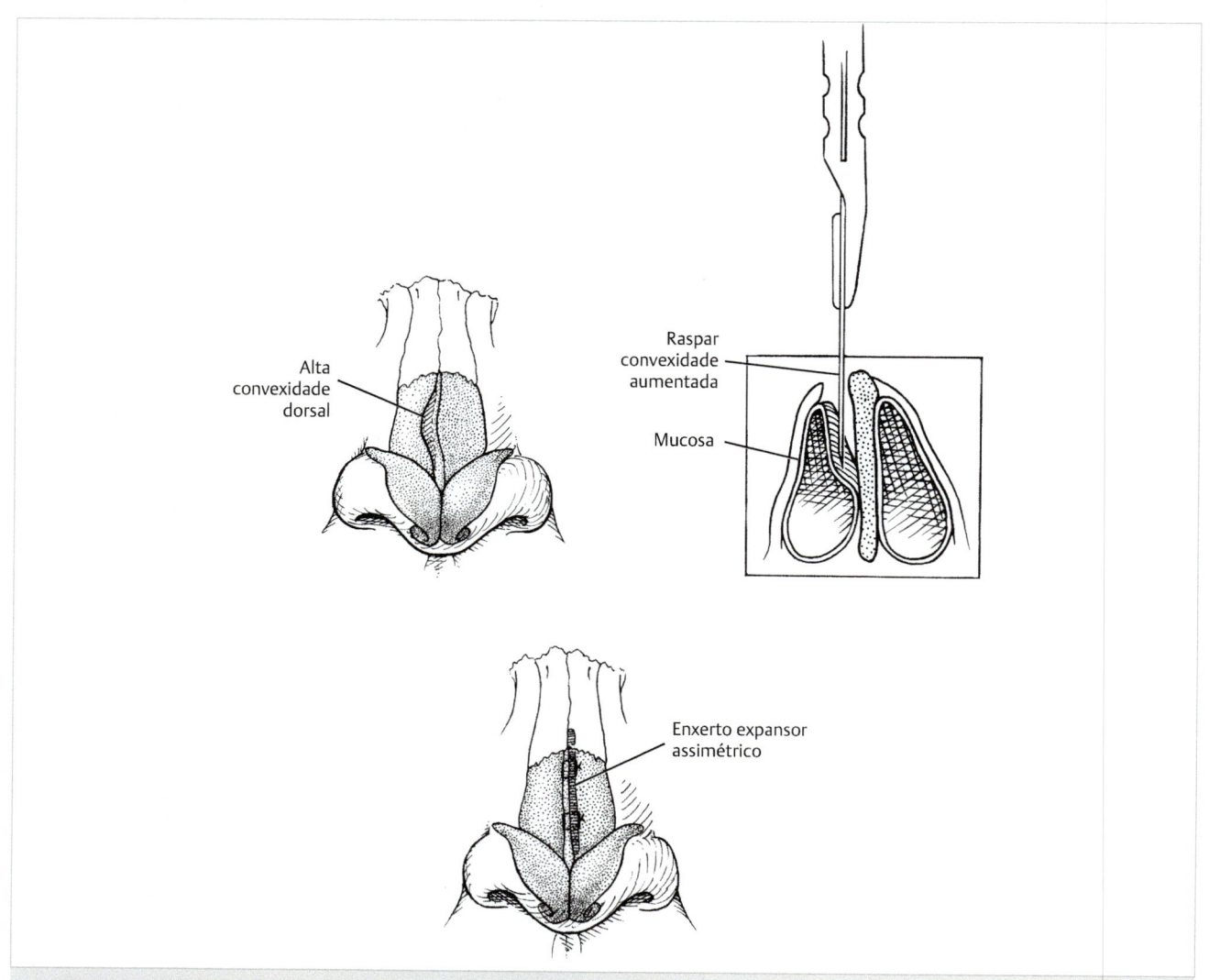

Fig. 46.17 Técnica operatória: Correção do desvio septal. (**a**) Os desvios dorsais altos, se presentes, são corrigidos raspando-se a convexidade da cartilagem lateral superior no lado do desvio (**b**); (**c**) a deformidade residual é camuflada com um enxerto expansor assimétrico.

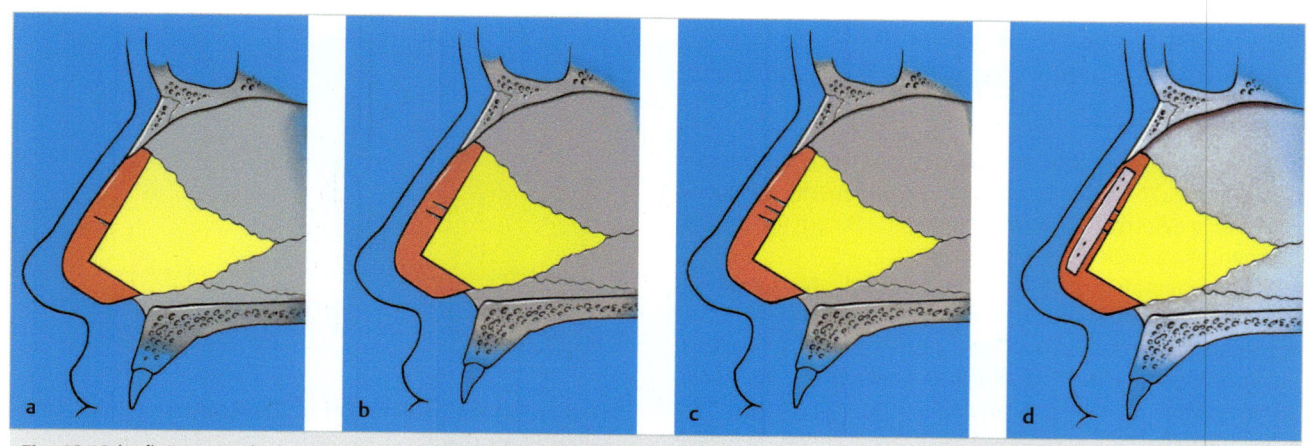

Fig. 46.18 (**a-d**) Correção do desvio de septo. Se uma deformidade significativa persistir apesar dessas técnicas, realizam-se cortes sequenciais inferiores de espessura total na porção de desvio da cartilagem septal dorsal em 50% do suporte (*strut*) em L dorsal remanescente. Isso permitirá o alinhamento do septo com desvio, mas também enfraquecerá seu apoio. São necessários enxertos expansores bilaterais para manter o suporte e restaurar as linhas estéticas dorsais.

- Os enxertos expansores são fixados com duas ou três suturas de colchoeiro com fio PDS 5-0, unilateral ou bilateralmente, paralelas ao septo dorsal, de acordo com a deformidade que está sendo tratada (▶ Fig. 46.20a-c).

> **Dica de Especialista**
>
> *Cortes paralelos inferiores sequenciais de espessura total em 50% da porção desviada do suporte (strut) em L dorsal restante devem ser feitos para um desvio alto do septo dorsal para permitir o alinhamento do septo. No entanto, isso resultará em perda de suporte em longo prazo e exigirá a colocação de enxertos expansores bilaterais.*

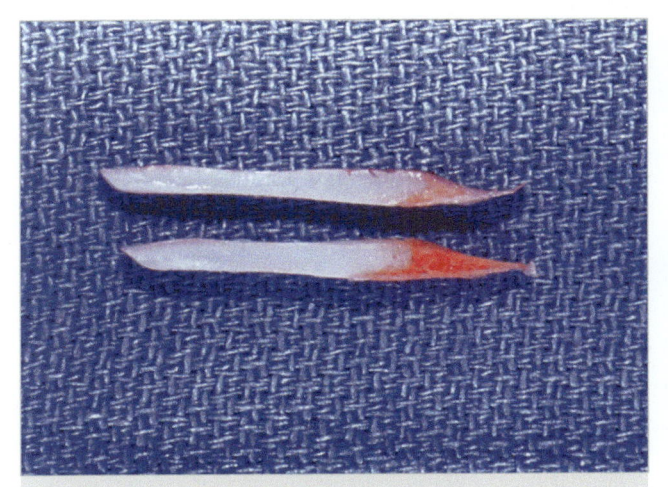

Fig. 46.19 Correção do desvio de septo. O suporte de longo prazo é restaurado por meio do reforço do septo dorsal enfraquecido com enxertos expansores. O ideal é que esses enxertos sejam formados a partir da porção posteroinferior da cartilagem septal. O comprimento necessário é de 30 a 35 mm. Eles são contornados para terem uma altura de 4 a 6 mm.

46.5.10 Restauração do Suporte Septal

- Se o desvio de septo persistir, podem ser realizadas suturas *clocking* (de rotação do septo) para aplicar tensão diferencial ao septo dorsal (▶ Fig. 46.21a-c).[22]
- Isso envolve a colocação de uma sutura de colchoeiro horizontal através das cartilagens laterais superiores e do septo de forma assimétrica.
- A sutura é progressivamente tensionada até que a correção desejada seja alcançada, reposicionando o suporte em L na linha média.[25]
- O método acima é eficaz ao realizar suturas de tensão ou retalhos expansores. Outra maneira de conceituá-lo é avançar a cartilagem lateral superior mais caudalmente ao longo do septo dorsal no lado oposto ao desvio.
- Os retalhos expansores assimétricos podem ser utilizados para camuflar concavidades residuais.
- Como alternativa, podem ser utilizados enxertos expansores, mas eles são preferíveis aos retalhos expansores somente em pacientes com ossos nasais curtos e cartilagens laterais superiores fracas ou para apoiar um suporte em L enfraquecido.[25]

> **Dica de Especialista**
>
> *As suturas clocking (de rotação do septo) ou de tensionamento diferencial podem centralizar um desvio dorsal alto durante o fechamento da abóbada média. Os retalhos e enxertos expansores podem ser utilizados para camuflar concavidades persistentes.*

46.6 Técnica Operatória

- O esqueleto osteocartilaginoso é exposto usando a abordagem de rinoplastia aberta, com uma incisão transcolumelar em degrau conectada a incisões infracartilaginosas bilaterais. A elevação do tecido mole sobre a estrutura osteocartilaginosa

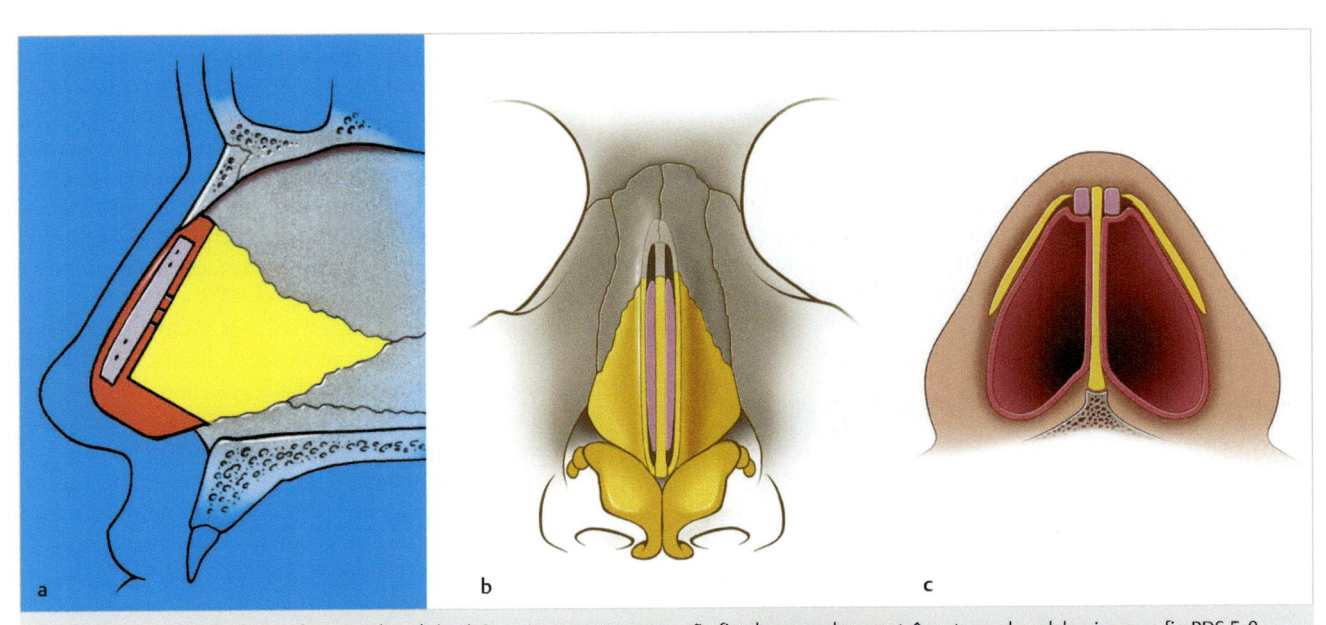

Fig. 46.20 Correção do desvio de septo dorsal. (**a-c**) Os enxertos expansores são fixados com duas ou três suturas de colchoeiro com fio PDS 5-0, unilateral ou bilateralmente, paralelas ao septo dorsal, de acordo com a deformidade que está sendo tratada.

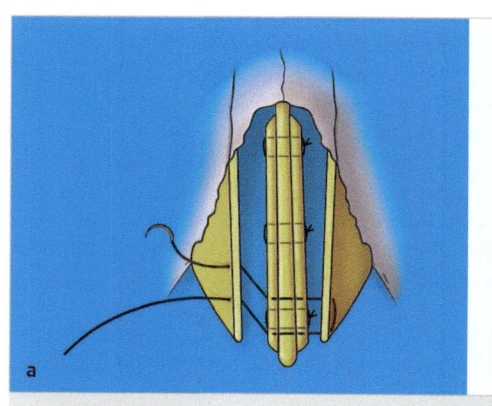

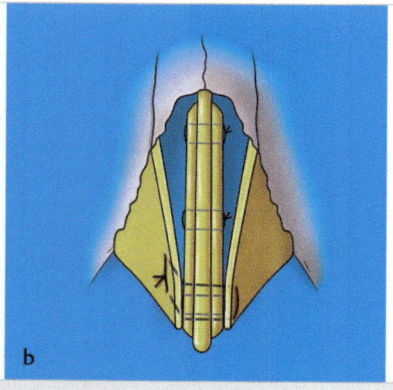

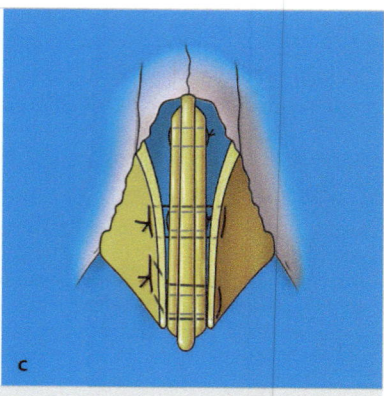

Fig. 46.21 (a-c) Correção do desvio de septo. Após o alinhamento do septo, as cartilagens laterais superiores e inferiores são reavaliadas quanto à simetria. Quaisquer assimetrias remanescentes devem ser tratadas aparando e fixando as cartilagens laterais superiores, suturando-as ao septo dorsal antes de realizar a manipulação da cartilagem lateral inferior. Na mesma linha, pode ser necessário realizar suturas *clocking* (rotação de septo) da cartilagem lateral superior ao septo dorsal para auxiliar no reposicionamento do suporte (*strut*) em L na linha média.

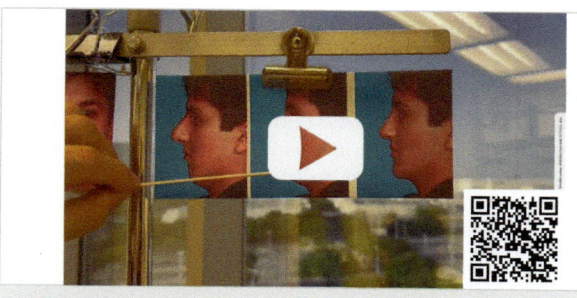

Vídeo 46.1 Rinoplastia primária em um paciente com desvio grave e deformidade nasal denominada "nariz de tensão".

deve ser limitada ao terço central da abóbada óssea. Na abóbada óssea, deve ser feita apenas uma exposição suficiente para permitir a manipulação do dorso, de modo que as fixações laterais do tecido mole sejam preservadas para a estabilidade óssea, caso sejam necessárias osteotomias (▶ Vídeo 46.1).

- É utilizada uma abordagem do componente dorsal para o dorso, que envolve o seguinte:
  - Liberação das cartilagens laterais superiores do septo dorsal.
  - Ressecção do septo dorsal de forma gradual.
  - Raspagem do dorso ósseo.
  - Restauração das linhas estéticas dorsais.
- Se os ossos nasais forem assimétricos, a raspagem deve ser realizada obliquamente, tomando cuidado para reduzir o lado do osso mais verticalmente orientado em um grau menor, de modo que os ossos nasais fiquem simétricos após as osteotomias laterais.

Dica de Especialista

Quando a pirâmide nasal é assimétrica, a redução dorsal deve ser feita obliquamente para evitar a remoção do excesso de osso da parte mais verticalmente orientada, o que se tornaria evidente após o reposicionamento anatômico dos ossos nasais.

- A ressecção septal e a coleta do enxerto de cartilagem são realizadas por meio de uma abordagem dorsal depois que os retalhos mucopericondriais bilaterais são elevados posteriormente para expor o septo cartilaginoso e, se necessário, o septo ósseo.
- O desvio do septo posterior é reposicionado na linha média ou removido, com o cuidado de manter pelo menos um suporte em L de 15 mm no sentido dorsal e caudal. Essa ressecção pode incluir a cartilagem septal, a crista maxilar, o vômer e a lâmina perpendicular do etmoide.
- Os cornetos inferiores são agora avaliados. Se houver hipertrofia do corneto anteroinferior, realizamos uma fratura externa com um espéculo de Viena.
- Se o septo caudal anterior remanescente estiver desviado da espinha nasal anterior e da crista maxilar, mas não apresentar desvio dorsal ou excesso vertical do septo (inclinação septal reta), ele será anatomicamente reduzido e fixado na posição com uma sutura em figura de oito com fio PDS 5-0 no periósteo da espinha nasal anterior contralateral (▶ Fig. 46.22a, b).
- Se um desvio intrínseco significativo estiver presente, ele é normalmente causado pelo excesso vertical do septo caudal. A porção caudal do suporte em L é desarticulada da junção osteocartilaginosa com a espinha nasal anterior e a crista maxilar. O grau de excesso vertical é avaliado e ele é removido para permitir que o septo previamente desviado retorne à linha mediana. Uma sutura com fio PDS 5-0 é utilizada para suturar o septo até o periósteo da face contralateral da espinha nasal anterior.
- As osteotomias perfuradas percutâneas são realizadas com um osteótomo de 2 mm. Em geral, são realizadas osteotomias laterais, mas as osteotomias mediais serão necessárias na ausência de um teto aberto ou na presença de ossos nasais assimétricos que devem ser movidos independentemente. Nos casos de desvio da raiz nasal, também pode ser necessário realizar osteotomias da raiz. O dorso deve ser reavaliado após as osteotomias para assegurar que nenhuma irregularidade dorsal tenha sido produzida.

46.6 Técnica Operatória

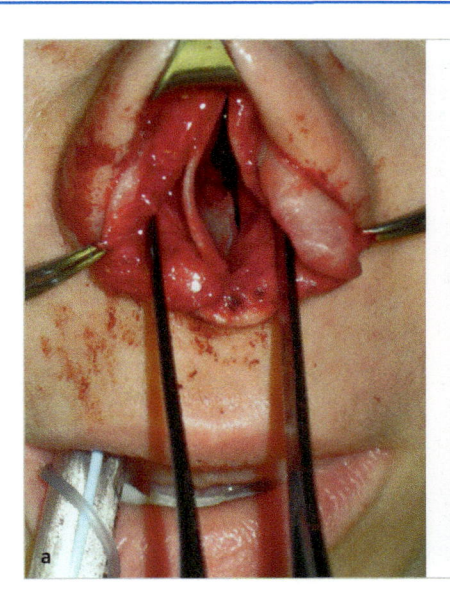

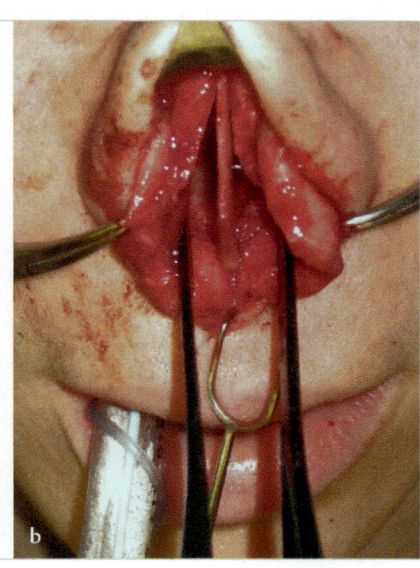

Fig. 46.22 (a, b) Técnica operatória para o nariz com desvio. Se o septo caudal anterior remanescente for desviado da espinha nasal anterior e da crista maxilar, mas não houver desvio dorsal ou excesso vertical do septo (inclinação septal reta), ele será reduzido anatomicamente e fixado na posição com uma sutura em figura de oito com fio PDS 5-0 no periósteo da espinha nasal anterior contralateral.

Dica de Especialista

Se o desvio da pirâmide óssea estiver presente, devem ser realizadas osteotomias planejadas com precisão utilizando osteotomias nasais perfuradas percutâneas. Essas osteotomias podem incluir osteotomias laterais, osteotomias mediais, osteotomias da raiz do nariz ou em dois níveis, se houver desvio intrínseco do osso nasal.

- Em caso de persistência do desvio, são feitos cortes paralelos inferiores de espessura total em 50% da estrutura dorsal em L para corrigir o desvio dorsal alto. Quaisquer assimetrias cartilaginosas remanescentes são agora tratadas com o corte das cartilagens laterais superiores e/ou a realização de cortes cefálicos laterais inferiores.
- Se for necessário restaurar o suporte do septo, os enxertos expansores são criados a partir do septo colhido e contornados com 4 a 6 mm de altura e 30 a 32 mm de comprimento. São fixados ao suporte em L com pelo menos duas suturas de colchoeiro horizontais com fio PDS 5-0 para restaurar o apoio e a integridade da válvula nasal interna. Eles são colocados abaixo do plano septal em uma posição invisível, se o alargamento da abóbada média não for indicado ou desejado. Se necessário, podem ser utilizados enxertos expansores assimétricos para camuflar qualquer deformidade residual e restaurar com precisão as linhas estéticas dorsais (▶ Fig. 46.23).

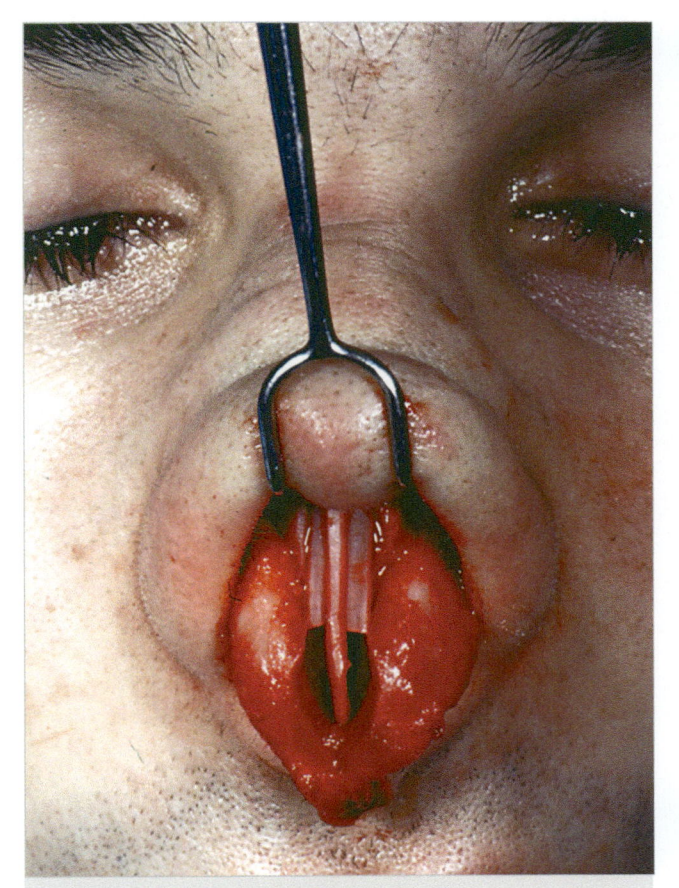

Fig. 46.23 Técnica cirúrgica para o nariz com desvio. Se necessário, os enxertos expansores são criados a partir do septo colhido e contornados com 4 a 6 mm de altura e 30 a 32 mm de comprimento. Eles são fixados ao suporte (*strut*) em L com pelo menos duas suturas de colchoeiro horizontais com fio PDS 5-0, com o objetivo de restaurar o apoio e a integridade da válvula nasal interna.

Dica de Especialista

Para restaurar o suporte septal após a escoriação (scoring), enxertos expansores de 4 a 6 mm de altura e 30 a 32 mm de comprimento devem ser fixados ao septo dorsal com pelo menos duas suturas com fio PDS 5-0. Esses enxertos também manterão a integridade das válvulas nasais internas e, se colocados de forma assimétrica, camuflarão qualquer desvio residual do septo. As linhas estéticas dorsais serão restauradas ao normal.

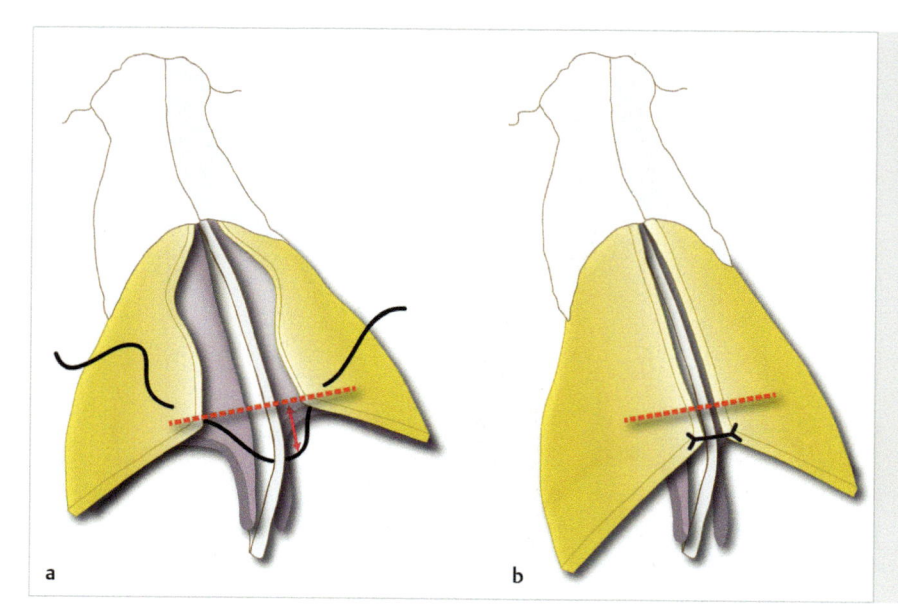

Fig. 46.24 (a, b) Técnica operatória do nariz com desvio. Se o septo dorsal permanecer reto sem o uso de enxertos expansores ou retalhos expansores, então as linhas estéticas dorsais e a abóbada média devem ser restauradas com suturas de tensão da cartilagem lateral superior.

- Nos casos em que não é necessário um suporte adicional para o septo dorsal, os retalhos expansores podem ser utilizados para camuflar qualquer concavidade residual do septo dorsal e restaurar a válvula nasal interna.
- Além disso, as suturas *clocking* podem ser colocadas no retalho expansor para controlar os desvios residuais do septo.
- Se o septo dorsal permanecer reto sem o uso de enxertos expansores, retalhos expansores ou suturas *clocking*, então as linhas estéticas dorsais e a abóbada média devem ser restauradas usando suturas de tensão da cartilagem lateral superior (▶ Fig. 46.24a, b).
- O refinamento final da ponta e o suporte alar são então realizados, seguidos de uma nova moldagem da pele, fechamento meticuloso e imobilização interna e externa padrão.

Dica de Especialista

É importante que o nariz esteja reto antes da conclusão da rinoplastia e do fechamento.

46.7 Análise de Caso

Uma paciente de 56 anos apresentou-se para rinoplastia secundária e correção de seu desvio nasal grave e obstrução das vias aéreas (▶ Fig. 46.25a-g).

46.8 Conclusão

Uma grande deformidade septal é quase sempre um componente de um nariz com desvio acentuado. O alinhamento ou correção do septo é a chave para a obtenção de bons resultados funcionais e estéticos.

A abordagem de rinoplastia aberta é a preferida para a correção do nariz desviado. A exposição proporcionada pela abordagem aberta permite o máximo de precisão no diagnóstico e controle para se obter o reparo ideal do nariz com desvio. Todas as estruturas desviadas devem ser amplamente liberadas para permitir a recolocação na posição anatômica correta.

46.7 Análise de Caso

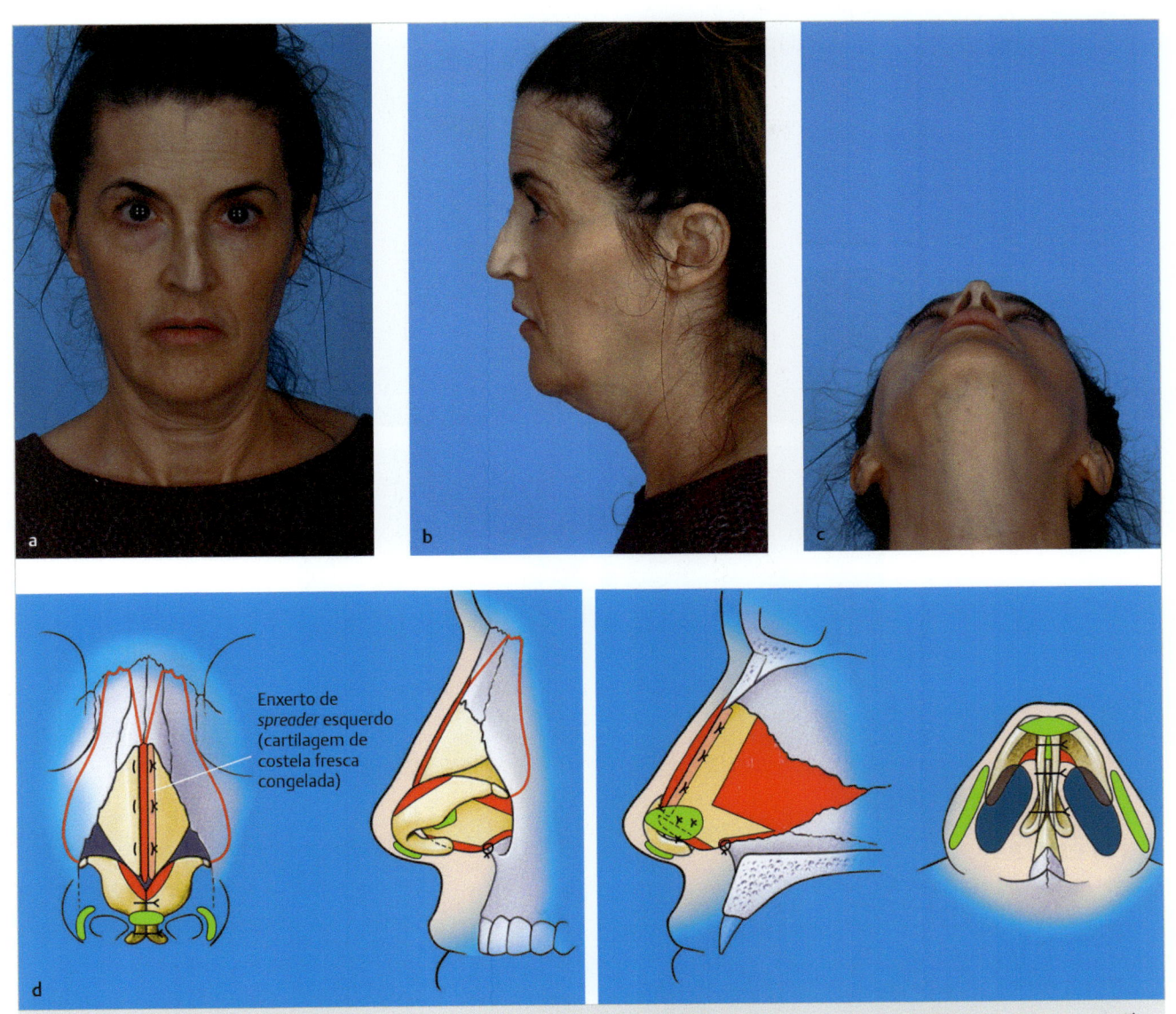

Fig. 46.25 (**a-c**) Esta paciente de 56 anos, submetida à rinoplastia secundária, tinha histórico de nariz com desvio e obstrução das vias aéreas nasais. Ela apresentava um desvio alto do septo dorsal em forma de C, com inclinação do septo caudal esquerdo, ossos nasais curtos, deformidade em V invertido e pele fina. A paciente solicitou uma melhora funcional e estética. A vista frontal demonstra com mais clareza os ossos nasais curtos com a deformidade em V invertido, a abóbada média estreita e as linhas estéticas dorsais assimétricas. A pele fina da paciente mostrava bifidez com hipoplasia periapical. Na vista lateral, a paciente exibe uma raiz nasal baixa com uma proeminente giba cartilaginosa dorsal, ponta nasal sub-rotada e retração alar. A vista basal confirmou a inclinação do septo caudal e o desvio da ponta nasal para a esquerda. Os objetivos da cirurgia incluíam o seguinte: (1) corrigir o desvio dorsal; (2) redefinir e ampliar as linhas estéticas dorsais; (3) reduzir a giba dorsal e alinhar o nariz; (4) corrigir a deformidade em V invertido; (5) refinar a ponta nasal; (6) corrigir a obstrução das vias aéreas nasais. (**d**) A abordagem cirúrgica incluiu: (1) utilizar uma abordagem aberta; (2) liberar as forças de deformação extrínsecas, realizando-se uma redução do componente dorsal; (3) ressecar o excesso de septo caudal vertical e fixar novamente o septo caudal na espinha nasal anterior; (4) realizar osteotomias mediais e laterais para estreitar a abóbada óssea; (5) colocar o enxerto expansor do lado esquerdo (enxerto de costela fresca congelada) para ampliar a válvula nasal interna colapsada e camuflar a concavidade do lado esquerdo; (6) utilizar suturas *clocking* para corrigir o desvio residual do septo dorsal; (7) aumentar a rotação e definir a projeção com um enxerto de extensão septal; (8) realizar a modelagem da ponta utilizando suturas transdomais e interdomais; (9) utilizar um enxerto em forma de borboleta do lóbulo infraponta (*infratip*) para suavizar a área infraponta; (10) aplicar enxertos de contorno alar retrógrado estendido bilateral para corrigir a retração alar. *(Continua)*

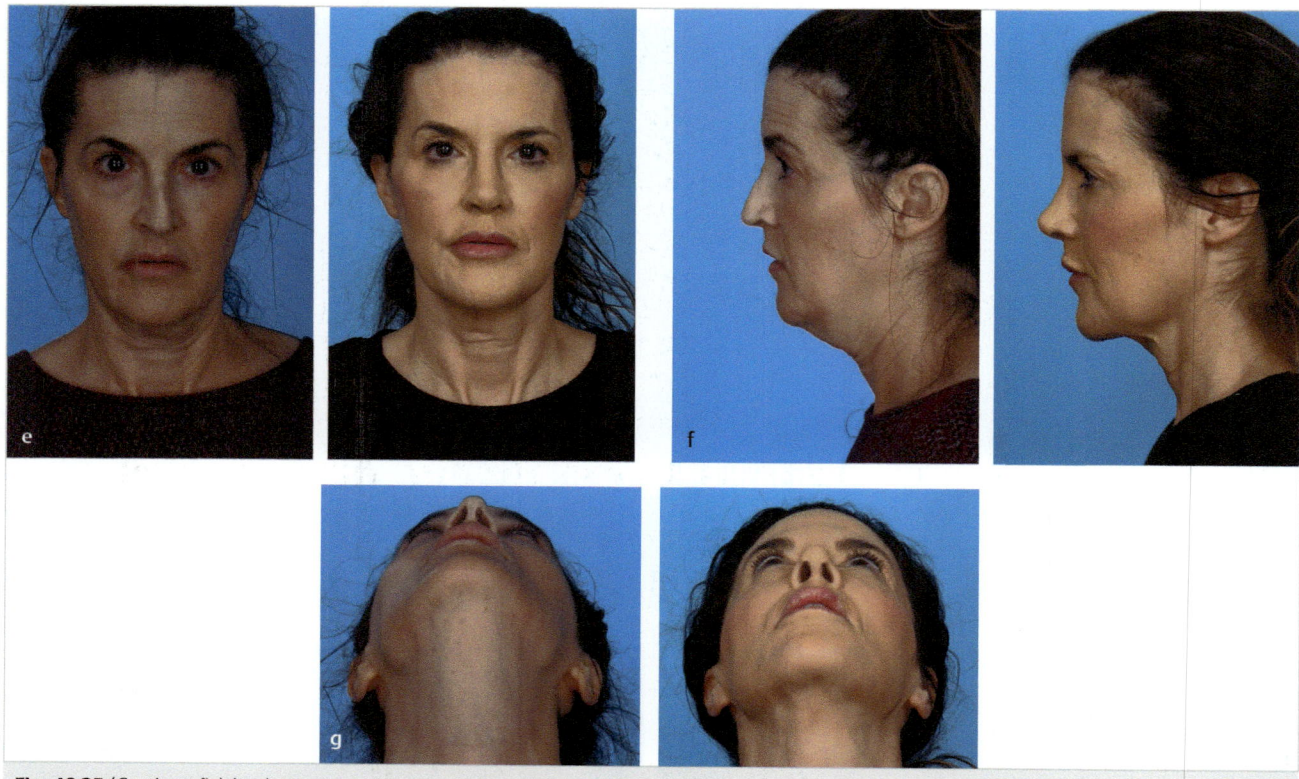

Fig. 46.25 (*Continuação*) (**e-g**) A paciente é mostrada 6 meses após a cirurgia. Observar o dorso nasal reto, a correção de sua deformidade em V invertido e as linhas estéticas dorsais simétricas. Sua ponta nasal agora se projeta para a linha média. Sua ponta bífida foi corrigida com melhora na rotação da ponta nasal. Sua vista lateral destaca a correção da retração alar. A vista basal mostra a correção da inclinação do septo caudal.

Referências

[1] Rohrich RJ, Gunter JP, Deuber MA, Adams WP, Jr. The deviated nose: optimizing results using a simplified classification and algorithmic approach. Plast Reconstr Surg. 2002; 110(6):1509-1523, discussion 1524-1525

[2] Constantine FC, Ahmad J, Geissler PJ, Rohrich RJ. Simplifying the management of caudal septal deviation in rhinoplasty. Plast Reconstr Surg. 2014; 134(3):379e-388e

[3] Dingman RO, Natvig P. The deviated nose. Clin Plast Surg. 1977; 4(1):145-152 [4]

[4] Johnson CM, Jr, Anderson JR. The deviated nose—its correction. Laryngoscope. 1977; 87(10 Pt 1):1680-1684

[5] Planas J. The twisted nose. Clin Plast Surg. 1977; 4(1):55-67

[6] Bernstein L. Submucous operations on the nasal septum. Otolaryngol Clin North Am. 1973; 6(3):675-692

[7] Edwards N. Septoplasty. Rational surgery of the nasal septum. J Laryngol Otol. 1975; 89(9):875-897

[8] McKinney P, Shively R. Straightening the twisted nose. Plast Reconstr Surg. 1979; 64(2):176-179

[9] Dingman RO. Correction of nasal deformities due to defects of the septum. Plast Reconstr Surg. 1956; 18(4):291-304

[10] Gorney M. Septum in rhinoplasty. In: Millard DR, ed. Symposium on Corrective Rhinoplasty. Vol. 13. St Louis: CV Mosby; 1976

[11] Killian G, Foster EE, XXIII. The submucous window resection of the nasal septum. Ann Otol Rhinol Laryngol. 1905; 14(2):363-393

[12] Spector M. Partial resection of the inferior turbinates. Ear Nose Throat J. 1982; 61(4):200-203

[13] Converse JM. Corrective surgery of nasal deviations. AMA Arch Otolaryngol. 1950; 52(5):671-708

[14] Fry HJ. Interlocked stresses in human nasal septal cartilage. Br J Plast Surg. 1966; 19(3):276-278

[15] Fry H. Nasal skeletal trauma and the interlocked stresses of the nasal septal cartilage. Br J Plast Surg. 1967; 20(2):146-158

[16] Gibson T, Davis B. The distortion of autogenous cartilage grafts: its cause and prevention. Br J Plast Surg. 1958; 10:257-274

[17] Teichgraeber JF. Management of the nasal airway. Dallas Rhinoplasty Symp 12:225, 1997

[18] Rohrich RJ, Adams WP, Jr. Late salvage of nasal injuries. Operative Tech Plast Surg. 1998; 5(4):342-351

[19] Courtiss EH, Gargan TJ, Courtiss GB. Nasal physiology. Ann Plast Surg. 1984; 13(3):214-223

[20] Guyuron B, Uzzo CD, Scull H. A practical classification of septonasal deviation and an effective guide to septal surgery. Plast Reconstr Surg. 1999; 104(7): 2202-2209, discussion 2210-2212

[21] Byrd HS, Salomon J, Flood J. Correction of the crooked nose. Plast Reconstr Surg. 1998; 102(6):2148-2157

[22] Guyuron B, Behmand RA. Caudal nasal deviation. Plast Reconstr Surg. 2003; 111(7):2449-2457, discussion 2458-2459

[23] Gunter JP, Rohrich RJ. Management of the deviated nose. The importance of septal reconstruction. Clin Plast Surg. 1988; 15(1):43-55

[24] Sheen JH, Sheen AP. Aesthetic Rhinoplasty. 2nd ed. St Louis: Quality Medical Publishing; 1998

[25] Jalalabadi F, Bellamy JL, Rohrich RJ. The key to a straight nose is a straight septum: 10 essential steps. Plast Reconstr Surg. 2023; 151(6):1200-1204

[26] Sheen JH. Spreader graft: a method of reconstructing the roof of the middle nasal vault following rhinoplasty. Plast Reconstr Surg. 1984; 73(2):230-239

[27] Rohrich RJ, Sheen J. Secondary rhinoplasty. In: Grotting JC, ed. Reoperative Aesthetic and Reconstructive Plastic Surgery. St Louis: Quality Medical Publishing; 1995

[28] Rohrich RJ, Hollier LH. Use of spreader grafts in the external approach to rhinoplasty. Clin Plast Surg. 1996; 23(2):255-262

[29] Rohrich RJ, McKee D, Malafa M. Closed microfracture technique for surgical correction of inferior turbinate hypertrophy in rhinoplasty: safety and technical considerations. Plast Reconstr Surg. 2015; 136(5):607e-611e

Parte X

Rinoplastia Étnica

47	O Nariz do Paciente Negro	*479*
48	O Nariz do Paciente Hispânico	*488*
49	O Nariz do Paciente do Oriente Médio	*498*
50	O Nariz do Paciente Asiático	*514*

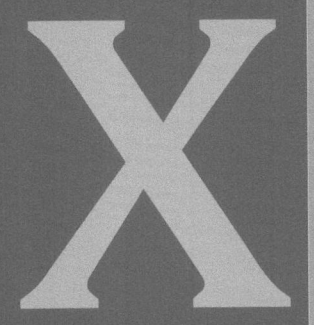

47 O Nariz do Paciente Negro

Jamil Ahmad ▪ Matthew Novak ▪ Rod J. Rohrich

Resumo

A rinoplastia tem-se tornado mais popular e cada vez mais aceita entre os pacientes negros.

Uma rinoplastia bem-sucedida em um paciente negro requer uma apreciação dos conceitos étnicos de beleza e das características anatômicas exclusivas do nariz negro estereotipado, bem como das amplas variações das características nasofaciais presentes em pacientes de ascendência africana. A obtenção de resultados estéticos consistentes é significativamente mais complicada em pacientes negros com rinoplastia do que em pacientes brancos. É fundamental entender os desejos e a motivação do paciente para a cirurgia. Será discutida uma análise pragmática e sistemática do nariz negro e as técnicas comumente usadas para modificá-lo a fim de melhorar a harmonia estética facial.

Palavras-chave: Nariz negroide, rinoplastia étnica

Pontos Principais

- O nariz negroide é caracterizado por um dorso largo e baixo, projeção reduzida da ponta, ponta mal definida, maior alargamento alar e/ou distância interalar, comprimento e altura nasais reduzidos, ângulo labiocolumelar agudo, pele espessa e *radix* baixo.
- A consideração dos conceitos negros de beleza em evolução, as características anatômicas exclusivas do nariz negro e os desejos e medos específicos do paciente são essenciais para o sucesso da cirurgia.
- Ao reconhecer os traços nasofaciais clássicos dos negros, o cirurgião de rinoplastia pode trabalhar dentro desse contexto de características nasais, criando uma melhor harmonia nasal e evitando um resultado racialmente incongruente e artificial.
- A análise e o diagnóstico pré-operatórios precisos são essenciais para a formulação de um plano cirúrgico realista. Deve-se obter o consentimento para possíveis locais de enxerto distantes (orelha, costela, fáscia temporal). Os objetivos estéticos do paciente devem ser claramente verbalizados e documentados. Um exame nasal interno e externo preciso é essencial. Um plano cirúrgico individualizado, organizado e realista pode então ser formulado.

47.1 Introdução

A rinoplastia tem-se tornado mais popular e cada vez mais aceita entre os pacientes negros. Os antigos cânones de beleza baseados nos padrões nasofaciais europeus, a apreciação limitada das variações étnicas na aparência e as técnicas cirúrgicas excessivamente agressivas contribuíram para resultados estéticos e funcionais ruins da rinoplastia em pacientes negros. A representação da beleza na mídia e na sociedade em geral mudou para retratar mais diversidade étnica, resultando em uma melhor compreensão da ampla variação na anatomia nasofacial e nos objetivos estéticos. Os resultados estigmatizantes da rinoplastia são menos comuns, embora isso ainda seja uma preocupação significativa para os pacientes negros que buscam a rinoplastia.

A rinoplastia bem-sucedida em um paciente negro requer uma apreciação dos conceitos étnicos de beleza e das características anatômicas exclusivas do nariz negro estereotipado, bem como das amplas variações das características nasofaciais presentes em pacientes de ascendência africana. A obtenção de resultados estéticos consistentes é significativamente mais complicada em pacientes negros com rinoplastia do que em pacientes brancos.

Dica de Especialista

O nariz negroide é caracterizado, estereotipicamente, por um dorso largo e baixo, projeção reduzida da ponta, ponta mal definida, maior alargamento alar e/ou distância interalar, comprimento e altura nasais reduzidos, ângulo labiocolumelar agudo e radix baixo.

É fundamental entender os desejos e a motivação do paciente para a cirurgia. Será discutida uma análise pragmática e sistemática do nariz negroide e as técnicas comumente usadas para modificá-lo a fim de melhorar a harmonia estética facial.

Dica de Especialista

A consideração dos conceitos negros de beleza em evolução, as características anatômicas exclusivas do nariz negroide e os desejos e medos específicos do paciente são essenciais para o sucesso da cirurgia.

47.2 Anatomia e Estética Nasal no Paciente Negro

- Alcançar a harmonia e o equilíbrio nasofacial é o objetivo final de qualquer plano cirúrgico, independentemente da etnia do paciente.[1,2,3,25]
- A análise nasal sistemática é uma primeira etapa essencial (▶ Tabela 47.1).[23]
- Os padrões ou normas estéticas usados como referência nesta análise têm se baseado há muito tempo no rosto feminino branco.
- Ao analisar um nariz negroide, é necessário conhecer as variações regionais e étnicas.
- A mistura racial pode introduzir características anatômicas atípicas.
- No entanto, o nariz negroide é geralmente caracterizado por um dorso largo e baixo, pouca projeção da ponta, falta de definição da ponta, alargamento alar significativo e/ou aumento da largura interalar, distância *radix*-ponta mais curta (comprimento nasal), ângulo labiocolumelar agudo, *radix* baixo e pele nasal espessa, principalmente na ponta (▶ Fig. 47.1; ▶ Tabela 47.2).[4,5,6,7,8,9,10,11,12,13]
- Há um grau considerável de variabilidade no nariz negro, dada a diversidade de origens étnicas dos negros.[10,14]
- O desequilíbrio entre o tecido mole e a estrutura da cartilagem exige atenção à execução técnica adequada que fortalece e molda a estrutura, ao mesmo tempo em que reduz e melhora a aderência da cobertura de tecido mole.[15]

O Nariz do Paciente Negro

Tabela 47.1 Análise nasal baseada em evidências: o método 10-7-5

Vista nasal	Análise
Frontal	
1. Proporções faciais	Altura (terços), largura (quintos), simetria
2. Tipo/qualidade da pele	Tipo Fitzpatrick, fina ou grossa, sebácea
3. Simetria/nasal	Linha média, desvio dorsal, desvio em C, C reverso ou desvio em forma de S
4. Estética dorsal	Reto, simétrico ou assimétrico, bem ou mal definido, estreito ou largo
5. Abóbada óssea	Estreita ou larga, assimétrica, curta ou longa
6. Abóbada média	Estreita ou larga, colapsada, V invertido, sela
7. Ponta nasal	Ideal/bulbosa/quadrada/pinçada, supraponta, pontos que definem a ponta, lóbulo da infraponta
8. Aros alares	Em forma de casco, facetas, entalhe, retração
9. Base alar	Largura
10. Lábio superior	Longo ou curto, septo depressor
Lateral	
1. Ângulo nasofrontal e *radix*	Aguda ou obtusa, *radix* alta ou baixa, násio proeminente ou baixo
2. Comprimento nasal, dorso e supraponta	Comprimento: longo ou curto; dorso: liso, corcunda, escavado; supraponta: quebra, excesso de volume, deformidade da supraponta em bico de papagaio
3. Projeção da ponta	Superprojetada ou subprojetada
4. Rotação da ponta	Super-rotada ou sub-rotada
5. Relação alar-columelar	Asa suspensa ou retraída, columela suspensa ou retraída
6. Hipoplasia periapical	Deficiência maxilar ou de tecido mole
7. Relação lábio-queixo	Queixo normal, projetado demais ou de menos
Basal	
1. Projeção nasal	Projeção excessiva ou insuficiente, pontos de definição de ponta bem ou mal definidos, relação columela-lóbulo
2. Narina	Simetria, narina longa/estreita ou curta/larga, proporção narina-ponta, asa côncava ou convexa
3. Columela	Desvio do septo caudal, alargamento ou largura das *crura* mediais
4. Base alar	Largura
5. Alargamento alar	

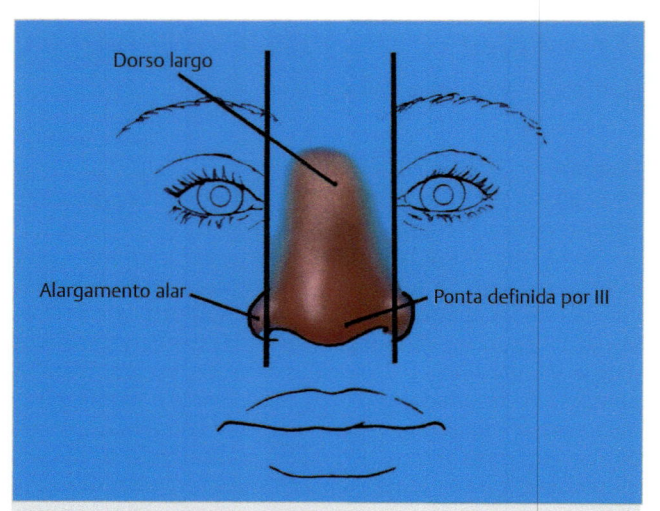

Fig. 47.1 Estética nasal no paciente negro. Os padrões ou normas estéticas usados como referência nesta análise têm-se baseado há muito tempo no rosto feminino branco. Em relação a essa referência, o nariz negroide geralmente é caracterizado por um dorso largo e baixo, pouca projeção da ponta, falta de definição da ponta, alargamento alar significativo e/ou aumento da largura interalar, distância *radix*-ponta mais curta (comprimento nasal), ângulo labiocolumelar agudo e *radix* baixo.

Tabela 47.2 Comparação entre variações étnicas com relação a características comuns e anatomia

		Branco	Negro
Vista frontal		Proporções iguais quintos verticais e terços horizontais da face	Quintos médios mais largos, terço médio do rosto mais curto
		Comprimento nasal dois terços da altura do meio da face	Comprimento nasal curto
		DAL simétrico	DAL simétrico
		Abóbada óssea 80% da largura da base	Dorso largo
		A largura da base alar é igual à distância intercantal	Largura da base alar larga
		Pontos de definição de ponta simétricos	Ponta bulbosa, pontos de definição de ponta menos definidos
Vista lateral		*Radix* entre a linha dos cílios e o sulco supratarsal	*Radix* menos projetado e localizado caudalmente
		Dorso liso	Dorso baixo
		Projeção de dois terços do comprimento ideal	Diminuição da projeção
		Quebra de supraponta	Sem quebra de supraponta
		NLA (homem, 90-95 graus; mulheres, 95-100 graus)	Aumento do NLA
		Columela normal	Columela retraída
Vista basal		Aparece como um triângulo equilátero	Forma variável
		Relação ponta/columela, 1:2	Columela curta
		Narinas simétricas com formato de lágrima	Narinas orientadas horizontalmente
		MFP normal	MFP com abertura

Abreviações: DAL, linhas estéticas dorsais; MFP, bases das *crura* mediais; NLA, ângulo nasolabial.

> **Dica de Especialista**
>
> *Uma apreciação dos conceitos étnicos de beleza, harmonia nasofacial e equilíbrio estético é um pré-requisito para o sucesso no tratamento de pacientes negros com rinoplastia.*

- Os grupos étnicos podem achar que sua aparência "fora do padrão" os diferencia.
- Os objetivos estéticos do paciente negro com rinoplastia geralmente podem ser conceituados de forma ampla como:
  - Para obter uma aparência mais proporcional e equilibrada entre o nariz e o rosto.
  - Para obter um nariz de aparência mais "natural" e atraente que mantenha seu caráter étnico.

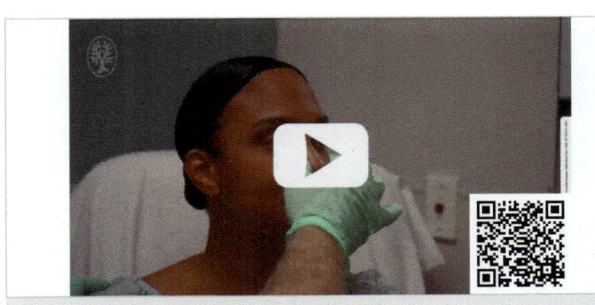

47.2 Anatomia e Estética Nasal no Paciente Negro

Vídeo 47.1 Demonstração de uma rinoplastia de nariz negroide com avaliação pré-operatória, sequência intraoperatória e acompanhamento pós-operatório.

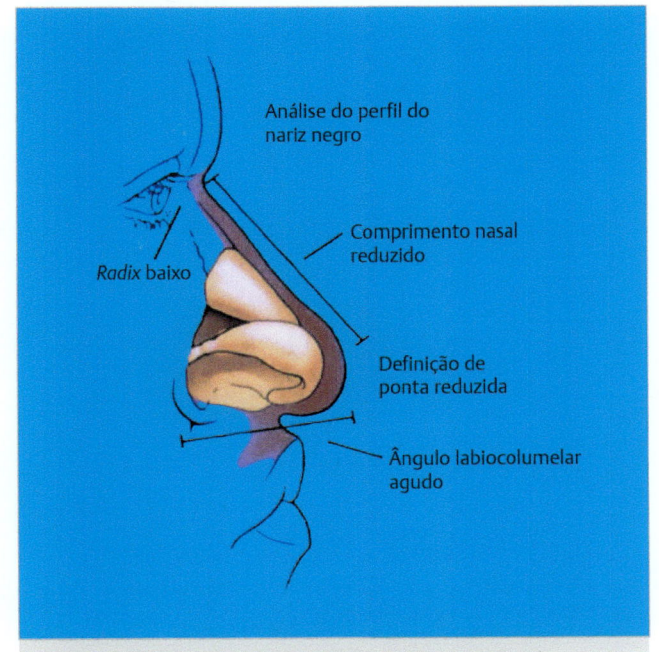

Fig. 47.2 Análise do perfil do nariz negroide. O nariz negroide normalmente tem uma columela curta, um dorso largo e plano, asas ligeiramente alargadas e uma ponta arredondada com narinas ovoides e orientadas horizontalmente.

- Mais comumente, os pacientes negros/multirraciais querem se submeter a mudanças visuais claras sem criar distorção das características étnicas a ponto de uma rinoplastia óbvia.
- Muitos preferem que não seja imediatamente aparente o fato de terem se submetido a uma rinoplastia.
- É imperativo que o cirurgião entenda essa distinção na avaliação pré-operatória de um paciente negro em rinoplastia para evitar problemas pós-operatórios que possam resultar de um mal-entendido do paciente (▶ Vídeo 47.1).
- Além disso, o esclarecimento desse objetivo ajudará a estabelecer, no pré-operatório, se o paciente está tentando transformar ou apagar suas características étnicas, o que pode ser impossível e injustificado com base nas limitações anatômicas.
- Os pacientes que têm metas irreais raramente ficarão satisfeitos com o resultado pós-operatório, e um cirurgião prudente se recusará a prosseguir com o tratamento.
- O cirurgião não deve presumir que o paciente deseja um nariz que se assemelhe ao ideal branco; esse raramente é um resultado desejado ou realista.
- O nariz negro normalmente tem uma columela curta, um dorso largo e plano, asas ligeiramente alargadas e uma ponta arredondada com narinas ovoides orientadas horizontalmente. O lábio superior é destacado por um proeminente arco de Cupido e excesso de volume sobre os lábios. A protrusão bimaxilar é comum.
- O cirurgião plástico que cuida do paciente negro com rinoplastia deve entender e apreciar o que constitui a estética facial negra.
- Trabalhar dentro e não contra o contexto dessas características garantirá um resultado cirúrgico racialmente congruente e de aparência natural (▶ Fig. 47.2).

Dica de Especialista

Ao reconhecer os traços nasofaciais estereotipados dos negros, o cirurgião de rinoplastia pode trabalhar dentro desse contexto de características nasais, criando uma melhor harmonia nasal e evitando um resultado racialmente incongruente e "não natural".

- Conforme delineado por Farkas,[16] a face estética não é dividida em terços ou quartos iguais. Em vez disso, a face inferior tem uma dimensão vertical maior do que a face média, que, por sua vez, tem uma dimensão vertical maior do que a face superior.[17,18] Essas proporções são ampliadas em características faciais negras. Os pacientes negros geralmente apresentam protrusão bimaxilar. No entanto, é importante identificar qualquer desproporção esquelética subjacente e apontar isso para o paciente no pré-operatório.
- A projeção nasal é definida como a distância da junção entre a asa e a bochecha até a ponta nasal e é aproximadamente 0,67 vezes o comprimento nasal ideal em pacientes brancos. A projeção nasal geralmente é menor em pacientes negros e é aproximadamente 0,5 vezes o comprimento nasal.
- Considerando as diferenças em relação ao padrão branco e a variabilidade das características do nariz negroide, a apreciação e a sensibilidade em relação à estética nasofacial negra são essenciais para a obtenção de resultados estéticos consistentes nessa população de pacientes.
- Os objetivos gerais da rinoplastia em pacientes negros geralmente são os seguintes (▶ Fig. 47.3):
  - Harmonia e equilíbrio nasofacial.
  - Um dorso mais estreito e reto.
  - Aumento da altura dorsal.
  - Projeção e definição aprimoradas da ponta.
  - Alarme sutilmente reduzido.
  - Diminuição da distância interalar.

Dica de Especialista

O estreitamento da distância interalar ou a correção da abertura alar pode melhorar a aparência nasal sem perturbar o caráter étnico do nariz. É importante preservar a curvatura natural em forma de C da asa lateral quando ela se junta à bochecha.

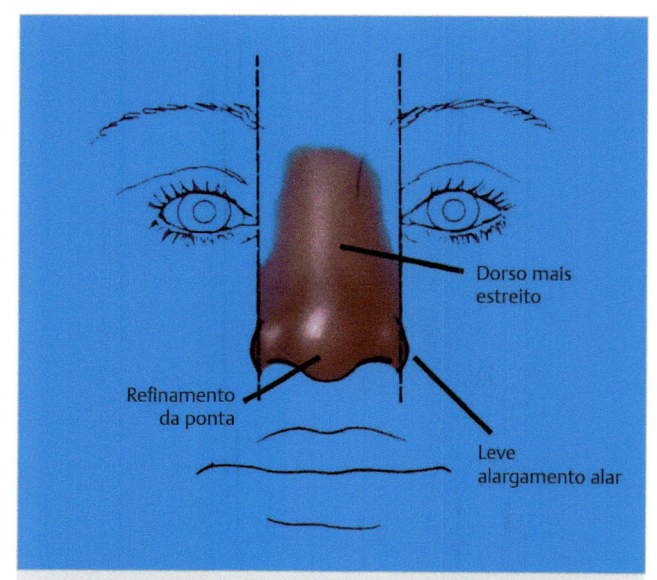

Fig. 47.3 Estética nasal no paciente negro. Os objetivos gerais da rinoplastia em pacientes negros geralmente são os seguintes: harmonia e equilíbrio nasofacial, dorso mais estreito e reto, altura dorsal aumentada, projeção e definição da ponta aprimoradas, alargamento alar sutilmente reduzido e distância interalar diminuída.

Tabela 47.3 Tecido autólogo preferido para enxerto

Cartilagem septal	Cartilagem da orelha	Cartilagem da costela	Fáscia temporal
Enxerto de ponta	Cartilagem crural lateral	Enxerto de *onlay* dorsal	Enxerto de camuflagem dorsal
Enxerto de *onlay* dorsal		Enxerto de suporte columelar	
Enxerto de suporte columelar	Enxerto de *onlay* dorsal	Enxerto de ponta	Enxerto de fáscia de cartilagem em cubos
Enxerto de propagação	Enxerto de ponta	Enxerto de propagação	
Enxerto de suporte crural lateral		Enxerto de suporte crural lateral	

47.3 Técnica Operatória

- Uma abordagem bem planejada da rinoplastia é essencial para obter resultados consistentes. Cada manobra técnica deve abordar cada componente individual. Espera-se que os seis princípios a seguir garantam resultados funcionais e estéticos consistentes em negros:[19,20,21]
  - Abordagem aberta.
  - Diagnóstico anatômico intraoperatório preciso.
  - Hemostasia meticulosa.
  - Uso rotineiro de tecido autólogo e enxertos para aumento dorsal/da ponta.
  - Desengorduramento seletivo do envelope da pele.
  - Fechamento meticuloso da ferida e do espaço morto.
- Ao aplicar os princípios da rinoplastia de aumento para corrigir as características do nariz negro, várias estratégias foram desenvolvidas, conforme discutido nas seções a seguir.[24,25]

47.3.1 Aumento da Projeção da Ponta

- Enxerto de suporte columelar autólogo ou enxerto de extensão septal:
  - O enxerto de extensão septal para modelagem da ponta na rinoplastia em pacientes negros tem sido transformador. A cartilagem septal robusta é frequentemente usada para a criação de um enxerto de extensão septal. Entretanto, o enxerto de costela deve ser considerado e estar disponível em todos os pacientes negros, considerando a prevalência de cartilagem septal e cartilagens fracas. Isso é válido tanto para rinoplastias primárias quanto secundárias.
- Modelagem de sutura das cartilagens laterais inferiores usando suturas interdomais e transdomais.
- Enxertos de ponta: Infraponta lobular (Sheen), *onlay* (Peck), combinado infraponta lobular/*onlay* (Gunter) e técnicas de enxerto de ponta múltipla.

47.3.2 Aumento da Definição da Ponta

- Técnica de sutura interdomal e transdomal.
- Enxertos de pontas múltiplas, especialmente enxertos lobulares infratipais e enxertos domais *onlay*.

47.3.3 Aumento/Refinamento Dorsal

- Tecido autólogo (▶ Tabela 47.3):
  - Cartilagem septal, da orelha ou da costela.
  - Técnica de enxerto de fáscia de cartilagem em cubos.
- Aloenxertos de cartilagem de costela frescos e congelados.
- AlloDerm ou fáscia temporal, principalmente para contorno/camuflagem.
- Implante aloplástico (não é nossa técnica preferida).

47.3.4 Cirurgia da Base Alar[27,28]

- A identificação do alargamento alar é realizada na conclusão de uma rinoplastia.
- Os alargamentos do tipo 1-4 são identificados com base na relação entre a inserção da base alar e o ponto mais lateral da borda.
- A correção de cada tipo de alargamento alar (consulte o Capítulo 34) é direcionada para o tratamento da deformidade associada. A ressecção do alargamento dos tipos 1 e 2 serve principalmente para contornar uma borda alar fraca ou redundante. A ressecção dos tipos 3 e 4 contorna o excesso vertical ou transversal da base alar.
- Pacientes com rinoplastia em negros geralmente precisam de uma ressecção do tipo 4 para reduzir a largura da base alar.

47.4 Rinoplastia Não Cirúrgica

- A rinoplastia não cirúrgica é uma técnica útil e confiável para pacientes negros que desejam apenas um aumento dorsal.[26]
- Os preenchimentos de tecido mole podem proporcionar uma melhora significativa na altura dorsal, mas têm capacidade limitada de aumentar a projeção, a rotação e a definição da ponta.
- A rinoplastia não cirúrgica é particularmente útil em pacientes negros com *radix* e/ou dorso baixos, mas com projeção adequada da ponta.

47.5 Análises de Casos

47.5.1 Caso 1
Paciente de 35 anos foi submetida à rinoplastia primária para corrigir seu domo dorsal e nariz largo e mal definido (▶ Fig. 47.4a-g).

47.5.2 Caso 2
Mulher de 23 anos queria tratar seu dorso baixo (▶ Fig. 47.5a-f).

47.6 Complicações

Certas sequelas são mais propensas a ocorrer em pacientes com rinoplastia negra.

47.6.1 Edema Prolongado
- O edema pode durar até vários anos devido à pele espessa inerente ao nariz negro, às múltiplas incisões e à abordagem aberta.
- No entanto, isso pode ser um pouco melhorado por meio de hemostasia intraoperatória meticulosa, imobilização pós-operatória prolongada e uso de esteroides perioperatórios.

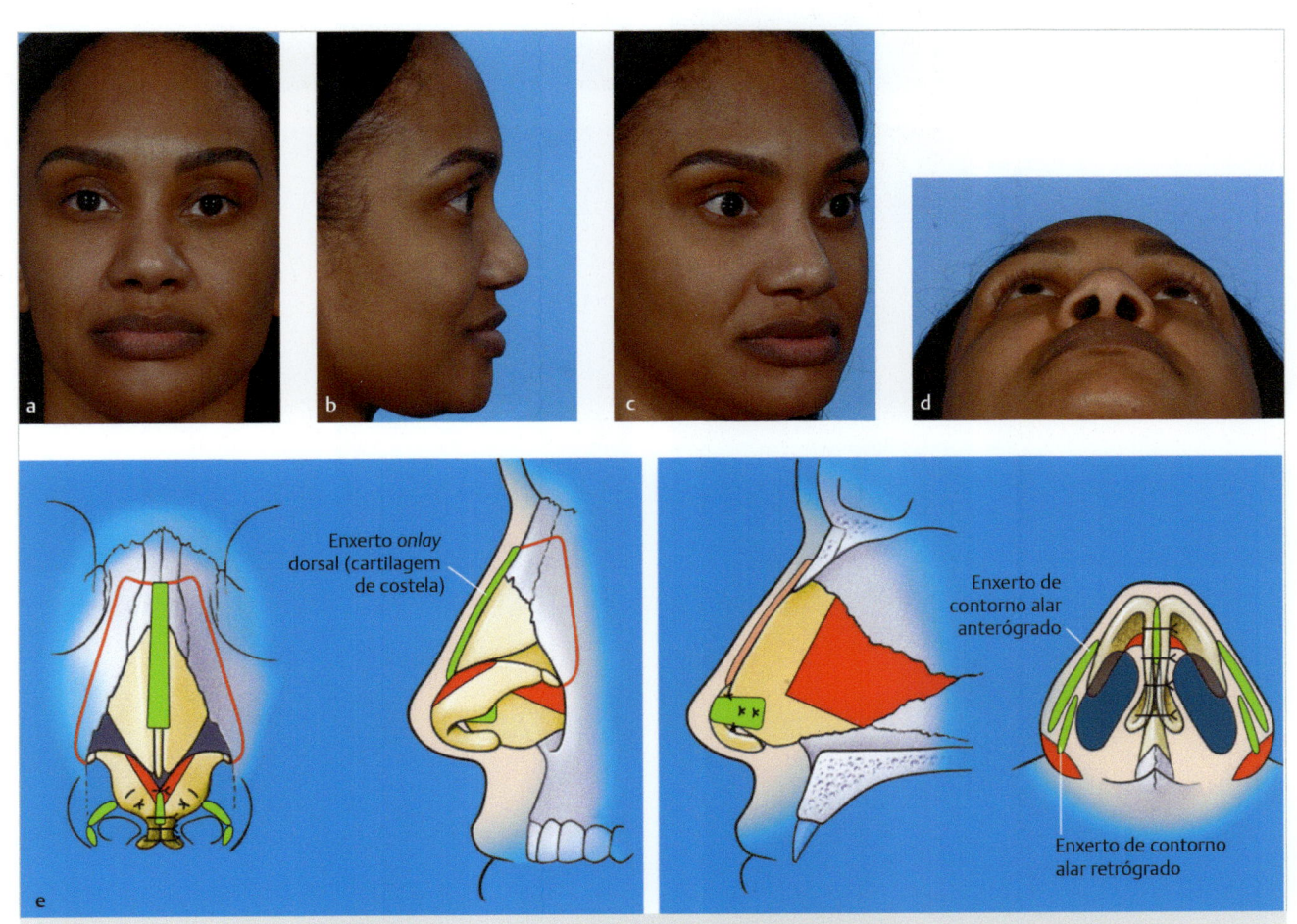

Fig. 47.4 (a-i) Paciente do sexo feminino, 35 anos, submetida à rinoplastia primária para corrigir a giba dorsal e o nariz largo e mal definido. A vista frontal mostrava bases ósseas e alares largas com pouca definição da ponta. Na vista lateral, o *radix* e o dorso baixos eram evidentes, bem como a asa pendente. A vista basal confirmou o alargamento alar e a aparência bulbosa da ponta nasal com desproporção columelo-lobular. O exame intranasal não mostrou nenhuma anormalidade. Os objetivos cirúrgicos incluíram: (1) Aumentar a projeção dorsal; (2) estreitar a pirâmide óssea; (3) corrigir a abertura alar; (4) refinar a ponta. A abordagem cirúrgica incluiu: (1) Usar uma abordagem aberta com uma incisão transcolumelar em degrau e incisões infracartilaginosas bilaterais; (2) realizar a redução do componente do dorso; (3) expor e coletar da cartilagem septal; (4) realizar osteotomias laterais (de baixo para baixo); (5) realizar ressecção cefálica das cartilagens laterais inferiores; (6) colocação de enxerto de extensão septal fixo-móvel; (7) usar técnicas de sutura de múltiplas pontas com suturas interdomais e transdomais; (8) colocar enxerto de costela contornada para aumento dorsal; (9) ressecar a base alar; (10) colocar enxertos de contorno alar retrógrados bilaterais. Ela é mostrada 2 anos após a cirurgia. *(Continua)*

O Nariz do Paciente Negro

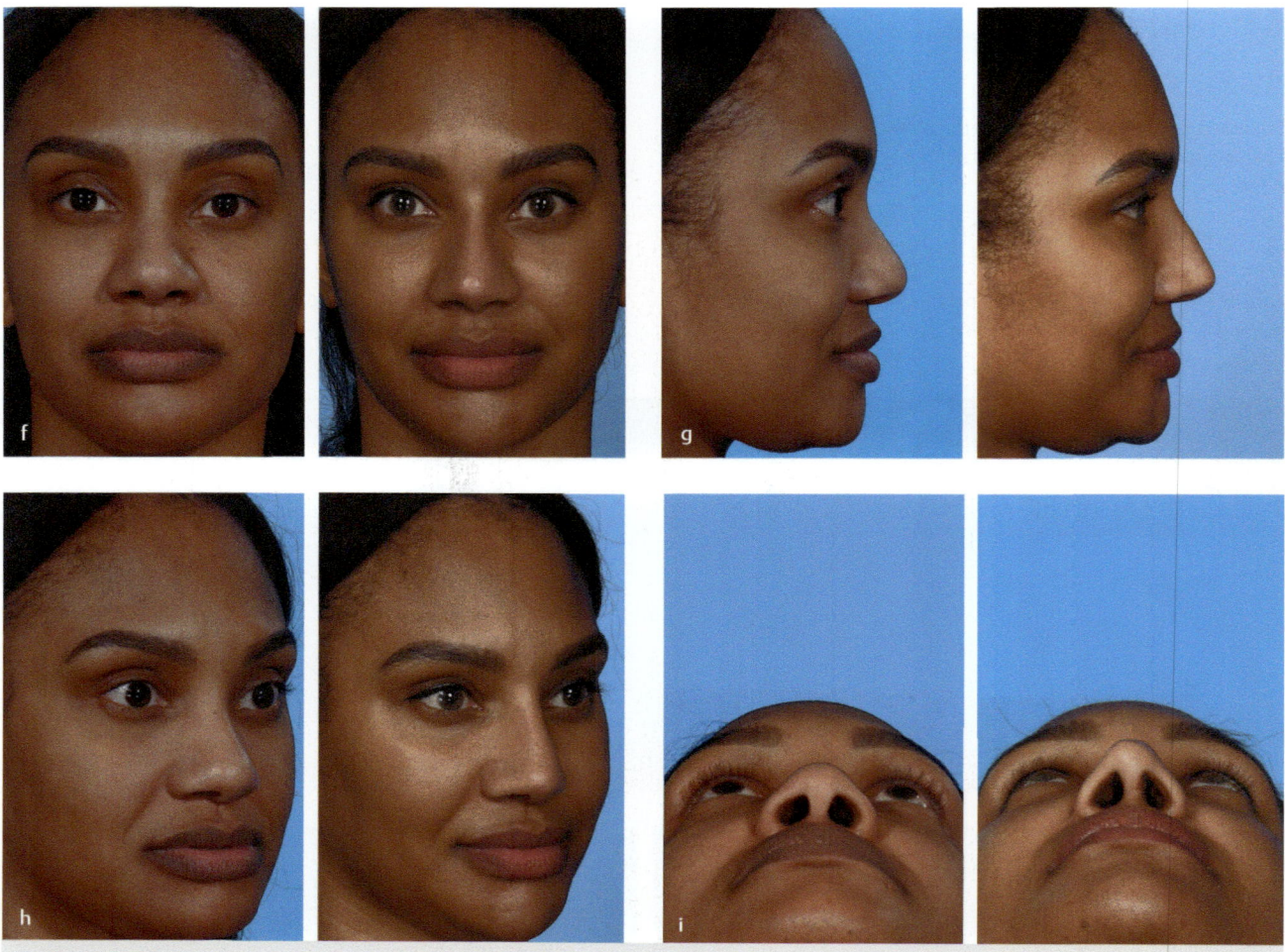

Fig. 47.4 (*Continuação*) (**f-i**)

47.6 Complicações

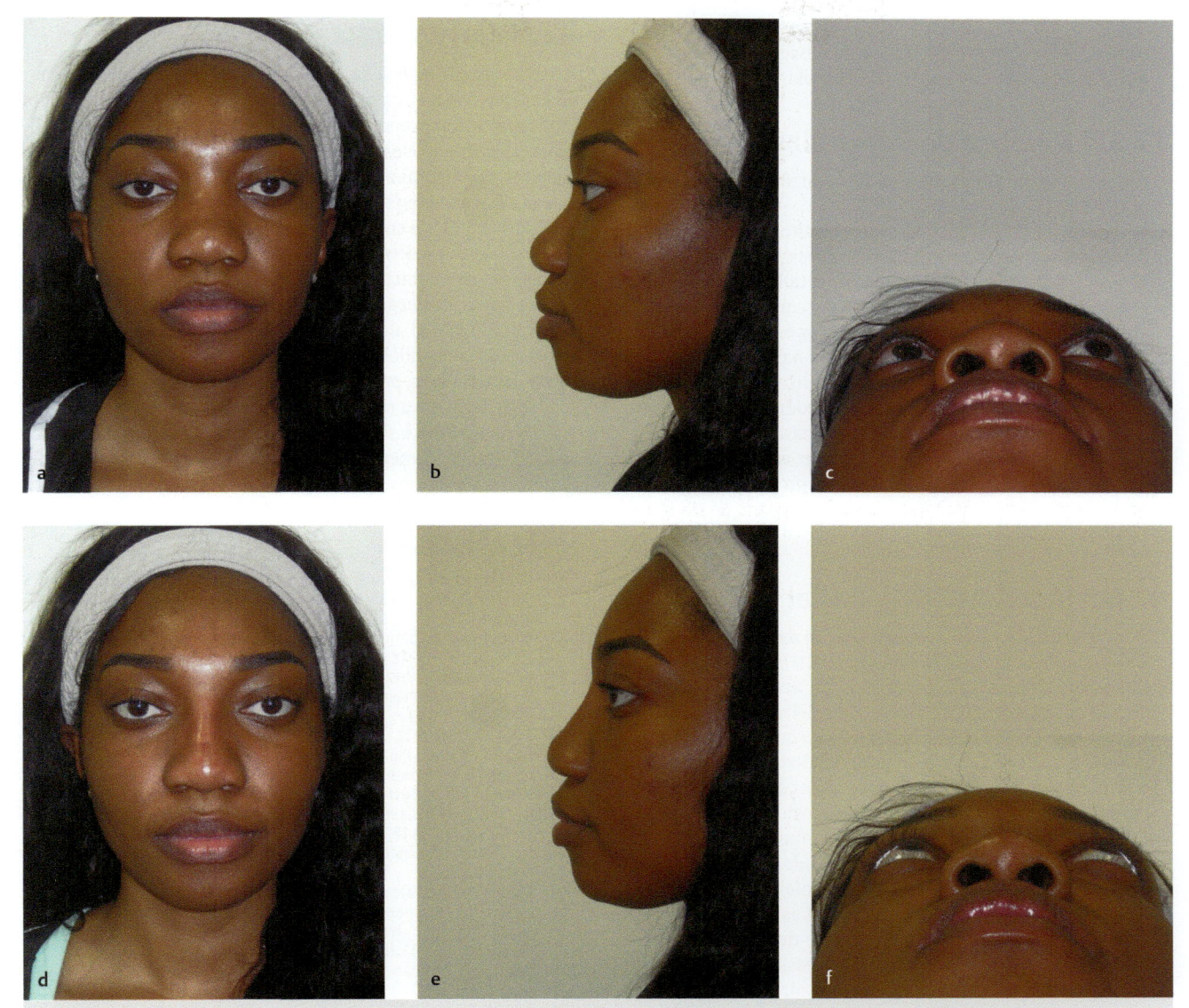

Fig. 47.5 (a-c) Esta mulher de 23 anos queria tratar seu dorso baixo. Ela estava satisfeita com a aparência do terço inferior do nariz, incluindo a ponta nasal e as asas. Ela não estava interessada em cirurgia no momento. Na vista frontal, ela tem linhas estéticas dorsais mal definidas e uma abóbada óssea larga. Na vista lateral, ela tem um dorso e um *radix* baixos. Ela foi submetida a uma rinoplastia não cirúrgica. Foram injetados 0,9 cc de Juvéderm Voluma (Allergan Aesthetics, Unionville, Ontário) no plano supraperiosteal/suprapericondral do dorso e do *radix*. **(d-f)** Ela é mostrada imediatamente após o tratamento, com melhora na altura dorsal e linhas estéticas dorsais mais definidas.

- O uso prolongado no pós-operatório de uma cobertura de gel de silicone aplicada ao nariz acelera ainda mais a resolução do edema.

47.6.2 Excesso de Cicatrizes Externas e Formação de Queloides

- Obviamente, a cicatrização é uma grande preocupação em pacientes negros devido à maior propensão à formação de queloides e cicatrizes hipertróficas.

- No entanto, essa não tem sido nossa experiência com o uso de fechamento meticuloso da ferida e remoção precoce da sutura em 5 a 7 dias.
- Em nossa experiência com pacientes negros de rinoplastia, não encontramos cicatrizes queloides no nariz.

47.6.3 Assimetria

- As assimetrias são observadas especialmente após as ressecções da base alar e resultam de um planejamento pré-operatório inadequado e da execução operatória da ressecção da base alar ou da excisão da parte inferior da narina.

- Qualquer grau de assimetria pode ser observado no intraoperatório e pode ser facilmente corrigido nesse momento para minimizar ou evitar a assimetria da base alar no pós-operatório.

47.6.4 Necrose da Ponta Nasal

- Em nossa experiência, não houve ocorrência de necrose da ponta nasal.
- No entanto, isso é preocupante, especialmente quando se usa a abordagem aberta combinada com ressecções extensas da base alar ou com o descolamento do retalho de pele nasal. As ressecções da base alar não devem ser continuadas acima do sulco alar, como enfatizamos em nossos estudos que delinearam o suprimento sanguíneo da ponta nasal.[22]
- A remoção de gordura não deve ser realizada na gordura subdérmica para evitar danos ao plexo subdérmico e comprometimento do fluxo sanguíneo da ponta nasal.
- O enxerto de ponta *onlay* pode resultar em tensão excessiva da pele da ponta nasal, o que pode comprometer o suprimento de sangue ou causar deiscência ou separação da incisão transcolumelar.

47.6.5 Incongruência Racial

- A incongruência racial é a complicação mais ameaçadora em um paciente negro que faz rinoplastia.
- Em um paciente assim, a fratura nasal acompanhada de ressecção excessiva da base alar ou da soleira da narina cria um estreitamento desproporcional do dorso em relação ao lóbulo, porque a ressecção da base alar não reduz significativamente a largura alar e lobular. Essa desproporção pode ser evitada com o emprego de um dos três métodos:
- Ajuste a fratura proporcional ao tamanho do lóbulo ou evite a fratura da pirâmide nasal na maioria dos narizes negros.
- Realize a redução da base alar e/ou da soleira interalar no final do procedimento cirúrgico ou em um estágio subsequente, se houver dúvida sobre a necessidade desse procedimento. Se houver alguma dúvida sobre a necessidade de ressecções da base alar, elas não devem ser realizadas no procedimento primário.
- Use simultaneamente um enxerto de suporte columelar ou um enxerto de extensão septal e um enxerto de ponta cartilaginosa, de modo que o aumento da altura e da definição da ponta diminua a acentuação da largura alar e da abertura alar.

> **Dica de Especialista**
>
> *Deve-se tomar cuidado para garantir que as ressecções da base alar não comprometam o suprimento de sangue da artéria nasal lateral para a ponta nasal. O dorso e o lóbulo devem ser mantidos em proporção para evitar incongruência racial. As ressecções da base alar não devem ser realizadas no procedimento primário se houver alguma dúvida quanto à sua necessidade ou não. Se necessário, as ressecções da base alar podem ser realizadas secundariamente com anestesia local.*

47.7 Conclusão

A representação da beleza na mídia e na sociedade em geral mudou para retratar uma maior diversidade étnica, resultando em uma melhor compreensão da ampla variação da anatomia nasofacial e dos objetivos estéticos. A rinoplastia bem-sucedida em um paciente negro requer uma apreciação dos conceitos étnicos de beleza e das características anatômicas exclusivas do nariz negro estereotipado, bem como das amplas variações das características nasofaciais presentes em pacientes de ascendência africana. O nariz negro é caracterizado estereotipicamente por um dorso largo e baixo, projeção reduzida da ponta, ponta mal definida, maior alargamento alar e/ou distância interalar, comprimento e altura nasais reduzidos, ângulo labiocolumelar agudo, *radix* baixo e pele nasal espessa, principalmente na ponta. É fundamental entender os desejos e a motivação do paciente para a cirurgia. Uma análise pragmática e sistemática do nariz negro e a compreensão das técnicas comumente usadas são essenciais para a obtenção de resultados seguros, consistentes e duradouros.

Referências

[1] Rohrich RJ, Muzaffar AR. Rhinoplasty in the African-American patient. Plast Reconstr Surg. 2003; 111(3):1322-1339, discussion 1340-1341
[2] Bernstein L. Esthetics in rhinoplasty. Otolaryngol Clin North Am. 1975; 8(3): 705-715
[3] Converse JM. Corrective rhinoplasty. In: Converse JM, ed. Reconstructive Plastic Surgery. 2nd ed. Philadelphia: WB Saunders; 1977:1040-1163
[4] Falces E, Wesser D, Gorney M. Cosmetic surgery of the non-Caucasian nose. Plast Reconstr Surg. 1970; 45(4):317-325
[5] de Avelar JM. Personal contribution for the surgical treatment of Negroid noses. Aesthetic Plast Surg. 1976; 1(1):81-88
[6] Rees TD. Nasal plastic surgery in the Negro. Plast Reconstr Surg. 1969; 43(1): 13-18
[7] Snyder GB. Rhinoplasty in the Negro. Plast Reconstr Surg. 1971; 47(6): 572-575
[8] Matory WE, Jr, Falces E. Non-Caucasian rhinoplasty: a 16-year experience. Plast Reconstr Surg. 1986; 77(2):239-252
[9] Ofodile FA, Bokhari FJ, Ellis C. The black American nose. Ann Plast Surg. 1993; 31(3):209-218, discussion 218-219
[10] Ofodile FA, Bokhari F. The African-American nose: Part II. Ann Plast Surg. 1995; 34(2):123-129
[11] Ofodile FA. Nasal bones and pyriform apertures in blacks. Ann Plast Surg. 1994; 32(1):21-26
[12] Ofodile FA, James EA. Anatomy of alar cartilages in blacks. Plast Reconstr Surg. 1997; 100(3):699-703
[13] Rohrich RJ, Kenkel JM. The definition of beauty. In: Matory WE Jr, ed. Ethnic Considerations in Facial Aesthetic Surgery. Philadelphia: Lippincott-Raven; 1998
[14] Porter JP, Olson KL. Analysis of the African American female nose. Plast Reconstr Surg. 2003; 111(2):620-626, discussion 627-628
[15] Ghavami A, Rohrich RJ. Ethnic rhinoplasty. In: Aston SJ, Steinbrech DS, Walden JL, eds. Aesthetic Plastic Surgery. Philadelphia: Saunders-Elsevier; 2009:531-554
[16] Farkas LG. Anthropometry of the Head and Face in Medicine. New York: Elsevier; 1981
[17] Patterson CN, Powell DG. Facial analysis in patient evaluation for physiologic and cosmetic surgery. Laryngoscope. 1974; 84(6):1004-1019
[18] Rogers BO. The role of physical anthropology in plastic surgery today. Clin Plast Surg. 1974; 1(3):439-498
[19] Rohrich RJ. Rhinoplasty in the black patient. In: Daniel RK, ed. Aesthetic Plastic Surgery. 2nd ed. Boston: Little Brown; 1993

[20] Rohrich RJ, Friedman RM. Black male. In: Marchac D, Granick MS, Solomon MP, eds. Male Aesthetic Surgery. Boston: Butterworth-Heinemann; 1996

[21] Rohrich RJ. The African-American rhinoplasty. Presented at the Eleventh Dallas Rhinoplasty Symposium, 1994

[22] Rohrich RJ, Gunter JP, Friedman RM. Nasal tip blood supply: an anatomic study validating the safety of the transcolumellar incision in rhinoplasty. Plast Reconstr Surg. 1995; 95(5):795-799, discussion 800-801

[23] Villanueva NL, Afrooz PN, Carboy JA, Rohrich RJ. Nasal Analysis: Considerations for Ethnic Variation. Plast Reconstr Surg. 2019; 143(6):1179e-1188e

[24] Rohrich RJ, Ahmad J. A practical approach to rhinoplasty. Plast Reconstr Surg. 2016; 137(4):725e-746e

[25] Rohrich RJ, Bolden K. Ethnic rhinoplasty. Clin Plast Surg. 2010; 37(2):353-370 [26]

[26] Rohrich RJ, Agrawal N, Avashia Y, Savetsky IL. Safety in the use of fillers in nasal augmentation—the liquid rhinoplasty. Plast Reconstr Surg Glob Open. 2020; 8(8):e2820

[27] Rohrich RJ, Malafa MM, Ahmad J, Basci DS. Managing alar flare in rhinoplasty. Plast Reconstr Surg. 2017; 140(5):910-919

[28] Rohrich RJ, Savetsky IL, Suszynski TM, Mohan R, Avashia YJ. Systematic surgical approach to alar base surgery in rhinoplasty. Plast Reconstr Surg. 2020; 146(6):1259-1267

48 O Nariz do Paciente Hispânico

Aaron M. Kosins

Resumo

Em minha prática primária de rinoplastia, pelo menos 50% dos pacientes são de origem hispânica. Há uma grande diversidade de problemas apresentados e técnicas cirúrgicas necessárias. Em vez de classificar por país de origem, discutirei as deformidades mais comuns que encontro em minha prática.

Palavras-chave: Hispânico, rinoplastia de preservação, enxerto de extensão septal, pele grossa, pele oleosa, *radix* baixo

> **Pontos Principais**
>
> - O nariz mexicano-americano tem uma "pseudogiba" que geralmente é acentuada por um *radix* baixo e um suporte de ponta ruim.
> - Um envelope de tecido mole espesso pode ser afinado para obter o máximo de definição.
> - A definição da ponta é obtida quando as cartilagens laterais inferiores são aumentadas contra o envelope de tecido mole para criar polígonos estéticos do nariz. Os enxertos de extensão septal são uma maneira confiável de obter maior projeção da ponta.
> - A preservação dorsal evita a necessidade de enxerto da abóbada média e proporciona um dorso natural.
> - A preservação alar é quase sempre possível em pacientes hispânicos. A ressecção das *crura* laterais não alcança a definição nesses pacientes e enfraquece o complexo da ponta.

48.1 Introdução

Em minha prática primária de rinoplastia, pelo menos 50% dos pacientes são de origem hispânica. Há uma grande diversidade de problemas apresentados e técnicas cirúrgicas necessárias. Em vez de classificar por país de origem, discutirei as deformidades mais comuns que encontro em minha prática. Em geral, os pacientes hispânicos são desafiadores em relação à análise operatória e ao planejamento cirúrgico. Os pacientes mexicanos-americanos, em particular, podem apresentar uma série de deformidades, mas quando perguntados sobre as três coisas que não gostam em seu nariz, eles geralmente listam uma protuberância dorsal, uma ponta inclinada ao sorrir e uma ponta bulbosa. Para os pacientes, parece que eles têm um dorso convexo e uma projeção excessiva do nariz, cuja redução resolveria o problema. No entanto, esse problema fundamental é muitas vezes uma "pseudogiba" que é acentuada por um *radix* hipoplásico e pele espessa com uma ponta subprojetada.[1] A tentativa de fazer um nariz menor e mais bonito geralmente tem resultados muito decepcionantes. Esses pacientes são mais bem tratados com uma redução menor da ponte nasal, combinada com o aumento do lóbulo da ponta nasal. O enxerto de *radix* é frequentemente necessário, assim como a redução da base alar.

48.2 Classificação

- No século passado, os hispânicos se tornaram a maior minoria étnica dos Estados Unidos.
- Muitos cirurgiões plásticos nos Estados Unidos têm pouca experiência com a rinoplastia hispânica e/ou uma visão desfavorável de seu resultado cirúrgico devido a uma concepção errônea de que o nariz hispânico é sinônimo de nariz mestiço.
- A discussão sobre o nariz hispânico nunca estaria completa sem uma revisão dos tipos nasais hispânicos de Rollin Daniel, que independe da origem geográfica e, em vez disso, concentra-se nas deformidades nasais distintas encontradas durante a análise da rinoplastia.[1]
  - O Tipo I (castelhano) é caracterizado por uma abóbada osteocartilaginosa arqueada com ossos nasais frequentemente em forma de S, resultando em um perfil cifótico e uma ponta nasal ligeiramente subprojetada ou normalmente projetada. A pele é geralmente de espessura fina a média.
  - O Tipo II (mexicano-americano) é caracterizado por uma verdadeira "pseudogiba". Geralmente há um *radix* baixo, uma pequena corcunda, muitas vezes cifótica, e uma ponta subprojetada. A pele é geralmente de espessura média a grossa.
  - O Tipo III (mestiço) é caracterizado por um dorso baixo com uma desproporção dorso/base, uma ponta subprojetada e uma pele muito espessa.
- Embora nem todo nariz se encaixe perfeitamente nessa descrição, esse é um sistema de classificação muito útil.
- Daniel também observa que não é apresentado nessa classificação um nariz hispânico com traços em grande parte "negros", geralmente de origem caribenha. Daniel se refere a isso como o nariz crioulo.

> **Dica de Especialista**
>
> Classificar os pacientes com base na forma/análise nasal, e não no país de origem.

48.3 Análise e Consentimento Informado

- Da mesma forma que todo paciente de rinoplastia que é atendido para consulta, é importante fazer um exame físico completo.
- Deve-se prestar atenção à altura do *radix*, ao formato da saliência óssea, à espessura/conteúdo oleoso da pele e à quantidade de cartilagem septal presente.
- A maioria desses pacientes apresenta alguma variação de uma ponta caída ao sorrir e sente que o nariz se sobrepõe às outras características do rosto.
- É importante que esses pacientes entendam que uma redução dorsal mais limitada, bem como o aumento do complexo da ponta, resulta em um nariz equilibrado e definido.
- A redução significativa desses narizes geralmente resulta em resultados decepcionantes, pois o envelope de tecido mole não se adapta ao esqueleto nasal menor.
- Por fim, os pacientes devem ser informados sobre o processo de cura.

> **Dica de Especialista**
>
> Embora grande parte do inchaço possa desaparecer em 4 a 6 semanas, os pacientes são informados de que o nariz leva pelo menos 18 meses para cicatrizar e mais de 3 anos para a cicatrização completa.

- Essa é a realidade da cirurgia nesses pacientes, e a maior parte da frustração vem da espera pelo amolecimento e contração do envelope de tecido mole supratipal.
- Se você optar por operar esse grupo de pacientes, é recomendável ler e compreender os conceitos de pré-condicionamento do envelope de tecido mole nasal com cremes tópicos, bem como o uso de isotretinoína no pós-operatório.[2]

> **Dica de Especialista**
>
> Os pacientes hispânicos geralmente se saem melhor fazendo um nariz com melhor formato, não um nariz menor.

48.4 Técnicas Operatórias

- Os pacientes hispânicos apresentam uma grande variedade de deformidades e, portanto, são necessárias técnicas cirúrgicas abrangentes e profundas.
- Minha abordagem padrão será descrita para os três tipos diferentes de narizes hispânicos, mas o leitor pode aplicar as técnicas com as quais se sentir confortável.
- Em geral, deve-se observar que a preservação dorsal e os princípios da rinoplastia de preservação, em geral, têm sido de grande valia para o tratamento desses tipos de nariz.
- Os cirurgiões responsáveis pelo tratamento perceberão rapidamente que, muitas vezes, há uma quantidade insuficiente de septo e uma necessidade excessiva de enxerto de cartilagem estrutural na ponta nasal.
- A possibilidade de preservar o dorso permite a manutenção de mais suporte septal, já que enxertos preciosos são poupados para a cirurgia da ponta.

48.4.1 Técnicas Operatórias Gerais

- Em minha prática de rinoplastia primária, utilizo abordagens abertas e fechadas.
- Para pacientes hispânicos, a rinoplastia aberta é realizada em aproximadamente 70% das vezes para permitir o suporte máximo da ponta nasal.
- Em uma abordagem aberta, é realizada uma incisão transcolumelar em V invertido que se estende até as incisões infracartilaginosas.
- A pele é levantada em um sistema musculoaponeurótico superficial (subSMAS) ou em um plano subdérmico sobre as cartilagens laterais inferiores e, com frequência, uma generosa SMASectomia é realizada com uma tesoura afiada para desfatizar o lóbulo da ponta nasal.
- O máximo possível do complexo do ligamento *scroll* é preservado para permitir o fechamento do espaço morto no final da cirurgia.
- O dorso é sempre dissecado em um plano subperiocondrial-subperiosteal com uma abordagem aberta estendida para permitir a piezocirurgia, conforme descrito anteriormente.[3]
- Se o paciente tiver um dorso ideal e uma protuberância de 1 a 3 mm, a preservação dorsal é realizada com a remoção da capa óssea e modificação da cartilagem ou com a preservação da capa óssea e um *pushdown* do dorso nasal somente com cartilagem, conforme descrito anteriormente.[4]
- Osteotomias oblíquas mediais, transversais e de baixo para baixo são feitas com instrumentação piezoelétrica para estreitar o dorso ósseo.
- Por fim, um enxerto de extensão septal é usado para projetar e definir a ponta nasal. A modificação da base alar e o enxerto de *radix* são feitos conforme necessário.

48.4.2 Técnicas Operatórias Específicas

Tipo I (Castelhano)

- Esses pacientes são classificados como tendo uma proeminente corcova osteocartilaginosa com uma ponta ligeiramente subprojetada ou normalmente projetada.
- A redução de um dorso frequentemente cifótico é fundamental, bem como um forte suporte da ponta, pois as cartilagens laterais inferiores são geralmente fracas (mesmo que tenham volume excessivo).
- Os principais componentes do procedimento cirúrgico são os seguintes:
  - Nesse grupo, as abordagens abertas e fechadas são usadas com a mesma frequência, dependendo da capacidade de preservar o dorso, bem como da necessidade de apoiar a ponta. A preservação fechada é preferida; no entanto, se o dorso precisar ser estruturado ou a ponta aumentada com um enxerto de extensão, é usada uma abordagem aberta.
  - SubSMAS é o plano usual na ponta nasal, uma vez que a dissecção subpericondral enfraquece a cartilagem já frágil e a desengorduramento é frequentemente desnecessária. O complexo do ligamento *scroll* é sempre preservado.
  - O enxerto de *radix* é menos importante nesse grupo, ao contrário dos tipos II e III.
  - A redução dorsal é realizada geralmente em um intervalo de 2 a 6 mm. Na medida do possível, o dorso é preservado. A modificação óssea dorsal geralmente é necessária para achatar a plataforma óssea na preparação para a preservação dorsal. As técnicas de impactação e superfície são utilizadas dependendo da quantidade de redução e da altura do *radix*. As osteotomias são quase sempre realizadas com piezocirurgia para obter o máximo de estreitamento e controle.
  - Dada a projeção quase normal, na metade das vezes uma pontaplastia fechada pode ser utilizada com o apoio de um suporte columelar e do sistema de ligamentos de Pitanguy. Se for necessário mais suporte, um enxerto de taco (enxerto de extensão septal laminado), conforme descrito anteriormente, é usado.[5] A preservação da cartilagem lateral inferior é fundamental, seja sem ressecção cefálica ou com um retalho alar deslizante, conforme descrito por Ozmen et al., para diminuir o volume da cartilagem e, ao mesmo tempo, fortalecê-la.[6]
  - Durante o fechamento, todos os ligamentos são reconstruídos para obter definição e fechar o espaço morto.
  - A redução da base alar é realizada conforme necessário.

Tipo II (Mexicano-Americano)

- O principal objetivo dos pacientes do tipo II é o tratamento da pseudogiba, mantendo um nariz equilibrado com aparência natural.
- A análise é fundamental para entender a quantidade de redução dorsal em comparação com a quantidade de aumento da ponta e, possivelmente, do *radix*.
- Os principais componentes do procedimento cirúrgico são os seguintes:
  - Nesse grupo, uma abordagem aberta é usada em mais de 80% dos casos.
  - Os planos subSMAS e subdérmicos são usados na ponta nasal, pois a dissecção subpericondral enfraquece a cartilagem já frágil e a desengorduramento frequentemente é necessária. O complexo do ligamento de rolagem é preservado o máximo possível.
  - O enxerto de *radix* geralmente é importante nesse grupo. É melhor manter a maior altura possível do dorso e limitar o enxerto ao *radix* em vez de todo o dorso superior.
  - A redução dorsal é realizada geralmente em um intervalo de 1 a 3,5 mm. Na medida do possível, o dorso é preservado para poupar a cartilagem septal necessária para a ponta nasal. A modificação dorsal óssea é frequentemente necessária para achatar a plataforma óssea na preparação para a preservação dorsal. A preservação dorsal é feita com a remoção da capa óssea e a modificação da cartilagem (raspagem do ombro das cartilagens laterais superiores) em lombadas de menos de 2 mm, e a preservação da capa óssea com um *pushdown* somente da cartilagem é feita em lombadas de 2 a 3,5 mm. As osteotomias são sempre realizadas com piezocirurgia para obter o máximo de estreitamento e controle. Deve-se observar que, nesse grupo, o dorso pode ser bastante cifótico, e a rinoplastia dorsal estrutural pode ser necessária.
  - Devido à subprojeção da ponta nasal, é usado um enxerto de taco (enxerto de extensão septal laminado), conforme descrito anteriormente. A preservação da região alar é fundamental, seja sem ressecção cefálica ou com um retalho alar deslizante, conforme descrito por Ozmen *et al.*, para diminuir o volume da cartilagem e, ao mesmo tempo, fortalecê-la. O enxerto de ponta é evitado, a menos que seja absolutamente necessário com pele mais espessa.
  - Durante o fechamento, todos os ligamentos são reconstruídos para obter definição e fechar o espaço morto. As suturas do contorno da pele são frequentemente usadas para definir a região de rolagem, conforme descrito anteriormente.[7]
  - A redução da base alar é realizada conforme necessário.

Tipo III (Mestiço) e Tipo IV (Crioulo)

- O princípio fundamental no tratamento desses narizes é corrigir a desproporção dorsal/base com o estreitamento máximo do nariz.
- A derme espessa é tratada clinicamente, e uma camada subcutânea espessa deve ser tratada cirurgicamente.
- O aumento da ponta e a modificação da base alar são obrigatórios.
- Os principais componentes do procedimento cirúrgico são os seguintes:
  - Nesse grupo, uma abordagem aberta é usada em 100% dos casos.
  - Um plano subdérmico é utilizado com a ressecção máxima do tecido subcutâneo e o afinamento do envelope de tecido mole. A ideia é substituir o tecido mole por um esqueleto firme.
  - O enxerto de *radix* geralmente é importante nesse grupo. É melhor manter a maior altura possível do dorso e limitar o enxerto ao *radix* em vez de todo o dorso superior.
  - A redução dorsal é realizada geralmente em uma faixa de 1 a 2 mm, se for o caso. Na medida do possível, o dorso é preservado para poupar a cartilagem septal necessária para a ponta nasal. A modificação dorsal óssea é frequentemente necessária para achatar a plataforma óssea em preparação para a preservação dorsal. A preservação dorsal é feita com a remoção da calota óssea e a modificação da cartilagem (raspagem do ombro das cartilagens laterais superiores) em lombadas de menos de 2 mm. As osteotomias em forma de V (oblíqua medial e de baixo para cima) são frequentemente realizadas com piezocirurgia para obter o estreitamento máximo e girar a base óssea nasal larga.
  - Devido à subprojeção da ponta nasal, é usado um enxerto de taco (enxerto de extensão septal laminado), conforme descrito anteriormente. A preservação da região alar é fundamental, seja sem ressecção cefálica ou com um retalho alar deslizante, conforme descrito por Ozmen *et al.*, para diminuir o volume da cartilagem e, ao mesmo tempo, fortalecê-la. O enxerto de ponta é frequentemente necessário com pele mais espessa.
  - Durante o fechamento, todos os ligamentos são reconstruídos para obter definição e fechar o espaço morto. O ligamento de Pitanguy é frequentemente removido durante o desengorduramento da ponta, mas os ligamentos de rolagem podem ser poupados.
  - A redução da base alar é realizada conforme necessário.
  - No nariz crioulo, às vezes é necessário um aumento dorsal significativo. Essa é uma indicação única para o enxerto de costela no nariz do paciente hispânico, embora, em alguns casos, os pacientes tenham muito pouca cartilagem septal ou ela tenha sido danificada por trauma.

48.5 Análises de Casos

48.5.1 Caso 1

Mulher hispânica de 20 anos é originária de Jalisco, México. Ela apresentava um *radix* baixo, uma protuberância dorsal cifótica e uma ponta grande e inclinada ao sorrir (▶ Fig. 48.1a-g).

48.5.2 Caso 2

Mulher hispânica de 34 anos é originária de El Salvador. Ela apresentava um *radix* baixo, ossos nasais curtos, uma corcova dorsal cifótica e uma ponta em declive (▶ Fig. 48.2a-g).

48.5.3 Caso 3

Mulher hispânica de 31 anos tem origem mista do México e da Europa Ocidental. Ela apresentava um *radix* normal, uma giba dorsal cifótica e uma ponta em declive (▶ Fig. 48.3a-g).

48.5 Análises de Casos

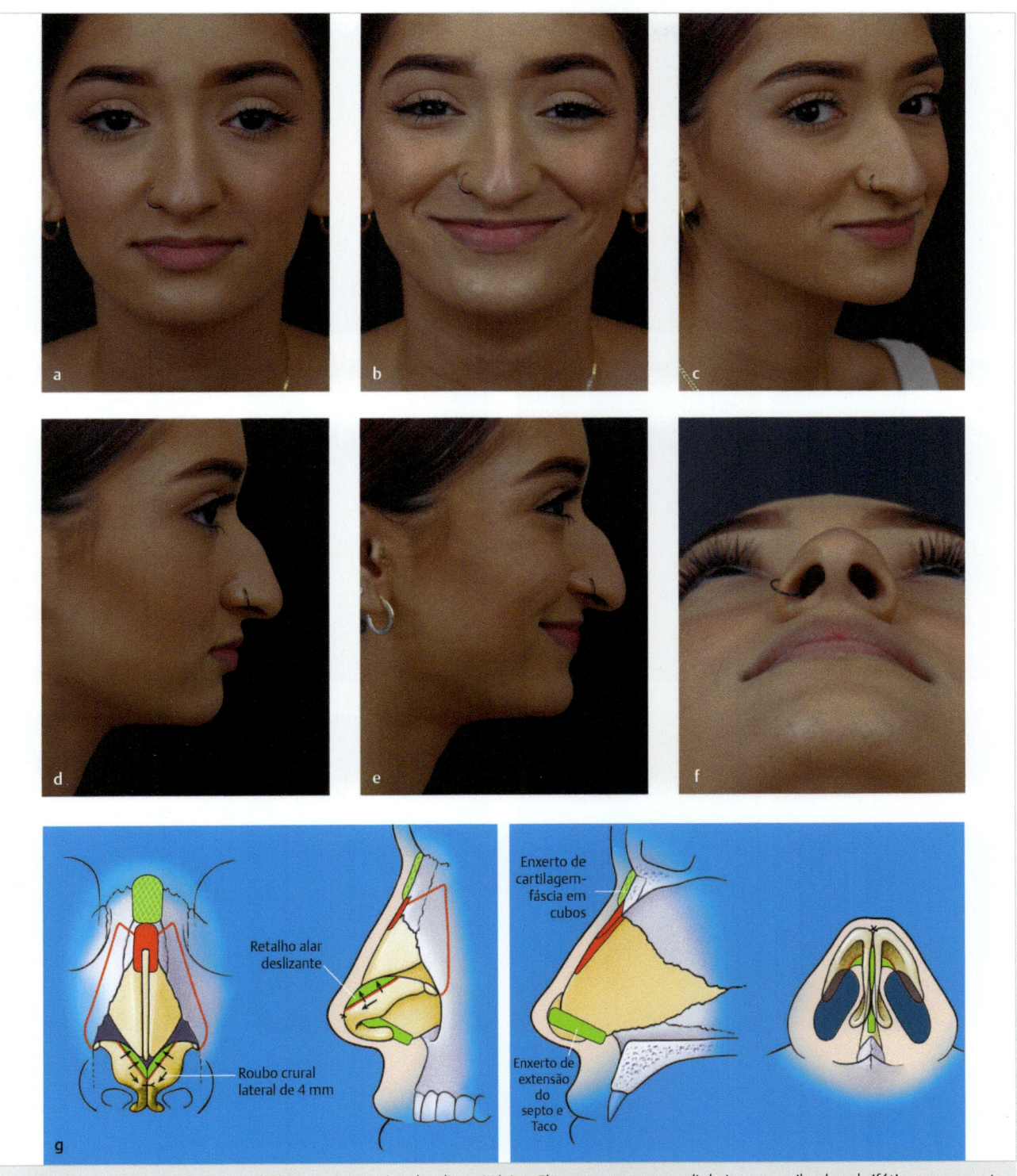

Fig. 48.1 (a–g) Esta mulher hispânica de 20 anos é originária de Jalisco, México. Ela apresentava um *radix* baixo, uma giba dorsal cifótica e uma ponta grande e inclinada ao sorrir. Foi utilizada uma abordagem aberta com uma dissecção do sistema musculoaponeurótico subsuperficial (subSMAS) da ponta nasal e uma dissecção subpericondral-subperiosteal (SSD) do dorso nasal. A redução da protuberância foi realizada removendo-se a capa óssea cifótica e fazendo-se um *pushdown* do dorso apenas com cartilagem. As osteotomias oblíquas medial e de baixo para baixo foram realizadas com instrumentos piezoelétricos. Um enxerto de taco foi usado para suporte da ponta, juntamente com um retalho alar deslizante de 2 mm, suturas de domo cefálico com um roubo crural lateral de 4 mm e equalização domal. Foi utilizado um grande enxerto de cartilagem-fáscia *radix* em cubos. A paciente é mostrada 16 meses após a cirurgia. *(Continua)*

O Nariz do Paciente Hispânico

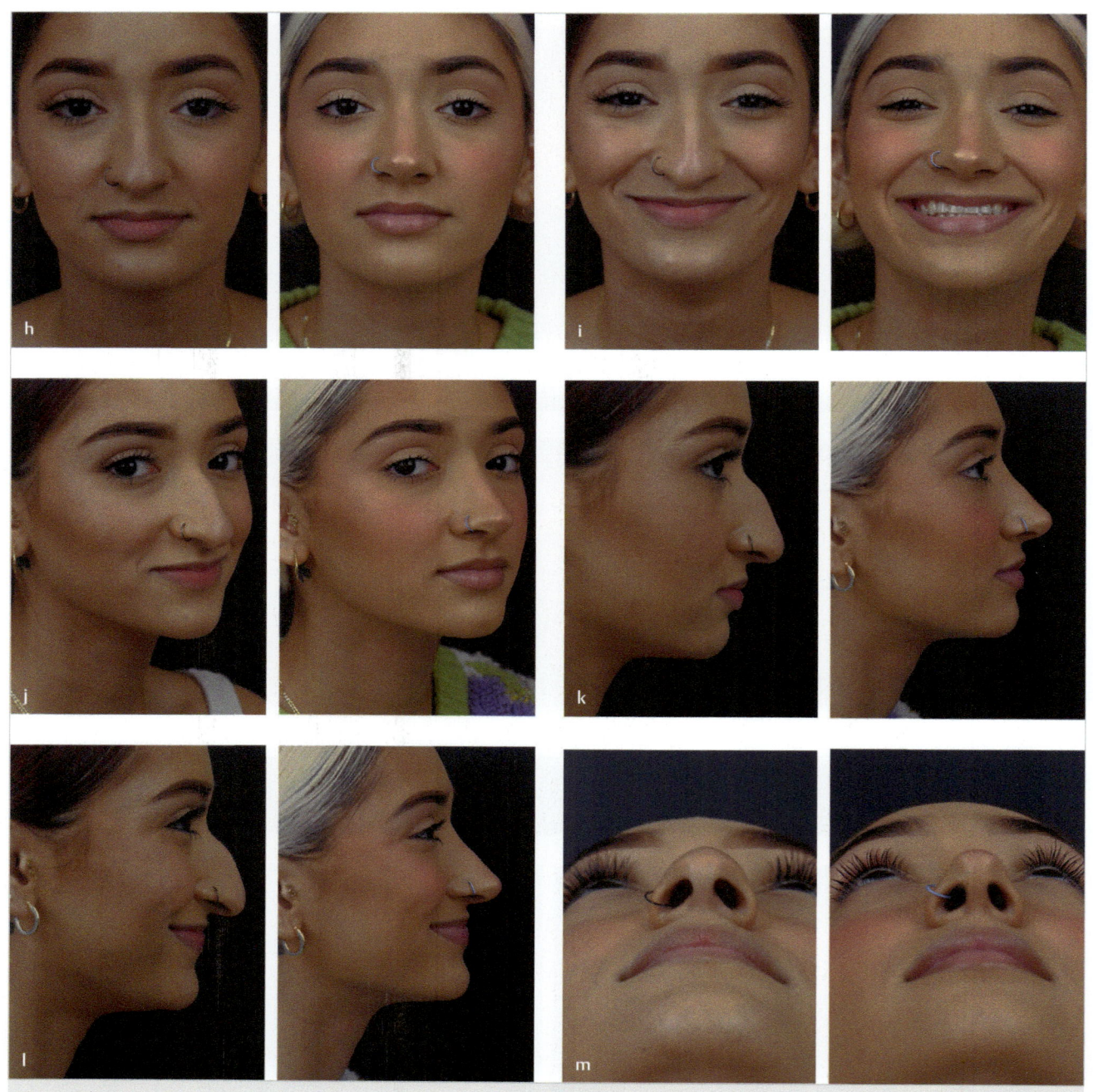

Fig. 48.1 *(Continuação)* (**h-m**).

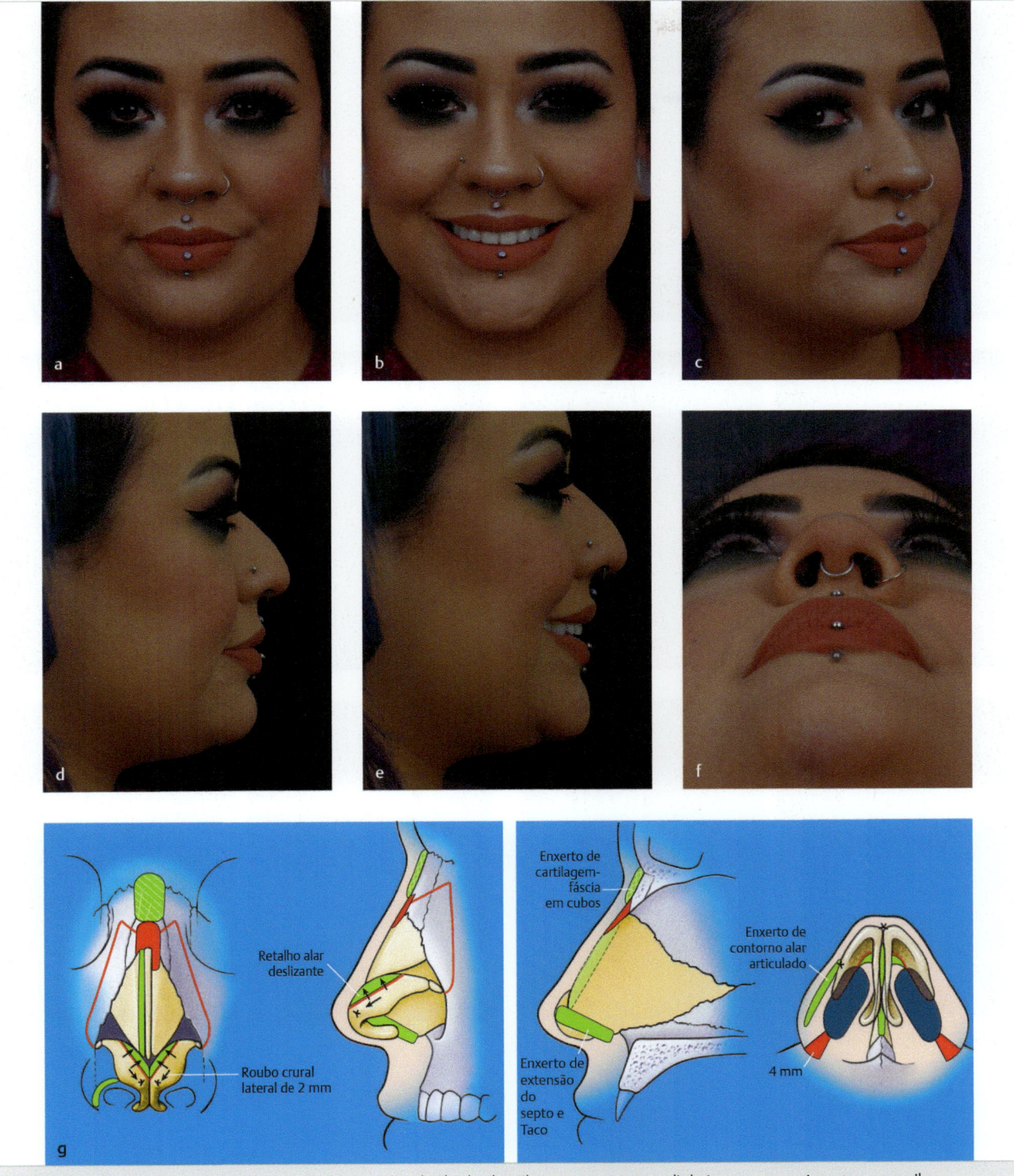

Fig. 48.2 (a-g) Esta mulher hispânica de 34 anos é originária de El Salvador. Ela apresentava um *radix* baixo, ossos nasais curtos, uma giba dorsal cifótica e uma ponta inclinada. Foi constatado que ela tinha a pele muito grossa. Foi utilizada uma abordagem aberta com uma dissecção subdérmica da ponta nasal para obter o máximo de desinchaço e uma dissecção subpericondral-subperiosteal (SSD) do dorso nasal. A redução da protuberância foi realizada por meio da remoção da capa óssea, da modificação da abóbada de cartilagem e de um enxerto expansor direito. A rinoscultura ultrassônica sem osteotomias foi realizada com os instrumentos piezoelétricos. Um enxerto de taco foi usado para sustentar a ponta nasal, com sutura da ponta (roubo crural lateral de 2 mm) e retalhos alares deslizantes. Um enxerto de contorno alar articulado direito foi usado para abaixar a borda da narina direita. Uma excisão da base alar de Weir de 4 mm foi realizada bilateralmente. Foi utilizado um enxerto de cartilagem-fáscia *radix* em cubos. Ela é mostrada 12 meses após a cirurgia. *(Continua)*

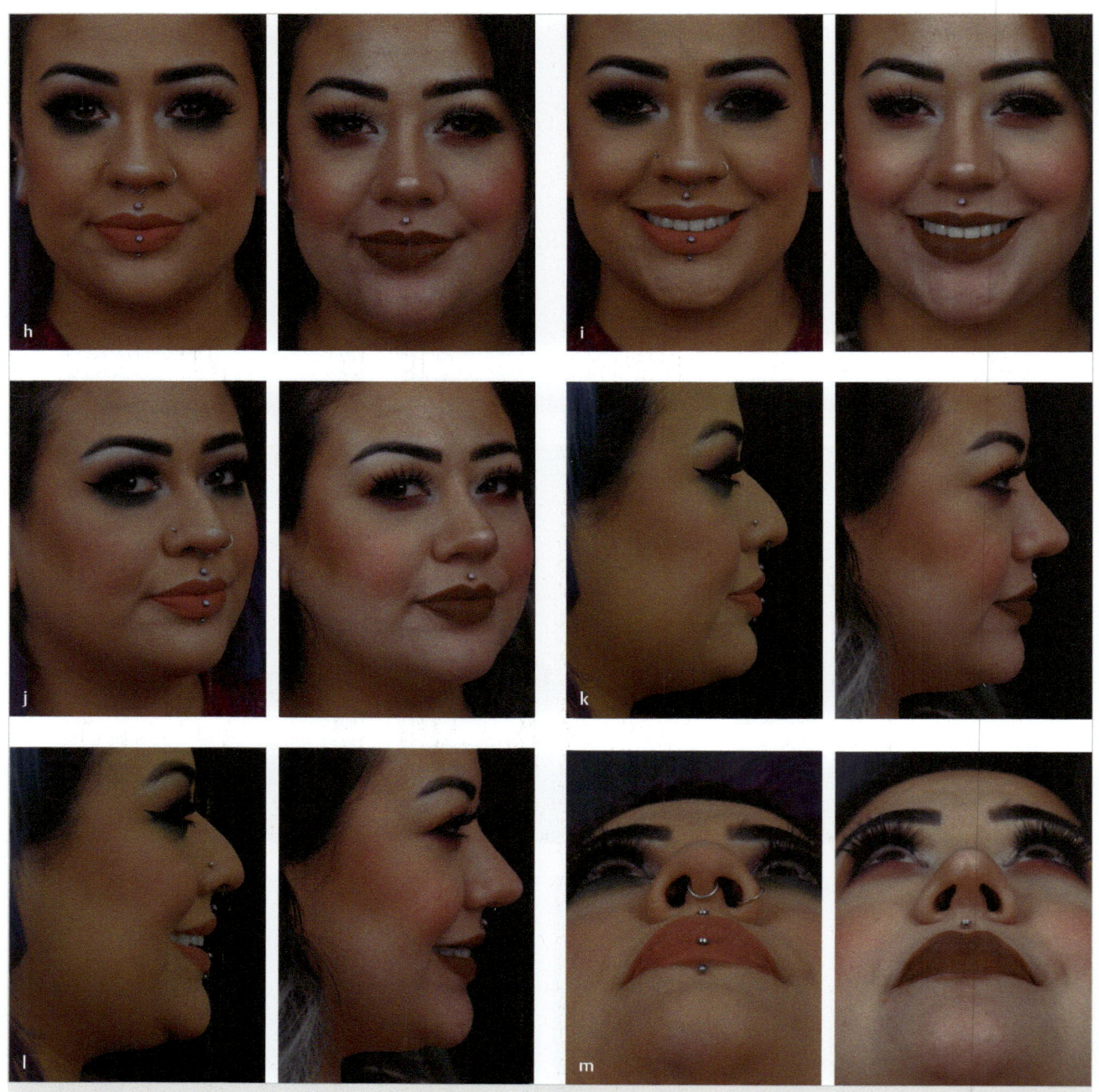

Fig. 48.2 *(Continuação)* (**h-m**).

48.5 Análises de Casos

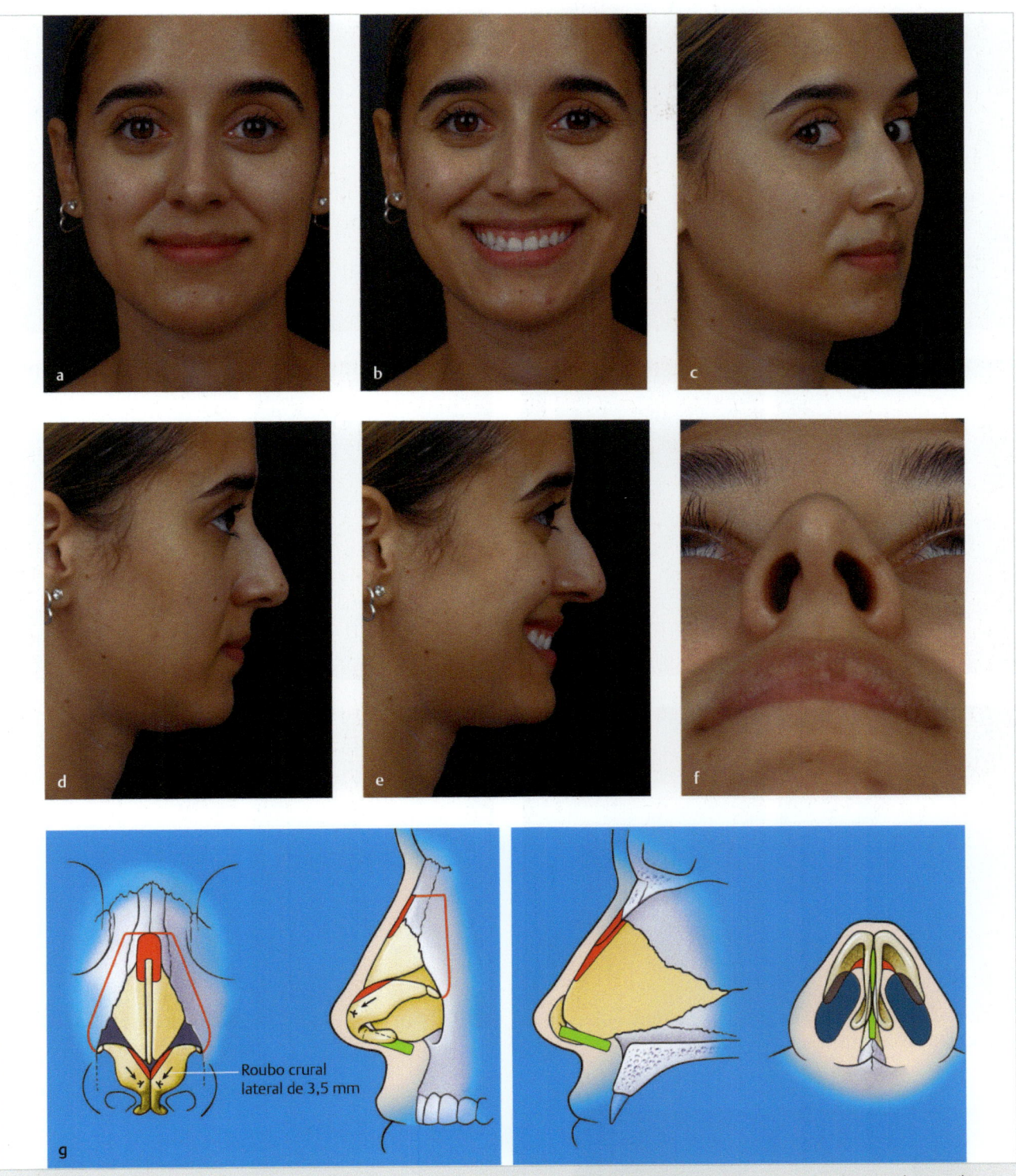

Fig. 48.3 (a-g) Esta mulher hispânica de 31 anos tem origem mista do México e da Europa Ocidental. Ela apresentava um *radix* normal, uma giba dorsal cifótica e uma ponta em declive. Verificou-se que ela tinha pele relativamente fina a de espessura média e cartilagens de ponta mais fortes do que o normal nesses pacientes. Foi utilizada uma abordagem fechada com uma dissecção do sistema musculoaponeurótico subsuperficial (sub-SMAS) da ponta nasal e uma dissecção subpericondral-subperiosteal (SSD) do dorso nasal. A redução da protuberância foi realizada com a remoção da capa óssea e um *pushdown* somente da cartilagem. As osteotomias transversais e de baixo para baixo foram feitas com as serras piezoelétricas. Um forte enxerto de suporte columelar, bem como o sistema de ligamento de Pitanguy, foi usado para apoiar a ponta nasal. Foi feito apenas uma ressecção cefálica paradomal muito pequeno, bem como a sutura da ponta com um roubo crural lateral de 3,5 mm. Não foi necessária qualquer modificação na base alar. A paciente é mostrada 14 meses após a cirurgia. *(Continua)*

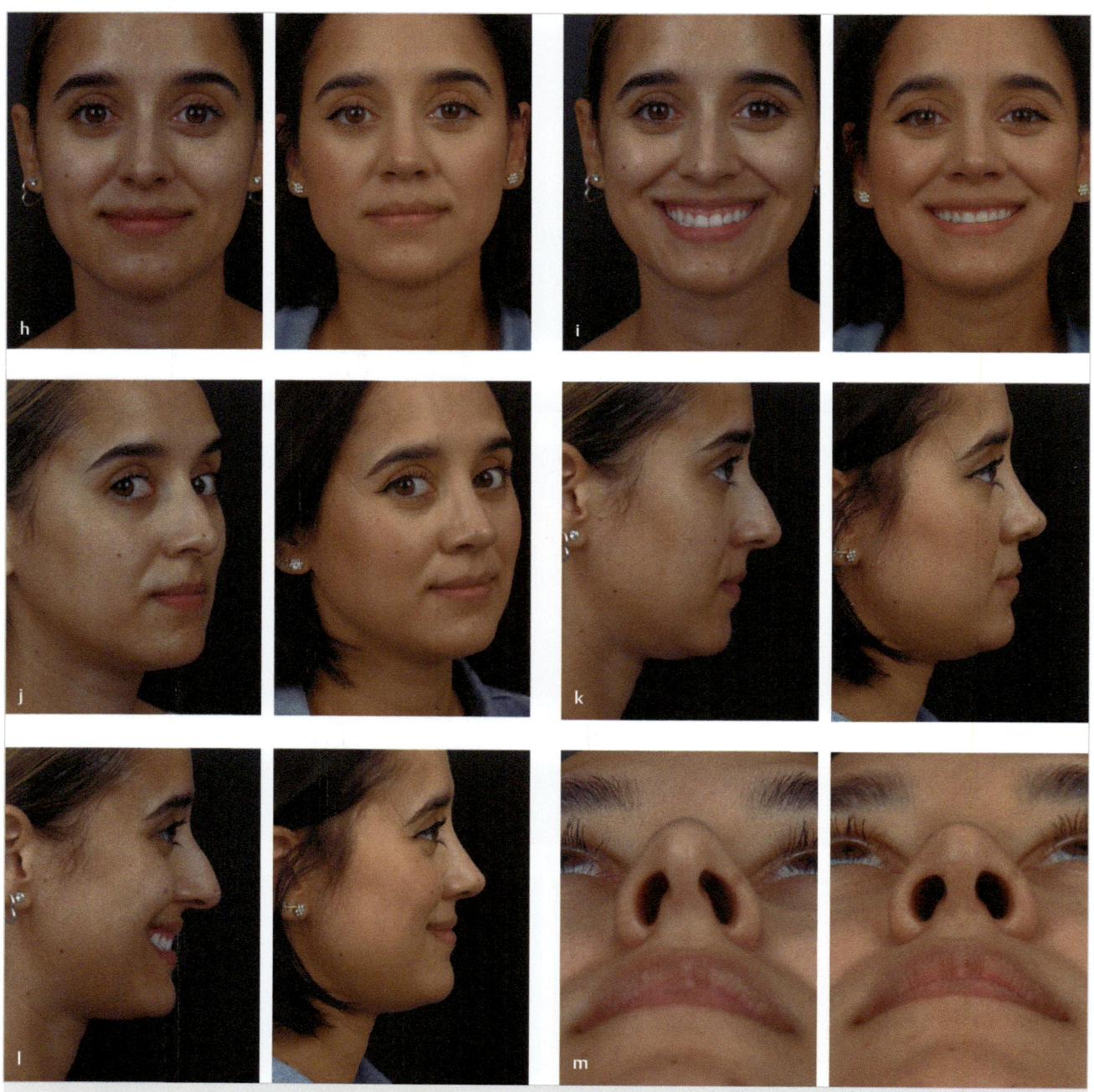

Fig. 48.3 *(Continuação)* (**h-m**).

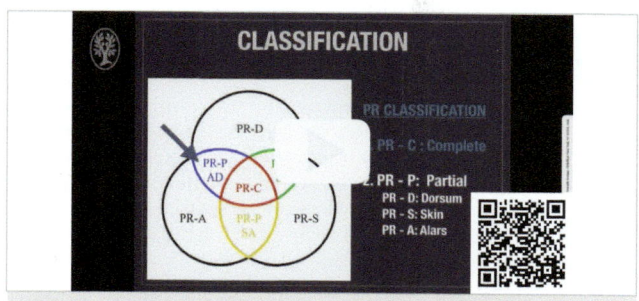

Vídeo 48.1 Uma amostra de uma rinoplastia hispânica, com *pushdown* de cartilagem, preservação dorsal, enxerto de extensão septal e enxerto *radix*.

48.6 Conclusão

Para simplificar a classificação, os quatro tipos de nariz hispânicos são mais facilmente lembrados em termos de morfologia do que de origem nacional: tipo I (castelhano), tipo II (mexicano-americano), tipo III (mestiço) e tipo IV (crioulo). Devido à ampla diversidade de deformidades apresentadas, é necessária uma grande variedade de técnicas cirúrgicas ao tratar o nariz do paciente hispânico. O septo geralmente é pequeno, portanto, a preservação da preciosa cartilagem é útil para a estruturação da ponta (consulte ► Vídeo 48.1). A preservação dorsal é útil para permitir o enxerto estrutural da ponta nasal. O objetivo para os pacientes do tipo I é obter um nariz menor, realizando uma redução do dorso nasal com equilíbrio do complexo da ponta. O objetivo para os pacientes do tipo II, que geralmente têm uma pseudogiba, é obter um perfil equilibrado com o ajuste da ponta usando uma abordagem estrutural da ponta. O conceito mais fundamental continua sendo a tríade equilibrada de enxerto de *radix*, redução dorsal mínima e aumento da projeção/definição da ponta. O tratamento do envelope de tecido mole difícil é fundamental nessa população de pacientes.

Referências

[1] Gerbault O, Daniel RK, Kosins AM. The role of piezoelectric instrumentation in rhinoplasty surgery. Aesthet Surg J. 2016; 36(1):21-34

[2] Kosins AM. Expanding indications for dorsal preservation rhinoplasty with cartilage conversion techniques. Aesthet Surg J. 2021; 41(2):174-184

[3] Kosins AM. Preservation rhinoplasty: open or closed? Aesthet Surg J. 2022; 42(9):990-1008

[4] Ozmen S, Eryilmaz T, Sencan A, et al. Sliding alar cartilage (SAC) flap: a new technique for nasal tip surgery. Ann Plast Surg. 2009; 63(5):480-485

[5] Zholtikov V, Kosins AM, Ouerghi R, Daniel RK. Skin contour sutures in rhinoplasty. Aesthet Surg J. 2023; 43(4):422-432

[6] Daniel RK. Hispanic rhinoplasty in the United States, with emphasis on the Mexican American nose. Plast Reconstr Surg. 2003; 112(1):244-256, discussion 257-258

[7] Kosins AM, Obagi ZE. Managing the difficult soft tissue envelope in facial and rhinoplasty surgery. Aesthet Surg J. 2017; 37(2):143-157

49 O Nariz do Paciente do Oriente Médio

Ashkan Ghavami ▪ *Neil M. Vranis* ▪ *Rod J. Rohrich*

Resumo

A rinoplastia em pacientes do Oriente Médio pode ser uma tarefa desafiadora até mesmo para o cirurgião mais experiente. Uma compreensão completa das características nasais exclusivas, incluindo um *radix* alto/raso, uma proeminente giba dorsal, cartilagens laterais inferiores fracas e músculos depressores inferiores dinâmicos no contexto de uma espessura de pele desfavorável (que pode ser muito fina ou sebácea e espessa) é essencial para a obtenção de resultados consistentes, excelentes e duradouros nessa população de pacientes. O emprego de técnicas que mantenham a congruência étnica e complementem o restante das características faciais culturais resulta em alta satisfação para o paciente e o cirurgião.

Palavras-chave: Rinoplastia do Oriente Médio, rinoplastia étnica, nariz étnico, rinoplastia primária, rinoplastia étnica primária, rinoplastia desafiadora, nariz difícil

Pontos Principais

- A rinoplastia em pacientes do Oriente Médio pode ser desafiadora devido à pele grossa e não contrátil e ao envelope de tecido mole; portanto, a utilização de técnicas operatórias previsíveis e controladas melhorará os resultados em longo prazo.
- O reconhecimento das variações da pele fina, especialmente na ponta nasal, no triângulo mole e no rínion, também é importante, e as alterações na estrutura osteocartilaginosa devem ser conservadoras, com camuflagem do contorno quando indicado.
- Evite a incongruência racial mantendo certas características nasais que são comuns entre os pacientes do Oriente Médio e empregando técnicas que podem ajudar a contornar uma aparência excessivamente operada.
- A assimetria/incongruência racial pode ser evitada (1) corrigindo o ângulo nasolabial para não mais do que 95 graus, (2) minimizar o grau de concavidade da ponta superior sem criar deformidades secundárias de deformidade da supraponta em bico de papagaio, (3) realizar uma redução modesta da giba dorsal e (4) evitar o estreitamento excessivo da ponta nasal e da base alar.
- Embora seja fundamental compreender a morfologia nasal dos pacientes do Oriente Médio, uma abordagem individualizada que equilibre os desejos dos pacientes com o senso estético/artístico do cirurgião otimiza os resultados.

49.1 Introdução

A rinoplastia é considerada uma das operações estéticas mais desafiadoras e humilhantes realizadas na cirurgia plástica devido às exigências artísticas tridimensionais da operação sem comprometer a estabilidade e a função em longo prazo. O nariz do Oriente Médio talvez exemplifique melhor as dificuldades inerentes que o cirurgião de rinoplastia enfrenta para proporcionar uma melhora previsível e duradoura na aparência nasal. Desequilíbrios nasais exagerados, incluindo corcovas dorsais ósseas/cartilaginosas proeminentes, extremos variáveis de espessura de pele/tecido mole e cartilagens caracteristicamente fracas geram armadilhas que devem ser tratadas adequadamente para prevalecer contra forças de cicatrização pós-operatórias desfavoráveis.

Historicamente, no nariz não caucasiano ("étnico"), a "incongruência racial" é desencorajada, pois pode produzir um desequilíbrio indesejável nas características étnicas faciais.[1,2] Por exemplo, os contornos nasais caucasianos "típicos" em um paciente do Oriente Médio com pele tipo IV de Fitzpatrick, pele espessa/sebácea da borda alar e outros traços faciais não caucasianos tendem a criar uma aparência facial excessivamente operada. Há um espectro de características morfológicas nasais nesses pacientes que não são totalmente diferentes dos narizes hispânicos,[3,4,5] variando de um nariz amorfo, mais achatado e altamente sebáceo em uma extremidade a um nariz de pele fina, giba/*radix* dorsal alto e ponta bulbosa ptótica na outra. Embora exista um padrão de beleza aceito,[1,2,6,7,8] muitos pacientes do Oriente Médio geralmente desejam um nariz que reduza o dorso mais alto sem eliminá-lo, bem como uma ponta menos ptótica.[2] As mulheres jovens constituem uma grande proporção da base de pacientes do Oriente Médio; portanto, torna-se imperativo avaliar o nível de maturidade do paciente e, ao mesmo tempo, incluir os pais do paciente (geralmente a mãe) na análise pré-operatória, no plano operatório e nas discussões de consentimento informado. Não é incomum que vários membros da família estejam presentes na consulta inicial. Como em qualquer procedimento estético, o cirurgião só deve realizar uma operação que esteja dentro de seu julgamento estético e de seus limites éticos. Mesmo que solicitado pelo paciente, criar um desequilíbrio étnico nasofacial acentuado pode não ser do interesse do paciente ou do cirurgião. Atualmente há uma tendência preocupante que lembra a década de 1980, na qual pontas muito apertadas e excessivamente estreitas e bases alares excessivamente estreitas são combinadas com altos graus de curvatura do perfil dorsal. Isso coincide com o turismo médico e é mais comum fora dos Estados Unidos e da Europa.

O nariz do Oriente Médio[2,4,9,10,11,12,13,14,15] demonstra características morfológicas importantes que existem em um gradiente entre o nariz afro-americano[1,16,17,18,19,20] e o nariz caucasiano. Algumas características nasais semelhantes são compartilhadas com subgrupos étnicos afro-americanos[1,16,17,18] mediterrâneos[19,20] e hispânicos/mestiços;[3,19,20,21] entretanto, distinções significativas devem ser consideradas ao realizar procedimentos de rinoplastia de morfologia nasal complexa por meio de uma abordagem individualizada e "etno-sensível" para maximizar a previsibilidade e os resultados estéticos.

O termo "Oriente Médio" geralmente se refere a pessoas de ascendência árabe, turca, norte-africana e persa.[22] Distinções étnicas e geográficas específicas podem ser mais bem esclarecidas, mas estão além do escopo deste capítulo e são discutíveis. Por exemplo, o Irã é conhecido pelos antropólogos como parte do "Oriente Próximo", em vez de parte do Oriente Médio, mas o Paquistão e a Índia são considerados países asiáticos. Bizrah[9] e Niechajev[22] subdividiram a população do Oriente Médio nas regiões do Oriente Médio, Pérsia, Norte da África e Golfo. Eles observaram distinções particulares quanto às características nasais, preferências estéticas e distinções sociais de grupos específicos, ou seja, entre os grupos do Golfo (Arábia Saudita, Emirados Árabes Unidos, Kuwait, Irã e Omã) e os grupos não pertencentes ao Golfo (Síria, Turquia, Líbano, Turquia, Egito e Marrocos). Os pacientes de países não pertencentes ao Golfo podem desejar mais projeção da ponta e menos altura dorsal do que os pacientes de países vizinhos.[9,12] Combinações de morfologia nasal serão apresentadas para demonstrar a variabilidade que pode existir nessa população de pacientes. O objetivo deste capítulo é descrever as características comuns do tipo de nariz do Oriente Médio e as abordagens cirúrgicas para otimizar os resultados. Os contornos nasais distintos do Oriente Médio podem ser apreciados nas vistas frontal e lateral. A aparência nasal em uma mulher do Oriente Médio frequentemente demonstra uma combinação de dorso alto, ponta nasal dependente e/ou mal definida e pele espessa/envoltório de tecido mole.

Representações antigas de reis e rainhas do Império Persa demonstram o nariz masculino clássico do Oriente Médio. Observe a protuberância dorsal, bem como a ponta nasal profunda e mal definida. As esculturas e pinturas daquela época retratavam com precisão algumas características faciais, mas exageravam outras, como o comprimento e a abertura dos olhos e a proeminência do queixo (geralmente acentuada pela barba) (▶ Fig. 49.1).

> **Dica de Especialista**
>
> *Os fenótipos específicos da raça tornaram-se, mais recentemente, um espectro devido à diversidade cultural e à mistura genética da descendência. No entanto, a análise facial completa é fundamental para evitar a criação de uma "incongruência racial" estigmatizante das características nasais que são comuns entre os pacientes do Oriente Médio.*

Semelhante a outros subtipos étnicos,[1,3,21] o nariz do Oriente Médio frequentemente exibe uma combinação variada de características anatômicas específicas, conforme delineado por Rohrich e Ghavami.[2] Embora o estudo represente um subconjunto de pacientes, variações anatômicas complexas podem ser apreciadas. Embora muitos pacientes do Oriente Médio possuam uma combinação variada das diversas características nasais, as características mais comuns e significativas estão listadas abaixo para fins didáticos.

Os objetivos deste capítulo são:
- Definir as características clinicamente significativas do nariz do Oriente Médio.
- Descrever uma abordagem sistemática de rinoplastia aberta que trate especificamente de cada atributo nasal.
- Definir estratégias que possam reduzir a imprevisibilidade do resultado pós-operatório.
- Definir conceitos que ajudarão a diminuir o risco de criar incongruência racial.

49.2 Características do Nariz do Paciente do Oriente Médio

- Qualidade da pele: A espessura dérmica pode ser extrema (grossa ou fina) ou geralmente não contrátil:
  - Pele grossa: Ponta sebácea e pele alar (envelope de tecido mole fibrogorduroso), especialmente na supraponta.
  - Pele fina: No dorso, pode revelar alterações ósseas significativas, especialmente no rinion. Nas facetas da ponta/triângulo mole, pode exagerar as sombras.
  - "Não contrátil": A memória do tecido mole embota os contornos cartilaginosos finos da ponta do tripé.
- Alta relação entre tecido mole e cartilagem: A cartilagem inata geralmente é fina/fraca, associada a tecido mole não contrátil.
- Giba dorsal significativa: Óssea e cartilaginosa.
- *Radix* com projeção excessiva: *Radix* raso como um componente da giba dorsal.
- Abóbada nasal média larga: Pirâmide óssea larga e linhas estéticas dorsais largas.
- Desvio nasal: O desvio septal é comum e muitas vezes visível externamente.
- Ponta: Ponta nasal mal definida, bulbosa e/ou em forma de caixa. Uma ponta caída com um ângulo nasolabial (e labiocolumelar) muito agudo.
- Projeção de dicas:
  - Subprojeção: Deslocada caudalmente.
  - Superprojeção: Com *crura* laterais e mediais inferiores longas.
- *Crura* laterais inferiores mal posicionadas cefálica e verticalmente.
- Ponta nasal hiperdinâmica (músculo depressor hiperativo dos septos nasais).
- *Crura* médias e mediais fracas e insuficientes.
- Desequilíbrio entre as pontas das narinas.
- Assimetrias nas narinas com alargamento das asas e/ou excesso de soleira nasal.
- Certos grupos étnicos norte-africanos e árabes demonstram características nasais semelhantes aos narizes afro-americanos,[1,16,17] asiáticos,[23] e mestiços/chatas hispânicos;[3,21] entretanto, o nariz do Oriente Médio[2,9,10,11,12] parece não ter certas características que frequentemente predominam em outros grupos étnicos.

49.3 Características Incomuns do Nariz do Paciente do Oriente Médio

- Dorso plano e com projeção inferior.
- *Crura* laterais inferiores insuficientes.

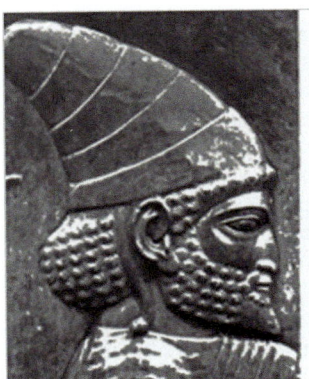

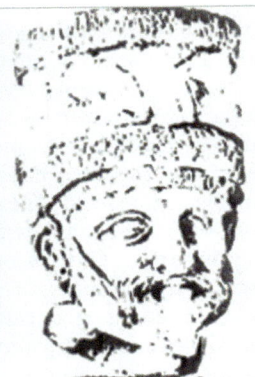

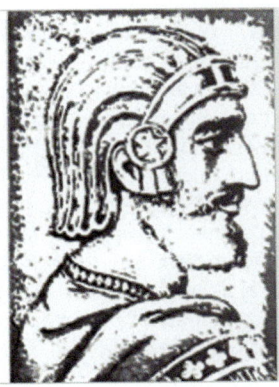

Fig. 49.1 O nariz do Oriente Médio. Representações antigas de reis do Império Persa mostram o nariz clássico do Oriente Médio. Observe a protuberância dorsal, bem como a ponta nasal profunda e mal definida. As esculturas e pinturas das primeiras eras retratavam com precisão algumas características faciais, mas exageravam outras, como o comprimento e a abertura dos olhos e a proeminência do queixo (geralmente acentuada pela barba). (Reproduzida com permissão de Rohrich RJ, Ghavami A. Rhinoplasty for the Middle Eastern nose. Plast Reconstr Surg 123:1343-1354, 2009.)

- Comprimento nasal inadequado.
- Ossos nasais indistintos e/ou curtos.
- Narinas redondas e orientadas transversalmente.
- Ângulo nasolabial obtuso (e ângulo labiocolumelar).
- Excesso de narina visível na vista frontal.

49.3.1 Análise Nasofacial

- Na vista lateral, a distância do lábio superior até a ponta geralmente é maior que 60% da distância do sulco alar-facial até a ponta.
- Normalmente o comprimento nasal é desproporcionalmente longo em relação à projeção.
- Isso, juntamente com o deslocamento caudal da ponta, cria a aparência de uma projeção inadequada da ponta. Os ângulos nasolabial e labiocolumelar são frequentemente menores do que 90 graus, com uma ponta em mergulho.
- É importante perceber que a projeção da ponta pode ser adequada e parecer inadequada apenas como consequência da sub-rotação. Isso difere dos narizes asiáticos e afro-americanos, que têm uma verdadeira subprojeção da ponta como resultado de uma estrutura complexa deficiente da ponta.
- Nos narizes do Oriente Médio, as *crura* laterais inferiores e mediais podem, na verdade, ser longas e fortes o suficiente para permitir a projeção adequada ou excessiva da ponta se ela for simplesmente girada cefalicamente.
- Entretanto, como o complexo da ponta está deslocado caudalmente para longe do ângulo septal anterior, a ponta parece precisar de manobras significativas para melhorar sua projeção.
- Isso pode preparar o cenário para a projeção excessiva da ponta e uma aparência nasal grande em geral. A principal queixa da maioria dos pacientes do Oriente Médio é que o nariz é muito grande, o que torna fundamental a avaliação adequada da ponta.
- Além da análise nasofacial padrão,[24] uma análise com enfoque étnico deve incluir características específicas do nariz do Oriente Médio.
- Uma avaliação sistemática completa é sensível ao tipo de pele de Fitzpatrick, à espessura da pele e à qualidade sebácea, à posição e ao contorno do dorso/*radix*, à adequação do comprimento nasal, à orientação e à força das *crura* laterais, à presença de desvio nasal, ao desequilíbrio entre narina e ponta, ao grau de alargamento/excesso de soleira da narina, à posição da base alar, ao comprimento e à integridade das *crura* columelares/médias e à presença ou ausência de uma ponta hiperdinâmica (visualização animada).
- A harmonia nasofacial pode ser alcançada com a correção da complexa interação de todos os desequilíbrios inerentes.
- Como dito anteriormente, é fundamental evitar a incongruência racial. Por exemplo, o ângulo nasolabial não deve ser supercorrigido (mais de 95 graus) e a tendência à sub-rotação da ponta nasal geralmente é a abordagem mais segura (90-95 graus), tanto para pacientes do sexo masculino quanto do sexo feminino.
- Muitas das proporções nasais padrão pode ser usadas como guia para o tratamento e a avaliação (não muito diferente de uma rinoplastia caucasiana), mas certos pontos finais diferem, como a prevenção de uma ruptura acentuada da supratipagem.
- Os pacientes podem, no entanto, solicitar alterações específicas, como uma ponta mais estreita ou a retenção da altura dorsal.
- A educação do paciente e o *software* de imagem fotográfica desempenham um papel importante no processo de avaliação pré-operatória, tanto para o paciente quanto para o cirurgião.
- Com um conhecimento profundo da morfologia nasal, o cirurgião pode usar seu próprio critério e incorporar uma abordagem individualizada.
- Por exemplo, uma quebra mais acentuada da supraponta e um ângulo nasolabial mais obtuso (e um ângulo labiocolumelar) podem ser esteticamente agradáveis em alguns pacientes do sexo feminino do Oriente Médio que têm cabelos mais claros, sobrancelhas finas (naturais ou depiladas) e que têm pele tipo II ou III de Fitzpatrick.
- O segredo é não adotar uma abordagem dogmática, mas sim reconhecer cada característica nasal envolvida e discutir as mudanças propostas com o paciente.
- Embora alguns cirurgiões ainda defendam uma abordagem de rinoplastia fechada nessa população de pacientes,[9] achamos que a abordagem de rinoplastia aberta tem mais vantagens do que desvantagens, pois permite a visualização direta do tecido mole, da cartilagem (especialmente na ponta) e das interações do dorso durante todo o processo (▶ Fig. 49.2).

> **Dica de Especialista**
>
> *Embora seja fundamental compreender a morfologia nasal dos pacientes do Oriente Médio, uma abordagem individualizada que equilibre os desejos dos pacientes com o senso estético e artístico do cirurgião deve sempre ser usada para reduzir um resultado indesejável.*

49.4 Avaliação do Componente Anatômico

49.4.1 Envelope de Pele e Tecidos Moles

- Os pacientes geralmente apresentam tipos de pele de Fitzpatrick III a V. No entanto, os das regiões mais ao norte (norte do Irã, Armênia e Turquia) podem ter graus mais baixos de Fitzpatrick e características mais semelhantes às do sudeste da Europa/Ásia.
- As características da pele variam em todo o espectro e podem incluir áreas de pele nasal fina e grossa.
- A textura da pele tende a ser altamente sebácea, particularmente na ponta nasal, lóbulo e bordas alares.
- A extensão do tecido mole subjacente na ponta e na região supratipal também varia nessa população específica, embora a maioria tenda a ter uma alta proporção de tecido mole em relação à cartilagem.
- A tretinoína oral (Accutane) ou os ácidos retinoicos tópicos podem ser prescritos em casos graves no pré e pós-operatório para reduzir a densidade da pele sebácea e podem ajudar a prevenir infecções pós-operatórias.
- A avaliação pré-operatória cuidadosa geralmente demonstra uma ponta larga, bulbosa e amorfa, o que se traduz em achados intraoperatórios consistentes com quantidades moderadas a grandes de tecido fibrogorduroso na região supratipal, interdomal e entre as *crura* mediais. Portanto, é necessário um amplo descolamento do tecido mole para visualizar e abordar todos os possíveis locais de infiltração de fibrogordura.
- A abundância de tecido fibrogorduroso intercartilaginoso pode ser parcialmente responsável pela diminuição da estabilidade e da força da estrutura cartilaginosa geral. Os anexos nasais fibroligamentares[25] parecem relativamente enfraquecidos pela grande quantidade de infiltração de gordura entre

49.4 Avaliação do Componente Anatômico

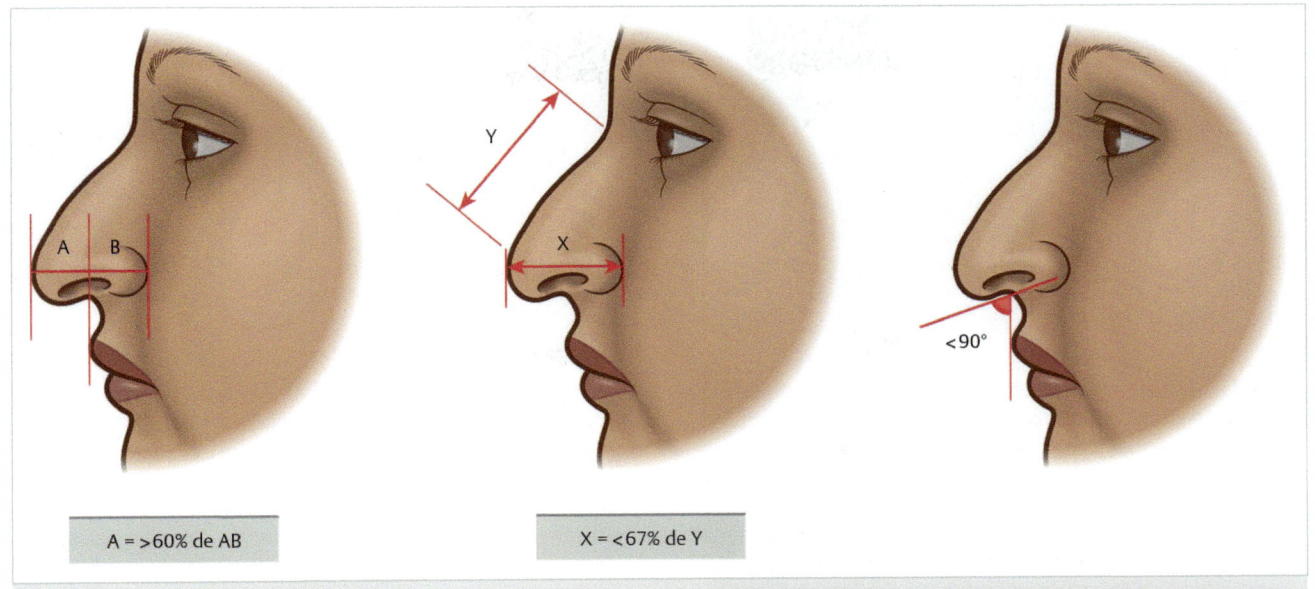

Fig. 49.2 As características típicas do nariz do Oriente Médio incluem a superprojeção da ponta (esquerda), o aumento do comprimento nasal (meio) e a sub-rotação (direita). Uma análise nasal completa envolve a avaliação dos componentes individuais do nariz separadamente e em relação uns aos outros. Compreender essas relações é essencial para obter equilíbrio e harmonia com a rinoplastia.

as estruturas cartilaginosas. Na palpação externa, a fraqueza das cartilagens da ponta e a compressibilidade na região dos domos geralmente dão uma sensação de esponja à ponta e ao lóbulo nasal. A força da plataforma da base nasal e das cartilagens do complexo inato da ponta pode ser visualmente apreciada com a pressão direta sobre os domos posteriormente em direção à espinha nasal. A falta de resistência à medida que o complexo ponta-lóbulo colapsa facilmente significa uma plataforma de base nasal fraca e um suporte de cartilagem inerente inadequado.
- Em parte, isso pode ser resultado de:
  - A grande quantidade de peso do tecido mole em relação à estrutura de suporte cartilaginoso subjacente (alta relação tecido mole/cartilagem).
  - Lóbulo infratipal e *crura* mediais posicionados caudalmente, criando uma desvantagem biomecânica.
  - *Crura* médias e mediais insuficientes (▶ Fig. 49.3).
- A natureza pouco contrátil da pele espessa e sebácea no nariz do paciente do Oriente Médio continua a desafiar os cirurgiões de rinoplastia.
- A pele mais espessa e oleosa está localizada na região da supraponta/ponta. Infelizmente, essa região coincide com a área que exige mais contorno e definição da manipulação da cartilagem. A baixa contratilidade desse tecido e o excesso de pele presente na conclusão da rinoplastia podem levar a resultados decepcionantes em longo prazo e talvez seja o componente mais difícil de controlar. Portanto, é imperativo que outras etapas mais controláveis e previsíveis sejam executadas com precisão, de forma incremental e segura.[2,26]
- A ressecção meticulosa do tecido adiposo intercartilaginoso[1,26,27] pode permitir maior estabilidade quando combinada com enxertos de suporte columelar e técnicas de sutura de ponta não destrutivas.[26,28,29,30,31]
- Além disso, assim como no caso do nariz afro-americano, muitas vezes é necessário um extenso desbaste e escultura do envelope de tecido mole subcutâneo.[1,16,17,32,33] Isso não deve violar o plexo subdérmico, pois pode haver irregularidades e constrangimento vascular. A depilação da pele da ponta nasal deve ser sempre realizada de forma seletiva nas regiões em que os contornos da cartilagem subjacente precisam ser externamente mais visíveis.
- Como alternativa, partes do tecido mole/sistema musculoaponeurótico superficial (SMAS) nasal podem ser reaproveitadas para reforçar o ligamento de Pitanguy nativo. A criação e o reposicionamento de um "ligamento *neopitanguy*" trilaminar foram originalmente descritos pelo autor sênior.[4,22,34] O desenvolvimento de dois retalhos retangulares do SMAS, laterais ao ligamento de Pitanguy nativo, elimina o volume da região supratipal, enquanto a fixação da estrutura trilaminar a uma âncora robusta na linha média (a junção entre a escora em L

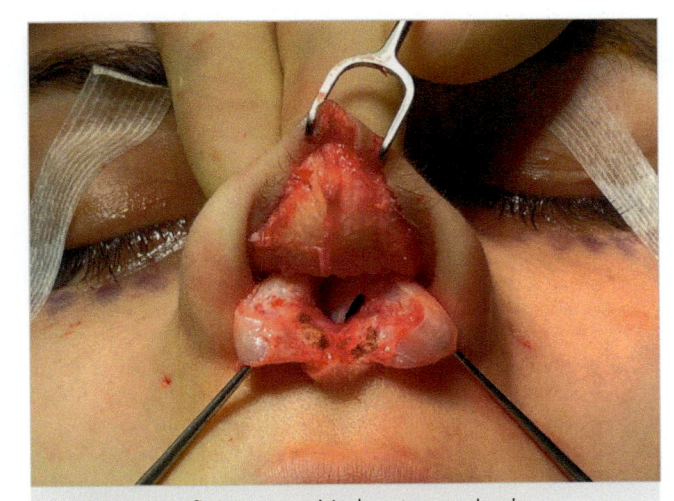

Fig. 49.3 Fotografia intraoperatória durante uma abordagem aberta que demonstra uma abundância de tecido fibrogorduroso intercartilaginoso que se estende até a região supratipal.

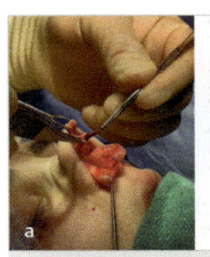

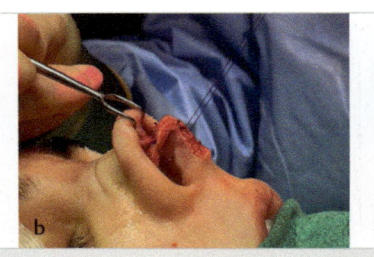

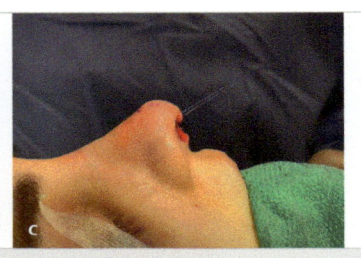

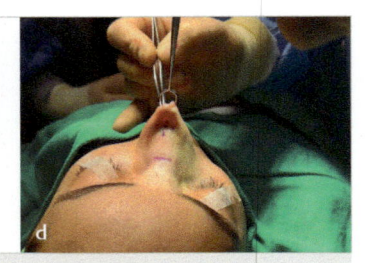

Fig. 49.4 Fotografia intraoperatória demonstrando a técnica preferida do autor sênior para o controle da supratipagem. Desenvolvimento do "Ligamento Neo-Pitanguy" (LNP) trilaminar (**a**), fixação do LNP ao enxerto de extensão septal/enxerto de suporte columelar (**b, c**) e a vista lateral na mesa demonstrando uma sutil ruptura da supratipagem cefálica para a ponta definindo os pontos domais (**d**).

caudal e o enxerto de extensão septal [SEG]) oblitera o espaço morto e tensiona o envoltório de tecido mole sobreposto à estrutura cartilaginosa.
- Muitos autores defendem os benefícios da excisão direta do SMAS nasal, do preenchimento do espaço morto da supraponta e da reaproximação de um ligamento de Pitanguy transeccionado para aperfeiçoar a estética da ponta.[35,36,37,38] Essa técnica aproveita uma infinidade de benefícios que outras técnicas tentaram obter - preservação nativa de Pitanguy, reaproximação do ligamento, excisão direta do excesso de pele da supraponta e uma única sutura dérmica enterrada - para evitar deformidades supraponta e criar uma estética duradoura na ponta (▶ Fig. 49.4a-d).

> **Dica de Especialista**
>
> *A redução de volume do tecido mole, com ou sem a criação de um "ligamento neopitanguy", deve ser realizada profundamente ao plexo subdérmico e é comumente necessária nas regiões da ponta, supraponta e intercrurais para ajudar a definir o contorno e a definição da ponta nasal. Essa manobra intraoperatória, juntamente com terapias adjuvantes multimodais pós-operatórias (injeções de 5-fluorouracil/triancinolona, microagulhamento por radiofrequência fracionada, lasers e produtos tópicos à base de retinoides), pode melhorar a contratilidade e a aderência do tecido mole.*

- Também é importante reconhecer o espectro completo de apresentações de tecidos moles no nariz do paciente do Oriente Médio.
- Os pacientes também podem apresentar áreas de pele nasal fina. Geralmente, isso é observado no dorso e nas paredes laterais, que não devem ser desengorduradas. Contornos indesejáveis, pontos de transição entre osso e cartilagem ligeiramente irregulares ou outras pequenas imperfeições podem ser palpáveis ou até mesmo visíveis em acompanhamentos de curto e longo prazo. Por exemplo, a falta de atenção à suavização dos contornos dorsais após uma redução significativa da giba pode revelar alterações no rinion e nas bordas ósseas à medida que o edema diminui.
- As considerações sobre o enxerto de ponta incluem:
  - Ajuste personalizado "hand-in-glove" para evitar áreas de escassez de cartilagem.
  - Bordas chanfradas para criar pontos de transição suaves.
  - Seleção de enxertos macios e maleáveis (margem cefálica das *crura* laterais) ou cartilagem esmagada (septo ou cartilagem da costela).
- Esses princípios se traduzem em menos irregularidades a longo prazo e, ao mesmo tempo, fornecem suporte adequado para evitar a deficiência da faceta do triângulo mole, retração alar e irregularidades visíveis do enxerto.

- Além da construção meticulosa da estrutura, enxertos finos de fáscia podem ser colocados para camuflar áreas de irregularidade.
- As intervenções suplementares na fase de cicatrização pós-operatória incluem injeções seriadas de 5-fluorouracil/triancinolona (em concentrações variadas), microagulhamento por radiofrequência fracionada, tratamentos com luz e laser, bem como produtos tópicos à base de retinoides. As combinações dessas terapias reduzem o tamanho dos poros, melhoram a textura da pele e diminuem o acúmulo de fibrose subcutânea. Intervenções multimodais adjuntas direcionadas para tratar a manga de pele espessa/não contrátil aperfeiçoam os resultados, já que os contornos cartilaginosos e o formato de tripé da ponta podem se traduzir em delicadeza externa.

> **Dica de Especialista**
>
> *A rinoplastia na população do Oriente Médio é complicada por um envelope de pele/ tecido mole espesso e não contrátil; portanto, o exercício de técnicas operatórias previsíveis, personalizadas e controladas melhorará os resultados em longo prazo. O não reconhecimento de um envelope de pele fina potencializa o risco de visibilidade indesejável de enxertos mal selecionados de irregularidades estruturais.*

49.4.2 Pirâmide Óssea e Dorso Nasal

- Em geral, o terço superior do nariz é dominado por um *radix* superprojetado (alto e raso) associado a uma proeminente giba dorsal óssea cifótica. A giba em forma de "V" ou "S" tem componentes ósseos e cartilaginosos.
- As linhas estéticas dorsais alargadas são uma consequência dos ossos nasais emparelhados que são sustentados por uma pirâmide óssea larga. Em geral, a base da pirâmide óssea corresponde a uma ampla abóbada nasal média formada pelas cartilagens laterais superiores.
- As convexidades septais são comuns, traduzindo-se em preocupações funcionais com as vias aéreas e/ou desvios externos visíveis.[4,39,40]
- A análise da contribuição de cada uma dessas estruturas determina o grau em que cada uma deve ser alterada. Uma redução graduada do componente da giba dorsal é particularmente eficaz para visualizar diretamente a magnitude da redução obtida de forma incremental e segura.[41]
- A maioria dos pacientes do Oriente Médio requer, bem como solicita uma redução conservadora da altura dorsal. Uma técnica de redução incremental nessa população étnica é incentivada, pois a manipulação excessiva do dorso pode produzir uma incongruência racial significativa.

49.4 Avaliação do Componente Anatômico

- Muitas vezes é necessário rebarbar ou raspar o *radix* para estabelecer o ponto de ajuste adequado da altura dorsal e encurtar efetivamente o nariz de aparência longa.[42] Ao alterar a altura dorsal e a projeção do *radix*, é fundamental manter proporções adequadas e harmoniosas.
- A ressecção excessiva de um e/ou do outro resultará em uma aparência não natural e em um aspecto operado em excesso.
- Além disso, o aprofundamento excessivo do *radix* e o estreitamento dos ossos dorsais podem gerar a aparência de telecanto (a ilusão de aumento da distância intercantal). Um dos medos mais comuns expressos pelos pacientes do Oriente Médio durante a consulta é a criação de um perfil dorsal excessivamente "inclinado" ou "em forma de concha".
- Ao realizar osteotomias, a abordagem preferida é usar uma técnica de baixo para baixo com uma extensão oblíqua superior, porque a largura óssea geralmente começa no processo ascendente da maxila e o espessamento cefálico dos ossos nasais é comum.
- A posição baixa da osteotomia ajuda a manter linhas estéticas dorsais simétricas/equilibradas e, ao mesmo tempo, minimiza o risco de um degrau ósseo lateral visível. Um osteótomo de 2 mm é utilizado com uma abordagem descontínua.
- Além disso, a redução da giba dorsal significativa, por si só, levará ao aparecimento de uma largura maior na parte superior e na abóbada média. Portanto, as osteotomias são necessárias, na maioria das vezes, para fechar o teto aberto significativo.
- Com gibas dorsais significativas, os desvios podem ser altamente concomitantes e pode ser necessária uma osteotomia ou ostectomia unilateral de nível duplo (se for usada a abordagem de preservação dorsal).
- Os desvios septais são comuns e exigem o tratamento adequado. A reconstrução septal geralmente é necessária tanto para a correção dos desvios septais quanto para a coleta de cartilagem.
- A alocação meticulosa da cartilagem para os vários enxertos que serão necessários em cada caso específico exige experiência e planejamento. Peças retas do septo com espessura consistente devem ser usadas para os suportes laterais da *crura* e para os enxertos do contorno alar.
- Os SEGs são enxertos potentes que suportam e mantêm a projeção e a rotação da ponta. Eles podem ser fabricados a partir de remanescentes de formato irregular, desde que sejam fortes (▶ Fig. 49.5).
- O papel dos enxertos expansores verdadeiros foi bastante reduzido com a introdução dos retalhos expansores. Esses retalhos virados medialmente geralmente são adequados para estabelecer o contorno dorsal apropriado e demonstraram manter a permeabilidade da válvula nasal interna com benefícios funcionais semelhantes aos dos enxertos.[15,43]
- Os pacientes do Oriente Médio tendem a ter dorso alto e, portanto, têm redundância suficiente na altura das *crura* laterais superiores para utilizar no tensionamento da abóbada média facilitado pelo retalho expansores. Os retalhos expansores são desenvolvidos a partir dos segmentos dorsais das *crura* laterais superiores redundantes após a redução do componente e voltados para dentro em direção ao septo. Eles podem ser pontuados ou dobrados e suturados. Quando a marcação não é realizada, cria-se um efeito de "mola" que é mais poderoso para melhorar o ângulo da válvula nasal interna por meio de uma maior magnitude no tensionamento (▶ Fig. 49.6, ▶ Fig. 49.7).
- No entanto, em casos secundários ou em circunstâncias adequadamente indicadas, os enxertos expansores ainda podem ser ideais.
- A presença de uma corcova dorsal cartilaginosa e óssea, a má rotação inerente caudalmente do complexo da ponta e a projeção inadequada (aparente) da ponta exageram a magnitude da altura dorsal. O entendimento dessa relação dinâmica evitará a ressecção excessivamente zelosa do dorso.
- Um grau de equilíbrio é restaurado com a correção da rotação e projeção da ponta. Uma diferença de 6 a 10 mm entre o ápice da ponta (domo) e a altura dorsal da supraponta pode ser usada como guia preliminar, dependendo do grau de ruptura da supraponta desejado e da espessura do tecido mole após a recolocação da manga de pele.
- O equilíbrio do contorno nasal no perfil com a magnitude da redução dorsal e a posição da ponta é fundamental.
- Mais recentemente, alguns cirurgiões têm-se voltado para a rinoplastia de preservação em casos selecionados com anatomia favorável. Em pacientes com um dorso esteticamente agradável que apresentam uma giba dorsal isolada, as técnicas de preservação dorsal evitam a dissociação do osso nasal em relação à capa cartilaginosa no rinoceronte, evitando a necessidade de reconstruir a abóboda média dorsal.

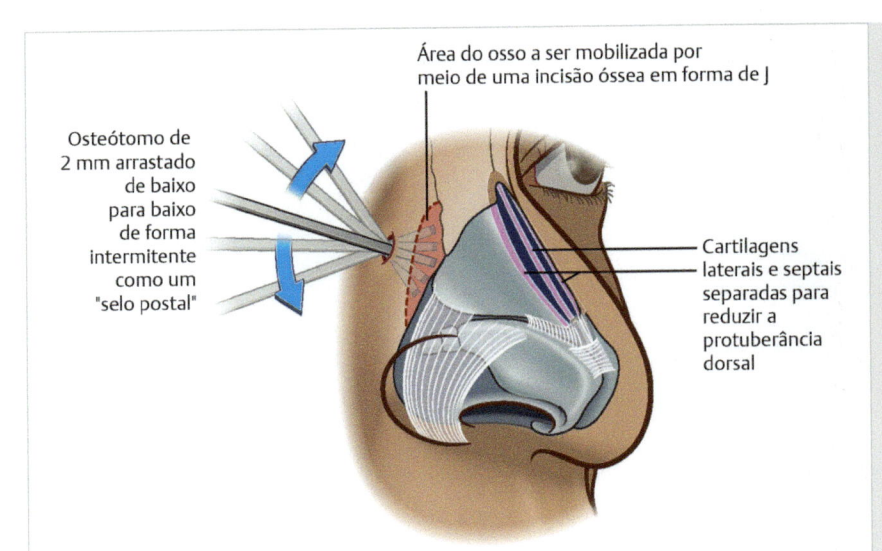

Fig. 49.5 Osteotomias oblíquas transversais de baixo para baixo são feitas para fechar o teto aberto iatrogênico criado após o abaixamento do dorso. Isso pode ser feito com um osteótomo de 2 mm por meio de uma incisão percutânea ou por meio de uma incisão na mucosa intranasal no vestíbulo.

Osteótomo de 2 mm arrastado de baixo para baixo de forma intermitente como um "selo postal"

Área do osso a ser mobilizada por meio de uma incisão óssea em forma de J

Cartilagens laterais e septais separadas para reduzir a protuberância dorsal

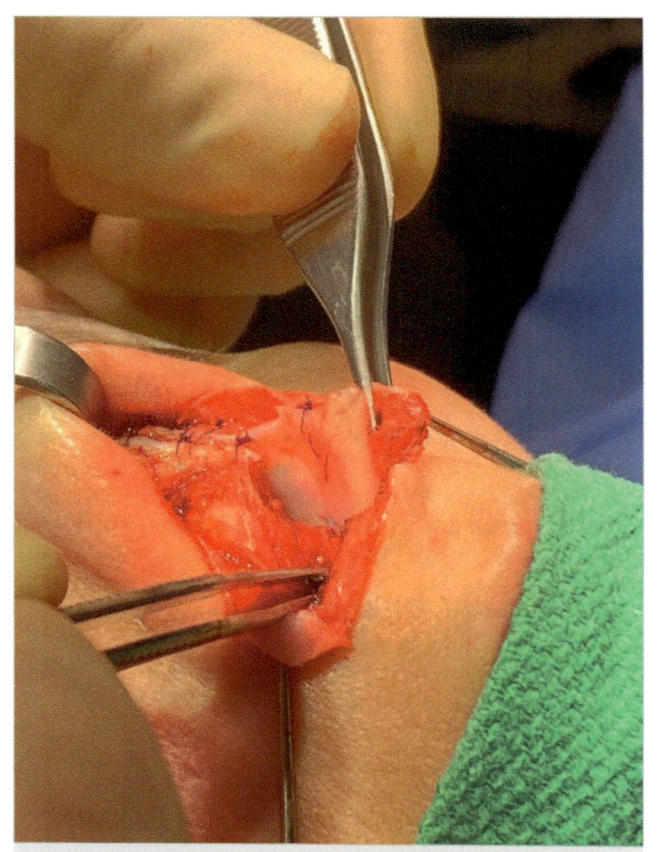

Fig. 49.6 Fotografia intraoperatória demonstrando o uso de um enxerto de extensão septal (SEG) antes da fixação do tripé da ponta para obter estabilidade de longo prazo em projeção e rotação.

- Dependendo do grau de desvio septal e da quantidade de redução dorsal planejada, pode-se realizar um "*let-down*" ou "*push-down*" para tratar a convexidade dorsal e a inclinação septal. Isso corrige a protuberância dorsal, mas minimiza o risco de irregularidades dorsais subsequentes a uma reconstrução imperfeita da abóboda média.[44,45,46,47]
- A ponta pode então ser tratada separadamente usando uma abordagem fechada ou aberta, de acordo com a preferência do cirurgião.

49.4.3 Ponta Nasal

- Uma ponta nasal mal definida, bulbosa ou quadrada, com pele espessa sobreposta, exige técnicas mais agressivas de modificação da ponta. Os efeitos da sutura padrão invisível e não palpável[26,29,30] e das técnicas de enxerto[26] podem ser aumentados por técnicas de enxerto mais visíveis.[48,49]
- Recomenda-se uma abordagem gradual de "dentro para fora" para construir uma ponta refinada que seja apoiada por uma base sólida.
- A colocação de um SEG robusto serve como base para que o tripé da ponta possa ser fixado em uma posição adequada. O controle em longo prazo da rotação e projeção da ponta pode ser obtido com o SEG.
- As suturas transdomais e interdomais podem ser utilizadas para produzir uma ponta distinta em forma de diamante e, ao mesmo tempo, tensionar as *crura* laterais para pequenos ajustes de orientação.
- A colocação de um enxerto de suporte columelar preenche o espaço morto retrocolumelar, acrescentando suporte às *crura* mediais e à ponta.
- O enxerto preciso da ponta[48,49] é fundamental para finalizar o volume da ponta, a posição e a tensão das cartilagens da ponta.
- O gerenciamento dos triângulos de tecido mole é frequentemente necessário nessa população. Os triângulos moles proporcionalmente aumentados podem exigir a excisão da pele juntamente

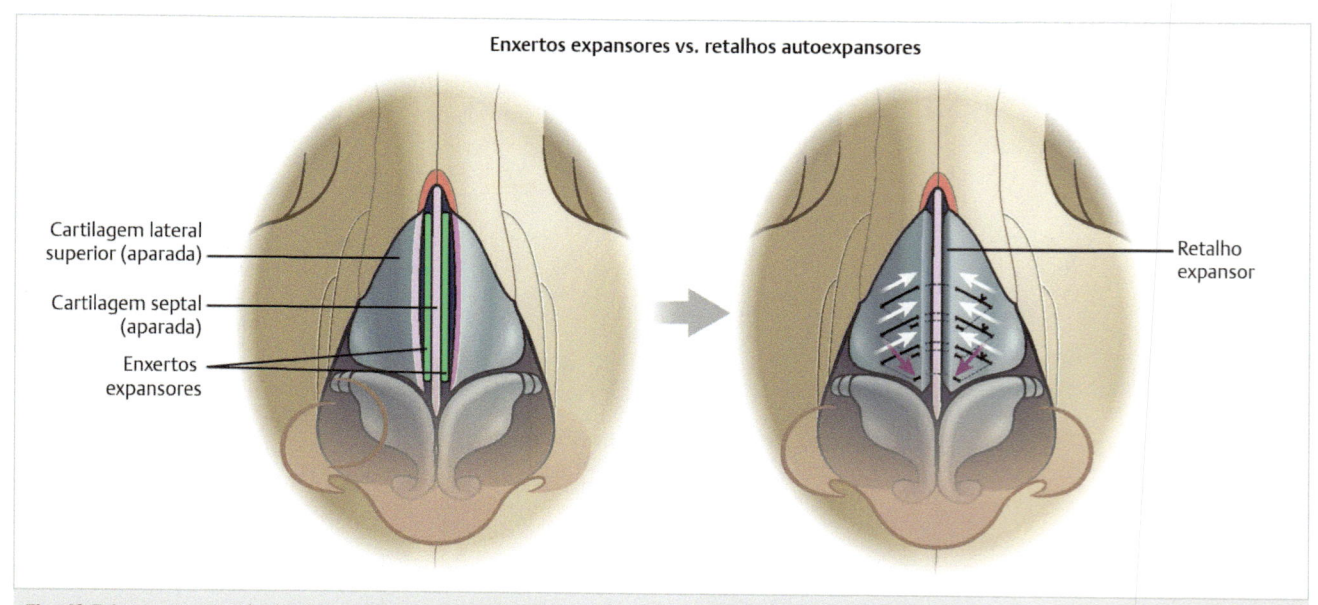

Fig. 49.7 A reconstrução do dorso envolve a restauração da tensão caudal adequada das cartilagens laterais superiores. Os retalhos expansores alcançam um efeito "tipo mola" para manter a permeabilidade da válvula nasal interna.

49.4 Avaliação do Componente Anatômico

- com o suporte cartilaginoso para elevar a borda da narina e evitar a deformidade da narina curta.[50] Os enxertos personalizados, chamados pelo autor sênior de "enxertos de tensão do triângulo mole",[51] mantêm a faceta do triângulo mole aberta sem entalhe visível e, simultaneamente, tensionam as *crura* médias para criar um fenômeno de "roubo" lateral ao complexo da ponta.
- Por fim, o equilíbrio da harmonia entre a narina e a base alar (discutido mais adiante neste capítulo) melhora o resultado estético na rinoplastia do Oriente Médio (▶ Fig. 49.8a, b).
- A deformidade pós-operatória da supraponta, também conhecida deformidade em bico de papagaio, não é incomum nessa população de pacientes, portanto, devem ser tomadas as precauções necessárias para evitar isso.
- Como a posição da ponta e a altura dorsal mudam em relação ao ângulo septal anterior, a localização da ruptura da supraponta na manga de pele sobreposta também deve ser ajustada.
- A aplicação prolongada de fita adesiva externa para evitar o acúmulo de fluido que leva à fibrose e promover a aderência da manga de pele à estrutura cartilaginosa subjacente tem resultados imprevisíveis.
- As suturas dérmicas enterradas na junção cartilaginosa da ponta da abóboda média podem obliterar o espaço morto e obter um resultado semelhante. No entanto, uma sutura interna tem a tendência de criar uma covinha não natural ou uma ruptura de supratipagem achatada quando colocada em um dorso curvo.
- Como alternativa, podem ser criados retalhos de SMAS de tecido mole/nasal com uma ampla ligação dérmica para controlar os contornos desejados e de aparência natural da supraponta.
- A relação tecido mole/cartilagem deve ser considerada ao avaliar os pacientes e formular um plano cirúrgico.
- A interação dinâmica entre o suporte e a carga é evidente quando se considera que as cartilagens crurais laterais e mediais inferiores podem ser fracas em relação a uma pele pesada e a uma manga de tecido mole.
- Esses pacientes também podem ter *crura* médias insuficientes. Esses fatores aumentam a necessidade de um enxerto de suporte columelar para alongar, fortalecer e apoiar a columela.
- Um enxerto *onlay* do tipo Sheen[2,48] pode ser usado para reforçar o lóbulo da infraponta (criar a ilusão de uma *crus* média forte) com um ponto de ruptura da infraponta bem definido (Barton, comunicação pessoal).

- *Crura* médias (lóbulo da infraponta) e mediais (columela) insuficientes também podem limitar a quantidade de projeção da ponta e a rotação cefálica da ponta, resultando na propensão de perda pós-operatória da projeção e definição da ponta se as estruturas de suporte forem inadequadas.
- Foi demonstrado que os SEGs mantêm a rotação e a projeção da ponta de forma mais confiável em comparação com os enxertos de suporte columelar no longo prazo.[52,53,54]
- Quando a estrutura da cartilagem está enfraquecida pelo envelope de tecido mole dominante e pesado, o que pode ter implicações estéticas e funcionais, são incentivadas técnicas de modelagem de ponta que não sejam destrutivas, preservem a integridade da cartilagem nativa e sejam aumentativas. Estruturas de suporte fortes ajudarão a combater a imprevisível contratura do envelope da pele no pós-operatório.
- As *crura* laterais podem ser largas, mas geralmente não contribuem substancialmente para a força geral do arco alar, pois frequentemente são orientadas para a cefaleia e para a vertical. Isso proporciona uma desvantagem biomecânica para a posição da ponta, particularmente com a tração do músculo depressor do septo nasal, que normalmente é forte.
- Quando o mau posicionamento das *crura* laterais e o formato do arco não puderem ser otimizados com uma ressecção cefálica e as técnicas de tensionamento de sutura, será necessária a transecção na região da cadeia acessória, juntamente com o reposicionamento caudal usando enxertos de suporte das *crura* laterais[55] e enxertos de contorno alar[56] para suporte adicional.
- Além disso, as cruras laterais posicionadas verticalmente podem limitar a quantidade de rotação da ponta, a menos que a transação da cadeia acessória e a reorientação das *crura* laterais sejam realizadas.
- Toriumi[57] dá importância à posição da margem crural lateral cefálica em relação à margem caudal. Quando a margem cefálica é orientada em um plano diferente da margem caudal, existe uma instabilidade crural lateral inerente, que deve ser abordada antes de iniciar as técnicas de modelagem da ponta.[57]
- Os pacientes do Oriente Médio quase sempre não têm definição da supraponta, e pode haver incongruência racial se uma quebra acentuada da supraponta for produzida tanto em mulheres quanto em homens.[2,12]

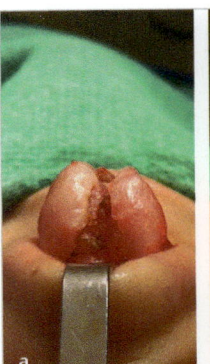

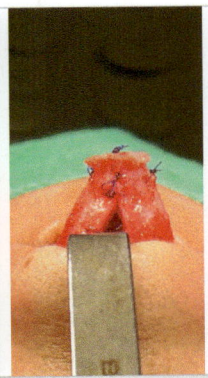

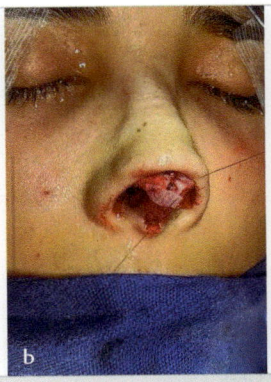

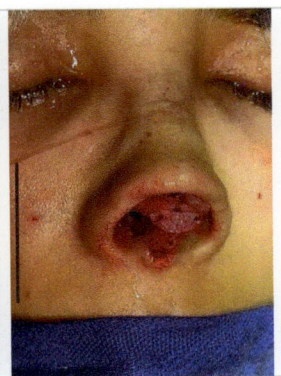

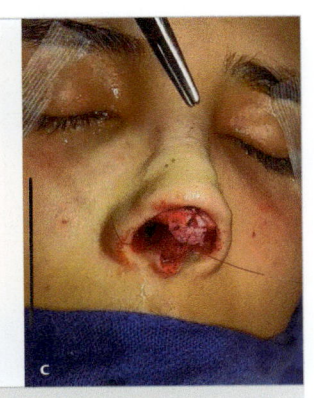

Fig. 49.8 (a) Fotografia intraoperatória após uma dissecção subpericondral demonstrando a natureza bulbosa, convexa, larga e mal posicionada das cartilagens laterais inferiores nativas (esquerda). A modelagem fina da ponta geralmente inclui uma ressecção cefálica modesto e sutura interdomal e intradomal, juntamente com o roubo lateral das *crura* para achatar as *crura* laterais (direita). A fixação desse tripé de ponta recém-construído a uma estrutura robusta na linha média (ou seja, enxerto de extensão septal [SEG]) manterá a longevidade da posição e da rotação da ponta. **(b)** Uma série de fotografias intraoperatórias sequenciais demonstrando os três principais pontos de tensão/suturas ao colocar um "enxerto de tensão triangular macio" (STTG). As duas primeiras suturas (esquerda e direita) tensionam as *crura* médias na dimensão transversal. Elas fornecem reforço e suporte adicionais, evitando a lateralização de rebote após um roubo lateral da *crus*. A sutura-chave final (direita) controla a tensão do tripé da ponta e ajusta as posições na dimensão craniocaudal **(c)**.

- Os homens devem manter uma região da supraponta neutra e as mulheres devem demonstrar uma supraponta delicada que não seja tão afiada quanto o de suas contrapartes caucasianas.
- Uma manobra poderosa para girar o complexo da ponta, bem como posicionar a ponta na projeção adequada, é a transecção das *crura* laterais inferiores. Quando as *crura* laterais nativas são fortes e robustas, o suporte da escora das *crura* laterais pode não ser necessário.
- A bilaminação das *crura* laterais é uma técnica utilizada para estabelecer a rigidez do tripé lateral. Após a realização de uma viagem cefálica, a cartilagem cefálica é translocada por baixo em uma bolsa firmemente dissecada entre as *crura* laterais e a mucosa ou superficialmente à cartilagem crural remanescente. O encurvamento e as convexidades/concavidades das *crura* laterais podem ser tratadas dessa maneira. Além disso, a preservação da inserção dos anexos de rolagem no remanescente cefálico restabelece a associação entre as cartilagens laterais superior e inferior por meio de tensionamento funcional.
- Um músculo depressor do septo nasal hipertrofiado resulta em uma ponta nasal hiperdinâmica que pode exagerar a deformidade dorsal à medida que a ponta gira caudalmente e se desprojeta.[35] Melhorias estéticas estáticas e dinâmicas no comprimento do lábio superior podem ser obtidas com a transecção/transposição do depressor do septo nasal.[58]
- O grau de estabilidade da ponta e a capacidade de resistir às forças dinâmicas de deformação após a cirurgia são o resultado de todas as manobras intraoperatórias.
- A transecção ou enfraquecimento do depressor do septo nasal, além da ancoragem do tripé da ponta em estruturas robustas da linha média (SEG, escoras columelares ou ambas), contribui para a estabilidade da ponta (▶ Fig. 49.9a-d).

Análise de Caso

Esses casos mostram pacientes desafiadores do Oriente Médio que se apresentaram para rinoplastia primária. Uma análise pré-operatória meticulosa e completa se traduz em melhor controle operatório com resultados reprodutíveis. Esses casos também demonstram como integrar todos os conceitos deste capítulo, da ponta ao *radix* (▶ Fig. 49.10).

> **Dica de Especialista**
>
> A hiperatividade do músculo depressor do septo nasal geralmente contribui e exagera a ponta nasal inclinada. A liberação transnasal ou a dissecção transoral e a transposição do músculo podem ser indicadas.

49.4.4 Base Alar

- A dilatação alar e/ou o aumento da largura interalar são comumente observados nessa população de pacientes.
- Procedimentos conservadores de reposicionamento da base alar são necessários para alargamento alar, paredes laterais nasais alongadas, base nasal alargada, asas grandes e assimetria alar (narina).
- Se houver alargamento alar (borda alar maior que 2 mm fora da linha cantal medial) com narinas normais, o alargamento é corrigido limitando-se a excisão apenas ao alargamento alar.
- Caso contrário, um componente da ressecção deve incluir uma parte do peitoril da narina.
- Quando há alargamento alar com tamanho excessivo da narina, é realizada uma excisão completa em cunha que se estende até o vestíbulo. A quantidade excisada deve ser cuidadosamente medida, e o uso do princípio da redução pela metade e a eversão mínima da borda da pele melhoram a qualidade da cicatriz.
- Em certos casos, uma ressecção conservadora e isolada da soleira pode ser tudo o que é necessário. O excesso de tecido da soleira pode ser removido com uma ressecção em forma de torta que não se estenda para a região lateral da bochecha.
- O cirurgião astuto reconhecerá a posição e as assimetrias da asa e da narina, respectivamente.
- Essas discrepâncias podem se apresentar na direção medial-lateral ou na direção craniocaudal. A correção dessa última é muito mais desafiadora.
- Mais importante ainda, é fundamental uma abordagem cautelosa para a cirurgia da base alar, de modo que as bases alares não sejam excessivamente estreitadas. Embora isso possa ser aceitável ou até mesmo desejado em mulheres caucasianas, parecerá estranho no nariz do Oriente Médio e é um sinal revelador de um nariz excessivamente operado e racialmente desequilibrado.

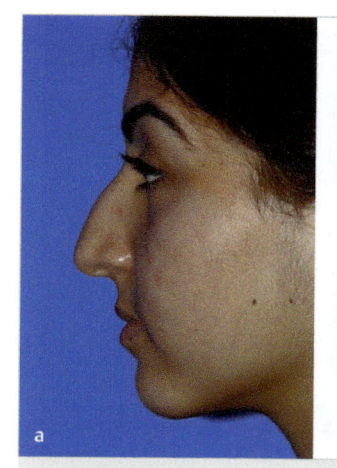

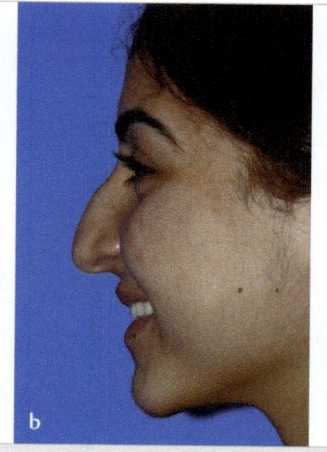

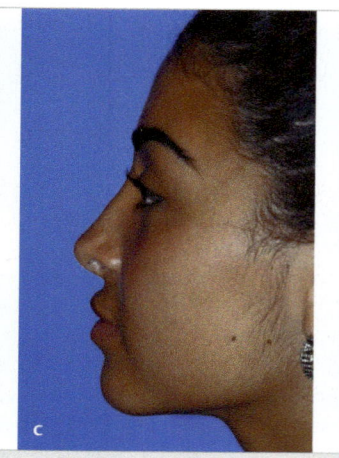

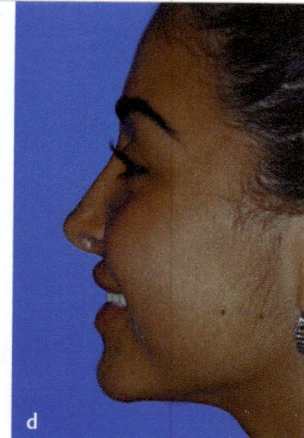

Fig. 49.9 (a, b) Uma paciente apresentou ptose dinâmica da ponta com expressão de animação. Após um ano de rinoplastia aberta primária, não há evidência de ptose dinâmica da ponta com expressão de animação **(c, d)**. Isso foi obtido com a transecção completa dos músculos depressores do septo nasal e com o reforço do tripé da ponta em um enxerto de extensão septal robusto na linha média.

49.4 Avaliação do Componente Anatômico

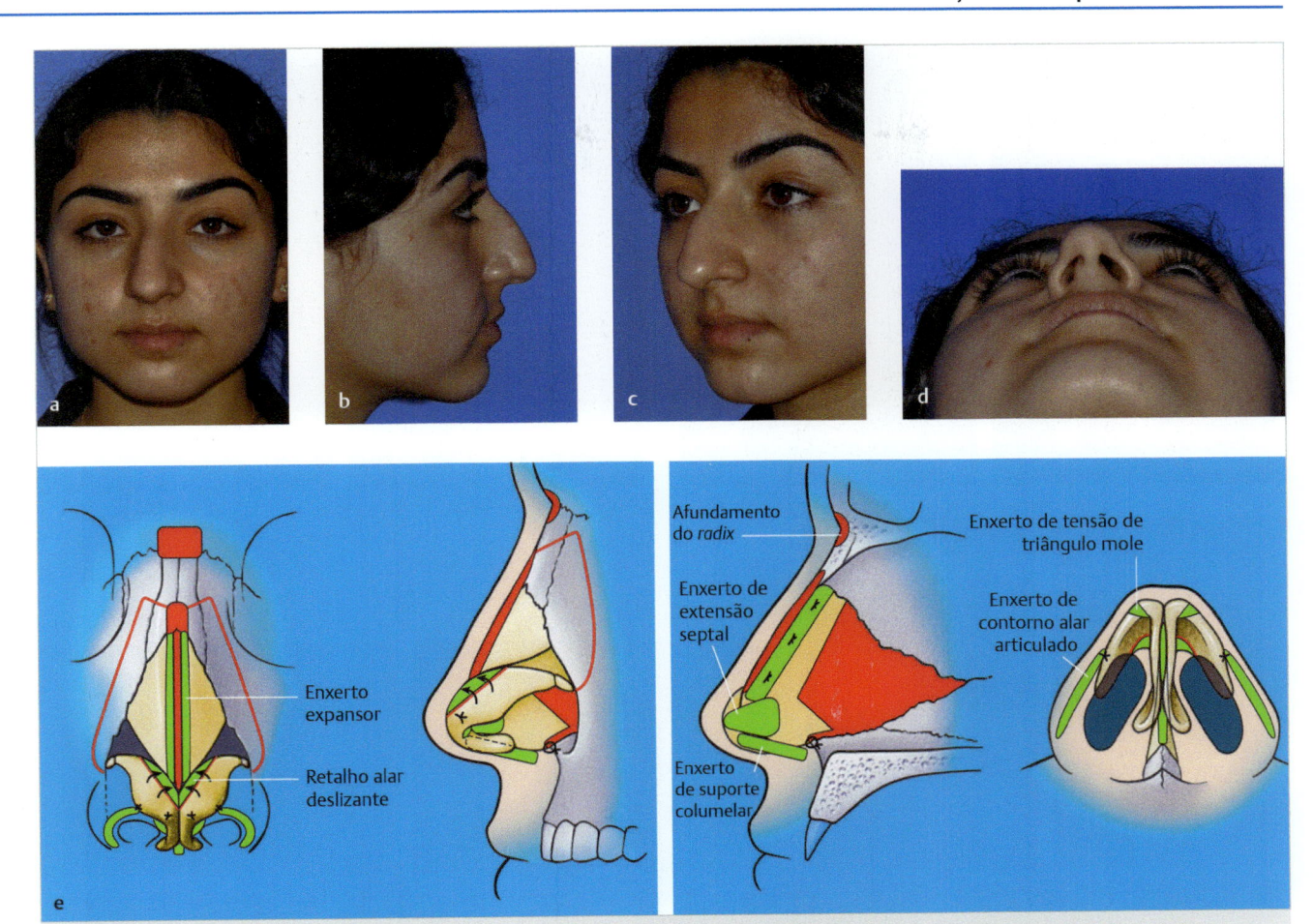

Fig. 49.10 (a-d) Esta mulher de 18 anos se apresentou para uma rinoplastia estética. Na vista frontal, é possível observar uma deformidade em forma de C e uma ponta bulbosa. Na vista lateral, há uma proeminente giba ósseo-cartilaginosa com um radix alto. O ângulo nasolabial se aproxima de 90 graus e o músculo depressor do septo nasal hiperativo produz um lábio superior curto. A vista basal confirma o desvio caudal do septo, que se traduz em um desvio da ponta do lado direito. A ponta bulbosa é novamente apreciada com bordas alares fracas e comprimidas. A paciente foi submetida à rinoplastia primária após apresentar desvio septal em forma de C, ponta bulbosa, bordas alares enfraquecidas e uma giba dorsal ósseo-cartilaginosa. Os objetivos cirúrgicos incluíam: (1) corrigir o desvio em forma de C; (2) tratar a giba dorsal; (3) refinar a ponta; (4) melhorar o ângulo nasolabial e a ptose dinâmica da ponta com expressão de animação. (**e**) A abordagem cirúrgica inclui: (1) Abordagem de rinoplastia aberta (incisões transcolumelar e infracartilaginosa); (2) redução cartilaginosa dorsal do componente (redução dorsal de 4 mm); (3) raspagem em série do dorso ósseo e aprofundamento do *radix*; (4) osteotomia em "J" de baixo para baixo para fechar a deformidade do teto aberto; (5) septoplastia (deixando 12 mm de estrutura em L); (6) enxertos expansores assimétricos (esquerda mais larga do que a direita); (7) reinicialização do septo caudal com suturas em forma de oito; (8) ressecção cefálica das *crura* laterais com retalhos alares deslizantes; (9) enxerto de extensão septal e enxerto de suporte columelar colocados para suporte da linha média; (10) transecção dos músculos depressores dos septos; (11) sutura inter e intradomal; (12) enxertos de contorno alar articulados para melhorar a estabilidade da borda alar; (13) enxerto de tensão de triângulo macio colocado para definir a tensão da ponta e controlar os pontos de definição da ponta *(Continua)*

Análise de Caso (▶ Fig. 49.11)

- Foi relatada uma frequência maior de malposição da base alar em pacientes do Oriente Médio.[2,12]
- A base alar geralmente é deslocada para cefálico em relação à ponta em mergulho e à columela pendente.
- Com a animação, o desequilíbrio entre a ponta nasal dependente caudalmente e a base alar posicionada cefalicamente aumenta. É importante reconhecer esse desequilíbrio e o grau em que ele é reduzido após a realização da rotação e projeção adequadas da ponta, porque a quantidade de reposicionamento da base alar diminui após o estabelecimento da posição adequada da ponta nasal.

> **Dica de Especialista**
>
> *O alargamento e o mau posicionamento da base alar são comuns e devem ser corrigidos depois que o complexo da ponta estiver adequadamente moldado e posicionado para evitar a correção excessiva.*

49.4.5 Narinas, Triângulo de Tecido Mole e Borda Alar

- As assimetrias nas narinas são uma fonte frequente de frustração tanto para o cirurgião quanto para o paciente. Elas são mais bem avaliadas usando a visão basilar.

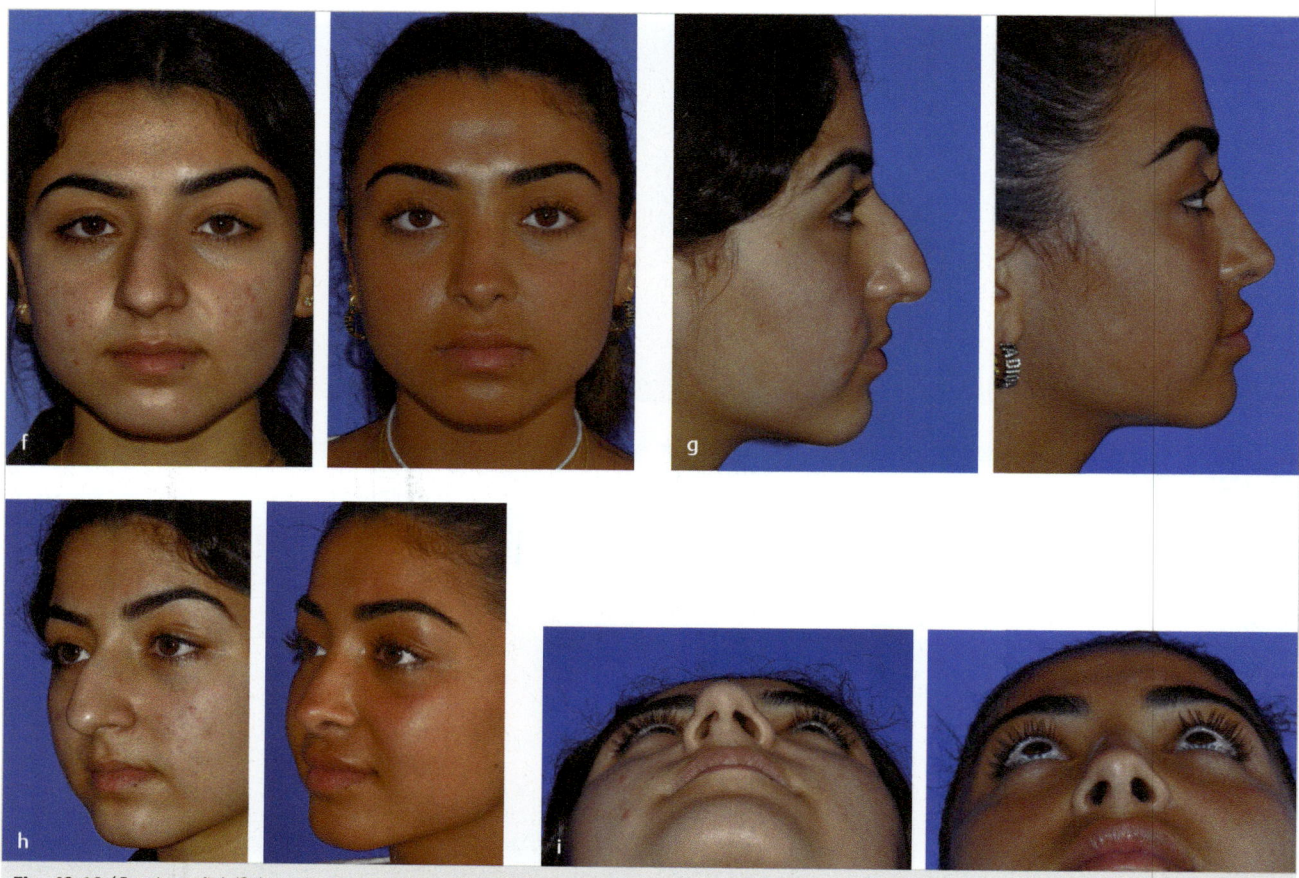

Fig. 49.10 *(Continuação)* **(f–i)** Análise do resultado: fotografias pós-operatórias de um ano demonstram: (1) Nariz reto na vista frontal e correção de desvio significativo em forma de C; (2) redução dorsal significativa com dorso reto no perfil; (3) leve quebra da *supratip*; (4) ponta estreita e refinada com pontos simétricos que definem a ponta; (5) aumento do ângulo nasolabial para aproximadamente 105 graus; (6) melhor simetria das narinas.

- A desproporção geralmente se manifesta como uma ponta maior que 40% e/ou uma narina menor que 60% da distância total do lábio superior até os pontos de definição da ponta mais projetados.
- Uma análise mais completa envolve a consideração de três dimensões, incluindo vistas laterais, frontais, oblíquas e basilares para determinar a natureza exata da assimetria.
- Além disso, o equilíbrio entre a narina e a ponta deve ser cuidadosamente avaliado no pré-operatório e no intraoperatório. Deve-se obter uma relação narina/ponta de aproximadamente 60:40 no final do caso.[50,59]
- As anormalidades residuais das narinas tornam-se aparentes após a correção adequada da rotação e projeção da ponta, da discrepância alar-columelar[60] e do posicionamento da base alar. Essa anormalidade geralmente é causada por bases das *crura* mediais alargadas, deformidade da narina curta[50] (também descrita como excesso de triângulo de tecido mole) ou abertura da narina ampliada.[61]

> **Dica de Especialista**
>
> *O desequilíbrio entre as pontas das narinas é comum e deve ser tratado por meio de técnicas apropriadas e incrementais de modelagem das narinas.*

Análise de Caso (▶ Fig. 49.12)

- Um desequilíbrio entre a narina curta[50] (em relação ao lóbulo ponta-infraponta) se torna aparente em uma inspeção cuidadosa na vista basal.
- Quando o aumento do lóbulo infravertebral e a projeção da ponta são aumentados sem abordar uma narina curta, pode ocorrer a deformidade da narina curta. Essa deformidade se manifesta como uma aparência de excesso de volume na ponta e no lóbulo. Ela pode prejudicar o refinamento da ponta e, provavelmente, será interpretada como uma ponta nasal de aparência volumosa.
- A deformidade da narina curta também pode ser corrigida com a excisão do triângulo de tecido mole (quando a distância entre o ápice da narina e o domo é excessiva) e/ou técnicas de sutura da ponta que elevam os ápices das narinas, conforme descrito por Guyuron *et al.*[50]
- Os pacientes do Oriente Médio reconhecerão e apontarão as assimetrias das narinas na vista basilar (discrepâncias de tamanho, alargamento da base do pé/largura da base columelar); portanto, quaisquer assimetrias pré-operatórias devem ser minuciosamente demonstradas e discutidas durante a consulta pré-operatória e o processo de obtenção do consentimento informado.
- É necessária uma análise facial completa, pois às vezes pode ser diagnosticada uma displasia maxilar unilateral notável.

49.4 Avaliação do Componente Anatômico

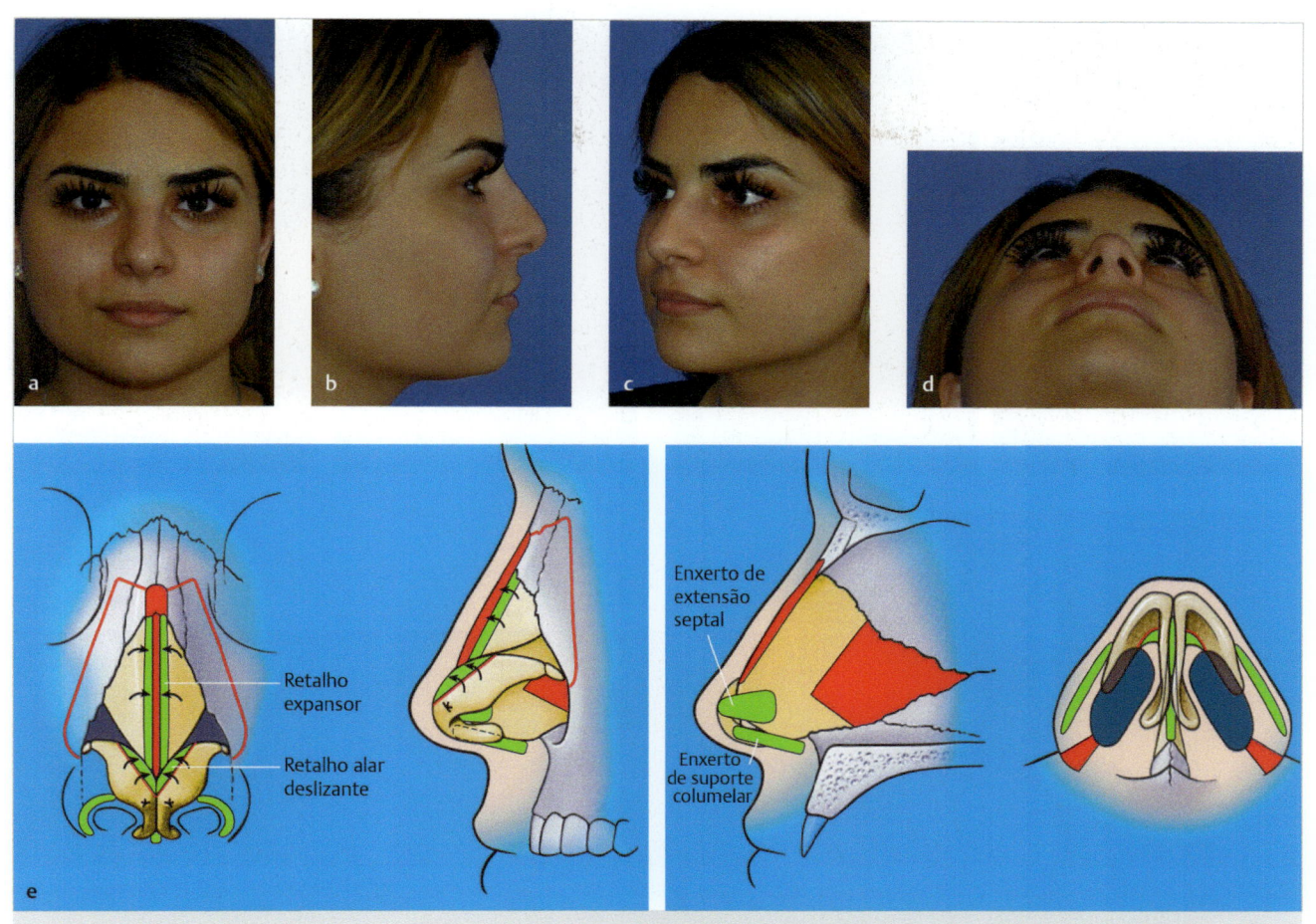

Fig. 49.11 (a-d) Esta mulher de 20 anos apresentou-se para uma rinoplastia estética. Ela demonstra muitas das características típicas do nariz do Oriente Médio. Ela possui uma pele muito espessa/sebácea, um *radix* alto e raso e uma giba dorsal com alargamento de todo o nariz (ossos nasais, abóboda média e bases alares). (**e**) A abordagem cirúrgica incluiu: (1) abordagem de rinoplastia aberta (incisões transcolumelar e infracartilaginosa); (2) redução cartilaginosa dorsal do componente (redução dorsal de 3 mm); (3) raspagem em série do dorso ósseo com afundamento significativo do *radix*; (4) osteotomia em "J" de baixo para baixo para fechar a deformidade do teto aberto; (5) septoplastia (deixando 12 mm de estrutura em L); (6) retalhos expansores para reconstruir a abóboda média; (7) ressecção cefálica das *crura* laterais com retalhos alares deslizantes; (8) enxerto de extensão septal e enxerto de suporte columelar colocados para suporte da linha média; (9) sutura inter e intradomal para refinamento da ponta; (10) enxertos de contorno alar flutuante para melhorar a estabilidade da borda alar; (11) um desenho crescente para incluir uma ressecção da soleira da narina (2 mm) e do alargamento alar (3 mm) foi realizado para estreitar a base nasal e melhorar o desequilíbrio alar-columelar. *(Continua)*

Uma abertura piriforme rebaixada afetará a posição da base alar, o tamanho da narina, o comprimento da borda alar e a inclinação geral da ponta.
- As manobras intraoperatórias podem acomodar essas discrepâncias; caso contrário, pode ser necessário enxerto (ou seja, gordura, cartilagem, preenchimento) para dar volume ao lado com deficiência maxilar.
- Um alargamento ou tamanho excessivo e assimétrico da base das *crura* mediais está comumente presente e deve ser corrigido usando técnicas de sutura, com ou sem excisão da base.[27]
- O excesso de tecido mole presente no espaço intercrural deve ser excisado diretamente e permitirá uma melhor modelagem da narina.[27]
- A retração alar primária é raramente observada na população do Oriente Médio.[2]
- Suturas do septo crural medial podem ser necessárias para corrigir o excesso de exposição columelar e para melhorar ou manter a rotação da ponta. Deve-se tomar cuidado para evitar a correção excessiva do ângulo nasolabial.
- Muitos pacientes do Oriente Médio fazem questão de solicitar especificamente que a ponta nasal não seja excessivamente elevada. Pode haver uma tendência à correção excessiva devido à presença de uma posição grave da ponta caudal.
- Pacientes do Oriente Médio podem apresentar uma espinha nasal anterior proeminente após o aumento do ângulo nasolabial. Pode ser necessário o tratamento da espinha nasal anterior com fratura e excisão, pois toda a base columelar é reposicionada cefalicamente.
- Além disso, pode ser necessária a ressecção da área de rolagem e do septo vestibular caudal, pois a mucosa redundante pode prejudicar a força e a estabilidade do complexo da ponta reposicionada.
- O revestimento vestibular de fato desempenha um papel no fortalecimento e na manutenção da posição e do formato da ponta nasal (Barton, comunicação pessoal).

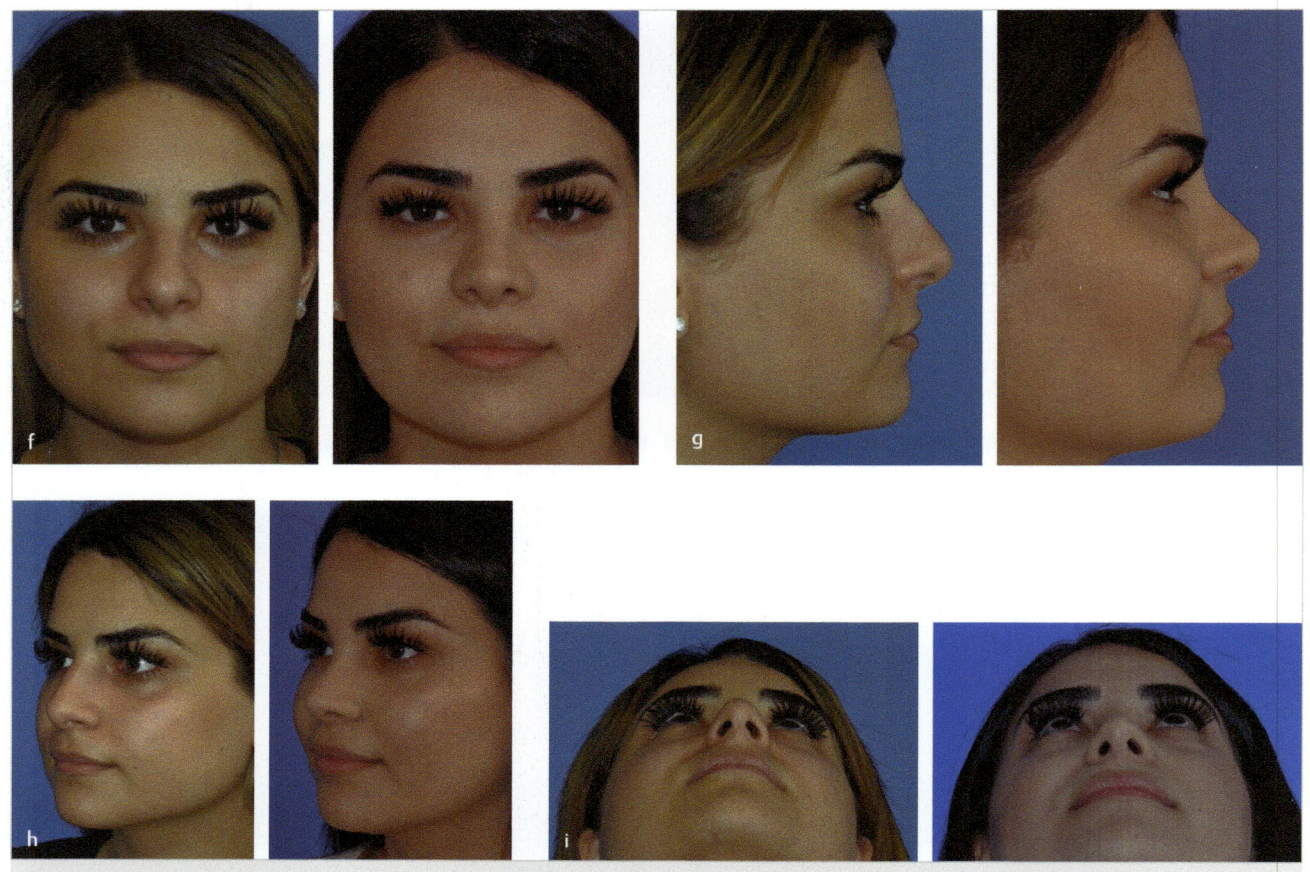

Fig. 49.11 *(Continuação)* **(f-i)** Análise do resultado: fotografias pós-operatórias de 14 meses demonstram: (1) Um *radix* significativamente mais baixo/profundo dá ao nariz uma aparência mais curta; (2) rotação nasal melhorada e desprojeção com redução dorsal associada; (3) a ponta é mais refinada com pontos simétricos que definem a ponta; (4) nas fotografias pré-operatórias, devido ao tamanho geral do nariz, as bases alares alargadas não são imediatamente óbvias. Somente quando o nariz tiver sido reduzido para equilibrar o restante de suas características faciais delicadas é que o cirurgião poderá perceber o excesso/alargamento da base alar que deve ser tratado.

- O apoio dos triângulos macios cria uma transição suave dos pontos que definem a ponta para a borda alar bilateralmente.
- A utilização de enxertos de ponta, como o enxerto de tensão do triângulo mole, além dos enxertos de contorno alar, minimizou o risco de deficiência da faceta do triângulo mole e de retração alar, respectivamente.
- Além disso, o reforço da borda da narina no ponto mais fraco (*crura* médias até a junção da borda alar) evita deformidades de "ponta comprimida", pois a cobertura de pele se contrai sobre a estrutura cartilaginosa da ponta.
- Os enxertos de contorno alar podem ser colocados de forma anterógrada ou retrógrada. Quando colocados na direção anterógrada, o cirurgião tem a oportunidade de articular os enxertos com o tripé da ponta, caso contrário, eles permanecem embutidos no tecido mole.

49.5 Objetivos Comuns na Rinoplastia de Pacientes do Oriente Médio

- Um resultado pós-operatório racialmente equilibrado e atraente não prejudicará a harmonia facial geral.
- Um equilíbrio nasofacial adequado é obtido sem criar incongruência racial e uma aparência estranha e operada.
- Compreender as possíveis armadilhas devido a considerações anatômicas e características teciduais exclusivas do nariz do paciente do Oriente Médio permite que o cirurgião se prepare para essas operações desafiadoras.
- A seleção e a colocação meticulosas do enxerto para equilibrar a relação entre o tecido mole e a cartilagem podem evitar deformidades iatrogênicas que, frequentemente, levam à insatisfação do paciente e à necessidade de cirurgia de revisão.

49.5.1 Objetivos da Cirurgia

- Fazer uma redução dorsal moderada (evitando a ressecção excessiva).
- Aprofundar e diminuir o *radix*.
- Estreitar os ossos nasais largos.
- Retire seletivamente o tecido fibrogorduroso ou reutilize-o criando um ligamento *neopitanguy*.
- Definir a ponta nasal por meio de técnicas controladas de preservação da cartilagem.

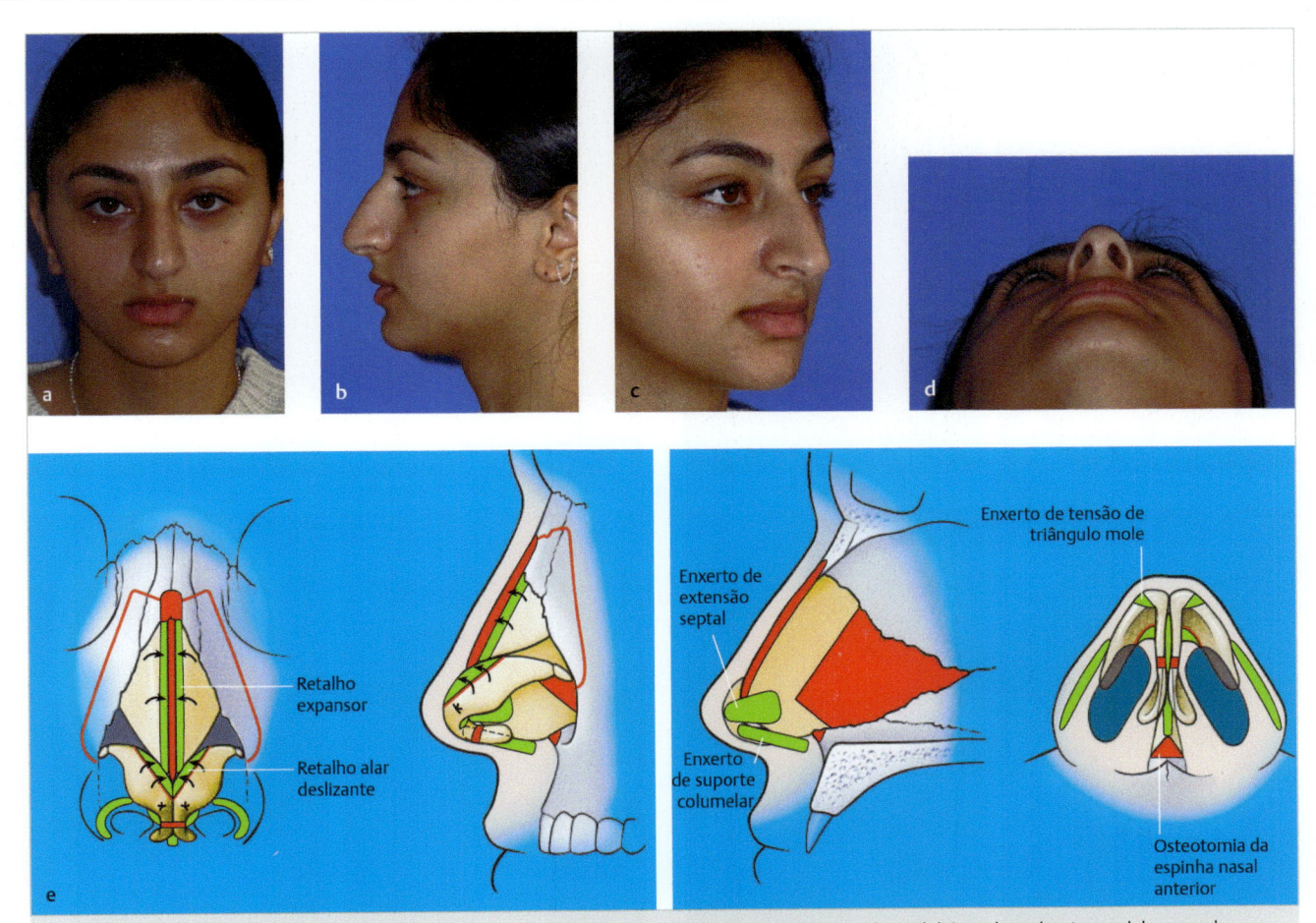

Fig. 49.12 (a-d) Esta mulher de 17 anos apresentou-se para uma rinoplastia estética. Em uma vista frontal, há um leve desvio caudal esquerdo e uma ponta bulbosa. No perfil, observa-se um *radix* alto/raso, um dorso ósseo convexo e uma ponta aguda/em mergulho. Há uma leve columela pendente. A vista da base demonstra uma espinha nasal proeminente e uma ponta bulbosa. Os objetivos cirúrgicos incluíam: (1) diminuir o nariz de forma geral; (2) elevar a ponta e torná-la mais refinada; (3) endireitar o nariz (corrigir o desvio do lado esquerdo); (4) tratar o dorso convexo.
(e) A abordagem cirúrgica incluiu: (1) Abordagem de rinoplastia aberta (incisões transcolumelar e infracartilaginosa; (2) redução cartilaginosa dorsal do componente (redução dorsal de 2 mm); (3) raspagem em série do dorso ósseo com afundamento do *radix*; (4) osteotomia em "J" de baixo para baixo para fechar a deformidade do teto aberto; (5) septoplastia (deixando 12 mm de estrutura em L); (6) foi realizada uma ressecção do septo caudal (2 mm); (7) retalhos expansores para reconstruir a abóboda média; (8) ressecção cefálica das *crura* laterais com retalhos alares deslizantes; (9) ostectomia da espinha nasal anterior (1-2 mm); (10) transecção das *crura* mediais; (11) transecção dos músculos depressores do septo; (12) enxerto de extensão septal e enxerto de suporte columelar colocados para suporte da linha média; (13) sutura inter e intradomal para refinamento da ponta; (14) enxertos de contorno alar flutuante para melhorar a estabilidade da borda alar; (15) enxerto de tensão do triângulo mole para tensionamento da ponta e suporte do triângulo de tecido mole. *(Continua)*

- Evite a correção excessiva do ângulo nasolabial e a rotação excessiva da ponta nasal.
- Trate a subprojeção e a definição da ponta, tratando a rotação e a insuficiência das *crura* médias/mediais, quando presentes.
- Apoie a posição e a projeção do tripé da ponta com um SEG resistente.
- Reconhecer discrepâncias de comprimento entre as *crura* laterais e mediais inferiores.
- Gerencie a ponta hiperdinâmica enfraquecendo ou transectando o músculo depressor do septo nasal e apoiando o complexo da ponta.
- Tensione adequadamente as *crura* mediais e laterais e preencha as deficiências do triângulo mole com enxertos adequadamente posicionados.
- Tratar o alargamento da base alar por meio da redução do peitoril e/ou do alargamento alar.
- Corrigir as assimetrias das narinas.

49.6 Conclusão

A rinoplastia em pacientes do Oriente Médio pode ser desafiadora devido ao envelope de pele e tecido mole espesso e não contrátil, às cartilagens inatamente fracas, às asas largas e ao desejo de obter um nariz menor, porém, elegante. A assimetria/incongruência racial pode ser evitada (1) corrigindo o ângulo nasolabial para não mais do que 95 graus, (2) minimizando o grau de concavidade da supraponta sem criar deformidades secundárias de deformidade da supraponta em bico de papagaio, (3) realizando uma redução modesta da giba dorsal e (4) evitando o estreitamento excessivo da ponta nasal e da base alar (▶ Vídeo 49.1). Embora seja fundamental compreender a morfologia nasal dos pacientes do Oriente Médio, uma abordagem individualizada que equilibre os desejos dos pacientes com o senso estético/artístico do cirurgião melhora os resultados.

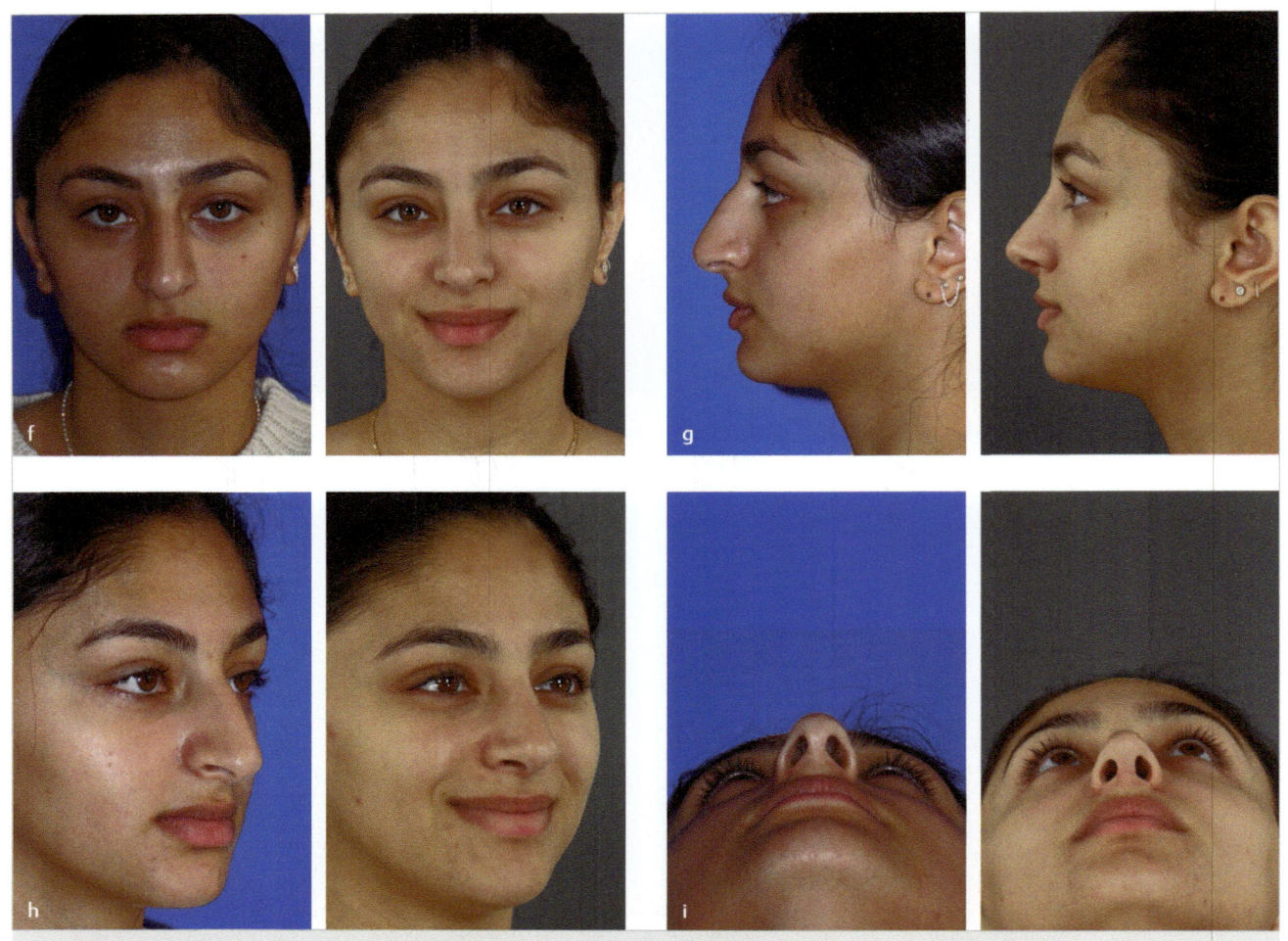

Fig. 49.12 *(Continuação)* **(f-i)** Análise do resultado: fotografias pós-operatórias de 12 meses demonstram: (1) linhas estéticas dorsais paralelas, estreitas e suaves; (2) dorso reto com leve quebra da suraponta; (3) ângulo nasolabial obtuso e melhorado, aproximando-se de 105 graus; (4) correção da columela pendente; (5) desprojeção e estreitamento da ponta com pontos simétricos apropriados para definir a ponta.

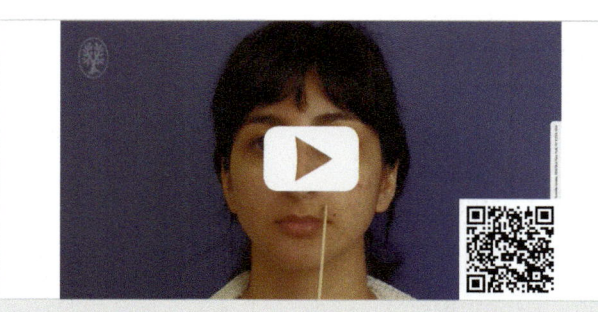

Vídeo 49.1 Rinoplastia do Oriente Médio: *nuances* técnicas modernas.

Referências

[1] Rohrich RJ, Muzaffar AR. Rhinoplasty in the African-American patient. Plast Reconstr Surg. 2003; 111(3):1322-1339, discussion 1340-1341
[2] Rohrich RJ, Ghavami A. Rhinoplasty for middle eastern noses. Plast Reconstr Surg. 2009; 123(4):1343-1354
[3] Daniel RK. Hispanic rhinoplasty in the United States, with emphasis on the Mexican American nose. Plast Reconstr Surg. 2003; 112(1):244-256, discussion 257-258
[4] Daniel RK. Middle Eastern rhinoplasty in the United States: part I. Primary rhinoplasty. Plast Reconstr Surg. 2009; 124(5):1630-1639
[5] Ghavami A, Rohrich RJ. Discussion. Middle Eastern rhinoplasty in the United States: part II. Secondary rhinoplasty. Plast Reconstr Surg. 2009; 124(5): 1649-1651
[6] Ricketts RM. Divine proportion in facial esthetics. Clin Plast Surg. 1982; 9(4): 401-422
[7] Farkas LG, Kolar JC. Anthropometrics and art in the aesthetics of women's faces. Clin Plast Surg. 1987; 14(4):599-616
[8] Rohrich RJ, Kenkel JM. The definition of beauty in the Northern European. In: Matory WE Jr, ed. Ethnic Considerations in Facial Aesthetic Surgery. Philadelphia, PA: Lippincott-Raven; 1998:85-96
[9] Bizrah MB. Rhinoplasty for Middle Eastern patients. Facial Plast Surg Clin North Am. 2002; 10(4):381-396
[10] Beheri GE. Rhinoplasty in Egyptians. Aesthetic Plast Surg. 1984; 8(3):145-150
[11] Foda HM. External rhinoplasty for the Arabian nose: a columellar scar analysis. Aesthetic Plast Surg. 2004; 28(5):312-316
[12] Guyuron B. The Middle Eastern nose. In: Matory WE Jr, ed. Ethnic Considerations in Facial Aesthetic Surgery. Philadelphia, PA: Lippincott-Raven; 1998: 363-372
[13] Daniel RK. Middle Eastern rhinoplasty in the United States: part II. Secondary rhinoplasty. Plast Reconstr Surg. 2009; 124(5):1640-1648
[14] Ghavami A, Rohrich RJ. The ethnic rhinoplasty. In: Aston SJ, Steinbrech DS, Walden JL, eds. Aesthetic Plastic Surgery. London, UK: Saunders; May 2009; 531-554
[15] Byrd HS, Meade RA, Gonyon DL, Jr. Using the autospreader flap in primary rhinoplasty. Plast Reconstr Surg. 2007; 119(6):1897-1902
[16] Ofodile FA, Bokhari FJ, Ellis C. The black American nose. Ann Plast Surg. 1993; 31(3):209-218, discussion 218-219
[17] Ofodile FA, Bokhari F. The African-American nose: part II. Ann Plast Surg. 1995; 34(2):123-129

[18] Snyder GB. Rhinoplasty in the Negro. Plast Reconstr Surg. 1971; 47(6):572-575

[19] Flowers RS. The surgical correction of the non-Caucasian nose. Clin Plast Surg. 1977; 4(1):69-87

[20] Rees TD. Nasal plastic surgery in the Negro. Plast Reconstr Surg. 1969; 43(1): 13-18

[21] Ortiz-Monasterio F, Olmedo A. Rhinoplasty on the mestizo nose. Clin Plast Surg. 1977; 4(1):89-102

[22] Ghavami A. The Middle Eastern Nose. Paper presented at: Dallas Rhinoplasty Meeting, March 11-13, 2022; Dallas, TX

[23] Flowers RS. Rhinoplasty in Oriental patients: repair of the East Asian nose. In: Daniel RK, ed. Rhinoplasty. Boston, MA: Little Brown; 1993:677-703

[24] Gunter JP, Hackney FL. Clinical assessment and facial analysis. In: Gunter JP, Rohrich RJ, Adams WP, eds. Dallas Rhinoplasty: Nasal Surgery by the Masters. St. Louis, MO: Quality Medical Publishing; 2002:53-71

[25] Adams WP, Jr, Rohrich RJ, Hollier LH, Minoli J, Thornton LK, Gyimesi I. Anatomic basis and clinical implications for nasal tip support in open versus closed rhinoplasty. Plast Reconstr Surg. 1999; 103(1):255-261, discussion 262-264

[26] Ghavami A, Janis JE, Acikel C, Rohrich RJ. Tip shaping in primary rhinoplasty: an algorithmic approach. Plast Reconstr Surg. 2008; 122(4):1229-1241

[27] Guyuron B. Footplates of the medial crura. Plast Reconstr Surg. 1998; 101(5): 1359-1363

[28] Behmand RA, Ghavami A, Guyuron B. Nasal tip sutures part I: the evolution. Plast Reconstr Surg. 2003; 112(4):1125-1129, discussion 1146-1149

[29] Guyuron B, Behmand RA. Nasal tip sutures part II: the interplays. Plast Reconstr Surg. 2003; 112(4):1130-1145, discussion 1146-1149

[30] Tebbetts JB. Shaping and positioning the nasal tip without structural disruption: a new, systematic approach. Plast Reconstr Surg. 1994; 94(1):61-77

[31] Rohrich RJ, Adams WP, Jr. The boxy nasal tip: classification and management based on alar cartilage suturing techniques. Plast Reconstr Surg. 2001; 107 (7):1849-1863, discussion 1864-1868

[32] Ofodile FA, James EA. Anatomy of alar cartilages in blacks. Plast Reconstr Surg. 1997; 100(3):699-703

[33] González-Ulloa M. The fat nose. Aesthetic Plast Surg. 1984; 8(3):135-140

[34] Niechajev I. Noses of the middle east: variety of phenotypes and surgical approaches. J Craniofac Surg. 2016; 27(7):1700-1706

[35] Ercin BS, Bicer A, Bilkay U. Pitanguy ligamentous flap: a new method to prevent supratip deformity in rhinoplasty. J Craniofac Surg. 2020; 31(3): 731-736

[36] Hoehne J, Brandstetter M, Gubisch W, Haack S. How to reduce the probability of a pollybeak deformity in primary rhinoplasty: a single-center experience. Plast Reconstr Surg. 2019; 143(6):1620-1624

[37] Guyuron B, DeLuca L, Lash R. Supratip deformity: a closer look. Plast Reconstr Surg. 2000; 105(3):1140-1151, discussion 1152-1153

[38] Daniel RK, Palhazi P. The nasal ligaments and tip support in rhinoplasty: an anatomical study. Aesthet Surg J. 2018; 38(4):357-368

[39] Azizzadeh B, Mashkevich G. Middle Eastern rhinoplasty. Facial Plast Surg Clin North Am. 2010; 18(1):201-206

[40] Ghavami A, Saadat S. Ethnic rhinoplasty. Nahai F. QMP Inc, St. Louis, Missouri. In: The Art of Aesthetic Surgery: Principles and Techniques, Facial Surgery. Vol. 3; 2020:1066-1084

[41] Rohrich RJ, Muzaffar AR, Janis JE. Component dorsal hump reduction: the importance of maintaining dorsal aesthetic lines in rhinoplasty. Plast Reconstr Surg. 2004; 114(5):1298-1308, discussion 1309-1312

[42] Guyuron B. Guarded burr for deepening of nasofrontal junction. Plast Reconstr Surg. 1989; 84(3):513-516

[43] Gruber RP, Park E, Newman J, Berkowitz L, Oneal R. The spreader flap in primary rhinoplasty. Plast Reconstr Surg. 2007; 119(6):1903-1910

[44] Saban Y, Daniel RK, Polselli R, Trapasso M, Palhazi P. Dorsal preservation: the push down technique reassessed. Aesthet Surg J. 2018; 38(2):117-131

[45] Toriumi DM, Kovacevic M, Kosins AM. Structural preservation rhinoplasty: a hybrid approach. Plast Reconstr Surg. 2022; 149(5):1105-1120

[46] Tuncel U, Aydogdu O. The probable reasons for dorsal hump problems following let-down/push-down rhinoplasty and solution proposals. Plast Reconstr Surg. 2019; 144(3):378e-385e

[47] Nakamura F, Luitgards BF, Ronche Ferreira JC. Combining preservation and structured rhinoplasty: septal extension grafts and the interdomal hanger. Plast Reconstr Surg Glob Open. 2021; 9(1):e3323

[48] Sheen JH, Sheen A. Aesthetic Rhinoplasty. 2nd ed. St. Louis, MO: CV Mosby; 1987

[49] Peck GC. Techniques in Aesthetic Rhinoplasty. New York, NY: Thieme-Stratton; 1984

[50] Guyuron B, Ghavami A, Wishnek SM. Components of the short nostril. Plast Reconstr Surg. 2005; 116(5):1517-1524

[51] Ghavami A. The Middle-Eastern Nose. Paper presented at: Dallas Rhinoplasty Symposium, March 8-10, 2013; Dallas, TX

[52] Byrd HS, Andochick S, Copit S, Walton KG. Septal extension grafts: a method of controlling tip projection shape. Plast Reconstr Surg. 1997; 100(4):999-1010

[53] Bellamy JL, Rohrich RJ. Superiority of the septal extension graft over the columellar strut graft in primary rhinoplasty: improved long-term tip stability. Plast Reconstr Surg. 2023; 152(2):332-339

[54] Sawh-Martinez R, Perkins K, Madari S, Steinbacher DM. Control of nasal tip position: quantitative assessment of columellar strut versus caudal septal extension graft. Plast Reconstr Surg. 2019; 144(5):772e-780e

[55] Gunter JP, Friedman RM. Lateral crural strut graft: technique and clinical applications in rhinoplasty. Plast Reconstr Surg. 1997; 99(4):943-952, discussion 953-955

[56] Rohrich RJ, Raniere J, Jr, Ha RY. The alar contour graft: correction and prevention of alar rim deformities in rhinoplasty. Plast Reconstr Surg. 2002; 109(7):2495-2505, discussion 2506-2508

[57] Toriumi DM. New concepts in nasal tip contouring. Arch Facial Plast Surg. 2006; 8(3):156-185

[58] Rohrich RJ, Huynh B, Muzaffar AR, Adams WP, Jr, Robinson JB, Jr. Importance of the depressor septi nasi muscle in rhinoplasty: anatomic study and clinical application. Plast Reconstr Surg. 2000; 105(1):376-383, discussion 384-388

[59] Daniel RK. Rhinoplasty: large nostril/small tip disproportion. Plast Reconstr Surg. 2001; 107(7):1874-1881, discussion 1882-1883

[60] Gunter JP, Rohrich RJ, Friedman RM. Classification and correction of alar-columellar discrepancies in rhinoplasty. Plast Reconstr Surg. 1996; 97(3): 643-648

[61] Guyuron B. Alar rim deformities. Plast Reconstr Surg. 2001; 107(3):856-863

50 O Nariz do Paciente Asiático

Dean M. Toriumi ▪ *Kathryn Landers*

Resumo

A rinoplastia de aumento em um paciente asiático requer a compreensão dos objetivos estéticos do paciente, que podem ser diferentes dos de outras raças. Os pacientes asiáticos frequentemente desejam aumento dorsal e projeção da ponta. Para realizar essas mudanças, o cirurgião deve levar em conta as características típicas do nariz asiático. Essas características incluem pele espessa, tecido mole subcutâneo abundante, cartilagens laterais inferiores fracas e uma relativa escassez de cartilagem septal. Como normalmente o nariz asiático tem um suporte estrutural subjacente relativamente fraco e um envelope espesso de pele e tecido mole sobrejacente, o cirurgião pode achar útil uma abordagem estrutural da rinoplastia asiática para obter um dorso e uma ponta refinados. Este capítulo discute o planejamento pré-operatório, as técnicas operatórias e os cuidados pós-operatórios para pacientes asiáticos submetidos à rinoplastia.

Palavras-chave: Rinoplastia asiática, rinoplastia étnica, aumento dorsal, rinoplastia de aumento

Pontos Principais

- A rinoplastia em um paciente asiático requer atenção a um conjunto exclusivo de objetivos estéticos que podem ser diferentes dos objetivos de um paciente caucasiano. O resultado ideal atual mudou para uma aparência mais natural e refinada. A imagem computadorizada é muito importante para comunicar as mudanças propostas.
- O nariz asiático geralmente tem um suporte estrutural deficiente da ponta e do dorso nasal, que deve ser aumentado para alcançar o refinamento desejado. Uma abordagem estrutural da rinoplastia asiática permite que o cirurgião atinja esses objetivos.
- As opções de materiais para aumento devem ser discutidas com o paciente. Os prós e contras do uso de implantes aloplásticos versus materiais autólogos podem ser explicados ao paciente para que ele possa tomar uma decisão informada.
- Embora os implantes aloplásticos tenham sido amplamente utilizados na rinoplastia asiática, a tendência atual é evitar o uso desses materiais. A cartilagem autóloga para enxerto – colhida do septo, da orelha e da costela – está sendo usada com mais frequência no nariz asiático. Os implantes aloplásticos estão sendo usados com menos frequência no terço inferior móvel do nariz.
- O aumento dorsal pode ser obtido com enxerto dorsal onlay ou com um enxerto do tipo cantilever subdorsal. Para qualquer um dos enxertos, é imperativo que o enxerto seja fixado com segurança ao dorso nasal para evitar a movimentação do enxerto.

50.1 Introdução

Tradicionalmente, os implantes aloplásticos têm sido usados na rinoplastia asiática para criar altura dorsal e refinamento da ponta. O implante aloplástico mais comumente usado na Ásia e em todo o mundo é composto de Silastic. Outros materiais, incluindo Gore-Tex e Medpor, também são usados para aumento. Na rinoplastia asiática, o implante de Silastic escolhido é geralmente em forma de L (implante dorsocolumelar) para criar altura dorsal e projeção da ponta (▶ Fig. 50.1). Embora muitos pacientes se saiam bem ao longo da vida com implantes aloplásticos, esses implantes causam problemas significativos em um subgrupo de pacientes. Esses problemas podem incluir infecção, inflamação, afinamento da pele sobrejacente, deslocamento, extrusão e dor ou pressão crônica.[1,2] Por exemplo, o implante dorsocolumelar em forma de L da Silastic pode causar necrose do tecido sobrejacente em seu joelho, atuando como um ponto de pressão na pele da ponta nasal.[1] Além disso, esse implante não consegue preservar o comprimento nasal, o que pode criar um nariz encurtado com o tempo. Devido a esses possíveis problemas, preferimos usar cartilagem autóloga para todos os enxertos em rinoplastia.

Alguns cirurgiões usam implantes aloplásticos dorsais isolados para aumento e cartilagem autóloga para a ponta nasal e áreas móveis do nariz. Essa é uma opção mais segura, pois o implante dorsal Silastic é relativamente bem tolerado pela pele asiática mais espessa. Entretanto, os implantes Silastic dorsal ainda são móveis no pós-operatório e apresentam risco de infecção ou extrusão.

O material de enxerto de cartilagem autóloga usado para a rinoplastia asiática de aumento vem de três fontes principais: cartilagens do septo, da orelha e da costela. Em pacientes mais velhos, pode ser necessário um homoenxerto de cartilagem costal para obter o aumento, pois a cartilagem da costela em pacientes com mais de 65 anos de idade pode estar ossificada.[2] O grau de calcificação pode ser avaliado por meio de uma tomografia computadorizada pré-operatória do tórax. Embora a coleta e o esculpimento de enxertos de cartilagem autóloga possam aumentar a duração da operação, o uso de enxerto autólogo é uma excelente opção para a maioria dos pacientes asiáticos submetidos à rinoplastia de aumento.

50.2 Avaliação e Planejamento Pré-Operatórios

- É preciso dedicar tempo para entender os objetivos do paciente e comunicar cuidadosamente a ele as alterações cirúrgicas propostas, que podem incluir alterações no *radix*, na altura do

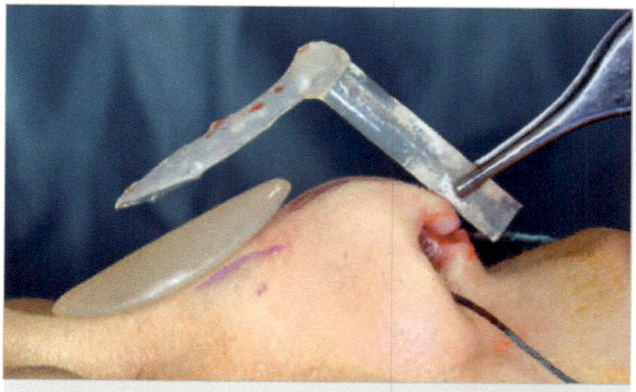

Fig. 50.1 Este paciente teve dois implantes Silastic colocados um sobre o outro. Esses implantes foram removidos e substituídos por um enxerto dorsal de cartilagem de costela.

dorso, na projeção e rotação da ponta, no contorno da ponta nasal, na largura da base nasal, no ângulo nasolabial e na relação alar-columelar.
- As imagens computadorizadas são essenciais para aprimorar a discussão entre o médico e o paciente e podem ajudar a garantir que ambos tenham um entendimento semelhante das alterações propostas e dos objetivos cirúrgicos. Para reduzir o risco de insatisfação do paciente, a imagem deve refletir o que o cirurgião acha que pode ser realizado com razoável certeza.
- A maioria dos pacientes asiáticos que procuram rinoplastia precisa de aumento dorsal e refinamento da ponta nasal. O aumento do dorso nasal aumentará a projeção dorsal e criará um efeito de estreitamento na vista frontal. Historicamente, colocamos enxertos somente dorsais para aumentar o dorso e preferimos não realizar osteotomias, pois uma base mais ampla permitia uma melhor transição do enxerto dorsal para a maxila. Atualmente, usamos uma abordagem de preservação dorsal para colocar um enxerto subdorsal sob os ossos nasais e as cartilagens laterais superiores para elevar o dorso sem o risco de visibilidade do enxerto através da pele. Essas técnicas serão discutidas em mais detalhes neste capítulo.
- Ocasionalmente, um paciente asiático pode ter uma giba dorsal. Em muitos desses pacientes, pode haver uma deficiência no *radix* e na ponta nasal. O aprimoramento da projeção da ponta e o aumento do *radix* podem proporcionar a melhor melhoria no perfil.
- Durante a avaliação pré-operatória, o cirurgião deve discutir com o paciente as opções de materiais que podem ser usados. Especificamente, essas opções devem incluir o uso de implantes aloplásticos e enxertos autólogos, juntamente com as vantagens e possíveis complicações de cada um.
- Em nossa prática, não usamos implantes aloplásticos em nenhuma rinoplastia. O paciente também deve ser informado sobre as possíveis complicações do uso de enxertos autólogos. Quando uma cartilagem de costela é necessária, o paciente deve ser informado sobre os riscos de sua coleta e uso, que incluem deformação, cicatriz hipertrófica, pneumotórax e pneumonia.
- Como em qualquer cirurgia, é importante avaliar se cada paciente é um bom candidato à rinoplastia no pré-operatório. Aqueles com distúrbios imunológicos que afetam a cartilagem, como a policondrite recidivante, ou aqueles com objetivos irrealistas devem ser desaconselhados a realizar a cirurgia.[1] Os pacientes que foram submetidos a cirurgias anteriores devem ser orientados sobre a complexidade do reparo. A imagem computadorizada pode ser usada como uma ferramenta para ajudar a avaliar as expectativas dos pacientes e se eles são bons candidatos com expectativas razoáveis para a cirurgia estética.

50.3 Técnica Operatória

- A rinoplastia de aumento normalmente é realizada por meio de uma abordagem aberta. Para anestesia local, lidocaína a 1% com epinefrina 1:100.000 é injetada no local de coleta do enxerto (septo, orelha ou costela) e no nariz. Ao planejar uma abordagem aberta, injetamos a columela, a ponta nasal, as incisões infracartilaginosas e o dorso nasal. Também injetamos ao longo do processo ascendente da maxila se planejamos realizar osteotomias laterais. Rotineiramente, tamponamos o nariz com cotonetes que foram levemente pulverizados com um agente vasoconstritor. Aguardamos pelo menos 10 minutos para que o anestésico local faça efeito antes de fazer uma incisão.
- Durante nossa avaliação inicial, geralmente podemos determinar o tipo e a quantidade de cartilagem autóloga que será necessária, o que facilita o planejamento pré-operatório preciso e a discussão com o paciente. Como observado, os pacientes asiáticos normalmente têm uma quantidade menor de septo cartilaginoso em comparação com os pacientes caucasianos. No entanto, uma cartilagem septal pode ser adequada na rinoplastia asiática quando se deseja apenas uma pequena quantidade de aumento dorsal. A cartilagem septal pode ser colhida por meio de uma incisão Killian (se for usada uma abordagem fechada) ou após a dissecção entre as *crura* mediais para expor o septo.
- Nos casos em que a cartilagem septal é insuficiente, pode ser necessária uma cartilagem de orelha ou de costela. A decisão de qual fonte de cartilagem usar baseia-se principalmente na quantidade de aumento necessária. Em pacientes que precisam apenas de um grau leve de aumento dorsal (menos de 3 mm), pode-se usar cartilagem septal ou auricular.[1]
- Uma camada dupla de cartilagem septal e/ou cartilagem auricular pode fornecer até 2 mm de altura dorsal. A cartilagem é empilhada e suturada com suturas de Monocryl 6-0 para proporcionar altura dorsal adicional. Entretanto, quando é necessário um aumento dorsal de mais de 3 mm, a cartilagem da costela é preferida para o enxerto. Além disso, os pacientes que precisam de aumento ou alongamento da pré-maxila normalmente precisam de enxerto de cartilagem da costela para obter os resultados desejados.

50.3.1 Técnica Operatória: Coleta da Cartilagem da Costela

- Quando a cartilagem da costela é necessária para o aumento nasal, a sexta ou sétima costela é normalmente usada. O tórax pode ser palpado antes de a incisão ser feita para decidir qual costela seria mais apropriada para o aumento desejado. Uma incisão de 1 a 2 cm é feita ao longo do aspecto inferior da mama direita no sulco inframamário ou sobre a costela desejada. Normalmente, ocultamos a incisão no sulco inframamário em pacientes que já fizeram um aumento de mama e têm uma cicatriz nessa área. É importante fazer a incisão inferior ao implante para evitar danos ao implante. O risco de danos ao implante deve ser discutido no pré-operatório com essas pacientes.
- Normalmente, colhemos um pedaço de cartilagem de costela com 5 a 7 cm de comprimento. Antes de fazer a incisão, uma agulha de calibre 22 de 1,5 polegada pode ser usada para palpar percutaneamente a cartilagem da costela para avaliar o grau de calcificação e identificar a junção osteocartilaginosa. A identificação da junção é importante, pois sua localização pode ser variável e, com incisões menores, o posicionamento deve ser imediatamente acima do segmento a ser colhido.
- É feita uma incisão de 1 a 2 cm na pele e no tecido subcutâneo. O tecido mamário é dissecado bruscamente até a fáscia muscular. A fáscia é incisada bruscamente e as fibras musculares são cuidadosamente espalhadas paralelamente à direção das fibras musculares. As fibras musculares são separadas e não cortadas, o que ajuda a reduzir o desconforto pós-operatório. Depois que a costela é identificada, o tecido remanescente sobreposto é cuidadosamente varrido para fora da costela. Uma

tira de pericôndrio pode ser retirada da superfície da costela antes da retirada da costela, mas normalmente deixamos o pericôndrio intacto e o retiramos preso à costela.
- Um elevador Freer é usado para iniciar a elevação do pericôndrio nas margens superior e inferior da costela.

> **Dica de Especialista**
>
> *É útil deixar um pedaço muito fino (menos de 1 mm) da cartilagem com o pericôndrio. Esse pedaço de cartilagem ajudará na dissecção e protegerá contra a perfuração do pericôndrio na superfície posterior da costela. Ao deixar o pericôndrio intacto, a pleura não é danificada.*

- A junção osteocartilaginosa da costela pode ser identificada com uma agulha de calibre 22; a junção geralmente tem uma cor ligeiramente mais escura. O pericôndrio restante é cuidadosamente elevado sobre a superfície inferior da cartilagem a ser colhida, de forma semelhante à maneira como um retalho mucopericondral é elevado sobre o septo cartilaginoso nasal. Deve-se tomar muito cuidado para dissecar o pericôndrio da costela, pois o pericôndrio fica entre a cartilagem da costela e o feixe neurovascular intercostal e a pleura.
- Depois que a cartilagem da costela é isolada, são feitos cortes mediais e laterais na cartilagem, e o pericôndrio restante preso à superfície inferior pode ser dissecado da costela, permitindo a remoção do segmento de cartilagem. A costela é colocada em uma solução antibiótica antes de ser esculpida (▶ Fig. 50.2).
- A 6ª costela normalmente tem uma conexão com a 7ª costela e deve ser dividida nitidamente com um elevador Freer antes de remover a cartilagem da costela.
- As extremidades da costela são cortadas com uma pinça Takahashi para remover quaisquer bordas afiadas ou palpáveis. Essa etapa é especialmente importante em pacientes de pele fina.

- A cavidade da ferida é então preenchida com uma solução de irrigação e o anestesista realiza uma ventilação com pressão positiva para confirmar que a pleura está intacta. Se forem observadas bolhas de ar, pode haver um defeito pleural. Se isso ocorrer, o defeito pleural pode ser fechado com um cateter de borracha vermelha conectado a um sistema de sucção. Com o tórax expandido, o cateter pode ser removido.
- A ferida é fechada em várias camadas. A camada muscular é fechada firmemente com uma sutura PDS 3-0, que ajuda a apoiar o local de coleta do tórax. Esse fechamento apertado criará um efeito de imobilização no tórax, diminuindo significativamente a dor pós-operatória. O tecido subcutâneo é fechado com suturas simples interrompidas PDS 4-0 e 5-0. A pele é fechada com uma sutura de absorção rápida de 6-0.

> **Dica de Especialista**
>
> *Normalmente, deixamos o local de coleta da cartilagem da costela aberto até o final do procedimento, o que permite a coleta de cartilagem ou pericôndrio adicional, se necessário.*

50.3.2 Técnica Operatória: Escultura da Cartilagem da Costela

- Após a coleta, o segmento de cartilagem é deixado de lado em uma solução antibiótica. O cirurgião deve, então, determinar quais enxertos são necessários, o que influenciará a maneira como a cartilagem da costela é esculpida. Para enxertos dorsais *onlay*, normalmente cortamos a costela em três segmentos e escolhemos o melhor segmento para o enxerto dorsal. Se for necessário um enxerto dorsal muito grande, o enxerto pode ser esculpido a partir do núcleo central da costela, pois as tiras retiradas da periferia tenderão a se deformar. O corte sequencial

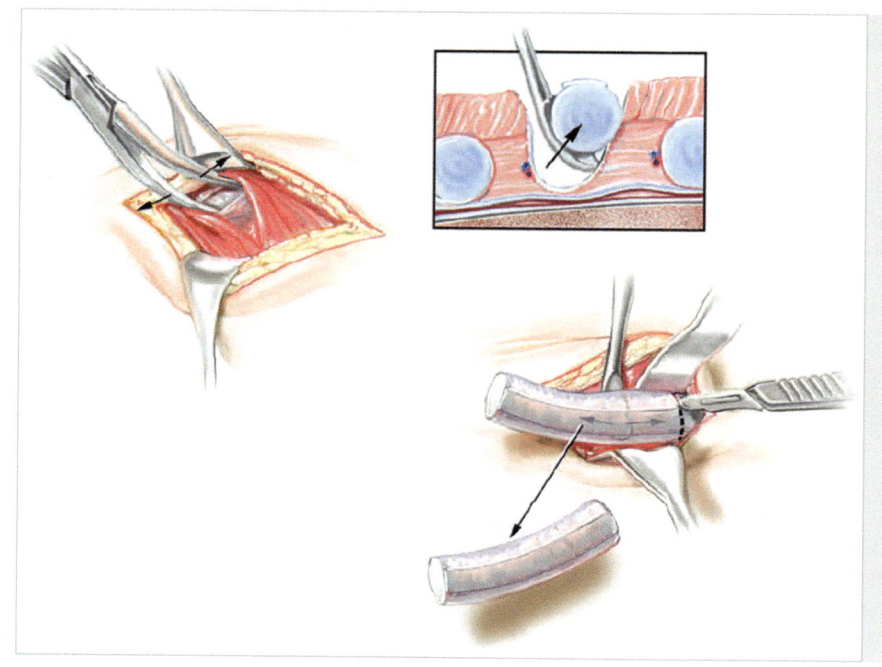

Fig. 50.2 Coleta da cartilagem da costela.

do enxerto dorsal e a imersão da cartilagem em intervalos de aproximadamente 20 minutos permitirão que o cirurgião observe a tendência de deformação. O ideal é que o enxerto dorsal *onlay* tenha uma leve tendência a se curvar, permitindo a colocação do lado côncavo da curvatura contra o dorso ósseo.

50.3.3 Técnica Operatória: Estabilização da Base Nasal

- A rinoplastia de aumento no nariz asiático pode ser realizada por meio de uma abordagem fechada ou aberta. Em geral, se apenas o aumento dorsal for necessário, a abordagem fechada é uma opção razoável. Mais comumente, no entanto, também se deseja trabalhar a ponta, o que preferimos realizar usando a abordagem aberta.
- Na rinoplastia asiática secundária, o cirurgião pode encontrar implantes aloplásticos ao longo da ponta e/ou do dorso. Eles devem ser removidos antes do aumento. A dissecção deve ser meticulosa ao remover os implantes aloplásticos, pois o envelope de pele e tecido mole sobreposto não deve ser danificado. Pode ser encontrada uma cápsula fibrosa ao redor do implante, que pode ser deixada no local como camuflagem do enxerto.[3,4]
- Quando o nariz estiver adequadamente exposto, o cirurgião deve decidir como estabilizar a base nasal. Um enxerto de suporte columelar pode ser usado em pacientes que tenham suporte adequado para a ponta. Esse enxerto pode ser colocado em uma bolsa entre as *crura* mediais e médias, deixando o tecido mole entre o enxerto e a espinha nasal anterior. A almofada de tecido mole evitará o som de estalido resultante do deslocamento do enxerto sobre a espinha nasal anterior.
- Esse enxerto geralmente é feito de cartilagem septal ou de costela e normalmente mede de 5 a 12 mm de comprimento, de 3 a 6 mm de largura e de 1 a 3 mm de espessura. Ele é fixado no lugar com uma sutura simples de tripa 4-0 em uma agulha septal reta, que é passada entre a pele vestibular, as *crura* mediais e o enxerto. O enxerto de escora columelar fornece algum suporte para a ponta, mas fornecerá um suporte mais longo.
- Mais comumente, a ponta nasal asiática requer aumento adicional. Se o paciente tiver um suporte de ponta ruim, um ângulo nasolabial agudo e/ou uma relação alar-columelar inadequada, é usado um enxerto de extensão septal caudal.[5,6] Esse enxerto pode ser esculpido a partir da cartilagem septal ou da costela. A configuração exata do enxerto depende das necessidades específicas de aumento. Se o suporte da ponta for necessário sem alteração na rotação ou no ângulo nasolabial, o enxerto de extensão do septo caudal pode ter formato retangular.
- O enxerto deve ser colocado de ponta a ponta e fixado com segmentos finos de esparadrapo da cartilagem da costela.
- Os pacientes asiáticos tendem a ter uma ponta nasal com rotação excessiva. Para corrigir isso, o enxerto de extensão do septo caudal deve ser mais longo ao longo de sua margem superior e mais curto ao longo da base. Isso agirá para contrarrotar a ponta nasal e aumentar o comprimento nasal. O enxerto é colocado de ponta a ponta e suturado à margem caudal do septo nasal. As *crura* mediais são fixadas na margem caudal do enxerto de extensão septal.
- Para pacientes que têm um ângulo nasolabial agudo e precisam de rotação, o enxerto pode ser feito mais longo inferiormente. A correção requer a colocação de um enxerto de extensão do septo caudal que seja mais longo ao longo da margem inferior e mais curto ao longo da borda superior, o que empurrará o ângulo nasolabial para fora e girará a ponta nasal. O enxerto é suturado ao septo caudal em uma orientação de ponta a ponta, e as *crura* mediais são suturadas à margem caudal do enxerto de extensão septal.
- Outra maneira de abrir um ângulo nasolabial agudo é avançar as *crura* mediais no enxerto de extensão septal. Ao fazer isso, o ângulo nasolabial tornar-se-á mais obtuso. Entretanto, essa manobra deve ser evitada em pacientes com lábio superior mais curto.

> **Dica de Especialista**
>
> *O lábio superior pode ser encurtado com o avanço das* crura *mediais no enxerto de extensão septal. Essa manobra também cria um ângulo nasolabial mais obtuso. Se o paciente não quiser encurtar o lábio superior ou se já tiver um lábio superior muito curto, essa manobra deve ser evitada.*

- Depois que o enxerto de extensão septal estiver fixado no lugar, as *crura* mediais são suturadas à margem caudal do enxerto usando uma sutura simples de 4-0 em uma agulha septal reta. O alinhamento adequado deve ser verificado novamente e, se estiver correto, a posição pode ser firmemente definida com uma sutura PDS 5-0 colocada ao longo da superfície interna das *crura* mediais e da borda caudal do enxerto. Novamente, a simetria da ponta deve ser confirmada. Deve-se tomar cuidado para que as margens caudais das *crura* mediais estejam alinhadas e os domos estejam alinhados.
- Em pacientes que têm uma grave falta de suporte da ponta e uma pré-maxila deficiente, pode ser usado um enxerto de suporte columelar estendido com ou sem um enxerto pré-maxilar. A cartilagem da costela é usada para criar o enxerto de suporte columelar estendido, pois esse enxerto deve ser muito forte. O enxerto também deve se estender da pré-maxila até a posição final dos domos cartilaginosos, e normalmente é necessário um pedaço longo de cartilagem. O enxerto de suporte columelar estendido normalmente mede de 25 a 50 mm de comprimento, de 5 a 10 mm de largura e de 3 a 5 mm de espessura. O enxerto de suporte columelar estendido é colocado entre as *crura* mediais e suturado em um entalhe na espinha nasal anterior. O entalhe na espinha nasal anterior pode ser aprofundado com um osteótomo reto de 5 mm.
- Deve-se tomar cuidado para não fraturar a espinha nasal anterior. O enxerto pode ser suturado com duas suturas PDS 4-0 colocadas através do tecido mole circundante ou através de um orifício feito na espinha nasal anterior com uma agulha de calibre 16. A colocação estável do enxerto também pode ser obtida com a sutura do enxerto em duas peças finas de cartilagem que ficam em ambos os lados da espinha nasal anterior.
- O aspecto inferior do enxerto também pode ser alargado e moldado com um sulco na linha média que fica na espinha nasal anterior.
- Essas técnicas ajudarão a estabilizar o enxerto de suporte columelar estendido na espinha nasal anterior e evitarão que ele se desloque. Se esse enxerto se deslocar para fora da linha média, toda a ponta nasal e a columela também se inclinarão.
- Em muitos casos, os enxertos expansores podem ser colocados e estendidos além do septo caudal existente e, em seguida, usados para estabilizar o enxerto de extensão do septo.
- Como a maioria dos pacientes asiáticos não precisa de alargamento da abóbada média e não há necessidade de abrir a abóbada média, os enxertos expansores podem ser colocados em túneis submucosos. Os enxertos expansores deslizarão para dentro dos túneis e estabilizarão o enxerto de extensão.

- Depois que o enxerto de suporte columelar estendido estiver fixado na espinha nasal anterior e no septo caudal, as *crura* mediais podem ser avançadas anteriormente e suturadas no lugar com uma sutura PDS 5-0. Essa etapa ajudará a aumentar ainda mais a projeção da ponta nasal e a atenuar o ângulo nasolabial. Deve-se observar que essa manobra também tenderá a aumentar a rotação da ponta. Portanto, se não for desejada nenhuma rotação, as *crura* mediais pode ser suturada ao enxerto em uma posição neutra.

50.3.4 Técnica Operatória: Gerenciando o Lóbulo da Ponta Nasal

- Com a ponta estabilizada, o contorno da ponta pode ser tratado. O contorno da ponta nasal pode ser melhorado por meio de uma das várias técnicas. Em pacientes com pele relativamente fina a de espessura média, as suturas em domo podem ser suficientes para ajudar a melhorar a projeção e o formato da ponta. No entanto, o mais comum é que os pacientes asiáticos tenham pele relativamente espessa na ponta nasal e precisem tanto de projeção quanto de um melhor contorno da ponta. O cirurgião deve, então, usar outras técnicas para criar o formato adequado da ponta.
- A primeira opção seria um enxerto de ponta *onlay*. Normalmente, trata-se de um enxerto de cartilagem retangular que é colocado sobre os domos e suturado com duas suturas de Monocryl 6-0. Esse enxerto pode ser uma cartilagem macia que é suavemente esmagada ou a ressecção cefálica das *crura* laterais. Podem ser aplicadas uma ou duas camadas. Os enxertos devem ter aproximadamente 8 a 10 mm de largura para proporcionar um contorno de ponta com aparência normal.
- Se o paciente tiver uma pele muito espessa ou precisar de projeção adicional, um enxerto de ponta em forma de escudo pode ser moldado a partir da cartilagem e usado para aumentar a projeção.[7] Ele é suturado à margem caudal das *crura* mediais e dos domos com suturas de Monocryl 6-0. O enxerto deve afunilar nas bordas, ser mais espesso na borda anterior e mais fino na margem posteroinferior, e ter uma sutil curvatura cefálica ou para cima. Essas modificações ajudarão a criar o formato adequado da ponta e o ângulo columelar-lobular apropriado.
- Para minimizar a chance de visibilidade do enxerto de ponta, muitas vezes são necessárias várias modificações adicionais. Um enxerto de sustentação (*cap*) pode ser colocado imediatamente atrás da borda anterior do enxerto de ponta, ajudando a estabilizar o enxerto de ponta e evitando a rotação cefálica excessiva. Se o enxerto da ponta se projetar mais de 3 mm acima dos domos, podem ser usados enxertos da *crus* lateral para fazer a transição do enxerto da ponta para a *crus* lateral. Esses enxertos são suturados com suturas de Monocryl 6-0 na margem cefálica lateral do enxerto da ponta. Eles devem ser ligeiramente convexos e orientados em ângulos de aproximadamente 45 graus em relação à linha média (▶ Fig. 50.3).
- A simetria ao longo da margem caudal dos enxertos crurais laterais é fundamental para evitar a assimetria das narinas. Os enxertos crurais laterais devem ser fortes o suficiente para evitar a rotação cefálica excessiva do enxerto da ponta, mas finos o suficiente para evitar a criação de bulbosidade na ponta nasal.[5] Os enxertos crurais laterais são chanfrados contra a superfície cefálica do enxerto da ponta para permitir a estabilização máxima por trás.
- A borda superior do enxerto da ponta pode ser coberta com uma cartilagem esmagada e/ou pericôndrio para ajudar a camuflar o enxerto e criar um contorno suave. O pericôndrio espesso da cartilagem da costela é especialmente útil para a camuflagem da ponta e pode ser suturado no lugar com suturas de Monocryl 6-0.

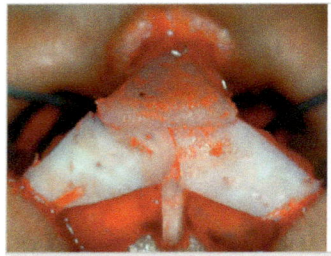

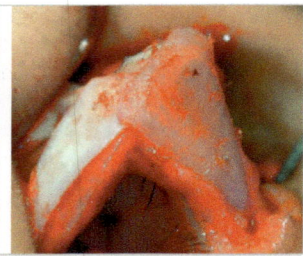

Fig. 50.3 Enxerto de escudo para aumentar a definição da ponta com enxertos crurais laterais para camuflar a borda elevada do enxerto e proporcionar uma transição suave para as *crura* laterais.

Dica de Especialista

O pericôndrio está prontamente disponível durante a coleta da cartilagem da costela e é ideal para camuflar os enxertos de cartilagem para reduzir a visibilidade.

- O cirurgião deve verificar rotineiramente a área da cirurgia para se certificar de que a pele nasal possa ser fechada sobre os enxertos. Esse fechamento precisa ser feito sem tensão excessiva, o que pode causar necrose do tecido, enxertos visíveis e deformidade da ponta. A tensão excessiva no fechamento também levará ao aumento da rotação da ponta porque a tensão do retalho empurrará cefalicamente o enxerto da ponta.

50.3.5 Técnica Operatória: Enxerto Dorsal *Onlay*

- O aumento dorsal é realizado rotineiramente na rinoplastia asiática. O enxerto de *onlay* dorsal pode ser feito a partir da cartilagem da orelha e/ou do septo. Em alguns casos, um enxerto de cartilagem septal pode ser usado em combinação com um enxerto de cartilagem auricular. A cartilagem da orelha pode ser usada abaixo da cartilagem septal para aumentar a probabilidade de um enxerto suave.
- Se uma cartilagem de orelha for usada para o dorso, o enxerto pode ser moldado no formato desejado e, em seguida, as bordas podem ser chanfradas. É importante esculpir a cartilagem da orelha com cuidado para evitar a visibilidade do enxerto.[1] Se for necessária uma espessura extra, outro pedaço de cartilagem da orelha pode ser suturado à superfície inferior do enxerto dorsal. O cirurgião deve ter em mente que a cartilagem da orelha tende a se curvar em suas bordas, apesar do entalhe meticuloso. Felizmente, a pele asiática tende a ser mais espessa, o que ajuda a camuflar irregularidades menores.[1] Entretanto, com o tempo, a contratura da cicatriz tende a mostrar essas irregularidades. Pacientes com implantes aloplásticos anteriores também podem ter afinamento da pele dorsal, o que tende a mostrar as bordas desses enxertos.
- Antes da colocação do enxerto dorsal *onlay*, a base do enxerto deve ser contornada para proporcionar uma transição suave e de aparência natural do dorso existente para o enxerto. Essa manobra exigirá uma base nasal mais larga do que o enxerto. Na maioria dos casos, não são necessárias osteotomias na rinoplastia asiática, pois o dorso mais largo funciona como uma base ideal para o enxerto dorsal. Os pacientes asiáticos que foram submetidos a osteotomias anteriores podem precisar de alargamento do dorso ósseo e da abóbada média antes da

colocação do enxerto dorsal. Nesses casos, os enxertos extensores de cartilagem de costela longa são posicionados para se estenderem entre os ossos nasais para criar largura para a abóbada óssea e média. Com a base larga, um grande enxerto dorsal pode ser chanfrado para ficar sobre o dorso, criando um arco natural bem contornado em todo o dorso.

- O corte do enxerto dorsal da cartilagem da costela requer paciência e habilidade. O enxerto dorsal deve ter formato de canoa – mais estreito e mais fino nas extremidades superior e inferior do enxerto e mais fino na borda cefálica. Se for usada uma cartilagem de costela, o enxerto deve ser esculpido sequencialmente para permitir que o cirurgião leve em conta qualquer tendência de deformação do enxerto. Depois que a curvatura é determinada, o lado côncavo é colocado contra o osso subjacente e a abóbada média. Com a curvatura orientada contra o osso e a abóbada média, os métodos de fixação agirão para neutralizar qualquer tendência de curvatura do enxerto dorsal.
- A fixação do enxerto dorsal é realizada por meio de dois métodos. Primeiro, o enxerto dorsal é colocado na bolsa subperiosteal dorsal apertada. Para ajudar na fixação, o pericôndrio pode ser suturado à superfície inferior da extremidade superior do enxerto dorsal.[8] Vários orifícios podem ser feitos no dorso ósseo com um osteótomo reto de 2 mm ou o osso pode ser desbastado com uma lima estreita. Isso expõe o osso esponjoso para criar uma superfície de cicatrização áspera.
- Logo após a cirurgia, o pericôndrio na superfície inferior do enxerto se fixará nos orifícios do osso. Com a imobilização do enxerto dorsal, o paciente não experimenta a mobilidade de um implante no dorso. Mais importante ainda, a fixação torna improvável o desvio ou a deformação do enxerto dorsal. Quanto mais rígida for a fixação, menor será a probabilidade de ocorrer qualquer deslocamento, deformação ou desvio.
- O enxerto dorsal também é fixado à abóbada nasal média com duas suturas PDS 5-0 colocadas através do enxerto dorsal e das cartilagens laterais superiores. O enxerto dorsal agora tem uma fixação de três pontos com fixação superior na bolsa subperiosteal e dois pontos de fixação sobre a abóbada nasal média.
- Como o lado côncavo do enxerto é colocado ao longo do dorso ósseo, qualquer deformação adicional da cartilagem pode produzir uma pequena convexidade no dorso nasal. Essa leve convexidade normalmente é bem tolerada pelo paciente. Entretanto, se o enxerto fosse colocado na orientação oposta, com a concavidade voltada para a pele, qualquer pequena quantidade de deformação produziria excesso de volume na supraponta e no *radix*, o que criaria mais deformidade nasal.
- Se não for possível criar uma bolsa periosteal apertada após a remoção de um implante, o enxerto onlay pode ser fixado com uma sutura transóssea ou fio K-*wire* rosqueado.
- Depois de fazer os orifícios no dorso ósseo com um osteótomo reto de 2 mm, o enxerto dorsal pode ser fixado ao dorso ósseo usando um fio K com rosca. Uma pequena incisão de 2 mm é feita na pele acima do terço superior do enxerto dorsal. O fio Kirschner rosqueado é passado através da incisão e perfurado através do enxerto dorsal e no dorso ósseo. O fio K-*wire* deve passar cerca de 3 a 4 mm no osso. Essa configuração forçará o enxerto dorsal com seu pericôndrio subjacente nos orifícios feitos no osso para fixá-lo na posição. No sétimo dia após a cirurgia, o fio K-*wire* pode ser retirado do nariz no consultório, deixando o enxerto dorsal fixo ao osso subjacente.
- A fixação da sutura transóssea exige que o cirurgião faça um furo horizontal na abóbada nasal óssea com uma agulha de calibre 16, cerca de 5 a 8 mm posterior à linha de projeção do dorso. Isso permite que uma sutura PDS 4-0 seja passada de um lado do dorso para o outro. A sutura é passada sobre o enxerto dorsal e, quando apertada, puxa o enxerto contra o dorso ósseo perfurado para permitir uma fixação rígida.

50.3.6 Técnica Operatória: Enxerto do Tipo Cantilever Subdorsal

- Os enxertos *onlay* dorsais são eficazes para o aumento dorsal, mas exigem muito tempo, esforço e habilidade para evitar irregularidades dorsais visíveis, especialmente em pacientes com pele fina.
- A colocação do enxerto de cartilagem sob os ossos nasais e as cartilagens laterais superiores usando uma abordagem de preservação dorsal permite o aumento do dorso sem a possibilidade de visibilidade do enxerto através da pele. Nós nos referimos a esse enxerto como enxerto do tipo cantilever subdorsal (SDCG).
- Para colocar esse enxerto, uma tesoura reta é usada para separar o septo cartilaginoso da superfície inferior das cartilagens laterais superiores sem abrir a abóbada média. Esse corte é continuado através do septo ósseo logo abaixo dos ossos nasais com um osteótomo de 2 mm. Esse corte ósseo é continuado através do *radix* em um ângulo oblíquo para evitar o rebaixamento do *radix*. As osteotomias laterais são feitas com um osteótomo de 2 mm. As osteotomias transversais são feitas com um osteótomo de 2 mm para conectar as osteotomias laterais e da rádica. Após a conclusão de todas essas osteotomias, o dorso se torna móvel e pode ser elevado deslizando um enxerto de cartilagem sob as cartilagens laterais superiores e os ossos nasais. O enxerto é fixado caudalmente a uma extensão septal caudal ou a um enxerto de substituição septal (▶ Vídeo 50.1).
- Normalmente, essa liberação do dorso ósseo e cartilaginoso é acompanhada de uma liberação lateral *keystone* para permitir que a abóbada média se eleve até a posição. A liberação da *keystone* lateral é feita liberando-se as cartilagens laterais superiores da parte inferior do osso nasal lateralmente a partir da abertura piriforme até cerca de 2 a 3 mm da linha média no local das linhas estéticas dorsais.
- Normalmente, o SDCG tem de 3,5 a 4 cm de comprimento e de 7 a 10 mm de profundidade. A largura varia de acordo com a largura desejada do dorso nasal.

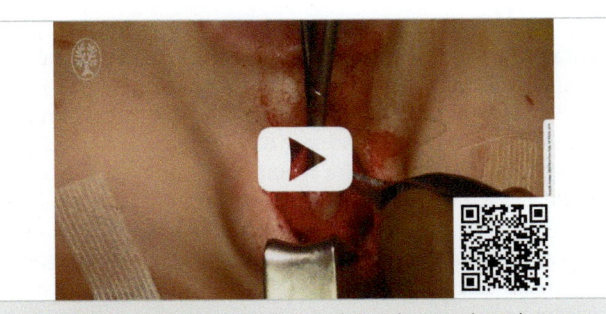

Vídeo 50.1 Enxerto do tipo cantilever subdorsal: A vista lateral mostra o aumento da projeção antes do aumento dorsal (0:01). O enxerto do tipo cantilever subdorsal é colocado sob as cartilagens laterais superiores e os ossos nasais. O enxerto de extensão do septo caudal se articula com um pequeno entalhe na extremidade caudal do enxerto do tipo cantilever subdorsal e é fixado com uma sutura PDS 5-0 (0:30). A vista lateral mostra o aumento dorsal após a colocação do enxerto do tipo cantilever subdorsal (0:45).

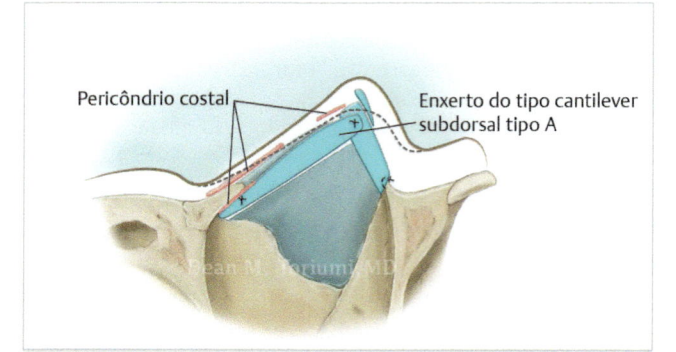

Fig. 50.4 SDCG tipo A. Observe como o enxerto fica sob os ossos nasais e não afeta a posição do *radix*. SDCG, enxerto do tipo cantilever subdorsal. (Esta imagem é usada com permissão de Dean M. Toriumi, MD.)

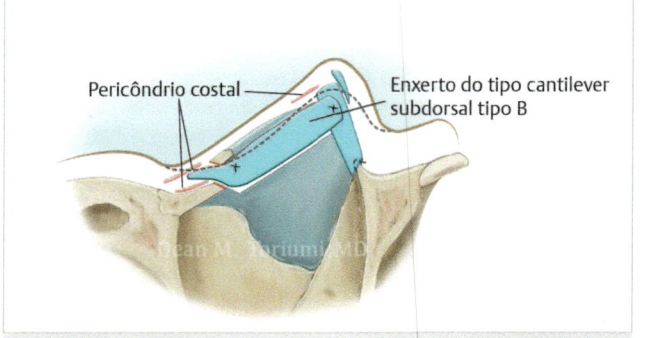

Fig. 50.5 SDCG tipo B. Observe como o enxerto se estende através da osteotomia do *radix* para aumentar o *radix*. SDCG, enxerto do tipo cantilever subdorsal. (Esta imagem é usada com a permissão de Dean M. Toriumi, MD.)

- Há duas variantes de SDCGs, dependendo do aumento dorsal desejado. Para aumento dorsal isolado sem aumento do *radix*, o SDCG tipo A é o preferido. Nessa abordagem, o enxerto é estendido em um entalhe abaixo dos ossos nasais e acima do septo ósseo após dividir o septo da abóbada média e dos ossos nasais (▶ Fig. 50.4).
- O aumento do *radix* é frequentemente desejado em pacientes asiáticos. Para aumentar o *radix*, o SDCG pode ser colocado através da osteotomia do *radix* para elevar o *radix* além do dorso. Essa variante é chamada de SDCG tipo B. Se o enxerto for palpável ao passar pela osteotomia do *radix*, ele pode ser camuflado com um pedaço de pericôndrio da costela (▶ Fig. 50.5).
- A principal vantagem do SDCG é que a maioria dos aumentos é realizado "empurrando" o dorso ósseo e cartilaginoso para cima a partir de baixo, de modo que quaisquer irregularidades no enxerto não sejam visíveis através da pele. Qualquer ajuste fino do dorso é realizado colocando-se enxertos menores de cartilagem macia ou enxertos de tecido macio (pericôndrio costal, fáscia, tecido cicatricial, cartilagem esmagada) sobre o dorso.
- Como o contorno dorsal é definido, principalmente, pelos ossos nasais nativos do paciente e pelas cartilagens da abóbada média, uma vez que o dorso é colocado na posição, é criado um dorso de aparência muito natural.

50.3.7 Técnica Operatória: Fechamento do Nariz

- Para fechar a incisão columelar, a pele é tensionada com uma sutura subcutânea de Monocryl 6-0 na linha média. A pele é fechada com um colchoeiro vertical de náilon 7-0 e suturas simples. As incisões infracartilaginosas e o retalho septal são fechados com suturas absorvíveis. Em alguns casos, como quando o nariz é alongado e contrarrotado, as incisões infracartilaginosas podem exigir um enxerto composto auricular para serem fechadas.
- Os enxertos compostos são normalmente retirados do aspecto anterior da concha da cimba e são compostos de pele e cartilagem subjacente. Eles são cuidadosamente suturados na incisão marginal no momento do fechamento.
- Esses enxertos permitirão o fechamento da incisão infracartilaginosa próxima ao triângulo de tecido mole e evitarão o entalhe alar.
- Após o fechamento de todas as incisões, um pedaço de Telfa é colocado ao longo da pele dorsal nasal. São colocadas fitas esterilizadas, seguidas por um gesso externo.

50.4 Curso Pós-Operatório

- O paciente deve tomar um agente antibiótico de amplo espectro por, no mínimo, sete dias no pós-operatório.
- O paciente é instruído a inserir uma gaze embebida em antibiótico no vestíbulo nasal por 30 minutos a cada 3 horas no pós-operatório. Essa solução é feita dissolvendo-se dois comprimidos de ciprofloxacina 500 mg em 1 L de solução salina estéril.
- Também colocamos angiocateteres de calibre 22 sob a pele nasal por meio da incisão infracartilaginosa como cateteres de irrigação em pacientes com uma grande quantidade de enxerto de cartilagem. O paciente irriga 0,7 mL da solução antibiótica de ciprofloxacina por meio desses cateteres a cada 3 horas. Esses cateteres são removidos 3 a 7 dias após a cirurgia.
- As suturas e o molde nasal geralmente são removidos no sétimo dia de pós-operatório.
- No pós-operatório, o paciente é instruído a consumir uma dieta com pouco sal, evitar o superaquecimento e manter a cabeça elevada. Essas medidas ajudam a reduzir o edema pós-operatório. Não recomendamos a retomada de exercícios vigorosos até pelo menos um mês após a cirurgia. Quando o paciente retomar as atividades físicas, ele deve começar devagar e aumentar a intensidade gradualmente.
- O edema pós-operatório é esperado nos casos em que houve dissecção extensa de tecido (p. ex., remoção de implantes aloplásticos) ou quando foi usado pericôndrio. Deve-se assegurar ao paciente que esse é um achado pós-operatório normal e esperado e que o edema deve começar a diminuir aproximadamente 6 semanas após a cirurgia. Em casos de edema persistente na região supratipal, o paciente pode ser instruído a colocar uma fita adesiva na região supratipal à noite ou um corticosteroide (acetonido de triancinolona 10 mg/mL) pode ser injetado subdermicamente. A injeção de corticosteroide deve ser de baixo volume (0,1 a 0,4 mL) e profunda na derme para reduzir o risco de atrofia da região supratipal.

Dica de Especialista

Quando o pericôndrio é usado para camuflar os enxertos, pode haver edema e eritema da pele sobreposta. É útil informar os pacientes sobre essa possibilidade, para que não seja alarmante para eles.

- No pré-operatório discutimos com cada paciente o fato de que o nariz cicatrizará por um longo período de tempo: aproximadamente 40% cicatrizam em 1 ano e 50% em 2 anos, com o restante da cicatrização ocorrendo ao longo da vida do paciente.
- Continuamos a acompanhar o paciente de perto no primeiro ano após a cirurgia (até 12 vezes no primeiro ano). Além disso, incentivamos fortemente as visitas anuais de acompanhamento por um período indefinido. O monitoramento rigoroso do paciente de rinoplastia de aumento permite que o cirurgião tente corrigir quaisquer irregularidades que possam surgir.

50.5 Análise de Caso

Análise de caso de um paciente asiático que solicitou rinoplastia de aumento (▶ Fig. 50.6a-k).

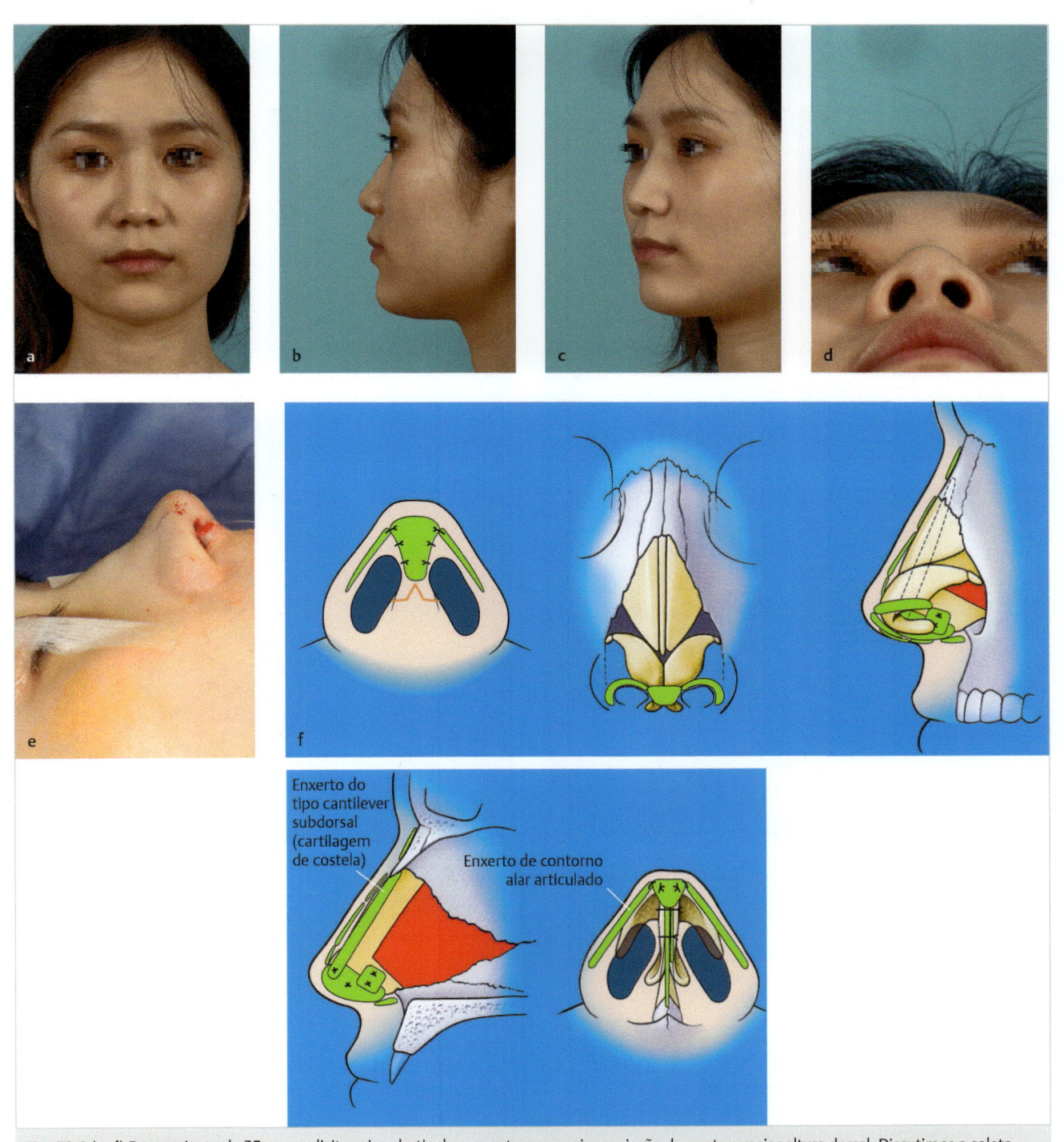

Fig. 50.6 (a-d) Esta paciente de 25 anos solicitou rinoplastia de aumento com maior projeção da ponta e maior altura dorsal. Discutimos a coleta de cartilagem de costela de seu tórax direito. A análise nasal revelou o seguinte: (1) nariz largo com ponta amorfa; (2) dorso baixo com ponta subprojetada. A abordagem cirúrgica incluiu: (1) coleta da cartilagem da costela; (2) abordagem aberta; (3) colocação de enxerto de extensão do septo caudal. **(e)** Análise do resultado: 7 meses de pós-operatório, o paciente apresenta um aumento significativo na projeção da ponta nasal. **(f)** Diagrama da rinoplastia mostrando as técnicas operatórias utilizadas e as manobras de enxerto de cartilagem. *(Continua)*

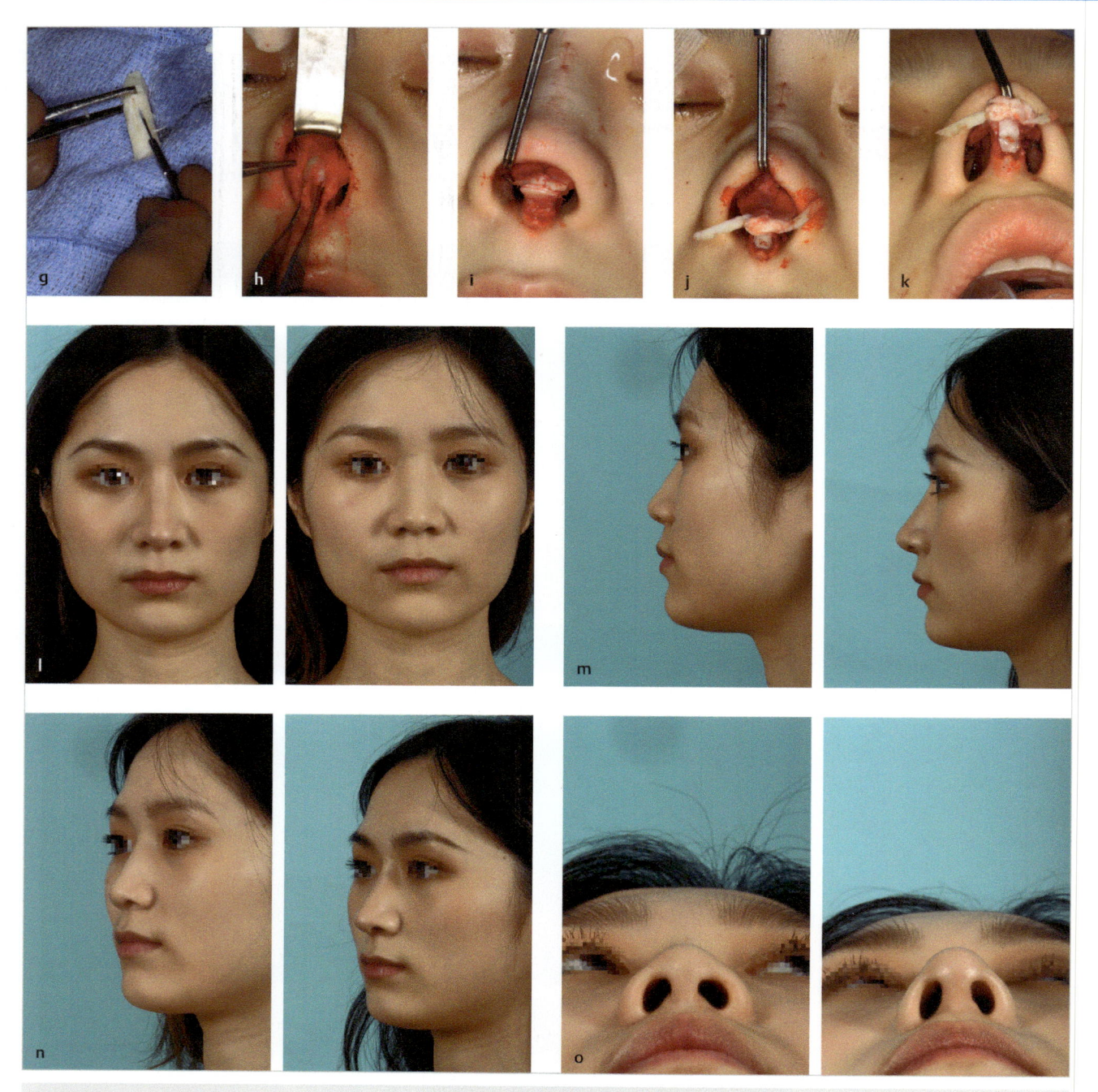

Fig. 50.6 *(Continuação)* **(g)** Um enxerto do tipo cantilever subdorsal foi esculpido na cartilagem da costela. **(h)** O enxerto do tipo cantilever subdorsal foi posicionado sob os ossos e a abóbada média. **(i)** Um enxerto de ponta de escudo foi suturado na posição para aumentar a definição da ponta. **(j)** Enxertos de contorno alar articulados foram suturados ao enxerto em escudo para camuflar a borda lateral do enxerto. **(k)** O tecido mole foi suturado sobre o enxerto da ponta do escudo para camuflagem. **(l-o)** No pós-operatório, o paciente se saiu bem, com um dorso nasal de aparência natural, maior projeção da ponta e maior altura dorsal.

50.6 Conclusão

Com técnicas meticulosas e atenção aos detalhes, a rinoplastia de aumento pode ser realizada com sucesso em pacientes asiáticos usando materiais autólogos. A rinoplastia bem-sucedida no paciente asiático depende da adesão a uma abordagem estrutural da rinoplastia e da atenção aos objetivos estéticos do paciente asiático. As técnicas de enxerto descritas aqui são bem toleradas e os pacientes que se submetem à coleta da cartilagem da costela para aumento recebem alta para casa no dia da cirurgia. Com o corte cuidadoso da cartilagem da costela e uma técnica meticulosa, a incidência de deformação pode ser minimizada. Um subconjunto de pacientes asiáticos precisa apenas de um pequeno aumento e estabilização. Nesses casos, o uso da cartilagem da orelha e/ou do septo é uma opção razoável. A capacidade de aumentar o nariz asiático dentro dos ideais estéticos do paciente pode proporcionar muita satisfação ao cirurgião de rinoplastia. Para ser bem-sucedido, o cirurgião deve ter um entendimento completo dos objetivos do paciente e ser capaz de atingir esses objetivos usando técnicas sólidas de enxerto estrutural.

Referências

[1] Toriumi DM. Augmentation rhinoplasty with autologous cartilage grafting. In: Park JI, Toriumi DM, eds. Asian Facial Cosmetic Surgery. Philadelphia, PA: Saunders-Elsevier; 2007
[2] Toriumi DM. Autogenous grafts are worth the extra time. Arch Otolaryngol Head Neck Surg. 2000; 126(4):562-564
[3] Kim DW, Toriumi DM. Nasal analysis for secondary rhinoplasty. Facial Plast Surg Clin North Am. 2003; 11(3):399-419
[4] Toriumi DM. Structural approach to primary rhinoplasty. Aesthet Surg J. 2002; 22(1):72-84
[5] Toriumi DM. Structure approach in rhinoplasty. Facial Plast Surg Clin North Am. 2005; 13(1):93-113
[6] Toriumi DM. Caudal septal extension graft for correction of the retracted columella. Oper Tech Otolaryngol Head Neck Surg. 1995; 6(4):311-318
[7] DeRosa J, Watson D, Toriumi DM. Structural grafting in secondary rhinoplasty. In: Gunter JP, Rohrich RJ, Adams WP Jr, eds. Dallas Rhinoplasty: Nasal Surgery by the Masters. 2nd ed. St Louis, MO: Quality Medical Publishing; 2007
[8] Toriumi DM, Pero CD. Asian rhinoplasty. Clin Plast Surg. 2010; 37(2):335-352

Parte XI

Tópicos Especiais

51 O Importante Papel do Fechamento de Espaços Mortos na Rinoplastia — *527*

52 Correção do Nariz Longo — *531*

53 Alongamento do Nariz Curto — *541*

54 A Importância do Músculo Depressor do Septo Nasal na Rinoplastia — *549*

55 O Nariz Envelhecido — *556*

56 O Nariz Masculino — *564*

57 Rinoplastia com Fissura — *572*

58 Tratamento do Nariz de Usuário de Cocaína — *588*

59 O Papel dos Preenchedores de Tecidos Moles na Rinoplastia — *595*

60 Prevenção e Gerenciamento de Complicações de Rinoplastia — *602*

61 Educação do Paciente — *615*

62 Gerenciamento do Paciente Insatisfeito — *625*

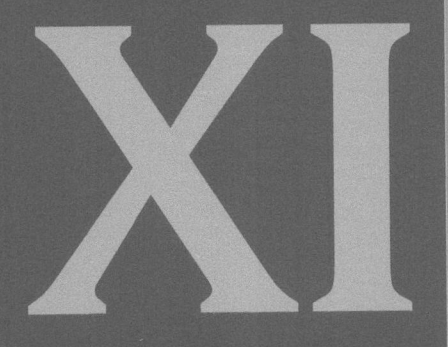

51 O Importante Papel do Fechamento de Espaços Mortos na Rinoplastia

Rod J. Rohrich • Ira Savetsky • Joshua M. Cohen • Jamil Ahmad

Resumo

A criação de espaço morto na rinoplastia permite um crescimento excessivo de tecido cicatricial que pode afetar qualquer bom resultado. O espaço morto na região de supraponta pode levar a uma deformidade em bico de papagaio, pois o tecido cicatricial preenche o espaço vazio. Os cirurgiões de rinoplastia têm a oportunidade de melhorar seus resultados com o manuseio preciso do tecido e o controle do envelope da pele e do tecido mole. A quantidade mínima de ressecção de cartilagem e tecido mole deve ser realizada para obter o resultado desejado. A obliteração do espaço morto é um componente essencial da rinoplastia, pois reduz a contração errática do tecido mole. Neste capítulo, os autores apresentam uma técnica sistemática de fechamento do espaço morto em cinco etapas.

Palavras-chave: Espaço morto, rinoplastia de precisão, tecido cicatricial, contratura de tecido mole, fechamento meticuloso, enxerto do tipo borboleta, sutura da supraponta

Pontos Principais

- Manuseio preciso do tecido e dissecação no plano correto.
- Colocação de um enxerto de lóbulo da infraponta para apoiar o triângulo de tecido mole.
- Sutura de extensão da supraponta para eliminar o espaço morto e criar o local para o novo ponto de ruptura da supraponta.
- Fechamento meticuloso do septo membranoso.
- Colocação de talas internas sob visualização direta e de talas externas, quando necessário.
- Obliteração do espaço morto do triângulo de tecido mole.

51.1 Introdução

A natureza imprevisível da cicatrização de feridas no período pós-operatório imediato pode afetar qualquer resultado de rinoplastia. O espaço morto na rinoplastia cria um ambiente propício ao acúmulo de tecido cicatricial e à contração errática do tecido mole. Embora alguns pacientes sejam propensos à criação de tecido cicatricial excessivo, a técnica cirúrgica e o protocolo pós-operatório podem desempenhar um papel fundamental na determinação da gravidade da formação da cicatriz. Os cirurgiões de rinoplastia devem aprender a controlar e prever com segurança a contração da pele e a cicatrização do tecido mole. Isso começa com o manuseio preciso do tecido e a dissecção no plano correto. As técnicas de sutura são usadas para minimizar a necessidade de ressecção da cartilagem e do tecido mole. Os ligamentos podem ser deixados intactos ou marcados para reparo durante o fechamento. Depois que a estrutura subjacente do nariz é construída, o envelope de pele e tecido mole é colocado sobre a construção cartilaginosa e meticulosamente fechado. A obliteração do espaço morto durante o fechamento é uma etapa fundamental da rinoplastia. O autor sênior realiza o fechamento do espaço morto em um método sistemático de cinco etapas (▶ Tabela 51.1).[1]

Tabela 51.1 Técnica de fechamento de espaço morto em cinco etapas

1. Enxerto do tipo borboleta no lóbulo infraponta
2. Sutura de extensão da supraponta
3. Fechamento do septo membranoso
4. Talas (septal interna, externa)
5. Triângulo de tecido mole Surgicel

51.2 Enxerto do Tipo Borboleta no Lóbulo Infraponta

- A posição das cartilagens laterais inferiores é de importância fundamental para a aparência estética da ponta nasal na rinoplastia.
- As cartilagens laterais inferiores orientadas cefalicamente podem deixar a porção caudal da asa nasal sem suporte adequado, particularmente na região entre o lóbulo nasal e o lóbulo alar.
- Esse suporte pode ser ainda mais comprometido durante as manobras de rinoplastia que enfraqueçam ou alterem a forma das cartilagens laterais inferiores. A ressecção cefálica da cartilagem lateral inferior é comumente realizado para reduzir a bulbosidade, melhorar o contorno da ponta nasal e facilitar a rotação da ponta cefálica; no entanto, o espaço morto é formado e deve ser tratado.
- O triângulo de tecido mole não tem suporte estrutural inerente e é propenso à retração se houver espaço morto adjacente à cartilagem das *crura* médias e dos domos.
- O enxerto do tipo borboleta do lóbulo da infraponta foi desenvolvido para proporcionar a obliteração do espaço morto no triângulo de tecido mole e adicionar suporte à asa nasal para manter um contorno contínuo e suave entre o lóbulo da ponta e o lóbulo alar (▶ Fig. 51.1).[2]

51.2.1 Técnica Operatória

- Durante a abordagem aberta, um enxerto de cartilagem macia é colhido. Normalmente, esse enxerto é obtido da ressecção cefálica da cartilagem lateral inferior, pois é macio, fino e tem uma estrutura inerente que é reaproveitada para suporte de tecido mole.
- O enxerto é cortado em um formato lenticular de aproximadamente 15 × 5 mm e colocado no lóbulo da infraponta.
- A porção média do enxerto é fixada às *crura* médias com uma sutura de Vicryl 5-0.
- As pontas laterais do enxerto estendem-se para os triângulos de tecido mole, logo caudal ao ápice dos domos. Essas extremidades não são fixadas, de modo que têm uma sensação de maciez, mas ainda assim dão volume ao triângulo de tecido mole.
- A pele pode ser temporariamente fechada nesse momento para determinar se o comprimento do enxerto é adequado. Ele pode ser adaptado ainda mais nesse momento (▶ Vídeo 51.1).

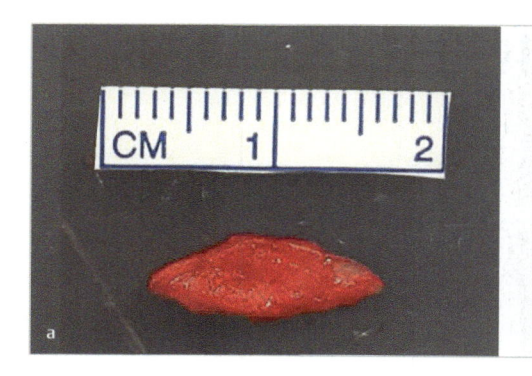

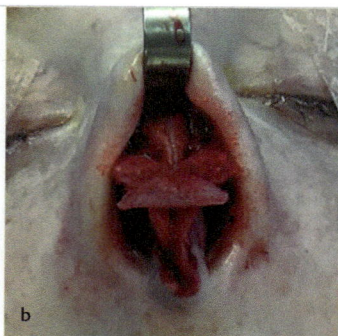

Fig. 51.1 (a, b) Enxerto do tipo borboleta do lóbulo da infraponta.

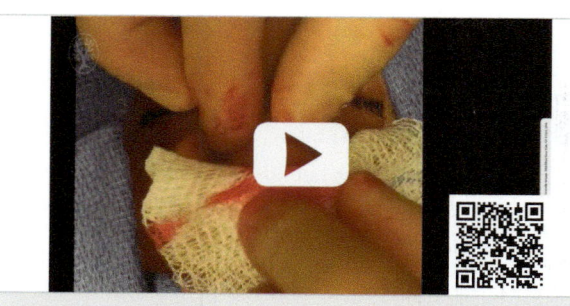

Vídeo 51.1 Enxerto do tipo borboleta do lóbulo da infraponta.

51.3 Sutura de Extensão da Supraponta

- A deformidade da supraponta, uma convexidade iatrogênica logo acima da ponta nasal, tem atormentado os cirurgiões de rinoplastia há décadas. Originalmente, pensava-se que era devida ao excesso de tecido mole, e os cirurgiões realizavam revisões e extirpavam ainda mais o tecido fibrogorduroso, a cicatriz e a cartilagem. Isso apenas exacerbava o problema, pois a deformidade era realmente causada por um acúmulo de tecido cicatricial em resposta ao espaço morto criado pela ressecção excessiva.[3]
- O cirurgião sênior usa uma sutura de extensão da supraponta para fechar o espaço morto deixado para trás após o refinamento da ponta nasal (▶ Fig. 51.2).

51.3.1 Técnica Operatória

- Uma agulha de pequeno calibre é inserida na pele no local exato do novo ponto de ruptura da supraponta.
- A pele é então refletida para ver a superfície inferior do envelope de tecido mole. Uma sutura é colocada na derme profunda no local da agulha. Em seguida, a agulha é removida.
- Ambas as extremidades da sutura são passadas inferiormente ao ligamento intercrural reconstruído.
- A sutura é então cuidadosamente amarrada para eliminar o espaço morto sem causar tensão excessiva na pele. O fechamento do espaço morto elimina a memória do tecido mole do ponto da supraponta anterior e refina ainda mais a nova supraponta (▶ Vídeo 51.2).

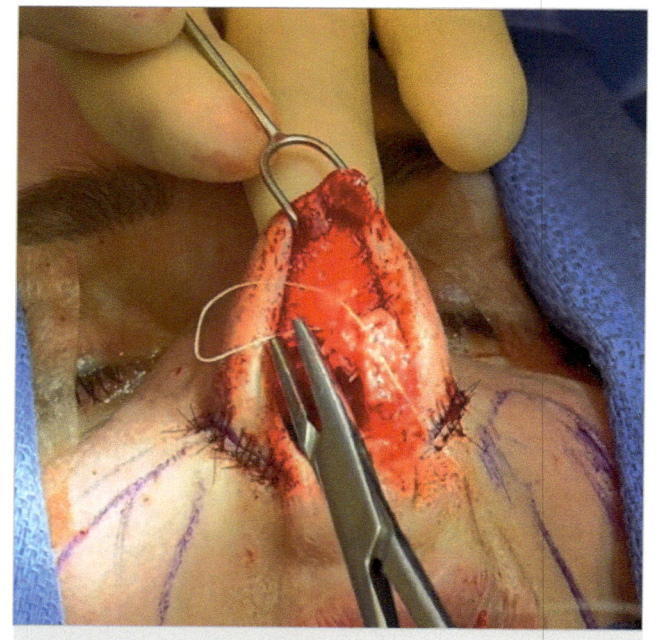

Fig. 51.2 Sutura de extensão da supraponta.

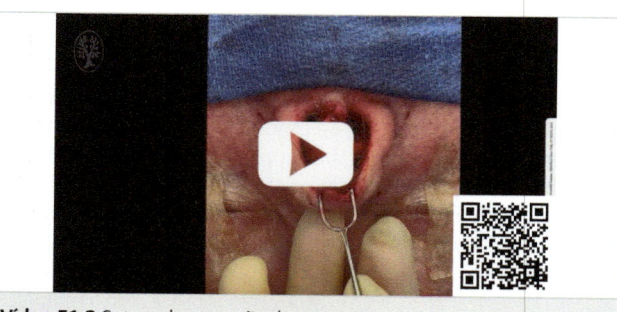

Vídeo 51.2 Sutura de extensão da supraponta.

51.4 Fechamento do Septo Membranoso

- Após a coleta e a reconstrução do septo, o fechamento do septo membranoso é fundamental para minimizar o fluido ao redor do septo.
- O fechamento também elimina a memória de tecido mole que foi inicialmente criada por irregularidades ou desvios anteriores do septo caudal nativo.
- Esse fechamento é especialmente importante quando um enxerto de extensão septal "fixo-flutuante" é colocado, pois o fechamento estabiliza ainda mais o enxerto.[4,5,6]

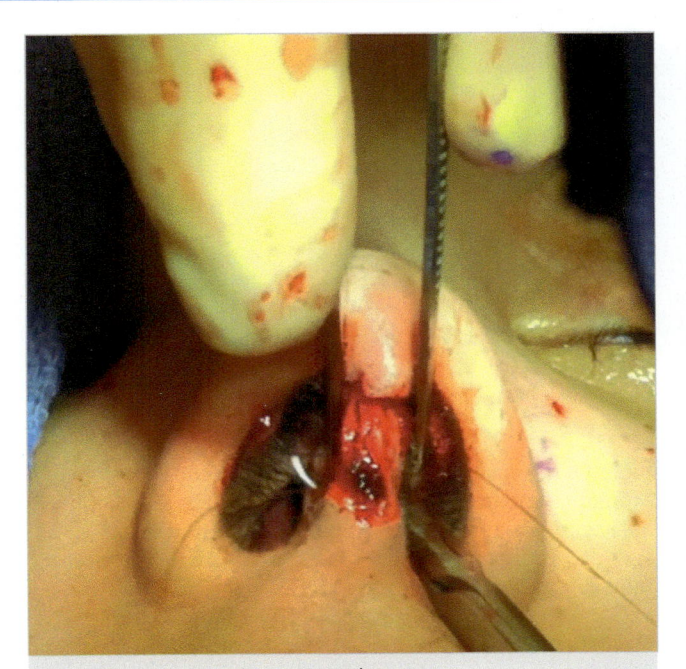

Fig. 51.3 Fechamento do septo membranoso.

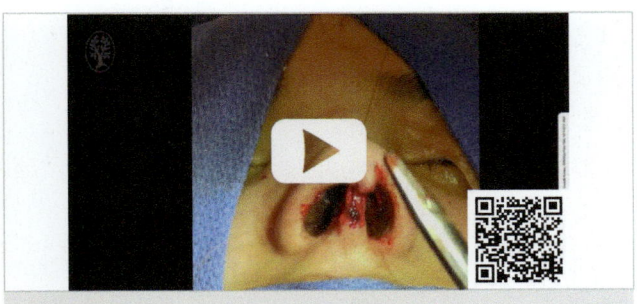

Vídeo 51.3 Fechamento do septo membranoso.

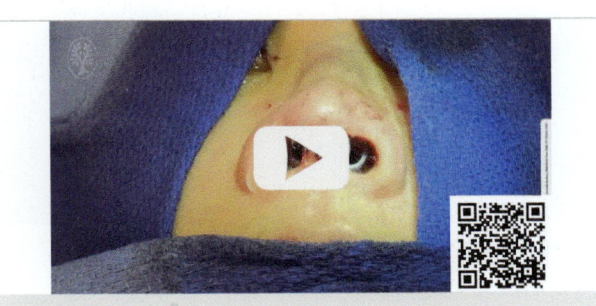

Vídeo 51.5 Talas nasais internas de Doyle lubrificados com mupirocina.

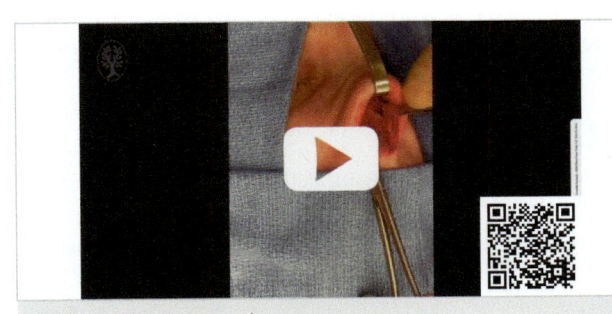

Vídeo 51.4 Fechamento de espaço morto.

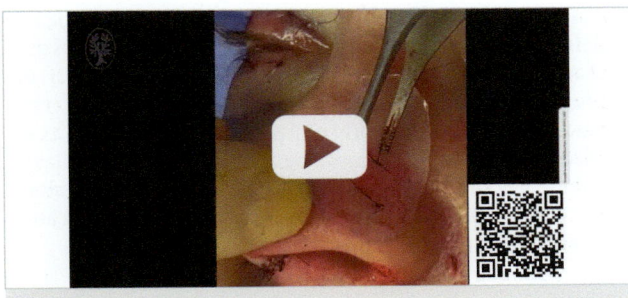

Vídeo 51.6 Talas laterais.

- O septo membranoso é fechado com múltiplas suturas de colchoeiro horizontais absorvíveis que também atravessam o enxerto de extensão septal (▶ Fig. 51.3).
- Se o mucopericôndrio estiver totalmente intacto no final do procedimento, o autor sênior fará uma pequena porta unilateral no mucopericôndrio posterior para permitir a saída do fluido (▶ Vídeo 51.3, ▶ Vídeo 51.4).

51.5 Colocação de Talas

- Todos os pacientes submetidos à reconstrução septal e/ou à cirurgia de cornetos receberão talas nasais internos da Doyle (Micromedics Inc., St. Paul, MN).
- O objetivo da colocação é diminuir o espaço morto, apoiar e estabilizar as estruturas septais na linha média e evitar a formação de sinéquias entre as superfícies da mucosa.
- As talas são lubrificadas com mupirocina e são inseridas após o fechamento do septo membranoso.
- Essas talas nasais internas devem ser colocadas com um espéculo sob visualização direta para evitar danos ao mucopericôndrio durante a inserção.
- A altura da tala também pode ser adaptada para caber no vestíbulo sem tensão indevida na asa.
- Eles são presas com uma única sutura horizontal de náilon 3-0, amarrada frouxamente para evitar a necrose por pressão do septo à medida que os tecidos incham no período pós-operatório.
- Quando é realizada uma ampla dissecção da pele e do envelope de tecido mole, são colocados suportes externos de silicone macio. Essas talas fornecem suporte de tecido mole e controlam a memória de tecido mole da asa e das paredes laterais nasais (▶ Vídeo 51.5, ▶ Vídeo 51.6).

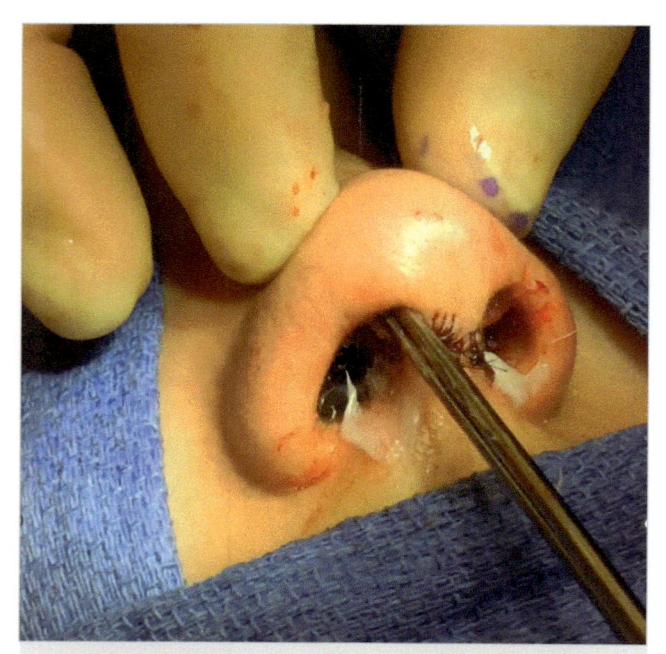

Fig. 51.4 Triângulo de tecido mole Surgicel.

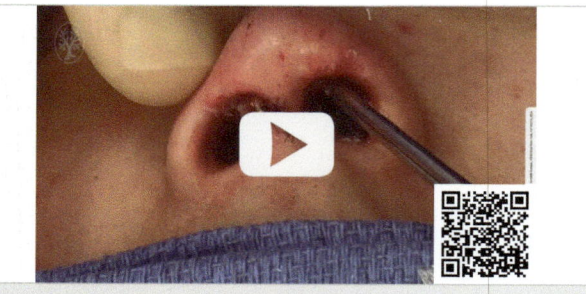

Vídeo 51.7 Triângulo de tecido mole Surgicel.

51.6 Gerenciamento do Triângulo de Tecidos Moles

- O triângulo de tecido mole é tratado por último e não é fechado com sutura, devido à alta probabilidade de cicatrização deficiente da ferida e consequente entalhe e retração das asas.
- O autor sênior coloca Surgicel (Ethicon US, Cincinnati, OH) impregnado com mupirocina dentro do triângulo de tecido mole para eliminar o espaço morto e apoiar essa região durante a cicatrização (▶ Fig. 51.4). O Surgicel se autocoagula nos 3 a 5 dias seguintes e permite a saída de qualquer fluido no pós-operatório.
- A área cicatrizará por intenção secundária e permitirá a autotubagem do triângulo de tecido mole (▶ Vídeo 51.7).

51.7 Conclusão

O espaço morto na rinoplastia cria um ambiente propício ao acúmulo de tecido cicatricial e à contração errática do tecido mole. Os triângulos de tecido mole não têm suporte estrutural inerente e são propensos à retração se houver espaço morto adjacente à cartilagem das *crura* médias e dos domos. Uma sutura de extensão da supraponta é usada para fechar o espaço morto deixado para trás após o refinamento da ponta nasal e define o novo ponto de ruptura da supraponta. O fechamento do septo membranoso é fundamental para minimizar o fluido ao redor do septo e pode ajudar a estabilizar ainda mais um enxerto de extensão septal. O triângulo de tecido mole não é fechado com sutura, devido à alta probabilidade de cicatrização deficiente da ferida e do consequente entalhe e retração alar. Em vez disso, essa área é preenchida com Surgicel impregnado com mupirocina.

Referências

[1] Savetsky IL, Avashia YJ, Rohrich RJ. The five-step rhinoplasty dead space closure technique. Plast Reconstr Surg. 2022; 149(4):679e-680e
[2] Rohrich RJ, Afrooz PN. The infratip lobule butterfly graft: balancing the transition from the tip lobule to the alar lobule. Plast Reconstr Surg. 2018; 141(3):651-654
[3] Guyuron B, DeLuca L, Lash R. Supratip deformity: a closer look. Plast Reconstr Surg. 2000; 105(3):1140-1151, discussion 1152-1153
[4] Byrd HS, Andochick S, Copit S, Walton KG. Septal extension grafts: a method of controlling tip projection shape. Plast Reconstr Surg. 1997; 100(4):999- 1010
[5] Rohrich RJ, Durand PD, Dayan E. Changing role of septal extension versus columellar grafts in modern rhinoplasty. Plast Reconstr Surg. 2020; 145(5): 927e-931e
[6] Rohrich RJ, Chamata ES, Alleyne B, Bellamy JL. Versatility of the fixed-mobile septal extension graft for nasal tip reshaping. Plast Reconstr Surg. 2022; 149 (6):1350-1356

52 Correção do Nariz Longo

Rod J. Rohrich ▪ Jordan Kaplan ▪ Matthew Novak

Resumo

A rinoplastia é comumente solicitada para corrigir o nariz longo. Mais detalhes anatômicos foram descobertos e agora existe uma vasta gama de procedimentos cirúrgicos para a correção do nariz longo. Neste capítulo, apresentamos uma visão geral da deformidade do nariz longo, incluindo a análise nasal pré-operatória, o entendimento atual das causas anatômicas dessa deformidade e seu tratamento cirúrgico.

Palavras-chave: Nariz longo, comprimento nasal, projeção nasal, suporte da ponta nasal

> **Pontos Principais**
>
> - A análise nasal sistemática é importante para determinar a verdadeira causa do nariz longo e para orientar o tratamento cirúrgico.
> - O crescimento excessivo do septo cartilaginoso é uma característica comum do nariz longo e, em geral, causa projeção excessiva da ponta nasal; ele tem um efeito variável na rotação da ponta.
> - O suporte inadequado da ponta é provavelmente a causa mais comum do nariz longo. A falta de suporte da ponta resultará em efeitos da gravidade sem oposição sobre a ponta, levando à descida da ponta e à diminuição da rotação e da projeção da ponta.
> - Em geral, a correção cirúrgica do nariz longo envolve a redução de uma ou mais estruturas nasais superdimensionadas, bem como o restabelecimento de suporte estrutural adicional.

52.1 Introdução

Desde os primórdios da rinoplastia estética, o nariz anormalmente longo foi identificado como uma deformidade que exige correção. Em 1898, Joseph apresentou um método de correção de um nariz com excesso de comprimento e projeção da ponta, bem como uma protuberância dorsal.[1] Várias décadas depois, Joseph publicou seu livro seminal, Nasenplastik und sonstige Gesichtsplastik (Rinoplastia e outras cirurgias plásticas), no qual apresentou vários fatores etiológicos associados ao nariz longo e os métodos para corrigi-lo.[2] Desde então, mais detalhes anatômicos foram descobertos e atualmente existe uma vasta gama de procedimentos cirúrgicos para a correção do nariz longo. Neste capítulo, apresentamos uma visão geral da deformidade do nariz longo, incluindo a análise nasal sistemática pré-operatória, o entendimento atual das causas anatômicas dessa deformidade e seu tratamento cirúrgico.

52.2 Análise Clínica Pré-Operatória

- Fotografias padronizadas que podem ser reproduzidas no pós-operatório (consulte o Capítulo 5), combinadas com uma análise objetiva, são essenciais para um bom plano cirúrgico e avaliação do resultado pós-operatório.
- O comprimento nasal é definido como a distância da raiz do nariz (R) até a ponta (T). Byrd e Hobar[3] afirmaram que a raiz nasal deve ser diferenciada do ponto de quebra do *radix*, uma vez que o *radix* pode estar localizado de forma anormal (e, portanto, ser a causa de um comprimento nasal anormal) (▶ Fig. 52.1).

52.3 Comprimento Nasal Percebido *Versus* Real

- Efeito do ângulo nasolabial:[4] O ângulo nasolabial ideal é maior nas mulheres (95-110 graus) do que nos homens (90-95 graus).
  - O ângulo nasolabial agudo cria a ilusão de um nariz longo.

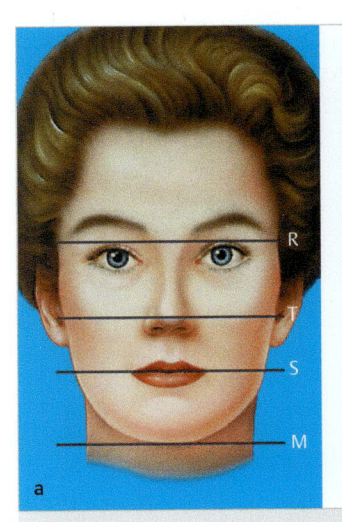

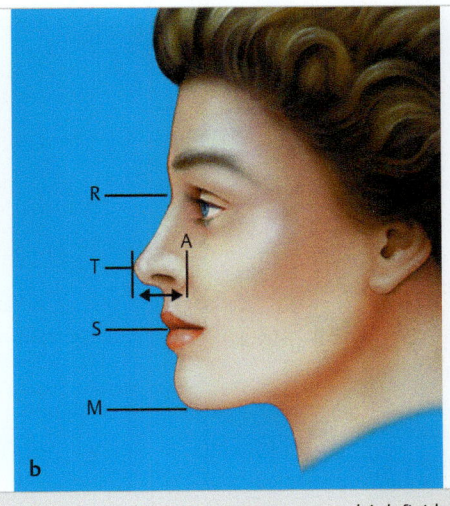

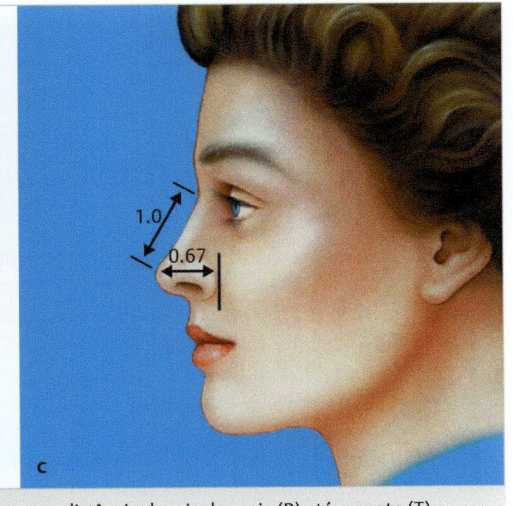

Fig. 52.1 Definição de comprimento e projeção nasal. (**a**) O comprimento nasal é definido como a distância da raiz do nariz (R) até a ponta (T). (**b**) Em uma face proporcional e equilibrada, o comprimento nasal ideal (RTi) é 0,67 × a altura facial média (MFH) (distância da glabela ao plano da base alar) e é igual à distância do estômio (S) ao mento (M). (**c**) O RTi também está relacionado com a projeção nasal (AT); a projeção nasal ideal é 0,67 × o comprimento nasal.

Correção do Nariz Longo

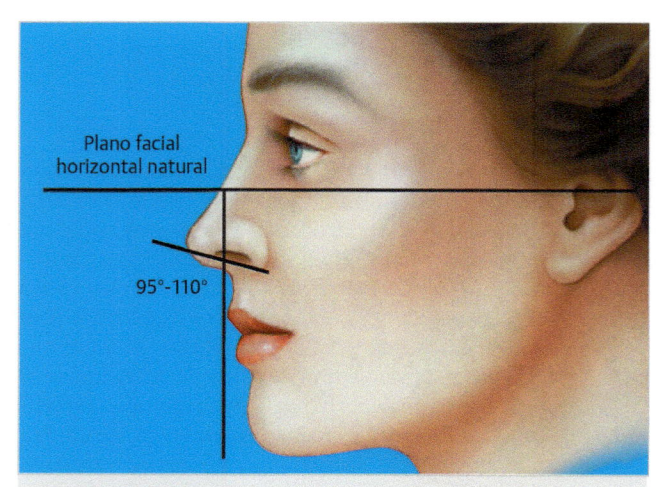

Fig. 52.2 Percepção do comprimento nasal. A percepção do comprimento nasal pode diferir significativamente do comprimento nasal real medido. O ângulo nasolabial pode afetar significativamente a percepção do comprimento nasal. O ângulo nasolabial ideal é maior em mulheres (95-110 graus) do que em homens (90-95 graus).

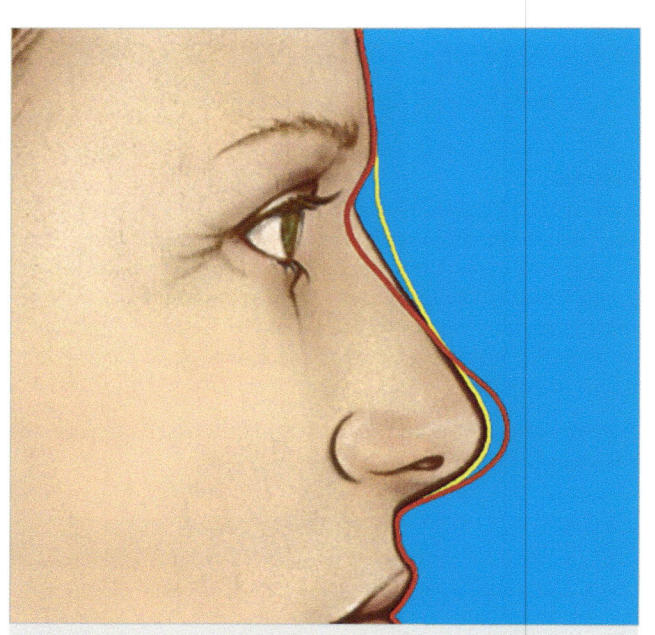

Fig. 52.3 Percepção do comprimento nasal. Efeitos perceptivos semelhantes no comprimento nasal serão observados com mudanças na posição e projeção do *radix*, projeção da ponta e assim por diante.

- O ângulo nasolabial obtuso cria a ilusão de um nariz mais curto.
- Efeitos perceptivos semelhantes no comprimento nasal serão observados com mudanças na posição/projeção do *radix* e na projeção da ponta (▶ Fig. 52.2, ▶ Fig. 52.3).

> **Dica de Especialista**
>
> *O comprimento nasal percebido é afetado pela projeção da ponta, rotação da ponta, projeção do dorso, posição do radix e projeção do radix.*

52.4 Causas de um Nariz Longo

- Quatro fatores etiológicos principais associados a um nariz longo são os seguintes:
  - Congênito.
  - Traumático.
  - Iatrogênico.
  - Envelhecimento.

52.4.1 Crescimento Excessivo do Septo Cartilaginoso

- O crescimento excessivo do septo cartilaginoso há muito tempo é reconhecido como uma característica comum do nariz longo.[2] Ele pode causar projeção excessiva da ponta nasal e tem um efeito variável na rotação da ponta (▶ Fig. 52.4).
- As cartilagens laterais inferiores, que estão presas ao septo por conexões fibrosas, estão deslocadas anteriormente.[5]
- Tardy *et al.*[6] categorizaram os pacientes com supercrescimento septal com base na localização da hipertrofia – dorsal ou caudal.[7] Se o supercrescimento septal for mais dorsal, as cartilagens laterais inferiores tendem a ser deslocadas inferiormente, levando a um ângulo labiocolumelar mais agudo. Por outro lado, se o crescimento excessivo for mais caudal, as cartilagens laterais inferiores são deslocadas superiormente, resultando em um aumento do ângulo labiocolumelar. O supercrescimento do septo caudal geralmente é acompanhado por um lábio superior curto e aumento da exposição dos incisivos (▶ Fig. 52.5).

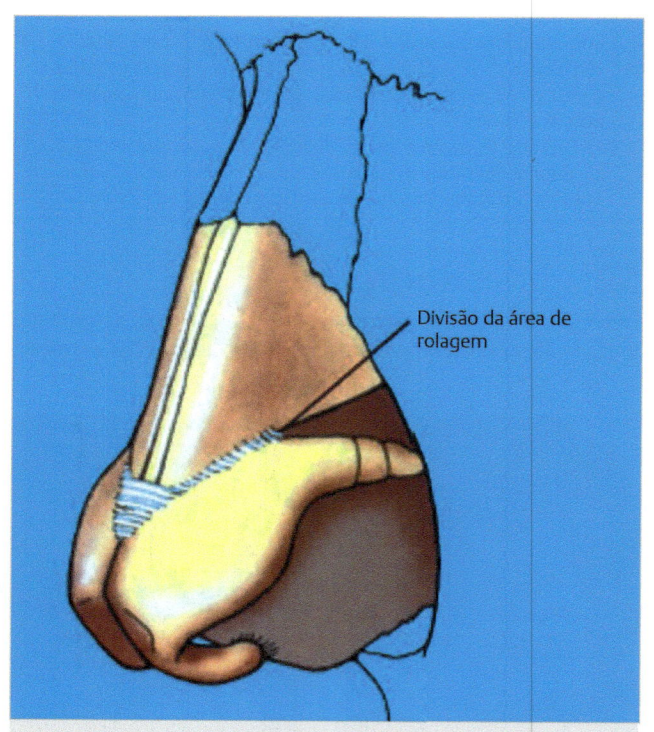

Fig. 52.4 Crescimento excessivo do septo dorsal. A desprojeção da ponta requer a liberação das fixações de rolagem e a liberação do ligamento suspensor que prende os domos uns aos outros e ao ângulo septal anterior. Isso permitirá que as cartilagens laterais inferiores se movam posteriormente e desprojetem-se.

52.4.2 Suporte Inadequado da Ponta

- O suporte inadequado da ponta é uma causa comum do nariz longo, pois pode resultar em efeitos da gravidade sem oposição sobre a ponta, levando à descida da ponta e à diminuição da rotação e da projeção da ponta (▶ Fig. 52.6, ▶ Fig. 52.7).
- Cartilagens laterais inferiores congênitas fracas, conexões fibrosas fracas na área de rolagem e ligamentos interdomais fracos podem causar:
    - Uma ponta nasal subprojetada.
    - Um ângulo labiocolumelar agudo.
    - Um ângulo septal anterior pronunciado e visível.
    - Um perfil nasal dorsal convexo.
- A hipoplasia periapical pode desprojetar a ponta nasal.[8]
- O trauma nasal resulta em um suporte inadequado da ponta secundário ao enfraquecimento da cartilagem septal. Se a cartilagem quadrangular não estiver separada da espinha nasal anterior ou da crista maxilar, ou se estiver fraturada, o suporte da ponta pode ser perdido. A perda óssea na base nasal ou o retrodeslocamento da base nasal diminuirá a projeção da ponta.
- A rinoplastia prévia pode desestabilizar o suporte da ponta nasal se não for tratada adequadamente durante o procedimento.[9]
- À medida que envelhecemos, as estruturas de suporte nasal enfraquecem e o volume da face média atrofia, o que resulta no alongamento do nariz ao longo do tempo (▶ Fig. 52.8, ▶ Fig. 52.9, ▶ Fig. 52.10).[10,11]

> **Dica de Especialista**
>
> O suporte inadequado da ponta é um achado comum no nariz envelhecido e nos narizes étnicos.

52.4.3 Crescimento Excessivo da Cartilagem Lateral Inferior

- Um nariz longo pode resultar do crescimento excessivo das cartilagens laterais inferiores, levando à superprojeção da ponta nasal (▶ Fig. 52.11), ▶ Fig. 52.12, ▶ Fig. 52.13).

52.4.4 Crescimento Excessivo da Cartilagem Lateral Superior

- As cartilagens laterais inferiores estão presas às cartilagens laterais superiores na área de rolagem, onde elas têm de 12 a 19 mm de sobreposição entre si. O crescimento excessivo dessas cartilagens laterais superiores pode deslocar as cartilagens laterais inferiores caudalmente, diminuindo a rotação da ponta e levando a um aumento do comprimento nasal.[6,12]

52.4.5 *Radix* Alto

- A posição do *radix* tem um efeito óbvio na percepção do comprimento nasal. O ponto de quebra do *radix* é percebido como o início do nariz. Um *radix* alto causa a percepção de um nariz longo.

52.4.6 Face Média Curta ou Projeção Inadequada do Queixo

- Um rosto médio anormalmente curto ou uma projeção inadequada do queixo podem criar a ilusão de um nariz longo (▶ Fig. 52.14).

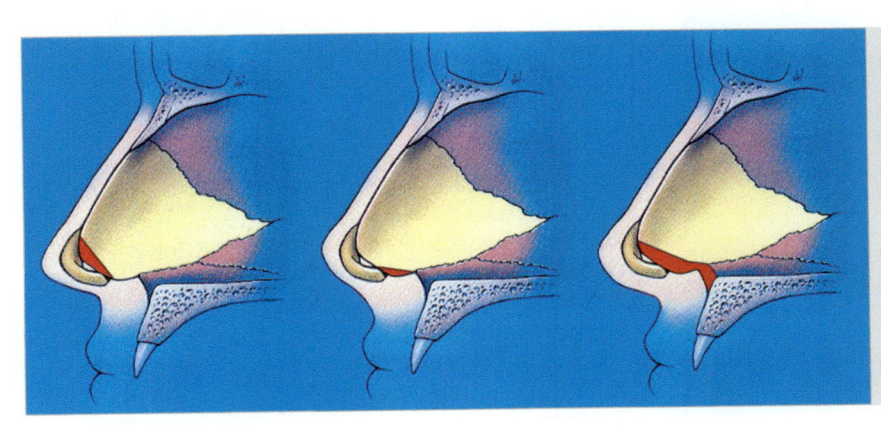

Fig. 52.5 Crescimento excessivo do septo caudal. Várias medidas cirúrgicas devem ser tomadas para tratar o crescimento excessivo do septo caudal: realizar a ressecção do septo caudal (à esquerda), realizar a desprojeção da ponta (ao meio), aumentar o suporte da ponta (à direita).

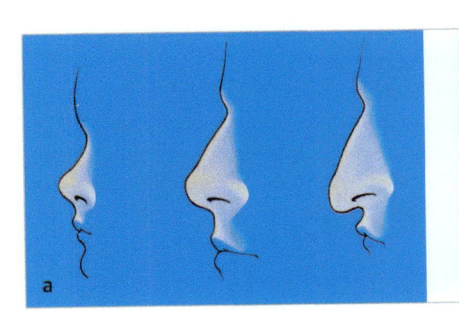

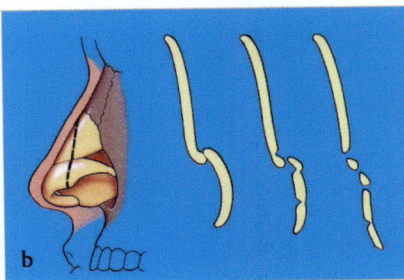

Fig. 52.6 (a, b) Suporte inadequado da ponta. Em geral, as conexões fibrosas perdidas entre as cartilagens laterais superiores e as cartilagens laterais inferiores e entre os domos das cartilagens laterais inferiores podem precisar de restauração; as cartilagens laterais inferiores podem precisar ser reposicionadas ou remodeladas; e o volume ou o suporte pode precisar ser restaurado nas regiões subnasal e periapical.

Correção do Nariz Longo

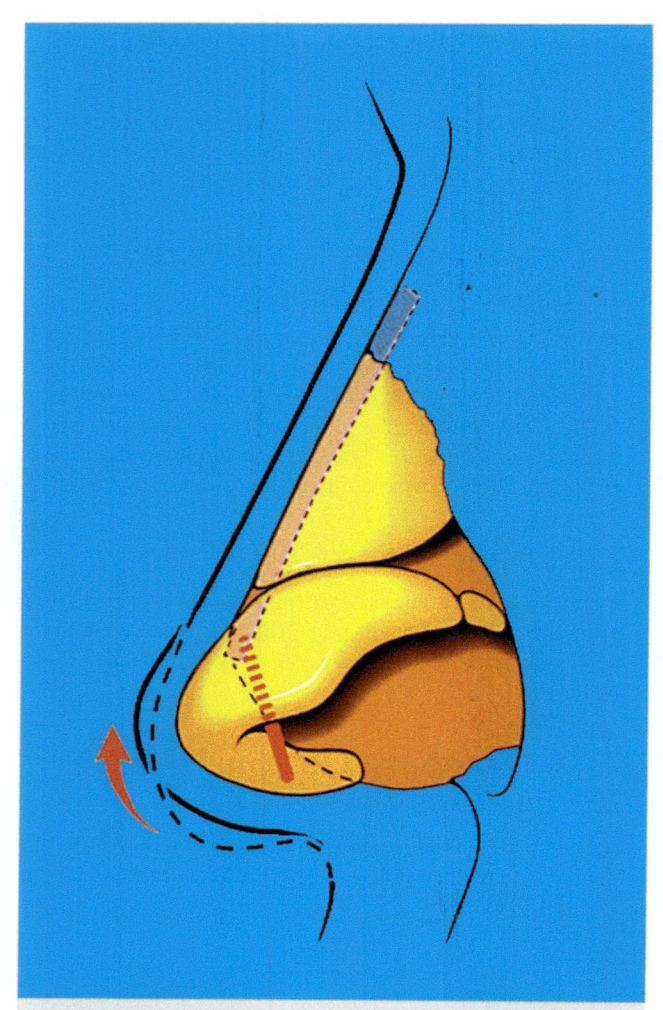

Fig. 52.7 Sutura da cartilagem. As *crura* mediais são completamente dissecadas, livres de pele e mucosa, e os retalhos mucopericondriais são levantados da cartilagem septal. As *crura* mediais são então posicionadas sobre a cartilagem septal e fixadas nesse local com sutura crural-septal medial PDS 5-0.

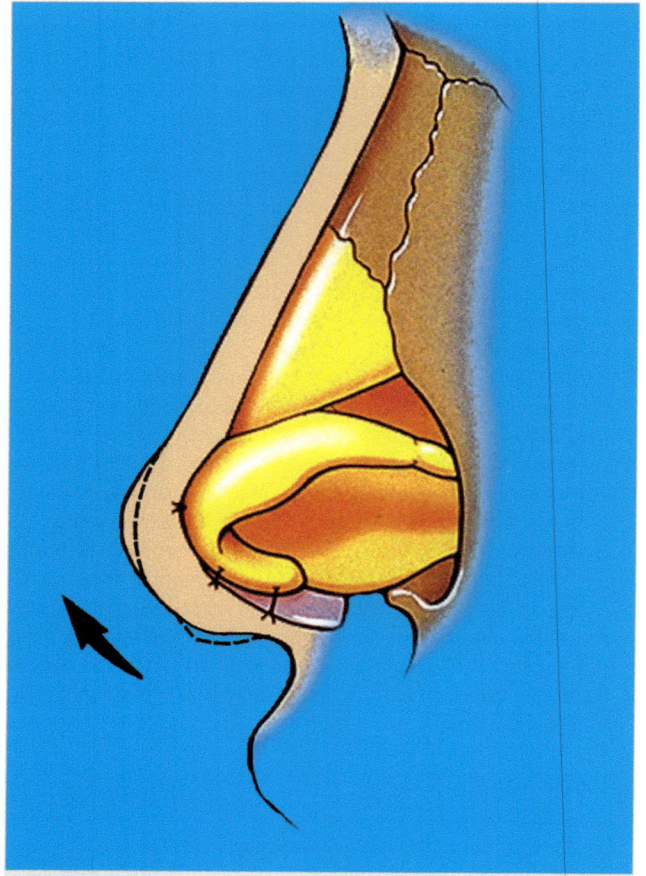

Fig. 52.8 Enxerto de cartilagem. Se as *crura* mediais não tiverem rigidez adequada para manter a projeção apenas com técnicas de sutura, pode-se fornecer mais força com um enxerto de cartilagem.

- Uma avaliação pré-operatória cuidadosa é importante para determinar se o nariz precisa ser corrigido ou se é preferível tratar o terço médio ou inferior da face.

> **Dica de Especialista**
>
> *As proporções de todo o rosto precisam ser consideradas ao realizar a correção do nariz longo.*

52.5 Técnicas Cirúrgicas para o Manejo do Nariz Longo

- Em geral, a correção cirúrgica do nariz longo envolve a redução de uma ou mais estruturas nasais superdimensionadas, bem como o restabelecimento ou a adição de suporte estrutural.
- O nariz longo é frequentemente associado a um nariz de tensão, e é vital restaurar o suporte da ponta, pois isso será perdido quando a ponta nasal for liberada do septo caudal.

52.5.1 Crescimento Excessivo do Septo Cartilaginoso

Várias medidas cirúrgicas devem ser tomadas para tratar o crescimento excessivo do septo:
- Realize uma redução dorsal do componente com ressecção do septo dorsal e caudal:
  - O formato da cartilagem septal dorsal ressecada é importante para determinar o impacto sobre a relação dorso-ponta e a ruptura da supraponta.
- Realize a desprojeção da ponta:
  - A liberação das cartilagens laterais inferiores permitirá que o cirurgião ajuste o comprimento das cartilagens laterais inferiores e as mova posteriormente.
- Aumentar a rotação da ponta:
  - O autor sênior estabelece a rotação da ponta nasal com um enxerto de extensão septal fixo-móvel e técnicas de sutura que incluem a transdomal, a interdomal, o roubo/tensionamento crural lateral ou reposicionamento crural medial.
- Aumentar o suporte das pontas.

52.5.2 Suporte Inadequado da Ponta

- Para restaurar o suporte da ponta, o cirurgião deve abordar a causa subjacente da deficiência. Conforme mencionado

52.5 Técnicas Cirúrgicas para o Manejo do Nariz Longo

anteriormente, a causa subjacente pode ser congênita, traumática ou iatrogênica, ou pode estar associada ao envelhecimento.
- Em geral, as conexões fibrosas perdidas entre as cartilagens laterais superiores e as cartilagens laterais inferiores e entre os domos das cartilagens laterais inferiores podem precisar de restauração; as cartilagens laterais inferiores podem precisar ser reposicionadas ou remodeladas, e o volume ou o suporte podem precisar ser restaurados nas regiões subnasal e periapical.
- O conceito do tripé da ponta nasal foi introduzido por Anderson,[13] com a ponta apoiada em três pernas – as duas *crura* laterais e as *crura* mediais conjuntas (consulte o Capítulo 21). Todas as abordagens envolvem o alongamento e o fortalecimento das *crura* mediais conjuntas ou o encurtamento das *crura* laterais. Isso aumentará a rotação e o suporte da ponta. A projeção da ponta também será influenciada por essas manobras.

> **Dica de Especialista**
>
> *A implementação do suporte da ponta com um enxerto de extensão septal ou um enxerto de suporte columelar é fundamental quando o suporte é deficiente.*

52.5.3 Sutura de Cartilagem

Roubo das *Crura* Laterais

- Isso envolve o recrutamento do comprimento das *crura* laterais para as *crura* mediais. As *crura* laterais são avançadas medialmente sobre as *crura* mediais, e suturas transdomais são usadas para estabelecer novos domos. Isso resulta em maior rotação e projeção da ponta.[14,15]
- As suturas interdomais refinam ainda mais a construção da ponta nasal e o autor sênior prende cada domo a um enxerto de extensão septal "fixo-móvel", conforme descrito na Seção 52.5.4.

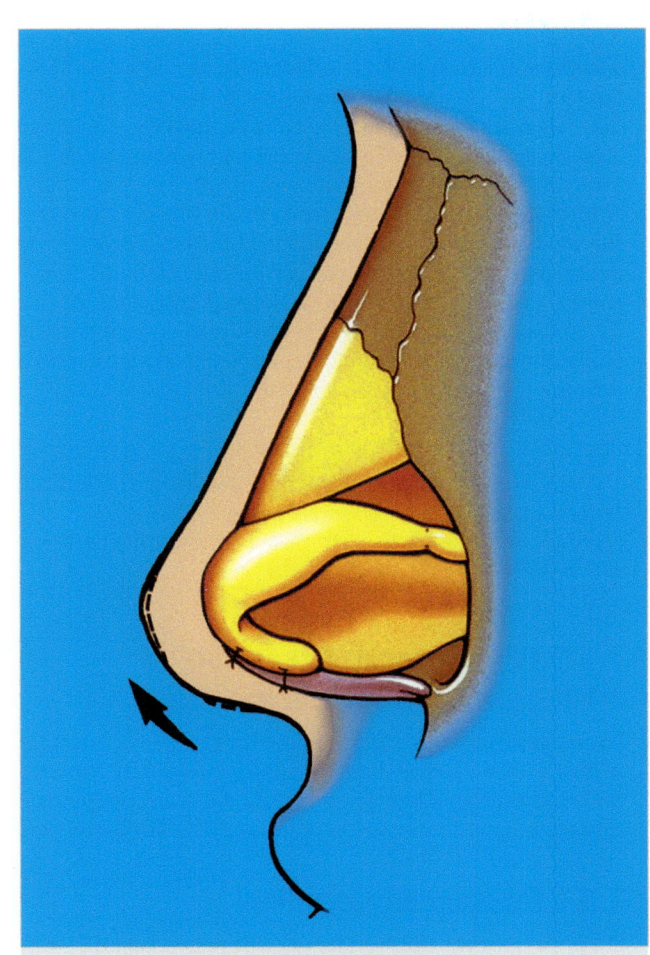

Fig. 52.9 Enxerto de cartilagem. Se for necessário um suporte adicional, um enxerto de suporte columelar fixo pode ser colocado na pré-maxila para estabilidade.

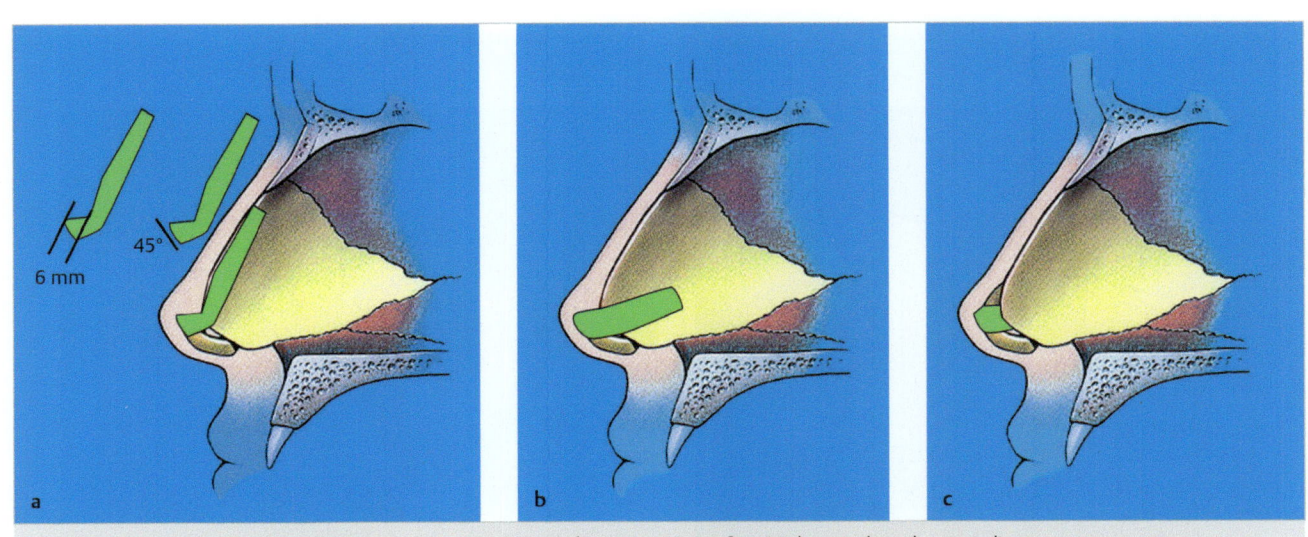

Fig. 52.10 Enxerto de cartilagem. Os enxertos de extensão septal que permitem a fixação do complexo da ponta diretamente no septo anterior podem ser usados para definir e controlar a posição da ponta. (**a**) Enxertos expansores estendidos emparelhados. (**b**) Enxertos de ripas emparelhados. (**c**) Enxerto de extensão direta.

Correção do Nariz Longo

Estabilidade Insuficiente das *Crura* Mediais

- As suturas intercrurais são usadas para unir as *crura* mediais e aumentar ainda mais o suporte da ponta nasal. O fechamento do espaço morto ao longo do septo caudal com sutura simples de categute 5-0 atua para fortalecer as *crura* mediais e aumentar o suporte da ponta nasal.

52.5.4 Uso de um Enxerto de Extensão Septal "Fixo-Móvel"

- Um enxerto em forma de quilha é fixado ao ângulo septal anterior como um enxerto "fixo-móvel" que se estende além do septo para estabelecer a projeção da ponta nasal. A extensão anterior do enxerto fica no espaço interdomal, e o enxerto é fixado ao ângulo septal anterior com uma técnica de sutura em quatro etapas.[16]

- A fixação da ponta nasal ao enxerto de extensão septal permite o controle eficaz da projeção e da rotação da ponta nasal. Embora um enxerto de suporte columelar fortaleça as *crura* mediais, ele não controla a rotação da ponta quando comparado a um enxerto de extensão septal. Ele também está associado à perda de projeção ao longo do tempo.[17,18]

- Byrd *et al.*[19] relataram que um enxerto de suporte columelar flutuante pode não ser adequado para manter a projeção da ponta nasal em pacientes com cartilagens inferiores fracas, asa retraída e pontas mergulhadas. Nesses casos, os enxertos de extensão septal que permitem a fixação do complexo da ponta diretamente no septo anterior podem ser usados para definir e controlar a posição da ponta.

> **Dica de Especialista**
>
> *O enxerto de extensão septal fornece um suporte robusto para a fixação das cartilagens laterais inferiores para definir a projeção e a rotação da ponta.*

52.5.5 Crescimento Excessivo da Cartilagem Lateral Inferior

- As cartilagens laterais inferiores grandes geralmente projetam demais o nariz e podem diminuir o ângulo nasolabial. Isso deve ser resolvido com a redução adequada das *crura* excessivas e com a fixação da ponta em uma posição nova e mais apropriada.

52.5.6 Ressecção Cefálica

- Em pacientes com altura aumentada das *crura* laterais, a ressecção cefálica da *crus* lateral (corte cefálico) pode ser realizada para aumentar a rotação da ponta e encurtar o nariz.
- Dependendo da qualidade da cartilagem, deve-se preservar um mínimo de 4 a 6 mm de altura das *crura* laterais para evitar o enfraquecimento das *crura* laterais e a possível incompetência da válvula nasal externa.

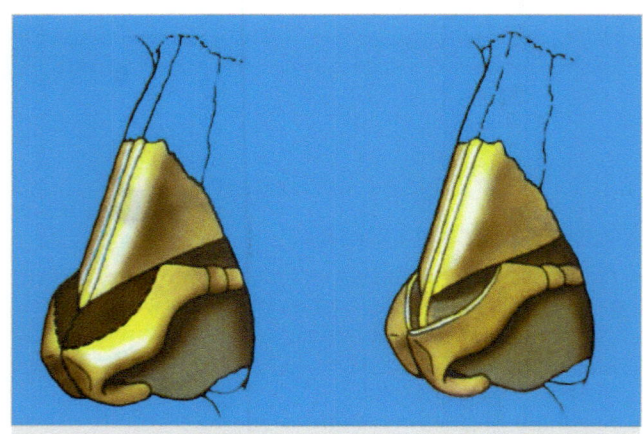

Fig. 52.11 Crescimento excessivo da cartilagem lateral inferior. Em pacientes com altura aumentada das *crura* laterais, a ressecção cefálica da *crus* lateral (corte cefálico) pode ser realizada para aumentar a rotação da ponta e encurtar o nariz. Para evitar o enfraquecimento excessivo das *crura* laterais e o colapso da válvula nasal externa, uma faixa de borda alar de 4 a 6 mm deve ser preservada.

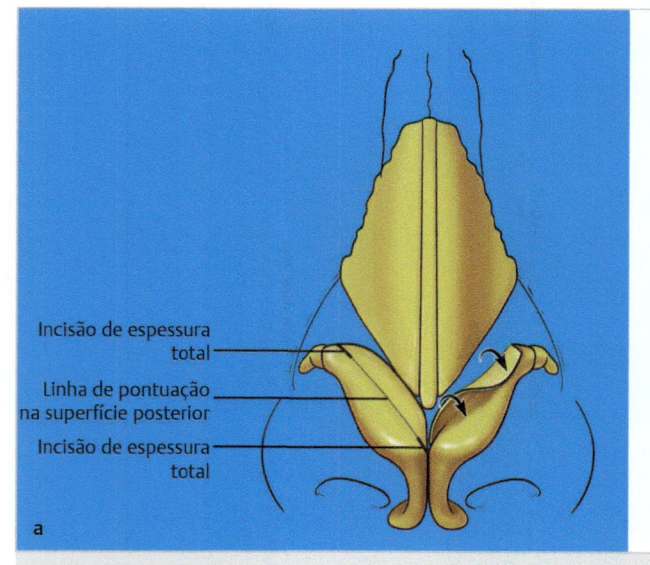

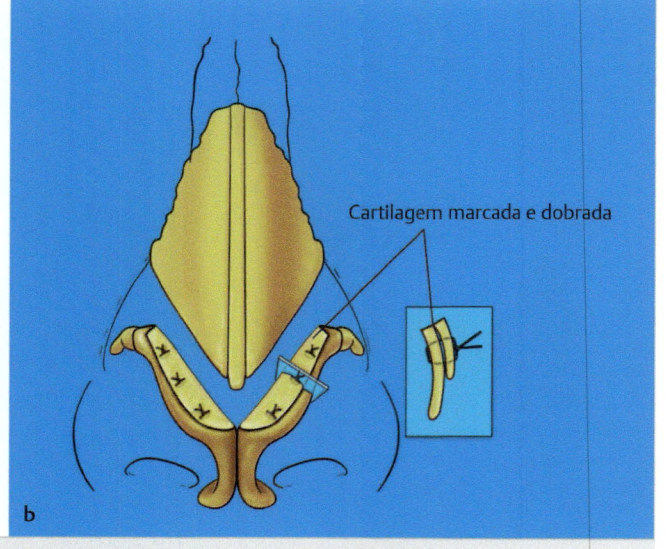

Fig. 52.12 (a, b) Crescimento excessivo da cartilagem lateral inferior. Como alternativa, o retalho de rotação crural lateral inferior pode ser empregado para preservar essa cartilagem, que pode ser usada para corrigir concavidades ou convexidades da *crus* lateral inferior, fortalecer a válvula nasal externa e evitar o pinçamento da ponta devido à sutura da ponta.

52.5 Técnicas Cirúrgicas para o Manejo do Nariz Longo

- Uma alternativa é o retalho de rotação crural lateral, que serve para fortalecer as cartilagens laterais inferiores fracas ou corrigir irregularidades de contorno.[20]

52.5.7 Transecção e Sobreposição das *Crura* Laterais Inferiores

- A transecção e a sobreposição (encurtamento) das *crura* laterais resultarão na desprojeção do nariz, bem como no aumento da rotação da ponta nasal.[21]
- Foda e Kridel[15] descobriram que a técnica de sobreposição crural lateral tendia a produzir um efeito maior na rotação da ponta do que a técnica de roubo crural lateral. No entanto, o autor sênior emprega com mais frequência a técnica de roubo crural lateral ao ajustar o comprimento crural lateral.

52.5.8 Retalho Expansor da Cartilagem Lateral Superior

- É provável que o crescimento excessivo das cartilagens laterais superiores esteja presente em combinação com o crescimento excessivo do septo dorsal e caudal. O comprimento deve ser ajustado proporcionalmente ao septo cartilaginoso.
- Em pacientes apropriados, o excesso de cartilagens laterais superiores dorsais pode ser usado para criar retalhos expansores.[22,23,24,25]

52.5.9 *Radix* Alto

- Um *radix* alto é frequentemente associado a uma corcova dorsal. Geralmente, a corcova dorsal é reduzida primeiro, permitindo o acesso ao *radix*.
- A diminuição da altura do *radix* pode levar a um aumento perceptível da distância intercantal, portanto deve-se tomar cuidado durante esse procedimento para não perturbar o restante da estética nasofacial.

52.5.10 Aumento Subnasal ou Periapical

- **Subnasal retraído:** Pode ser corrigido com o aumento do subnasal com enxertos de cartilagem ou preenchimentos de tecido mole. Isso diminuirá a projeção percebida da ponta e o comprimento nasal e pode aumentar a rotação da ponta e o ângulo nasolabial, resultando em um encurtamento percebido do nariz.
- **Hipoplasia periapical:** É classicamente descrita em pacientes com hipoplasia congênita ou iatrogênica do terço médio da face (como em pacientes com fenda palatina), mas também deve ser cuidadosamente examinada na população em geral. Isso pode ser corrigido restaurando o volume com preenchimentos de tecido mole ou enxerto de gordura.

52.5.11 Correção da Face Média/Queixo

- O comprimento nasal ideal é uma medida relativa e depende das dimensões da face média e da face inferior.
- Em alguns casos, o aumento do queixo pode ser adequado para melhorar o equilíbrio nasofacial. Isso pode ser feito por meio de cirurgia ortognática ou pelo uso de um implante de silicone.

52.5.12 Procedimentos Complementares

- **Enxertos de contorno alar:** A manipulação das cartilagens laterais inferiores pode diminuir o suporte da borda alar, predispondo ao entalhe e/ou retração alar. A colocação não anatômica de enxertos de contorno alar ou enxertos de contorno alar estendidos pode reduzir o risco dessas deformidades.[26]

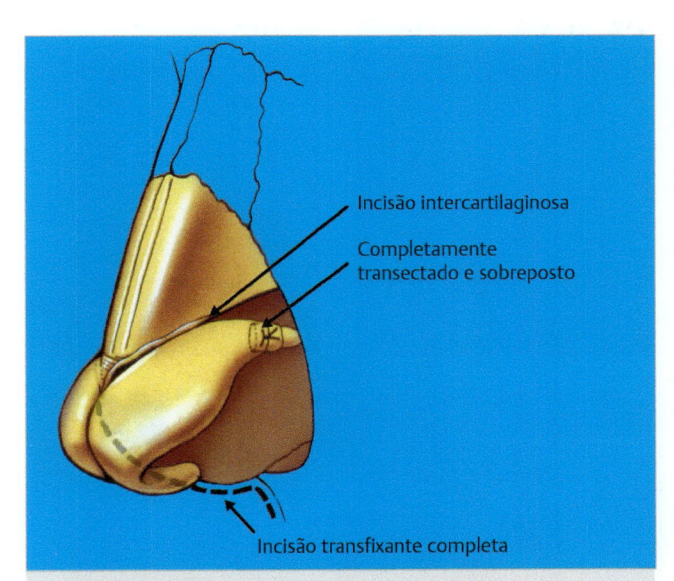

Fig. 52.13 Crescimento excessivo da cartilagem lateral inferior. A transecção e a sobreposição das *crura* laterais diminuirão o comprimento da perna crural lateral do tripé.

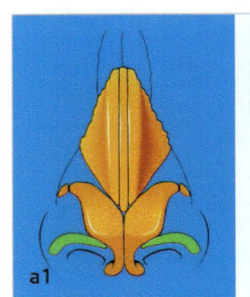

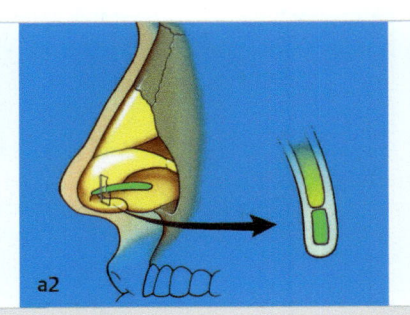

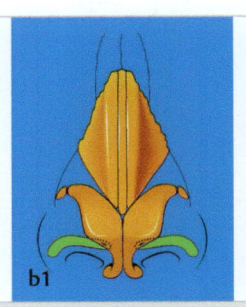

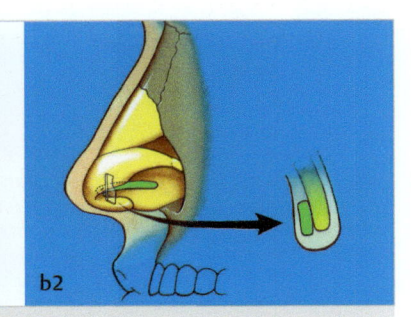

Fig. 52.14 (a, b) Procedimentos adjuvantes. A manipulação das cartilagens laterais inferiores pode diminuir o suporte da borda alar, predispondo ao entalhe e/ou retração alar. A colocação não anatômica de enxertos de contorno alar ou enxertos de contorno alar estendidos pode reduzir o risco dessas deformidades.

Correção do Nariz Longo

- **Retalhos expansores:** Após a redução do crescimento excessivo do septo dorsal, o dorso nasal deve ser reconstituído para criar linhas estéticas dorsais suaves e otimizar a função da válvula nasal interna. Podem ser necessárias suturas de tensão da cartilagem lateral superior, retalhos expansores ou enxertos expansores.[22,23,24,25]

52.6 Como Lidar com o Nariz de Tensão

- Comumente, o nariz longo pode estar associado a um nariz de tensão. Essa deformidade é caracterizada por uma ponta nasal que depende predominantemente do septo caudal para se apoiar. Quando as cartilagens laterais inferiores são separadas do septo caudal e o septo é reduzido, a ponta resultante fica sem suporte adequado.
- O suporte da ponta deve ser restaurado com frequência, mas usando um enxerto de extensão septal para definir a rotação e a projeção nasais adequadas.
- O fechamento do espaço morto ao longo do septo caudal ajuda a fortalecer as *crura* mediais e a apoiar ainda mais a ponta nasal.

> **Dica de Especialista**
>
> O "nariz de tensão" é um achado comum em pacientes que apresentam queixas de nariz longo.

52.7 Análise de Caso

Um homem de 24 anos de idade desejava corrigir seu nariz longo (▶ Fig. 52.15, ▶ Vídeo 52.1).

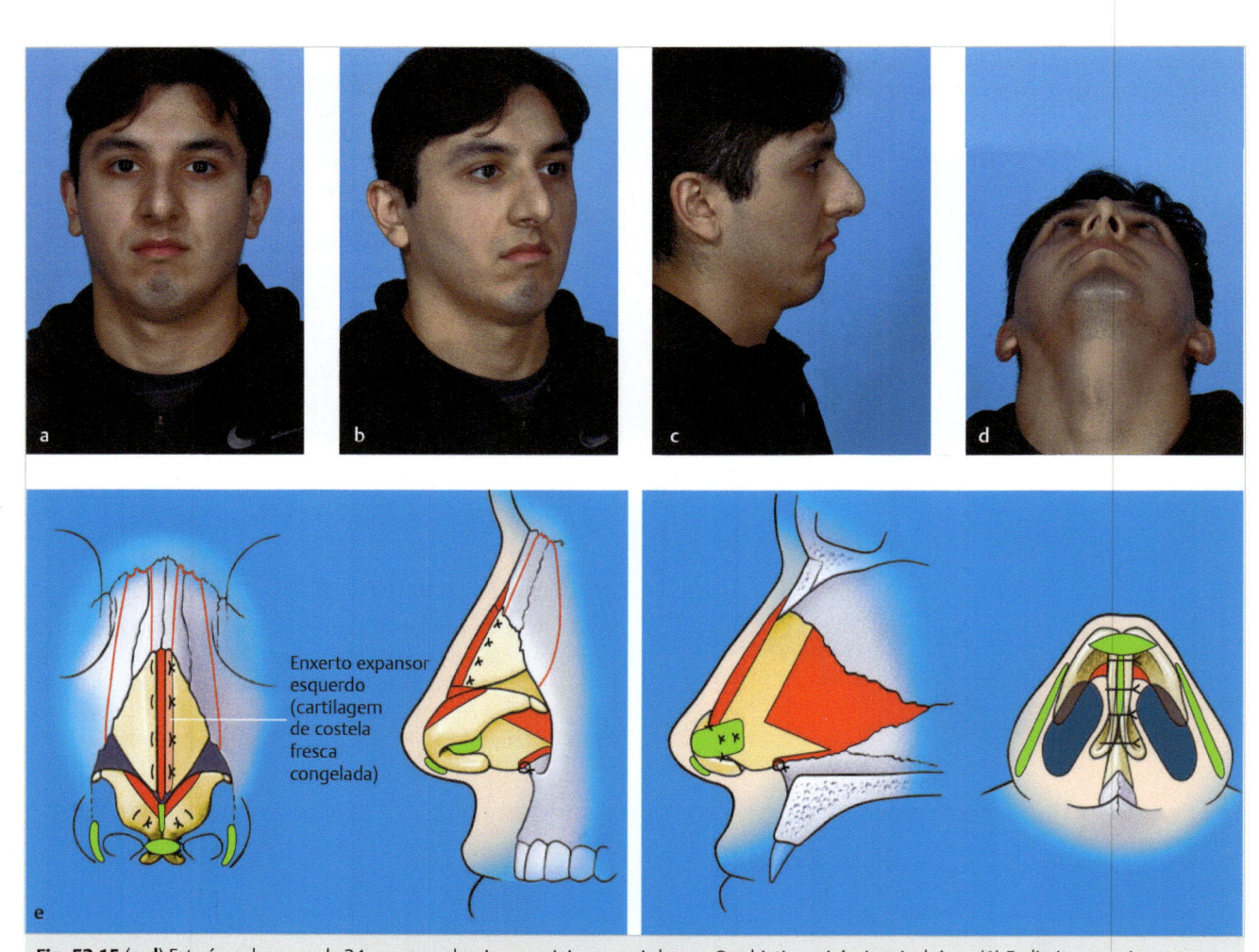

Fig. 52.15 (a-d) Este é um homem de 24 anos que desejava corrigir seu nariz longo. Os objetivos cirúrgicos incluíam: (1) Endireitar o nariz; (2) estreitar o terço médio; (3) diminuir a convexidade dorsal; (4) girar a ponta; (5) desprojetar a ponta; (6) refinar a ponta; (7) melhorar o entalhe alar e o alargamento alar. **(e)** A abordagem cirúrgica inclui: (1) Rinoplastia aberta primária; (2) redução dorsal do componente; (3) reconstrução septal; (4) modelagem da ponta com enxerto de extensão septal; (5) ressecção da base alar. *(Continua)*

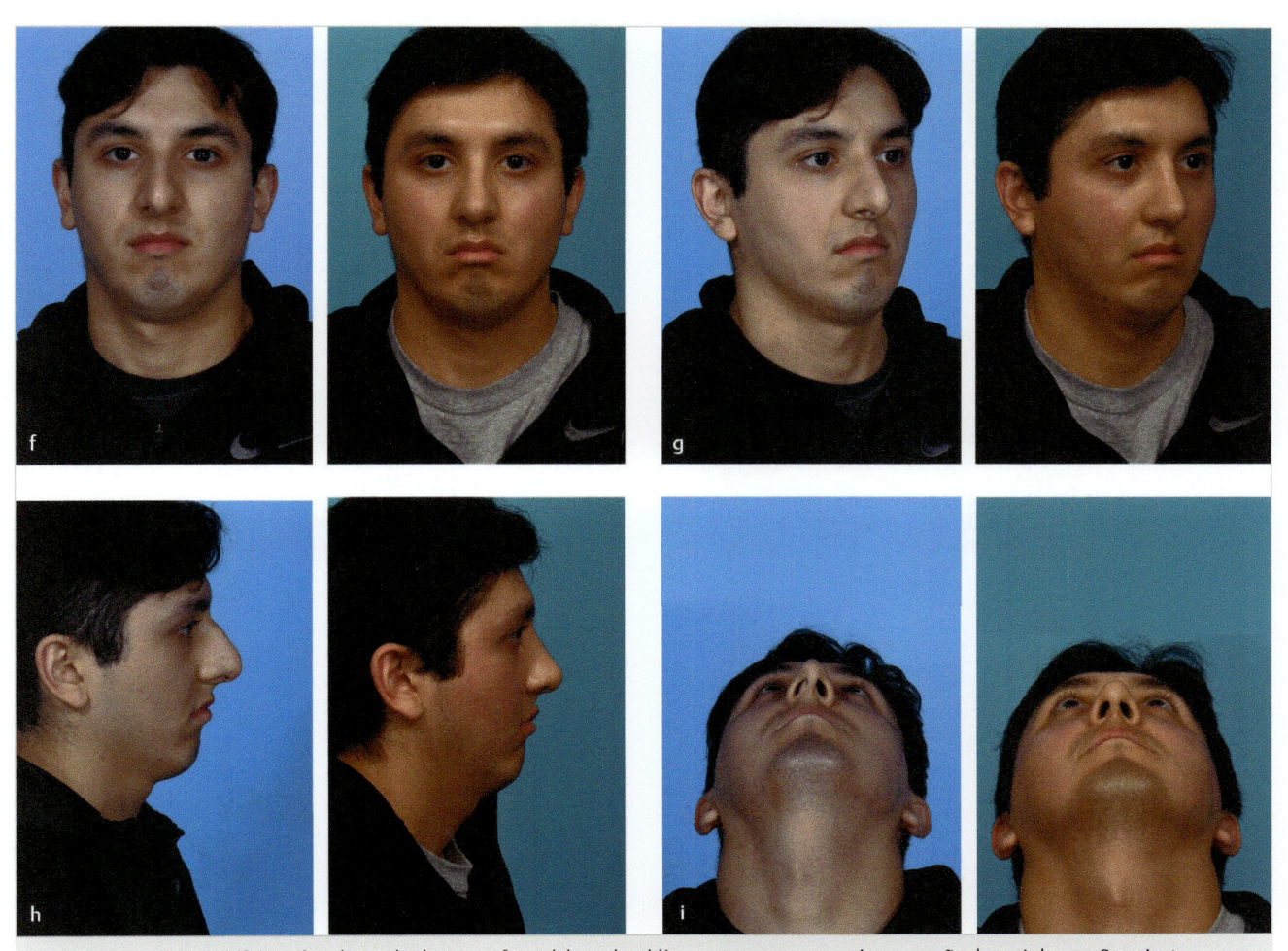

Fig. 52.15 *(Continuação)* **(f-i)** Análise do resultado: Vistas frontal, lateral e oblíqua antes e um ano após a correção do nariz longo. O paciente demonstra melhora no desvio nasal, refinamento da ponta, melhora da convexidade dorsal, rotação da ponta e diminuição da projeção, melhora do alargamento alar, simetria das narinas e desvio da columela/septo caudal. Vistas frontal, lateral e oblíqua antes e um ano após a correção do nariz longo.

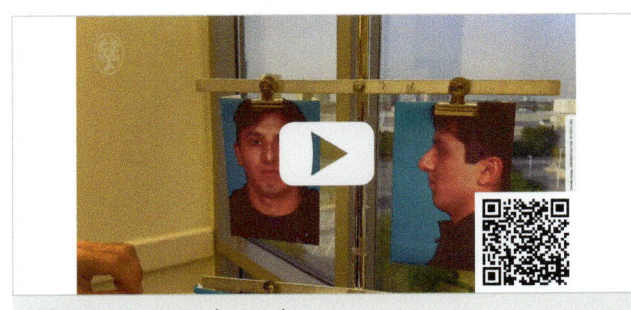

Vídeo 52.1 Correção do nariz longo.

52.8 Conclusão

A análise nasal sistemática pré-operatória é fundamental para determinar a causa de um nariz longo e para orientar o manejo cirúrgico. As características comuns do nariz longo incluem o crescimento excessivo do septo cartilaginoso, a projeção excessiva e a sub-rotação da ponta nasal, e o suporte inadequado da ponta. Embora variável, a correção do nariz longo geralmente inclui a redução do septo cartilaginoso, o ajuste da rotação da ponta nasal e o fornecimento de suporte por meio de técnicas de sutura e de enxerto de cartilagem.

Referências

[1] Joseph J, Aufricht G. Operative reduction of the size of a nose (rhinomiosis). Plast Reconstr Surg. 1970; 46(2):178-183
[2] Joseph J. [English translation]. Rhinoplasty and Facial Plastic Surgery: With a Supplement on Mammaplasty and Other Operations in the Field of Plastic Surgery of the Body—An Atlas and Textbook. Norman, OK: Norman Publishing, 1987
[3] Byrd HS, Hobar PC. Rhinoplasty: a practical guide for surgical planning. Plast Reconstr Surg. 1993; 91(4):642-654, discussion 655-656
[4] Daniel R. The long nose. Dallas Rhinoplasty Symposium 11:149, 1994
[5] Johnson CM, Jr, Godin MS. The tension nose: open structure rhinoplasty approach. Plast Reconstr Surg. 1995; 95(1):43-51
[6] Pensler JM. The role of the upper lateral cartilages in aesthetic rhinoplasty. Aesthet Surg J. 2009; 29(4):290-294
[7] Tardy ME, Jr, Walter MA, Patt BS. The overprojecting nose: anatomic component analysis and repair. Facial Plast Surg. 1993; 9(4):306-316
[8] Byrd HS, Hobar PC. Alloplastic nasal and perialar augmentation. Clin Plast Surg. 1996; 23(2):315-326
[9] Konior RJ. The droopy nasal tip. Facial Plast Surg Clin North Am. 2006; 14(4): 291-299, v

[10] Daniel RK, Letourneau A. Rhinoplasty: nasal anatomy. Ann Plast Surg. 1988; 20(1):5-13

[11] Krmpotić-Nemanić J, Kostović I, Rudan P, Nemanić G. Morphological and histological changes responsible for the droop of the nasal tip in advanced age. Acta Otolaryngol. 1971; 71(2):278-281

[12] Benlier E, Top H, Aygit AC. Management of the long nose: review of techniques for nasal tip supporting structures. Aesthetic Plast Surg. 2006; 30(2):159-168

[13] Anderson JR. The dynamics of rhinoplasty. In: Proceedings of the Ninth International Congress in Otolaryngology. Amsterdam: Excerpta Medica International Congress Series, No. 206, 1969

[14] Kridel RW, Konior RJ, Shumrick KA, Wright WK. Advances in nasal tip surgery. The lateral crural steal. Arch Otolaryngol Head Neck Surg. 1989; 115 (10):1206-1212

[15] Foda HM, Kridel RW. Lateral crural steal and lateral crural overlay: an objective evaluation. Arch Otolaryngol Head Neck Surg. 1999; 125(12):1365-1370

[16] Rohrich RJ, Savetsky IL, Avashia YJ. The role of the septal extension graft. Plast Reconstr Surg Glob Open. 2020; 8(5):e2710

[17] Rohrich RJ, Durand PD, Dayan E. Changing role of septal extension versus columellar strut grafts in modern rhinoplasty. Plast Reconstr Surg. 2020; 145: 927-931

[18] Bellamy JL, Rohrich RJ. Superiority of the septal extension graft over columellar strut graft in primary rhinoplasty: evidence for improved long- term tip stability. Plast Reconstr Surg. 2023; 152(2):332-339

[19] Byrd HS, Andochick S, Copit S, Walton KG. Septal extension grafts: a method of controlling tip projection shape. Plast Reconstr Surg. 1997; 100(4):999-1010

[20] Janis JE, Trussler A, Ghavami A, Marin V, Rohrich RJ, Gunter JP. Lower lateral crural turnover flap in open rhinoplasty. Plast Reconstr Surg. 2009; 123(6): 1830-1841

[21] Kridel RW, Konior RJ. Controlled nasal tip rotation via the lateral crural overlay technique. Arch Otolaryngol Head Neck Surg. 1991; 117(4):411-415

[22] Rohrich RJ, Muzaffar AR, Janis JE. Component dorsal hump reduction: the importance of maintaining dorsal aesthetic lines in rhinoplasty. Plast Reconstr Surg. 2004; 114(5):1298-1308, discussion 1309-1312

[23] Roostaeian J, Unger JG, Lee MR, Geissler P, Rohrich RJ. Reconstitution of the nasal dorsum following component dorsal reduction in primary rhinoplasty. Plast Reconstr Surg. 2014; 133(3):509-518

[24] Geissler PJ, Roostaeian J, Lee MR, Unger JJ, Rohrich RJ. Role of upper lateral cartilage tension spanning suture in restoring the dorsal aesthetic lines in rhinoplasty. Plast Reconstr Surg. 2014; 133(1):7e-11e

[25] Rohrich RJ, Hollier LH. Use of spreader grafts in the external approach to rhinoplasty. Clin Plast Surg. 1996; 23(2):255-262

[26] Rohrich RJ, Raniere J, Jr, Ha RY. The alar contour graft: correction and prevention of alar rim deformities in rhinoplasty. Plast Reconstr Surg. 2002; 109(7):2495-2505, discussion 2506-2508

53 Alongamento do Nariz Curto

Ali Totonchi • Bahman Guyuron

Resumo

Uma das características que aumentam a complexidade da rinoplastia é a deficiência de comprimento, especialmente se o déficit for substancial. Neste capítulo, discutiremos a causa, o tratamento e as técnicas cirúrgicas para o alongamento do nariz curto e as *nuances* relacionadas.

Palavras-chave: Nariz curto, alongamento do nariz, rinoplastia secundária, denervação do nariz

Pontos Principais

- Idealmente, o comprimento do nariz, da parte mais profunda do *radix* até a ponta, é o dobro do comprimento do lábio superior e aproximadamente igual à distância da face inferior, do estômio até o mento.
- Um paciente com nariz curto e asas retraídas representa um desafio muito maior do que um paciente com asas pendentes e columela retraída.
- Um nariz com cicatrizes rígidas que não pode ser alongado puxando a columela caudalmente é mais difícil de corrigir e pode exigir enxerto de tecido mole.
- Para alongar o nariz, são projetados dois enxertos expansores que são longos o suficiente para se estenderem de baixo dos ossos nasais até além do septo anterocaudal em proporção ao alongamento necessário.
- É fundamental que as *crura* laterais sigam as estruturas centrais para evitar uma discrepância na relação alar-columelar. O não avanço das asas proporcional ao avanço da columela criará uma protrusão desfavorável da columela, e as asas parecerão retraídas.

53.1 Introdução

A rotação cefálica excessiva do nariz é uma marca registrada das rinoplastias realizadas entre os anos 1960 e meados dos anos 1980. Especificamente durante essa época, narizes curtos iatrogênicos eram rotina, resultado dos padrões estéticos dos cirurgiões e dos pacientes. Atualmente, o trauma é uma causa comum de nariz curto. Outros motivos incluem cirurgia ablativa, perda do septo devido ao abuso de cocaína, granulomatose de Wegener ou nariz curto congênito. É fundamental determinar claramente se a deficiência está no comprimento anterior do nariz, no comprimento posterior do nariz ou em ambos. O nariz pode ser curto porque está girando demais, ou o nariz inteiro pode ser curto. Essas duas deficiências têm causas diferentes e exigirão um tratamento um pouco diferente.

Dica de Especialista

É fundamental determinar claramente se a deficiência está no comprimento anterior do nariz, no comprimento posterior do nariz ou em ambos.

Dica de Especialista

O nariz pode ser curto porque está girando demais, ou o nariz inteiro pode ser curto.

Um nariz com rotação excessiva geralmente é consequência da remoção cirúrgica de um segmento do septo anterocaudal, do colapso do septo como resultado de um golpe caudal no nariz ou da destruição do septo caudal pelo abuso de cocaína. Nesse grupo de pacientes, a espinha nasal anterior e a base da columela estão em uma posição ideal, e o alongamento estrutural será apenas anterior.

A maioria dos narizes congenitamente curtos tem deficiência distribuída uniformemente por todo o septo caudal, e a espinha nasal anterior é deficiente ou completamente ausente, como nos pacientes com síndrome de Binder.

Um paciente pode ostensivamente ter um nariz curto por causa de um *radix* baixo.

Dica de Especialista

Um paciente pode ostensivamente ter um nariz curto porque o radix é baixo.

53.2 Avaliação do Paciente

- A compreensão completa da natureza da deficiência requer a avaliação da magnitude do déficit e das estruturas envolvidas e é um fator fundamental para a correção bem-sucedida da deformidade do nariz curto. O ideal é que a deficiência seja corrigida em todas as estruturas.
- É fundamental identificar a extensão da deficiência no septo caudal, nas *crura* mediais, nas *crura* laterais e nos tecidos moles.
- Um paciente com nariz curto e asas retraídas representa um desafio muito maior do que um paciente com asas pendentes e columela retraída.

Dica de Especialista

Um paciente com nariz curto e asas retraídas representa um desafio muito maior do que um paciente com asas pendentes e columela retraída.

- A flexibilidade dos tecidos moles da parte caudal do nariz é muito importante. Um nariz com cicatrizes rígidas que não pode ser alongado puxando a columela caudalmente é mais difícil de corrigir e pode exigir um enxerto de tecido mole. Essa categoria de deformidade é extremamente rara.

Dica de Especialista

Um nariz com cicatrizes rígidas que não pode ser alongado puxando a columela caudalmente é mais difícil de corrigir e pode exigir um enxerto de tecido mole.

Alongamento do Nariz Curto

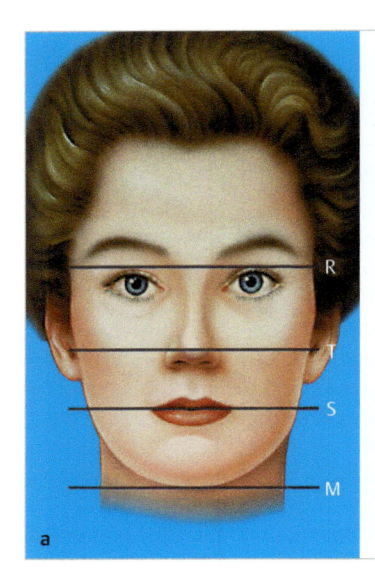

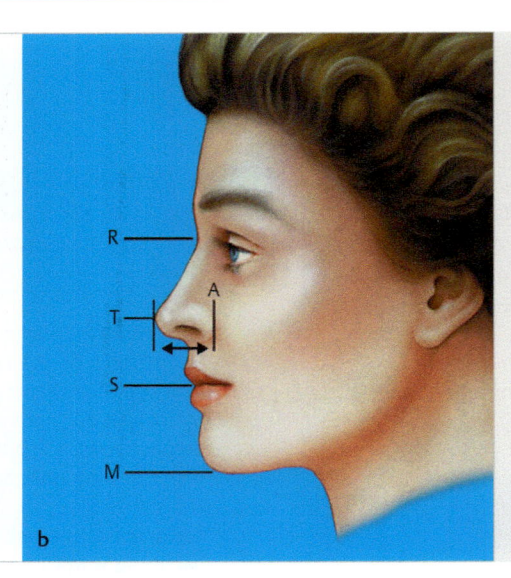

Fig. 53.1 (a, b) Idealmente, o comprimento do nariz, da porção mais profunda do *radix* até a ponta (T), é duas vezes o comprimento do lábio superior e aproximadamente igual à distância do estômio (S) até o mento (M).

- Idealmente, o comprimento do nariz, da parte mais profunda do *radix* (R) até a ponta (T), é o dobro do comprimento do lábio superior e aproximadamente igual à distância do estômio (S) até o mento (M) (▶ Fig. 53.1). Entretanto, o lábio superior só pode ser usado como referência se for considerado ideal. A deficiência do nariz pode ser leve (menos de 3 mm), moderada (3-5 mm) ou grave (mais de 5 mm).

Dica de Especialista

Idealmente, o comprimento do nariz, da parte mais profunda do radix até a ponta, é o dobro do comprimento do lábio superior e aproximadamente igual à distância da face inferior do estômio até o mento.

53.3 Técnica Operatória

- Se o nariz parecer curto devido a um *radix* baixo, o aprofundamento do *radix* cefalicamente ou o aumento do dorso proporcionará uma aparência alongada (▶ Fig. 53.2).[1]

Dica de Especialista

A porção caudal de um enxerto de suporte columelar se estenderá além do dorso em 6 a 8 mm, dependendo da espessura da pele, e será ligeiramente angulada cefalicamente.

- Um nariz curto e superprojetado pode parecer mais longo após a rotação em sentido contrário.
- O tratamento cirúrgico do nariz curto verdadeiro depende da extensão da deficiência e da posição da borda alar e da columela.

Dica de Especialista

Um nariz curto e superprojetado pode parecer mais longo após a rotação em sentido contrário.

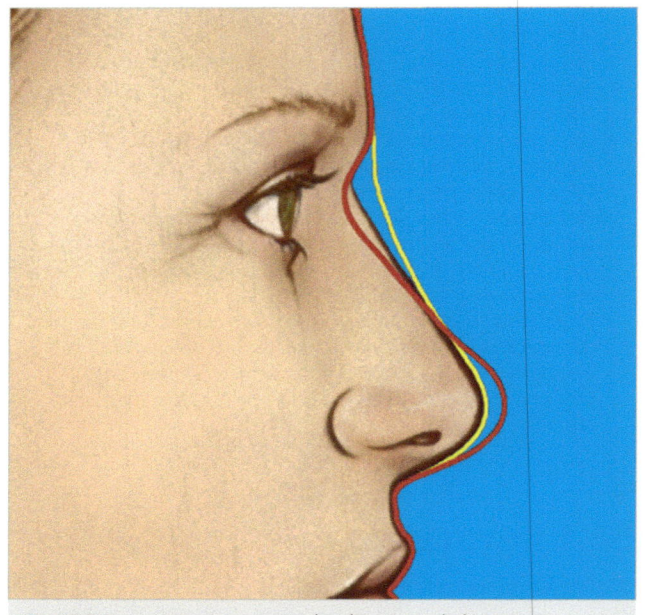

Fig. 53.2 Se o nariz parecer curto devido a um *radix* baixo, o aprofundamento do *radix* cefalicamente ou o aumento do dorso proporcionará uma aparência alongada.

- Quando a deficiência é apenas no lóbulo da infraponta e na columela, e as asas estão apenas minimamente retraídas, um enxerto de ponta do tipo escudo (▶ Fig. 53.3) é aplicado por meio de uma técnica aberta ou fechada, dependendo das outras manobras indicadas e do uso de enxertos de contorno alar. Essa deformidade pode ser corrigida por meio de uma incisão na borda alar usando um enxerto em escudo.[2] O enxerto de contorno alar é inserido pela mesma incisão.
- Comumente, entretanto, a deficiência no comprimento do nariz é corrigida concomitantemente com outras anormalidades que exigem a exposição das *crura* medial e lateral, necessitando, portanto, de uma abordagem aberta. Nesse caso, as *crura* mediais podem ser aproximadas primeiro.

53.3 Técnica Operatória

- Em seguida, um enxerto tipo escudo é esculpido usando uma punção de ponta.[1,3] Além disso, pode ser usada cartilagem septal ou um enxerto de orelha. As margens do enxerto tipo escudo são chanfradas, emulando os domos naturais e uma porção da infraponta. O enxerto é projetado de duas maneiras. Ele pode cobrir levemente os domos existentes e evitar um contorno claramente visível se houver uma deficiência na projeção da ponta. Como alternativa, ele pode ser adicionado caudalmente aos domos atuais para alongar apenas o lóbulo, sem ganhar projeção da ponta.
- O enxerto é suturado às estruturas subjacentes com precisão usando três suturas de Vicryl 6-0, enquanto é avaliado tridimensionalmente.[1] As três suturas incluem uma em cada domo e uma na columela (▶ Fig. 53.4). Uma segunda camada pode ser aplicada, se necessário.
- Esse paciente é mostrado antes e depois desse tipo de alongamento da ponta (▶ Fig. 53.5). A técnica pode ser combinada com um enxerto de borda alar ou avanço em V-Y para avançar as asas caudalmente a fim de manter ou restaurar a harmonia entre as asas, a columela e o lóbulo.
- Para uma deficiência de comprimento de moderada a grave, as opções de tratamento incluem um enxerto de extensão septal, um enxerto composto ou um alongamento do tipo lingueta

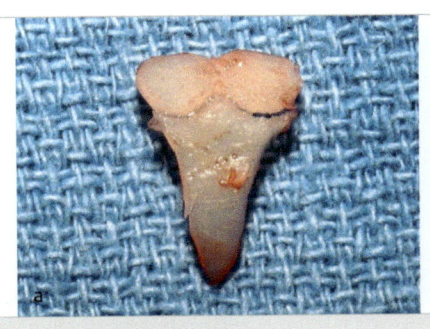

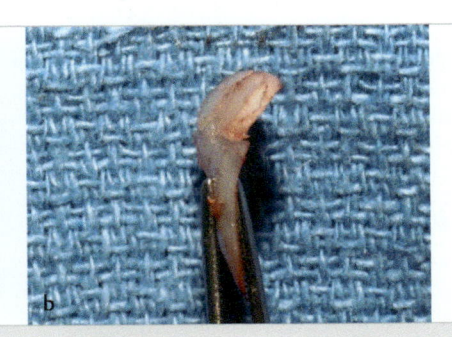

Fig. 53.3 (a, b) Enxerto de ponta do tipo escudo (*shield*).

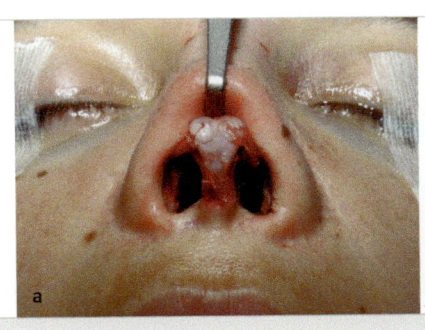

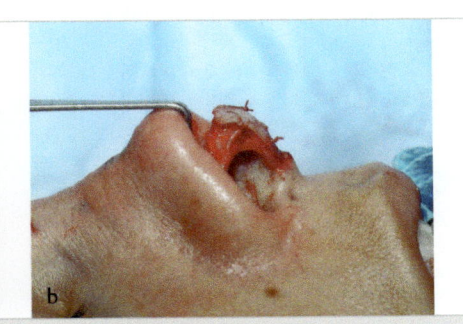

Fig. 53.4 (a, b) Enxerto de ponta do tipo escudo após a colocação.

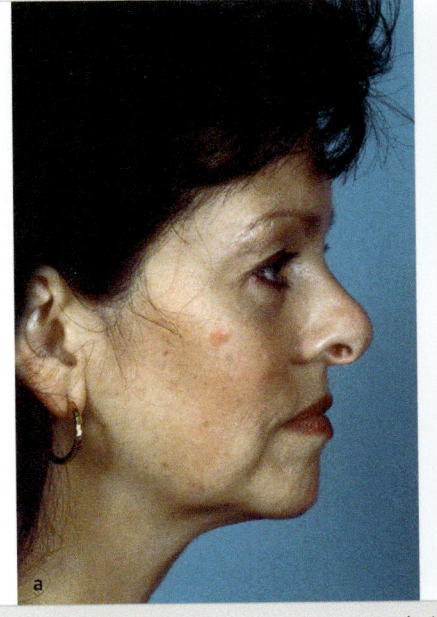

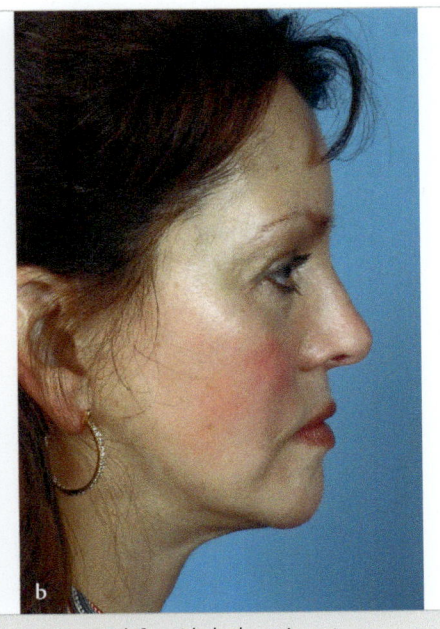

Fig. 53.5 (a, b) Uma paciente no qual o enxerto de ponta do tipo escudo é usado para a deformidade do nariz curto.

Alongamento do Nariz Curto

e ranhura com enxertos expansores estendidos. Um enxerto de extensão septal pode ser colocado em continuidade com o septo e suturado às *crura* mediais.
- É essencial manter o alinhamento. Como não há meios confiáveis disponíveis para conter o enxerto de extensão septal em continuidade com o septo, o enxerto provavelmente se deslocará para um lado do septo, a menos que algum tipo de barra seja estendida de cada lado do septo para envolver o enxerto de suporte columelar.
- Alguns cirurgiões utilizam com sucesso esses enxertos adicionais em um lado, ou colocam um enxerto em cada lado do septo. O volume adicional do enxerto pode alterar a anatomia do vestíbulo. Isso pode criar desnecessariamente um volume extra em um lado, resultando em um septo caudal assimétrico e columela ou protrusão em ambos os lados do septo.
- A técnica de lingueta e ranhura que descrevemos tem sido extremamente previsível para atingir o objetivo de alongamento nasal sem assimetria.[4]

53.3.1 Técnica *Tongue-and-Groove*

- A técnica de lingueta e ranhura (*tongue-and-groove*) é uma abordagem ideal para o alongamento de um nariz moderada ou gravemente curto, especialmente um que esteja com rotação excessiva.
- Por meio de uma abordagem aberta, depois que as irregularidades dorsais são corrigidas e as osteotomias são concluídas, duas peças de enxertos expansores estendidos são colhidas idealmente do septo.
- A cartilagem da costela pode ser usada se o septo não estiver disponível. A cartilagem da orelha é menos adequada para essa finalidade.

> **Dica de Especialista**
>
> *A cartilagem da orelha é menos adequada do que a cartilagem do septo ou da costela para um procedimento de lingueta e ranhura.*

- Os enxertos de cartilagem são projetados para serem longos o suficiente para se estenderem desde a parte inferior dos ossos nasais até além do septo anterocaudal, em proporção ao alongamento necessário.[1] Por exemplo, se a deficiência for de 5 mm, os enxertos expansores estendidos se estenderão além do septo anterocaudal em 5 mm (▶ Fig. 53.6).

> **Dica de Especialista**
>
> *Para alongar o nariz, são projetados dois enxertos extensores longos o suficiente para se estenderem da parte inferior dos ossos nasais até além do septo anterocaudal, na proporção do alongamento necessário.*

- Os enxertos expansores estendidos são suturados ao septo com duas ou três suturas de Vicryl 5-0 de braço duplo ou suturas PDS (▶ Fig. 53.7; ▶ Vídeo 53.1).[1] As cartilagens laterais superiores são então suturadas aos enxertos expansores estendidos com suturas PDS 5-0.
- Um enxerto de suporte columelar é preparado em um formato de triângulo se a espinha nasal anterior e o septo caudal estiverem em uma posição adequada posteriormente (▶ Fig. 53.8).
- Se a parte posterior do nariz for curta, a base da columela é avançada por um enxerto que é esculpido para ter largura suficiente posteriormente. A porção anterior do enxerto de suporte columelar no nível do dorso deve ser igual ao alongamento necessário.
- A largura da porção do enxerto de suporte columelar que se estende além do dorso é igual à das *crura* mediais, e essa extensão é de cerca de 6 a 8 mm, dependendo da espessura da pele.
- No entanto, a extensão anterior da columela além do nível do dorso é tão larga quanto as *crura* mediais para evitar o excesso de volume da supraponta, e é ligeiramente angulada cefalicamente para proporcionar um ângulo columelolobular desejável.
- À medida que as *crura* mediais são suturadas ao enxerto de suporte columelar, o nariz anterior será alongado conforme planejado. Se as bases forem divergentes, ocorrerá um avanço

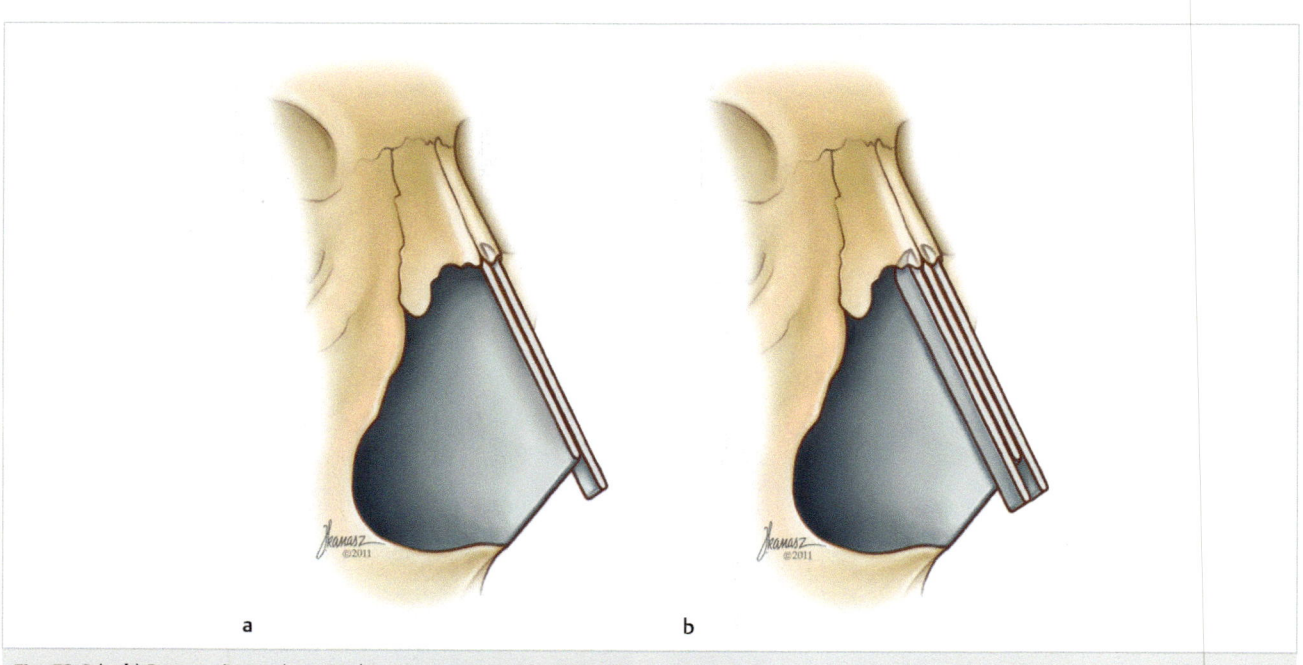

Fig. 53.6 (a, b) Preparação e colocação de enxertos expansores estendidos.

53.3 Técnica Operatória

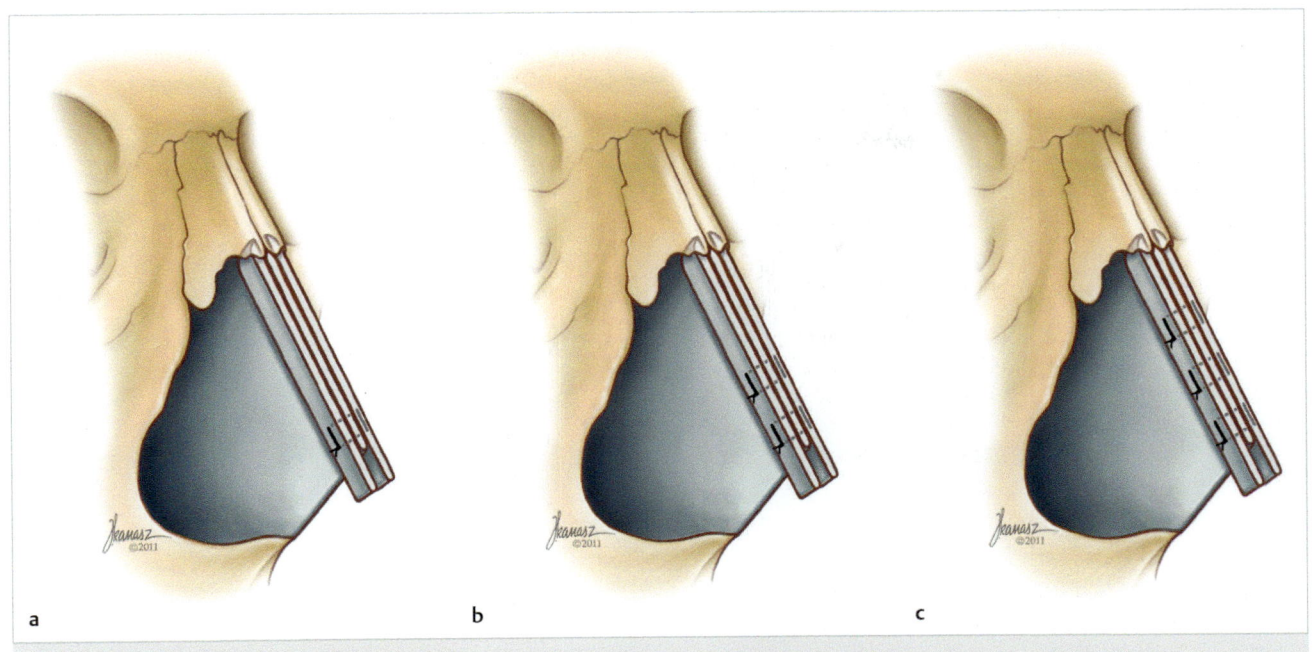

Fig. 53.7 (a-c) Os enxertos expansores estendidos são suturados ao septo.

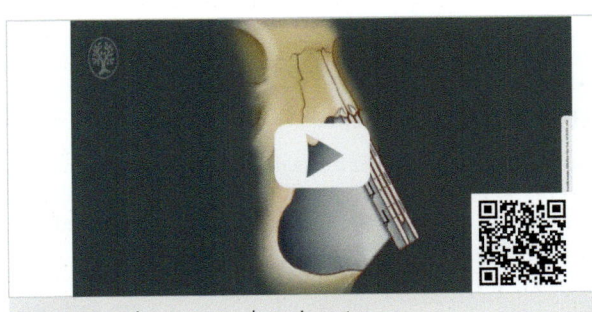

Vídeo 53.1 Alongamento do nariz curto.

caudal invariável da base columelar como resultado da aproximação das bases.⁵

> **Dica de Especialista**
>
> *Um enxerto de suporte columelar é preparado em um formato de triângulo cuja largura é igual ao alongamento necessário mais a largura das* crura *mediais.*

- As *crura* mediais são então aproximadas do enxerto de suporte columelar e suturadas em pelo menos dois locais com suturas PDS 5-0 (▶ Fig. 53.9).
- Muitas vezes, o enxerto de suporte columelar não é suturado à estrutura estendida, a menos que seja necessário aumentar a projeção da ponta, além do alongamento do nariz. Se o ganho de projeção for parte do objetivo estético, uma sutura de náilon transparente 5-0 (em vez de PDS) é usada para suturar as *crura* mediais ao enxerto de suporte columelar em uma posição mais projetada.⁶
- É absolutamente essencial garantir que as *crura* laterais sigam as estruturas centrais. Isso é facilitado pela dissecção cefálica cuidadosa das *crura* laterais das cartilagens laterais inferiores.
- Se necessário, elas são completamente mobilizadas, reposicionadas caudalmente e colocadas em uma nova bolsa de tecido

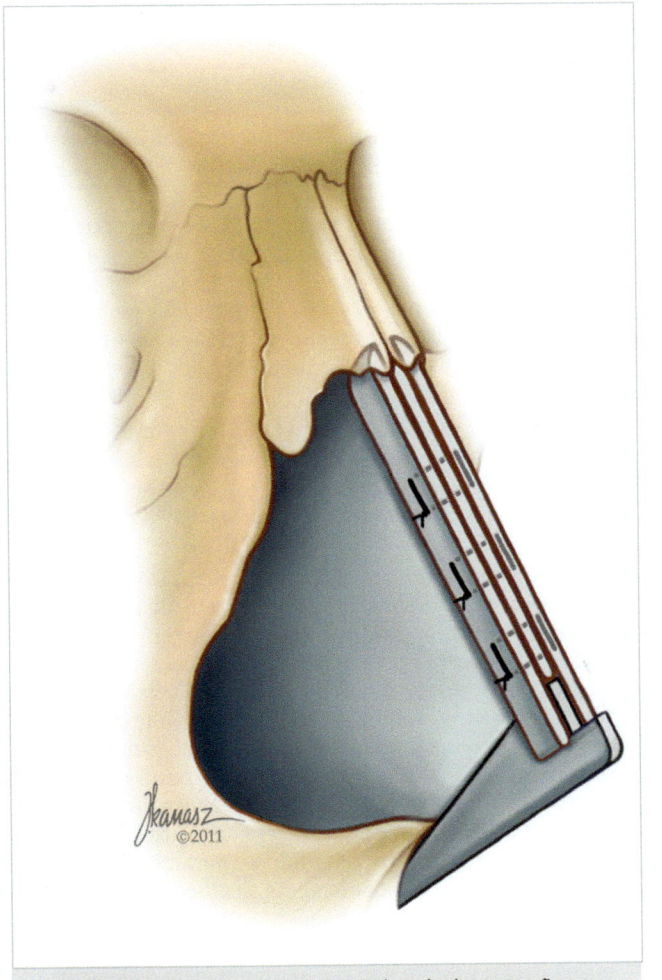

Fig. 53.8 Adição de enxerto de suporte columelar à construção.

Alongamento do Nariz Curto

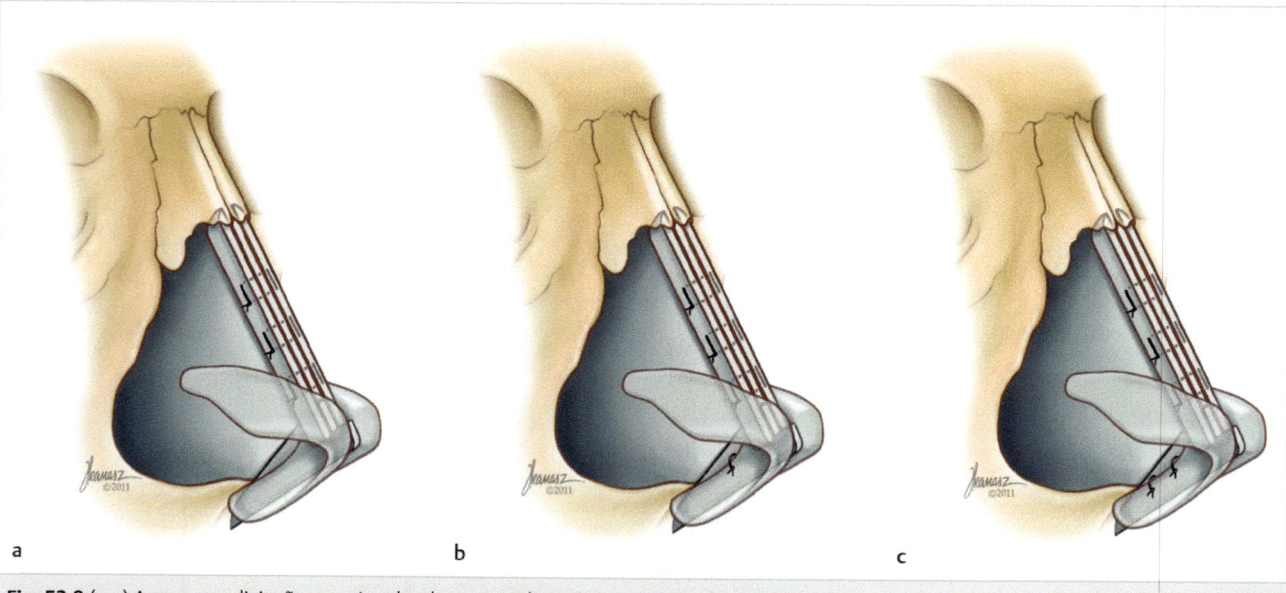

Fig. 53.9 (a-c) As *crura* mediais são aproximadas do enxerto de suporte columelar e suturadas.

mole. Isso pode exigir a colocação de um enxerto de suporte crural lateral para obter um resultado esteticamente mais agradável e fortalecer as válvulas externa e interna.

> **Dica de Especialista**
>
> *É fundamental que as crura laterais sigam as estruturas centrais para evitar uma discrepância na relação alar-columelar.*

- Em pacientes com muitas cicatrizes, pode ser necessário liberar os tecidos cicatriciais para poder avançar a estrutura caudalmente.
- Muitas vezes, é necessário dissecar os tecidos moles dorsais mais cefalicamente, estendendo-se ao longo dos ossos nasais para permitir o avanço irrestrito dos tecidos moles.

> **Dica de Especialista**
>
> *Em pacientes com cicatrizes consideráveis, pode ser necessária a liberação desse tecido para avançar a estrutura caudalmente.*

- Os tecidos moles com cicatrizes irreparáveis são liberados. Isso inclui uma incisão no revestimento nasal. Em seguida, uma peça elíptica de pele composta de orelha e cartilagem conchal é colhida e aplicada em ambos os lados cefalicamente às cartilagens laterais inferiores existentes e à columela. Elas são fixadas na posição com suturas interrompidas de fio categute cromado 5-0 para garantir o isolamento da cavidade nasal do dorso.
- Entretanto, isso raramente é necessário, mesmo em narizes aparentemente com cicatrizes graves. Normalmente, a dissecção cuidadosa dos tecidos moles e uma armação adequadamente planejada e de comprimento normal produzem um alongamento surpreendentemente significativo e esticam os tecidos moles proporcionalmente.
- Para os pacientes que não têm uma barra nasal anterior adequada para o suporte dorsal e, portanto, para o alongamento do nariz, um enxerto dorsal que será acoplado a um enxerto forte fornecerá o comprimento necessário de modo confiável.

53.4 Possíveis Deficiências e Armadilhas

- Se o alongamento do nariz for realizado em conjunto com um aumento da projeção da ponta, o que exige a fixação do enxerto de suporte columelar aos enxertos expansores estendidos, isso resultará em certa rigidez da ponta do nariz.
- Desde que o paciente seja informado sobre essa mudança e aceite a possível gravidade, ela não representa um problema significativo.
- Outro problema em potencial resulta da falha em avançar as asas proporcionalmente ao avanço da columela. Isso criará uma protrusão desfavorável da columela, e as asas parecerão estar retraídas.

> **Dica de Especialista**
>
> *O não avanço das asas proporcional ao avanço da columela criará uma protrusão desfavorável da columela, e as asas parecerão retraídas.*

- A dissecção cuidadosa dos tecidos moles e o reposicionamento das *crura* laterais reduzirão esse possível problema.
- Se necessário, devem ser usados enxertos de contorno alar ou um enxerto de suporte crural lateral, avanço em V-Y ou enxertos compostos bilaterais para garantir que as asas sigam a ponta e a columela.
- Por outro lado, um nariz mais curto com uma relação alar-columelar equilibrada é menos desagradável do que um nariz mais longo com apenas a parte central avançada.
- O tecido mole deve ser reparado com tensão mínima para evitar a necrose da pele columelar, que é uma das áreas mais difíceis de reconstruir.

53.5 Análise de Caso

Dica de Especialista

O tecido mole deve ser reparado com tensão mínima para evitar a necrose da pele columelar, que é uma das áreas mais difíceis de reconstruir.

Uma paciente de 58 anos foi submetida ao alongamento de seu nariz curto usando a técnica de lingueta e ranhura (▶ Fig. 53.10).

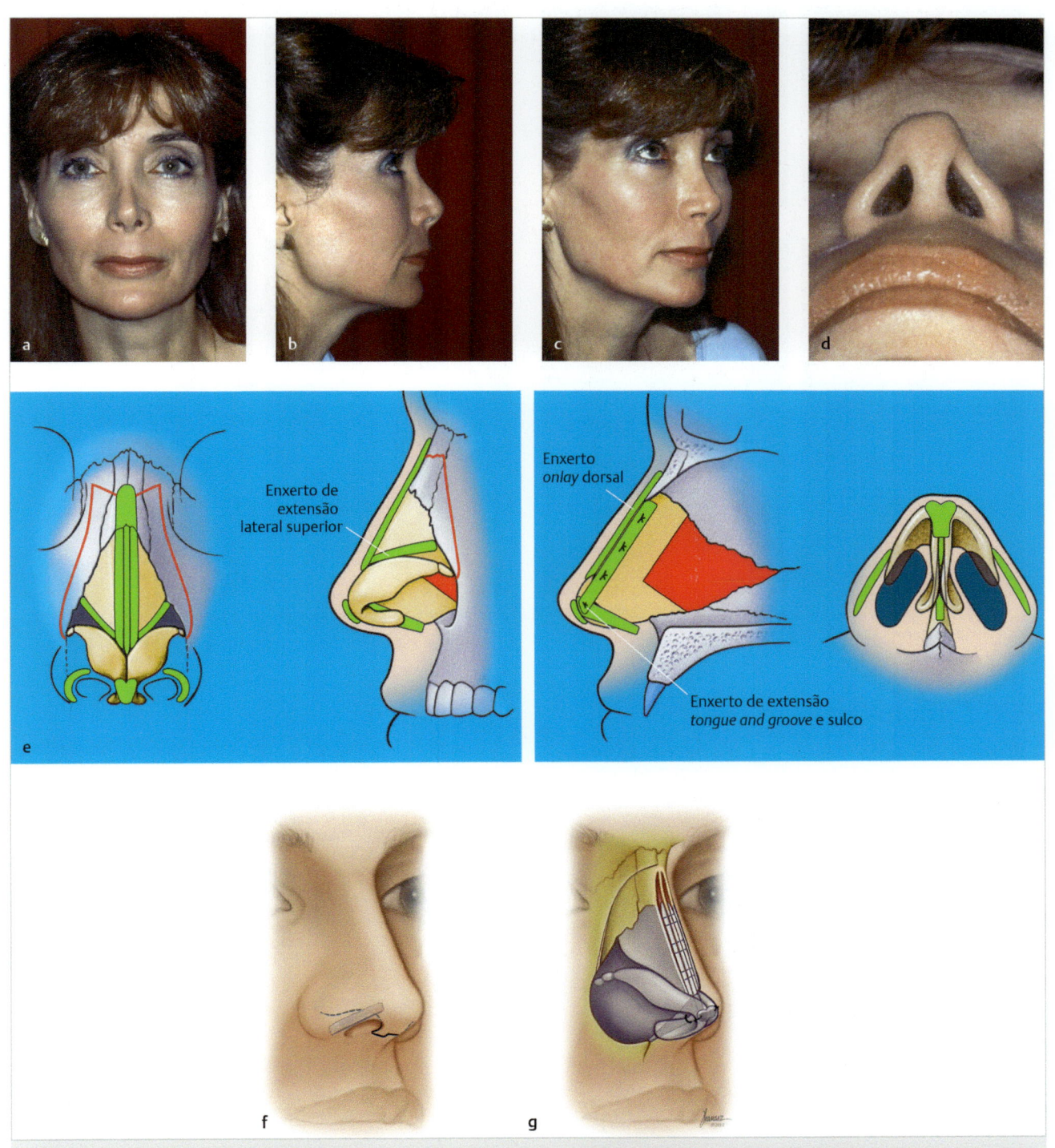

Fig. 53.10 (**a–d**) Esta paciente de 58 anos foi submetida ao alongamento de seu nariz curto usando a técnica *tongue-and-groove* e ranhura. Na vista frontal, ela tem linhas estéticas dorsais mal definidas e assimétricas com uma deformidade em V invertido. Na vista lateral, ela tem uma ponta com rotação excessiva. (**e–g**) A abordagem cirúrgica incluiu: (1) Realizar uma abordagem aberta; (2) osteotomia de baixo para baixo bilateralmente; (3) alongar o nariz usando uma técnica *tongue-and-groove* e ranhura com enxertos expansores estendidos bilateralmente; (4) aplicar um enxerto de suporte columelar; (5) aproximar as *crura* mediais; (6) colocar um enxerto de ponta do tipo escudo *onlay*; (7) aplicar um enxerto *onlay* dorsal; (8) aplicar enxertos de contorno alar bilateralmente; (9) aplicar enxertos de extensão lateral superior. A operação, embora trabalhosa, foi muito gratificante. *(Continua)*

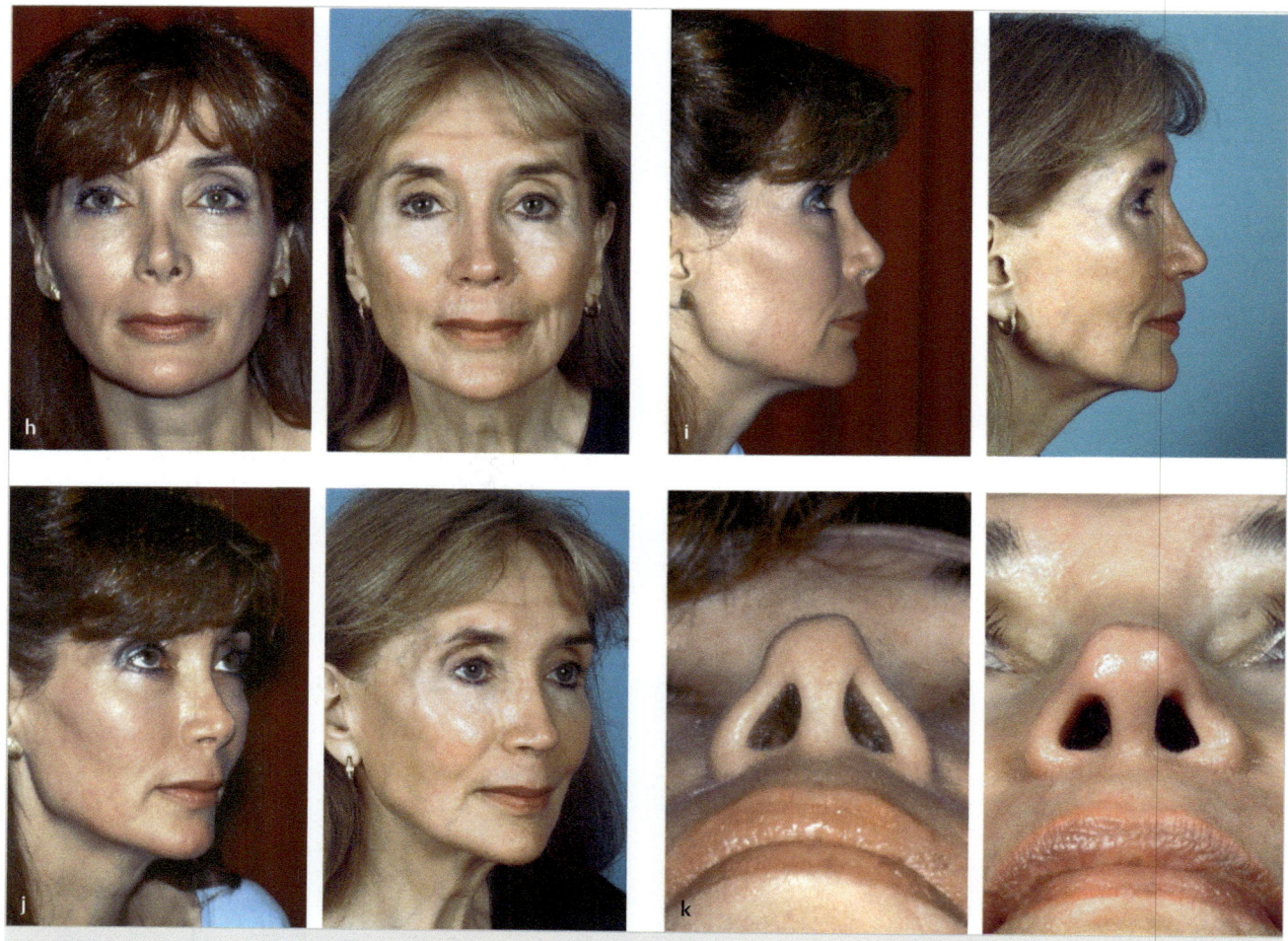

Fig. 53.10 *(Continuação)* (**h-k**) Em um acompanhamento pós-operatório de 12 meses, ela tem um nariz mais longo com a ponta desgarrada. Ela tem linhas estéticas dorsais suaves e simétricas.

53.6 Conclusão

O alongamento da deformidade do nariz curto é um dos procedimentos mais desafiadores da rinoplastia. A identificação adequada da etiologia e o planejamento cirúrgico apropriado são essenciais para o sucesso da cirurgia. A cobertura de tecido mole é um fator limitante e pode exigir a adição de tecido mole saudável e bem vascularizado.

Referências

[1] Hamra ST. Lengthening the foreshortened nose. Plast Reconstr Surg. 2001; 108(2):547-549
[2] Guyuron B, Jackowe D. Modified tip grafts and tip punch devices. Plast Reconstr Surg. 2007; 120(7):2004-2010
[3] Guyuron B, Varghai A. Lengthening the nose with a tongue-and-groove technique. Plast Reconstr Surg. 2003; 111(4):1533-1539, discussion 1540-1541
[4] Guyuron B. Footplates of the medial crura. Plast Reconstr Surg. 1998; 101(5): 1359-1363
[5] Guyuron B, Behmand RA. Nasal tip sutures part II: the interplays. Plast Reconstr Surg. 2003; 112(4):1130-1145, discussion 1146-1149
[6] Guyuron B. Elongation of the short nose. In: Guyuron B, ed. Rhinoplasty. Philadelphia, PA: Saunders Elsevier; 2012:179-189

54 A Importância do Músculo Depressor do Septo Nasal na Rinoplastia

Rod J. Rohrich ▪ William P. Adams, Jr. ▪ Jamil Ahmad ▪ Roger W. Cason

Resumo

A ponta nasal caída é um problema difícil na rinoplastia que é acentuado por um músculo depressor do septo nasal (*depressor septi nasi*) ativo e diagnosticado por uma ponta nasal caída e um lábio superior encurtado durante a animação (sorriso). As técnicas de tratamento de um músculo hiperativo podem ser cirúrgicas ou não cirúrgicas, com o uso seletivo de neuromoduladores.

Palavras-chave: Rinoplastia, ponta caída, depressor do septo nasal, depressor do septo, musculatura nasal

Pontos Principais

- A ponta nasal caída é um problema difícil na rinoplastia. Ela é acentuada por um músculo depressor do septo nasal ativo e diagnosticada por uma ponta nasal caída e um lábio superior encurtado durante a animação (sorriso).[1,2,3,4,5,6,7,8,9,10,11,12,13,14,15,16,17,18,19]
- Estudos mais recentes mostram que a ponta inclinada pode ser multifatorial, causada mais frequentemente pela elevação dos pontos de referência circundantes em relação à ponta durante o sorriso do que pela descida real da ponta. Isso defende a importância de fornecer suporte adequado para a ponta com um enxerto de extensão septal ou enxerto de suporte columelar e melhorar a rotação da ponta para que ela fique acima desses pontos de referência.
- Em pacientes adequadamente selecionados, a liberação transnasal ou a dissecção transoral e a transposição do músculo depressor do septo nasal melhoram a relação ponta-lábio, proporcionam um alongamento relativo do lábio superior, dão um aumento de volume relativo ao lábio superior e mantêm a rotação/projeção da ponta na animação.
- Uma abordagem transnasal é usada na maioria dos casos para liberar os músculos depressores do septo nasal. Em pacientes com amarração do frênulo, é realizada uma abordagem transoral para proporcionar comprimento adicional ao lábio superior.

54.1 Introdução

O músculo depressor do septo nasal é um músculo pequeno e pareado, localizado em ambos os lados do septo nasal, originado das bases crurais mediais. As técnicas iniciais geralmente tratavam esse problema por meio da ressecção do músculo.[10,11,12,13] Anteriormente, descrevemos a dissecção transoral e a transposição do músculo.[1] Mais recentemente, o Botox foi usado como um método não cirúrgico para corrigir a hiperatividade desse músculo (▶ Fig. 54.1).[19]

Dica de Especialista

O músculo depressor do septo nasal pode acentuar uma ponta caída e um lábio superior curto na animação.

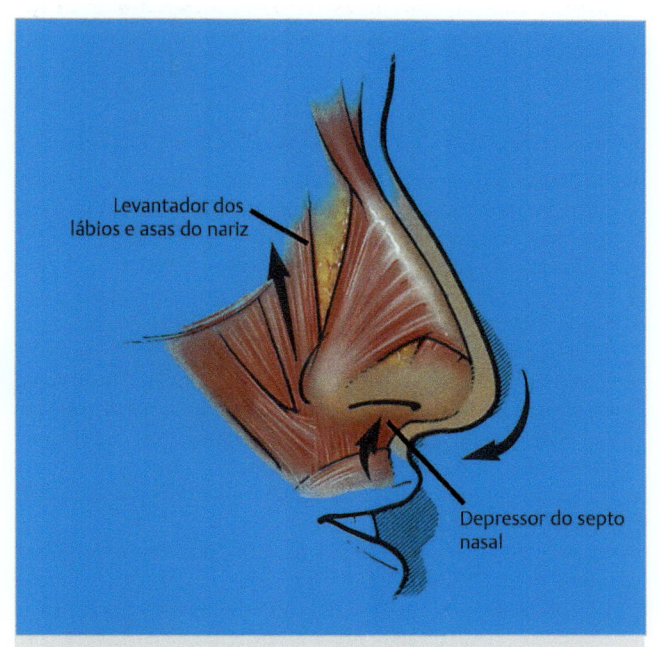

Fig. 54.1 Anatomia do nariz. O músculo depressor do septo nasal é um pequeno músculo emparelhado, localizado em ambos os lados do septo nasal, originado das bases crurais mediais.

54.2 Anatomia do Músculo Depressor de Septo Nasal

A anatomia e a função do músculo depressor do septo nasal já foram descritas.[1,2,3,4,6,7,8]

- Em 2000, realizamos um estudo anatômico para entender melhor as variações na anatomia desse músculo.[1]
- O objetivo específico de nosso estudo foi delinear as variações anatômicas do músculo em dissecções de cadáveres frescos e correlacionar nossos achados com nossa experiência clínica para desenvolver um algoritmo de rinoplastia clínica aplicada.
- Desde então, outros estudos confirmaram a anatomia variante desse músculo e tentaram descrever melhor as intricadas relações dinâmicas das estruturas da base nasal e do lábio superior.[20]
- O exame pré-operatório de rotina da rinoplastia deve incluir uma avaliação do músculo depressor do septo nasal.
- Em nosso estudo, identificamos 32 pacientes no pré-operatório que demonstraram encurtamento dinâmico do lábio superior e deslocamento inferior da ponta nasal.
- A dissecção e a transposição do músculo depressor do septo foram realizadas como um complemento à rinoplastia nesse subgrupo.
- Nossos estudos anatômicos e clínicos, juntamente com exemplos clínicos, são apresentados neste capítulo.
- Além disso, descrevemos nosso algoritmo atual para abordar as alterações dinâmicas da ponta nasal associadas a esse músculo.

> **Dica de Especialista**
>
> A ponta nasal caída é um problema difícil na rinoplastia. Ela é acentuada por um músculo depressor do septo nasal ativo e diagnosticada por uma ponta nasal caída e um lábio superior encurtado durante a animação (sorriso). O diagnóstico pré-operatório e as técnicas operatórias para correção do músculo depressor do septo nasal podem melhorar a relação ponta-lábio na rinoplastia.

54.3 Estudos Anatômicos e Clínicos

- Em 2000, foram realizados estudos anatômicos e clínicos para entender melhor a estrutura e as implicações clínicas do músculo depressor do septo nasal.[1]
- O músculo foi dissecado em 55 cadáveres frescos.
- Ele foi exposto por uma incisão externa ao longo da base nasal.
- A pele foi removida, revelando o plano dos músculos orbicular da boca e depressor do septo nasal.
- A dissecção foi continuada cefalicamente em direção ao septo nasal para permitir a visualização da espinha nasal anterior, das bases crurais mediais, das *crura* mediais da cartilagem lateral inferior e da cartilagem septal.
- Foram registradas as variações anatômicas dos músculos depressores do septo nasal.
- Foram identificados três tipos de músculos depressores dos septos nasais (▶ Fig. 54.2):
  - Os músculos do tipo I (62%) são visíveis e identificáveis e podem ser rastreados até a interdigitação completa com o músculo orbicular da sua origem na base crural medial.
  - Os músculos do tipo II (22%) são visíveis e identificáveis, mas, diferentemente do primeiro grupo, eles se inserem no periósteo e demonstram pouca ou nenhuma interdigitação com o músculo orbicular.
  - Os músculos do tipo III (16%) não estão presentes ou são rudimentares.

> **Dica de Especialista**
>
> Foram delineadas três variações dos músculos depressores do septo nasal: músculos do tipo I (62%) inseridos totalmente no músculo orbicular da boca; músculos do tipo II (22%) inseridos no periósteo e incompletamente no músculo orbicular da boca; e músculos do tipo III (16%) que eram rudimentares ou inexistentes.

- Em seguida, foram avaliados 32 pacientes que, no pré-operatório, demonstraram encurtamento dinâmico do lábio superior e deslocamento inferior da ponta nasal.
- Todos os pacientes com um músculo depressor do septo nasal ativo no exame pré-operatório demonstraram um músculo depressor do septo nasal identificável na exploração.
- Em todos os casos, a ponta nasal caída e o lábio superior curto melhoraram após a dissecção e a transposição do músculo. Nenhuma evidência de recidiva foi evidenciada em até 2 anos de acompanhamento.

> **Dica de Especialista**
>
> Trinta e dois pacientes foram identificados no pré-operatório com um músculo depressor do septo nasal ativo, diagnosticado por uma ponta nasal caída e um lábio superior encurtado na animação. Esse subgrupo foi submetido à dissecção e transposição do músculo depressor do septo nasal durante a rinoplastia, com correção da deformidade em 100% dos casos.

54.4 O Músculo Depressor do Septo Nasal

- A importância do músculo depressor do septo nasal na rinoplastia é reconhecida há algum tempo.
- Em 1976, Wright[13] relatou que um músculo depressor do septo nasal hiperativo contribui para a queda da ponta nasal e esse fenômeno pode ser diagnosticado pelo teste do sorriso (ou seja, a ponta nasal cai levemente quando o paciente sorri).
- Em 1983, Ham et al.[14] relataram que o músculo era responsável pela tensão na ponta e no dorso do nariz e recomendaram a transecção do músculo depressor do septo nasal para solucionar esse problema.
- Em 1992, Cachay-Velásquez[17] descreveu a síndrome rinogengivolabial do sorriso. Ele enfatizou a importância da animação facial na revelação de imperfeições estéticas que, de outra forma, poderiam passar despercebidas quando o rosto está em repouso. Especificamente, a síndrome rinogengivolabial inclui a inclinação da ponta nasal, a elevação e o encurtamento do lábio superior e o aumento da exposição gengival maxilar. O autor atribuiu essa síndrome à hipertrofia dos músculos depressores dos septos nasais. Seu método de correção dessa condição envolveu a excisão dos músculos depressores do

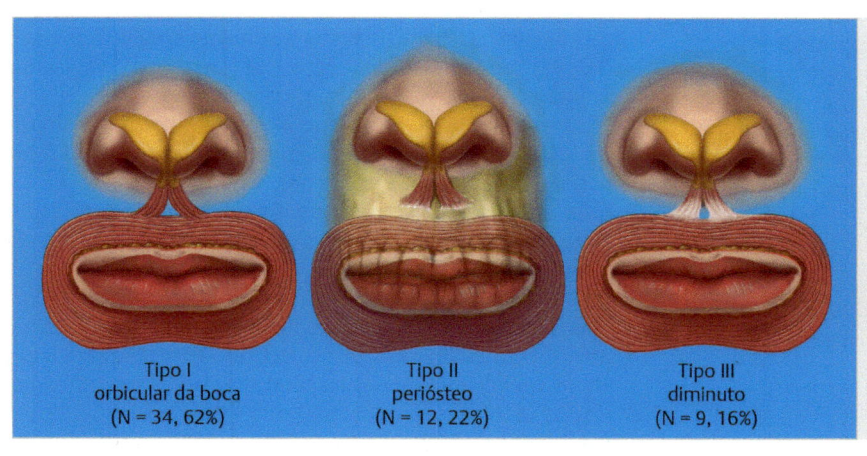

Fig. 54.2 Anatomia do nariz. Foram identificados três tipos de músculos depressores dos septos nasais. Os músculos do tipo I (62%) são visíveis e identificáveis e podem ser rastreados até a interdigitação total com o músculo orbicular da boca a partir de sua origem na base crural medial. Os músculos do tipo II (22%) são visíveis e identificáveis, mas, diferentemente do primeiro grupo, eles se inserem no periósteo e demonstram pouca ou nenhuma interdigitação com o músculo orbicular. Os músculos do tipo III (16%) não estão presentes ou são rudimentares.

Tipo I — orbicular da boca (N = 34, 62%)
Tipo II — periósteo (N = 12, 22%)
Tipo III — diminuto (N = 9, 16%)

septo nasal e a excisão parcial dos músculos orbicular e nasal por meio de uma incisão transfixante. Após muitos anos de experiência clínica com essa técnica, ele não relatou nenhum caso de obstrução das vias aéreas nasais, contrariando a recomendação de Converse[15] de preservar a função desse músculo.

> **Dica de Especialista**
>
> *A divisão do músculo depressor do septo nasal é um complemento valioso para a rinoplastia em pacientes com uma variante muscular do tipo I ou II e pode ser identificada em uma avaliação pré-operatória com um teste de sorriso.*

- Lawson e Reino[11] descreveram um método relacionado chamado columeloplastia redutora. Essa técnica envolve a remoção em bloco do tecido mole, incluindo o músculo depressor do septo nasal, por meio de uma excisão em forma de diamante de espessura total entre as bases das *crura* mediais. Isso permite a visualização direta e a sutura das *crura* mediais abertas. Como na técnica descrita por Cachay-Velásquez, esse método resulta em uma distância interalar reduzida, uma projeção de ponta aprimorada e um ângulo nasolabial aumentado.
- Mahe e Camblin[6] observaram que a transecção do músculo pode não produzir resultados duradouros devido à reinserção do músculo. Foram feitas tentativas para evitar essa ocorrência com a colocação de cartilagem no local da transecção.
- De Souza Pinto et al.[8] relataram recentemente sua técnica de rinoplastia dinâmica. Esses autores usaram uma incisão de zetaplastia baseada no frênulo. Eles combinaram a liberação dos fascículos mediais do músculo depressor do septo nasal com a plicação horizontal ou vertical dos fascículos intermediários, dependendo se o paciente tem lábio superior curto ou longo, respectivamente. Eles descreveram um sistema de classificação um tanto complicado que delineia seis grupos diferentes de pacientes com pontas nasais caídas ou eretas, lábios superiores curtos ou longos e dois casos especiais de nariz preto e respirador bucal. Entretanto, além da manipulação dos fascículos laterais descrita para o nariz preto, a única diferença significativa no tratamento do músculo depressor do septo nasal nos outros grupos parece ser a direção da plicação em lábios superiores curtos ou longos.
- Mais recentemente, Kosins *et al.* descreveram sua experiência no tratamento da ponta inclinada apenas fornecendo suporte para a ponta e aumentando a rotação da ponta.[21,22] Eles não manipularam o músculo depressor do septo nasal em nenhum caso. Sua justificativa se baseia em suas medições fotográficas que mostraram que a ponta em si apresentava uma descida mínima ao sorrir, mas que era a elevação correspondente das estruturas circundantes, ou seja, a junção alar-bochecha e subnasal, que acentuava a aparência de descida da ponta.[21] Assim, ao otimizar a rotação da ponta para 95 graus e colocar os pontos definidores da ponta cefalicamente em relação a esses pontos de referência, eles conseguiram melhorar a ilusão aparente da ponta inclinada na animação.[22]
- No entanto, em muitos pacientes que se queixam de uma ponta caída durante a animação, ela ainda é geralmente acompanhada por um aparente encurtamento do lábio superior. Portanto, além de otimizar o suporte e a rotação da ponta, ainda há uma vantagem aparente na manipulação do músculo depressor do septo nasal para melhorar a relação ponta-lábio.

54.5 Avaliação e Planejamento Pré-Operatórios

- O exame pré-operatório de rotina dos pacientes de rinoplastia deve identificar facilmente aqueles pacientes que têm a ponta nasal caída e o lábio superior encurtado na animação, especialmente ao sorrir.
- Nesses pacientes (tipos I e II), a liberação das fixações cefálicas ou a dissecção e a transposição do músculo depressor caudal do septo nasal e a sutura das extremidades cortadas (que evita o reaparecimento descrito por Mahe e Camblin[6,7]) corrigem, de forma confiável e eficaz, essa deformidade facial dinâmica. A dissecção e a transposição, em vez da excisão de tecido, proporcionam aumento de volume ao lábio superior central.

> **Dica de Especialista**
>
> *Em pacientes adequadamente selecionados, a liberação transnasal ou a dissecção transoral e a transposição do músculo depressor do septo nasal melhoram a relação ponta-lábio, proporcionam um alongamento relativo do lábio superior, dão um aumento de volume relativo ao lábio superior e mantêm a rotação/projeção da ponta na animação.*

54.6 Técnica Operatória

- Nossa técnica para corrigir o músculo depressor do septo nasal evoluiu desde 2000, e nossa técnica atual é mostrada no algoritmo da ▶ Fig. 54.3.[23]
- Durante o exame pré-operatório de rinoplastia, pede-se aos pacientes que sorriam para que os efeitos dinâmicos do músculo depressor do septo nasal na ponta nasal e no lábio superior possam ser avaliados.

DSNM, músculo depressor do septo nasal.

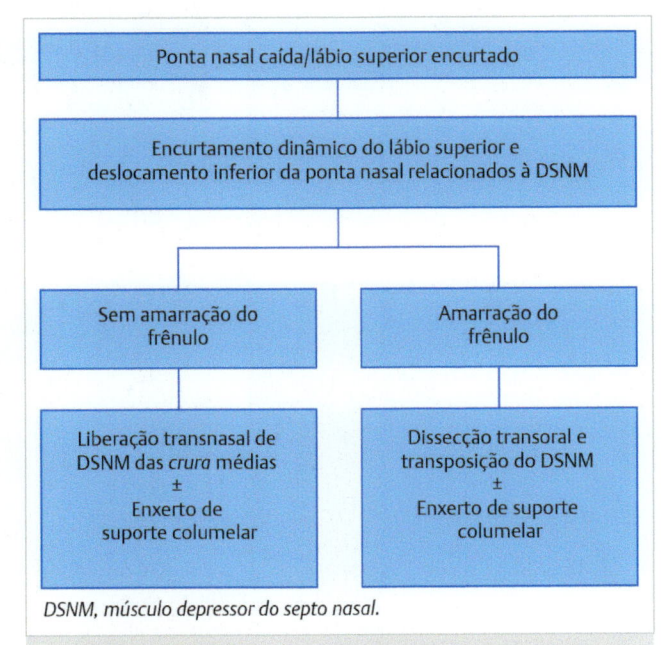

Fig. 54.3 Técnica operatória. Nossa técnica para corrigir o músculo depressor do septo nasal evoluiu desde 2000, e nossa técnica atual é mostrada nesse algoritmo.

- Pacientes com um músculo depressor do septo nasal ativo, conforme evidenciado pela queda da ponta nasal e encurtamento do lábio superior ao sorrir, são candidatos à liberação transnasal do músculo depressor do septo nasal das *crura* mediais.
- Se, além disso, houver amarração do frênulo, a dissecção e a transposição do músculo depressor do septo nasal transoral são realizadas durante a rinoplastia para proporcionar um alongamento adicional do lábio superior.

> **Dica de Especialista**
>
> *Uma abordagem transnasal é usada na maioria dos casos para liberar os músculos depressores do septo nasal. Em pacientes com amarração do frênulo, é realizada uma abordagem transoral para proporcionar comprimento adicional ao lábio superior.*

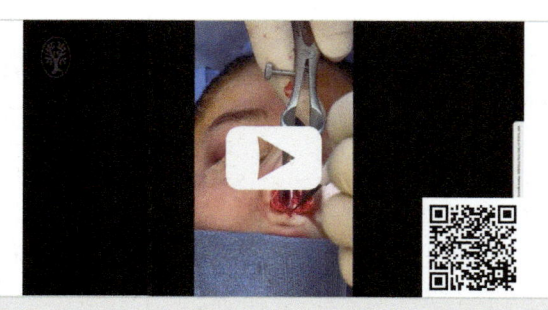

Vídeo 54.1 Demonstração da abordagem intranasal para a transecção do músculo depressor do septo nasal.

54.6.1 Liberação Transnasal

- Nossa técnica operatória para liberação transnasal dos músculos depressores do septo nasal inclui as seguintes etapas (▶ Vídeo 54.1):
  - É realizada uma abordagem aberta (▶ Fig. 54.4a).
  - As *crura* mediais são dissecadas para fora do septo caudal (▶ Fig. 54.4b).
  - A dissecção ao longo das *crura* mediais continua posteriormente até as placas de apoio crural medial.
  - Antes que os músculos depressores do septo nasal sejam liberados, a tração na *crus* lateral inferior causa a elevação do lábio superior.
  - As fixações do músculo depressor do septo são liberadas das bases crurais mediais (▶ Fig. 54.4c).
  - Após a liberação dos músculos depressores do septo nasal, a tração na *crus* lateral inferior tem muito menos efeito na elevação do lábio superior (▶ Fig. 54.4d, e).

54.6.2 Dissecção e Transposição

- Nossa técnica operatória para dissecção e transposição dos músculos depressores do septo nasal inclui as seguintes etapas:
  - Uma incisão horizontal de 8 a 10 mm no sulco labial superior é centralizada no frênulo (▶ Fig. 54.5a, b).
  - A junção do músculo depressor do septo nasal e do músculo orbicular é exposta. O músculo depressor do septo distal é então dissecado com eletrocautério de ponta de agulha (▶ Fig. 54.5c, d).
  - Os músculos depressores do septo nasal são liberados perto de sua origem com o músculo orbicular da boca (tipo I) ou periósteo (tipo II) (▶ Fig. 54.5e, f).

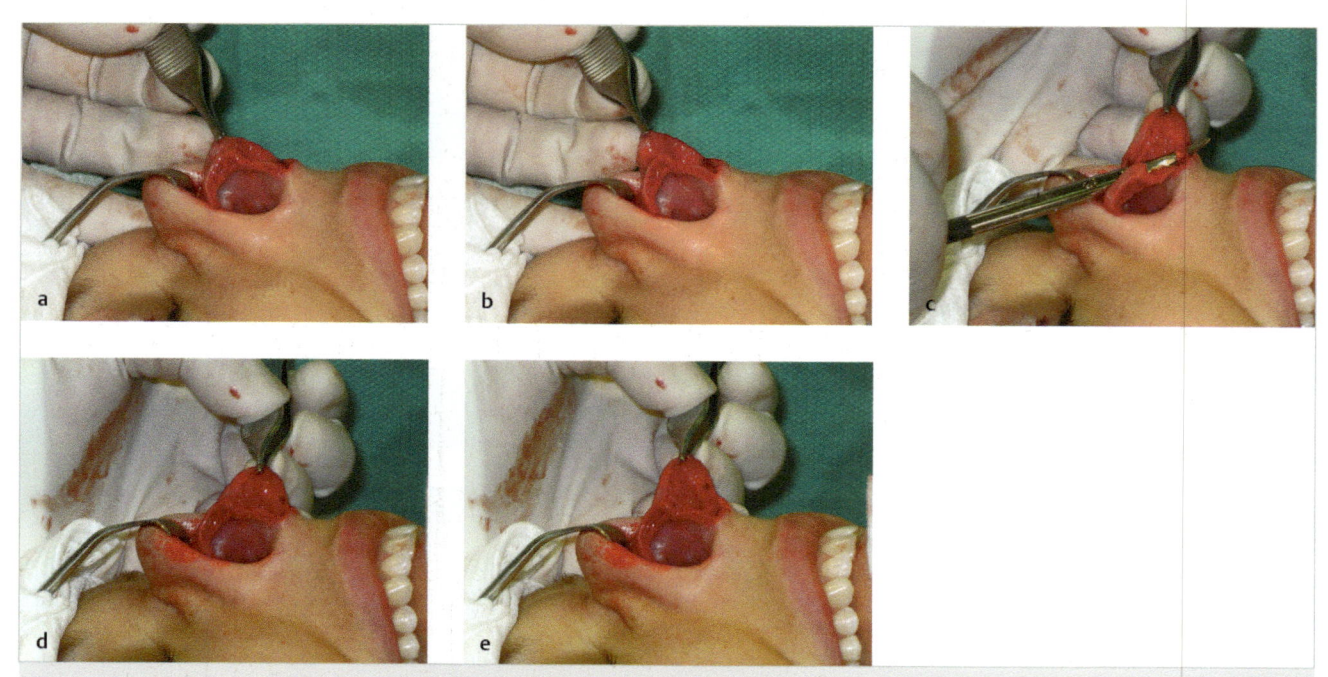

Fig. 54.4 Técnica cirúrgica. Nossa técnica operatória para liberação transnasal dos músculos depressores dos septos inclui as seguintes etapas. É realizada uma abordagem aberta. (**a**) As *crura* mediais são dissecadas para fora do septo caudal. A dissecção ao longo das *crura* mediais continua posteriormente às bases crurais mediais. (**b**) Antes de os músculos depressores dos septos serem liberados, a tração na *crus* lateral inferior causa a elevação do lábio superior. (**c**) As fixações do músculo depressor do septo são liberadas das bases crurais mediais. (**d, e**) Após a liberação dos músculos depressores do septo nasal, a tração na *crus* lateral inferior tem muito menos efeito na elevação do lábio superior.

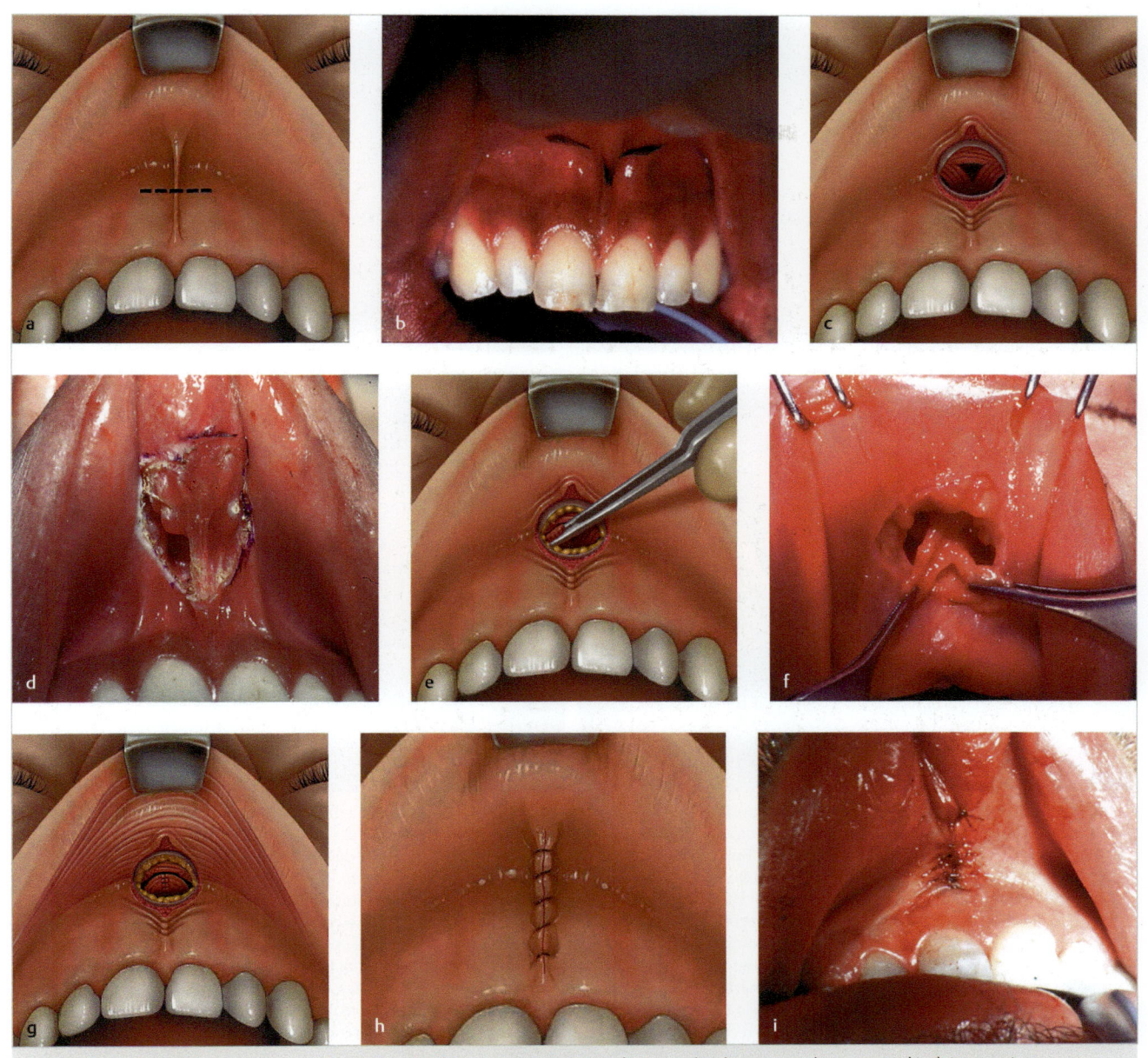

Fig. 54.5 Técnica cirúrgica. Nossa técnica operatória para dissecção e transposição dos músculos depressores do septo nasal inclui as seguintes etapas. (**a, b**) Uma incisão horizontal de 8 a 10 mm no sulco labial superior é centralizada no frênulo. (**c, d**) A junção do músculo depressor do septo nasal com o músculo orbicular da boca (*orbicularsi oris*) é exposta. O músculo depressor do septo distal é então dissecado com eletrocautério de ponta de agulha. (**e, f**) Os músculos depressores dos septos são liberados perto de sua origem com o músculo orbicular da boca (tipo I) ou periósteo (tipo II). (**g**) O músculo depressor dos septos nasais é transposto e as extremidades cortadas são suturadas com suturas categute cromado 4-0. (**h, i**) A incisão intraoral horizontal é fechada verticalmente, alongando assim o lábio superior.

- O músculo depressor do septo nasal é transposto e as extremidades cortadas são suturadas com suturas categute cromadas 4-0 (▶ Fig. 54.5 g).
- A incisão intraoral horizontal é fechada verticalmente, alongando assim o lábio superior (▶ Fig. 54.5h, i).
- Como dito anteriormente, em qualquer uma das abordagens, é fundamental que o complexo da ponta seja adequadamente apoiado com um enxerto de extensão septal ou um enxerto de suporte columelar.
- Conforme demonstrado por Kosins *et al.*, o suporte, além de otimizar a rotação da ponteira em relação às estruturas circundantes (normalmente um ângulo nasolabial de 95 graus), será um fator determinante para melhorar a aparência de uma ponteira em ângulo acentuado.[21,22]

54.7 Análise de Caso

Uma paciente de 19 anos com rinoplastia primária solicitou a correção estética do nariz. Especificamente, ela estava preocupada com sua corcunda dorsal, projeção e rotação inadequadas da ponta, lábio superior curto e desvio dorsal (▶ Fig. 54.6).

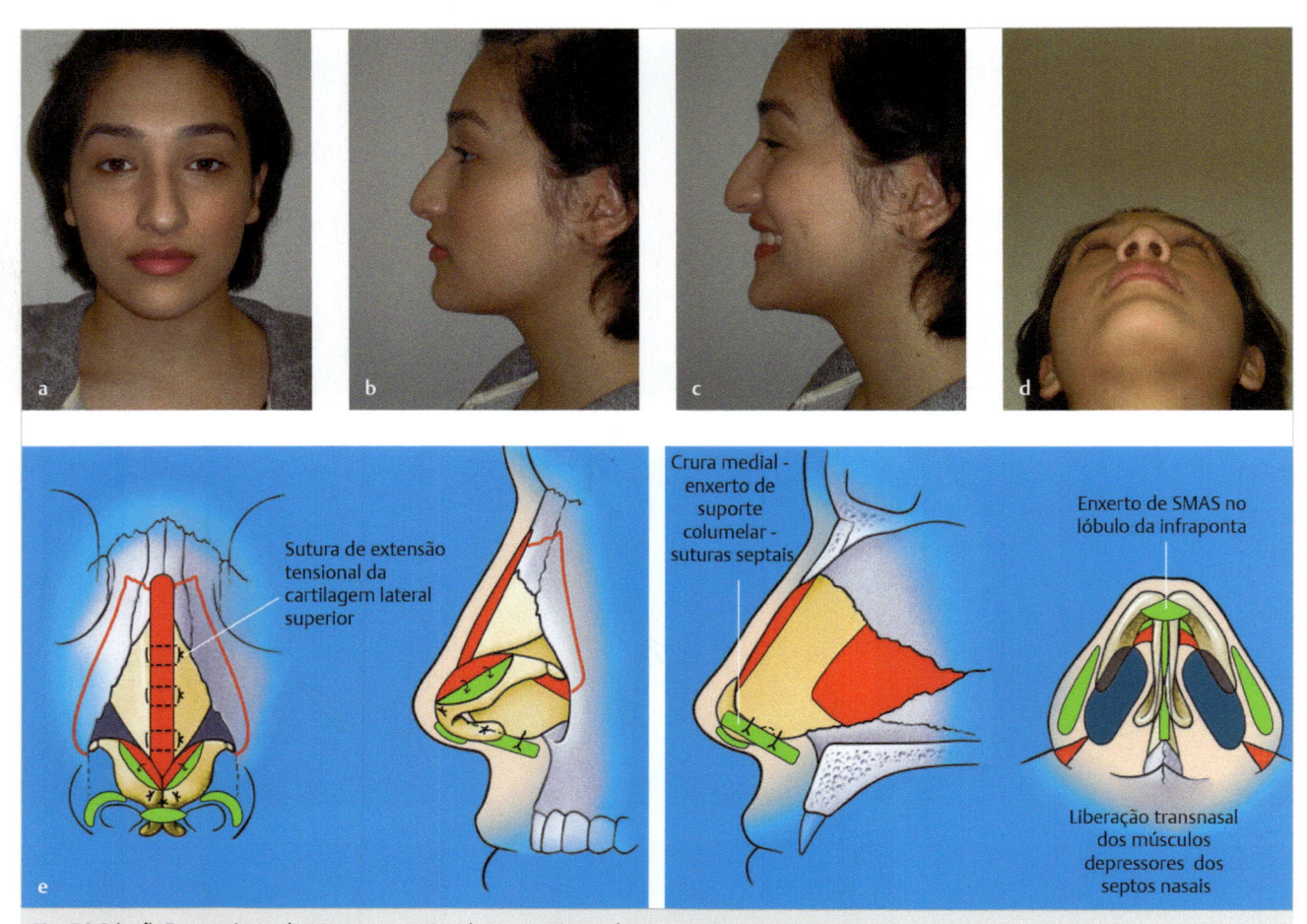

Fig. 54.6 (a-d). Esta paciente de 19 anos, com rinoplastia primária, solicitou a correção estética de seu nariz. Especificamente, ela estava preocupada com sua giba dorsal, projeção e rotação inadequadas da ponta, lábio superior curto e desvio dorsal. A vista frontal mostrou que ela tinha pele tipo IV de Fitzpatrick com proporções faciais adequadas. Tinha pele moderadamente espessa e linhas estéticas dorsais largas e desviadas. Ela apresentava alargamento alar e uma ponta bulbosa subprojetada, sub-rotacionada e em ângulo. As vistas lateral e lateral animada demonstravam músculos depressores do septo nasal ativos que encurtavam o lábio superior e deprimiam a ponta nasal. A vista lateral mostrou uma giba dorsal de 5 mm e projeção inadequada da ponta com um lábio superior curto. A vista basal revelou que ela apresentava alargamento alar bilateralmente e uma ponta bulbosa e subprojetada. Os objetivos da cirurgia incluíam o seguinte: (1) Reduzir a giba dorsal; (2) endireitar o nariz desviado dorsalmente; (3) criar linhas estéticas dorsais suaves e simétricas; (4) aumentar a projeção e a rotação da ponta e refinar a ponta bulbosa; (5) dissecar e transpor os músculos depressores do septo nasal para melhorar a relação ponta-lábio; (6) reduzir a exuberância alar. (**e**) A abordagem cirúrgica inclui: (1) realizar uma abordagem aberta com uma incisão transcolumelar e extensões infracartilaginosas; (2) realizar uma redução da giba dorsal do componente (reduzir a giba dorsal em 5 mm); (3) reconstruir o septo e colher o enxerto septal; (4) osteotomias laterais e oblíquas superiores de baixo para baixo bilaterais; (5) suturas de tensão lateral superior PDS 5-0 para reconstituir o dorso; (6) preservar uma faixa de borda alar de 5 mm com retalhos de rotação lateral inferior; (7) liberação transnasal dos músculos depressores do septo nasal; (8) fixação do enxerto de suporte columelar com suturas intercrurais PDS 5-0 e suturas crurais-columelares mediais do enxerto de suporte septal; (9) colocação de suturas interdomais e transdomais para refinamento da ponta usando suturas PDS 5-0; (10) colocação de enxertos de contorno alar bilateral para fortalecer as bordas alares; (11) colocação de enxerto SMAS lobular da infraponta para camuflar a ponta; (12) cirurgia da base alar para reduzir o alargamento alar, mas manter o tamanho da narina. *(Continua)*

54.8 Conclusão

O músculo depressor do septo nasal pode acentuar uma ponta nasal caída e um lábio superior curto na animação. A ponta inclinada é acentuada por um músculo depressor do septo nasal ativo e diagnosticada por uma ponta nasal inclinada e um encurtamento do lábio superior durante o sorriso. A etiologia da ponta inclinada pode ser multifatorial, causada mais frequentemente pela elevação dos pontos de referência circundantes em relação à ponta durante o sorriso do que pela descida real da ponta. É importante que o suporte adequado da ponta seja fornecido em todos os casos de ponta inclinada. Em pacientes adequadamente selecionados, a liberação do depressor do septo nasal pode melhorar a relação ponta-lábio e proporcionar um alongamento relativo do lábio superior. Nossa preferência é usar a abordagem transnasal, exceto em pacientes com amarração do frênulo.

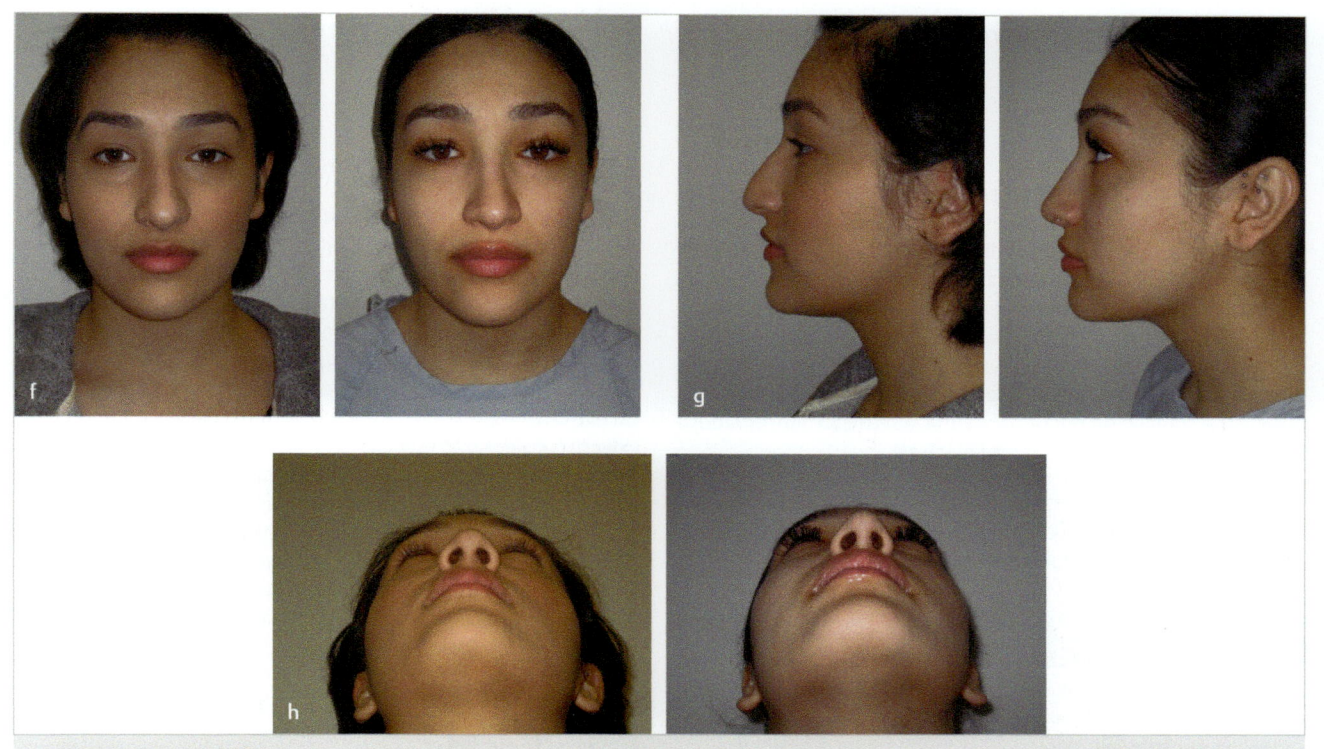

Fig. 54.6 *(Continuação)* **(f-h)** A paciente é mostrada 3 anos após a cirurgia, com um dorso reto e linhas estéticas dorsais suaves e simétricas. Ela melhorou a posição e o refinamento da ponta. A vista lateral revela um dorso reto com bom suporte da ponta, e ela não tem mais uma ponta inclinada. A vista basal mostra a correção do alargamento alar e uma melhora na projeção e no refinamento da ponta.

Referências

[1] Rohrich RJ, Huynh B, Muzaffar AR, Adams WP, Jr, Robinson JB, Jr. Importance of the depressor septi nasi muscle in rhinoplasty: anatomic study and clinical application. Plast Reconstr Surg. 2000; 105(1):376-383, discussion 384-388
[2] Figallo EE, Acosta JA. Nose muscular dynamics: the tip trigonum. Plast Reconstr Surg. 2001; 108(5):1118-1126
[3] Ebrahimi A, Nejadsarvari N, Motamedi MH, Rezaee M, Koushki ES. Anatomic variations found on dissection of depressor septi nasi muscles in cadavers. Arch Facial Plast Surg. 2012; 14(1):31-33
[4] Barbosa MV, Nahas FX, Ferreira LM. Anatomy of the depressor septi nasi muscle: the basis for correction of deformities of the nose/lip junction. J Plast Surg Hand Surg. 2013; 47(2):102-105
[5] Figallo E. The nasal tip: a new dynamic structure. Plast Reconstr Surg. 1995; 95(7):1178-1184
[6] Mahe E, Camblin J. Musculus depressor septi nasi. Study of its action and the role played in its resection during the post-operative course of cosmetic rhinoplasties [in French]. Ann Chir Plast. 1974; 19(3):257-264
[7] Mahe E, Camblin J. Resection of the depressor muscle of the tip in esthetic rhinoplasties [in French]. Ann Otolaryngol Chir Cervicofac. 1975; 92(7-8): 381-387
[8] De Souza Pinto EB, Da Rocha RP, Filho WQ, et al. Anatomy of the median part of the septum depressor muscle in aesthetic surgery. Aesthetic Plast Surg. 1998; 22(2):111-115
[9] Cachay-Velásquez H, Laguinge RE. Aesthetic treatment of the columella. Ann Plast Surg. 1989; 22(5):370-379
[10] Cachay-Velásquez H. Rhinoplasty and facial expression. Ann Plast Surg. 1992; 28(5):427-433
[11] Lawson W, Reino AJ. Reduction columelloplasty. A new method in the management of the nasal base. Arch Otolaryngol Head Neck Surg. 1995; 121 (10):1086-1088
[12] Cetinkale O, Tulunay S. Augmentation of the columella-labial angle to prevent the "smiling deformity" in rhinoplasty. Aesthetic Plast Surg. 1998; 22(2): 106-110
[13] Wright WK. Symposium: the supra-tip in rhinoplasty: a dilemma. II. Influence of surrounding structure and prevention. Laryngoscope. 1976; 86(1):50-52
[14] Ham KS, Chung SC, Lee SH. Complications of oriental augmentation rhinoplasty. Ann Acad Med Singap. 1983; 12(2) Suppl:460-462
[15] Converse JM, ed. Plastic and Reconstructive Surgery. Philadelphia, PA: WB Saunders; 1964
[16] De Souza Pinto EB, Da Costa Muniz A, Erazo PJ, et al. Dynamic rhinoplasty: treatment of the tip muscles. Perspect Plast Surg. 1999; 12:21-43
[17] Cachay-Velásquez H. Surgical lengthening of the short columella: division of the depressor septi muscles. Eur Arch Otorhinolaryngol. 1992; 249(6):336-339
[18] Oh SH, Choi S, Kim DW, Jeong JY. Intranasal approach for manipulating the depressor septi nasi. J Craniofac Surg. 2012; 23(2):367-369
[19] Dayan SH, Kempiners JJ. Treatment of the lower third of the nose and dynamic nasal tip ptosis with Botox. Plast Reconstr Surg. 2005; 115(6):1784-1785
[20] Daniel RK, Glasz T, Molnar G, Palhazi P, Saban Y, Journel B. The lower nasal base: an anatomical study. Aesthet Surg J. 2013; 33(2):222-232
[21] Kosins AM, Lambros V, Daniel RK. The plunging tip: illusion and reality. Aesthet Surg J. 2014; 34(1):45-55
[22] Kosins AM, Lambros V, Daniel RK. The plunging tip: analysis and surgical treatment. Aesthet Surg J. 2015; 35(4):367-377
[23] Kalantar-Hormozi A, Beiraghi-Toosi A. Smile analysis in rhinoplasty: a randomized study for comparing resection and transposition of the depressor septi nasi muscle. Plast Reconstr Surg. 2014; 133(2):261-268

55 O Nariz Envelhecido

Rod J. Rohrich ▪ *Jamil Ahmad* ▪ *Yash J. Avashia*

Resumo

A rinoplastia em pacientes idosos apresenta um conjunto único de desafios para os cirurgiões plásticos, pois esses pacientes têm expectativas e motivações diferentes das dos pacientes mais jovens. As alterações anatômicas na qualidade da pele, nas características da cartilagem, na estrutura óssea subjacente e nas vias aéreas nasais exigem consideração especial para otimizar os resultados estéticos e funcionais. As técnicas cirúrgicas para correção de deformidades nasais em pacientes idosos devem enfatizar a rotação da ponta para cima, a redução conservadora da giba dorsal e evitar osteotomias nasais.

Palavras-chave: Envelhecimento do nariz, suporte da ponta, descida da ponta nasal, colapso da válvula nasal interna, redução da giba dorsal, elasticidade da pele

> **Pontos Principais**
>
> - A motivação dos pacientes mais velhos que procuram a rinoplastia deve ser avaliada com cuidado para detectar estressores significativos na vida, como a morte de um ente querido ou divórcio.
> - As técnicas cirúrgicas para correção de deformidades nasais em pacientes idosos devem enfatizar a rotação da ponta para cima, a redução conservadora da giba dorsal e evitar osteotomias nasais.
> - A descida da ponta nasal acentua as deformidades dorsais preexistentes. A posição da ponta nasal deve ser corrigida antes da redução da giba dorsal para evitar a ressecção excessiva.
> - A pirâmide óssea nasal em pacientes mais velhos é mais fina e mais frágil; consequentemente, as osteotomias devem ser evitadas, se possível.
> - As alterações na pele nasal com a idade resultam em uma perda de elasticidade e não permitem que a pele se refaça sobre a estrutura nasal alterada tão bem quanto em pacientes mais jovens.

55.1 Introdução

A rinoplastia em pacientes idosos apresenta um conjunto único de desafios para os cirurgiões plásticos, pois esses pacientes têm expectativas e motivações diferentes das dos pacientes mais jovens.[1] Muitas vezes, a consulta é solicitada devido a grandes estressores na vida. A comunicação aberta e franca entre o cirurgião e o paciente é essencial para definir objetivos e expectativas realistas. As alterações anatômicas na qualidade da pele, nas características da cartilagem, na estrutura óssea subjacente e nas vias aéreas nasais exigem consideração especial para otimizar os resultados estéticos e funcionais (▶ Fig. 55.1).[2] As técnicas cirúrgicas para correção de deformidades nasais em pacientes mais velhos devem enfatizar a rotação da ponta para cima, a redução conservadora da giba dorsal e evitar osteotomias nasais. Este capítulo enfoca as características anatômicas exclusivas do nariz envelhecido e os princípios cirúrgicos para otimizar os resultados em pacientes idosos.

55.2 Anatomia do Nariz Envelhecido

55.2.1 Alterações na Proporção Facial Estética

- A rinoplastia em pacientes idosos difere da rinoplastia em pacientes mais jovens em muitos aspectos. Essas diferenças devem ser compreendidas antes de iniciar um procedimento cirúrgico (▶ Fig. 55.2).
- Pacientes idosos apresentam encurtamento relativo do terço inferior da face (entre a base nasal e o mento). Isso resulta da atrofia muscular do músculo orbicular, da absorção de tecido adiposo e da reabsorção alveolar, maxilar e mandibular, que são sequelas do estado edêntulo de muitos pacientes.[2,3,4,5,6]

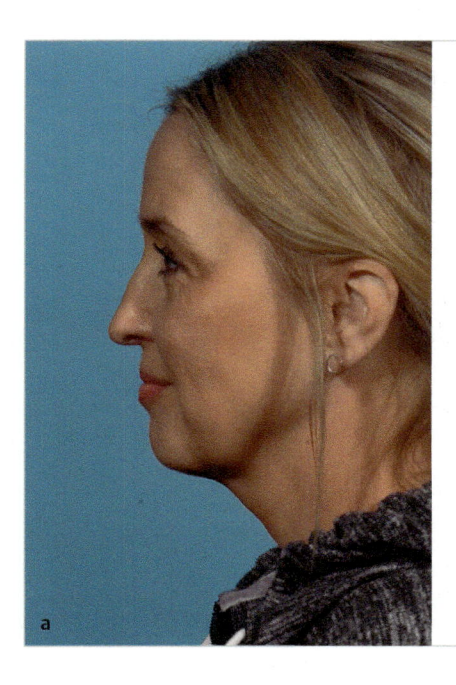

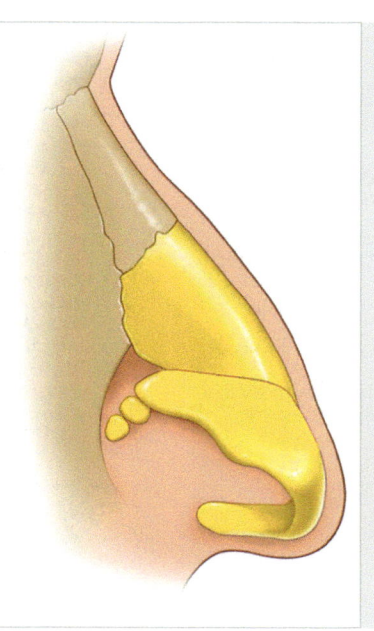

Fig. 55.1 Rinoplastia em pacientes idosos. (**a**, **b**) As alterações anatômicas na qualidade da pele, nas características da cartilagem, na estrutura óssea subjacente e nas vias aéreas nasais exigem consideração especial para otimizar os resultados estéticos e funcionais.

55.2 Anatomia do Nariz Envelhecido

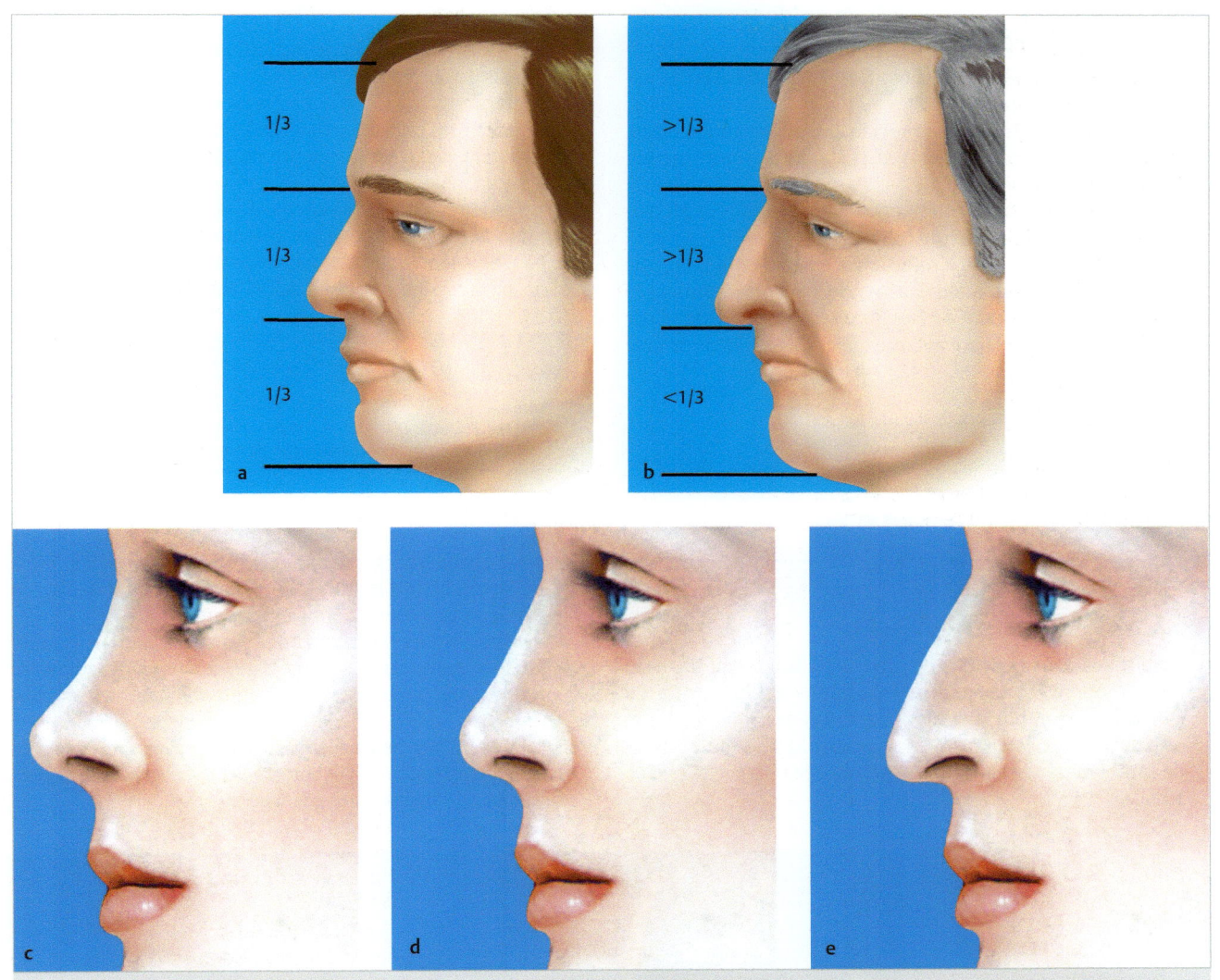

Fig. 55.2 Alterações na proporção estética facial. (**a-e**) Pacientes idosos apresentam encurtamento relativo do terço inferior da face (entre a base nasal e o mento). Isso resulta da atrofia muscular do músculo orbicular, da absorção de tecido adiposo e da reabsorção alveolar, maxilar e mandibular, que são sequelas do estado edêntulo de muitos pacientes. O resultado desse encurtamento é um alongamento concomitante dos terços superior e médio, incluindo um alongamento relativo do nariz, que dá a aparência de uma ponta caída e acentua a convexidade dorsal.

- O resultado desse encurtamento é um alongamento concomitante dos terços superior e médio, incluindo um alongamento relativo do nariz, que dá a aparência de uma ponta caída e acentua a convexidade dorsal.

55.2.2 Qualidade da Pele

- A qualidade da pele do rosto e do nariz muda com o avanço da idade.[7]
- Alterações intrínsecas em nível celular, combinadas com a exposição prolongada ao sol, resultam em diminuição da elasticidade da pele e alterações actínicas.[3] Microscopicamente, a derme torna-se mais fina, com diminuição do colágeno dérmico e aumento da fibrilina e da elastina desorganizadas.[8,9,10,11]
- A diminuição da elasticidade da pele e sua redundância generalizada exigem um descolamento mais amplo da pele nasal e uma alteração estrutural subjacente mais significativa para obter um resultado estético perceptível.[1]
- Frequentemente, as asas e a ponta assumem uma aparência mais cheia e não natural como resultado do aumento da densidade das glândulas sebáceas, o que pode levar ao rinofima.

Em casos graves, a obstrução da válvula nasal externa pode resultar de um efeito de massa.[12,13] Isso pode ser especialmente proeminente em homens.
- As incisões externas nas áreas de espessamento podem causar cicatrizes proeminentes. Entretanto, as incisões em áreas com pele mais fina, como a columela e o dorso, geralmente se restauram com o mínimo de cicatrizes.

55.2.3 O Complexo da Ponta Nasal

- A ponta nasal sofre as mudanças mais consistentes e significativas em pacientes que estão envelhecendo, o que, por sua vez, afeta o restante da estética nasal.[2,14,15] Portanto, geralmente é a área que requer mais refinamento. Especificamente, a ponta parece estar caída e alongada (▶ Fig. 55.3).
- A causa estrutural subjacente é multifatorial.[3,5,16,17]
- A atenuação, a fragmentação e a possível ossificação das ligações fibroelásticas entre as cartilagens laterais superior e inferior (a área de rolagem) resultam na migração para baixo das *crura* laterais.

O Nariz Envelhecido

- O enfraquecimento ou a perda do suporte do ligamento suspensor destrói o suporte da crista medial.
- O espessamento e a possível ossificação das cartilagens aumentam a proeminência.
- O espessamento da pele e do tecido subcutâneo sobreposto, com aumento concomitante da vascularização, aumenta o volume e o peso da ponta.
- A hipoplasia alveolar maxilar causa divergência das bases crurais mediais e encurtamento columelar.
- A soma desses fatores é a rotação para baixo do lóbulo, que cria um ângulo columelolobular agudo e encurta a dimensão vertical do terço inferior da face.[6,18] O resultado estético é um comprimento nasal relativamente maior e a aparência de uma ponta caída.

> **Dica de Especialista**
>
> A perda de suporte das cartilagens laterais inferiores resulta em um complexo de ponta nasal caída com um aumento aparente do comprimento nasal.

55.2.4 A Via Aérea Nasal

- Embora as causas usuais de obstrução funcional das vias aéreas, ou seja, anormalidades septais e hipertrofia da concha inferior, possam ser observadas nessa faixa etária, outras alterações anatômicas associadas à idade avançada também podem produzir sintomas de obstrução (► Fig. 55.4).[2,19,20,21,22,23]
- Um complexo de ponta nasal caída redistribui mais o fluxo de ar superiormente dentro do vestíbulo, o que pode resultar em sintomas de obstrução.[1,2,5,24]
- A migração para baixo e a atrofia da musculatura nasal podem fazer com que as cartilagens laterais superior e inferior se separem, causando o colapso da válvula nasal interna na inspiração máxima.
- Para restaurar a dinâmica adequada do fluxo das vias aéreas, a ponta deve ser girada cefalicamente. Além disso, enxertos expansores (*spreader*) dorsais podem ser usados, se necessário, para corrigir o colapso das válvulas nasais internas.[25,26]

> **Dica de Especialista**
>
> A descida da ponta nasal e o colapso da válvula nasal interna podem resultar em sintomas obstrutivos das vias aéreas, que são corrigidos pela rotação da ponta e pela colocação de enxertos expansores.

- A capacidade do nariz de aquecer e umidificar o ar inspirado pode estar comprometida, pois a atrofia da glândula mucosa é comum à medida que os pacientes envelhecem (► Fig. 55.5).
- O mucopericôndrio adjacente ao septo torna-se fino e frágil, o que dificulta a dissecção limpa sem perfuração.
- Além disso, o sangramento pode ser um problema, não apenas devido ao aumento da fragilidade dos vasos, mas também porque frequentemente esses pacientes têm hipertensão subjacente, que precisa ser controlada no perioperatório.
- Portanto, em vez de levantar retalhos de mucosa, a redução da concha inferior é mais bem-realizada extramucosa para minimizar o sangramento pós-operatório.[27]

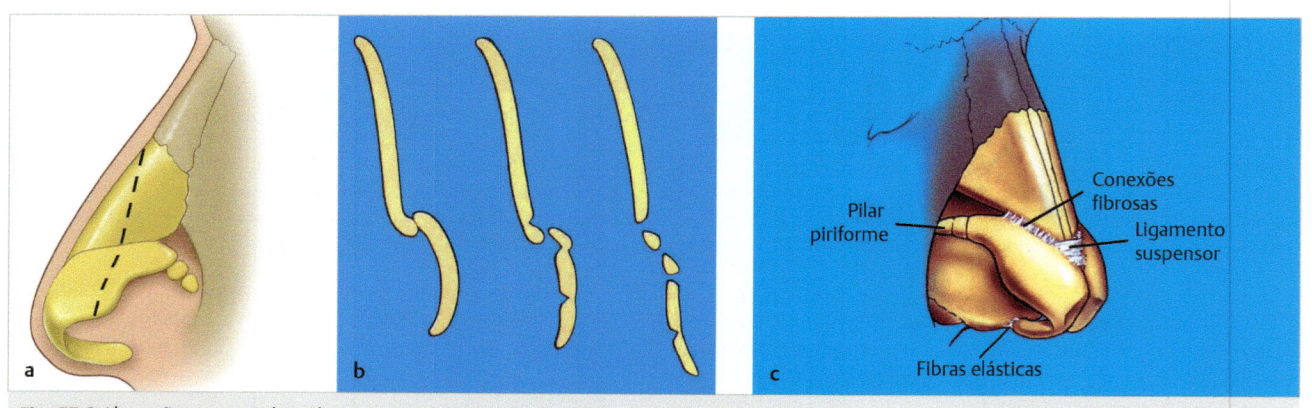

Fig. 55.3 Alterações no complexo da ponta nasal. (**a-c**) A ponta nasal sofre as alterações mais consistentes e significativas em pacientes que estão envelhecendo, o que, por sua vez, afeta o restante da estética nasal. Geralmente, é a área que requer mais refinamento. Especificamente, a ponta parece cair e alongar-se.

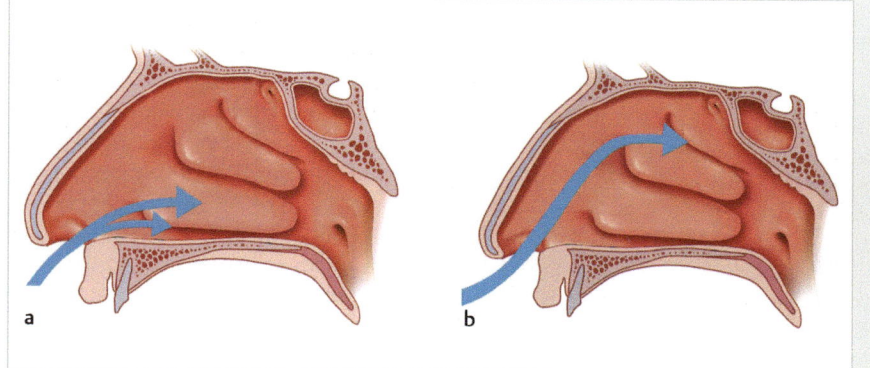

Fig. 55.4 Alterações relacionadas com a idade nas vias aéreas nasais. (**a, b**) Embora as causas usuais de obstrução funcional das vias aéreas possam ser observadas nessa faixa etária, outras alterações anatômicas associadas à idade avançada também podem produzir sintomas obstrutivos. Um complexo de ponta nasal caída redistribui o fluxo de ar mais superiormente dentro do vestíbulo, o que pode resultar em sintomas obstrutivos. A migração para baixo e a atrofia da musculatura nasal podem fazer com que as cartilagens laterais superior e inferior se separem, causando o colapso da válvula nasal interna na inspiração máxima.

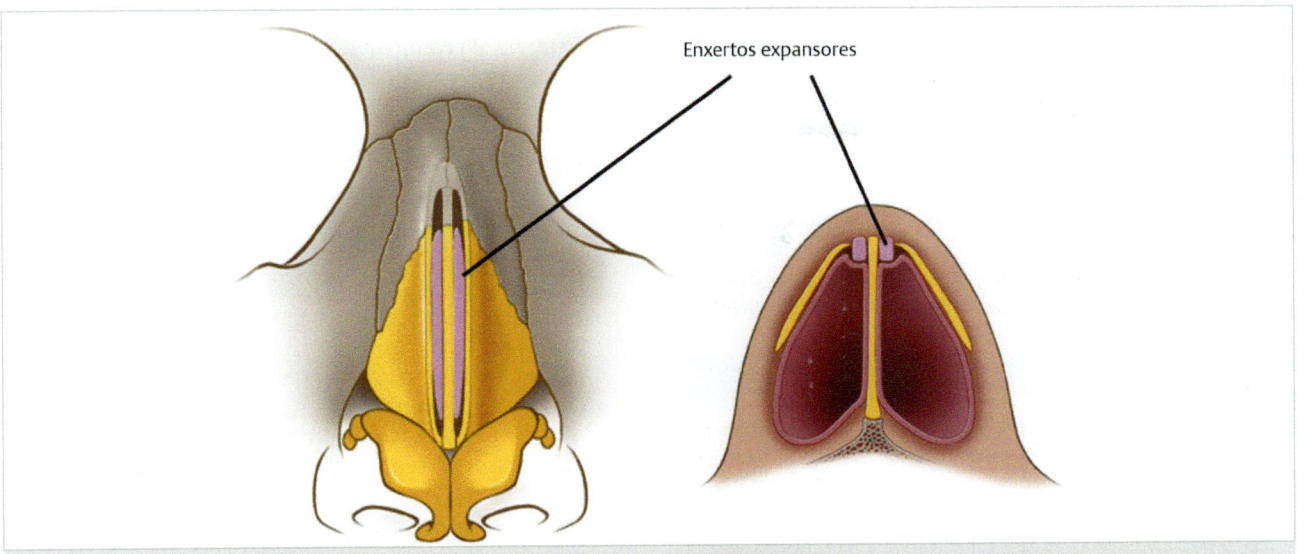

Fig. 55.5 Alterações nas vias aéreas nasais relacionadas com a idade. A descida da ponta nasal e o colapso da válvula nasal interna podem resultar em sintomas obstrutivos das vias aéreas, que são corrigidos pela rotação da ponta e pela colocação de enxertos expansores.

> **Dica de Especialista**
>
> A descida da ponta e a perda de suporte na região da válvula nasal interna podem resultar em sintomas de obstrução nasal que devem ser tratados no momento da rinoplastia.

55.2.5 A Abóbada Óssea

- Com a idade, a remodelação diferencial da face média causa a retrusão da face média e o deslocamento posterior da abertura piriforme.[28]
- Como a abertura piriforme serve como base para a pirâmide nasal, o deslocamento posterior dessa estrutura leva a um perfil nasal retruído. A relação base alar-columelar pode ser afetada pela perda da altura do piriforme. Essas alterações devem ser consideradas quando as proporções faciais são analisadas para a rinoplastia.
- A própria pirâmide óssea nasal torna-se mais frágil e quebradiça devido aos processos naturais do envelhecimento, tornando as osteotomias mais propensas à cominuição e os resultados mais imprevisíveis.[29]
- Portanto, as osteotomias não são recomendadas no nariz envelhecido. As osteotomias necessárias devem ser realizadas de baixo para cima com uma técnica perfurada percutânea,[30] e devem ser completas em vez de em galho verde (*greenstick*) para uma ruptura mais regular.

> **Dica de Especialista**
>
> A pirâmide óssea nasal em pacientes mais velhos é mais fina e mais quebradiça; consequentemente, as osteotomias devem ser evitadas, se possível.

55.2.6 O Dorso

- Uma protuberância dorsal proeminente, característica do nariz envelhecido, pode ser um achado relativo devido a uma ponta nasal caída.
- Portanto, antes de reduzir uma giba dorsal, a ponta deve ser corrigida para diminuir a probabilidade de uma deformidade em teto aberto devido à ressecção excessiva do dorso.
- Como a deformidade em teto aberto normalmente é tratada por uma osteotomia, que não é recomendada em pacientes idosos, é provável que o resultado não seja o ideal.

> **Dica de Especialista**
>
> A posição da ponta nasal deve ser corrigida antes da redução da giba dorsal para evitar a ressecção excessiva.

- Se as deformidades estéticas intrínsecas dorsais persistirem após a modificação do complexo da ponta, pode-se realizar uma abordagem aberta com redução dorsal do componente.[31] A excisão/redução da giba extramucosa é útil para evitar a disfunção da válvula nasal interna e preserva um espaço fechado para a colocação de enxertos dorsais ou expansores.
- A redução da giba dorsal do componente ajuda a evitar danos inadvertidos às válvulas internas, com a criação de túneis submucosos e a liberação acentuada das cartilagens laterais superiores do septo. Essa técnica ajuda a evitar lesões na cartilagem e/ou no mucopericôndrio.
- Como a pele dorsal é mais fina em pacientes idosos, as irregularidades dorsais subjacentes são mais evidentes. Essas irregularidades podem ser camufladas, se necessário, com enxertos de cartilagem septal *onlay* morselizados. Como alternativa, podem ser colocados enxertos de fáscia temporal, enxertos de cartilagem auricular ou aloenxertos.

55.3 Indicações e Contraindicações

- Embora os pacientes mais jovens frequentemente tenham motivos mais claros e explícitos para a rinoplastia, a motivação dos pacientes mais velhos pode ser um pouco vaga e requer uma análise cuidadosa. A criação de uma mudança drástica

geralmente não é plausível no nariz de um paciente idoso; portanto, desejos irrealistas precisam ser temperados com expectativas realistas.
- Os fatores motivacionais apropriados incluem um desejo antigo de mudança, mudança de carreira na meia-idade, piora da obstrução das vias aéreas, rinoplastia anterior fracassada ou o desejo de aumentar o potencial econômico.
- No entanto, estressores significativos na vida, como divórcio ou morte na família, são comuns nessa faixa etária. A história deve esclarecer esses eventos e, em alguns casos, a rinoplastia deve ser adiada até que o paciente esteja mais estável psicologicamente.[32,33]

> **Dica de Especialista**
>
> *A motivação dos pacientes mais velhos que procuram a rinoplastia deve ser avaliada cuidadosamente para detectar estressores significativos na vida, como a morte de um ente querido ou divórcio.*

- Esses pacientes frequentemente têm mais comorbidades do que seus colegas mais jovens.
- Deve-se dedicar tempo e atenção adequados à obtenção de um histórico médico completo, incluindo avaliação de hipertensão, diabetes, doença arterial coronariana e medicamentos atuais.
- Em seguida, é obtido um histórico nasal específico, incluindo trauma nasal, alergias, problemas de sinusite e cirurgia nasal anterior.
- As comorbidades são otimizadas no pré-operatório, e os medicamentos que podem promover sangramento, como aspirina, anti-inflamatórios não esteroides, alguns medicamentos fitoterápicos e anticoagulantes (p. ex., aspirina, coumadin etc.), são suspensos antes da cirurgia.

55.4 Avaliação e Planejamento Pré-Operatórios

- Um exame completo requer a avaliação do nariz no contexto da harmonia facial.
- Isso envolve a avaliação das características faciais, incluindo o achatamento malar, a remodelação/reabsorção mandibular e a microgênese.
- É realizado um exame nasal padrão, com atenção cuidadosa à presença de estigmas típicos do nariz envelhecido, especificamente uma giba dorsal relativa, uma ponta nasal caída, hiperplasia das glândulas sebáceas ou rinofima, separação das bases crurais mediais, encurtamento columelar e comprometimento da válvula nasal interna/externa.
- Manobras como o reposicionamento da ponta mais cefalicamente ou um teste de Cottle podem corrigir a obstrução subjacente das vias aéreas nasais.
- O exame intranasal é realizado depois que a mucosa é encolhida com *spray* de oximetolazona. É dada atenção especial ao possível desvio de septo, à hipertrofia da concha inferior, às válvulas nasais internas e à própria mucosa.
- Fotografias digitais padronizadas são obtidas e imagens computadorizadas são usadas.
- O papel da imagem computadorizada é inestimável nessa subpopulação devido à sua capacidade de ajudar os pacientes a visualizarem as mudanças muitas vezes sutis do envelhecimento e de ajudar a educar melhor os pacientes sobre as mudanças realistas que podem ser esperadas.
- Em uma segunda consulta pré-operatória, as expectativas e as imagens de computador são revisadas, as perguntas são respondidas e um plano cirúrgico apropriado é desenvolvido.

55.5 Técnica Operatória

- Embora o plano cirúrgico seja personalizado para cada paciente, os seguintes objetivos comuns aplicam-se à rinoplastia no nariz envelhecido[2]:
  - Aumentar a rotação da ponta com o refinamento da ponta.
  - Aumentar a projeção da ponta e o alongamento columelar relativo.
  - Diminuir o comprimento nasal geral.
  - Corrigir a giba dorsal.
  - Abordar e apoiar as válvulas nasais internas.
  - Corrigir o desvio do septo e a hipertrofia da concha inferior.

> **Dica de Especialista**
>
> *As técnicas cirúrgicas para correção de deformidades nasais em pacientes idosos devem enfatizar a rotação da ponta para cima, a redução conservadora da giba dorsal e evitar osteotomias nasais.*

- Os seguintes princípios operacionais são seguidos para atingir esses objetivos:
  - O enfraquecimento amplo da pele diminui a elasticidade e a redundância da pele.
  - As técnicas de sutura da ponta (transdomal, interdomal e intercrural) são preferíveis a métodos mais destrutivos para a alteração da ponta nasal.
  - A remoção da giba dorsal deve ser conservadora (e realizada após a correção inicial da ponta) para evitar a ressecção excessiva.
  - As proporções nasofaciais adequadas precisam ser restauradas.
  - Os enxertos septais autólogos (p. ex., enxerto de extensão septal) são usados se necessário. Eles devem ser colhidos com cuidado porque o mucopericôndrio é fino (▶ Vídeo 55.1).
  - A ressecção cefálica é conservador. Deve-se manter uma faixa de pelo menos 6 mm.
  - As osteotomias devem ser usadas somente se forem absolutamente necessárias.
  - A ressecção extramucosa da concha inferior ajuda a minimizar o sangramento.

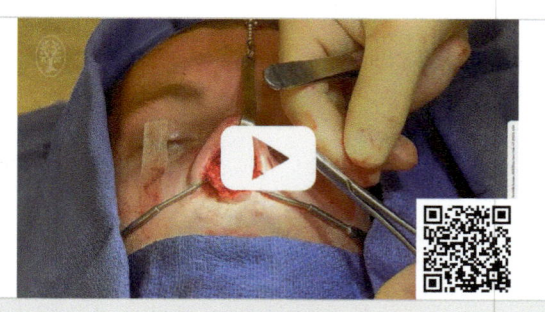

Vídeo 55.1 Uso de cartilagem de costela fresca congelada para criar um enxerto de extensão septal para suporte da ponta. Isso é frequentemente necessário em pacientes de rinoplastia que estão envelhecendo, pois suas cartilagens nativas geralmente são mais fracas.

> **Dica de Especialista**
>
> A descida da ponta nasal acentua as deformidades dorsais preexistentes.

55.6 Análise de Caso

O tecido mole e as alterações estruturais com o envelhecimento do nariz são mostrados na ▶ Fig. 55.6.

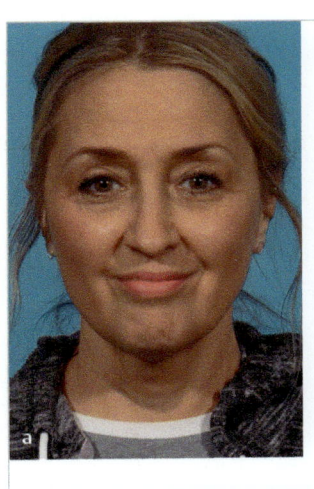

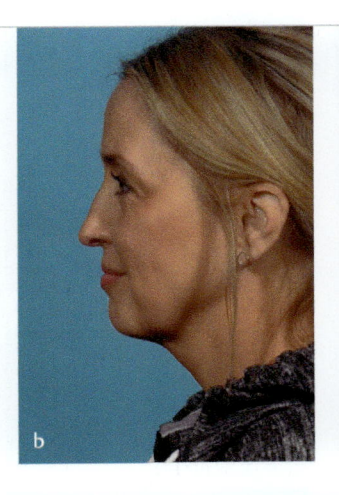

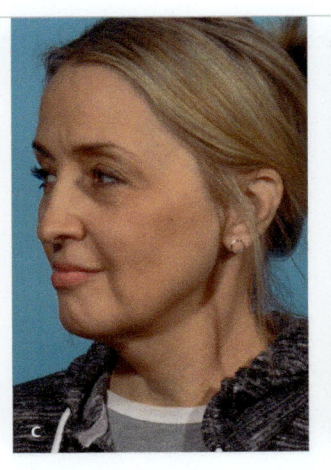

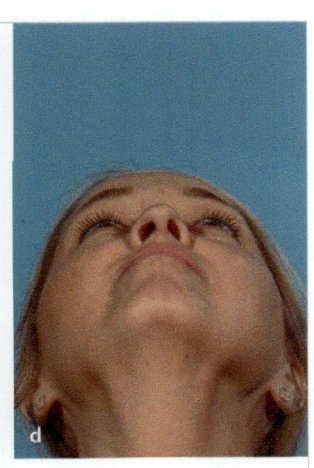

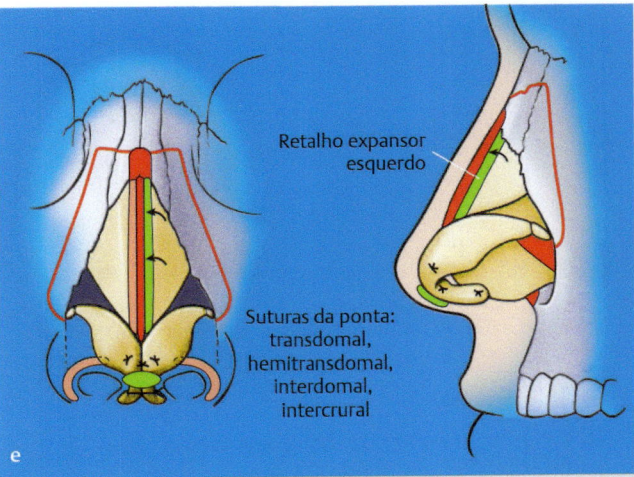

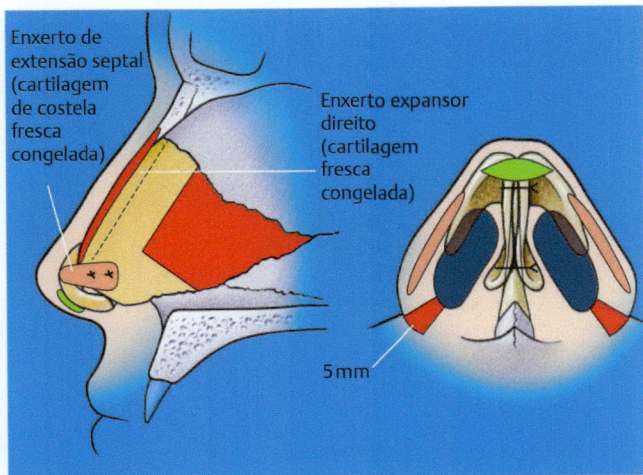

Fig. 55.6 (a-d) Esta mulher de 56 anos apresentou-se para uma rinoplastia terciária cosmética e funcional. Suas três principais preocupações com o nariz eram a giba dorsal, o dorso longo e a ponta nasal subprojetada e sub-rotada. Na vista anterior, ela tem pele fina e atrófica, uma deformidade septal em forma de S e linhas estéticas dorsais assimétricas. Ela tem uma ponta larga e bulbosa e entalhe alar à esquerda. Na vista lateral, ela tem uma convexidade dorsal e um dorso de aparência longa. Ela tem colapso da ponta nasal devido a cartilagens fracas e envelhecidas, resultando em subprojeção e sub-rotação, com um ângulo nasolabial de 80 graus. Na vista basal, ela tem narinas assimétricas, com alargamento alar à direita e alargamento das bases crurais mediais bilaterais. Os objetivos cirúrgicos incluíam: (1) Reduzir sua giba dorsal realizando uma redução dorsal de componente; (2) apoiar a nova posição da ponta nasal com um enxerto de extensão septal que consiste em cartilagem fresca congelada para evitar ter de depender da cartilagem nativa enfraquecida; (3) melhorar a dilatação e a simetria alar com ressecções bilaterais da base alar e apoio da borda com enxertos de contorno alar. (e) A abordagem cirúrgica incluiu: (1) Exposição das estruturas com uma abordagem aberta (incisão transcolumelar em degraus); (2) dissecção suprapericondral nas cartilagens laterais superior e inferior e dissecção subperiosteal sobre a pirâmide óssea; (3) exposição do ângulo septal anterior dividindo o ligamento interdomal; (4) redução da giba dorsal do componente em 3 mm; (5) fratura bilateral da concha; (6) realização de osteotomias percutâneas laterais de baixo para baixo com um osteótomo de 2 mm; (7) reconstituição/alisamento da escora dorsal em L com um enxerto expansor direito e um retalho expansor esquerdo, moldados com cartilagem de costela fresca congelada de um doador; (8) colocação de um enxerto de extensão septal feito de cartilagem de costela fresca congelada de um doador para aumentar a projeção e a rotação; (9) tensionamento crural lateral para endireitar e achatar as *crura* laterais e criação de um neodomo; (10) suturas transdominais e hemitransdominais (Gruber) para definir a posição dos neodomos; (11) reunificação das estruturas da ponta com sutura interdomal; (12) sutura intercrural alta para estreitar ainda mais o ângulo de divergência; (13) sutura intercrural baixa para estreitar as bases de apoio crural medial; (14) colocação de um enxerto do tipo borboleta infralobular que consiste em tecido cicatricial para suavizar e refinar o lóbulo da infraponta; (15) ressecções da base alar de 5 mm, preservando pelo menos 2 mm do peitoril da narina; (16) colocação de enxerto de contorno alar retrógrado estendido através dos locais de excisão da base alar; (17) fechamento do espaço morto superior com sutura da supraponta usando Vicryl 5-0; (18) sutura da base crural medial com categute cromado 5-0; (20) múltiplas suturas septais passantes com categute cromado 5-0; e (19) fechamento da incisão columelar com suturas simples interrompidas de náilon 6-0. *(Continua)*

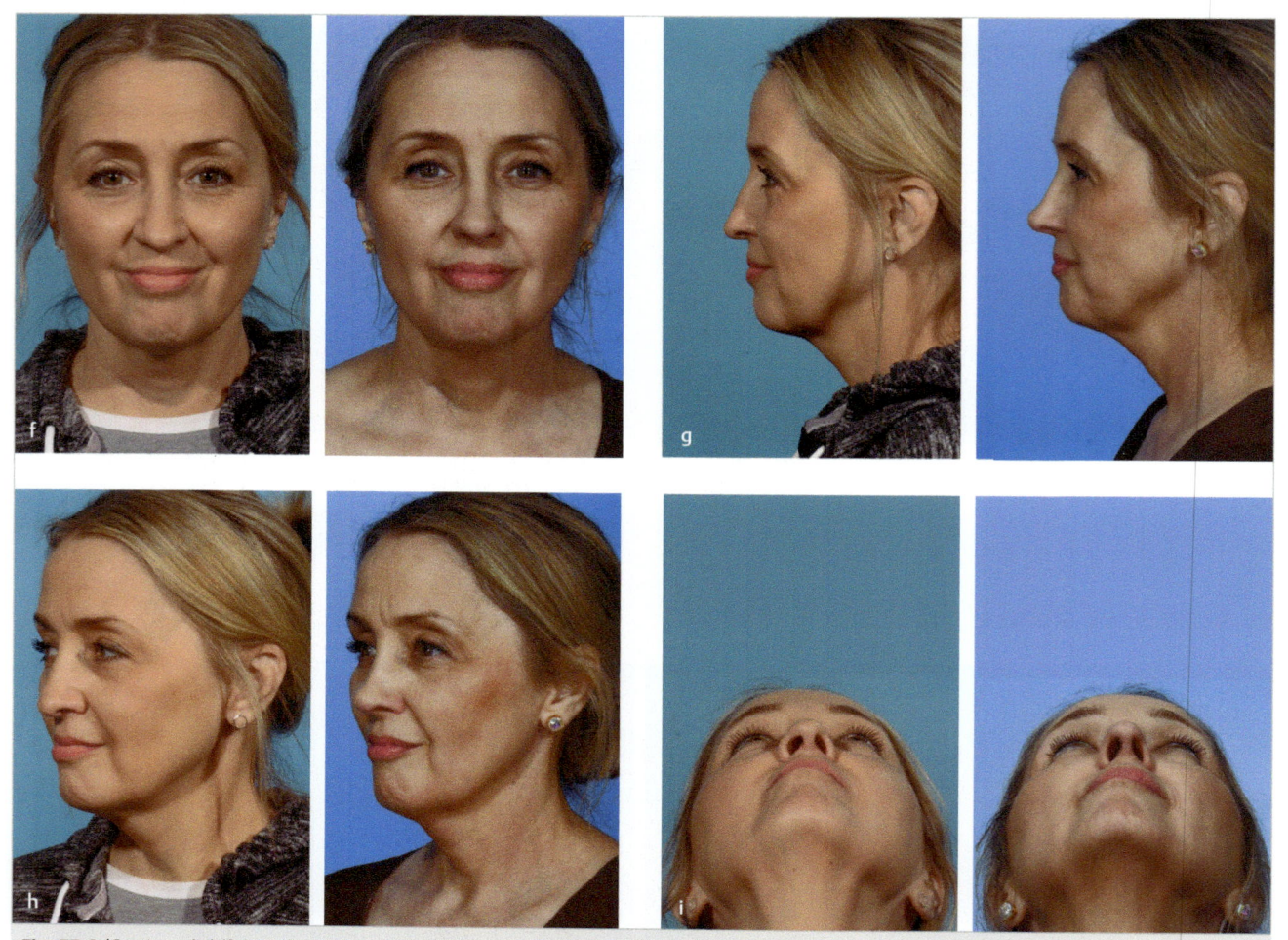

Fig. 55.6 *(Continuação)* **(f-i)** Análise do resultado em um ano de pós-operatório. Na vista frontal, ela tem linhas estéticas dorsais endireitadas e uma ponta refinada com pontos de definição de ponta mais estreitos. Na vista lateral, ela tem um dorso liso, uma leve ruptura da supraponta e melhora na rotação e projeção da ponta nasal. Na vista basal, ela apresenta melhora na simetria de suas narinas, com correção do alargamento.

55.7 Conclusão

A rinoplastia em pacientes idosos concentra-se nas alterações anatômicas na qualidade da pele, nas características da cartilagem, na estrutura óssea subjacente e nas vias aéreas nasais. A abordagem do nariz nesses pacientes não é análoga à dos pacientes mais jovens. Os achados característicos incluem uma ponta nasal caída devido à perda de suporte, um colapso da válvula nasal interna e a obstrução do fluxo de ar, além de uma pirâmide óssea mais fina e delicada. Delinear os fatores motivadores e as expectativas de resultados para essa população de pacientes é uma parte essencial da consulta pré-operatória. Uma avaliação nasal pré-operatória completa e um plano cirúrgico ajudarão a melhorar os resultados com base nos princípios descritos neste capítulo.

Referências

[1] Rees TD. Rhinoplasty in the older adult. Ann Plast Surg. 1978; 1(1):27-29
[2] Rohrich RJ, Hollier LH, Jr, Janis JE, Kim J. Rhinoplasty with advancing age. Plast Reconstr Surg. 2004; 114(7):1936-1944
[3] Krmpotić-Nemanić J, Kostović I, Rudan P, Nemanić G. Morphological and histological changes responsible for the droop of the nasal tip in advanced age. Acta Otolaryngol. 1971; 71(2):278-281
[4] Parkes ML, Kamer FM. The mature nose. Laryngoscope. 1973; 83(2):157-166
[5] Patterson CN. The aging nose: characteristics and correction. Otolaryngol Clin North Am. 1980; 13(2):275-288
[6] Powell N, Humphries B, eds. Proportions of the Aesthetic Face. New York, NY:Thieme-Stratton; 1984
[7] Gubisch W, Reichert H. Problems of rhinoplasty in the elderly [in German]. Handchir Mikrochir Plast Chir. 1986; 18(5):255-256
[8] Gilchrest BA. Age-associated changes in the skin. J Am Geriatr Soc. 1982; 30 (2):139-143
[9] Yaar M, Gilchrest BA. Skin aging: postulated mechanisms and consequent changes in structure and function. Clin Geriatr Med. 2001; 17(4):617-630, v
[10] Wlaschek M, Tantcheva-Poór I, Naderi L, et al. Solar UV irradiation and dermal photoaging. J Photochem Photobiol B. 2001; 63(1-3):41-51
[11] Scharffetter-Kochanek K, Brenneisen P, Wenk J, et al. Photoaging of the skin from phenotype to mechanisms. Exp Gerontol. 2000; 35(3):307-316
[12] Jung H. Rhinophyma: plastic surgery, rehabilitation, and long-term results. Facial Plast Surg. 1998; 14(4):255-278
[13] Elliott RA, Jr, Ruf LE, Hoehn JG. Rhinophyma and its treatment. Clin Plast Surg. 1980; 7(3):277-288
[14] Johnson CM, Jr, Anderson JR. Nose-lift operation: an adjunct to aging-face surgery. Arch Otolaryngol. 1978; 104(1):1-3
[15] Slavit DH, Lipton RJ, Kern EB, McCaffrey TV. Rhinolift operation in the treatment of the aging nose. Otolaryngol Head Neck Surg. 1990; 103(3):462- 467
[16] Beekhuis GJ, Colton JJ. Nasal tip support. Arch Otolaryngol Head Neck Surg. 1986; 112(7):726-728

[17] Gunter JP. Anatomical observations of the lower lateral cartilages. Arch Otolaryngol. 1969; 89(4):599-601

[18] Rohrich RJ, Kenkel JM. The definition of beauty in nasal and facial aesthetic surgery. In: Matory WE Jr, ed. Ethnic Facial Aesthetic Surgery. New York, NY:Lippincott-Raven; 1998; 121-130

[19] Baker DC, Strauss RB. The physiologic treatment of nasal obstruction. Clin Plast Surg. 1977; 4(1):121-130

[20] Courtiss EH, Gargan TJ, Courtiss GB. Nasal physiology. Ann Plast Surg. 1984; 13(3):214-223

[21] Courtiss EH. Diagnosis and treatment of nasal airway obstruction due to inferior turbinate hypertrophy. Clin Plast Surg. 1988; 15(1):11-13

[22] Courtiss EH, Goldwyn RM. The effects of nasal surgery on airflow. Plast Reconstr Surg. 1983; 72(1):9-21

[23] Pollock RA, Rohrich RJ. Inferior turbinate surgery: an adjunct to successful treatment of nasal obstruction in 408 patients. Plast Reconstr Surg. 1984; 74 (2):227-236

[24] Bridger GP. Physiology of the nasal valve. Arch Otolaryngol. 1970; 92(6): 543-553

[25] Rohrich RJ. Versatility of spreader grafts in rhinoplasty. Paper presented at: The Annual Meeting of the Rhinoplasty Society, San Francisco, May 1995

[26] Sheen JH. Spreader graft: a method of reconstructing the roof of the middle nasal vault following rhinoplasty. Plast Reconstr Surg. 1984; 73(2):230-239

[27] Rohrich RJ, Krueger JK, Adams WP, Jr, Marple BF. Rationale for submucous resection of hypertrophied inferior turbinates in rhinoplasty: an evolution. Plast Reconstr Surg. 2001; 108(2):536-544, discussion 545-546

[28] Pessa JE, Desvigne LD, Zadoo VP. The effect of skeletal remodeling on the nasal profile: considerations for rhinoplasty in the older patient. Aesthetic Plast Surg. 1999; 23(4):239-242

[29] Rohrich RJ, Hollier LH. Rhinoplasty with advancing age. Characteristics and management. Clin Plast Surg. 1996; 23(2):281-296

[30] Rohrich RJ, Janis JE, Adams WP, Jr, Krueger JK. An update on the lateral nasal osteotomy in rhinoplasty: an anatomic endoscopic comparison of the external versus the internal approach. Plast Reconstr Surg. 2003; 111(7): 2461-2462, discussion 2463

[31] Rohrich RJ, Muzaffar AR, Janis JE. Component dorsal hump reduction: the importance of maintaining dorsal aesthetic lines in rhinoplasty. Plast Reconstr Surg. 2004; 114(5):1298-1308, discussion 1309-1312

[32] Goin MK. Psychological understanding and management of rhinoplasty patients. Clin Plast Surg. 1977; 4(1):3-7

[33] Thomson HS. Preoperative selection and counseling of patients for rhinoplasty. Plast Reconstr Surg. 1972; 50(2):174-177

56 O Nariz Masculino

Rod J. Rohrich ▪ Raja Mohan

Resumo

A rinoplastia masculina pode ser um desafio por vários motivos. Uma melhor comunicação é fundamental com os pacientes de rinoplastia masculina porque os homens podem ser maus ouvintes e talvez não consigam comunicar seus objetivos específicos. As metas estéticas são diferentes e as características masculinas devem ser preservadas, e o nariz não deve ser feminizado ou esculpido em excesso. Também é importante que o cirurgião faça uma triagem dos pacientes para verificar se há algum distúrbio psicossocial que torne um paciente do sexo masculino um candidato ruim para a cirurgia.

Palavras-chave: Rinoplastia, cirurgia estética masculina, rinoplastia masculina, diferenças de gênero

Pontos Principais

- Deve-se realizar um histórico completo de todos os pacientes de rinoplastia do sexo masculino para descartar distúrbios psicológicos.
- A avaliação funcional e o exame físico são importantes, pois a maioria dos pacientes apresenta preocupações diferentes das mulheres.
- O objetivo principal é não feminilizar o nariz e manter uma estética masculina.

Tabela 56.1 Características dos pacientes com expectativas irrealistas ou condições psiquiátricas

- Pequena desfiguração com a qual o paciente está muito preocupado
- Uma ilusão com relação à aparência do nariz
- Histórico de múltiplas rinoplastias ou cirurgias estéticas
- Razões pouco claras para querer a cirurgia
- Conflito de identidade
- Expectativas de que a cirurgia poderia alterar outros aspectos da vida
- Histórico de interação social limitada ou dificuldade em relacionamentos sociais e emocionais
- Atualmente em um estado de luto ou situação de crise
- Muito neurótico e preocupado com o envelhecimento e a aparência
- Atitude hostil em relação à equipe ou ao cirurgião
- Histórico de consultas com vários médicos sobre a queixa principal do paciente
- Exibição de paranoia
- Baixa autoestima
- Manipulativo, especialmente com o cirurgião e a equipe

56.1 Introdução

A avaliação e a análise pré-operatórias cuidadosas podem ajudar os cirurgiões a identificarem os pacientes do sexo masculino que são bons candidatos à rinoplastia.[1,2,3] O que torna alguns pacientes do sexo masculino mais desafiadores são seus traços de personalidade. Alguns homens podem ser maus ouvintes ou ter dificuldade para comunicar seus objetivos. As características associadas a transtornos de ansiedade e transtornos dismórficos corporais também tendem a ser comuns entre os pacientes masculinos de rinoplastia, e esses pacientes precisam ser examinados quanto a essas condições (▶ Tabela 56.1).[4] Os homens que desejam cirurgia estética têm maior insatisfação com sua aparência do que as mulheres. De acordo com um estudo de pesquisa, a taxa de satisfação entre as pacientes do sexo feminino foi significativamente maior do que a dos pacientes do sexo masculino (87,6% vs. 56,1%). O aspecto mais desafiador é atender às expectativas do paciente do sexo masculino. Portanto, antes de prosseguir com a cirurgia, o paciente deve ter objetivos e expectativas realistas após entender claramente as indicações e os riscos de um procedimento. A chave está na seleção do paciente.[1] A maioria dos pacientes de rinoplastia é do sexo feminino, portanto, não há muita discussão sobre os objetivos estéticos dos pacientes masculinos de rinoplastia. O principal objetivo dos cirurgiões é não feminilizar o nariz e manter a identidade de gênero do paciente. Manobras como a redução excessiva do dorso, o estreitamento excessivo das linhas estéticas dorsais e o refinamento excessivo da ponta podem feminilizar um nariz masculino.

56.2 Consulta Pré-Operatória

56.2.1 Seleção de Pacientes

- A parte mais importante da consulta inicial com um paciente do sexo masculino é conhecê-lo e entender seus desejos.[2,3,5]
- Gorney advertiu os cirurgiões para que evitassem pacientes que fossem descritos como "SIMON" (solteiro, imaturo, masculino, excessivamente expectante, narcisista).[4] Mas essa generalização não se aplica a todos os pacientes masculinos de rinoplastia, e a maioria pode ser excelente candidata à rinoplastia.
- Na consulta inicial, qualquer paciente que tenha expectativas irreais ou uma condição psiquiátrica subjacente deve advertir o cirurgião. Embora seja possível usar questionários para identificar pacientes com problemas psicológicos, recomendamos que se discutam os objetivos e as motivações do paciente e que se obtenha um histórico psicológico completo.
- Os homens podem apresentar mais dificuldade em explicar com quais características estão insatisfeitos ou o que gostariam de mudar por meio da cirurgia. Recomendamos explorar os motivos e os objetivos do paciente para determinar se ele se beneficiaria com a cirurgia.

Dica de Especialista

O segredo da rinoplastia masculina é a seleção do paciente. Sempre faça uma triagem para detectar distúrbios psicológicos e tente entender os desejos do paciente com um histórico e exame físico completos.

56.2.2 Características Físicas Exclusivas

- A maioria dos homens tem a pele mais grossa e o nariz maior do que o das mulheres, além de uma base alar maior. Gibas dorsais e pontas bulbosas são mais comuns.
- Também há diferenças marcantes em várias faixas etárias de homens. A rinoplastia é um procedimento comum de cirurgia plástica realizado na população adolescente. Os pacientes na adolescência tendem a se sentir mais conscientes de sua aparência. Se perceberem deformidades associadas ao nariz, eles podem desenvolver padrões de comportamento desadaptativos que levam à depressão ou à ansiedade. Esses pacientes, juntamente com seus pais, tendem a ficar muito satisfeitos com os resultados da rinoplastia, e esse é um procedimento que demonstrou ter benefícios estéticos e psicológicos.

- Pacientes idosos tendem a ter *crura* laterais inferiores e válvulas nasais externas mais fracas devido ao enfraquecimento da cartilagem subjacente. Esses pacientes também podem apresentar ptose da ponta nasal e retração columelar devido à frouxidão da pele e à reabsorção da cartilagem septal. A pele dorsal afina-se, enquanto a pele da ponta nasal se torna mais espessa e desenvolve poros maiores. Devido a essas alterações anatômicas, os principais problemas a serem avaliados são o possível colapso da válvula nasal interna e externa, bem como a ptose da ponta. Pacientes do sexo masculino nessa faixa etária podem ter considerado a rinoplastia em um momento anterior de suas vidas, mas algum evento ou gatilho recente desperta um interesse repentino por essa cirurgia.

> **Dica de Especialista**
>
> Os homens mais velhos que se apresentam para rinoplastia têm achados diferentes no exame físico. As cartilagens tendem a ser mais fracas e a pele é mais espessa. Essas considerações devem ser levadas em conta ao planejar o procedimento.

56.3 Análise Nasal Sistemática

- Uma série de fotografias padronizadas do nariz deve ser tirada, destacando as vistas frontal, lateral, oblíqua e basal. Com a tecnologia moderna, essas imagens podem ser transformadas para dar aos pacientes uma ideia de como a aparência nasal pode mudar após a rinoplastia. Essas ferramentas são úteis para pacientes que são vagos e não têm certeza de como explicar suas preocupações ou objetivos. Em qualquer rinoplastia, a análise nasal sistemática é a etapa mais importante na determinação de um plano cirúrgico.
- Em pacientes do sexo masculino que desejam uma rinoplastia secundária, os motivos mais comuns de insatisfação são a giba dorsal residual, a ponta não rotacionada e o nariz pequeno (▶ Tabela 56.2). Essas últimas características estão associadas a narizes femininos. Ambos os gêneros tendem a achar as gibas dorsais pouco atraentes e desejam a correção dessa deformidade.
- Os homens, em geral, tendem a ter rostos quadrados com características mais amplas. O dorso nasal nos homens tende a ser mais largo (▶ Fig. 56.1) e as linhas estéticas dorsais são menos definidas do que nas mulheres.

Tabela 56.2 Fatores a serem avaliados em pacientes com rinoplastia de revisão

Deformidade de teto aberto
Deformidade em balanço
Concavidade ou convexidade do dorso
Radix alto ou profundo
Abóbada média estreita
Deformidade em V invertido
Deformidade em bico de papagaio
Rotação da ponta
Suporte de ponta
Ressecção excessiva das cartilagens laterais inferiores
Excesso de lóbulo da infraponta
Ponta ptótica
Desvio de septo
Dificuldade respiratória (constrição ou colapso da válvula nasal interna ou externa)

- Na vista lateral, o dorso é mais reto, o que significa que a localização ideal do dorso está em uma linha do *radix* até os pontos de definição da ponta (▶ Fig. 56.2, ▶ Fig. 56.3). O ideal é que os homens não tenham inclinação ou quebra da supraponta e tenham menos rotação da ponta, ambas consideradas características femininas. O nariz masculino é normalmente mais longo do que o feminino e tem uma pele mais grossa. O nariz masculino ideal tem um násio mais alto e um perfil reto em relação ao das mulheres.
- Os queixos masculinos são mais proeminentes e projetam-se para o vermelhão do lábio superior. Os homens podem camuflar a microgênese ou as anormalidades do lábio superior com pelos faciais.
- Os homens têm pontas mais largas e *crura* mediais mais fracas do que as mulheres (▶ Fig. 56.4) e sua pele nasal tende a ser mais espessa.
- Os ângulos nasofrontal e nasolabial tendem a ser mais obtusos em mulheres em comparação com os homens. Um dos objetivos da rinoplastia masculina é obter uma forte projeção da ponta juntamente com um dorso reto.
- Em homens mais velhos, a pele e o envelope de tecido mole perdem a elasticidade e há hiperplasia sebácea que pode levar à ptose da ponta (▶ Tabela 56.3).
- Os homens tendem a ter abóbadas ósseas mais largas do que as mulheres, mas, quando os homens envelhecem, os ossos podem-se tornar fracos e estreitos, causando o colapso da válvula nasal interna. A mucosa nasal fica mais seca em homens mais velhos devido à atrofia da mucosa.
- Todas essas características são mais comuns em homens, mas ainda há uma variação significativa na morfologia nasal entre os homens, e cada paciente requer uma avaliação cuidadosa.

56.4 Técnicas Operatórias

- O objetivo da rinoplastia masculina é fazer alterações que atendam às preocupações do paciente, mas qualquer alteração tem o potencial de criar uma aparência não natural ou de feminizar o nariz; isso deve ser evitado.

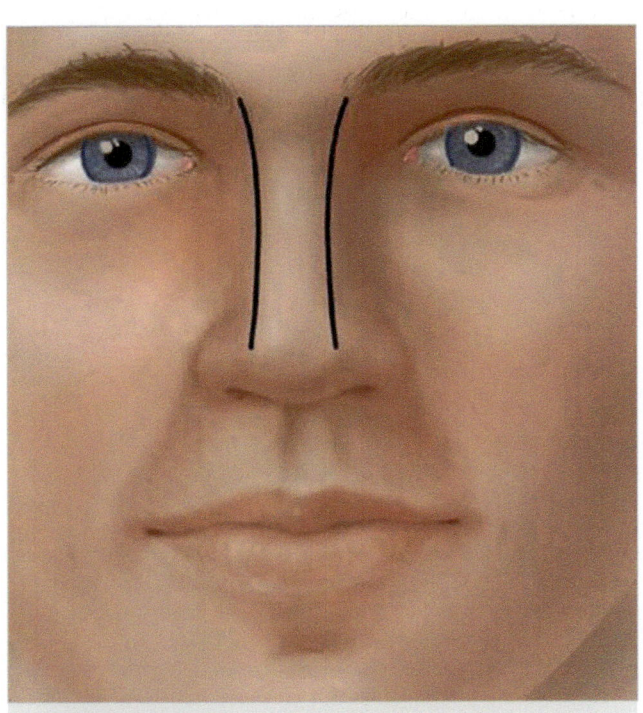

Fig. 56.1 O dorso nasal de um homem é mais largo e mais reto.

O Nariz Masculino

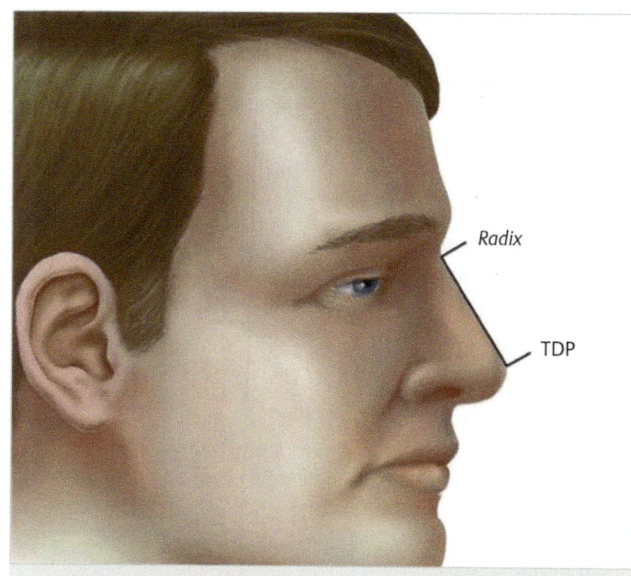

Fig. 56.2 O dorso nasal deve estar ao longo de uma linha reta do *radix* até os pontos que definem a ponta. Não deve haver uma ruptura da supraponta.

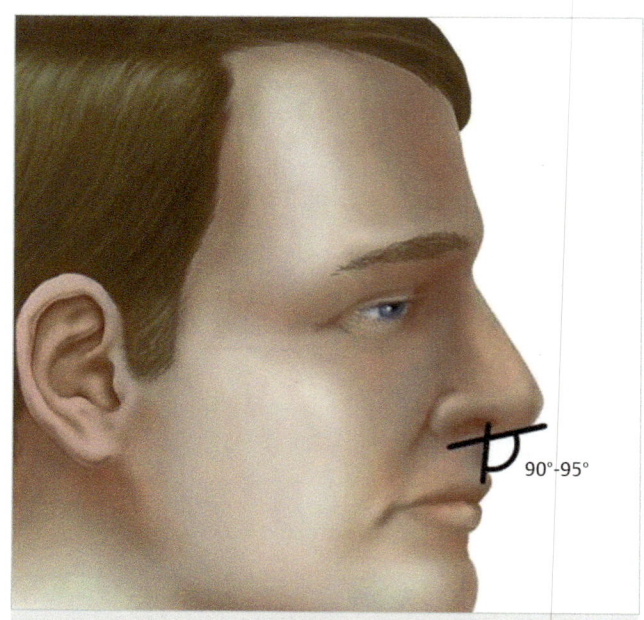

Fig. 56.3 O ângulo nasolabial deve estar entre 90 e 95 graus porque o nariz é mais longo e geralmente há menos exposição das narinas.

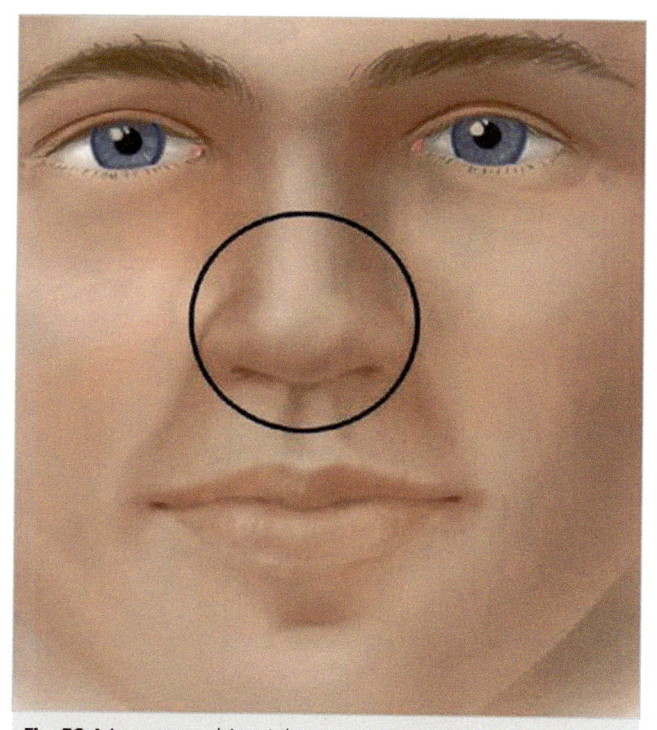

Fig. 56.4 A ponta nasal é mais larga e mais bulbosa.

- É importante não esculpir demais o nariz, o que é um sinal revelador de uma rinoplastia.
- Muitas das técnicas comumente definidas podem ser utilizadas em uma rinoplastia masculina.
- Os três problemas mais comuns em homens são uma proeminente giba dorsal, ossos nasais largos e má definição da ponta.
- Algumas técnicas comuns incluem redução dorsal do componente, refinamento da ponta e osteotomias.
- Técnicas funcionais, como reconstrução do septo, enxerto de cartilagem e microfratura dos cornetos, também podem ser indicadas.

- Consulte o ▶ Vídeo 56.1 para obter uma visão geral da técnica operatória do autor sênior em rinoplastia masculina.

Dica de Especialista

Em uma rinoplastia masculina, não esculpe demais ou feminilize o nariz.

56.4.1 Redução da Protuberância Dorsal

- O método mais previsível de tratar o dorso em uma rinoplastia aberta é usar o componente de redução dorsal. Essa técnica é muito segura, pois preserva a mucosa das cartilagens laterais superiores.[6,7]
- As etapas de uma redução dorsal de componente são as seguintes[6]:
  - Separação da cartilagem lateral superior do septo.
  - Redução incremental do septo.
  - Redução óssea dorsal incremental.
  - Verificação da redução por palpação.
  - Redução adicional da cartilagem lateral superior, se necessário.
- O objetivo da redução do componente dorsal não é apenas endireitar o dorso, mas também criar linhas estéticas dorsais simétricas e bem definidas e manter a permeabilidade da válvula nasal interna.
- A redução da giba do componente dorsal é comumente realizada em conjunto com osteotomias percutâneas laterais para estreitar a abóbada óssea e fechar um teto aberto.
- Em pacientes com uma redução leve do componente dorsal, a anatomia e a relação das cartilagens laterais superiores com o septo podem ser restauradas com suturas de tensão da cartilagem lateral superior. Os pacientes que tiveram uma redução maior do dorso necessitarão de retalhos ou enxertos expansores (*spreader*) para evitar uma deformidade em V invertido.
- Os enxertos expansores podem ser úteis em pacientes do sexo masculino, pois alargam o dorso, que é um dos objetivos estéticos nos homens. Os enxertos de cartilagem são mais frequentemente obtidos do septo e os enxertos expansores tendem a ter de 2 a 3 cm de comprimento.

56.5 A Via Aérea Nasal

Tabela 56.3 Características comuns de narizes masculinos mais jovens e mais velhos

	Homem jovem	Homem idoso
Vista frontal	- 5ª vertical e 3ª horizontal da face com proporções iguais - Comprimento nasal dois terços da altura do meio da face - Linhas estéticas dorsais simétricas ou ligeiramente largas; abóbada óssea mais larga - Base alar com largura intercantal igual ou ligeiramente maior - Pontos de definição de ponta simétricos	- 5ª vertical e 3ª horizontal da face com proporções iguais - Aumento do comprimento nasal - Linhas estéticas dorsais simétricas ou ligeiramente largas; abóbada óssea mais larga - Base alar com largura intercantal igual ou ligeiramente maior - Pontos de definição de ponta simétricos, ponta ptótica, ponta bulbosa
Vista lateral	- *Radix* entre a linha dos cílios e o sulco supratarsal - Dorso liso e reto - Projeção de dois terços do comprimento ideal - Sem quebra da supraponta - O ângulo nasolabial é de 90 a 95 graus	- *Radix* entre a linha dos cílios e o sulco supratarsal - Dorso liso e reto - Projeção de dois terços do comprimento ideal ou mais - Sem quebra da supraponta - O ângulo nasolabial é obtuso (> 95 graus)
Vista basal	- Aparece como um triângulo equilátero - A proporção entre a ponta e a columela é de 1:2 - Narinas simétricas com formato de lágrima	- Aparece como um triângulo equilátero - A proporção entre a ponta e a columela é de 1:2 - Narinas simétricas com formato de lágrima

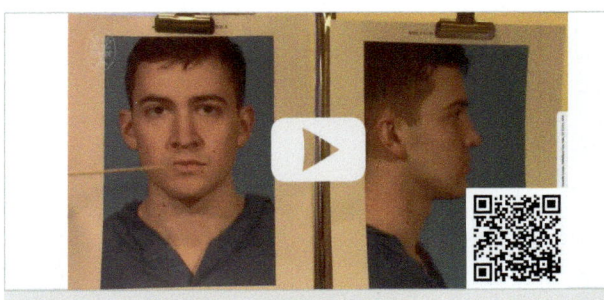

Vídeo 56.1 Rinoplastia secundária em um homem.

56.4.2 Refinamento da Ponta

- Qualquer alteração na ponta de pacientes do sexo masculino pode ser mais difícil de ser visualizada, pois esses pacientes geralmente têm uma pele mais espessa. O volume de tecido mole pode ser removido do nariz para diminuir a espessura.[8,9,10,11]
- A correção de uma ponta ptótica é obtida por meio de uma combinação de técnicas, incluindo o suporte da ponta e o uso de suturas e enxertos de ponta.
- O autor sênior usa um enxerto de extensão septal nessas situações para controlar a projeção e a rotação da ponta e garantir um suporte de longo prazo.
- Os enxertos de ponta podem definir ainda mais a ponta e destacar os pontos que a definem em pacientes do sexo masculino que têm pele grossa. Outros enxertos também foram descritos para o refinamento da ponta.[9,10]
- Em alguns casos, é realizada uma ressecção cefálica, dependendo da anatomia do paciente.
- Os pacientes com uma base alar larga podem ser candidatos à ressecção da base alar, mas isso é mais comumente realizado em pacientes étnicos do sexo masculino.[11]

56.4.3 Osteotomias

- Em pacientes com abóbadas ósseas largas, deformidades de teto aberto ou ossos nasais desviados (especialmente em casos traumáticos), são realizadas osteotomias laterais percutâneas externas.[12,13]
- As osteotomias laterais percutâneas externas são osteotomias de baixo para baixo realizadas com um osteótomo reto de 2 mm. Uma pequena incisão de punção é feita no sulco nasofacial no nível da borda orbital, paralela à face da maxila. O osteótomo deve ser colocado contra o periósteo e varrido lateralmente para evitar lesões nos vasos angulares. As osteotomias não devem estreitar demais a abóbada óssea, o que pode feminilizar o nariz.

56.5 A Via Aérea Nasal

- O septo é a principal fonte de enxertos de cartilagem em uma rinoplastia aberta.
- As etapas para a coleta do septo são as seguintes:
  - Identifique o ângulo do septo anterior.
  - Para colher a cartilagem septal, é preciso entrar no plano submucopericondral, que é um plano sem sangue com uma tonalidade azulada.
  - As cartilagens laterais superiores são dissecadas e liberadas do septo.
  - Uma estrutura em L de cartilagem deve ser preservada para manter o suporte septal, mas mais cartilagem septal pode ser preservada se não for necessário muito enxerto de cartilagem ou se a deformidade septal for mínima.
- A microfratura dos cornetos é realizada em pacientes do sexo masculino que apresentam obstrução das vias aéreas devido ao aumento dos cornetos.
- Ao modificar o dorso, a preservação ou restauração da válvula nasal interna é essencial.
- O suporte da parede lateral e da asa é necessário para manter a permeabilidade das válvulas nasais interna e externa.

56.6 Cuidados com a Pele

- O cuidado com a pele é um componente essencial para otimizar qualquer resultado cirúrgico, especialmente em homens.
- Os homens podem não estar cientes dos produtos de cuidados com a pele, mas os pacientes do sexo masculino submetidos à rinoplastia devem ser instruídos sobre a importância e os benefícios dos cuidados com a pele.
- Os elementos essenciais de um regime de cuidados com a pele incluem hidratação, aplicação de protetor solar e tratamento de qualquer problema de pele, como acne.
- Nos homens, a pele tem maior distribuição de pelos, menor pH cutâneo e maior produção de suor.[14]
- Após a rinoplastia, os poros da pele nasal podem-se dilatar e há maior produção de sebo, portanto o cuidado com a pele é importante para obter um resultado cirúrgico ideal.
- Os homens com tendência à acne devem evitar produtos comedogênicos, enquanto os homens com pele sensível devem usar produtos sem fragrância.

O Nariz Masculino

> **Dica de Especialista**
>
> O cuidado com a pele é essencial para o paciente de rinoplastia masculina para evitar o desenvolvimento de acne.

56.7 Análises de Casos

56.7.1 Caso 1: Rinoplastia Masculina – Correção de Nariz Desviado e Ponta Bulbosa

Um homem de 35 anos de idade desejava a correção estética e funcional de sua deformidade nasal (▶ Fig. 56.5).

56.7.2 Caso 2: Rinoplastia Masculina – Correção da Protuberância Dorsal e da Deformidade da Ponta

Um homem de 26 anos de idade desejava uma rinoplastia estética (▶ Fig. 56.6).

56.8 Conclusão

Embora a análise, o planejamento e a execução da rinoplastia nasal masculina empreguem técnicas comuns, há diferenças importantes que merecem ser observadas. As condições psicológicas devem ser descartadas antes de prosseguir com a cirurgia. A maioria dos homens tem preocupações estéticas com seu dorso

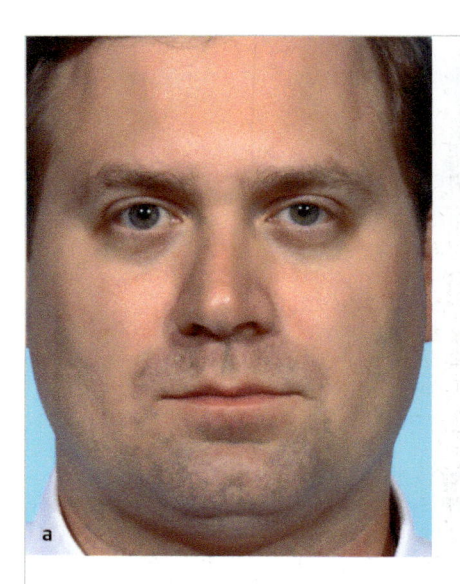

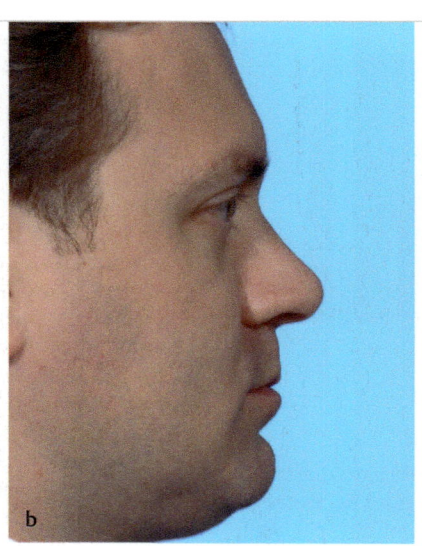

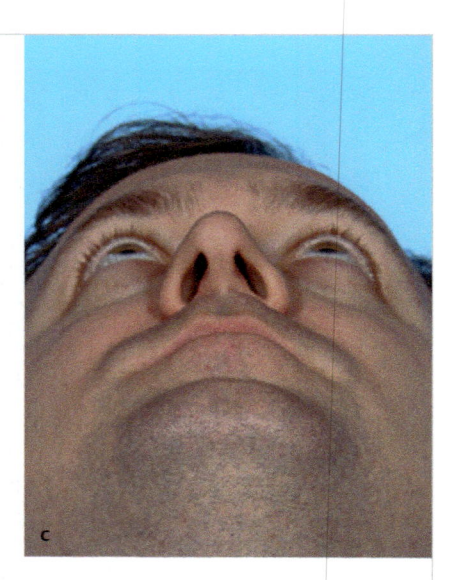

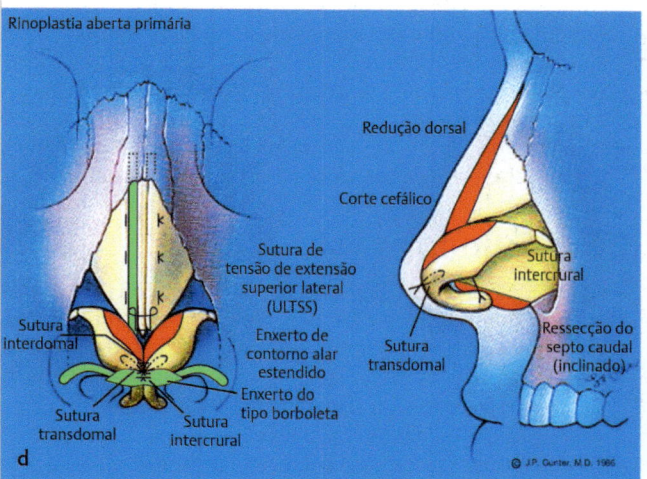

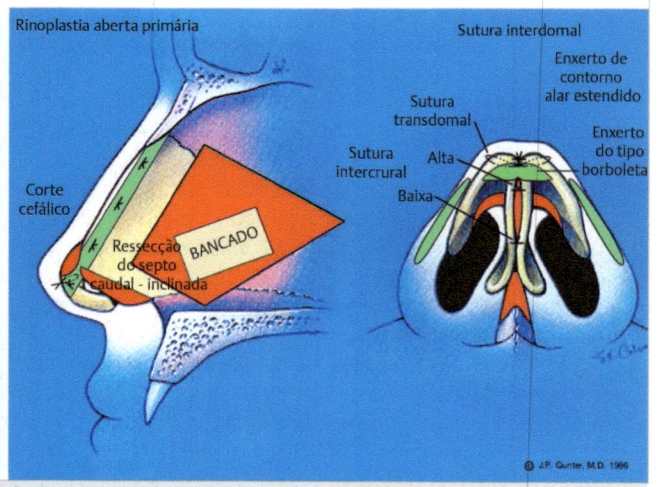

Fig. 56.5 (a-c) Homem de 35 anos que deseja correção estética e funcional de sua deformidade nasal. Desejava um nariz menor e uma melhora em sua respiração. Ele tem um nariz desviado e assimétrico com uma ponta bulbosa. O paciente foi submetido a uma rinoplastia aberta e o dorso nasal foi refinado com um componente de redução dorsal. A ponta foi mais bem definida com o uso de ressecção cefálica e técnicas de sustentação da ponta. (**d**) A abordagem cirúrgica inclui: (1) Rinoplastia aberta (incisão transcolumelar) com redução da giba dorsal do componente; (2) reconstrução septal com ressecção do septo caudal, colocação de enxerto expansor bilateral; (3) excisão da ressecção cefálica bilateral, sutura da ponta (transdomal, interdomal, intercrural); (4) colocação de enxerto do tipo borboleta no lóbulo da infraponta; (5) enxertos de contorno alar. O paciente é mostrado com 13 meses de pós-operatório. O paciente tem um nariz mais reto e linhas estéticas dorsais mais simétricas e melhora na respiração. *(Continua)*

56.7 Análises de Casos

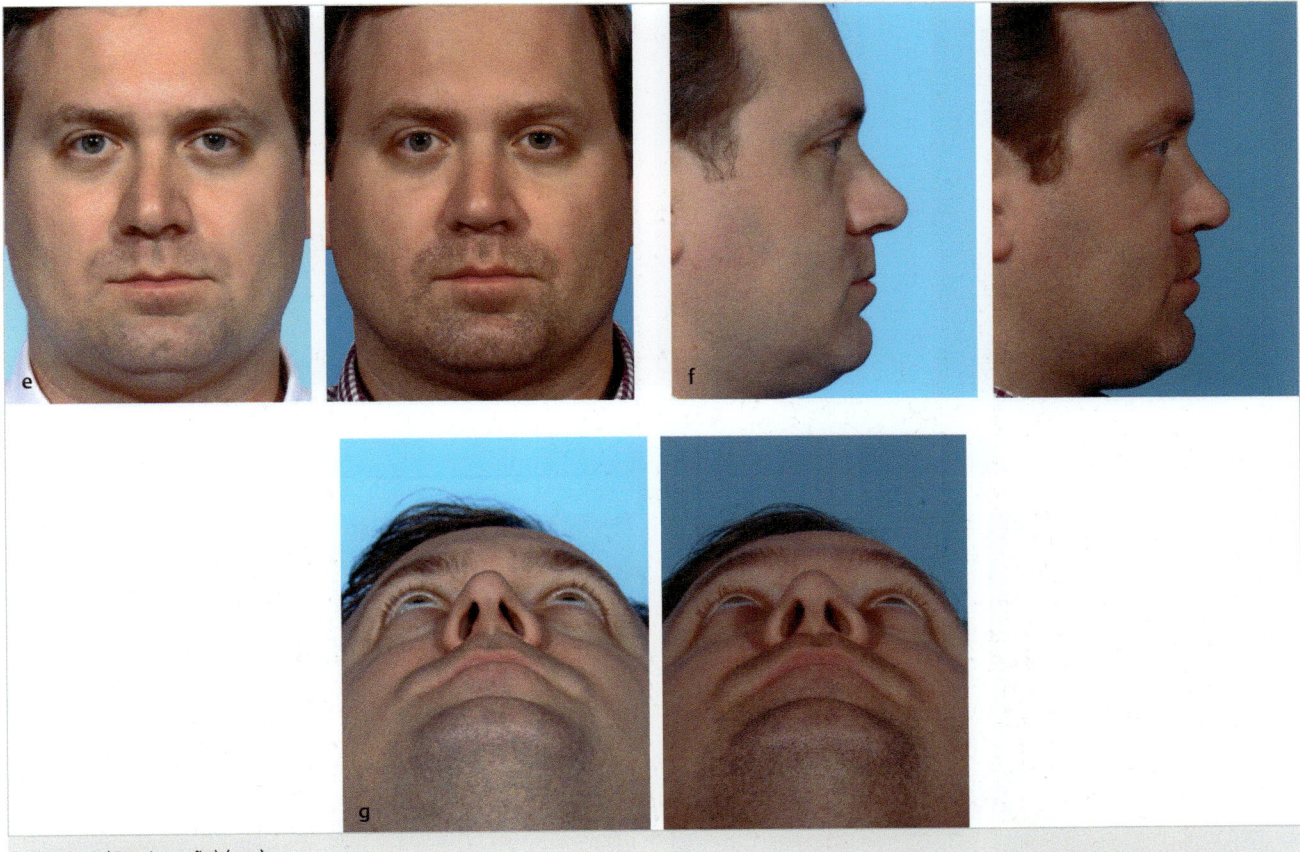

Fig. 56.5 *(Continuação)* **(e-g)**

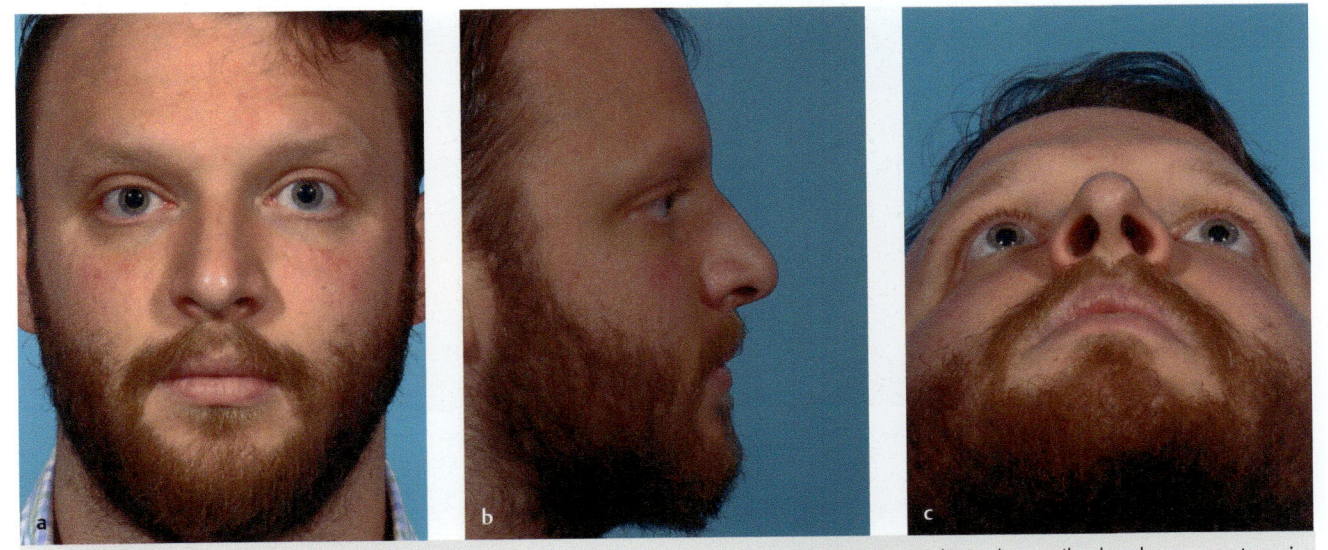

Fig. 56.6 (a-c) Este é um homem de 26 anos que desejava uma rinoplastia estética. O paciente queria a redução de sua giba dorsal e uma ponta mais refinada. Ele tem um nariz desviado com uma ponta bulbosa com excesso de lóbulo da infraponta. Também tem uma giba dorsal proeminente com asas pendentes observadas na vista lateral. *(Continua)*

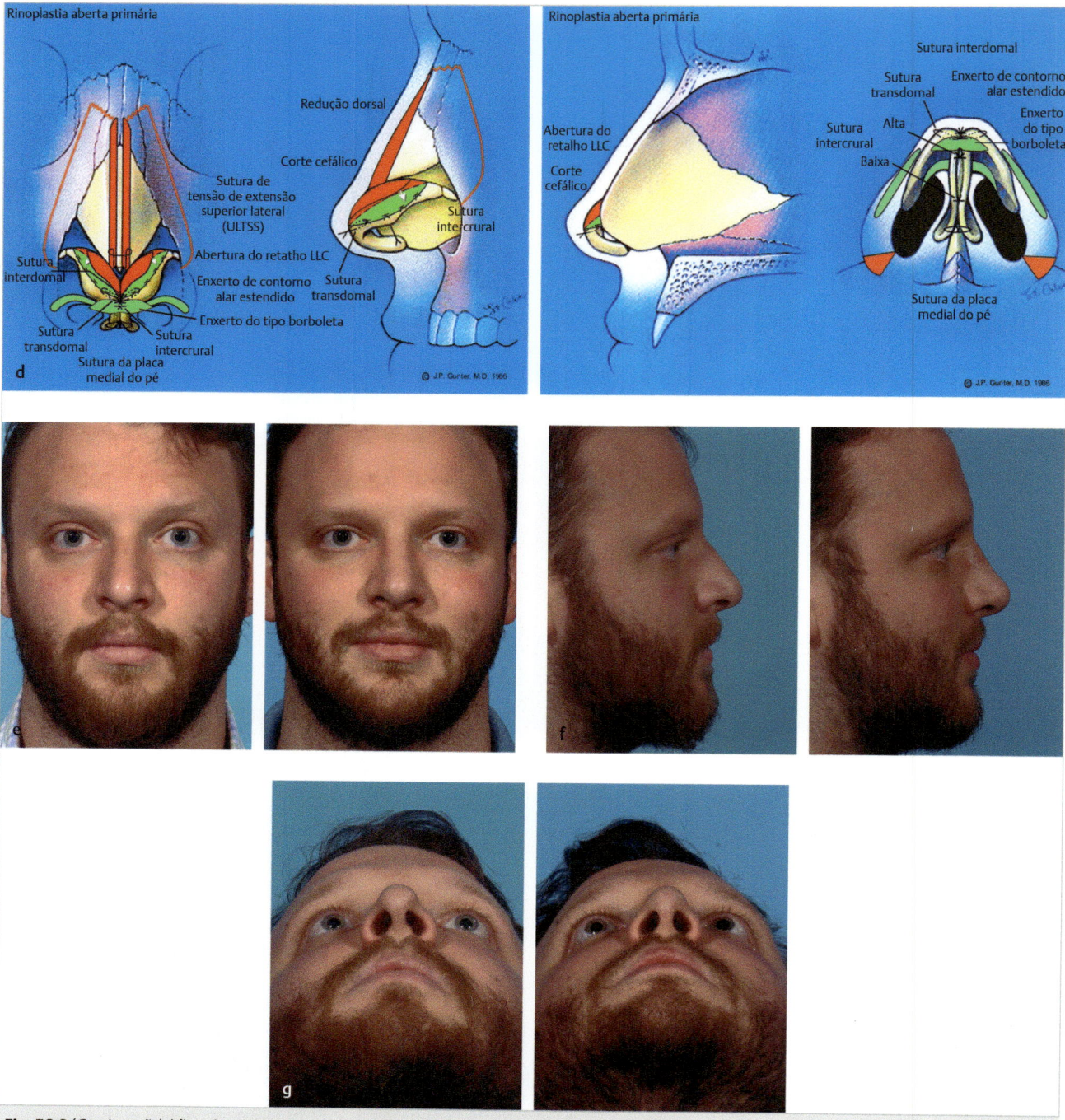

Fig. 56.6 (*Continuação*) (**d**) A abordagem cirúrgica incluiu: (1) Rinoplastia aberta (incisão transcolumelar) com redução da giba do componente dorsal com suturas de tensão lateral superior; (2) reconstrução do septo; (3) sutura da ponta (transdomal, interdomal, intercrural); (4) ressecção cefálica; (5) colocação de enxerto do tipo borboleta no lóbulo da infraponta; (6) ressecção da base alar. (**f-g**) O paciente é mostrado 12 meses após a cirurgia. O dorso está reto, e o complexo da ponta está mais simétrico. O septo caudal foi endireitado e as asas têm um contorno melhorado com mais suporte.

ou ponta. Muitos pacientes do sexo masculino têm preocupações funcionais ou dificuldades respiratórias. O segredo é não esculpir demais ou feminilizar o nariz. Uma pele mais espessa nos homens resulta em mudanças mais sutis após a rinoplastia. Os cuidados com a pele são essenciais para os pacientes masculinos de rinoplastia para evitar o desenvolvimento de acne e otimizar os resultados pós-operatórios.

Referências

[1] Rohrich RJ, Janis JE, Kenkel JM. Male rhinoplasty. Plast Reconstr Surg. 2003; 112(4):1071-1085, quiz 1086
[2] Rohrich RJ, Afrooz PN. Primary open rhinoplasty. Plast Reconstr Surg. 2019; 144(1):102e-117e
[3] Rohrich RJ, Ahmad J. A practical approach to rhinoplasty. Plast Reconstr Surg. 2016; 137(4):725e-746e

[4] Daniel RK. Rhinoplasty and the male patient. Clin Plast Surg. 1991; 18(4): 751-761

[5] Lehrman CR, Lee MR, Ramanadham S, Rohrich RJ. Digital imaging in secondary rhinoplasty. Plast Reconstr Surg. 2016; 137(6):950e-953e

[6] Roostaeian J, Unger JG, Lee MR, Geissler P, Rohrich RJ. Reconstitution of the nasal dorsum following component dorsal reduction in primary rhinoplasty. Plast Reconstr Surg. 2014; 133(3):509-518

[7] Rohrich RJ, Muzaffar AR, Janis JE. Component dorsal hump reduction: the importance of maintaining dorsal aesthetic lines in rhinoplasty. Plast Reconstr Surg. 2004; 114(5):1298-1308, discussion 1309-1312

[8] Sieber DA, Rohrich RJ. Finesse in nasal tip refinement. Plast Reconstr Surg. 2017; 140(2):277e-286e

[9] Ghavami A, Janis JE, Acikel C, Rohrich RJ. Tip shaping in primary rhinoplasty: an algorithmic approach. Plast Reconstr Surg. 2008; 122(4):1229-1241

[10] Rohrich RJ, Bellamy JL, Chamata ES, Alleyne B. Personal evolution in rhinoplasty tip shaping: beyond the tripod concept. Plast Reconstr Surg. 2022; 150(4):789e-799e

[11] Rohrich RJ, Avashia YJ, Savetsky IL. An update on the surgical management of the bulbous and boxy tip. Plast Reconstr Surg. 2022; 149(1):25e-27e

[12] Rohrich RJ. Osteotomies in rhinoplasty: an updated technique. Aesthet Surg J. 2003; 23(1):56-58

[13] Rohrich RJ, Krueger JK, Adams WP, Jr, Hollier LH, Jr. Achieving consistency in the lateral nasal osteotomy during rhinoplasty: an external perforated technique. Plast Reconstr Surg. 2001; 108(7):2122-2130, discussion 2131-2132

[14] Schlessinger J. Skin care for men and its marketing. Dermatol Ther. 2007; 20 (6):452-456

57 Rinoplastia com Fissura

Rohit K. Khosla ▪ Ruth Tevlin ▪ Charlotte Elizabeth Berry

Resumo

A rinoplastia definitiva da fissura é, frequentemente, o estágio final e mais desafiador no tratamento cirúrgico da anomalia nasal associada a um histórico de fissura labial. Contribuem para esse desafio as anomalias anatômicas congênitas – incluindo assimetria e/ou deficiência de estruturas cartilaginosas e ósseas – e cicatrizes iatrogênicas resultantes de intervenções cirúrgicas anteriores. Apesar das várias manobras frequentemente empregadas na rinoplastia com fissura primária e/ou intermediária, fatores, como correção incompleta, alterações durante o crescimento, cicatrizes e cirurgia ortognática, quase sempre exigem uma rinoplastia estética e funcional definitiva. Várias técnicas para a abordagem da rinoplastia definitiva da fenda foram descritas nas últimas décadas, sem um consenso claro sobre qual é a mais eficaz, durável e reprodutível. Este capítulo tem como objetivo descrever a anatomia das anomalias unilaterais e bilaterais da fenda nasal, revisar várias técnicas de reparo publicadas anteriormente e explicar a abordagem atual do autor sênior para esse problema clínico comum e formidável, com figuras e ilustrações em vídeo.

Palavras-chave: Rinoplastia com fissura, fissura labial, deformidade nasal com fissura, septoplastia, enxerto de cartilagem, cartilagem costal, enxerto de costela, enxerto de cartilagem estendida

---

Pontos Principais

- A rinoplastia definitiva da fenda é realizada como a última operação na jornada reconstrutiva de um paciente com fenda. A melhor forma de realizá-la é após a cirurgia ortognática, se for necessária. Entretanto, a cirurgia ortognática e a rinoplastia simultâneas podem ser consideradas em certos casos.
- Trata-se de um procedimento funcional e estético que deve abordar os componentes obstrutivos das vias aéreas nasais e o formato tridimensional do nariz, incluindo todas as assimetrias cartilaginosas e ósseas.
- A correção da deformidade requer a liberação do tecido cicatricial, uma estrutura rígida para o suporte do tripé da ponta nasal e técnicas de sutura da ponta para defini-la.
- A cartilagem lateral inferior do lado da fenda está deformada, dobrada, fraca e mal posicionada em um paciente com histórico de fenda unilateral.
- Há uma grave falta de sustentação e projeção da ponta, bem como uma dilatação alar em um paciente com histórico de fissura labial bilateral. A excisão da base alar é um complemento importante para o controle do excesso de narinas e da dilatação nesses pacientes.
- O enxerto de extensão septal, o enxerto de suporte das *crura* laterais estendidas e o enxerto de contorno alar estendido são manobras poderosas na rinoplastia com fenda para tratar a projeção e a rotação da ponta, o encurvamento da crus lateral e o colapso da borda alar.

57.1 Introdução

A rinoplastia com fenda é um dos casos mais desafiadores da rinoplastia, resultante de injúrias congênitas e de desenvolvimento.

Há um amplo espectro de deformidades que devem ser tratadas em relação à gravidade da deformidade da fissura e da hipoplasia óssea. Não há consenso sobre as técnicas ideais para o nariz usadas no reparo primário da fissura labial ou se a intervenção durante a fase inicial de crescimento do adolescente é útil. A cirurgia precoce pode ajudar, mas pode danificar as cartilagens laterais inferiores (LLCs), alterar o crescimento e introduzir tecido cicatricial que precisará ser tratado durante a rinoplastia definitiva na maturidade esquelética. O objetivo da rinoplastia definitiva da fenda é a criação de forma e função normais, abordando anomalias funcionais e estéticas. Os objetivos deste capítulo são focar e ilustrar nossa abordagem à rinoplastia com fissura na maturidade esquelética, no final da adolescência ou no início da idade adulta.

57.2 Anatomia da Anomalia da Fenda Nasal

- O nariz é afetado em todos os casos de fissura labial, com um espectro de severidade que geralmente corresponde à gravidade da fissura original e à deficiência e/ou deslocamento do osso maxilar na área do alvéolo maxilar e da borda piriforme.
- **A anomalia unilateral de fissura labial/nariz** é caracterizada por várias características típicas ao nascimento[1] (▶ Fig. 57.1, ▶ Fig. 57.2):
  ○ Abertura piriforme ampla e hipoplasia maxilar ao longo da borda piriforme e do alvéolo.
  ○ Deslocamento lateral e posterior da base alar do lado da fissura.
  ○ Espinha nasal anterior (ANS), septo caudal e desvio da base columelar em direção ao lado sem fissura.
  ○ Desvio da cartilagem quadrangular central em direção ao lado da fenda.
  ○ *Crus* medial lateral da fenda encurtada com encurvamento multifocal da LLC e mau posicionamento das *crura* laterais, resultando em um domo nasal achatado.

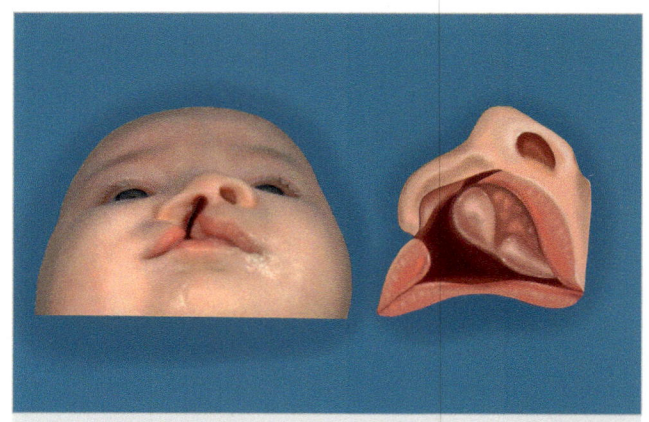

Fig. 57.1 Características de uma deformidade de lábio leporino completo unilateral. Esquerda: Fotografia da vista basal de um bebê com fenda labial e palatina completa unilateral direita demonstrando as várias anormalidades anatômicas do nariz ao nascimento. Direita: Ilustração da deformidade da fenda labial e palatina unilateral direita em vista basal.

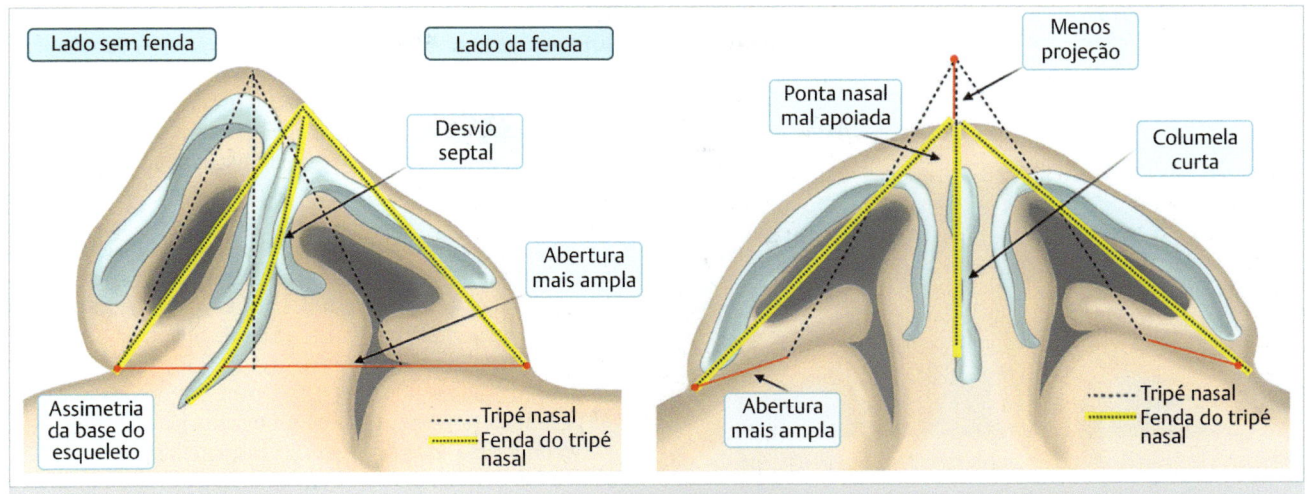

Fig. 57.2 Posição alterada do tripé nasal na fissura labial unilateral (esquerda) *versus* bilateral (direita). Ilustração demonstrando as anomalias anatômicas grosseiras associadas à deformidade nasal da fenda labial unilateral (esquerda) e bilateral (direita).

- Amarração da cadeia acessória da LLC à abertura piriforme, que puxa o terço inferior do nariz lateral e posteriormente.
- Assimetria da ponta e das narinas com projeção e rotação inadequadas da ponta.
- Há um grau variável de hipoplasia do rebordo piriforme em um paciente com histórico de fissura labial unilateral. A hipoplasia piriforme ("periapical") resulta no deslocamento da base alar da fissura lateralmente e posteriormente.
- O desvio do septo caudal para o lado sem fissura decorre da inserção incorreta do músculo orbicular da boca.
- A base columelar, incluindo a base crural medial encurtada, segue o segmento maior em direção ao lado não fendido. A *crus* média achatada e o ponto de definição do domo embotado são resultado do segmento maxilar deslocado devido ao lado da fenda que gira esse lado do nariz lateral e posteriormente.
- A projeção da ponta é reduzida e desviada para o lado da fenda. O arco cartilaginoso lateralizado é transmitido para o arco cutâneo da borda alar, resultando na deformidade *recurvatum*. A maxila inferior serve como base estrutural para a base alar e o tripé nasal, que regula a projeção e a rotação da ponta[2] (▶ Fig. 57.2).
- A anomalia bilateral de fissura labial/nariz tem uma configuração diferente da anomalia de fissura unilateral de lábio/nariz e é caracterizada por várias características marcantes ao nascimento (▶ Fig. 57.2, ▶ Fig. 57.3):
  ○ Columela curta.
  ○ Ponta nasal mal apoiada, larga e plana.
  ○ As *crura* mediais são curtas.
  ○ Complexo de ponta amplamente separado com excesso de tecido fibrogorduroso.
  ○ As *crura* laterais são planas e alongadas e estão ligadas à abertura piriforme bilateralmente, que puxa o terço inferior do nariz lateral e posteriormente.
  ○ Posição lateralizada da base alar devido ao mau posicionamento do segmento inferior da maxila.
  ○ O septo caudal e o ANS são deslocados anteriormente devido ao crescimento irrestrito do segmento pré-maxilar.
- Para obter mais detalhes sobre a anatomia das anomalias unilateral e bilateral da fissura labial/nariz, recomendamos que o leitor consulte artigos anteriores que exploraram amplamente esse tópico.[1,3]

- A deformidade nasal fissurada secundária decorre de uma combinação de deformidade residual remanescente após o reparo primário, alterações relacionadas com o crescimento e efeitos iatrogênicos na anatomia nasal decorrentes do reparo primário do lábio e/ou palato, incluindo cicatrizes de procedimentos cirúrgicos anteriores.[4]
- As deformidades que persistem até o momento da rinoplastia secundária em pacientes com fissura unilateral geralmente incluem o volume excessivo do vestíbulo nasal, LLCs grandes e anguladas caudalmente, encurtamento e desvio columelar, projeção deficiente da ponta e um ângulo nasolabial amplo.[5]
- Em pacientes com fissura bilateral, a pele columelar e o septo caudal insuficientes, bem como a projeção maxilar lateral deficiente, são frequentemente os fatores complicadores residuais que criam bordas alares severamente achatadas e alargamento das asas bilateralmente.[5]
- A deformidade nasal externa em pacientes com fissura é frequentemente acompanhada de obstrução funcional das vias aéreas, que pode estar relacionada com desvio de septo, estenose vestibular ou alar, hipertrofia da concha inferior e hipoplasia maxilar.[6]

57.3 Momento da Correção

- A correção da deformidade da fenda labial/nariz pode ser dividida em três categorias temporais: rinoplastias primárias, intermediárias e secundárias (definitivas).
- As opiniões entre os cirurgiões de fissura continuam a variar quanto ao grau de trabalho nasal, se houver, que deve ser realizado no momento do reparo primário do lábio.[7]
- Os defensores da abordagem da deformidade nasal da fissura labial no momento do reparo primário do lábio sugerem que várias etapas cirúrgicas no momento do reparo primário do lábio podem minimizar as revisões necessárias durante a rinoplastia secundária, a saber: liberação e reposicionamento do septo anterocaudal, reposicionamento da LLC com suturas interdomais e intercartilaginosas, liberação da *crus* lateral de suas fixações piriformes, medialização da base alar e abordagem das teias vestibulares.[7,8]
- Em contrapartida, Tse *et al.* propõem uma "abordagem baseada em fundamentos" alternativa que enfatiza a reconstrução dos componentes da base nasal na fissura unilateral.[9]

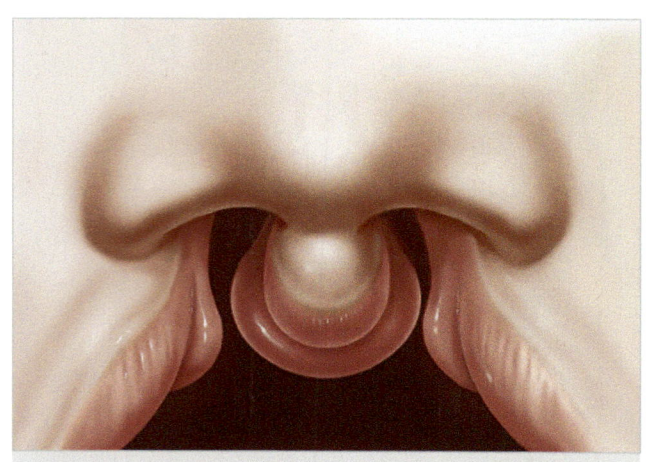

Fig. 57.3 Ilustração da vista frontal de uma fissura labial bilateral completa.

- Aqui, a correção visa a estabelecer uma base estável para o nariz, corrigindo a posição do músculo orbicular da boca, a soleira e o assoalho nasais, a parede lateral e o septo, sem a realização de dissecção da ponta nasal.[9] A preferência do autor sênior é seguir a "abordagem baseada em fundamentos" para apoiar o nariz no reparo primário do lábio.[9,10] Os retalhos anatômicos do revestimento nasal atuam como uma tipoia para apoiar a posição da base alar e a reconstrução da soleira durante a cirurgia primária, tanto em pacientes com fissura unilateral quanto bilateral.[10]

> **Dica de Especialista**
>
> *A rinoplastia intermediária pode ser realizada no período entre as rinoplastias primária e definitiva para crianças com deformidade nasal significativa que cause problemas psicossociais e/ou obstrução funcional grave.*

- A rinoplastia intermediária pode ser realizada sozinha ou em conjunto com uma revisão do lábio ou do palato, se necessário, por volta do início da idade escolar (p. ex., de 4 a 6 anos) ou por volta dos 8 a 12 anos, no momento do enxerto ósseo alveolar.[7]
- Nossas indicações para a rinoplastia de ponta intermediária são deformidades graves com preocupações psicossociais expressas ou problemas funcionais, como constrição da válvula nasal externa secundária a uma deformidade *micronostril*.
- Esses procedimentos são, em geral, rinoplastias menos invasivas "somente na ponta", com o objetivo de obter uma aparência nasal mais simétrica à medida que a criança continua a crescer e de estabelecer um ponto de partida mais favorável para uma futura rinoplastia definitiva.[11]
- Foi demonstrado que as abordagens mais agressivas durante esses anos apresentam um risco maior de deformidade da supraponta, perda da definição da ponta e cicatrização desfavorável.[12]
- Especificamente, a dissecção do septo deve ser evitada ou limitada à região caudal durante a rinoplastia intermediária, já que o septo foi proposto como um centro de crescimento para o nariz.[13]

> **Dica de Especialista**
>
> *O procedimento definitivo de rinoplastia deve ser realizado após a conclusão do crescimento esquelético.*

- O enxerto ósseo alveolar, o aumento da maxila e/ou a cirurgia ortognática também devem ser realizados antes da rinoplastia definitiva.[12]
- A justificativa para essa sequência é dupla: em primeiro lugar, há uma plataforma fixa e estável sobre a qual realizar a rinoplastia definitiva e, em segundo lugar, não há mais a preocupação de restringir o crescimento nasal e da face média quando a maturidade esquelética for atingida.[11]
- Isso implica que a rinoplastia secundária deve ser adiada até pelo menos a idade de 14 a 16 anos nas mulheres e de 16 a 18 anos nos homens.[14] São necessários estudos adicionais para examinar os resultados cirúrgicos com base na idade da rinoplastia definitiva.
- Alguns cirurgiões realizam a cirurgia ortognática e a rinoplastia definitiva ao mesmo tempo. Isso pode ser interessante para os pacientes, pois reduz o número de cirurgias.
- Preferimos separar as duas operações quando a cirurgia ortognática é necessária. Isso permite uma rinoplastia abrangente e focada, realizada em uma base esquelética curada.
- O objetivo principal deste capítulo é revisar as técnicas relacionadas à rinoplastia com fenda definitiva na maturidade esquelética. Os autores direcionam os leitores a referências adicionais para revisar técnicas e comentários relacionados a rinoplastias de fissura primária e intermediária.[9,15,16,17,18]

57.4 Metas Cirúrgicas

57.4.1 Rinoplastia Definitiva de Fissuras em Adolescentes/Adultos

- Embora a realização bem-sucedida dos objetivos cirúrgicos da rinoplastia de fenda primária e/ou intermediária possa resultar em excelentes resultados, a maioria dos pacientes com histórico de anomalia completa de fenda labial se beneficiará da rinoplastia definitiva na maturidade esquelética.
- Fatores extrínsecos (deformação cicatricial do lábio e/ou palato) e intrínsecos (desarranjos anatômicos ósseos e de cartilagem) levam a alterações adversas progressivas na deformidade da fenda nasal durante o crescimento.
- As deformidades recorrentes da asa e da ponta, juntamente com o desvio multifocal do septo, resultam em obstrução das vias aéreas que pode ser observada em adolescentes e adultos.
- Os objetivos da rinoplastia com fenda definitiva são:
  - Endireitar o nariz em todos os terços.
  - Melhorar o fluxo de ar nasal.
  - Moldar o dorso nasal.
  - Melhorar a projeção, a rotação e a definição da ponta.
  - Melhorar a morfologia da borda alar e proporcionar melhor simetria ao formato da narina.
  - Aumentar a assimetria esquelética, se necessário.
- A abordagem cirúrgica deve ser adaptada individualmente com base no grau de deformidade residual.
- Deformidades nasais mínimas a moderadas são comumente vistas em pacientes com microforma de fissura labial e fissura incompleta ou naqueles que foram submetidos à rinoplastia anterior.
- Em geral, a função nasal é adequada e as técnicas tradicionais de rinoplastia, como a sutura da ponta e enxertos mínimos (ou seja, enxerto de suporte columelar etc.), são bem-sucedidas.
- Geralmente, a função nasal não é prejudicada, e os objetivos da rinoplastia são principalmente estéticos.
- As deformidades nasais moderadas a graves são comumente observadas em pacientes com histórico de fissura labial

57.5 Avaliação Pré-Operatória

Tabela 57.1 Manobras cirúrgicas comuns na rinoplastia com fenda

Manobras cirúrgicas comuns na rinoplastia com fenda	
Exposição e liberação de estruturas	Abordagem aberta – transcolumelar e infracartilaginosa Liberação da ULC do septo dorsal Liberação crural lateral no lado da fenda Separação da LLC para expor o septo caudal
Reconstrução septal	Colheita de septo membranoso, preservação de 1 cm de haste em L Redução do esporão do osso septal e do vômer Centralização do septo caudal
Terço médio, restauração da linha estética dorsal	Redução da giba do componente dorsal Enxerto expansor *vs.* retalho Enxerto expansor assimétrico colocado no lado côncavo Osteotomias (lateral com ou sem medial)
Projeção, rotação e definição da ponta	Enxerto de extensão septal Liberação da LLC do piriforme Ressecção cefálica Suturas intra e interdomais Possíveis enxertos de ponta
Correção da base alar	Aumento do piriforme Medialização da base alar com excisão da soleira quando a base alar está lateralizada Excisão da base alar para alargamento da narina e/ou *macronostril*
Redução da turbina	Fratura/redução da concha inferior
Fechamento de espaço morto e esplintagem nasal	Suturas de colchoeiro do septo membranoso Tala nasal interna (ou seja, Doyle) Tala nasal dorsal externa (ou seja, Denver, termoplástico)

Abreviações: LLC, cartilagem lateral inferior; ULC, cartilagem lateral superior.

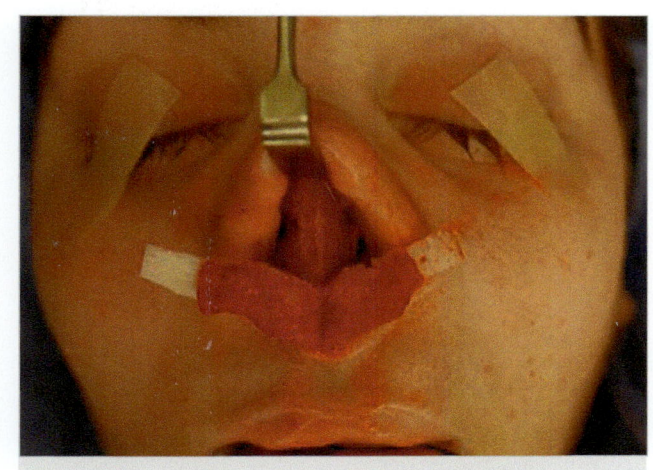

Fig. 57.4 Enxertos de suporte crural lateral estendido bilateral. Fotografia intraoperatória demonstrando a colocação de enxertos de suporte crural lateral estendido bilateral em um paciente com deformidade nasal de lábio leporino bilateral.

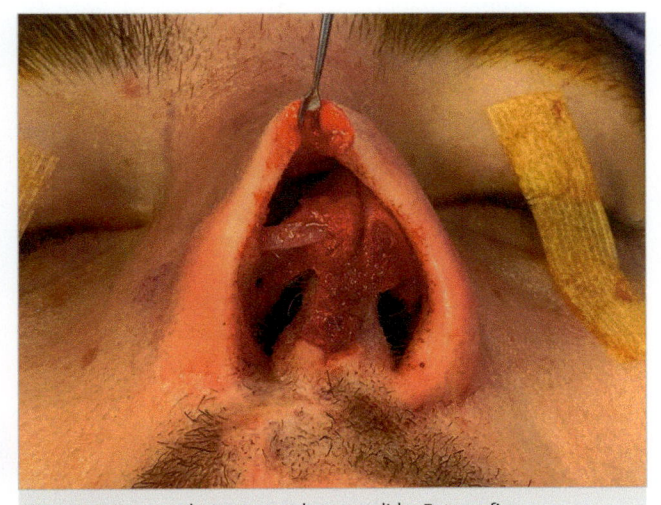

Fig. 57.5 Enxerto de contorno alar estendido. Fotografia intraoperatória demonstrando a colocação do enxerto de contorno alar estendido direito.

unilateral completa, fissura labial e palatina unilateral e fissura labial bilateral completa com ou sem palato.

> **Dica de Especialista**
>
> *As manobras de rinoplastia padrão geralmente são insuficientes para superar as assimetrias, a deficiência de tecido e as forças cicatriciais, especialmente no revestimento vestibular.*

- As manobras mais comuns preferidas para esses pacientes incluem enxertos expansores, enxertos de extensão septal, liberação extensa da *crus* lateral com reposicionamento, enxertos de suporte crural lateral e enxertos de contorno alar (▶ Tabela 57.1).
- Os enxertos expansores podem ser colocados unilateral ou bilateralmente, dependendo da força necessária para endireitar o septo dorsal. Eles também podem ser modificados como um enxerto expansor estendido para dupla finalidade, para incluir o suporte da ponta em vez de um enxerto de extensão septal.
- Recomendamos modificar os enxertos de suporte crural lateral e os enxertos de contorno alar como enxertos "estendidos" para proporcionar maior suporte à ponta e à borda alar (▶ Fig. 57.4, ▶ Fig. 57.5, ▶ Fig. 57.9).
- Os enxertos de cartilagem de costela são usados com maior frequência na rinoplastia com fissura em relação à rinoplastia sem fissura, devido ao aumento do material de enxerto necessário e à rigidez necessária para melhorar o suporte estrutural nesses pacientes.

57.5 Avaliação Pré-Operatória

- A avaliação da anomalia da fenda nasal começa com um histórico abrangente, incluindo a revisão de todas as operações anteriores. Análises faciais e nasais completas são realizadas antes da formulação de um plano cirúrgico definitivo (▶ Tabela 57.2, ▶ Tabela 57.3).[19]
- Em particular, o cirurgião deve avaliar cada um dos seguintes componentes:
  - Simetria e proporções faciais gerais.
  - Anatomia e simetria óssea nasomaxilar.
  - Dorso nasal e linhas estéticas dorsais.
  - Ponta nasal, pontos que definem a ponta e ângulo interdomal.
  - Tamanho, forma e simetria da borda alar e da base alar.
  - Formato e simetria das narinas.
  - Comprimento e orientação da columela.

Tabela 57.2 Análise nasal e achados comuns na deformidade nasal da fissura labial unilateral

Vista	Achados
Frente	Desvio dorsal do lado da fenda Ossos nasais grandes, assimétricos e alargados Linhas estéticas dorsais e de terço médio amplas e assimétricas Ponta mal definida com desvio para o lado da fenda Borda alar assimétrica com contorno achatado no lado da fenda Base alar deslocada no lado da fenda (lateral e/ou posterior)
Lateral	Ponta subprojetada Ponta sub-rotada Retração alar no lado da fenda devido às *crura* laterais presas Possível hipoplasia esquelética periapical no lado da fenda com base alar deslocada
Basal	Projeção ruim da ponta Ângulo interdomal obtuso Formato assimétrico da narina (deformidade de *micronostril vs. macronostril*) Borda alar deformada no lado da fissura Desvio caudal do septo para o lado sem fenda Possível lateralização da base alar com ou sem alargamento alar Deslocamento inferior e posterior do domo no lado fendido
Funcional	Desvio de septo multifocal Desvio caudal do septo para o lado sem fenda Desvio central do septo para o lado da fissura Deslocamento septal do vômer Esporões cartilaginosos e/ou ósseos ao longo do vômer e dos ossos etmoidais Hipertrofia da concha inferior no lado sem fenda Colapso da válvula nasal interna e externa no lado da fissura

Tabela 57.3 Análise nasal e achados comuns na deformidade nasal da fissura labial bilateral

Vista	Achados
Frontal	Ossos nasais grandes e alargados Abóbada média larga e assimétrica Ponta mal definida: quadrada e/ou bulbosa Tecido fibrogorduroso na ponta nasal que separa a LLC Base alar deslocada lateralmente (bilateral)
Lateral	Ponta subprojetada Ponta sub-rotada Hipoplasia periapical bilateral Base alar deslocada para trás (bilateral)
Basal	Projeção fraca Columela curta Ponta mal definida: bojuda e/ou bulbosa Base alar deslocada posteriormente (bilateral) Contorno da borda alar curvado (bilateral) Alargamento alar (bilateral)
Funcional	Possível desvio de septo multifocal Esporões cartilaginosos e/ou ósseos ao longo do vômer e dos ossos etmoidais Possível hipertrofia da concha inferior Possível colapso da válvula nasal interna e externa

Abreviações: LLC, cartilagem lateral inferior.

- Posição, cicatrização e adequação do revestimento vestibular.
- Espessura/textura da pele e flexibilidade do envelope da pele.
- Avaliação funcional nasal observando:
  - Desvio de septo multifocal.
  - Tamanho e posição das conchas inferiores.
  - Espessura do vômer, desvios e esporões ósseos.
  - Deformidade *micronostril/macronostril* com estreitamento ou colapso da válvula nasal externa.
  - Fluxo de ar em cada lado.

57.5.1 Considerações Sobre o Material de Enxerto de Cartilagem

- É extremamente importante decidir a origem dos enxertos de cartilagem previstos antes da cirurgia.
- Os tecidos autólogos são normalmente considerados superiores aos materiais aloplásticos.
- A cartilagem septal e a cartilagem da costela são as fontes doadoras mais comuns para a rinoplastia com fenda.
- A reconstrução da ponta usando cartilagem da orelha também foi descrita.[20,21]
- A cartilagem da costela é geralmente necessária na rinoplastia definitiva da fenda devido à sua maior resistência, capacidade de suportar forças deformadoras do envelope de tecido mole cicatrizado, formato mais durável e maior quantidade disponível.[8,22,23]
- As desvantagens da extração autóloga da cartilagem da costela incluem possíveis complicações de dor cirúrgica adicional, cicatrizes hipertróficas no tórax, pneumotórax e aumento do tempo cirúrgico.[24,25] Além disso, a cartilagem da costela nessa população de pacientes jovens é macia e maleável e está sujeita a deformações intraoperatórias após o entalhe e com o passar do tempo, à medida que os pacientes envelhecem.
- Por esses motivos, o uso de aloenxertos de cartilagem de costela congelada e irradiada tem sido descrito como alternativa à cartilagem de costela autóloga.[24,25] Isso está se tornando cada vez mais popular para evitar um local doador; no entanto, são necessários estudos de longo prazo nas populações de rinoplastia geral e de rinoplastia com fenda para determinar a eficácia e a segurança.
- Em nossa opinião, a cartilagem de costela autóloga ainda é preferível às opções de aloenxertos de cartilagem de costela fresca congelada e irradiada.
- Os pacientes com assimetria nasal menor geralmente têm boa forma e suporte ósseo periapical. Eles tendem a ser pacientes com histórico de fissura labial incompleta. Nesses pacientes, o local doador da cartilagem septal sozinho costuma ser suficiente para o enxerto necessário.
- Entretanto, a maioria dos pacientes com fissura tem assimetrias nasais moderadas a graves, que se devem principalmente ao suporte ósseo periapical deficiente. Nesses pacientes, achamos que é mais vantajoso usar a cartilagem da costela como o principal local doador de cartilagem, além de qualquer cartilagem septal colhida.
- Nossa análise pré-operatória da estrutura óssea periapical ajuda a determinar a origem dos enxertos de cartilagem (▶ Fig. 57.6).
- Em nossa experiência, se o paciente tiver um bom suporte piriforme, a cartilagem septal geralmente é suficiente como material de enxerto. Se houver falta de cartilagem septal no intraoperatório, estaremos preparados para usar uma pequena quantidade de aloenxerto de cartilagem de costela fresca congelada ou cartilagem auricular autóloga para compensar a diferença, dependendo dos tipos de enxertos ainda necessários.
- Se o paciente tiver hipoplasia periapical grave, será necessário um enxerto de costela além da cartilagem septal, pois esses pacientes têm uma deformidade mais grave com uma integridade de cartilagem intrínseca mais fraca.

57.6 Técnicas Operatórias: Rinoplastia com Fissura Definitiva

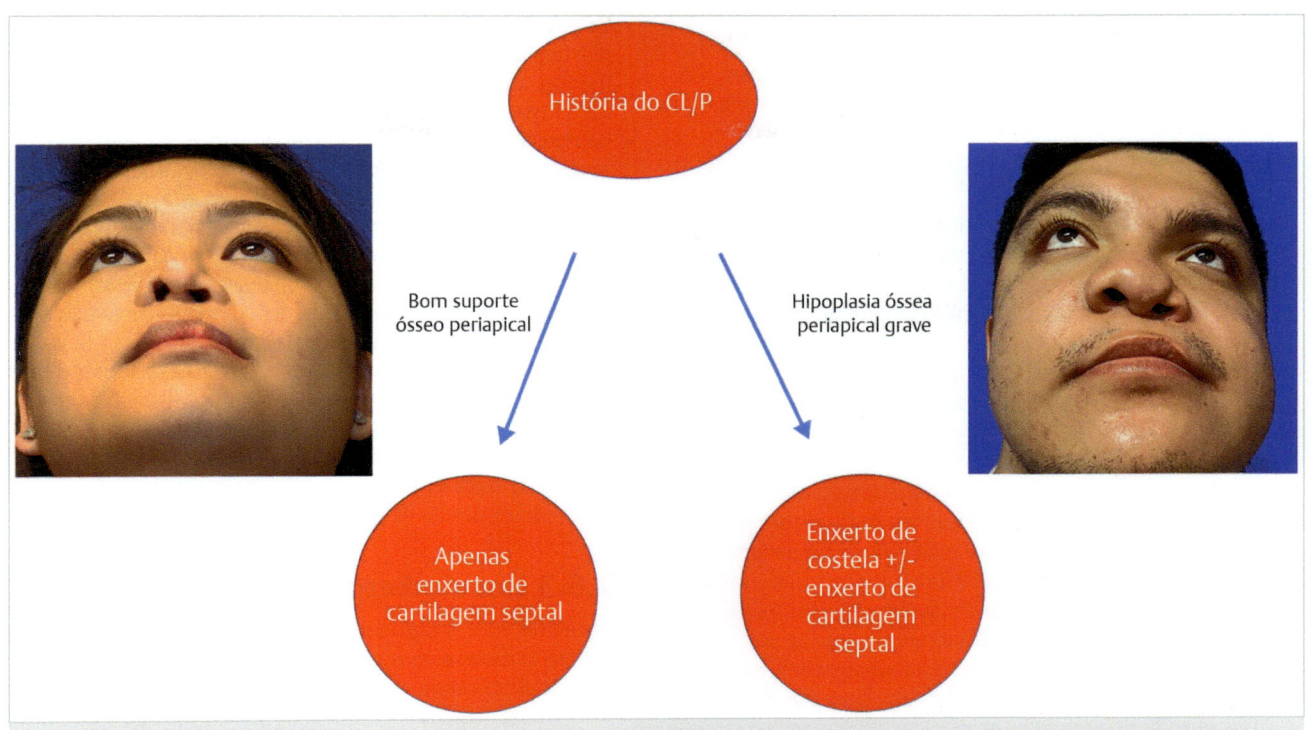

Fig. 57.6 Algoritmo para a origem do enxerto de cartilagem. Se o paciente tiver um bom suporte ósseo periapical (esquerda), o enxerto de cartilagem septal geralmente é suficiente. Entretanto, se houver hipoplasia óssea periapical grave (direita), recomenda-se o enxerto de costela com/sem enxertos de cartilagem septal.

- A maioria dos pacientes com histórico de anomalia labial completa bilateral também precisará de enxerto de cartilagem da costela devido ao suporte estrutural mais forte e ao maior número de material de enxerto necessário nesses pacientes.
- De forma semelhante a qualquer procedimento de rinoplastia, a avaliação e o planejamento pré-operatórios são essenciais para se ter uma abordagem metódica e criar resultados reproduzíveis. Acreditamos que é extremamente útil ter um plano cirúrgico delineado em etapas detalhadas antes da cirurgia para cada paciente, com base na avaliação pré-operatória.
- O plano operatório é levado para a sala de cirurgia junto com as fotografias pré-operatórias para minimizar a tomada de decisões intraoperatórias ou os desvios do plano, a menos que seja absolutamente necessário. Isso permite a realização de uma rinoplastia focada e eficiente.

57.6 Técnicas Operatórias: Rinoplastia com Fissura Definitiva

- Várias abordagens para o tratamento cirúrgico da anomalia da fissura nasal foram descritas.[1,9,19] Embora diferente da rinoplastia estética em pacientes sem fissura, Guyuron enfatizou a implementação de técnicas padrão de rinoplastia estética para a rinoplastia definitiva da fissura.[12]
- A rinoplastia com fissura secundária baseia-se em técnicas de enxertos semelhantes e abordagens que se originaram da cirurgia estética.
- As técnicas utilizadas devem abordar todas as bases ósseas e cartilaginosas do nariz, bem como todos os componentes da via aérea nasal funcional.

57.6.1 Colheita da Cartilagem da Costela

Se a cartilagem autóloga da costela for selecionada para o procedimento, ela será, na maioria das vezes, colhida da área da sincondrose.
- É usada uma incisão transversal na pele de aproximadamente 3 cm.
  - Em mulheres, ela é colocada ao longo do sulco inframamário medial, garantindo que não se estenda além da extensão medial do sulco inframamário, o que pode levar à visibilidade pós-operatória da cicatriz em determinadas roupas.
  - Em homens, o posicionamento da incisão não é tão importante, a menos que o paciente tenha uma área com pelos para camuflar a incisão. Caso contrário, a incisão pode ser feita diretamente sobre a costela escolhida para facilitar a dissecção.
- A fáscia anterior do reto é aberta horizontalmente, expondo o músculo reto do abdome.
- O músculo reto do abdome é dissecado verticalmente ao longo de suas fibras e separado para expor a parede torácica.
- O pericôndrio é aberto na área do segmento mais reto da cartilagem da costela identificado na sincondrose.
- Uma dissecção subpericondral é realizada ao longo de um comprimento reto da cartilagem.
- Um comprimento de cartilagem de 3 cm geralmente é suficiente para os enxertos de cartilagem planejados na maioria das rinoplastias com fenda. O segmento de cartilagem é removido preferencialmente em uma única peça.
- O local doador é então fechado em camadas, incluindo o pericôndrio, se possível, a fáscia anterior do reto, a fáscia superficial e a pele. O músculo reto do abdome geralmente não precisa de aproximação se for dividido verticalmente ao longo de suas fibras.

57.6.2 Estrutura Óssea da Base Nasal

- A estrutura óssea periapical do nariz pode ser melhorada com o aumento do rebordo piriforme e do arco alveolar maxilar anterior.[12,26]
- A hipoplasia periapical não resolvida afetará o resultado da rinoplastia.
- O aumento da abertura piriforme ampliará a convexidade da parte inferior da face média, melhorará a projeção da base nasal e ajudará no suporte lateral do tripé para a ponta nasal, além de abrir o ângulo nasolabial e diminuir o sulco nasolabial.[27]
- As opções de aumento do piriforme nasal incluem materiais autólogos (enxerto de osso, cartilagem ou gordura) e aloplásticos.
- Os implantes de abertura piriforme (ou paranasal) compostos de polietileno poroso produzem bons resultados em longo prazo com o mínimo de complicações, mas custam mais do que os enxertos autólogos ou os materiais de hidroxiapatita.[27] Projetados como crescentes à direita e à esquerda, os implantes de polietileno poroso podem ser facilmente esculpidos com um bisturi e podem ser contornados com uma broca.
- Os implantes de silicone também estão disponíveis para a região paranasal. Esses implantes prontos para uso podem ser adaptados às necessidades específicas do paciente e podem ser usados em forma de meia-lua ou apenas o membro vertical ou horizontal pode ser utilizado (▶ Fig. 57.7).
- Os implantes específicos para cada paciente podem ser projetados usando o planejamento cirúrgico virtual se uma tomografia computadorizada (CT) pré-operatória tiver sido obtida. No entanto, o planejamento cirúrgico virtual não nos permite prever as alterações nos tecidos moles com o tamanho do implante; portanto, ele tem valor limitado em nossa perspectiva e vem com o aumento do custo de obtenção de uma tomografia computadorizada.
- Para evitar a colocação de incisões sobre o implante, alguns autores propõem a colocação de uma incisão no sulco gengivobucal superior, logo lateral à abertura piriforme, para prevenir a colocação de incisões diretamente sobre o implante.[27]
- Os grânulos de hidroxiapatita de cálcio são um material aloplástico biocompatível que também pode ser usado para aumentar a região piriforme em pacientes com fissura e que demonstrou ter resultados reprodutíveis.[28]
- Os enxertos autólogos também foram implementados para tratar a deficiência do piriforme. Por exemplo, Gassner et al. descreveram o enxerto de base para a crista piriforme com tecido mole ou enxerto de cartilagem em cubos para tratar a insuficiência óssea em conjunto com um enxerto de suporte alar.[29]
- O enxerto de cartilagem de costela na região piriforme também foi descrito para melhorar a deficiência do terço médio da face e reforçar a base alar lateral da fenda, com bons resultados em longo prazo.[30] Com base no trabalho de Ortiz Monasterio e Ruas, Moore et al. descrevem enxertos de cartilagem de costela na abertura piriforme para apoiar a maxila deficiente, abordando as proporções anormais da base nasal.[31]
- Com a estrutura óssea adequadamente nivelada, será possível obter um resultado de rinoplastia mais otimizado.

57.6.3 Desvio Septal e Vias Aéreas

- Pacientes com rinoplastia de fenda sofrem de deformidades septais complexas nos planos anterosseptal e craniocaudal.
- A septoplastia começa com a coleta da porção central padrão da cartilagem quadrangular com a preservação de uma "haste em L" (L-strut) dorsal e caudal de 1 cm.
- O septo ósseo do etmoide e do vômer deve ser cuidadosamente avaliado no intraoperatório.
- O desvio do vômer e os esporões ósseos são comumente observados, especialmente após a cirurgia ortognática, que interrompe a relação entre o vômer e o septo e introduz espessura e desvios no vômer.
- Os esporões ósseos do vômer e da maxila ao longo do assoalho nasal são removidos gradualmente durante a cirurgia.
- Os esporões e desvios do osso etmoidal inferiormente também podem ser removidos com segurança, inclusive sob visualização direta.
- Os desvios elevados do osso etmoidal posterior não contribuem significativamente para a função das vias aéreas e não devem ser manipulados, pois há risco de propagação da fratura

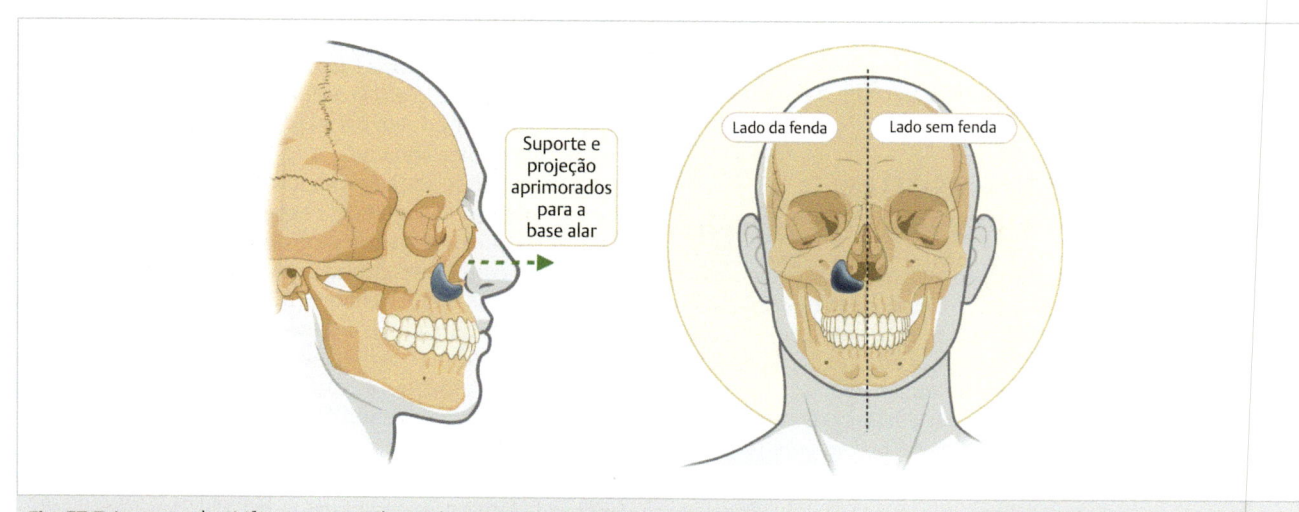

Fig. 57.7 Aumento do piriforme com implante. Ilustração de um implante de aro piriforme crescentérico. Isso melhorará o suporte da base alar e a projeção no lado da fenda.

para a placa cribriforme, o que pode resultar em vazamento de líquido cefalorraquidiano.
- Na deformidade unilateral, o comprimento residual do septo caudal é visto e contribui para o desvio do septo caudal em relação ao ANS. Isso é resolvido com a ressecção mínima do desvio do septo caudal ao longo do ANS, o que libera a parte caudal da haste em L para mobilização. A centralização da estrutura em L caudal é então realizada com fixação por sutura no ANS, seja por sutura no periósteo ou por meio de uma perfuração no osso.

> **Dica de Especialista**
>
> *Se houver uma curvatura ou desvio significativo do septo dorsal, um enxerto expansor no lado côncavo e suturas em forma de relógio entre a cartilagem lateral superior e o septo ajudarão a trazer o septo para a linha média.[32]*

- Se o septo dorsal for facilmente endireitado durante a septoplastia sem curvatura residual, os retalhos expansores podem ser usados como uma alternativa nesses casos leves para fortalecer e manter um terço médio reto.
- Os benefícios dos retalhos expansores (*spreader flaps*) incluem a criação de linhas estéticas dorsais suaves e retas sem alargamento excessivo da abóbada média, ao mesmo tempo em que abordam o colapso da válvula nasal interna.[28,33]
- A hipertrofia dos cornetos inferiores é outra fonte de obstrução das vias aéreas que pode ser tratada de forma eficaz por meio de fratura e/ou redução dos cornetos.
- A hipertrofia da concha inferior ocorre, classicamente, no lado côncavo de um septo central desviado (lado não esquerdo) devido ao aumento do fluxo de ar, o que desencadeia uma hipertrofia reativa compensatória da mucosa da concha.
- A redução da concha por meio da ressecção permanece controversa.[34] A redução da concha é realizada com mais segurança com cautério bipolar da mucosa, o que induz cicatrização e atrofia da mucosa.

57.6.4 Dorso

- Com relação ao dorso/*radix*, as técnicas descritas incluem a redução da giba dorsal, a redução do *radix* e o aumento do dorso/*radix*.[12]
- Elas são realizadas com indicações e técnicas semelhantes às da rinoplastia em pacientes sem fissura.
- Um enxerto de cartilagem de costela autóloga esculpida (▶ Fig. 57.8) é mais comumente usado em nossa experiência para aumento dorsal, devido à sua quantidade abundante e qualidade rígida,[35,36] embora aloenxertos de cartilagem de costela também sejam uma opção.
- Pode ocorrer empenamento após o entalhe do enxerto, o que pode ser aliviado com a colocação de um fio C ou K de pequeno calibre no sentido longitudinal do enxerto.
- Outras opções para o aumento dorsal incluem cartilagem cortada em cubos envolta em fáscia ou materiais aloplásticos.

> **Dica de Especialista**
>
> *O aumento dorsal, quando necessário, deve ser feito após a conclusão das osteotomias e do trabalho do terço médio. Também pode ser feito como uma das manobras finais após a conclusão do trabalho na ponta.*

- O método da cartilagem em cubos tem sido usado como uma ferramenta eficaz na rinoplastia com fenda desde sua introdução por Erol em 2000, permitindo a flexibilidade do enxerto com resultados reproduzíveis.[37]
- Mais recentemente, Lonic *et al.* demonstraram que os enxertos de cartilagem em cubos para aumento dorsal produzem resultados reprodutíveis e esteticamente agradáveis com boa flexibilidade e sensação natural.[38]
- Quando a técnica de cartilagem em cubos é realizada com a coleta autóloga de enxerto de costela, também coletamos uma faixa de fáscia do reto sobreposta ao músculo reto do abdome como enxerto fascial para envolver a cartilagem em cubos. Esse enxerto é retirado da região torácica para que não haja risco de fraqueza da parede abdominal.
- Há relatos do aumento do uso de materiais aloplásticos, como silicone, polietileno poroso e politetrafluoretileno expandido para aumento em pacientes asiáticos com fissura.[39]
- O nariz asiático tem menos projeção e ossos nasais mais largos.
- Em nossa experiência, o aumento dorsal é mais comumente realizado nesse grupo demográfico com cartilagem de costela se o paciente desejar maior projeção e definição dorsal.
- A cartilagem septal de pacientes asiáticos pode ser relativamente pequena e menos firme, com um envelope de pele mais espesso e menos flexível.
- É interessante notar que um estudo recente do banco de dados do National Surgical Quality Improvement Program-Pediatric relatou uma taxa mais alta de cartilagem de costela em relação ao uso de cartilagem septal em pacientes asiáticos com fissura, provavelmente devido à deficiência da cartilagem septal.[7]
- Embora o autoenxerto seja significativamente mais usado pelos membros da American Cleft Palate Craniofacial Association na rinoplastia definitiva da fissura,[36,40] uma revisão recente da American Laryngological, Rhinological and Otological Society relatou que as taxas de complicações dos implantes aloplásticos eram semelhantes às dos enxertos de cartilagem de costela; portanto, propôs que eles eram aceitáveis para uso no aumento dorsal.[41]

57.6.5 Ossos Nasais

- Os ossos nasais geralmente são largos na fenda nasal com projeção dorsal normal.
- As osteotomias laterais isoladas ou combinadas com osteotomias mediais são indicadas para endireitar a abóbada óssea e estreitar as paredes laterais nasais.
- A piezocirurgia tem sido cada vez mais utilizada em cirurgia craniofacial e rinoplastia, usando vibrações piezoelétricas ultrassônicas para realizar osteotomias e raspagem dorsal. Foi demonstrado que ela causa menos equimose, edema e dor do que a osteotomia convencional, sem prolongar a duração da cirurgia.[42,43] Observamos um maior controle na realização de osteotomias e menos sangramento ao realizar osteotomias com uma ferramenta piezoelétrica.

57.6.6 Asa e *Crus* Lateral

- As fixações fibrocartilaginosas da *crus* lateral à borda piriforme devem ser liberadas durante a exposição. Defendemos a liberação total e a elevação da *crus* lateral no(s) lado(s) da fissura. A liberação total da *crus* lateral é realizada unilateralmente ou bilateralmente com base na fissura do paciente (▶ Vídeo 57.1).

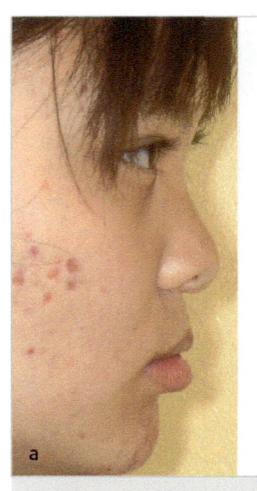

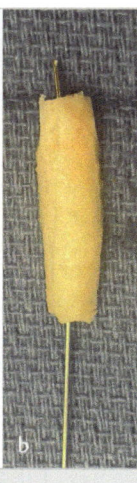

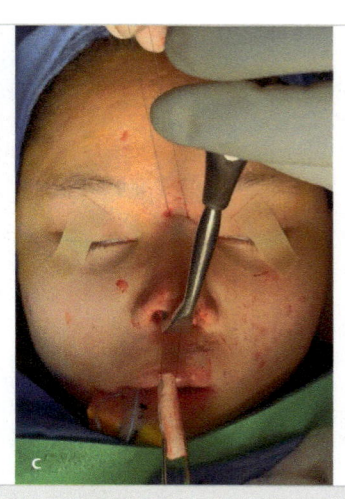

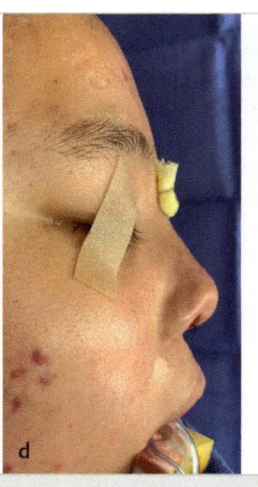

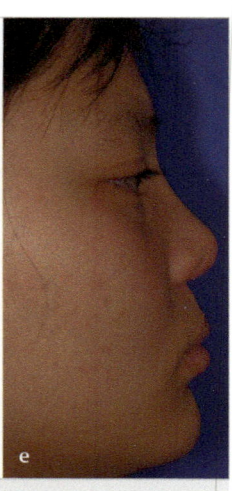

Fig. 57.8 Aumento dorsal de enxerto de costela. (**a**) Vista lateral pré-operatória. (**b**) Preparação do enxerto de costela com inserção intraoperatória de um fio em C para resistir à deformação. (**c**) Fotografia intraoperatória demonstrando a colocação do enxerto de costela dorsal com sutura percutânea. (**d**) Vista lateral da sutura percutânea amarrada sobre a almofada de Xeroform no *radix* para manter o enxerto de costela dorsal no lugar ao final da cirurgia. (**e**) Vista lateral com 8 meses de pós-operatório após a rinoplastia definitiva da fenda.

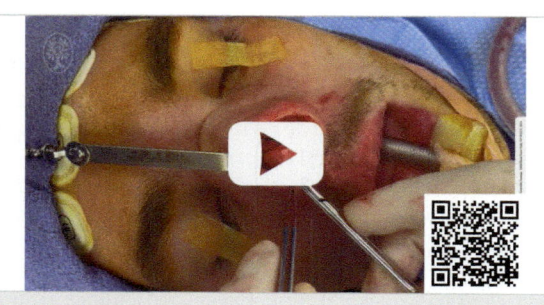

Vídeo 57.1 Liberação crural lateral: A liberação total das *crura* laterais no lado da fenda permitirá um enxerto fácil, a melhoria do suporte estrutural do tripé no lado da fenda, a mudança do ângulo das *crura* laterais, e a realização de uma manobra da ressecção cefálica e roubo crural lateral durante a sutura da ponta.

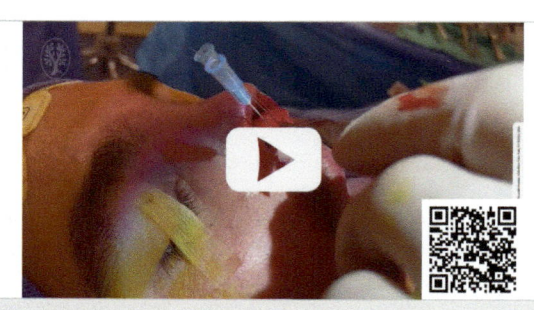

Vídeo 57.2 Enxerto de suporte crural lateral estendido: Técnica de enxerto poderosa para apoiar o aspecto lateral do tripé no(s) lado(s) da fenda. O enxerto é suturado na posição subjacente.

- A liberação total das *crura* laterais permitirá:
  - Reposicionar o ângulo das *crura* laterais conforme necessário.
  - Suporte com um enxerto de suporte crural lateral estendido como base.
  - Manobra de roubo crural lateral durante a sutura da ponta para recrutar as *crura* laterais para o complexo da ponta mal posicionada no(s) lado(s) da fenda.
- O enxerto de suporte crural lateral estendido geralmente mede de 6 a 8 mm de largura por 20 a 25 mm de comprimento e é colocado na bolsa de dissecção lateral, apoiado na borda piriforme como um suporte interno para apoiar o tripé lateral no(s) lado(s) da fenda (▶ Vídeo 57.2).
- Uma ressecção cefálica pode ser realizado se for considerado benéfico para o resultado estético desejado do contorno da ponta nasal. Uma abordagem graduada para a ressecção cefálica também deve ser aplicada à *crus* lateral e, possivelmente, à *crus* média da LLC. A preservação de um mínimo de 6 mm de largura da *crus* lateral é importante para manter a integridade estrutural da válvula nasal externa, como ocorre em qualquer rinoplastia.
- Um enxerto de contorno alar é usado para se estender ao longo da margem alar para dar forma e suporte estrutural ao rebordo alar e à válvula nasal externa, normalmente necessário apenas no(s) lado(s) da fenda. Ele é colocado em uma bolsa de borda alar padrão e evita a retração da borda.

> **Dica de Especialista**
>
> *É útil projetar isso como um enxerto de contorno alar estendido com comprimento adicional para que a extremidade medial do enxerto possa ser dobrada sob o complexo da ponta e a sutura estabilizada sob a crus média.*

- Acredita-se que o *design* estendido acrescente suporte adicional sob o complexo da ponta nos lados afetados, além de apoiar o triângulo macio da borda e resistir às forças cicatriciais intrínsecas nesses narizes. O posicionamento não anatômico desses enxertos e a relativa rigidez estrutural proporcionam melhor contorno a um rebordo alar que, de outra forma, seria inerentemente deformado.[28]

57.6.7 Ponta Nasal

- Há várias opções disponíveis para melhorar a definição, a projeção e a rotação da ponta em pacientes com fissura.

> **Dica de Especialista**
>
> *Consideramos que o enxerto de extensão septal é uma ferramenta poderosa na rinoplastia definitiva da fenda para fortalecer a porção caudal do tripé da ponta nasal. Esse enxerto também atua como um contraforte interno para endireitar o septo caudal, uma vez que ele é frequentemente deformado e enfraquecido (▶ Fig. 57.10).*

> **Dica de Especialista**
>
> *Preferimos o enxerto de extensão septal em vez de um enxerto de suporte columelar na rinoplastia com fissura, pois achamos que é um enxerto mais versátil para definir a projeção e a rotação da ponta, pois é sobreposto ao septo caudal que, por sua vez, é ancorado ao ANS.*

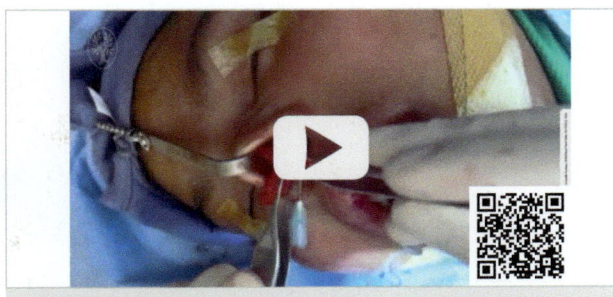

Vídeo 57.3 Enxerto de extensão septal: Um enxerto forte e versátil que ajuda a endireitar e fortalecer o septo caudal e permite definir a projeção e a rotação da ponta desejada.

- Essa construção mais rígida ajuda a resistir às forças cicatriciais intrínsecas e ao envelope de pele apertado inerentes a esses pacientes. A quantidade de sobreposição é decidida com base em quanto suporte estrutural é necessário para o septo caudal (▶ Vídeo 57.3). O ângulo em que o enxerto de extensão septal é suturado ao septo caudal permite definir a rotação desejada da ponta.
- As *crura* mediais são unificadas na frente e ancoradas no enxerto de extensão septal para ancorar a ponta em uma posição elevada. Os domos são suturados sobre o enxerto de extensão septal saliente com suturas transdomais e interdomais padrão, definindo a projeção, a rotação e a definição desejadas da ponta.
- Uma leve superprojeção da *crus* lateral e do segmento domal pode ser útil para compensar o envelope de tecido mole apertado no lado da fenda.
- Como alternativa, um enxerto de ponta *onlay* pode ser colocado sobre o complexo da ponta do lado da fenda em um caso unilateral se houver assimetria ou depressão persistente da ponta quando avaliada com a pele recoberta.
- Uma variedade de enxertos de ponta pode ser considerada se for necessária uma projeção adicional da ponta ou um suporte para o triângulo de tecido mole após uma nova cobertura do envelope de pele para avaliar a simetria.
- Há várias opções de enxertos de triângulo mole, ponta e infraponta disponíveis em nosso arsenal e não há uma melhor opção.
- Um enxerto expansor estendido também pode ser usado para dupla finalidade, o que permite endireitar a abóbada média, além de fornecer suporte e rotação da ponta. Essa é uma boa opção se houver material de enxerto de cartilagem limitado; por exemplo, quando o enxerto de cartilagem septal é realizado sozinho nos casos de fissura mais leve.
- Independentemente das manobras empregadas, o tripé nasal no paciente com fissura é mais bem-suportado com enxertos em vários locais (▶ Fig. 57.9, ▶ Fig. 57.10). Os enxertos utilizados devem ser modificados para serem maiores e mais longos (estendidos) em relação a uma rinoplastia sem fissura, a fim de maximizar a força da reconstrução do tripé.

- A integridade do suporte e da rotação da ponta é gerenciada de forma mais eficaz com a combinação de técnicas de enxerto e sutura (▶ Vídeo 57.4).

57.6.8 Base Alar e Tamanho da Narina

- É muito comum observar discrepância no tamanho das narinas e/ou má posição da base alar em pacientes com histórico de fissura labial.
- Há vários problemas com o formato da narina e a anatomia da base alar que se beneficiarão da correção no momento da rinoplastia definitiva da fenda.
- Se a base alar não tiver um suporte esquelético adequado e estiver posicionada posteriormente, o aumento do aro piriforme será útil, conforme detalhado anteriormente neste capítulo.
- No paciente com fissura unilateral, a narina do lado da fissura afetada pode ser maior ou menor (ou seja, deformidade *micronostril*).
    - Se a narina lateral da fenda afetada for maior, geralmente há lateralização da base alar. Isso pode ser corrigido com uma excisão crescentérica ou triangular da soleira nasal, que medializa a base alar (▶ Fig. 57.11).
    - Se a narina lateral da fenda afetada for menor, geralmente há algum grau de deformidade da micronarina (*micronostril*).
- Nessa circunstância, recomenda-se uma excisão da base alar contralateral no lado sem fissura para criar simetria com o lado com fissura.
- Pacientes com fissura labial bilateral geralmente sempre têm um grau de excesso de narina com alargamento alar em ambos os lados. Isso é mais bem corrigido com excisões da base alar em ambos os lados para normalizar a forma e o tamanho da narina (▶ Fig. 57.12).

> **Revisão dos Principais Enxertos de Cartilagem na Rinoplastia com Fenda**
>
> - Terço médio:
>   - Enxertos expansores unilaterais/bilaterais.
>   - Enxerto de propagação estendido.
> - Tripé:
>   - Enxerto de extensão septal.
>   - Enxerto de suporte crural lateral estendido.
> - Margem alar:
>   - Enxerto de contorno alar estendido.
> - Aumento dorsal (quando a projeção dorsal é necessária):
>   - Enxerto de cartilagem de costela esculpida *versus* cartilagem em cubos envolta em fáscia.

Rinoplastia com Fissura

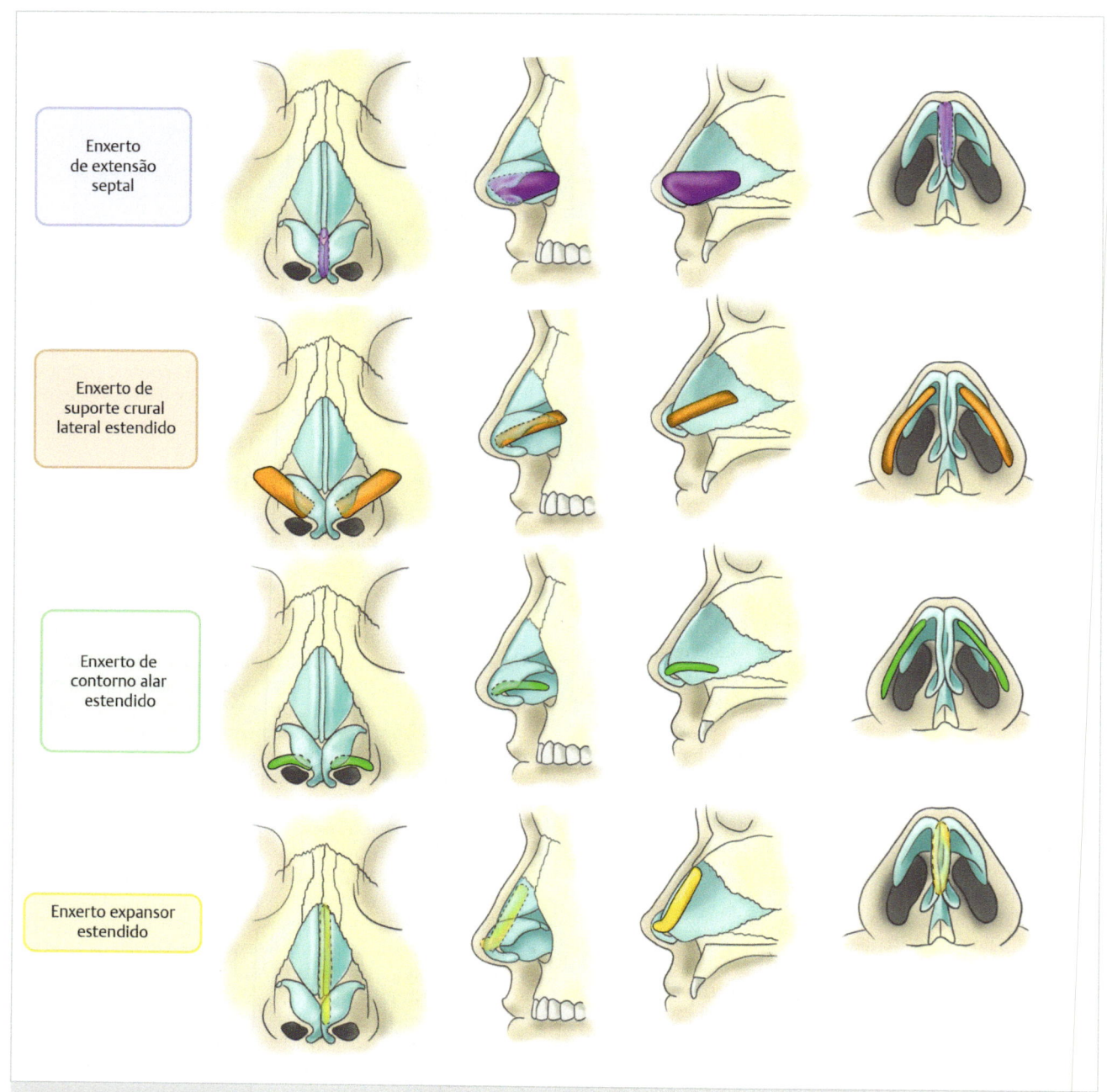

Fig. 57.9 Enxertos de cartilagem comuns usados pelo autor sênior em rinoplastia definitiva de fenda. Ilustração demonstrando os enxertos de cartilagem comuns usados na rinoplastia com fissura: (de cima para baixo) enxerto de extensão septal, enxerto de suporte crural lateral estendido, enxerto de contorno alar estendido e enxerto expansor estendido.

Revisão das Principais Manobras Intraoperatórias sem Enxerto
- Liberação total das *crura* laterais:
  - No(s) lado(s) da fissura.
- Osteotomias:
  - Quando a abóbada óssea é desviada ou larga.
- Definição da ponta:
  - Suturas de ponta padrão (transdomal e interdomal).
- Suporte e simetria da base alar:
  - Aumento do aro piriforme.
  - Medialização ou excisão da base alar.

57.7 Análises de Casos

57.7.1 Caso 1

Um exemplo de caso de rinoplastia definitiva de fenda em uma mulher de 25 anos com histórico de fenda labial e palatina unilateral completa direita é mostrado na ▶ Fig. 57.13.

57.7.2 Caso 2

Um exemplo de caso de um homem de 22 anos com histórico de fissura labial e palatina completa unilateral é mostrado na ▶ Fig. 57.14.

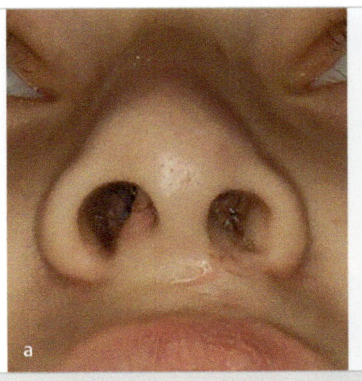

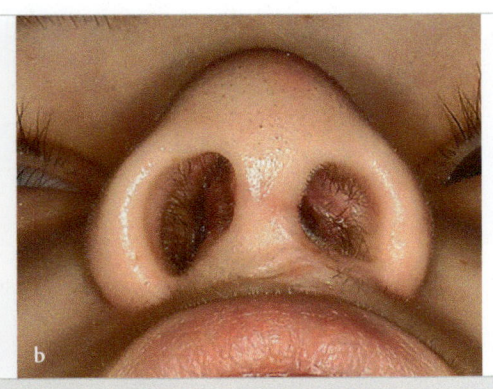

Fig. 57.10 Vista basal demonstrando a retificação do septo caudal após o reposicionamento caudal e o enxerto de extensão do septo. (**a**) Vista basal pré-operatória demonstrando desvio caudal do septo para o lado sem fissura *versus* (**b**) vista basal pós-operatória demonstrando alterações após rinoplastia com fissura com reconstrução em tripé usando combinação de extensão septal, enxerto de suporte crural lateral estendido à esquerda e enxerto de contorno alar estendido à esquerda.

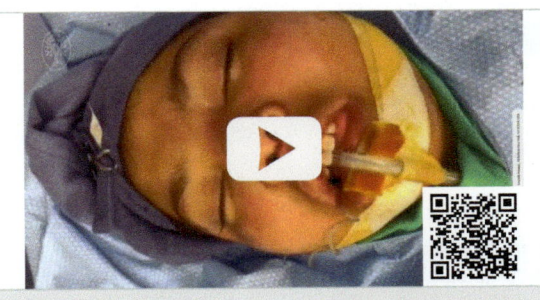

Vídeo 57.4 Reunificação da ponta, controle alar e fechamento: A definição da ponta é criada com suturas de ponta depois que as *crura* mediais são ancoradas até o enxerto de extensão septal. O suporte da borda alar pode ser fornecido com um enxerto de contorno alar estendido. A cirurgia da base alar é frequentemente indicada na rinoplastia de fenda.

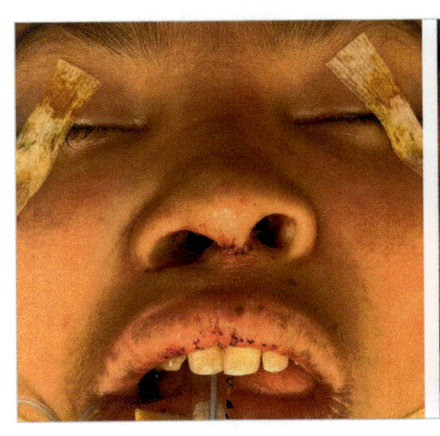

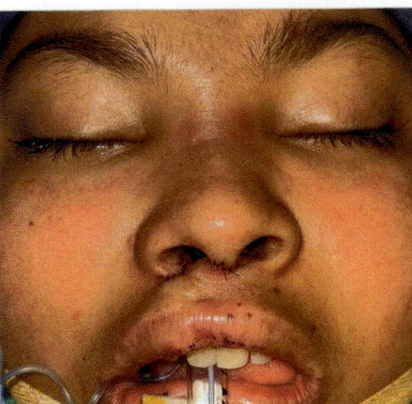

Fig. 57.11 Excisão da soleira crescentérica para medialização da base alar. (*Esquerda*) Lateralização da base alar no lado da fenda. (*Direita*) Tratamento com excisão da soleira nasal, no resultado da mesa.

57.7.3 Caso 3

A ▶ Fig. 57.15 mostra um exemplo de caso de uma mulher de 21 anos com histórico de fissura labial bilateral que foi submetida à rinoplastia definitiva.

57.8 Conclusão

A rinoplastia com fissura definitiva continua sendo um dos tipos de rinoplastia mais tecnicamente desafiadores de se realizar. Há desarranjos cartilaginosos, esqueléticos e cicatriciais de longa

Rinoplastia com Fissura

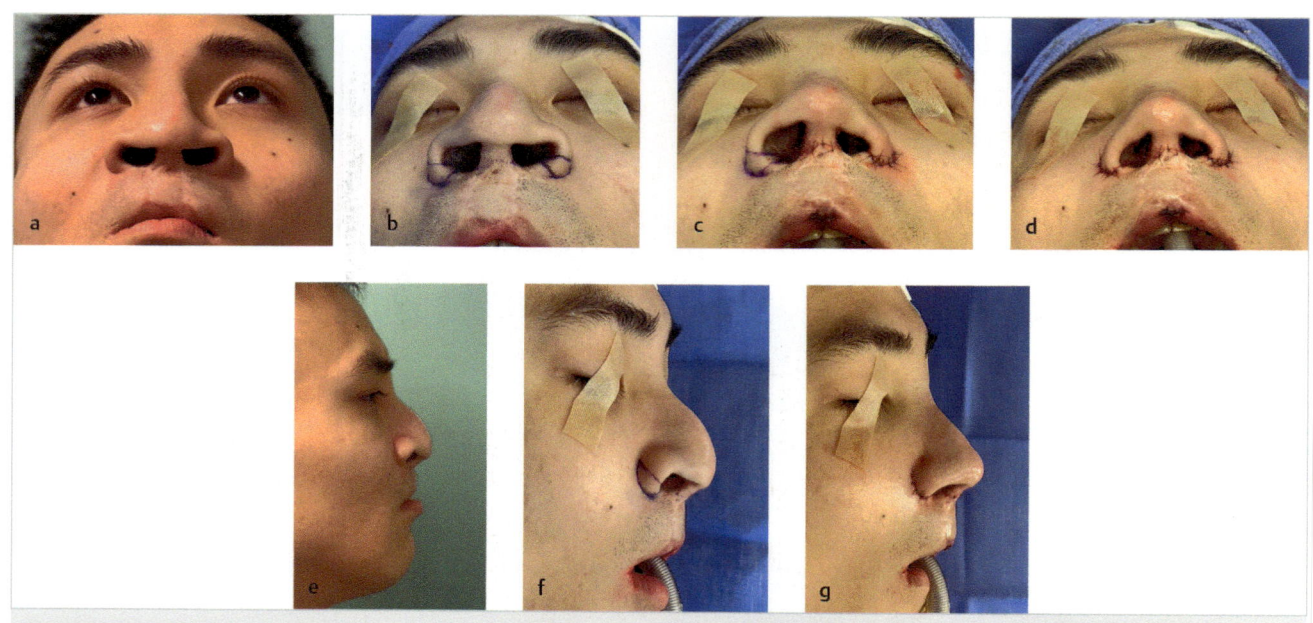

Fig. 57.12 Excisão da base alar para alargamento do bojo alar em um caso bilateral. Vista basal demonstrando: (**a**) Vista basal pré-operatória. (**b**) Marcações intraoperatórias para excisão da base alar. (**c**) Vista intraoperatória demonstrando a melhora no tamanho e no formato da narina esquerda após a excisão unilateral da base alar. (**d**) Vista intraoperatória após a excisão bilateral da base alar. Vista lateral demonstrando: (**e**) Vista lateral pré-operatória. (**f**) Marcações intraoperatórias para excisão da base alar. (**g**) Vista intraoperatória.

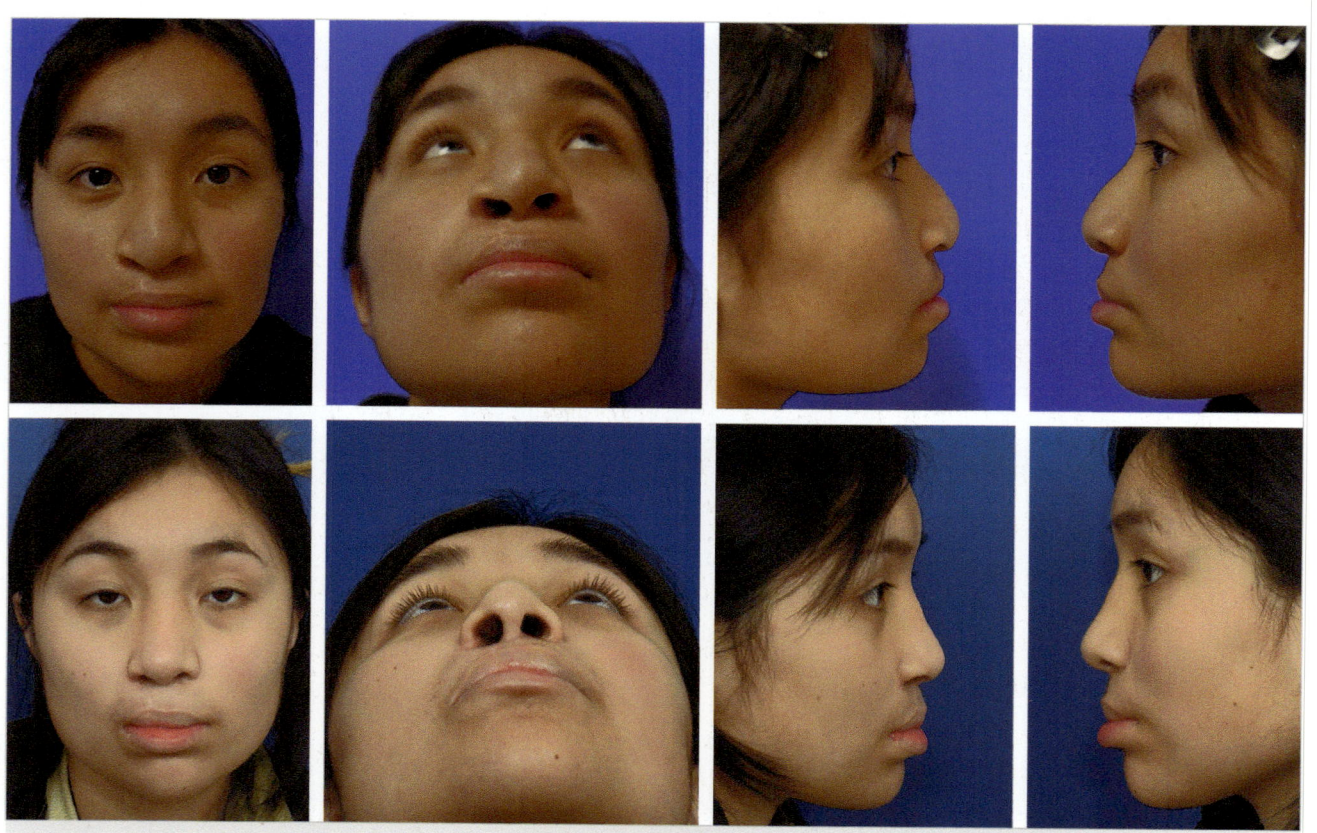

Fig. 57.13 Caso 1. Histórico de fissura labial e palatina unilateral direita. Fotos pré-operatórias mostradas (em cima) com fotos pós-operatórias de 15 meses (embaixo). Essa paciente de 25 anos de idade foi submetida à redução da giba dorsal do componente, septoplastia com L-*strut*, fratura bilateral da concha, osteotomias laterais, ressecção cefálica, enxerto expansor esquerdo (septo), enxerto de suporte crural lateral estendido à direita (aloenxerto de cartilagem de costela fresco e congelado), enxerto de extensão septal (septo), suturas de ponta, enxerto de contorno alar estendido à direita (aloenxerto de cartilagem de costela fresco e congelado), enxerto *onlay* dorsal achatado e excisões bilaterais da base alar.

57.8 Conclusão

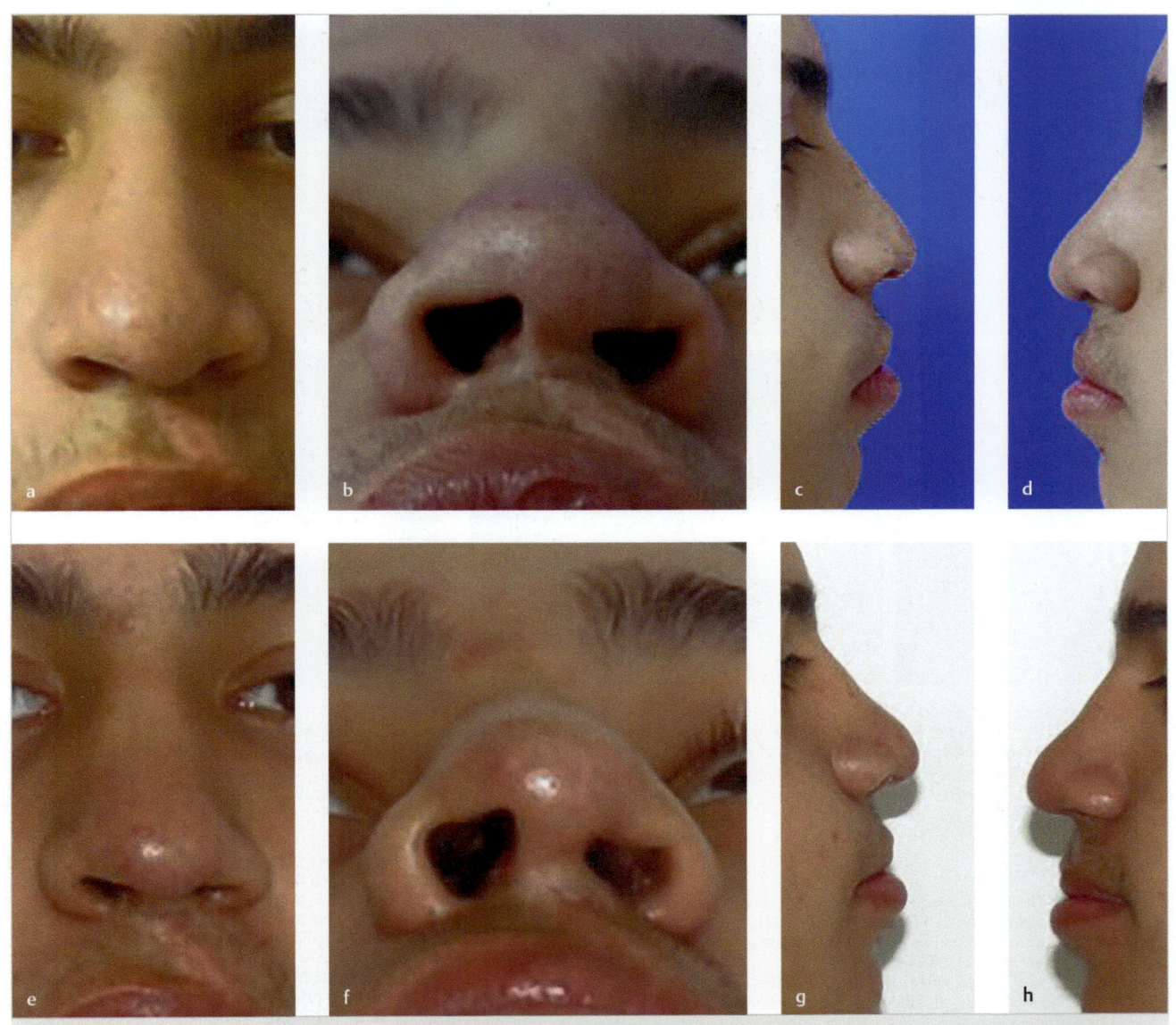

Fig. 57.14 Caso 2. Fotos pré-operatórias mostradas (**a-d**) com fotos pós-operatórias de 12 meses (**e-h**). Este paciente do sexo masculino, de 22 anos de idade, foi submetido a raspagem da giba dorsal menor, septoplastia com estrutura em L, avaliação das vias aéreas, fratura da concha, excisão do esporão do osso etmoidal, osteotomias laterais, enxerto de extensão septal (septo), enxerto de estrutura crural lateral estendida à esquerda (aloenxerto de cartilagem de costela congelada fresca), reunificação da ponta, enxerto de contorno alar estendido à esquerda (aloenxerto de cartilagem congelada fresca) e enxerto de lóbulo da infraponta do tipo borboleta.

data que precisam ser manipulados para alterar adequadamente o formato do nariz nessa população de pacientes.

As anomalias unilaterais e bilaterais de fissura labial/nariz têm deformidades únicas associadas a elas. A rinoplastia definitiva da fissura exige o uso de muitos enxertos de cartilagem estrutural para dar suporte à abóbada média e ao tripé nasal. Alguns enxertos são mais bem projetados como "enxertos estendidos" para ajudar a superar os desarranjos cartilaginosos de longa data e as forças cicatriciais. Muitas vezes, a cartilagem da costela é necessária por sua rigidez e resistência. Uma abordagem sistemática e técnicas consistentes, conforme descrito neste capítulo, que se concentram em cada elemento da anomalia, facilitarão o gerenciamento satisfatório dessas rinoplastias complexas.

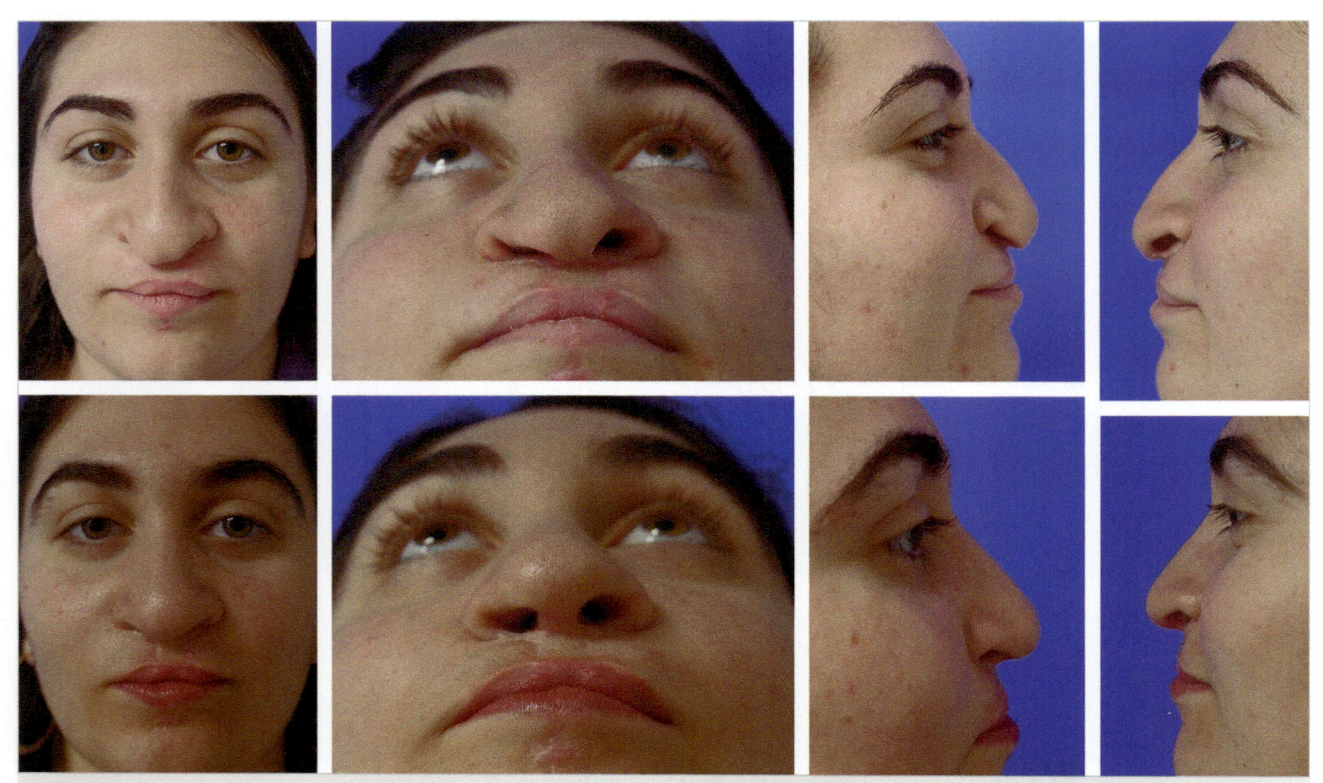

Fig. 57.15 Caso 3. Fotos pré-operatórias mostradas (em cima) com fotos pós-operatórias de 12 meses tiradas (embaixo). Essa paciente de 21 anos de idade foi submetida à coleta de cartilagem da sincondrose da costela, redução do *radix*, redução da giba dorsal, septoplastia com estrutura em L, avaliação das vias aéreas, ressecção óssea, fratura da concha, enxerto de extensão septal (costela), suturas de ponta, enxertos de estrutura crural lateral inferior estendida bilateral (costela) e enxertos de contorno alar estendidos bilaterais (septo).

Referências

[1] Wolfe SA, Nathan NR, MacArthur IR. The cleft lip nose: primary and secondary treatment. Clin Plast Surg. 2016; 43(1):213-221

[2] Anderson JR. A reasoned approach to nasal base surgery. Arch Otolaryngol. 1984; 110(6):349-358

[3] Allori AC, Mulliken JB. Evidence-based medicine: secondary correction of cleft lip nasal deformity. Plast Reconstr Surg. 2017; 140(1):166e-176e

[4] Sawyer AR, Robinson S, Cadier M. Prospective patient-related outcome evaluation of secondary cleft rhinoplasty using a validated questionnaire. Cleft Palate Craniofac J. 2017; 54(4):436-441

[5] Kehrer A, Nijhuis THJ, Lonic D, et al. An analysis of aesthetic refinements in 120 secondary cleft rhinoplasties. Ann Plast Surg. 2019; 83(4):429-435

[6] Cohen M, Smith BE, Daw JL. Secondary unilateral cleft lip nasal deformity: functional and esthetic reconstruction. J Craniofac Surg. 2003; 14(4):584-593

[7] Chouairi F, Torabi SJ, Gabrick KS, Persing JA, Alperovich M. Secondary cleft rhinoplasty in 1720 patients: are national practices consistent with guidelines? Cleft Palate Craniofac J. 2020; 57(4):438-443

[8] Byrd HS, El-Musa KA, Yazdani A. Definitive repair of the unilateral cleft lip nasal deformity. Plast Reconstr Surg. 2007; 120(5):1348-1356

[9] Tse RW, Mercan E, Fisher DM, Hopper RA, Birgfeld CB, Gruss JS. Unilateral cleft lip nasal deformity: foundation-based approach to primary rhinoplasty. Plast Reconstr Surg. 2019; 144(5):1138-1149

[10] Mittermiller PA, Sethi H, Morbia RP, et al. Anatomical nasal lining flaps for closure of the nasal floor in unilateral and bilateral cleft lip repairs reduce fistulas at the alveolus. Plast Reconstr Surg. 2018; 142(6):1549-1556

[11] Pawar SS, Wang TD. Secondary cleft rhinoplasty. JAMA Facial Plast Surg. 2014; 16(1):58-63

[12] Guyuron B. MOC-PS(SM) CME article: late cleft lip nasal deformity. Plast Reconstr Surg. 2008; 121(4) Suppl:1-11

[13] Gilbert JG, Segal S, Jr. Growth of the nose and the septorhinoplastic problem in youth. AMA Arch Otolaryngol. 1958; 68(6):673-682

[14] Talaat WM, Ghoneim MM, El-Shikh YM, Elkashty SI, Ismail MAG, Keshk TFA. Anthropometric analysis of secondary cleft lip rhinoplasty using costal cartilage graft. J Craniofac Surg. 2019; 30(8):2464-2468

[15] Jazayeri HE, Lopez J, Pourtaheri N, et al. Clinical practice trends and postoperative outcomes in primary cleft rhinoplasty. Cleft Palate Craniofac J. 2022; 59(8):1079-1085

[16] Monson LA, Kirschner RE, Losee JE. Primary repair of cleft lip and nasal deformity. Plast Reconstr Surg. 2013; 132(6):1040e-1053e

[17] Ayeroff JR, Volpicelli EJ, Mandelbaum RS, et al. Component restoration in the unilateral intermediate cleft tip rhinoplasty: technique and long-term outcomes. Plast Reconstr Surg. 2019; 143(3):572e-580e

[18] Dang BN, Pfaff MJ, Jain NS, et al. Component restoration in the bilateral intermediate cleft tip rhinoplasty. Plast Reconstr Surg. 2021; 148(2):243e-247e

[19] Fisher MD, Fisher DM, Marcus JR. Correction of the cleft nasal deformity: from infancy to maturity. Clin Plast Surg. 2014; 41(2):283-299

[20] Cutting CB. Secondary cleft lip nasal reconstruction: state of the art. Cleft Palate Craniofac J. 2000; 37(6):538-541

[21] Potter J. Some nasal tip deformities due to alar cartilage abnormalities. Plast Reconstr Surg (1946). 1954; 13(5):358-366

[22] Cuzalina A, Jung C. Rhinoplasty for the cleft lip and palate patient. Oral Maxillofac Surg Clin North Am. 2016; 28(2):189-202

[23] Dibbell DG. Cleft lip nasal reconstruction: correcting the classic unilateral defect. Plast Reconstr Surg. 1982; 69(2):264-271

[24] Mohan R, Shanmuga Krishnan RR, Rohrich RJ. Role of fresh frozen cartilage in revision rhinoplasty. Plast Reconstr Surg. 2019; 144(3):614-622

[25] Toriumi DM. Choosing autologous vs irradiated homograft rib costal cartilage for grafting in rhinoplasty. JAMA Facial Plast Surg. 2017; 19(3):188-189

[26] Salyer KE. Early and late treatment of unilateral cleft nasal deformity. Cleft Palate Craniofac J. 1992; 29(6):556-569

[27] Yaremchuk MJ, Vibhakar D. Pyriform aperture augmentation as an adjunct to rhinoplasty. Clin Plast Surg. 2016; 43(1):187-193

[28] Rohrich RJ, Benkler M, Avashia YJ, Savetsky IL. Secondary rhinoplasty for unilateral cleft nasal deformity. Plast Reconstr Surg. 2021; 148(1):133-143

[29] Gassner HG, Schwan F, Haubner F, Suárez GA, Vielsmeier V. Technique in cleft rhinoplasty: the foundation graft. Facial Plast Surg. 2016; 32(2):213-218

[30] Ortiz Monasterio F, Ruas EJ. Cleft lip rhinoplasty: the role of bone and cartilage grafts. Clin Plast Surg. 1989; 16(1):177-186

[31] Moore MLG, Nguyen TC, Day KM, Weinfeld AB. Pyriform costal cartilage graft improves cleft-side alar asymmetry in secondary cleft rhinoplasty. Cleft Palate Craniofac J. 2020; 57(5):537-542

[32] Sheen JH. Spreader graft: a method of reconstructing the roof of the middle nasal vault following rhinoplasty. Plast Reconstr Surg. 1984; 73(2):230-239

[33] Gruber RP, Park E, Newman J, Berkowitz L, Oneal R. The spreader flap in primary rhinoplasty. Plast Reconstr Surg. 2007; 119(6):1903-1910

[34] Pinto V, Piccin O, Burgio L, Summo V, Antoniazzi E, Morselli PG. Effect of early correction of nasal septal deformity in unilateral cleft lip and palate on inferior turbinate hypertrophy and nasal patency. Int J Pediatr Otorhinolaryngol. 2018; 108:190-195

[35] Hafezi F, Naghibzadeh B, Ashtiani AK, Mousavi SJ, Nouhi AH, Naghibzadeh G. Correction of cleft lip nose deformity with rib cartilage. Aesthet Surg J. 2013; 33(5):662-673

[36] Shah ND, Reddy NK, Weissman JP, Stoehr JR, Applebaum SA, Gosain AK. Secondary cleft rhinoplasty: a national survey of surgical practice by accredited cleft palate teams. Plast Reconstr Surg Glob Open. 2022; 10(11):e4644

[37] Erol OO. The Turkish delight: a pliable graft for rhinoplasty. Plast Reconstr Surg. 2000; 105(6):2229-2241, discussion 2242-2243

[38] Lonic D, Hsiao YC, Huang JJ, et al. Diced cartilage rhinoplasty for cleft nose deformities: determining the flexibility of the cartilage framework. Ann Plast Surg. 2021; 86(3S) Suppl 2:S282-S286

[39] Hoang TA, Lee KC, Dung V, Chuang SK. Augmentation rhinoplasty in cleft lip nasal deformity using alloplastic material and autologous cartilage. J Craniofac Surg. 2022; 33(8):e883-e886

[40] Kalmar CL, Carlson AR, Patel VA, et al. Cleft rhinoplasty: does timing and utilization of cartilage grafts affect perioperative outcomes? J Craniofac Surg. 2022; 33(6):1762-1768

[41] Mella J, Christophel J, Park S. Are alloplastic implants safe in rhinoplasty? Laryngoscope. 2020; 130(8):1854-1856

[42] McGuire C, Boudreau C, Prabhu N, Hong P, Bezuhly M. Piezosurgery versus conventional cutting techniques in craniofacial surgery: a systematic review and meta-analysis. Plast Reconstr Surg. 2022; 149(1):183-195

[43] Mirza AA, Alandejani TA, Al-Sayed AA. Piezosurgery versus conventional osteotomy in rhinoplasty: a systematic review and meta-analysis. Laryngoscope. 2020; 130(5):1158-1165

58 Tratamento do Nariz de Usuário de Cocaína

Bahman Guyuron ▪ Paul N. Afrooz

Resumo

O uso habitual de cocaína pode causar uma série de defeitos nasais que podem alterar significativamente a aparência do nariz. Os pacientes podem apresentar sinais físicos de seu hábito que interferem na interação social normal. Quando os pacientes se comprometem a evitar o uso de cocaína, a correção cirúrgica pode restaurar a forma e a função nasal.

Um resultado cirúrgico bem-sucedido é multifatorial, exigindo uma combinação de análises clínicas e psicológicas, identificação adequada dos defeitos nasais internos e externos e execução completa dos princípios básicos e complexos da rinoplastia estética e reconstrutiva.

Palavras-chave: Nariz de usuário de cocaína, rinoplastia, rinoplastia aberta, reconstrução nasal, uso de cocaína, perfuração septal

Pontos Principais

- A exposição repetida à cocaína inicia um ciclo de isquemia, necrose e infecção que inevitavelmente destrói a arquitetura nasal.
- Os defeitos nasais clássicos induzidos pela cocaína incluem entalhe alar, desvio nasal para o lado dominante do paciente, deformidade em V invertido, colapso alar e nariz encurtado e retraído.
- Com o uso de princípios básicos e complexos de rinoplastia estética e reconstrutiva, a forma e a função relativamente normais do nariz podem ser restauradas sem o reparo de grandes perfurações septais.
- Antes da realização da reconstrução cirúrgica, é essencial estabelecer que o paciente não tenha usado cocaína pelo menos nos últimos 3 a 4 anos e que esteja comprometido a se abster do uso de cocaína.

58.1 Introdução

A primeira epidemia de abuso de cocaína nos Estados Unidos ocorreu no final do século XIX. Estima-se que mais de 50 milhões de americanos já usaram cocaína, 6 milhões a usam regularmente e 50.000 usam a droga pela primeira vez a cada dia.[1] Embora a cocaína possa ser administrada de várias maneiras, a inalação (cheirar) é a via preferida.[2] Além dos muitos efeitos adversos neurológicos e cardiovasculares, o uso habitual de cocaína pode ter efeitos desastrosos na arquitetura do nariz. A inalação de cocaína expõe a mucosa nasal aos efeitos vasoconstritores intensos da droga, bem como à miríade de aditivos cáusticos com os quais ela é "cortada" ou misturada.

Dica de Especialista

A exposição repetida à cocaína dá início a um ciclo de isquemia, necrose e infecção que inevitavelmente destrói a arquitetura nasal.[3]

Os efeitos adversos da cocaína no trato nasal, que foram relatados pela primeira vez por Owens[4] em 1912, variam de uma perfuração em um orifício a diferentes graus de ulceração da mucosa, destruição da cartilagem septal e, em casos extremos, destruição do osso nasal e da maxila. Foram propostos vários métodos para reparar as grandes perfurações septais que ocorrem com o abuso crônico de cocaína. Esses métodos propostos não são totalmente benéficos e, de fato, podem causar mais problemas do que valem.

Dica de Especialista

Os defeitos nasais clássicos induzidos pela cocaína incluem entalhe alar, desvio nasal para o lado dominante do paciente, deformidade em V invertido, colapso alar e nariz encurtado e retraído.

Com o uso de retalhos de pele e técnicas microvasculares, a integridade do septo como uma partição pode ser restaurada.[5,6] Embora o septo possa ser restaurado, a permeabilidade das vias aéreas nasais continua sendo essencial e não deve ser negligenciada. Devido à espessura inerente dos retalhos doadores, os métodos atuais usados para reparar grandes perfurações septais comprometem a permeabilidade das vias aéreas nasais. Além disso, a maioria das técnicas que utilizam retalhos cutâneos deixa cicatrizes visíveis na área do local doador.[5,6] Portanto, a justificativa de tal procedimento requer uma análise cuidadosa.

Com o uso de princípios básicos e complexos de rinoplastia reconstrutiva e estética, é possível corrigir defeitos nasais induzidos pela cocaína. Usando esses princípios, a forma e a função relativamente normais do nariz podem ser restauradas sem o reparo de grandes perfurações septais. Entretanto, antes de iniciar esse tipo de reconstrução nasal, é de suma importância verificar se o paciente está livre da cocaína há pelo menos três anos e se continua comprometido com a abstinência do uso de cocaína. Um atestado de um especialista em dependência de drogas fornecerá informações muito mais confiáveis a esse respeito.

Dica de Especialista

Com o uso de princípios básicos e complexos de rinoplastia estética e reconstrutiva, a forma e a função relativamente normais do nariz podem ser restauradas sem o reparo de grandes perfurações septais.

58.2 Patogênese

- A inalação de cocaína induz a uma rápida vasoconstrição e subsequente isquemia do revestimento da mucosa nasal. Os episódios repetidos de isquemia da mucosa acabam levando à necrose da mucosa, tornando-a suscetível à infecção.
- A infecção bacteriana concomitante, a necrose e o abuso adicional de cocaína exacerbarão o dano e causarão uma condrite, seguida de perfuração do septo.
- À medida que a perfuração septal se expande, ela torna o septo incapaz de cumprir seu papel vital como estrutura de suporte para os dois terços distais do nariz.[7]

- Consequentemente, o colapso do septo pode causar uma deformidade em sela e uma alteração no alinhamento das cartilagens laterais superiores e do septo dorsal com os ossos nasais. Isso cria a aparência de uma protuberância óssea no perfil.
- O colapso característico da base nasal resultará na distribuição lateral da pele nasal e perinasal, ampliando o ângulo nasolabial e exagerando as dobras nasolabiais.
- Comumente, há anormalidades na concha que variam de aumentos a destruição completa.
- Os defeitos nasais internos podem ser extensos e não se limitam ao septo. Grandes danos internos podem levar a um nariz encurtado, com exposição das narinas e deformidade em V invertido.
- O desvio nasal está relacionado com um grau mais significativo de dano causado à narina que é usada com mais frequência para a inalação de cocaína. Essa assimetria está relacionada com a retração do revestimento nasal envolvendo algumas partes da parede nasal lateral e danos às cartilagens alares que, consequentemente, puxam a ponta nasal para um lado.
- A narina danificada geralmente corresponde ao lado da mão dominante do paciente porque o dispositivo de inalação é normalmente segurado na mão dominante e colocado na narina correspondente.
- Como resultado, as bases alares são assimétricas e as asas são entalhadas bilateralmente, mas os pacientes destros podem apresentar entalhes e deformidades alares mais significativos no lado direito, e os pacientes canhotos podem apresentar defeitos mais pronunciados no lado esquerdo.
- A vista basal revela o colapso alar e o deslocamento columelar para o lado afetado.
- Apesar da columela retraída, o entalhe alar leva à exposição columelar. Com frequência, a projeção da ponta é perdida, o lábio superior é puxado cefalicamente e há uma deficiência na espinha nasal anterior.
- As pessoas com essas manifestações físicas de abuso de cocaína são frequentemente alvo de olhares curiosos e questionamentos, tornando a interação social normal difícil.
- Princípios fundamentalmente sólidos de rinoplastia estética e reconstrutiva podem restaurar a forma e a função do nariz e eliminar efetivamente o estigma físico desse hábito desconcertante do passado.

58.3 Avaliação e Planejamento Pré-Operatórios

- A correção de defeitos nasais relacionados com a cocaína é uma tarefa árdua, que exige o entendimento da psicologia do paciente, da patologia nasal e da experiência necessária para aplicar técnicas cirúrgicas e obter resultados gratificantes.
- Uma análise completa e bem-sucedida da deformidade começa com uma avaliação prudente da psicologia do paciente.
- Reconhecer o raciocínio e a motivação do paciente para se submeter à cirurgia é fundamental e, mais importante ainda, estabelecer o compromisso do paciente de viver sem cocaína é uma parte essencial de um resultado bem-sucedido em longo prazo.
- Até mesmo o resultado mais bem-sucedido pode ser destruído pelo uso adicional de cocaína. Portanto, é fundamental garantir que o paciente não tenha usado cocaína pelo menos nos últimos 3 a 4 anos e que esteja comprometido a permanecer livre de cocaína.

> **Dica de Especialista**
>
> Antes da reconstrução cirúrgica, é essencial estabelecer que o paciente não tenha usado cocaína pelo menos nos últimos 3 a 4 anos e que esteja comprometido a se abster do uso de cocaína.

- Todos os defeitos nasais e perinasais devem ser identificados na avaliação pré-operatória. Deve ser realizada uma análise abrangente de toda a face, com atenção especial à região perinasal para identificar quaisquer defeitos concomitantes, como colapso da parede maxilar ou defeitos palatinos.
- A análise cefalométrica dos tecidos moles de uma fotografia em tamanho natural facilitará a detecção de defeitos e delineará melhor o objetivo pretendido.[8]
- A substituição externa da pele do revestimento nasal não é necessariamente indispensável, mesmo nas condições mais graves.
- A restauração da forma nasal não exige o reparo de grandes perfurações septais.
- No final das contas, esses pacientes estão muito satisfeitos com o resultado da cirurgia.

58.4 Técnica Operatória

- Para colher a cartilagem da costela com segurança e proporcionar uma via aérea segura, o procedimento cirúrgico é realizado com o paciente sob anestesia geral.[9]
- O nariz é injetado com lidocaína (Xylocaine) contendo epinefrina 1:200.000 e preenchido com uma solução de cocaína a 4% se a septoplastia for um componente da cirurgia. Depois que a vasoconstrição é obtida, o nariz é infiltrado com epinefrina 1:100.000 contendo ropivacaína (Naropin) para vasoconstrição adicional sem efeitos sistêmicos.
- A abordagem aberta usando uma incisão transcolumelar em degraus proporciona uma exposição suficiente e permite a dissecção cuidadosa da estrutura nasal. A estrutura caudal é preservada o máximo possível, enquanto a pele dorsal é dissecada cuidadosa e meticulosamente, e o revestimento nasal é protegido com cuidado. A pele e o retalho muscular são cuidadosamente dissecados até a região glabelar, liberando os tecidos moles adequadamente para garantir uma cobertura externa suficiente.
- Para alongar o nariz adequadamente, a estrutura nasal basal é mobilizada na direção caudal. Se isso não ocorrer com facilidade, o revestimento nasal é liberado mais cefalicamente sob os ossos nasais. O revestimento é recolocado nos ossos nasais para obter um fechamento estanque usando orifícios para evitar a comunicação livre entre a cavidade nasal e o local do enxerto de cartilagem.[9]
- Qualquer saliência óssea dorsal é removida com uma lima. As osteotomias do osso nasal são realizadas somente quando absolutamente necessárias.
- Várias vezes, durante o procedimento, a área é irrigada abundantemente com solução salina contendo 1 g de uma cefalosporina de primeira geração.
- A cartilagem da costela é colhida por meio de uma incisão inframamária nas mulheres; nos homens, é preferível uma incisão na parede torácica inferior sobre a sexta costela. A incisão na pele é feita até o músculo reto e através dele, usando eletrocautério. Quando a quinta costela é exposta, a junção costocondral é identificada. O periósteo e o pericôndrio são elevados e colhidos como um enxerto de tecido mole, se necessário, e a incisão é continuada na direção medial. Um segmento de cartilagem da costela é colhido medialmente para

- proporcionar o comprimento e a planicidade ideais para restaurar a estrutura dorsal.
- A hemostasia é obtida e a ferida é completamente irrigada. Um dreno de sucção é colocado em posição e um reparo detalhado é realizado com uma combinação de Vicryl 3-0, Vicryl 5-0 e suturas simples de categute 5-0.
- Nesse ponto, o dorso é abaixado cefalicamente e achatado o suficiente para evitar irregularidades e deslocamento da cartilagem da costela para ambos os lados. Usando o princípio de Gibson, a estrutura cartilaginosa é moldada a partir da cartilagem da costela.
- Um pedaço de cartilagem da orelha é retirado da área pós-auricular, se necessário. A orelha selecionada é infiltrada medial e lateralmente com lidocaína contendo epinefrina 1:100.000. Usando uma incisão pós-auricular, a pele é cuidadosamente dissecada da bacia conchal junto com o pericôndrio. É feita uma incisão na cartilagem, e a cartilagem é separada do pericôndrio. A cartilagem da orelha é colhida abrangendo toda a fossa conchal, deixando um amplo suporte para a estrutura da orelha. Depois que a hemostasia é obtida e a ferida é irrigada, uma sutura é passada através da porção superior da fossa conchal, levada através da fáscia mastoide e levada para fora através do polo inferior usando suturas simples de 5-0. A incisão pós-auricular é reparada com sutura simples de categute 5-0 fechada e contínua. Para remover qualquer espaço morto, um curativo de algodão é aplicado na fossa conchal e a sutura colocada anteriormente é amarrada sobre ele.
- Os enxertos de cartilagem são esculpidos no formato desejado e colocados em solução salina por pelo menos 15 minutos para expor qualquer tendência de deformação.
- Se for observado empenamento, uma sutura de prevenção de empenamento é colocada na cartilagem. Uma sutura PDS 4-0 ou 5-0 é passada de convexa para côncava em uma extremidade e, em seguida, de côncava para convexa na outra extremidade. A sutura é amarrada no lado convexo com tensão suficiente para endireitar a cartilagem.[10]
- As *crura* mediais são separadas e puxadas anteriormente usando um par de ganchos duplos. Os domos são avançados igualmente e alinhados adequadamente. Usando azul de metileno e uma agulha de calibre 25, a columela é então tatuada para marcar as *crura* mediais.
- Um enxerto dorsal é preparado usando cartilagem de costela, se houver um déficit. Um sulco é criado na extremidade caudal do enxerto dorsal para acomodar um enxerto de suporte columelar, que também é feito de uma cartilagem de costela. Um fio K é colocado através do enxerto de cartilagem para minimizar o potencial de deformação, se necessário. O enxerto dorsal é colocado em posição e ajustado até que se obtenha um alinhamento ideal. Dois fios de Kirschner são inseridos para fixar o enxerto dorsal na posição e a pele dorsal é puxada caudalmente.
- É tomado extremo cuidado para evitar a penetração da cavidade nasal com os fios K. Se o revestimento nasal for penetrado, as bactérias podem semear o enxerto através do revestimento nasal perfurado e iniciar uma infecção pós-operatória que comprometerá a reconstrução meticulosa.

> **Dica de Especialista**
>
> Fios K ou suturas PDS são usados para a fixação do enxerto de cartilagem de costela. Deve-se tomar extremo cuidado para evitar a penetração no revestimento nasal, pois isso aumentará a probabilidade de infecção pós-operatória.

- Como alternativa, o enxerto de cartilagem pode ser fixado ao osso subjacente com uma sutura PDS passada através do osso subjacente com uma agulha de calibre 18 para fazer um orifício no osso.
- O enxerto de suporte columelar é colocado entre as *crura* mediais e fixado posteriormente à espinha nasal anterior com uma sutura PDS 5-0. O enxerto de suporte columelar é fixado no sulco do enxerto dorsal.[11]
- A cartilagem lateral inferior raramente é destruída. Se necessário, ela é substituída por um pedaço de cartilagem conchal que é costurado à estrutura composta de enxerto de escora columelar e *crus* medial ipsilateral.[12] As *crura* mediais são fixadas à escora columelar.
- Se indicado, os enxertos maxilares são colocados em posição nesse momento.
- Uma sutura temporária é colocada na incisão transcolumelar e os fios K são reinseridos conforme necessário para corrigir qualquer desalinhamento.
- Para os pacientes que ainda têm algum septo anterior remanescente, o nariz pode ser alongado usando uma técnica de lingueta e ranhura descrita pelo autor sênior.[11]

> **Dica de Especialista**
>
> Usando um enxerto de suporte columelar com cartilagem de costela e, se necessário, enxerto de ponta de cartilagem da orelha, a projeção e a definição da ponta são restauradas.

> **Dica de Especialista**
>
> A estrutura nasal é alongada usando uma cartilagem de costela como uma barra dorsal ou uma técnica de lingueta e ranhura.

- Se for necessário um enxerto de ponta, ele é preparado a partir da cartilagem da orelha usando a punção de enxerto de ponta (*tip graft punch*)[13] e posicionado e fixado com sutura de Monocryl 6-0.
- Em seguida, são aplicados enxertos de contorno alar.
- O entalhe alar é corrigido com uma incisão do tipo V estendida até a junção natural das cartilagens laterais superior e inferior, em vez da incisão usual na borda alar infracartilaginosa. O revestimento vestibular é elevado como um retalho para o avanço caudal em V para Y subsequente, proporcionando, assim, a frouxidão necessária para corrigir o entalhe alar.[12] Após um retalho de avanço em V para Y, os *stents* da borda alar são colocados interna e externamente e suturados na posição usando suturas de Prolene 5-0 em uma técnica de passagem e amarrados suavemente.
- A incisão transcolumelar é reparada e uma tala dorsal Aquaplast (WFR/Aquaplast Corporation, Wyckoff, NJ) é aplicada e mantida em posição por aproximadamente 8 dias.
- Os fios K permanecem na posição por 3 semanas. Durante esse período, um agente antibiótico sistêmico é administrado profilaticamente.

> **Dica de Especialista**
>
> Usando a cartilagem da orelha, os enxertos de contorno alar são preparados e colocados em posição para corrigir a concavidade alar.

> **Dica de Especialista**
>
> Um retalho de avanço caudal em V para Y do revestimento nasal é usado para aliviar o entalhe alar.

> **Dica de Especialista**
>
> Os fios K, se usados, permanecem no local por 3 semanas, período durante o qual os pacientes recebem agentes antibióticos sistêmicos profilaticamente.

58.5 Complicações

Os fios Kirschner mantidos no local por 3 semanas após a cirurgia podem ser um *nidus* para infecção pós-operatória que pode comprometer o resultado dessa reconstrução. A infecção é menos provável se o revestimento nasal não for perfurado durante a colocação e o ajuste dos fios K. Tomar muito cuidado ao colocar os fios Kirschner, juntamente com o uso profilático de agentes antibióticos sistêmicos por três semanas no pós-operatório, pode ajudar a evitar esse problema.

58.6 Análises de Casos

58.6.1 Caso 1

Uma paciente de 45 anos demonstrou deformidades induzidas pela cocaína (▶ Fig. 58.1).

58.6.2 Caso 2

Paciente do sexo masculino, 53 anos, antes da realização de uma reconstrução do nariz em estágio único para corrigir a deformidade relacionada com a cocaína (▶ Fig. 58.2).

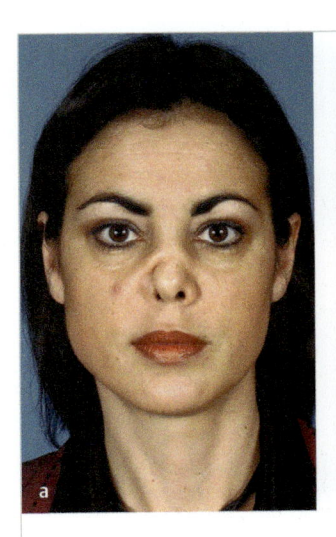

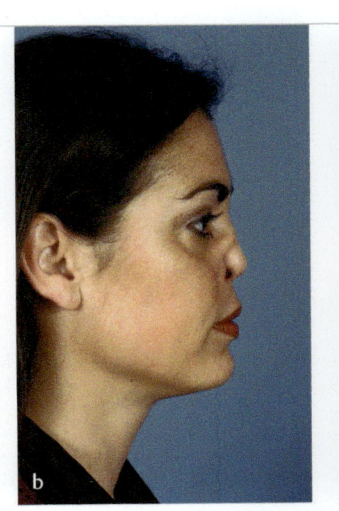

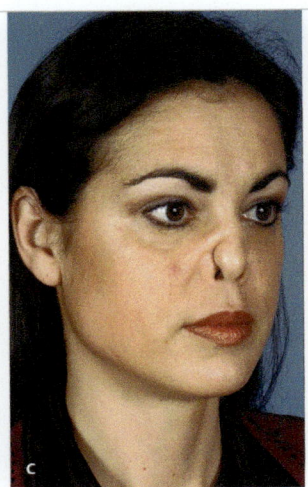

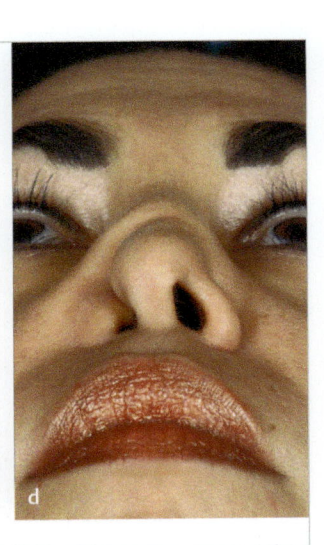

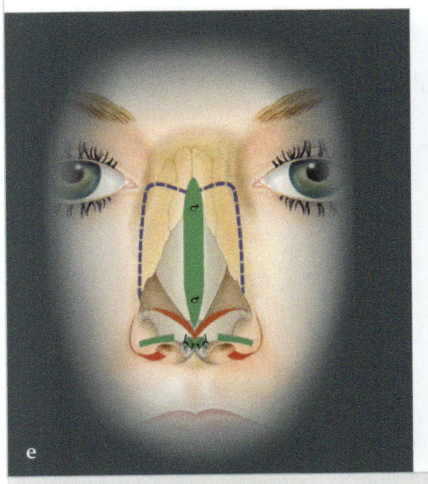

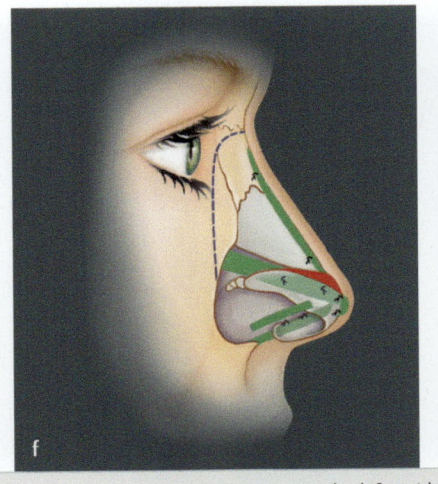

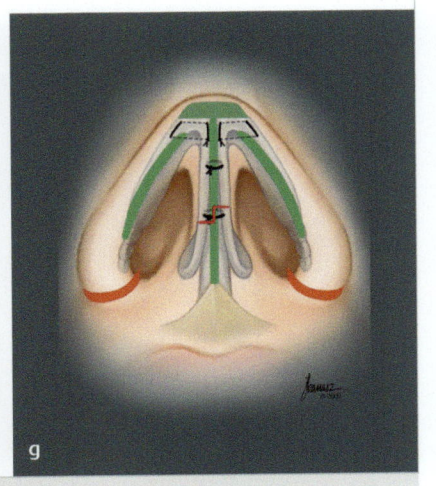

Fig. 58.1 (a-d) Fotos pré-operatórias de uma paciente de 45 anos de idade demonstrando deformidades induzidas pela cocaína: colapso e retração da abóbada cartilaginosa, criando a aparência de uma protuberância óssea dorsal, colapso alar direito, desvio da ponta e da columela, entalhe alar, exposição columelar, ângulo nasolabial alargado e sulco nasolabial exagerado. **(e-g)** A abordagem cirúrgica incluiu: (1) Rinoplastia aberta por meio de uma incisão transcolumelar em degrau; (2) osteotomia; (3) aumento do dorso com enxerto dorsal *onlay*; (4) ressecção cefálica; (5) colocação de enxertos de contorno alar; (6) suturas transdominais; (7) colocação de enxerto de cartilagem da ponta; (8) ressecção da cunha alar; (9) colocação de enxertos de suporte crural lateral; (10) colocação de enxerto de suporte columelar. Essa paciente teve inicialmente um alinhamento ideal durante a cirurgia. Entretanto, ela desenvolveu um desvio para a esquerda como resultado da perda do suporte alar esquerdo. Ela foi submetida a uma segunda cirurgia para melhorar o alinhamento do nariz e para reconstruir a cartilagem lateral inferior direita. *(Continua)*

Tratamento do Nariz de Usuário de Cocaína

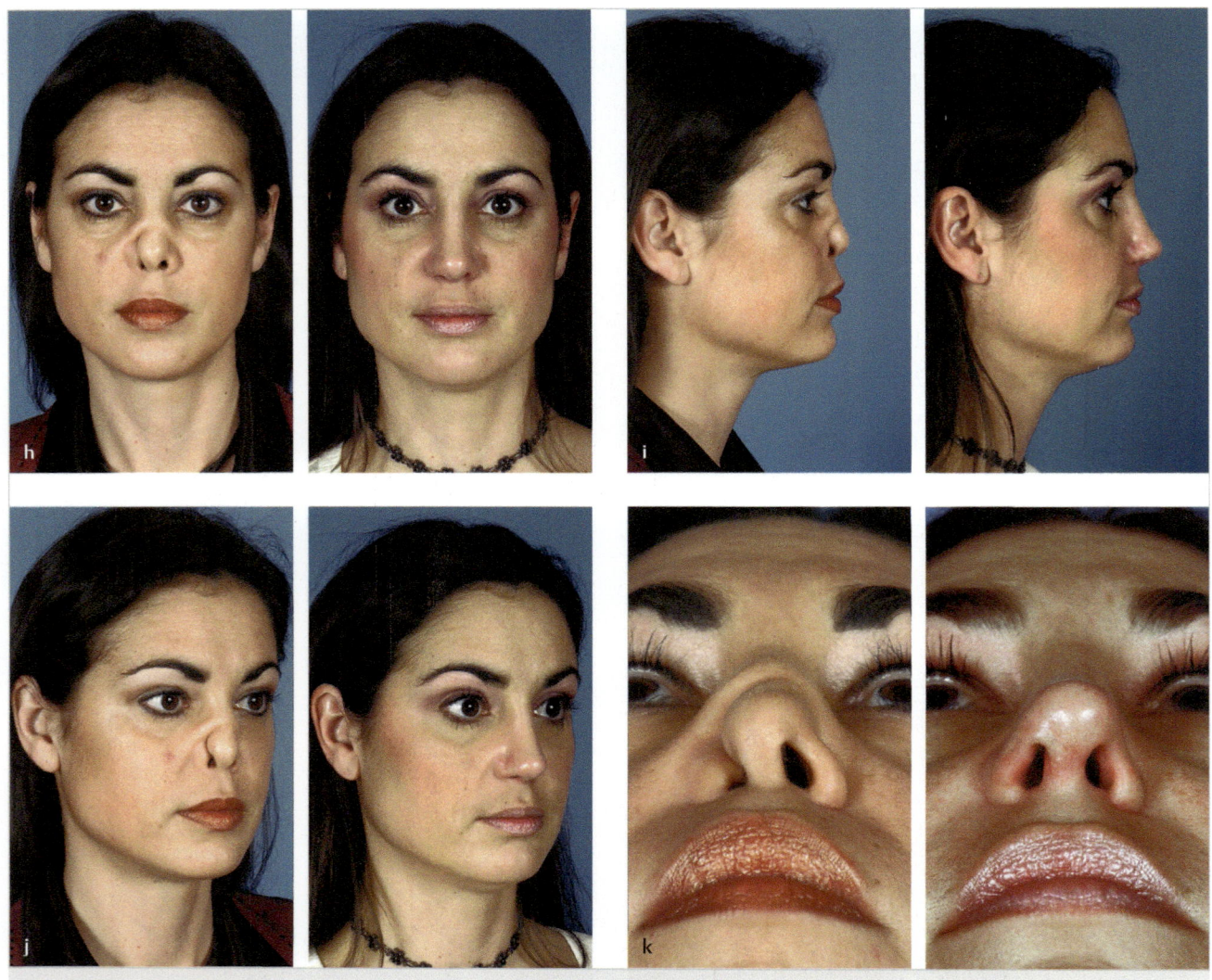

Fig. 58.1 (*Continuação*) (**h-k**) A paciente é mostrada um ano após a cirurgia.

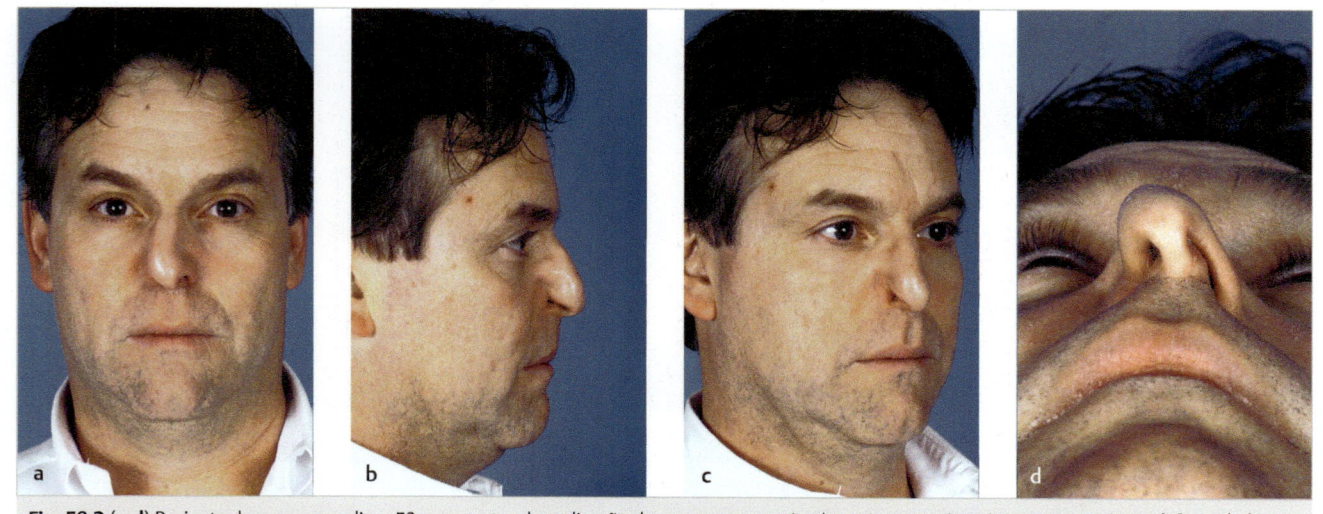

Fig. 58.2 (**a-d**) Paciente do sexo masculino, 53 anos, antes da realização de uma reconstrução do nariz em estágio único para corrigir a deformidade relacionada com a cocaína. Ele demonstra desvio nasal significativo, entalhe alar, exposição columelar e depressão maxilar no lado direito. *(Continua)*

58.4 Técnica Operatória

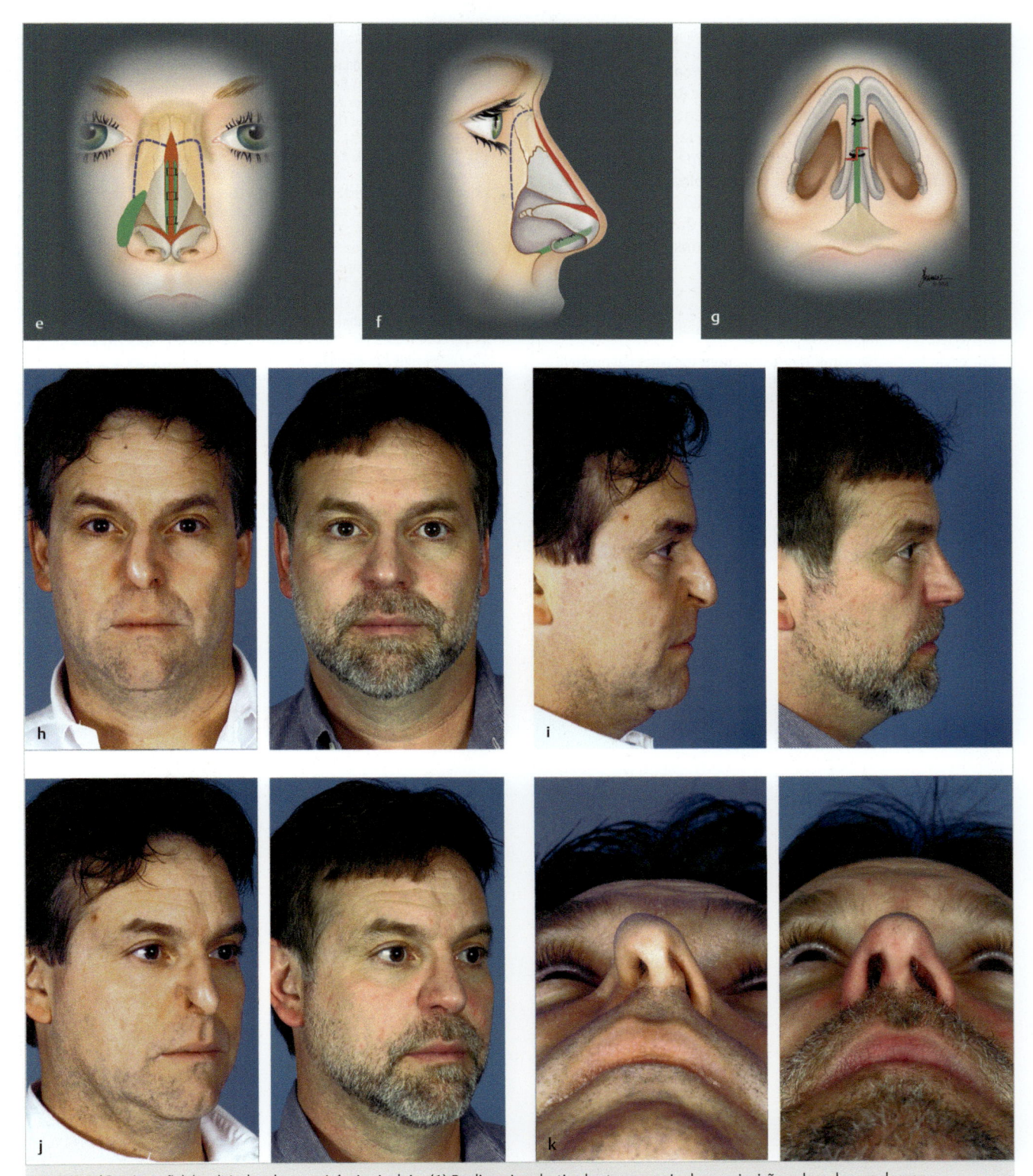

Fig. 58.2 (*Continuação*) (**e-g**) A abordagem cirúrgica incluiu: (1) Realizar rinoplastia aberta por meio de uma incisão columelar em degrau; (2) remover a giba dorsal; (3) colocar enxertos expansores; (4) realizar ressecção cefálica; (4) colocar enxerto de cartilagem conchal na maxila erodida; (5) realizar osteotomias; (6) colocar enxerto de suporte columelar. (**h-k**) O paciente é mostrado 10 meses após a cirurgia. Essa reconstrução nasal de estágio único demonstra a correção do desvio nasal, do entalhe alar e da erosão maxilar, bem como melhorias no contorno dorsal, na definição da ponta e no ângulo nasolabial.

58.7 Conclusão

A inalação habitual de cocaína tem o potencial de causar uma série de defeitos nasais que podem alterar drasticamente a aparência do usuário. Esses pacientes apresentam sinais físicos de seu hábito que interferem na interação social normal, o que pode ser bastante desconcertante para eles. Uma cirurgia bem-sucedida é multifacetada, exigindo uma combinação de análises clínicas e psicológicas, identificação adequada dos defeitos nasais internos e externos e execução completa dos princípios básicos e complexos da rinoplastia estética e reconstrutiva.

Referências

[1] Das G. Cocaine abuse in North America: a milestone in history. J Clin Pharmacol. 1993; 33(4):296-310
[2] Slavin SA, Goldwyn RM. The cocaine user: the potential problem patient for rhinoplasty. Plast Reconstr Surg. 1990; 86(3):436-442
[3] Seyer BA, Grist W, Muller S. Aggressive destructive midfacial lesion from cocaine abuse. Oral Surg Oral Med Oral Pathol Oral Radiol Endod. 2002; 94 (4):465-470
[4] Owens WD. Signs and symptoms presented by those addicted to cocaine. JAMA. 1912; 58:329-330
[5] Murrell GL, Karakla DW, Messa A. Free flap repair of septal perforation. Plast Reconstr Surg. 1998; 102(3):818-821
[6] Paloma V, Samper A, Cervera-Paz FJ. Surgical technique for reconstruction of the nasal septum: the pericranial flap. Head Neck. 2000; 22(1):90-94
[7] Millard DR, Mejia FA. Reconstruction of the nose damaged by cocaine. Plast Reconstr Surg. 2001; 107(2):419-424
[8] Guyuron B. Precision rhinoplasty. Part I: the role of life-size photographs and soft-tissue cephalometric analysis. Plast Reconstr Surg. 1988; 81(4):489-499
[9] Guyuron B, Afrooz PN. Correction of cocaine-related nasal defects. Plast Reconstr Surg. 2008; 121(3):1015-1023
[10] Guyuron B, Wang DZ, Kurlander DE. The cartilage warp prevention suture. Aesthetic Plast Surg. 2018; 42(3):854-858
[11] Guyuron B, Varghai A. Lengthening the nose with a tongue-and-groove technique. Plast Reconstr Surg. 2003; 111(4):1533-1539, discussion 1540-1541
[12] Guyuron B. Alar rim deformities. Plast Reconstr Surg. 2001; 107(3):856-863
[13] Guyuron B, Jackowe D. Modified tip grafts and tip punch devices. Plast Reconstr Surg. 2007; 120(7):2004-2010

59 O Papel dos Preenchedores de Tecidos Moles na Rinoplastia

Rod J. Rohrich ▪ *T. Jonathan Kurkjian* ▪ *Jamil Ahmad*

Resumo

Este capítulo aborda as indicações e as técnicas de injeção de preenchedores de tecidos moles no nariz. A seleção adequada dos preenchedores de tecidos moles é revisada. As pérolas técnicas para injeção de cada área anatômica são abordadas em detalhes. O capítulo também explica o gerenciamento do comprometimento vascular.

Palavras-chave: Preenchimento, rinoplastia líquida, comprometimento vascular, preenchimento de tecido mole, técnica de injeção

Pontos Principais

- Os preenchedores de tecido mole no nariz devem ser injetados lentamente, com baixa pressão e em pequenos volumes.
- As injeções devem ser realizadas tipicamente na linha média do nariz e profundamente na camada do sistema musculoaponeurótico superficial nasal.
- A seleção de produtos para injeção deve ser limitada a preenchedores temporários de gel de ácido hialurônico.
- O nariz é uma área de alto risco para comprometimento vascular, inclusive cegueira.

59.1 Introdução

As principais mudanças estruturais do nariz são mais bem realizadas por meio da alteração cirúrgica da estrutura osteocartilaginosa. Entretanto, os preenchedores de tecidos moles oferecem um excelente método para aumentar áreas ou refinar irregularidades em determinados casos. Muitas vezes, essas alterações são sutis e exigem uma análise nasal sistemática e precisa antes da injeção e a colocação exata do preenchedor de tecido mole para corrigir as deformidades.

Os pacientes com indicações para injeções de preenchimento de tecido mole no nariz incluem os seguintes[1,2,3,4]:

- Aqueles que querem "usar" uma rinoplastia antes de se comprometerem com a cirurgia.
- Aqueles que não querem se submeter à cirurgia de revisão para corrigir uma deformidade.
- Aqueles que não são candidatos à cirurgia.
- Aqueles que estão aguardando o intervalo adequado antes de se submeterem a uma rinoplastia secundária.

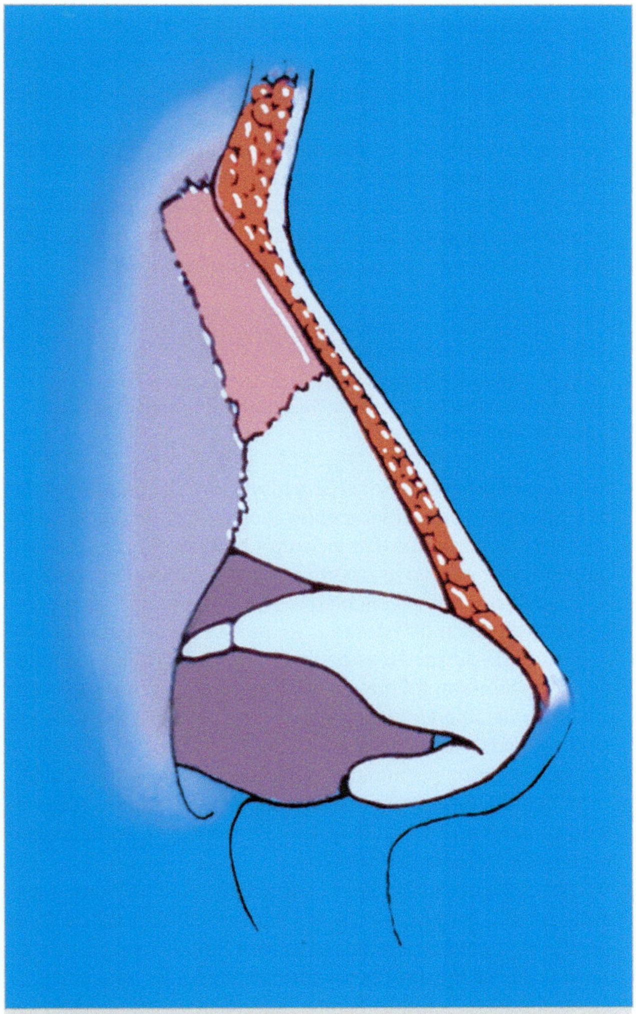

59.2 Anatomia Nasal

- Como em qualquer técnica de rinoplastia, o cirurgião deve ter conhecimento da anatomia nasal para usar preenchedores de tecidos moles com precisão e habilidade. A natureza da pele nasal varia, dependendo da localização anatômica. A pele é mais fina e mais móvel proximalmente e torna-se mais espessa e mais imóvel distalmente (▶ Fig. 59.1).[5] Essa é uma consideração fundamental na aplicação adequada de preenchedores de tecidos moles para o contorno nasal.
- O nível desejado de injeção é normalmente nas camadas subsuperficiais do sistema musculoaponeurótico para maximizar o efeito e, ao mesmo tempo, evitar a visibilidade e o efeito Tyndall (▶ Vídeo 59.1).

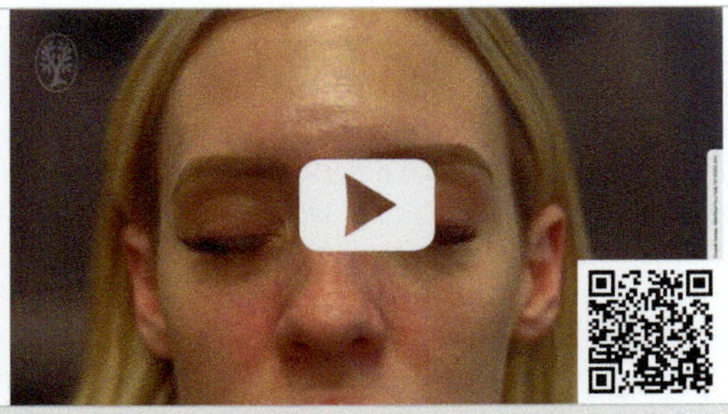

Fig. 59.1 Anatomia nasal. Como em qualquer técnica de rinoplastia, o cirurgião deve ter conhecimento da anatomia nasal para usar preenchedores de tecidos moles com precisão e habilidade. A natureza da pele nasal varia, dependendo da localização anatômica. Em geral, a pele é mais fina e mais móvel proximalmente e torna-se mais espessa e mais imóvel distalmente.

Vídeo 59.1 Tratamento de preenchimento de tecido mole do nariz.

O Papel dos Preenchedores de Tecidos Moles na Rinoplastia

- Para minimizar o risco de injeção intravascular, é preciso considerar a localização subcutânea dos vasos nasais superficiais aos músculos nasais, juntamente com o rico plexo de vasos com contribuições das artérias angular, supraorbital e supratroclear.[6]

59.3 Seleção de Preenchedores de Tecidos Moles Apropriados

- Os preenchedores de tecidos moles variam em características, incluindo sua composição, consistência e duração do efeito (temporário ou permanente).
- Tanto a disponibilidade quanto as indicações aprovadas (on-label ou off-label) variam de acordo com o país.
- A seleção adequada dos preenchedores de tecidos moles baseia-se na compreensão da variação da constituição e das propriedades entre os preenchedores de tecidos moles.[7]

> **Dica de Especialista**
>
> *A seleção adequada dos preenchedores de tecidos moles baseia-se na compreensão da variação da constituição e das propriedades entre os preenchedores de tecidos moles.*

- Apenas preenchedores de gel de ácido hialurônico (como Restylane e Juvéderm) devem ser empregados, em vez de preenchedores à base de partículas (como Sculptra e Radiesse), para evitar a palpabilidade a longo prazo sob a pele nasal relativamente fina.
- A longevidade dos preenchedores de ácido hialurônico parece ser maior quando injetados no nariz em comparação com a injeção em outras áreas da face.[1,2] Essa duração mais longa do efeito também foi observada pelos autores com os preenchedores de ácido hialurônico, que duram até 2 a 3 anos em algumas partes do nariz.
- Preenchimentos permanentes não autólogos, incluindo silicone líquido, devem ser evitados, devido às complicações de longo prazo, como irregularidades permanentes, infecção, granulomas e inflamação crônica.
- O enxerto de gordura autóloga é outra opção para melhorar o contorno nasal. O preenchimento de volume de longo prazo do dorso nasal e das paredes laterais é mais bem tratado com enxerto de gordura do que com preenchimentos permanentes não autólogos.
- Em comparação com os ácidos hialurônicos, que podem ser removidos usando hialuronidase ou aspiração percutânea com agulha, se necessário, os preenchedores particulados ou permanentes são difíceis de remover se houver uma irregularidade que exija correção.

> **Dica de Especialista**
>
> *Os preenchedores de tecido mole permanentes não autólogos devem ser evitados no nariz.*

- O cirurgião deve entender as diferenças de reticulação, concentração e hidrofilicidade de cada produto de ácido hialurônico para tratar cada área anatômica e deformidade de forma mais eficaz.
- Dorso nasal e paredes laterais: Os produtos de maior G' são preferidos para o tratamento da pele fina do dorso nasal e das paredes laterais devido à sua maior concentração de ácidos hialurônicos reticulados e à menor hidrofilicidade. É menos provável que o contorno obtido no momento do tratamento seja alterado devido ao potencial relativamente baixo desses produtos para atrair e reter líquidos na área tratada. Além disso, os produtos com G' mais alto são uma boa opção para o tratamento de áreas que normalmente são constituídas de osso.

Tabela 59.1 Preenchimento de tecido mole recomendado para cada região anatômica

Região anatômica	Preenchimento de tecido mole
Dorsal	Alto G': Restylane-L/Defyne/Lyft, Juvéderm Voluma/UltraPlus, RHA 4
Parede lateral	Alto G': Restylane-L/Defyne/Lyft, Juvéderm Voluma/UltraPlus, RHA 4
Ponta	Baixo G': Juvéderm Ultra/UltraPlus/Volbella, Restylane Refyne, RHA 2
Asa	Baixo G': Juvéderm Ultra/UltraPlus/Volbella, Restylane Refyne, RHA 2

- Ponta nasal e bordas alares: Os produtos de G' mais baixo são preferidos para a ponta nasal e as bordas das asas porque são mais facilmente moldados ao contorno desejado, até uma semana após a injeção. No entanto, ao usar produtos de G' inferior que sejam hidrofílicos, o injetor deve considerar a possibilidade de inchaço pós-injeção e, portanto, de subtratamento da área. Esse aumento adicional de volume retardado pode ser desejável no paciente com a ponta nasal excessivamente reduzida ou de pele fina.
- Se for desejada uma composição ainda mais fina e fluida do preenchedor de ácido hialurônico, cada 1 mL de preenchedor de ácido hialurônico pode ser misturado com 0,5 mL de lidocaína a 1% como um método de reconstituição do produto, conforme o rótulo da Food and Drug Administration. As formulações mais recentes de ácido hialurônico, incluindo Volbella, Restylane Refyne e RHA2, oferecem uma consistência similar mais fina com duração de ação mais longa (▶ Tabela 59.1).

59.4 Anestesia

- Antes do tratamento com preenchedores de tecidos moles, o paciente deve ser anestesiado para maximizar o conforto. Os anestésicos tópicos são razoavelmente eficazes se houver um intervalo de tempo adequado antes da injeção.
- Atualmente, estão disponíveis várias formulações de preenchedores de tecidos moles que combinam ácido hialurônico com lidocaína para fornecer um anestésico local durante a injeção.
- Como alternativa, é possível reconstituir 1 mL de preenchimento de ácido hialurônico com 0,5 mL de lidocaína a 1%. Embora o uso de epinefrina nessa mistura possa ajudar a minimizar os hematomas pós-tratamento e acredite-se que diminua o risco de injeção intravascular, a vasoconstrição resultante impossibilitará a distinção entre o branqueamento induzido pela epinefrina e o comprometimento vascular real.
- O reconhecimento precoce do comprometimento vascular é essencial para evitar a necrose do tecido. Considerando a sensibilidade relativamente alta do nariz, um bloqueio de lidocaína do ramo maxilar do nervo trigêmeo pode ser realizado para garantir uma experiência mais confortável para o paciente.

> **Dica de Especialista**
>
> *O reconhecimento precoce do comprometimento vascular é essencial para evitar a necrose do tecido.*

59.5 Técnica de Injeção

- Todos os preenchedores de tecidos moles devem ser injetados com a menor agulha possível para maximizar o controle sobre o volume da injeção. No caso dos preenchedores de ácido hialurônico, uma agulha de calibre 30 é ideal.[7]
- Em pacientes que já passaram por uma rinoplastia, a transferência do preenchimento de ácido hialurônico para uma seringa BD com agulha de calibre 31 permite um enorme controle e precisão na colocação do produto e ajuda a limitar as pressões de injeção, o que pode reduzir o risco de complicações.

Dica de Especialista

Em pacientes que já passaram por uma rinoplastia, a transferência do preenchimento de ácido hialurônico para uma seringa BD com agulha de calibre 31 permite um enorme controle e precisão na colocação do produto e ajuda a limitar as pressões de injeção, o que pode reduzir o risco de complicações.

- A técnica de injeção varia de acordo com a localização anatômica e o objetivo do tratamento (▶ Fig. 59.2).[8] Podem ser usadas técnicas de injeção que incluem punção em série (acima à esquerda), rosqueamento linear (acima à direita), *fanning* (abaixo à esquerda) e *crosshatching*/radial (abaixo à direita) (▶ Fig. 59.3).[9,10]

Dica de Especialista

Deve-se evitar injeções rápidas de alta pressão, pois isso tem sido associado à injeção intravascular e a êmbolos nos vasos oculares, bem como à necrose do tecido. É particularmente importante em pacientes com rinoplastia secundária, pois a anatomia alterada, o tecido cicatricial e a perda de elasticidade do tecido mole podem aumentar o risco dessas complicações desastrosas.

59.5.1 Dorso Nasal

- O dorso nasal é mais bem abordado com o uso de preenchedores de ácido hialurônico com G' mais alto. Após a injeção, o preenchedor de ácido hialurônico deve ser massageado suavemente para ajudar na distribuição uniforme, evitando assim irregularidades no contorno. Depois da injeção, o cirurgião deve aguardar alguns minutos para que os tecidos moles tenham tempo de se ajustar e o produto possa ser totalmente utilizado. Isso permite uma avaliação mais precisa do efeito antes da injeção adicional.
- O volume da injeção e a cor da pele devem ser avaliados regularmente para evitar qualquer comprometimento da perfusão vascular da pele nasal.
- A aplicação do preenchedor de ácido hialurônico em camadas, de profundas a superficiais, é preferível para a restauração do

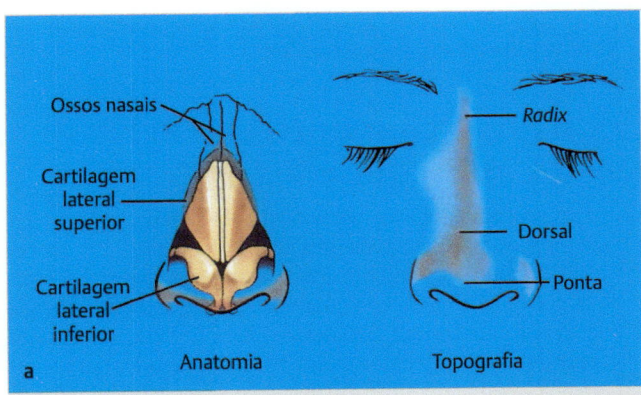

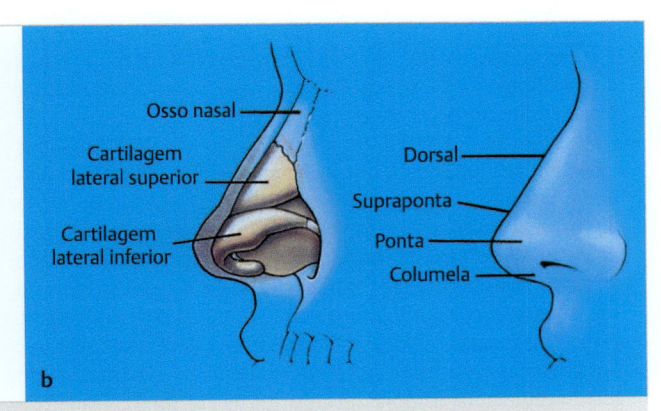

Fig. 59.2 Locais da técnica de injeção. (**a, b**) Todos os preenchedores de tecidos moles devem ser injetados usando a menor agulha possível para maximizar o controle sobre o volume da injeção. Em pacientes que já passaram por rinoplastia, a transferência do preenchimento de ácido hialurônico para uma seringa BD com agulha de calibre 31 permite um enorme controle e precisão na colocação do produto e ajuda a limitar as pressões de injeção, o que pode reduzir o risco de complicações.

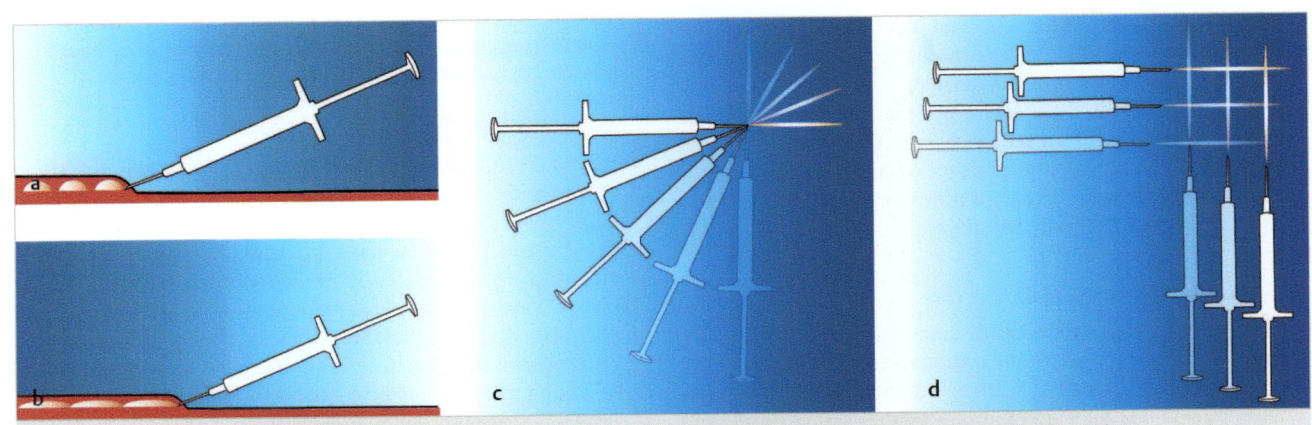

Fig. 59.3 Técnicas de injeção. (**a**) Punção em série. (**b**) Rosqueamento linear. (**c**) *Fanning*. (**d**) Cruzamento (*crosshatching*)/radial.

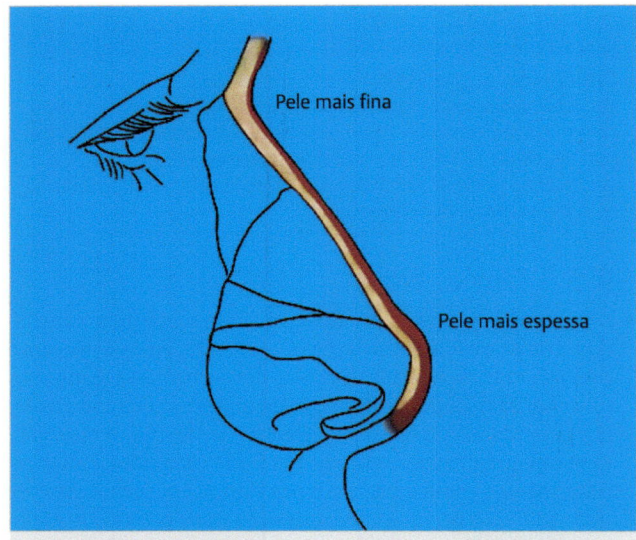

Fig. 59.4 Técnicas de injeção: dorso nasal. Os produtos de G' mais alto têm uma consistência mais firme e são adequados para aumento de volume quando colocados em um plano profundo ao longo da estrutura osteocartilaginosa. Está sujeita a inchaço pós-injeção e, portanto, a área deve ser levemente subtratada. Os produtos com consistência mais firme devem ser evitados em pacientes com pele fina ou elasticidade reduzida do tecido mole após rinoplastia anterior.

volume do dorso nasal. Uma técnica de rosqueamento ao longo do eixo longo do dorso nasal deve ser empregada para manter um formato nasal adequado.
- O Restylane-L e o Juvéderm UltraPlus são produtos versáteis e podem ser usados no dorso. Restylane Defyne/Lyft e Juvéderm Voluma são formulações de preenchimento de ácido hialurônico com consistência mais espessa e adequadas para aumento de volume quando colocadas em um plano profundo ao longo da estrutura osteocartilaginosa. Está sujeita a inchaço pós-injeção e, portanto, a área deve ser levemente subtratada. Os produtos com consistência mais espessa devem ser evitados em pacientes com pele fina ou diminuição da elasticidade do tecido mole após rinoplastia anterior (▶ Fig. 59.4).

59.5.2 Parede Lateral Nasal
- A parede lateral do nariz também é mais bem-tratada com o uso de pequenas quantidades de preenchimento de ácido hialurônico com massagem pós-injeção e alguns minutos de atraso antes da reinjeção. A pele da parede lateral nasal também deve ser continuamente avaliada quanto a qualquer evidência de comprometimento vascular.
- O método preferido de injeção é por meio de uma técnica de *crosshatching* para obter uma expansão uniforme do volume ao longo do plano da parede lateral nasal. Restylane-L ou Juvéderm Ultra e UltraPlus são os produtos preferidos para uso sob a pele fina da parede lateral nasal.

59.5.3 Ponta Nasal e Asa
- O uso de pequenas quantidades de preenchedor de ácido hialurônico, a massagem pós-injeção e o atraso de alguns minutos antes da reinjeção também se aplicam ao tratamento da ponta nasal.
- Mais do que qualquer outra área, a pele da ponta nasal deve ser tratada com volumes conservadores e avaliação constante da perfusão da pele para evitar sequelas potencialmente desastrosas do comprometimento da pele da ponta nasal.
- Os produtos com G' inferior têm a vantagem de ser maleáveis vários dias após a injeção, permitindo que sejam massageados e redistribuídos para o tratamento da ponta nasal e da asa. Considerando os contornos esteticamente sensíveis da ponta nasal e da asa, a capacidade de moldar os produtos com G' inferior após a injeção é um benefício para o paciente e o injetor.
- Como mencionado anteriormente, os preenchedores hidrofílicos, como o Juvéderm Ultra e o Ultra Plus, são particularmente úteis para um paciente que deseja mais volume na ponta, uma vez que há a possibilidade de inchaço pós-injeção. Como alternativa, preenchimentos menos hidrofílicos, como o Restylane-L, podem ser usados na ponta nasal se for desejado maior controle do aumento do volume final.
- Ao injetar qualquer preenchedor de ácido hialurônico na ponta e nas asas nasais, deve-se injetar com uma técnica de punção em série para maximizar a precisão e a exatidão nessa área esteticamente crítica. Pequenos volumes de preenchimento com ácido hialurônico, na faixa de 0,1 a 0,2 mL, podem resultar em uma melhora significativa do contorno da ponta nasal.

Dica de Especialista
Mais do que qualquer outra área, a pele da ponta nasal deve ser tratada com volumes conservadores e avaliação constante da perfusão da pele para evitar sequelas potencialmente desastrosas do comprometimento da pele da ponta nasal.

59.6 Preenchimento de Tecidos Moles após Rinoplastia
- Os preenchedores de tecido mole oferecem uma opção de tratamento valiosa para pacientes após a rinoplastia. Em alguns casos, pequenas irregularidades permanecem após a cirurgia, e os pacientes podem não querer se submeter a uma cirurgia de revisão para corrigir uma deformidade. Como alternativa, os preenchedores de tecidos moles podem ser usados para obter um resultado temporário em pacientes que estão aguardando o intervalo de tempo adequado antes de se submeterem a uma rinoplastia secundária.

Dica de Especialista
Os preenchedores de tecido mole podem ser usados para obter um resultado temporário em pacientes que estão aguardando o intervalo de tempo adequado antes de se submeterem a uma rinoplastia secundária.

- Após a cirurgia nasal, a presença de tecido cicatricial torna o envelope de tecido mole menos complacente. Além disso, o suprimento de sangue para o complexo da ponta nasal pode ser alterado. Esses dois fatores devem ser sempre lembrados ao injetar preenchedores de tecido mole no nariz após a rinoplastia. Nesses casos, é ainda mais importante avaliar a perfusão adequada do tecido durante a injeção, pois a necrose da pele pode ocorrer devido à injeção intravascular e, mais comumente, à isquemia por pressão e à necrose. Pode ser necessário injetar volumes menores de preenchimento de tecido mole e/ou realizar injeções em estágios para evitar essas complicações.

Dica de Especialista

Em pacientes que já passaram por rinoplastia, pode ser necessário injetar volumes menores de preenchimento de tecido mole e/ou realizar injeções em etapas para evitar injeção intravascular ou necrose por pressão.

Tratamento de Possível Comprometimento Vascular durante a Injeção de Preenchimento com Ácido Hialurônico

- Interrompa a injeção imediatamente.
- Massageie a área da injeção.
- Injete hialuronidase em uma dosagem de 450 UI (150 UI/mL) por 2,5 cm³. A dosagem está diretamente relacionada com o tamanho da zona isquêmica.[11]
- Injete hialuronidase na área da injeção do preenchedor de ácido hialurônico e na área distal ao local da injeção suprida por vasos sanguíneos afetados.
- Aplique nitropasta tópica a cada 8 horas.
- Administre aspirina por via oral.
- Inicie a terapia com oxigênio hiperbárico.

- Se ocorrer branqueamento durante a injeção, esta deve ser interrompida imediatamente. Se os sinais de perfusão do tecido, como cor e reenchimento capilar, não retornarem, a hialuronidase deve ser injetada para degradar o produto; normalmente, 450 UI (150 UI/mL) por 2,5 cm³. A dosagem está diretamente relacionada com o tamanho da zona isquêmica.[11] A massagem deve ser realizada para garantir a fusão da hialuronidase e a degradação do produto. A hialuronidase deve ser reinjetada a cada 5 a 10 minutos até que a perfusão seja restabelecida.
- Se a perfusão do tecido ainda estiver anormal após o tratamento com hialuronidase, deve-se iniciar o uso de aspirina oral e nitropasta tópica. O tratamento com oxigênio hiperbárico também pode ser benéfico.
- Os pacientes devem ser acompanhados de perto e podem precisar de reinjeção se a perfusão comprometida voltar a ocorrer.
- A perfusão comprometida do tecido após a injeção de preenchedores à base de partículas, como Sculptra e Radiesse, é particularmente difícil de tratar, pois a hialuronidase não tem efeito; esse é outro motivo pelo qual o uso desses preenchedores deve ser evitado no nariz.

Dica de Especialista

Se ocorrer branqueamento durante a injeção, esta deve ser interrompida imediatamente.

59.7 Análises de Casos

59.7.1 Caso 1: Preenchimento de Tecido Mole para Deformidade Nasal Dorsal

Uma paciente de 24 anos de idade desejava uma correção do dorso nasal (▶ Fig. 59.5).

59.7.2 Caso 2: Preenchimento de Tecido Mole para Deformidade Pós-Rinoplastia e Rinoplastia Secundária Subsequente

Uma paciente de 63 anos de idade desejava aumentar a rotação da ponta, aumentar a projeção da ponta e melhorar a definição da ponta (▶ Fig. 59.6).

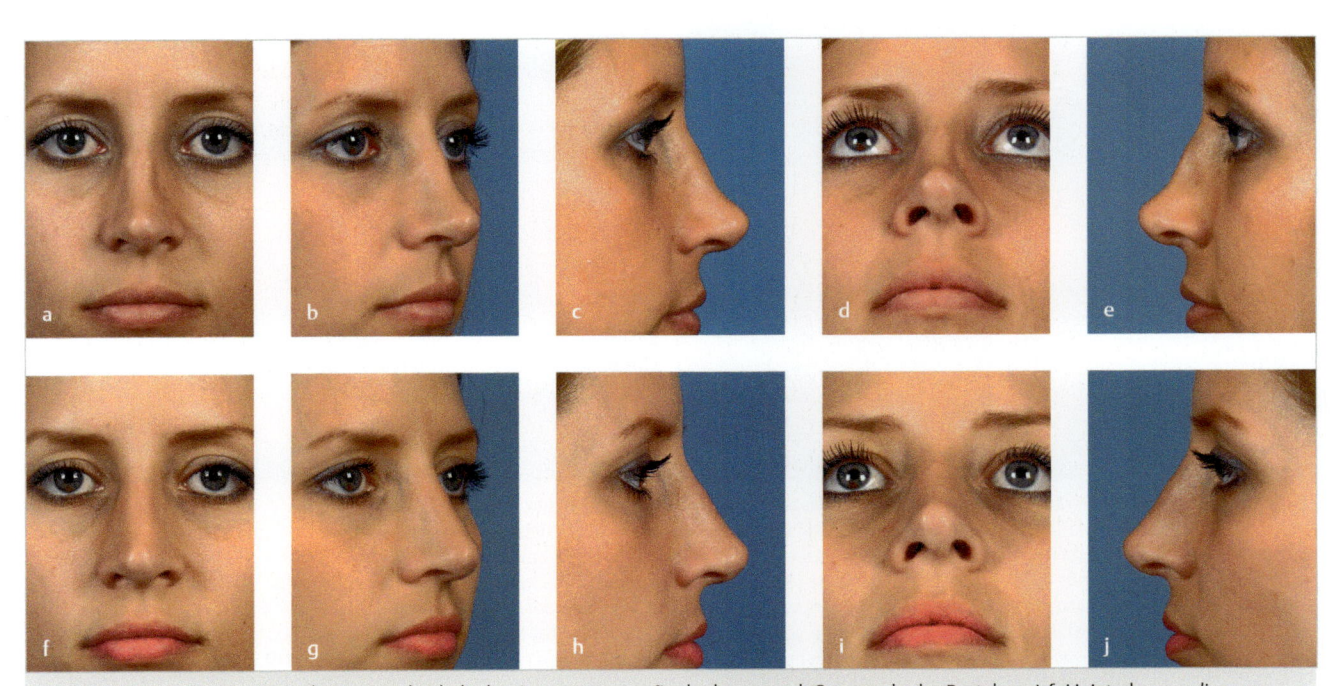

Fig. 59.5 Caso 1. Essa paciente de 24 anos de idade desejava uma correção do dorso nasal. O preenchedor Restylane-L foi injetado no *radix* e na supraponta para camuflar a deformidade dorsal. (**a**) Vista frontal antes e um mês após as injeções de preenchimento (**f**). (**b**) Vista oblíqua antes e um mês após as injeções de preenchimento (**g**). (**c**) Vista lateral antes e um mês após as injeções de preenchimento (**h**). (**d**) Vista basal antes e (**i**) um mês após as injeções de preenchimento. (**e**) Vista lateral antes e (**j**) um mês após as injeções de preenchimento.

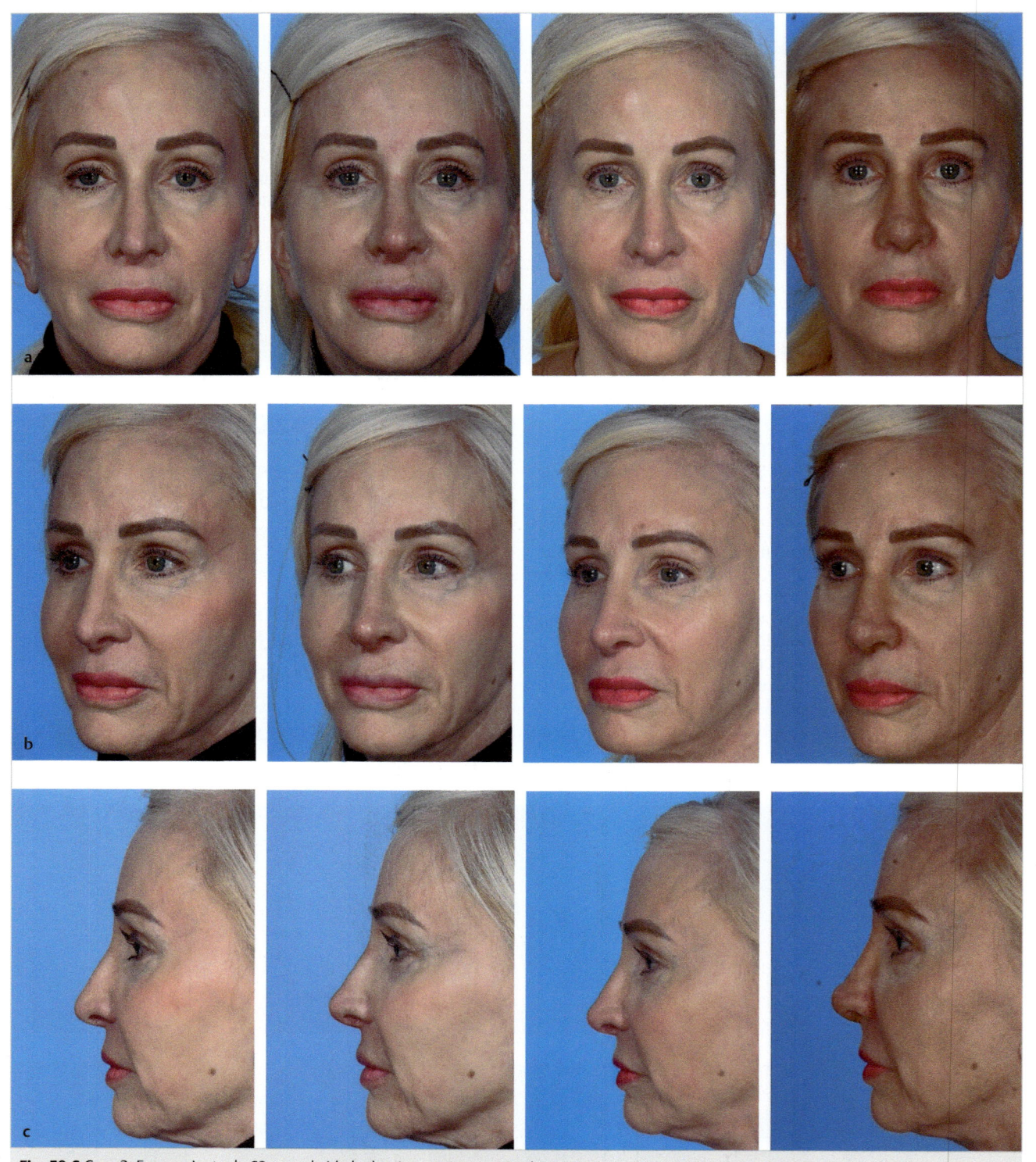

Fig. 59.6 Caso 2. Essa paciente de 63 anos de idade desejava maior rotação da ponta, maior projeção da ponta e melhor definição da ponta. O preenchimento com Restylane-L foi injetado na ponta, no lóbulo da infraponta e na columela para atingir esses objetivos. (**a**) Linha superior da esquerda para a direita: Vista frontal antes da injeção do preenchimento (extrema esquerda), imediatamente após a injeção do preenchimento, um mês após a injeção e um mês após a rinoplastia secundária (extrema direita). (**b**) Fileira do meio, da esquerda para a direita: Vista oblíqua antes da injeção do preenchedor (extrema esquerda), imediatamente após a injeção do preenchedor, um mês após a injeção e um mês após a rinoplastia secundária (extrema direita). (**c**) Linha inferior da esquerda para a direita: Vista lateral antes da injeção do preenchimento (extrema esquerda), imediatamente após a injeção do preenchimento, um mês após a injeção e um mês após a rinoplastia secundária (extrema direita).

59.8 Conclusão

Os preenchedores de tecidos moles são uma opção de tratamento importante em casos específicos. A seleção adequada dos preenchedores de tecidos moles baseia-se no entendimento da variação na constituição e nas propriedades entre os preenchedores de tecidos moles. Os preenchedores de ácido hialurônico são versáteis e ideais para injeção no nariz. Os preenchedores de tecidos moles permanentes não autólogos devem ser evitados no nariz. Injeções rápidas de alta pressão devem ser evitadas, pois isso tem sido associado à injeção intravascular e a êmbolos nos vasos oculares, bem como à necrose tecidual. Isso é particularmente importante em pacientes com rinoplastia secundária, pois a anatomia alterada, o tecido cicatricial e a perda de elasticidade do tecido mole podem aumentar o risco dessas complicações desastrosas. Em pacientes que já passaram por uma rinoplastia, pode ser necessário injetar volumes menores de preenchimento de tecido mole e/ou realizar injeções em etapas para evitar a injeção intravascular ou a necrose por pressão. Se ocorrer branqueamento durante a injeção, a injeção deve ser interrompida imediatamente e pode ser necessário tratamento para restabelecer a perfusão.

Referências

[1] de Lacerda DA, Zancanaro P. Filler rhinoplasty. Dermatol Surg. 2007; 33 Suppl 2:S207-S212, discussion S212
[2] Kim P, Ahn JT. Structured nonsurgical Asian rhinoplasty. Aesthetic Plast Surg. 2012; 36(3):698-703
[3] Gonzalez-Ulloa M. Restoration of the face covering by means of selected skin in regional aesthetic units. Br J Plast Surg. 1956; 9(3):212-221
[4] Reece EM, Schaverien M, Rohrich RJ. The paramedian forehead flap: a dynamic anatomical vascular study verifying safety and clinical implications. Plast Reconstr Surg. 2008; 121(6):1956-1963
[5] Sundaram H, Voigts B, Beer K, Meland M. Comparison of the rheological properties of viscosity and elasticity in two categories of soft tissue fillers: calcium hydroxylapatite and hyaluronic acid. Dermatol Surg. 2010; 36 Suppl 3:1859-1865
[6] Kim YJ, Kim SS, Song WK, Lee SY, Yoon JS. Ocular ischemia with hypotony after injection of hyaluronic acid gel. Ophthal Plast Reconstr Surg. 2011; 27 (6):e152-e155
[7] Nguyen AT, Ahmad J, Fagien S, Rohrich RJ. Cosmetic medicine: facial resurfacing and injectables. Plast Reconstr Surg. 2012; 129(1):142e-153e
[8] Rohrich RJ, Ghavami A, Crosby MA. The role of hyaluronic acid fillers (Restylane) in facial cosmetic surgery: review and technical considerations. Plast Reconstr Surg. 2007; 120(6) Suppl:41S-54S
[9] DeLorenzi C. Chapter 4. Treatment protocol for vascular adverse events. In: Lamilla GC, DeLorenzi C, Karpova E, Rzany B, Trevidic P, eds. Anatomy & Filler Complications. Paris: E2e Medical Publishing
[10] Kurkjian TJ, Ahmad J, Rohrich RJ. Soft tissue fillers in rhinoplasty. Plast Reconstr Surg. 2014; 133(2):121e-126e
[11] Humphrey CD, Arkins JP, Dayan SH. Soft tissue fillers in the nose. Aesthet Surg J. 2009; 29(6):477-484- [erratum in Aesthet Surg J 30:119, 2010]

60 Prevenção e Gerenciamento de Complicações de Rinoplastia

Rod J. Rohrich ▪ Elie P. Ramly ▪ Matthew Novak ▪ Jamil Ahmad

Resumo

Neste capítulo, apresentamos e analisamos as complicações mais comuns encontradas na rinoplastia. As complicações são classificadas como hemorrágicas, infecciosas, traumáticas, funcionais, estéticas e diversas. Descrevemos a apresentação clínica típica de cada uma dessas complicações, bem como as principais estratégias de prevenção e tratamento para obter os melhores resultados.

Palavras-chave: Rinoplastia, complicações, segurança do paciente, cuidados pós-operatórios

> **Pontos Principais**
> - As complicações da rinoplastia podem ser categorizadas como hemorrágicas, infecciosas, traumáticas, funcionais, estéticas e diversas.
> - As complicações hemorrágicas exigem reconhecimento e tratamento imediatos para evitar deformidades secundárias.
> - As complicações infecciosas variam em gravidade e o melhor tratamento é a prevenção.
> - As complicações traumáticas são iatrogênicas e dependentes da técnica. O entendimento completo da anatomia e a execução técnica especializada ajudarão a evitar essas complicações.
> - Os problemas funcionais geralmente resultam da correção inadequada de problemas funcionais existentes ou da restauração insuficiente das válvulas nasais e do suporte estrutural da ponta.

Tabela 60.1 Complicações da cirurgia nasal

Categoria	Complicação
Hemorrágica	Epistaxe
	Hematoma septal
	Hemorragia orbital
Infecciosa	Celulite; abscesso
Traumática	Fratura da haste septal em L
	Lesão intracraniana e vazamento de fluido cerebrospinal
	Anosmia
	Cegueira
	Trauma dentário
	Epífora
Via aérea funcional	Disfunção da válvula nasal interna
	Disfunção da válvula nasal externa
	Perfuração septal
	Desvio persistente do septo
	Obstrução sinusal
	Sinequias
	Rinite
Estética	Deformidades dorsais
	Deformidade da supraponta (bico de papagaio)
	Deformidades na ponta
	Cicatrizes inestéticas
	Necrose da pele
Diversas	Cistos nasais pós-trinoplastia
	Dermatite de contato
	Telangiectasias cutâneas
	Aspiração do pacote nasal
	Distúrbios psiquiátricos

60.1 Introdução

Embora as complicações sejam bastante raras na rinoplastia, o conhecimento das possíveis complicações, de sua apresentação clínica e de seu manejo ajudará a reduzir as consequências de longo prazo caso ocorra alguma dessas complicações. As complicações são classificadas como hemorrágicas, infecciosas, traumáticas, funcionais, estéticas e diversas. Descrevemos a apresentação clínica típica de cada uma dessas complicações, bem como as principais estratégias de prevenção e tratamento para obter resultados ideais (▶ Tabela 60.1).

60.2 Complicações Hemorrágicas

60.2.1 Epistaxe

- O sangramento pós-operatório é uma das complicações mais comuns após a cirurgia nasal, especialmente a cirurgia nasal interna, como a septoplastia e a cirurgia de cornetos.
- A prevenção requer a identificação de pacientes em risco por meio de histórico pré-operatório e exame físico, revisão de medicamentos/suplementos dietéticos e exames laboratoriais.
- As pessoas com histórico pessoal ou familiar de distúrbios hemorrágicos, como disfunção plaquetária ou doença de von Willebrand, devem fazer exames adicionais, incluindo tempos de protrombina, tempos de tromboplastina parcial ativada e ensaios de função plaquetária. O uso de medicamentos anticoagulantes, antiplaquetários e anti-inflamatórios não esteroides deve ser reduzido pelo menos duas semanas antes da cirurgia.
- O sangramento mais comumente se origina da mucosa nasal traumatizada ou dos locais de incisão.
- Durante a cirurgia, a dissecção cuidadosa, a hemostasia meticulosa e o fechamento preciso das incisões são fundamentais.
- As osteotomias são realizadas com cuidado para minimizar a lesão da mucosa, e deve-se dar atenção especial à hemostasia dos cornetos se for realizada uma ressecção.
- O uso de talas nasais internas proporciona compressão e pode reduzir a ocorrência de sangramento ou formação de hematoma ao longo da área septal.
- O acondicionamento com Surgicel na porção não suturada da incisão infracartilaginosa ao longo do triângulo de tecido

60.2 Complicações Hemorrágicas

mole proporciona hemostasia local e pode ser impregnado com pomada antibiótica local; o autor sênior usa mupirocina para o controle de *Staphylococcus aureus* resistente à meticilina (MRSA) em pacientes de risco.

- Epistaxe pós-operatória pode ser leve, moderada ou grave. A epistaxe leve é mais comum e geralmente responde bem à elevação de 60 graus da cabeça, à pressão suave sobre a narina ou narinas e o septo anterior por 15 minutos e à aplicação de *sprays* nasais descongestionantes tópicos, como oximetazolina ou fenilefrina (▶ Fig. 60.1).[1,2]

> **Dica de Especialista**
>
> *O sangramento pós-operatório leve geralmente é controlado com elevação da cabeça em 60 graus, pressão suave nas narinas por 15 minutos e aplicação de sprays nasais descongestionantes tópicos, como oximetazolina ou fenilefrina.*

Epistaxe leve
- Elevação da cabeça maior que 60 graus
- *Spray* nasal de oximetazolina
- Pressão suave por 15 minutos

↓

Epistaxe leve e persistente
- O paciente deve ser visto e examinado
- *Spray* nasal de oximetazolina
- Tamponamento nasal anterior com gaze de fita umedecida com solução salina ou Surgicel

↓

Epistaxe moderada
- Remoção de talas nasais/embalagens
- Irrigação salina e succção para remover coágulos sanguíneos e crostas para permitir a identificação da fonte de sangramento
- Nitrato de prata para cauterizar a área, seguido de tamponamento nasal anterior

↓

Epistaxe persistente e moderada
- Tamponamento nasal posterior com gaze umedecida em soro fisiológico
- Considerar internação hospitalar para observação

↓

Epistaxe grave
- Exploração e cauterização na sala de cirurgia

↓

Epistaxe grave persistente
- Consulta para embolização angiográfica emergencial

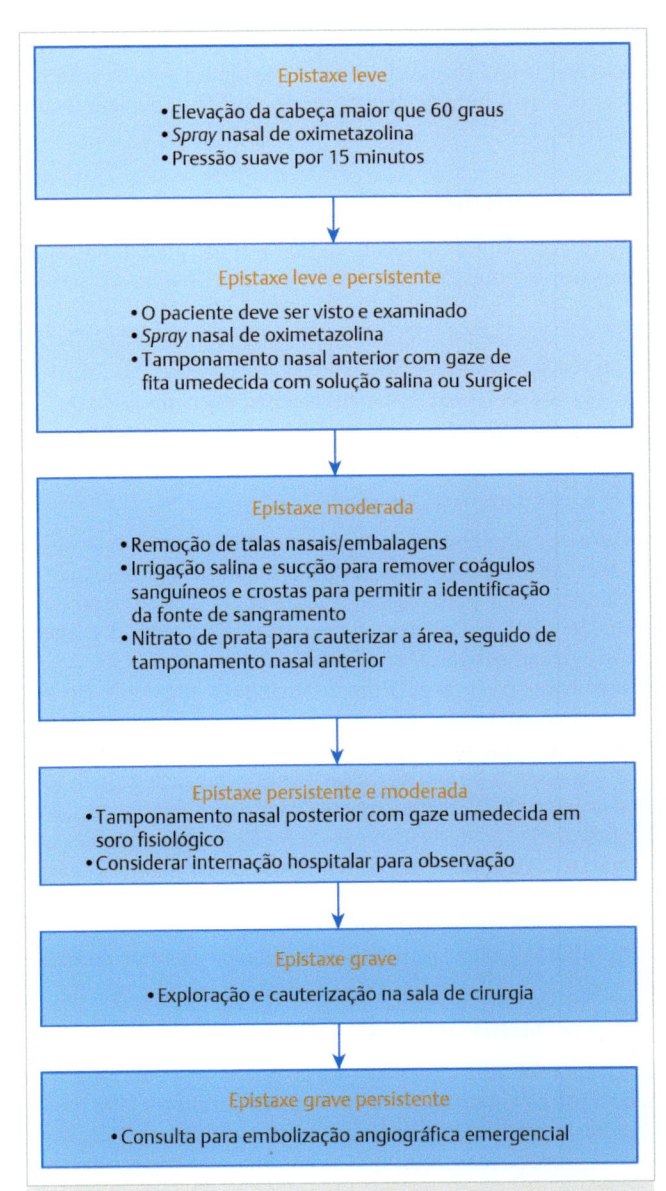

Fig. 60.1 Algoritmo para tratamento de epistaxe.

- Se o sangramento persistir, uma abordagem gradual para hemostasia deve ser prontamente empregada (▶ Fig. 60.1). As talas nasais internas são removidas e as passagens nasais são suavemente aspiradas para remover coágulos e crostas de sangue. As áreas focais de sangramento podem ser cauterizadas com nitrato de prata, ou um tampão hemostático leve feito de agentes absorvíveis (Surgicel, Gelfoam ou NasoPore) pode ser colocado sobre a superfície do sangramento. Os selantes hemostáticos tópicos que contêm trombina, como o FloSeal, também podem ser eficazes no controle do sangramento da mucosa por uso diário. O sangramento contínuo pode exigir um tamponamento nasal formal, seja na forma de gaze ou de um tampão nasal disponível comercialmente (Rhinorocket, Merocel), que pode ser mantido por até 2 a 4 dias, se necessário.[2] Antibióticos devem ser administrados enquanto o tamponamento estiver em vigor para reduzir o risco de síndrome do choque tóxico (TSS).

> **Dica de Especialista**
>
> *Se o sangramento persistir apesar das medidas conservadoras, uma abordagem gradativa para hemostasia deve ser prontamente empregada, variando de agentes hemostáticos absorvíveis a embalagens não absorvíveis ou intervenção processual.*

- A epistaxe grave ocorre em menos de 1% dos pacientes. Quando as medidas conservadoras de hemostasia acima não são bem-sucedidas, a exploração cirúrgica é necessária. O sangramento persistente pode exigir a ligadura endoscópica da artéria esfenopalatina, da artéria maxilar interna ou das artérias etmoidais anterior e posterior. O sangramento refratário a todas essas medidas pode ser tratado com embolização angiográfica.[1]
- O ácido tranexâmico (TXA) é um agente antifibrinolítico com alto perfil de segurança que tem sido usado com sucesso para reduzir o sangramento em vários procedimentos de cirurgia plástica. Existem evidências de seu papel na rinoplastia. Estudos demonstraram uma redução no sangramento intraoperatório, bem como uma melhora na equimose e no edema periorbitais pós-operatórios com a administração de uma dose pré-operatória.[3] Na prática do autor sênior, o uso tópico adicional, como tampão nasal intraoperatório, proporciona hemostasia satisfatória quando necessário. Em caso de sangramento pós-operatório persistente, o TXA oral pode ser prescrito por até cinco dias, além das estratégias mencionadas anteriormente.

> **Dica de Especialista**
>
> *O ácido tranexâmico (TXA) é um agente antifibrinolítico que pode ajudar a diminuir o sangramento intraoperatório, bem como a equimose e o edema periorbitais pós-operatórios.*

- Embora não seja uma prática comum, o uso de DDAVP (acetato de desmopressina) intravenoso foi descrito para o controle de sangramento intra e pós-operatório. Faber *et al.* descreveram o uso de desmopressina intravenosa para o tratamento de sangramento pós-operatório excessivo.[4] Cada paciente recebeu 0,3 μg/kg de desmopressina intravenosa durante 30 minutos. O sangramento parou completamente ou diminuiu significativamente, permitindo a resolução dos sintomas. Eles não relataram nenhum efeito colateral adverso.

- O tratamento médico pode incluir um *bolus* intravenoso de manitol a 20% (1-2 g/kg durante 30-60 minutos), 100 mg de metilprednisolona (Solu-Medrol) e 500 mg de acetazolamida.

> **Dica de Especialista**
>
> *O tratamento adequado de um hematoma septal consiste no reconhecimento precoce, na evacuação imediata do hematoma e na terapia antimicrobiana se houver suspeita de um abscesso septal nasal secundário.*

- Qualquer diminuição da acuidade visual requer descompressão cirúrgica. Isso pode ser obtido mais comumente por meio de uma cantotomia lateral ou com descompressão orbital por meio de uma etmoidectomia externa ou abordagem transantral e orbitotomia lateral.

60.3 Complicações Infecciosas

- As infecções pós-operatórias após a rinoplastia podem variar de celulite leve do envelope de tecido mole a doença sistêmica com risco de vida resultante de trombose do seio cavernoso ou TSS.

60.3.1 Celulite e Abscessos

- As infecções locais da ferida, como a celulite, podem ser tratadas com agentes antibióticos sistêmicos e observação atenta.

> **Dica de Especialista**
>
> *As infecções pós-operatórias após a rinoplastia variam em gravidade, desde uma celulite leve do envelope de tecido mole até uma doença sistêmica com risco de vida resultante de trombose do seio cavernoso ou TSS.*

- Deve-se manter muita suspeita quanto à possível formação de abscesso. Os locais comuns de formação de abscesso após a rinoplastia incluem o dorso nasal, a ponta nasal e o septo. Se for identificado um abscesso, deve ser realizada uma drenagem cirúrgica imediata, além de antibioticoterapia.
- Um abscesso septal geralmente surge no contexto de um hematoma septal infectado que não é reconhecido ou é tratado de forma inadequada.
- O tratamento de um abscesso septal começa com incisão e drenagem. O acondicionamento do local do abscesso com gaze pode ajudar no desbridamento local da ferida e fornecer um meio de saída para a infecção residual. Os antibióticos devem ser administrados até que a infecção seja controlada, pois o tratamento inadequado pode resultar em infecção grave e trombose do seio cavernoso, meningite ou abscesso cerebral.

60.3.2 Síndrome do Choque Tóxico

ATSS, uma doença multissistêmica aguda, foi descrita como uma sequela de cirurgia nasal com tamponamento nasal e talas nasais internas.[7,8] A liberação de uma exotoxina, a toxina-1 da TSS, criada pelo *Staphylococcus aureus*, atua como um superantígeno que causa a ativação de leucócitos com a consequente liberação maciça de citocinas pró-inflamatórias. Os sintomas ocorrem precocemente

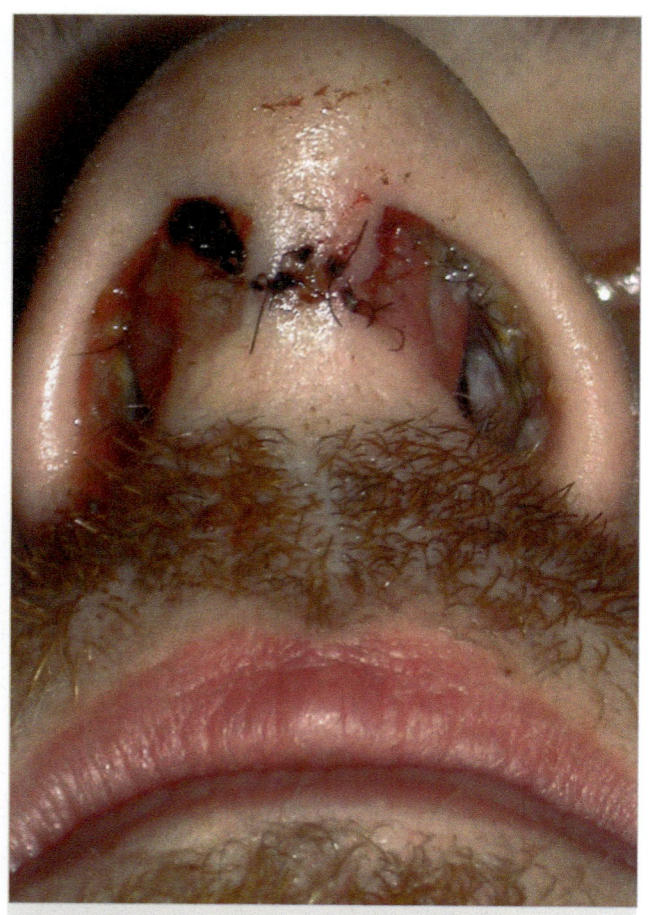

Fig. 60.2 Hematoma septal. Este paciente é mostrado no pós-operatório com um hematoma septal. A expansão bilateral do septo está bloqueando ambas as vias aéreas nasais.

> **Dica de Especialista**
>
> *O reconhecimento e o tratamento imediatos da hemorragia orbital são necessários para evitar lesões oculares e perda de visão.*

60.2.2 Hematoma Septal

- Um hematoma septal pós-operatório pode-se apresentar com sintomas de obstrução nasal, dor, rinorreia ou febre e uma massa septal nasal equimótica ao exame físico (▶ Fig. 60.2).[5]
- O reconhecimento precoce e a evacuação imediata são fundamentais e, em geral, podem ser realizados no consultório.
- Se houver suspeita de um abscesso secundário do septo nasal, deve-se iniciar a drenagem e a terapia antimicrobiana.
- Se não forem tratados, os hematomas e abscessos septais podem causar necrose da cartilagem, perda do suporte dorsal e deformidade do nariz em sela.

60.2.3 Hemorragia Orbital

- A hemorragia orbital pode resultar do rompimento de vasos sanguíneos localizados atrás do septo orbital ou da oclusão da artéria central da retina. O reconhecimento precoce, a consulta oftalmológica imediata e o tratamento são necessários para evitar lesões oculares e perda de visão.[6]

e podem incluir náusea ou vômito, erupção cutânea, febre, taquicardia e hipotensão. O tratamento requer a remoção imediata do objeto agressor, internação em unidade de terapia intensiva, antibioticoterapia intravenosa e cuidados de suporte.

60.3.3 Antibióticos Perioperatórios

- A administração profilática rotineira de antibióticos no pós-operatório de rinoplastia permanece controversa. No entanto, a pomada antibiótica tópica pré e pós-operatória diminui significativamente o crescimento da flora nasal potencialmente infecciosa, incluindo S. aureus, em pacientes com tamponamento nasal,[9] e os antibióticos sistêmicos são frequentemente administrados nos períodos pré e pós-operatório.
- Em uma pesquisa com cirurgiões plásticos, Perrotti et al. descobriram que 72% dos entrevistados administravam antibióticos durante ou após a rinoplastia, e o uso de antibióticos perioperatórios em pacientes com rinoplastia havia diminuído em 200% entre 1985 e 2000.[10,11]
- Diretrizes recentes reservam o uso de antibióticos perioperatórios além de 24 horas para pacientes com fatores de risco selecionados.[12]

60.3.4 Organismos Resistentes a Antibióticos

- Os pacientes que exigem maior vigilância e preferência pela continuação do uso de antibióticos no pós-operatório incluem aqueles com colonização basal por MRSA, cirurgia secundária, enxerto de cartilagem extenso, estados imunocomprometidos, preocupação com outros focos infecciosos concomitantes ou tamponamento nasal.[12]
- Os pacientes colonizados por MRSA podem ter uma incidência quatro vezes maior de infecção clínica.[13] Portanto, o rastreamento pré-operatório de MRSA é necessário, principalmente em profissionais de saúde ou pacientes recentemente admitidos em um hospital ou instituição de cuidados residenciais. Se o teste for positivo, um curso pré-operatório de 5 dias de pomada tópica de mupirocina nos vestíbulos nasais e antibióticos perioperatórios adequadamente direcionados podem diminuir esse risco.

60.4 Complicações Traumáticas

60.4.1 Fraturas da Estrutura em L

- A área em que a cartilagem septal se une à placa perpendicular do etmoide é uma região particularmente vulnerável, onde a ressecção excessiva ou o rompimento durante a rinoplastia leva ao possível colapso do dorso na abóbada média e à deformidade do nariz em sela. As fraturas da estrutura em L devem ser reparadas imediatamente quando identificadas, a fim de evitar deformidade significativa. A fratura da estrutura em L do septo com separação na junção osteocartilaginosa é mostrada na ▶ Fig. 60.3.
- Para a coleta da cartilagem septal, recomendamos a preservação de pelo menos 15 mm dorsal e pelo menos 10 mm caudal da estrutura em L que permanece presa à placa perpendicular do etmoide e à área anterior da crista espinhal-maxilar, respectivamente.[14]
- As fraturas da porção média da estrutura em L do septo dorsal podem ser estabilizadas com o uso de técnicas de sutura

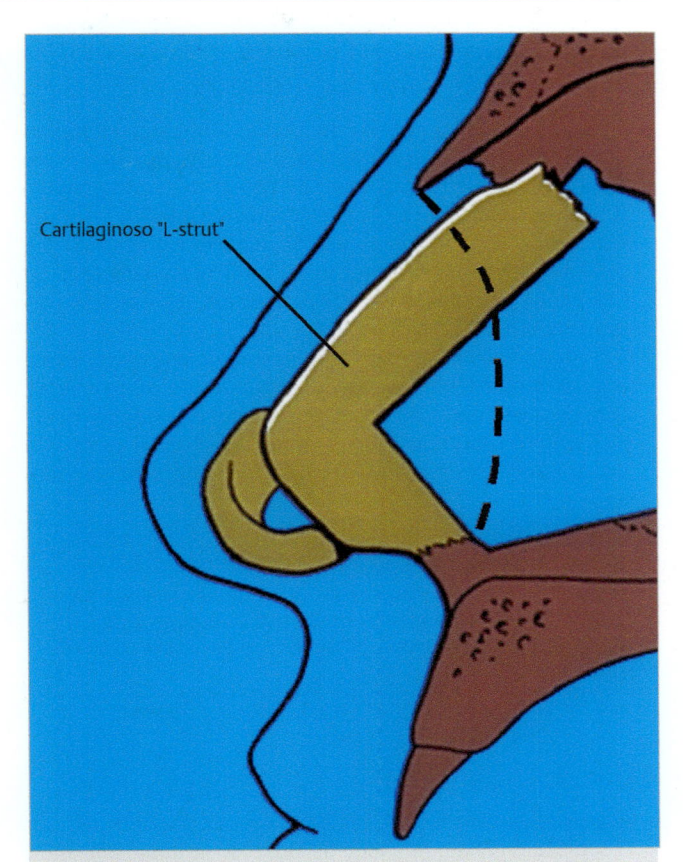

Fig. 60.3 Complicações traumáticas na rinoplastia. A área onde a cartilagem septal se une à placa perpendicular do etmoide é uma região particularmente vulnerável, em que a ressecção excessiva ou o rompimento durante a rinoplastia leva ao possível colapso do dorso e à deformidade do nariz em sela. A fratura da estrutura septal em L com separação na junção osteocartilaginosa é mostrada aqui.

e enxertos expansores, desde que a exposição da fratura seja adequada e a cartilagem cefálica do local da fratura seja suficiente para a sutura dos enxertos expansores.
- Quando a fratura ocorre cefalicamente às bordas do osso nasal, a estrutura em L fraturada pode ser fixada rigidamente com fios K percutâneos colocados através dos ossos nasais e do septo dorsal fraturado caudal ao local da fratura.[15]
- Para fraturas que ocorrem perto ou nas bordas do osso nasal, é necessária uma combinação de enxertos expansores e fios de Kirschner, pois a colocação de sutura acima dessa área é impedida pelas relações anatômicas estreitas. A colocação dos fios K através dos ossos nasais em vez de através das cartilagens laterais superiores permite a fixação rígida do segmento fraturado. Os fios Kirschner são deixados no local por 3 a 4 semanas e removidos na sala de cirurgia com um torcedor de fios.
- As talas nasais internas devem ser mantidas por 2 a 3 semanas para apoiar a redução da fratura.

> **Dica de Especialista**
>
> As fraturas da estrutura em L devem ser reparadas imediatamente para evitar o colapso do dorso e a deformidade do nariz em sela. A estabilização é obtida por meio de técnicas de sutura, enxertos expansores e/ou fios K percutâneos.

60.4.2 Lesão Intracraniana e Vazamento de Líquido Cefalorraquidiano

- A violação da placa cribriforme por instrumentos cirúrgicos pode ser causada pela manipulação excessiva do septo ósseo e pode resultar em vazamento de líquido cefalorraquidiano (CSF) e possível lesão ou infecção intracraniana.
- Os sintomas de vazamento do CSF incluem rinorreia clara e cefaleia posicional. O diagnóstico é confirmado pelo teste do CSF para a presença de beta2-transferrina, uma proteína altamente específica para o CSF.
- Um vazamento de CSF exige hospitalização, repouso no leito e avaliações otorrinolaringológicas e neurocirúrgicas imediatas, com possível colocação de um dreno lombar. O reparo cirúrgico com técnicas endoscópicas pode ser necessário em caso de vazamento persistente, apesar das medidas conservadoras.

Dica de Especialista

A lesão intracraniana e os vazamentos de CSF são uma das principais complicações após a rinoplastia e resultam da violação da placa cribriforme. Deve-se ter cuidado ao realizar a cirurgia septal para evitar essa complicação.

60.4.3 Anosmia

- A anosmia após a rinoplastia é uma complicação incomum. O sentido do olfato depende do fluxo de ar nasal. Portanto, qualquer coisa que diminua o fluxo de ar nasal no pós-operatório (p. ex., talas ou tamponamento e edema) pode diminuir ou prejudicar o olfato.
- Após a remoção do tampão nasal, o tratamento geralmente é expectante, enquanto se aguarda a cicatrização e a resolução do edema.
- A anosmia que persiste durante todo o período de recuperação na ausência de obstrução óbvia do fluxo de ar justifica uma avaliação otorrinolaringológica para descartar uma lesão iatrogênica na placa cribriforme e no sulco olfatório ou um processo neoplásico potencialmente não diagnosticado.

60.4.4 Fratura da Maxila após Fratura do Corneto Inferior

- A hipertrofia do corneto ou concha inferior é um componente comum da obstrução nasal, e a fratura externa terapêutica é uma abordagem comumente usada para tratar esse aspecto funcional da rinoplastia.
- O movimento lateral excessivo do corneto inferior durante a fratura externa pode violar a fina parede medial da maxila e empurrar o corneto para dentro do seio maxilar. Os pacientes podem apresentar sintomas de sinusite devido à obstrução do óstio do seio maxilar ou epífora devido à lesão do ducto nasolacrimal que atravessa a maxila medial (▶ Fig. 60.4).

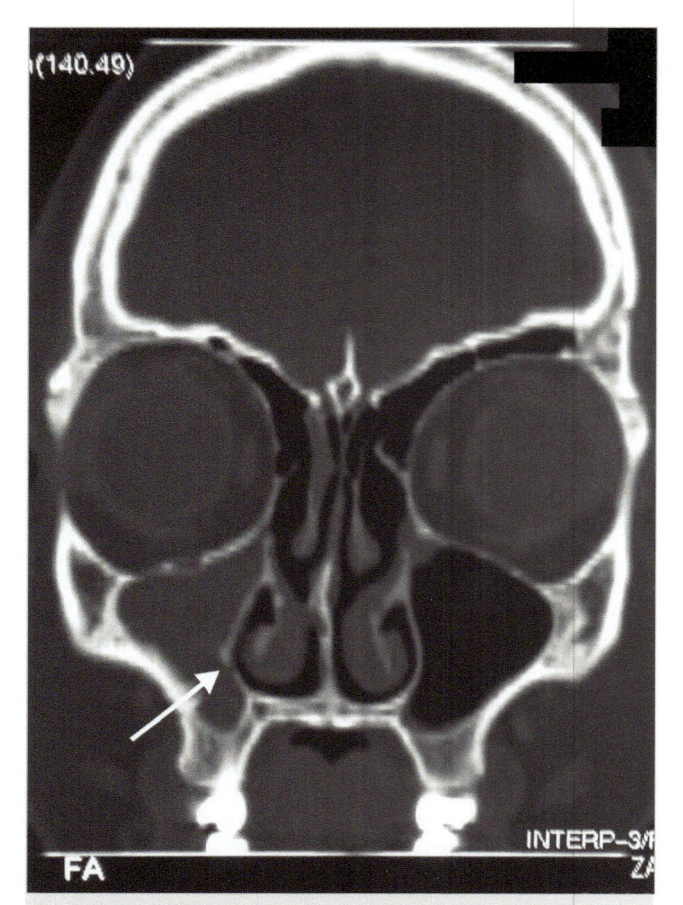

Fig. 60.4 Complicações traumáticas da rinoplastia. Esta é uma imagem de CT coronal de um paciente que teve uma fratura anterior da concha (corneto). Ela mostra um deslocamento característico da parede maxilar medial direita (seta) e opacificação do seio. O segmento maxilar fraturado interrompe o fluxo mucociliar normal, prejudicando a drenagem do óstio do seio maxilar. CT, tomografia computadorizada.

60.4.5 Cegueira

- A cegueira após a rinoplastia é extremamente rara. A maioria dos relatos envolve a injeção de esteroides nos cornetos nasais (resultando em êmbolos na artéria central da retina), injeções de preenchimento de tecidos moles no nariz e espasmo vascular após injeção de anestésico no septo e nos cornetos.[16]
- Shafir *et al.* apresentaram um caso de cegueira unilateral após injeção subcutânea de corticosteroide no tecido cicatrizado do dorso nasal.[17] Essa complicação é evitada com o conhecimento completo da anatomia, a aplicação de um vasoconstritor tópico antes da injeção e o uso de cautela ao injetar corticosteroides e anestésicos nas estruturas nasais.

Dica de Especialista

O movimento lateral excessivo do corneto inferior durante a extração pode fraturar a fina parede medial da maxila e empurrar o corneto para dentro do seio maxilar.

Dica de Especialista

Um conhecimento profundo da anatomia e o uso de cautela ao injetar corticosteroides e agentes anestésicos no nariz ajudam a evitar complicações como a cegueira.

60.4.6 Traumatismo Dentário

- As complicações odontológicas da cirurgia nasal são raras e geralmente ocorrem devido a lesões no suprimento neurovascular dos dentes, levando à descoloração ou desvitalização. A lesão pode ser causada por trauma de intubação ou durante a cirurgia, como resultado da manipulação óssea próxima à espinha nasal anterior.
- Os fatores anatômicos que aumentam o risco dessa complicação incluem um suprimento vascular aberrante ou um ápice radicular situado no alto da pré-maxila.
- O tratamento de escolha inclui terapia endodôntica e técnicas de odontologia cosmética.

60.4.7 Epífora

- A epífora após a rinoplastia pode resultar da compressão do sistema lacrimal pelo edema pós-cirúrgico característico do tecido mole e normalmente se resolve em uma a duas semanas.
- Epífora hemorrágica e lesão do saco lacrimal foram relatadas durante osteotomias nasais em linha reta ou em serra após tunelamento subperiosteal.
- Estudos recentes usando dacriocistografia de transporte ativo demonstram que as osteotomias laterais baixas são uma técnica segura para evitar lesões no sistema de drenagem lacrimal.[18] A técnica do autor sênior para osteotomias seguras, precisas e reproduzíveis está descrita no Capítulo 17.[19,20]
- O tratamento dessas lesões pode exigir intubação precoce do sistema lacrimal com silicone ou dacriocistorrinostomia.

> **Dica de Especialista**
>
> *A epífora após a rinoplastia é mais frequentemente causada por edema pós-operatório que comprime o sistema lacrimal e resolve-se em 1 a 2 semanas.*

60.5 Complicações Funcionais

60.5.1 Disfunção da Válvula Nasal Interna

- A lesão e a desestabilização da área da pedra angular ou *keystone* (a junção entre as cartilagens laterais superiores e os ossos nasais) podem resultar no colapso da válvula nasal interna (o ângulo formado na junção da cartilagem lateral superior e o septo) e na subsequente obstrução das vias aéreas nasais. Os pacientes com ossos nasais curtos são mais propensos a essa complicação quando a ressecção excessiva das cartilagens laterais superiores é realizada durante a redução dorsal, levando a um suporte dorsal inadequado e ao colapso da válvula nasal média.[21] Isso se manifesta externamente como deformidade em V invertido e internamente como estreitamento cicatricial do ângulo da válvula nasal interna e fluxo de ar prejudicado.

> **Dica de Especialista**
>
> *A lesão e a desestabilização da área da pedra angular (a junção entre as cartilagens laterais superiores e os ossos nasais) podem resultar no colapso da válvula nasal interna e na subsequente obstrução das vias aéreas nasais.*

- O colapso do terço médio pode ser evitado ou reparado obtendo-se o máximo de controle do dorso por meio de uma abordagem graduada para a redução da corcova dorsal do componente, conforme descrito pelo autor sênior.[22,23] A reconstrução do terço médio com a restauração das linhas estéticas dorsais deve ser realizada por meio de uma abordagem graduada, incluindo suturas de tensão da cartilagem lateral superior, retalhos ou enxertos expansores (*spreader*), dependendo da anatomia e das considerações clínicas.[23,24,25,26]
- Se o colapso da válvula nasal interna for grave, o suporte da parede nasal lateral entre a válvula nasal interna e a válvula nasal externa também pode ser necessário. Esse local de colapso normalmente corresponde ao local das *crura* laterais previamente ressecadas. Nesses casos, os enxertos de suporte crural lateral ou os enxertos de ripas alares podem ser usados além dos enxertos expansores e são colocados no local do colapso máximo da parede lateral.
- A colocação de enxertos *onlay* dorsais também pode melhorar a disfunção da válvula interna ao exercer uma força ascendente e lateralizante na pele nasal dorsal. Como a pele está presa às cartilagens laterais superiores, essa força é transmitida para as cartilagens laterais superiores e resulta no alargamento do ângulo da válvula nasal interna.

60.5.2 Disfunção da Válvula Nasal Externa

- A disfunção da válvula nasal externa é causada pelo deslocamento medial (para dentro) das bordas alares e, portanto, por uma diminuição da área da seção transversal durante a inspiração. Isso pode resultar da fraqueza estrutural das bordas alares devido à ressecção excessiva das cartilagens laterais inferiores ou do colapso alar causado por enxertos das *crura* laterais mal posicionados que causam obstrução.[23]
- A estenose da narina é outra causa de disfunção da válvula nasal externa e pode resultar de cicatrização anormal, infecção ou fechamento impreciso da pele vestibular durante o fechamento. ► A Fig. 60.5 mostra a estenose da narina em um paciente que teve três rinoplastias anteriores.
- A liberação do tecido cicatricial, a remoção de quaisquer enxertos anteriores obstrutivos e o fornecimento de suporte estrutural adequado abrirão a válvula nasal externa e restaurarão o fluxo de ar.
- Várias técnicas foram descritas na literatura e são avaliadas criticamente ao longo deste livro, incluindo enxertos de suporte crural lateral, enxertos expansores alares, enxertos de contorno alar, técnicas de sutura, reposicionamento das *crura* laterais, enxertos de ripas alares, enxertos da ressecção cefálica, enxertos compostos, retalhos de base alar e enxertos de âncora.
- A colocação adequada e rotineira de enxertos de contorno alar na rinoplastia primária por meio de uma abordagem retrógrada ou anterógrada, conforme descrito nos Capítulos 29 e 31, é crucial para a prevenção do colapso da válvula nasal externa.[23,27]

> **Dica de Especialista**
>
> *A disfunção da válvula externa é causada pelo deslocamento medial (para dentro) das bordas alares resultante da fraqueza estrutural. Esse problema geralmente é causado pela ressecção excessiva das cartilagens laterais inferiores. O reforço do sistema de suporte das bordas alares com cartilagem ou suturas lateraliza as bordas alares e aumenta a área da seção transversal da válvula nasal externa.*

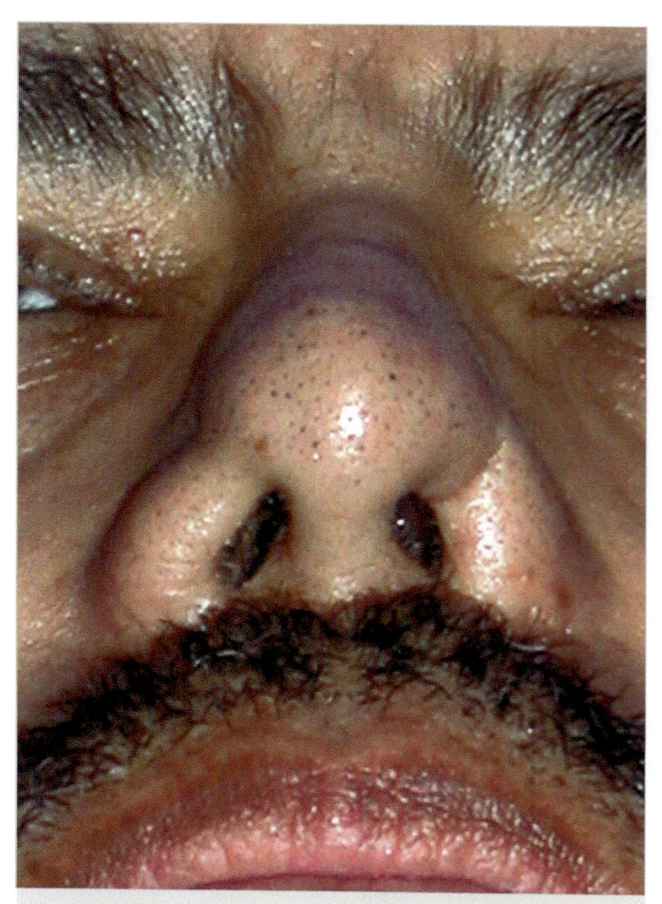

Prevenção e Gerenciamento de Complicações de Rinoplastia

Fig. 60.5 Disfunção da válvula nasal externa. A estenose da narina é outra causa de disfunção da válvula nasal externa e pode resultar de cicatrização anormal, infecção ou coaptação imprecisa da pele vestibular durante o fechamento. Esta foto mostra a estenose da narina em um paciente que teve três rinoplastias anteriores.

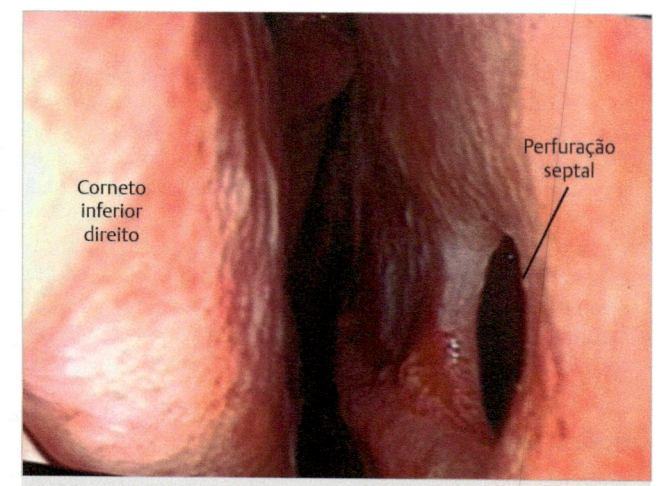

Fig. 60.6 Perfuração septal. As perfurações do septo nasal após a septoplastia são, na maioria das vezes, causadas por rupturas opostas nos retalhos mucopericondriais septais elevados, sem intervenção da cartilagem septal. Esta é uma visão endoscópica de uma perfuração septal após uma septoplastia.

- O suporte protético pode ser útil para combater a cicatrização recorrente e o estreitamento da válvula nasal externa no período pós-operatório. A expansão progressiva antes da cirurgia com dispositivos protéticos expansíveis para aumentar a abertura estenótica tem-se mostrado promissora, mas são necessárias mais pesquisas.[28]

60.5.3 Perfuração Septal

- As perfurações septais geralmente são causadas durante a parte da septoplastia da rinoplastia se ocorrerem rupturas opostas nos retalhos mucopericondriais septais elevados, sem a intervenção da cartilagem septal após a colheita (▶ Fig. 60.6).[2] A dissecção cuidadosa para evitar o rompimento da mucosa e o fechamento de pelo menos uma das rupturas opostas, caso ocorram, pode ajudar evitar uma perfuração do septo.
- As perfurações também podem resultar da perfusão inadequada dos retalhos mucopericondriais septais devido a um hematoma septal não reconhecido ou à necrose tecidual causada por suturas septais excessivamente apertadas ou talas nasais internas.
- Os pacientes podem apresentar sintomas de formação de crostas, sangramento, dor, assobio e/ou obstrução das vias aéreas nasais. Os sintomas obstrutivos ocorrem porque a perfuração interrompe o fluxo de ar laminar normal através das passagens nasais. Esses sintomas geralmente são ditados pelo tamanho e pela localização da perfuração. As perfurações do septo anterior ou caudal são mais problemáticas.
- A gravidade dos sintomas deve orientar as decisões de tratamento. A higiene local com irrigação de solução salina nasal ou a obturação com um botão septal de silastic pode proporcionar alívio inicial. Para pequenas perfurações, podem ser realizados retalhos de avanço local com um autoenxerto ou aloenxerto de tecido conjuntivo interposto (▶ Fig. 60.7). Perfurações maiores são mais desafiadoras e podem exigir exposição e tecido mais extensos para o fechamento bem-sucedido.[1,2] Em alguns casos, o fechamento pode não ser possível.

> **Dica de Especialista**
>
> *As perfurações do septo nasal após a septorrinoplastia são, na maioria das vezes, causadas por rasgos opostos nos retalhos mucopericondriais septais elevados sem cartilagem septal interveniente, interrupção significativa do fluxo sanguíneo septal, hematoma septal não reconhecido ou necrose tecidual de pontos septais.*

60.5.4 Aderências Intranasais e Desvio Septal Persistente

- As sinéquias são aderências intranasais que resultam da restauração cicatricial de superfícies mucosas opostas e desgastadas. Os pacientes podem apresentar obstrução nasal. O exame intranasal revelará uma ponte de mucosa do septo até o corneto inferior ou médio.
- O tratamento requer a divisão e a colocação de uma barreira, como uma tala de silastic, entre as superfícies incisadas até que as superfícies sofram reepitelização completa.
- As talas nasais internas são usados rotineiramente para ajudar a manter a estabilidade do septo e evitar aderências intranasais após a septorrinoplastia e geralmente são deixados no

60.6 Complicações Estéticas

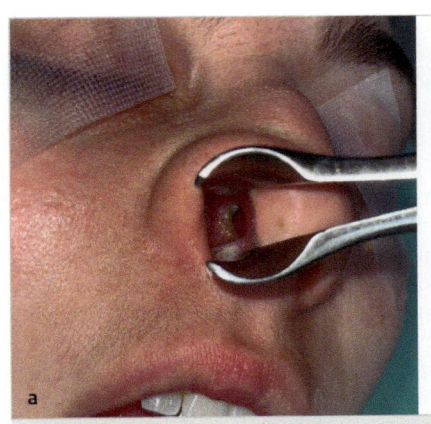

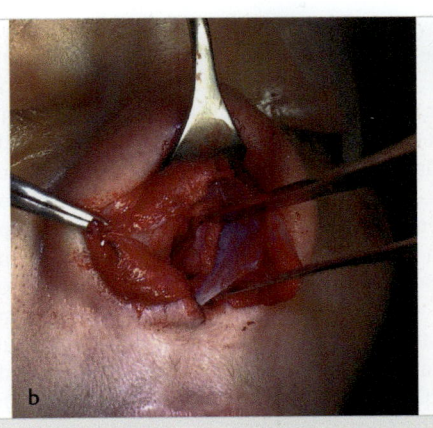

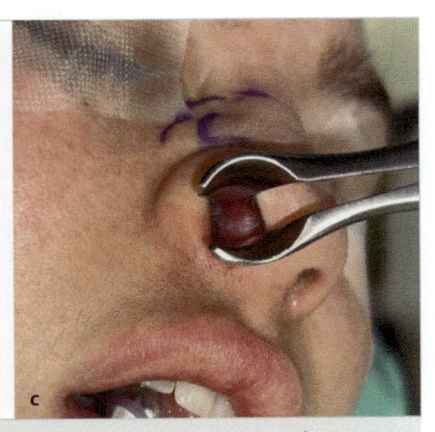

Fig. 60.7 (a) Vista pré-operatória de uma perfuração septal anterior de 12 mm. Ela foi reparada por dissecção dos retalhos mucopericondriais bilaterais e colocação de um enxerto de interposição de fáscia temporal sem fechamento das perfurações nos retalhos mucopericondriais bilaterais. As talas nasais internas foram deixadas no local por três semanas e a pomada de mupirocina foi inalada três vezes ao dia para manter um ambiente úmido. (b) O enxerto de fáscia temporal é suturado à estrutura em L e estende-se posteriormente para cobrir a perfuração do septo. (c) O reparo da perfuração septal é mostrado 4 anos após a cirurgia.

local por 48 horas a 7 dias. Quando colocados bilateralmente, as talas septais ajudam a estabilizar o septo à medida que o mucopericôndrio volta a aderir e podem ajudar a evitar a formação de um hematoma septal. As aderências ainda podem se formar em superfícies mucosas desgastadas não protegidas pelas talas ou se as talas forem removidas muito cedo.
- O desvio residual do septo pode resultar de técnicas cirúrgicas inadequadas, forças imprevistas de cicatrização ou estabilização insuficiente do septo durante o período pós-operatório imediato. O desvio de septo que persiste ou recorre no pós-operatório pode causar sequelas estéticas ou funcionais significativas que podem exigir cirurgia de revisão.[29]

60.5.5 Obstrução do Seio
- A obstrução dos óstios dos seios maxilar e etmoidal pode resultar da lateralização inadvertida da concha média, do desvio persistente do septo ou de uma concha média pneumatizada não reconhecida, conhecida como concha bolhosa.[1]
- A avaliação otorrinolaringológica e a tomografia computadorizada podem ser necessárias em pacientes com sintomas de obstrução sinusal após a rinoplastia. Aberturas ostiomeatais congenitamente pequenas e a hipertrofia da mucosa relacionada com processos de doenças inflamatórias do nariz, como rinossinusite crônica, polipose nasal e rinite alérgica, podem estar contribuindo para os sintomas congestivos ou obstrutivos do paciente.

60.5.6 Rinite
- A rinite atrófica pode ser causada pela ressecção excessiva de estruturas intranasais, como o corneto médio ou inferior. Ela pode levar à atrofia da mucosa nasal com sintomas subsequentes de ressecamento, formação de crostas e obstrução nasal. O uso de solução salina nasal pode proporcionar alívio sintomático.
- Alguns pacientes desenvolvem rinite pós-rinoplastia, com sintomas de obstrução nasal, apesar do tratamento cirúrgico adequado do septo e das válvulas nasais.
- Beekhuis relatou uma incidência de 10% de obstrução nasal sintomática em sua série de pacientes com rinoplastia.[30]

- O tratamento geralmente é expectante, mas descongestionantes orais, *sprays* de corticosteroides nasais tópicos e irrigação com solução salina nasal podem ser úteis.
- A secreção nasal espontânea, clara e aquosa sugere que esse fenômeno provavelmente representa uma variante da rinite vasomotora causada pelo tônus parassimpático anormal da mucosa intranasal.[31]
- As preparações anticolinérgicas tópicas, como o brometo de ipratrópio a 0,03%, agem localmente e são eficazes na redução da rinorreia aquosa. O regime de dosagem recomendado é de dois *sprays* em cada narina, duas a três vezes ao dia, conforme necessário.
- A persistência dos sintomas de secreção nasal aquosa, apesar da terapia tópica adequada, deve levantar a preocupação de um vazamento oculto de CSF.

60.6 Complicações Estéticas

60.6.1 Deformidades Dorsais
- Deformidades dorsais, inclusive desvio, desequilíbrio nas linhas estéticas dorsais, deformidade em V invertido, deformidade em balanço e deformidade em sela do nariz são indicações para rinoplastia secundária. Essas deformidades podem ser causadas por ressecção desigual e ressecção excessiva ou insuficiente da estrutura osteocartilaginosa.[22] Fragmentos ósseos deixados entre a estrutura e a pele após a redução da corcova dorsal, modelagem incorreta dos enxertos expansores ou dos enxertos *onlay* dorsal e migração dos enxertos como resultado de fixação insuficiente ou imprecisa podem contribuir para as irregularidades dorsais.
- Na experiência do autor sênior, a redução dorsal é mais precisa, estável e sustentável quando realizada por meio de técnicas de rinoplastia aberta com visualização e manipulação direta do dorso por meio da redução da giba do componente dorsal.[22] Após a ressecção incremental do excesso de cartilagem do septo e das cartilagens laterais superiores, a redução do dorso ósseo é realizada com mais segurança com o uso de limas. Se forem utilizados osteótomos, eles devem ser sempre afiados para que sejam produzidas osteotomias precisas sem cominuição imprevisível do osso. O osteótomo também deve

- ser angulado para evitar a redução excessiva, que geralmente é difícil de corrigir. A modelagem final pode então ser realizada com uma lima ou broca.
- Quando as osteotomias medial e lateral são realizadas, é importante evitar a mobilização completa dos ossos nasais, pois a perda de suporte da pirâmide óssea pode criar instabilidade ou depressões que podem ser muito difíceis de corrigir.
- A irrigação completa remove os fragmentos soltos gerados pela raspagem do osso nasal e o excesso de cartilagem para evitar irregularidades dorsais palpáveis ou visíveis durante o período pós-operatório tardio.
- As deformidades dorsais persistentes geralmente não são tratadas até pelo menos um ano após a rinoplastia anterior. As exceções a essa regra são os pacientes que apresentam deformidades óbvias significativas no período pós-operatório inicial, causando ao paciente um sofrimento emocional considerável durante o período de cicatrização.
- As deformidades causadas pela subseção do osso ou da cartilagem podem ser corrigidas durante a rinoplastia de revisão, aparando, remodelando ou reposicionando os componentes osteocartilaginosos.
- A excisão criteriosa ou o reaproveitamento do tecido cicatricial e a preservação, remodelagem ou aumento de enxertos cartilaginosos anteriores podem limitar a morbidade do procedimento e, ao mesmo tempo, maximizar os resultados estéticos.
- Se houver deformidades dorsais causadas por ressecção excessiva, a cartilagem do septo ou da costela pode ser colhida e moldada como um enxerto dorsal *onlay*. A cartilagem da orelha é menos comumente usada devido à sua resistência inferior. Embora alguns autores tenham relatado resultados satisfatórios com o uso de implantes aloplásticos, como Gore-Tex, silicone e hidroxiapatita, o material autólogo é preferido porque apresenta menor risco de infecção e extrusão. Resultados bem-sucedidos também foram descritos com o uso de cartilagem autóloga envolta em fáscia do músculo temporal, do músculo reto do abdome ou Surgicel, em forma de cubos ou lamelar.

> **Dica de Especialista**
>
> *A cartilagem autóloga é o material preferido para a reconstrução da estrutura nasal porque apresenta um risco menor de infecção e extrusão.*

60.6.2 Deformidade da Supraponta (Bico de Papagaio)

- A deformidade bico de papagaio é uma complicação pós-operatória da rinoplastia, na qual o volume e a convexidade na supraponta nasal e o suporte deficiente da ponta empurram a ponta para baixo, causando subprojeção e derotação.[32]
- Na maioria das vezes, o bico de papagaio resulta da ressecção inadequada do septo dorsal inferior e das cartilagens laterais superiores ou da ressecção excessiva e subsequente formação de tecido cicatricial no espaço morto resultante. A deformidade em bico de papagaio também pode ocorrer na presença de altura adequada do ângulo septal, se as manobras de sustentação da ponta não forem realizadas durante a rinoplastia primária ou se houver danos às cartilagens laterais inferiores ou falha na abordagem de *crura* mediais curtas ou fracas.[32]
- A prevenção da deformidade da supraponta envolve principalmente o estabelecimento de uma relação adequada entre a altura dorsal e a projeção da ponta. Um nível diferencial ideal entre os pontos que definem a ponta e o ângulo septal é de aproximadamente 6 a 8 mm, dependendo da espessura da pele. Essa distância normalmente garante um contorno esteticamente agradável na transição entre o dorso e a ponta.[1]
- Após a obtenção de uma estrutura osteocartilaginosa adequada e da construção da ponta, é extremamente importante eliminar todo o espaço morto entre a estrutura subjacente e a pele. O espaço morto pode permitir o acúmulo de sangue e a fibrose subsequente, manifestando-se como volume e distorção.[32]
- Para fechar o espaço morto em pacientes com um envelope de pele grande ou quando uma dissecção significativa tiver sido realizada, uma sutura da supraponta pode ser colocada através da derme profunda na pele da supraponta e ancorada no ângulo septal anterior. Quando colocada adequadamente, essa sutura também ajuda a criar uma ruptura da supraponta esteticamente agradável.
- A ressecção conservadora da pele na columela pode ser necessária para otimizar a firmeza do envelope da pele durante a recobertura, mas deve ser usada com cautela.
- A aplicação imediata de fita adesiva no pós-operatório é útil para manter o contorno desejado da supraponta, promovendo o fechamento do espaço morto e o controle do edema.
- Os pacientes que parecem desenvolver excesso de volume na região da supraponta no início do processo de recuperação podem ser submetidos a aplicação noturna de fita adesiva depois disso. A aplicação de bandagens noturnas pode ser iniciada a partir de duas semanas de pós-operatório.[1] Uma bandagem com um componente elástico (Blenderm; 3 M, Minneapolis, MN) pode proporcionar melhor compressão em comparação com uma bandagem convencional. A aplicação da fita é interrompida quando se observa uma depressão permanente. Se a fita causar irritação na pele, ela deve ser suspensa e deve ser aplicado creme de hidrocortisona três vezes ao dia até que a irritação se resolva.
- As injeções de corticosteroides podem ser úteis para controlar o inchaço excessivo ou o tecido cicatricial na área da supraponta em pacientes que apresentam uma deformidade apesar do tratamento conservador. O acetato de triancinolona (10 mg/mL) é misturado com lidocaína a 1% em uma proporção de 1:1. Essa preparação é injetada na área da supraponta usando uma seringa com uma agulha fina. É importante injetar a preparação nas camadas mais profundas, logo acima da estrutura, e não intradermicamente, para evitar complicações atróficas na pele. Aproximadamente 1 a 2 mg de triancinolona são administrados na área por injeção, e isso pode ser repetido em intervalos de dois meses. Doses um pouco mais altas podem ser usadas, dependendo do cenário clínico. As injeções de corticosteroides podem induzir a atrofia dérmica. O tratamento inclui o uso de ácido retinoico e outros produtos similares. A diminuição da espessura da pele pode resultar em visibilidade indesejada das cartilagens subjacentes ou imperfeições de contorno.

> **Dica de Especialista**
>
> *Em pacientes que desenvolvem excesso de volume na região da supraponta no pós-operatório, deve-se iniciar a aplicação de fita adesiva compressiva na área da supraponta durante o primeiro mês após a cirurgia. Isso geralmente é eficaz, pois o inchaço e a formação de tecido cicatricial são os fatores causais na maioria dos pacientes, se a cirurgia tiver sido realizada corretamente. Se o tratamento conservador não for bem-sucedido, as injeções de corticosteroides podem ser úteis para controlar a produção de tecido cicatricial excessivo na área da supraponta.*

- Se for necessária uma correção anatômica significativa, a cirurgia revisional deve ser considerada, mas somente depois de decorrido pelo menos um ano do procedimento inicial de rinoplastia.
- Os princípios básicos para a correção cirúrgica da deformidade em bico de papagaio (*pollybeak*) incluem a remoção criteriosa da cartilagem ou do tecido cicatricial adjacente, o ajuste da estrutura osteocartilaginosa de modo que o diferencial entre o terço médio e a ponta seja adequado, a eliminação do espaço morto estabelecendo um contato direto entre a estrutura subjacente e a pele, e a aplicação de um curativo com compressão seletiva sobre a área da supraponta.[1,32]
- Se o excesso de volume da supraponta for causada por um dorso caudal excessivamente projetado, o excesso de cartilagem deve ser ressecado e as estruturas restantes devem ser posicionadas adequadamente.
- Se a ponta estiver subprojetada, podem ser necessários enxertos, como um enxerto de extensão septal, um enxerto de suporte columelar e/ou enxertos *onlay*.
- O vídeo 60.1 mostra a correção da deformidade em bico de papagaio.

Dica de Especialista

A cirurgia não deve ser realizada para deformidades em bico de papagaio até pelo menos um ano após o procedimento inicial em pacientes com causas anatômicas subjacentes e em pacientes que não respondem à bandagem compressiva ou às injeções de corticosteroides.

60.6.3 Deformidades da Ponta

- A definição refinada da ponta nasal na rinoplastia requer cartilagens laterais inferiores retas, *crura* laterais evertidas, uma borda caudal girada cranialmente das cartilagens laterais inferiores e uma ponta em forma de diamante.[33]
- O planejamento e a execução cirúrgicos inadequados podem criar uma ponta superprojetada ou subprojetada em relação à altura do dorso. Depressões, irregularidades, assimetrias e colapso das bordas alares também são comumente causados por ressecções excessivas ou assimétricas das cartilagens laterais inferiores, alinhamento impreciso dos domos (pontos que definem a ponta) ou formação de tecido cicatricial entre a estrutura cartilaginosa e a pele, com subsequente distorção imprevisível da anatomia da ponta finamente esculpida. À medida que a pele se torna mais fina com o tempo, os enxertos de ponta tendem a se tornar visíveis.

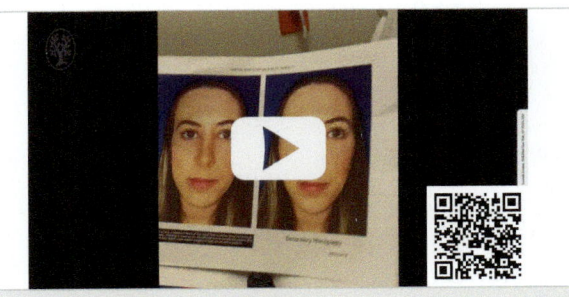

Vídeo 60.1 Correção da deformidade em bico de papagaio.

- Tradicionalmente, um enxerto de suporte columelar tem sido usado para estabilizar a ponta e servir como base para a modelagem da ponta e a fixação dos pontos que a definem.[34] Esse enxerto funciona bem em pacientes com boa projeção e rotação da ponta e *crura* mediais fortes. Entretanto, estudos recentes revelaram que os resultados em longo prazo podem ser imprevisíveis.[35] Portanto, na maioria dos pacientes com anatomia menos favorável, os autores preferem um enxerto de extensão septal.[36]
- A técnica dos autores que utiliza o enxerto de extensão septal fixo-móvel demonstrou confiabilidade no estabelecimento do posicionamento adequado da ponta por meio de ajustes precisos na rotação e projeção da ponta, mantendo o suporte da ponta à custa de alguma rigidez adicional.[36]
- O entalhe, a fraqueza ou o colapso da borda alar devem ser analisados e tratados antes do fechamento. Podem ser inseridos enxertos, como enxertos de contorno alar ou enxertos de suporte crural lateral. Para evitar a visibilidade em longo prazo, as bordas dos enxertos colocados sobre os pontos de definição da ponta podem ser morselizadas.
- Um enxerto do tipo borboleta do lóbulo da infraponta ou cartilagem morselizada pode ser usado para preencher o espaço morto ao redor das estruturas da ponta e apoiar os triângulos moles bilateralmente.
- Em geral, as deformidades da ponta só devem ser corrigidas pelo menos um ano após a rinoplastia anterior. Alguns pacientes precisam de ainda mais tempo (2 a 3 anos) para que o edema pós-operatório da ponta se resolva completamente e permita uma análise precisa da deformidade. Essas deformidades são mais facilmente corrigidas por meio de uma abordagem de rinoplastia aberta.

Dica de Especialista

As grandes deformidades da ponta nasal são mais facilmente corrigidas por meio de uma abordagem de rinoplastia aberta, pois a maior exposição facilita o diagnóstico preciso da deformidade, a modelagem exata das cartilagens restantes, a colocação precisa de enxertos quando necessário e a fixação segura dos enxertos e das cartilagens laterais inferiores.

60.6.4 Cicatrizes Inestéticas

- Os problemas da cicatriz columelar após a rinoplastia externa incluem alargamento da cicatriz, depressões visíveis, alterações de pigmentação e entalhe ao longo da borda columelar. Essas complicações são relativamente raras, e 78 a 95% dos pacientes estão satisfeitos com sua cicatriz columelar.[37]
- Uma cicatriz columelar nivelada, fina e praticamente imperceptível a distâncias de conversação pode ser obtida com a adesão a princípios técnicos fundamentais e de cicatrização de feridas.
- A incisão deve ser colocada na porção mais estreita da columela, no ponto em que as bases crurais mediais começam a se alargar. A incisão deve ser quebrada para evitar a distorção pós-operatória da columela resultante da contratura da cicatriz, sendo que os desenhos mais populares são o *chevron* invertido e a incisão em degrau.
- Quando a pele é incisada, o bisturi não deve ser chanfrado. A incisão é feita perpendicularmente à pele para evitar uma deformidade de alçapão.

- Durante o fechamento, o manuseio atraumático dos tecidos e o alinhamento preciso das bordas são fundamentais. O ponto mais importante do fechamento é a junção da incisão transcolumelar com a incisão vertical da borda columelar. Se o alinhamento nesse ponto não for perfeito, pode ocorrer entalhe.
- O fechamento preciso da incisão transcolumelar pode ser facilitado por meio de marcações cruzadas ou tatuagens no local da incisão antes de a pele ser incisada.
- Embora alguns autores defendam o uso de suturas profundas para aliviar a tensão por meio de um fechamento em várias camadas, achamos que isso é desnecessário. A incisão columelar é fechada com pontos simples interrompidos de náilon 6-0 colocados a 1 mm de distância. As suturas são removidas após 5 a 7 dias.
- Suturas interrompidas de fio categute 5-0 são usadas para fechar a parte lateral da incisão infracartilaginosa, mas nenhuma sutura é colocada nos triângulos moles para evitar entalhes.
- Em pacientes com cicatrizes insatisfatórias, a revisão da cicatriz é geralmente simples e pode ser realizada sob anestesia local.
- Cicatrizes hipertróficas e queloides podem ocorrer em pacientes de risco (pele mais escura ou histórico pessoal ou familiar relevante); entretanto, cicatrizes queloides são raras após uma incisão transcolumelar.

Dica de Especialista

Se os princípios precisos da cirurgia plástica forem seguidos durante o fechamento da incisão columelar, a cicatriz é praticamente imperceptível a distâncias de conversação na maioria dos pacientes de rinoplastia aberta.

60.6.5 Necrose da Pele

- A lesão do suprimento sanguíneo da pele durante a rinoplastia pode causar necrose da pele (▶ Fig. 60.8).
- Na rinoplastia aberta, embora a artéria columelar seja sacrificada durante o acesso, a pele permanece perfundida por uma rede vascular significativa.
- A dissecção errônea do retalho de pele, a lesão das artérias nasais laterais, a remoção agressiva do tecido subcutâneo da ponta ou a compressão excessiva da pele por meio de bandagem e imobilização podem resultar em comprometimento da pele.
- O tabagismo também é um fator de risco prevenível conhecido para complicações na cicatrização de feridas e a rinoplastia em fumantes ativos deve ser evitada.

Dica de Especialista

A dissecção errônea do retalho de pele, a lesão das artérias nasais laterais, a remoção agressiva da ponta e a compressão excessiva da pele por meio de bandagem e curativo podem causar necrose da pele após a rinoplastia.

- A dissecção do retalho cutâneo é sempre realizada o mais próximo possível da estrutura osteocartilaginosa do nariz para preservar a maior parte dos vasos sanguíneos e linfáticos, que correm dentro ou superficialmente ao sistema musculoaponeurótico superficial do nariz. As dissecções excessivamente superficiais podem resultar em necrose da pele devido à lesão desses vasos e do plexo subdérmico.
- Na rinoplastia secundária, os pacientes com cicatrizes anteriores de ressecção da base alar que se estendem acima do sulco alar devem ser abordados com cautela, pois as artérias nasais laterais podem ter sido lesadas anteriormente.
- Em pacientes com pele mais espessa, onde a remoção da ponta pode ser indicada, deve-se ter extremo cuidado, pois a lesão do plexo subdérmico pode resultar em necrose da pele.
- O tratamento de necroses cutâneas menores é inicialmente conservador. São necessários cuidados diários e diligentes com a ferida e proteção contra a exposição ao sol até que a ferida esteja completamente cicatrizada.
- Após o amadurecimento da cicatriz, a dermoabrasão, os preenchimentos, os cuidados com a pele e o tratamento a *laser* podem ser úteis para tratar as sequelas estéticas ruins. Em pacientes selecionados, um enxerto de pele ou composto pode melhorar o contorno da unidade estética afetada.

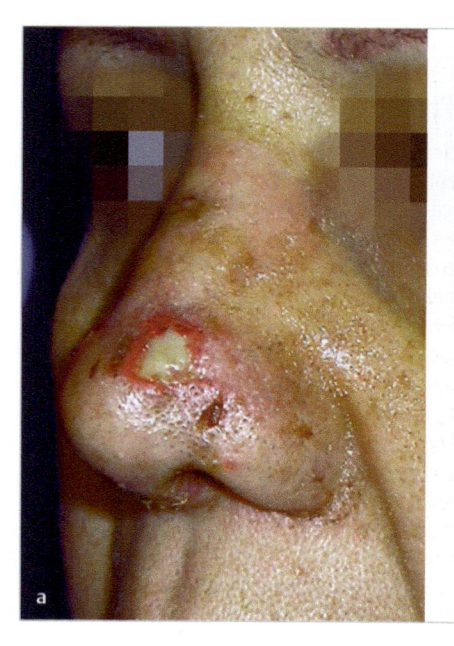

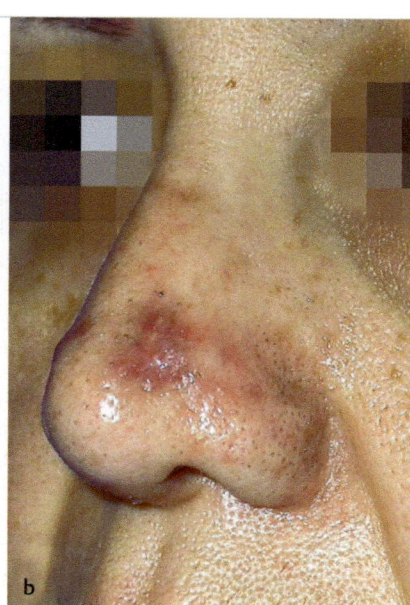

Fig. 60.8 Prevenção de complicações. (**a**) Este paciente desenvolveu necrose da pele da ponta nasal após rinoplastia secundária aberta. (**b**) À direita, o paciente é mostrado 8 semanas após a cirurgia, depois que a pele da ponta cicatrizou por segunda intenção.

- A necrose tecidual maior é extremamente rara e é reconstruída com retalhos locais ou regionais, dependendo da extensão do defeito e das características específicas do paciente.

60.7 Complicações Diversas

60.7.1 Cistos Nasais Pós-Rinoplastia

- Os cistos nasais são uma complicação rara após a rinoplastia e geralmente consistem em lipogranulomas ou parafinomas (cistos de inclusão de corpo estranho que se acredita surgirem do uso de pomadas à base de petróleo em conjunto com o tamponamento nasal) ou cistos mucosos.[38] O local mais comum de ocorrência de ambos os tipos de cistos é o dorso nasal, e acredita-se que eles surjam de mucosa ectópica ou deslocada e de extravasamento de pomada nos locais de osteotomia.[39]
- O fechamento meticuloso das incisões intranasais e o uso criterioso de cremes antibióticos não derivados de petróleo ajudam a diminuir a chance de formação de lipogranuloma.
- Os cistos mucosos e os lipogranulomas podem exigir a excisão completa. Isso geralmente é realizado no contexto de uma rinoplastia secundária usando uma abordagem aberta para permitir a exposição adequada.

> **Dica de Especialista**
>
> O fechamento meticuloso das incisões intranasais e o uso criterioso de cremes antibióticos não derivados de petróleo ajudam a diminuir a formação de cistos nasais pós-rinoplastia.

60.7.2 Dermatite de Contato

- A dermatite de contato pode resultar da irritação da pele por adesivos tópicos, fitas adesivas ou talas dorsais. A coleta detalhada do histórico pré-operatório pode evitar essas complicações.
- O tratamento inclui a remoção do agente agressor, limpeza suave e aplicação de corticosteroides tópicos e possivelmente sistêmicos.

> **Dica de Especialista**
>
> A dermatite de contato é tratada com a remoção do agente causador e a aplicação de esteroides tópicos e possivelmente sistêmicos.

60.7.3 Telangiectasias

- Acredita-se que as telangiectasias após a rinoplastia resultem de uma falha na dissecção em um plano subperiosteal no dorso nasal.
- Outras causas de telangiectasias nasais incluem aumento dorsal significativo em pacientes com envelopes de tecido mole contraídos e aumento aloplástico com material Silastic ou Gore-Tex.
- Rees comentou que a maioria das telangiectasias faciais que ocorrem após procedimentos cirúrgicos plásticos estava presente no pré-operatório e foi exacerbada pela cirurgia.[40]

- Sejam novas ou exacerbadas, as telangiectasias da pele nasal após a rinoplastia são um problema frustrante tanto para o paciente quanto para o cirurgião.
- Os tratamentos a *laser* podem ser eficazes no tratamento de telangiectasias, mas geralmente são limitados pelo custo e pela disponibilidade. O *laser* de corante pulsado (585 e 577 nm) é seguro e altamente eficaz no combate às telangiectasias.[41] Ele tem uma duração de pulso curta (0,45 ms) que reduz o risco de efeitos adversos graves e de longo prazo, embora a ruptura dos vasos possa resultar inicialmente em púrpura visível que pode durar semanas. O uso de um *laser* de argônio acarreta o risco de cicatrizes e um risco relativamente alto de alterações pigmentares pós-tratamento.[1,42]

60.7.4 Aspiração do Tampão Nasal

- A aspiração do tampão nasal ou da tala nasal interno após a rinoplastia resulta do deslocamento posterior do objeto de saída para a nasofaringe. Esses pacientes correm o risco de aspiração ou ingestão.
- Quando o tampão ou a tala não é visível na parte anterior do nariz no exame de acompanhamento, é necessário fazer uma endoscopia nasal para confirmar a presença ou ausência do objeto. Essa complicação é evitada com a sutura cuidadosa da tala ou do tampão no septo membranoso.[1]

> **Dica de Especialista**
>
> A sutura cuidadosa de um tampão nasal ou uma tala no septo membranoso ao final de um procedimento de rinoplastia pode evitar a aspiração.

60.7.5 Transtornos Psiquiátricos

- A triagem adequada para identificar pacientes com instabilidade psicológica ou condições como o transtorno dismórfico corporal é uma parte importante da avaliação pré-operatória. Isso deve incluir um histórico psicológico completo e um histórico prévio de procedimentos cosméticos, além de uma avaliação cuidadosa dos objetivos e das motivações do paciente para buscar a rinoplastia.[43]
- A avaliação cuidadosa do comportamento do paciente durante toda a consulta pré-operatória e o processo de agendamento deve ser considerada tanto pelo cirurgião quanto pela equipe.
- Os sinais de alerta incluem expectativas irreais, apesar do aconselhamento adequado, a crença de que mudanças drásticas na vida ocorrerão após uma rinoplastia, atenção excessiva e desproporcional a defeitos mínimos, incapacidade de definir a mudança desejada com a rinoplastia e incapacidade de estabelecer um bom relacionamento com o cirurgião e a equipe.[43,44]
- A cirurgia deve ser adiada ou transferida em pacientes em um estado de luto ativo ou em uma situação de crise.
- Os pacientes que são considerados maus candidatos devido ao seu estado psicológico não devem se submeter à rinoplastia.
- Pacientes emocionalmente instáveis nem sempre são reconhecidos antes da cirurgia devido ao tempo limitado de interação com o médico e a equipe. Nessas situações, o suporte psiquiátrico pós-operatório pode ser necessário e deve ser prontamente fornecido, se necessário, para ajudar a gerenciar qualquer agravamento dos sintomas.

> **Dica de Especialista**
>
> *Pode ser necessário apoio psiquiátrico para ajudar a gerenciar pacientes psicologicamente instáveis após a rinoplastia.*

60.8 Conclusão

A avaliação pré-operatória sistemática e a atenção meticulosa aos detalhes na sala de cirurgia e no período pós-operatório são fundamentais para o sucesso da rinoplastia. Embora resultados abaixo do ideal ainda possam ocorrer, apesar dos melhores esforços do cirurgião, a diligência clínica e uma abordagem baseada em evidências para a segurança do paciente podem ajudar a evitar a maioria das complicações. Um conhecimento profundo dos sinais e sintomas comuns, das sequelas e dos princípios de gerenciamento das complicações pós-operatórias na rinoplastia pode minimizar seus efeitos deletérios e preservar os resultados funcionais e estéticos.

Referências

[1] Cochran CS, Landecker A. Prevention and management of rhinoplasty complications. Plast Reconstr Surg. 2008; 122(2):60e-67e

[2] Eytan DF, Wang TD. Complications in rhinoplasty. Clin Plast Surg. 2022; 49(1):179-189

[3] Rohrich RJ, Cho MJ. The role of tranexamic acid in plastic surgery: review and technical considerations. Plast Reconstr Surg. 2018; 141(2):507-515

[4] Faber C, Larson K, Amirlak B, Guyuron B. Use of desmopressin for unremitting epistaxis following septorhinoplasty and turbinectomy. Plast Reconstr Surg. 2011; 128(6):728e-732e

[5] Canty PA, Berkowitz RG. Hematoma and abscess of the nasal septum in children. Arch Otolaryngol Head Neck Surg. 1996; 122(12):1373-1376

[6] Cheney ML, Blair PA. Blindness as a complication of rhinoplasty. Arch Otolaryngol Head Neck Surg. 1987; 113(7):768-769

[7] Jacobson JA, Kasworm EM. Toxic shock syndrome after nasal surgery. Case reports and analysis of risk factors. Arch Otolaryngol Head Neck Surg. 1986; 112(3):329-332

[8] Wagner R, Toback JM. Toxic shock syndrome following septoplasty using plastic septal splints. Laryngoscope. 1986; 96(6):609-610

[9] Bandhauer F, Buhl D, Grossenbacher R. Antibiotic prophylaxis in rhinosurgery. Am J Rhinol. 2002; 16(3):135-139

[10] Perrotti JA, Castor SA, Perez PC, Zins JE. Antibiotic use in aesthetic surgery: a national survey and literature review. Plast Reconstr Surg. 2002; 109(5): 1685-1693, discussion 1694-1695

[11] Lyle WG, Outlaw K, Krizek TJ, Koss N, Payne WG, Robson MC. Prophylactic antibiotics in plastic surgery: trends of use over 25 years of an evolving specialty. Aesthet Surg J. 2003; 23(3):177-183

[12] Ishii LE, Tollefson TT, Basura GJ, et al. Clinical practice guideline: improving nasal form and function after rhinoplasty. Otolaryngol Head Neck Surg. 2017; 156(2_suppl) suppl:S1-S30

[13] Safdar N, Bradley EA. The risk of infection after nasal colonization with Staphylococcus aureus. Am J Med. 2008; 121(4):310-315

[14] Dayan E, Rohrich RJ. Developing consistency in rhinoplasty. Plast Reconstr Surg Glob Open. 2020; 8(4):e2679

[15] Gunter JP, Cochran CS. Management of intraoperative fractures of the nasal septal "L-strut": percutaneous Kirschner wire fixation. Plast Reconstr Surg. 2006; 117(2):395-402

[16] Mabry RL. Visual loss after intranasal corticosteroid injection. Incidence, causes, and prevention. Arch Otolaryngol. 1981; 107(8):484-486

[17] Shafir R, Cohen M, Gur E. Blindness as a complication of subcutaneous nasal steroid injection. Plast Reconstr Surg. 1999; 104(4):1180-1182, discussion 1183-1184

[18] Yigit O, Cinar U, Coskun BU, et al. The evaluation of the effects of lateral osteotomies on the lacrimal drainage system after rhinoplasty using active transport dacryocystography. Rhinology. 2004; 42(1):19-22

[19] Rohrich RJ, Krueger JK, Adams WP, Jr, Hollier LH, Jr. Achieving consistency in the lateral nasal osteotomy during rhinoplasty: an external perforated technique.

[20] Plast Reconstr Surg. 2001; 108(7):2122-2130, discussion 2131-2132

[21] Rohrich RJ. Osteotomies in rhinoplasty: an updated technique. Aesthet Surg J. 2003; 23(1):56-58

[22] Rohrich RJ, Ahmad J. Rhinoplasty. Plast Reconstr Surg. 2011; 128(2):49e-73e

[23] Rohrich RJ, Muzaffar AR, Janis JE. Component dorsal hump reduction: the importance of maintaining dorsal aesthetic lines in rhinoplasty. Plast Reconstr Surg. 2004; 114(5):1298-1308, discussion 1309-1312

[24] Rohrich RJ, Savetsky IL, Avashia YJ. Why primary rhinoplasty fails. Plast Reconstr Surg. 2021; 148(5):1021-1027

[25] Roostaeian J, Unger JG, Lee MR, Geissler P, Rohrich RJ. Reconstitution of the nasal dorsum following component dorsal reduction in primary rhinoplasty. Plast Reconstr Surg. 2014; 133(3):509-518

[26] Sheen JH. Spreader graft: a method of reconstructing the roof of the middle nasal vault following rhinoplasty. Plast Reconstr Surg. 1984; 73(2):230-239

[27] Rohrich RJ, Hollier LH. Use of spreader grafts in the external approach to rhinoplasty. Clin Plast Surg. 1996; 23(2):255-262

[28] Rohrich RJ, Durand PD. Expanded role of alar contour grafts. Plast Reconstr Surg. 2021; 148(4):780-785

[29] Wolfe SA, Podda S, Mejia M. Correction of nostril stenosis and alteration of nostril shape with an orthonostric device. Plast Reconstr Surg. 2008; 121(6): 1974-1977

[30] Ahmad J, Rohrich RJ. The crooked nose. Clin Plast Surg. 2016; 43(1):99-113 Beekhuis GJ. Nasal obstruction after rhinoplasty: etiology, and techniques for correction. Laryngoscope. 1976; 86(4):540-548

[31] Cochran CS, Marple BF. Rhinologic pharmacotherapy in rhinoplasty. Facial Plast Surg Clin North Am. 2004; 12(4):415-424, v-vi.

[32] Rohrich RJ, Shanmugakrishnan RR, Mohan R. Rhinoplasty refinements: addressing the pollybeak deformity. Plast Reconstr Surg. 2020; 145(3):696-699

[33] Savetsky IL, Avashia YJ, Rohrich RJ. Nasal tip shaping finesse in rhinoplasty. Plast Reconstr Surg. 2021; 148(6):1278-1279

[34] Sieber DA, Rohrich RJ. Finesse in nasal tip refinement. Plast Reconstr Surg. 2017; 140(2):277e-286e

[35] Bellamy JL, Rohrich RJ. Superiority of the septal extension graft over the columellar strut graft in primary rhinoplasty: improved long-term tip stability. Plast Reconstr Surg. 2023; 152(2):332-339

[36] Rohrich RJ, Chamata ES, Alleyne B, Bellamy JL. Versatility of the fixed-mobile septal extension graft for nasal tip reshaping. Plast Reconstr Surg. 2022; 149 (6):1350-1356

[37] Foda HM. External rhinoplasty for the Arabian nose: a columellar scar analysis. Aesthetic Plast Surg. 2004; 28(5):312-316

[38] Liu ES, Kridel RW. Postrhinoplasty nasal cysts and the use of petroleum-based ointments and nasal packing. Plast Reconstr Surg. 2003; 112(1):282-287

[39] Bassichis BA, Thomas JR. Foreign-body inclusion cyst presenting on the lateral nasal sidewall 1 year after rhinoplasty. Arch Facial Plast Surg. 2003; 5 (6):530-532

[40] Rees TD. Point and counterpoint. In: Rees TD, Baker DC, Tabbal N, eds. Rhinoplasty Problems and Controversies: A Discussion with the Experts. St. Louis, MO: Mosby - Year Book; 1998:368

[41] Scheepers JH, Quaba AA. Clinical experience in the treatment of the "red nose" using the flashlamp-pumped pulsed dye laser (585 nm). Aesthetic Plast Surg. 1994; 18(1):57-60

[42] Dicken CH. Argon laser treatment of the red nose. J Dermatol Surg Oncol. 1990; 16(1):33-36

[43] Rohrich RJ, Ahmad J. A practical approach to rhinoplasty. Plast Reconstr Surg. 2016; 137(4):725e-746e

[44] Constantian MB, Lin CP. Why some patients are unhappy: part 1. Relationship of preoperative nasal deformity to number of operations and a history of abuse or neglect. Plast Reconstr Surg. 2014; 134(4):823-835

61 Educação do Paciente

Rod J. Rohrich ▪ Matthew Novak

Resumo

A educação do paciente começa quando ele entra em contato pela primeira vez com o consultório do cirurgião e continua em cada encontro com o paciente. No pré-operatório, é importante instruir o paciente sobre a rinoplastia em si, estabelecer expectativas e explicar como serão os processos pré-operatório, intraoperatório e de recuperação. No período pós-operatório inicial, a tranquilidade e as afirmações positivas são fundamentais. Por fim, a educação adequada do paciente ajudará a gerenciar suas expectativas e a garantir um curso pré-operatório e pós-operatório tranquilo.

Palavras-chave: Educação do paciente em rinoplastia, consentimento informado, expectativas do paciente

Pontos Principais

- A educação do paciente ocorre em cada interação entre o paciente e o cirurgião ou a equipe do consultório.
- Instruções escritas e verbais são fornecidas ao paciente e reiteradas antes e depois da cirurgia.
- Definir as expectativas no pré-operatório é de importância fundamental.
- No pós-operatório, a instrução fornecida muda, em grande parte, para a reafirmação e a reiteração da instrução pré-operatória.
- A educação adequada do paciente no pré-operatório e no pós-operatório garantirá ao cirurgião um gerenciamento tranquilo do paciente e uma excelente experiência para ele.

61.1 Introdução

A educação do paciente começa no momento em que ele entra em contato pela primeira vez com o consultório do cirurgião e continua a cada encontro com ele. No pré-operatório, é importante instruir o paciente sobre a rinoplastia em si, estabelecer expectativas e explicar como serão os processos pré-operatório, intraoperatório e de recuperação. No período pós-operatório inicial, a tranquilidade e as afirmações positivas são fundamentais. Além disso, a ênfase é colocada na educação contínua sobre a evolução da cicatrização e dos resultados. Em última análise, a educação adequada do paciente ajudará a gerenciar suas expectativas e a garantir um curso pré-operatório e pós-operatório tranquilo.

61.1.1 Agendamento de uma Consulta

- Quando um paciente entra em contato com um consultório para agendar uma consulta de rinoplastia, isso dá ao agendador a oportunidade de "entrevistar" o paciente antes do cirurgião. As informações que devem ser coletadas pelo agendador incluem:
  - Nome do paciente, número de telefone e endereço de e-mail.
  - Data de nascimento.
  - As três principais preocupações nasais.
  - Histórico de rinoplastias anteriores e datas das cirurgias.
  - Fonte de referência.
  - Localização do paciente (local ou fora da cidade).
- Com essas informações básicas coletadas, o paciente pode ser agendado para uma consulta com o cirurgião.
- Essa interação inicial com o paciente também pode ser utilizada para fornecer informações sobre a disponibilidade de datas de cirurgia, cronograma e taxas de consulta.

Dica de Especialista

A educação do paciente começa com o primeiro contato entre o paciente e a clínica.

61.2 Educação Pré-Operatória

- Quando os pacientes se apresentam para sua primeira consulta com o médico, inicia-se um processo de educação repetitiva. Os itens que devem ser abordados incluem:
  - Essa cirurgia deixará o nariz melhor e mais reto, *mas nunca perfeito*.
  - Levará muito tempo para ver o resultado (12-15 meses para o primário e 24-30 meses para o secundário).
  - Somos parceiros nesse processo, portanto, tenha paciência.
  - Estamos sempre aqui para você.
  - Nunca saímos da sala de cirurgia até que o nariz pareça o mais perfeito possível. Depois disso, depende de seus genes, do tempo de cicatrização da ferida e da paciência, pois cada pessoa cicatriza de uma maneira diferente.
- Os itens listados acima costumam ser repetidos várias vezes no pré e no pós-operatório.
- Além disso, o paciente recebe o número do telefone celular do cirurgião.
- As instruções pré e pós-operatórias são fornecidas várias vezes – uma vez na consulta pré-operatória, enviadas ao paciente, disponíveis no *site*/mídia social do cirurgião (▶ Vídeo 61.1) e instruções formais por escrito são fornecidas no dia da cirurgia (▶ Fig. 61.1).
- Um formulário de perguntas frequentes (FAQs) também é fornecido (▶ Fig. 61.2).
- Em última análise, o processo é educativo tanto para o paciente quanto para o cirurgião.

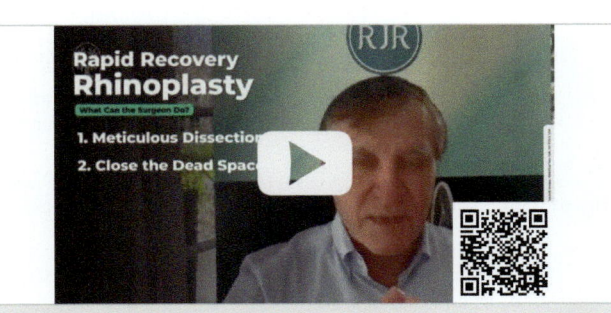

Vídeo 61.1 Rinoplastia de recuperação rápida.

ROD J. ROHRICH, MD
PLASTIC SURGERY

RHINOPLASTY
(Nasal Surgery)
AFTER CARE INSTRUCTIONS

1. When sleeping keep your head elevated on 2 pillows for the first 3 weeks after surgery.
2. During the day for the first 72 hours after surgery, apply crushed ice in an ice bag or Swiss Eye Pads (obtained from the hospital) to minimize swelling and bruising. Do not put pressure on the nasal splint.
3. It is normal to continue to swell after the first 48 hours. Swelling reaches its peak at 48-72 hours.
4. If you have pain, take the pain medication every 4-6 hours. It is best to take it with crackers, jello, etc. If you have no pain, do not take the medication. Alcohol should not be used while you are taking a pain medication.
5. If you feel anxious, take the anti-anxiety medication (Xanax) every 8 hours for the first 24-48 hours. DO NOT TAKE THE SLEEPING PILL IF YOU TAKE XANAX.
6. Following surgery begin with a light diet: liquids only. The next day you can begin a soft, regular diet but for 2 weeks avoid foods that require excessive lip movement such as apples, corn on the cob, etc.
7. You will probably have a bloody nasal discharge for 3-4 days and may change the drip pad under your nose as often as needed. Do not rub or blot your nose, as this will tend to irritate if. You may discard the drip pad and remove the tape on your cheeks when the drainage has stopped.
8. To prevent bleeding, do not sniff or blow your nose for the first 4 weeks after surgery. Try not to sneeze, but if you do, sneeze through your mouth.
9. While the nasal splint is on, you may have your hair washed beauty salon fashion. Take care to prevent the nasal splint from getting wet.
10. Do not remove the small gauze inside your nasal tip area of your nose and apply Bactorban ointment 4 times daily to the gauze site.
11. **Keep the inside edges of your nostrils and any stitches clean by using a Q-tip saturated with hydrogen peroxide followed by a thin coating of Bactroban ointment at least 4 times daily. This will help prevent crust from forming. You are to advance the Q-tip into the nose as far as the entire cotton tip, but no further. You will not hurt anything inside your nose as long as you are gentle in your actions.**

GENERAL POSTOPERATIVE INSTRUCTIONS:

- Avoid strenuous activity (INCREASING YOUR HEART RATE ABOVE 100 BEATS PER MINUTE, - i.e. aerobics, heavy lifting, and bending over) for the first 4 weeks after surgery. After 3 weeks you should slowly increase your activities so you will be back to normal by the end of the 4rd week.
- Avoid hitting your nose for 4 weeks after surgery.
- After the splint is removed, do not wear glasses or allow anything else to rest on your nose for 4 weeks. Can wear glasses with nasal shield given at your post-op appointment or can be taped to your forehead. (We will show you how.) Contacts can be worn as soon as the swelling has decreased enough for them to be inserted.
- The incision of your nose is sensitive to sunlight after surgery. Protect the incision line from sun exposure for 12 months. Wear a wide brim hat and/or a good sunscreen (SPF20 or greater) with both UVA and UVB protection if you are in the sun, in water or on snow for prolonged periods.
- The nasal splint will be removed in 6-7 days after surgery.
- After the nasal splint is removed, your face can be washed gently with a mild soap and makeup can be applied. Moisturizing creams can be used if the nose is dry.
- The tip of the nose sometimes will feel numb after rhinoplasty and occasionally the front teeth will feel "funny." These feelings will gradually disappear.
- Much of the swelling will be gone in 3-4 weeks after surgery. It often takes approximately 1 year for the last 10% of the swelling to disappear. Your nose may feel stiff when you smile and not as flexible as before surgery. This is not noticeable to others and things will gradually return to normal.
- Take your medications carefully and only as directed.
- If you have nausea, vomiting, rash, shortness of breath, or diarrhea after taking your medications, or if you develop a fever (oral temperature greater than 101°), develop redness or have increased pain at the site of your surgical incisions, call the office immediately.

Fig. 61.1 Instruções de cuidados posteriores à rinoplastia. *(Continua)*

61.3 Educação Pós-Operatória

ROD J. ROHRICH, M.D.
PLASTIC SURGERY

RHINOPLASTY
(Nasal Surgery)
AFTER CARE INSTRUCTIONS (continued)

- After your sutures are removed and the internal/external splints are removed it is recommended that you use a saline solution (salt water) (Smply Saline Arm & Hammer) two squirts, each nostril, 8-10 times daily, to gently remove crusty formation from inside your nose, especially if you had internal nasal surgery such as septal reconstruction or inferior turbinate resection.
- You can use nasal spray (Afrin) intermittently ONLY after the first week post-op for improved nasal breathing, **if you are taking an airline flight**, spray each nostril 30 minutes before takeoff and thirty minutes after landing to help prevent your ears/nose from popping.
- If you experience increased nasal bleeding with bright red blood (with a need to change nasal pad every 30-40 minutes) notify Dr. Rohrich immediately. You should sit up and apply pressure to the end of your nose for 15 minutes and you can use Afrin spray to stop the oozing in the interim. Bleeding usually stops with these maneuvers.

It is important to be seen by Dr. Rohrich after your surgical procedure. Your initial appointment will be in your green post op folder given to you on the day of surgery. Additional appointments will be scheduled at your first post op appointment.

IF YOU HAVE ANY QUESTIONS, PLEASE CALL DR. ROHRICH

If you are a patient, please call between the hours of 8:30-5:00. If you need immediate care, please call Dr. Rohrich anytime on his cell. There is no such thing as a minor question. I would rather you call me than wonder and not do the right thing, so please call my office, or email me anytime.

Fig. 61.1 (Continuação)

Dica de Especialista

Os pacientes que parecem extremamente difíceis ou que são rudes com o cirurgião ou sua equipe são considerados candidatos ruins para a cirurgia.

- Por fim, um consentimento informado por escrito é revisado com o paciente. O paciente tem a oportunidade de fazer perguntas e deve sair com a sensação de que elas foram respondidas de forma satisfatória. É imperativo que o paciente expresse sua compreensão.
- O paciente deve estar satisfeito com o plano na conclusão da consulta e do agendamento cirúrgico.

Dica de Especialista

A repetição é fundamental quando se trata de educação do paciente.

61.3 Educação Pós-Operatória

- No pós-operatório, as instruções escritas são explicadas verbalmente ao paciente. O paciente receberá uma folha de instruções completa, bem como uma folha de instruções de "visão rápida" (▶ Fig. 61.3).
- No período pós-operatório inicial, a tranquilização é de importância fundamental. Os pacientes devem ser informados de que tudo o que estão vendo e sentindo é normal.
- Quando houver desvios do normal, o paciente deve ser informado sobre as próximas etapas.

As perguntas comuns que são respondidas no período pós-operatório inicial incluem:
- Não tome banho até que a tala seja retirada, em uma semana.
- A escovação dos dentes é permitida após o primeiro dia.
- O inchaço dos lábios é normal por 10 a 14 dias.
- O movimento labial pode ser assimétrico por 4 a 6 semanas se a cirurgia septal tiver sido realizada.
- O paciente pode retornar ao trabalho em 8 a 10 dias.
- Remoção da tala e da sutura em 7 a 10 dias.
- O consumo de álcool é permitido depois que o paciente estiver sem narcóticos por dois dias.
- Não é permitido fumar.
- Não assoe o nariz por 3 a 4 semanas.

As perguntas mais comuns em longo prazo incluem:
- Sem sexo por 3 a 4 semanas.
- Retome todos os exercícios em 4 semanas; comece com 50% nas primeiras 2 semanas.
- Rinoplastia primária - o inchaço inicial desaparece em 4 a 6 semanas, mas a cicatrização da ferida e o inchaço de longo prazo levam de 12 a 15 meses para desaparecer.
- Os pacientes que têm uma recuperação mais longa da rinoplastia incluem homens, pacientes com pele grossa, pacientes étnicos e pacientes com rinoplastia complexa/secundária.

Revelação do resultado da rinoplastia pela primeira vez:
- O cirurgião deve avaliar cuidadosamente o resultado para garantir que tudo esteja cicatrizando normalmente para aquele estágio da recuperação.
- Quando os pacientes têm a oportunidade de ver seu nariz sem a tala pela primeira vez, pode haver uma série de emoções. O

Rhinoplasty (Nasal Reshaping)
FACTS YOU NEED TO KNOW
Rod J. Rohrich, MD

WHAT IS RHINOPLASTY?
Rhinoplasty (surgery of the nose) is an operation that can produce changes in the appearance, structure and function of the nose. It can reduce or increase the size of the nose, change the shape of the tip, narrow the width of the nostrils or change the angle between the nose and the upper lip. This surgery can also help correct birth defects, nasal injuries and help relieve some breathing problems. There is not a universal type of rhinoplasty surgery that will meet the needs of every patient. Rhinoplasty surgery is customized for each patient, depending on your needs.

WHO IS A CANDIDATE?
The best candidates for rhinoplasty surgery are healthy individuals who are looking for improvements – not perfection – in the appearance of their nose, or who have breathing problems within their nose. In addition to realistic expectations, good health and psychological stability are important qualities for a patient considering rhinoplasty. Age may also be a consideration. Many doctors prefer not to operate on teenagers until after they've completed their growth spurt – usually at about 14 or 15 for girls, a bit later for boys. It is important to consider a teenager's social and emotional adjustments, and to make sure it's what they, not their parents, really want.

ARE THERE ANY HEALTH CONSIDERATIONS THAT WOULD DISQUALIFY ME OR INCREASE RISKS FOR RHINOPLATY?
The major contraindication is for individuals who have serious health problems, such as a cardiac or pulmonary condition. Since rhinoplasty is elective surgery that involves the use of anesthesia, the benefits should be carefully weighed against the risks. For a healthy individual, risks are minimal. But for someone with a significant medical condition, a more careful evaluation is vital. If, after a consultation with Dr. Rohrich and medical clearance by your own doctor, you opt for the surgery, it should be done in a controlled setting, in a hospital, under general anesthesia.

ARE THERE ALTERNATIVES TO RHINOPLASTY?
There is really no alternative to rhinoplasty that will produce the same results of reshaping your nose. The alternative is the choice not to undergo the surgery. Certain internal nasal airway disorders may not require surgery on the exterior of the nose. Risks and potential complications are associated with alternative forms of treatment that involve surgery, such as septoplasty, to correct nasal airway disorders.

WHO DO I PREPARE FOR MY PROCEDURE?
The most important first step is to interview several board-certified plastic surgeons and to gather as much information as possible about the procedure – including what it entails, the recovery, any potential risks and complications, the costs, type of facility where the surgery will be done and what type of anesthesia will be used. Many surgeons have access to computer imagery that allows you to see what you will look like following your surgery. You should discuss with your surgeon what you do and don't like about different alternatives. Good communication between you and your doctor is essential. Make sure you are comfortable and confident with the surgeon who will be performing the procedure. Being an informed and educated patient is critical.

During the two-week period before your surgery, you should not take any medications which contain aspirin because aspirin has an effect on your blood's ability to clot and could increase your tendency to bleed at the time of surgery and during the postoperative period. If you need minor pain medication, take Tylenol. If you are taking any vitamins, herbal medications or supplements, notify your doctor, as these can also cause problems during surgery. Follow your doctor's instructions. He may ask you to stop taking your medications or supplements for the two-week period prior to your surgery. Some homeopathic remedies taken prior to surgery can result in less pain and bruising, less scar tissue and better overall healing. Beginning seven days before surgery, start taking Pycnogenol or grape seed extract (one pill twice a day), which is an anti-inflammatory agent and helps promote tissue repair, 500 mg. of Vitamin C, twice a day, which helps promote healing; and 60 mg. of Zinc, once a day, which helps with bruising and promotes tissue repair. Beginning three days before surgery, add Arnica montana (leopard's bane), four pills, twice a day, which helps minimize bleeding, and Bromelain (pineapple extract), three pills twice a day, which helps reduce inflammation and discomfort. Your doctor will probably give you steroids to take during the few days right before surgery. Finally, smoking impairs healing, so if you smoke, stop!

Be sure to arrange for someone to drive you home after the surgery, and to help you out for a few days if needed.

Please initial:_____
Please visit Dr. Rohrich's web site at drrohrich.com. for information on Plastic Surgery and wellness.

Fig. 61.2 Formulário de perguntas frequentes (FAQs) sobre rinoplastia para pacientes. *(Continua)*

Rhinoplasty (Nasal Reshaping)
FACTS YOU NEED TO KNOW
Rod J. Rohrich, M.D. (continued)

WHAT ARE THE TIMING OPTIONS FOR RHINOPLASTY?
The surgery should be done at a time when you are both psychologically and emotionally ready for it. It should certainly not be an impulsive decision, but one that has been carefully thought out. Once you decide to have rhinoplasty, plan your surgery at a quiet time, when you have at least 10-14 days to recover – not within several weeks of any major event in your life.

HOW IS RHINOPLASTY PERFORMED?
During surgery, the skin of the nose is separated from its supporting framework of bone and cartilage, which is then sculpted to the desired shape. The nature of the sculpting will depend on the nature of your problem and your surgeon's preferred technique. To remove a nasal hump, a special file is used. A refined nasal bridge is formed by bringing together the nasal bones on either side of the face. In patients found to have the side of the nasal tip too large, some cartilage is removed. The angle between the nose and upper lip can be improved by elevating and trimming the septum, the dividing wall between the two chambers of the nose. In some cases, it is necessary to narrow the base of the nose. This procedure involves removal of skin from both sides of the nostrils at the center. In order to improve the contour of the noses of some patients, it is sometimes necessary to add tissue. Finally, the skin is re-draped over the new framework. There are two types of rhinoplasty. The open approach, which has recently become more common, involves making a small incision across the columella, the vertical strip of tissue separating the nostrils, allowing the surgeon to see the entire structure of the nose. While many surgeons prefer this method because they feel it allows them to obtain better results, the downside to this method is greater swelling following surgery. If done correctly, the incision is not noticeable after the healing is complete. Endonasal (closed) rhinoplasty is done from within the nose, with the incision inside the nostrils. With both methods when the surgery is complete a splint is applied to help your nose maintain its new shape. Soft plastic splints may also be placed in your nostrils to stabilize the septum, the dividing wall between the air passages.

CAN RHINOPLASTY BE COMBINED WITH OTHER PROCEDURES? WHICH ONES?
Rhinoplasty is often done in combination with many other procedures, and can be done safely as long as the patient is healthy and the total operating time stays in the range of 6-8 hours. Once under anesthesia, many patients choose to combine rhinoplasty with facelifts, body contour surgery or breast surgery.

WILL I NEED ANESTHETIC? WHAT TYPE OF ANESTHESIA?
Rhinoplasty can be performed under local or general anesthesia, depending on the extent of the procedure and on what you and your surgeon prefer. With local anesthesia, you'll usually be lightly sedated and your nose and the surrounding area will be numbed; you'll be awake during the surgery but relaxed and insensitive to pain. With general anesthesia, you'll sleep through the operation. Many patients prefer general anesthesia because they are more comfortable and often end up getting less anesthesia under a general, than when the surgeon uses local anesthesia with sedation.

IS ANY SPECIAL EQUIPMENT REQUIRED TO PERFORM RHINOPLASTY? WHAT SPECIAL TRAINING IS REQUIRED.
Specialized rhinoplasty instruments and "tools of the trade" are used for the surgery. Rhinoplasty is one of the most difficult operations in cosmetic surgery, because the difference between a good result and a poor result is a millimeter. Consequently, this procedure requires a skilled plastic surgeon who has a special interest, expertise and experience with rhinoplasty.

ARE IMPLANTS OR INJECTIBLES USED IN RHINOPLASTY? DO THESE CARRY ANY ADDITIONAL RISKS FOR THIS PROCEDURE?
Implants or injectibles are usually not used in rhinoplasty except the patient's own tissue like septal, ear or rib cartilage. Occasionally Alloderm, a natural substance made from human tissue is injected or placed to correct defects or irregularities in the nose.

WILL I BE HOSPITALIZED OR CAN RHINOPLASTY BE PERFORMED ON AN OUTPATIENT BASIS?
Rhinoplasty may be performed in a surgeon's office based facility, an outpatient surgery center or a hospital. It is usually done on an outpatient basis, for cost containment and convenience. If the patient has combined procedures the patient may require a short inpatient stay.

Please initial:_____
Please visit Dr. Rohrich's web site at drrohrich.com. for information on
Plastic Surgery and wellness.

Fig. 61.2 *(Continuação) (Continua)*

Educação do Paciente

Rhinoplasty (Nasal Reshaping)
FACTS YOU NEED TO KNOW
Rod J. Rohrich, M.D. (continued)

HOW WILL I LOOK IMMEDIATELY AFTER?
You will have a splint on the outside of your nose, a small gauze at the bottom of your nose, and initially won't be able to see under the splint as your nose will be swollen. You'll notice the swelling and bruising around your eyes will increase at first, reaching a peak after two or three days. But you'll feel a lot better than you'll look. After 5-7 days, when the splint is removed, you will still have a moderate amount of swelling, but most should disappear within about two weeks. Some subtle swelling, unnoticeable to anyone but you and your surgeon, will remain for several months. You will see the final results at the top of the nose at 6-9 months, and at the tip, between 9 months and a year following surgery. During the days following surgery when your face is swollen and may be bruised, it's easy to forget that you will be looking better shortly.

HOW WILL I FEEL IMMEDIATELY AFTER?
Other than feeling a bit drowsy, you should feel pretty good and be able to go home within a few hours following surgery. Your face may feel puffy, your nose may ache and you may have a dull headache. You can control any discomfort with pain medication prescribed by your surgeon. It is not uncommon to feel depressed right after plastic surgery, especially when you look in the mirror and see a swollen face with a splint on your nose. Rest assured that this stage will pass. Day by day, once the split is removed, your nose will begin to look better and your spirits will improve.

HOW LONG DOES THE PROCEDURE TAKE?
Rhinoplasty usually takes an average of two hours, though complicated procedures may take longer

HOW MANY SURGICAL PROCEDURES WILL I REQUIRE?
Usually you require only one. But in one case out of 20, a second surgical touch-up is done, about a year following the first surgery, for a variety of different reasons including how a patient heals which is different for everyone.

WHAT DOES THE RECOVERY ENTAIL?
For the first day plan on keeping your head elevated when in bed. You are encouraged to walk but not exert yourself. After the first few days you'll be up and about and able to return to work within a week to 10 days. Applying cold compresses will reduce initial swelling and make you feel a bit better. By 5-7 days all dressings, splints, and stitches should be removed. Your surgeon will schedule frequent follow-up visits during the months following surgery, to check on the progress of your healing. If you have any unusual symptoms between visits, or any questions about what you can and can't do, don't hesitate to call your doctor.

HOW LONG DOES IT TAKE BEFORE I CAN RETURN TO NORMAL ACTIVITY?
For the first 3-5 days following surgery relax and take it easy. You should be able to return to work within a week or 10 days following surgery. It will be several weeks, however, before you're entirely up to speed. Your doctor will probably advise you to avoid strenuous activity (jogging, swimming, bending, sexual relations, any activity that increases your blood pressure) for about 3 weeks.

WILL PEOPLE BE ABLE TO TELL THAT I HAVE HAD SURGERY?
The goal of rhinoplasty is to create a natural looking nose that matches your face. Chances are that if you had a huge bump on your nose and made a radical change, people will notice that you've had surgery. If, however, the changes were more subtle, others may not know that you had surgery, but notice that you look great, even if they're not sure why!

IS THAT ALL THERE IS TO KNOW ABOUT RECOVERY?
A little bleeding is common during the first few days following surgery and you may continue to feel some stuffiness for several weeks. Your surgeon will probably ask you not to blow your nose for a week or so while the tissues heal. You should also avoid hitting or rubbing your nose or getting it sunburned for 8 weeks. Also, be gentle when washing your face and hair or using cosmetics. If you wear glasses they'll have to be taped to your forehead or propped on your cheeks for about 4 weeks until your nose is completely healed.

Please initial:_____
Please visit Dr. Rohrich's web site at drrohrich.com. for information on
Plastic Surgery and wellness.

Fig. 61.2 *(Continuação) (Continua)*

Rhinoplasty (Nasal Reshaping)
FACTS YOU NEED TO KNOW
Rod J. Rohrich, M.D. (continued)

IS THAT ALL THERE IS TO KNOW ABOUT RECOVERY?
A little bleeding is common during the first few days following surgery and you may continue to feel some stuffiness for several weeks. Your surgeon will probably ask you not to blow your nose for a week or so while the tissues heal. You should also avoid hitting or rubbing your nose or getting it sunburned for 8 weeks. Also, be gentle when washing your face and hair or using cosmetics. If you wear glasses they'll have to be taped to your forehead or propped on your cheeks for about 4 weeks until your nose is completely healed.

ARE THERE WAYS TO REDUCE THE HEALING PERIOD AND TO MINIMIZE BRUISING AND SWELLING?
The best way to minimize bruising is not to use any products containing aspirin for at least 2 weeks preoperatively and 2 weeks postoperatively. There are some suggested postoperative homeopathic remedies for patients undergoing cosmetic surgery. These include: Arnica montana (leopard's bane), four pills, twice a day for two weeks which helps minimize swelling after surgery and promotes healing; Bromelain (pineapple extract), three pills twice a day between meals for two weeks, which helps minimize pain and bruising and promotes healing; Nux vomica multiplex, four pills, twice a day for 3 days, which alleviates the side effects of anesthesia; Pycnognol, one pill twice a day until the bottle is empty, which is an anti-inflammatory agent and helps promote healing; 500 mg. of Vitamin C, twice a day for 2-3 weeks following surgery which helps promote healing; and 60 mg of Zinc, once a day, for 2-3 weeks following surgery, which helps with bruising and promotes tissue repair.

WHAT TYPE OF NEW SCARS ARE CREATED?
With the method of rhinoplasty performed from within the nose, there are no visible scars. With the open procedure, scars are most often imperceptible.

HOW LONG WILL THE RESULTS LAST?
The best news if you're pleased with the results of your new nose, is that your nose will age as gracefully as you do as the procedure lasts a very long time.

WHAT ARE THE LIMITATIONS, RISKS OR COMPLICATIONS OF RHINOPLASTY?
With any type of surgery, there are risks. Your choice to undergo a surgical procedure is based on the comparison of the risk with the potential benefits. When rhinoplasty is performed by a qualified board-certified plastic surgeon, who has expertise in rhinoplasty, complications are infrequent and usually minor. Nevertheless there is always a possibility of complications, including infection, nosebleed or a reaction to the anesthesia. While unusual, one of the possible risks of the surgery is bleeding. Should significant post-operative bleeding occur, it may require emergency treatment to stop the bleeding, or even require a blood transfusion in rare situations. If an infection occurs which is also highly unusual, additional treatment including antibiotics may be necessary. After surgery small blood vessels may burst and appear as tiny red spots on the skin's surface. These are usually minor but may be permanent. When rhinoplasty is performed from inside the nose, there is no visible scarring at all; when an "open" technique is used or when the procedure calls for the narrowing of flared nostrils, the small scars on the base of the nose are usually not visible but abnormal scars may occur, both within the skin and the deeper tissues. Scars may be unattractive and of different color than the surrounding skin. There is also the possibility of visible marks from sutures. While very rare, additional treatments, including surgery, may be needed to treat scarring. Deeper structures such as nerves, tear ducts, blood vessels and muscles may be damaged during the course of surgery. The potential for this to occur varies with the type of rhinoplasty procedure performed, and injury to deeper structures may be temporary or permanent. Other possible risks of rhinoplasty include: numbness or loss of skin sensation in the nasal skin; asymmetry – a variation from one side to the other side of the nose – a result from the surgery; an allergic reaction to tape, suture material or topical preparation (only reported in rare cases); delayed healing or wound disruption which may require frequent dressing changes (more common among smokers); nasal septal perforation that may require further surgery (also a rare occurrence); nasal airway alterations which may require further surgery (also a rare occurrence); and nasal airway alterations which may interfere with the passage of air through the nose. You may also have complications from surgical anesthesia. While rare, there is the possibility of complications, injury and even death from all forms of surgical anesthesia or sedation. Although the majority of patients do not experience these complications, you should discuss each of them with your doctor to make sure you understand any risks, potential complications and consequences of rhinoplasty.

In about one case out of 20, a second procedure may be required – for example, to correct a minor deformity. Such cases are unpredictable and happen even to patients of the most skilled surgeons. The corrective surgery is usually minor.

Please initial:_____
Please visit Dr. Rohrich's web site at drrohrich.com. for information on Plastic Surgery and wellness.

Fig. 61.2 *(Continuação) (Continua)*

Rhinoplasty (Nasal Reshaping)
FACTS YOU NEED TO KNOW
Rod J. Rohrich, M.D. (continued)

WHAT ARE THE BENEFITS OF RHINOPLASTY?
Benefits are both physical and psychological. When you feel that you look better, it's only natural that you will have a better self-image and more self-confidence.

WHAT DOES THIS PROCEDURE COST?
While rates vary among surgeons and the amount of work done during surgery, the surgeon's fee for a primary rhinoplasty ranges from $3,500 to $6,000. The surgeon's fee for a secondary rhinoplasty is usually more due to the complexity ranging from $4,000 to $9,000. There are also additional fees for Dr. Rohrich, the operating room and anesthesia if you decide on other procedures.

WHAT CAN I REASONABLY EXPECT?
You can expect to feel better about the face that stares back at you in the mirror. If you discussed your expectations thoroughly with your surgeon, there should be no surprises. You should have a nose that has been reshaped to look natural and fit your face. Remember, however, that healing is a slow and gradual process. Some swelling may be present for months, especially in the tip. The final results of rhinoplasty may not be apparent for up to a year.

WHAT TYPES OF RESULTS CAN BE ACHIEVED FROM RHINOPLASTY?
Results vary greatly depending on your original nose and your vision of a new nose. After discussing your expectations with your surgeon you may choose to have a bump removed, to reshape the tip of your nose, to improve the angle between your nose and upper lip, or to bring your nostrils closer together. If you have functional problems in your nose – trouble breathing or a problem with snoring - rhinoplasty can also alleviate these problems.

WHAT QUESTIONS DO I NEED TO ASK WHEN SEEING A DOCTOR TO PERFORM RHINOPLASTY?
Important questions include: How much experience do you have in rhinoplasty? How many of these procedures do you do every year? Are you a board-certified plastic surgeon? Do you have access to photo imaging so I can see on a computer how I will look after surgery? Do you do more primary or secondary (corrective) rhinoplasty? What is your revision ratio? Can I see before-and-after photos of some of your patients? Where do you perform the surgery? What kind of anesthesia do you use?

WHAT IS THE SATISFACTION RATE FOR RHINOPLASTY?
Exceedingly high! If you have realistic expectations, a clear vision of the results and good communication with your surgeon, the satisfaction rate is over 90% - creating a natural looking nose that fits the shape of your face and makes you smile when you look in the mirror.

I have read and understand the facts and information presented about the rhinoplasty procedure and realize that plastic surgery, including this cosmetic procedure, is both an art and a science and that a quantitative/specific result cannot be guaranteed prior to the surgery.

Please initial:_____
Please visit Dr. Rohrich's web site at drrohrich.com. for information on Plastic Surgery and wellness.

Fig. 61.2 *(Continuação)*

---

cirurgião deve permitir que os pacientes expressem seus sentimentos sem impor sua opinião sobre o resultado.
- Depois que os pacientes se expressarem, o cirurgião poderá concordar e/ou tranquilizá-los gentilmente quanto ao fato de estarem no início do processo de cura.

Há quatro cenários que podem ocorrer com relação ao resultado de uma rinoplastia:
1. Paciente feliz e cirurgião feliz.
2. Paciente feliz e cirurgião infeliz.
3.. Paciente insatisfeito e cirurgião satisfeito.
4. Paciente insatisfeito e cirurgião preocupado.
- O cenário nº 1 é o ideal.
- O cenário nº 2 exige que o cirurgião proceda com cautela. Isso pode ocorrer porque o cirurgião está sendo excessivamente crítico em relação aos seus resultados, e ele certamente não gostaria de fazer com que o paciente percebesse deformidades ou assimetrias no nariz que, de outra forma, não seriam reconhecidas e seriam quase imperceptíveis.
- O cenário nº 3 geralmente é o resultado de expectativas irreais do paciente. Isso ressalta a importância de estabelecer expectativas realistas no pré-operatório e de instruir o paciente sobre o que pode e o que não pode ser feito com a rinoplastia primária e secundária.
- O uso de imagens pré-operatórias pouco elaboradas, mas realistas, é importante para ajudar a determinar as expectativas do paciente. Nessa sequência, é um sinal de alerta se o paciente solicitar várias alterações nas imagens educacionais no pré-operatório. O cirurgião deve seguir em frente com a cirurgia com extrema cautela.
- Por fim, o cenário nº 4 ocorre quando há deformidades óbvias identificadas tanto pelo paciente quanto pelo cirurgião. Nesse

ROD J. ROHRICH, M.D.
PLASTIC SURGERY

RHINOPLASTY
Quick Look Instructions

Things to have post splint removal:
- Saline nasal spray - Arm & Hammer Simply Saline, or any brand of Saline Spray are good over the counter options.
- For patients with allergies - Nasacort or Flonase for allergy relief
- Q-tips
- Hydrogen Peroxide
- Bactroban ointment (prescription)

At your post op visit, we will provide you with:
- RhinoShield silicone nose guard for patients with glasses
- Steri-strips - you will be instructed on how to apply these, a video is also available on website.

Easy Cleaning Instructions Before you are seen:
- Mix 1 part hydrogen peroxide and 1 part water. Use Q-tip to clean the inner rim of your nostrils with the hydrogen peroxide/water mix. The Q-tip should not be inserted into your nose more than the cotton part of the tip. Clean the alar base sutures as needed if you have a blood-like crusting on your alar rim sutures. Do not over-clean the alar base.
- After cleaning, or Bacitracin ointment to the inner rim of the nostrils by slowly rotating the Q-tip in a circular motion in the nostrils. Do not apply ointment to your alar base sutures.
- Do not remove the small gauze inside your nasal tip and apply Bactorban ointment 4 times daily to the gauze site.
- If your splint falls off, which is infrequent, use tape to reapply. A fallen splint will NOT affect your results, but needs to be worn until your post op appointment.

After Splint Removal:
- Continue cleaning the inside of your nose, as needed.
- Continue using Bactorban ointment inside your nose 2-3 times daily or as needed for about 7-10 days post splint removal.
- Use saline nasal spray 8-10 times daily or more. You cannot abuse it.
- If you have allergies, also use Nasacort or Flonase for allergy relief morning and night 2 puffs each nostril for 6-8 weeks.
- Continue to wear and re-apply steri-strips for 3-4 weeks post op. Steri-strips need to be changed every 5-7 days. You can continue to shower and wash your face normally. It is okay to get these wet. You may need to continue wearing steri-strips after 4 weeks depending on swelling.

IF YOU HAVE ANY QUESTIONS, PLEASE CALL DR. ROHRICH

If you are a patient, please call between the hours of 8:30-5:00. If you need immediate care, please call Dr. Rohrich anytime on his cell. There is no such thing as a minor question. I would rather you call me than wonder and not do the right thing, so please call my office, or email me anytime.

Fig. 61.3 Instruções rápidas de rinoplastia para pacientes.

cenário, é fundamental colocar-se à disposição, tranquilizar o paciente e orientá-lo durante o processo de cicatrização e agendar a revisão do paciente, se necessário.

Acompanhamento de longo prazo:
- A educação contínua após o paciente ter se recuperado completamente da rinoplastia inclui instruir o paciente sobre proteção solar e cuidados com a pele.
- O acompanhamento do paciente e o fornecimento de informações manterão o paciente em seu consultório.
- Isso trará dividendos quando o paciente estiver considerando um procedimento diferente ou fazendo recomendações de cirurgiões a amigos e familiares.
- O acompanhamento de longo prazo oferece ao cirurgião a oportunidade de ver as consequências das técnicas operatórias e permite que ele avalie seus resultados e faça alterações na tomada de decisões clínicas para melhorar os resultados de futuros pacientes, se necessário.

Dica de Especialista

O estabelecimento de expectativas realistas no pré-operatório prepara o cirurgião e o paciente para uma recuperação e um resultado pós-operatórios tranquilos.

61.4 Conclusão

A educação do paciente começa na primeira vez em que ele entra em contato com o consultório do cirurgião e não termina até que ele saia ou receba alta do consultório. Instruções escritas e verbais são fornecidas ao paciente e reiteradas no pré e pós-operatório. O estabelecimento de expectativas no pré-operatório é de fundamental importância. As imagens educativas pré-operatórias são importantes para avaliar e definir as expectativas. No pós-operatório, a educação muda, em grande parte, para a garantia e a reiteração da educação pré-operatória. A educação adequada do paciente no pré-operatório e no pós-operatório garantirá ao cirurgião um gerenciamento tranquilo do paciente e uma excelente experiência para ele.

62 Gerenciamento do Paciente Insatisfeito

Rod J. Rohrich ▪ Elie P. Ramly ▪ Roger W. Cason ▪ Jamil Ahmad

Resumo

A rinoplastia é amplamente considerada como um dos procedimentos mais complexos da cirurgia plástica e tem uma alta taxa de revisão. Além das *nuances* técnicas de reestruturação e remodelagem da anatomia nasal para obter a forma e função ideais, a experiência clínica e as habilidades interpessoais do cirurgião são fundamentais para a seleção e o aconselhamento bem-sucedidos do paciente, o planejamento cirúrgico e a recuperação pós-operatória.[1,2,3] Este capítulo fornece estratégias práticas para gerenciar interações desafiadoras com o paciente e situações difíceis em rinoplastias primárias e secundárias.

Palavras-chave: Rinoplastia, rinoplastia de revisão, relação médico-paciente, interações desafiadoras, paciente insatisfeito, comunicação, expectativas do paciente, planejamento pré-operatório, cuidados pós-operatórios

> **Pontos Principais**
> - A rinoplastia é um procedimento difícil com uma alta taxa de revisão.
> - Definir expectativas realistas é fundamental para evitar a insatisfação.
> - Evitar operar pacientes que tenham objetivos diferentes dos seus ou que tenham expectativas irrealistas reduzirá a insatisfação pós-operatória.
> - A documentação adequada pode ser um recurso essencial para sua proteção.

62.1 Introdução

A rinoplastia é amplamente considerada como um dos procedimentos mais complexos da cirurgia plástica. Além das *nuances* técnicas de reestruturação e remodelagem da anatomia nasal para obter a forma e função ideais, a experiência clínica e as habilidades interpessoais do cirurgião são fundamentais para a seleção e o aconselhamento bem-sucedidos do paciente, o planejamento cirúrgico e a recuperação pós-operatória.[1,2,3] Este capítulo fornece estratégias práticas para gerenciar interações desafiadoras com o paciente e situações difíceis na rinoplastia primária e secundária.

62.1.1 Os Desafios da Rinoplastia: O Que e Por Que

O Que Torna o Nariz Único

- O nariz é o aspecto mais central e saliente da face e uma característica anatômica definidora que afeta a identidade pessoal, cultural e de gênero. Essas considerações exigem uma abordagem diferenciada da rinoplastia.
- As considerações estéticas e funcionais estão intimamente relacionadas com todas as manobras da rinoplastia[2] e podem ser adequadamente equilibradas por meio de uma boa tomada de decisão cirúrgica e de um arsenal técnico refinado.
- O verdadeiro sucesso da rinoplastia depende da percepção que o paciente tem do resultado e de sua harmonia com o restante do rosto, e da correlação entre essa nova realidade e suas expectativas pré-operatórias.

Por Que a Rinoplastia Pode Ser Desafiadora

- A rinoplastia é comumente associada à insatisfação do paciente e tem uma alta taxa de revisão de 5 a 15%.[4,5,6]
- A rinoplastia tem uma curva de aprendizado acentuada, é difícil de dominar e mudanças de até um milímetro podem ser perceptíveis para o paciente!
- Os resultados levam pelo menos um ano para se materializarem na rinoplastia primária e ainda mais tempo na rinoplastia secundária, e podem continuar a mudar com o tempo.

> **Dica de Especialista**
>
> Não existe um resultado perfeito; os resultados estéticos e a satisfação com os resultados dependem das percepções do paciente e do cirurgião.[7]

Por Que a Rinoplastia Primária Falha[1]

Seleção Deficiente de Pacientes

- O principal motivo do fracasso da rinoplastia primária é a má seleção do paciente. Isso geralmente é um reflexo direto da inexperiência ou da má preparação do cirurgião.
- O componente mais importante da seleção de pacientes é um profundo entendimento de suas metas estéticas e funcionais pessoais, como elas se relacionam com sua anatomia e diagnóstico exclusivos e se essas metas representam expectativas que podem ser alcançadas de forma realista.
- Em um cenário ideal, o paciente é racional, razoável, pronto (*ready*) e confiável (*reliable*) (4Rs) e o cirurgião é competente, cuidadoso, compassivo e completamente empático (4Cs) (▶ Tabela 62.1). Quando essas condições são atendidas, as expectativas do paciente geralmente podem ser alinhadas a metas alcançáveis e a um resultado satisfatório.

> **Dica de Especialista**
>
> Se as preocupações dos pacientes excederem em muito a deformidade anatômica diagnosticada, se eles tiverem dificuldade para comunicar seus objetivos ou obter informações sobre os ensinamentos fornecidos durante a consulta, ou se falarem mal de outros cirurgiões ou membros da equipe envolvidos em seus cuidados, a decisão de operar deve ser fortemente revisada.

Tabela 62.1 O que os cirurgiões e os pacientes buscam

O paciente ideal para rinoplastia (4 Rs)	O cirurgião de rinoplastia ideal (4 Cs)
Racional	Competente
Razoável	Cuidadoso
Pronto (Ready)	Compassivo
Confiável (Reliable)	Completamente empático

Gerenciamento do Paciente Insatisfeito

Expectativas Incongruentes do Paciente
- Os pacientes que se apresentam para uma consulta de rinoplastia podem, muitas vezes, ter muita ansiedade e uma preocupação desproporcional com falhas que, de outra forma, seriam consideradas pequenas.
- É muito importante delinear a etiologia de quaisquer expectativas irracionais e diferenciar aquelas que são atribuídas à ansiedade ou à falta de instrução de sinais mais sérios de sofrimento psicológico, transtorno dismórfico corporal (BDD) ou transtorno de personalidade limítrofe (BPD), que são discutidos em mais detalhes posteriormente neste capítulo.

Análise Nasal Pré-Operatória Inadequada
- A avaliação pré-operatória deve sempre incluir uma análise abrangente do nariz nas vistas frontal, lateral e basal, além de uma avaliação da harmonia e simetria nasofacial geral. Esse processo sistemático é a pedra angular para que o cirurgião possa formular um diagnóstico preciso e um plano de tratamento direcionado.
- Antes de compartilhar essa avaliação com os pacientes, o cirurgião deve pedir que eles expressem abertamente suas próprias preocupações, priorizando suas três principais queixas.

> **Dica de Especialista**
>
> O método 10-7-5 do autor sênior é descrito em detalhes em outra parte deste livro e na literatura,[1] e foi projetado especificamente para transformar a análise nasal em um processo abrangente e confiável (► Tabela 62.2).

Criação ou Exacerbação de um Problema Funcional
- A avaliação e o gerenciamento adequados das válvulas nasais internas e externas, do septo e das conchas inferiores, especialmente no contexto da rinoplastia secundária, são essenciais para evitar complicações funcionais inesperadas. Isso pode, compreensivelmente, levar à insatisfação do paciente, independentemente de suas metas estéticas terem sido atingidas.

Deficiência da Estrutura
- Nas décadas de experiência do autor sênior em rinoplastias primárias e secundárias, um componente crucial da satisfação do paciente – e da excelência sustentada – é a capacidade de fornecer resultados reproduzíveis e duradouros.
- O controle e a manutenção confiáveis do quadro estrutural são fundamentais.
- Uma evolução na prática que enfatiza o enxerto de extensão septal em relação ao enxerto de suporte columelar para controlar de forma eficaz e duradoura a projeção, a rotação e o formato da ponta é um bom exemplo de um refinamento técnico com impacto duradouro.
- As deformidades do rebordo alar, como entalhe, retração, colapso e assimetria, podem ser prevenidas e tratadas de forma confiável com o uso rotineiro de enxertos de contorno alar tanto na rinoplastia primária quanto na secundária.

Imprevisibilidade da Cicatrização de Feridas
- Embora parte da cicatrização do paciente dependa da genética e da conformidade pós-operatória, há aspectos significativos da cicatrização de feridas sobre os quais o cirurgião de rinoplastia tem controle direto e deve procurar dominar.
- A dissecção criteriosa e precisa, reduzindo a ressecção de estruturas internas, e a obliteração sistemática do espaço morto

para minimizar a contratura imprevisível do tecido mole podem ajudar a obter resultados mais previsíveis.

Tabela 62.2 O método 10-7-5 para análise nasal[1]

Vista frontal (10)
1. Proporções faciais – altura (terços), largura (quintos), simetria
2. Tipo/qualidade da pele – tipo Fitzpatrick, fina ou grossa, sebácea
3. Simetria e desvio nasal – desvio da linha média, em C, em C invertido ou em S
4. Linhas estéticas dorsais – retas, simétricas/assimétricas, bem/mal definidas, estreitas/largas
5. Abóbada óssea – estreita ou larga, assimétrica, ossos nasais curtos ou longos
6. Terço médio – estreito ou largo, colapso, deformidade em V invertido
7. Ponta nasal – ideal/bulbosa/quadrada/pinçada, supraponta, pontos de definição da ponta, lóbulo infraponta
8. Bordas alares – em forma de gaivota, facetas, entalhe, retração
9. Base alar – largura
10. Lábio superior – longo ou curto, septo depressor dinâmico, sulco do lábio superior
Vista lateral (7)
1. Ângulo nasofrontal e *radix* – agudo ou obtuso, *radix* alto ou baixo
2. Comprimento nasal, dorso e supraponta – comprimento: longo ou curto; dorso: liso, corcunda, escavado; supraponta: quebrada, cheia, deformidade em bico de papagaio
3. Projeção da ponta – super ou subprojetada
4. Rotação da ponta – com rotação excessiva ou insuficiente
5. Relação alar-columelar – asas suspensas ou retraídas, columela suspensa ou retraída
6. Hipoplasia periapical – deficiência maxilar ou de tecido mole
7. Relação lábio-queixo – normal, deficiente
Vista basal (5)
1. Projeção nasal – super ou subprojetada, relação columelolobular
2. Narina – simétrica ou assimétrica, longa ou curta
3. Columela – desvio septal caudal, inclinação septal, rebaixamento das *crura* mediais
4. Base alar – largura
5. *Flaring* alar

Preparando-se para o Sucesso
- Sempre realize um exame clínico pré-operatório abrangente e uma análise nasofacial.[8]
- O juramento de Hipócrates é a pedra angular. Não causar danos – "*Primum non nocere*".
  - Seja, antes de tudo, um médico.
  - Em segundo lugar, seja um cirurgião de rinoplastia.
- Os pacientes que se apresentam para rinoplastias primárias e secundárias geralmente exigem e esperam a perfeição, mas têm uma visão restringida das limitações da cirurgia.[7]
- É importante entender os motivos internos do paciente e abordar diretamente quaisquer expectativas irrealistas.

62.1.2 A Importância da Comunicação
Dominando seu Estilo de Entrevista
- A avaliação clínica e a comunicação cuidadosa começam assim que o paciente entra pela porta, desde a primeira interação com o provedor e a equipe.

- As primeiras impressões são importantes! Observe sinais sutis na postura, no aspecto, no tom de voz, no contato visual e nos gestos faciais e das mãos do paciente.

> **Dica de Especialista**
>
> *Observe sinais sutis na postura, no aspecto, no tom de voz, no contato visual e nos gestos faciais e das mãos do paciente. Fique atento à sua própria comunicação verbal e não verbal.*

- Sempre comece com uma pergunta aberta, como "Como posso ajudá-lo?"
    - Seja um ouvinte ativo. Sente-se perto do paciente e na altura dos olhos.
    - Ouça atentamente, olhe nos olhos da pessoa e repita o que ela disse.
- Entenda a jornada pessoal do paciente. Ele pode ter tido uma experiência negativa com médicos anteriores. Não seja desdenhoso nem se apresse em fornecer uma solução modelo.
- Estabelecer uma relação construtiva e sinérgica entre médico e paciente é fundamental.
- Quando chegam ao seu consultório, a maioria dos pacientes de hoje já entrou na internet, leu suas avaliações e viu as fotos do seu *site*. Esteja preparado para responder a perguntas sobre seu trabalho anterior e as avaliações dos pacientes.
- Embora os pacientes possam ser altamente informados, é dever do médico avaliar e completar seu fundo de conhecimento e abordar quaisquer preocupações ou concepções errôneas.

> **Dica de Especialista**
>
> *Ajude os pacientes a definirem seus três principais objetivos após a cirurgia.*

- Ajude os pacientes a definirem seus três principais objetivos com a cirurgia: "Quais são suas três principais preocupações em relação ao seu nariz?" Isso é fundamental para esclarecer e documentar as expectativas do paciente, fazendo com que ele articule seus desejos. Isso ajuda a orientar o aconselhamento pré-operatório, facilita um plano cirúrgico personalizado e minimiza qualquer mal-entendido e/ou decepção, garantindo que tanto o cirurgião quanto o paciente estejam vendo o problema pela mesma lente. Se surgirem preocupações inesperadas no pós-operatório, o aconselhamento e a reavaliação devem ser ancorados nas três principais metas documentadas pré-operatoriamente pelo paciente.
- Alinhe as expectativas do paciente com sua avaliação das restrições cirúrgicas e anatômicas e com sua própria habilidade e experiência para obter uma relação risco-benefício favorável.
- Use um espelho para discutir o que você vê, destacando as assimetrias faciais ou nasais inerentes.

> **Dica de Especialista**
>
> *Diga ao paciente o que você vê e o que você pode ou não corrigir.*

- A rinoplastia é uma operação difícil. Deve-se ter uma discussão completa sobre os riscos e as taxas de revisão para obter o consentimento informado completo. Essa discussão deve ser documentada pelo cirurgião. Se você não tiver certeza se deve documentar algo, provavelmente deve fazê-lo!

- Prometer menos e cumprir mais. Isso é particularmente importante na rinoplastia secundária. Não somos onipotentes. O resultado nunca será perfeito, mas será melhor. Dito isso, não saia da sala de cirurgia até que você tenha atingido as três principais metas acordadas e acredite que a aparência é a melhor possível.
- Desenvolva uma abordagem sistemática para "encerrar" a consulta:
    - Faça um resumo do que você e o paciente discutiram.
    - Enfatize novamente as três principais preocupações do paciente e o que você acredita ser possível alcançar.
    - Dê ao paciente a oportunidade de fazer outras perguntas.
    - Dê a eles um cartão de contato para simbolizar que o relacionamento médico-paciente é contínuo.
    - Encaminhe-os à sua equipe para uma discussão preliminar sobre taxas e agendamento. Se possível, não participe dessa discussão você mesmo.
- Lembre-se, não tenha medo de dizer não!

Discussão de Metas Estéticas

- É importante lembrar que cada pessoa tem um ideal estético diferente. Entenda o senso estético de seu paciente, bem como o seu próprio.
- As simulações computadorizadas podem ajudar a garantir que você e as metas estéticas do seu paciente sejam congruentes. Destaque as limitações da imagem computadorizada e o fato de que, embora seja uma excelente ferramenta educacional, ela nunca pode ser verdadeiramente representativa dos resultados cirúrgicos reais e não pode garantir um resultado específico. Defina expectativas realistas mutuamente acordadas, reconfirmando os três principais objetivos do paciente com esse suporte visual interativo.

> **Dica de Especialista**
>
> *Incentive o paciente a analisar suas fotos de antes e depois. Se o seu trabalho anterior não for consistente com a estética ideal do paciente, é improvável que também o seja no caso dele.*

- Avalie a relação entre o nível de preocupação do paciente e a magnitude da deformidade visível. Isso pode dar uma ideia da legitimidade de suas preocupações e de quão razoável o paciente será no pós-operatório.
- Entenda suas limitações e seja honesto e franco com seu paciente no pré-operatório: você precisa saber o que pode e o que não pode fazer e comunicar isso de forma eficaz.

> **Dica de Especialista**
>
> *Não opere um paciente irritado, infeliz ou com o qual você não se sinta em harmonia. Você será a próxima pessoa de quem ele não gostará!*

- Aceite o "poder do NÃO" e recuse solicitações que não se encaixem no plano de tratamento acordado e nas expectativas discutidas. Não realize uma operação se você não estiver totalmente convencido de que isso ajudará o paciente. Saber quando dizer "não" e usá-lo de forma gentil, mas assertiva, é essencial para estabelecer limites profissionais e pessoais. Isso é particularmente importante com pacientes ou seus familiares que podem fazer exigências irracionais, demonstrar instabilidade emocional, envolver-se em comportamentos

eticamente questionáveis ou abusar do tempo ou da energia da equipe do consultório além dos limites de um atendimento clínico razoável e diligente.
- Ser capaz de dizer "não" quando necessário também permite que você ajude o paciente a concentrar suas prioridades. Isso o ajuda a aprimorar sua própria tomada de decisão ao descartar distrações ou discussões e demandas tangenciais.
- Embora possa parecer ao cirurgião inexperiente que dizer "sim" às solicitações dos pacientes garante a felicidade deles, pontuar certas interações com o paciente com um "não" na verdade promove um relacionamento médico-paciente fundamentado no respeito mútuo, em limites saudáveis e na responsabilidade.

Imagens de Computador

- Defina expectativas realistas.
- Enfatize que a geração de imagens por computador é apenas educacional e não garante resultados.[9]
- Crie uma imagem média para fins de simulação, educação e discussão. Não crie uma imagem virtual perfeita. Os pacientes podem permanecer apegados a esse ideal, que pode não ser necessariamente alcançável em suas circunstâncias clínicas.
- Certifique-se de que as expectativas deles e seu plano operacional estejam alinhados em torno de resultados realistas.

Dica de Especialista

Se o planejamento computadorizado gerar e-mails adicionais de ida e volta para outras alterações solicitadas além das três principais preocupações de prioridade discutidas, considere fortemente não operar esse paciente.

- Use a arte e o poder do "Não" quando necessário: "Eu não sou bom o suficiente para lhe dar o resultado que você deseja!"

Dica de Especialista

Sempre prometendo menos e cumprindo mais!

62.1.3 Quando não Operar

Doença Psiquiátrica Subjacente

- Embora não seja uma contraindicação para a cirurgia, os pacientes que se apresentam para a cirurgia como tratamento para sua doença psiquiátrica subjacente (depressão, ansiedade etc.) devem ser encaminhados a um psiquiatra ou profissional de saúde mental.
- Faça a triagem de BDD e BPD e evite a cirurgia estética nessa população de pacientes sem autorização psiquiátrica prévia:[10,11,12]
  - O BDD e o BPD podem ocorrer em até 15% dos pacientes em uma clínica de estética e podem-se manifestar por meio de traços menores ou maiores.
  - É altamente improvável que os pacientes com BDD ou BPD verdadeiros fiquem satisfeitos com a cirurgia estética. A cirurgia pode, na verdade, piorar sua condição pré-mórbida.
  - Os pacientes que se enquadram nesses diagnósticos se beneficiariam da psicoterapia, incluindo a terapia cognitivo-comportamental e a farmacoterapia, e deveriam ser encaminhados de acordo.[13]

Sinais de Alerta e de Advertência[3,10,11,12,13,14]

- Preocupação com um ou mais defeitos ou falhas percebidos na aparência física que não são observáveis ou parecem leves para os outros.
- Desconexão entre a gravidade do problema e a intensidade da preocupação com ele.
- Preocupação de mais de 1 hora por dia com a aparência (olhar no espelho, camuflagem).
- Convicção de que os outros também percebem o problema tão intensamente quanto o paciente.
- Histórico de transtornos psiquiátricos (veja anteriormente).
- Histórico de experiências adversas na infância, incluindo abuso emocional, negligência emocional, abuso de substâncias na família ou doença mental na família.
- Histórico recente de dependência de tabaco ou nicotina.
- Histórico de vergonha corporal grave.
- Comportamento de automutilação.
- Solicitações anteriores de cirurgia ou procedimentos cirúrgicos estéticos anteriores realizados para problemas semelhantes.
- Insatisfação com o cirurgião ou cirurgiões anteriores.
- Alguns pacientes se envolvem em comportamento de divisão, um padrão de comportamento perturbador em que podem idolatrar o cirurgião, mas demonizar a equipe, ou vice-versa, entre diferentes provedores. Analise o comportamento desses pacientes e tente entender as *nuances* de sua atitude. Será que eles podem estar realmente deslocando a frustração de outras áreas da vida? Eles direcionam a frustração preferencialmente à sua equipe, a quem podem estar (erroneamente) percebendo como menos influentes no resultado da cirurgia? Eles podem estar projetando sentimentos de seus relacionamentos pessoais anteriores ou dinâmicas de poder com figuras de autoridade ou dos pais em você como provedor? Como eles estão lidando emocionalmente com a sua opinião ou com as sugestões da equipe quando elas não estão alinhadas com as expectativas pessoais deles?
- Comportamento excessivamente exigente, não confiável ou desagradável com os funcionários.
- Funcionamento psicossocial e enfrentamento emocional prejudicados (funcionamento e relacionamentos em casa, na escola ou no trabalho).
- Ver a cirurgia como a solução para problemas em outros domínios da vida.
- Expectativas irrealistas.

Dica de Especialista

Faça a triagem de BDD e BPD e evite a cirurgia estética nessa população de pacientes sem autorização psicológica prévia. Reconhecer sinais de alerta e de advertência.

62.1.4 *Nuances* no Planejamento e na Execução

Abordagem da Rinoplastia Primária

Os Cinco Princípios Essenciais da Rinoplastia Primária (▶ Tabela 62.3)

1. Defina o problema: análise pré-operatória precisa:
   - A rinoplastia primária deve ser abordada de forma pragmática. A consulta inicial deve sempre começar com uma compreensão das preocupações do paciente em suas próprias

62.1 Introdução

Tabela 62.3 Os cinco princípios das rinoplastias primária e secundária bem-sucedidas

Rinoplastia primária	Rinoplastia secundária
1. Definir o problema: análise operatória precisa	1. Definir o problema: análise pré-operatória precisa
2. Preparação do pré-operatório	2. Desenvolver um plano conciso usando uma abordagem de rinoplastia aberta
3. Execução operacional concisa	3. Não prometa o que você não pode entregar
4. Ofereça o melhor que puder no intraoperatório	4. Ofereça o melhor que puder no intraoperatório
5. Cultive sua *expertise*, experiência e autoanálise crítica	5. Lide com o espaço morto para obter um resultado preciso e sustentado

palavras. Isso fornece o contexto para a consulta, mas certamente não é suficiente para estabelecer as indicações para o procedimento ou um plano cirúrgico.
- A análise nasofacial pré-operatória do cirurgião deve ser comparada com as preocupações relatadas pelo paciente ao confirmar os três principais objetivos e elaborar um roteiro cirúrgico passo a passo.
2. Preparação pré-operatória do paciente:
- Os pacientes que se apresentam para rinoplastia primária podem nunca ter feito uma cirurgia anterior e podem estar subestimando ou superestimando a preparação perioperatória e a dor pós-operatória, o inchaço, os hematomas, as talas, as fitas adesivas ou outras expectativas de recuperação.
- É extremamente útil ter várias oportunidades para o paciente interagir com a equipe e fornecer recursos educacionais confiáveis, impressos e *on-line* voltados para o paciente.
3. Execução operacional concisa:
- O plano cirúrgico da rinoplastia primária deve ser totalmente concebido e as etapas devem ser escritas e elaboradas antes da cirurgia.
- Esse plano deve se concentrar em atingir as três principais metas do paciente e deve ser levado para a sala de cirurgia e revisado antes e durante a cirurgia.
4. Dê o melhor de si no intraoperatório:
- Não se deve esperar que as imperfeições, assimetrias ou deficiências estruturais observadas na conclusão do procedimento melhorem por conta própria com a cicatrização – elas não melhoram. Na verdade, muitas pioram com a cicatrização.
- Ofereça o melhor resultado enquanto o paciente ainda estiver na mesa de operação.
5. Cultive seu conhecimento, experiência e autoanálise crítica:
- Revise seu plano pré-operatório por escrito, passo a passo, após a conclusão do procedimento, acrescente a ele quaisquer modificações realizadas e questione sua tomada de decisão pré-operatória e intraoperatória.
- Esse é o tempo mais valioso gasto no crescimento cirúrgico pessoal e servirá muito bem a seus futuros pacientes.

Abordagem da Rinoplastia Secundária

Os Cinco Princípios Essenciais da Rinoplastia Secundária (▶ Tabela 62.3)

1. Definir o problema: análise pré-operatória precisa:
- A análise pré-operatória no cenário da rinoplastia secundária requer uma mentalidade totalmente diferente.
- Notas operatórias anteriores podem ser obtidas, se disponíveis, mas geralmente são inúteis.
- Reveja as fotografias dos pacientes antes e depois da rinoplastia primária, se disponíveis, e tente inferir a nova estrutura nasal subjacente por meio de exame físico e análise nasofacial.
- Suponha que possam ter sido realizadas modificações no dorso, na abóbada média e na ponta.
- Após sua avaliação completa, concentre-se novamente nas três principais preocupações do paciente e prepare-o para a probabilidade de enxertos de cartilagem de doador autólogo ou congelado fresco para obter o resultado desejado.
2. Desenvolver um plano conciso usando uma abordagem de rinoplastia aberta:
- A quantidade de cicatrizes, a dissecção necessária e a alteração estrutural esperada durante a rinoplastia de revisão tornam necessário limitar o plano cirúrgico a manobras e enxertos decisivos bem definidos que possam restabelecer o suporte e a função duradouros. A melhor maneira de fazer isso é usar uma abordagem de rinoplastia aberta para obter o máximo de acesso e visualização.
3. Não prometa o que você não pode cumprir:
- A rinoplastia secundária é um procedimento humilhante, com desafios técnicos significativos e resultados muitas vezes não confiáveis.
- Deixe claro para os pacientes que o procedimento visa a melhorar a situação deles, mas não poderá nem restaurará a anatomia original ou um resultado perfeito imaginado.
4. Dê o melhor de si no intraoperatório:
- No momento em que os pacientes se apresentam para a rinoplastia secundária, sua confiança, autoestima, esperanças e expectativas já foram significativamente prejudicadas.
- Sua anatomia também foi radicalmente alterada por meio de cirurgias e cicatrizes, proporcionando uma largura de banda estreita para intervenções adicionais.
- Planeje que esse procedimento seja sua operação de rinoplastia definitiva.
5. Lide com o espaço morto para obter um resultado preciso e sustentável:
- O fechamento do espaço morto é necessário, principalmente em cenários revisionais, para controlar o processo de cicatrização e minimizar a contratura e as distorções inesperadas.
- O autor sênior defende uma abordagem sistemática em cinco etapas: (1) enxerto do tipo borboleta no lóbulo da infraponta, (2) sutura de extensão da supraponta, (3) fechamento do septo membranoso, (4) talas (internas e externas) e (5) triângulo de tecido mole Surgicel (Ethicon, Inc., Somerville, NJ) impregnado com mupirocina.

Lições Cirúrgicas Aprendidas em 25 Anos de Rinoplastia Secundária

- Usar a abordagem aberta.
- Camuflar enxertos visíveis.
- O suporte estrutural da estrutura é fundamental.
- Nunca deixar a sala de cirurgia até que o resultado tenha a melhor aparência possível.
- Fechar os espaços mortos internos e externos.
- O tecido cicatricial é implacável.
- Nunca se sabe com antecedência o que se encontrará em um ambiente de rinoplastia secundária.

Gerenciamento do Paciente Insatisfeito

- As anotações operatórias anteriores geralmente são inúteis.
- Reconhecer a perda do revestimento e da estrutura nasal e restaurá-los.
- A pele fina e a pele grossa apresentam desafios diferentes.
- A restauração funcional é essencial.
- Estar preparado para a perda de suporte de cartilagem utilizável e considerar enxertos de cartilagem de costela de doador fresco congelado.[15,16]
- Usar talas internas e externas para ajudar a controlar o espaço morto.
- Acompanhar seus pacientes em longo prazo (ou seja, pelo menos 5 anos de pós-operatório) e analisar a relação de causa e efeito entre suas manobras e os resultados que elas produzem ao longo do tempo!

62.1.5 Gerenciamento de Complicações e Insatisfação do Paciente

Gerenciamento e Atenuação de Complicações

Controle de Fatores de Risco Perioperatórios[17]

- Analisar todas as condições médicas, medicamentos e suplementos de ervas.
- Avaliar o apoio psicossocial.
- Nunca operar fumantes em um ambiente eletivo não emergencial.

Otimizar seu Ambiente Profissional e Suas Interações

- Se possível, tenha um acompanhante ou assistente com você durante os exames. Sempre tenha um acompanhante se estiver examinando outras partes do corpo que não sejam o rosto e o nariz.
- Tenha um assistente na sala se o paciente estiver expressando preocupações para documentar o que foi dito e feito por você e pelo paciente.
- Não permita a gravação não autorizada de vídeo ou áudio de uma visita ou procedimento.
- Sempre obtenha fotografias padronizadas de antes e depois que possam ser referenciadas.

Reconhecer e Tratar Imediatamente o Comportamento Perturbador do Paciente

- Ameaças verbais ou declarações depreciativas.
- Atos físicos de violência ou agressão.
- Comentários sexuais ou gestos ofensivos.
- Posse ou uso de álcool ou substâncias ilegais.
- Ruído excessivo ou repetitivo.
- Arremesso de objetos ou adulteração de propriedade.
- Roubo.
- Fornecer intencionalmente informações falsas ou enganosas à equipe.

> **Dica de Especialista**
>
> Controle os fatores de risco perioperatórios, otimize seu ambiente e interações profissionais e reconheça e trate imediatamente o comportamento perturbador do paciente.

62.1.6 Gerenciando o Paciente Insatisfeito no Pós-Operatório

Reconhecer a Etiologia e as Ramificações da Insatisfação

Motivos Comuns para a Insatisfação dos Pacientes

- Falta de comunicação no pré ou pós-operatório.
- Falta de compreensão do processo de cicatrização de feridas e sua relação com os resultados da rinoplastia.
- Imperfeições reais ou percebidas.
- Interações ruins com a equipe de acompanhamento.
- Incompreensão das metas e limitações discutidas.
- O papel da vergonha do corpo, e não da deformidade corporal, na decisão de se submeter à cirurgia.[12]
- Papel da outra pessoa significativa ou membro da família na influência ou na decisão de se submeter à cirurgia.
- Identificar o "STAMP": aprenda a analisar o comportamento do paciente:
  - S: Sem dirigir o olhar ou fixar os olhos enquanto fala com você ou com sua equipe.
  - T: Tom e volume da voz.
  - A: Ansiedade/agitação/irritabilidade.
  - M: Murmurando/resmungando/não falando.
  - P: Passos sem direção clara.

Ameaças/Ramificações Comuns do Paciente Insatisfeito

- Deixar uma crítica negativa nas mídias sociais.
- Denunciar o cirurgião ao conselho médico.
- *E-mails* persistentes e irritantes.
- Ir para a imprensa.
- Pedir o dinheiro de volta.
- Ameaça de processar.

Cálculo de sua Resposta

- Você não pode mudar o passado, sua reação é tudo o que pode controlar.
- Mantenha-se calmo diante de turbulência emocional, frustração ou comportamento perturbador, especialmente no cenário de cirurgia revisional ou complicações.[7,18]
- Tente entender o motivo da insatisfação do paciente. Ela está relacionada com o resultado da cirurgia? Ela é secundária a uma comunicação ruim? Foi uma experiência ruim com um membro da equipe?
- Não dê desculpas, em vez disso, ofereça empatia e compreensão compassiva.
- Trate o problema ou a reclamação diretamente. Não tente desviar o foco do problema com distrações ou detalhes estranhos.
- Se possível, analise seus registros antes de responder. Isso pode fornecer informações valiosas sobre sua primeira impressão do paciente. Você também pode ver que sua consulta pré-operatória incluiu uma discussão sobre a queixa atual.
- Além disso, revise sua documentação anterior com o paciente, se possível, especialmente nos casos em que você documentou uma discussão ou consenso sobre o assunto em questão.

- Transmitir ao paciente que você entende a razão da insatisfação dele pode ser convincente e desarmante. Poucos pacientes são realmente rancorosos. Muitos pacientes simplesmente querem que suas preocupações sejam ouvidas e validadas.
- Dito isso, evite declarações incriminatórias. Você pode se concentrar na dificuldade do procedimento, mas não destaque nenhuma falha que possa estar envolvida.
- Nos casos em que a correspondência é feita por *e-mail*, é importante que você não deixe *e-mails* irritados sem resposta:
  - Escreva sua resposta primeiro e, depois, revise-a em 24 horas.
  - Analise sua resposta com consultores de confiança.
- Obtenha aconselhamento jurídico desde o início.

Armadilhas Comuns

- Reagir imediatamente.
- Não revisar seus registros médicos.
- Uma resposta emocionalmente carregada.
- Uma resposta irritada ou acusatória.
- Uma resposta longa.

Desescalando um Encontro

- Mantenha-se calmo e profissional.
- Respeite o espaço do paciente, mantendo-se a dois braços de distância.
- Use comunicações não verbais não ameaçadoras, incluindo linguagem corporal, gestos faciais e com as mãos; mantenha as mãos visíveis e não cerradas.
- Sente-se no mesmo nível que o paciente.
- Ouça atentamente e mantenha contato visual.
- Fale com uma voz firme e confiante.
- Tenha um acompanhante na sala.
- Seja empático e não julgue: "Entendo que você está chateado e que o resultado não é o que você queria".
- Ofereça apoio: "Estou aqui para ajudar você".
- Uma pausa silenciosa é boa.
- Reconheça o ponto de vista do paciente: "Vejo como você está chateado e entendo".
- Seja factual e consistente. A repetição é boa.
- Evite o jargão médico.
- Não se envolva em discussões ou debates. Adie perguntas desafiadoras em uma situação tensa e evite reagir de forma exagerada.
- Concentre-se em compreender com calma os sentimentos do paciente.
- Estabeleça limites: "Não posso ajudá-lo se você me ameaçar ou gritar comigo".
- Dê tempo para a reflexão e a tomada de decisões.
- Documente toda a experiência.
- Seu enfermeiro ou acompanhante também deve documentar tudo.
- Ofereça segurança, esperança realista e otimismo.
- Termine o encontro com uma nota positiva.

Quando Encerrar um Relacionamento Médico-Paciente

- Comportamento ameaçador contra você ou sua equipe.
- Ameaça física ou linguagem depreciativa.
- Comportamento abusivo.

> **Dica de Especialista**
>
> *Seja firme e estabeleça limites. Encerre a consulta e/ou o relacionamento médico-paciente dentro das diretrizes de sua operadora de responsabilidade civil e do conselho médico estadual.*

62.2 Conclusão

A rinoplastia é um procedimento muito desafiador e pode falhar por vários motivos. É fundamental entender esses motivos e ter estratégias para atenuá-los. A comunicação pré e pós-operatória é fundamental para a satisfação do paciente. Ao lidar com o paciente insatisfeito, tenha um protocolo, diretrizes e roteiro para gerenciar o atendimento contínuo do paciente de rinoplastia primária e secundária e para gerenciar o paciente insatisfeito ocasional.

Referências

[1] Rohrich RJ, Savetsky IL, Avashia YJ. Why primary rhinoplasty fails. Plast Reconstr Surg. 2021; 148(5):1021-1027
[2] Dayan E, Rohrich RJ. Developing consistency in rhinoplasty. Plast Reconstr Surg Glob Open. 2020; 8(4):e2679
[3] Manahan MA, Fedok F, Davidson C, et al. Evidence-based performance measures for rhinoplasty: a multidisciplinary performance measure set. Plast Reconstr Surg. 2021; 147(2):222e-230e
[4] Bouaoud J, Loustau M, Belloc JB. Functional and aesthetic factors associated with revision of rhinoplasty. Plast Reconstr Surg Glob Open. 2018; 6(9):e1884
[5] Neaman KC, Boettcher AK, Do VH, et al. Cosmetic rhinoplasty: revision rates revisited. Aesthet Surg J. 2013; 33(1):31-37
[6] Bagheri SC, Khan HA, Jahangirnia A, Rad SS, Mortazavi H. An analysis of 101 primary cosmetic rhinoplasties. J Oral Maxillofac Surg. 2012; 70(4):902-909
[7] Rohrich RJ. It's only a scalpel, not a magic wand! Plast Reconstr Surg. 2021; 148 5S:23S-24S
[8] Brito IM, Avashia Y, Rohrich RJ. Evidence-based nasal analysis for rhinoplasty: the 10-7-5 method. Plast Reconstr Surg Glob Open. 2020; 8(2):e2632
[9] Lehrman CR, Lee MR, Ramanadham S, Rohrich RJ. Digital imaging in secondary rhinoplasty. Plast Reconstr Surg. 2016; 137(6):950e-953e
[10] Constantian MB, Lin CP. Why some patients are unhappy: part 1. Relationship of preoperative nasal deformity to number of operations and a history of abuse or neglect. Plast Reconstr Surg. 2014; 134(4):823-835
[11] Constantian MB, Lin CP. Why some patients are unhappy: part 2. Relationship of nasal shape and trauma history to surgical success. Plast Reconstr Surg. 2014; 134(4):836-851
[12] Constantian MB, Zaborek N. The prevalence of adverse childhood experiences, body shame, and revision request rate in 218 plastic surgery patients: what drives postoperative dissatisfaction? Plast Reconstr Surg. 2021; 148(6):1233-1246
[13] American Psychiatric Association. Diagnostic and Statistical Manual of Mental Disorders. Washington, DC: American Psychiatric Association; 2013
[14] Okland TS, Patel P, Liu GS, Most SP. Using nasal self-esteem to predict revision in cosmetic rhinoplasty. Aesthet Surg J. 2021; 41(6):652-656
[15] Rohrich RJ, Abraham J, Alleyne B, Bellamy J, Mohan R. Fresh frozen rib cartilage grafts in revision rhinoplasty: a 9-year experience. Plast Reconstr Surg. 2022; 150(1):58-62
[16] Rohrich RJ, Shanmugakrishnan RR, Mohan R. Rhinoplasty refinements: revision rhinoplasty using fresh frozen costal cartilage allograft. Plast Reconstr Surg. 2020; 145(6):1050e-1053e
[17] Cochran CS, Landecker A. Prevention and management of rhinoplasty complications. Plast Reconstr Surg. 2008; 122(2):60e-67e
[18] Rohrich RJ, Mohan R. Male rhinoplasty: update. Plast Reconstr Surg. 2020; 145(4):744e-753e

Parte XII

Abordagens Pessoais

63 Abordagem de Rohrich:
Rinoplastia Estruturada Primária … 635

64 Abordagem de Ahmad:
Rinoplastia Estruturada Primária … 638

65 Abordagem de Rohrich:
Rinoplastia de Preservação … 643

66 Abordagem de Kosins:
Rinoplastia de Preservação … 646

67 Abordagem da Most:
Rinoplastia de Preservação … 649

68 Abordagem de Rohrich:
Rinoplastia Secundária … 657

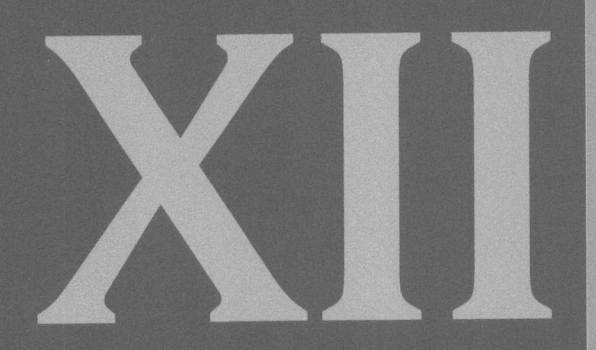

63 Abordagem de Rohrich: Rinoplastia Estruturada Primária

Rod J. Rohrich ▪ Roger W. Cason

Resumo

A rinoplastia é um empreendimento desafiador, e seu domínio é um processo que dura a vida toda. Este capítulo detalha minha abordagem pessoal à rinoplastia estruturada primária, que desenvolvi ao longo de minha carreira.

Palavras-chave: Rinoplastia, rinoplastia primária, abordagem pessoal, abordagem sistemática, consistência da rinoplastia

63.1 Análise Pré-Operatória

Uma mulher de 29 anos apresentou-se para uma rinoplastia estética. Suas três principais preocupações com o nariz eram a giba dorsal, a ponta com aparência bulbosa e a abertura alar. Na vista anterior, seu dorso tem leve desvio para a esquerda e ela tem linhas estéticas dorsais assimétricas. Seus ossos nasais e a abóbada média são largos. Ela tem uma ponta bulbosa e bífida com excesso de lóbulo da infraponta. Ela tem alargamento alar bilateral e hipoplasia periapical. Na vista lateral, ela tem uma posição adequada do *radix*, mas tem uma alta convexidade dorsal que é principalmente óssea. Sua ponta é superprojetada e sub-rotada, com um ângulo nasolabial de 90 graus. Ela tem *crura* mediais fortes. Na vista basal, ela apresenta alargamento alar bilateral, bem como alargamento das bases das *crura* mediais, e sua ponta nasal bulbosa e assimétrica é apreciável (▶ Fig. 63.1).

63.2 Metas Operacionais

- Estreitar e melhorar suas linhas estéticas dorsais com osteotomias percutâneas mediais e laterais e reconstituição do dorso com suturas de tensão da cartilagem lateral superior.
- Reduzir a giba dorsal realizando uma redução da giba dorsal do componente.
- Melhorar a definição e a posição da ponta com um enxerto de extensão septal, tensionamento crural lateral e suturas na ponta.

63.3 Plano Cirúrgico (▶ Fig. 63.1e, ▶ Vídeo 63.1)

63.3.1 Exposição

- Exposição de estruturas com uma abordagem aberta (incisão transcolumelar em degraus).
- Dissecção suprapericondral nas cartilagens laterais superior e inferior e dissecção subperiosteal sobre a pirâmide óssea.
- Divisão do ligamento interdomal para expor o ângulo septal anterior.

63.3.2 Componente Dorsal

- Elevação bilateral do mucopericôndrio do septo.
- Liberação das cartilagens laterais superiores do septo dorsal.
- Fratura bilateral do corneto inferior.
- Ressecção do dorso cartilaginoso; raspar 2 mm do excesso do septo caudal.
- Raspagem da pirâmide óssea com uma lima para baixo.
- Realização de osteotomias mediais com um osteótomo de 4 mm para estreitar a pirâmide nasal.
- Realização de osteotomias percutâneas laterais de baixo para baixo com um osteótomo de 2 mm.
- Colheita de cartilagem septal, deixando pelo menos 15 mm da estrutura dorsal em L.
- Avaliação de qualquer desvio do septo caudal. Raspe ou faça a ressecção, se necessário, e reinsira o septo caudal na espinha nasal anterior com suturas PDS 5-0.
- Reconstituição do dorso com suturas de tensão da cartilagem lateral superior.

63.3.3 Modelagem de Pontas

- Liberação transnasal do músculo depressor do septo nasal.
- Ressecção cefálica para reduzir o excesso de volume paradomal resultante do excesso cefálico.
- Colocação do enxerto de extensão septal para definir a projeção e a rotação da ponta, fixada ao septo usando a técnica de quatro suturas.
- Tensionamento da *crus* lateral para endireitar e achatar a *crus* lateral e criação de neodomos.
- Suturas transdomais e hemitransdomais para fixar a posição dos neodomos.
- Reunificação das estruturas da ponta com sutura interdomal, fixando os neodomos uns aos outros e ao enxerto de extensão septal.
- Sutura intercrural alta para completar a morfologia de "diamante".
- Sutura de equalização alar para acentuar a eversão das cartilagens laterais inferiores.

63.3.4 Gerenciamento da Base Alar

- Ressecção da base alar preservando pelo menos 2 mm do peitoril da narina.
- Colocação de enxerto de contorno alar retrógrado através de locais de excisão.
- Fechamento com suturas simples interrompidas de náilon 6-0.

63.3.5 Fechamento do Espaço Morto

- Fechamento do espaço morto superior com sutura da supraponta usando suturas Vicryl 5-0.
- Sutura da platina crural medial com pontos de categute cromado 5-0.
- Múltiplas suturas septais passantes com suturas de categute cromado 5-0.
- Enxerto de suporte columelar flutuante usando cartilagem da ressecção cefálica para fechar o espaço morto caudal e evitar a retração columelar.
- Fechamento da incisão columelar com suturas simples interrompidas de náilon 6-0.
- Colocação de talas internas (Doyle) e externas (Denver).

63.4 Análise Pós-Operatória

Na vista anterior, ela melhorou as linhas estéticas dorsais com um dorso mais estreito. Ela tem uma ponta refinada com pontos simétricos que definem a ponta. Possui melhora em seu alargamento alar bilateralmente. Na vista lateral, ela tem um dorso liso que faz a transição para a ponta nasal, com uma leve quebra da supraponta. Sua ponta nasal foi desprojetada e sua rotação aumentou. Na vista basal, suas bases crurais mediais foram estreitadas. Ela apresenta suporte alar adequado e melhora da abertura alar (▶ Fig. 63.1f-i).

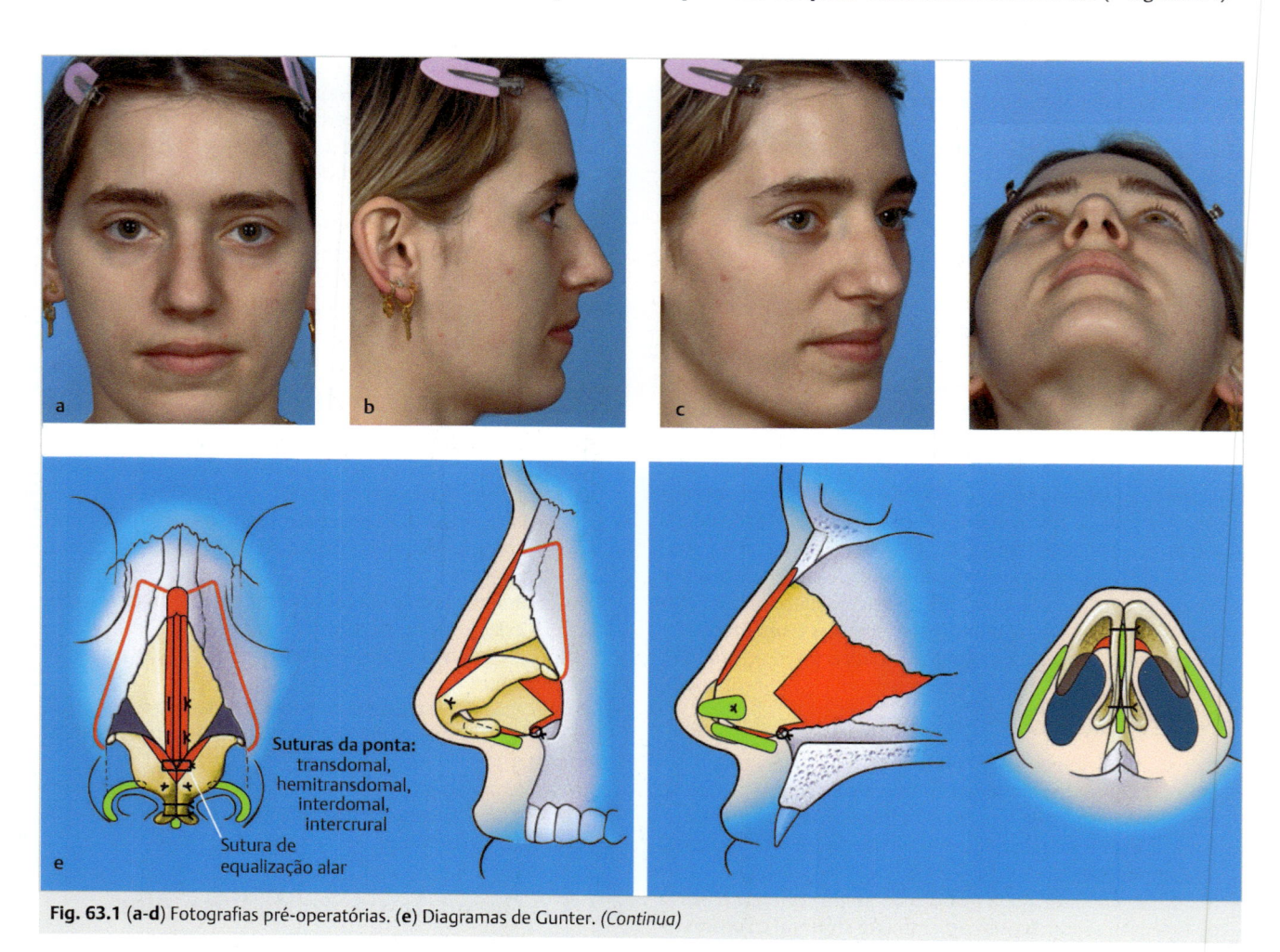

Fig. 63.1 (a-d) Fotografias pré-operatórias. **(e)** Diagramas de Gunter. *(Continua)*

63.4 Análise Pós-Operatória

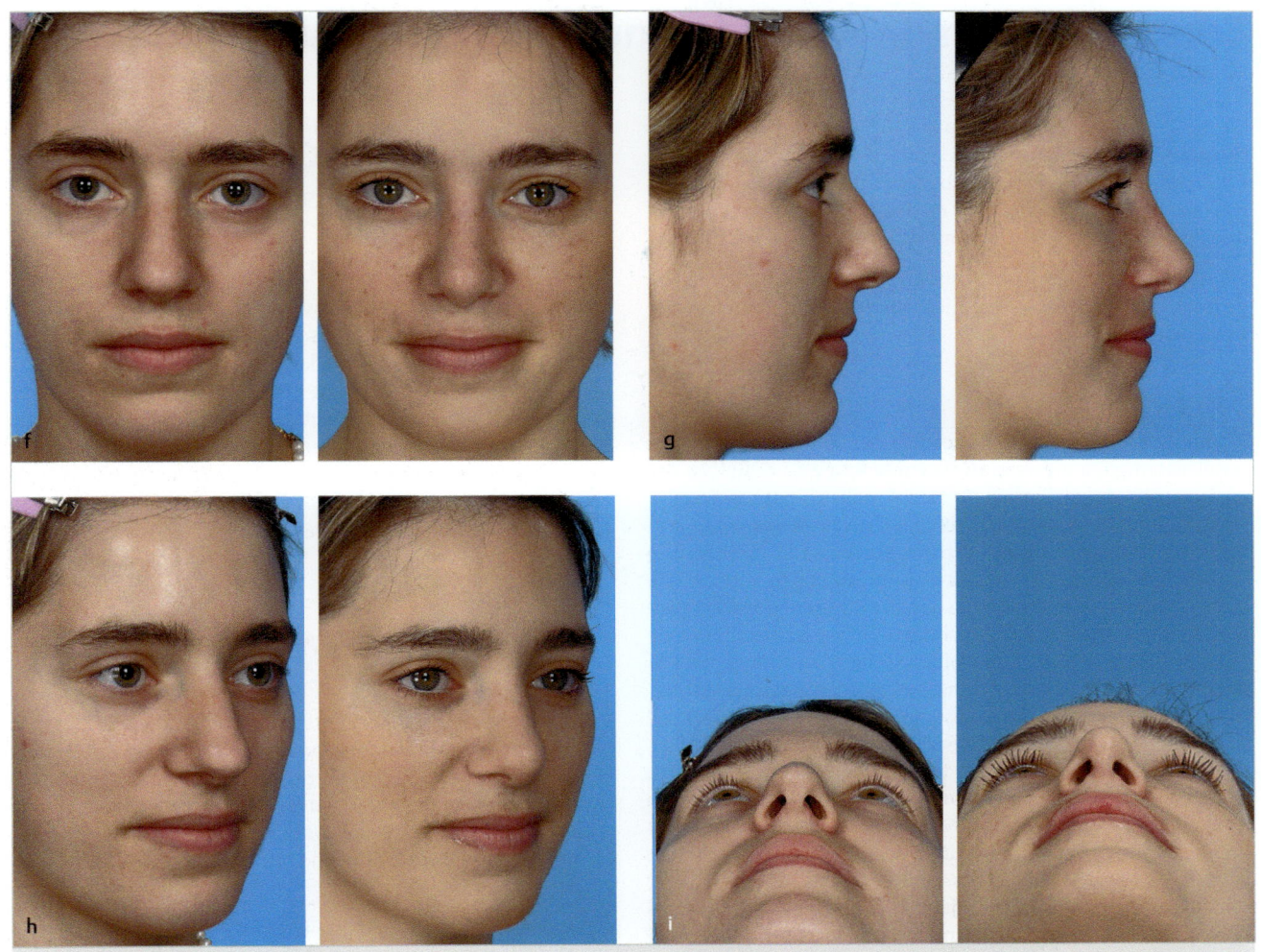

Fig. 63.1 (*Continuação*) **(f-i)** Fotografias pós-operatórias com 6 meses de pós-operatório.

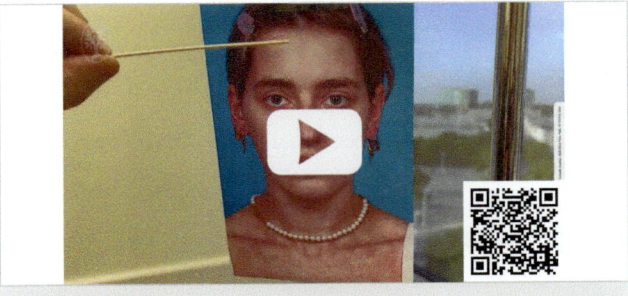

Vídeo 63.1 Abordagem de Rohrich para rinoplastia estruturada primária.

64 Abordagem de Ahmad: Rinoplastia Estruturada Primária

Jamil Ahmad ▪ *John Milkovich*

Resumo

Este capítulo detalha minha abordagem pessoal à rinoplastia estruturada primária para criar resultados de aparência natural, que desenvolvi ao longo da primeira década de minha prática.

Palavras-chave: Rinoplastia, rinoplastia primária, abordagem pessoal, análise nasal sistemática, rinoplastia, enxerto de cartilagem, tripé

64.1 Introdução

A rinoplastia primária bem-sucedida depende de uma análise nasal sistemática pré-operatória cuidadosa e da definição das expectativas do paciente e de metas realistas para a cirurgia. No intraoperatório, o uso de técnicas cirúrgicas que sejam previsíveis e forneçam suporte estrutural adequado aumentará o potencial de obtenção de resultados estéticos e funcionais que sejam atemporais. Este capítulo detalha minha abordagem pessoal à rinoplastia estrutural primária para criar resultados de aparência natural, que desenvolvi ao longo da primeira década de minha prática. Ambos os casos destacam os seguintes princípios operacionais fundamentais: (1) um plano cirúrgico abrangente para criar um resultado estético e funcional equilibrado e proporcional; (2) utilização de técnicas que ofereçam precisão e controle incremental; e (3) preservação e/ou aprimoramento do suporte estrutural para garantir a manutenção dos resultados em longo prazo. Embora o segundo paciente tenha exigido técnicas mais extensas para criar as alterações desejadas e garantir resultados a longo prazo, o objetivo em ambas as cirurgias foi criar um dorso, uma ponta, paredes laterais e asas que fossem estruturalmente bem suportadas (▶ Fig. 64.1).

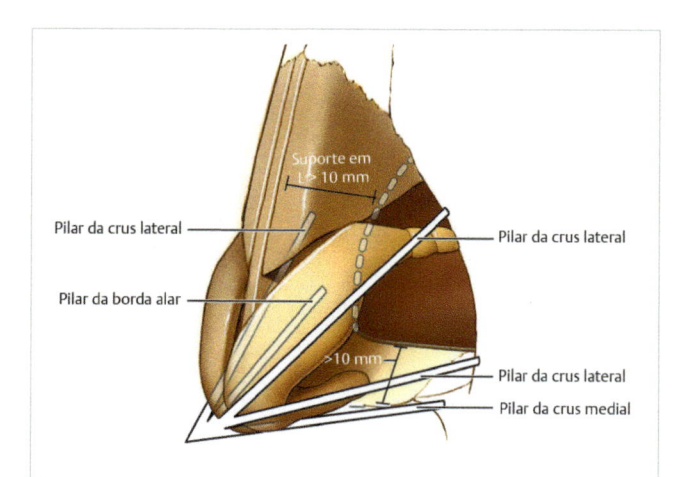

Fig. 64.1 A redução e a reconstituição da giba dorsal do componente garantem a preservação e/ou o aprimoramento do suporte dorsal, resultando em linhas estéticas dorsais suaves e simétricas e em um septo reto com válvulas nasais internas funcionais. O estabelecimento do suporte central da ponta no pilar das *crura* mediais e do suporte ao longo dos pilares das *crura* laterais e dos pilares da borda alar garante a manutenção da posição e do formato da ponta com fortes transições ponta-alar, bem como válvulas nasais internas e externas funcionais.

64.2 Análises de Casos

64.2.1 Caso 1

Análise Pré-Operatória

Uma mulher de 20 anos apresentou-se para uma rinoplastia estética (▶ Fig. 64.2). Suas principais preocupações com o nariz eram a giba dorsal, o dorso e a ponta largos. Ela tem pele fina. Na vista anterior, seu dorso é largo, com linhas estéticas dorsais largas e uma abóbada óssea larga. Tem uma ponta bulbosa com um lóbulo da infraponta curto. Na vista lateral, ela tem uma giba dorsal e um dorso alto. Sua ponta é sub-rotada e subprojetada e tem retração columelar. Na vista basal, sua ponta bulbosa é novamente apreciada, bem como uma infraponta bífida, e bordas alares fracas.

Metas Operacionais

- Reduzir a giba dorsal realizando uma redução e reconstituição da giba dorsal com suturas de tensão da cartilagem lateral superior.
- Criar uma via aérea nasal funcional com reconstrução septal e suporte estrutural das válvulas nasais internas e externas.
- Melhorar a posição e a definição da ponta, fortalecendo o suporte da ponta e as bordas alares usando um enxerto de suporte columelar e enxertos de contorno alar, além de um enxerto do tipo borboleta no lóbulo da infraponta.

Plano Cirúrgico (▶ Fig. 64.2e)

Exposição (▶ Vídeo 64.1)

- Exposição de estruturas com uma abordagem aberta (incisão transcolumelar em degraus e incisões infracartilaginosas bilaterais).
- Dissecção suprapericondral nas cartilagens laterais superior e inferior; dissecção subperiosteal no terço central da pirâmide óssea.
- Divisão do ligamento interdomal para expor o ângulo septal anterior.

Componente Dorsal

- Elevação bilateral do mucopericôndrio do septo.
- Liberação das cartilagens laterais superiores do septo dorsal.
- Fratura bilateral do corneto inferior.
- Ressecção do dorso cartilaginoso.
- Raspagem da pirâmide óssea com lima para baixo.
- Reconstrução septal para corrigir o desvio septal direito, remover o esporão septal ósseo e colher a cartilagem septal, deixando 25 mm de estrutura em L dorsal e 10 mm de estrutura em L caudal.
- Realização de osteotomias percutâneas laterais de baixo para baixo, continuando em osteotomias oblíquas superiores com um osteótomo de 2 mm.
- Reconstituição do dorso com suturas de tensão da cartilagem lateral superior PDS 5-0.

64.2 Análises de Casos

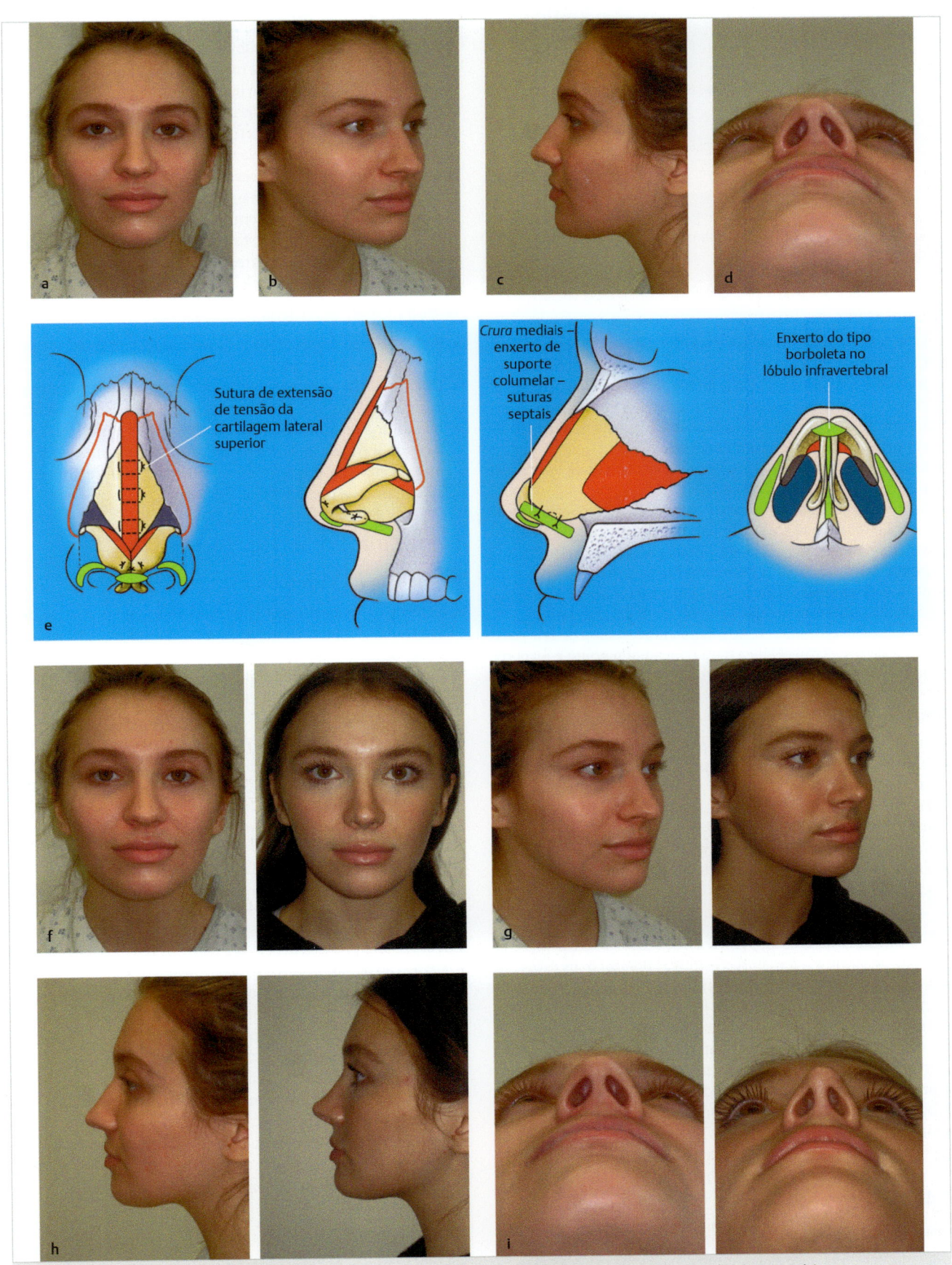

Fig. 64.2 (**a-d**) Fotografias pré-operatórias. (**e**) Diagramas de Gunter. (**f-i**) Fotografias pós-operatórias em 1 ano de pós-operatório.

Abordagem de Ahmad: Rinoplastia Estruturada Primária

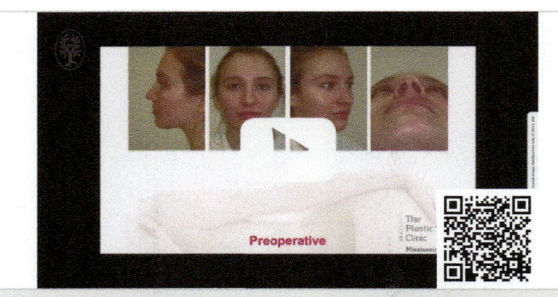

Vídeo 64.1 Caso 1: abordagem de Ahmad para rinoplastia estruturada primária.

Modelagem de Pontas

- Liberação da mucosa septal e das *crura* mediais do septo caudal.
- Colocação de enxerto de suporte columelar para definir a projeção e a rotação da ponta e moldar a columela, suturada às *crura* mediais com suturas de enxerto de suporte columelar-*crura* medial e ao septo caudal com suturas de enxerto de suporte columelar-*crura* medial-septal.
- Enxertos de contorno alar colocados em bolsas de borda alar para dar suporte às bordas alares.
- Ressecção cefálica paradomal para melhorar a definição da ponta e reduzir o excesso de volume na suraponta.
- Suturas transdomais e interdomais para definir e unificar a ponta e a tensão e girar cranialmente as *crura* laterais.
- Sutura de extensão da *crus* lateral para fixar ainda mais a posição da ponta e controlar a convexidade da *crus* lateral.
- Enxerto do tipo borboleta do lóbulo infravertebral do remanescente da ressecção cefálica para contornar a ponta e fornecer suporte ao triângulo de tecido mole.

Fechamento

- Sutura da base crural medial com pontos de categute cromado 5-0.
- Múltiplas suturas septais passantes com suturas de categute cromado 5-0.
- Fechamento da incisão transcolumelar com suturas simples interrompidas de náilon 6-0.
- Colocação de talas internas (Doyle) e externas (Denver).
- Enchimento de gaze com vaselina profundamente nos triângulos de tecido mole.

Análise Pós-Operatória

Na vista anterior, ela tem linhas estéticas dorsais mais estreitas, suaves e simétricas (▶ Fig. 64.2f-i). Ela tem uma ponta refinada com equilíbrio aprimorado de seu lóbulo da infraponta. Apresenta transições ponta-alar suaves que fluem para bordas alares retas e fortes. Na vista lateral, ela tem um dorso suave que transita com uma quebra da supraponta para a ponta nasal. Ela melhorou a projeção e a rotação da ponta, com um leve alongamento do lóbulo da infraponta. Ela tem correção da retração columelar e uma relação alar-columelar ideal. Na vista basal, tem triângulos de tecido mole fortes e bordas alares retas e fortes.

64.2.2 Caso 2
Análise Pré-Operatória

Uma mulher de 52 anos se apresentou para uma rinoplastia estética (▶ Fig. 64.3). Suas principais preocupações com o nariz eram o grande tamanho total e a proeminente giba dorsal, a ponta comprimida, sub-rotada e subprojetada e a obstrução das vias aéreas nasais, especialmente na inspiração. Ela tem pele grossa. Na vista anterior, seu dorso é ligeiramente largo, com linhas estéticas dorsais largas e junções entre nariz e bochecha. Ela tem uma ponta comprimida com transições ponta-alar fracas e um lóbulo da infraponta curto. Na vista lateral, ela tem uma grande convexidade dorsal com o excesso de volume da supraponta, deslocando o complexo da ponta para baixo. Sua ponta é sub-rotada e subprojetada, e tem uma ponta em mergulho na animação. Ela apresenta retração alar. Na vista basal, possui bordas alares fracas e colapso da válvula nasal externa na inspiração.

Metas Operacionais

- Reduzir a giba dorsal realizando uma redução e reconstituição da giba dorsal do componente com abas de expansão.
- Criar uma via aérea nasal funcional com reconstrução septal e suporte estrutural das válvulas nasais internas e externas.
- Melhorar a posição da ponta e as transições ponta-alar fortalecendo o tripé e as bordas alares usando um enxerto de suporte columelar, enxertos de suporte crural lateral e enxertos de contorno alar estendidos.

Plano Cirúrgico (▶ Fig. 64.3e)

Exposição (▶ Vídeo 64.2)

- Exposição de estruturas com uma abordagem aberta (incisão transcolumelar em degraus e incisões infracartilaginosas bilaterais).
- Dissecção suprapericondral nas cartilagens laterais superior e inferior, dissecção subperiosteal sobre o terço central da pirâmide óssea.
- Divisão do ligamento interdomal para expor o ângulo septal anterior.
- Refinada redução de volume da camada do sistema musculoaponeurótico superficial (SMAS) ao redor da ponta para reduzir a pele espessa e o envelope de tecido mole.

Componente Dorsal

- Elevação bilateral do mucopericôndrio do septo.
- Liberação das cartilagens laterais superiores do septo dorsal.
- Fratura bilateral do corneto.
- Ressecção do dorso cartilaginoso.
- Raspagem da pirâmide óssea com uma lima para baixo.
- Reconstrução septal para corrigir a inclinação do septo esquerdo e colher a cartilagem septal, deixando 10 mm de estrutura em L dorsal e 10 mm de estrutura em L caudal.
- Realização de osteotomias percutâneas laterais de baixo para baixo, continuando em osteotomias oblíquas superiores com um osteótomo de 2 mm.
- Reconstituição do dorso com retalhos expansores bilateralmente sem pontuação e usando suturas de colchoeiro horizontais PDS 5-0 para titular a largura do terço médio.

Modelagem de Pontas

- Liberação da mucosa septal e das *crura* mediais do septo caudal.

64.2 Análises de Casos

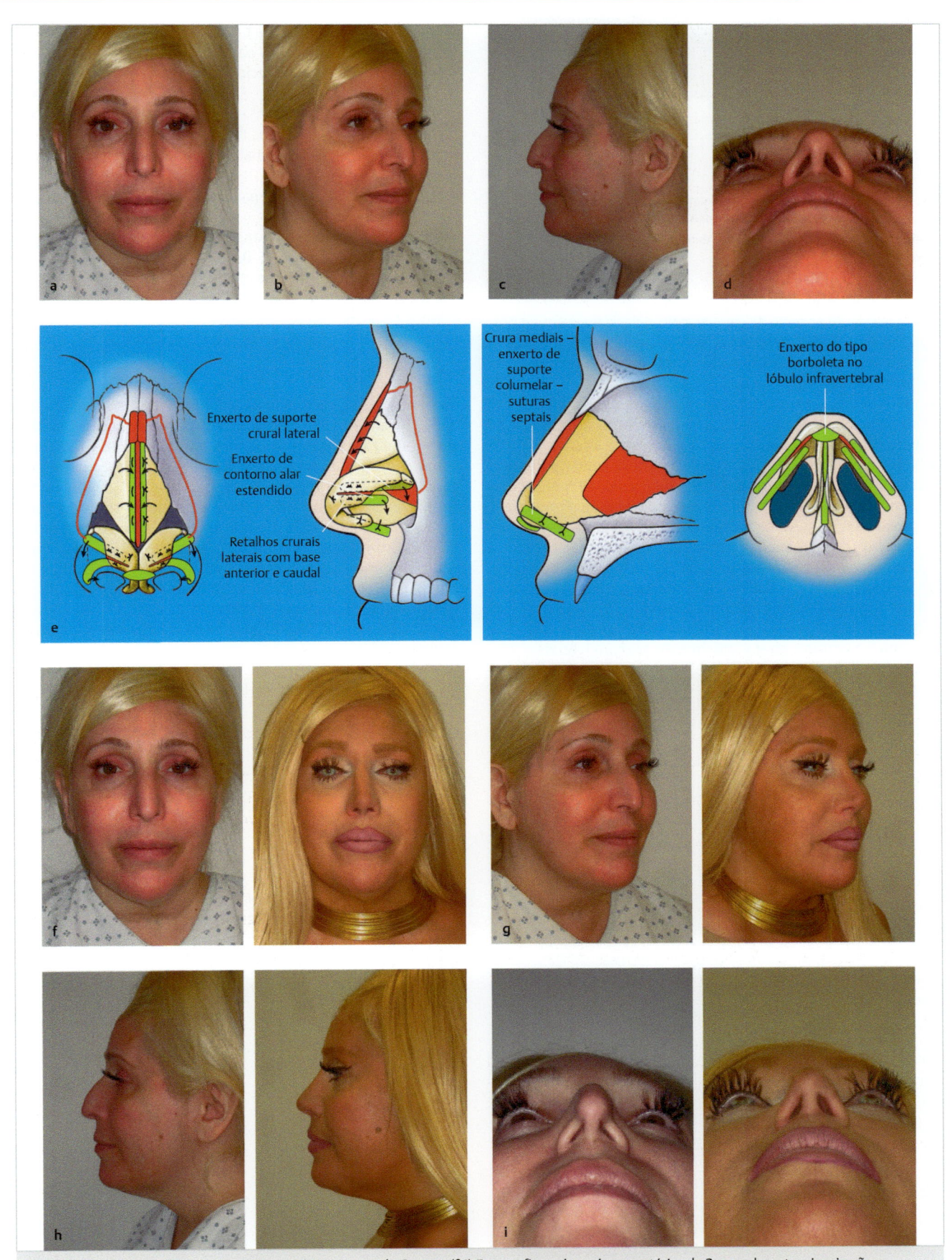

Fig. 64.3 (**a-d**) Fotografias pré-operatórias. (**e**) Diagramas de Gunter. (**f-i**) Fotografias pré- e pós-operatórias de 2 anos durante a inspiração mostrando a correção do colapso da válvula nasal externa.

Abordagem de Ahmad: Rinoplastia Estruturada Primária

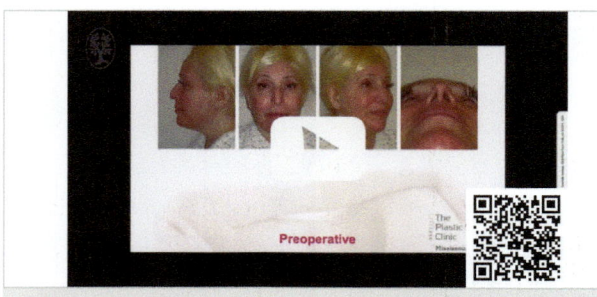

Vídeo 64.2 Caso 2: abordagem de Ahmad para rinoplastia estruturada primária.

- Colocação de enxerto de suporte columelar para definir a projeção e a rotação da ponta e moldar a columela, suturada às *crura* mediais com suturas de enxerto de suporte columelar-*crura* medial.
- Dissecção das *crura* laterais da mucosa vestibular e liberação do complexo das *crura* laterais para permitir a transposição para corrigir a má posição vertical das *crura* laterais.
- Retalhos crurais laterais com base anterior e caudal suturados a enxertos de contorno alar estendidos colocados em bolsas de borda alar para reduzir o excesso de volume paradomal e apoiar os triângulos de tecido mole e as bordas alares.
- Enxertos de suporte da *crus* lateral subjacente suturados à *crus* lateral e transpostos para bolsas na abertura piriforme, profundamente aos sulcos supra-alares, para criar uma *crus* lateral mais orientada anatomicamente.
- Suturas transdomais e interdomais para definir e unificar a ponta e a tensão e girar cranialmente as *crura* laterais.
- Enxerto do tipo borboleta do lóbulo da infraponta de cartilagem septal morselizada para contornar a ponta e fornecer suporte ao triângulo de tecido mole.

Fechamento

- Sutura da base crural medial com pontos de categute cromado 5-0.
- Múltiplas suturas septais passantes com suturas de categute cromado 5-0.
- Fechamento da incisão transcolumelar com suturas simples interrompidas de náilon 6-0.
- Colocação de talas internas (Doyle) e externas (Denver).
- Enchimento de gaze com vaselina profundamente nos triângulos de tecido mole.

Análise Pós-Operatória

Na vista anterior, ela tem linhas estéticas dorsais suaves e simétricas (▶ Fig. 64.3f-i). Possui uma ponta refinada com equilíbrio aprimorado de seu lóbulo da infraponta. Ela tem correção da ponta comprimida e transições ponta-alar suaves que fluem para bordas alares retas e fortes. Na vista lateral, ela tem um dorso liso que transita com uma leve quebra da supraponta para a ponta nasal. Ela melhorou a projeção e a rotação da ponta, com transições columelar-labial e columelar-lobular mais femininas. Ela tem correção da retração alar e uma relação alar-columelar ideal. Na vista basal, ela apresenta fortes triângulos de tecido mole e correção da concavidade de suas bordas alares e do colapso dinâmico da válvula externa durante a inspiração (▶ Fig. 64.3i).

65 Abordagem de Rohrich: Rinoplastia de Preservação

Rod J. Rohrich ■ *Roger W. Cason*

Resumo

Este capítulo detalha minha abordagem à rinoplastia em um paciente com linhas estéticas dorsais que eu desejava preservar.

Palavras-chave: Rinoplastia, rinoplastia de preservação, abordagem pessoal, faixa septal alta, técnicas de superfície

65.1 Introdução

Tem havido mudança crescente entre os cirurgiões de rinoplastia em direção à preservação de estruturas nativas sempre que possível. Este capítulo detalha minha abordagem à rinoplastia em uma paciente que tinha linhas estéticas dorsais que eu desejava preservar. Preservamos seu dorso realizando uma ressecção de faixa septal alta combinada com técnicas de superfície para estreitar sua abóbada óssea.

65.2 Análise Pré-Operatória

Esta mulher de 20 anos se apresentou para uma rinoplastia estética. Suas três principais preocupações com o nariz eram a corcunda dorsal, o nariz de aparência longa e a ponta caída. Na vista anterior, ela tem linhas estéticas dorsais ideais que a tornam uma boa candidata à rinoplastia com preservação dorsal. Ela tem uma ponta levemente bulbosa com excesso de lóbulo da infraponta. Na vista lateral, ela tem um *radix* apropriado e uma convexidade dorsal proeminente. Sua ponta nasal é superprojetada e subrotada, com um ângulo nasolabial de aproximadamente 90 graus. Na vista basal, sua ponta superprojetada é demonstrada novamente. Ela apresenta deficiência em seus triângulos de tecido mole bilateralmente. Ela apresenta alargamento das bases das *crura* mediais, que é pior à esquerda (▶ Fig. 65.1).

65.3 Metas Operacionais

- Reduzir a convexidade dorsal usando uma ressecção de faixa septal alta e gerenciamento do osso com técnicas de superfície.
- Desprojetar e girar a ponta nasal com um enxerto de extensão septal.
- Refinar a ponta nasal utilizando tensionamento crural lateral e suturas na ponta.

65.4 Plano Cirúrgico (▶ Fig. 65.1e)

65.4.1 Exposição (▶ Vídeo 65.1)

- Exposição de estruturas com uma abordagem aberta (incisão transcolumelar em degraus).
- Dissecção suprapericondral nas cartilagens laterais superior e inferior, dissecção subperiosteal sobre a pirâmide nasal.
- Divisão do ligamento interdomal para expor o ângulo septal anterior.

65.4.2 Redução Dorsal (Preservação)

- Remoção da capa óssea usando uma lima de mordida para baixo.
- Marcação do septo logo distal ao ponto W, que marcará a extensão distal da ressecção septal.
- Corte septal subdorsal para liberar o septo dorsal do terço médio sobreposto, seguindo a convexidade nativa.
- Ressecção de faixa septal alta medindo aproximadamente 5 a 6 mm, espelhando o perfil dorsal desejado.

65.4.3 Colheita Septal

- Liberar o mucopericôndrio do septo bilateralmente.
- Colher a cartilagem septal, deixando 15 mm de estrutura em L dorsal e caudal.
- Avaliar qualquer desvio do septo caudal. Raspe ou faça a ressecção, se necessário, e reinsira o septo caudal na espinha nasal anterior com suturas PDS 5-0.

65.4.4 Osteotomias

- Realizar osteotomias percutâneas laterais de baixo para baixo com um osteótomo de 2 mm para fechar o teto aberto.

65.4.5 Fixação de Sutura do Dorso

- Prender o terço médio (intacto) ao septo dorsal usando suturas PDS 5-0 em uma forma de cerclagem, uma no ponto W e uma a duas mais proximalmente, conforme necessário.

65.4.6 Modelagem de Pontas

- Ressecção cefálica para reduzir o excesso de volume paradomal resultante do excesso cefálico, deixando pelo menos 6 mm de cartilagem para preservar a resistência.
- Colocação do enxerto de extensão septal em um ângulo de 90 a 95 graus a partir do septo dorsal para aumentar ligeiramente a rotação.
- Prenda o enxerto de extensão septal ao septo com suturas PDS 5-0 usando a técnica de quatro suturas.
- Tensionamento da *crus* lateral para endireitar e achatar a *crus* lateral e criação de neodomos.
- Coloque suturas transdômicas para fixar a posição dos neodomos. Coloque uma ou duas suturas hemitransdômicas para permitir a eversão adicional das *crura* laterais.
- Colocação de sutura interdomal para unificar novamente a ponta, unindo os neodomos uns aos outros e ao enxerto de extensão septal.
- A sutura intercrural alta é colocada logo abaixo dos domos para completar a morfologia em "diamante" e estreitar o ângulo de divergência.

65.4.7 Gerenciamento Alar

- Colocação de enxertos de contorno alar anterógrado para apoiar as bordas alares e evitar o entalhe e o colapso alar pós-operatório.

Abordagem de Rohrich: Rinoplastia de Preservação

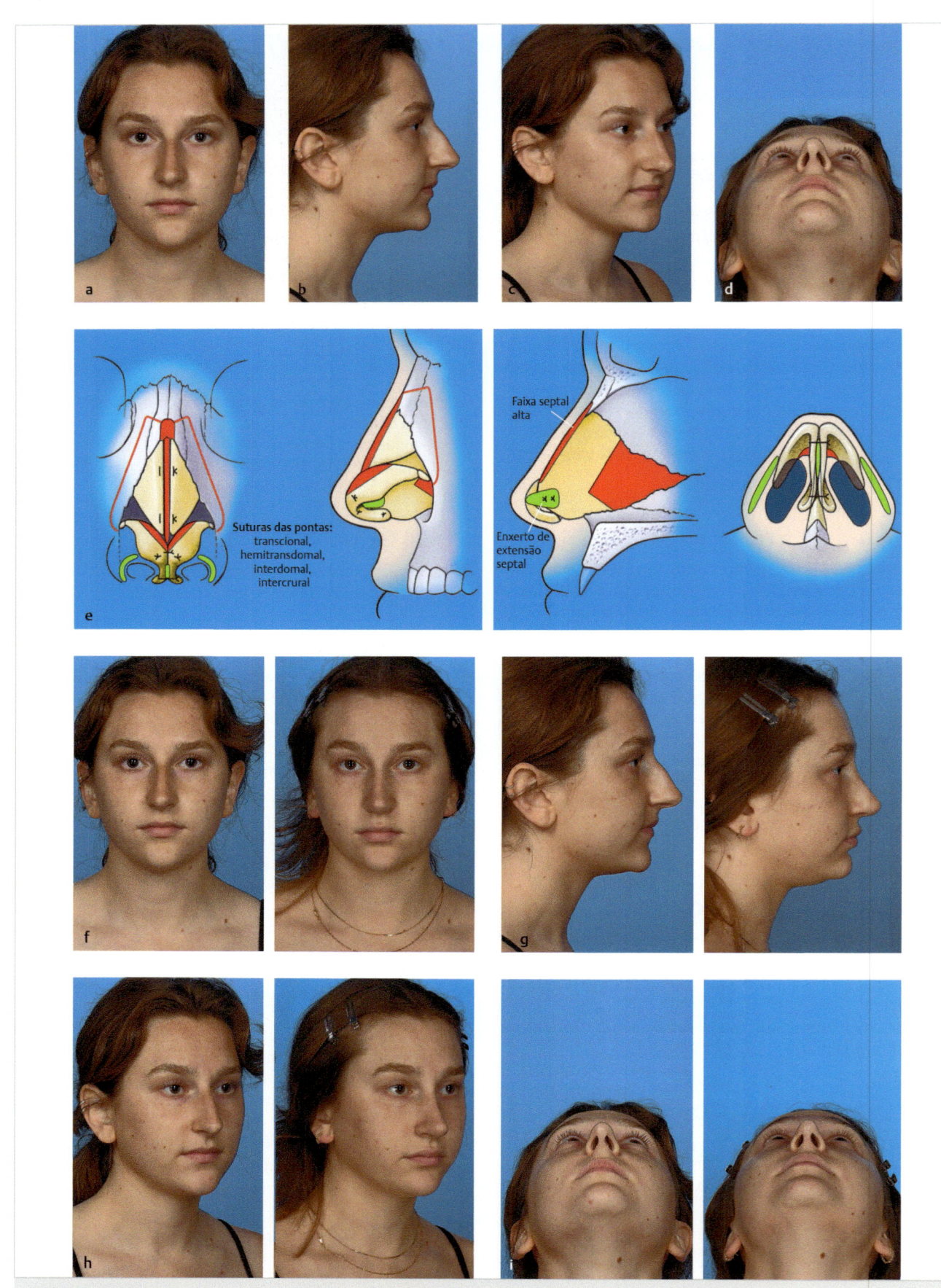

Fig. 65.1 (**a-d**) Fotografias pré-operatórias. (**e**) Diagramas de Gunter. (**f-i**) Fotografias pós-operatórias em 3 meses.

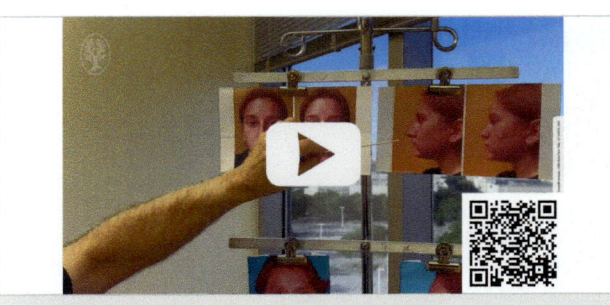

Vídeo 65.1 Abordagem de Rohrich para rinoplastia de preservação.

65.4.8 Fechamento do Espaço Morto
- Sutura da base crural medial para corrigir o alargamento, com suturas de fio categute cromado 5-0.
- Sutura da suprponta para fechar o espaço morto superior com suturas Vicryl 5-0.
- Múltiplas suturas septais passantes com suturas de categute cromado 5-0.
- Fechamento da incisão transcolumelar com suturas simples interrompidas de náilon 6-0.
- Colocação de talas internas (Doyle) e externas (Denver).

65.5 Análise Pós-Operatória
Na vista anterior, possui linhas estéticas dorsais ideais e preservadas, com um nariz de aparência mais curta devido a um aumento na rotação da ponta. Na vista lateral, ela tem um dorso liso, com uma ponta nasal desprojetada e refinada. Seu ângulo nasolabial é de 95 graus e ela tem um ângulo columelar-lobular melhorado de 45 graus. Na vista basal, suas bases crurais mediais foram estreitadas. Ela apresenta melhora na deficiência do triângulo de tecido mole e no suporte alar (▶ Fig. 65.1f-i).

66 Abordagem de Kosins: Rinoplastia de Preservação

Aaron M. Kosins

Resumo

A rinoplastia de preservação é um capítulo novo e em evolução na história da rinoplastia. Neste capítulo e no vídeo relacionado, mostro minha abordagem pessoal à rinoplastia de preservação primária.

Palavras-chave: Rinoplastia de preservação, ligamento *scroll*, ligamento de Pitanguy, enxerto de extensão septal, enxerto de taco

66.1 Introdução

A rinoplastia de preservação é um capítulo novo e em evolução na história da rinoplastia. Este capítulo ilustra minha abordagem pessoal à rinoplastia de preservação primária.

66.2 Análise de Caso

66.2.1 Análise Pré-Operatória

Esse paciente do Oriente Médio tem 20 anos de idade e, especialmente em uma idade jovem, a interrupção mínima das estruturas do paciente é preferível à ressecção e reconstrução. (▶ Fig. 66.1) O objetivo era realizar uma rinoplastia sem remover nada do esqueleto nasal. Na época dessa cirurgia, eu estava interessado em fazer o mínimo ou nenhuma ressecção para ver como o paciente se recuperaria em um período de 2 a 3 anos. Percebi, em um ano, que quanto menos eu desmontasse, melhores seriam os resultados e a previsibilidade da cicatrização. O paciente tem um belo dorso nasal e um nariz de tensão superprojetado. Por que desmontá-lo e remontá-lo se não for necessário? Ela tem uma ponta bulbosa com *crura* laterais muito convexas. Para fins do ▶ Vídeo 66.1, a cirurgia foi feita de forma aberta, embora ela seja uma ótima candidata à cirurgia fechada devido à simplicidade do dorso nasal (giba em forma de V) e da cirurgia da ponta.

66.2.2 Metas Operacionais

- *Reduzir seu dorso* usando uma faixa septal alta, procedimento de impactação e o uso de piezocirurgia para osteotomias.
- *Refinar a ponta* com a preservação das cartilagens laterais inferiores e tensionando as *crura* laterais no suporte central da ponta.
- *Preservar e reconstruir* os ligamentos nasais, o sistema musculoaponeurótico superficial (SMAS) e a pele.

66.2.3 Plano Cirúrgico

Exposição

- Abordagem aberta com uma incisão transcolumelar em chevron e incisões infracartilaginosas bilaterais (▶ Fig. 66.1 g).
- Dissecção subpericondral-subperiosteal total do nariz com preservação/reconstrução dos ligamentos de Pitanguy e *scroll* bilateral.

Dorsal

- O procedimento de impactação de uma tira septal alta foi escolhido porque o paciente tinha um septo reto e precisava de cerca de 5 mm de rebaixamento, e a remoção de uma tira septal alta sob o dorso é simples.
- O terço médio foi suturado até o septo dorsal, começando no ponto W com PDS 5-0.
- As osteotomias laterais foram realizadas com piezocirurgia e as osteotomias transversais foram realizadas com uma serra manual.
- A cartilagem septal foi colhida para o enxerto de extensão septal em taco.

Modelagem de Pontas

- Um enxerto de extensão do septo de taco foi usado para estabilizar as cartilagens laterais inferiores.
- Foram usados retalhos alares deslizantes e nenhuma cartilagem foi ressecada das *crura* laterais.
- O roubo lateral da *crus* é realizado enquanto as *crura* média e medial são suturadas ao enxerto de extensão septal do taco central, resultando no tensionamento da *crus* lateral.

Fechamento

- O pericôndrio foi suturado de volta ao ângulo septal anterior, e todos os três ligamentos foram reconstruídos em suas novas posições para criar um complexo de ponta estável e contornado, envolvido pelos ligamentos nasais, SMAS e pele.

66.3 Análise Pós-Operatória

Ela é mostrada 5 anos após sua rinoplastia primária. Ela mantém um dorso suave, estreito e natural que foi rebaixado no perfil sem alargá-lo. A ponta permanece bem-projetada com boa definição. Embora essa paciente tivesse uma ponta bulbosa com *crura* laterais muito convexas, optei por não ressecar nenhuma cartilagem da *crura* laterais e usar suturas simples com um roubo das *crura* laterais para tensionar e apoiar a ponta. Acredito que um bom formato de ponta seja resultado da projeção de um formato específico de cartilagem lateral inferior no envelope de tecido mole. O enxerto de extensão do taco septal oferece um suporte central muito confiável, e um roubo crural lateral oferece tensão lateral que pode ser medializada no enxerto de extensão. A combinação proporciona um complexo de ponta estável. Minha principal crítica é que eu usaria uma sutura permanente para estreitar as bases crurais mediais, pois ela teve alguma recidiva da largura columelar. Foi utilizada uma dissecção subpericondral-subperiosteal total do nariz com preservação/reconstrução dos ligamentos e esse plano profundo de dissecção mantém os vasos sanguíneos/nervos/linfáticos e, em minha experiência, leva a uma cicatrização mais rápida e previsível. Em um mês, as imagens de ultrassom do nariz demonstram camadas dérmicas e subcutâneas discerníveis com formação mínima de tecido cicatricial. No geral, acho que ela tem um bom resultado, que é duradouro e provavelmente não mudará muito com o tempo.

66.3 Análise Pós-Operatória

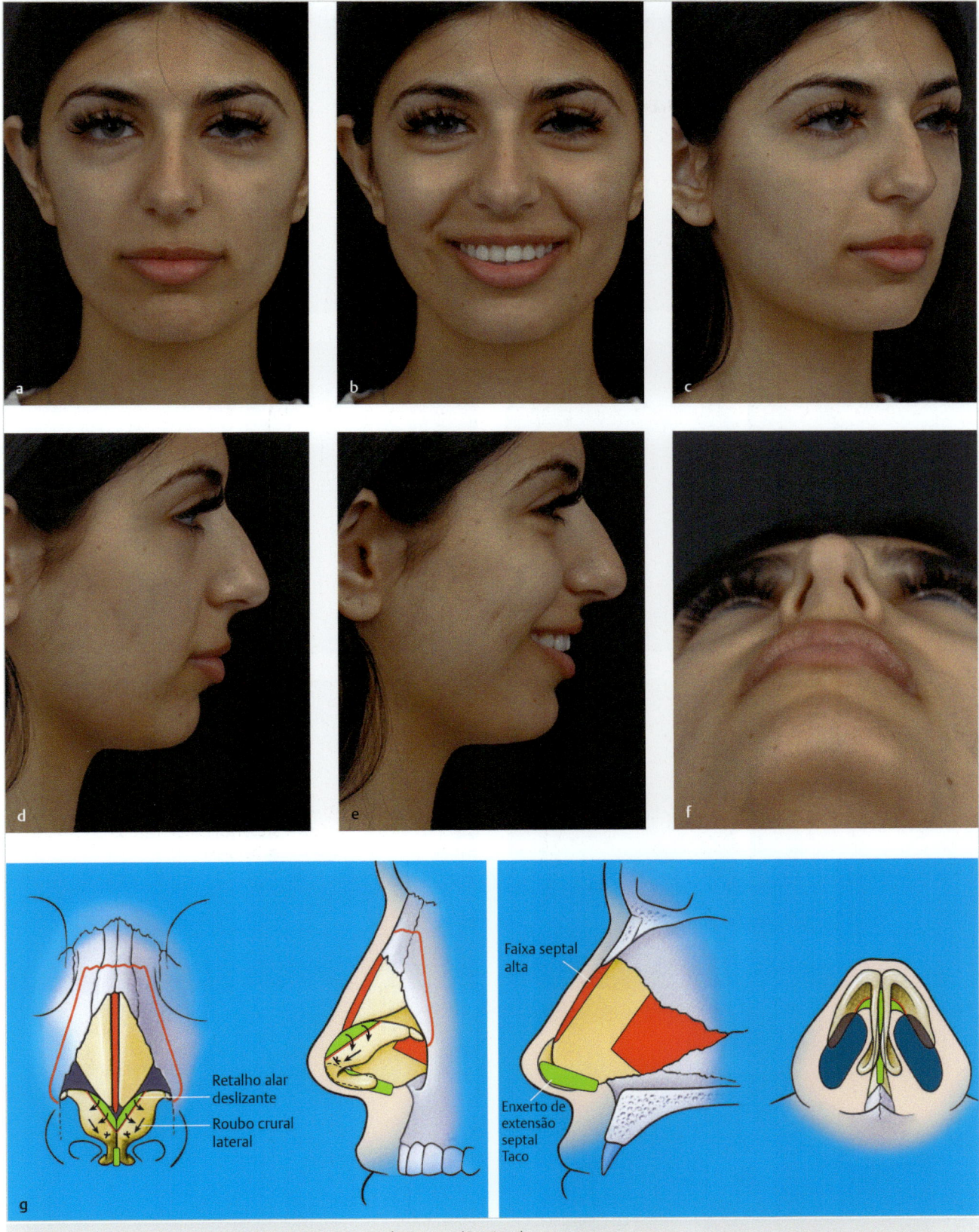

Fig. 66.1 (**a-f**) Fotografias pré-operatórias. (**g**) Diagramas de Gunter. *(Continua)*

Retalho alar deslizante
Roubo crural lateral
Faixa septal alta
Enxerto de extensão septal Taco

647

Abordagem de Kosins: Rinoplastia de Preservação

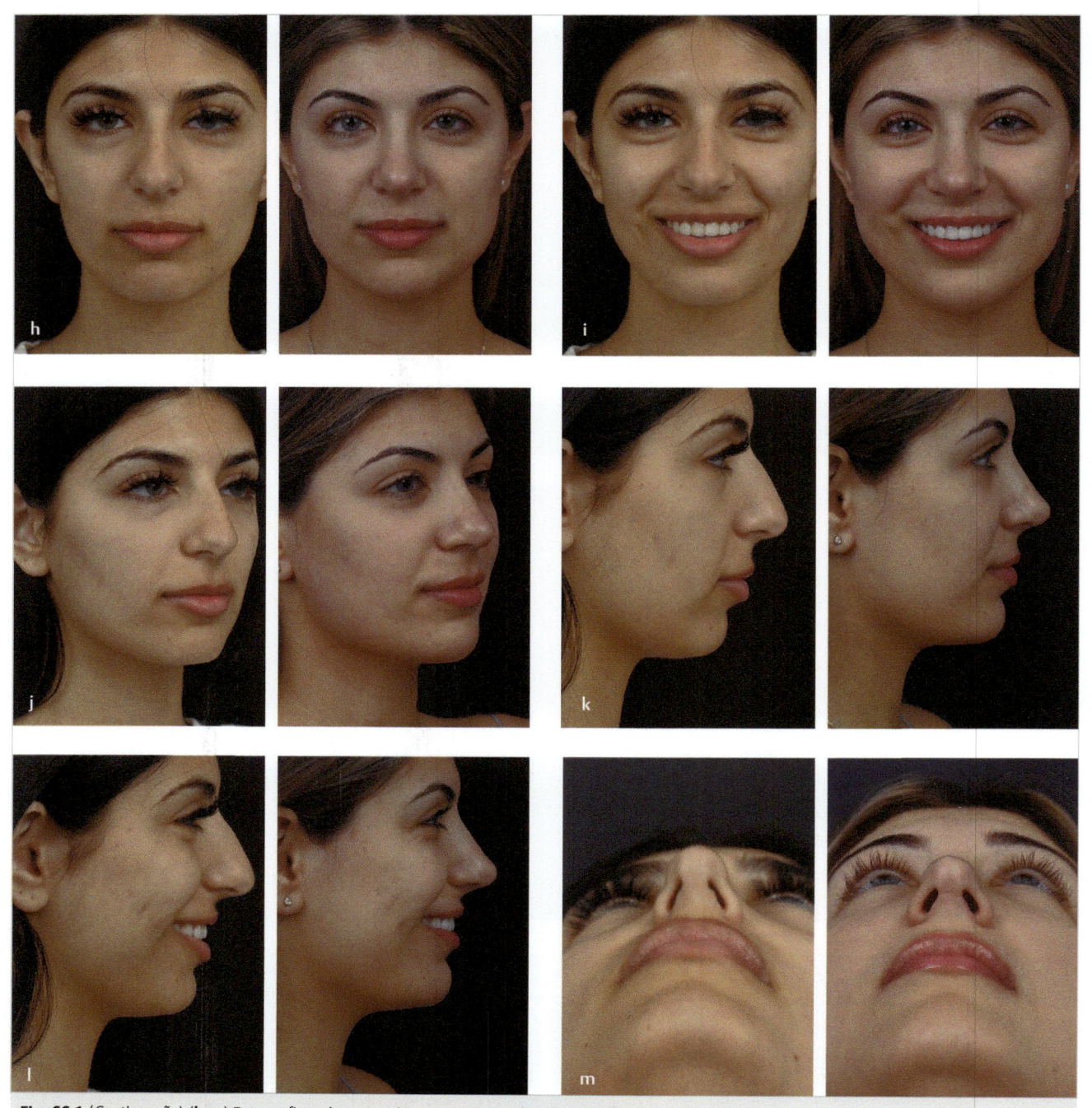

Fig. 66.1 (*Continuação*) (**h-m**) Fotografias pós-operatórias com 5 anos de pós-operatório.

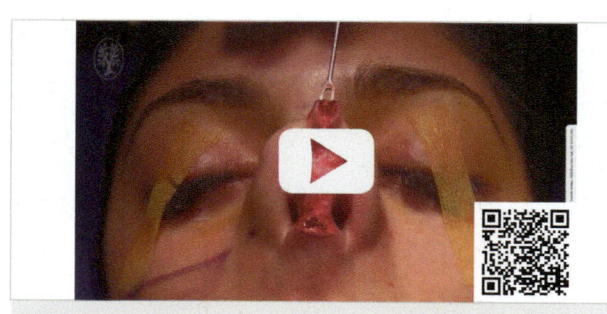

Vídeo 66.1 Rinoplastia de preservação: preservação dorsal.

67 Abordagem da Most: Rinoplastia de Preservação

Priyesh N. Patel ■ *Sam P. Most*

Resumo

Como a rinoplastia com preservação dorsal continua a evoluir, o entendimento de várias técnicas e suas relações com os métodos estruturais clássicos é imperativo para o cirurgião de rinoplastia. A fusão dessas técnicas com as técnicas de preservação estrutural é uma estratégia útil para criar um dorso e uma ponta nasais esteticamente agradáveis e estáveis. Apesar das crescentes modificações na rinoplastia com preservação dorsal, várias etapas fundamentais e relações anatômicas são dignas de nota e são revisadas aqui. Isso diz respeito ao gerenciamento da pirâmide óssea nasal e do septo – ambos precisam ser tratados para diminuir a giba dorsal. As etapas, os resultados e os desafios do método de faixa subdorsal modificado para tratar o septo na preservação dorsal são destacados aqui.

Palavras-chave: Rinoplastia de preservação dorsal, rinoplastia de preservação estrutural, giba dorsal, método da faixa subdorsal

---

Pontos Principais

- A preservação dorsal pode ser combinada com técnicas estruturais da ponta nasal para obter resultados estáveis em longo prazo.
- Existem várias modificações de preservação dorsal, embora todos os métodos exijam, fundamentalmente, o tratamento do osso nasal e a ressecção da cartilagem septal para obter a redução da altura dorsal.
- O método da tira subdorsal modificada preserva parte da cartilagem subdorsal para acomodar a fixação da sutura do dorso, além de preservar o suporte caudal para permitir a estabilização da ponta.

67.1 Introdução

A rinoplastia de preservação continua a despertar interesse clínico e acadêmico, devido aos seus benefícios teóricos em relação às técnicas de ressecção estrutural da giba.[1,2] Embora a preservação tenha sido defendida por vários cirurgiões em todo o mundo por muitos anos, a ressecção e a metodologia estrutural têm sido predominantes.[3] No entanto, à medida que nossa compreensão da rinoplastia de preservação e de suas técnicas associadas continua a evoluir, a incorporação desses métodos na prática certamente aumentará. É importante ressaltar que as técnicas de preservação não têm a intenção de substituir totalmente os métodos estruturais, mas sim complementá-los. A compreensão de ambos os procedimentos fornecerá ao cirurgião de rinoplastia ferramentas inigualáveis para executar técnicas adaptadas às necessidades e à anatomia do paciente, maximizando assim os resultados a curto e longo prazos.

O termo preservação é usado para definir uma série de abordagens conservadoras da arquitetura nasal. Isso envolve três componentes primários e independentes:

- Evitar a ressecção crural lateral.
- Dissecção subpericondral.
- Redução em bloco do dorso (rinoplastia de preservação dorsal, DPR).[2,4,5,6]

A DPR envolve, fundamentalmente, o rebaixamento em bloco da pirâmide nasal – incluindo a abóbada média cartilaginosa e a abóbada óssea superior. Para que isso ocorra, tanto a abóbada óssea quanto o septo cartilaginoso precisam ser tratados para facilitar a descida do dorso.

67.2 Anatomia Pertinente

- As principais relações anatômicas do nariz relacionadas ao DPR são descritas aqui.[1,5,6,7,8]
- O rínion (junção osteocartilaginosa) consiste em uma fusão não rígida de pericôndrio e periósteo.[9] Quando o dorso desce, há uma flexão adicional nesse local para eliminar a convexidade dorsal.
- As cartilagens laterais superiores (ULCs) se estendem até a superfície inferior dos ossos nasais (sobreposição média: 4-14 mm), dando origem a *keystone* lateral (▶ Fig. 67.1).[9] Essa fixação impede o abaixamento dorsal completo se não for parcialmente separada.
- A cartilagem septal se estende sob os ossos nasais por cerca de 4 a 11 mm (▶ Fig. 67.2).[10,11,12,13,14] A maior parte da giba dorsal fica sobre o septo cartilaginoso, com o mínimo (se houver) de osso sob ele. Portanto, quando o septo cartilaginoso é ressecado, tanto a dorsa óssea quanto a cartilaginosa podem ser abaixadas com o mínimo de rompimento do osso septal.
- A *keystone* medial consiste nas junções cartilaginosas e ósseas mediais do nariz (▶ Fig. 67.1). Tanto essas junções quanto a junção da ULC com o septo nasal (válvula nasal interna, INV) não são perturbadas nas técnicas clássicas de preservação. As modificações mais recentes com preservação parcial podem interromper essa junção e não serão discutidas aqui.

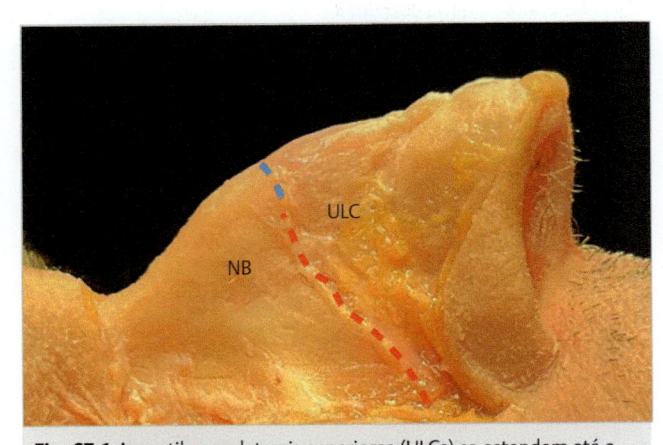

Fig. 67.1 As cartilagens laterais superiores (ULCs) se estendem até a superfície inferior dos ossos nasais (NBs) na linha vermelha pontilhada, dando origem a *keystone* lateral. Essa fixação impede o abaixamento dorsal completo se não for parcialmente separada. A *keystone* medial (linha azul) consiste nas junções cartilaginosas e ósseas mediais do nariz. Ele é preservado na preservação dorsal.

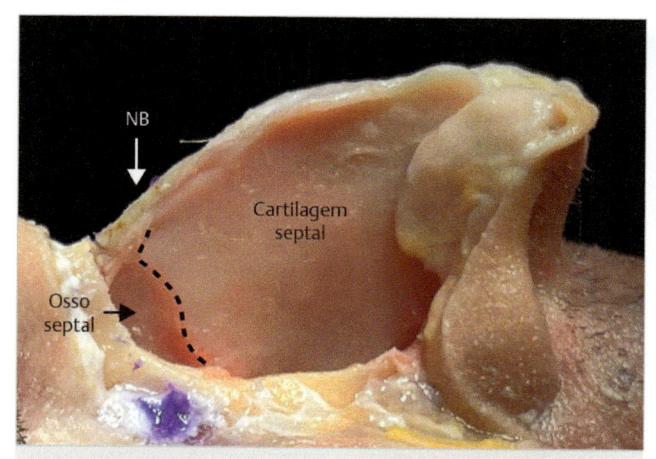

Fig. 67.2 A cartilagem septal se estende sob os ossos nasais (NBs). Como visto aqui, essencialmente toda a giba dorsal fica sobre o septo cartilaginoso. Portanto, quando o septo cartilaginoso é ressecado, tanto o dorso ósseo quanto o cartilaginoso podem ser abaixados.

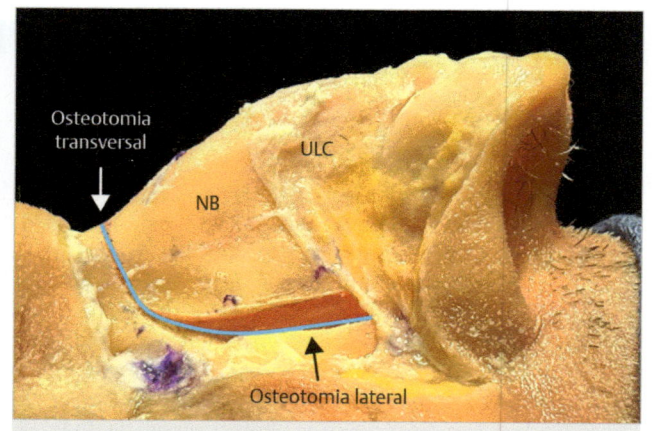

Fig. 67.3 Há dois métodos clássicos para tratar a pirâmide óssea na rinoplastia com preservação dorsal. A técnica *push-down* envolve osteotomias laterais e transversais bilaterais (linha azul) para permitir a desarticulação da junção nasofrontal. A técnica *let-down* (LD) envolve osteotomias semelhantes, mas com a ressecção adicional de cunhas ósseas bilaterais (sombreadas em vermelho) ao longo da parede lateral nasal. NB, osso nasal; ULC, cartilagem lateral superior.

67.2.1 Tratamento dos Ossos Nasais

- Há dois métodos clássicos para abaixar o osso na DPR (▶ Fig. 67.3):
    - **A técnica *push-down* (PD)** envolve osteotomias laterais e transversais bilaterais (sem remoção óssea) para permitir a desarticulação da junção nasal-frontal.[15,16,17] As paredes laterais nasais são então deslocadas medialmente à abertura piriforme para a cavidade nasal.
    - **A técnica *let-down* (LD)** envolve osteotomias semelhantes, mas com ressecção adicional de cunhas ósseas bilaterais ao longo da parede lateral nasal.[18] A parede lateral nasal repousa sobre a maxila, em vez de ser avançada para a cavidade nasal. Esse é o método preferido pelos autores, considerando os dados de um estudo radiológico em cadáveres que demonstram a diminuição das dimensões/ângulo da INV com a PD, mas não com a LD, em relação aos métodos de ressecção da giba estrutural.[19]

67.2.2 Tratamento do Septo Nasal

- Existem vários métodos para rebaixar o septo e, portanto, a abóbada média e a abóbada óssea sobrepostas na DPR. Esses métodos são amplamente diferenciados com base no local da excisão septal:
    - Ressecção subdorsal imediata (alta).
    - Ressecção septal intermediária.
    - Ressecção do septo inferior (baixo).
- A ressecção subdorsal imediata envolve uma incisão septal que segue o contorno da giba dorsal e um corte inferior correspondente à altura dorsal desejada. A cartilagem intermediária é removida para permitir o rebaixamento dorsal.
- A ressecção do septo inferior requer a excisão de uma faixa inferior de osso e cartilagem, bem como uma divisão vertical completa entre os septos ósseo e cartilaginoso. A desarticulação de todo o septo cartilaginoso tem sido defendida para casos de patologia de desvio de septo, pois permite o reposicionamento completo.[20]
- A ressecção contemporânea do septo intermediário engloba várias modificações. Essas técnicas preservam alguma porção do septo subdorsal para facilitar a fixação da sutura nas porções inferiores do septo e, assim, estabilizar a posição dorsal. A preservação de alguma quantidade de cartilagem subdorsal também pode limitar a contratura da cicatriz que pode deformar a abóbada média ao longo do tempo.[21]
- Foram descritos três métodos principais:
    - Método da tira subdorsal modificada (MSSM):[22,23] Uma haste subdorsal de 5 mm é preservada sem extensão através do septo caudal. Esse método foi descrito pelo autor sênior. As seções subsequentes deste capítulo abordam essa técnica.
    - Conceito Tetris:[24,25] Um "bloco tetris" subdorsal de 5 a 8 mm é preservado no septo subdorsal. Abaixo dele, um segmento trapezoidal de cartilagem é excisado.
    - Retalho subdorsal em Z[5,21,26,27,28] em vez de um bloco subdorsal retangular, é mantida uma cunha cartilaginosa triangular.

67.2.3 Abordagens para DPR

Vale a pena fazer várias considerações importantes sobre as abordagens ao DPR:

- **Abordagens abertas versus fechadas:**
    - Embora a abordagem de rinoplastia fechada tenha sido usada por muitos especialistas em preservação, a DPR pode ser realizada com sucesso com abordagens abertas.
    - A abordagem aberta proporciona maior visualização da deformidade dorsal em todo o seu curso e permite o ajuste fino das irregularidades dorsais com o uso de instrumentos motorizados.[20]
    - Embora o método MSSM possa ser realizado de forma fechada, os autores preferem uma abordagem aberta. A dissecção é realizada em um plano subfascial, porém, suprapericondral, em vez de um plano subpericondral verdadeiro. Isso ajuda a manter a integridade das cartilagens

da ponta nasal e permite uma melhor manipulação da sutura da cartilagem sem rasgar naqueles com tecido mais fraco.
- **Preservação estrutural:**[29,30]
  - Em uma abordagem aberta, enquanto o dorso é tratado com técnicas de preservação, a ponta nasal pode ser tratada com métodos estruturais convencionais.
  - Técnicas que incluem tensionamento da crural lateral, retalhos de retorno da cartilagem cefálica, enxertos de suporte da crural lateral e enxertos de extensão septal podem ser usadas para criar uma ponta nasal bem contornada e estruturalmente estável. Essa abordagem híbrida pode dar aos cirurgiões a oportunidade de incorporar técnicas de preservação em suas práticas de rinoplastia estruturada.

67.2.4 Método da Tira Subdorsal Modificada

Uma abordagem passo a passo para o MSSM é descrita a seguir (▶ Vídeo 67.1):
- Depois que o dorso e a ponta nasais são expostos por meio de uma abordagem aberta, são realizadas várias manobras de liberação:
  - Embora os ULCs não sejam liberados do septo, as fibras fasciais de decussação entre os ULCs em sua borda mais caudal são liberadas (fenda paraseptal). Isso se estende por vários milímetros até o ponto W, onde os ULCs se inserem no septo. Essa liberação facilitará o abaixamento do dorso, preservando o septo caudal. Isso também facilita a visualização do septo.
  - Os ULCs são liberados do osso nasal/maxilar no *keystone* lateral (manobra de "bailarina" ou manobra de "divisão da parede lateral"; ▶ Fig. 67.1).[25,31,32,33] Isso pode ser feito com um elevador ou uma lâmina afiada. Isso evita que esse local de fusão impeça a flexão do dorso durante sua descida.
- **É realizado um procedimento** de descida (▶ Fig. 67.3).
  - Osteotomias laterais:
    - É preferível usar uma serra piezoelétrica para fazer osteotomias laterais precisas e remover as cunhas ósseas da junção nasal-maxilar. Isso requer uma ampla elevação do periósteo em toda a pirâmide óssea nasal.
    - Se as osteotomias forem realizadas com osteótomos padrão, o periósteo deve ser preservado.
    - As osteotomias laterais bilaterais são feitas na parte mais lateral da parede lateral nasal dentro do processo frontal da maxila. Isso se estende até o osso nasal de forma alta-baixa-alta, desaparecendo medialmente no nível do canto medial.
  - Osteotomia transversal:
    - As osteotomias bilaterais são conectadas no ponto inicial da giba dorsal.
    - Essa osteotomia transversal é feita parcialmente com o piezo, mas é concluída centralmente por meio de uma abordagem percutânea. Isso permite um corte angulado que é alto superiormente e baixo inferiormente, permitindo assim que o osso no *radix* se flexione/deslize inferiormente sem deslocamento excessivo. Essa osteotomia de conclusão pode ser feita após a realização dos cortes septais para evitar a mobilidade do osso durante a realização do delicado trabalho septal.
    - Uma cunha de osso é ressecada com uma serra ultrassônica ou um *rongeur*/fórceps na parede lateral nasal, medialmente às osteotomias laterais. É importante fazer medições a partir da linha média para garantir ressecções simétricas. As ressecções assimétricas podem resultar na torção da pirâmide nasal em uma direção. Uma LD assimétrica pode ajudar a corrigir um desvio pré-operatório do eixo nasal.
- Em seguida, é realizada a ressecção do septo (▶ Fig. 67.4).
  - No MSSM, uma tira de aproximadamente 5 mm de cartilagem subdorsal é preservada. Uma faixa correspondente de ressecção de cartilagem é realizada sob essa faixa, com a largura correspondente à altura da redução da giba dorsal desejada. Uma técnica alternativa, e talvez a melhor para iniciantes, é realizar ressecções incrementais de 1 mm até que a redução desejada seja alcançada. Se a tira subdorsal tiver de ser fixada em um lado ou outro do septo, como na correção de um nariz desviado, será necessária menos ou nenhuma ressecção.
  - É importante ressaltar que os cortes não violam o septo caudal, permitindo a preservação de um suporte caudal de 1 cm. Quando o dorso for abaixado, esse septo caudal atuará como uma extensão relativa para permitir a estabilização da ponta.
  - A cartilagem septal adicional pode ser ressecada posteriormente ao suporte caudal para necessidades de enxerto ou para correção de desvios septais. Uma largura mínima de 1 cm de cartilagem é mantida entre a ressecção inferior da cartilagem e o local da ressecção subdorsal superior. Se a cartilagem inferior for removida, a cartilagem septal restante é moldada em uma configuração em "T".
  - É realizado um corte longitudinal no septo ósseo, estendendo-se a partir da ressecção subdorsal retangular. Geralmente, o osso não é ressecado, pois isso limita o risco de descida excessiva do *radix*. O osso etmoidal superior desliza ao lado de um osso etmoidal inferior. Em alguns casos, especialmente se o osso septal se estender sob uma porção maior da giba dorsal, pode ser necessário ressecar uma pequena cunha do osso septal para facilitar o abaixamento dorsal.
  - Uma ou duas incisões verticais são feitas na cartilagem subdorsal (no local do ápice da giba dorsal). Essa condrotomia vertical permite uma melhor flexão dorsal.[34]
  - À medida que o suporte septal subdorsal é abaixado e flexionado, há um leve deslocamento anterior desse segmento. Para acomodar esse movimento, pode ser necessário

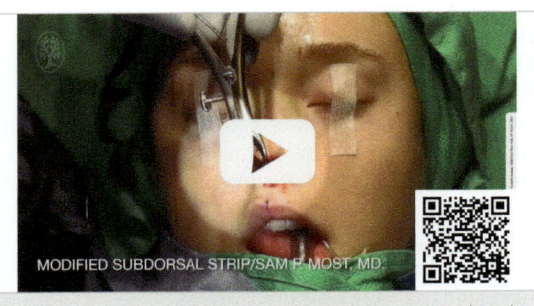

Vídeo 67.1 Rinoplastia combinada estrutural/preservação dorsal (DPR), método de faixa subdorsal modificada (MSSM).

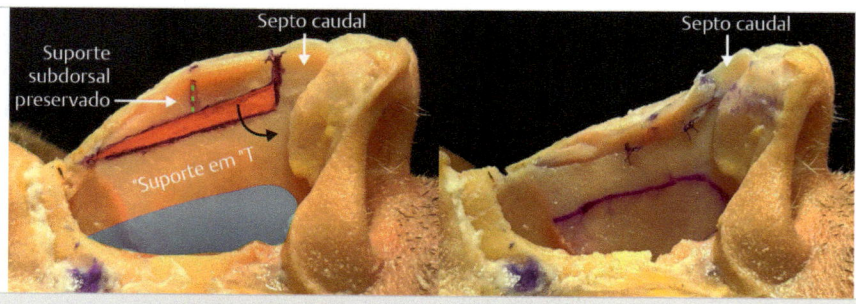

Fig. 67.4 No método da tira subdorsal modificada, aproximadamente 5 mm de cartilagem subdorsal são preservados. Uma ressecção retangular da cartilagem é realizada sob esse ponto (vermelho). Os cortes não violam o septo mais caudal. A cartilagem septal adicional pode ser ressecada posteriormente ao suporte caudal para necessidades de enxerto ou para correção de desvios septais (azul). Uma largura mínima de 1 cm de cartilagem é mantida entre a ressecção inferior da cartilagem e o local da ressecção subdorsal superior. Se a cartilagem inferior for removida, a cartilagem septal restante é moldada em uma configuração em "T". Uma condrotomia vertical (linha verde) no local do ápice da giba dorsal permite uma melhor flexão dorsal. Após a aplicação de uma leve pressão sobre a pirâmide nasal para permitir sua descida, a haste subdorsal da cartilagem repousará sobre o septo inferior (membro horizontal da haste em "T"). Essa nova posição é fixada com pelo menos duas suturas absorvíveis.

ressecar a cartilagem adicional anterior ao segmento subdorsal dentro do suporte caudal.
- Após a aplicação de uma leve pressão sobre a pirâmide nasal para permitir sua descida, a haste subdorsal da cartilagem repousará sobre o septo inferior (membro horizontal da haste em "T"). Essa nova posição é fixada com pelo menos duas suturas absorvíveis.
- Uma sutura é colocada no nível de flexão máxima por meio de uma abordagem transmucosa usando uma agulha longa (p. ex., PS-2). A sutura passa pela mucosa de um lado, sobre o dorso (no ápice da giba), volta para o nariz oposto e, finalmente, passa pelo septo (suturada em um lado do septo).
- Uma sutura craniocaudal é colocada entre o suporte subdorsal e o suporte caudal da cartilagem.
- Suturas adicionais podem ser colocadas entre o suporte subdorsal e a cartilagem inferior se houver áreas de deslocamento indesejado ou lacunas. Uma sutura em forma de oito também pode ser usada em vez de suturas simples interrompidas para evitar o deslocamento. Em casos de nariz desviado com uma LD assimétrica sendo realizada, a sobreposição e a fixação da sutura do septo subdorsal ao septo inferior em direção ao lado desviado ajudarão a estabilizar a posição corrigida.
- Com a altura dorsal definida, a ponta nasal pode ser modificada e ancorada no suporte septal caudal (que pode ser encurtado conforme necessário).

67.3 Indicações e Resultados

- Como mencionado anteriormente, a DPR pode não ser apropriada para todos os pacientes de rinoplastia. Se um paciente atender aos critérios de preservação, essa é a opção preferida em relação aos métodos estruturais, uma vez que produz um contorno estético dorsal superior.
- Um estudo de coorte de pacientes submetidos a tratamento com MSSM não mostrou diferença de longo prazo nos escores da Pesquisa de Resultados Nasais Padronizados de Cosmese e Saúde (SCHNOS) em relação aos pacientes submetidos à ressecção convencional da giba com reconstrução adequada do terço médio. Os resultados dos pacientes com MSSM são mostrados na ▶ Fig. 67.5, ▶ Fig. 67.6, ▶ Fig. 67.7.
- Em última análise, um bom entendimento da indicação cirúrgica para preservação produzirá os melhores resultados.
- Algumas indicações importantes para o DPR incluem o seguinte:
  - Pacientes com maior contribuição cartilaginosa para a corcunda nasal com ossos nasais mais curtos.
  - Pacientes com menos gibas cifóticas (embora os pacientes com gibas cifóticas corram o risco de apresentar uma giba residual óssea, manobras adicionais de contorno dorsal com o piezoelétrico podem ser usadas para converter pacientes com mais gibas cifóticas em candidatos a DPR).
  - Pacientes sem deformidades dorsais significativas ou largura significativa dos ossos ou da abóbada média (isso não exclui pacientes com desvios leves do eixo que podem ser tratados com uma LD assimétrica).
- Deve-se observar que é possível haver complicações com a DPR/MSSM.
- Em uma metanálise de 22 estudos (5.660 pacientes) sobre uma variedade de técnicas de DPR, as complicações incluíram: recorrência da corcunda no pós-operatório (4,18%), cirurgia de revisão (3,48%), desvio nasal no pós-operatório (1,13%) e infecção (1,89%).[35] Outros problemas incluem o selamento da supraponta e um *step-off* na *radix* com deslocamento excessivo para baixo dos ossos nasais.
- Conforme observado ao longo deste capítulo, as chaves para maximizar a flexão dorsal e minimizar a recorrência da corcunda incluem:
  - Cartilagem subdorsal com escoriação/incisão.
  - Usar o LD preferencialmente em relação ao PD.
  - Fixação de sutura em vários locais.
  - Contorno ósseo adicional em gibas cifóticas.
  - Realização de uma dissecção lateral da *keystone*.
- Existe o risco de um deslocamento maior do que o previsto da abóbada nasal superior na raiz, com o consequente *step-off*. Os métodos para minimizar/tratar esse problema incluem:
  - Corte longitudinal no septo ósseo, em vez de ressecção do mesmo.
  - Preservação dos anexos de tecido mole sobre o dorso/*radix* para ajudar a fixar a pirâmide óssea.
  - Osteotomia transversal feita obliquamente.
  - Enxerto de *radix*.

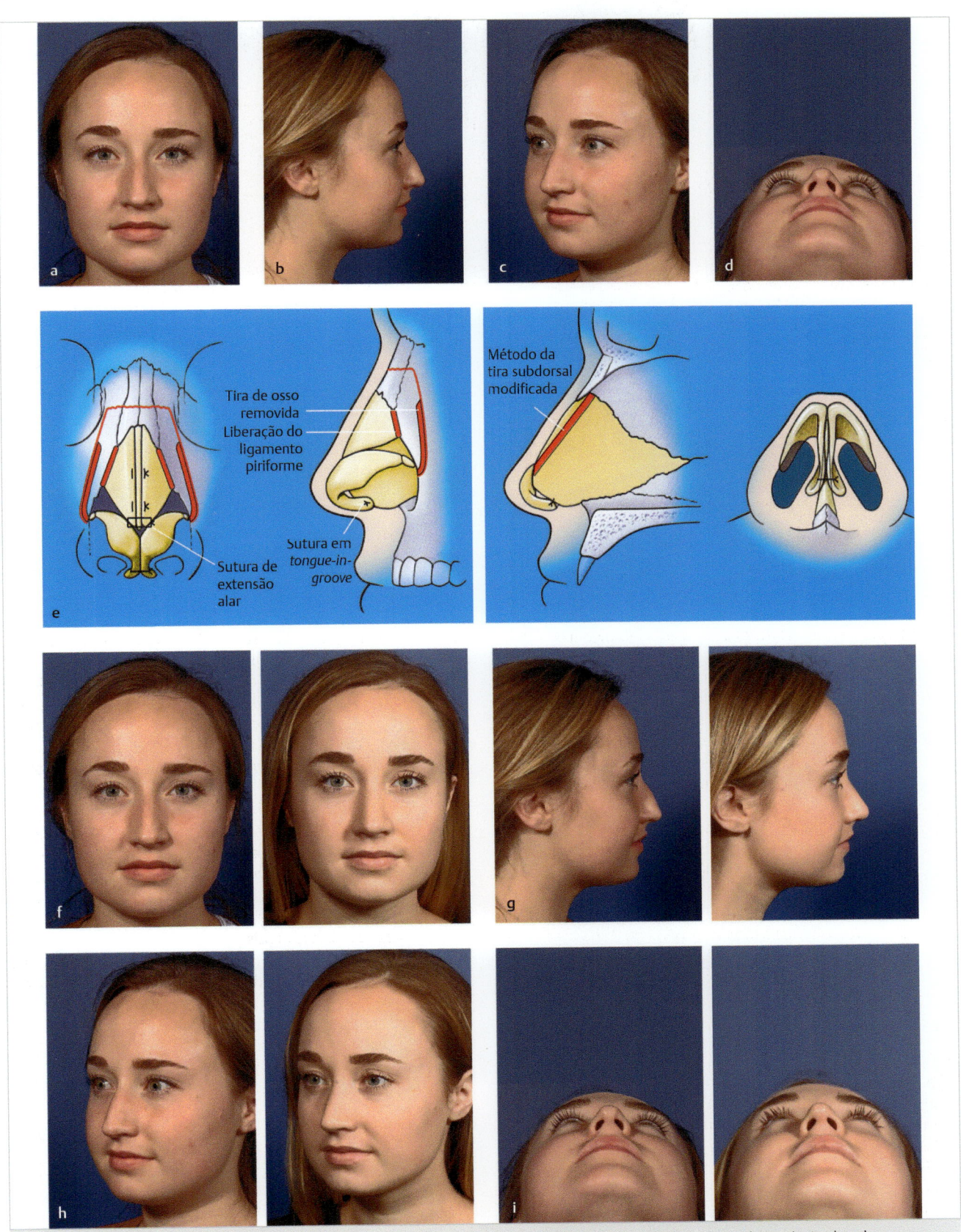

Fig. 67.5 Exemplo de paciente de rinoplastia com preservação estrutural. (**a-d**) Esta paciente de 24 anos foi submetida à redução dorsal com preservação dorsal osteocartilaginosa (*let-down*, método de tira subdorsal modificado, fixação de duas suturas, liberação do ligamento piriforme) com suturas *tongue-in-groove* e alar-*spanning* usadas para apoiar e ajustar a posição da ponta nasal. As etapas da cirurgia desse paciente são mostradas no ▶ Vídeo 67.1. (**e**) Diagramas de Gunter. (**f-i**) Fotos pré e pós-operatórias em 3 meses são mostradas aqui.

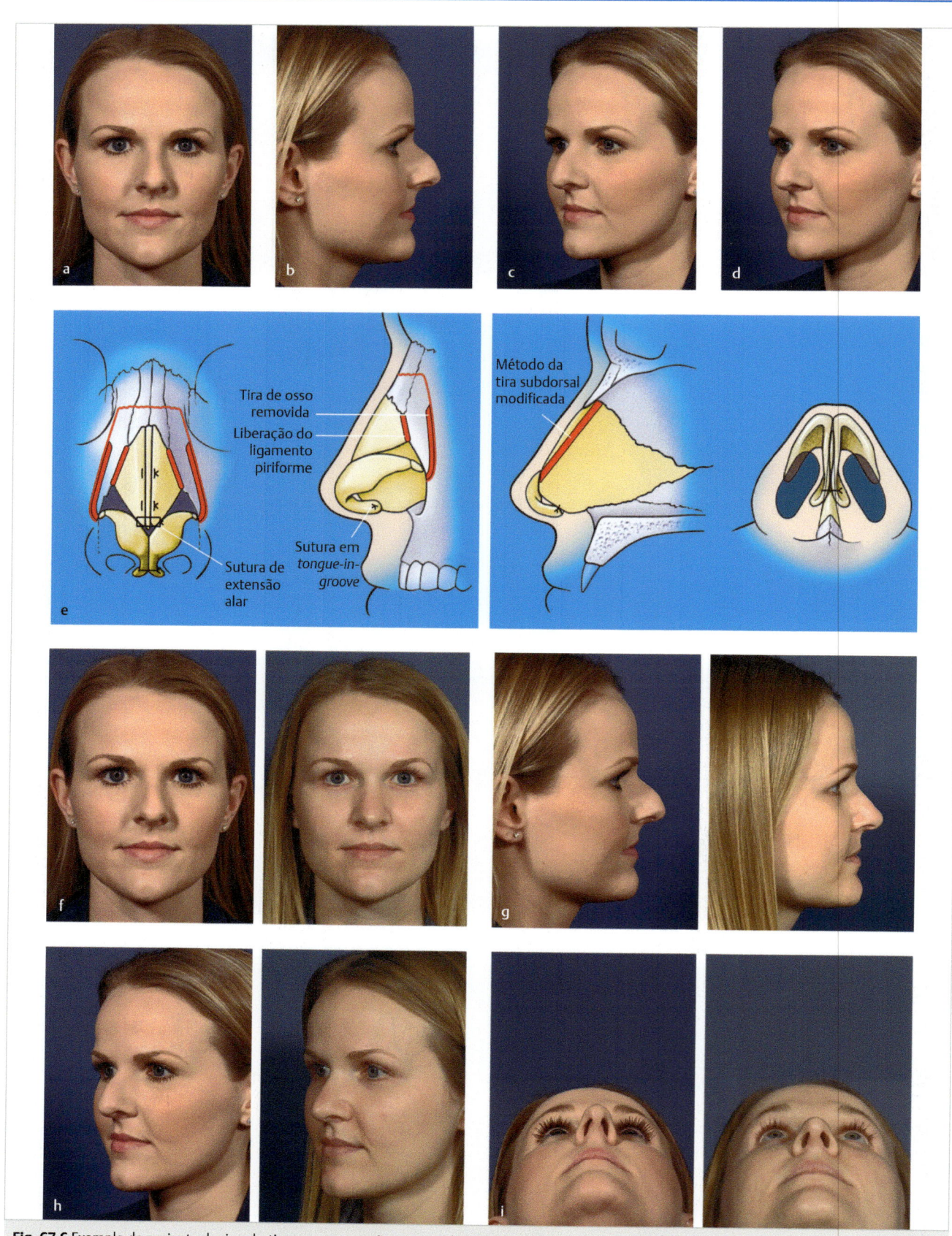

Fig. 67.6 Exemplo de paciente de rinoplastia com preservação estrutural. (**a-d**) Paciente do sexo feminino, 26 anos, submetida à redução dorsal com preservação dorsal osteocartilaginosa (*let-down*, método de tira subdorsal modificado, fixação com duas suturas, liberação do ligamento piriforme) com suturas *tongue-in-groove* e alar-*spanning* usadas para apoiar e ajustar a posição da ponta nasal. Foram colocadas suturas adicionais das suprapontas e suturas de fixação das bases crurais mediais. (**e**) Diagramas de Gunter. (**f-i**) Fotos pré e pós-operatórias de 12 meses são mostradas aqui.

67.3 Indicações e Resultados

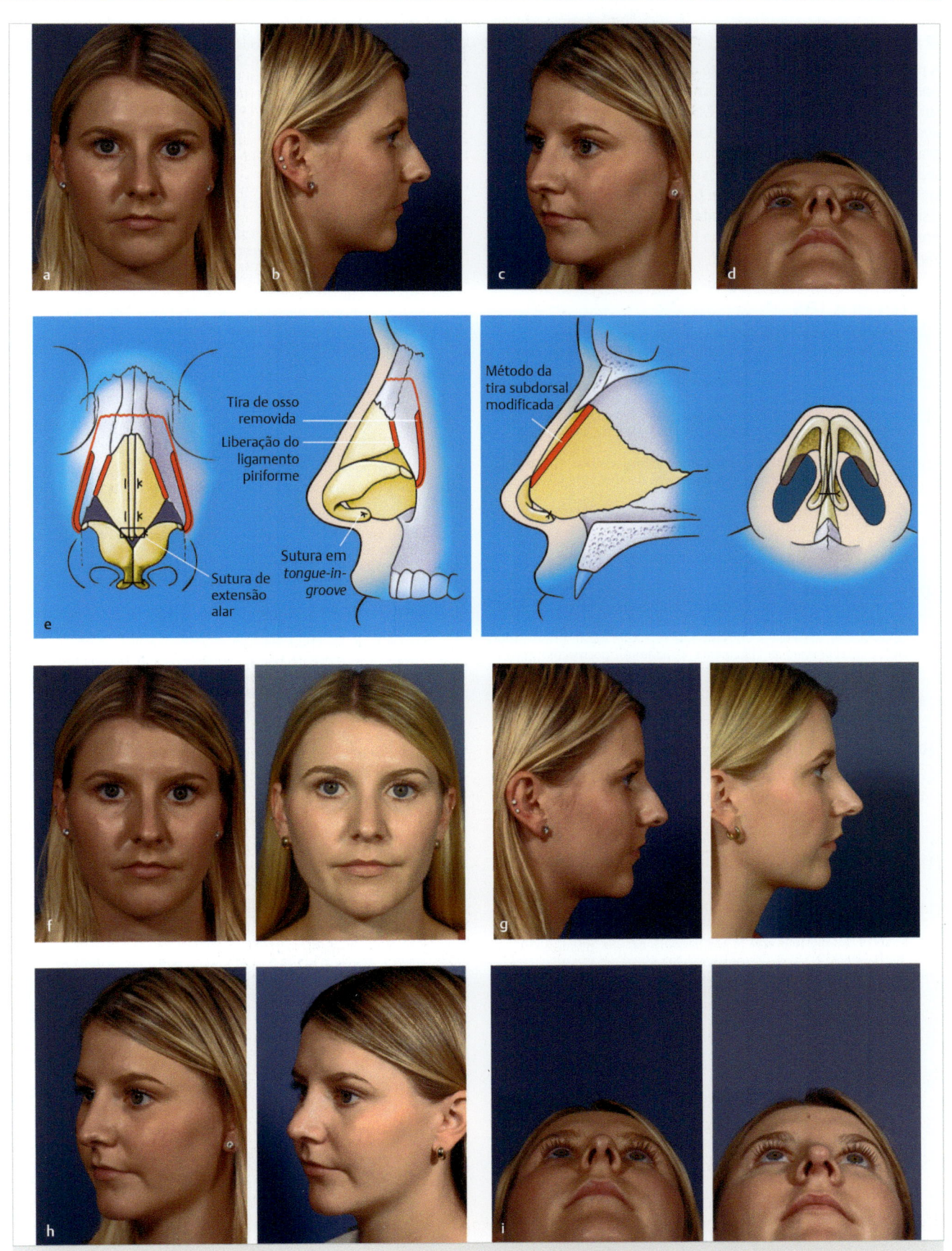

Fig. 67.7 Exemplo de paciente de rinoplastia com preservação estrutural. (**a-d**) Paciente do sexo feminino, 23 anos, submetida à redução dorsal com preservação dorsal osteocartilaginosa (*let-down*, método de tira subdorsal modificado, fixação de duas suturas, liberação do ligamento piriforme) com suturas *tongue-in-groove* e alar-*spanning* usadas para apoiar e ajustar a posição da ponta nasal. (**e**) Diagramas de Gunter. (**f-i**) Fotos pré e pós-operatórias de 12 meses são mostradas aqui.

67.4 Conclusão

A preservação estrutural permite a combinação de métodos de preservação para redução da altura dorsal e modificação estrutural aberta da ponta nasal. A MSSM é uma técnica útil para abordar o septo na preservação dorsal, permitindo uma redução gradual da altura dorsal e a capacidade de colher a cartilagem septal para fins de enxerto. É possível a ocorrência de gibas residuais na preservação dorsal, e os métodos para mitigar esse risco incluem a incisão da cartilagem subdorsal, o uso do LD preferencialmente em relação ao PD e a fixação por sutura em vários locais.

Referências

[1] Saban Y, Daniel RK, Polselli R, Trapasso M, Palhazi P. Dorsal preservation: the push down technique reassessed. Aesthet Surg J. 2018; 38(2):117-131
[2] Daniel RK. The preservation rhinoplasty: a new rhinoplasty revolution. Aesthet Surg J. 2018; 38(2):228-229
[3] Patel PN, Kandathil CK, Buba CM, et al. Global practice patterns of dorsal preservation rhinoplasty. Facial Plast Surg Aesthet Med. 2022; 24(3):171-177
[4] Kosins AM, Daniel RK. Decision making in preservation rhinoplasty: a 100 case series with one-year follow-up. Aesthet Surg J. 2020; 40(1):34-48
[5] Çakir B, Saban Y, Daniel RK, Palhazi P. Preservation Rhinoplasty Book. Istanbul: Septum Publishing; 2018
[6] Daniel RK, Palhazi P. The nasal ligaments and tip support in rhinoplasty: an anatomical study. Aesthet Surg J. 2018; 38(4):357-368
[7] Cakir B, Oreroğlu AR, Doğan T, Akan M. A complete subperichondrial dissection technique for rhinoplasty with management of the nasal ligaments. Aesthet Surg J. 2012; 32(5):564-574
[8] Abdelwahab M, Patel PN. Conventional resection versus preservation of the nasal dorsum and ligaments: an anatomic perspective and review of the literature. Facial Plast Surg Clin North Am. 2021; 29(1):15-28
[9] Palhazi P, Daniel RK, Kosins AM. The osseocartilaginous vault of the nose: anatomy and surgical observations. Aesthet Surg J. 2015; 35(3):242-251
[10] Eravci FC, Özer H, Arbağ H, Eryilmaz MA, Aricigil M, Dündar MA. Computed tomography analysis of nasal anatomy in dorsal preservation rhinoplasty. Aesthet Surg J. 2022; 42(3):249-256
[11] Sadri A, East C, Badia L, Saban Y. Dorsal preservation rhinoplasty: core beam computed tomography analysis of the nasal vault, septum, and skull base-its role in surgical planning. Facial Plast Surg. 2020; 36(3):329-334
[12] Demirel O, Atesci MS. Preservation rhinoplasty: assessment of anatomical safe boundaries on computed tomography. J Craniofac Surg. 2022; 33(2): 570-574
[13] Ferreira MG, Dias DR, Cardoso L, et al. Dorsal hump reduction based on the new ethmoidal point classification with a clinical and radiological study of the keystone area in 138 patients. Aesthet Surg J. 2020; 40(9):950-959
[14] Rodrigues Dias D, Cardoso L, Santos M, Sousa E Castro S, Almeida E Sousa C, Gonçalves Ferreira M. Clinical Implications in Structured and Preservation Rhinoplasty. The Caucasian hump: radiologic study of the osteocartilaginous vault versus surface anatomy. Plast Reconstr Surg. 2021; 148(3):523-531
[15] Goodale JL. A new method for the operative correction of exaggerated roman nose. Boston Med Surg J. 1899; 140:112
[16] Goodale JL. The correction of old lateral displacements of the nasal bones. Boston Med Surg J. 1901; 145:538-539
[17] Cottle MH, Loring RM. Corrective surgery of the external nasal pyramid and the nasal septum for restoration of normal physiology. Ill Med J. 1946; 90:119-135
[18] Lothrop O. An operation for correcting the aquiline nasal deformity; the use of a new instrument; report of a case. Boston Med Surg J. 1914; 170:835-837
[19] Abdelwahab MA, Neves CA, Patel PN, Most SP. Impact of dorsal preservation rhinoplasty versus dorsal hump resection on the internal nasal valve: a quantitative radiological study. Aesthetic Plast Surg. 2020; 44(3):879-887
[20] Goksel A, Saban Y, Tran KN. Biomechanical nasal anatomy applied to open preservation rhinoplasty. Facial Plast Surg. 2021; 37(1):12-21
[21] Toriumi DM, Kovacevic M. Dorsal preservation rhinoplasty: measures to prevent suboptimal outcomes. Facial Plast Surg Clin North Am. 2021; 29(1):141-153
[22] Patel PN, Abdelwahab M, Most SP. A review and modification of dorsal preservation rhinoplasty techniques. Facial Plast Surg Aesthet Med. 2020; 22 (2):71-79
[23] Patel PN, Abdelwahab M, Most SP. Dorsal preservation rhinoplasty: method and outcomes of the modified subdorsal strip method. Facial Plast Surg Clin North Am. 2021; 29(1):29-37
[24] Neves JC, Arancibia Tagle D, Dewes W, Ferraz M. The segmental preservation rhinoplasty: the split tetris concept. Facial Plast Surg. 2021; 37(1):36-44
[25] Neves JC, Tagle DA, Dewes W, Ferraz M. a segmental approach in dorsal preservation rhinoplasty: the tetris concept. Facial Plast Surg Clin North Am. 2021; 29(1):85-99
[26] Kosins AM. Expanding indications for dorsal preservation rhinoplasty with cartilage conversion techniques. Aesthet Surg J. 2021; 41(2):174-184
[27] Kovacevic M, Veit JA, Toriumi DM. Subdorsal Z-flap: a modification of the Cottle technique in dorsal preservation rhinoplasty. Curr Opin Otolaryngol Head Neck Surg. 2021; 29(4):244-251
[28] Kovacevic M, Buttler E, Haack S, Riedel F, Veit JA. Dorsal preservation septorhinoplasty [in German]. HNO. 2021; 69(10):817-827
[29] Toriumi DM, Kovacevic M, Kosins AM. Structural preservation rhinoplasty: a hybrid approach. Plast Reconstr Surg. 2022; 149(5):1105-1120
[30] Patel PN, Most SP. Combining open structural and dorsal preservation rhinoplasty. Clin Plast Surg. 2022; 49(1):97-109
[31] Tuncel U, Aydogdu IO, Kurt A. Reducing dorsal hump recurrence following push down-let down rhinoplasty. Aesthet Surg J. 2021; 41(4):428-437
[32] Tuncel U, Aydogdu O. The probable reasons for dorsal hump problems following let-down/push-down rhinoplasty and solution proposals. Plast Reconstr Surg. 2019; 144(3):378e-385e
[33] Goksel A, Saban Y. Open piezo preservation rhinoplasty: a case report of the new rhinoplasty approach. Facial Plast Surg. 2019; 35(1):113-118
[34] Neves JC, Arancibia Tagle D, Dewes W, Larrabee W. The split preservation rhinoplasty: "the Vitruvian Man split maneuver". Eur J Plast Surg. 2020; 43: 323-333
[35] Tham T, Bhuiya S, Wong A, et al. Clinical outcomes in dorsal preservation rhinoplasty: a meta-analysis. Facial Plast Surg Aesthet Med 2022; 24(3): 187-194

68 Abordagem de Rohrich: Rinoplastia Secundária

Rod J. Rohrich ▪ *Matthew Novak*

Resumo

Este capítulo detalha minha abordagem pessoal à rinoplastia secundária que desenvolvi ao longo de minha carreira.

Palavras-chave: Rinoplastia, rinoplastia de revisão, deformidade nasal adquirida, rinoplastia secundária, abordagem sistemática, consistência da rinoplastia, deformidade da supraponta em bico de papagaio.

68.1 Introdução

A rinoplastia secundária acrescenta uma camada adicional de complexidade ao que já é um procedimento desafiador. Para obter resultados favoráveis, é necessário corrigir tanto as deformidades nasais preexistentes quanto as deformidades adquiridas e os problemas nas vias aéreas nasais resultantes de cirurgias anteriores. A discussão sobre os locais doadores de cartilagem é imperativa e a cartilagem de costela fresca congelada de doadores apresenta uma alternativa útil à coleta de cartilagem autóloga de orelha ou costela. Este capítulo detalha minha abordagem pessoal à rinoplastia secundária que desenvolvi ao longo de minha carreira (▶ Vídeo 68.1).

68.2 Análise Pré-Operatória

Esta mulher de 30 anos de idade se apresentou para uma rinoplastia secundária 10 anos após ter se submetido a uma rinoplastia primária com outro cirurgião. Suas três principais preocupações em relação ao nariz eram a ponta subprojetada e caída, a exposição das narinas e as linhas estéticas dorsais assimétricas. Na vista frontal, seu dorso estava desviado para a direita e ela tinha linhas estéticas dorsais assimétricas e colapso da abóbada média com deformidade em V invertido. Ela tinha excesso de lóbulo da infraponta e entalhe alar. Na vista lateral, ela apresenta dorso excessivamente ressecado, sem ruptura da supraponta, deformidade em bico de papagaio, projeção e rotação inadequadas da ponta, entalhe alar e columela pendente. Na vista basal, sua ponta é subprojetada com uma proporção de 1,5:1 entre a columela e o lóbulo. Ela apresenta narinas assimétricas e abertura da base crural medial (▶ Fig. 68.1).

68.3 Metas Operacionais

- *Acertar o dorso e corrija a deformidade em V invertido* com ampla liberação mucopericondral, percutaneousosteotomias medial e lateral, enxertos expansores bilaterais e reconstituição do dorso com suturas de tensão da cartilagem lateral superior.
- *Aumentar a projeção e a rotação da ponta* com um enxerto de extensão septal, tensionamento crural lateral e suturas na ponta.
- *Melhorar o entalhe alar e da columela pendente* com enxertos de contorno alar bilateral estendido e duplo e colocação de um enxerto do tipo borboleta no lóbulo da infraponta.

68.4. Plano Cirúrgico (▶ Fig. 68.1 g)

68.4.1 Exposição

- Exposição de estruturas com uma abordagem aberta (incisão transcolumelar em degraus).
- Dissecção suprapericondral nas cartilagens laterais superior e inferior, dissecção subperiosteal sobre a pirâmide óssea.
- Separação dos domos para expor o ângulo septal anterior.

68.4.2 Componente Dorsal

- Elevação bilateral do mucopericôndrio do septo remanescente.
- Liberação das cartilagens laterais superiores do septo dorsal.
- Liberação e ressecção do excesso de septo desviado caudalmente e fixação na espinha nasal anterior com sutura PDS 5-0.
- Fratura bilateral do corneto inferior.
- Raspagem mínima da pirâmide óssea com uma lima de mordida para baixo para corrigir pequenas irregularidades de contorno.
- Realize osteotomias percutâneas laterais de baixo para baixo com um osteótomo de 2 mm.
- Reconstituição do dorso com enxertos expansores recuados bilaterais de cartilagem de costela fresca congelada de doador e suturas de extensão de tensão da cartilagem lateral superior.

68.4.3 Modelagem de Pontas

- Liberação transnasal do músculo depressor do septo nasal.
- Colocação de enxerto de extensão septal a partir de cartilagem de costela fresca congelada do doador para definir a projeção e a rotação da ponta, fixada ao septo usando a técnica de quatro suturas.
- Tensionamento da *crus* lateral para endireitar e achatar a *crus* lateral e criação de neodomos.
- Suturas transdomais e hemitransdomais para fixar a posição dos neodomos.
- Reunificação das estruturas da ponta com sutura interdomal, fixando os neodomos uns aos outros e ao enxerto de extensão septal.
- Sutura intercrural alta para completar a morfologia de "diamante".
- Sutura de equalização alar para acentuar a eversão das cartilagens laterais inferiores.

68.4.4 Gerenciamento da Base Alar

- Colocação de enxertos de contorno alar anterógrado e retrógrado.
- Fechamento com suturas simples interrompidas de náilon 6-0.

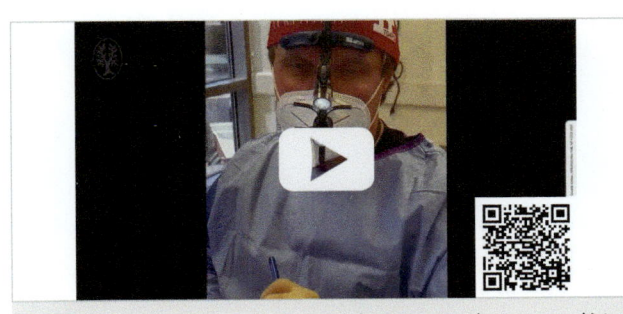

Vídeo 68.1 A abordagem do Dr. Rohrich para a rinoplastia secundária.

Abordagem de Rohrich: Rinoplastia Secundária

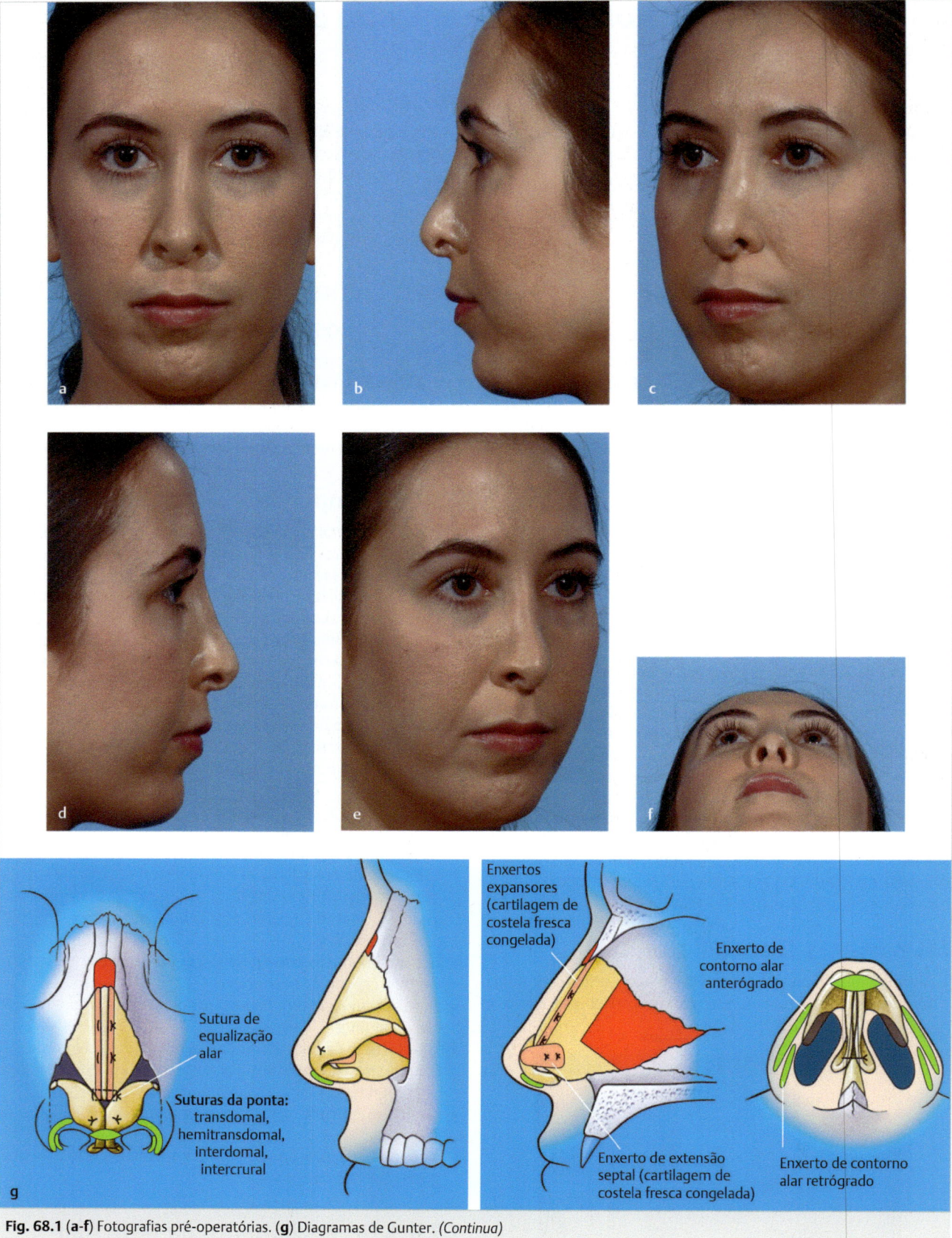

Fig. 68.1 (a-f) Fotografias pré-operatórias. **(g)** Diagramas de Gunter. *(Continua)*

Sutura de equalização alar

Suturas da ponta: transdomal, hemitransdomal, interdomal, intercrural

Enxertos expansores (cartilagem de costela fresca congelada)

Enxerto de contorno alar anterógrado

Enxerto de extensão septal (cartilagem de costela fresca congelada)

Enxerto de contorno alar retrógrado

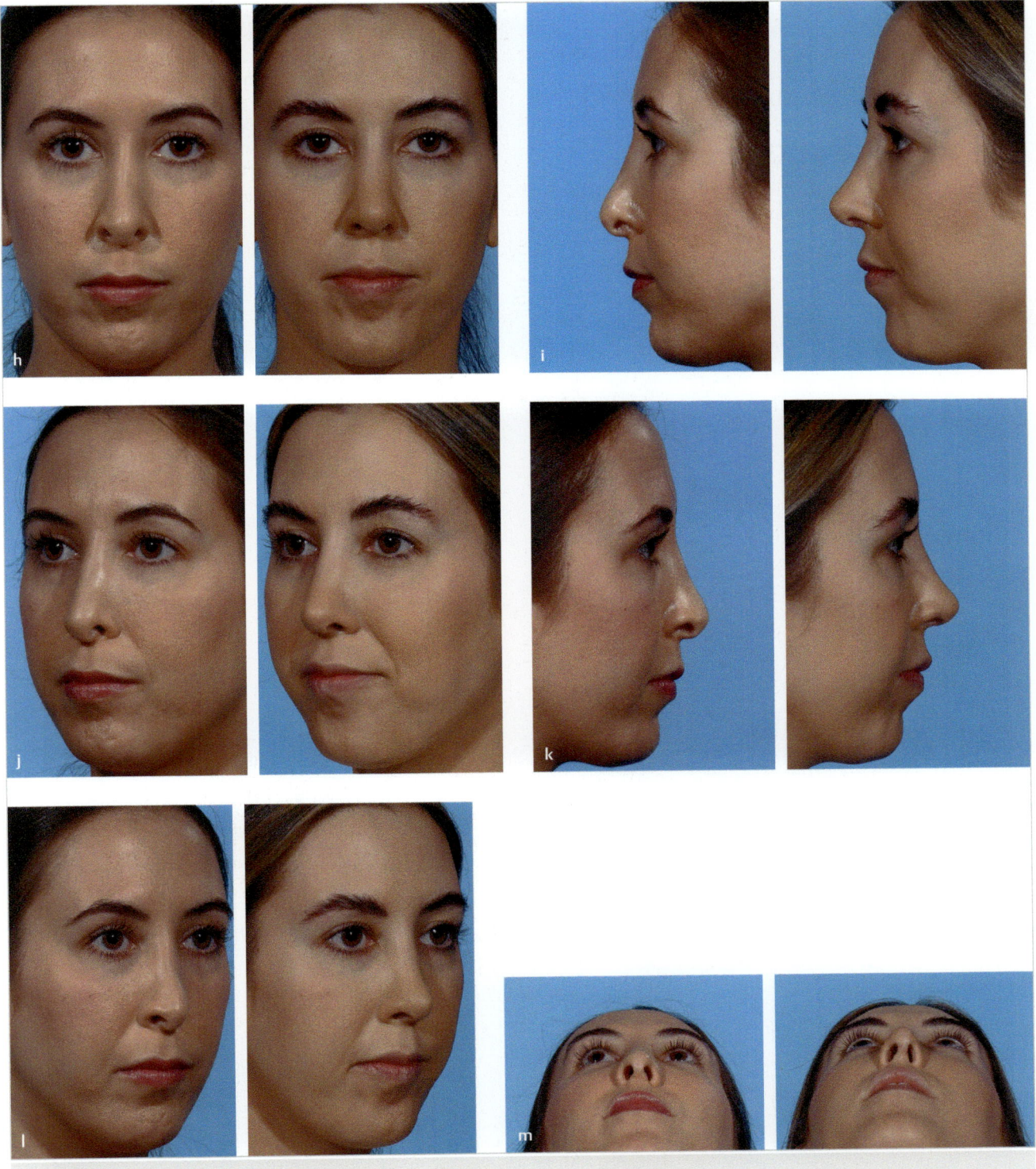

Fig. 68.1 (*Continuação*) (**h-m**) Fotografias pós-operatórias em 2 meses.

68.4.5 Fechamento do Espaço Morto

- Fechamento do espaço morto superior com sutura da supraponta usando suturas Vicryl 5-0.
- Sutura da platina crural medial com pontos de guta crômica 5-0.
- Múltiplas suturas septais passantes com suturas de guta crômica 5-0.

- Colocação de um enxerto do tipo borboleta no lóbulo da cicatriz da infraponta para suavizar e refinar a área da infraponta.
- Fechamento da incisão transcolumelar com suturas simples interrompidas de náilon 6-0.
- Colocação de talas internas (Doyle) e externas (Denver).

68.5 Análise Pós-Operatória

Na vista anterior, ela apresenta linhas estéticas dorsais simétricas com correção da deformidade em V invertido. Seu lóbulo da infraponta foi reduzido e o entalhe alar melhorou. Na vista lateral, ela tem um dorso liso com uma leve quebra da supraponta na transição para a ponta nasal. Ela melhorou a projeção e a rotação da ponta nasal, o que, além dos enxertos de contorno alar duplo, ajudou a melhorar sua relação alar-columelar. Na vista basal, ela melhorou a simetria e o contorno das narinas e da columela. Suas bases crurais mediais foram estreitadas. Ela tem um suporte alar adequado e a projeção da ponta foi melhorada com uma proporção de 2:1 entre a columela e o lóbulo.

Índice Remissivo

Entradas acompanhadas por um *f* ou *t* em itálico indicam figuras e tabelas, respectivamente.

A

Abertura
  do nariz, 130
    na rinoplastia primária, 130
  piriforme, 3, 196
    das *crura* mediais, 196
    fixações à, 196
Abóbada
  cartilaginosa, 3, 14, 15
    inferior, 3, 15
      aplicações clínicas, 16
    média, 3
    superior, 3, 14
      aplicações clínicas, 14
  óssea, 3, 13, 559
    aplicações clínicas, 13
    no nariz envelhecido, 559
Abordagem
  aberta, 83, 419
    na rinoplastia, 83, 419
      de precisão, 83
      secundária, 419
      versus fechada, 419
  da osteotomia nasal, 166
    lateral, 166, 167
      contínua interna, 166
      perfurada percutânea, 167
  da rinoplastia, 628, 629, 657-660
    primária, 628
    secundária, 629, 657-660
    de Rohrich, 657-660
  sistemática, 358
    no contorno, 358
    da base alar, 358
    da borda, 358
  unificada, 356
    no refinamento na cirurgia, 356
    de base alar, 356
Abordagem(ns) Cirúrgica(s)
  do dorso nasal, 139-153
    análises de casos, 150
      dorso assimétrico, 150
        após trauma, 150
      protuberância dorsal, 150
        com dorso fraco, 150
        com ponta fraca, 150
    técnica operatória, 142
      osteotomia, 146
        lateral, 146
        medial, 146
      raspagem dorsal, 143
      redução incremental, 144
        das ULCs, 145
        do septo, 144
        óssea dorsal, 144
      separação das ULCs do septo, 143
      teste de palpação dorsal, 145
        de três pontos, 145
  na rinoplastia, 409-413
    secundária, 409-413
  no refinamento, 310
    em enxertos, 310
    de contorno alar, 310
Abordagem Fechada
  na rinoplastia primária, 130-136
    análise, 130, 135
      de caso, 135
    cirúrgica, 130
      abertura do nariz, 130
      contorno da ponta nasal, 131
      do dorso, 131
      encurtamento nasal, 133
      enxertos, 134
      fechamento, 134
      osteotomias, 133
      redução da ponta nasal, 131
      septal, 133

  cuidados pós-operatórios, 134
  etapas pré-operatórias, 130
  versus aberta, 419
  na rinoplastia secundária, 419
Abordagem(ns) Pessoal(is), 633-660
  da Most, 649-656
    anatomia pertinente, 649
    indicações, 652
    MSSM, 651
    para DPR, 650
    resultados, 652
    tratamento, 650
      do septo nasal, 650
      dos ossos nasais, 650
  de Ahmad, 638-642
    análise de casos, 638, 640
      metas operacionais, 638, 640
      plano cirúrgico, 638, 640
      pós-operatória, 640, 642
      pré-operatória, 638, 640
    rinoplastia primária, 638-642
      estruturada, 638-642
  de Kosins, 646-648
    análise de caso, 646
      metas operacionais, 646
      plano cirúrgico, 646
      pós-operatória, 646
      pré-operatória, 646
    RP, 646-648
  de Rohrich, 635-637, 643-645, 657-660
    análise, 635, 636, 643, 645, 657, 660
      pós-operatória, 636 645, 660
      pré-operatória, 635, 643, 657
      metas operacionais, 635, 643, 657
      plano cirúrgico, 635, 643, 657
        colheita septal, 643
        componente dorsal, 635, 657
        exposição, 635, 643, 657
        fechamento do espaço morto, 635, 645, 659
        gerenciamento, 635, 643, 657
          alar, 643
          da base alar, 635, 657
        modelagem de pontas, 635, 643, 657
        osteotomia, 643
        preservação, 643
        redução dorsal, 643
        sutura do dorso, 643
        fixação de, 643
    rinoplastia, 635-637
      estruturada primária, 635-637
      secundária, 657-660
    RP, 643-645
Abscesso(s)
  na rinoplastia, 604
    gerenciamento, 604
    prevenção, 604
ACR (Relação Alar-Columelar)
  importância da, 301-308
    análise de caso, 307
      correção da, 307
      tipo II, 307
    classificação, 302
      exibição columelar, 302, 305
        aumento da, 302
        diminuição da, 305
      tratamento, 302
        exibição columelar, 302, 305
          aumento da, 302
          diminuição da, 305
AFS (Rinossinusite Fúngica Alérgica)
  manejo médico de, 29
Agente(s) Farmacológico(s)
  nos distúrbios rinológicos, 29
    antagonistas, 30
      dos receptores de leucotrienos, 30
    antibióticos, 32

  anticolinérgicos, 30
  anti-histamínicos, 29
  corticosteroides, 31
    intranasais, 31
    tópicos, 31
    sistêmicos, 32
  descongestionantes, 30
  estabilizadores, 31
    de mastócitos, 31
  solução salina, 30
  nasal, 30
Alargamento
  alar, 344, 345, 359, 361
    análise de caso, 361
    classificação do, 344, 359
    técnica operatória, 344, 345
    correção do, 345
    redução do, 344
    tratamento, 359
Alongamento
  do nariz curto, 541-548
    análise de casos, 547
    avaliação do paciente, 541
    possíveis deficiências, 546
      e armadilhas, 546
    técnica operatória, 542
      tongue-and-groove, 544
Análise
  clínica, 531
    pré-operatória, 531
      do nariz longo, 531
  da ponta nasal, 216
  do perfil facial, 369
  dos enxertos, 93-108
  em rinoplastia, 93-108
  facial, 384
    no aumento do queixo, 384
  nasal, 565
    sistemática, 565
    do nariz masculino, 564
  nasofacial, 391
    pré-operatória, 391
    inadequada, 391
Anatomia
  da anomalia, 572
  da fenda nasal, 572
  da base nasal, 337
    base columelar, 337
    lóbulos alares, 337
    margem inferior das narinas, 337
  fotográfica, 60
    na rinoplastia, 60
  das vias aéreas, 435
    nasais, 435
      cornetos nasais, 437
        inferiores, 437
      fluxo de ar nasal, 435
      septo nasal, 436
      válvulas nasais, 436
        externas, 436
        internas, 436
  do músculo depressor, 549
  do septo nasal, 549
  do nariz, 460, 556
    com desvio, 460
    envelhecido, 560
      abóbada óssea, 559
      alterações na proporção, 556
        facial estética, 556
      complexo da ponta nasal, 557
      dorso, 559
      qualidade da pele, 557
      via aérea nasal, 558
Âncora
  enxerto em, 96
  da ponta nasal, 96
Anestesia
  tecidos moles e, 595

  papel preenchedores de, 595
  na rinoplastia, 595
Ângulo
  columelolobular, 3
  nasofrontal, 46
    vista lateral, 46
  septal, 4, 291
    anterior, 4, 291
    ajuste do, 291
Anomalia
  da fenda nasal, 572
  anatomia da, 572
Anosmia
  na rinoplastia, 606
    gerenciamento, 606
    prevenção, 606
Antibiótico(s)
  na rinoplastia, 605
    gerenciamento, 605
      organismos resistentes a, 605
      perioperatórios, 605
    prevenção, 605
      organismos resistentes a, 605
      perioperatórios, 605
  nos distúrbios rinológicos, 32
Área
  da suraponta, 4
  de rolagem, 4
  keystone, 4
Artéria
  contribuições da, 11
    facial, 11
    oftálmica, 11
Aspiração
  do tampão nasal, 613
    na rinoplastia, 613
      gerenciamento, 613
      prevenção, 613
Assimetria
  grave, 223
    rotação com, 223
    ponta com, 223
  na rinoplastia étnica, 485
    no paciente negro, 485
Aumento Dorsal
  papel dos enxertos, 174-181
    de cartilagem de costela, 174-181
      análise de casos, 177
      avaliação pré-operatória, 174
      etapas pré-operatórias, 174
      minimização de complicações, 177
      técnica operatória, 174
        colheita, 174
        dorsal sólido único, 175
        SDCG, 176
  DCF, 183-192
    análise de casos, 189
      combinação de DCFG, 191
      DCFG de fáscia temporal, 189
    pacientes, 183
      análise de, 183
      considerações, 183*t*
      seleção de, 183
    pós-operatório, 188
      gerenciamento, 188
    técnica operatória, 184
      cartilagem em cubos, 186
      colheita de cartilagem, 185
        da costela, 185
        da orelha, 185
      colheita fascial, 184
        do reto, 184
        mastoide, 184
        temporal, 184
      colocação do DCFG, 187
      envolvimento fascial, 187
        método da seringa, 187
        método Onlay, 187

Índice Remissivo

Avaliação
  cirúrgica, 139-153
    do dorso nasal, 139-153
      considerações anatômicas, 139
      estética, 140, 141f, 142f
    da ponta, 271
    da projeção, 271
    da rotação, 271
    do queixo, 384
      no aumento, 384
      em sete etapas, 384
    pré-operatória, 551, 560, 575, 589
      do músculo depressor, 551
      do septo nasal, 551
      do nariz, 560, 589
      envelhecido, 560
      de usuário de cocaína, 589
    na rinoplastia, 575
      com fissura, 575

B

Base Alar, 335-362
  avaliação da, 506
    do paciente do oriente médio, 506
    análise de caso, 507
  base nasal, 337-348
    análise de caso, 345
    estética da, 337-348
      análise, 338
      anatomia da, 337
      ideais estéticos, 338
    refinamento cirúrgico da, 337-348
      deformidades, 339
        classificação, 339
        tratamento, 339
  cirurgia da, 343, 350-354, 356-362, 482
    alargamento alar, 344
      classificação do, 344
      redução do, 344
        técnica operatória, 344
    análise, 350-354
    anatomia, 350
    deformidades, 351-353
      horizontais, 352
      variação nas, 351
      verticais, 353
    diagnóstico, 350-354
    dinâmica da, 354
    no paciente negro, 479
    patologia, 350
    refinamento na, 356-362
      abordagem unificada, 356
      análise, 357
      análise de casos, 361
        alargamento alar, 361, 362
      contorno, 358
        abordagem sistemática, 358
      estética, 357
        vista basal, 358
        vista frontal, 357
        vista lateral, 358
    técnicas operatórias, 351
  enxerto da, 106
    de preenchimento, 106
    columelar, 106
    pré-maxilar, 106
  na rinoplastia, 581
    com fissura, 581
  nasofacial, 45
    vista frontal, 45
  termos anatômicos, 4
Base Columelar
  anatomia da, 337
  cirurgia da, 341
    deformidade, 341
      excisão da placa basal, 343
        crural medial, 343
  estabilização da, 231
Base Nasal
  estabilização da, 517
    no nariz asiático, 517
  estética da, 337-348
    análise, 338
      asas, 339
      columela, 339
      narina, 339
      lateral, 339
      medial, 339
  anatomia da, 337
    base columelar, 337
    lóbulos alares, 337
    margem inferior das narinas, 337
  ideais estéticos, 338
    asas, 339
    columela, 339
    narina, 339
      lateral, 339
      medial, 339
  estrutura óssea da, 578
    na rinoplastia, 578
      com fissura, 578
  largura da, 84f
    adequada, 84f
  refinamento cirúrgico da, 337-348
    análise de caso, 345
    redução da base alar, 345
    deformidades, 339
      classificação, 339
      tratamento, 339
Batten
  enxertos do tipo, 100
    alares, 100
Bernoulli
  princípio de, 22
    fluxo de ar e, 22
    nasal, 22
Bico
  de papagaio, 610
    na rinoplastia, 610
      gerenciamento, 610
      prevenção, 610
Borda
  nasofacial, 46
    vista frontal, 46
    alar, 46
    de columela,46
Borda(s) Alar(es), 4, 299-333
  ACR, 301-308
    importância da, 301-308
  avaliação da, 507
    do paciente do oriente médio, 507
    análise de caso, 508
  contorno alar, 309-314
    refinamento em enxertos de, 309-314
    quatro subtipos, 309-314
  contorno da, 358
    abordagem sistemática, 358
  correção da fraqueza da, 414
    e aumento periapical, 414
      rinoplastia de revisão, 414
        com refinamento dorsal, 414
  enxerto de, 100, 103
    composto, 103
  enxertos, 315-328
    de suporte crural lateral, 315-328
    retrógrados, 329-333
      de contorno alar, 329-333
  fortalecimento das, 340
  incisão da, 5

C

Capuz
  enxerto em, 97
    da ponta nasal, 97
Cartilagem(ns)
  acessórias, 4
  colheita de, 185
    de DCF, 185
    da orelha, 185
    costela, 185
  da costela, 112, 174-181, 241, 515, 516, 577
    autóloga, 113
      alternativas à, 113
    colheita da, 241, 577
      na rinoplastia, 577
        com fissura, 577
    para nariz asiático, 515, 516
      coleta da, 515
      escultura da, 516
    papel dos enxertos de, 174-181
      análise de casos, 177
      avaliação pré-operatória, 174
      etapas pré-operatórias, 174
      minimização de complicações, 177
      técnica operatória, 174
        colheita, 174
        dorsal sólido único, 175
        SDCG, 176
    problemas com a, 112
    soluções com a, 112
  divisão da, 5
    em cubos, 186
  enxerto de, 88, 231, 576
    autóloga, 231
    considerações sobre, 576
      na rinoplastia, 576
        com fissura, 576
    uso adequado, 88
  fontes de, 185t, 398
    características das, 185t
    para enxerto, 398
  LLCs, 5, 118, 121
    na PR, 118
    preservação, 121
  locais doadores de, 419
  nas abordagens cirúrgicas, 198
    para ponta, 198
      delivery de, 198
      divisão de, 198
  ressecção da, 469
    no nariz com desvio, 469
      e imobilização se necessário, 469
      com enxertos expansores, 469
  sesamoides, 5
  sutura de, 256, 535
    no nariz longo, 535
      estabilidade insuficiente, 536
        das *crura* mediais, 536
      roubo das *crura* laterais, 535
  ULCs, 85
    do septo dorsal, 85
    liberação das, 85
    termo anatômico, 5
Caudal, 5
Causa(s)
  do nariz longo, 532
    crescimento excessivo, 532
      da LLC, 532
      da ULC, 533
      do septo cartilaginoso, 532
    face média curta, 533
    projeção inadequada do queixo, 533
    radix alto, 533
    suporte inadequado da ponta, 533
Cavidade(s)
  nasais, 12
    abóbada, 13-15
      óssea, 13
      cartilaginosa, 14, 15
    anatomia interna, 16
      cornetos, 16
      septo, 16
Cegueira
  na rinoplastia, 606
    gerenciamento, 606
    prevenção, 606
Celulite
  na rinoplastia, 604
    gerenciamento, 604
    prevenção, 604
Chifre
  enxerto em,105
Choque Tóxico
  síndrome do, 604
    na rinoplastia, 604
      gerenciamento, 604
      prevenção, 604
Cicatriz(es)
  externas, 485
    excesso de, 485
      na rinoplastia étnica, 485
      no paciente negro, 485
  inestéticas, 611
    na rinoplastia, 611
      gerenciamento, 611
      prevenção, 611
Cirurgia
  da base alar, 343, 350-354, 356-362, 482
  da base columelar, 343
  deformidade, 341
  da ponta nasal, 195-214
    refinamento da, 195-214
      anatomia, 195-214
        conceito de tripé, 197
        das estruturas de suporte, 195
      técnica, 195-214
        abordagem sistemática, 212
        abordagens cirúrgicas, 198
        modelagem de, 201
        moderna, 201
        ponta ideal, 213
  do corneto, 77
  septal, 77
  vestibular, 77
Cisto(s)
  nasais, 613
    na rinoplastia, 613
      gerenciamento, 613
      prevenção, 613
Cocaína
  nariz de usuário de, 588-594
    tratamento do, 588-594
    análise de caso, 591
    avaliação pré-operatória, 589
    complicações, 591
    patogênese, 588
    planejamento pré-operatório, 589
    técnica operatória, 589
Codificação
  de procedimentos, 75-79
  de rinoplastia, 75-79
    análise de caso, 78
    cirurgia, 77
      do corneto, 77
      septal, 77
      vestibular, 77
    códigos, 76t
      CPT, 76t-78t
      da CID, 76t
    com fissura, 77
    documentação, 75
    enxertia tecidual em, 77
    primária, 76
    secundária, 76
Colheita
  da cartilagem, 241, 577
  da costela, 241, 577
    na rinoplastia, 577
      com fissura, 577
  de costela doadora, 174
    do enxerto, 174
    técnica operatória, 174
  de DCF, 184
    de cartilagem, 185
      costela, 185
      da orelha, 185
    fascial, 184
    do reto, 184
    mastoide, 184
    temporal, 184
  de enxertos autólogos, 109-115
    para rinoplastia, 109-115
      análise de caso, 113
      avaliação pré-operatória, 109
      cartilagem da costela, 112, 113
        alternativas à, 113
        problemas com, 112
        soluções com, 112
      de costela, 110
      escultura, 111
      etapas, 109
        operacionais, 110
        pré-operatórias, 109
      preparação, 111
Columelar
  enxerto, 97, 98
    de suporte, 97
    da ponta nasal, 97
    estendido, 98
    do tipo ponta-estaca, 98
  preenchimento, 106
    enxerto de, 106
Complexo
  da ponta nasal, 557
    da base columelar, 343
    deformidade, 341
    da ponta nasal, 195-214

Índice Remissivo

no nariz envelhecido, 557
Complicação(ões)
   de rinoplastia, 602-614
   do nariz, 591
      de usuário de cocaína, 591
   do tratamento cirúrgico, 444
      das vias aéreas, 444
      nasais, 444
   gerenciamento de, 602-614
      diversas, 613
         aspiração do tampão nasal, 613
         cistos nasais, 613
         dermatite de contato, 613
         telangiectasias, 613
         transtornos psiquiátricos, 613
      estéticas, 609
      funcionais, 607
      hemorrágicas, 602
      infecciosas, 604
   no aumento do queixo, 387
      em sete etapas, 387
         dormência, 387
         infecção, 387
         mau posicionamento do implante, 387
         migração do implante, 387
         sobreprojeção do implante, 387
         sulco mental aprofundado, 387
   no nariz, 483
      do paciente negro, 483
         assimetria, 485
         edema prolongado, 483
         excesso de cicatrizes externas, 485
         formação de queloides, 485
         incongruência racial, 486
         necrose da ponta nasal, 486
   no tratamento, 591
   prevenção de, 602-614
      diversas, 613
         aspiração do tampão nasal, 613
         cistos nasais, 613
         dermatite de contato, 613
         telangiectasias, 613
         transtornos psiquiátricos, 613
Comprimento
   nasal, 49, 531
      percebido, 531
         versus real, 531
      vista lateral, 49
Conceito
   de roubo, 236
      das *crura* laterais, 236
   de tetrápode, 222
      SEG, 222
   de tripé, 197, 282
      na diminuição da ponta nasal, 282
         abordagem incremental, 284
         além do, 282
         avaliação pré-operatória, 283
         contraindicações, 283
         indicações, 283
         planejamento pré-operatórios, 283
         técnica operatória, 285
         tensionamento crural lateral, 282
Conceito(s) Básico(s)
   cirúrgicos, 81-136
      abordagem fechada, 130-136
         na rinoplastia primária, 130-136
      enxertos em rinoplastia, 93-115
         análise, 93-108
         autólogos, 109-115
            colheita, 109-115
         nomenclatura, 93-108
      rinoplastia de precisão, 83-92
         execução de, 83-92
         planejamento de, 83-92
      rinoplastia de preservação, 117-128
         princípios da, 117-128
   perioperatórios, 1-79
      análise nasal, 40-53
         sistemática, 40-53
      fisiologia nasal, 20-26
      proporções nasofaciais, 40-53
      rinoplastia, 3-8, 27-39, 54-66, 68-79
         anatomia avançada em, 9-18
         codificação de procedimentos de, 75-79

conceitos pré-operatórios, 34-39
distúrbios rinológicos e, 27-33
   manejo médico de, 27-33
fotografia padronizada em, 54-66
imagens digitais em, 54-66
termos anatômicos em, 3-8
tratamento pós-operatório, 68-74
Conceito(s) Pré-Operatório(s)
   em rinoplastia, 34-39
      análise estética, 36
      aspectos financeiros, 39
      consulta inicial, 34
      exame físico, 35
      histórico, 34
      imagens de computador, 36
      manhã da cirurgia, 39
      pacientes, 36
         análise fotográfica, 36
         preparação, 39
         seleção de, 36
      segunda consulta, 39
Consulta
   pré-operatória, 564
      do nariz masculino, 564
         características físicas, 564
         exclusivas, 564
         seleção de pacientes, 564
Contorno Alar
   abordagem sistemática, 358
   enxerto de, 90, 100, 329-333, 401
      duplo, 91*f*
      estendido, 90*f*
      retrógrado, 91*f*, 329-333
         análise de caso, 332
         análise pré-operatória, 329
         anatomia, 329
         indicações, 330
         técnica operatória, 331
   refinamento em enxertos de, 309-314
      abordagem cirúrgica, 310
      tipos de enxertos, 311
         estendido, 311
         fixo estendido, 311
         retrógrado duplo, 311
         tradicional, 311
      avaliação, 309
         pré-operatória, 309
      borda alar, 310
         deformidades da, 310
            técnicas para tratar as, 310
         suporte estrutural da, 310
      estendidos bilaterais, 313
         análise de caso, 313
      planejamento, 309
         pré-operatório, 309
      quatro subtipos, 309-314
Controle Previsível
   da projeção da ponta, 271-280
      análise de caso, 278
      avaliação, 271
      fatores que diminuem, 271
      SEGs, 271-280
      técnica operatória, 273
         desprojetando a ponta, 273
         enxerto de suporte columelar, 274
         para aumentar a projeção, 273
   da rotação da ponta, 271-280
      análise de caso, 278
      avaliação, 271
      fatores que diminuem a rotação, 271
      técnica operatória, 273
      para aumentar a rotação, 273
Corneto(s), 8
   anatomia, 16
   aplicações clínicas, 18
   cirurgia do, 77
   código CPT® dos, 78*t*
   e fluxo de ar, 23
   inferior, 464, 606
      fratura da maxila após fratura do, 606
      na rinoplastia, 606
         gerenciamento, 606
         prevenção, 606
   microfratura do, 464
      nariz com desvio e, 464

Correção
   da fissura, 573
      momento da, 573
   da ACR, 307
      tipo II, 307
         análise de caso, 307
   do alargamento alar, 345
      técnica operatória, 345
   do desvio, 340, 465
      do septo caudal, 340, 465
   do nariz longo, 531-539
      análise, 531, 538
         clínica pré-operatória, 531
         de caso, 538
      causas, 532
         crescimento excessivo, 532
            da LLC, 533
            da ULC, 533
            do septo cartilaginoso, 532
         face média curta, 533
         projeção inadequada do queixo, 533
         radix alto, 533
         suporte inadequado da ponta, 533
      comprimento nasal percebido, 531
         versus real, 531
      da face média, 537
      do queixo, 537
      manejo, 534
         aumento, 537
            periapical, 537
            subnasal, 537
         correção, 537
            da face média, 537
            do queixo, 537
         crescimento excessivo, 534
            da LLC, 536
            do septo cartilaginoso, 534
         crura laterais inferiores, 537
            sobreposição das, 537
            transecção das, 537
         procedimentos complementares, 537
         radix alto, 537
         ressecção cefálica, 536
         retalho expansor da ULC, 537
         SEG "fixo-móvel", 536
         suporte inadequado da ponta, 534
         sutura de cartilagem, 535
      nariz de tensão, 538
         como lidar com o, 538
      técnicas cirúrgicas, 534
   na rinoplastia masculina, 568
      da deformidade da ponta, 568
      da protuberância dorsal, 568
      de nariz desviado, 568
      e ponta bulbosa, 568
   por abordagem aberta das deformidades, 254-263
      bulbosas da ponta nasal, 254-263
         análise de caso, 262
         avaliação pré-operatória, 258
         classificação da morfologia, 254
         evolução das técnicas, 255
         excesso cefálico, 255
            tratamento do, 255
         gerenciamento, 257, 258
            algoritmo de, 258
            do envelope de tecido mole, 257
         retalho alar deslizante, 256
         sutura de cartilagem, 256
      quadradas da ponta nasal, 254-263
         análise de caso, 262
         avaliação pré-operatória, 258
         classificação da morfologia, 254
         evolução das técnicas, 255
         excesso cefálico, 255
            tratamento do, 255
         gerenciamento, 257, 258
            algoritmo de, 258
            do envelope de tecido mole, 257
         retalho alar deslizante, 256
         sutura de cartilagem, 256
Corticosteroide(s)
   nos distúrbios rinológicos, 31
      intranasais, 31
      tópicos, 31
      sistêmicos, 32

Costela
   cartilagem da, 112, 185, 577
      autóloga, 113
         alternativas, 113
      colheita de, 185, 577
         de DCF, 185
         na rinoplastia, 577
         com fissura, 577
      problemas com a, 112
      soluções com a, 112
   coleta de, 110
      autóloga, 110
   doadora, 174
      colheita do enxerto, 174
      técnica operatória, 174
CPT® (*Current Procedural Terminology*/
   Terminologia de Procedimentos Atual)
   códigos, 75, 76*t*-78*t*
      de enxerto, 77*t*
         de cartilagem, 77*t*
         ósseo, 77*t*
      de rinoplastia, 76*t*
         com fissura, 77*t*
         primária, 76*t*
         secundária, 76*t*
      do corneto, 78*t*
      septal, 78*t*
      vestibular, 78*t*
Crânio
   tensionamento do, 122
      lateral, 122
      na PR, 122
Crescimento
   excessivo, 532, 534
      nariz longo por, 532, 534
         da LLC, 533, 536
            manejo, 536
         da ULC, 533
         do septo cartilaginoso, 532, 534
            manejo, 534
Crura
   laterais, 195, 223, 232, 236, 246, 256, 535, 537
      curvaturas das, 237
      deformidades de, 237
         côncavas, 237
         convexas, 238
      enxerto das, 236
      excessivamente ressecadas, 223
         com retração, 223
         da ponta, 223
         do tripé, 223
      fortalecimento das, 237
      inferiores, 256, 537
         no nariz longo, 533
            sobreposição das, 537
            transecção das, 537
         retalho de rotação das, 256
      mal posicionamento das, 238
         cefálico, 238
      pontos de fixação das, 195
         às ULCs, 195
      reconstrução das, 246
      roubo das, 232, 236, 535
         análise de caso, 232
         conceito de, 236
         sutura de cartilagem, 535
         no nariz longo, 535
   mediais, 196, 292, 536
      estabilidade insuficiente das, 536
         sutura de cartilagem, 536
         no nariz longo, 536
      fixações das, 196
         à abertura piriforme, 196
         ao septo caudal, 196
      septo e, 292
      suturas entre, 292
Crus
   lateral, 5, 579
      na rinoplastia, 579
         com fissura, 579
CSF (Líquido Cefalorraquidiano)
   vazamento de, 606
      na rinoplastia, 606
         gerenciamento, 606
         prevenção, 606

Índice Remissivo

Curativo(s)
  após rinoplastia, 70
    splints nasais, 70, 71
      externas, 71
      internas, 70
    tamponamento, 70
Curvatura(s)
  das crura laterais, 237
    deformidades de, 237
      côncavas, 237
      convexas, 238

D

Definição
  da ponta, 6, 400, 482
    aumento da, 482
      no paciente negro, 482
    enxerto, 400
      de contorno alar, 401
      de ponta, 400
      de reforço, 400
      tampão, 400
    LCSG, 400
    pontos de, 6
Deformidade(s)
  bulbosas da ponta nasal, 254-263
    correção por abordagem aberta das, 254-263
      análise de caso, 262
      avaliação pré-operatória, 258
      classificação da morfologia, 254
      evolução das técnicas, 255
      excesso cefálico, 255
        tratamento do, 255
      gerenciamento, 257, 258
        algoritmo de, 258
        do envelope de tecido mole, 257
      retalho alar deslizante, 256
      sutura de cartilagem, 256
  da base alar, 351-353
    horizontais, 352
      alargada secundariamente, 353
      combinação de narina larga, 353
        e base espessa, 353
      narinas estreitas, 353
      espessa, 352
      larga, 352
      margem inferior das narinas, 352
        excesso de, 352
        largas, 352
    variação nas, 351
    verticais, 353
      mal posicionada, 353, 354
        caudalmente, 354
        cefalicamente, 353
  da base nasal, 339
    classificação, 339
      desvio de septo caudal, 340
    tratamento, 339
      bordas alares, 340
        fortalecimento das, 340
      cirurgia da base, 341, 343
        alar, 343
        columelar, 341
      desvio de septo caudal, 340
      unificando complexo da ponta, 340
        e da columela, 340
  da borda alar, 310
    tratar as, 310
    técnicas operatórias, 310
  da ponta, 568
    correção da, 568
      na rinoplastia masculina, 568
  de curvaturas, 237
    das crura laterais, 237
      assimétricas, 238
      côncavas, 237
      convexas, 238
      incomuns, 238
  na rinoplastia, 611
    gerenciamento, 611
      da ponta, 611
      da suraponta, 610
      dorsais, 609
    prevenção, 611
      da ponta, 611

da suraponta, 610
dorsais, 609
preenchimento para, 599
  de tecido mole, 599
    após rinoplastia, 598
    na rinoplastia secundária, 599
    para deformidade, 599
      nasal dorsal, 599
      pós-rinoplastia, 599
  quadradas da ponta nasal, 254-263
    correção por abordagem aberta das, 254-263
      análise de caso, 262
      avaliação pré-operatória, 258
      classificação da morfologia, 254
      evolução das técnicas, 255
      excesso cefálico, 255
        tratamento do, 255
      gerenciamento, 257, 258
        algoritmo de, 258
        do envelope de tecido mole, 257
      retalho alar deslizante, 256
      sutura de cartilagem, 256
  secundárias, 239
    das LLCs, 239
Dermatite
  de contato, 613
    na rinoplastia, 613
      gerenciamento, 613
      prevenção, 613
Desprojetando
  a ponta, 284
    técnica operatória, 284
Desvio(s)
  de septo nasal, 446-452
    anteroposterior, 449, 451
      em forma de C, 449
    cefalocaudal, 450, 451
      em forma de C, 450
      em forma de S, 451
    classificação de, 446-452
    localizado, 451
    técnica de reconstrução, 446-452
      considerações pré-operatórias, 447
      técnica operatória, 448
        abordagem aberta, 448
  dorsal, 73
    após rinoplastia, 73
  nariz com, 460-475
    estruturas com, 462
      ampla exposição de, 462
    tratamento integral de, 460-475
      análise de caso, 474
      anatomia, 460
      avaliação clínica, 460
      causas, 462
      princípios, 462
      técnica operatória, 471
  nasofacial, 44
    vista frontal, 44
Diagrama
  Gunter, 93
    sistema de, 93
Dimensionamento
  do implante, 386
    no aumento do queixo, 386
    em sete etapas, 386
    e 7 minutos, 386
Disfunção
  da válvula nasal, 607
    na rinoplastia, 607
      gerenciamento, 607
      prevenção, 607
Dissecção
  da bolsa, 386
    no aumento do queixo, 386
    em sete etapas, 386
  do músculo depressor, 552
  do septo nasal, 552
Distúrbio(s) Rinológico(s)
  e rinoplastia, 27-33
    manejo médico de, 27-33
      agentes farmacológicos, 29
      ARS, 28
      estratégias de tratamento, 32

inflamatórios, 27
  do nariz, 27
  dos seios paranasais, 27
  não inflamatórios, 29
Domo(s)
  anatômico, 5
  clínico, 5
  definição do, 121
    na PR, 121
  reconstrução do, 246
  reposicionamento dos, 292
    lateral, 292
Dorsal(is), 5
  na PR, 117
  na rinoplastia, 609
    gerenciamento, 609
    prevenção, 609
Dorso, 137-192
  abordagem do, 131
    na rinoplastia primária, 131
  análise de casos, 371
    proeminente, 371
  assimétrico, 150
    após trauma, 150
      análise de caso, 150
  aumento dorsal, 174-181, 183-192
    papel dos enxertos, 174-181
      de cartilagem de costela, 174-181
    DCF, 183-192
  do nariz, 5
  excessivamente ressecado, 223
  fraco, 150
    protuberância dorsal com, 150
      análise de caso, 150
  na rinoplastia, 579
    com fissura, 579
  no nariz envelhecido, 559
  ósseo, 86
    raspagem do, 86
  osteotomia nasais, 162-172
    preservação estrutural, 162-172
  papel, 155-160
    das suturas de tensão, 155-160
    dos enxertos expansores, 155-160
    dos retalhos expansores, 155-160
  preservação do, 119
    fixação, 120
    osteotomia, 119
    remoção, 119
      da tira septal, 119
  reconstituição do, 147
    restauração da abóbada média, 147, 148
      com sutura de extensão de tensão, 147
        da ULC, 147
      sem sutura de extensão de tensão, 147
        da ULC, 148
    restauração do terço médio, 148
      com modificação do retalho
        expansor, 148
      enxertos expansores, 149
  reduzir o, 83
    de forma incremental, 8
    na rinoplastia de precisão, 83
Dorso Nasal
  abordagem cirúrgica do, 139-153
    análises de casos, 150
      dorso assimétrico, 150
      após trauma, 150
      protuberância dorsal, 150
        com dorso fraco, 150
        com ponta fraca, 150
    por componentes, 139-153
      técnica operatória, 142
        osteotomia, 146
          lateral, 146
          medial, 146
        raspagem dorsal, 143
        reconstituição do, 147
        redução incremental, 144
          das ULCs, 145
          do septo, 144
          óssea dorsal, 144
        separação das ULCs do septo, 143
        teste de palpação dorsal, 145
          de três pontos, 145

avaliação do, 502
  do paciente do oriente médio, 502
avaliação cirúrgica do, 139-153
  considerações anatômicas, 139
  estética, 140
enxertos do, 94
  de sobreposição, 94
    da parede lateral, 94
  retalhos expansores, 94
  técnica de injeção no, 597
    de preenchedores, 597
    de tecidos moles, 597
vista lateral, 49

E

Edema
  persistente, 72
    pós-operatório, 72
    em rinoplastia, 72
  prolongado, 483
    na rinoplastia étnica, 483
    no paciente negro, 483
Educação
  do paciente, 615-624
    consulta, 615
      agendamento da, 615
    pós-operatória, 617
    pré-operatória, 615
Efeito
  Venturi, 22
    fluxo de ar e, 22
    nasal, 22
Encurtamento
  crural, 292
    lateral, 292
  nasal, 133
    na rinoplastia primária, 133
Entrevista
  dominando seu estilo de, 626
  com paciente insatisfeito, 626
Envelope
  de pele, 500
    avaliação do, 500
      do paciente do oriente médio, 500
  de tecido mole, 257
    gerenciamento do, 257
Envolvimento
  fascial, 187
    método, 187
    da seringa, 187
    Onlay, 187
Enxerto(s)
  das crura laterais, 236
  de cartilagem, 88, 231, 576
    autólogo, 231
    considerações sobre, 576
      na rinoplastia, 576
        com fissura, 576
    uso adequado, 88
  de contorno alar, 309-314, 329-333, 401
    refinamento em, 309-314
      abordagem cirúrgica, 310
      avaliação pré-operatória, 309
      borda alar, 310
        suporte estrutural da, 310
        tratar as deformidades da, 310
      estendidos bilaterais, 313
        análise de caso, 313
      planejamento pré-operatório, 309
      quatro subtipos, 309-314
      tipos de enxertos, 311
    retrógrados, 329-333
  de extensão, 399
    do septo caudal, 399
  de ponta nasal, 230-252, 400
    alongamento de LLCs, 236
    curtas, 236
    aumento, 231
      da projeção, 231
    crura laterais, 237
      deformidades de curvatura das, 237
      fortalecimento das, 237
      mal posicionamento das, 238
        cefálico, 238
    das crura laterais, 236
      conceito de, 236
        análise de caso, 237

664

de cartilagem autóloga, 231
de extensão septal, 232
  caudal, 232
de suporte columelar, 231
  análise de caso, 231
deformidades das LLCs, 239
  secundárias, 239
estabilização, 231
  da base columelar, 231
refinamentos modernos, 230-252
roubo das *crura* laterais, 232, 236
  análise de caso, 232
  conceito de, 236
  análise de caso, 237
técnicas tradicionais, 230-252
de reforço, 400
de rinoplastia, 93t
  duplo, 91f
  estendido, 90f
  por região, 93t
visão geral dos, 93t
de contorno alar, 90
  retrógrado, 91f
de *strut* columelar, 121
  versus de extensão septal, 121
de substituição, 296
  do septo caudal, 296
de suporte, 231, 292, 294-296, 399
  columelar, 231, 294, 296, 399
    análise de caso, 231
  crural lateral, 292, 295
dorsal *onlay*, 518
  no nariz asiático, 518
em borboleta, 91f
  do lóbulo infravertebral, 91f
em rinoplastia, 93-115
  análise, 93-108
  colheita de autólogos, 109-115
    análise de caso, 113
    avaliação pré-operatória, 109
    cartilagem da costela, 112, 113
      alternativas à, 113
      problemas com, 112
      soluções com, 112
    de costela, 110
    escultura, 111
    etapas, 109
      operacionais, 110
      pré-operatórias, 109
    preparação, 111
  da base alar, 106
    de preenchimento columelar, 106
    pré-maxilar, 106
  da ponta nasal, 96
    columelar estendido, 98
      do tipo ponta-estaca, 98
    de escudo, 98, 100
    estendido, 98
  da região alar, 100
    crural lateral, 102-104
      de extensão, 102
      de sobreposição, 103
      de suporte, 104
      retalho de rotação, 104
    de borda alar, 100, 103
      composto, 103
    de contorno alar, 100
    do tipo *batten*, 100
    em borboleta, 105
      do lóbulo infravertebral, 105
    em chifre, 105
    expansor alar, 102
  de extensão septal, 96
  de *radix*, 95
  diagrama Gunter, 93
    sistema do, 93
  do dorso nasal, 94
    de sobreposição, 94
      da parede lateral, 94
    retalhos expansores, 94
  expansores, 95
  nomenclatura, 93-108
  estrutural, 397-406
    em rinoplastia secundária, 397-406
      acompanhamento, 402
      análise de caso, 403

avaliação pré-operatória, 397
considerações intraoperatórias, 397
cuidados pós-operatórios, 402
estenose vestibular, 402
  correção da, 402
fontes de cartilagem, 398
na abóboda média, 401
  expansores, 402
na ponta, 398
  definição, 400
  projeção, 399
  planejamento pré-operatório, 397
expansores, 88f, 149, 155-160
  em quatro etapas, 159
    análise de caso, 159
  na restauração do terço médio, 148
    com modificação do retalho expansor, 148
  papel no dorso dos, 155-160
    em quatro etapas, 159
      análise de caso, 159
    técnica operatória, 159
    na abordagem fechada, 134
    da rinoplastia primária, 134
  papel dos, 174-181
    de cartilagem de costela, 174-181
      análise de casos, 177
      avaliação pré-operatória, 174
      etapas pré-operatórias, 174
      minimização de complicações, 177
      técnica operatória, 174
        colheita, 174
        dorsal sólido único, 175
        SDCG, 176
  tampão, 400
  tipo borboleta, 527
    no lóbulo infraponta, 527
    técnica operatória, 527
Epífora
  na rinoplastia, 607
  gerenciamento, 607
  prevenção, 607
Epistaxe
  na rinoplastia, 602
  gerenciamento, 602
  prevenção, 602
Escudo
  enxerto de, 98, 100
  estendido, 98
  da ponta nasal, 98
Escultura
  da cartilagem, 516
  da costela, 516
  para nariz asiático, 516
Espaço(s) Morto(s)
  controle de, 394
  fechamento na rinoplastia de, 527-530
    importante papel do, 527-530
    colocação de talas, 529
    do septo membranoso, 528
    lóbulo infraponta, 527
      enxerto tipo borboleta no, 527
    supraponta, 528
      sutura de extensão da, 528
    triângulo de tecidos moles, 530
    gerenciamento do, 530
Estabilizador(es)
  de mastócitos, 31
  nos distúrbios rinológicos, 31
Estenose
  vestibular, 402
    correção da, 402
    enxerto composto, 402
Excesso
  cefálico, 255
    tratamento do, 255
    ressecção cefálica, 255
    retalhos de rotação, 256
      das *crura* laterais inferiores, 256
  de cicatrizes externas, 485
    na rinoplastia étnica, 485
    no paciente negro, 485
Expansor(es)
  enxertos, 88f, 95, 102
  alares, 102

Exposição
  ampla, 462
    de estruturas com desvio, 462
    no nariz, 462
Extensão
  crural lateral, 102
    enxerto de, 102
  da supraponta, 91f, 528
    sutura de, 91f, 528
    técnica operatória, 528
  de tensão da ULC, 147, 148
    sutura de, 147, 148
      restauração da abóboda média com, 147
      restauração da abóboda média sem, 148
  do septo caudal, 399
    enxerto de, 399
  septal, 89, 96, 121
    enxerto de, 89, 96, 121
    fixo-móvel, 89f
    versus de *strut* columelar, 121

F

Face
  média, 373, 376, 533, 537
    correção da, 537
    no nariz longo, 537
    curta, 533
      nariz longo por, 533
    hipoplásica, 373, 376
      análise de casos, 373, 376
  proporções da, 41f-44f
Fáscia
  colheita da, 184
  para DCF, 184
  do reto, 184
  mastoide, 184
  temporal, 184
  fontes faciais, 184t
    características das, 184t
  temporal, 189
    DCFG de, 189
    análise de caso, 189
Fechamento
  da abordagem fechada, 134
    na rinoplastia primária, 134
  de espaços mortos, 527-530
    papel na rinoplastia do, 527-530
    colocação de talas, 529
    do septo membranoso, 528
    lóbulo infraponta, 527
      enxerto tipo borboleta no, 527
    supraponta, 528
      sutura de extensão da, 528
    triângulo de tecidos moles, 530
    gerenciamento do, 530
  do nariz, 520
    asiático, 520
  no aumento do queixo, 386
  em sete etapas, 386
Fissura
  rinoplastia com, 77, 572-586
    análise de casos, 582
    avaliação pré-operatória, 575
    enxerto de cartilagem, 576
    considerações sobre, 576
    código CPT® da, 77t
    correção, 573
      momento da, 573
    fenda nasal, 572
      anatomia da anomalia, 572
    metas cirúrgicas, 574
    rinoplastia definitiva, 574
      em adolescentes, 574
      em adultos, 574
    técnicas operatórias, 577
    fissura definitiva, 577
Fixação(ões)
  das *crura* mediais, 196
    à abertura piriforme, 196
    ao septo caudal, 196
  mucopericondriais, 462
    ampla liberação de, 462
    nariz com desvio e, 462
  na preservação, 120
  do dorso, 120

pontos de, 195
  das *crura* laterais, 195
  às ULCs, 195
Flare
  alar, 5
Flash
  e iluminação, 55, 56f
Fluxo de Ar
  anatomia nasal e, 22
    cornetos, 23
    septo, 23
    válvula nasal, 22
      externa, 22
      interna, 23
    nasal, 21, 435
      anatomia, 435
    e função nasal, 21
    efeito Venturi, 22
    lei, 21, 22
      de Ohm, 21
      de Poiseuille, 22
      princípio de Bernoulli, 22
Fonte(s)
  de cartilagem, 398
  para enxerto, 398
  fasciais, 184t
    características das, 184t
Fortalecimento
  das bordas alares, 340
Fotografia Padronizada
  em rinoplastia, 54-66
    armazenamento na nuvem, 66
      questões legais, 66
      percepções dos pacientes, 66
    configuração digital, 57
    noções básicas de, 54
      câmeras, 54
      flash, 55
      iluminação, 55
      lentes, 54
      sala em formato quadrado, 57
    padrões fotográficos, 59
      anatomia fotográfica, 60
      foco, 59
      ponto focal, 60
      vistas-padrão, 60
        basal, 62
        cefálica, 62
        do sorriso, 62
        frontal, 60, 62
        lateral, 60, 62
        oblíqua, 60
        posição da cabeça, 60
Fraqueza
  da borda alar, 414
    correção da, 414
    e aumento periapical, 414
    rinoplastia de revisão e, 414
    com refinamento dorsal, 414
Fratura(s)
  na rinoplastia, 605
    gerenciamento, 605
    da estrutura em L, 605
    da maxila, 606
    após fratura do corneto inferior, 606
  prevenção, 605
    da estrutura em L, 605
    da maxila, 606
    após fratura do corneto inferior, 606
Fratura Nasal
  aguda, 453-458
    tratamento da, 453-458
      algoritmo clínico, 457
      avaliação pré-operatória, 453
      cuidados pós-operatórios, 456
      deformidades nasais
        secundárias, 453-458
      redução de, 453-458
      manejo, 454
      técnica operatória, 454
Função
  do enxerto, 265-270
    de *strut* columelar, 265-270
      análise de caso, 268
      considerações, 265
      indicações, 265

Índice Remissivo

técnica operatória, 266
de suporte columelar, 265-270
    análise de caso, 268
    considerações, 265
    indicações, 265
    técnica operatória, 266
nasal, 20, 21
    componentes da, 20
    fluxo de ar nasal, 21
    olfato, 20
    proteção, 21
    umidificação, 21
Fundamento(s)
  da cirurgia moderna, 201
  da ponta, 201
    alteração, 206, 209
      da projeção, 206
      da rotação, 209
    considerações adicionais, 210
      sobre o refinamento, 210
    modificação da cartilagem, 201
    quebra na supraponta, 211
      criação da, 211
    suporte, 201

G

Genioplastia
  óssea, 380, 381
    abordagem cirúrgica, 380
    considerações pré-operatórias, 380
    variações da, 381
Geração
  de imagens digitais, 57
    câmeras, 59
    cartão de memória, 59
    espaço, 58
    histórico, 58
    software de, 59
Gerenciamento
  algoritmo de, 258
  de complicações de rinoplastia, 602-614
    diversas, 613
      aspiração do tampão nasal, 613
      cistos nasais, 613
      dermatite de contato, 613
      telangiectasias, 613
      transtornos psiquiátricos, 613
    estéticas, 609
      bico de papagaio, 610
      cicatrizes inestéticas, 611
      deformidade da ponta, 611
      deformidade da supraponta, 610
      deformidades dorsais, 609
      necrose da pele, 612
    funcionais, 607
      aderências intranasais, 608
      desvio septal persistente, 608
      disfunção da válvula nasal, 607
      obstrução do seio, 609
      perfuração septal, 608
      rinite, 609
    hemorrágicas, 602
      epistaxe, 602
      hematoma septal, 604
      hemorragia orbital, 604
    infecciosas, 604
      abscessos, 604
      antibióticos perioperatórios, 605
      celulite, 604
      organismos resistentes a antibióticos, 605
      síndrome do choque tóxico, 604
    traumáticas, 605
      anosmia, 606
      cegueira, 606
      epífora, 607
      fratura da maxila, 606
      fraturas da estrutura em L, 605
      lesão intracraniana, 606
      traumatismo dentário, 607
      vazamento de CSF, 606
  do envelope, 257
  de tecido mole, 257
  do paciente insatisfeito, 625-631
    de complicações, 630

de insatisfação, 630
importância da comunicação, 626
no pós-operatório, 630
nuances, 628
  na execução, 628
  no planejamento, 628
  quando não operar, 628
rinoplastia, 625
  desafios da, 625
do queixo, 379-383
  no paciente de rinoplastia, 379-383
    abordagem cirúrgica, 380
      genioplastia óssea, 380
    análises de casos, 382
    avaliação, 379
    complicações, 381
    considerações pré-operatórias, 380
      genioplastia óssea, 380
    cuidados pós-operatórios, 381
    genioplastia óssea, 381
      variações da, 381
    opções de aumento, 380
do triângulo, 530
  de tecidos moles, 530
Giba Dorsal
  redução da, 85*f*-87*f*
    composta, 85*f*
    do componente, 85*f*-87*f*
Guarda-Chuva
  enxerto em, 100
  da ponta nasal, 100
Gunter
  diagrama, 93
  sistema do, 93

H

Hematoma
  pós-operatório, 72
    em rinoplastia, 72
  septal, 604
    na rinoplastia, 604
      gerenciamento, 604
      prevenção, 604
Hemitransfixação
  incisão de, 5
Hemorragia
  orbital, 604
    na rinoplastia, 604
      gerenciamento, 604
      prevenção, 604
  pós-operatória, 72
    em rinoplastia, 72
Hemostasia
  no aumento do queixo, 386
    em sete etapas, 386
    e 7 minutos, 386
Hipoplasia
  nasomaxilar, 376
    do tipo *Binder*, 376
      análise de casos, 376
  periapical, 5

I

Iluminação
  flash e, 55, 56*f*
Imagem(ns)
  de computador, 628
    no gerenciamento, 628
    do paciente insatisfeito, 628
Imagem(ns) Digital(is)
  em rinoplastia, 54-66
    aquisição de, 63, 64
      intraoperatórias, 64
      tridimensionais, 63
    armazenamento na nuvem, 66
      questões legais, 66
      percepções dos pacientes, 66
    e transformação digital, 65
    geração de, 57
      câmeras, 59
      cartão de memória, 59
      espaço, 58
      histórico, 58
      software, 59

Imobilização
  com enxertos expansores, 469
  ressecção da cartilagem e, 469
    no nariz com desvio, 469
    se necessário, 469
Implante
  no aumento do queixo, 386
    em sete etapas, 386
    e 7 minutos, 386
      dimensionamento do, 386
      inserção do, 386
      mau posicionamento do, 387
      migração do, 387
      sobreprojeção do, 387
Infecção
  no aumento do queixo, 387
    em sete etapas, 387
    e 7 minutos, 387
  pós-operatória, 72
    em rinoplastia, 72
Infracartilaginosa
  incisão, 5
Injeção
  técnica de, 597
    de preenchedores, 597
    de tecidos moles, 597
Insatisfação
  do paciente, 630
    gerenciamento de, 630
    no pós-operatório, 630
Inserção
  do implante, 386
    no aumento do queixo, 386
    em sete etapas, 386
Instrução(ões)
  de cuidados posteriores, 69
    em rinoplastia, 69
Intercartilaginosa
  incisão, 5
Intercrural
  ligamento, 6
Interdomal
  ligamento, 6
Intracartilaginosa
  incisão, 5
  marginal, 5
Irregularidade
  dorsal, 73
  após rinoplastia, 73

J

Junção
  da base, 5
  da soleira, 5
  osteocartilaginosa posterior, 463
    liberação da, 463
      nariz com desvio e, 463

K

Keystone
  área, 4
Kosins
  abordagem de, 646-648
    análise de caso, 646
      metas operacionais, 646
      plano cirúrgico, 646
      pós-operatória, 646
      pré-operatória, 646
    rinoplastia de preservação, 646-648

L

Largura
  da base nasal, 84*f*
    adequada, 84*f*
  nasofacial, 44
    vista frontal, 44
LCSG (Enxerto de Suporte Crural Lateral), 217, 315-328
  análise de casos, 322
  contraindicações, 316
  decisões pré-operatórias, 315
    tomada de, 315
    ponta nasal ideal e, 315
  etapas, 316, 319
    a operação, 316

cirúrgicas, 319
  reposicionamento, 319
  substituição, 319
indicações, 316
na definição, 400
  da ponta, 400
na região alar, 104
na rotação da ponta, 292, 295
  na diminuição, 295
  no aumento, 292
Lesão(ões)
  intracraniana, 606
    na rinoplastia, 606
      gerenciamento, 606
      prevenção, 606
Lente(s)
  câmeras e, 54, 55*f*
Leucotrieno(s)
  receptores de, 30
    antagonistas dos, 30
      nos distúrbios rinológicos, 30
Liberação
  das ULCs, 85
  do septo dorsal, 85
  nariz com desvio e, 462
    ampla, 462
      de fixações mucopericondriais, 462
      da junção osteocartilaginosa, 463
      posterior, 463
      das ULCs, 463
  transnasal, 552
    do músculo depressor, 552
    do septo nasal, 552
Linha(s)
  estética(s), 6
    dorsal(is), 6, 84*f*, 86
      anatomia adjacente, 84*f*
      reconstrução da, 84*f*
      restauração das, 86, 87*f*
      simétricas, 84*f*
    média, 6
      ligamento da, 6
      de Pitanguy, 6
LLC (Cartilagem Lateral Inferior), 289
  crescimento excessivo da, 533, 536
    nariz longo por, 533, 536
    manejo do, 536
  curtas, 236
    alongamento de, 236
  deformidades das, 239
    secundárias, 239
      colheita, 241
  liberação da, 295
  na PR, 118, 121
    preservação das, 121
  termo anatômico, 5
Lóbulo(s)
  alares, 337
    anatomia dos, 337
  da infraponta, 6
  da ponta nasal, 518
    gerenciando o, 518
      no nariz asiático, 518
  de Sheen, 100
    enxerto de, 100
      da ponta nasal, 100
  nasal, 6
  infraponta, 527
    enxerto tipo borboleta no, 527
    técnica operatória, 527
  infravertebral, 91*f*, 105
    enxerto do, 91*f*, 105
    em borboleta, 91*f*, 105

M

Mandíbula
  prognática, 376
    assimétrica, 376
      análise de casos, 376
Manejo
  da disfunção, 433-476
    das vias aéreas, 433-476
      desvio de septo nasal, 446-452
        classificação do, 446-452
        técnica de reconstrução, 446-452

Índice Remissivo

fratura nasal aguda, 453-458
    tratamento da, 453-458
    nariz com desvio, 460-476
        tratamento integral do, 460-476
    nasais, 435-445
        tratamento cirúrgico, 435-445
do nariz longo, 534
    técnicas cirúrgicas para, 534
        aumento, 537
            periapical, 537
            subnasal, 537
        correção, 537
            da face média, 537
            do queixo, 537
        crescimento excessivo, 534
            da LLC, 536
            do septo cartilaginoso, 534
        crura laterais inferiores, 537
            sobreposição das, 537
            transecção das, 537
Margem
    inferior, 337, 345, 352
        das narinas, 337, 345, 352
            anatomia, 337
            excesso de, 352
            largas, 352
            redução da, 345
            técnica operatória, 345
Mastócito(s)
    estabilizadores de, 31
    nos distúrbios rinológicos, 31
Mastoide
    fáscia, 184
        colheita da, 184
        para DCF, 184
Maxila
    fratura da, 606
        após fratura do corneto inferior, 606
            na rinoplastia, 606
            gerenciamento, 606
            prevenção, 606
Maxilar
    enxerto pré, 106
Medicamento(s)
    após rinoplastia, 71
Medição
    das vias aéreas nasais, 25
        qualitativa, 25
        quantitativa, 25
        do fluxo de ar, 25
Meta(s)
    estéticas, 627
        discussão de, 627
        com paciente insatisfeito, 626
Microfratura
    do corneto, 464
        inferior, 464
        nariz com desvio e, 464
Modificação
    do retalho expansor, 148, 156
        restauração com, 148, 156
            da abóbada média, 156
            do terço médio, 148
            enxertos expansores, 149
Morfologia
    da ponta, 254
        classificação da, 254
Most
    abordagem da, 649-656
        anatomia pertinente, 649
        indicações, 652
        MSSM, 651
        para DPR, 650
        resultados, 652
        rinoplastia de preservação, 649-656
        tratamento, 650
            do septo nasal, 650
            dos ossos nasais, 650
Músculo(s)
    anatomia dos, 9
    aplicações clínicas, 10
    grupo, 10
        extrínseco, 10
        intrínseco, 10
    depressor do septo nasal, 549-555
        importância na rinoplastia do, 549-555

análise de caso, 553
anatomia, 549
avaliação pré-operatória, 551
estudos, 550
    anatômicos, 550
    clínicos, 550
planejamento pré-operatório, 551
técnica operatória, 551
    dissecção, 552
    liberação transnasal, 552
    transposição, 552

N

Narina(s)
    avaliação da, 507
        do paciente do oriente médio, 507
        análise de caso, 508
    estreitas, 353
    larga, 353
        e base alar espessa, 353
        combinação de, 353
    lateral, 339
        análise, 339
        ideais estéticos, 339
    margem das, 337, 345, 352
        inferior, 337, 345, 352
            anatomia, 337
            excesso, 352
            largas, 352
            redução, 345
            técnica operatória, 345
    medial, 339
        análise, 339
        ideais estéticos, 339
    peitoril da, 6
    tamanho da, 345, 581
        na rinoplastia, 581
        com fissura, 581
        redução do, 345
        técnica operatória, 345
Nariz
    abertura do, 130
        na rinoplastia primária, 130
    análise de casos, 371
        proeminente, 371-373
        subprojetado, 376
        com pseudogiba, 376
    com desvio, 460-475
        tratamento integral do, 460-475
    curto, 541-548
        alongamento do, 541-548
        análise de casos, 547
        avaliação do paciente, 541
        possíveis deficiências, 546
        e armadilhas, 546
        técnica operatória, 542
        tongue-and-groove, 544
    de tensão, 538
        como lidar com o, 538
    de usuário de cocaína, 588-594
        tratamento do, 588-594
    distúrbios inflamatórios do, 27
        manejo médico de, 27
        rinite alérgica, 27
    do paciente asiático, 514-522
        análise de caso, 521
        avaliação pré-operatória, 514
        curso pós-operatório, 520
        planejamento pré-operatório, 514
        técnica operatória, 515
            cartilagem da costela, 515, 516
            coleta da, 515
            escultura da, 516
        enxerto dorsal *onlay*, 518
        estabilização da base nasal, 517
        fechamento, 520
        lóbulo da ponta nasal, 518
        gerenciando o, 518
        SDCG, 518
    do paciente do oriente médio, 498-512
        características do, 499
            incomuns, 499
        componente anatômico, 500
            avaliação do, 500
        objetivos comuns na rinoplastia de, 510
            da cirurgia, 510

do paciente hispânico, 488-497
    análise, 488
    análises de casos, 490
    classificação, 488
    consentimento informado, 488
    técnicas operatórias, 489
        específicas, 489
            castelhano, 489
            crioulo, 490
            mestiço, 490
            mexicano-americano, 490
        gerais, 489
do paciente negro, 479-486
    análises de casos, 483
    anatomia, 479
    complicações, 483
        assimetria, 485
        edema prolongado, 483
        excesso de cicatrizes externas, 485
        formação de queloides, 485
        incongruência racial, 486
        necrose da ponta nasal, 486
    estética nasal, 479
    rinoplastia, 482
        não cirúrgica, 482
    técnica operatória, 482
        aumento, 482
            da definição da ponta, 482
            da projeção da ponta, 482
        dorsal, 482
        cirurgia da base alar, 482
        refinamento dorsal, 482
longo, 531-539
    correção do, 531-539
        análise clínica, 531
            pré-operatória, 531
        análise de caso, 538
        comprimento nasal percebido, 531
        nariz de tensão, 538
            como lidar com o, 538
        técnicas cirúrgicas, 534
        versus real, 531
    causas de, 532
        crescimento excessivo, 532
            da LLC, 533
            da ULC, 533
            do septo cartilaginoso, 532
        face média curta, 533
        projeção inadequada do queixo, 533
        radix alto, 533
        suporte inadequado da ponta, 533
    manejo do, 534
        aumento, 537
            periapical, 537
            subnasal, 537
        correção, 537
            da face média, 537
            do queixo, 537
        crescimento excessivo, 534
            da LLC, 536
            do septo cartilaginoso, 534
        crura laterais inferiores, 537
            sobreposição das, 537
            transecção das, 537
        procedimentos complementares, 537
        radix alto, 537
        ressecção cefálica, 536
        retalho expansor da ULC, 537
        SEG "fixo-móvel", 536
        suporte inadequado da ponta, 534
        sutura de cartilagem, 535
masculino, 564-570
    análise de casos, 568
        correção, 568
            da deformidade da ponta, 568
            da protuberância dorsal, 568
            de nariz desviado, 568
            de ponta bulbosa, 568
    análise de, 565
        sistemática, 565
    consulta pré-operatória, 564
        características físicas, 564
        exclusivas, 564
        seleção de pacientes, 564
    cuidados com a pele, 567

    técnicas operatórias, 565
        osteotomias, 567
        protuberância dorsal, 566
            redução da, 566
        refinamento da ponta, 567
        via aérea nasal, 567
proporções do, 44, 45*f*-51*f*
Necrose
    da pele, 612
        na rinoplastia, 612
            gerenciamento, 612
            prevenção, 612
    da ponta nasal, 486
        na rinoplastia étnica, 486
        no paciente negro, 486
Noção(ões) Básica(s)
    de fotografia, 54
        câmeras, 54
        flash, 55
        iluminação, 55
        lentes, 54
        sala em formato quadrado, 57

O

Obstrução
    das vias aéreas, 73
        nasais, 73
            após rinoplastia, 73
    do seio, 609
        na rinoplastia, 609
            gerenciamento, 609
            prevenção, 609
Olfato
    e função nasal, 20
Orelha
    cartilagem da, 185
        colheita de, 185
        de DCF, 185
Organismo(s)
    resistentes a antibióticos, 605
        na rinoplastia, 605
            gerenciamento, 605
            prevenção, 605
Osso(s)
    nasal, 88*f*, 579
        na rinoplastia, 579
        com fissura, 579
        osteotomia do, 88*f*
Osteotomia(s), 86
    do osso nasal, 88*f*, 89*f*
    na preservação, 119
        do dorso, 119
    na rinoplastia, 133
        primária, 133
    no nariz, 467, 567
        com desvio, 467
        masculino, 567
    percutâneas, 158
        de baixo para baixo, 158
        técnica operatória, 158
Osteotomia(s) Nasal(is)
    abordagem, 166
        lateral, 166, 167
            contínua interna, 166
            técnica operatória, 167
            perfurada percutânea, 167
            técnica operatória, 167
    análise de caso, 171
    anatomia, 162
    classificação, 163
    complicações, 171
    contraindicações, 163
    cuidados pós-operatórios, 170
    lateral, 146
    medial, 146
    nível, 165
        de baixo, 165, 166
            para baixo, 166
            para cima, 165
        de duplo nível, 166
    preservação estrutural, 162-172
    tipo, 164
        laterais, 164
        mediais, 164

Índice Remissivo

P

Paciente
  educação do, 615-624
    consulta, 615
      agendamento da, 615
    pós-operatória, 617
    pré-operatória, 615
  insatisfeito, 625-631
    gerenciamento do, 625-631
      de complicações, 630
      de insatisfação, 630
      importância da comunicação, 626
      no pós-operatório, 630
      nuances, 628
        na execução, 628
        no planejamento, 628
        quando não operar, 628
      rinoplastia, 625
        desafios da, 625
Paciente Asiático
  nariz do, 514-522
    análise de caso, 521
    avaliação pré-operatória, 514
    curso pós-operatório, 520
    planejamento pré-operatório, 514
    técnica operatória, 515-520
      cartilagem da costela, 515, 516
        coleta da, 515
        escultura da, 516
      enxerto dorsal *onlay*, 518
      estabilização da base nasal, 517
      fechamento do nariz, 520
      lóbulo da ponta nasal, 518
        gerenciando o, 518
      SDCG, 518
Paciente do Oriente Médio
  nariz do, 498-512
    características do, 499
      incomuns, 499
    componente anatômico, 500
      avaliação do, 500
    objetivos comuns na rinoplastia de, 510
      da cirurgia, 510
Paciente Hispânico
  nariz do, 488-497
    análise, 488, 490
      de casos, 490
    classificação, 488
    consentimento informado, 488
    técnicas operatórias, 489
      específicas, 489
        castelhano, 489
        crioulo, 490
        mestiço, 490
        mexicano-americano, 490
      gerais, 489
Paciente Negro
  nariz do, 479-486
    análises de casos, 483
    anatomia, 479
    complicações, 483
      assimetria, 485
      edema prolongado, 483
      excesso de cicatrizes externas, 485
      formação de queloides, 485
      incongruência racial, 486
      necrose da ponta nasal, 486
    estética nasal, 479
    rinoplastia, 482
      não cirúrgica, 482
    técnica operatória, 482
      aumento, 482
        da definição da ponta, 482
        da projeção da ponta, 482
        dorsal, 482
      cirurgia da base alar, 482
      refinamento dorsal, 482
Padrão(ões) Fotográfico(s)
  em rinoplastia, 59
    anatomia fotográfica, 60
    foco, 59
    ponto focal, 60
    vistas-padrão, 60
      basal, 62
      cefálica, 62
      do sorriso, 62
      frontal, 60, 62
      lateral, 60, 62
      oblíqua, 60
      posição da cabeça, 60
Palpação
  dorsal, 145
    de três pontos, 145
    teste de, 145
  no aumento do queixo, 386
    em sete etapas, 386
    e 7 minutos, 386
Parede Dorsal
  lateral, 94
    enxerto, 94
    de sobreposição da, 94
Parede Nasal
  lateral, 6, 94, 598
    enxerto de, 94
    técnica de injeção na, 598
      de preenchedores, 598
      de tecidos moles, 598
Peitoril
  da narina, 6
Perfil Facial
  análise do, 369
  côncavo, 373, 376
    face média, 373, 376
      hipoplásica, 373, 376
    hipoplasia nasomaxilar, 376
      do tipo *Binder*, 376
    mandíbula prognática, 376
      assimétrica, 376
    nariz, 373, 376
      proeminente, 373
      subprojetado, 376
      com pseudogiba, 376
    queixo, 373
      proeminente, 373
  convexo, 372
    nariz proeminente, 372
    queixo, 372
      longo, 372
      rebaixado, 372
      recuado, 372
Perfiloplastia
  importância da, 368
  na rinoplastia, 367-378
    papel importante da, 367-378
      análise de casos, 371
      perfil facial, 369
        análise do, 369
        recomendações cirúrgicas, 370
Pirâmide
  nasal, 6
  óssea, 500
    avaliação da, 500
      do paciente do oriente médio, 502
Pitanguy
  linha média de, 6
  ligamento da, 6
Planejamento
  da rinoplastia primária, 628
    nuances da, 628
  de rinoplastia de precisão, 83-92
    abordagem aberta, 83
    reduzir o dorso, 83
    de forma incremental, 83
  pré-operatório, 551, 560, 589
    do músculo depressor, 551
    do septo nasal, 551
    do nariz, 560, 589
    de usuário de cocaína, 589
    envelhecido, 560
Plano Facial
  horizontal, 6
  natural, 6
  vertical, 6
Poiseuille
  lei de, 22
    fluxo de ar e, 22
    nasal, 22
Polipose
  nasal, 29
    manejo médico de, 29

Ponta
  aumento da, 482
    no paciente negro, 482
    da definição, 482
    da projeção, 482
  bulbosa, 568
    nariz desviado e, 568
    correção de, 568
  caída, 223
    com tripé mal apoiado, 223
    com excesso de ressecção, 223
  complexo da, 340
    e da columela, 340
    unificando, 340
  definição da, 6, 400
    enxerto, 400
      de contorno alar, 401
      de ponta, 400
      de reforço, 400
      tampão, 400
    LCSG, 400
    pontos de, 6
  deformidade da, 568, 611
    na rinoplastia, 568, 611
      gerenciamento, 611
      masculina, 568
        correção, 568
        prevenção, 611
    do nariz masculino, 567
    refinamento da, 567
  enxerto na, 398
    estrutural, 398
    fraca, 150
      protuberância dorsal com, 150
      análise de caso, 150
  nasofacial, 45
    vista frontal, 45
  projeção da, 6, 399
    enxerto, 399
      de extensão, 399
        do septo caudal, 399
      de suporte columelar, 399
  rotação da, 7, 223
    com assimetria grave, 223
  suporte da, 533
    inadequado, 533
    nariz longo, 533
Ponta Nasal, 193-298
  avaliação da, 504
    do paciente do oriente médio, 504
    análise de caso, 506
  complexo da, 557
    no nariz envelhecido, 557
  deformidades bulbosas da, 254-263
    correção por abordagem aberta das, 254-263
    análise de caso, 262
    avaliação pré-operatória, 258
    classificação da morfologia, 254
    evolução das técnicas, 255
    excesso cefálico, 255
      tratamento do, 255
    gerenciamento, 257, 258
      algoritmo de, 258
      do envelope de tecido mole, 257
      retalho alar deslizante, 256
      sutura de cartilagem, 256
  deformidades quadradas da, 254-263
    correção por abordagem aberta das, 254-263
    análise de caso, 262
    avaliação pré-operatória, 258
    classificação da morfologia, 254
    evolução das técnicas, 255
    excesso cefálico, 255
      tratamento do, 255
    gerenciamento, 257, 258
      algoritmo de, 258
      do envelope de tecido mole, 257
      retalho alar deslizante, 256
      sutura de cartilagem, 256
  enxerto de, 230-252
    alongamento de LLCs, 236
    curtas, 236
    aumento, 231
      da projeção, 231

    crura laterais, 237
      deformidades de curvatura das, 237
        assimétricas, 238
        côncavas, 237
        convexas, 238
        incomuns, 238
      fortalecimento das, 237
      mal posicionamento das, 238
        cefálico, 238
    das *crura* laterais, 236
      conceito, 236
      análise de caso, 237
    de cartilagem autóloga, 231
    de extensão septal, 232
      caudal, 232
    de suporte columelar, 231
      análise de caso, 231
    deformidades das LLCs, 239
      secundárias, 239
    estabilização, 231
      da base columelar, 231
    refinamentos modernos, 230-252
    roubo das *crura* laterais, 232, 236
      análise de caso, 232
      conceito de, 236
      análise de caso, 237
    técnicas tradicionais, 230-252
  função do enxerto, 265-270
    de *strut* columelar, 265-270
      análise de caso, 268
      considerações, 265
      indicações, 265
      técnica operatória, 266
    de suporte columelar, 265-270
      análise de caso, 268
      considerações, 265
      indicações, 265
      técnica operatória, 266
  ligamento da, 197
    suspensor, 197
  lóbulo da, 518
    gerenciando o, 518
    no nariz asiático, 518
    na rinoplastia, 131, 581
      com fissura, 581
      primária, 131
      contorno da, 131
      redução da, 131
  necrose da, 486
    na rinoplastia étnica, 486
    no paciente negro, 486
  projeção da, 244, 271-288
    controle previsível da, 271-280
    SEG, 271-280
    diminuição da, 281-288
      abordagem incremental, 281-288
      análise de caso, 286
      conceito de tripé, 282
        além do, 282
      avaliação pré-operatória, 283
      contraindicações, 283
      indicações, 283
      planejamento pré-operatórios, 283
      tensionamento crural lateral, 282
    técnica operatória, 284
      conceito de tripé, 285
      desprojetando a ponta, 284
      tensionamento crural lateral, 286
    estabelecendo a, 244
  refinamento da cirurgia, 195-214
    anatomia, 195-214
      conceito de tripé, 197
      das estruturas de suporte, 195
    técnica, 195-214
      abordagens cirúrgicas, 198
        aberta, 200
        delivery de cartilagem, 198
      modelagem de, 201
        abordagem sistemática, 212
        moderna, 201
        fundamentos, 201
      ponta ideal, 213
  rotação da, 271-280
    ajuste da, 289-298
    controle previsível da, 271-280
    análise de caso, 278

Índice Remissivo

avaliação da, 271
batten pareados, 275
direta, 275
enxertos estendidos, 275
enxertos expansores, 275
fatores que diminuem, 271
pareados, 275
SEGs, 271-280
técnica operatória, 273
para aumentar a, 273
técnica de injeção na, 598
de preenchedores, 598
de tecidos moles, 598
tripé da, 197, 215-228
análise, 216
análises de casos, 223
crura laterais, 223
com retração, 223
excessivamente ressecadas, 223
dorso excessivamente ressecado, 223
excesso de ressecção, 223
ponta caída, 223
com tripé mal apoiado, 223
rotação com assimetria grave, 223
complexo do, 215
teoria do, 215
conceito de, 197
controle, 215-228
da projeção, 215-228
da rotação, 215-228
estabilização do, 220
pernas do, 217, 220
laterais, 217
mediais, 220
suporte, 215
mecanismos de, 215
técnica de sutura, 221
tongue-in-groove, 221
conceito de tetrápode, 222
SEG, 222
técnicas operatórias, 216
para alterar, 216
a projeção, 216
a rotação, 216
vista lateral, 46, 50
projeção da, 46
rotação da, 50
Ponto(s)
de bloqueio, 6
de definição, 6
da ponta, 6
de fixação, 195
das *crura* laterais, 195
às ULCs, 195
focal, 60
na rinoplastia, 60
W, 6
PR (Rinoplastia de Preservação)
princípios da, 117-128
análises de casos, 122
classificação, 117
dorsal, 117
LLCs, 118
manga de pele, 117
técnicas operatórias, 118
elevação do SSTE, 118
preservação, 119, 121
das LLCs, 121
do dorso, 119
Preenchedor(es)
de tecidos moles, 595-601
papel na rinoplastia, 595-601
análise de casos, 599
anatomia nasal, 595
anestesia, 596
após rinoplastia, 598
seleção de preenchedores apropriados, 596
técnica de injeção, 597
asa, 598
dorso nasal, 597
parede lateral nasal, 598
ponta nasal, 598
Preenchimento
columelar, 106
enxerto de, 106

de tecidos moles, 598, 599
após rinoplastia, 598
para deformidade, 599
nasal dorsal, 599
pós-rinoplastia, 599
e rinoplastia secundária, 599
Preservação Estrutural
osteotomia nasais, 162-172
abordagem lateral, 166
contínua interna, 166
perfurada percutânea, 167
análise de caso, 171
anatomia, 162
classificação, 163
complicações, 171
contraindicações, 163
cuidados pós-operatórios, 170
nível, 165
de baixo, 165, 166
para baixo, 166
para cima, 165
de duplo nível, 166
tipo, 164
laterais, 164
mediais, 164
Princípio(s)
da PR, 117-128
análises de casos, 122
classificação, 117
dorsal, 117
LLCs, 118
manga de pele, 117
técnicas operatórias, 118
elevação do SSTE, 118
preservação, 119, 121
das LLCs, 121
do dorso, 119
de Bernoulli, 22
fluxo de ar e, 22
nasal, 22
Procedimento(s)
codificação de, 75-79
de rinoplastia, 75-79
análise de caso, 78
cirurgia, 77
do corneto, 77
septal, 77
vestibular, 77
códigos, 76t
CPT, 76t-78t
da CID, 76t
com fissura, 77
documentação, 75
enxertia tecidual, 77
primária, 76
secundária, 76
complementares, 537
no manejo, 537
do nariz longo, 537
Projeção
da ponta, 271-280, 399, 482
aumento da, 482
no paciente negro, 482
controle previsível da, 271-280
análise de caso, 278
avaliação, 271
fatores que diminuem, 271
SEGs, 271-280
técnica operatória, 273
desprojetando a, 273
enxerto de suporte columelar, 274
para aumentar a, 273
enxerto, 399
de extensão, 399
do septo caudal, 399
de suporte columelar, 399
da ponta nasal, 6, 46, 215-228, 231, 244, 281-288
alterar a, 216
técnicas operatórias, 216
aumento da, 231
controle da, 215-228
tripé, 215-228
diminuição da, 281-288
abordagem incremental, 281-288

análise de caso, 286
conceito de tripé, 282
além do, 282
avaliação pré-operatória, 283
contraindicações, 283
indicações, 283
planejamento pré-operatórios, 283
tensionamento crural lateral, 282
técnica operatória, 284
conceito de tripé, 285
desprojetando a ponta, 284
tensionamento crural lateral, 286
estabelecendo a, 244
vista lateral, 46
do queixo, 533
inadequada, 533
nariz longo por, 533
Proporção(ões)
facial estética, 556
alterações na, 556
no nariz envelhecido, 556
nasofaciais, 40-53
análise de caso, 52, 53*f*
da face, 41*f*-44*f*
do nariz, 44, 45*f*-51*f*
do rosto, 40
visão basal, 51
vista frontal, 44
bases alar, 45
borda, 46
alar, 46
de columela, 46
desvio, 44
largura, 44
pele, 44
qualidade da, 44
tipo da, 44
ponta, 45
simetria, 44
vista lateral, 46
ângulo nasofrontal, 46
comprimento nasal, 49
dorso, 49
ponta, 46, 50
projeção da, 46
rotação da, 50
supraponta, 49

Q

Qualidade
da pele, 557
no nariz envelhecido, 557
Queixo, 365-388
análise de casos, 372, 373
longo, 372
proeminente, 373
rebaixado, 372
recuado, 372
aumento do, 415, 384-388
em sete etapas, 384-388
e 7 minutos, 384-388
abordagem cirúrgica, 385
análises de casos, 387
avaliação pré-operatória, 384
complicações, 387
rinoplastia de revisão e, 415
com refinamento da ponta, 415
correção do, 537
no nariz longo, 537
gerenciamento do, 379-383
no paciente de rinoplastia, 379-383
abordagem cirúrgica, 380
genioplastia óssea, 380
análises de casos, 382
avaliação, 379
complicações, 381
considerações pré-operatórias, 380
genioplastia óssea, 380
cuidados pós-operatórios, 381
genioplastia óssea, 381
variações da, 381
opções de aumento, 380
perfiloplastia, 367-378
na rinoplastia, 367-378
papel importante, 367-378

projeção do, 533
inadequada, 533
nariz longo, 533
Queloide(s)
formação de, 485
na rinoplastia étnica, 485
no paciente negro, 485
Questão(ões) Legal(is)
armazenamento na nuvem e, 66
percepções dos pacientes, 66

R

Reconstrução
da linha estética, 84*f*
dorsal, 84*f*
das *crura* laterais, 246
do domo, 246
técnica de, 446-452
no desvio de septo nasal, 446-452
classificação, 446-452
técnica de reconstrução, 446-452
considerações pré-operatórias, 447
técnica operatória, 448
Refinamento(s)
da cirurgia, 195-214, 356-362
da ponta nasal, 195-214
anatomia, 195-214
conceito de tripé, 197
das estruturas de suporte, 195
técnica, 195-214
abordagem sistemática, 212
abordagens cirúrgicas, 198
modelagem de, 201
moderna, 201
ponta ideal, 213
de base alar, 356-362
abordagem unificada, 356
análise, 357
análise de casos, 361
alargamento alar, 361, 362
contorno, 358
abordagem sistemática, 358
estética, 357
vista basal, 358
vista frontal, 357
vista lateral, 358
da ponta, 567
do nariz masculino, 567
dorsal, 414, 482
no paciente negro, 479
rinoplastia de revisão com, 414
e aumento periapical, 414
e correção da fraqueza, 414
da borda alar, 414
em enxertos de contorno alar, 309-314
abordagem cirúrgica, 310
tipos de enxertos, 311
estendido, 311
fixo estendido, 311
retrógrado duplo, 311
tradicional, 311
avaliação, 309
pré-operatória, 309
borda alar, 310
deformidades da, 310
técnicas para tratar as, 310
suporte estrutural da, 310
estendidos bilateral, 313
análise de caso, 313
planejamento, 309
pré-operatório, 309
quatro subtipos, 309-314
modernos, 230-252
enxerto de ponta nasal, 230-252
alongamento de LLCs curtas, 236
aumento da projeção, 231
crura laterais, 237
deformidades de curvatura das, 237
fortalecimento das, 237
mal posicionamento cefálico das, 238
das *crura* laterais, 236
conceito, 236
de cartilagem autóloga, 231
de extensão septal caudal, 232
de suporte columelar, 231
deformidades secundárias das LLCs, 239

Índice Remissivo

estabilização, 231
    da base columelar, 231
    roubo das *crura* laterais, 232, 236
    conceito de, 236
Reforço
    enxerto de, 400
Região Alar
    enxerto da, 100
        crural lateral, 102-104
            de extensão, 102
            de sobreposição, 103
            de suporte, 104
            retalho de rotação, 104
        de borda alar, 100, 103
            composto, 103
        de contorno alar, 100
        do tipo *batten*, 100
        em borboleta, 105
        do lóbulo infravertebral, 105
        em chifre,105
        expansor alar, 102
Remoção
    da tira septal, 119
        na preservação, 119
        do dorso, 119
Reposicionamento
    lateral, 292
    dos domos, 292
Ressecção
    caudal, 291
    da ULC, 291
    cefálica, 255, 291, 536
        no manejo, 536
        do nariz longo, 536
    da cartilagem, 469
        no nariz com desvio, 469
            e imobilização se necessário, 469
            com enxertos expansores, 469
    do septo, 85, 86*f*, 291
        caudal, 291
        de forma incremental, 85, 86*f*
        dorsal, 85, 86*f*
        septal, 295
Restauração
    da abóbada média, 87*f*, 147, 148, 155, 156
        com sutura de tensão da ULC, 147, 155
        de extensão, 147
        sem sutura de tensão da ULC, 147, 155
        com modificação do retalho expansor, 156
        de extensão, 148
    das linhas estéticas, 87*f*
        dorsais, 87*f*
    do suporte septal, 471
        no nariz com desvio, 471
    do terço médio, 148
        com modificação do retalho expansor, 148
        enxertos expansores, 149
Retalho(s)
    alar, 256
    deslizante, 256
    de rotação, 104, 256
        crural lateral, 104
        das *crura* laterais inferiores, 256
        para baixo, 256
        para cima, 256
    expansores, 94, 148, 155-160, 537
        da ULC, 537
        no manejo, 537
            do nariz longo, 537
        na rinoplastia, 94
        papel dos, 155-160
        no dorso, 155-160
        restauração com modificação, 148, 156
            do terço médio, 148
            enxertos expansores, 149
            da abóbada média, 156
Reto
    fáscia do, 184
        colheita da, 184
        para DCF, 184
Retração
    crura laterais com, 223
        excessivamente ressecadas, 223
    da ponta, 223
    do tripé, 223

Revisão
    rinoplastia de, 414
        com refinamento dorsal, 414
        e aumento periapical, 414
        e correção da fraqueza, 414
        da borda alar, 414
Rinite
    manejo médico de, 27, 29
    alérgica, 27
    atrófica, 29
    medicamentosa, 29
    pós-rinoplastia, 29
    na rinoplastia, 609
        gerenciamento, 609
        prevenção, 609
Rinoplastia
    anatomia avançada em, 9-18
    cavidades nasais, 12
        abóbada, 13-15
            cartilaginosa, 14, 15
            óssea, 13
    músculos, 9
        aplicações clínicas, 10
        grupo, 10
        extrínseco, 10
        intrínseco, 10
    nasal interna, 16
        cornetos, 16
        septo, 16
    pele, 9
        aplicações clínicas, 9
    suprimento de sangue, 11
        aplicações clínicas, 12
        arterial, 11
        drenagem linfática, 12
        venoso, 12
    codificação de procedimentos de, 75-79
        análise de caso, 78
    cirurgia, 77
        do corneto, 77
        septal, 77
        vestibular, 77
    códigos, 76t
        CPT, 76t-78t
        da CID, 76t
    com fissura, 77
    documentação, 75
    enxertia tecidual em, 77
    primária, 76
    secundária, 76
    com fissura, 572-586
        análise de casos, 582
        avaliação pré-operatória, 575
            enxerto de cartilagem, 576
            considerações sobre, 576
        correção, 573
        momento da, 573
        fenda nasal, 572
            anatomia da anomalia, 572
        metas cirúrgicas, 574
        rinoplastia definitiva, 574
            em adolescentes, 574
            em adultos, 574
        técnicas operatórias, 577
            fissura definitiva, 577
    como fazer certo, 83-92
        da primeira vez, 83-92
        na rinoplastia primária, 90
    complicações de, 602-614
        gerenciamento de, 602-614
            diversas, 613
                aspiração do tampão nasal, 613
                cistos nasais, 613
                dermatite de contato, 613
                telangiectasias, 613
                transtornos psiquiátricos, 613
            estéticas, 609
                bico de papagaio, 610
                cicatrizes inestéticas, 611
                deformidade da ponta, 611
                deformidade da supraponta, 610
                deformidades dorsais, 609
                necrose da pele, 612
            funcionais, 607
                aderências intranasais, 608
                desvio septal persistente, 608
                disfunção da válvula nasal, 607
                obstrução do seio, 609
                perfuração septal, 608
                rinite, 609
            hemorrágicas, 602
                epistaxe, 602
                hematoma septal, 604
                hemorragia orbital, 604
            infecciosas, 604
                abscessos, 604
                antibióticos perioperatórios, 605
                celulite, 604
                organismos resistentes a antibióticos, 605
                síndrome do choque tóxico, 604
            traumáticas, 605
                anosmia, 606
                cegueira, 606
                epífora, 607
                fratura da maxila, 606
                fraturas da estrutura em L, 605
                lesão intracraniana, 606
                traumatismo dentário, 607
                vazamento de CSF, 606
    prevenção de, 602-614
        estéticas, 609
            bico de papagaio, 610
            cicatrizes inestéticas, 611
            deformidade da ponta, 611
            deformidade da supraponta, 610
            deformidades dorsais, 609
            necrose da pele, 612
        funcionais, 607
            aderências intranasais, 608
            desvio septal persistente, 608
            disfunção da válvula nasal, 607
            obstrução do seio, 609
            perfuração septal, 608
            rinite, 609
        hemorrágicas, 602
            epistaxe, 602
            hematoma septal, 604
            hemorragia orbital, 604
        infecciosas, 604
            abscessos, 604
            antibióticos perioperatórios, 605
            celulite, 604
            organismos resistentes a antibióticos, 605
            síndrome do choque tóxico, 604
        traumáticas, 605
            anosmia, 606
            cegueira, 606
            epífora, 607
            fratura da maxila, 606
            fraturas da estrutura em L, 605
            lesão intracraniana, 606
            traumatismo dentário, 607
            vazamento de CSF, 606
    de revisão, 414, 415
        com refinamento da ponta, 415
        e aumento do queixo, 415
        com refinamento dorsal, 414
        e aumento periapical, 414
        e correção da fraqueza, 414
        da borda alar, 414
    desafios da, 625
        o que, 625
        nariz único, 625
        preparando-se para o sucesso, 626
        por que, 625
        pode ser desafiadora, 625
        primária falha, 625
    distúrbios rinológicos e, 27-33
        manejo médico de, 27-33
            agentes farmacológicos, 29
            ARS, 28
            estratégias de tratamento, 32
            inflamatórios, 27
                do nariz, 27
                dos seios paranasais, 27
            não inflamatórios, 29
    enxertos em, 93-115
        análise, 93-108
        colheita de autólogos, 109-115
            análise de caso, 113
            avaliação pré-operatórias, 109
            cartilagem da costela, 112, 113
                alternativas à, 113
                problemas com, 112
                soluções com, 112
            de costela, 110
            escultura, 111
            etapas, 109
                operacionais, 110
                pré-operatórias, 109
            preparação, 111
        da base alar, 106
            de preenchimento columelar, 106
            pré-maxilar, 106
        da ponta nasal, 96
            columelar estendido, 98
                do tipo ponta-estaca, 98
            de escudo, 98, 100
                estendido, 98
            de infraponta, 100
            de sobreposição, 99
            de suporte columelar, 97
            em âncora, 96
            em capuz, 97
            em guarda-chuva, 100
            lóbulo de Sheen, 100
            subdomal, 100
        da região alar, 95
            crural lateral, 102-104
                de extensão, 102
                de sobreposição, 103
                de suporte, 104
                retalho de rotação, 104
            de borda alar, 100, 103
                composto, 103
            de contorno alar, 100
            do tipo *batten*, 100
            em borboleta, 105
            do lóbulo infravertebral, 105
            em chifre,105
            expansor alar, 102
        de extensão septal, 96
        de *radix*, 95
        diagrama Gunter, 93
            sistema do, 93
        do dorso nasal, 94
            de sobreposição, 94
            da parede lateral, 94
            retalhos expansores, 94
        expansores, 95
        nomenclatura, 93-108
    fotografia padronizada em, 54-66
        armazenamento na nuvem, 66
            questões legais, 66
            percepções dos pacientes, 66
        configuração digital, 57
        noções básicas de, 54
            câmeras, 54
            flash, 55
            iluminação, 55
            lentes, 55
            sala em formato quadrado, 57
        padrões fotográficos, 59
            anatomia fotográfica, 60
            foco, 59
            ponto focal, 60
            vistas-padrão, 60
                basal, 62
                cefálica, 62
                do sorriso, 62
                frontal, 60, 62
                lateral, 60, 62
                oblíqua, 60
                posição da cabeça, 60
    imagens digitais em, 54-66
        aquisição de, 63, 64
            intraoperatórias, 64
            tridimensionais, 63
        armazenamento na nuvem, 66
            questões legais, 66
            percepções dos pacientes, 66
        e transformação digital, 65
        geração de, 57
            câmeras, 59
            cartão de memória, 59
            espaço, 58

Índice Remissivo

histórico, 58
software de, 59
masculina, 568
  correção, 568
    da deformidade da ponta, 568
    da protuberância dorsal, 568
    de nariz desviado, 568
    e ponta bulbosa, 568
músculo depressor do septo
  nasal na, 549-555
  importância do, 549-555
    análise de caso, 553
    anatomia, 549
    avaliação pré-operatória, 551
    estudos, 550
      anatômicos, 550
      clínicos, 550
    planejamento pré-operatório, 551
    técnica operatória, 551
      dissecção, 552
      liberação transnasal, 552
      transposição, 552
não cirúrgica, 482
  no paciente negro, 482
  objetivos comuns na, 510
    de paciente do oriente médio, 510
    da cirurgia, 510
paciente de, 379-383
  gerenciamento do queixo no, 379-383
    abordagem cirúrgica, 380
      genioplastia óssea, 380
    análises de casos, 382
    avaliação do, 379
    complicações, 381
    considerações pré-operatórias, 380
      genioplastia óssea, 380
    cuidados pós-operatórios, 381
    genioplastia óssea, 381
      variações da, 381
    opções de aumento do, 380
papel do fechamento na, 527-530
  de espaços mortos, 527-530
    colocação de talas, 529
    do septo membranoso, 528
    lóbulo infraponta, 527
      enxerto tipo borboleta no, 527
    supraponta, 528
      sutura de extensão da, 528
    triângulo de tecidos moles, 530
      gerenciamento do, 530
papel dos preenchedores na, 595-601
  de tecidos moles, 595-601
    análise de casos, 599
    anatomia nasal, 595
    anestesia, 596
    após rinoplastia, 598
    seleção de preenchedores
      apropriados, 596
    técnica de injeção, 597
      asa, 598
      dorso nasal, 597
      parede lateral nasal, 598
      ponta nasal, 598
perfiloplastia na, 367-378
  papel importante da, 367-378
    análise de casos, 371
    perfil facial, 369
      análise do, 369
    recomendações cirúrgicas, 370
rinite após, 29
termos anatômicos em, 3-8
  abertura piriforme, 3
  abóbada, 3
    cartilaginosa, 3
    óssea, 3
  ângulo, 3, 4
    columelolobular, 3
    septal anterior, 4
  área, 4
    da supraponta, 4
    de rolagem, 4
    keystone, 4
    asas, 4
    base, 4, 5
      alar, 4
      da soleira, 5

    junção, 5
  borda alar, 4
  cartilagens, 4, 5
    acessórias, 4
    laterais, 5
    sesamoides, 5
  caudal, 5
  cefálico, 5
  columela, 5
  cornetos, 8
  crus, 5
    lateral, 5
    média, 5
    medial, 5
  domo, 5
    anatômico, 5
    clínico, 5
  dorsal, 5
  dorso do nariz, 5
  espinha nasal, 5
  flare alar, 5
  hipoplasia periapical, 5
  incisão, 5
    da borda, 5
    de hemitransfixação, 5
    de transfixação, 5
    infracartilaginosa, 5
    intercartilaginosa, 5
    intracartilaginosa, 5
    transcolumelar, 5
  ligamento, 6
    da linha média de Pitanguy, 6
    de rolagem, 6
    intercrural, 6
    interdomal, 6
  linhas estéticas, 6
    dorsais, 6
  lóbulo, 6
    da infraponta, 6
    nasal, 6
  narina, 6
    peitoril da, 6
  parede nasal, 6
    lateral, 6
  pirâmide nasal, 6
  plano facial, 6
    horizontal natural, 6
    vertical, 6
  ponta, 6, 7
    pontos de definição da, 6
    projeção da, 6
    rotação da, 7
  ponto, 6
    de bloqueio, 6
    W, 6
  radix, 7
  segmento W-ASA, 7
  septo, 7
    caudal, 7
    nasal, 7
    SMAS, 7
  sulco alar, 7
  triângulo, 7
    de tecido mole, 7
    de Webster, 7
    fraco, 7
  válvula nasal, 8
    externa, 8
    interna, 8
  vestíbulo, 6
    limite do, 6
tratamento pós-operatório, 68-74
  acompanhamento pós-operatório, 73
  curativos, 70
    splints nasais, 70, 71
      externas, 71
      internas, 70
    tamponamento, 70
  instruções, 69
    de cuidados posteriores, 69
    gerais pós-operatórias, 69
    medicamentos, 71
  problemas pós-operatórios, 72
    desvio dorsal, 73
    edema persistente, 72
    hematoma, 72

    hemorragia, 72
    infecção, 72
    irregularidade, 73
    obstrução das vias aéreas, 73
  suturas, 71
Rinoplastia de Precisão
  execução de, 83-92
    acompanhar em longo prazo, 91
    enxertos, 88, 89
      de cartilagem, 88
      de contorno alar, 90
      de extensão septal, 89
    osteotomias, 86
  planejamento de, 83-92
    abordagem aberta, 83
    reduzir o dorso, 83
      de forma incremental, 83
Rinoplastia Étnica, 477-523
  nariz do paciente, 479-522
    asiático, 514-522
    do oriente médio, 498-512
    hispânico, 488-497
    negro, 479-486
Rinoplastia Primária
  abordagem da, 628
  abordagem fechada na, 130-136
    análise, 130, 135
      de caso, 135
    cirúrgica, 130
      abertura do nariz, 130
      contorno da ponta nasal, 131
      do dorso, 131
      encurtamento nasal, 133
      enxertos, 134
      fechamento, 134
      osteotomias, 133
      redução da ponta nasal, 131
      septal, 133
    cuidados pós-operatórios, 134
    etapas pré-operatórias, 130
  estruturada, 635-642
    abordagem, 635-642
      de Ahmad, 638-642
      de Rohrich, 635-637
  por que falha, 391-395, 418, 625
    análise nasofacial pré-operatória, 391
      inadequada, 391
    controle de espaço morto, 394
    falta de suporte estrutural, 393
    má seleção de pacientes, 391
    problema funcional, 392
      criação de um, 392
Rinoplastia Secundária
  abordagem da, 629, 657-660
    de Rohrich, 657-660
  avanços na, 418-423
    abordagem aberta para, 419
      versus fechada, 419
    análise de caso, 421
    definição, 418
    estudos de imagem, 420
      pré-operatórios, 420
    exame físico, 420
    histórico, 420
    locais doadores de cartilagem, 419
    perspectiva pessoal, 418-423
    por que a primária falha, 418
    seleção de pacientes, 420
    técnica operatória, 420
  costela fresca congelada na, 425-430
    papel da, 425-430
      análise de casos, 427
      considerações técnicas, 427
      desvantagens, 427
      enxertos, 425
      indicações, 426
      resultados clínicos, 426
  enxerto estrutural em, 397-406
    acompanhamento, 402
    análise de caso, 403
    avaliação pré-operatória, 397
    considerações intraoperatórias, 397
    cuidados pós-operatórios, 402
    estenose vestibular, 402
      correção da, 402
    fontes de cartilagem, 398

    na abóboda média, 401
    expansores, 402
  na ponta, 398
    definição, 400
    projeção, 399
  planejamento pré-operatório, 397
lições cirúrgicas aprendidas, 629
obtenção de resultados consistentes na,
  407-416
  abordagem cirúrgica, 409
  análise, 408, 414
    de caso, 414
    nasofacial sistemática, 408
  avaliação pré-operatória, 407
  cuidados pós-operatórios, 413
  rinoplastia bem-sucedida, 408
    elementos da, 408
por que a primária falha, 391-395
  análise nasofacial pré-operatória, 391
    inadequada, 391
  controle de espaço morto, 394
  falta de suporte estrutural, 393
  má seleção de pacientes, 391
  problema funcional, 392
    criação de um, 392
técnica operatória, 420
Rohrich
  abordagem de, 635-637, 643-645, 657-660
    análise, 635, 636, 643, 645, 657, 660
      pós-operatória, 636 645, 660
      pré-operatória, 635, 643, 657
    metas operacionais, 635, 643, 657
    plano cirúrgico, 635, 643, 657
      colheita septal, 643
      componente dorsal, 635, 657
      exposição, 635, 643, 657
      fechamento do espaço morto, 635,
        645, 659
      gerenciamento, 635, 643, 657
        alar, 643
        da base alar, 635, 657
      modelagem de pontas, 635, 643, 657
      osteotomia, 643
      preservação, 643
      redução dorsal, 643
      sutura do dorso, 643
        fixação de, 643
    rinoplastia, 635-637
      estruturada primária, 635-637
      secundária, 657-660
    rinoplastia de preservação, 643-645
Rosto
  proporções do, 40
Rotação
  com assimetria grave, 223
    ponta com, 223
  da ponta nasal, 7, 50, 215-228, 271-280,
    289-298
    ajuste da, 289-298
      algoritmo para, 296
      análise clínica, 289
      análise de caso, 296
      anatomia relevante, 289
      aumento, 290
      diminuindo, 294
      exame físico, 289
    alterar a, 216
      técnicas operatórias, 216
    controle, 215-228, 271-280
      previsível, 271-280
        análise de caso, 278
        avaliação, 271
        fatores que diminuem, 271
        SEGs, 271-280
        técnica operatória, 273
      tripé da ponta nasal, 215-228
    vista lateral, 50
  retalho de, 104, 256
    crural lateral, 104
    das *crura* laterais inferiores, 256
      para baixo, 256
      para cima, 256
Roubo
  das *crura* laterais, 232, 236, 535
    análise de caso, 232
    conceito de, 236

Índice Remissivo

sutura de cartilagem, 535
  no nariz longo, 535
RP/PR (Rinoplastia de Preservação)
  abordagem da Most, 649-656
    anatomia pertinente, 649
    indicações, 652
    MSSM, 651
    para DPR, 650
    resultados, 652
    tratamento, 650
      do septo nasal, 650
      dos ossos nasais, 650
  abordagem de Kosins, 646-648
    análise de caso, 646
      metas operacionais, 646
      plano cirúrgico, 646
      pós-operatória, 646
      pré-operatória, 646
  abordagem de Rohrich, 643-645
    análise, 643, 645
      pós-operatória, 645
      pré-operatória, 643
    metas operacionais, 643
    plano cirúrgico, 643
      colheita septal, 643
      exposição, 643
      fechamento do espaço morto, 645
      gerenciamento alar, 643
      modelagem de pontas, 643
      osteotomia, 643
      preservação, 643
      redução dorsal, 643
      sutura do dorso, 643
        fixação de, 643

S

Sangue
  suprimento de, 11
  aplicações clínicas, 12
  arterial, 11
    contribuições da artéria, 11
    facial, 11
    oftálmica, 11
  drenagem linfática, 12
  venoso, 12
SDCG (Enxerto em *Cantilever* Subdorsal), 175
  no nariz asiático, 519
  técnica operatória, 519
SEG (Enxerto de Extensão Septal), 90*f*, 221, 294, 295
  caudal, 232, 277
    conceito de tetrápode, 222
  controle previsível da ponta, 271-280
    da projeção, 271-280
    da rotação, 271-280
  "fixo-móvel", 89*f*, 536
    no nariz longo, 536
  tipo I, 275
    estendidos, 275
    expansores, 275
    pareados, 275
  tipo II, 275
    batten pareado, 275
    unilateral, 276
  tipo III, 275
    extensão septal direta, 275
Segmento
  W-ASA, 7
Seio(s)
  paranasais, 27
    distúrbios inflamatórios dos, 27
      manejo médico de, 27
Separação
  das ULCs, 143
  do septo, 143
Septal
  cirurgia, 77
  código CPT®, 78*t*
Septo
  anatomia, 16
    aplicações clínicas, 18
  cartilaginoso, 532, 534
    crescimento excessivo do, 532, 534
      nariz longo por, 532, 534
      manejo do, 534
  dorsal, 85, 86*f*-88*f*, 144

orientação do, 87*f*
  em forma de T, 87*f*
redução do, 144
  incremental, 144
ressecção do, 85, 86*f*, 88*f*
  de forma incremental, 85, 86*f*
ULCs do, 85
  liberação das, 85
e as *crura* mediais, 292
  suturas entre, 292
e fluxo de ar, 23
membranoso, 528
  fechamento do, 528
remoção de, 465
  criação com, 465
  de suporte em L, 465
ULCs do, 143
  separação das, 143
Septo Caudal, 7
  das *crura* mediais, 196
  desvio do, 340, 465
    correção do, 340, 465
  extensão do, 399
    enxerto de, 399
  fixações ao, 196
  ressecção do, 291
  substituição do, 296
    enxerto de, 296
Septo Nasal, 7
  anatomia, 436
  desvio de, 446-452
    classificação do, 446-452
    técnica de reconstrução, 446-452
      abordagem aberta, 448
        anteroposterior, 449, 451
        cefalocaudal, 450, 451
        inclinação septal, 449
        localizado, 451
    considerações pré-operatórias, 447
  músculo depressor do, 549-555
    importância na rinoplastia do, 549-555
      análise de caso, 553
      anatomia, 549
      avaliação pré-operatória, 551
      estudos, 550
        anatômicos, 550
        clínicos, 550
      planejamento pré-operatório, 551
      técnica operatória, 551
        dissecção, 552
        liberação transnasal, 552
        transposição, 552
Septoplastia
  vias aéreas e, 439
  nasais, 439
Sheen
  lóbulo de, 100
    enxerto de, 100
      da ponta nasal, 100
Simetria
  nasofacial, 44
  vista frontal, 44
Síndrome
  do choque tóxico, 604
    na rinoplastia, 604
    gerenciamento, 604
    prevenção, 604
Sistema
  do diagrama Gunter, 93
SMAS (Sistema Musculoaponeurótico Superficial), 6, 7
Sobreposição
  crural, 103, 295
    lateral, 103
      enxerto de, 103
    medial, 295
  das *crura* laterais, 537
    inferiores, 537
      no nariz longo, 533
  de ponta, 99
    enxerto de, 99
      da ponta nasal, 98
  dorsal, 94
    enxerto de, 94
      da parede lateral, 94

Software
  de geração de imagens, 59
  digitais, 59
Soleira
  base da, 5
  junção da, 5
Solução Salina
  nasal, 30
    nos distúrbios rinológicos, 30
Sorriso
  vistas do, 62
    frontal, 62
    lateral, 62
Splint(s)
  Doyle, 92*f*
  laterais, 92*f*
  nasais, 70, 71
    após rinoplastia, 70, 71
    externas, 71
    internas, 70
SSTE (Pele e Envelope de Tecido Mole), 117
  elevação, 118
  na PR, 118
STE (Envelope de Tecido Mole), 117
Strut
  columelar, 121, 265-270
    enxerto de, 121
      versus de extensão septal, 121
    função do enxerto de, 265-270
      análise de caso, 268
      considerações, 265
      indicações, 265
      técnica operatória, 266
Subdomal
  enxerto, 100
    da ponta nasal, 100
Substituição
  do septo caudal, 296
    enxerto de, 296
Sulco
  alar, 7
Sulco Mental
  aprofundado, 387
    no aumento do queixo, 387
    em sete etapas, 387
    e 7 minutos, 387
Suporte
  columelar, 97, 265-270, 294, 296, 399
    enxerto de, 97, 265-270, 294, 296, 399
      da ponta nasal, 97
      função do, 265-270
        análise de caso, 268
        considerações, 265
        indicações, 265
        técnica operatória, 266
    da ponta nasal, 195, 215, 533, 534
      estruturas de, 195
      anatomia das, 195
      inadequado, 533, 534
        nariz longo por, 533, 534
        manejo do, 534
      mecanismos de, 215
      tripé nasal e, 215
        teoria do complexo do, 215
    em L, 465
      criação de, 465
        com remoção de septo, 465
      estrutural, 310, 393
        da borda alar, 310
        falta de, 393
        na rinoplastia, 393
      septal, 471
        restauração do, 471
          no nariz com desvio, 471
Suprapronta
  área da, 4
  deformidade da, 610
    na rinoplastia, 610
      gerenciamento, 610
      prevenção, 610
  extensão da, 528
    enxerto de, 528
    sutura de, 528
      técnica operatória, 528
  nasal, 49
    vista lateral, 49

Suprimento
  de sangue, 11
    arterial, 11
      contribuições da artéria, 11
      facial, 11
      oftálmica, 11
    drenagem linfática, 12
    venoso, 12
Sutura(s)
  após rinoplastia, 71
  de cartilagem, 256, 535
    no nariz longo, 535
      estabilidade insuficiente, 536
      das *crura* mediais, 536
      roubo das *crura* laterais, 535
  de extensão, 91*f*, 147, 148, 528
    da suprapronta, 91*f*, 528
    técnica operatória, 528
    da ULC, 147, 148
      restauração da abóbada média, 147, 148
  de rotação da ponta, 294
  entre septo, 295
    e *crura* mediais, 295
  septais, 91*f*
  tongue-in-groove, 221
    técnica de, 221
Sutura(s) de Tensão
  papel das, 155-160
    da ULC, 155
      restauração da abóbada média, 155, 156
    técnica operatória, 157
      de colchoeiro, 157
      osteotomias percutâneas, 158
      pull-twist-turn, 157
      puxar-torcer-voltar, 157
      simples interrompida, 158
      Texas *stitch*, 158

T

Tampão
  enxerto, 400
Tampão Nasal
  aspiração do, 613
    na rinoplastia, 613
      gerenciamento, 613
      prevenção, 613
Tamponamento
  após rinoplastia, 70
Tecido(s) Mole(s)
  avaliação do, 500
    do paciente do oriente médio, 500
  envelope de, 257
    gerenciamento do, 257
  papel de preenchedores de, 595-601
    na rinoplastia, 595-601
      análise de casos, 599
      anatomia nasal, 595
      anestesia, 596
      seleção de preenchedores apropriados, 596
      técnica de injeção, 597
        asa, 598
        dorso nasal, 597
        parede lateral nasal, 598
        ponta nasal, 598
      preenchimento de, 598, 599
        após rinoplastia, 598
        para deformidade, 599
        nasal dorsal, 599
        pós-rinoplastia, 599
        e rinoplastia secundária, 599
  triângulo de, 7, 530, 507
    avaliação do, 507
      do paciente do oriente médio, 507
    gerenciamento do, 530
      na rinoplastia, 530
Telangiectasia(s)
  na rinoplastia, 613
    gerenciamento, 613
    prevenção, 613
Temporal
  fáscia, 184
    colheita da, 184
    para DCF, 184
Tensionamento
  crural lateral, 282, 286

Índice Remissivo

conceito de tripé, 282
  além do, 282
  técnica operatória, 286
do crânio, 122
  lateral, 122
  na PR, 122
Terço Médio
  restauração do, 148
    com modificação do retalho expansor, 148
    enxertos expansores, 149
Tetrápode
  conceito de, 222
  SEG, 222
Tira Septal
  remoção da, 119
    na preservação, 119
    do dorso, 119
Tongue-in-Groove
  sutura, 221
  técnica de, 221
  técnica, 277, 544
    no alongamento, 544
    do nariz curto, 544
Tópico(s) Especial(is), 525-631
  fechamento de espaços mortos, 527-530
    na rinoplastia, 527-530
      importante papel, 527-530
  nariz, 531-539, 541-548, 556-562, 564-570, 588-594
    curto, 541-548
      alongamento, 541-548
    de usuário de cocaína, 588-594
      tratamento, 588-594
    envelhecido, 556-562
    longo, 531-539
      correção, 531-539
    masculino, 564-570
  paciente, 615-631
    educação do, 615-624
    insatisfeito, 625-631
      gerenciamento, 625-631
  rinoplastia, 549-555, 572-586, 595-614
    com fissura, 572-586
    complicações de, 602-614
      gerenciamento de, 602-614
      prevenção de, 602-614
    importância na, 549-555
      do músculo depressor, 549-555
      do septo nasal, 549-555
    preenchedores de tecidos
      moles na, 595-601
      papel dos, 595-601
Transcolumelar
  incisão, 5
Transecção
  das *crura* laterais, 537
    inferiores, 537
      no nariz longo, 533
Transfixação
  incisão de, 5
Transformação
  digital, 65
    imagem e, 65
Transposição
  do músculo depressor, 552
  do septo nasal, 552
Transtorno(s)
  psiquiátricos, 613
    na rinoplastia, 613
      gerenciamento, 613
      prevenção, 613
Tratamento Cirúrgico
  das vias aéreas nasais, 435-445
    anatomia, 435
      cornetos nasais, 437
        inferiores, 437
      fluxo de ar nasal, 435
      septo nasal, 436
      válvulas nasais, 436
        externas, 436

internas, 436
avaliação clínica, 438
exame físico, 438
história clínica, 438
causas da obstrução, 435
complicações, 444
cornetos nasais, 444
  inferiores, 444
septoplastia, 439
válvula nasal, 443, 444
  externa, 443
  interna, 444
Tratamento Pós-Operatório
  em rinoplastia, 68-74
    acompanhamento pós-operatório, 73
    curativos, 70
      splints nasais, 70, 71
        externas, 71
        internas, 70
      tamponamento, 70
    instruções, 69
      de cuidados posteriores, 69
      gerais pós-operatórias, 69
    medicamentos, 71
    problemas pós-operatórios, 72
      desvio dorsal, 73
      edema persistente, 72
      hematoma, 72
      hemorragia, 72
      infecção, 72
      irregularidade, 73
      obstrução das vias aéreas, 73
    suturas, 71
Traumatismo
  dentário, 607
    na rinoplastia, 607
      gerenciamento, 607
      prevenção, 607
Triângulo
  de tecido mole, 7, 507, 530
    avaliação do, 507
      do paciente do oriente médio, 507
    gerenciamento do, 530
      na rinoplastia, 530
  de Webster, 7
  fraco, 7
  converse, 7
Tripé
  da ponta nasal, 197, 215-228
    análise, 216
    análises de casos, 223
      crura laterais, 223
        com retração, 223
        excessivamente ressecadas, 223
      dorso excessivamente ressecado, 223
      excesso de ressecção, 223
      ponta caída, 223
        com tripé mal apoiado, 223
      rotação com assimetria grave, 223
    complexo do, 215
      teoria do, 215
    conceito de, 197
    controle, 215-228
      da projeção, 215-228
      da rotação, 215-228
    estabilização do, 220
    pernas do, 217, 220
      laterais, 217
      mediais, 220
    suporte, 215
      mecanismos de, 215
    técnica de sutura, 221
      tongue-in-groove, 221
        conceito de tetrápode, 222
        SEG, 222

técnicas operatórias, 216
  para alterar, 216
    a projeção, 216
    a rotação, 216

U

ULC (Cartilagem Lateral Superior), 23
  crescimento excessivo da, 533
    nariz longo por, 533
  do septo dorsal, 85
    liberação de, 85
  liberação de, 463
    nariz com desvio e, 463
  pontos de fixação, 195
    das *crura* laterais, 195
  ressecção da, 291
    caudal, 291
  retalho expansor da, 537
    no manejo, 537
      do nariz longo, 537
  sutura de tensão da, 147, 148, 155
    de extensão, 147, 148
      restauração da abóbada
        média com, 147
      restauração da abóbada
        média sem, 148
    restauração da abóbada média com, 155
    restauração da abóbada média sem, 155
  técnica operatória, 157
    de colchoeiro, 157
    osteotomias percutâneas, 158
      de baixo para baixo, 158
    pull-twist-turn, 157
      puxar-torcer-voltar, 157
    simples interrompida, 158
    Texas *stitch*, 158
Unificando
  o complexo, 340
  da ponta, 340
  e da columela, 340
Usuário
  de cocaína, 588-594
    tratamento do nariz de, 588-594
      análise de caso, 591
      avaliação pré-operatória, 589
      complicações, 591
      patogênese, 588
      planejamento pré-operatório, 589
      técnica operatória, 589

V

Válvula(s) Nasal(is)
  disfunção da, 607
    na rinoplastia, 607
      gerenciamento, 607
      prevenção, 607
  externas, 436, 443, 8, 22
    anatomia, 436
    e fluxo de ar, 22
    tratamento cirúrgico, 443
  internas, 8, 23, 87f, 436, 444
    anatomia, 436
    e fluxo de ar, 23
    mucosa, 87f
      preservação da, 87f
    tratamento cirúrgico, 444
Vazamento
  de CSF, 606
    na rinoplastia, 606
      gerenciamento, 606
      prevenção, 606
Venturi
  efeito, 22
    fluxo de ar e, 22
    nasal, 22
Vestíbulo
  limite do, 6

Via(s) Aérea(s)
  manejo da disfunção das, 433-476
    desvio de septo nasal, 446-452
      classificação do, 446-452
      técnica de reconstrução, 446-452
    nariz com desvio, 460-476
      tratamento integral do, 460-476
    tratamento da fratura nasal
      aguda, 453-458
      redução de deformidades nasais
        secundárias, 453-458
  na rinoplastia, 578
    com fissura, 578
  nasais, 24, 25, 435-445, 558, 567
    avaliação clínica das, 24
    medição das, 25
      qualitativa, 25
      quantitativa, 25
      do fluxo de ar, 25
    no nariz, 558, 567
      envelhecido, 558
      masculino, 567
    tratamento cirúrgico das, 435-445
      anatomia, 435
        cornetos nasais, 437
        fluxo de ar nasal, 435
        septo nasal, 436
        válvulas nasais, 436
      avaliação clínica, 438
        exame físico, 438
        história clínica, 438
      causas da obstrução, 435
      complicações, 444
        cornetos nasais, 444
          inferiores, 444
        septoplastia, 439
        válvula nasal, 443, 444
          externa, 443
          interna, 444
Visão Basal
  nasofacial, 51
    análise de caso, 52, 53f
Vista Frontal
  nasofacial, 44
    base alar, 45
    borda, 46
      alar, 46
      de columela, 46
    desvio, 44
    largura, 44
    pele, 44
      qualidade da, 44
      tipo da, 44
    ponta, 45
    simetria, 44
Vista Lateral
  nasofacial, 46
    ângulo nasofrontal, 46
    comprimento nasal, 49
    dorso, 49
    ponta, 46, 50
      projeção da, 46
      rotação da, 50
    supraponta, 49
Vista(s)-Padrão
  para fotografia, 60
  de rinoplastia, 60
    basal, 62
    cefálica, 62
    do sorriso, 62
    frontal, 60, 62
    lateral, 60, 62
    oblíqua, 60
    posição da cabeça, 60

W

W
  ponto, 6
Webster
  triângulo de, 7